循環器疾患診断の変遷	序
症状・徴候からのアプローチ	1
循環器救急患者の初期対応	2
検査総論	3
治療薬総論	4
不整脈	5
心不全	6
虚血性心疾患	7
弁膜疾患	8
先天性心疾患	9
心膜疾患	10
心筋疾患	11
血圧の疾患	12
動脈疾患	13
動脈硬化	14
静脈・リンパ管の疾患	15
肺循環	16
妊娠と循環器疾患	17
リハビリテーションと患者指導・管理	18
全身性疾患に伴う循環器疾患	19

今日の循環器疾患治療指針

第3版

編集

井上　博　富山大学教授
許　俊鋭　東京大学特任教授
檜垣實男　愛媛大学教授
代田浩之　順天堂大学教授
筒井裕之　北海道大学教授

医学書院

ご注意

　本書に記載されている治療法に関しては，出版時点における最新の情報に基づき，正確を期するよう，著者，編集者ならびに出版社は，それぞれ最善の努力を払っています．しかし，医学，医療の進歩から見て，記載された内容があらゆる点において正確かつ完全であると保証するものではありません．

　したがって実際の治療，特に新薬をはじめ，熟知していない，あるいは汎用されていない医薬品の使用にあたっては，まず医薬品添付文書で確認のうえ，常に最新のデータに当たり，本書に記載された内容が正確であるか，読者御自身で細心の注意を払われることを要望いたします．

　本書記載の治療法・医薬品がその後の医学研究ならびに医療の進歩により本書発行後に変更された場合，その治療法・医薬品による不測の事故に対して，著者，編集者ならびに出版社は，その責を負いかねます．

株式会社　医学書院

今日の循環器疾患治療指針

発　行　1992年2月1日　　第1版第1刷
　　　　2001年6月15日　　第2版第1刷
　　　　2006年7月1日　　 第2版第3刷
　　　　2013年1月1日　　 第3版第1刷©

編　集　井上　博・許　俊鋭・檜垣實男
　　　　代田浩之・筒井裕之

発行者　株式会社　医学書院
　　　　代表取締役　金原　優
　　　　〒113-8719　東京都文京区本郷1-28-23
　　　　電話　03-3817-5600（社内案内）

印刷・製本　大日本法令印刷

本書の複製権・翻訳権・上映権・譲渡権・公衆送信権（送信可能化権を含む）は㈱医学書院が保有します．

ISBN978-4-260-01472-4

　本書を無断で複製する行為（複写，スキャン，デジタルデータ化など）は，「私的使用のための複製」など著作権法上の限られた例外を除き禁じられています．大学，病院，診療所，企業などにおいて，業務上使用する目的（診療，研究活動を含む）で上記の行為を行うことは，その使用範囲が内部的であっても，私的使用には該当せず，違法です．また私的使用に該当する場合であっても，代行業者等の第三者に依頼して上記の行為を行うことは違法となります．

JCOPY 〈㈳出版者著作権管理機構　委託出版物〉
　本書の無断複写は著作権法上での例外を除き禁じられています．複写される場合は，そのつど事前に，㈳出版者著作権管理機構（電話 03-3513-6969，FAX 03-3513-6979，info@jcopy.or.jp）の許諾を得てください．

第3版 序

　本書初版は1992年2月に，第2版は2001年6月に刊行された．第2版が刊行されてから10年が過ぎ，ここに第3版を上梓することになり，編集者一同にとって感慨新たなるものがある．

　過去10年間の医学の進歩は目覚ましいが，循環器病学の分野においても同様である．第3版は，この間の疾病概念の変遷，検査・治療手段の進歩を可能な限り網羅し，今日における標準的な循環器疾患の治療指針をまとめたものである．編集方針は初版，第2版に準拠し，章立ても第1章「症状・徴候からのアプローチ」から第15章「静脈・リンパ管の疾患」までは，微細な字句の変更はあるが第2版を踏襲している．しかし，第2版の第16章「他臓器疾患などに伴う循環器異常」は，「肺循環」，「妊娠と循環器疾患」，「全身性疾患に伴う循環器疾患」の3章に分けた．また，新たに「リハビリテーションと患者指導・管理」という章を設け，昨今の心臓リハビリテーションの進歩を取り入れ，様々な状況における患者指導・管理についてまとめた．第2版の366項目，688頁と比べ，第3版では項目は354と減ったが，992頁と分量は大幅に増えることになった．

　各疾患を扱う章は，まず診断・治療の変遷，診断の進め方を概観した後，各論に至る構成とした．個々の疾患については概念・診断のポイント・治療方針・治療法という記載とした．

　循環器病の領域は広範かつ深遠となり，専門家といえども循環器病全般にわたって，最新の診療に関する知識を持ち合わせているとは限らない．また，循環器内科医と心臓外科医は，診療する疾患は同じであっても考え方や治療手段，患者管理は当然のことながら大きく異なる．心房細動の塞栓症の予防としての経口抗凝固薬は，長らくワルファリンのみであったが，最近では新しい作用機序の抗トロンビン薬や抗Xa阻害薬が登場し，心原性塞栓症の臨床は大きく様変わりしつつある．古い知識のみでは，また自己の専門の殻に閉じこもっていては，循環器疾患の最新の治療を実践することはできない．

　このような状況であるからこそ，日々の診療の場において折に触れ本書を利用し，役立てていただきたいと思う．独りよがりや旧態依然とした治療を避け，今日の標準的な治療を行うことは医師たるものの使命である．その意味から，本書は，原型である「今日の治療指針」にならい数年に一度は改訂されて，わが国における標準的な循環器疾患の治療指針として生き続けて欲しいと願うものである．

　本書が成るに当たり大勢の執筆者のご協力を頂いた．お忙しい中，無理な依頼を快くお引き受け頂いた執筆者各位に，この場を借りてお礼を申し上げたい．

2012年12月

編集者を代表して　井上　博

初版 序

　治療は臨床医学の主要な分野であり，医療の最も重要な目標を直接志向する行為であるが，適正に実施されなければ，忌まわしい医原病さえも生むものである．日常診療において，最近の進歩をふまえた適性な治療を行うための道標として医学書院からは「今日の治療指針」が毎年発刊されており，循環器疾患に関しても約50項目が収載され，一般的処方や手術適応などが述べられている．日常診療に循環器疾患が占める比率は大きく，更に増加の傾向をみせている．また，近年，循環器病の分野だけでも，新薬の開発，手術手技や機器の改良，各種のカテーテル治療法の開発など，治療に関する進歩は多岐にわたって目覚ましく枚挙に暇がない．確立された治療法と新しい治療法の評価が明確に比較検討されないままに適用されたり，適応選択に困難を感じるので，まとまった治療方針が必要であるとの声も聞かれる．そこで，循環器疾患の治療に関して，より詳細で実用的な便覧として，「今日の循環器疾患治療指針」が加えられることになった．

　本書では，全15章370項目の問題を取り上げ，循環器学の病態と疾患に関して，治療の総論と各疾患ごとの具体的治療を記述，解説した．一般療法，生活指導，薬物療法，手術療法，特殊療法の具体的技術・機器，それらの適応と評価を網羅し，各疾患の治療に対応する症状・検査・診断の問題にも触れた．また古くからあり確立されている基本的な問題，広く認められた新しい治療法のほか，最近の進歩や話題の中からもいくつかのものを取りあげた．各項目について，それぞれ最も経験豊富でその分野に通暁しておられる専門の先生方250人に執筆をお願いして，日常の実践に基づいた具体的な内容を整理し，最新のテーマについては文献的裏付けを加えて記述していただいたので，現在本邦で行われる最も妥当な治療の指針となっているはずである．御多用のなか，御協力いただいた執筆者の方々に深甚の謝意を表する．

　本書が，日常診療の場で広く活用されることを願っている．当初の企画よりも大冊となったので，各項目を利用される上で，内容に濃淡があり，表現に多少の差がみられる点は編集者の責任である．ここに漸く発刊された本書であるが，改訂の機会が与えられれば更に一層有用な指針の書としたいと考えている．読者の先生方の忌憚のない御意見，御要望をお寄せいただければ幸いである．

1992年1月

編集者一同

執筆者一覧（五十音順）

相澤　義房	新潟大学名誉教授
饗庭　　了	慶應義塾大学准教授・心臓血管外科
青沼　和隆	筑波大学教授・循環器内科
青山　直善	北里大学准教授・循環器内科
赤木　　達	岡山大学・循環器内科
赤阪　隆史	和歌山県立医科大学教授・循環器内科
麻植　浩樹	岡山大学病院・超音波診断センター
朝倉　正紀	国立循環器病研究センター・臨床研究部・室長
浅野　　拓	昭和大学講師・循環器内科学
安達　秀雄	自治医科大学教授・さいたま医療センター・心臓血管外科
安達　　仁	群馬県立心臓血管センター・循環器内科部長
新　　博次	日本医科大学多摩永山病院・院長
安部　治彦	産業医科大学教授・不整脈先端治療学
阿部百合子	日本大学医学部・小児科学系小児科学分野
天野　　篤	順天堂大学教授・心臓血管外科
安斉　俊久	国立循環器病研究センター・心臓血管内科・部長
安藤　太三	藤田保健衛生大学教授・心臓血管外科
伊苅　裕二	東海大学教授・循環器内科学
生田新一郎	近畿大学・循環器内科
池田　宇一	信州大学教授・循環器内科学
池田　聡司	長崎大学講師・循環器内科
池田　隆徳	東邦大学医学部内科学講座循環器内科学分野教授
石井　正浩	北里大学教授・小児科
石川　俊次	神奈川工科大学教授・応用バイオ科学部
石川　司朗	福岡市立こども病院・感染症センター・小児科（循環器）・科長
石坂　信和	大阪医科大学教授・循環器内科
石原　正治	国立循環器病研究センター・心臓血管内科部門・部長
石光　俊彦	獨協医科大学教授・循環器内科
石村　公彦	獨協医科大学講師・循環器内科
石山　泰三	東京都健康長寿医療センター・循環器内科
泉　　知里	天理よろづ相談所病院・循環器内科・副部長
市来　正隆	JR仙台病院・院長
市堀　泰裕	大阪大学・循環器内科
一色　高明	帝京大学教授・循環器内科
伊藤　彰典	名古屋市立大学病院講師・心臓・腎高血圧内科
伊藤　貞嘉	東北大学大学院教授・腎・高血圧・内分泌学
伊東　春樹	榊原記念病院・副院長
伊藤　　宏	秋田大学大学院教授・循環器内科学・呼吸器内科学
伊藤　　浩	岡山大学教授・循環器内科
伊藤　　裕	慶應義塾大学教授・腎臓内分泌代謝内科
伊藤　正明	三重大学教授・循環器・腎臓内科学
稲田　英一	順天堂大学教授・麻酔科学
稲葉　博隆	順天堂大学准教授・心臓血管外科学
犬塚　　亮	東京大学医学部附属病院講師・小児科
井上　寛治	PTMC研究所・所長
井上　　博	富山大学教授・第2内科
猪又　孝元	北里大学・循環器内科学
今泉　　勉	久留米大学主任教授・心臓・血管内科
今村　　浩	信州大学准教授・救急集中治療医学
岩淵　成志	小倉記念病院・循環器内科主任部長/心臓病センター長
石見　　拓	京都大学健康科学センター講師
上田　裕一	天理よろづ相談所病院・院長
上野　敦子	東京女子医科大学准講師・循環器内科
上村　史朗	奈良県立医科大学准教授・第1内科
牛島健太郎	自治医科大学講師・臨床薬理学
牛ノ濱大也	福岡市立こども病院・感染症センター・循環器科
内野　和顕	横浜市立大学准教授・循環器・腎臓内科学
内山真一郎	東京女子医科大学主任教授・神経内科

執筆者一覧

内山　　聖	新潟大学医歯学総合病院・院長
宇都宮裕人	広島大学大学院・循環器内科学
宇野　漢成	東京大学コンピュータ画像診断学/予防医学・特任准教授
梅村　　敏	横浜市立大学教授・循環器・腎臓内科学
大石　　充	大阪大学講師・老年・腎臓内科学
大木元明義	愛媛大学准教授・病態情報内科学
大草　知子	山口大学大学院医学系研究科講師器官病態内科学
大蔵　隆文	愛媛大学大学院特任教授・病態情報内科学
大倉　宏之	川崎医科大学准教授・循環器内科
大黒　正志	金沢医科大学講師・高齢医学
大島　一太	東京医科大学八王子医療センター・循環器内科
大島　英揮	名古屋大学講師・心臓外科学
大鈴　文孝	東京都食品健康保健組合健康管理センター・所長
大宮　一人	聖マリアンナ医科大学准教授・循環器内科
大屋　祐輔	琉球大学大学院教授・循環器・腎臓・神経内科学
大和田真玄	弘前大学・循環呼吸腎内科学
岡　　徳彦	北里大学講師・心臓血管外科学
岡井　　巌	順天堂大学大学院医学研究科循環器内科学
岡崎　真也	順天堂大学大学院医学研究科循環器内科学准教授
小川　愛子	国立病院機構 岡山医療センター・臨床研究部
小川　久雄	熊本大学教授・循環器内科学
奥村　　謙	弘前大学教授・循環呼吸腎臓内科学
尾崎　将之	聖マリアンナ医科大学・救急医学
尾崎　行男	藤田保健衛生大学教授・循環器内科
小田原雅人	東京医科大学教授・内科学第3講座（糖尿病・代謝・内分泌内科）
落　　雅美	日本医科大学大学院教授・心臓血管外科
尾辻　　豊	産業医科大学教授・第2内科学
小野　　稔	東京大学教授・心臓外科
甲斐　久史	久留米大学准教授・心臓・血管内科
海北　幸一	熊本大学大学院講師・循環器内科学
笠岡　俊志	熊本大学医学部附属病院救急・総合診療部・教授
柏原　直樹	川崎医科大学教授・腎臓・高血圧内科
片山　富博	よつばウィメンズクリニック・院長
角　　秀秋	福岡市立こども病院・副院長
加藤　貴雄	日本医科大学名誉教授
加藤　　徹	国際医療福祉大学教授/塩谷病院循環器内科部長
加藤　雅明	森之宮病院・心臓血管外科部長
加藤　靖周	藤田保健衛生大学講師・循環器内科
加藤木利行	埼玉医科大学国際医療センター・心臓病センター長
金子　幸裕	国立成育医療研究センター・心臓血管外科・医長
鎌倉　史郎	国立循環器病研究センター・中央診療部門長・心臓血管内科
苅尾　七臣	自治医科大学循環器内科学部門主任教授
河合　祥雄	順天堂大学先任准教授・循環器内科学
川井　　真	東京慈恵会医科大学准教授・循環器内科
川副　泰隆	千葉県循環器病センター・小児科部長
河野　宏明	佐賀大学・循環器内科
河野　雄平	国立循環器病研究センター・高血圧・腎臓科・部長
神﨑万智子	大阪大学・循環器内科
菊島　公夫	駿河台日本大学病院・循環器科
稀代　雅彦	順天堂大学准教授・小児科学
北風　政史	国立循環器病研究センター・臨床研究部・部長
北端　宏規	和歌山県立医科大学・循環器内科
北堀　和男	東京大学・心臓血管外科
絹川真太郎	北海道大学大学院医学研究科・循環病態内科学
木原　康樹	広島大学大学院教授・循環器内科学
木村　一雄	横浜市立大学附属市民総合医療センター・心臓血管センター教授
木村　桂三	和歌山県立医科大学・循環器内科
木村健二郎	聖マリアンナ医科大学教授・腎臓・高血圧内科
木村玄次郎	旭労災病院・病院長
木村　公一	東京大学特任助教・循環器内科/薬剤疫学講座
木村　正臣	弘前大学・循環呼吸腎臓内科学
許　　俊鋭	東京大学特任教授・心臓外科（東京都健康長寿医療センター副院長兼任）
興野　寛幸	帝京大学・循環器内科
草間　芳樹	日本医科大学多摩永山病院・病院教授・内科・循環器内科

執筆者一覧

國吉　幸男	琉球大学大学院教授・胸部心臓血管外科
倉林　正彦	群馬大学教授・循環器内科
栗田　隆志	近畿大学教授・心臓血管センター
黒子　洋介	岡山大学・心臓血管外科
桑木　賢次	順天堂大学准教授・心臓血管外科
小出　優史	長崎大学講師・循環器内科
合田亜希子	兵庫医科大学・循環器内科
河野　雅和	香川大学教授・循環器・腎臓・脳卒中内科
河野　裕治	名古屋大学大学院医学系研究科・リハビリテーション療法学
河野　律子	産業医科大学・第2内科学・学内講師
越川めぐみ	信州大学・循環器内科
小菅　雅美	横浜市立大学附属市民総合医療センター・心臓血管センター
後藤　信哉	東海大学教授・循環器内科学
後藤　葉一	国立循環器病研究センター・心臓血管内科/循環器リハビリテーション部・部長
小林　　功	順天堂大学・呼吸器内科学
小林　洋一	昭和大学教授・循環器内科
小林　義典	東海大学医学部附属八王子病院・副院長
小原　克彦	愛媛大学特任教授・老年・神経内科
小宮山伸之	埼玉医科大学国際医療センター教授・心臓内科
小室　一成	大阪大学教授・循環器内科
古森　公浩	名古屋大学教授・血管外科
小山　　潤	信州大学准教授・循環器内科学
是恒　之宏	国立病院機構 大阪医療センター・臨床研究センター長
今野　哲雄	金沢大学・循環器内科
犀川　哲典	大分大学教授・循環器内科
斎藤　能彦	奈良県立医科大学教授・第1内科
坂田　憲治	金沢循環器病院・循環器内科
坂田　芳人	池上総合病院・ハートセンター長
坂田　隆造	京都大学教授・心臓血管外科
坂本喜三郎	静岡県立こども病院・副院長兼循環器センター長
坂本　二郎	天理よろづ相談所病院・循環器内科
坂本　哲也	帝京大学教授・救急医学
朔　啓二郎	福岡大学主任教授・心臓・血管内科学
佐々木憲一	弘前大学・循環呼吸腎内科学
佐々木真吾	弘前大学准教授・不整脈先進治療学
篠山　重威	同志社大学生命医科学部教授/医療法人 大寿会病院
佐田　政隆	徳島大学教授・循環器内科
佐藤　　紀	埼玉医科大学総合医療センター教授・血管外科
佐藤　直樹	日本医科大学武蔵小杉病院教授・内科・循環器内科部長
佐藤　正岳	聖隷横浜病院・循環器内科主任医長
佐野　俊二	岡山大学教授・心臓血管外科
澤　　芳樹	大阪大学教授・心臓血管外科
椎名　一紀	東京医科大学・循環器内科
塩田　智美	順天堂大学・呼吸器内科学
重松　邦広	東京大学講師・血管外科
重松　　宏	国際医療福祉大学教授・臨床医学研究センター
品川　弥人	北里大学・循環器内科
柴崎　誠一	済生会山口総合病院・総合診療部
島田　和幸	小山市民病院・院長
島本　和明	札幌医科大学学長
清水　昭彦	山口大学大学院医学系研究科保健学系学域・教授
清水　　渉	国立循環器病研究センター・心臓血管内科・部長
下川　宏明	東北大学教授・循環器内科学
城宝　秀司	富山大学・第2内科
杉田　　学	順天堂大学練馬病院先任准教授・救急・集中治療科
鈴木　規雄	聖マリアンナ医科大学横浜市西部病院・循環器内科
鈴木　　昌	慶應義塾大学講師・救急医学
角　　由佳	順天堂大学准教授・救急災害医学
住友　直方	日本大学医学部准教授・小児科学系小児科学分野
清野　精彦	日本医科大学千葉北総病院・教授・内科学(循環器内科学)
関口　幸夫	筑波大学講師・循環器内科
関田　　学	順天堂大学・循環器内科学
善甫　宣哉	山口県立総合医療センター・外科診療部長
相馬　一亥	北里大学教授・救命救急医学
蘇原　瑞恵	東邦大学・心療内科
代田　浩之	順天堂大学大学院医学研究科循環器内科学教授
大門　雅夫	順天堂大学准教授・循環器内科学
高木　　靖	藤田保健衛生大学准教授・心臓血管外科

執筆者一覧

高沢 謙二	東京医科大学八王子医療センター教授・循環器内科
高瀬 凡平	防衛医科大学校・集中治療部・部長
高橋 友乃	東京医科大学・内科学第3講座(糖尿病・代謝・内分泌内科)
高橋 伸幸	島根大学学内講師・内科学第四
高橋 幸宏	榊原記念病院・外科主任部長/副院長
高本 眞一	三井記念病院・院長
高山 忠輝	日本大学・循環器内科
高山 守正	榊原記念病院副院長・循環器内科部長
瀧原 圭子	大阪大学教授・保健センター/循環器内科学
武井 康悦	東京医科大学・循環器内科
竹内 一郎	北里大学病院救命救急センター講師
竹谷 剛	東京大学特任講師・心臓外科
竹谷 善雄	徳島大学・循環器内科
竹中 克	日本医科大学・循環器内科客員教授
竹中 俊宏	鹿児島大学特任准教授・心筋症病態制御講座
嶽山 陽一	昭和大学藤が丘リハビリテーション病院教授・循環器内科
立木 美香	国立病院機構 京都医療センター・内分泌代謝内科
巽 浩一郎	千葉大学教授・呼吸器内科
田中 信大	東京医科大学・循環器内科
棚橋 紀夫	埼玉医科大学国際医療センター教授・神経内科
田邊 一明	島根大学教授・内科学第四
谷口 正弥	三重大学・循環器・腎臓内科学
田村 浩	順天堂大学附属順天堂医院・循環器内科
近森大志郎	東京医科大学教授・第2内科
塚原 健吾	横浜市立大学附属市民総合医療センター・心臓血管センター講師
土橋 和文	札幌医科大学医学部・病院経営・管理学教授
土橋 卓也	国立病院機構 九州医療センター・高血圧内科・科長
筒井 裕之	北海道大学教授・循環病態内科学
坪井 康次	東邦大学教授・心療内科
鄭 忠和	和温療法研究所・所長
出口 順夫	埼玉医科大学総合医療センター准教授・血管外科
寺﨑 文生	大阪医科大学准教授・教育機構
寺本 民生	帝京大学教授・内科学
土居 義典	高知大学教授・老年病・循環器・神経内科
戸叶 隆司	順天堂大学医学部附属浦安病院・循環器内科准教授
永井 良三	自治医科大学学長
長尾 建	日本大学教授・駿河台日本大学病院・循環器科
長尾 毅彦	東京女子医科大学臨床准教授・神経内科
中川 義久	天理よろづ相談所病院・循環器内科部長
中里 祐二	順天堂大学医学部附属浦安病院・循環器内科教授
中嶋 憲一	金沢大学附属病院臨床教授・核医学
長嶋 正實	愛知県済生会リハビリテーション病院・院長
中谷 敏	大阪大学大学院教授・機能診断科学
中谷 武嗣	国立循環器病研究センター・移植部・部長
中西 敏雄	東京女子医科大学教授・循環器小児科学
中西 宣文	国立循環器病研究センター・肺高血圧先端医療学研究部長
中坊亜由美	兵庫医科大学・循環器内科
中間 泰晴	広島市民病院救命救急センター・副部長
中村 正人	東邦大学医療センター大橋病院教授・循環器内科
長山 雅俊	榊原記念病院・循環器内科部長
成瀬 光栄	国立病院機構 京都医療センター・内分泌代謝高血圧研究部・部長
西村 重敬	埼玉医科大学国際医療センター教授・心臓内科
新田 隆	日本医科大学教授・心臓血管外科
丹羽公一郎	聖路加国際病院・循環器内科部長
丹羽 学	名古屋大学・循環器内科
庭野 慎一	北里大学診療教授・循環器内科
布川 雅雄	杏林大学教授・心臓血管外科
沼倉 舞子	帝京大学・内科学
野口 律奈	(医)慈泉会ひもろぎ心のクリニック(管理栄養士)
能澤 孝	富山大学准教授・第2内科
野出 孝一	佐賀大学教授・循環器内科
野々木 宏	静岡県立総合病院・院長代理
野村 智久	順天堂大学練馬病院准教授・救急・集中治療科

萩原　誠久	東京女子医科大学主任教授・循環器内科
伯野　大彦	防衛医科大学校講師・循環器内科
長谷部直幸	旭川医科大学教授・循環・呼吸・神経病態内科学
蜂谷　　仁	土浦協同病院循環器センター内科部長
林　　泰佑	東京大学医学部附属病院・小児科
林田　晃寛	川崎医科大学講師・循環器内科
原田　和昌	東京都健康長寿医療センター・循環器内科/副院長
原田　順和	長野県立こども病院・病院長
春木　伸彦	産業医科大学・第2内科学・学内講師
檜垣　實男	愛媛大学教授・病態情報内科学
平尾　見三	東京医科歯科大学特別診療教授・不整脈センター
平田　恭信	東京大学特任准教授・先端臨床医学開発講座・循環器内科
平山　篤志	日本大学教授・循環器内科
廣瀬　邦章	順天堂大学・循環器内科学
藤井　泰宏	岡山大学・心臓血管外科
藤木　　明	静岡赤十字病院・循環器科部長
藤谷　茂樹	東京ベイ浦安・市川医療センター センター長/聖マリアンナ医科大学臨床教授・救急医学
藤村　昭夫	自治医科大学教授・臨床薬理学
古嶋　博司	新潟大学・循環器学
星出　　聡	自治医科大学・循環器内科
細井　　温	杏林大学准教授・心臓血管外科
細見　直永	広島大学病院講師・脳神経内科
堀　　進悟	慶應義塾大学教授・救急医学
堀井　　学	市立奈良病院・循環器内科・部長
堀内　大輔	弘前大学・循環呼吸腎内科・不整脈先進治療学講座
前田　知子	榊原記念クリニック
前村　浩二	長崎大学教授・循環器内科
眞茅みゆき	北里大学看護学部准教授
牧野　康男	東京女子医科大学准教授・産婦人科
正木　　充	兵庫医科大学講師・循環器内科/臨床検査医学
増山　　理	兵庫医科大学主任教授・循環器内科
松居　喜郎	北海道大学教授・循環器・呼吸器外科
松尾　　汎	松尾クリニック・理事長
松崎　益德	聖比留会・会長
松田　　繁	順天堂大学浦安病院准教授・救急診療科
松田　義雄	東京女子医科大学教授・母子総合医療センター
松原　広己	国立病院機構 岡山医療センター・臨床研究部
松本　昌泰	広島大学大学院教授・脳神経内科
三浦伸一郎	福岡大学病院診療教授・循環器内科
三神　大世	北海道大学大学院保健科学研究院教授
水越　正人	和歌山県立医科大学講師・教育研究開発センター
皆越　眞一	国立病院機構 鹿児島医療センター・循環器科
宮入　　剛	三井記念病院・心臓血管外科部長
宮内　克己	順天堂大学大学院医学研究科循環器内科学先任准教授
宮崎　俊一	近畿大学教授・循環器内科
宮地　　鑑	北里大学主任教授・心臓血管外科学
宮下　和季	慶應義塾大学特任講師・腎臓内分泌代謝内科
宮田　哲郎	東京大学病院教授・血管外科
宮田　昌明	鹿児島大学講師・循環器・呼吸器・代謝内科学
宮本　卓也	山形大学・第一内科
武者　春樹	聖マリアンナ医科大学横浜市西部病院教授・循環器内科
村上　　新	東京大学大学院准教授・心臓血管外科
村﨑かがり	東京女子医科大学講師・循環器内科
村田　和也	むらた循環器内科・院長
室生　　卓	みどり病院・院長
室原　豊明	名古屋大学教授・循環器内科
杢野　浩司	順天堂大学大学院医学研究科循環器内科学講師
百村　伸一	自治医科大学さいたま医療センター教授・循環器科
森田紀代造	東京慈恵会医科大学教授・心臓外科学
森本　茂人	金沢医科大学教授・高齢医学
森本紳一郎	総合青山病院・院長
師田　哲郎	東京大学講師・心臓外科
八木　　博	獨協医科大学准教授・循環器内科
安田　　聡	国立循環器病研究センター・心臓血管内科部門・部門長
矢野　正道	大阪大学・循環器内科
矢部　敏和	高知記念病院・循環器内科
山内　淳司	聖マリアンナ医科大学・腎臓・高血圧内科
八巻　　隆	東京女子医科大学臨床教授・形成外科

山岸　昌一	久留米大学教授・糖尿病性血管合併症病態・治療学
山岸　正明	京都府立医科大学教授・小児心臓血管外科
山岸　正和	金沢大学教授・循環器内科
山崎　和裕	京都大学・心臓血管外科
山下　静也	大阪大学医学部附属病院・病院教授・循環器内科
山下　武志	心臓血管研究所付属病院・院長
山科　章	東京医科大学教授・循環器内科
山田　典一	三重大学講師・循環器・腎臓内科学
嘉川亜希子	鹿児島大学・循環器・呼吸器・代謝内科学
吉川　純一	西宮渡辺心臓血管センター・院長
吉川　勉	榊原記念病院副院長・循環器内科
吉川　泰司	大阪大学・心臓血管外科
吉田　清	川崎医科大学教授・循環器内科
吉田千佳子	兵庫医科大学・循環器内科
芳谷　英俊	産業医科大学・第2内科学・学内講師
吉村　道博	東京慈恵会医科大学教授・循環器内科
楽木　宏実	大阪大学教授・老年・腎臓内科学
渡辺　和宏	駿河台日本大学病院・循環器内科

国内病院設置台数 **2500** 台超*

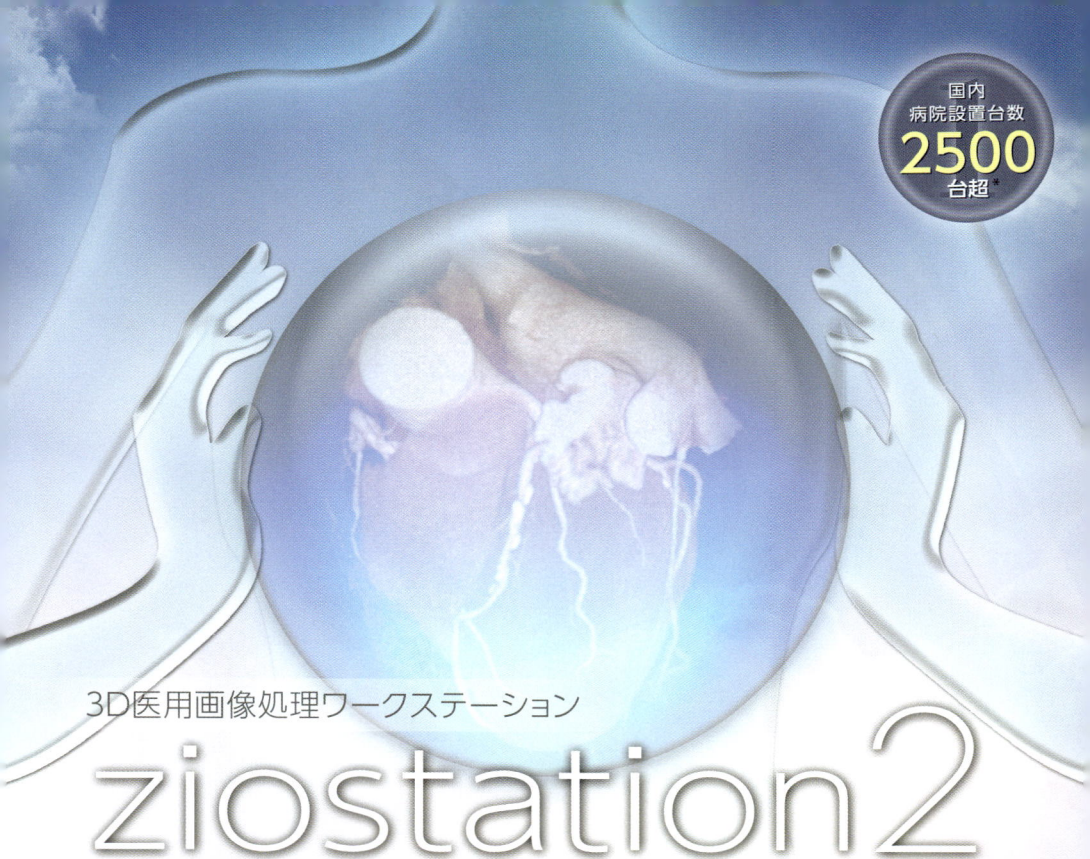

3D医用画像処理ワークステーション
ziostation2
Quantification and Multi Clinical Multi Modality Multi Fusion

高精度なフルオート解析で心臓検査を効率的にサポート

ziostation2 は、CT や MRI などのモダリティから得たボリュームデータを画像処理し、3 次元表示や定量解析を行う事で診断をサポートする医用画像処理ワークステーションです。

ziostation2 の心臓解析アプリケーションは、CT、MRI、SPECT などに対応した豊富なラインナップを取りそろえ、撮影条件などに左右されない安定した自動抽出をはじめ、高度な解析もシンプルな操作で効率良く行えます。

すでに ziostation2 を導入いただいている場合には心臓解析用アプケーションの追加インストールも可能です。

※バージョンによってはインストールできない場合もありますので販売代理店にご確認ください。

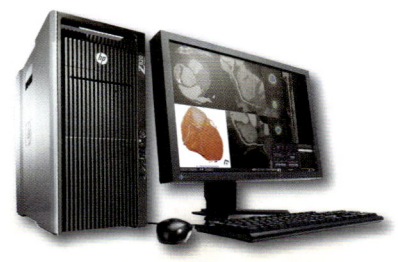

心臓解析アプリケーション　ラインナップ

- CT 心機能解析 2
- CT 冠動脈解析 2
- CT バイパス術後解析 2
- CT 石灰化スコアリング
- CT/SPECT 心臓フュージョン
- MR 心機能解析 2
- MR 遅延造影解析
- MR 心筋パフュージョン解析
- MR 冠動脈解析 2

*2011 年 10 月現在

一般的名称：汎用画像診断装置ワークステーション　販売名：ザイオステーション 2　PLUS　薬事認証番号：223ABBZX00032000

詳しくは ▶ ザイオソフト　検 索

ZD-1150

AMIN 販売代理店　アミン株式会社　〒113-0033 東京都文京区本郷2-27-20 本郷センタービル　TEL:03-5689-2323 FAX:03-5804-4130 http://www.hi-amin.co.jp/

ziosoft 製造販売元　ザイオソフト株式会社　〒108-0073 東京都港区三田1-2-18　http://www.zio.co.jp/

NOVARTIS

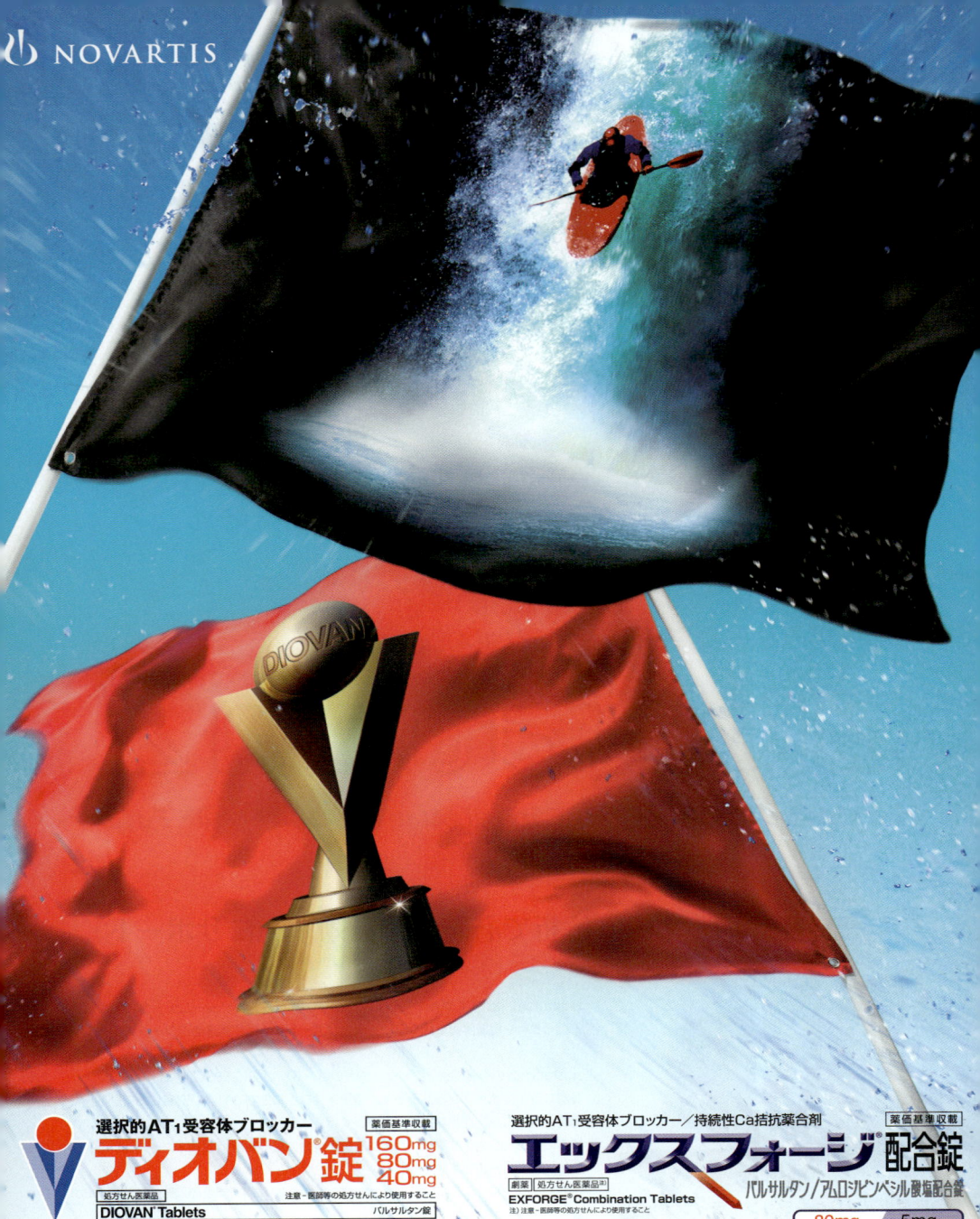

選択的AT₁受容体ブロッカー
ディオバン錠 160mg / 80mg / 40mg
処方せん医薬品 注意-医師等の処方せんにより使用すること
DIOVAN Tablets バルサルタン錠
ディオバン ホームページ
www.diovan.jp

選択的AT₁受容体ブロッカー／持続性Ca拮抗薬合剤
エックスフォージ®配合錠
劇薬 処方せん医薬品 注意-医師等の処方せんにより使用すること
EXFORGE® Combination Tablets
バルサルタン／アムロジピンベシル酸塩配合錠
80mg バルサルタン ／ 5mg アムロジピン
エックスフォージ ホームページ
www.exforge.jp

薬価基準収載

効能・効果、用法・用量、禁忌、使用上の注意等については、
製品添付文書をご参照ください。

製造販売
ノバルティス ファーマ株式会社
東京都港区西麻布4-17-30 〒106-8618

(資料請求先)
NOVARTIS DIRECT
0120-003-293
受付時間：月～金 9:00～18:00

2011年10月作成

目次

序章 循環器疾患診断の変遷
篠山重威　1

第1章 症状・徴候からのアプローチ

循環器系疾患の症候のとらえ方	井上　博	7
胸痛，胸部圧迫感	能澤　孝	10
呼吸困難，息切れ	能澤　孝	12
動悸，心悸亢進	清水昭彦	15
浮腫	清水昭彦	17
失神・めまい	井上　博	19
チアノーゼ	宇野漢成・竹中　克	21
異常心音，心雑音	宇野漢成・竹中　克	22
脈の異常	柴崎誠一・苅尾七臣	24
血圧異常	星出　聡・苅尾七臣	28
心電図異常	山下武志	31
心陰影異常	山科　章	34
四肢疼痛，四肢冷感	越川めぐみ・池田宇一	40
腹痛，腰痛	今村　浩・池田宇一	42
全身所見（体型，顔貌）	椎名一紀・山科　章	44

第2章 循環器救急患者の初期対応

循環器疾患患者のプレホスピタルケア	堀　進悟	49
一次救命処置	坂本哲也	51
二次救命処置	野々木宏	53
来院時心肺停止患者の取り扱い	菊島公夫・長尾　建	56
心臓突然死	石見　拓	58
CCU入室の適応	高山守正	60
救急時の心電図・血行動態モニター	高瀬凡平	64
閉胸式心マッサージ	笠岡俊志	65
開胸式心マッサージ	稲葉博隆	66
酸素療法と血液ガス分析	塩田智美・小林　功	68
気道確保，気管挿管，人工呼吸法	尾崎将之・藤谷茂樹	70
呼吸管理と呼吸補助装置（人工呼吸器）	塩田智美・小林　功	74
緊急心臓ペーシング	大和田真玄・奥村　謙	75
血管確保と薬物投与	鈴木　昌	77
除細動	関田　学	79
Swan-Ganzカテーテル法	松田　繁	82
呼吸困難の救急処置	相馬一亥	83
緊急を要する不整脈の処置	関口幸夫・青沼和隆	85
狭心症発作の救急処置	小宮山伸之	88
急性心筋梗塞の救急処置	中間泰晴・石原正治	90
心原性ショック	佐藤直樹	92
急性心タンポナーデの救急処置	野村智久・杉田　学	96
循環不全における多臓器不全（MODS）	角　由佳	98
低体温療法	渡辺和宏	100

第3章 検査総論

循環器疾患の検査の進め方
………………………… 合田亜希子・増山　理　103
ホルター心電図 ………………………… 加藤貴雄　106
心エコー ……………………… 吉田千佳子・増山　理　108
CT／MRI ……………………… 宇都宮裕人・木原康樹　112
運動負荷心電図 ………………………… 草間芳樹　120
心肺運動負荷試験 ……………… 前田知子・伊東春樹　124
家庭血圧，自由行動下血圧 ……………… 苅尾七臣　127
心血管バイオマーカー …………………… 清野精彦　130
遅延電位，T波交互現象 ………………… 池田隆徳　132
自律神経機能検査／指標 ………………… 池田隆徳　136
心臓核医学（SPECT・PETを含む）
……………………………………………… 中嶋憲一　139

第4章 治療薬総論

循環器用薬の最近の動向
………………………… 木村公一・永井良三　143
カテコールアミンおよびその類似薬
………………………… 朝倉正紀・北風政史　145
強心配糖体（ジギタリス）
………………………… 水越正人・赤阪隆史　147
その他強心薬 ………………… 木村桂三・赤阪隆史　149
利尿薬 …………………………………… 伊藤貞嘉　150
hANPとバソプレッシン受容体阻害薬
……………………………………………… 斎藤能彦　153
α受容体遮断薬 ………………… 甲斐久史・今泉　勉　155
β受容体遮断薬 ………………… 甲斐久史・今泉　勉　156
その他の交感神経抑制薬
………………………… 甲斐久史・今泉　勉　159
Ca拮抗薬 ……………………… 谷口正弥・伊藤正明　160
硝酸薬 ………………………… 竹谷善雄・佐田政隆　162
レニン-アンジオテンシン系阻害薬
………………………… 丹羽　学・室原豊明　165
その他の血管拡張薬 …………… 赤木　達・伊藤　浩　167
抗凝固薬 ………………………………… 山下武志　169
抗血小板薬 ……………………………… 後藤信哉　171
血栓溶解薬 ……………………………… 小宮山伸之　174
抗不整脈薬 ……………………………… 井上　博　175
脂質異常症用薬 ………………… 高橋友乃・小田原雅人　178
その他の抗動脈硬化薬 ………… 河野宏明・野出孝一　183
麻薬性および非麻薬性鎮痛薬
………………………… 正木　充・増山　理　184
禁煙補助薬 ……………………… 大木元明義・檜垣實男　186
注意すべき循環器系薬物の相互作用
………………………… 牛島健太郎・藤村昭夫　187

第5章 不整脈

不整脈診断・治療の変遷
………………………… 相澤義房・古嶋博司　193
不整脈診断の進め方 ……………………… 井上　博　195
抗不整脈薬の選び方のポイント …… 新　博次　198
洞不全症候群（洞徐脈，洞停止，洞房ブロック）
……………………………………………… 藤木　明　201
心房期外収縮 …………………………… 藤木　明　203
発作性上室頻拍 ………………… 蜂谷　仁・平尾見三　205
WPW症候群 …………………… 蜂谷　仁・平尾見三　208
心房粗動 ……………………… 佐々木憲一・奥村　謙　212
心房細動 ……………………… 木村正臣・奥村　謙　215
心室期外収縮 …………………………… 山下武志　219
心室頻拍 ………………………………… 栗田隆志　221
心室細動 ………………………………… 鎌倉史郎　226
QT延長症候群・QT短縮症候群 …… 清水　渉　228
Brugada症候群 ………………………… 鎌倉史郎　232
房室ブロック …………………………… 加藤貴雄　235
心室内伝導障害 ………………………… 加藤貴雄　237
失神（血管迷走神経性失神，頸動脈洞症候群）
………………………… 河野律子・安部治彦　238
人工ペースメーカーの適応と植え込み
………………………… 戸叶隆司・中里祐二　241

人工ペースメーカー使用患者の管理と指導
　………………………… 戸叶隆司・中里祐二　246
植込み型除細動器の適応と管理 …… 栗田隆志　249
不整脈の外科治療 ………………………… 新田　隆　252
カテーテルアブレーション（総論）… 庭野慎一　255
薬剤誘発不整脈 ………………………… 犀川哲典　257
心臓手術後の不整脈 …………………… 新田　隆　261
小児期不整脈の問題点
　………………………… 阿部百合子・住友直方　264
高齢者不整脈の問題点 … 原田和昌・石山泰三　268
CCUにおける不整脈 ……………… 小林義典　271

第6章　心不全

心不全診断・治療の変遷 …………… 筒井裕之　277
心不全診断の進め方 …………………… 筒井裕之　284
心不全の病態生理 ……… 矢野正道・小室一成　290
心不全重症度の評価法
　………………………… 絹川真太郎・筒井裕之　294
急性心不全の治療方針 ………………… 青山直善　298
慢性心不全の治療方針 … 大草知子・松崎益徳　304
心不全の一般的な管理
　………………………… 眞茅みゆき・筒井裕之　307
収縮期心不全の薬物療法 …………… 吉川　勉　309
拡張期心不全の薬物療法 …………… 木原康樹　314
心不全における薬物療法の将来 …… 伊藤　宏　317
心不全における不整脈の治療 ……… 山下武志　319
他臓器合併症を有する心不全の治療
　………………………… 上村史朗・斎藤能彦　321
高齢者の心不全 ………………………… 猪又孝元　325
性差を考慮した心不全治療
　………………………… 嘉川亜希子・鄭　忠和　327
小児の心不全 …………………………… 石井正浩　329
心臓再同期療法（植込み型除細動器付きを含む）
　………………………… 堀内大輔・奥村　謙　332
慢性心不全の運動療法 ………………… 伊東春樹　337
心不全の和温療法 ……… 宮田昌明・鄭　忠和　341
心不全の外科治療 ……………………… 松居喜郎　344

補助循環（IABP, PCPS）………… 中谷武嗣　348
心不全における免疫吸着療法 ……… 中谷武嗣　349
補助人工心臓 …………………………… 許　俊鋭　350
心臓移植 ………………… 吉川泰司・澤　芳樹　354

第7章　虚血性心疾患

虚血性心疾患診断・治療の変遷
　………………………… 岡井　巌・代田浩之　359
虚血性心疾患診断の進め方 ………… 山科　章　362
虚血関連病態と診断/心筋バイアビリティ
　……………………………………… 西村重敬　365
虚血性心疾患と心エコー
　………………………… 麻植浩樹・伊藤　浩　367
ドップラーと冠血流予備能
　………………………… 武井康悦・田中信大　370
冠動脈内エコー ………… 坂田憲治・山岸正和　372
光干渉断層法 …………… 北端宏規・赤阪隆史　374
血管内視鏡 ……………… 高山忠輝・平山篤志　377
QCA（定量的冠動脈造影）………… 尾崎行男　379
労作性狭心症 …………………………… 百村伸一　382
不安定狭心症と非ST上昇型心筋梗塞
　………………………… 坂本二郎・中川義久　385
冠攣縮性狭心症 ………… 海北幸一・小川久雄　388
無症候性心筋虚血 …………………… 宮本卓也　391
狭心症に対する薬の選び方 ……… 近森大志郎　393
急性冠症候群とその治療
　………………………… 加藤　徹・野出孝一　395
狭心症に対する冠動脈インターベンション
　の適応 ………………… 興野寛幸・一色高明　398
狭心症に対する冠動脈バイパス手術の適応
　……………………………………… 落　雅美　401
狭心症の一般療法と生活指導 ……… 後藤葉一　404
虚血性心疾患の運動療法 …………… 長山雅俊　408
急性心筋梗塞の診断 …………………… 小菅雅美　410
ST上昇型心筋梗塞の治療（合併症のない場合）
　………………………… 塚原健吾・木村一雄　413

急性心筋梗塞合併症とその対策
　………………… 生田新一郎・宮崎俊一　417
急性心筋梗塞に合併する心不全の治療
　………………………… 堀井　学・斎藤能彦　421
心筋梗塞における抗不整脈薬の使い方
　………………………… 浅野　拓・小林洋一　424
心筋梗塞後合併症に対する外科治療
　………………………… 桑木賢次・天野　篤　426
経静脈的冠動脈血栓溶解療法 ……… 嶽山陽一　430
急性心筋梗塞に対する冠動脈インター
　ベンションの適応 ……………… 中村正人　432
右室梗塞 ………………………………… 安斉俊久　434
急性心筋梗塞に合併する心膜炎と
　心筋梗塞後症候群 ……… 小山　潤・池田宇一　436
高齢者の心筋梗塞 ……………… 矢部敏和・土居義典　438
心筋梗塞の長期予後と再発予防 ……… 宮内克己　441
心筋梗塞の生活指導 ……………………… 安達　仁　444
川崎病 …………………………………… 稀代雅彦　446
経皮的冠動脈インターベンション …… 伊苅裕二　449
ロータブレータ ………………………… 岩淵成志　452
左冠動脈主幹部，慢性完全閉塞に対する
　PCI ……………………………… 岡崎真也　454
経皮的冠動脈インターベンションと
　冠動脈バイパス術 …… 田村　浩・宮内克己　458

第8章　弁膜疾患

弁膜疾患診断・治療の変遷 ………… 吉川純一　461
弁膜疾患診断の進め方 … 林田晃寛・吉田　清　464
急性リウマチ熱およびリウマチ性心炎
　………………………………………… 品川弥人　467
僧帽弁狭窄症 …………………………… 室生　卓　470
僧帽弁閉鎖不全症，僧帽弁逸脱症候群
　………………………………… 芳谷英俊・尾辻　豊　474
大動脈弁狭窄症，大動脈弁閉鎖不全症
　………………………………………… 村田和也　478
三尖弁閉鎖不全症，三尖弁狭窄症 … 三神大世　481

肺動脈弁閉鎖不全症，肺動脈弁狭窄症
　…………………………………………… 三神大世　484
連合弁膜症 …………… 中坊亜由美・増山　理　486
感染性心内膜炎 ………… 宇野漢成・竹中　克　488
弁膜疾患の外科治療 …… 坂田隆造・山崎和裕　492
人工弁置換後の管理 ……………………… 中谷　敏　496
経皮経静脈僧帽弁交連裂開術 ………… 井上寛治　498
大動脈弁インターベンション ………… 坂田芳人　500

第9章　先天性心疾患

先天性心疾患診断・治療の変遷 ……… 石川司朗　503
先天性心疾患診断の進め方 ……… 牛ノ濱大也　504
先天性心疾患に対する最近の手術成績と
　長期予後 ………………………………… 角　秀秋　507
先天性疾患の胸部X線診断 ………… 中西敏雄　510
心房中隔欠損症 ………………………… 饗庭　了　512
三心房心 ………………………………… 饗庭　了　513
内臓錯位症候群（単心房） ……………… 饗庭　了　514
房室中隔欠損症（心内膜床欠損症） ……… 高橋幸宏　515
先天性僧帽弁狭窄症と閉鎖不全症 … 高橋幸宏　517
三尖弁閉鎖症 …………………………… 許　俊鋭　519
エプスタイン奇形 ……………………… 許　俊鋭　521
心室中隔欠損症 ………………………… 原田順和　522
単心室症 ………………………………… 北堀和男　525
左心低形成症候群 ……………………… 林　泰佑　528
ファロー四徴症 ………………… 犬塚　亮・村上　新　529
完全大血管転位症 ……… 黒子洋介・佐野俊二　531
修正大血管転位症 ……… 藤井泰宏・佐野俊二　532
両大血管右室起始症 …………………… 山岸正明　534
両大血管左室起始症 …………………… 山岸正明　537
総動脈幹遺残 …………………………… 森田紀代造　538
大動脈弁狭窄症 ………………………… 森田紀代造　539
肺動脈狭窄 ……………………………… 森田紀代造　541
純型肺動脈閉鎖症 ……… 岡　徳彦・宮地　鑑　542
アイゼンメンゲル症候群 ……………… 北堀和男　544
肺動静脈瘻 ……………… 岡　徳彦・宮地　鑑　545
動脈管開存症 …………… 岡　徳彦・宮地　鑑　546

大動脈肺動脈窓	金子幸裕	548
大動脈縮窄	金子幸裕	549
大動脈弓離断	金子幸裕	550
Valsalva(バルサルバ)洞動脈瘤破裂	金子幸裕	552
左冠状動脈肺動脈起始(Bland-White-Garland 症候群)	原田順和	553
冠動静脈瘻	原田順和	554
血管輪	原田順和	556
体静脈還流異常症	加藤木利行	557
総肺静脈還流異常症／部分肺静脈還流異常症	加藤木利行	559
体静脈奇形	坂本喜三郎	561
肺静脈狭窄症	坂本喜三郎	562
ルタンバッシェ症候群	許　俊鋭	563
心臓の位置異常	高橋幸宏	565
先天性心疾患の生活指導	中西敏雄	566

第10章　心膜疾患

心膜疾患診断・治療の変遷	合田亜希子・増山　理	569
心膜疾患診断の進め方	春木伸彦・尾辻　豊	570
急性心膜炎，原発性非特異性心膜炎およびウイルス性心膜炎	大倉宏之	573
結核性心膜炎	大倉宏之	575
尿毒症性心膜炎	高橋伸幸・田邊一明	577
化膿性心膜炎	高橋伸幸・田邊一明	579
心膜切開後症候群	泉　知里	581
腫瘍性心膜炎	泉　知里	583
放射線治療後心膜炎	廣瀬邦章・大門雅夫	584
慢性収縮性心膜炎	廣瀬邦章・大門雅夫	586
心タンポナーデ	皆越眞一	588
心膜嚢胞	中谷　敏	591
心膜欠損症	中谷　敏	592

第11章　心筋疾患

心筋症診断・治療の変遷	朝倉正紀・北風政史	595
心筋疾患診断の進め方	筒井裕之・絹川真太郎	599
拡張型心筋症	神崎万智子・小室一成	605
肥大型心筋症	今野哲雄・山岸正和	609
拘束型心筋症	寺﨑文生・石坂信和	613
不整脈源性右室心筋症	萩原誠久	618
虚血性心筋症	安田　聡・下川宏明	620
心アミロイドーシス	木原康樹	622
糖尿病性心筋症	絹川真太郎・筒井裕之	623
Fabry 病	竹中俊宏・鄭　忠和	624
心サルコイドーシス	森本紳一郎・加藤靖周	626
アルコール性心筋症	川井　真・吉村道博	630
脚気心	川井　真・吉村道博	632
神経・筋疾患による心筋症	河合祥雄	633
薬剤性心筋症	倉林正彦	636
頻脈誘発性心筋症	佐々木真吾・奥村　謙	639
たこつぼ(型)心筋症/心障害	土橋和文	642
心筋炎	竹内一郎	644
心臓腫瘍	伯野大彦・大鈴文孝	651

第12章　血圧の疾患

高血圧診断・治療の変遷	島田和幸	655
本態性高血圧診断の進め方	内野和顕・梅村　敏	657
二次性高血圧診断の進め方	伊藤貞嘉	660
本態性高血圧の治療方針	大石　充・楽木宏実	661
高血圧の非薬物療法と生活指導	大蔵隆文	663
高血圧の薬物療法	島本和明	665
高血圧性心疾患	市堀泰裕・小室一成	668

虚血性心疾患を伴う高血圧
　………………………… 石光俊彦・石村公彦　670
腎障害を伴う高血圧 … 伊藤彰典・木村玄次郎　673
脳血管障害後の高血圧 ……………… 棚橋紀夫　679
糖尿病を伴う高血圧 ……… 宮下和季・伊藤　裕　682
白衣高血圧・仮面高血圧 …………… 河野雄平　684
重症高血圧 …………………………… 土橋卓也　686
高血圧緊急症および切迫症 ………… 土橋卓也　688
高齢者の高血圧 ……………………… 小原克彦　690
小児の高血圧 ………………………… 内山　聖　692
腎血管性高血圧症 …………………… 河野雅和　694
内分泌性高血圧症 ……… 成瀬光栄・立木美香　696
心臓性・血管性高血圧 ……………… 長谷部直幸　700
本態性低血圧症 ……………………… 大屋祐輔　702
起立性低血圧 ………………………… 大屋祐輔　704

第13章　動脈疾患

動脈疾患診断・治療の変遷
　………………………… 宮入　剛・高本眞一　707
動脈疾患診断の進め方 ……………… 平田恭信　709
胸部大動脈瘤 ……………… 大島英揮・上田裕一　711
腹部大動脈瘤 ………………………… 宮田哲郎　713
大動脈解離 ………………… 竹谷　剛・小野　稔　715
大動脈炎症候群（高安動脈炎）……… 安藤太三　718
感染性大動脈炎，その他の大動脈炎
　……………………………………… 安藤太三　721
大動脈の腫瘍 ………………………… 安達秀雄　724
大動脈の外傷 ………………………… 安達秀雄　726
マルファン症候群 …………………… 師田哲郎　728
急性動脈閉塞症 ……………………… 古森公浩　731
急性上腸間膜動脈閉塞症 …………… 古森公浩　734
コレステロール塞栓症 ……………… 古森公浩　736
閉塞性動脈硬化症 …………………… 宮田哲郎　737
閉塞性血栓血管炎（バージャー病）… 宮田哲郎　740
側頭動脈炎（巨細胞動脈炎）………… 宮田哲郎　743
内臓，頸部，四肢などの末梢動脈瘤
　……………………………………… 重松　宏　744

神経血管圧迫症候群 ………………… 重松　宏　746
膝窩動脈捕捉症候群 ………………… 善甫宣哉　747
膝窩動脈外膜嚢腫 …………………… 善甫宣哉　749
腹腔動脈起始部圧迫症候群 ………… 善甫宣哉　749
レイノー病，レイノー現象 ………… 佐藤　紀　750
動静脈瘻 ……………………………… 佐藤　紀　752
ステントグラフト内挿術 …………… 加藤雅明　754
末梢動脈形成術 ……………………… 加藤雅明　758

第14章　動脈硬化

動脈硬化診断・治療の変遷
　………………………… 杢野浩司・代田浩之　761
動脈硬化診断の進め方 ……………… 倉林正彦　764
脈波検査 ……………………………… 高沢謙二　766
脂質異常症 …………………………… 山下静也　768
脳梗塞 ……………………… 細見直永・松本昌泰　774
脳出血，くも膜下出血
　………………………… 長尾毅彦・内山真一郎　780
腎不全と動脈硬化 …………………… 柏原直樹　784
糖尿病と動脈硬化 …………………… 山岸昌一　787
動脈硬化の食事療法 ……… 石川俊次・野口律奈　789

第15章　静脈・リンパ管の疾患

静脈・リンパ管疾患の診断・治療の変遷
　……………………………………… 市来正隆　791
静脈・リンパ管疾患の診断の進め方
　……………………………………… 細井　温　793
静脈血行障害の検査法 ……………… 細井　温　794
下肢静脈瘤 …………………………… 八巻　隆　796
慢性静脈不全症 ……………………… 八巻　隆　798
深部静脈血栓症 ……………………… 出口順夫　798
静脈血栓後遺症（血栓症後症候群）… 出口順夫　800
表在性静脈炎 ………………………… 重松邦広　801
モンドール病 ………………………… 重松邦広　803
上大静脈閉塞症，下大静脈閉塞症 … 高木　靖　804

肝静脈閉塞症	國吉幸男	807
腸間膜静脈血栓症	布川雅雄	808
腎静脈血栓症	布川雅雄	810
リンパ管炎	松尾 汎	811
リンパ浮腫	松尾 汎	811

第16章 肺循環

肺循環関連疾患の診断・治療の変遷	中西宣文	815
肺循環関連疾患の診断の進め方	小川愛子・松原広己	817
肺血栓塞栓症	巽 浩一郎	819
慢性肺性心	山田典一・伊藤正明	821
肺動脈性肺高血圧症	瀧原圭子	824

第17章 妊娠と循環器疾患

心疾患患者の妊娠	丹羽公一郎・川副泰隆	827
妊娠高血圧症候群（妊娠中毒症）	片山富博	829
妊娠と循環器治療薬	村﨑かがり	833
妊娠と抗凝固療法	村﨑かがり	836
心疾患患者の分娩・産褥期の管理	牧野康男・松田義雄	838
周産期（産褥性）心筋症	甲斐久史・今泉 勉	839

第18章 リハビリテーションと患者指導・管理

心臓手術後のリハビリテーション	後藤葉一	843
心疾患のリハビリテーション	後藤葉一	846
心筋梗塞急性期のリハビリテーション	大宮一人	849
急性心筋梗塞退院後（後期回復期から維持期）のリハビリテーション	長山雅俊	851
運動療法の基本	上野敦子・伊東春樹	855
抗凝固療法の管理・指導	是恒之宏	857
心疾患と麻酔管理	稲田英一	859
心臓手術後の管理	河野裕治・上田裕一	861
心疾患患者の一般外科手術	稲田英一	863
高血圧と手術	石光俊彦・八木 博	866
心疾患患者の食事療法	大島一太・山科 章	868
心疾患患者とスポーツ	武者春樹・鈴木規雄	871
小児期からのメタボリックシンドローム予防	長嶋正實	875
高齢の心疾患患者の生活指導	佐藤正岳・田邊一明	878

第19章 全身性疾患に伴う循環器疾患

甲状腺疾患	大黒正志・森本茂人	881
副腎疾患	大黒正志・森本茂人	886
副甲状腺疾患	小出優史・前村浩二	889
下垂体疾患	小出優史・前村浩二	890
慢性腎臓病・透析患者	山内淳司・木村健二郎	892
膠原病	池田聡司・前村浩二	895
睡眠時無呼吸症候群	百村伸一	900
パニック障害（心臓神経症，神経循環無力症）	坪井康次・蘇原瑞恵	902
メタボリック症候群	沼倉舞子・寺本民生	904
タバコと心血管疾患	三浦伸一郎・朔啓二郎	907
血清 K 濃度異常	平田恭信	909
血清 Na 濃度異常	平田恭信	912
貧血	城宝秀司	914

和文索引	917
欧文索引	931

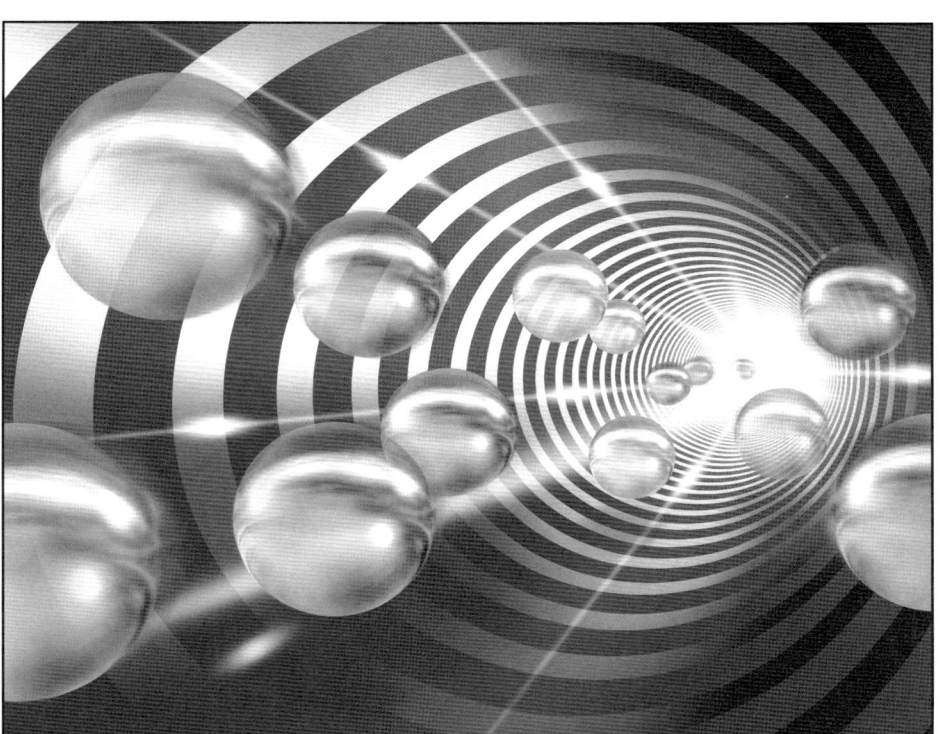

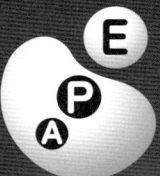

EPA製剤
エパデールS 300/600/900
イコサペント酸エチル・軟カプセル剤
薬価基準収載

EPA製剤
エパデール カプセル300
イコサペント酸エチル・軟カプセル剤
薬価基準収載

※「効能・効果」、「用法・用量」、「禁忌を含む使用上の注意」等の詳細は添付文書をご参照ください。

エパデールS300
エパデールS600
エパデールS900

製造販売元＜資料請求先＞
持田製薬株式会社
東京都新宿区四谷1丁目7番地
0120-189-522(学術) 〒160-8515

2012年5月作成 (N15/17)

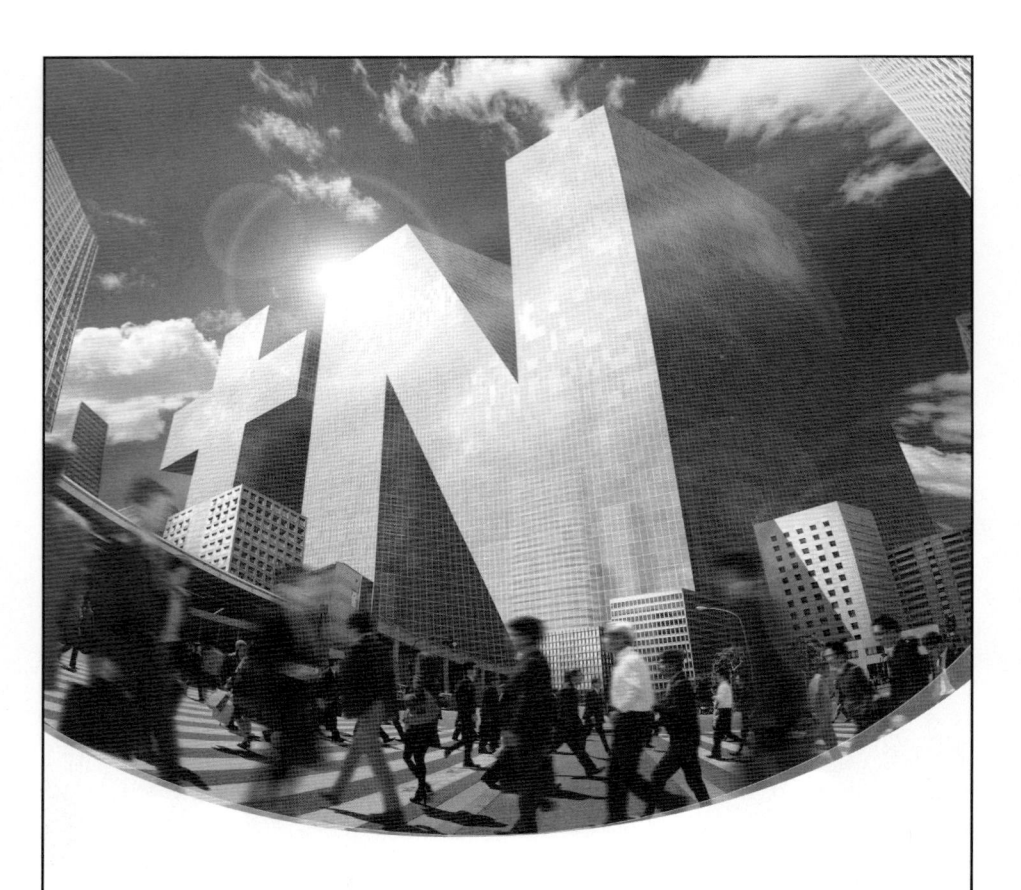

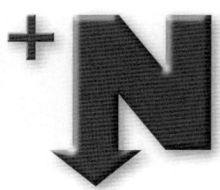

持続性Ca拮抗降圧剤 処方せん医薬品 注)

⁺N↓ アテレック®錠 5/10

〔シルニジピン製剤, 5mg・10mg錠〕　薬価基準収載

ATELEC® Tab.　注)注意−医師等の処方せんにより使用すること

※「効能・効果」、「用法・用量」、「禁忌を含む使用上の注意」等の詳細は添付文書をご参照ください。

販売<資料請求先>
持田製薬株式会社
東京都新宿区四谷1丁目7番地
0120-189-522(学術)　〒160-8515

製造販売元　AJINOMOTO.
味の素製薬株式会社
〒104-0042 東京都中央区入船二丁目1番1号

2012年6月作成 (N21)

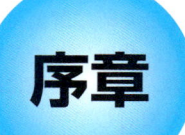

序章 循環器疾患診断の変遷

General aspect of the diagnostic revolution in cardiology

篠山重威　同志社大学生命医科学部教授/医療法人　大寿会病院

　医学の歴史は過去3000年の昔にさかのぼる．近代の診断学が確立されたのは，この間に多くの人たちが重ねて来た日々の診療の成果の賜物である．William Oslerは，「多くの人たちが残した実績が世界の歴史の中で，絶えることなく連続して次の世代の人たちの業績に連なる黄金の糸をつむぐ(Their accomplishments form a "golden thread throughout the history of the world, consecutive and continuous, the work of the best men in successive ages")」と述べている．ここでは，心疾患診断学の進歩をレビューして日常診療における営みの中に先人の心意気を思い起こしたいと思う．

【問診】

　迷信や魔術ではなく科学としての医学を確立したのは，Hippocrates(ca BC 460‐BC 375)であった．彼はコス島を本拠にして，ヒポクラテス学派といわれる一派をなした．彼の医学思想は，それまでのエジプトやバビロニアで行われていた古典的な医学とは異なって，身体は4つの体液(血液，粘液，黄胆汁，黒胆汁)からなり，病気の本質はこれら体液の量的なバランスが失われることによって発生すると考えた．そして，人の身体は自然治癒力を備えており，医療はその回復力を呼び覚ますことに他ならないと説いた．特に，注意深い問診の重要性を強調し，「何時，どのようにして発病したかを聞き正さねばならぬ．これこそがキーポイントであることを忘れてはならない」と述べている．Hippocratesの記述は多くは紛失してしまったが，42例の症例報告が残されており，いずれも詳細な病歴，視診，触診，直接的聴診，痰と尿の検査所見が記載してありその医学レベルが如何に高いものであったかが伺える．

【記述解剖学】

　Hippocratesに続くギリシャの医師は，Galen(ca AD 130‐201)であった．人生の大部分をローマですごし，皇帝マルクス・アウレリウスの主治医をも務めた．彼の著書の多くは失われてしまったが，それでも22巻が残っている．彼の考えはHippocratesを強く支持するもので，その後近代に至るまで長くヨーロッパの医学思想に影響を与えた．Galenは，豚と猿の解剖所見を基に臓器の構造を詳しく研究し著書として残した．それ故に最初の実験生理学者といわれているが，所見に付されている推論はほとんど間違っており，その後，1,500年間にわたって，医学の発展の大きな妨げとなった．

　Galenが動物解剖学に徹せざるを得なかったように，13世紀以前に人体解剖が行われることはあまりなかった．パドヴァ大学の外科学と解剖学の教授であったAndreas Vesalius(1514‐1564)は，1539年に処刑された犯罪人の死体解剖を許され，5年の歳月をかけて1543年に"De humani corporis fabrica"「人体構造論」という解剖書を出版した．これは立体的に臓器・器官などの内部構造を表示した美麗な本で，まさに近代解剖学のはじまりを象徴するものであった．その後，Vesaliusの解剖書のおかげで，身体所見による診断が正確な身体構造を基盤にして行われるようになった．

【病理解剖学】

18世紀になるとそれまでの記述解剖学（身体構造を同定するに留まらず記述する）だけでなく，病理解剖学が台頭してきた．Giovanni Maria Lancisi(1654-1720)は，1706年に当時ローマで増加していた突然死に関して臨床所見と解剖所見との関係を詳細に検討して，その原因は多くは疣贅性弁膜症と心肥大にあることを明らかにした．

ライデン大学のHermann Boerhaave(1668-1738)は，当時名を馳せた顧問臨床医であった．ベッドサイドの所見と剖検結果との関連を明らかにして，医学理論を体系化したことで高く評価されている．医学教育に特に熱心でヨーロッパ中から彼の講義を聴くために学生が集まった．ベッドサイド・ティーチングはもともとパドヴァで始まったが，彼はそれを芸術的といってもよいほどのものに昇華させたといわれている．Boerhaaveは古い病院の男女6人ずつの2つの舎舎で診療をしていたが，この12のベッドでヨーロッパ全土の半数に上る医師達が教育を受けた．彼は何時も学生と一緒に回診し，病歴を確認し，視診を行い（打診，聴診はまだ開発されていなかった），尿を検査した．患者が死亡した場合には必ず学生を剖検に立ちあわせた．彼が病理解剖を特に重要視したのは，「患者の病気に関していくら詳細な記載を行っても開いて見ない限り原因は分からない．観察したことを正確に描写することによって次に同じケースに出くわしたときにより早く診断がされ早期の治療が可能になる」という信条に基づくものであった．

【疾病分類学】

一方，現在の病理学を確立したのは，当時パドヴァ大学で以前Vesaliusが主任教授を務めていた解剖学教室の教授，Giovannni Battista Morgagni(1682-1771)であった．彼の残した著書の中に『De sedibus et causes morborum(The Seats and Causes of Diseases，病巣と病因)』という歴史に残る大論文がある．その中で彼は，「以前から多くの患者で死亡の原因を説明するために解剖結果が記録されてきた．しかし，我々は初めて詳細な病歴，症状，治療内容，そして最後に臨床所見と病理所見の関連を検討して病気を正しく分類し，索引を付け多くの病理解剖所見を整理することを試みた」と述べている．実際に，De sedibusが出版されたのは彼が79歳のときで，彼の60年に及ぶ仕事の集大成であった．

疾病分類学（nosology）というのは医学の一分野で，疾患の概念，定義，分類，そして命名を行う学問である．このような疾病分類を最初に行ったのは，後に「臨床観察の父，英国のヒポクラテス」と呼ばれたThomas Sydenham(1624-1689)であった．Sydenhamが完成した疾病分類を基盤にして，その後診断学に大きな展開がもたらされた．当時ロンドンでは多くの疫病が流行した．急性炎症（天然痘，コレラなど）では，それまで健康であった人たちが突然明らかに同じと思われる病気を発病したが，同時にその特徴的徴候や症状の発現は個々の患者で異なった．これらをSydenhamは詳しく観察し詳細に報告した．1650年代の半ばにロンドンで疫学調査を始め，その結果を本にまとめたが，その書はその後2世紀にわたって医学生の間で読み続けられた．

【打診】

近代的な身体所見に基づく診断は，1761年にLeopold Auenbrugger(1722-1809)によって打診法が発明されたことから始まったといってよい．それまで，医師は患者が生存中に内部臓器の局在を確認することは出来なかった．Auenbruggerは，オーストリアのグラーツで居酒屋の息子として生まれた．彼の父親は，ワインの大樽をコンコンと叩いて樽に残っているワインの量を確かめていた．成人すると彼はウィーンでBoerhaaveの弟子であったGerhard van Swietenのもとで医学を学び，卒業後ウィーンのスペイン病院の

医師となった．ここで打診法を確立したが，そのヒントとなったのは，父親がいつもワインの残量を確かめていた姿であった．Auenbruggerは，ざらざらした革の手袋をはめるか，患者に胸に密着するシャツを着させて打診を行うことを奨めた．彼の行った打診は指を重ねて伸ばし，その先端で患者の胸を叩くものであった．この方法は直接的打診法として知られている．彼は死体の胸部に水を注ぎこみ，打診で検出される音を調べた．彼は打診音を正常，共鳴音(tympanic)，濁音(dullness)，単調音(flatness)の4つに分けた．種々の胸部疾患でどのような打診音が聞かれるか，またどのような疾患は打診では発見できないかを詳述した．また，心濁音界を明記して，胸部で心臓の占める位置を示した．

Auenbruggerの打診法は，医学会で直ぐには受け入れられなかった．ところが後になって彼の著書 Inventum Novum（新しい発見）が，偶然，当時のフランス最大の臨床家，ナポレオンの主治医でもあった Jean Nicolas Corvisart(1755-1821)の目にとまった．その後 Corvisart は20年間打診法の検討を続け，その経験を1808年に Auengrugger の原著の完訳とともに出版した．Corvisart の偉大なる威信のおかげで，直ちに打診法は身体所見を把握する重要な手段として確立されることになった．Auenbrugger の発見はそこで息を吹き返し，彼の名声が高まることになったが，それは彼の死の前年のことであった．

Corvisart のもとで研鑽を積んでいた Pierre Adolphe Piorry(1794-1879)は，ある日，痒みで皮膚を掻いたところ指先に音がすることに気がついた．今度はコインの上を引っ掻いたところ音がさらに大きくなった．そこで彼は象牙で直径5cmの小さな円板を作って打診をする指と皮膚の間に置いた．彼はこの板を打診版(pleximeter, ギリシャ語の「打ち当てる」と「測る」という言葉から採った)と呼んだ．この円板によって音は増幅され，打診される患者の痛みも減った．この打診版の代わりに，後に左手の指が使われるようになった．Piorry によって導入された方法は，指と皮膚との間に何かがあるという意味で介在性(mediate)打診法と呼ばれた．

【聴診】

René Laennec(1781-1826)は，聴診器を発明しただけではなく，初めて病理解剖学と臨床医学を硬い絆で結びつけたといえる．彼は1781年にフランスのカンペールで生まれた．14歳でナントで医者をしていた伯父のもとで医学を学び始め，20歳になった時パリで Corvisart に師事し3年後に学位を取得した．彼は1816年のある日，ルーブル宮殿の庭を歩いていて，子供たちが長い木片の端を耳に押しつけ，もう一方をピンで引っ掻いてその音を聞き取る遊びをしているのを見た．引っ掻き音が増幅されて耳に伝わってくるのを面白がっていたのである．この時，Laennec は即座にこの方法を心疾患の研究に応用することを思いついた．次の日，ネッカー病院で心臓病の女性を診察した．その女性は非常に肥満しており，打診や触診は役に立たなかった．直接耳を胸壁に当てることも憚られた．そこで彼は一枚の紙を取り出し丸めて空洞の筒を作り，一方を心臓の上に置き他方を耳に宛てて心臓の鼓動を聞いた．これが最初の聴診器であった．彼はその後，聴診器の改良を続け3年間の経験を重ねて，1819年に"De l'auscultation mediate(間接的聴診法)"を出版した．それは多くの疾患の症状，徴候，臨床経過，病理所見など総合的に記述したものであった．音の表現も egophony（やぎ声）の例のように印象的なものであった．聴診器はその後世間に広く普及して行き，10年後には聴診器を持っていないと医者と認められないようになった．

【心電図】

生物電気性電位が知られるようになったのは，1787年に Luigi Galvani(1737-1798)が，蛙の筋肉が電気刺激によって収縮することを観察したことから始まった．Galvani は，動

物が電気を帯びている(animal electricity)という仮説を提唱した．しかし，ボルタ電池の発明者，Alessandro Volta(1745-1827)は，長い間この概念を受け入れなかった．1825年に検流計(Galvanometer)が発明されて，初めて蛙自体が荷電しており電流を流すことが証明された．

1856年には，Rudolf von Koelliker(1817-1905)とHeinrich Mueller(1820-1864)が，実際に心臓が電気を発生することを発見した．拍動しているヒトの心臓の活動電流を初めて記録したのは，ロンドンのSt Bartholomew病院の医師，Alexander Muirhead(1848-1920)であった．1872年に彼は，発熱した患者の心拍数を測定する目的で手首にワイヤーを巻きつけ，心臓の電気活性をThomson siphon recorderで直接記録し視覚化したのである．この装置は，もともと1866年に大西洋を横断する海底電線によって伝送されてくる信号を記録するために開発されたものであった．

1887年には，ロンドンのSt Mary病院のAugusutus D Waller(1856-1922)がフランスの物理学者Gabriel Lippmannが発明した毛細管電位計(capillary electrometer)を生体に繋いで電位計の水銀メニスカスが規則正しく上下するのを記録した．電極は生理食塩水を満たした容器に浸した手足または口に含んだ銀のスプーンであった．この時，彼はこの波形を"cardiograph"と呼んだ．

この年Wallerがロンドン生理学会で行った講演の聴衆の中に，オランダ ユトレヒト大学のWillem Einthoven(1860-1927)がいた．この発表に刺激されてEinthovenはcapillary electrometerを用いて微小電流を記録する研究を始め，1895年に明確な波形を確認し，それぞれの波形にP, Q, R, S, T波という名前をつけた．さらにcapillary electrometerには限界があったため，Einthovenはstring検流計を考案した．この新しい方法を用いて，数学的に3つの電極を関連させる「Einthovenの三角形(Lead III = Lead II − Lead I)」という概念を確立した．その後10年も経たないうちに心電図の臨床的可能性は現実のものとなり，僧帽性P，完全房室ブロック，心肥大，不整脈が同定され，1910年には虚血によるT波の変化が明らかにされた．そして，1924年にはEinthovenに「心電図の父」としてノーベル医学生理学賞が与えられた．

【超音波心エコー図】

超音波検査法は，1880年にPierre(1859-1906)と実兄のJacques Curie(1827-1910)の兄弟が，ある種の結晶に圧力を加えると電気分極が発生し，一対の結晶の表面に正負の荷電が生じる圧電効果(piezoelectricity)を発見したことから始まった．不均一な電荷分布により生じる大きな圧電率を利用して，電気信号入力を機械的出力に変換して超音波センサーが作られたのである．

ソナー超音波検査法は，第二次世界大戦中潜水艦を探知する目的で大きな発展を遂げた．超音波エコー図のパイオニアはスウェーデン，ルンド大学のInge EdlerとHellmuth Herzであった．彼らは造船所からソナー装置を借り受け，それを改良してHerz自身の心臓の心エコー図を記録した．1954年に彼らは心臓壁運動の連続的な記録を報告し，1956年には僧帽弁疾患における超音波診断の有用性を示した．1977年にはEdlerとHerzは，一緒にアメリカのノーベル賞と言えるラスカー賞を分かち合った．

同じころ我が国においても，大阪大学理工学部の里村茂夫助教授(1919-1960)が静止している観測者に対して動いている物体からの発射あるいは反射される音波は動きに従って周波数を変えるという，ドプラー効果を利用して物体の運動を計測する装置を開発した．更に医学部の仁村泰治と共同で，心臓の運動の解析に応用することを試みた．5年後に里村は41歳という若さで他界したが，功績をたたえて死後教授に昇任した．その後，超音

波診断学の進歩に関する我が国の研究者の貢献は，目覚ましいものがあった．

【心臓カテーテル法】

1844年にフランスの生理学者Claude Bernard (1813-1878) は，動物の心臓にカテーテルを挿入し心内圧を測定した．この時，彼は心臓カテーテル法 (cardiac catheterization) という言葉を初めて用いた．

1895年にWilhelm Roentogen (1845-1923) によってX線が発見されると，心臓の解剖学的構造の研究は新しい局面を迎えた．1907年には，ドイツのFriedrich JaminとHermann Merkelが29の剖検心で冠動脈内に鉛丹とゼラチンの懸濁液を注入してヒト冠動脈レントゲン画像のアトラスを出版した．

1929年には，ドイツの血気盛んな若い外科レジデントWerner Fossmannが自分自身の左上腕静脈にカテーテルを挿入し，レントゲン室でその先端が右室に在ることを確認した．これが記録に残る最初の心臓カテーテル検査である．Fossmannの目的としたものは，心臓救急で安全に効率よく薬物を心臓に注入する方法を開発することにあった．彼はその後この実験を基盤にして，右房に留置したカテーテルによって心腔内に造影剤を注入して心腔造影行う方法を開発した．

1941年に，Andre CournandとDickinson Richardsは，心臓カテーテルを行って右心の圧を測定し，心拍出量を測定する診断法を確立した．これを契機に心臓カテーテル検査は，心疾患診断において決定的なものとなった．1958年にCournandとFossmannはノーベル医学生理学賞を受賞した．1958年にはMason Sonesが1,000例以上の患者に選択的冠動脈造影を行いその方法論を詳細に報告した．1960年代は，冠動脈造影が大きく花咲いた時代であった．

【結び】

1628年にWilliam Harvey (1578-1657) によって血液循環系が発見されると，診断学は解剖学的な構造だけではなく循環系の機能へと推移して行った．心臓の大きさの診断に打診法，血液の流れの診断に聴診法が開発され，臨床所見と病理解剖所見のきめ細かな対比によって近代診断学は大きく発展した．最近は心電図，超音波診断，核医学や放射線医学による医療画像の進歩は目覚しいものがある．臨床診断のために今は多くの情報が溢れている．診断法の進歩に伴って治療法も大きな変遷を遂げた．

しかし，重要なことはJohns Hopkins大学のPhilip Tumulty教授が言ったように，あくまで"The physician must not look, but see, and not just see, but analyze, and not just analyze but interpret――not just some of the data but all of it"ということであろう．

EPS・アブレーション治療にいかす
「心臓の3次元イメージ」

臨床心臓構造学
不整脈診療に役立つ心臓解剖

井川 修　日本医科大学多摩永山病院内科・循環器内科臨床教授

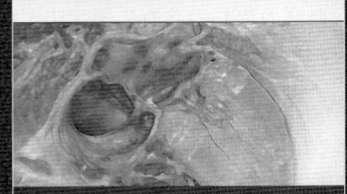

豊富な剖検例の考察をもとに、EPS、造影写真、CT、CARTOなどのデータと比較しながら、不整脈の局在を心臓の3次元イメージから明らかにしていく。心臓の発生や正常像を抑えた上で、不整脈の局在となる部位別に症例をあげて解説。カテーテル・アブレーションなど不整脈の非薬物療法において、心臓の構造的な特性から何に注意して手技を進めればよいのかが一目で分かり、明日の治療戦略にいかせる。

●B5　頁184　2011年　定価12,600円
（本体12,000円+税5%）[ISBN978-4-260-01121-1]
消費税率変更の場合、上記定価は税率の差額分変更になります。

目次
Introduction
I. 心臓構造の理解に必要な発生学
総論
1. どのように心臓の発生を心臓構造と結びつけるか？
2. 心臓の発生過程から見た心臓構造完成までの基本的な考え方

各論
1. 「完成した心臓」の基本構造から見た心臓の発生

II. 部位別に見た心臓構造の特殊性と不整脈の関連
1. 下大静脈-三尖弁輪間峡部構造の特殊性
2. 右心耳構造の特殊性
3. 三尖弁中隔尖の弁下構造の特殊性
4. 右室流出路-肺動脈幹基部接合部の解剖
5. 左心耳と左上・下肺静脈および左側分界稜の関係
6. 左房天井の特殊性（左房天蓋静脈とは）
7. 僧帽弁構造の特殊性
8. 大動脈弁直下構造の特殊性（左心側からイメージする刺激伝導系）
9. 心房（間）中隔の解剖～心房（間）中隔穿刺法（ブロッケンブロー法）
10. 房室中隔とは？
11. 右室流出路中隔および周辺構造について
12. 心臓静脈系の解剖～心室再同期療法

医学書院
〒113-8719 東京都文京区本郷1-28-23
[販売部] TEL：03-3817-5657　FAX：03-3815-7804
E-mail：sd@igaku-shoin.co.jp　http://www.igaku-shoin.co.jp　振替：00170-9-96693

携帯サイトはこちら

第1章 症状・徴候からのアプローチ

循環器系疾患の症候のとらえ方
Signs and symptoms in cardiovascular diseases

井上　博　富山大学教授・第2内科

【概説】

　循環器系疾患の症状（symptom）と徴候（sign）には，疾患に特異的なものと非特異的なものがある．症候（症状と徴候）を系統的に追求することにより，効率的な診断が可能になる．

　末梢血管系疾患を除けば，循環器系疾患の症状は限られたものとなる．動悸，呼吸困難，咳嗽，胸痛，失神，浮腫などである．個々の症状については以下の項で順次触れられるので，ここでは診断を進めるにあたって重要な点について説明する．

【病歴聴取の意義】

　病歴，身体所見，心電図，胸部X線写真は心疾患の診断を進めるうえで基本的なデータを提供するものであり，画像診断など検査手段が豊富になった現在にあっても重要である．時間的な制約のために丹念な病歴聴取がなされず，また身体所見を取る能力の低下によって，画像診断に頼りがちとなっている傾向は否めない．これが医療費の増大にも関与しており，病歴聴取と身体所見の意義を軽んずることはできない．

　患者から病歴を聴取するという行為は単に病気に関する情報を集めるのみではない．患者の病気に対する態度，理解力，受容と拒絶，病気に対する先入観などの有無を知ることができ，検査を進め治療を行ううえでも有用である．

　患者本人ばかりではなく家族や職場の同僚などからの情報も重要で，例えば睡眠時無呼吸症候群は隣に寝ている配偶者が気付いていることが多い．

【病歴聴取の一般的注意点】

　一般に，①その症状がいつ頃から生じたのか，②その後の時間経過はどうか，③起こり方，④症状がみられる部位，⑤症状の性質，⑥強さや範囲，⑦治療等に対する反応，などが重要である．胸痛を例にとれば，例えば「OPQRST」に沿って整理すると漏れがない（表1）．

　病歴聴取の段階で，鑑別診断を始めなくてはならない．患者の訴える症状をそのまま受身で聞くのではなく，胸痛であれば労作狭心症の症状であるのか否かを判断するため，漏

表1　胸痛の病歴聴取のポイント「OPQRST」

O（onset）：発症時期，状況
P（palliative/provocation）：寛解・増悪因子
Q（quality/quantity）：性状，程度
R（region/radiation）：部位，放散の有無
S（associated symptom）：随伴症状
T（time course）：時間経過

表2　労作狭心症の胸痛の特徴「SAVES」

S（sudden onset）：急な発症
A（anterior chest pain）：前胸部痛
V（vague sensation）：（鋭い痛みではない）漠然とした感覚
E（effort precipitation）：労作によって誘発
S（short duration）：短い持続（安静，硝酸薬服用でじきに軽快）

れのないように性状を確認することが大切である．例えば「SAVES」に沿って，胸痛の性状を確認すると漏れがない(表2)．もし患者の訴える胸痛がSAVESに合致するなら労作狭心症の可能性が高くなるし，合致しなければ他の胸痛を起す疾患を考慮すべきである．1770年代にHeberdenは狭心症の症状を，「歩行中，特に坂を上るときや食後直ぐに歩くときに生じ，不快な感覚を伴い，このまま胸痛が続くと死に至るのではないかと思えるほどである．しかし，立ち止まるとすぐに軽快する」と記載している．現在でも通用する記述であり，病歴をつぶさにとることの重要性を示す好例である．

上記のように教科書的な症状があれば診断は容易になるが，以下のような様々な要因のために臨床現場ではしばしば診断が困難になる．

❶**心疾患の程度と症状の程度は必ずしも相関しない**：心疾患が重症であっても，自覚症状がなかったり軽度であったりすることはしばしば経験される．例えば大動脈弁狭窄症では大動脈弁圧較差が高度であっても，自覚症状をしばしば欠く．また突然死に至る心疾患が全く自覚されないことも多い．一方で心疾患に由来すると思われる症状を執拗に訴えても，心疾患が全くみられないか軽症であることもしばしばある．

❷**患者自身による対応のために症状を過小評価する可能性がある**：高齢，坐業，他疾患などのため身体活動を制限している場合には，心不全や狭心症，間欠性跛行の症状が過小評価される．一方で，狭心症，閉塞性動脈硬化症，僧帽弁狭窄症などでは患者自身が労作を控えていることがあり，そのために病態を過小評価する可能性がある．

❸**適切な訴えが得られない場合には診断が遅れることがある**：よく知られているのは無痛性心筋虚血（心筋梗塞，狭心症）で，高齢者，糖尿病，精神疾患，陳旧性心筋梗塞などで見られる．

【**その他の病歴聴取上の注意項目**】

❶女性であれば性周期との関係，妊娠・分娩と関係を明らかにする．軽微な心疾患であっても，妊娠に伴う循環血液量増加によって心不全を発症することがある．産褥性心筋症の診断にも重要な情報が得られる．

❷身体活動と症状の関係から重症度が推測できるが，患者の背景に注意する．2階まで階段を登ると呼吸困難が生じた場合であっても，それまで身体活動が豊富であったものとあまり運動をしないものの場合では，重症度が異なる．

❸嗜好品，常用薬，食習慣についての情報から診断の糸口が得られる．漢方薬（甘草含有）常用者にみられる偽性アルドステロン症からの低K血症，torsade de pointesはよい例である．

❹成人であれば冠動脈疾患の危険因子の有無について情報を得るべきである．

❺他臓器の疾患についても増悪因子として注意する．例えば，血液疾患（貧血など）や内分泌疾患（甲状腺機能亢進症など）などである．

❻遺伝的素因の有無を推測するために，家族歴（特に同じような病気の有無）にも当然注意を払う．肥大型心筋症，Marfan症候群，QT延長症候群などが対象となる．これらの疾患に比べると，本態性高血圧や冠動脈疾患では家族内集積は多くない．

【**定量的なアプローチ**】

科学的な情報に基づいて診断の可能性を推定することが提唱されるようになった．症状から，ある特定の心疾患を診断する感度，特異度，診断精度が示されれば，重視すべき症状が明らかになる(表3)．

教科書に記載されている症状の出現頻度をおおよそ知っておくと，鑑別診断を進める上で役に立つ．表4に大動脈解離に伴う各種症状をタイプAとBで比較した．これまで経験した痛みのなかで最強とする率は高いが，痛みの移動は20%未満と少ない．失神の鑑

表3　心筋梗塞の診断における胸痛の診断的意義

特徴	陽性尤度比*
右肩・腕への放散痛	4.7
両肩・腕への放散痛	4.1
労作と関係	2.4
左腕への放散痛	2.3
発汗の合併	2.0
悪心・嘔吐の合併	1.9
圧迫感	1.3
胸膜痛	0.2
体位で変動	0.3
鋭い痛み	0.3

*：陽性尤度比は，その症状があった場合にどの程度真陽性らしいかを示す．1よりも高いと真陽性の可能性が高くなる．
(Swap CJ, et al: JAMA 2005; 294: 2623-2629 より引用)

表4　大動脈解離の症状の頻度

症状	タイプA*	タイプB*
突然発症する疼痛	85.4%	83.8%
胸痛	78.9%	62.9%
前胸部痛	71.0%	44.1%
背部痛	46.6%	63.8%
腹部痛	21.6%	42.7%
激痛，これまでで最強	90.1%	90.0%
鋭い疼痛	62.0%	68.3%
裂く様な疼痛	49.4%	52.3%
移動する疼痛	14.9%	19.3%
失神	12.7%	4.1%

*：Stanford分類
(Hagan PG, et al: JAMA 2000; 283: 897-903 より引用改変)

別診断に大動脈解離が必ず挙げられるが，実際にみられる頻度は10%あるいはそれ以下と少ない．

　肺塞栓症の主要な症状を「胸痛」と理解している医学生，研修医が多い．肺塞栓症の最も重要な症状は「呼吸困難」である．これなども，肺塞栓症に伴う症状の発生頻度を理解しておけば避けられるものである．

【循環器系疾患の比較的稀な症候】

　主要な症状，身体所見は以下の別項で具体的に解説されるので，比較的稀な症候のなかで重要なものについて以下にまとめる．

1. 喀血

　ある種の循環器系疾患では喀血が見られる．肺胞性肺水腫では，うっ血した肺の毛細血管が破綻して喀血を起こすことがある．僧帽弁狭窄症でも同様に，肺静脈のうっ血から最小静脈が破綻して喀血がみられる．肺梗塞では壊死に陥った組織からの出血が，大動脈瘤では肺へ破綻した血液が原因となって喀血を起こす．ワルファリン服用例では鼻出血が口腔内に垂れて，一見喀血様に見えることがある．

2. 皮膚の色調変化

　心疾患ではチアノーゼや末梢(足趾先端など)の壊死に注意が向けられがちであるが，その他に様々な皮膚の色調変化がみられる．顔面潮紅はカルチノイド症候群に，黄疸はうっ血肝や溶血(機械弁置換例)，ブロンズ色はヘモクロマトーシスで見られる．コレステリン塞栓症では足趾末端のチアノーゼ，壊死(blue toe syndrome)が特徴的である．その他，下肢に網状皮斑と呼ばれる変化がみられる．抗不整脈薬のアミオダロン長期服用例では青紫色の色素沈着がみられることがある．

3. 不眠

　心不全の増悪に伴う呼吸困難のため不眠を訴えることがあるほか，睡眠時無呼吸症候群では呼吸停止に伴い睡眠が中断される．明らかな覚醒には至らなくても，断眠のために不眠を訴えることがある．

4. 頭部症状

　Adams-Stokes発作の失神ばかりでなく，心不全による重篤な低酸素血症の結果，錯乱，失見当識などが，特に高齢者に多くみられる．右左シャントのある先天性心疾患では脳膿瘍を合併し，そのために中枢神経症状を引き起こすことがある．

5. 食欲不振，悪心，嘔吐

　腹痛については別項(⇒42頁)を参照されたい．心疾患ではしばしば腹部症状(食欲不振，

悪心，嘔吐)を合併する．下壁梗塞に伴う迷走神経反射によって，上記の腹部症状が出ることはよく知られている．最近は少なくなったがジギタリス中毒による腹部症状や，うっ血性心不全(ことに右心不全)に伴う消化管のうっ血による腹部症状にも注意が必要である．

胸痛，胸部圧迫感
Chest pain, Chest oppression

能澤　孝　富山大学准教授・第2内科

【概念】

胸痛や胸部圧迫感は，日常診療において頻度の多い症状の1つである．表1に示すように胸痛，胸部圧迫感を生じるさまざまな疾患がある．このなかで，急性心筋梗塞や不安定狭心症，大動脈解離，肺血栓塞栓症などの緊急性を要する疾患を見逃さないことが重要である．これらは病歴聴取や画像診断，血液検査などから比較的容易に診断しうることも多いが，非典型例では，これらによっても判断しづらいこともしばしば経験する．疑いが残る例では，数時間後に特異的マーカーを再測定する，また，入院として症状や血液検査の経時的な変化を観察することも重要である．

【病態】

疼痛には機械的刺激に加え，炎症や虚血組織から産生されるアデノシンやブラジキニンなどの刺激物質が関与する．疼痛は内臓痛と体性痛に分けられる．内臓痛は主に交感神経の求心性知覚線維から脊髄後角に入り，脊髄視床路を上行し視床へ，さらに大脳皮質感覚野に達し痛みを感じる．皮膚や皮下組織などの体性痛も，体性知覚線維から脊髄後角に入る．このため，内臓からの疼痛刺激を，皮膚などからの体性痛と混同して痛みを知覚する(関連痛)．

狭心症や心筋梗塞時の関連痛として，左肩や左上腕の痛み，頸部や下顎の痛みなどあり，放散痛とも呼ばれる．また，心臓や大血管，食道，胸膜などの胸腔内臓器からの痛み刺激は脊髄の同一分節に集まり上行するため，痛みの部位だけで心臓か他の部位による痛みかの鑑別は容易でない．一方，糖尿病患者では心筋虚血時にも痛みを感じない，いわゆる無症候性心筋虚血例が多い．

【診断のポイント】

緊急性を要する疾患か否かを判断するために，病歴聴取や身体所見に加え，心電図や特異的マーカーを含めた血液検査を施行する．また，必要時応じて胸部CT検査や心エコーを行う．

1. 病歴聴取

胸痛がどのような状況で生じたかが重要である．労作により生じ，安静で速やかに改善すれば労作性狭心症が，夜間や早朝に，ある

表1　胸痛・胸部圧迫感の原因疾患

(1) 心疾患
　a. 急性心筋梗塞
　b. 狭心症(労作性，冠攣縮性，不安定狭心症)
　c. 大動脈弁狭窄症
　d. 肥大型心筋症
　e. 僧帽弁逸脱症
　f. 急性心膜炎
(2) 脈管系疾患
　a. 急性大動脈解離
　b. 胸部大動脈瘤
　c. 肺血栓塞栓症
(3) 呼吸器系疾患
　a. 急性胸膜炎
　b. 自然気胸
(4) 消化器系疾患
　a. 逆流性食道炎
　b. 食道痙攣
　c. 胃・十二指腸潰瘍
　d. 急性胆嚢炎
　e. 急性膵炎
(5) 整形外科疾患
　a. 肋骨骨折
　b. 肋軟骨炎
　c. 肋間神経痛
(6) その他
　a. 帯状疱疹
　b. Tietze症候群
　c. 過換気症候群
　d. 不安神経症

いは労作の程度と無関係に生じる胸痛であれば冠攣縮性狭心症が疑われる．いずれの狭心症も持続時間は1～2分から10分程度であり，30分以上続く激しい胸痛があれば心筋梗塞や大動脈解離の可能性を考慮する必要がある．呼吸や咳嗽で増悪すれば，心膜炎や胸膜炎の可能性がある．食後や臥位で症状の増悪があれば，逆流性食道炎などの消化器性疾患も考慮する．心疾患では心窩部痛を伴うこともあるが，胆嚢炎や急性膵炎などの消化器疾患も考慮する．長期臥床や手術後などに突然の呼吸困難と胸痛を生じたときは，肺血栓塞栓症を疑う．

2．身体所見

冷汗，顔面蒼白，呼吸促迫，頻脈，低血圧や著しい高血圧の有無などバイタルサインを確認する．器質的心疾患を示唆する心雑音やⅢ音，Ⅳ音の有無，肺のラ音，心膜や胸膜摩擦音，頸静脈怒張の有無，さらには胸腹部の圧痛や皮疹の有無についても確認する．

3．血液検査

心筋梗塞を疑う場合は，WBC，CKなどとともに，心筋に特異的なマーカーであるトロポニンや心筋脂肪酸結合蛋白を測定する．CRPやDダイマーは，大動脈解離や肺血栓塞栓症の診断に有用である．動脈血ガス分析も肺血栓塞栓症の診断に重要である．

4．心電図

狭心症では非発作時の心電図は異常がなく，運動負荷試験やHolter心電図で発作時のST変化をとらえる．急性心筋梗塞ではSTの上昇や低下があり，ニトログリセリン舌下でも症状や心電図は改善しない．肺血栓塞栓症では，心電図上で右心負荷をチェックする．

5．胸部X線写真

縦隔陰影の拡大，気胸，胸水の有無などに注意する．

6．心エコー

左室の局所壁運動，上行大動脈の拡大や解離の有無，心嚢水，右心系の負荷所見についてチェックする．

7．胸部CT

大動脈解離や肺動脈の血栓塞栓の有無を調べる．

8．特殊な検査

上記の検査に加え，疑われる病態に応じた検査を適宜追加する．

【鑑別疾患】

胸痛の場合は表1の原因疾患が鑑別の対象になる．狭心症の診断には発作時の心電図変化をとらえることが重要であり，運動負荷試験やHolter心電図が有用である．虚血部位や範囲の同定には負荷心筋シンチが有用であり，マルチスライスCTにより非侵襲的に冠動脈病変を評価しうる．急性心筋梗塞は心電図や血液検査から診断が容易なことが多いが，発症のごく早期では血液検査で異常を認めないこともあり注意を要する．発症早期の大動脈解離ではCRPが上昇するまでに時間を要するため，CRPの上昇がなくても激しい胸背部痛があれば大動脈解離を疑い胸部造影CT検査を行う．肺血栓塞栓症では動脈血ガス分析で低酸素血症と低炭酸ガス血症を伴うことが多いが，低炭酸ガス血症を伴わないこともありDダイマーが高値であれば胸部造影CT検査や肺血流シンチを施行する．

【治療指針】

狭心症はそれぞれの病態に応じて，薬物療法，経皮的冠動脈形成術や冠動脈バイパス術を選択する．急性心筋梗塞はできるだけ早く冠動脈形成術ができる病院へ搬送する．肺血栓塞栓症では抗凝固療法，時には下大静脈フィルター挿入が必要なこともあり，入院の上加療する．大動脈解離はStanford A型では手術が必要なことが多く，Stanford B型では薬物治療による血圧管理が主な治療になる．消化管による胸痛や胸膜炎では循環器以外の消化器や呼吸器科における診療が必要になりうる．

■入院・専門医移送の判断基準

・冷汗や顔面蒼白，呼吸促迫，血圧の異常な

どバイタルサインが安定しない胸痛患者は専門医の診療が必要である．
- 急性冠症候群（急性心筋梗塞や不安定狭心症），大動脈解離，肺血栓塞栓症に伴う胸痛では専門病院へ移送し，治療を開始する．
- 安定した労作性狭心症では緊急性はないが専門医の診療が必要である．
- 冠攣縮性狭心症では診断的治療を兼ねてカルシウム拮抗薬で経過を見ることも可能であるが，発作をコントロールできなければ専門医の診療が必要である．
- 心膜炎や胸膜炎も入院加療が必要である．

■ 患者説明のポイント
- 胸痛はさまざまな原因で生じ，それぞれの原因によって対応が異なる．
- 急性冠症候群（急性心筋梗塞や不安定狭心症），大動脈解離，肺血栓塞栓症は生命予後に影響するため専門医による緊急の対応が必要である．
- 不安定狭心症以外の狭心症も，その病態によっては生命予後に影響するので，専門医による診療が必要である．

■ 医療スタッフへの指示
- バイタルサイン，動脈血ガスに加え心電図所見が病状把握，診断に不可欠である．
- 急性冠症候群と診断され経皮冠動脈形成術を予定した場合は，ヘパリンに加え速やかに抗血小板薬を投与する．
- 急性大動脈解離では解離している部位により対応が異なるため，早急にCTにより解離部位を確認する．
- 肺血栓塞栓症では動脈血CO_2濃度が低下しない，あるいは心電図で右心負荷所見がないこともあり，肺血栓塞栓症を疑った場合はDダイマーの測定や胸部CTによる確認が必要である．
- 呼吸器疾患を有する患者では安静時の動脈血酸素濃度が正常であっても，労作により酸素濃度が著しく低下することが多い．

呼吸困難，息切れ
Dyspnea, Short breathness

能澤 孝 富山大学准教授・第2内科

【概念】

呼吸困難とは，呼吸をするのに努力が必要な状態，あるいは呼吸に伴い不快感を自覚する状態をさす．呼吸困難は主観的なものであり，客観的に評価することは困難である．また，患者は日常の活動を制限しているために呼吸困難を訴えないことがあり，活動状況を把握することも評価するうえで重要である．

臨床において労作時呼吸困難を評価するいくつもの指標があるが，循環器領域ではBorg指数，NYHA心機能分類，身体活動能

表1 呼吸困難を来す疾患

(1) 心不全
  a．心筋梗塞
  b．心臓弁膜症
  c．高血圧性心疾患
  d．心筋症（拡張型，肥大型）
  e．心筋炎
  f．心膜疾患
  g．先天性心疾患
(2) 肺循環障害
  a．肺血栓塞栓症
  b．肺動脈性肺高血圧症
(3) 呼吸器疾患
  a．慢性閉塞性肺疾患，気管支喘息
  b．拘束性肺疾患
  c．肺炎
  d．胸膜疾患
  e．急性呼吸促迫症候群
(4) 神経筋疾患
  a．重症筋無力症
  b．筋萎縮性側索硬化症
  c．ギラン-バレー症候群
  d．呼吸中枢の異常
(5) 代謝疾患
  a．糖尿病性ケトアシドーシス
  b．尿毒症
  c．一酸化炭素中毒
(6) 心因性疾患
  a．過換気症候群
  b．不安神経症
(7) 重症貧血

力指数，6分間歩行テストなどがある．**表1**に示すように呼吸困難を生じるさまざまな疾患がある．呼吸困難の原因として，循環器疾患のみならず呼吸器疾患，神経筋疾患，代謝性疾患，心因性の要因なども念頭に置き病態を把握する必要がある．

【病態】

呼吸運動は，末梢および中枢の化学受容器を介する調節，神経性調節，高次中枢からの修飾などにより調整される．呼吸困難の病態の基本は呼吸中枢活動の亢進と考えられるが，具体的には呼吸筋仕事量の増大，呼吸筋の疲労および精神的要因による呼吸困難がある．心不全では労作時呼吸困難を生じるが，起座呼吸や発作性夜間呼吸困難，Cheyne-Stokes 呼吸なども認められる．起座呼吸は臥位による静脈還流の増大や横隔膜挙上により生じる．

発作性夜間呼吸困難は就寝した数時間後に生じる呼吸困難である．起座呼吸と同様の機序に加え下肢の間質から血管系への水分移動や就寝中の呼吸困難の自覚閾値上昇などのため強い呼吸困難が生じる．心不全患者では化学受容器の感受性亢進と循環時間の延長により，無呼吸と過換気を繰り返す Cheyne-Stokes 呼吸がしばしば認められる．

【診断のポイント】

緊急性を要する疾患か否かを判断するために，病歴聴取や身体所見に加え，胸部X線写真，心電図や動脈血液ガス分析を含めた血液検査を施行する．また，必要に応じて胸部CT検査や心エコーを行う．

1. 病歴聴取

呼吸困難を生じた時間経過が重要である．慢性的なものか急性進行性か，突発性か反復性かなどを聴取する．また一日のうちの時間帯による変化や体位による症状の変化などにも注意する．慢性心不全患者では，急性増悪の要因となる発熱・感染，過労・過食，服薬状況，体重の変化などを確認する．比較的急激に進行した呼吸困難では，急性心筋梗塞な

どの心筋虚血や急性心筋炎による可能性があり，胸痛の有無や発熱の有無などを確認する．呼吸器疾患では，咳や痰を伴うことが多く，その性状も重要である．喘鳴を伴う高度呼吸困難は気管支喘息のほか重症心不全でも認められ，その鑑別が必要である．

2. 身体所見

意識状態，呼吸数と呼吸様式，脈拍および血圧などのバイタルサインを確認する．意識状態の低下や不穏は，高度の低酸素血症を示唆する．チアノーゼの有無も重要であり，チアノーゼがあれば速やかな酸素療法と原因疾患の治療が必要である．呼気の延長や口すぼめ呼吸は閉塞性肺疾患を示唆する．肺のラ音，Ⅲ音，頸静脈怒張や下腿の浮腫なども確認する．

3. 血液検査

動脈血液ガス分析で低酸素血症の有無とその程度，二酸化炭素分圧，酸塩基平衡などを確認する．炎症所見や貧血，腎不全，糖尿病性ケトアシドーシスの有無を調べる．脳性ナトリウム利尿ペプチド（BNP）は，心不全の有無や重症度判定に有用である．心筋虚血の関与が疑われる時は，トロポニンなどの心筋特異マーカーを測定する．肺血栓塞栓症にはDダイマーが有用である．

4. 心電図

心筋梗塞などの心筋虚血や左室肥大，心房細動などの不整脈，右心負荷所見の有無などを確認する．

5. 胸部X線写真

浸潤影，胸水，気胸，胸膜肥厚の有無に注意する．心不全では心陰影の拡大や間質性浮腫が生じ Kerley's line，肺門影境界の不鮮明化，さらに肺うっ血が進めば butterfly shadow などの肺胞性浮腫，すなわち肺水腫を呈する．肺の過膨張や透過性亢進は慢性閉塞性肺疾患を，びまん性スリガラス陰影は，間質性肺炎を示唆する．

6. 心エコー

左室機能や左室局所壁運動，右心系の負荷

所見をチェックする．下大静脈径やその呼吸性変動の有無についても確認する．

7．胸部CT
肺病変の有無とその程度，肺動脈の血栓塞栓の有無などを調べる．

8．呼吸機能検査
拘束性や閉塞性障害の有無，肺拡散能を調べる．

9．その他の検査
上記の検査に加え，疑われる病態に応じた検査を適宜追加する．

【鑑別疾患】

呼吸困難の場合は，表1の原因疾患が鑑別の対象になる．呼吸困難増悪の時間経過が突発性か，急性増悪か，慢性か，あるいは反復性かなどを参考にして鑑別を進める．

心不全では肺のラ音やⅢ音の有無，頸静脈の怒張，浮腫，肝腫大に注意する．胸部X線写真での心拡大や肺うっ血の有無に加え，BNPの測定も有用である．BNPが100 pg/mL未満であれば，心不全による呼吸困難の可能性は少ない．心エコーでは左室収縮能評価のみならず左室拡張能，右心系の圧評価も重要である．左室収縮能が保たれているにもかかわらず，拡張障害のために肺うっ血を生じる例(heart failure with preserved ejection fraction)も多く，注意を要する．

突発性の呼吸困難で，低酸素血症があれば肺血栓塞栓症も念頭に置くことが大切である．肺血栓塞栓症では必ずしも動脈血二酸化炭素分圧が低値であるとは限らず，Dダイマーの測定や胸部CTにより血栓の有無を確認する．喘鳴を伴い，起座呼吸を呈する強い呼吸困難例では気管支喘息に加え，うっ血性心不全による心臓喘息も念頭に鑑別することが大切である．慢性閉塞性肺疾患や肺線維症，肺高血圧症などでは安静時の動脈血酸素濃度が正常に近くても運動により著しく低下する．

【治療指針】

低酸素血症があれば速やかに酸素投与を行う．心不全による低酸素血症では，パルスオキシメータによる酸素飽和度が95%以上になるように管理する．鼻カニューレやフェイスマスクでも低酸素血症や高炭酸ガス血症が持続すれば，非侵襲的陽圧呼吸（NIPPV）を開始し，さらに必要に応じて人工呼吸を行う．慢性閉塞性肺疾患では過剰な酸素投与によりCO_2ナルコーシスを生じることがあり，酸素飽和度や二酸化炭素濃度を測定しながら酸素を投与する．心不全では，それぞれの病態に応じて硝酸薬，利尿薬，ナトリウム利尿ペプチド，さらに必要があれば強心薬を投与する．同時に心不全を発症した原因，増悪因子に対しても適切に対処する．

■ 入院・専門医移送の判断基準
- 冷汗や顔面蒼白，チアノーゼ，血圧の異常などバイタルサインが安定しない呼吸困難患者は専門医の診療が必要である．
- 過換気症候群などを除く，突発性や急性進行性の呼吸困難例も専門医の診療が必要である．
- 急性心筋梗塞や急性心筋炎による心不全や肺血栓塞栓症では，速やかに専門病院へ搬送する．

■ 患者説明のポイント
- 呼吸困難はさまざまな原因で生じ，それぞれの原因によって対応が異なる．
- 急性心筋梗塞や急性心筋炎による心不全，肺血栓塞栓症は生命予後に影響するため専門医による緊急の対応が必要である．
- 急性心不全や慢性心不全の急性増悪例に対する治療は薬物療法のほか，病態によっては侵襲的，あるいは外科的な治療を要することがある．急性期を過ぎれば，薬物療法に加えそれぞれの病態に応じたさまざまな非薬物療法がある．

■ 医療スタッフへの指示
- バイタルサイン，動脈血ガスに加え心電図と胸部X線所見が病状把握，診断に不可欠である．
- 呼吸困難の発症形式が突発性，急性進行

性，反復性，慢性かなどの情報は鑑別診断に極めて有用である．
- 酸素投与後に動脈血酸素濃度の上昇を確認し，必要に応じて NIPPV や人工呼吸器の装着が必要になりうる．また，慢性閉塞性肺疾患患者では酸素投与により CO_2 ナルコーシスになることがあり，パルスオキシメータによる酸素飽和度や二酸化炭素濃度の変化を観察し，適切な量の酸素を投与する．

動悸，心悸亢進
Palpitation

清水昭彦　山口大学大学院医学系研究科保健学系学域・教授

【概念】
動悸とは，心臓の鼓動を脈をとることなく自覚するものである．その特徴は，単発，連続，不規則，速いもの，ゆっくりとしたものなど，原因によって千差万別である．心悸亢進とは，拍動数としては正常からやや速いが，比較的規則正しく感じる動悸と定義される．

【病態】
動悸の原因（表1）には，①心疾患，②心疾患以外，③生理的なものがあるが，その多くは心疾患，特に不整脈など病的な状態で起こることが多い．しかし，運動時の動悸や精神的緊張に伴うものなどは，健常者にも起こる．

【診断のポイント】
1. 病歴聴取
動悸の発生・停止時の様式，動悸の規則性，速さ，持続時間，随伴症状としてのめまいや失神などの Adams-Stokes 発作の有無などを聞く．

2. 身体所見
貧血の有無は，顔面，爪，眼瞼などで判断可能である．先天性心疾患や大動脈弁狭窄症，閉鎖不全症などの弁膜症では，心雑音にて気づかれることが多い．心不全では，肺野の湿性ラ音とともにギャロップ調律となる．肺疾患では，種々のラ音が聴取される．

3. 心電図，胸部X線
a. 非発作時の心電図
気をつけることは，デルタ波の有無（WPW症候群），特に胸部誘導 V_5, V_6 誘導で q 波が認められないときには，他の誘導を見て小さいデルタ波はないか注意する．他に，右側胸部誘導でのJ波・ST部分の上昇（Brugada症候群）やQTの短縮，延長に注意する．発作時の心電図に関しては，各項目を参照されたい．

b. 胸部X線
心拡大，大動脈起始部の拡大，肺病変（線維化，炎症，悪性腫瘍など）に注意する．

c. Holter心電図，イベントモニター
動悸出現の頻度が低い場合には，その程度

表1　動悸・心悸亢進の原因

1. 心疾患
   ①不整脈性：期外収縮（上室性，心室性期外収縮），上室性頻拍（洞性頻拍，心房頻拍，発作性上室性頻拍，心房粗動，心房細動），心室性頻拍（心室頻拍，torsades de pointes）
   ②不整脈以外の心疾患：心不全，大動脈弁閉鎖不全症，その他器質的心疾患のすべて
2. 心疾患以外
   ①精神的・心因性：心臓神経症，不安神経症
   ②二次性：肺疾患（肺線維症，慢性閉塞性肺疾患，炎症性疾患，肺悪性腫瘍，気胸），血液・内分泌疾患（甲状腺機能亢進症，低血糖，貧血など），ダンピング症候群，脱水，発熱，薬物（気管支拡張薬の一部，向精神薬等）など
3. 生理的
   運動時，労作時，精神的緊張や興奮など

に合わせて Holter 心電図あるいはイベントモニターを使用する．特に不整脈の診断・鑑別には，動悸・心悸亢進時の心電図をみることが最も重要となる．動悸がめまいや失神を伴う場合には，植込み式のループレコーダーも利用する．

d．運動負荷試験

運動時に動悸・心悸亢進が起こる場合には，運動負荷試験を行い症候時の心電図記録をとることで診断可能となる．

4．特殊な検査

a．心エコー

器質的心疾患の診断には必要である．心機能評価もできるので，心不全に伴う動悸の鑑別に必要である．

b．電気生理検査（EPS）

心電図記録できていないが，病歴上，発作性上室性頻拍や心房頻拍，心房粗動が疑われる場合には，患者と相談して，EPS 検査による誘発試験が行われる．同時にアブレーションによる治療も可能である．

【鑑別診断】

病歴から行える主な鑑別診断を**表 2**に記載した．動悸が徐々に停止するようであれば洞性頻拍や心房細動が考えやすい．不規則な動悸は，期外収縮，心房細動が考えやすい．動悸の速さは，数えきれないくらいというのは約 180/拍くらいとなり，発作性上室性頻拍・心室頻拍が多い．実際の速さは，実際の動悸間隔を声に出してもらうことでも推測可能である．

めまい・失神発作を伴う場合には，心室頻拍あるいは房室ブロックなど重篤なことが多い．ただし，上室性の頻拍発作の場合でも発作初期には一過性に血圧が低下するため，めまい・失神発作を伴うこともある．なお，各頻拍の特徴は基本的なものであり，症例によっては起こり方なども異なる場合もある．

最終診断は，症状のあるときの心電図で行われるべきである．なお，動悸，心悸亢進が心疾患からのみの症状でないことは心がけるべきで，肺疾患や貧血，他の消耗性疾患が原因の場合もある．

【治療方針】

原因疾患により治療方針は異なる．

洞性頻脈の場合では，心疾患，甲状腺機能亢進症，貧血など合併症がない場合は，患者に疾患の説明をすることだけで改善する場合がある．改善が得られない場合には，精神安定薬や β 遮断薬などが有効である．

洞不全症候群や房室ブロックでは，ペースメーカーの適応が問題となる．

通常型心房粗動，発作性上室頻拍の場合には，カテーテルアブレーションが第一選択として用いられる．心房頻拍や非通常型心房粗動も，症候性で難治性の場合には，最近は積極的にカテーテルアブレーションが行われる．心房細動では薬剤治療が第一選択となるが，難治性，症候性の場合にはカテーテルアブレーションも治療選択の 1 つである．

表 2　不整脈による動悸の鑑別診断

	発生時	停止時	規則性	動悸の速さ	持続時間
洞房ブロック/房室ブロック	突然	突然	不整	遅い	一瞬
期外収縮	突然	突然	飛ぶ感じ	遅く感じる	一瞬
洞性頻脈	徐々	徐々	整	速く感じる	数分以上
心房頻拍	突然	徐々	整	速く感じる	数秒以上
発作性上室頻拍	突然	突然	整	数えきれない	数秒以上
心房粗動	突然	徐々	概ね整	速く感じる	数秒以上
心房細動	突然	徐々	不整	速く感じる	数秒以上
心室頻拍	突然	突然	整	数えきれない	数秒以上
Torsades de pointes/心室細動	動悸より失神として感じることが多い				

心室頻拍の場合には，特発性心室頻拍を除き，基本的には植込み型除細動器（ICD）あるいは除細動器付き心臓再同期療法（CRT-D）の適応となる．

心不全を伴う場合には，その原因心疾患の治療を優先させる．抗不整脈薬の投与は，心機能低下がある症例では避けるべきで，どうしても治療が必要な場合にのみアミオダロン経口投与が行われる．

心臓外の原因で動悸を呈している場合は，それぞれの疾患に対する治療が必要となる．

■ 専門家へのコンサルテーション
- めまい・失神発作を伴う動悸，120拍/分以上の動悸は，生命に危険な場合もあるので循環器専門医へ紹介する．
- 動悸・心悸亢進時に心電図に異常なく，患者に対する説明だけでは症状が改善しないときは，精神疾患を伴う場合もあるので，精神科医に相談する．

■ 患者説明のポイント
- 期外収縮や上室性の頻拍症の患者の多くは，その症状に対する不安感が，強い訴えのもとになっているので，"この動悸・心悸亢進によって死ぬことはありませんよ"と説明するだけで安心する．"それならば，特に薬はいりません"という患者もある．
- 動悸時の心電図記録がない場合には，患者と相談して，種々の精査を進めていく．ただし，動悸がめまい失神発作を伴う場合には，早急に入院して精査するように患者を説得する．

■ 医療スタッフへの指示
- 動悸で来院しても原因が異なるときがあるので，またいつもの精神的な動悸と思わず，患者の状態はいつも新しい目で見ること．
- 最初の対応や不適切な発言がその後の患者の精神状態を不安にさせる場合もあるので，まずは，自分自身が落ち着いて患者の話を聞き，その後の対応をすること．

浮腫
Edema

清水昭彦　山口大学大学院医学系研究科保健学系学域・教授

【概念】
血管内の水分が血管外へ滲出・濾出することで，間質にある細胞外液（間質液）が増加した状態が浮腫（edema）である．

表1　浮腫の機序

A. 圧痕を残す浮腫（pitting edema）
　1. 静水圧上昇
　　　うっ血性心不全，右心不全，静脈閉塞，血栓性静脈炎
　2. 血漿膠質浸透圧低下
　　　ネフローゼ症候群，肝硬変
　3. 毛細血管透過性亢進
　　　アレルギー，炎症，特発性浮腫
　4. リンパ系の閉塞
　　　（悪性）腫瘍，外傷
　5. 細胞外液量の増加
　　　腎不全
B. 圧痕を残さない浮腫（non-pitting edema）
　1. 粘液水腫

表2　浮腫の分類と鑑別点

タイプ	主な原因疾患
1. 全身性浮腫	
心原性	うっ血性心不全，右心不全，心膜炎
腎性	ネフローゼ症候群，急性・慢性腎不全
肝性	肝硬変，門脈圧上昇
内分泌性	甲状腺機能低下症，月経前浮腫
低栄養性	悪性腫瘍，摂食障害
消化管性	蛋白漏出性胃腸症
2. 局所性浮腫	
静脈性	静脈瘤，血栓性静脈炎
リンパ性	リンパ管炎，リンパ節廓清術後
沈降性	長時間のベッド上臥床やデスクワーク
血管神経性	Quincke浮腫
炎症性	リウマチ，蜂窩織炎
熱傷性	火傷
外傷性	捻挫，打撲，骨折

【病態】

浮腫の発生機序(表1)としては，間質に水分が貯留して圧痕を残す浮腫と，アルブミンとムコ多糖類の結合物が間質に貯留して圧痕を残さない浮腫がある．圧痕を残す浮腫の原因には静水圧上昇，血漿膠質浸透圧低下，毛細血管透過性亢進，リンパ系の閉塞，細胞外液量の増加，などがある．組織間液が1～2L以上になると"むくみ"として自覚される．浮腫は，原因によって全身性/局所性に起こる(表2)．圧痕を残さない浮腫には甲状腺機能低下症に伴う粘液水腫がある．

【診断のポイント】

1．病歴聴取

浮腫の発現時期(朝方，夕方，月経との関係)，期間，消褪の有無，随伴症状(痛み，発赤など)．心疾患，肝炎，腎疾患の既往を聴取する．ベッド臥床の期間，仕事内容(長時間の立ち仕事やデスクワークで座位の姿勢)，などの聴取も重要である．

2．身体所見

浮腫が全身性の場合は，心疾患，肺疾患，肝腫大・腹水の有無，腎臓の触診，下肢の浮腫が主体なのかどうかなどが重要となる．局所性では，片側性か，両側性か，皮膚所見(色の変化，発赤，発熱，紫斑の有無など)や静脈瘤，局所の痛みの有無を診る．

3．心電図，胸部Ｘ線

心・肺疾患，胸水の有無(両側性，片側性)やうっ血の有無などを診る．

4．特殊な検査

a．心エコー

弁の異常，左心機能，心外膜炎，外膜の肥厚・硬化，右心系の容量負荷など．

b．CT/MRI

悪性腫瘍や静脈，リンパ系への圧迫，リンパ節腫大，心膜の石灰化など．

c．血液検査

総蛋白，アルブミン低下，AST，ALT，クレアチニン，BUN値，尿蛋白など．

【鑑別診断】

機序(表1)とタイプ(表2)の分類から鑑別をすすめる．

臨床的には，心疾患，肝疾患，腎疾患による浮腫が多く，原疾患が予後に影響する．

❶**うっ血性心不全**：両側性の下肢の浮腫が強く，心エコーにて下大静脈径の拡大，呼吸性の変化の消失する．慢性心膜炎を見逃さないようにする．左心不全のみでは，労作時の呼吸困難が初発症状で初期には浮腫は目立たない．

❷**肝硬変**：腹水の貯留，くも状血管腫，肝酵素の異常．

❸**ネフローゼ症候群**：蛋白尿の増量(3.5g/日)，低蛋白血症(6.0g/dL)，低アルブミン血症(3.0g/dL)が特徴である．

❹**腎不全**：クレアチニン，BUNが上昇する．

❺**局所性浮腫**：静脈，リンパ液のうっ滞・閉塞が原因であることが多い．加齢に伴う静脈の硬化や，静脈弁の機能障害による静脈瘤を伴う．慢性に経過すると慢性血栓性静脈炎の病態となり，皮膚の色素変化を伴う．難治性，進行性の浮腫や悪性腫瘍の既往例の場合には，悪性腫瘍あるいはリンパ節腫大による静脈やリンパ管の閉塞による浮腫を呈する場合もあるので注意する．腫瘍の場所(骨盤内腫瘍など)によっては両側性の浮腫を呈する場合もある．心・肝・腎が正常な全身性浮腫では，内分泌疾患をはじめ特殊な原因を探索していく．

【治療方針】

原疾患の治療が優先される．特発性浮腫では利尿薬投与が有効な場合もある．しかし，利尿薬投与で原因を問わず浮腫は見かけ上改善するため，常に原因を探求しないと，浮腫は改善しても原疾患は進行する場合がある．両下肢だけの軽微な浮腫で，朝方には消失するものは，下肢のマッサージや弾性ストッキングの装着，就寝時に下肢を少し高くして就寝するだけでも改善が得られる．

■ 入院・専門医へのコンサルテーション

・心拡大があり，労作時の呼吸困難とともに

出現してきた下腿浮腫ならば，循環器専門医に一度相談する．
- 原因不明で，生活指導，減塩指導，利尿薬などでも改善しないときには，一度，専門医に相談する．

■ 患者説明のポイント
- 多少の浮腫は，直ちに生命予後に関与しないこと．
- 利尿薬を用いて浮腫を軽減することを目的とせず，原因を探求することが重要なことを説明する．

■ 医療スタッフへの指示
- 浮腫が強いときに，その部分を長く圧迫したり，きつい靴などを無理に履いていると浮腫部分を傷つけたりして感染のもとになるので，浮腫の部分の管理も怠らないようにする．
- 1週間に2kg以上体重が増加した場合には，浮腫がないか確認する．

失神・めまい
Syncope, Dizziness, Vertigo

井上　博　富山大学教授・第2内科

【概念】
　失神は，一過性の意識消失により姿勢が保持できなくなるが，自然かつ完全に意識の回復がみられることを指す．めまいは，自己の感覚中の空間と実際の外界空間とが一致しない運動感で，「天井がグルグル廻る」などのように運動性の訴えとなる．ただし，失神の前駆症状がめまいと表現されることがある．意識消失・低下はみられるが，失神の定義には合わない病態（てんかん発作，低血糖など）も多く，失神の鑑別診断として重要である．

【病態】
　失神を来す病態（表1）は様々であるが，共通する病態生理は脳全体の一過性低灌流である．脳血管には自動調節機構が備わってお

表1　失神の原因疾患

(1) 起立性低血圧
　①自律神経障害
　　(a)原発性：純型自律神経失調症，多系統萎縮，自律神経障害を伴う Parkinson病
　　(b)続発性：糖尿病性ニューロパチー，アミロイドニューロパチー
　　(c)運動後
　　(d)食後
　②薬剤，アルコール
　③循環血液量低下：出血，下痢，Addison病
(2) 神経調節性失神および類縁疾患
　①神経調節性失神
　②血管迷走神経反射
　③頸動脈洞過敏症候群
　④状況失神：急性出血，咳嗽・くしゃみ，消化管刺激（嚥下，排便，内臓痛），排尿後，運動後，食後，その他（金管楽器演奏，重量挙げ）
　⑤舌咽神経・三叉神経痛
(3) 心原性
　①不整脈：徐脈性不整脈，頻脈性不整脈
　②器質的心疾患，心肺疾患：狭窄性弁膜症，急性心筋梗塞・虚血，閉塞性肥大型心筋症，心房粘液腫，大動脈解離，心膜疾患・タンポナーデ，肺塞栓症・肺高血圧
(4) 脳血管
　①盗血症候群
　②過換気

〔日本循環器学会　循環器病の診断と治療に関するガイドライン：失神の診断・治療ガイドライン　Circulation Journal Vol.71, Suppl. VI, 2007, p1051, 表1より転載〕

り，脳循環の自動調節機構の範囲を超えて血圧が低下した場合に意識消失が生じる．失神の発生には①心拍出量の低下，②下半身への過度の血液プーリング，③脳血管抵抗の過度の上昇が，関係している．

　めまいには回転性と非回転性のものがあり，中枢（脳幹，小脳）や末梢（内耳，前庭）の障害が原因となる．

【診断のポイント】
　失神の発症は速やかであり，多くの例で意識は速やかに回復し後遺症は残さない（転倒による頭部などの外傷は除く）．

1. 病歴聴取
　失神を起した状況の把握が重要で，長時間の立位（座位でも起こる）に引き続き生じ，悪心・嘔吐を伴う場合には神経調節性失神の可

能性が高い．動悸や胸痛が先行していたり，あるいは仰臥位で生じたりする場合には心原性（器質的心疾患など）の可能性が高くなる．特定の動作（立位，頸を伸ばす，後ろを見る，排尿など）で誘発される場合は診断をつけやすい．服薬歴（降圧薬，血管拡張薬，利尿薬）にも注意する．

めまいの場合は，浮動感から周囲の回転するものまで様々な運動性の訴えとなる．失神に似た病態（てんかん，低血糖などの代謝性疾患，中毒，転倒発作など）の可能性についても関連する情報を得る．

2. 身体所見

器質的心疾患を示唆する所見，血管雑音，血圧の左右差，外傷の有無などに注意する．神経調節性失神の例では明らかな異常所見を欠くことが多い．自律神経失調を合併する神経疾患では特徴的な所見がみられる．めまいの場合は，眼振，小脳症状，難聴などの神経所見の有無が参考になる．

3. 体位変換（仰臥位⇒起立）時の血圧測定

起立性低血圧の有無を確認する．

4. 心電図，胸部X線写真

心電図は基礎心疾患や不整脈を合併しやすい疾患の診断に，胸部X線写真は器質的心疾患や大血管疾患の診断の端緒になる．

5. 特殊な検査

上記の基本的な検査に加え，疑われる病態に応じた検査を適宜選択する．

【鑑別疾患】

失神の場合は表1の原因疾患が鑑別の対象になる．失神に似た病態（**表2**）も鑑別の対象となる．起立性低血圧は立位への体位変換時の血圧低下の有無により診断は容易である．器質的心血管疾患は通常の循環器系諸検査で診断できる．神経調節性失神・その類縁疾患や不整脈発作が原因のものは，発作の再現（ティルト試験，頸動脈洞圧迫などを参照）や発作時の心電図記録（電気生理検査，ホルター心電図，ループレコーダーなど⇒106頁参照）が必要となる．

表2　失神と鑑別を要する疾患

(1) 意識消失～低下を起こす疾患
　① 代謝性疾患：低血糖，低酸素血症
　② てんかん
　③ 中毒
　④ 椎骨脳底動脈系の一過性脳虚血発作
(2) 意識消失を伴わず，失神によく似た疾患
　① 転倒
　② 脱力発作症候群（cataplexy syndrome）
　③ 転倒発作（drop attacks）
　④ 心因反応（身体化障害，ヒステリーなどを含む）
　⑤ 頸動脈起源の一過性脳虚血発作

〔日本循環器学会　循環器病の診断と治療に関するガイドライン：失神の診断・治療ガイドライン　Circulation Journal Vol.71, Suppl. VI, 2007, p1051, 表2より転載〕

めまいの原因診断は前庭機能，頭部画像検査などを適宜組み合わせて行う．

【治療方針】

めまいは循環器内科以外の他の診療科（耳鼻咽喉科，神経内科など）による診療が必要になりうる．失神と似た病態を呈するもの（てんかん，中毒，代謝性疾患など）も，それぞれ専門診療科の診療を考慮する．

※以下は失神に限って記載する．

■ 入院・専門医移送の判断基準

- 心原性のもの（表1），失禁や頭部外傷を伴うもの，頻回に繰り返すものなどは，入院あるいは専門医の診療が必要である．
- 特に仰臥位で生じるものや胸痛を伴うものがこれに当てはまる．神経調節性失神やその類縁疾患で初回発作の場合には，日常生活上の工夫などの対応で様子を見ることも可能である．

■ 患者説明のポイント

- 失神は様々な原因で起こり，原因によって対応が異なる．
- 心原性の場合には生命予後に影響するので，専門医による原因疾患に応じた治療が必要になる．
- 神経調節性失神および類縁疾患は一般には生命予後は良好であり，日常生活上の誘因

を避ける工夫をすることが大切で，前駆症状がみられた際には失神を避ける対応（姿勢，動作）をとるように説明する（具体的な方法は別項を参照）．

■ 医療スタッフへの指示
- 失神時のバイタルサイン，心電図所見の確認が不可欠で，確定診断がついていない場合には診断をつけるうえで重要な情報となる．
- 心原性の例では，失神時に心肺蘇生が必要となりうる．
- 神経調節性失神や起立性低血圧例では横臥すれば意識はじきに回復するが，車椅子などで横臥できない状況では脳の低灌流が遷延して重篤な後遺症を残すことがある．
- 循環器病棟では塩分制限食が供されるが，失神患者のなかには，むしろ塩分負荷が必要な場合がある．

チアノーゼ
Cyanosis

宇野漢成　東京大学コンピュータ画像診断学/予防医学・特任准教授
竹中　克　日本医科大学・循環器内科客員教授

【概念】
　皮膚や粘膜が青紫色になることがチアノーゼであり，体表毛細血管中の血液の還元ヘモグロビン量が 5 g/dL 以上で出現する．血液疾患であるメトヘモグロビン血症でもチアノーゼが生じる．

【病態】
　チアノーゼの出現と程度は還元ヘモグロビンの絶対量によるものであり，全ヘモグロビン中の還元ヘモグロビンの割合によるものではない．したがって，貧血では低酸素血症が存在してもチアノーゼが出現しにくいし，逆に多血症では容易にチアノーゼが現れる．

　チアノーゼは中枢性と末梢性に分けられる．中枢性チアノーゼには心臓性と肺性がある．心臓性チアノーゼは，①先天性心疾患による心・大血管レベルでの左心系への体静脈血液混入（右→左シャント），②重度の低心拍出量（心不全やショック）による全身の循環不全が原因である．肺性チアノーゼは，間質性肺炎や慢性閉塞性肺疾患など重度の呼吸不全による動脈血酸素飽和度の低下が原因である．いずれも全身にチアノーゼが認められる．心臓性チアノーゼを起こす代表的な先天性心疾患として，ファロー四徴症，大血管転位，三尖弁閉鎖，肺動脈閉鎖，左心低形成症候群，総動脈幹遺残が挙げられる．5 歳以上の場合には，圧倒的にファロー四徴症が多い．

　末梢性チアノーゼは，炎症や血栓，または動脈硬化による器質的な動脈・静脈の閉塞，寒冷や情動ストレスによる動脈攣縮が原因となる．局所の末梢血流障害による毛細血管内血液の還元ヘモグロビンの増加が病態であり，チアノーゼが認められる部位も限局される．

　チアノーゼの持続による合併症には，赤血球増加症，ばち状指，血栓塞栓症，出血性疾患，高尿酸血症などがある．

【診断のポイント】
　視診は必ず明るい部屋で行う．皮膚と粘膜を細かく観察し，顔，耳，体幹および四肢までチアノーゼの分布範囲と，ばち状指の有無を漏れなく確認する．問診では，呼吸困難や咳の有無とその誘因，喫煙歴，既往歴を確かめる．聴診では，心雑音と呼吸性ラ音の有無を注意深く聴く．動脈血採血によって動脈血酸素飽和度（SaO_2）低下を証明し，四肢と身体の皮膚温度も確認する．

　機能的レイノー現象によるチアノーゼは中手指節関節より近位では起こらず，最も一般的には中央の 3 本の指に出現し，稀に拇指にも出現する．血管攣縮は数分から数時間続くが，組織が壊死するほど重度なことは稀である．血管攣縮を冷水で誘発するときのサーモグラフィーと膠原病関連の検査が，レイノー

現象によるチアノーゼの診断に有用である．

成人の心臓性チアノーゼは，アイゼンメンジャー化した先天性心疾患を中心に調べ，心エコーやカテーテル検査で原因となる心疾患の存在と右→左シャントを証明すれば診断が成立する．心エコーで診断が確定できる場合は，カテーテルが必須ではない．

特殊なチアノーゼとして，differential cyanosis がある．アイゼンメンジャー化した状態で動脈管開存があり，そこを通る肺動脈から大動脈に流れるシャント血流が上肢へはいかず，下肢のみに流れるのが病態である．その結果，上肢と口唇の皮膚色は正常で，手のばち状指もないのに対し，下肢にのみチアノーゼとばち状指が認められる．稀に動脈管を通って，肺動脈から大動脈に流れるシャント血流が動脈管開口部近くの左鎖骨下動脈に注ぎ込むことがある．この場合は左上肢のチアノーゼと左手のばち状指を認めるが，右上肢は正常である．

肺由来のチアノーゼは呼吸機能検査，胸部X線やCTで原因となる肺疾患を診断する．

心臓性と肺性が混合したチアノーゼもある．代表的なものとして，長期にわたる重症の僧帽弁狭窄症が挙げられる．僧帽弁狭窄に由来する慢性的な二次性肺高血圧によって，肺血管床が変性し，心・肺両方による低酸素血症がチアノーゼを来す．

【鑑別診断】

中枢性チアノーゼと末梢性チアノーゼの鑑別を表1に示す．

【治療方針】

チアノーゼの治療は原因疾患によって違う．

肺性チアノーゼは酸素吸入によって軽快する．高齢者と慢性閉塞性肺機能障害者においては，酸素吸入による呼吸中枢抑制がもたらす CO_2 ナルコーシスに注意する．右→左シャントによるチアノーゼは酸素吸入が無効である．心機能低下による循環不全やショックでは，酸素吸入が有効であるが，原因疾患の治療を優先すべきである．

表1 中枢性チアノーゼと末梢性チアノーゼの鑑別

	中枢性	末梢性
チアノーゼの部位	全身	四肢，限局性
末梢循環不全徴候	無	有
(皮膚温度低下)	(重度低心拍出時のみ有)	(有)
重症心疾患，肺疾患	有	無
動脈血酸素飽和度	低下	正常
ばち状指	有	無

末梢性チアノーゼは，患部の加温とマッサージなどが有効である．

■ 患者説明のポイント
- チアノーゼの原因によって説明の内容が変わるので，診断が重要である．

■ 医療スタッフへの指示
- 外来では指で酸素飽和度を測る．

異常心音，心雑音

Abnormal heart sound, Heart murmur

宇野漢成　東京大学コンピュータ画像診断学/予防医学・特任准教授
竹中　克　日本医科大学・循環器内科客員教授

【概念】

心音は，心周期の各相の境界点に起こる持続の短い音である．心雑音は，心周期の各相の境界点の間に介在する比較的持続の長い音である．

【病態生理】

健常者では，通常Ⅰ音とⅡ音が聴取できる．Ⅰ音は僧帽弁と三尖弁閉鎖の時相に一致し，主に僧帽弁と三尖弁の閉鎖時の振動と緊張に由来する．Ⅱ音は大動脈弁と肺動脈弁閉鎖の時相に一致し，主に半月弁の緊張に由来する．それぞれ大動脈弁のⅡ$_A$と肺動脈弁のⅡ$_P$の2つの成分からなり，その間隔は約20

〜40 ms であり（IIAが先），音量はIIA＞IIPである．II音には呼吸性分裂があり，正常では呼気でIIAとIIPの間隔が短縮する．心房中隔欠損症では左→右シャントによって肺循環血流が増加し，肺動脈弁閉鎖が遅くなり，IIPが大きく遅れて固定性分裂を呈する．左脚ブロック，大動脈弁狭窄，閉塞性肥大型心筋症では逆分裂となる．

I音とII音以外に重要な心音として，III音とIV音がある．若年健常者では，拡張早期に左室内圧が十分に下がり，血液が左房から勢いよく左室に"吸い込まれる"ためにIII音が聴取されるといわれている．これは生理的なIII音であり，若年者の心室弛緩の良さを表している．40歳以上で心不全が疑われるときにIII音が聴取されると，心不全である可能性が一段と高い．病的III音は，高い心房圧により血液が心室に押し込まれることにより生じる．IV音は高齢者や左室肥大心，あるいは陳旧性心筋梗塞心で出現しやすいことが知られている．左室のコンプライアンス低下を代償するために心房が強く収縮し，心房収縮期に左室に流入する血液が増えることを反映している音とされている．左心不全で頻拍になると，I音とII音に加え，III音かIV音，あるいは両者の癒合した音が一緒に聴取される．あたかも馬が走るときのgallop（奔馬調律）のように聴こえ，肺のラ音とともに心不全の重要な所見であり，診断の手がかりとなる．

【心雑音の鑑別診断】
1. 無害性心雑音
　健常者でも心雑音が聴取される．代表的な無害性心雑音は次の通りである．
①若年者のLevine II度以下の収縮期駆出性雑音（特に10〜30歳代）
②小児と若年で聴取されるmusical murmur
　無害性心雑音は原則としてLevine II度以下であり，持続が短くかつ収縮期にのみ聴こえる．

2. 病的な心雑音の鑑別
　病的意味のある心雑音は収縮期雑音，拡張期雑音およびシャント血流の雑音に大きく分けられる．よく遭遇するにもかかわらず鑑別が困難なのは，大動脈弁狭窄症の雑音と僧帽弁逆流の雑音である．一般的に駆出性雑音はI音とII音がはっきり聴こえるのに対し，僧帽弁逆流雑音はI音が不明瞭になりやすい．高齢者において，心室中隔の基部が強くS字状を呈し，左室流出路に迫り出す場合に，収縮中期雑音が聴取される（流出路に高い圧較差はない）．大動脈弁硬化は進行性であるため，経過観察中に大動脈弁狭窄症になっていく症例があり，その場合は心雑音も弁狭窄の進行とともに変化する．大動脈弁狭窄症雑音は収縮早期〜中期の音で，持続時間が短いのに対し，僧帽弁逆流雑音は全収縮期に聴取され，持続時間が長い．また，大動脈弁狭窄症は比較的低調な雑音に対し，僧帽弁逆流が高調な雑音である．さらに大動脈弁狭窄症の雑音は肩〜頸部および心尖部へ放散しうるが，僧帽弁逆流雑音にはそれがない．音の最強点も大動脈弁狭窄症雑音では高位肋間の胸骨左縁・右縁と心尖部であるのに対し，僧帽弁逆流雑音は心尖部と下位肋間の胸骨左縁が最強点である．

3. 主な心雑音とその特徴
❶収縮早期〜中期の雑音：主に各種狭窄による雑音．例えば大動脈硬化と狭窄症の雑音，高齢者のS字状心室中隔の張り出しによる軽度流出路狭窄の雑音，閉塞性肥大型心筋症の左室流出路狭窄の雑音，右室流出路の漏斗部狭窄や肺動脈弁狭窄の雑音
❷全収縮期雑音：僧帽弁逆流，心室中隔欠損，三尖弁逆流雑音
❸拡張期雑音：大動脈弁閉鎖不全，僧帽弁狭窄，肺動脈弁閉鎖不全
❹連続性雑音：動脈管開存，Valsalva洞→右心房シャント
❺心膜摩擦音：急性心膜炎
　心室中隔欠損症に代表される高圧腔から低圧腔へのシャント血流による雑音はシャント孔の直上が最強点となる．二次孔心房中隔欠

損症は，シャント血流が低速であるため，実際に聴取されるのは肺動脈弁を通過する血流量の増加による収縮期駆出性雑音である．

大動脈弁逆流雑音は心尖部と傍胸骨高位肋間で聴取され，通常一回心拍出量増加に伴う軽度の収縮期駆出性雑音も一緒に聴取される（to and fro murmur）．三尖弁逆流の雑音は傍胸骨右縁3～4肋間で聴取しやすい．

僧帽弁狭窄症では，拡張期雑音（diastolic rumble）がはっきり聴こえる場合，弁口面積が $1.5\,cm^2$ 以下であろうと疑う．

弁置換術後で機械弁が入っている場合，通常硬いクリック音が聴取される．以前聴こえていたクリック音が急に聴こえなくなる場合は血栓弁を疑い，心エコーをオーダーする．最近の機械弁は改良が加えられ，昔の弁よりも音が静かになっており，最初からクリック音があまり聴こえない機械弁もある．一方，大動脈弁置換術後で，小さい人工弁が取り付けられる場合は弁機能が正常でも駆出性収縮期雑音が聴取される．

聴診だけでは心雑音の判断がつかないときは，心音図をとればよりわかりやすくなる．心音図をとるときは少なくともターゲットにしている心雑音の最強点と心基部と心尖部の3か所にマイクを置いて記録する．心音をとる際は安静な環境が必要であり，呼吸を止めてとることも必要である．心エコーが普及した現在では，心音図の役割は聴診の確認である意味が大きい．心雑音を聴取し，ある心疾患を疑い，心エコーで診断をつけるのが一般的である．

■ 専門家へのコンサルテーション
- 心エコーをオーダーして，結果が出たら循環器内科に相談する．

■ 患者説明のポイント
- 雑音が聞こえるため，心エコーが必要である．心エコーの結果が出たら，それを説明する．

■ 医療スタッフへの指示
- 心エコーの結果次第（疾患次第）

脈の異常
Abnormal pulse

柴崎誠一　済生会山口総合病院・総合診療部
苅尾七臣　自治医科大学循環器内科学部門主任教授

【概念】
　脈には，動脈波と静脈波が存在する．動脈波は頸動脈，上腕動脈，橈骨動脈，大腿動脈，膝窩動脈，足背動脈，後脛骨動脈を触診する．動脈波の触診から得られる脈の異常は，脈拍数の異常，調律の異常，性状の異常に大きく分類することができる．なかでも性状の異常は，中心動脈波を反映する頸動脈の触診でとらえる〔調律の異常（不整脈）の詳細は「第5章不整脈」を参照〕．

　静脈波は右内頸静脈の視診で確認する．肺動脈カテーテルや中心静脈カテーテルなどを用いて，静脈波形を可視化することも可能である．静脈波から得られる脈の異常は，主として波形パターンの異常である．

【病態】
　動脈波と頸静脈波の異常をきたす原因疾患，病態を表1，2に示す．脈の異常をきたす原因疾患はさまざまであり，病態を一概に表現することは困難である．動脈波の異常には，自律神経系の異常，前負荷，後負荷の異常，心臓の器質的，機能的な異常，大血管の異常，末梢血管の異常などがある．

　頸静脈波の異常はそのほとんどが心疾患，特に弁膜症に起因する．頸静脈波の異常が起こるメカニズムを理解するためには頸静脈波と，発生生理や心周期との関係を深く理解しておく必要がある（表2参照）．

【診断のポイント】
　脈の異常をとらえることは，極めて地味な診察であるが，一般的に無侵襲で費用がほとんどかからない．さらに，素早くベッドサイドで行うことができるため，特に急患などにおける初期診療で有用となりうる．

1 徴候・症状からのアプローチ

表1 動脈波の異常

脈の異常		動脈波	原因疾患	病態生理	定義、病的意義、その他コメントなど
脈拍数の異常					個人差はあるが、正常の脈拍数は60～100拍/分と定義されている
	頻脈		発熱 貧血 甲状腺機能亢進症 心不全 不整脈による頻脈（PSVTなど）	交感神経の活動促進のため さまざま	安静時の脈拍数が101拍/分以上が頻脈と定義されている 洞性頻脈で予想される最大脈拍数＝220－年齢。このため子供で予測される最大脈拍数を超えている場合は、洞性頻脈の可能性が低い
	徐脈		睡眠 脳圧亢進 甲状腺機能低下症 閉塞性黄疸 薬剤性（ジギタリス中毒、β遮断薬など） 不整脈による徐脈 （房室ブロックや洞不全症候群など）	交感神経の活動性の低下、副交感神経の活動性亢進 それぞれの薬効による さまざま	安静時の脈拍数が60拍/分未満が徐脈と定義されている ただし、黄疸と徐脈の関連を否定する論文も散見される
	比較的徐脈		感染症（レジオネラ、オウム病、Q熱、腸チフス、チフス、バベシア症、マラリア、レプトスピラ症、黄熱、デング熱、ウイルス性出血熱、ロッキー山紅斑熱） 非感染症（β遮断薬、中枢神経系病変、リンパ腫、人為的熱、薬剤熱）		予想される発熱による脈拍数 ＝｛（現体温－平常時体温）/0.55｝＋平常時脈拍数
調律の異常					
	呼吸性不整脈		さまざま	吸気時は胸腔内陰圧となり肺血管床が拡張し、左心系への灌流減少のため、心拍が増加する。呼気時はその逆。	幼児や若年者によくみられ病的意義はない
	期外収縮		さまざま	さまざま	詳細は第5章 不整脈 を参照
	病的不整脈		心房細動、房室ブロックなど	さまざま	
	脈拍欠損		心房細動	心収縮はあるが、拡張時間が短いため収縮した心収縮数よりも脈拍数が少なくなる量がない	心音で計測した心収縮数よりも脈拍数が少なくなる
	二段脈		閉塞性肥大型心筋症		洞調律の正常心拍の後に、必ず単発の期外収縮が続く。病的意義は少ない 期外収縮後は左室収縮力が増強するため脈拍は大きくなる 期外収縮後は左室収縮力が増強するため脈拍が小さくなる（Brockenbrough徴候）

表1（つづき）

脈状の異常	原因疾患	病態生理	定義、病的意義、その他コメント、など
左右差	大動脈炎症候群、大動脈解離	狭窄、閉塞に伴う血圧差が生じる	
運動低下性脈拍	循環血液量減少、左室不全、拘束性心膜疾患、僧帽弁狭窄症	1回拍出量の低下	
小脈	脈圧の狭小化、末梢血管抵抗の上昇	1回拍出量の低下	
遅脈	大動脈弁狭窄症	弁狭窄により収縮期初期の拍出量制限が生じることによる	
速脈	慢性の大動脈閉鎖不全症、動脈管開存症、動静脈瘻、高度徐脈	心拍出量の増大している病態で認められる	
交互脈	重篤な左心機能低下、肥大型心筋症、心タンポナーデ、重症大動脈弁逆流症	正確なメカニズムは不明だが、前負荷、後負荷の変化や収縮力そのものの変化が考えられている	小脈の振幅が大脈の半分程度の場合に、触診で診断可能になる。洞調律である
奇脈	心タンポナーデ、収縮性心外膜炎、COPD、緊張性気胸、循環血液量減少性ショック、拘束型心筋症、肺血栓塞栓症、妊娠、高度肥満	①吸気時に右への血液灌流量が増加し、拡張した右室が左室の拡張を制限する ②吸気時に肺血管床が拡大し、肺から左房への灌流量が減少することによる	呼気時と比較して、吸気時に収縮期血圧が10 mmHg異常低下するものと定義される 正常では、呼気時に比較して吸気時の収縮期血圧低下は10 mmHg未満
逆奇脈	閉塞性肥大型心筋症	正確なメカニズムは不明	呼気時と比較して、吸気時の収縮期血圧が上昇するものと定義される
二峰性脈	中等度以上の大動脈逆流症、閉塞性肥大型心筋症	心拍出量と脈圧が著明に増大した状態でおこりうる	閉塞性肥大型心筋症では、バルサルバ法、亜硝酸アミル吸入二峰性脈を顕著にすることも可能である
重拍脈	拡張型心筋症、心タンポナーデ、大動脈弁置換術直後、重症心不全、循環血液量減少性ショック	正確なメカニズムは不明	

表 2 静脈波

波形成分	発生生理	発生時相	心電図との関係	心周期との関係	増高（陽性波は浅くなる）状態	低下（陰性波は深くなる）状態
a 波 (h→a)	右房収縮による頸静脈拡張	拡張後期	P 波の開始から約 0.08 秒後に始まる		①右室流入路狭窄：三尖弁狭窄症、右房粘液腫、右房内血栓 ②右室コンプライアンス低下：肺高血圧症・肺動脈狭窄症による右室肥大 ③右室拡張期圧上昇：右心不全、拡張型心筋症 ④拘束性心膜疾患：収縮性心膜炎など	心房細動では消失
x_1 (a→x_1)	右房の能動的拡張による頸静脈圧低下			x_1 の底部で三尖弁が閉鎖		
c 波 (x_1→c)	右室等容収縮により三尖弁が右房側へ突出し頸静脈圧上昇	収縮早期	QRS 波の開始から約 0.15 秒後に頂点を形成	c 波上昇の起始部（x_1 下降部の終了部）が右室収縮の開始	甲状腺機能亢進症などの過剰な収縮状態、エプスタイン奇形	
x_2 下降 (c→x_2)	右房の能動的拡張と右室収縮による三尖弁の下降移動による右房の受動的拡張	収縮中期			重症心タンポナーデ、三尖弁閉鎖不全症では x_2 下降は消失する	収縮性心膜炎、滲出性心膜炎、ASD、初期軽症の心タンポナーデ
v 波 (x_2→v)	三尖弁が閉鎖し、右房血流量が増加	収縮後期	T 波の直後に頂点を形成	v 波の頂点で三尖弁が開放する	重症三尖弁閉鎖不全症、透析患者、ASD	v 波の振幅は逆流量と右房コンプライアンスと関連する
y 下降部 (v→y)	三尖弁開放により右房急速流入に伴う右房圧低下	拡張早期		y 谷の最底部が S_3 が聴取される時相に相当する	a 波の増高する病態と同じ病態で、y 谷は浅くなる	急峻で深い y 下降と y 谷は、収縮性心膜炎、拘束性心筋症、重症右心不全でみられる
h 波 (y→h)	右室への急速流入期後、ゆるやかな静脈環流による右房、右室への流入	拡張中期・後期		h 波が認められるのは、特に徐脈のとき		

1. 病歴聴取

表1，2で示した，どの異常が動脈波，頸静脈波に存在するかによって，聴取すべき病歴もさまざまとなる．基本的には心疾患に関連した脈の異常が多いため，心血管疾患の危険因子，既往歴，自覚症状などについて詳しく病歴を聴取すべきである．薬剤性については他院で処方されている薬剤などを申告しない場合も散見されるため，病態から考えられる疑わしい薬剤が存在する場合には，内服していないかどうか医師側から質問することも必要となる．

2. 身体所見

脈の異常の種類から考えうる，それぞれの疾患に特徴的な身体所見が存在しないかを検討する．爪の形状の異常はないか，甲状腺の腫大はないか，眼瞼結膜に貧血，黄疸はないか，心尖拍動が左鎖骨中線より外側にないか，血圧の左右差はないか，などの所見をとる．弁膜症を疑う場合は，心雑音の性状，放散方向，Ⅰ音，Ⅱ音との関係，Ⅲ音，Ⅳ音の有無など詳しい聴診が必要となる．

3. 必要な検査・所見の評価

胸部X線写真で，心拡大の有無や大血管の器質的異常がないかを評価する．心電図は，脈拍数の異常と調律の異常を記録に残す意味でも必須となる．弁膜症や心膜疾患，心不全などでは心臓超音波検査を行う．また，病態に時間的な余裕があれば，CTやMRIを行うことも有用である．

【鑑別診断】

表1，2に示した疾患群が鑑別疾患となりうる．頻脈で予測される最大脈拍数を超えている場合は，洞性頻脈の可能性が低く鑑別の一助となる．また，予想される脈拍数よりも実際の脈拍数が低い場合は，比較的徐脈とされ，表1に示したような主として感染症が鑑別診断として挙がる．

【治療方針】

疾患によりさまざまとなる．不整脈，弁膜症などについては，推奨される薬物療法や非薬物療法の適応となる病態などが，日本循環器内科学会からガイドラインで報告されており，参考となる（詳細は，不整脈，心不全，弁膜疾患，心筋疾患などの稿を参照）．

■ 入院・専門医へのコンサルテーション

- 各疾患のガイドラインなどから判断し，特に非薬物療法が適応となる場合は，専門医へのコンサルテーションが必要となる．

■ 患者説明のポイント

- 致死的な疾患では，患者本人には必要以上の不安を与えないように配慮しつつも，正確に現状を伝えなければならない．
- 複数の患者家族に，急変の可能性があることを説明し，さらに理解できているかを確認しておくことが極めて重要である．
- 脈の異常の原因，考えうる治療法，増悪させないための生活習慣の改善点，悪化した場合の治療法などを説明し，その後の医療の継続性が断たれないようにする．

■ 医療スタッフへの指示

- 致死的な疾患ではバイタルサインの確認や，連続的なモニターを行う必要があることを指示する．また，心肺蘇生が必要となりうることを，事前に伝えておき，万全の態勢を整えておく．
- 脈の異常は無侵襲であるため，医療スタッフも身体所見としてとらえることが可能である．したがって，医師の診断後に所見を伝え，確認しておくように指導，指示するとよい．

血圧異常

Blood pressure abnormality

星出　聡　自治医科大学・循環器内科
苅尾七臣　自治医科大学循環器内科学部門主任教授

【概念】

外来診療においては，信頼しうる血圧測定にて140/90 mmHg以上であれば高血圧と診

断される．降圧療法に関しては，臨床研究のエビデンスにより，心血管リスクが高い患者こそ，より低い血圧レベルへの管理が重要であることが示されている．特に，糖尿病や慢性腎臓病，心疾患や脳血管障害の既往を有する患者において，診察室血圧130/80 mmHg未満のより低いレベルへの厳格な降圧が必要である．また，血圧が高度に上昇（多くは180/120 mmHg以上）することによって，臓器に急性の病態が進行する場合を高血圧緊急症とよぶ．反対に，収縮期血圧が90 mmHg未満の場合は低血圧症と診断されるが，この場合は症状を伴わなければ治療の対象とはならない．低血圧は①本態性低血圧：なんら器質的異常も認めないが，持続的に血圧が低い状態，②症候性低血圧：原因疾患が明らかであるもの．いわゆるショック状態（心原性ショック，神経原性ショック，出血性ショック，敗血症性ショックなど），③起立性低血圧：臥位では血圧が正常であるが，立位により血圧低下を来し症状を伴う状態，一般には収縮期血圧で20 mmHg以上の低下，に分けられる．

【診断のポイント】

1．病歴聴取
- 高血圧歴，他の心血管病既往歴
- 治療歴がある場合は，降圧薬の種類と副作用の有無
- 家族歴
- 生活習慣：運動，睡眠（いびきや無呼吸），食事（塩分），喫煙，飲酒

2．身体所見
- 肥満の程度（body mass index）
- 腹囲測定による腹部肥満の程度→メタボリックシンドロームの合併
- 皮膚所見→腹壁皮膚線条や多毛：クッシング症候群
- 眼瞼結膜の貧血，黄疸の有無
- 眼底所見→高血圧性眼底変化の確認
- 甲状腺腫→甲状腺機能亢進症は二次性高血圧の原因
- 頸動脈血管雑音→臓器障害として頸動脈狭窄の合併があるか
- 頸静脈怒張の有無→高血圧性心不全を来していないか
- 心雑音，Ⅲ音，Ⅳ音の有無→器質的心疾患，心不全の合併がないか
- 肺野ラ音の有無→心不全の合併がないか

3．必要な検査・所見の評価

a．血圧測定

①診察室血圧測定

　安静座位，1～2分の間隔をおいて複数回測定し，安定した値（5 mmHg以内程度）を示した2回の平均値を血圧値とする．

②診察室外血圧測定

　家庭血圧測定（HBP）は，信頼できる上腕カフ・オシロメトリック法に基づく装置で，朝は起床後1時間以内，排尿後，座位1～2分の安静度，降圧薬服用前，朝食前に，夜は就寝前の測定が推奨されている．24時間自由行動下血圧測定（ABPM）は信頼できる精度の優れた血圧測定法であり，少なくとも30分間隔で測定する必要がある．

b．一般検査
- 血液検査：貧血，腎機能，脂質・糖代謝異常のチェック
- 尿検査：尿蛋白，尿糖，尿沈査で腎障害のチェック
- 心電図，胸部X線：心肥大，器質的心疾患のチェック

c．高血圧性臓器障害の評価
- 脳：頭部MRIによる無症候性脳血管障害のチェック
- 腎臓：微量アルブミン排泄量
- 心臓：心臓エコーによる左室肥大および器質的心疾患のチェック
- 血管：頸動脈エコー，足首・上腕血圧比（ABI），脈波伝播速度（PWV）による動脈硬化性変化のチェック

d．二次性高血圧スクリーニング

　血漿レニン活性，血中アルドステロン，コルチゾール，カテコールアミン3分画，夜間

酸素飽和度，腎血管エコー

【鑑別診断】

1. 白衣高血圧，仮面高血圧

本当に高血圧かどうか，すなわち，診察室のみで高血圧を呈し，それ以外では正常血圧をしめす白衣高血圧なのか，逆に診察室では正常血圧だが，診察室以外では高血圧を示す仮面高血圧なのかどうかを診断する．

2. 二次性高血圧の鑑別

上記によるスクリーニング検査にて
- 血中アルドステロン（pg/mL）/血漿レニン活性（ng/mL/時）＞200 かつ，血中アルドステロン＞100 pg/mL で原発性アルドステロンを疑い精査
- コルチゾール＞20 μg/dL でクッシング症候群またはプレクリニカルクッシング症候群を疑い精査
- カテコールアミン3分画＞正常値の2倍または尿中VMA定性で陽性ならば褐色細胞腫を疑い精査
- 夜間酸素飽和度が，基準値より1時間に3％以上低下するのが10回以上などがある場合，睡眠時無呼吸症候群を疑い終夜ポリソムノグラフィの施行を考慮する．
- 腎血管エコーにより腎動脈狭窄が疑われる場合は，腎動脈造影による精査

【治療方針】

①高血圧

血圧の重症度と血圧以外のリスク要因を組み合わせて高血圧患者のリスクを層別化し，それに沿って治療方針を立てる．高齢者は，外来血圧で140/90 mmHg 未満，糖尿病，慢性腎疾患，心筋梗塞後などハイリスク群は外来血圧で130/80 mmHg 未満を降圧目標とする．さらに，ABPMやHBPを用いて，仮面高血圧や白衣高血圧を診断し，実際に治療が必要なのかどうかを見極める必要がある．ABPMでの高血圧診断基準は，24時間平均で130/80 mmHg 以上，HBPでは，135/85 mmHg 以上とされている．

②低血圧

原則として症状がなければ，治療の必要はない．

【治療法】

①高血圧

1. 非薬物療法

非薬物療法のうち，減量，減塩，節酒，運動療法は降圧効果がある．禁煙，脂質代謝異常の改善は，前者ほど降圧効果に対するエビデンスはないが，動脈硬化症の予防になるため高血圧治療の目的という意味では重要である．

2. 薬物療法

ある一定期間，生活習慣の改善で降圧効果を認めない場合，あるいは早急に降圧治療を開始すべきハイリスク群では，降圧薬による治療が必要となる．多くの臨床試験から，降圧薬療法の主要な有用性は降圧薬の種類によらず，降圧それ自体によっていることが確認されている．したがって，目標血圧値を達成させることが何よりも重要である．ガイドラインでは，疾患背景別の主要降圧薬の積極的適応が記されているので参考にすべきである（表1）．

②低血圧

1) 本態性低血圧症

運動療法，水分摂取，塩分摂取などの対症療法で効果がなければ交感神経刺激薬などの昇圧効果を得るような薬剤を使用する．

2) 症候性低血圧

原因があるので，それに対する治療を行えば改善される．

3) 起立性低血圧

昇圧作用のある薬剤（ミドドリン塩酸塩，アメニジウムメチル硫酸塩，ドロキシドパ）を使用する場合もある．

■ 入院・専門医へのコンサルテーション

- 高血圧緊急症，すなわち合併症のため生命に危険がある場合として高血圧脳症，頭蓋内出血，肺水腫を伴う左心不全，大動脈解離，高度の高血圧を伴う心筋梗塞・不安定

表1　主要降圧薬の積極的適応

	Ca拮抗薬	ARB/ACE阻害薬	利尿薬	β遮断薬
左室肥大	●	●		
心不全		●*1	●	●*1
心房細動（予防）		●		
頻脈	●*2			●
狭心症	●			●*3
心筋梗塞後		●		●
蛋白尿		●		
腎不全		●	●*4	
脳血管障害慢性期	●	●	●	
糖尿病/MetS*5		●		
高齢者	●*6	●	●	

*1少量から開始し，注意深く漸増する　*2非ジヒドロピリジン系Ca拮抗薬
*3冠攣縮性狭心症　*4ループ利尿薬　*5メタボリックシンドローム
*6ジヒドロピリジン系Ca拮抗薬

（日本高血圧学会：高血圧治療ガイドライン）

狭心症，子癇，悪性〜加速型高血圧などは，入院加療し数時間以内の急速な降圧が必要とされる．
- 治療抵抗性高血圧（利尿剤を含む3剤以上の降圧薬を使用しているにもかかわらず，外来血圧140/90 mmHg以上）や二次性高血圧を疑う場合は専門医へのコンサルテーションを行う．

■ 患者説明のポイント
- 高血圧の治療は，長期に及ぶこと，治療を行わないと，どのような合併症を起こすかなど治療前に高血圧治療の重要性を理解してもらう．
- Ca拮抗薬は，頭痛，ほてりなどの症状の出現が多いが，継続することにより減少してくるので心配はいらないことを伝える．
- ACE阻害薬は，血管浮腫を起こすことがあり，口唇や舌の腫れを感じたら，受診するよう指示する．空咳は，問題ないが気になるようであれば相談するよう指導する．
- 降圧薬内服の中止や用量変更を患者のみの判断では行わないよう指導する．

心電図異常

Abnormal electrocardiogram

山下武志　心臓血管研究所付属病院・院長

【概説】
　循環器診療の初期治療計画に用いる基本患者情報は，問診，身体所見，胸部X線写真，12誘導心電図である．しかし，これらの基本情報はそれぞれがきわめて多くの情報量をもっているがために，重要な情報であっても見逃されてしまいやすいという共通の特徴を有している．特に12誘導心電図については，リズムの診断ばかりでなく，心房に関する情報，心室に関する情報（虚血，肥大，梗塞など）がすべて含まれている．日常臨床では時間的な制約を受けやすいことからすべての情報を瞬時的に網羅することは困難であり，ポイントを押さえながら心電図所見を読解する態度が求められる．そのために，心電図所見単独ではなく，他の情報と組み合わせながら

総合的に心電図所見を解釈し，初期治療計画を行う必要がある．

さらに心電図異常を解釈するうえで気をつけるべきことは，心電図異常＝疾病ではないということである．健常者においても心電図異常はたびたびみられるばかりでなく，たとえ心臓疾患を有していたとしても正常心電図であるという逆のパターンもある．どのような疾患であれ，心電図の感度・特異度は検査前確率に大きく依存することから，他の情報を合わせた包括的解釈はなおさら重要であるといえよう．

【診断のポイント】

1. 心電図異常と診療行動との関係

心電図異常を解釈するうえで銘記すべきことは，その心電図所見と他の情報を総括したうえで，医師の行動は次の3つに集約されるということである．
① 自信を持って放置する
② 経過観察を必要とするので自分が診る
③ 緊急治療を要するので，専門医もしくは上級医に紹介する（あるいは呼ぶ）

往々にしてこれらの初期判断はあいまいになりやすく，結果として治療不要の患者が漫然と治療されていたり，緊急性を要する病態が様子観察されていたりする事態が発生する．

このような医師の初期行動を決定する要因は，心電図所見そのものではなく，その心電図異常を呈する患者の予想される生命予後と生活の質にある．

2. 心電図判読のポイント

詳細な心電図判読法は成書に譲るが，一般的に次の順序で心電図を読解することが得られる情報量に漏れがない．
① リズムの診断
② 電気軸の決定
③ P波異常の有無
④ PQ時間の測定
⑤ QRS波異常の有無
⑥ ST上昇・下降の有無
⑦ T波異常の有無
⑧ U波の有無

ここでは患者の生命予後ならびに生活の質に密接な関連をもつ①リズム，⑤QRS波異常，⑥⑦ST-T異常について記す．

3. リズム異常

循環器内科の外来レベルで見る心電図異常の多くはこのリズム異常であり，このうち心房・心室期外収縮ならびに心房細動が圧倒的多数を占める．このようなリズム異常は正常洞調律でないという意味で異常所見であるが，必ずしもすべてが病的とはいえない．

正常では心臓の興奮が洞房結節から50〜100/分の頻度で生じており，その結果上大静脈基部から生じる心房興奮は右上から左下の興奮方向を有する．心電図上P波は下方誘導で陽性となり，それに引き続いて幅の狭いQRS波が形成される．この一連の興奮が生じる頻度やP波極性が上記と異なる場合に，これらはすべてリズム異常つまり不整脈と診断される．

リズム異常では，正常な洞房結節以外からの異常な興奮によって心臓興奮がなされているが，それらは①異常興奮の発生部位，②異常興奮の発生頻度の組み合わせにより分類，命名される（図1）．以下に代表的なリズム異常における基本的な考え方を示す．

a. 心房・心室期外収縮

これらの不整脈は患者の生命予後に対する悪影響をもたらさない．しかし，一方で何らかの器質的心疾患の存在を示唆するマーカー

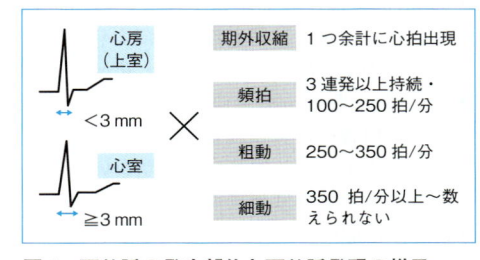

図1 不整脈の発生部位と不整脈発現の様子

として出現している可能性は考慮すべきである．

b．心房細動

心房細動は，患者の長期予後と脳梗塞，心不全という因子を介して関連し，患者のすべてではないが動悸・息切れなどの症状を介して生活の質にも関連している．心電図所見と脳梗塞・心不全・症状の関連は一様でなく，他の患者背景因子によって規定されている．したがって，治療の緊急性および初期治療計画は，患者の背景因子に基づいて行われる．

c．上室頻拍

上室頻拍は基本的に患者の生命予後とは関連性を有しないが，ほぼ全例で強い症状を呈する．このリズム異常は患者の生活の質改善のために正常化を要する．

d．非持続性心室頻拍

器質的心疾患のない患者における非持続性心室頻拍の存在は生命予後に影響を及ぼさない．一方で，左室駆出率が40％未満の陳旧性心筋梗塞患者，若年の肥大型心筋症では非持続性心室頻拍を有する患者はそうでない患者より予後が悪いことが知られている．

e．心室頻拍・心室細動

いずれの不整脈も緊急処置を要し，同時にその後生命予後向上のために二次予防のための治療計画が必要である．

f．洞機能不全症候群

洞機能不全症候群自体は生命予後に悪影響を及ぼさない．めまいや失神などを介して生活の質に影響する．したがって患者の症状に応じた治療計画が必要である．

g．房室ブロック

高度，完全房室ブロックは突然死を引き起こし，生命予後を悪化させる．基本的に除去できる原因によらない場合には，症状の有無によらず恒久的ペースメーカーが必要となる．

4．QRS波異常

ポンプ機能の主体が心室によってなされているため，それを間接的に表現しているQRS波は，リズム異常について重要な所見を呈示している．しかし，一方でQRS波異常から直接ポンプ機能を推定することはできない．したがってQRS波異常は，心臓超音波検査などを含む他の心機能検査の必要性の有無を判断するために用いるというのが実際的である．

この場合，正常なQRS波であると診断できる能力が問われる．正常なQRS波は個人による差が大きく，ある程度の幅をもって判断せざるを得ない．正常なQRS波と診断する基準の一例を示す．

○第Ⅰ誘導，第Ⅱ誘導ともに幅の広い（0.04秒以上の）Q波がないこと
○胸部誘導のR波はV_1誘導からV_5誘導にかけて徐々に増高し，隣接する誘導でR波高に突然の大きな変化がないこと
○胸部誘導のV_5誘導のR波高が2.5 mVを超えないこと

これらすべての基準が当てはまる場合には，そのQRS波は臨床的に正常と判断して差し支えないものと考えられる．ただし，WPW症候群，左脚ブロックなど左室の電気興奮異常を伴う場合にはこの基準は適応できない．QRS波異常はあくまでも心室興奮の異常を示唆しているものであり，疾患と1対1の関係にはないが，代表的疾患に伴うQRS波異常について記す．

a．左室肥大

左室肥大に伴い，QRS波高の増大，QRS幅と心室興奮時間（Q波の始まりからR波の頂点までの時間）の延長，ST-T波の変化，左軸偏位などが生じ，このような心電図変化を組み合わせた左室肥大判定基準が複数報告されている．最も広く用いられているものはSokolow-Lyonの基準の1つである$RV_{5,6}+SV_1 \geq 35$ mmであるが，陽性率は高いものの偽陽性率も高い．

b．右室肥大

右室肥大は12誘導心電図所見として反映されないことが多く，そもそもどのような基

準を用いても陽性率は低い．右軸偏位があること，V_6誘導のR/S比≦1，V_1誘導のR/S比≧2かつRV_1≧5mmなどの基準が臨床的に用いられている．

c．心筋梗塞

心筋梗塞では発症早期よりT波ならびにST部分の異常を認め，遅れてQRS波の異常が生じる．古くはQ波の出現するものを貫壁性梗塞，出現しないものを非貫壁性梗塞として区別していたが，必ずしも病理所見と対応するものでなく，現在この呼称は用いられていない．急性心筋梗塞で異常Q波が出現するのは約2/3にすぎず，陳旧性心筋梗塞でも約60％しか異常Q波を認めないとされることは銘記すべきである．特に後壁梗塞，小梗塞では異常Q波を認めがたい．

d．肥大型心筋症

肥大型心筋症では，いわゆる左室肥大所見を呈することが多い．わが国に多いとされる心尖部肥大型心筋症では，1.0mV以上の陰性T波（巨大陰性T波）が認めることが多い．

e．拡張型心筋症

拡張型心筋症に特異的な心電図所見はないが，異常Q波の出現，ST-T波異常，左脚ブロック，左室肥大所見など様々な心電図異常が認められる．

5. ST-T異常

心筋虚血は致命的かつ緊急性を要する病態であり，それを表すST-T異常はQRS波に次いで重要な所見を呈示している．しかし，その感度・特異度は現在の医療レベルで求められているレベルを想定すると比較的低いということは留意すべきである．つまり，偽陽性，偽陰性はいずれも生じうることを知っておくべきである．これらの偽陽性，偽陰性は検査前確率に大きく依存する．それを説明する代表的な2つの事実を呈示する．

a．健常者におけるST-T波異常

健常者を対象とした24時間心電図検査で，日常生活のなかで約30％の患者に1mm以上のST変化や3mm以上のT波陰転が観察される．また，運動負荷試験でST低下が認められたときの冠動脈疾患有病率は，患者の年齢，性，運動負荷時の症状に大きく依存する．

b．急性冠症候群で観察されるST-T波異常

CCUに転送された心筋梗塞患者の初診時心電図は，約10～20％がそれ単独では正常と判断されている．連続的な心電図記録を行っても最終的に約10％強の患者は心電図のみでは診断できなかったとされている．

これらのことは，ST-T異常単独で虚血性心疾患の診断を行うことがきわめて困難であることを示しており，患者の背景，症状，生化学的検査などを用いて総合的に判断することが必要であろう．

■ **専門医へのコンサルテーション**
- 自覚症状を伴う心電図異常は，念のため専門医で評価することが望ましい．

■ **患者説明のポイント**
- 心電図異常そのものは疾患ではなく，心配のないものから緊急的な治療を要するものまで広範な範囲を包括していることを理解してもらう．
- 同時に，心電図所見だけでなく，総合的な見地から他の様々な検査所見を施行したうえで診断・治療が行われるというプロセスの重要性を説明する．

心陰影異常

Abnormal cardiac shadow

山科　章　東京医科大学教授・循環器内科

【概説】

循環器領域における胸部X線写真の主な目的は，(1)心大血管の全体的な解剖学的情報の把握，(2)心血行動態の大まかな評価，(3)合併する肺病変の評価の3点である．

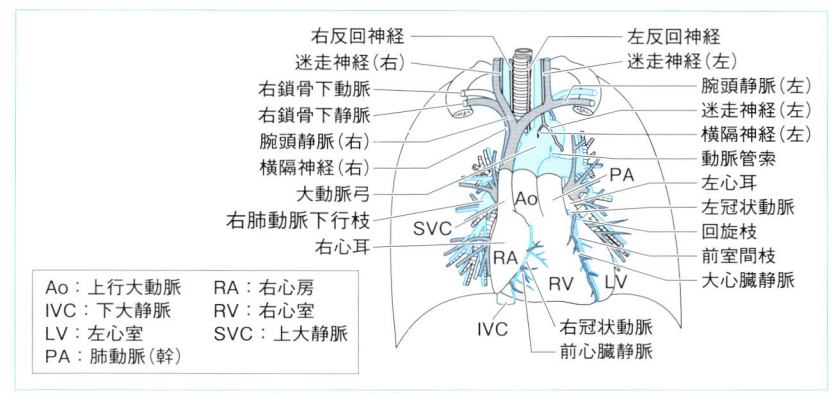

図1　正面からみた縦隔および肺門の解剖図

Ao：上行大動脈　RA：右心房
IVC：下大静脈　RV：右心室
LV：左心室　SVC：上大静脈
PA：肺動脈（幹）

【心大血管系のX線撮影法】

　胸部X線の基本は正面像であり，撮影は原則的にX線を背側（P）から腹側（A）方向に照射した立位前後（PA）像で深吸気時に行う．心臓や縦隔に重なる肺野や大動脈を観察するためには側面像も必要である．側面像は心膜，冠動脈，大動脈や弁の石灰化，右室の拡大を見るには有用であり，特に収縮性心膜炎の石灰化は側面像で初めて気づかれる場合が多い．

【胸部X線読影の基本】

　組織臓器について系統的に読影する．骨軟部組織として，肋骨，鎖骨，脊椎，次いで頸部や胸壁の皮下組織を確認する．胸痛や背部痛の原因が肋骨骨折や脊椎圧迫骨折であることもある．Rib notching（肋骨切痕）により大動脈縮窄症が診断されることもある．縦隔では，気管が真っすぐに走行しているか，偏位や不整，狭窄がないかを確認する．そのあとで縦隔の両辺縁を追って輪郭を見る．

　縦隔陰影で最も重要なのは大動脈，肺動脈および心陰影である．胸部陰影を構成するのは図1のごとくで，縦隔陰影では右縁を構成するのは上から上大静脈右縁（右第1弓），右肺門，右心房（右第2弓），左縁を構成するのは上から大動脈弓部左縁（左第1弓），肺動脈

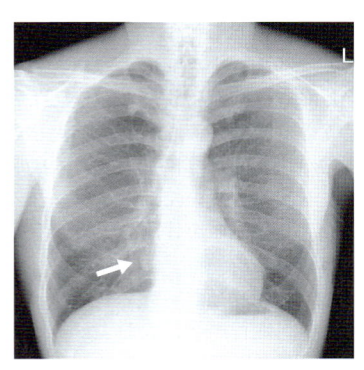

図2　心膜嚢胞による右第二弓の辺縁の不連続な陰影
MRIで心膜嚢胞と診断された．

幹（左第2弓）と左肺門，左心房（左第3号），左心室（左第4弓）である．縦隔陰影では辺縁の連続性を注意深く観察する．そうすれば，心臓や大動脈に接する心膜のう胞などの腫瘤状陰影も比較的容易に発見できる（図2）．辺縁だけでなく，その中の濃度の異なるラインや石灰化像にも注目する．

　肺野では，肺血管をまずみる．立位では下肺野への血流が多いため，下肺野の血管径が2倍程度太いが，仰臥位ではほぼ同等になる．肺動脈が肺門から始まり気管支と併走す

るに対して、肺静脈は気管支と併走せず、肺門より低い位置にある左房に流入し、肺動脈と交差するので、肺動脈と肺静脈は区別がつく。

【胸部X線読影のポイント】
1. 心胸郭比（CTR；cardio-thoracic ratio）

心臓拡大を推定する1つの指標となる。成人では50％未満とされているが、種々の影響を受ける。肥満者や浅い吸気では横隔膜の位置が高く心臓が横位となるのでCTRは大きくなる。胸郭の形にも影響され、漏斗胸では心臓が外側に圧排されるのでCTRは大きくなる。ポータブル撮影は線源からの距離が近く、しかもA→P方向で撮影するので心臓は拡大して投影されCTRは大きくなる。心陰影拡大はさまざまな病態で認められるが、各心腔の同定、肺血管陰影の観察により病態が推定できる。心膜液貯留も心拡大をきたすが、左右が比較的対称に拡大し、大動脈弓を頂点とする氷嚢を置いた形のようになるのが特徴的で、肺うっ血を伴うことは少ない。

2. 心血管陰影の評価
a. 大動脈陰影の評価

大動脈の①走行、②拡大およびうねり、③石灰化、④辺縁の鮮明度、を確認する。大動脈は左心室につながり、心臓の前方やや左から上行し、弓部で気管の左側を左後方に向かい、その後、下行大動脈となって椎体の左側を下行する。上行大動脈は上大静脈の内側にあるが、大動脈瘤や大動脈弁輪拡張症あるいは大動脈弁閉鎖不全があると、上大静脈を超えて右側に突出する。

弓部はaortic knobとも呼ばれ、気管の左側に認めるが右側に認める場合は右側大動脈ないし重複大動脈である（図3）。弓部に大動脈瘤ができると第1弓の拡大が著明となるが、高齢者などで大動脈の延長による蛇行でも突出として認められる。下行大動脈は左室の後方を走行するが、左外側は左下葉に接するので辺縁は明瞭に認められ、左側に丸く飛

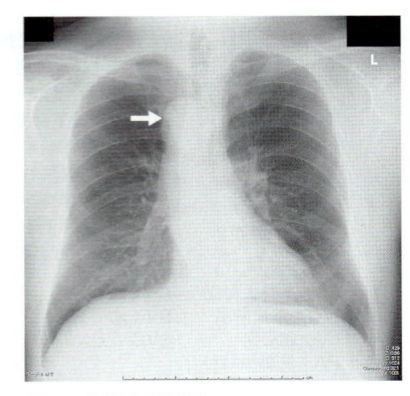

図3　右側大動脈弓
左第一弓はなく、右上縦隔で気管の右に大動脈弓を認める。

び出すときは大動脈瘤ないし下行大動脈のうねりであるが、左側面像により鑑別できる。

大動脈の辺縁が不鮮明なときは、大動脈壁の炎症あるいは隣接する肺の無気肺や肺炎（シルエットサイン陽性）を疑う。大動脈壁は石灰化を生じやすく、とくに大動脈弓部は正面像で接線方向になるので、鮮明に見えやすい。石灰化は内膜側に生じるので大動脈辺縁陰影と石灰化が1cm以上離れている場合（calcium sign）は大動脈解離を疑う。

b. 肺動脈陰影の評価

肺動脈主幹部は通常、左主気管支の高さで上行大動脈のやや左前方を上行し、左肺動脈はほぼその位置で後方に向かいながら分岐する。右肺動脈は縦隔内を右に向かったあと右肺門で分岐し、その分枝の右肺動脈下行枝は右下肺野を右下に向かうので辺縁が確認できる。

c. 左房の拡大

左房の右辺縁は通常右房に隠れて見えないが、左房が拡大すると右縁から飛び出し、右房の辺縁と重なる二重輪郭として認められる（図4）。左辺縁は左肺動脈と左心室の間のくびれの位置に左第3弓としてとらえられるが、拡大してせり出すと心臓左縁のくびれ（心腰 cardiac waist）がなくなり、左第2, 3, 4

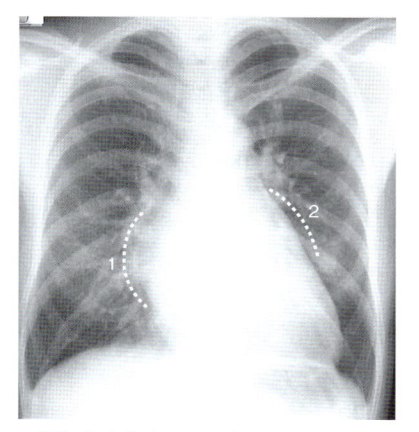

図4 僧帽弁狭窄症による左房拡大
心陰影の右縁に二重輪郭像を認める．左房と右房がシルエットサインをつくらないので左房辺縁を右房辺縁に重なるように認める（点線1）．左縁では左房が拡大したため心腰（cardiac waist）が目立たなくなり直線3号の飛び出しとして認められる（点線2）．左房圧上昇のために上肺野の静脈が目立つ．

弓が直線化する．僧帽弁狭窄症などで左房がさらに拡大すると，左気管支を上に押し上げ，左気管分岐角度（正常は75度以下）が広くなる．大動脈弁閉鎖不全症では，左心室の容量負荷から反時計軸回転を生じ，左房の辺縁が隠れるようになり，正面像では左第3弓が消失し，心腰が深くなる．

d．左室の拡大
さまざまな病態で左室は肥大ないし拡大するが，形から鑑別することは容易でない．大動脈弁狭窄や肥大型心筋症による求心性左室肥大では，丸みをおびて心尖が挙上した形となることが多い．僧帽弁閉鎖不全や拡張型心筋症では，心尖が外側下方に移動して横隔膜下に隠れるようになる．

e．右房の拡大
右房の右外縁はなだらかに凸で，右中葉に接しており，上方は上大静脈右縁（右第1号）に移行する．下方の下大静脈は腹腔内にあり，描出できない．右房が拡大すると下部心臓の右縁（右第2号）が右側方に偏位する．

f．右室の拡大
右室は正面像では辺縁を捉えられないが，右室の拡大があると心尖が外側上方に移動（心尖の水平移動）する．側面像で心陰影の前縁を形成するのは右室であり，拡大すると心陰影の前縁が胸骨上方まで胸壁に接するようになる．

g．肺血管陰影の評価
立位では肺血流は重力の影響により下肺野により多く，上肺野の肺血管と下肺野の肺血管の径の比は1：2程度である．

①肺血流量の増加

肺血管床の予備能は大きく，肺血流量の増加により肺血管の径は中枢から末梢までほぼ一様に太くなる．心房中隔欠損症，心室中隔欠損，動脈管開存などの左→右短絡疾患があると肺血流量が増加し肺血管は太くなるが，肺血流/体血流比が2倍程度のシャント量にならないと所見としてとらえられない．右肺動脈下行枝基部の径は比較的見やすく，血流の指標となる．14mm以上の拡大ないし隣接する肋骨の幅以上の拡大は肺血管径増大の示唆する所見である．

②肺血流量の減少

両側性の肺血流減少は，右→左シャントによるチアノーゼを伴う先天性心臓病などでみられる．肺血管陰影の数と太さの減少がみられ，肺血管を末梢まで追いにくくなり，肺野は明るくなる．原発性肺高血圧症では，肺血管抵抗の増大により肺血流は両側性に減少するが，肺門には著明に拡大した左右肺動脈幹を認める．一側性ないし区域性の肺血流減少は肺血栓塞栓症や肺血管炎などによる肺動脈の閉塞ないし高度狭窄で認められる（図5）．

h．肺うっ血／心不全の評価（図6）
①肺静脈圧上昇による血流再分布
（pulmonary redistribution）

心不全で左房圧および肺静脈圧が高くなると，まず下肺野がうっ血する．うっ血により局所の低酸素血症を生じると，下肺の肺血流

は減少し，上肺野の血流が相対的に増加する．正常では下肺野の血流は上肺野の血流の2倍程度あるが，肺静脈圧が15 mmHg程度になると上肺野と下肺野の血流は同程度(equalization)となり，さらに肺静脈圧が上昇すると上肺野の血管のほうが目立つようになる(cephalization)(図7)．

② 肺うっ血

肺静脈圧がさらに上昇（＞25 mmHg）すると，肺毛細管圧が組織膠質浸透圧を超え，肺毛細血管から間質に血漿成分が漏出し，肺小葉間隔壁の漏出液貯留となり，線状陰影(Kerley's line)が出現する．Kerley's B lineは，おもに下肺野外側で胸壁に接するように細くて短い刷毛で書いたような横に走る線状

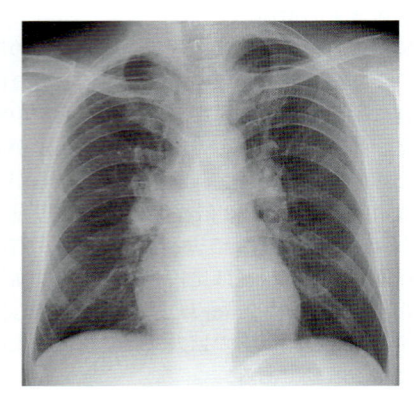

図5 急性肺血栓塞栓症による肺血管陰影の減少と肺門部肺動脈の拡大
右上中肺野および左中肺野の肺血管陰影は減少して肺野は明るくなっている．肺門部の肺動脈は太くなり，こぶしを握ったような形になっている(knuckle sign)．

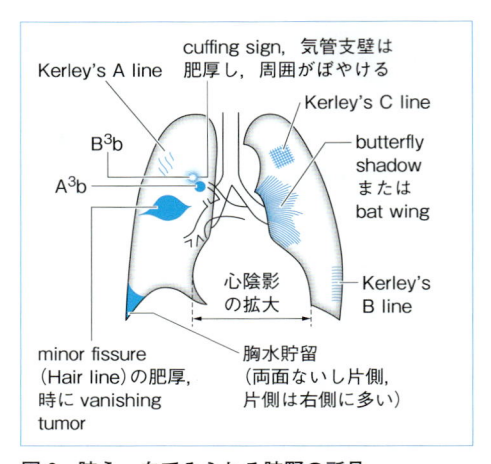

図6 肺うっ血でみられる肺野の所見
上葉前区(3b)では，肺動脈(A^3b)と気管支(B^3b)が前方に向かうため，正面像で接線方向に認められる．通常，肺動脈(A^3b)と気管支(B^3b)は同じ太さであるが，血流が増加すると血管(A^3b)が太くなり，気管支周辺の浮腫は気管支(B^3b)の壁を厚くし，しかも輪郭をぼけさせる(peribronchial cuffing)．

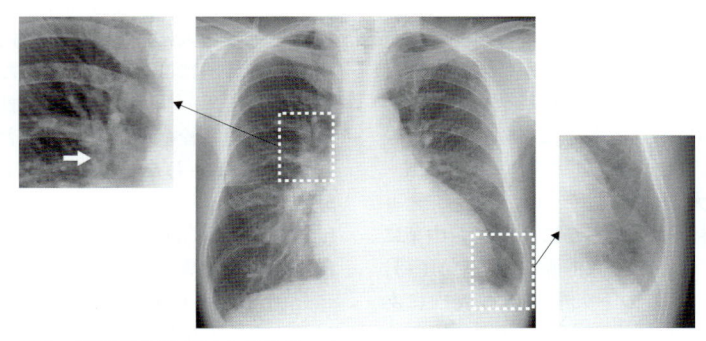

図7 拡張型心筋症による肺うっ血
両側に少量の胸水があり，肺野の間質影(Kerley's B line)を認め(拡大図右)，上肺野の血管拡張と気管支周囲のボケ(拡大図左)を認める．

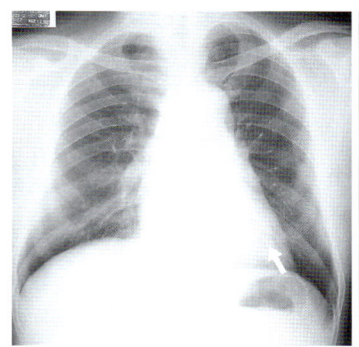

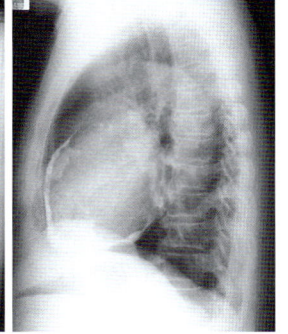

図8 収縮性心膜炎による心膜石灰化
側面像（右）で明瞭に心膜の石灰化を認める．正面像（左）では心尖部の内側にわずかに石灰化を認める程度である（矢印）．

陰影である．そのほかに肺門から斜めに4〜5 cm程度の長さで見えるKerley's A line，肺野に網目状に見えるKerley's C lineがある．また，血管や気管支周囲の間質への滲みだしは，血管や気管支の辺縁のぼけ（cuffing sign）となる．

肺静脈圧がさらに上昇（>35 mmHg）すると，間質から肺胞腔にも水分が漏出し肺水腫となる．肺水腫はしばしば両側肺門中心性に生じるため，butterfly shadow（蝶の羽）ないしbat wing sign（こうもりの翼）と呼ばれるが，時に片肺のみのこともある．

③胸水貯留

胸水が200 mLを超えると正面像で肋骨横隔膜角（cost-phrenic angle）の鈍化として認められる．葉間に貯留すると葉間裂に貯留した胸水として認識できる．特に，右上葉と右中葉の間の小葉間裂（Minor fissure）の胸水は接線方向に写るため，腫瘍性病変と似た陰影を呈することがある．この陰影は胸水の消失に伴って消失するため，vanishing tumorと呼ばれる．

i．心血管の石灰化

いろいろな病態で縦隔内に石灰化が認められるが，心血管陰影内の石灰化は診断の糸口になることがあるので，注意深く石灰化を見る必要がある．CTがその検出に優れるが，単純写真が診断のきっかけになることが多い．大動脈壁，大動脈弁，僧帽弁輪の石灰化は比較的容易である．心膜の石灰化に気づくことによって収縮性心膜炎診断の糸口になることがある（図8）．心室瘤壁や心腔内血栓，冠動脈の石灰化も注意深く観察すれば認められる．

■ 心臓専門医へのコンサルテーション

・胸部X線写真で下記のような異常を認め，その原因が同定されていない場合には，臨床像を参考にして専門医にコンサルテーションする．
  1) 55％以上の心拡大ないし以前と比較して2 cm以上の心横径の拡大
  2) 大動脈辺縁の不鮮明化ないし連続性のない突出を認める場合
  3) 大動脈病変を示唆する上縦隔の（8 cm以上の）拡大
  4) 肺動脈の拡張（右肺動脈下行枝の14 mm以上の拡張）および肺血流の異常（増加ないし減少）
  5) 肺野のうっ血所見および胸水貯留（特に右側優位の場合）
  6) 心腔の拡大を示唆する心陰影の突出
  7) 明瞭な心膜石灰化

四肢疼痛，四肢冷感
Limb pain, Limb coldness

越川めぐみ　信州大学・循環器内科学
池田宇一　信州大学教授・循環器内科学

【概念】
　四肢疼痛と四肢冷感はその名の通り，手足が冷えること，痛みを自覚することであるが，原因はさまざまである．また，これらの訴えは患者の主観によるものであるので，その強さと病状の重症度が必ずしも相関しないため，慎重な問診や診察，検査が必要となる．

【病態】
　四肢疼痛，冷感を来す疾患を**表1**に示す．頻度からいえば，閉塞性動脈硬化症と腰部脊柱管狭窄症によるものが多く，その鑑別も重要となる．

表1　四肢疼痛・四肢冷感を来す疾患

(1) 脈管性
　①動脈性
　　閉塞性動脈硬化症
　　急性動脈閉塞
　　バージャー病
　　レイノー病・レイノー症候群
　　膠原病に伴う血流障害
　　コレステロール塞栓症
　②静脈性
　　血栓性静脈炎
　　深部静脈血栓症
　　静脈瘤
　　血流うっ滞性皮膚炎
　③リンパ管性
　　リンパ浮腫　　　　　　　　　　　など
(2) 神経性
　①脊柱管狭窄症
　②坐骨神経痛
　③糖尿病性神経障害　　　　　　　　など
(3) 局所性
　①変形性膝関節症
　②関節リウマチ
　③筋肉痛
　④外傷・骨折
　⑤蜂窩織炎
　⑥骨腫瘍・骨転移　　　　　　　　　など

【診断のポイント】
1. 問診
　疼痛や冷感の訴えは，患者によってさまざまである．**表2**に問診のポイントを示す．うまく聞き出すことができれば，この段階で診断に到達できる可能性も高い．

2. 身体所見
a. 視診
　虚血が原因であれば，指趾の蒼白化やチアノーゼがみられたり，筋肉がやせ細ったり，体毛がうすくなったりする．また，静脈瘤や皮膚色素変化，潰瘍，壊疽などがないか確認する．

b. 触診
　実際触って冷たいかどうか触診する．しかし季節や室温，靴下などによる保温により皮膚温は変化するので，訴え通りの冷感を認めない場合もあるし，実際に皮膚温の低下はないのに冷感として自覚する場合もある．同時に感覚異常や感覚鈍麻の部分がないかについても聞いていく．

　次に動脈を触診する．下肢の場合，大腿動脈(鼠径部)，膝窩動脈，後脛骨動脈，足背動

表2　問診のポイント

(1) 発症のしかたと経過
　　症状はいつからか．急性発症か慢性経過か．
　　増悪傾向か軽減傾向か．
(2) 疼痛・冷感の部位
　　大腿，下腿，足先，膝のみなど．
　　両側性か片側性か．
(3) 疼痛・冷感を自覚する状況
　　安静時か労作時か．
　　労作時の場合は具体的に．
　　(歩き始めから，200 m ほど歩くとなど)
(4) 疼痛・冷感の性状
　　疼痛は，ずきずきやじんじん，重い感じなど患者本人に言い表してもらう．
　　冷感は文字通り冷たく感じることであるが，感覚鈍麻の症状を指して訴える場合もある．
　　また症状が軽減される姿勢，体位．
　　(前かがみで楽になるなど)
(5) 随伴症状
　　腰痛や排尿障害など．
(6) 間欠性跛行
　　間欠性跛行の有無．

脈の触診を行う．左右差も重要な所見となるので，後脛骨動脈と足背動脈は左右同時に触診し比較する．

c．聴診

鼠径部の血管雑音は重要な所見であるので，必ず血管雑音の有無を確認する．

3. 検査

採血では，CRP，CK，FDP-Dダイマーなどを測定する．糖尿病や脂質異常症など，血管危険因子の有無も重要になるので，採血にて確認する必要がある．上腕・足関節血圧比（ABI）や，下肢・腹部動静脈エコー，腹部CT，腰部MRIなどが必要となる．いずれも問診と身体所見にて可能性が高い疾患をしぼり，必要な検査をすすめていくことになる．冷感については客観的な評価は難しいが，図1のようにサーモグラフィーを使えば，診断のみならず経過観察にも有用である．

【鑑別診断】

表1のように四肢疼痛，冷感をきたす疾患はさまざまである．大きく分けると，脈管性，神経性，局所性となる．

特に閉塞性動脈硬化症と脊柱管狭窄症は頻度が多いばかりか，自覚症状のみでは鑑別に迷う場合も多い．ポイントは動脈触診と疼痛の発現の仕方である．両者は間欠性跛行を訴えるが，閉塞性動脈硬化症では，ある一定の距離や負荷（坂道・階段など）にて疼痛が発症し立ち止まって休めば数分で改善する．脊柱管狭窄症の場合は，起き上がる時や立ち上がるだけでも疼痛を自覚したり，歩行による疼痛も前屈姿勢で改善するなどの特徴がある．

急性動脈閉塞はまれではあるが，迅速な対応をとる必要があるため要注意である．これは突然発症の激痛と冷感，四肢末端の蒼白化やチアノーゼを認める．バージャー病は喫煙歴のある若年男性で，末梢病変を主体とする動脈閉塞性疾患である．血栓性静脈炎の場合は，皮下静脈の炎症のため発赤や腫脹がみられる．索状に静脈が触れることもある．深部静脈血栓症やリンパ浮腫でも，下肢の腫脹と疼痛を訴える．

【治療方針】

急性動脈閉塞の場合は，緊急にカテーテルや外科的手術による血行再建が必要となる．塞栓源を探すことも重要で再発防止にもつながる．発作性心房細動による血栓が塞栓源となる場合が多い．

閉塞性動脈硬化症をはじめとする慢性経過の動脈閉塞性疾患については，抗血小板薬の投与と運動療法にて改善がみられない場合，血行再建が必要となる．病変部や年齢，合併疾患などを考慮して，カテーテルを用いる経皮的血行再建と，外科的血行再建が選択される．安静時疼痛や潰瘍・壊疽を認める重症虚血肢では，救肢目的（下肢切断抑止目的）に早急な血行再建が望まれる．

深部静脈血栓症の場合は，血栓の局在診断と肺血栓塞栓症合併の有無を考慮して下大静脈フィルター留置の必要性を検討する．抗凝固療法は必須となる．

静脈やリンパ管による腫脹・疼痛には弾性ストッキングが推奨されるが，病状によって着用を見合わせたほうがよい時期もあり，専門医の判断をあおぐ．

■ 入院・専門医へのコンサルテーション

・急性動脈閉塞の場合は，可及的速やかに専門医へ搬送することが必須となる．

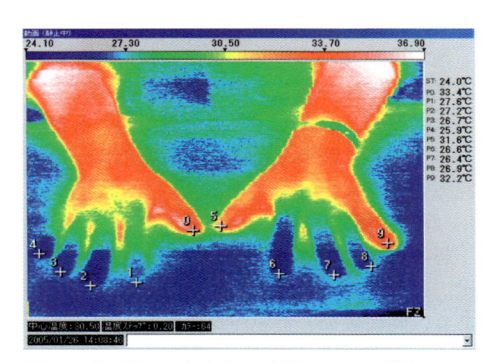

図1 バージャー病患者の手指のサーモグラフィー
右I指と左I，V指は保たれているが，右II〜V指と左II〜IV指の皮膚温低下を認める．

- 安静時疼痛や潰瘍・壊疽を認めるような重症虚血肢の場合も早急に専門医へ紹介する．
- 深部静脈血栓症で，CTや超音波検査にて血栓を認めた場合は，下大静脈フィルター留置の適応も含めて専門医へ紹介することが望ましい．

■ 患者説明のポイント
- 下肢冷感と疼痛はさまざまな原因で起こる．
- 脈管性と神経性では症状が似ていることもあるので自分で判断せず，診察・検査を受けること．

■ 医療スタッフへの指示
- 疼痛や冷感は患者の自覚によるものであり，その訴えの強さと緊急性・重症度は必ずしも相関しないことを念頭に置いたうえで，皮膚の色調変化（蒼白・チアノーゼ）や動脈拍動の減弱・欠如など緊急を要する所見の有無をチェックすることが重要である．

腹痛，腰痛
Abdominal and lumbar pain

今村　浩　信州大学准教授・救急集中治療医学
池田宇一　信州大学教授・循環器内科学

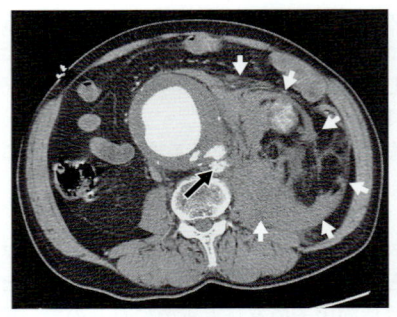

図1　腹部大動脈瘤破裂（75歳，男性）
突然の腹痛と意識障害にて発症し，1時間後救急搬送．直径9cmの大動脈瘤と造影剤の血管外漏出（黒矢印），後腹膜の血腫（白矢印）を認める．

【概念】
　腹痛，腰痛は，プライマリ・ケアにおいては最もありふれた症状の1つであり，消化器疾患のほか泌尿器疾患，婦人科的疾患，整形外科的疾患が原因となることが多い．一方，循環器疾患としては，腹部大動脈瘤や急性大動脈解離などの大動脈疾患，内臓動脈疾患，上腸間膜動脈閉塞症を代表とする腹部臓器虚血，これらに加えて心筋虚血による関連痛などが原因となる．

　腹痛，腰痛を訴える患者のなかで循環器疾患の占める頻度は低いが，重症度・緊急度の高い疾患は多い．見落としや診断の遅れを避けるためには，緊急度の高い疾患をまず否定する姿勢が必要となる．

【考えられる主な疾患】
1．腹部大動脈瘤および腸骨動脈瘤（図1）
　腹部大動脈瘤は時に軽い痛みや圧迫感をきたすことがあるが，通常は破裂しない限り無症状である．腹部や腰部の突然の激しい痛みとともに腹部膨満，冷汗，意識障害などショックの徴候が出現すれば，破裂を考えて緊急の対応が必要である．腸骨動脈瘤破裂の場合は腹部膨満がはっきりせず，超音波検査でも描出不良のため見落とされやすい．

2．急性大動脈解離
　通常は胸部から背部に突然の鋭い，裂かれるような疼痛を来し，その一部が腹部に及ぶ場合が多い．しかし下行大動脈，特に腹部大動脈を中心に解離した場合は胸背部痛がなく腹痛のみの症例も存在する．

3．腹部内臓動脈瘤
　稀ではあるが腹腔動脈の分枝や上腸間膜動脈，腎動脈などに動脈瘤が形成されることがあり，時に破裂して急激な腹痛，ショックを来す．

4．上腸間膜動脈閉塞症
　上腸間膜動脈領域に急性の虚血が生じ，小

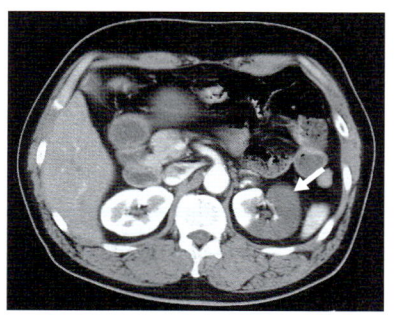

図2 腎梗塞（47歳，男性）
突然の左腹痛，腰痛にて救急受診．左CV angleに叩打痛を認め，尿潜血反応陽性のため，当初尿路結石を疑われた．CTにて左腎の造影不良が認められる（矢印）．精査の結果拡張型心筋症，左室内血栓による腎動脈塞栓と診断された．

腸の壊死性変化が誘発される．虚血の主な原因は血栓塞栓か，または動脈の粥状硬化に全身の灌流低下が加わることである．最初は腹痛のみで重症感はないが，その後腸管の壊死とともに徐々に腹痛の増強，血圧低下，意識障害が進行し多臓器不全に至る．診断が遅れやすく，予後不良な疾患である．

5．腎梗塞（図2），脾梗塞

多くは心房細動や感染性心内膜炎に伴う心原性塞栓により生じ，時に大動脈解離や外傷が原因となることがある．突発する片側の側腹部痛，腰痛で発症する．腎梗塞では肋骨脊柱角部（CV angle）に叩打痛を認め，血尿（多くは顕微鏡的血尿）を認めることが多い．以上の特徴から尿路結石と誤認されることがある．

6．急性冠症候群

通常は胸痛，胸部圧迫感を主訴とするが，時に上腹部の痛みを訴える場合がある．また急性心筋梗塞，特に下壁梗塞ではBezold-Jarisch反射に伴う迷走神経緊張状態により，嘔気，嘔吐を伴うことが多い．このため上部消化管疾患や胆道疾患と誤認されやすい．

【鑑別診断のポイント】
1．病歴聴取

既往歴では高血圧や他の動脈硬化危険因子が重要であり，これらがあれば大動脈疾患や急性冠症候群の可能性を考慮に入れるべきである．心房細動患者では塞栓症による腹部臓器虚血を念頭に置く．現病歴では疼痛が突発性か否か，その性状と強さ，放散痛，疼痛を生ずる条件（食事，排便，体位や体動との関係）が重要である．

主訴が腹痛であっても，よく聞くと胸部や背部の痛みも伴っている場合があるので注意する．一般に循環器疾患に伴う場合は比較的突発性で，特別な増悪条件のない，「身の置き所のないような」痛みであることが多い．随伴症状としての冷汗は極めて重要であり，循環器疾患を疑うきっかけとなりうる．

2．身体所見

まず重要なのはバイタルサインである．血圧低下，頻脈，頻呼吸，冷汗，毛細血管再充満時間の延長など，ショックの所見は循環器疾患を示唆する．その他，腹部の拍動性腫瘤や，下肢チアノーゼ，冷感，脈拍触知不良などの虚血所見が重要である．

3．必要な検査・所見の評価

❶**胸部，腹部X線検査**：縦隔拡大，大動脈石灰化など．

❷**超音波検査**：大動脈瘤，大動脈解離の診断に有用．

❸**血液検査**：急性大動脈解離におけるDダイマーの上昇，上腸間膜動脈閉塞症や大動脈瘤破裂における代謝性アシドーシス，急性冠症候群における心筋マーカーの上昇に注目する．

❹**心電図検査**：虚血性心疾患の否定．

❺**CT検査**：大動脈瘤，大動脈解離，腸間膜動脈閉塞症，腎・脾梗塞いずれの疾患にも有用である．ただし造影剤の使用が必要となる．

❻**血管造影**：腸間膜動脈閉塞症，腎梗塞などの腹部臓器虚血疾患，腹部臓器動脈瘤の場

合に考慮される．近年ではCTの診断能が向上したため，血管造影は診断確定後に血管内治療を前提として行われることが多い．

4. 注意点

腹部大動脈瘤を有し，腹痛，腰痛を訴えている患者の診療には注意が必要である．緊急性の点からまずは破裂を考慮することが最も重要であり，除外されるまではバイタルサインの変化のみならず診察時の体位（座位，腹臥位など）にも注意を払う．一方，未破裂例では，時に切迫破裂の場合もあるが，多くは他に疼痛の原因があるため他臓器疾患の検索を十分に行うべきである．

【一時的処置・治療法】

1. 腹部大動脈瘤，腸骨動脈瘤

破裂の場合は出血性ショックに対する対処（大量輸液・輸血，気道確保・呼吸・循環の安定化）を行いつつ，緊急手術を手配する．未破裂例で他に明らかな疼痛の原因がない場合は，切迫破裂も否定できないため，入院で経過観察するとともに，早期の手術を考慮する．

2. 急性大動脈解離

積極的な鎮痛，降圧療法を行う．

3. 上腸間膜動脈閉塞症

腸管壊死のない早期であれば血管造影に引き続いて血管内治療（血栓溶解，血管形成）が可能であるが，多くはすでに腸管壊死に至っており，手術（腸切除）が必要である．術前から術後にかけては脱水，アシドーシスの補正，感染コントロールをはじめとする全身管理を行う．

4. 腎梗塞・脾梗塞

多くは抗凝固療法による保存的治療が可能である．原因検索および再発予防が重要である．

■ 専門医へのコンサルテーション

・腹部大動脈破裂の緊急度は極めて高く，遅滞なく心臓血管外科医に連絡すべきである．

■ 医療スタッフへの指示

・腹痛・腰痛患者で循環器疾患が否定できない場合はバイタルサインに注意を払い，不用意に歩行・排便を許可したり疼痛刺激を与えたりしないよう周知する．

全身所見（体型，顔貌）
General findings（habitus, facies）

椎名一紀　東京医科大学・循環器内科
山科　章　東京医科大学教授・循環器内科

【概説】

循環器疾患が全身疾患の一部として生じる場合があり，その場合には心疾患系の身体所見だけではなく，全身の身体所見が診断とその後の治療に有用である．また，丁寧な身体診察は，医師患者間の良好な信頼関係を築くうえでも重要である．ここでは，循環器疾患に関連した全身所見，特に体型，顔貌について述べる．

【体型】

診察の際にまず観察することは，患者の外観である．体型，顔貌，顔色，皮膚の色，呼吸などを注意深く観察する（表1）．

Marfan症候群は大動脈弁輪拡張症，大動脈閉鎖不全，大動脈瘤や大動脈解離，僧帽弁逸脱を生じる．その体型は，高身長と細長い四肢や手指（くも状指：arachnodactyly），胸郭の変形（漏斗胸，鳩胸）などである．thumb sign（握り拳の尺側に親指の先が突出する），wrist sign（自分の手首を握ると親指と小指が交差する）の陽性所見がみられる．また，両手を広げたときの指尖間の距離（arm span）が身長を超える，上半身（恥骨上縁より上）が下半身より短いなどの特徴がある．

大動脈縮窄症などの先天性心疾患を合併するTurner症候群では，低身長，外反肘，翼状頸などがみられる．漏斗胸や鳩胸は僧帽弁逸脱症やMarfan症候群でみられる．胸椎が

表1　特徴的な体型，四肢の所見

体型	原疾患（心疾患）
高身長，細長い四肢，くも指，漏斗胸，鳩胸	Marfan症候群（大動脈弁輪拡張症，大動脈閉鎖不全，大動脈瘤，大動脈解離，僧帽弁逸脱）
低身長，外反肘，翼状頸	Turner症候群（大動脈縮窄症）
Straight back syndrome	僧帽弁逸脱
皮膚の過伸展，脆弱性，関節の過可動性	Ehlers-Danlos症候群（僧帽弁逸脱，大動脈解離，動脈瘤）
下半身の発達障害	大動脈縮窄症
るいそう（cardiac cachexia）	重症慢性心不全
中心性肥満	Cushing症候群（高血圧）
ばち指	チアノーゼ性先天性心疾患，肺疾患
Osler結節，Janeway斑	感染性心内膜炎
下腿腓腹筋の仮性肥大	Duchenne型筋ジストロフィー（拡張型心筋症様）

表2　特徴的顔貌

顔貌	原疾患（心疾患）
眼球突出，眼瞼裂隙，眼瞼の振戦	Basedow病（高心拍出性心不全，心房細動）
無気力，無表情，眼瞼周囲のむくみ，頭髪の脱毛，眉毛外側の脱落（粘液水腫様顔貌）	甲状腺機能低下症（徐脈，心拍出低下）
前額，特に眉弓部，頬骨，下顎の突出，鼻，唇の肥大	末端肥大症（高血圧，心筋肥大）
満月様顔貌	Cushing症候群（高血圧）
両頬の紅潮と口唇チアノーゼ（僧帽弁顔貌）	僧帽弁狭窄症
眼瞼周囲の黄色腫，角膜輪	家族性高コレステロール血症
巨舌，眼瞼周囲の斑状出血	心アミロイドーシス
結節性紅斑などの皮膚症状，顔面萎縮，鼻中隔穿孔（重症例）	高安動脈炎
蝶形紅斑	全身性エリテマトーデス（Libman-Sacks型心内膜炎，伝導障害）
内眼角贅皮，瞼裂斜上，鼻根部扁平	Down症候群（心室中隔欠損，心内膜床欠損）
前頭部脱毛，白内障，外眼筋麻痺，眼瞼下垂	筋緊張性ジストロフィー（拡張型心筋症様）

生理的彎曲（後彎）を欠くStraight back syndromeでも約半数に僧帽弁逸脱がみられる．皮膚の過伸展，脆弱性と，関節の過可動性をきたすEhlers-Danlos症候群では僧帽弁逸脱，大動脈解離，動脈瘤がみられる．大動脈縮窄症では下半身の発達障害がみられる．

重症慢性心不全では，栄養障害のため，るいそう（cardiac cachexia）となる．高頻度に高血圧を来すCushing症候群では，中心性肥満，皮膚の菲薄化がみられる．心血管イベント発症との関連がある閉塞性睡眠時無呼吸症候群は肥満を高率に合併する．伝導障害や心収縮能および拡張能が障害される心ヘモクロマトーシスでは皮膚の色素沈着がみられる．

表3　チアノーゼの分類

分類	病態	出現部位	原因疾患
中心性チアノーゼ	動脈血酸素飽和度の低下．ばち指を伴う	結膜や口腔内粘膜	右左短絡を伴う心疾患，急性肺水腫，肺動静脈瘻，肺疾患
末梢性チアノーゼ	血流遅延のため組織での酸素飽和度が低下．動脈血酸素飽和度は正常あるいは軽度の低下	指趾，耳朶，鼻先などに限局．一過性	寒冷被曝，ショック，動脈閉塞による循環障害（塞栓症か閉塞性動脈硬化症），Raynaud症候群

【顔貌】

顔貌から特定の循環器疾患を診断できる場合がある(表2)．

高心拍出状態から心不全，心房細動などを引き起こすBasedow病では，眼球突出，眼瞼裂隙，眼瞼の振戦を認める．一方，徐脈，心拍出低下を来す甲状腺機能低下症でみられる粘液水腫様顔貌は，無気力な表情のない顔貌で，眼瞼周囲のむくみ，頭髪の脱毛，眉毛外側の脱落が特徴である．

高血圧や心筋肥大を来す末端肥大症では，前額，特に眉弓部，頰骨，下顎が突出し，鼻，唇が肥大している．Cushing症候群では副腎皮質ホルモンの影響で顔全体が丸くなり(満月様顔貌)，赤く，かつ多毛になる．経過の長い僧帽弁狭窄症では，両頰の紅潮と口唇にチアノーゼを認める(僧帽弁顔貌)．

家族性高コレステロール血症の患者では，眼瞼周囲の黄色腫やアキレス腱肥厚，若年者でも角膜輪が認められる．感染性心内膜炎では眼瞼結膜に小出血斑をみる．眼底にみられる出血斑をRoth斑という．心アミロイドーシスでは，巨舌，肝脾腫，眼瞼周囲の斑状出血がみられる．大動脈と主要分枝に狭窄病変を呈する高安動脈炎では，結節性紅斑などの皮膚症状や顔面萎縮，重症例では鼻中隔穿孔を来すことがある．心膜炎，Libman-Sacks型心内膜炎や伝導障害を来す全身性エリテマトーデス(SLE)では，蝶形紅斑などの皮膚病変がみられる．

短絡性心疾患では全身性，特に結膜や口唇，頰部粘膜に中心性チアノーゼが出現する．血中の還元ヘモグロビンの絶対量が，5 g/dLを超えると出現する．末梢性チアノーゼは耳朶，鼻先などの顔面や四肢末梢に限局する(表3)．動脈管開存で右左短絡を生じるとチアノーゼは上肢より下肢で(differential cyanosis)，上肢では右手より左手で強くみられる．心室中隔欠損，心内膜床欠損などの心奇形を合併するDown症候群では，内眼角贅皮，瞼裂斜上，鼻根部扁平などの特異顔貌を呈する．心筋症合併，完全房室ブロックを来す筋緊張性ジストロフィーでは，前頭部脱毛，白内障，外眼筋麻痺，眼瞼下垂がみられる．

【四肢】

大動脈弁閉鎖不全症や甲状腺機能亢進症などで脈圧の増加するときに手の指の爪を上から強く押すと，爪床の白い部分と赤い部分が心拍に一致して前後する(Quinckeの拍動)．ばち指は中心性チアノーゼに特徴的でチアノーゼ性先天性心疾患や低酸素血症を伴う肺疾患でみられる．爪板と皮膚のなす角度がなくなり，指腹の軟部組織は肥厚し，爪根は浮き，浮遊感がみられる．

感染性心内膜炎では，微小塞栓により，眼瞼，手掌，足底，手足の指先の皮下に出血斑(splinter hemorrhage)，Osler結節，Janeway斑を認める．Osler結節は有痛性で紅紫色の小結節で，Janeway斑は無痛性で隆起性小紅斑である．心房心室中隔欠損症などを合併するHolt-Oram症候群は，橈骨形成異常を来す．拡張型心筋症様となるDuchenne型筋ジストロフィーでは近位筋の脱力，動揺性

歩行，登はん性起立，下腿腓腹筋の仮性肥大がみられる．

■ 専門医へのコンサルテーション
・合併する循環器疾患によっては内科的治療や心臓外科手術が必要なものもあるため，早期に循環器専門医にコンサルトする．

■ 患者説明のポイント
・特徴的な体型・顔貌と心疾患の関連や，検査・治療の必要性を十分に説明する．

■ 医療スタッフへの指示
・突然予期せぬ心疾患が発見された場合，患者の精神的なケアにも配慮する．

ブルガダ三兄弟が愛してやまない心電図の銘選集

ブルガダ症候群を発見した医師として名高いP.Brugadaを中心に、その三兄弟が非常に大切にしている82の心電図を紹介。厳選された心電図自体も大変貴重であるが、ユニークで分かりやすいイラストとポイントを絞った解説文から、三兄弟が進める謎解き（心電図診断）が明らかになる。心電図を学び始めたレジデントはもちろん、EP、アブレーションを行う不整脈専門医にも役立つtips & tricksが満載。

目次

1. 似て非なるもの
2. 離ればなれの心房
3. 頻脈なしの頻脈発作
4. スピード・アップ
5. スピード・アップ II
6. 高く低く
7. 大当たり
8. 期外収縮で死んだり生き返ったり
9. 踊る P 波
10. 心房二段脈、それとも？
11. 混乱しないで！
12. 周期交互脈
13. 賢ければ EP は不要
14. 名代
15. 完全ブロックは完全に死んでいる訳ではない
16. 心室捕捉のまれな一例
17. 房室結節二重伝導路の確認〜前項からの続き
18. 右室の心拍数は？
19. イパネマの娘のキス
20. 偽性不完全右脚ブロック
21. 誤ってごみ箱に捨ててしまった心電図
22. 自己ペーシングにより心室頻拍が停止
23. 細かく分析することにより違いがわかる
24. "P" を探せ
25. 偽性 torsade de pointes

（以下略合計 82 項目）

ブルガダ三兄弟の心電図リーディング・メソッド82

Our Most Beloved Electrocardiograms

[原著] J. Brugada・P. Brugada・R. Brugada

[訳] 野上昭彦 横浜労災病院不整脈科部長　小林義典 東海大学医学部内科学系教授・循環器内科
鵜野起久也 東京医科大学八王子医療センター准教授・循環器内科　蜂谷 仁 土浦協同病院循環器センター内科部長

● B5横　頁232　2012年　定価4,725円（本体4,500円＋税5%）[ISBN978-4-260-01544-8]
消費税率変更の場合、上記定価は税率の差額分変更になります。

医学書院
〒113-8719 東京都文京区本郷1-28-23
[販売部] TEL：03-3817-5657　FAX：03-3815-7804
E-mail：sd@igaku-shoin.co.jp　http://www.igaku-shoin.co.jp　振替：00170-9-96693

第2章 循環器救急患者の初期対応

循環器疾患患者のプレホスピタルケア
Pre-hospital care for patients with emergent cardiovascular disease

堀　進悟　慶應義塾大学教授・救急医学

【概説】

　循環器疾患は，発生頻度が高く，発症様式は急性，そして時に致死的である．したがって循環器疾患の診療には救急医療体制の充実が必要で，プレホスピタルケアでは，①救急現場〜搬送中の救急処置，および②専門診療（CCU，PCIなど）を行いうる病院選定，の2点が必要である．前者にはAED配備と市民の啓蒙，および救急救命士の増員と質的向上が，後者には循環器専門施設の救急医療体制への組み入れ（CCUネットワークなど），および救急医療施設のER機能（診断，病態安定化）の確保が重要である．

【疫学】

　2007年における東京都CCUネットワーク加入67施設の収容患者22,875人の内訳を図1に示す．全国ではこの10倍以上の患者数が見込まれ，CCU対象患者数は日本全体で約20万人以上，急性心筋梗塞は5万人以上と推測される．約20万人がCCU入院適応患者と仮定した場合，全国の救急搬送患者数500万人の4%，自力受診を含めた2,500万人の0.8%となる．すなわち，循環器専門治療を要する患者は多いが，救急患者全体から見るとその割合は低い．プレホスピタルケア

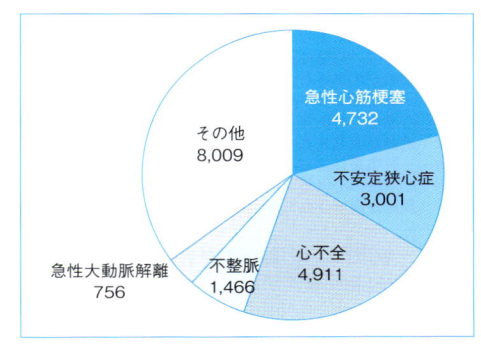

図1　疾患別CCUネットワーク収容患者数内訳（2007年，N＝22,875，東京都CCUネットワーク）

Available online at http://www.ccunet-tokyo.jp/doukou/index.html
Accessed on Dec 26, 2010

の戦略は，この統計に基づいて計画されるべきである．

【病院外心肺停止】

　図1には含まれないが，心肺停止の半数は心疾患によると推測され，その患者数は113,436人であった（2008年）．1992年から救急隊に配置された救急救命士数は19,371人，現在では救急隊の91.1%に配置されている（2009年）．

　2003年4月から救急救命士による電気除細動は包括的指示（医師の指示不要）となり，さらに2004年8月から一般の救急隊員にも実施可能となった．2008年の救急隊による電気除細動件数は13,178件に達した．また市民の応急手当（必ずしも心肺蘇生とは限ら

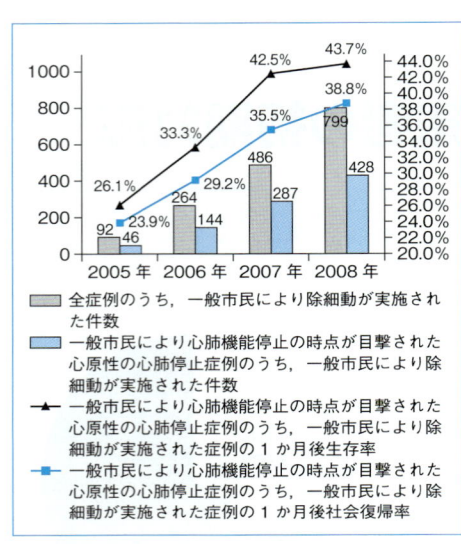

図2 一般市民により除細動が実施された件数の推移(総務省消防庁)
Available online at: http://www.fdma.go.jp/neuter/topics/houdou/2209/220908_1houdou/01_houdoushiryou.pdf
Accessed on Dec 26, 2010

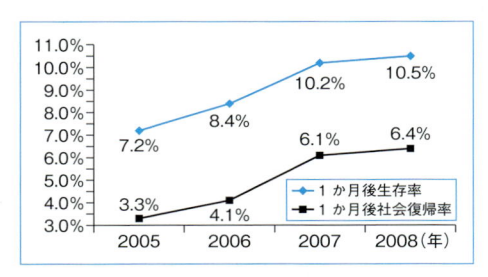

図3 心原性かつ一般市民の目撃のあった症例の1か月後生存率および社会復帰率(総務省消防庁)
Available online at: http://www.fdma.go.jp/neuter/topics/houdou/2209/220908_1houdou/01_houdoushiryou.pdf
Accessed on Dec 26, 2010

ない)の実施率は40.8%に達した(2008年).

国内販売のAEDは約30万台に達し,一般市民のAED使用は799件,1か月後社会復帰率は38.8%となった(2008年,図2).心原性かつ一般市民の目撃のあった症例の1か月後生存率は10.5%,社会復帰率は6.4%であった(図3).

【救急蘇生ガイドラインの普及】

ガイドライン2000以後,5年ごとにILCOR(International Liaison Committee on Resuscitation,国際蘇生連絡協議会)がCoSTR(International Consensus on Cardiopulmonary Resuscitation and Emergency Cardiovascular Care with Treatment Recommendations)を改訂し,これに合わせて救急蘇生ガイドラインが作成されるようになった.BLSやALSのみならず,救命蘇生に関連した医療の質が標準化されるようになった.ガイドライン2010では,胸骨圧迫がさらに強調され,PCIと低体温療法を含めた包括的蘇生後ケアが推奨された.また救急現場における12誘導心電図,胸痛の経過観察ユニットの重要性が強調された.

【循環器疾患を疑う症候と病院選定】

循環器疾患を疑う症候は,心肺停止,ショック,胸痛・背部痛,呼吸困難,失神,嘔気・嘔吐,上腹部痛,動悸などであるが,救急要請時,あるいは受診時には診断名は明らかではない.また,これらの症候を呈しても循環器疾患とは限らない.心肺停止の約半数,ショックの何分の一かが心原性であるにすぎない.胸痛患者のうちで循環器緊急症の割合は57%,しかし急性心筋梗塞はわずか20%にすぎない(表1).心原性失神は失神全体の5%以下にすぎない.

すなわち,循環器疾患を疑う症候の患者をすべてCCUに搬送することは不可能であり,CCUには循環器疾患以外の傷病への対応能力はない.このことから,循環器専門治療を実施すべき対象患者を,より多数の救急患者のなかから効率的に選別するシステムが必要である.

胸痛に関して,ガイドライン2010は経過観察ユニットが誤診防止に有用と述べた.経過観察ユニットは北米救急医学が1980年代

表1 胸痛を主訴に救急搬送された症例（N＝654，慶應義塾大学病院救急部　1995～1999年）

カテゴリー	疾患名	割合(%)
心血管緊急症		57
	急性心筋梗塞	20
	狭心症	19
	不整脈	7
	心不全	4
	大動脈緊急症	4
	失神	3
非典型的胸痛		21
その他		43
	気胸	5
	過換気症候群	5
	肺疾患	3
	消化器疾患	5
	その他	5

〔堀　進悟：症状から診るCardiac emergency. Heart View 2002：6：22-29 より引用〕

後半から設立したER内の診療ユニットで，原因不明の胸痛患者に心電図と心筋マーカーを継時的に測定するプロトコルにより，入院治療が必要な患者を選別する機能を有する．他の例を挙げれば，主訴が腹痛の急性大動脈解離は，誤診されやすい．致死的な循環器疾患を効率よく診断するには，循環器専門医と救急医学専門医との協力が必要である．

一次救命処置
basic life support（BLS）

坂本哲也　帝京大学教授・救急医学

【概念】

　一次救命処置（basic life support；BLS）とは，心停止患者の心拍再開のために行われる心肺蘇生（cardiopulmonary resuscitation；CPR）と自動体外式除細動器（automated external defibrillator；AED）の使用を意味する．CPRは胸骨圧迫と人工呼吸の組み合わせであるが，胸骨圧迫のみのCPRもある．

医療従事者がマニュアル除細動器を用いて行う除細動は，AEDを用いる場合と同様にBLSの一部である．BLSの概念には腹部突き上げ法，背部叩打法などによる気道異物の除去も含まれる．CPRで最も重要なのは，質の高い胸骨圧迫を絶え間なく継続することである．

【救命の連鎖】

　2010年に国際蘇生連絡委員会（ILCOR）による「心肺蘇生と緊急心血管治療のための科学と治療の推奨に関わる国際コンセンサス（CoSTR）」が改訂され，これに基づいてわが国もJRC（日本版）ガイドラインを発表した．

　このガイドラインでは，成人と小児に共通した「救命の連鎖」として，①心停止の予防，②心停止の早期認識と通報，③一次救命処置（CPRとAED），④二次救命処置と心拍再開後の集中治療の4つのリングを提唱している．2005年版ガイドラインまでの「救命の連鎖」においては，CPRとAEDは独立したリングとなっていた．しかし，AEDの効果を最大限活かすには電気ショック前後のCPRが重要であること，わが国では市民用AEDが30万台以上普及しほとんどの蘇生講習ではCPRだけでなくAEDの使用が含まれていることから，「一次救命処置」のリングとして統合した点が，欧米のガイドラインにおける「救命の連鎖」との相違になる．

【BLSアルゴリズム】(図1)

　BLSアルゴリズムは，訓練が十分でない市民でも最大の効果が得られるように配慮されている．

1. 心停止の判断(ボックス1～3)

　周囲の安全を確認し，呼びかけに反応がなければ大声で助けを呼んで119番通報とAEDの手配を依頼する．助けがいなければCPRに着手する前に自分で119番通報を行う．通報を受けた通信指令員からは口頭指導を受けることができる．市民は呼吸の確認をするために気道確保を行う必要はなく，胸と

```
        1 ┌─────────┐
          │ 反応なし │
          └─────────┘
                │ 大声で叫び応援を呼ぶ
                │ 119番通報・AED依頼
        2       ▼                              ┌──────────────────┐
          ◇─────────◇   普段どおりの呼吸あり  │ 気道確保         │
          │ 呼吸をみる │──────────────────────▶│ 応援・救急隊を待つ│
          ◇─────────◇                          │ 回復体位を考慮する│
                │                               └──────────────────┘
        3       ▼
          ┌─────────┐    *死戦期呼吸は心停止として扱う
          │ 呼吸なし*│
          └─────────┘
```

4   CPR
 ・ただちに胸骨圧迫を開始する
   強く（成人は少なくとも5cm，小児は胸の厚さの約1/3）
   速く（少なくとも100回/分）
   絶え間なく（中断を最小にする）
 ・人工呼吸ができる場合は30：2で胸骨圧迫に人工呼吸を加える
   人工呼吸ができないか，ためらわれる場合は胸骨圧迫のみを行う

5　AED装着

6　ECG解析　電気ショックは必要か？

7　ショック1回　ショック後ただちに胸骨圧迫からCPRを再開**

8　ただちに胸骨圧迫からCPRを再開**

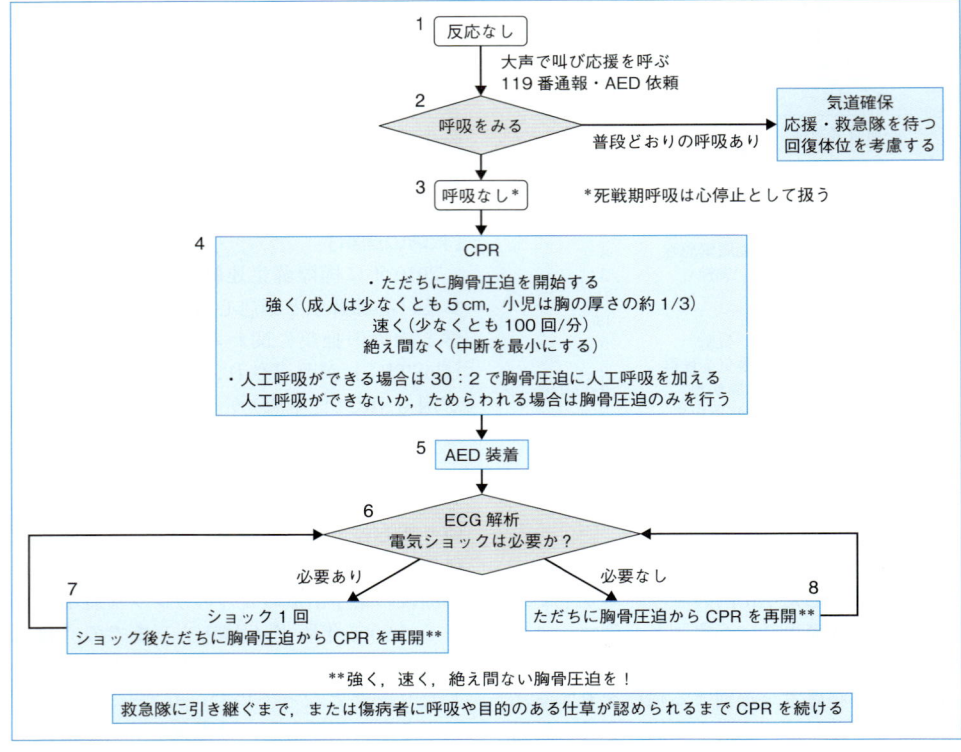

**強く，速く，絶え間ない胸骨圧迫を！
救急隊に引き継ぐまで，または傷病者に呼吸や目的のある仕草が認められるまでCPRを続ける

図1　BLSアルゴリズム〔JRC（日本版）ガイドライン2010より〕

腹部の動きを観察して10秒以内に判断する．心停止直後には，しゃくりあげるような途切れ途切れの「死戦期呼吸」をしばしば認めるので，普段どおりの呼吸でなければ直ちに胸骨圧迫からCPRを開始する．

2. CPR（ボックス4）
❶胸骨圧迫
胸骨圧迫は胸の真ん中を成人では少なくとも5cm，小児では胸郭前後径の約1/3沈むように強く圧迫する．テンポは少なくとも100回/分を保ち，圧迫の解除時は胸壁が完全に元の位置に戻るようにし，中断は最小限とする．疲労により胸骨圧迫が不十分とならないように，可能であれば1～2分ごとに圧迫を交代する．訓練を受けていない市民や人工呼吸ができない状況では，胸骨圧迫のみの

CPRを継続する．
❷人工呼吸
人工呼吸が可能であれば，30：2の回数比で胸骨圧迫に人工呼吸を加える．頭部後屈あご先挙上法で気道を確保し，約1秒かけて胸が上がる程度の息を2回吹き込む．胸が上がらなくても人工呼吸は2回までとして，胸骨圧迫を10秒以上中断しないようにする．

3. AED（ボックス5～8）
AEDが到着次第，AEDの電源を入れて電極パッドを装着し心電図を解析する．電気ショックが必要であれば1回行い，直ちに胸骨圧迫からCPRを再開する．不要であれば電気ショックは行わずに直ちに胸骨圧迫からCPRを再開する．AEDは2分毎に心電図の解析を繰り返すので，それまでCPRを継続

する．CPR と AED の使用は，救急隊に引き継ぐか，十分な循環が回復するまで繰り返す．

【医療用 BLS アルゴリズム】

　訓練を積んだ医療従事者が，医療機関内や救急現場において二次救命処置の端緒として行うために最適化された医療用 BLS アルゴリズムは，前述の市民を含めた共通の BLS アルゴリズムを基本とするが，相違点がいくつかある．複数の救助者によるチーム蘇生では，胸骨圧迫や人工呼吸を効果的に分担して CPR の質を高めることが重要である．

1. 心停止の判断

　医療従事者が業務で対応する意識障害患者は脳卒中や中毒によることも多いので，反応のない患者への普遍的なアプローチとして，緊急通報と資器材（除細動器など）の手配を依頼したうえで，まず気道を確保して呼吸の観察を行う．ただし，気道確保に手間取り CPR の開始が遅れないように注意する．熟練した医療従事者は，呼吸の観察と同時に頸動脈の拍動を確認して心停止の判断を行うが，脈拍の触知に確信が持てなければ呼吸のみで心停止を判断し，10 秒以上かけないようにする．

2. CPR

　胸骨圧迫から CPR を開始すること，胸骨圧迫の方法は同様であるが，医療従事者は 30：2 の回数比（複数の救助者による小児の CPR では 15：2）で人工呼吸を加えることを原則とする．医療機関内や救急現場で人工呼吸を行う場合は，ポケットマスクやバッグバルブマスクなどの人工呼吸用デバイスを用いる．これらの器具は日頃から準備され，医療従事者はその使用に習熟しておく必要がある．

3. 除細動

　医療機関内ではマニュアル除細動器も用いられるが，電気ショック後には脈拍の確認をせず，直ちに胸骨圧迫から CPR を再開するのは AED の場合と同様である．

二次救命処置

advanced cardiovascular life support（ACLS）

野々木　宏　静岡県立総合病院・院長代理

【概念】

　2010 年は，心肺蘇生法（CPR）が確立されてから 50 周年である．国際蘇生連絡委員会（ILCOR）からの「心肺蘇生と緊急心血管治療のための科学と治療の推奨に関わる国際コンセンサス（CoSTR）」国際的なコンセンサスに基づき，米国心臓協会（AHA）やヨーロッパ蘇生協議会（ERC）とともに，わが国も初の JRC（日本版）ガイドライン 2010 が同時に発表された．心停止例への救命率の向上には，BLS（一次救命処置）と ACLS（二次救命処置）の統合が重要であり，ACLS においても質の高い BLS の実践が基本となる（図1）．また，心脳蘇生が重要であり，社会復帰を目指すためには，心拍再開後ケアが重要であり，特に低体温療法の適用が強く勧告された．救命の連鎖において，小児も成人も「心停止の予防」が重要であり，特に心停止を来す疾患の発症予防や病院内では心停止前の早期発見による予防対策が重要である．わが国では救命の連鎖の第 1 のリングとして，成人も小児と同様に予防を挙げた．

【医療従事者の BLS】

1. BLS の手順

　心停止時には，脳と心臓を含めた全身灌流が重要であり，また，早期に心肺蘇生法を容易に実施可能なように，最も重要で，容易に開始できる胸骨圧迫から開始することとなった．反応がみられず，呼吸をしていないかあるいは正常な呼吸をしていない（死戦期呼吸）傷病者には，まず胸骨圧迫から心肺蘇生を開始することにした．また，見て聞いて感じてという呼吸の確認は，死戦期呼吸を異常呼吸であると認識しにくくなることや胸骨圧迫開始までの時間が長くなることから推奨されな

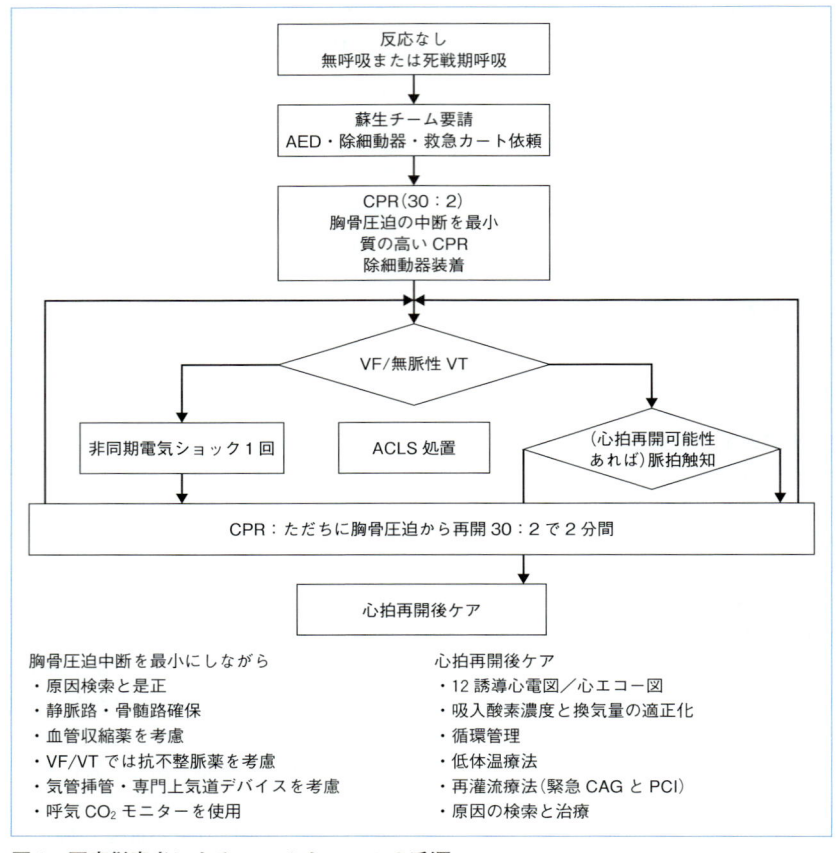

```
              反応なし
         無呼吸または死戦期呼吸
                  ↓
            蘇生チーム要請
       AED・除細動器・救急カート依頼
                  ↓
             CPR(30：2)
         胸骨圧迫の中断を最小
           質の高いCPR
            除細動器装着
                  ↓
           VF/無脈性VT
         ↙       ↓        ↘
  非同期電気ショック1回  ACLS処置  (心拍再開可能性
                                  あれば)脈拍触知
         ↘       ↓        ↙
   CPR：ただちに胸骨圧迫から再開30：2で2分間
                  ↓
            心拍再開後ケア
```

胸骨圧迫中断を最小にしながら
・原因検索と是正
・静脈路・骨髄路確保
・血管収縮薬を考慮
・VF/VT では抗不整脈薬を考慮
・気管挿管・専門上気道デバイスを考慮
・呼気 CO_2 モニターを使用

心拍再開後ケア
・12誘導心電図／心エコー図
・吸入酸素濃度と換気量の適正化
・循環管理
・低体温療法
・再灌流療法(緊急 CAG と PCI)
・原因の検索と治療

図1 医療従事者による BLS から ACLS の手順

くなった．したがって，心肺蘇生法の手順が A(気道確保)-B(人工呼吸)-C(胸骨圧迫)から，C-A-Bへ変更となった．これは50年間の歴史のなかで初めての大きな変更点である．

2. 胸骨圧迫の質の重要性

CPR の質がその後の転帰に影響するため，特に胸骨圧迫の質が求められ，強く押す(少なくとも胸が5 cm 沈む)，速く押す(少なくとも100/分のテンポ)，中断時間を10秒以内，リコイル(圧迫後に胸壁が完全に戻る)，過剰な換気を避けることが強調された．また心肺蘇生法の質をフィードバックする装置の使用が勧告された．

3. チーム蘇生

ACLS と同様に BLS においても複数の救助者がいれば，役割分担をして迅速で質の高い CPR の提供が可能であるため，他職種の医療従事者を含めたトレーニングが重要である．例えば，1人目が通報している間に，2人目が胸骨圧迫を開始し，3人目が換気をするかバッグバルブマスクを取りに行き，4人目は AED を取りに行き装着する，これらを同時進行で実施可能である．

【ACLSの手順】

CPR を実施しながらモニター付き除細動

器を装着し，リズム確認を行う．その場合には胸骨圧迫の中断を10秒以内とする．ショックの適応か否かを判定する．

1. 心室細動（VF）あるいは脈無し心室頻拍（VT）

① 直ちに非同期電気ショックを実施する．二相性除細動器では，120～200 J の機種による推奨エネルギーを使用する．一相性では最大の 360 J を使用する．ショック後は直ちに胸骨圧迫を再開する．2 分ごとに繰り返す．
② 次に CPR を実施しながら，薬物注入路すなわち末梢静脈路あるいは骨髄路（成人用のキットがある）を確保し，血管収縮薬（アドレナリン 1 mg）の使用準備をする．2 回目のリズム確認で VF あるいは無脈性 VT なら，電気ショック後にアドレナリンを使用する．
③ 3 回目に VF あるいは無脈性 VT が続行する難治性の場合には，抗不整脈薬（アミオダロン 300 mg 静脈投与あるいはニフェカラント 0.3 mg/kg 静脈内投与）を使用する．
④ 質の高い CPR を継続しながら，可逆的な原因の検索と是正を行う．
⑤ 酸素化が十分でない場合には，熟練した医師による気管挿管あるいは声門上気道デバイスの適用を考慮する．食道挿管を避けるため，気管挿管時の位置の確認には連続呼気 CO_2 モニターが推奨される．

2. ショックが適応でない場合：心静止あるいは脈なし電気活動（PEA）

① CPR を行いながら，アドレナリン 1 mg の静脈内投与を行う．PEA と心静止に対する硫酸アトロピンの効果は期待できないため，ルーチン使用は勧告されない．
② 質の高い CPR を継続しながら，可逆的な原因の検索と是正を行う．PEA と心静止は転帰が不良であるため，治療可能な原因を検索することが重要となる．特に 5 T と 5 H として覚えやすく鑑別が提唱されている．5 T として，緊張性気胸，心タンポナーデ，毒物，冠動脈血栓症（急性心筋梗塞），肺動脈血栓塞栓症が挙げられ，5 H として，循環血液量低下，低酸素血症，アシドーシス，高カリウム血症，低体温が挙げられる．

3. 心拍再開後のケア

心拍再開後の転帰が不良であったため，2010 年ガイドラインから重要視されている．
二次救命処置の内，主に医療機関において行う部分については，低体温療法，循環管理，血糖管理，緊急カテーテル治療など蘇生後の集中治療に焦点が当てられた．

a．吸入酸素濃度

心拍再開後には高濃度酸素（100％）が有害であるという報告があり，酸素飽和度を測定し，94～99％ に吸入酸素量を調整する．

b．循環管理

心拍再開後に循環を維持するため，カテコールアミン製剤や，必要なら大動脈内バルーンポンプ法（IABP）あるいは経皮的人工心肺装置（PCPS）の適用を検討する．

c．低体温療法

院外心室細動例で心拍再開後にも昏睡状態である症例には，32～34℃ の軽度低体温療法を 12～24 時間施行することが勧告された．また，院外での心静止や PEA 例，院内心停止例へも効果が期待されている．

d．カテーテル治療

心原性心停止例では，急性冠症候群によることが多いため，昏睡状態であることや心停止が冠動脈造影やカテーテル治療（PCI）実施の禁忌とはならず，低体温療法と併用して実施することが勧告されている．

e．血糖管理

心拍再開後には，180 mg/dL 以上の高血糖は治療を考慮する．ただし，厳格すぎる血糖コントロールによる低血糖には注意を要する．

4. 心停止の原因となり得る疾患への対策

急性冠症候群について，病院前救護体制と医療システムの連携を強化することにより発症から再灌流までの時間を短縮すべきであることが強調された．また，脳卒中をはじめとするさまざまな脳の緊急事態からの蘇生を推

来院時心肺停止患者の取り扱い
Treatment of CPAOA

菊島公夫 駿河台日本大学病院・循環器科
長尾　建 日本大学教授・駿河台日本大学病院・循環器科

【概念】

わが国の院外心肺停止患者は年間10～11万人発生し，このうち心臓性心肺停止患者は5～6万人で50％を超える．心臓性心停止患者の社会復帰率は高いとされているが，目撃された心臓性心停止患者でもその社会復帰率は6～7％と極めて低値である．この数値は世界共通であり，2000年にAmerican Heart Association (AHA)/International Liaison Committee on Resuscitation(ILCOR)から国際ガイドラインが報告され，その後2005年，2010年にUp Dateされた．

内因性心肺停止患者の約7割が循環器疾患，特にACS(急性心筋梗塞，不安定狭心症)とされ，循環器医にとってACLSは極めて重要であると考えられる．再灌流療法の普及によりCCU入室後の死亡率が10％以下となっている現状からすると，入院前に心肺停止となった患者の救命対策は必須であり，救急医療に携わる循環器医はACLSに精通する必要がある．ACLSの詳細は他項で述べられる(⇒53頁)が，E-CPRや脳低温療法を含めた複合的な治療が心臓性心肺停止患者の社会復帰を改善するものと考える．

【異状死】

治療の甲斐なく患者が亡くなることはすべての循環器医が経験することである．特に心臓性心肺停止患者の救命率は低値でその際の取り扱いに苦慮することも少なくない．ウツタイン統計では内因性で原因不明の場合は心臓死としているが，死因不明の場合は診断書の作成ができず(表1)，検案書の作成が必要である．東京23区・大阪市・名古屋市・横浜市・神戸市の5都市では監察医務院が運用されている(ただし，横浜・名古屋は診療機関に委託されているため同制度が正常に機能している地域は，東京，大阪，神戸のみであるという指摘もある)．

現場の医師にとって，心肺停止患者が来院し不幸にも亡くなった場合，どのような対応をすべきか判断に迷うこともあると思われる．表1に医師法第21条からの引用を，**表2**に医師法第20条但し書きについての厚生労働省の見解を示す．表2の通り診療継続中の患者が24時間以内に死亡した場合には，再度診察しなくても死亡診断書を交付できるとされている(東京都の場合)．監察医務院か

表1　異状死の届出について(医師法第21条)

1. 異状死として必ず検案対象となるもの
   所轄警察に異状死の届出をして下さい(医師法第21条関係)

   次のような事例は異状死となり，入院経過の有無，長短にかかわらず監察医務院扱いになります．
   ・すべての外因死(災害死を含む)とその後遺症による死亡(いずれも疑いを含む)
   ・自殺・他殺
   ・死因不明
   上記の場合は24時間以内に所轄警察署に連絡．

2. 異状死に当たらないもの
   収容病院先で病死であることが画像や心電図等(他院からの情報提供を含む)で診断(ないしは推定)出来る場合で上記1.に当たらないもの．

表2　医師法第20条但し書きについての厚生労働省の見解

診療継続中とは，当該医師の治療，療養指導を受け，入院はもちろんのこと定期的な通院，薬剤等の投与を受けるなど，当該医師が自らの管理下にあると判断した場合を指し，前回からの診療の時間的経過によって一律に規定されるものではない．

なお，医師法第20条(無診察治療等の禁止)の但し書きの規定により，診療継続中の患者が24時間以内に死亡した場合には，再度診察しなくても死亡診断書を交付できる．

```
                    病院での死亡確認
                         │
        ┌────────────────┴────────────────┐
        │ ・主治医であっても死亡診断書を発行できないケースがあります．│
        │ ・異状死は死亡確認後24時間以内に警察に届ける義務があります．│
        ▼                                 ▼
     届出が必要                         届出不要
```

異常死
・外因死
　外傷・交通事故・火災・中毒・自殺・他殺など

・外因の後遺症
　外因に関連して発症した肺炎，DIC，蘇生後脳症など（入院の有無，期間の長短は問わず）

・内因か外因か不明
　診断のつかないCPA-OA症例
　診療行為中の予期せぬ死

↓

所轄警察に届出（医師法第21条）

東京都監察医務院による検案と死体検案書の発行

病死（内因死）
・診療中の患者の院内死亡
　診療中の疾患による死亡，もしくは内因性死因の確定

・診療継続中の患者の院外死亡
　最終診療以後24時間以上経過していても遺体を診ることで診断書を発行できます．（医師法20条但し書き）
　また，死亡時の情報から内因性の死因の診断のついた例も死亡診断書を発行できます．

・新規患者の院内死亡（CPA-OA症例を含む）
　画像などの検査所見やその他の診療情報から内因性の死因が確定できる例は24時間以内の死亡でも死亡診断書を発行できます．

↓

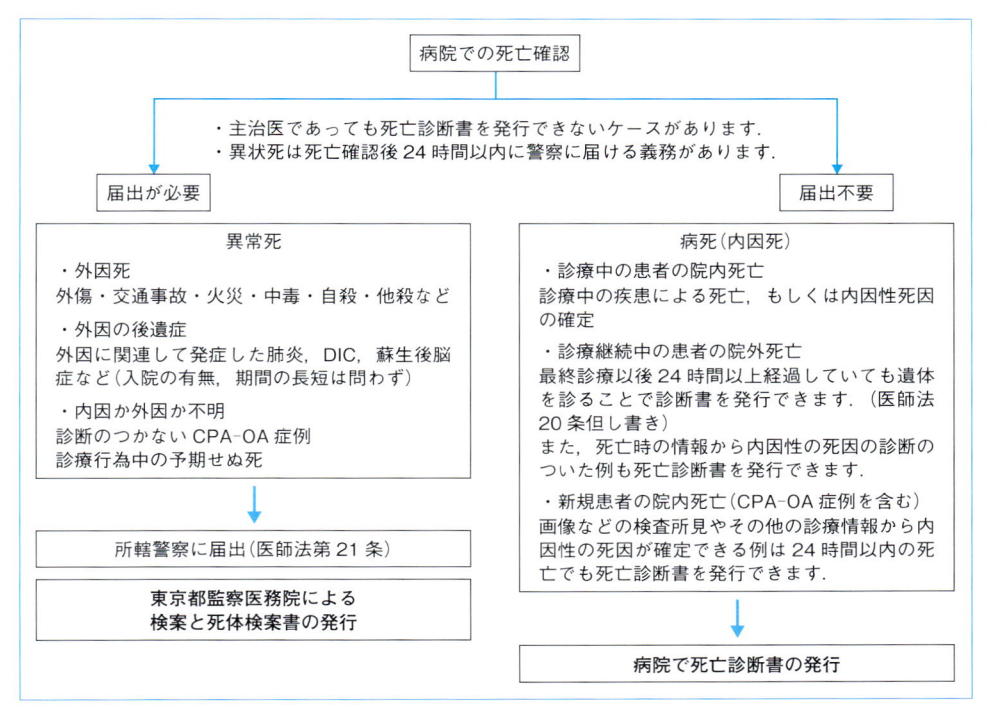

病院で死亡診断書の発行

図1　異常死の届出の判断基準　平成19年　東京都監察医務院

らの補捉では，24時間以降の死亡の場合，遺体を診て死亡診断書を交付できるとしている．図1に異常死の届出の判断基準を示す．

どうしても死因不明の場合や判断がつかない場合，監察医または所轄警察と連絡を取り迅速かつできうる限り正確な診断をするよう互いに協力することが必要である．

【Autopsy imaging；Ai】
わが国全体でみると監察医務院の設置されていない地域がはるかに多く，死亡原因の診断のため死亡時画像診断（オートプシー・イメージング）が普及してきている．画像検査によって，ある程度の器質的異常所見を確認することで，死因の推定を計る目的で施行される．日本医師会のアンケートでは，4割近い医療機関がAiを導入しているとのことである．Aiにより死亡原因が明らかになれば，医師のみならず患者家族にとっても少なからずメリットがあると考える．

現状では，コスト面で患者および保険診療の負担や，医療機関による無償の自己負担となっており，何らかの公的費用として計上されるべきである．救急医療現場においては，死亡原因に迫るために可能な限りの努力・作業が行われているのであり，これらの要する費用負担については早急に解決される必要がある．

心臓突然死
Sudden cardiac death

石見　拓　京都大学健康科学センター講師

【概念】

突然死とは,「予期していない突然の病死」のことで,発症から死亡までの時間が24時間以内のものをいう.突然死の原因としては,心疾患によるものが6割以上と多く,ほかに脳血管障害,大血管疾患などがある.突然死のなかでも心疾患によるものを「心臓突然死」といい,急性症状が起こってから1時間以内と短時間で死亡に至るケースも多いため,「瞬間死」と表現されることもある.心臓突然死のうち,虚血性心疾患が過半数を占め,心不全の病態も重要となる.若年者では,先天性の心疾患や心筋症,心筋炎も重要である.心停止に至る直接の原因は心室細動が大部分であり,心停止当初の心電図は60～80%で心室細動と報告されている.

心停止となった場合は,直ちに一次救命処置および二次救命処置を開始する.また,一旦心停止となると,効果的な救命処置が行われたとしてもその救命率は限られるため,早期の受診や予防的なアプローチによって,心停止を未然に防ぐことも重要である.心停止後の救命処置,予防の具体的な方法については,一次救命処置(⇒51頁),二次救命処置(⇒53頁),来院時心肺停止患者の取り扱い(⇒56頁),植込み型除細動器の適応と管理(⇒249頁)などの項に譲る.ここでは,心臓突然死の疫学,特徴を踏まえた,突然死を減少させるために求められることについて概説する.

【心臓突然死の疫学】

急性心筋梗塞による死亡の1/2～2/3は,病院外での死亡であると報告されるなど,心疾患による死亡の多くは病院外での突然死である.病院外心停止で搬送される人は年々増加傾向にあり,平成21年には115,250人となっており,この半数以上,およそ6万人が心原性とされている.総死亡の10%以上が心臓突然死であるとの報告もあり,心臓突然死対策は,循環器疾患を取り扱うものにおいてのみでなく,健康施策上の最重要課題の一つである.

心臓突然死の特徴は,いつでも,どこでも,誰にでも起こりうることであり,これが心臓突然死対策の難しさの理由でもある.病院外心停止の7～8割程度は自宅で発生するとされており,多くの場合,第一発見者は市民となる.そのため,心臓突然死の対策は,病院前に目を向け,広く一般の市民を対象としなければならない.

【心臓突然死を減らすために求められる取り組み】

1. 突然死危険群の発見と予防

心臓突然死の主な原因疾患を**表1**に,危険度別心臓突然死の発生頻度と発生数の関係を**図1**に示す.心筋梗塞の既往,低心機能,心停止の既往(心停止,致死的不整脈からの生還者)といったリスクがある場合,突然死の一次予防,二次予防に,植込み型除細動器(implantable cardioverter defibrillator；ICD)が有効であることが,多くの大規模試験のメタ解析から明らかにされている.対象群の突然死するリスクが高いほどICDの効果は高い.ICDの適応,管理などの詳細については,別項を参照されたい(⇒249頁).

心臓突然死には,①活動性の虚血,②不整脈発症の器質となる肥大,梗塞,心機能低下,③不整脈の頻度,④自律神経機能が関係すると考えられている.治療方針としては,①PCI,CABGなどによる虚血性病変の治療,スパズムのコントロール,②ACE阻害薬などによる心筋梗塞後のリモデリングの抑制,心機能の維持,③リエントリーを機序とする心室頻拍に対するアブレーションなど,原疾患に応じた対応を考慮する.

心室性不整脈がある場合にも,原疾患の治

表1 心臓突然死の主な原因疾患

1. 虚血性心疾患
2. 異型狭心症
3. うっ血性心不全
4. 心臓弁膜症
5. 肥大型心筋症
6. 先天性心疾患
7. 心筋炎
8. 心膜炎・心タンポナーデ
9. 特発性心室細動
i. Brugada症候群
ii. QT延長症候群

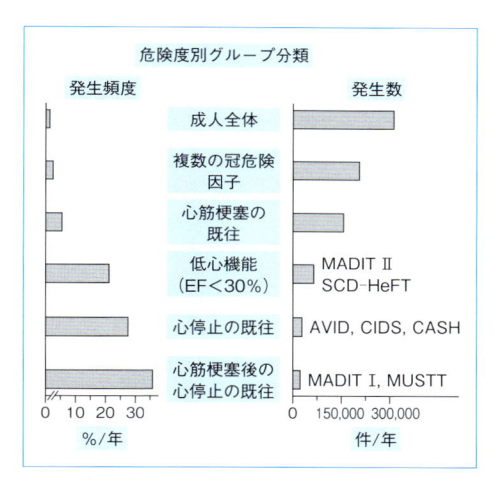

図1 危険度別心臓突然死の発生頻度と発生数

療を第一義に考える．単純に抗不整脈薬を用いることは，かえって突然死を増加させることが明らかとなっており，抗不整脈薬の使用は，催不整脈作用，心機能低下作用を考慮し，慎重でなければならない．β遮断薬は不整脈による突然死の抑制，長期予後の改善が確認されており，突然死予防のために可能な限り使用を考慮すべきである．アミオダロンも予後改善に有効であるが，肺，甲状腺の副作用を定期的にチェックする必要がある．

2. 市民への教育（危険の早期認識と予防，心肺蘇生，AEDの教育・啓発）

心臓突然死の多くは，動脈硬化性疾患によって引き起こされており，いわゆる生活習慣病のコントロールも心臓突然死を減らすために重要である．また，失神や突然死の家族歴，突然の激しい動悸などを認める場合に，専門的医療機関において心臓突然死のリスクを系統的に評価する必要性を啓発することも必要である．若年者のスポーツ中の突然死のなかには，肥大型心筋症や先天性の冠動脈奇形が多く存在するとされており，こうしたハイリスク例のスクリーニングも課題である．

また，心停止につながりうる急性冠症候群や脳卒中発症時の初期症状に気づき，心停止に至る前に医療機関で治療を開始することができるよう危険な症状の早期認識を促す啓発も重要である．2010年に改定された日本の心肺蘇生ガイドラインでは，成人・小児共通の新しい「救命の連鎖」を構成したが，最初の輪は「心停止の予防」であり，心停止に至る可能性のある初期症状に早く気づき，心停止を未然に防ぐ重要性を強調している．

一方で，心臓突然死の30%以上では，心停止が最初の症状であるともいわれており，心停止を未然に防ぐことができない場合も多い．この際に救命のカギとなるのが，心停止の現場に居合わせた市民による，迅速な心肺蘇生の開始とAEDを用いた電気ショックである．胸骨圧迫のみの心肺蘇生を含め，心肺蘇生が行われると行われない場合の約2倍，AEDによる迅速な電気ショックが行われると約2倍，社会復帰割合が増える．日本では2004年7月から一般市民によるAEDの使用が認められ，急速にAEDの設置が進み，その効果が実証されている．しかし，増えてきたとはいえ，依然，市民による心肺蘇生の実施割合は40%程度にとどまっている．今後は，胸骨圧迫のみの心肺蘇生の簡便さも活かし，更なる心肺蘇生の普及・啓発を進め，AEDを用いた救命処置を実施することのできる体制を構築していく必要がある．

3. 病院前救急医療体制の整備と課題（病院前救急医療体制の項参照）

2000年代に入り，日本の病院外救急医療

体制は著明に改善してきている．なかでも，救急救命士制度の充実は特筆すべきものである．救急救命士を中心とした救急隊の質の向上，整備によって，心停止から救急隊による除細動までに要する時間は，大幅に短縮し，病院外心停止例の社会復帰割合は，世界的にも誇れるレベルに達しつつあるといってもよい．

今後は，市民への心臓突然死予防，心肺蘇生の普及・啓発，市民による除細動(public access defibrillation；PAD)体制の構築も含めた更なる病院前救急医療体制の整備が望まれる．

CCU 入室の適応
Admission to the CCU

高山守正　榊原記念病院副院長・循環器内科部長

【CCU の目的】

発症極く早期から頻発する心室細動・心停止に対する集中的モニタリングと迅速治療を目的に，1960 年代に始まった CCU (Coronary Care Unit)は緊急心血管治療の概念の進歩とともに重要性は高まり，かつ守備範囲も広くなっている．

特に ST 上昇型急性心筋梗塞(STEMI)は，発症後 3 時間以内の緊急冠動脈カテーテル治療が極めて有効で心筋壊死からの回復を促す．しかし数時間以内に閉塞冠動脈の再灌流を行えないと，急性期治療の意義は乏しく予後不良となる．この緊急心血管治療を実施可能とするには，診断治療に卓越した専門医と救命センターとは別に循環器救急部門が必要である．そして，地域をカバーした行政・救急・医療の連携による効率的な患者選別と搬送システムを組織・運営できれば，多数の市民をすべからく効率的に救うことができる．

Coronary Care Unit で出発した CCU は，多数の患者を取り扱う活発な施設では，本邦・欧米ともに "Cardiac Care Unit" または "Cardiac Intensive Care Unit" と呼び，その診断治療能力を他の急性心血管疾患に発揮するように発展してきている．

【CCU 入室の適応】

急性心筋梗塞などの致命的疾患の入室が遅れてはならないので，積極的に疑い例を入室させる努力が必要である．それには CCU に空床確保が必要であり，循環器病棟，病院全体での確実な心血管救急維持のための協力体制が必要である．

表 1 に CCU 入室の適応となる症状，病態，疾患名を示した．適応に疾患名を挙げてみてもそれは実際的でなく，症状からとらえる病態よりどのような疾患を考え，そして診断とともに同時進行で進める治療が要求されるのが CCU である．この表を見ても急性冠症候群のみを適応としていたら，急性心血管疾患診療は成り立たないことが自明である．東京都 CCU ネットワークに所属する 67 の CCU 施設に 2009 年に入院した急性心血管疾患 15,021 例の内訳をみると，疾患名で最も多いのは急性心不全であり 32% を占めるが，急性冠症候群(急性心筋梗塞＋不安定狭心症)は 46% と約半数に及ぶ(表 2)．

【急性心筋梗塞ならびに疑い例の CCU 管理】

ST 上昇型急性心筋梗塞の発症早期の管理は，CCU またはそれに準じた施設で行われ，緊急 PCI 完了後も十分な管理を受ける．一方，ST 非上昇型であっても急性期死亡率は STEMI と変わらないと報告され，発症後早期は初期治療による安定化が得られるまで CCU にて管理される．

CCU の機能的条件は以下が提唱される．
①CCU は専従する医師がいつも勤務しており，常に緊急 PCI ができ，胸部外科医のバックアップにより CABG などの緊急手術を行うことのできる体制が必要である．②心電図(クラス I；レベル B)，パルスオキシメータ(クラス I；レベル C)によるモニターができ，③心血行動態の監視と除細動が可能で

表1　CCU入室の適応

適応となる症状・病態	適応となる病態	想定する疾患
胸痛 胸部圧迫感 胸部絞扼感	急性冠症候群	◆ST上昇心筋梗塞 　非ST上昇心筋梗塞 　不安定狭心症
	急性冠症候群と鑑別すべき疾患	◆急性心膜炎 　急性心筋炎 　たこつぼ心筋症
呼吸困難 起座呼吸	急性心不全	◆虚血性心筋症・陳旧性心筋梗塞 　弁膜症 　拡張型心筋症・肥大型心筋症 　高血圧性心疾患
	急性心不全と鑑別すべき疾患	◆急性呼吸不全 　COPD・気管支喘息 　ARDS
血圧低下 意識障害 チアノーゼ	心原性ショック	◆ST上昇心筋梗塞 　非ST上昇心筋梗塞 ◆急性心不全 ◆急性心筋炎 ◆肺塞栓
	心タンポナーデ	◆心破裂(STEMI/NSTEMI) 　急性大動脈解離
動悸 めまい 全身倦怠感	頻脈性不整脈	◆発作性心房細動 　心室頻拍・torsades de pointes
	徐脈性不整脈	◆完全房室ブロック 　洞不全症候群
意識消失 無反応	来院時心肺停止(CPAOA)	◆心室細動/無脈性頻拍 　無脈性電気活動, 心静止

表2　疾患別CCU収容患者数内訳

疾患名	収容数	死亡率(%)
急性心筋梗塞	4,309	6.6
狭心症	2,954	0.7
急性心不全	4,798	6.3
不整脈	1,368	1.9
大動脈瘤	190	23.2
急性大動脈解離	774	8.7
肺血栓塞栓症	333	4.8
心筋炎	66	10.6
来院時心肺停止	229	56.3
計	15,021	

なければならない(クラスⅠ；レベルC).
　CCUは発症直後の致死性不整脈やポンプ不全の治療のみならず，PCI後の種々の合併症の監視，再灌流障害や左室リモデリングへの対策などの新たな役割を担っている．

【急性冠症候群ならびに疑い例の緊急入院と転院の判断】

　胸痛を発症した患者をCCUに入院させるべきかの基準は現行のガイドライン(日本循環器学会：急性冠症候群に関するガイドライン)では，患者のリスク分類(表3)をもとにクラス分類される．入院の決定で重要な点は，急性冠症候群である疑いの強さと急性冠症候群としての短期リスクの評価である．

クラスⅠ
　1．患者の短期リスクの評価に基づいて入院の適応を決定する(レベルB)
　2．高リスク患者は心電図監視が可能なCCU，あるいはこれに準ずる病室に収容する(レベルC)
　3．中等度以上のリスクを有する患者については，CCUおよびそれに準ずる病室がな

表3　急性冠症候群(非ST上昇型急性心筋梗塞，不安定狭心症)における短期リスク評価

評価項目	高リスク (少なくとも下記項目のうち1つが存在する場合)	中等度リスク (高リスクの所見がなく，少なくとも下記項目のうちどれか1つが存在する場合)	低リスク (高あるいは中等度リスクの所見がなく，下記項目どれかが存在する場合)
病歴	■先行する48時間中に急激に進行している	■心筋梗塞，末梢血管疾患，脳血管障害，冠動脈バイパス手術の既往 ■アスピリン服用歴	
胸痛の特徴	■安静時胸痛の遷延性持続(>20分)	■遷延性(>20分)安静時狭心症があったが現在は消退しており，冠動脈疾患の可能性が中等度～高度である ■夜間狭心症 ■安静時狭心症(<20分または安静かニトログリセリン舌下により寛解) ■安静時狭心症(>20分)はなく過去2週間にCCSクラスⅢまたはⅣの狭心症の新規発症または増悪があり，冠動脈疾患の可能性が中等度～高度である	■持続時間，頻度，強度が増悪している狭心症 ■より低い閾値で生じる狭心症 ■過去2週間～2か月以内の新規発症の狭心症
臨床所見	■おそらく虚血と関連する肺水腫 ■新規または増悪する僧帽弁逆流音 ■Ⅲ音または新規または増悪するラ音 ■低血圧，徐脈，頻脈 ■年齢>75歳	■年齢>70歳	
心電図	■一過性のST変化(>0.05mV)を伴う安静時狭心症 ■新規または新規と思われる脚ブロック ■持続性心室頻拍	■T波の変化 ■異常Q波または安静時心電図で多くの誘導(前胸部，下壁，側壁誘導)におけるST下降(<0.1mV)	■正常または変化なし
心筋マーカー	■心筋トロポニンT(TnT)，I(TnI)の上昇(>0.1ng/mL)，またはCK-MBの上昇	■TnT，TnIの軽度上昇(0.01～0.1ng/mL)，CK-MBの上昇	■正常

(ACC/AHA2007ガイドラインより引用改変)
ACC/AHA2007 Guidelines for the management of patients with unstable angina/non-ST-segment elevation myocardial infarction. Circulation 2007; 116: e148-e304.

い施設や循環器専門医のいない施設は，CCUがあり緊急で冠動脈血行再建のできる循環器専門施設，またはそれに準ずる施設へ可及的速やかに転送する(レベルC)
クラスⅡa
　1. 中等度リスク患者の入院は高リスク患者に準じる(レベルC)
　2. 急性冠症候群と診断できるがリスクの判断ができない患者は入院させて経過観察する(レベルC)
クラスⅡa′
　1. 低リスク患者と判断されても，入院が可能であれば入院させ経過を観察する(レベルC)
　2. 急性冠症候群が疑わしい患者を入院させる(レベルC)
クラスⅢ
　鑑別すべき他の重症疾患を否定でき，かつ急

表4 急性冠症候群患者の入院時重症度により院内死リスクを予測する Grace スコア
【GRACE リスクスコア】

Killip 分類	点数	SBP (mmHg)	点数	心拍数 (BPM)	点数	年齢	点数	クレアチニン値 (mg/dL)	点数	他のリスク因子	点数
I	0	≦80	58	≦50	0	≦30	0	0〜0.39	1	入院時の心停止	39
II	20	80〜99	53	50〜69	3	30〜39	8	0.40〜0.79	4	ST 異常	28
III	39	100〜119	43	70〜89	9	40〜49	25	0.80〜1.19	7	心筋逸脱酵素の上昇	14
IV	59	120〜139	34	90〜109	15	50〜59	41	1.20〜1.59	10		
		140〜159	24	110〜149	24	60〜69	58	1.60〜1.99	13		
		160〜199	10	150〜199	38	70〜79	75	2.00〜3.99	21		
		≧200	0	≧200	46	80〜89	91	>4.0	28		
						≧90	100				

合計点ごとの院内死リスク

合計点	≦60	70	80	90	100	110	120	130	140	150	160	170	180	190	200	210	220	230	240	≧250
院内死リスク (%)	≦0.2	0.3	0.4	0.6	0.8	1.1	1.6	2.1	2.9	3.9	5.4	7.3	9.8	13	18	23	29	36	44	≧52

〔Granger CB: Global Registry of Acute Coronary Events Investigators. Predictors of hospital mortality in the global registry of acute coronary events. Arch Intern Med 2003; 163(19): 2345-53.〕

性冠症候群が疑わしくない患者を緊急入院させる(レベル C)

リスクの評価については,最近は臨床試験にて GRACE スコアが使用されることが多く,院内死亡を起こす危険度を点数化する方法として実際的である(表4).

【救急車での転院搬送プロトコール】

ST 上昇型急性心筋梗塞,急性冠症候群患者の緊急入院と転院に関する指針は極めて重要である.緊急受診時に一見軽症に見える患者が急に重篤となる可能性があり,確実なリスク評価と急変への対応が迅速でなければ死亡に至ることが稀でない.CCU を擁し冠血行再建が常時できる循環器専門施設での急性期治療,ならびにこれを判断できる循環器専門医が在勤していることが必要であり,さもなくば適切な施設への転院をただちに行う必要があり,上記のガイドラインのなかで以下のように示されている.

クラス I

1. 心原性ショックを併発した 75 歳未満の STEMI 患者は,直近の緊急 PCI または緊急 CABG が可能な病院に搬送する(レベル A)

2. 血栓溶解療法が禁忌である STEMI 患者は,直近の緊急 PCI が可能な病院に搬送する(レベル B)

3. STEMI が疑われる,もしくは確認された患者の病院選定は,救急隊の活動規準に明記する(レベル C)

救急時の心電図・血行動態モニター
ECG and hemodynamic monitor on emergency

高瀬凡平　防衛医科大学校・集中治療部・部長

【概要】

救急時には，一見軽症に見える重症例を見落とさず，適切な治療を施し，生命維持をすることが重要である．そのためには，迅速かつ最低限の各種モニタリング装置を使用して，適切な循環管理を行うことが必須である．このなかで，心電図・血行動態モニターは，ことに重要である．

【心電図モニター】

救急時の心電図モニターの重要性については説明の必要がない．循環器疾患やその他の疾患の生命維持のために，循環管理中に発生する不整脈や心筋虚血の把握には心電図モニターが不可欠である．心電図モニターから，心拍数，不整脈，ST-T 変化の連続監視などの情報を得ることができる．一般に，不整脈の診断にはⅡ誘導が，心筋虚血の診断にはV5誘導が適しているとされている．

心電図モニターには，Ⅱ誘導では赤の誘導端子（R）は右鎖骨下窩，黄の誘導（L）は左鎖骨下窩，緑（F）は左前腋窩線で第 5-6 肋間の高さに配置し 3 点誘導で記録を実施する．V 5 誘導では，R，L，F の他に白（C）誘導端子を第 5 肋間左前腋窩線に置き，記録する．いずれも，黒（RF）端子をアースとするために，右前腋窩線の肋骨上で固定のよいところに追加する．

表 1 に心電図モニターで診断可能な，緊急性の高い不整脈の一覧を示した．また，不整脈は，急性心筋梗塞などの心筋虚血，重症心不全，ジギタリスなどの薬物中毒，電解質異常や血液ガスの異常で多彩な不整脈が惹起される．救急時に頻繁に遭遇する，気管挿管や吸引時による気管刺激，Swan-Ganz カテー

表 1　緊急・準緊急の治療を要する不整脈

1．心室性不整脈
　1）血行動態の破綻を伴う持続性心室性不整脈（心室頻拍/心室細動）
　2）頻発する失神を伴う反復性非持続性心室頻拍
　3）Electrical Storm
　　①心筋梗塞亜急性期に出現する Electrical Storm
　　②植込み型除細動器（ICD）植え込み患者における Electrical Storm
　　③QT 延長症候群，特発性心室細動等に伴う Electrical Storm
　4）血行動態が維持されているが持続する心室頻拍
2．上室性不整脈
　1）血行動態の破綻した発作性または持続性頻拍
　2）顕性 WPW 症候群に発生する心房細動・心房粗動
　3）1：1 房室伝導を示す心房粗動
　4）持続性頻拍のために心不全症状を惹起したもの（頻拍誘発性心筋症）
　5）血行動態の安定した発作性上室性頻拍・心房頻拍
3．徐脈性不整脈
　1）失神発作を繰り返す徐脈性不整脈
　2）QT 時間の延長を来し，Torsades des pointes 頻拍を惹起する洞性徐脈・房室ブロック

表 2　心室性期外収縮（PVC）における Lown の重症度分類

重症度	
0	PVC なし
I	散発・性孤立性 PVC（<30 個/時間）
II	頻拍性 PVC（>＝1 個/分あるいは>30 個/時間）
III	多起源性 PVC
IVa	反復性 PVC（2 連発性 PVC）
IVb	反復性 PVC（3 連発以上の PVC［心室頻拍］）
V	短連結期性 PVC（R on T 型 PVC）

テル操作などにより心室性期外収縮が誘発される．心室性期外収縮（PVC）も最も頻繁に認められる不整脈であり，表 2 に PVC に最も頻用される Lown の重症度分類を示した．最近では，抗不整脈薬により誘発されるいわゆる催不整脈作用（proarrhythmia）が臨床的に問題となっている．

心電図モニターのもう 1 つの重要な監視項目が，心筋虚血の把握である．症状を伴わな

い，いわゆる無症候性心筋虚血も，胸部症状を伴う有症候性心筋虚血と同様の臨床的意義（予後の予測，虚血の重症度診断）があるとされている．通常は，心筋虚血の診断基準としては，通常の12誘導心電図の心筋虚血の診断に準じて，心電図モニターでも，J点およびJ点から80 ms後のST部分の低下がPQ（R）の線が基準となる．水平型または下降型に1 mm以上低下している場合に，心筋虚血ありと診断される．ST部分の上昇に関しては，J点およびJ点から20 ms後のST部分がPQ（R）基準線から1 mm以上上昇しているとき，心筋虚血ありと診断される．

【血行動態モニター】

救急時における血行動態モニターでは，Swan-Ganzカテーテルが汎用される．他の項で詳細な説明があるので，本項では省略する（⇒82頁参照）．血行動態モニターのうち血圧モニターについては，観血的と非観血的に分類される．救急時においても，非観血的血圧モニターは有用である場合が多く，患者に適したマンシェットを用いる．通常は上腕に巻いて測定する．使用法が簡便で合併症が少ない長所があるものの，急激な血圧な変動には対応できず，ショック状態のような低血圧，極端な高血圧など，中等症以上の重症患者では，観血的血圧測定を実施する．一般的には，橈骨動脈，足背動脈などの動脈内にカニューラを留置して血圧を直接測定する方法である．動脈圧はトランスデューサーで電気的信号に変換され，モニター画面上には圧波形とその測定値が表示されるものが標準的である．ゼロ点補正の必要なものが多く，圧トランスデューサーを大気圧に開放して，ゼロ点補正を実施する．圧トランスデューサーを右心房の位置に固定することも，正確な動脈圧測定に重要である．

また，非侵襲的に連続的に経皮的動脈血酸素飽和度（SpO_2）を測定することも，循環・血行動態モニターに有用である．指先に装着したプローブで2つの異なった波長の光（赤色光と赤外光）を用い，スペクトロフォトメトリー法に基づいて酸素飽和度を求める方法である．SpO_2呼吸状態をモニターするだけでなく，不整脈やショックなどの末梢循環不全を合併した場合には，SpO_2はただちに異常値を示す．おおむね，SpO_2 90％が動脈血酸素飽和度（SaO_2）60 mmHgに相当する．

最近では，Swan-Ganzカテーテルの先端に酸素飽和度を測定するオキシメーターを有するカテーテルが考案され，先端が肺動脈内に留置されるので，混合静脈血酸素飽和度（SvO_2）がモニター可能となった．SvO_2は組織の酸素摂取，動脈血酸素飽和度，心拍出量，ヘモグロビン量により規定される．肺水腫，心拍出量低下，出血性ショック（ヘモグロビン低下）でSvO_2は低下し，心原性ショックや末梢循環不全状態における，血行動態のモニターに使用可能である．しかしながら，心拍出量の低下していない軽度の心不全・虚血性心疾患の血行動態モニターとしては，鋭敏ではない．Swan-Ganzカテーテルによる血行動態モニターを使用すべきである．

閉胸式心マッサージ

Closed-chest cardiac massage

笠岡俊志　熊本大学医学部附属病院救急・総合診療部・教授

【概念】

傷病者に反応がなく，呼吸がないか異常な呼吸（死戦期呼吸；gasping）が認められる場合は心停止と判断して，直ちに心肺蘇生法（CPR）を開始する．ガイドライン2010では，一次救命処置（BLS）の手順を，A-B-C（気道，呼吸，胸骨圧迫）からC-A-B（胸骨圧迫，気道，呼吸）に変更することを勧告し，心肺蘇生における胸骨圧迫の重要性を強調している．

胸骨圧迫の効果は，①胸骨と脊柱の間で心臓を圧迫して血液を駆出するという説(心臓ポンプ説)と，②胸腔内圧の変化によって血液を駆出するという説(胸腔ポンプ説)がある．このような作用によって冠循環や脳循環が維持され，蘇生に繋がると考えられる．そのため，胸骨圧迫による閉胸式心マッサージは専門分野を問わず，すべての医師が習得すべき手技である．

【手技の実際】
1. 胸骨圧迫の実施
胸骨圧迫を行う際には，傷病者を仰臥位にして傷病者の胸の横にひざまずく．胸骨上に両方の掌を重ね，両腕の肘をしっかり伸ばして胸骨を垂直方向に圧迫する(図1)．固い床の上で行うのが望ましいが，ベッド上で行う場合には背板や蘇生板を使用する．また，ストレッチャー上など傷病者の位置が高い場合には，足台を用いるなどして，可能な限り適切な姿勢を保つようにする．

2. 胸骨圧迫部位
胸骨圧迫部位は胸骨の下半分であり，その目安として「胸の真ん中」を圧迫する．なお，腹部臓器が損傷される可能性があるので，胸骨下端にある剣状突起を圧迫しないように注意する．

3. 胸骨圧迫の深さ
成人では胸が少なくとも5cm沈むように圧迫する．小児や乳児では胸郭前後径の約1/3を圧迫する．小児に対する胸骨圧迫は片手で行ってもよい．なお，毎回の胸骨圧迫後に胸壁が元の位置に戻るように圧迫を解除することも重要である．

4. 胸骨圧迫のテンポ
1分間に少なくとも100回のテンポで胸骨圧迫を行う．人工呼吸も行う場合には胸骨圧迫と人工呼吸を30：2の比で行い(同期CPR)，人工呼吸による中断をできる限り短くする．気管挿管が行われれば，人工呼吸の際に胸骨圧迫を中断せず，絶え間ない胸骨圧迫を継続する(非同期CPR)．

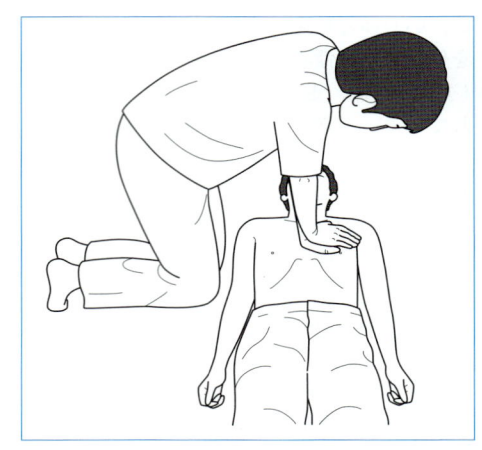

図1　閉胸式心マッサージ

【注意事項】
①胸骨圧迫の合併症には，肋骨・胸骨骨折，気胸・血胸，心タンポナーデなどがある．これらは心拍再開を妨げる要因になるため早期発見が重要である．
②救助者が複数いる場合には，疲労による胸骨圧迫の質の低下を最小とするために，1～2分ごとに胸骨圧迫の役割を交代する．
③明らかに自己心拍再開と判断できる反応(正常な呼吸，目的のある仕草など)が出現しない限り，胸骨圧迫を中断してはならない．また，心電図モニタで適切なリズムが確認できるときには胸骨圧迫を中断して脈拍の確認を行う．

開胸式心マッサージ
Open chest cardiac massage

稲葉博隆　順天堂大学准教授・心臓血管外科学

【概説】
心マッサージ(cardiac massage)という語は，1882年のMoritz Schiffの報告に初めて記載された言葉である．このとき行われたの

は開胸式心マッサージで，イヌの心臓を直接マッサージすることで頸動脈拍動を触知した，と報告された．Schiff に続き Friedrich Maass が 1892 年に人に対する初めての閉胸式心マッサージを報告している．しかし，その後 70 年近く閉胸式マッサージの報告はほとんどなく，1958 年に William Kouwenhoven が改めて閉胸式心マッサージの方法を報告するまでの間，心マッサージとは開胸式を意味していた．1849 年に John Snow がクロロホルム麻酔による心停止症例を報告しているが，麻酔による心停止が初めて救命されたのは 1901 年 Kristian Igelsrud の開胸式心マッサージである．

このように，開胸式心マッサージは手術室や緊急処置の可能な医療機関でのみ行える手技ではあった．20 世紀前半の救命率の報告では，ややばらつきはあるものの 10〜52% であり，1953 年の Stephenson らの 1,200 例の報告では救命率は 28% と，いずれも良好なものであった．なお，電気的除細動の初の成功例も，開胸式心マッサージ中の心室細動に対して，1947 年に Claude Beck が行った症例である．

【手技】

開胸式心マッサージの多くは左前側方開胸で行われる．第 4 肋間での開胸が心臓の露出には都合がよい．肋軟骨や肋骨の切除は不要で，開胸器も必ずしも必要ない．外傷や大動脈解離などによる心タンポナーデの際に行われることが多いため，多くの場合，心膜を切開し貯留する血液などをドレナージする．心囊内貯留が認められない場合は心膜を切開する必要はない．

本来の左心室の収縮をイメージし，血液を左心室から大動脈へ絞り出すようなつもりで，指は曲げすぎず，特に指先には力を入れないように心がけ，主に手のひらを使って愛護的にマッサージを行う．1 分間に 60〜80 回の頻度で，体血圧 80 mmHg 程度の圧が維持できるように行う．この 80 mmHg 程度の体血圧の維持を目指すと，意外と強い力が必要であるため，つい指に力が入りがちになってしまう．心臓の損傷を避けるためにも，指や掌への力の入れ方には十分気をつける必要がある．

血圧の維持が難しい場合は，左鎖骨下動脈末梢での指または鉗子による遮断を行い，脳血流と冠血流を確保するようにする．

その他のアプローチでは，剣状突起下のアプローチがある．剣状突起の直下で正中切開を行い，剣状突起の背面から胸骨後面を指で剝離，心膜に達したところで心膜を切開して心臓マッサージを行う．前側方開胸による心臓マッサージのほうが，心臓を直接観察することが容易なため，心臓の状態，例えば心室細動の有無などの確認にも有利で，また，実際に除細動を行うのも容易である．一方，剣状突起下のアプローチは，大動脈解離の際の心タンポナーデに対して開胸心臓マッサージを行い，引き続き胸骨正中切開での手術が行われると術後の回復に有利であると，Hsing-Lin Lin らは 2010 年に報告している．

【開胸式心マッサージの適応】

2010 年に American Heart Association から出された心肺蘇生に関するガイドラインでは，閉胸式心マッサージとの無作為化された比較の報告がなく，エビデンスとして十分でないことから，開胸式心マッサージを心停止に対してルーチンに行うことは推奨されていない．しかし，同時に否定もされていない．実際，多くの動物実験やいくつかのヒトを対照とした比較では，開胸式心マッサージのほうが心拍出量，動脈圧といった循環動態の改善がより良好で，神経学的な回復をはじめ，心肺蘇生のそのものの成功率を向上させる可能性があるとされている．

1958 年に Kouwenhoven が報告してから，閉胸式心マッサージは外科的処置が不要であることから急速に普及した．1892 年の報告の際，Maass は既にその時点で，適切な閉胸式心マッサージを行うには高頻度の力強い

胸部の圧迫が必要だと強調している．しかし，近年の実際に行われている閉胸式心マッサージでは，胸部の圧迫の深さやマッサージの頻度が十分でないことがしばしば認められる，と報告されている．また，動脈圧に関する報告では，閉胸式心マッサージでは収縮期で 60 mmHg，拡張期で 23 mmHg 以上の状態を安定して維持することは困難である，とされている．さらに，閉胸式心マッサージを 15 分行ってから開胸式心マッサージに切り替えた場合，切り替えない場合に比べて冠灌流が改善されて蘇生率が上昇する，というイヌを用いた実験の報告がある．人の場合でも，前述の 1953 年の Stephenson の 1,200 症例の報告では，蘇生成功例の 94％ が 4 分以内に開胸式心マッサージによる蘇生を開始している．

以上の点から判断して，開胸式心マッサージの適応は，外傷や大動脈解離による心タンポナーデのように，閉胸式心マッサージの有効性があまり期待できない病態や，標準的な心肺蘇生を行っても十分な循環動態の改善が得られない場合といえる．そして，15 分以内，もしくはより速やかに閉胸式心マッサージから開胸式心マッサージに切り替えることで，蘇生率を改善できる可能性がある．

心肺蘇生（cardiopulmonary resuscitation；CPR）という言葉自体，登場して 50 年程度の比較的新しい概念である．その歴史も，ある手技が一時脚光を浴びた後，一定期間忘れ去られ，その後再認識される，という過程を繰り返しているともいえる．現段階では開胸式心マッサージの有効性に関する十分なエビデンスがあるとはいえない．しかしながら今後の検証によってその有効性が再認識され，その適応症例が広がり，医療機関でより頻繁に行われようになる可能性は十分にあると思われる．

酸素療法と血液ガス分析
Oxygen therapy and blood gas analysis

塩田智美　順天堂大学・呼吸器内科学
小林　功　順天堂大学・呼吸器内科学

【概説】
酸素は，生体の正常な機能・生命の維持に不可欠な物質である．吸入気に酸素を付加し，適量の酸素を投与することを酸素療法という．動脈血液中の酸素分圧（arterial partial pressure of oxygen；PaO_2）が正常値以下となった状態は低酸素血症（hypoxemia），生体の組織に十分な酸素の供給が行きわたらず，組織の酸化による代謝が不十分である状態は低酸素症（hypoxia）と定義される．低酸素血症は低酸素症をもたらすが，PaO_2が保たれている低酸素症も存在する．酸素療法を行ううえで両者は必ずしも病態として一致しないことに注意が必要である．

【循環器疾患における酸素療法の適応】
1. 低酸素血症
動脈血液ガス分析（$PaO_2 < 60$ mmHg），あるいはパルスオキシメータ（percutaneous oxygen saturation；$SpO_2 < 90\%$）により診断する．心原性肺水腫による肺胞での酸素の取り込み低下，心不全での心拍出量の低下による組織低灌流，心臓内シャントの存在，貧血による酸素運搬能の低下，などはいずれも低酸素血症を導く．したがって低酸素血症の改善には，酸素投与によりPaO_2を上げること以外にも，心拍出量，ヘモグロビン濃度，組織血流量にも注意を払う必要がある．

2. 低酸素症
心原性ショック，急性心筋梗塞，敗血症合併時に誘導される炎症性メディエーターは，組織での酸素代謝の破綻をきたし低酸素症を生じる．これらの疾患を疑う際は，原疾患の治療を行うとともに明らかな低酸素血症を認めなくても酸素投与を開始し，その後に病態

3. 肺高血圧

　原発性および慢性の心臓，呼吸器疾患による二次性肺高血圧症では，低酸素血症の定義を満たさなくても単独で酸素療法の適応となる．肺高血圧の診断がついた際，日中に測定した動脈血液ガス分析でのPaO_2が正常値でも，夜間のSpO_2モニターを記録し夜間に継続的な低酸素血症がないことを評価することも有用である．夜間は日中に比べ換気量が低下するため，長期にわたる夜間の低酸素血症が肺高血圧を来していることも日常診療の場では経験する．このような際は，夜間のみの酸素療法を行うこともある．

【酸素療法の効果】

　循環器疾患において，酸素療法の主たる効果は肺胞内酸素分圧を上昇させ，動脈血の酸素含有量を増加して酸素運搬量を増し，心筋への酸素供給増加に伴う心機能を改善し，努力性呼吸や頻呼吸に伴う酸素需要量の減少や心臓負荷の軽減である．また酸素吸入による低酸素性肺血管収縮の解除は，肺高血圧を改善する．

　低酸素血症は，心室細動などの不整脈を誘発し，心筋虚血を増悪させ，梗塞巣の拡大や病態の悪化につながる．呼吸困難やチアノーゼの有無にかかわらず，このような状況では酸素投与は予防的な効果をもつ．低酸素血症を認めない急性心筋梗塞においても，酸素投与は梗塞部位周辺の酸素化を促進し，梗塞サイズを縮小する効果が報告されている．一方で高濃度の酸素投与は，末梢血管収縮をもたらし心拍出量，冠動脈血流量を減少させる可能性もある．適量については十分解明されていないが，高濃度酸素の毒性にも併せて注意が必要である．

【酸素療法の種類と投与の実際】

　酸素マスクには様々な種類があり，代表的なもの，投与法の実際を**表1**に示した．急性呼吸不全に合併した呼吸筋疲労の患者は，換気ドライブが二酸化炭素濃度の上昇でかかっているため，高濃度酸素投与を行っても，二酸化炭素の貯留は生じにくい．しかし，慢性

表1　酸素投与による呼吸管理の実際

酸素流量システム	酸素投与の種類	酸素投与の実際
低流量システム	鼻カヌラ	・両側または片側の鼻腔カヌラ． ・流量は1 L/分から開始し，6 L/分を上限とする． ・吸入酸素濃度の目安は1 L/分で24％，以後濃度が1 L/分増すごとに0.04％増加する（例：鼻カヌラ4 L/分では36％）．ただし，患者の1回換気量や呼吸回数により，同時に吸い込む空気により濃度は変化しうるのであくまでも目安である． ・6 L/分を超える使用は，酸素ガスの鼻粘膜への刺激や，それ以上の吸入酸素濃度の期待できないことから推奨されない． ・鼻呼吸が困難な患者には適さない．
低流量システム	簡易酸素マスク	・吸入酸素濃度を調整できない酸素マスク． ・5 L/分（吸入酸素濃度の目安として40％）以上，8 L/分（60％）上限とする． ・5 L/分以下ではマスク内に溜まった呼気ガスを再吸収することにより$PaCO_2$が上昇する危険性に留意する． ・低濃度酸素吸入には適さない．
高流量システム	ベンチュリマスク	・吸入酸素濃度が24～50％の安定した酸素濃度を調整できる． ・目的とする酸素濃度毎にマスクに付随した調整口を変更し，推奨酸素流量が決められている． ・吸入酸素濃度が，患者の1回換気量に影響されないため，換気障害（高二酸化炭素血症）を伴う酸素化障害の患者に適している．

的に高二酸化炭素血症を認める患者は，換気ドライブが酸素濃度の低下でかかっているため，高濃度酸素投与を行うと CO_2 ナルコーシスに至る危険があり注意が必要である．

【酸素療法のガイドラインでの位置づけ】

低酸素血症がないのに酸素投与を行うことについては，病態や予後の改善においていまだ明らかなエビデンスはない．しかし，日本循環器学会の急性心不全治療ガイドラインでも，急性心不全に対する酸素投与（$SaO_2>95\%$，$PaO_2>80$ mmHg を維持）がレベル C で推奨されている．米国心臓協会の急性冠症候群治療のガイドラインでも，急性冠症候群が疑われる全ての患者に投与すべきであるとされている．投与量は，4 L/分で，動脈血酸素飽和度が 90％ 未満なら安定化するまでと記載されている．

慢性心疾患における日本の在宅酸素療法の適応基準については，日本呼吸器学会が出した酸素療法ガイドラインで，『NYHA III 度以上の心不全を認め睡眠ポリソムノグラフィー上でチェーン-ストークス呼吸を伴う睡眠呼吸指数が 20 以上であること』，『肺高血圧症』の両者に対して保険適応が認められている．

【血液ガス分析】

動脈血液ガス分析を行うことで pH，PaO_2，arterial partial pressure of carbon dioxide（$PaCO_2$）の実測値を評価でき有用である．初診時，SpO_2 の低下を認める場合は，可能な限り血液ガス分析を施行することを推奨する．肺水腫では，肺酸素化能が低下し早期には換気が刺激され呼吸性アルカローシスを認める．末梢循環不全が持続すれば代謝性アシドーシスを認める．また，利尿薬の使用は代謝性アルカローシスの原因となり得る．これらアシドーシス，アルカローシスの存在は酸素解離曲線を各々右方，左方シフトさせ組織への酸素供給量を変化させる．

低酸素血症に対して酸素療法を行いながら経時的に血液ガス分析を行うことは，病態を評価するうえでも重要である．酸素投与の種類や投与量を変更してもおよその酸素濃度（表1を参照），PaO_2 から肺胞気動脈血酸素分圧較差（alveolar-arterial oxygen gradient；$A-aDO_2$）を計算することで，酸素化の変化を経時的に評価することができる．また，酸素導入時，$PaCO_2$ の上昇を伴う呼吸性アシドーシスの際は，非侵襲性陽圧呼吸（⇒74 頁）への変更を考慮する．

気道確保，気管挿管，人工呼吸法

Airway management, endotracheal intubation and artificial breathing

尾崎将之　聖マリアンナ医科大学・救急医学
藤谷茂樹　東京ベイ浦安・市川医療センター センター長/
　　　　　聖マリアンナ医科大学臨床教授・救急医学

【循環器疾患と気道確保】

心肺蘇生の国際コンセンサスが 2010 年 10 月に改訂され，気道確保に先立って胸骨圧迫の開始が推奨されることになった．しかしながら，蘇生の成功には確実な気道確保が必要なことに変わりなく，気管チューブの位置および心肺蘇生の質の確認を目的としてカプノグラフィの使用が推奨されるようになった．

【気道確保困難の予測と危機的状況の回避】

気道の開通が保てなければ重篤な結果を招くため，気道確保困難を事前に予測することが重要である．マスク換気困難の予測因子は，髭の存在，歯がない，睡眠時無呼吸症の既往，肥満，55歳以上である．また，喉頭展開困難の予測としては LEMON の法則が用いられる．

L：Look externally…小顎，頸部手術痕，口腔内出血・分泌物，肥満，開口制限，頸椎可動域制限等がないか外表面を観察する．

E：Evaluate 3-3-2 rule…開口 3 横指，顎先－舌骨 3 横指，口腔底－甲状軟骨が 2 横指あるか（3-3-2 の法則）を評価する（図 1a）．

M：Mallampati classification…舌の相対的な

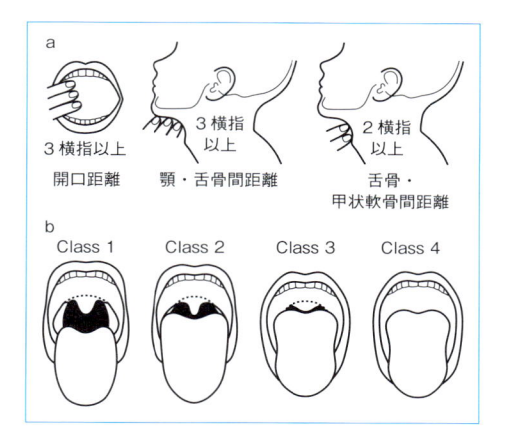

図1　喉頭展開困難の予測
a．3-3-2の法則
・口が三本指のサイズ開くか？　開口制限がないかを確認
・顎先から舌骨までの距離が指三本分あるか？　小顎ではないかを確認
・舌骨から甲状切痕までの距離が指二本分あるか？　短頸ではないかを確認
b．マランパチの分類
・Class 1　口蓋垂全体が見える
・Class 2　口蓋垂先端が見えない
・Class 3　口蓋垂の基部しか見えない
・Class 4　口蓋垂が見えない
(寺井岳三：気道確保困難に役立つ気道の解剖学．日本臨床麻酔学会誌 2010；30:333-341．Samsoon GLT, Young JRB: Difficult tracheal intubation: a retrospective study. Anaesthesia, 1987；42:487-490より引用，一部改変)

大きさ(マランパチ分類)を評価する(図1b).
O：Obstruction…炎症，外傷，腫瘍などによる上気道閉塞の有無を確認する．
N：Neck mobility…頸椎可動域制限がないか確認する．
これらの因子を評価し，気道確保困難による気道の閉塞を回避する．

　循環器疾患のある患者が気道確保を要する典型例として，心原性肺水腫がある．特に気道から分泌物が多量に喀出されているような場合は，気道確保困難の可能性が高くなる．疾患や肥満がある場合は無呼吸に耐えられる時間も短い．このような状況で適切に気道管理を行うには，気道確保のアルゴリズムを把握しておく必要がある(図2)．

　事前に挿管困難が予測される患者には，原則として筋弛緩薬を投与しない．マスク換気も気管挿管もできない状況(Cannot Ventilate Cannot Intubate；CVCI)となった際に，胸郭運動がなければ低酸素の進行が不可避となるためである．

　気道確保に際してはいずれの手技も愛護的に行う．喉頭の浮腫は挿管も換気もできない状況になるため注意する．抗凝固療法を行っている患者では出血に注意する．いったん出血すると喉頭の視野が悪化し手技がさらに困難になる．

【気道確保の種類と方法】
1．マスク換気
　マスク換気を行う際は，頭部後屈，下顎挙上，開口(トリプルエアウェイマヌーバー)をそれぞれが関与する関節の動きに気を配りながら行う．頭部後屈は後頭骨環軸椎関節の伸展，開口は顎関節における下顎顆頭の回転運動，下顎挙上は顎関節における下顎顆頭の前方スライド運動が関与する．上気道は軟口蓋，舌根部，喉頭蓋で閉塞を来しやすい．必要に応じて経口エアウェイ，経鼻エアウェイを使用する．片手でうまくいかない場合は両手でホールドする．

2．気管挿管
a．従来型の硬性喉頭鏡を用いた気管挿管
　気管挿管に適したポジショニングは，下部頸椎椎間関節の前方への屈曲と頭部後屈を行ったスニッフィングポジションである．頭部に枕をいれて下部頸椎を腹側に屈曲させることで喉頭が術者から見やすい位置に移動し，さらには頭部後屈角度を大きくすることができる(肩枕は逆に視野を悪化させる)．

　マッキントッシュ型喉頭鏡の先端は喉頭蓋谷に位置させる．深すぎても浅すぎてもよい視野が得られない．そのうえで，ブレード全体を術者の前上方へと平行移動させ，視野を妨げる下顎の構造物を視線に垂直の方向に移動させる．

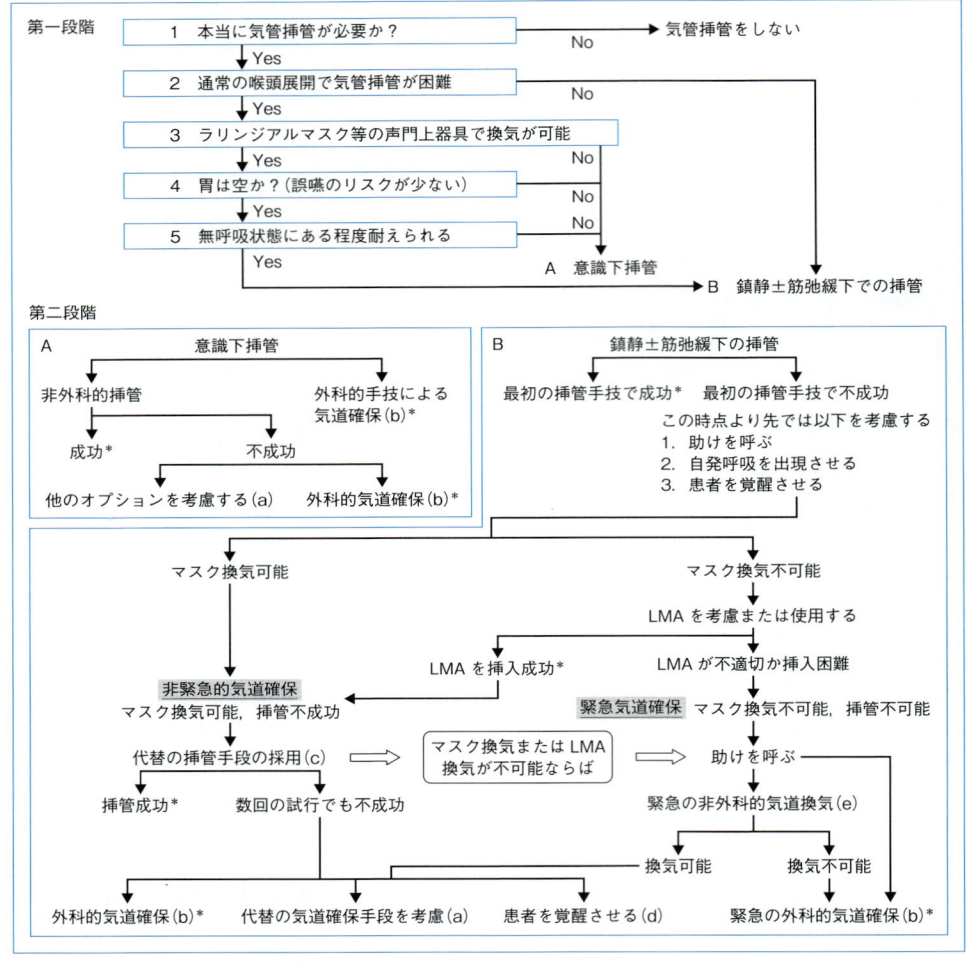

図2 気道確保のアルゴリズム

LMA：ラリンジアルマスク
＊カプノグラフィで換気できていることを確認する．
(a) マスクまたはLMAの使用を考慮する．
(b) 輪状甲状間膜穿刺・切開術による侵襲的気道確保．
(c) 挿管困難時の次の非侵襲的オプションには，ガムエラスティックブジーの使用，エアウェイスコープまたはエアトラックの使用，異なるタイプの喉頭鏡ブレードの使用，挿管用LMA，ファイバースコープを用いた挿管，逆行性挿管，盲目的経口または経鼻挿管がある．
(d) 意識下挿管を再度試みる．
(e) 緊急非外科的気道確保のオプションは，硬性気管支鏡，ラリンジアルチューブ，コンビチューブ換気，経気管ジェット換気である．

(Rosenblatt WH: The Airway Approach Algorithm: a decision tree for organizing preoperative airway information. J Clin Anesth 2004; 16: 312-6.
Practice Guidelines for Management of the Difficult Airway: An Updated Report by the American Society of Anesthesiologists Task Force on Management of the Difficult Airway. Anesthesiology 2003; 98:1269-1277 より引用，一部改変)

b．間接声門視認型硬性喉頭鏡を用いた気管挿管

カメラで視野を得ながら操作を行う内視鏡的手技は気道確保の分野でも広まりつつある．わが国で開発されたエアウェイスコープは，CCDカメラと液晶モニーにより良好な視野を確保する．また，最小限の展開操作で喉頭の確認を可能にする．

c．挿管困難時の手技

喉頭展開時に良好な視野が得られない場合や気管チューブの誘導が困難な場合は，径15 Frで先端が35°に曲がった柔らかいブジー（Gum Elastic Bougie；GEB）をまず気管内に挿入し，これをガイドとして気管チューブを留置する方法がある．GEBは通常の喉頭鏡でもエアウェイスコープでも使用できる．自発呼吸がある場合は，声門が開く吸気のタイミングに合わせてブジーやチューブを勧める．

喉頭鏡にかわる挿管法として，エアウェイスコープは気道確保困難時にも有用なことが多い．しかし，分泌物が多い場合，あるいは出血がある場合は良好な視野が得らえないことがある．手法を変えても気管挿管ができない場合は気管挿管に固執せず，声門上器具の使用や外科的気道確保を速やかに行う．

3．声門上器具

マスク換気も気管挿管も困難な場合であっても，ラリンジアルマスク，ラリンゲルチューブ，コンビチューブなどの声門上器具を用いることで気道が確保できることが多い．

ラリンジアルマスクは，喉頭を包み込むようなマスクが声門に直接向き合う構造の器具である．いくつかのバリエーションがあるが，最も新しいタイプはラリンジアルマスクスプリームである．L字型のエアウェイチューブ部分を把持し，カフ背面が硬口蓋・咽頭後壁を沿うように挿入する．胃管専用のルーメンがあり，留置が可能である．

ラリンゲルチューブは換気チューブと，その先端に付いた小さなカフと中央部の大きなカフにより構成されている．2つのカフの間に開口部があり，声門に向き合うように設計されている．

4．外科的気道確保

気道確保困難が予想される場合は，外科的気道確保を行う準備をしてから気道管理を行う．マスク換気，気管挿管，声門上器具いずれを試みても成功しない場合は輪状甲状膜穿刺・切開を行う必要がある．手技に習熟した医師にコンサルテーションを行う．

【人工呼吸】

1．非侵襲的換気（Non-invasive Ventilation；NIV）

心肺停止時以外に循環器領域でしばしば呼吸管理が必要となるのは心原性肺水腫である．NIVは気管挿管をせず，専用のマスクでContinuous Positive Airway Pressure（CPAP）やBilevel Positive Airway Pressure（bilevel-PAP）を行う方法である．CPAPは気道内圧を持続的に陽圧にすることにより，酸素化の改善，機能的残気量増加，呼吸仕事量の軽減，前負荷・後負荷の減少をもたらす．急性心原性肺水腫患者の生命予後を改善することが示されている．

適応は，心原性肺水腫に伴う低酸素血症・高二酸化炭素血症があり，治療に協力的な患者である．禁忌にはショック，心室頻拍，心室細動，意識障害，気道閉塞がある．

NIVを開始したものの1時間以内に酸素化や症状の改善がみられない，あるいは病状が悪化する症例では気管挿管に移行する．高低2つのCPAPを交互にかけるのがbilevel-PAPである．さらに優れた有効性が予想されていたが，CPAPと同程度であることが示されている．人工呼吸のパラメータには相互関係があり，呼吸循環に影響を与える．目標とする酸素化，換気量が得られない場合は専門家にコンサルテーションを行う．

呼吸管理と呼吸補助装置(人工呼吸器)
Respiratory support and respiratory assist system

塩田智美　順天堂大学・呼吸器内科学
小林　功　順天堂大学・呼吸器内科学

【概説】
呼吸管理には主に，酸素療法，呼吸補助装置を用いた人工呼吸管理(侵襲的，非侵襲的)，呼吸理学療法(腹臥位療法など)がある．本項では，循環器疾患においてよく用いられる非侵襲的人工呼吸管理について述べる．

【非侵襲的人工呼吸器(Noninvasive Positive Pressure Ventilation；NPPV)】
マスク(鼻，口鼻，または顔面全体を覆う)を用いて，上気道を介し肺に陽圧を送り呼吸を補助する(換気を助ける)．近年 NPPV の言葉で臨床の場で用いられる．

1. NPPV で用いるモード
①固定陽圧換気モード(Continuous Positive Airway Pressure；CPAP)
②二相性陽圧換気モード(bi-level PAP)：吸気時には吸気圧(IPAP)，呼気時には呼気圧(EPAP)の二相性の圧を設定，その差圧が吸気時に陽圧として肺胞に送られ，自発換気を補助する．自発呼吸(Sモード)，調節呼吸(Tモード)，併用呼吸(S/Tモード)がある．
③順応性自動制御換気モード(Adaptive Pressure Support Servo-Ventilation；ASV)：bi-level PAP と同様に IPAP と EPAP を設定し，さらに IPAP の最小値と最大値を設定することで「IPAP と EPAP の差圧＝吸気時にかかる陽圧 pressure support；PS」の範囲を，毎回の呼吸にあわせて自動制御できるモード．

2. NPPV の適応
a．重症低酸素血症(主に CPAP を第一選択)
心原性肺水腫に代表される，酸素療法のみでは改善が十分でない重症低酸素血症．
b．低酸素の状態によらない高二酸化炭素血症(主に bi-level PAP を第一選択)
心原性肺水腫による過剰な呼吸努力，呼吸筋疲労により生じた高二酸化炭素血症．また心不全による代謝性アシドーシスから意識障害，呼吸性アシドーシスを合併して生じた高二酸化炭素血症．
c．心不全を伴う睡眠呼吸障害(CPAP，ASV を選択)
心不全と関連した閉塞型睡眠時無呼吸症候群，チェーン-ストークス呼吸を伴う中枢性無呼吸症候群への非薬物治療法として，従来の酸素療法に加え，CPAP が確立されている．また近年 ASV も着目されている．

3. NPPV のもたらす効果(表1)
a．酸素化の改善(主に CPAP 効果)
CPAP が肺平均気道内圧を上昇させ，部分的な肺虚脱・無気肺を改善し，機能的残気量の増加により酸素化が改善する．
b．心負荷の軽減(主に CPAP 効果)
循環水分過剰，心収縮力低下の心不全状態に対して CPAP がもたらす胸腔内圧の増加は，静脈還流の減少により前負荷を軽減し，transmural pressure(左室の収縮期圧)を軽減する．心原性肺水腫による呼吸不全に対して，酸素単独療法よりも，初めから NPPV を選択することも有用である．
c．呼吸仕事量軽減(主に bi-level PAP 効果)
過剰な呼吸努力の継続，肺水腫などのように肺コンプライアンスが低下した結果としての高二酸化炭素血症に対し，換気の補助により，呼吸運動エネルギー消費を軽減する．
d．換気応答の改善(主に ASV 効果)
チェーン-ストークス呼吸を伴う心不全で無呼吸と過呼吸を繰り返す病態では，bi-level PAP で換気の補助を行うと $PaCO_2$ をより低下させてしまう可能性がある．ASV により中枢性の無呼吸時に最大の PS を加え，過呼吸時には最小限の PS を加えることにより，血中二酸化炭素分圧を安定させることで

表1 非侵襲的人工呼吸療法（NPPV療法）の実際

選択できるモード	対象疾患例	使用の実際
固定圧モード （CPAP）	心原性肺水腫 閉塞型睡眠時無呼吸症候群	・CPAP 5 cmH$_2$O から開始，SpO$_2$≧95%，分時換気量（患者の肺コンプライアンスが改善し，最大の換気量が得られるレベルを探す），血圧をみながら1〜2 cmH$_2$O ずつ上げ，10 cmH$_2$O を目標とする． ・F$_I$O$_2$ 設定が可能な機種では F$_I$O$_2$1.0 で開始し，適宜調整する． ・F$_I$O$_2$ 設定ができない機種で大気（F$_I$O$_2$0.21）で酸素化不良の際は，ポートから酸素を流入する．酸素単独と比べ薄まり，実際の F$_I$O$_2$ は低いため流入酸素は 3 L/分 程度から開始する．15 L/分でも不良の際は，F$_I$O$_2$ 設定が可能な機種に変更を検討する．
二相性モード （bi-level PAP） 　S モード 　S/T モード 　T モード	心原性肺水腫	・S/T モードで通常開始する ・IPAP6〜13 cmH$_2$O，EPAP4〜8 cmH$_2$O から開始する．酸素化は FiO$_2$，ポートからの流入酸素量，EPAP で調節する．換気（高二酸化炭素）は IPAP〜EPAP の差圧（人工呼吸器の Pressure support に相当）で調節する． ・吸気ピーク圧 20〜25 cmH$_2$O までは胃拡張は起きにくい，EPAP4 cmH$_2$O 以下では，マスク内の再呼吸を生じやすい（高二酸化炭素血症の改善には適さない）．
順応性自動制御換気モード （ASV）	チェーン-ストークス呼吸を伴う中枢性睡眠時無呼吸症候群	・デフォルト設定では呼気終末圧（EEP）は 5 cmH$_2$O，最小サポート圧（MINPS）を 3 cmH$_2$O，最大サポート圧（MAXPS）10 cmH$_2$O に調節されているが，明確な初期設定基準はない．内部データを評価し，各パラメータ設定を調整する．

チェーン-ストークス呼吸の病態である換気応答の亢進を安定化する．

【NPPV の禁忌】

心停止，呼吸停止，肺炎を伴う肺水腫により気道分泌がコントロールできない，マスクの装着継続が困難な際は，挿管下の人工呼吸管理を検討する．

【NPPV（CPAP，bi-level PAP，ASV）のガイドラインでの位置づけ】

心原性肺水腫に対し CPAP は従来の酸素療法と比べ有意な酸素化の改善，血行動態の改善，気管挿管減少，死亡率減少をもたらす．複数のメタ・アナリシスの結果をふまえ日本呼吸器学会の出した NPPV ガイドラインでは『急性心原性肺水腫に対する NPPV（特に CPAP）を第一選択とした呼吸管理』が推奨度 A，エビデンスレベル I で紹介されている．中等度以上の心不全を伴う閉塞型睡眠時無呼吸症候群に対する CPAP 治療，心不全を伴うチェーン-ストークス呼吸に対する NPPV は，日本循環器学会が出した慢性心不全治療ガイドライン改訂版でも，それぞれエビデンスレベル B，C で推奨されている．

緊急心臓ペーシング

Emergent cardiac pacing

大和田真玄　弘前大学・循環呼吸腎臓内科学
奥村　謙　弘前大学教授・循環呼吸腎臓内科学

【検査／手技の概要】

緊急心臓ペーシングは，脳虚血症状または血行動態の悪化を伴う高度の徐脈，あるいは頻脈性不整脈の治療に対する補完的な役割で

行われる．

ペーシングの方法としては，体表面に貼付する電極パッドを用いた経皮的ペーシング（transcutaneous pacing；TCP）と，ペーシングカテーテルを用いた経静脈ペーシング（transvenous pacing）の2種類がある．TCPは非観血的かつ迅速にペーシングを開始できるという利点があるが，確実性という点では経静脈ペーシングに劣る．したがってTCP開始後は，徐脈の原因検索を行うとともに，経静脈ペーシングの準備を進めることが必要となる．それぞれのペーシング法の手技および危険性について理解する必要がある．

【適応と禁忌】

緊急心臓ペーシングの適応は，主として臨床的に不安定な徐脈性不整脈である．徐脈が原因と思われる不安定な症状(胸痛，息切れ，意識レベルの低下，脱力感，疲労，ふらつき，めまい，失神など)や，徴候(血圧低下，うっ血性心不全など)が認められる場合が挙げられる．徐脈性不整脈としては，高度～完全房室ブロック，補充収縮不全を伴う高度洞徐脈，洞停止が重要である．電解質異常(高カリウム血症など)や抗不整脈薬などの薬物の影響，急性虚血に起因する徐脈は重篤で心静止となりやすく，注意を要する．これらの高度の徐脈で不安定な症候が確認された際には，アトロピンなどの薬物に頼ることなく，早急にペーシングを実施すべきである．

QT延長症候群に伴う心室頻拍であるtorsades de pointes（TdP）の場合，徐脈が心室頻拍を惹起している点では不安定な徐脈ととらえられる．TdPの予防として，徐脈を避ける目的でペーシングを行うこともある．

急性冠症候群例では，症候性洞徐脈，MobitzⅡ型2度房室ブロック，3度(完全)房室ブロック，新たに出現した左脚，右脚，または交代性脚ブロック，もしくは二枝ブロックが確認された際には，突然不安定な徐脈に陥ってしまうことに備えて，TCPの電極パッドを準備しておく(スタンバイペーシング).

一方，緊急ペーシングの禁忌としては，心静止(洞停止後の心静止には有効)，低体温症による徐脈(治療抵抗性の心室細動が誘発されやすい)が挙げられる．人工三尖弁置換例では，当然ながら経静脈右室ペーシングは禁忌となる．

【検査／手技の進め方】

TCPを正しく行うためには，正しい位置に電極パッドを貼付することが必要である．陰極を心尖部(図1-a, b)，陽極を右鎖骨下部(図1-b)もしくは右肩甲骨下部(図1-c)に貼付する．AHAガイドラインによると，通常はペーシングモードをデマンドモード，ペーシングレートを60回/分に設定する．ペーシングを開始後に出力を漸増し閾値(通常は40～80 mA)を測定する．ペーシング出力は閾

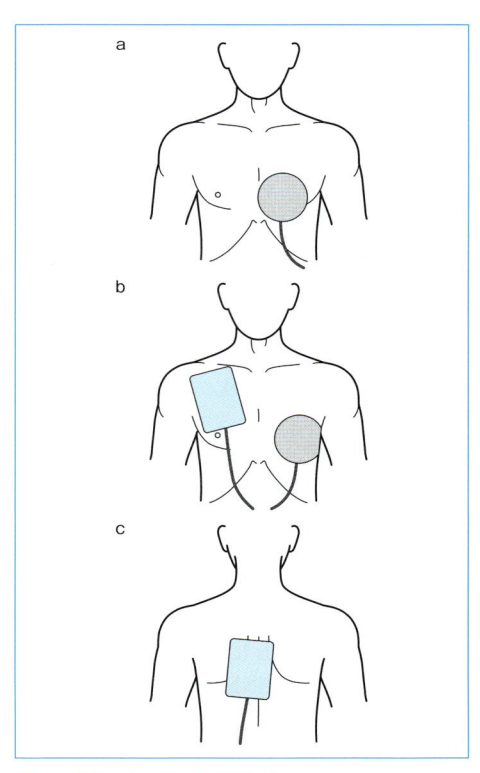

図1　電極パッドの貼付位置

値プラス 5〜10 mA とする．

経静脈ペーシングのアプローチ法としては，内頸静脈，鎖骨下静脈，大腿静脈などがあるが，緊急時には右内頸静脈が選択されることが多い．経上大静脈用と大腿静脈用ではカテーテルのカーブが異なるので注意を要する．経静脈ペーシングの場合は心房ペーシングも可能だが，緊急ペーシングではほとんどが VVI モードでの心室ペーシングで行われる．

カテーテルを挿入した後，感知閾値とペーシング閾値を測定する．心室の感知閾値は 5 mV 以上が望ましく，感度設定は感知閾値の 1/4〜1/2 で設定する．ペーシング閾値は 1 mV もしくは 1 mA 以下が望ましく，閾値の 3〜5 倍を出力として設定するのが一般的である．

【検査所見の評価】

TCP 施行後の評価において最も重要なことは，脈拍の触知によりペーシングが心室を捕捉しているかを確認することである．電気刺激による筋肉の引きつりとの混同を避けるため，内頸動脈ではなく大腿動脈で触知を確認する．

経静脈ペーシングでは，最終的にペーシングカテーテルの状態を透視下で確認することが重要である．カテーテルの押しつけが強すぎると心室穿孔を起こしやすく，弱すぎるとペーシング不全の原因となることがある．

【合併症・偶発症とその対策】

TCP は非侵襲的に行われるものであり，合併症は少ない．しかし，体表面の収縮による痛みを伴うため，意識下では鎮痛薬や鎮静薬が必要なこともある．

経静脈ペーシングの合併症は，一般的なカテーテル検査・治療と同じものがほとんどである．特に注意すべきはカテーテル挿入時の心室頻拍・心室細動の誘発，心室穿孔によるタンポナーデである．心筋虚血や低酸素血症およびカテコールアミン使用時など，不安定な徐脈の条件下ではカテーテル挿入時の先端刺激により，心室頻拍・心室細動が誘発されやすい．必ず手元に電気的除細動器を準備しておく．心室穿孔は硬いカテーテルを用いたときに出現しやすい．ペーシング波形の変化や横隔膜ペーシングに注意する．心タンポナーデに至ることもあるので，心室穿孔を疑ったら心エコー検査により注意深く観察する必要がある．

血管確保と薬物投与

Vascular access and parental drug administration

鈴木　昌　　慶應義塾大学講師・救急医学

【概要】

血管確保（静脈路確保）は非経口の薬剤投与を可能にする．昇圧薬や降圧薬，鎮痛・鎮静薬，抗菌薬の投与，脱水や出血性ショック，外傷では晶質液や輸血，そして重症敗血症や心不全では中心静脈圧測定に用いられる．

どのような静脈にどのような血管確保を行うかは，様々な要因によって決定すべきである．主に，薬剤の種類や投与速度によって決定される．静脈路を通過する流量は，静脈路確保に使用するカテーテルの内径と圧差に比例し，溶液の粘稠度とカテーテルの長さに反比例する．したがって，急速輸液を必要とする場合には短くて太いカテーテルを使用し，輸液バックを高い位置に置くか輸液バックに圧をかけるとよい．輸血製材を急速投与したい場合には，生理的食塩などを併用して粘稠度を低下させるとよい．また，t-PA を使用する可能性がある場合は，中枢静脈路の確保における穿刺の失敗が出血性合併症をまねくおそれがあるため，留意が必要である．

【手技の進め方】

1．末梢静脈路確保

表1と図1にその基本手技を提示する．また，合併症を表2に提示する．

表1 末梢静脈路確保

Step	手技	留意事項
1	駆血帯を巻く.	十分な圧で駆血を行い，静脈をうっ滞させる．ただし患者に苦痛を与えない.
2	穿刺する静脈を選択する.	視診と触診で穿刺可能な静脈を選択.
3	穿刺部とその周囲を消毒する.	
4	左手で穿刺する静脈の末梢側を引っ張るように固定する.	
5	15〜30°の角度で穿刺する.	
6	カテーテル内に血液が逆流するのを確認する.	血管内に穿刺針が到達したことを示す.
7	徐々に外筒を血管内に進める.	抵抗があれば，穿刺芯が静脈を貫通した可能性があるので，わずかに穿刺針を戻す.
8	駆血帯を取る.	
9	輸液路に接続し，輸液が滴下されることを確認する.	
10	透明な被覆テープを用いてカテーテルを固定する.	

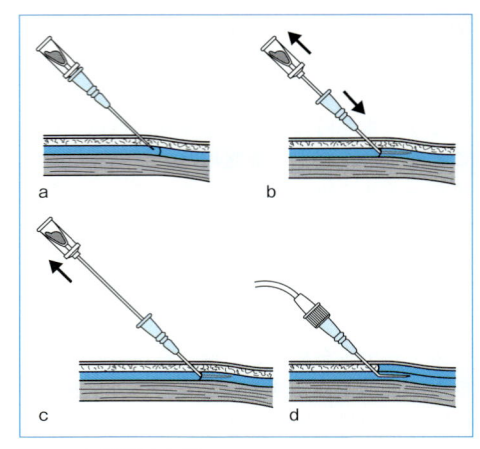

図1 末梢静脈穿刺
a. 穿刺を行い，血液の逆流を確認する（表1：Step 5, 6）.
b. 外筒を徐々に血管内に進める（表1：Step 7）.
c. 外筒を進めたら，内筒を抜く.
d. 輸液路に接続する（表1：Step 9）.

表2 静脈路確保に関する主な合併症

合併症	留意事項
血腫	穿刺した際には十分に圧迫止血を行う.
輸液の血管外漏出	圧迫気味にし，挙上する．組織障害や壊死の有無を経過観察する.
静脈炎	2〜13％で発生する．静脈に沿った圧痛，発赤，熱感を認める．NSAIDsを投与する.
蜂窩織炎	末梢静脈路では比較的稀．抗菌薬を投与する．不潔操作による穿刺がリスクとなる.

蜂窩織炎をはじめとした皮膚軟部組織感染や外傷のある肢は選択してはならない．また，糖尿病患者における下肢への穿刺は，蜂窩織炎などのリスクを高めるため，避けるべきである．当然のことではあるが，高濃度の電解質溶液やグルコース溶液，一部の抗がん剤は末梢静脈路から投与してはならない．

末梢静脈路確保後には，透明な被覆テープを通して皮膚の発赤や浮腫，あるいは浸出液の有無を確認する．これらを認めれば穿刺部感染と考える．感染や血栓性静脈炎のリスクは留置期間に比例するため，原則として72〜96時間ごとに静脈路を確保しなおすべきである．

2．中枢静脈路確保

穿刺に関して，医療安全の観点から，各施設において，一連の手技を含めマニュアル化されていることが多い．マニュアルに従って安全に施行すべきである．中枢静脈路確保の適応について**表3**に示す．

3．骨髄輸液路

長管骨内は豊富な血管組織を有するので，

表3　中枢静脈路確保の適応

適応
末梢静脈路の確保が困難な場合
各種検査や治療（肺静脈カテーテル留置，ペースメーカー留置，人工透析など）を行うために確保を要する場合
中心静脈圧を測定する場合（重症敗血症，うっ血性心不全，心囊液貯留）
末梢静脈路からの投与が不適切な薬剤投与を行う場合

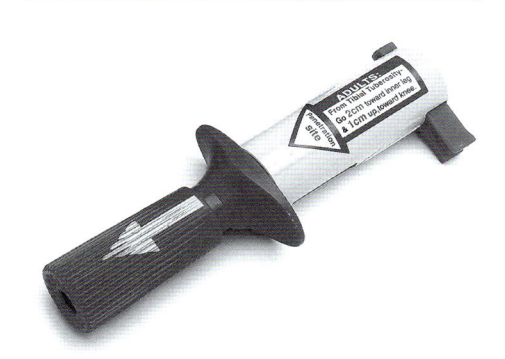

図2　成人用骨内輸液用針の一例

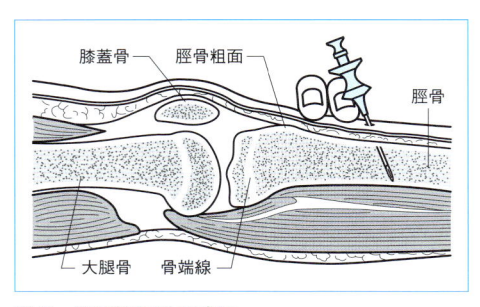

図3　骨髄輸液路の確保

　緊急に静脈路確保を要し，かつ，静脈路の確保が困難な患者では，全年齢層において，骨髄腔を利用した輸液路が活用できる．

　骨髄輸液路確保には，専用の輸液針（図2）や骨髄液吸引用の針を使用することができる．一般的な部位は，脛骨粗面から2横指程度末梢側の平坦な脛骨前面である（図3）．消毒操作の後，意識のある患者では刺入部から骨膜にかけての局所麻酔を行い，穿刺針を脛骨内に留置する．

除細動
Defibrillation

関田　学　順天堂大学・循環器内科学

【手技の概要と適応】

　電気的除細動とは，心臓の無秩序な興奮である細動に対して行われる．正負の2つの電極パッドの間に大きな電気エネルギーを一瞬のうちに流すことによって，心臓全体を一斉に脱分極させ，心臓に一過性の静止状態を作り出し，その後の自発的かつ正常な調律の再開を促すものである．

　厳密には除細動は単に細動が停止することであるが，蘇生という意味においては，その後の自己心拍の再開が不可欠となる．心室細動，無脈性心室頻拍，多形性心室頻拍などの緊急対応を要する致死性不整脈がその適応となる．

【電気的除細動とカルディオバージョン】

　カルディオバージョンとは，単形性心室頻拍，心房細動，心房粗動など，脈のある頻脈性不整脈に対して，心電図のR波に同期させてエネルギー通電を行うものである．R波同期を行わず，心周期のランダムなタイミングでエネルギー通電を行う電気的除細動とは区別される．

　カルディオバージョンにおいて通電をR波同期で行う理由は，通電が心室筋受攻期に相当するT波の時相に行われ，心室細動が誘発されることを防ぐためである．一方で，心室細動や多形性心室頻拍ではR波の振幅が小さい．除細動器がR波を検出できずに，通電が行われなくなる可能性もあるため，R波同期のカルディオバージョンを行ってはならない．なお，心房細動は心室細動と同じ

'細動'であるが，心房細動の電気的除細動とは，カルディオバージョンを意味することを混同しないようにする．

【除細動器の種類】

通常の手動式除細動器(図1)と自動体外式除細動器(automated external defibrillator；AED)，特殊なものとして植込み型除細動器(implantable cardioverter defibrillator；ICD)が存在する．

現在の除細動器はいずれもエネルギー設定型であり，実際に心臓に流れる電流量は，選択されたエネルギーの大きさや胸壁電気抵抗(インピーダンス)などに左右される．通電されるエネルギーの波形には，単相性と二相性が存在する．かつての除細動器には，主として1方向に電流が流れる単相性波形が用いられ，高い有効性を発揮していた．現在の主流は二相性波形の除細動器であり，エネルギー放出の数 ms あとに電流の方向を逆転させることによって，より効率的に低いエネルギーでの除細動を可能にしている．

二相性波形の優越性の基礎となる詳細な機序は，まだすべて解明されていない．どちらかの波形を使用したほうが，一貫して自己心拍再開率や生存退院率が高いわけではないが，少なくとも二相性波形の劣勢を支持するデータはない．

【手技の進め方】

1．パッドの位置

電流を流す2つのパッドを適切な位置に装着しても，実際に心臓を通過する電流量は放電量のたかだか5％程度にすぎないと考えられている．したがって，無駄が出ないようにパッドの位置を正しく装着することが肝要である．

一方のパッドを胸骨上半分の右側(右鎖骨下)に，もう一方は乳頭の左下側(腋窩中線)に装着する胸骨－心尖部ポジションが一般的である．下のパッドが前方向(乳頭の下側)すぎると，パッド間の距離が近くなり心臓を通過する電流量が激減し，上のパッドを胸骨直上に装着すると，多くの電流が胸骨によって妨げられてしまうので注意が必要である．

2．エネルギー量

エネルギーが大きいほど除細動の成功率が高いのであれば，生存率向上のために，最初から最大エネルギーを用いるのが合理的と思われる．しかし，大きなエネルギーは心筋に相応のダメージを発生させることがわかっており，過剰なエネルギーは避けなければならない．心筋ダメージを最小に，1回の通電で除細動を成功させることが目標となるが，二相性除細動器による至適エネルギーは確定していない．また，二相性波形の振幅や持続時間などの構成が機種によって異なるため，現段階では製造元の推奨する設定値(120～200 J程度)を参考にして使用することが望まし

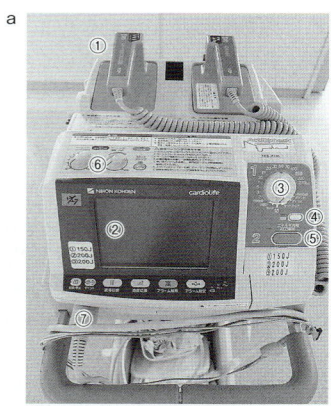

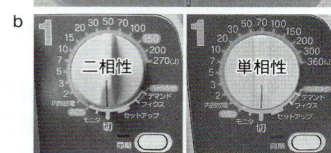

図1a　体外式除細動器
①パドル，②心電図モニター，③エネルギー設定ダイアル，④同期スイッチ，⑤充電スイッチ，⑥体表ペーシング設定ダイアル，⑦心電図入力コード

図1b　二相性除細動器と単相性除細動器の設定ダイアル
最大出力は二相性(上)270 J，単相性(下)360 Jであり，二相性のほうが低く設定されている．

い．しかし，推奨エネルギーが不明の場合には，最大エネルギーでの通電を考慮すべきである．単相性除細動器では，最初から360Jでの除細動が推奨されている．

心房細動にカルディオバージョンを行う場合，初回エネルギーは単相性で200J，二相性で120〜200J（機種により異なる）である．心房粗動ならびにその他の上室性頻拍では，単相性，二相性のいずれでも，50〜100Jで十分有効である．単形性心室頻拍も，単相性，二相性のいずれでも，100Jで有効なことが多い．初回の通電が不成功の場合には，エネルギーを漸増させることが妥当と考えられる．

3. 除細動と胸骨圧迫心マッサージのどちらが先か

除細動までの時間は，成功率や生存率に大きく影響する．除細動が1分遅れると生存退院率は7〜10%低下するため，病院内では3分以内，病院外でも5分以内の除細動が目標とされている（図2）．

心室細動が持続すると，心筋細胞の貯蔵エネルギーが徐々に消耗していく．完全に枯渇してしまうと，もはや自発的な心筋収縮の再開は見込めない．院内発症で，除細動器やAEDが直ちに使用できる場合には，胸骨圧迫による心肺蘇生（cardiopulmonary resuscitation；CPR）を開始しつつ，心筋エネルギーが枯渇する前の迅速な除細動が可能である．院外発症の場合など，除細動の準備に時間がかかってしまった場合には，1.5〜3分間のCPRを行ったのち除細動したほうが，枯渇したエネルギーを心筋細胞に再供給することにより，除細動率や自己心拍再開率を高められるとした考え方もある．しかし，AEDまたは除細動器が使用可能な場合には，できるだけ迅速に使用するのが原則である．また，1回目の通電で除細動に失敗した場合には，そのまま連続して除細動を試みるよりも，いったんCPRを再開し胸骨圧迫の中断によるデメリットを最小限にするように努めるべきである．

【ペースメーカーやICD使用中の患者に対する体外式除細動】

ペースメーカーやICDなどの植込み型デバイス装着者にも，体外式除細動は可能である．ただし，通電によるデバイスへの影響を最小限にするため，パッドの装着部をデバイスから1インチ以上離すことが推奨されている．そのため，右前胸部にデバイスが植え込まれている場合には，やや工夫が必要である．

通電された電流の一部はペーシングリードを伝導するため，処置が終了した後にはデバイス機能の点検を行うべきである．待機的にカルディオバージョンを行う場合には，通電後のペーシング不全を予防するため，一時的

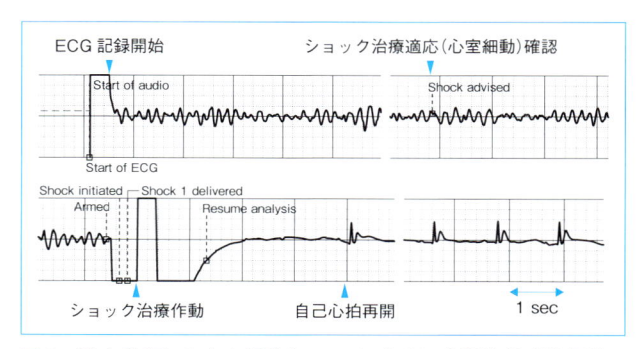

図2 院内発症した心室細動とAEDによるに自動体外式除細動の記録

にペーシング出力を上げておくことも考慮する．また，ICD 患者に CPR を行う場合は，救助者が ICD からの放電を自覚する可能性があるため，医療用手袋を装着すべきである．

Swan-Ganz カテーテル法
Swan-Ganz catheterization

松田　繁　順天堂大学浦安病院准教授・救急診療科

【手技の概要】

先端にバルーンのついた Flow directed カテーテルで（以下カテ），血流にのせて進めることができるため非透視下でも肺動脈（PA）への挿入が可能である．また，バルーンを膨らませるとカテ先端がバルーンに包まれ，血管損傷を起こすことが少ない．カテには先端孔と側孔（先端から 30 cm）があり，先端孔を通して肺動脈圧（PA 圧）および肺動脈楔入圧（PCW 圧）を，側孔を通して右房圧（RA 圧）を測定できる．先端から 4 cm の位置にサーミスターがあり，熱希釈法により心拍出量を測定することができる．

【禁忌あるいは相対的禁忌】

重度出血傾向のある症例や，静脈血栓・肺動脈血栓塞栓症などは合併症を起こしやすく，適応について十分検討する．また，一過性右脚ブロックを誘発することがあり，左脚ブロック症例では完全房室ブロックに至ることがある．そのほか偶発性低体温症例も避けるべきである．

【合併症】

① 穿刺に伴う合併症：出血，血腫形成，気胸（鎖骨下穿刺法）など．
② カテ挿入に伴う合併症：不整脈（心房性・心室性の期外収縮，心房細動（まれに心室細動）右脚ブロック，房室ブロックなど．），カテの結節形成，カテ迷入やバルーンの over inflation による血管損傷，肺動脈破裂など．
③ 留置に伴う合併症：血栓症，肺塞栓や肺出血，カテ感染症など．

【手技】

1. 挿入部位

非透視下では右内頸静脈を用いることが多いが，鎖骨下静脈穿刺法が用いられることもある．透視下では尺側皮静脈や大腿静脈からも行える．

2. 手順

圧測定のためトランスデューサーの準備を済ませ，中心静脈カテ挿入法に準じ適切な太さのシースを挿入する．滅菌スリーブがあればカテにかぶせ，次いでバルーンが正しくインフレート（以下拡張）・デフレート（以下収縮）できるかを確認する．先端孔ルーメンにトランスデューサーキットを接続しヘパリン化生食で満たす．側孔ルーメンには活栓をつけヘパリン化生食で内腔を満たしておく．

シースからカテ先端が出たところでバルーンを拡張し，圧波形を確認しながらカテをゆっくりと進めると，RA 圧に続き右室圧（RV 圧）波形となり，次いで PA 圧波形を示す．そのままカテを進めると PCW 圧波形に変わる（図 1，2）．そこでバルーンを収縮し，PA 圧に戻ることを確認する．カテを少し引き抜いてはバルーンの拡張・収縮を繰り返し，PCW 圧が得られる範囲で可能な限り浅い位置を選び，滅菌スリーブでカテを覆い固定する．その後，胸部 X 線写真で先端位置を確認する．

カテを進めるとき，吸気時に進めると入りやすい．右心系が拡大している場合にはカテは心腔内でループをつくりやすく，カテが結節を作ることがあり注意を要する．このような症例では透視下で挿入する．

熱希釈法による心拍出量の測定では，まず計測装置にカテを接続し注入する生理食塩水の温度と量を入力する．計測スタートと同時に側孔から 0℃ 近くに冷却した生理食塩水 5 mL ないし 10 mL を一気に注入する．

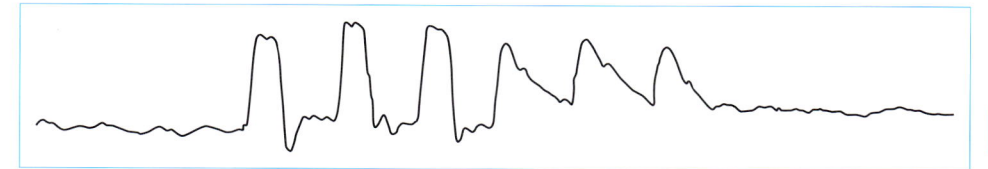

図1 Swan-Ganzカテーテル挿入時の圧モニター（模式図）

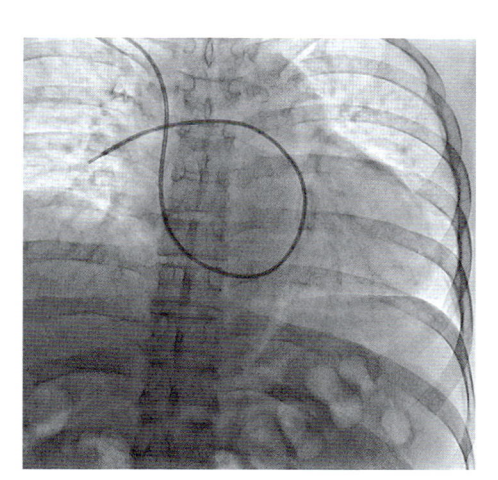

図2 Swan-Ganzカテーテル（肺動脈楔入時）

光ファイバーを内蔵した肺動脈酸素飽和度を測定できるカテではキャリブレーションが必要である．

【管理】

毎日，胸部X線写真でカテ全体と先端位置を確認する．

圧波形をよく監視することは合併症を防ぐためにも重要である．正しくPA圧が得られているか，常に確認する．圧波形がPCW圧波形に近づいたときはカテの位置が深すぎる可能性がある．カテが肺動脈末梢をふさぎ，血栓形成や血管損傷，肺梗塞などを起こさぬよう，カテを少し引き抜き，再度位置決めをする．カテのたわみがとれるに従い先端が肺動脈の奥に移動しやすい．一方接続コネクターの重さでカテが抜けてくることがある．カテが右室まで抜けると圧波形はRV圧を示し，心室性期外収縮が頻発する．

PCW圧を測定する時はバルーンの拡張は圧波形を確認しながら行い，楔入圧が得られる最小限の拡張にとどめる．

【評価】

通常，PCW圧は肺動脈拡張期圧，左房圧および左室拡張終期圧と等しい．そのためPCW圧は左室の前負荷の指標の1つと考えられる．

左心不全の基本的な病態である収縮不全ではPCW圧の上昇と心拍出量の低下が認められる．Forresterらは，縦軸に心拍出係数，横軸にPCW圧をとり，心拍出係数2.2，PCW圧18を境とし，血行動態を4つのsubsetに分類した（Forrester分類）．これらの指標は，輸液による容量負荷，血管拡張薬の使用，ドパミンやドブタミンなど強心剤の使用，利尿薬の使用，機械的循環補助の使用についての判断や効果判定の一助となる．

さらに現在，カテの種類によっては右室駆出率や右室拡張終期容積，混合静脈血飽和度もモニターでき，酸素の供給と需要についても有用な指標が得られる．

呼吸困難の救急処置

Emergent treatment of dyspnea

相馬一亥　北里大学教授・救命救急医学

【概念】

呼吸困難の発生機序は複合的であり，呼吸困難を来す病態は多岐にわたるが，その多く

は心循環器系あるいは呼吸器系の問題により引き起こされる．これらのほとんどは病歴，身体所見，胸部X線写真，心電図といった基本的な方法で診断が可能である．重要なことは呼吸・循環不全の有無の把握，重大な疾患を診断または除外することである．

疾患として呼吸器系では，肺炎，肺血栓塞栓症，自然気胸，気管支喘息発作，胸膜炎，異物の誤嚥による気道閉塞，非心原性肺水腫〔急性呼吸促迫症候群(ARDS)，急性肺損傷(ALI)〕などである．心循環器系に起因する呼吸困難の原因は，心不全や心筋梗塞などがある．

【救急処置】

呼吸困難自体に対する特異的な治療法はないので，呼吸・循環不全に対して適切な呼吸・循環管理とともに原因診断とその処置が大切である．呼吸困難は高度であれば死の恐怖もあり，まず患者に落ち着くように指導し，患者が最も楽な体位を優先させる．臨床的な呼吸不全の存在，あるいはパルスオキシメータでの$SpO_2 \leq 90\%$ では気道に問題なければ，直ちに酸素療法を開始し，輸液ルートを確保する．

1. 酸素療法

酸素療法の目標は，$SpO_2 \geq 90\%$ を維持するように酸素投与量を調節する．酸素投与法には低流量系と高流量系があるが，後者は慢性呼吸不全患者でCO_2ナルコーシスが懸念される場合に推奨される．非再呼吸式貯気バッグ付マスクによる高濃度酸素投与が望ましい．酸素療法の副作用は，慢性呼吸不全症例でのCO_2ナルコーシス，吸入気酸素濃度が高いことに起因する酸素中毒，吸収性無気肺などがある．慢性呼吸不全急性増悪例で，CO_2ナルコーシスをあまりに懸念し，低酸素血症の改善なく漫然と低濃度酸素吸入を行うことは避けなければならない．

酸素療法によっても改善が得られない場合には，人工呼吸療法の適応となる(図1)．なお，陽圧呼吸開始とともに呼吸循環状態が急

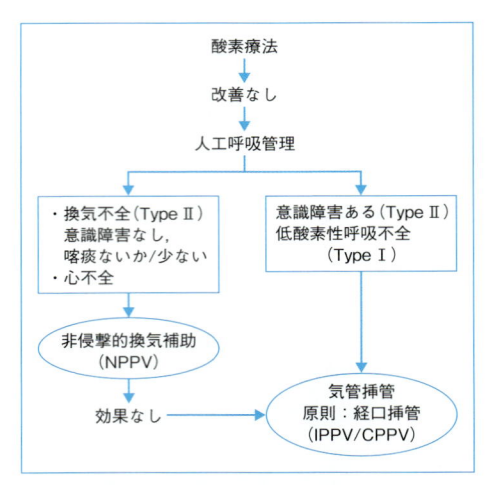

図1 呼吸困難の救急処置

激に悪化する時には緊張性気胸，心タンポナーデをまず考慮する．

2. 人工呼吸療法

a. NPPV

人工呼吸療法には，気管挿管による陽圧換気(IPPV，CPPV)と気管挿管によらない非侵襲的アプローチ(NPPV)がある．表1に示したNPPVが禁忌でなければ，NPPVが第一選択となる(表2)．

急性肺水腫は心原性(心不全)，非心原性(ALI/ARDS)によらず肺胞への水分の漏出，肺コンプライアンスの低下，気道抵抗の増加が起こり，呼吸不全を呈してくる．

低酸素血症に対しては，PEEP(positive end-expiratory pressure)を用いた人工呼吸が必要となる．PEEPの効果を表3に示した．急性心原性肺水腫による呼吸不全に対しては，NPPV(CPAPおよびbilevel PAP)を第一選択とした呼吸管理が推奨される．

この場合，使用される人工呼吸器は吸入酸素濃度(FiO_2)を100%にすることができるもの，フロージェネレーターが呼吸サイクルの始めから終わりまで目標とするCPAPレベルを維持できるものでなければならない．

表1　急性呼吸不全 NPPV 除外基準

- 非協力的で不穏な場合
- 気道が確保できない場合
- 呼吸停止，昏睡，意識状態が悪い場合
- 循環動態が不安定な場合
- 自発呼吸のない状態での換気が必要な場合
- 最近の腹部，食道手術後の場合
- 顔面の外傷，火傷，手術や解剖学的異常でマスクがフィットしない場合
- 2つ以上の臓器不全がある場合
- 心筋梗塞が起こりつつある場合，不安定狭心症の場合
- 咳反射がない，または弱い場合
- ドレナージされていない気胸がある場合
- 嘔吐や腸管の閉塞，アクティブな消化管出血がある場合
- 大量の気道分泌物がある，または排痰ができない場合

(日本呼吸器学会 NPPV ガイドライン作成委員会編：NPPV ガイドライン．p3，2006 より転載)

表2　NPPV 導入基準

①高度の呼吸困難を認める．
②酸素療法，薬物療法に反応不良である．
③呼気補助筋の著しい活動性，奇異性呼吸を認める．
④呼吸性アシドーシス(pH<7.35)，高二酸化炭素血症($PaCO_2$>45mmHg)．
⑤胸部X線検査で自然気胸を除外していること．

(日本呼吸器学会 NPPV ガイドライン作成委員会編：NPPV ガイドライン．p17，2006 より転載)

表3　PEEP の効果

機能的残気量の増加
平均気道内圧の上昇
肺酸素化能の上昇
呼吸仕事量の低下
左室後負荷の軽減

CPAP は標準的酸素療法と比べ有意な呼吸数減少，PaO_2/FiO_2 上昇，血行動態の改善，気管挿管回避をもたらす．呼吸仕事量が減少されるのは，CPAP の優れた点の1つである．急性心原性肺水腫に対して，bilevel PAP は CPAP 同様に有効性が認められている．

低酸素血症が改善しない状態では，高度の心機能低下状態が背景にある場合が多い．気管挿管による人工呼吸が施行された症例と比較して，NPPV にて管理された症例は院内感染の発症率が低く死亡率が低いと報告されている．

急性心原性肺水腫の呼吸管理を成功させるためには，NPPV (CPAP または bilevel PAP)を第一選択とし，積極的に早期に開始する．低酸素血症に呼吸困難を伴っていれば，直ちに開始すべきである．bilevel PAP での初期導入設定圧は吸気圧(IPAP) 8 cm H_2O，呼気圧(EPAP) 4 cmH_2O を基本としてそれぞれの圧を増減して患者の状態を評価して至適圧を決定する．

b．CPPV

NPPV にて目標とする呼吸不全の改善が認められない場合には，直ちに気管挿管を行い持続陽圧換気に移行する．FiO_2 は100%とし，人工呼吸器関連肺損傷(Ventilator-associated lung injury；VALI, Ventilator-induced lung injury；VILI)を防止するために，肺保護換気を行う．プラトー圧は，30 cmH_2O 以下とする人工呼吸モードとする．PEEP は 5 cmH_2O からスタートし，FiO_2≦0.6 で SpO_2≧90% を維持しうるレベルで行う．

緊急を要する不整脈の処置

Emergency in cardiac arrhythmia

関口幸夫　筑波大学講師・循環器内科
青沼和隆　筑波大学教授・循環器内科

【概念】

不整脈治療の緊急性については不整脈の種類だけでなく，患者背景，心機能，年齢などの様々な因子が影響する．なかでも，進行した心不全を有する患者では約半数例で突然死が起こり，その多くは致死性不整脈による不整脈死であるといわれている．そのことから，血行動態が破綻している症例の処置に遭

遇した際には，器質的心疾患が存在していないかどうかを念頭に置きつつ，冷静かつ迅速に治療にあたる必要がある．

緊急を要する不整脈には，治療内容の違いから徐脈性不整脈と頻脈性不整脈の2つに大別される．薬物治療が無効の場合には，徐脈性不整脈の場合ではペーシング治療を，頻脈性不整脈の場合には電気的除細動治療を検討する．

【診断のポイント】

自覚症状として，徐脈もしくは頻脈のいずれの場合においても，程度が進行するにつれて脳血流の低下による立ちくらみ，めまい，失神（Adams-Stokes症候群）が生じうる．バイタルおよび意識レベルの確認とともに心電図により診断を行うが，同時に電解質異常の有無，内服薬の確認を行う．また，基礎心疾患の有無そして全身状態を確認する意味でも，可能であれば心超音波検査を行うことが望ましい．

【鑑別診断】

鑑別が必要な主な不整脈を徐脈と頻脈に分けて表1に示す．

【治療方針】

心電図により徐脈性か頻脈性不整脈かをいち早く判別し，血行動態が破綻している場合には，血管確保を行うとともに，徐脈性不整脈であれば一時的ペーシング機器を，頻脈性不整脈であれば除細動器を準備する．

【治療法】

1．徐脈性不整脈

a．洞不全症候群

意識障害などの自覚症状を伴う場合には，緊急の対応が必要である．ペーシング機器の準備を行い，待っている間にアトロピンの静脈内投与を考慮する〔例：アトロピン硫酸塩注（0.5 mg/A）1アンプル静注〕．イソプロテレノールを用いて心拍数を増加させる方法もあるが，その際には心筋虚血や心室性不整脈に十分注意する．薬剤が無効の場合には速やかにペーシングを開始する．

表1　緊急を要する不整脈

1. 徐脈性不整脈
   - （ア）洞不全症候群
   - （イ）徐脈性心房細動
     - 失神などの自覚症状を伴う著明な洞停止や心室停止
     - 心不全を来すもの
   - （ウ）房室ブロック
     - 明らかな臨床症状を有する第二度または高度房室ブロック
     - 完全房室ブロック
2. 頻脈性不整脈
   - （ア）心室細動
   - （イ）心室頻拍
   - （ウ）上室性不整脈
     - Ⅰ．発作性上室性頻拍
     - Ⅱ．心房細動
     - Ⅲ．心房粗動

b．房室ブロック

高度房室ブロックもしくは完全房室ブロックが相当する．失神や痙攣発作を主訴に来院されたケースでも，来院時には房室結節または心室から補充調律が出現していることが多い．イソプロテレノールが有効なこともあるが，血行動態が不安定で臨床状態が悪化しつつある患者には直ちにペーシングを行う必要がある．

2．頻脈性不整脈

a．心室細動・多形性心室頻拍

心肺蘇生を行い，直ちに除細動器による電気ショックを行う（単相性の場合は360 J，二相性の場合は装置にもよるが通常は120〜200 J）．これらの処置を繰り返し行っても反応がみられない場合，日本循環器学会からの心肺蘇生・心血管救急に関するガイドライン（JCS 2009）では，血管収縮薬投与（アドレナリン1 mg，3〜5分おき），そして抗不整脈薬であるアミオダロン，ニフェカラント，リドカインの静脈内投与を推奨している．

処方例　下記のいずれかを用いる．

1）アンカロン注150（150 mg/1 A）　1回1〜2アンプル　静脈内ボーラス投与

（初回）保外 用量・用法
効果がみられない場合，二度目は追加 150 mg を 1 回だけ 3～5 分かけて追加投与（追加）保外 用量・用法
2）キシロカイン静注用 2%（100 mg/5 mL/A） 1～1.5 mg/kg 静注（初回）その後必要に応じて 5～10 分間隔で初回の半分量を投与
（追加）（最大 3 mg/kg または計 3 回の投薬）
3）シンビット注（50 mg/V） 0.1～0.3 mg/kg 5 分かけて静注

また，反復する多形性心室頻拍で QT 延長があれば，硫酸マグネシウム，QT 延長の誘因除去，徐脈を伴っていれば心室ペーシングを行う．

b．心室頻拍

血行動態や意識レベルが不安定である場合は，ただちに同期下電気ショックを行う．再発を認める場合は，アミオダロン，ニフェカラント，リドカインの静脈内投与を行い再度電気ショックを行う．

患者の状態が安定している場合は，電気ショック，アミオダロン，ニフェカラント，リドカインの静脈内投与を行う．心機能が正常の例では上記に加えてプロカインアミドが有効なこともある．

処方例 下記のいずれかを用いる

1）アンカロン注 150（150 mg/1 A） 125 mg を 10 分かけて静注
2）キシロカイン静注用 2%（100 mg/5 mL/A） 0.5～0.75 mg/kg 静注（最大 1.0～1.5 mg/kg）
3）シンビット注（50 mg/V） 0.15 mg/kg 5 分かけて静注

c．上室性不整脈

❶ 発作性上室性頻拍

正常 QRS 波形からなる頻拍で，房室リエントリー性頻拍，房室結節リエントリー性頻拍，心房頻拍などを機序とするが，前 2 者が 90% 以上を占める．頻拍の停止には迷走神経刺激，薬剤による方法がある．血行動態が不安定な場合は電気ショックを用いるがこのような例は少ない．

処方例 下記のいずれかを用いる．

1）アデホス-L コーワ注（10 mg/A） 1 回 10 mg 急速静注 保外 効能・効果・用法
2）ワソラン注（5 mg/A） 2.5～5.0 mg を 2 分かけて静注 保外 用法
3）ヘルベッサー注（10 mg/A） 1 回 10～20 mg 3 分かけて静注 保外 用量

❷ 心房細動

脈拍数が 150/分を超えるような場合や肥大型心筋症などの基礎心疾患がある場合には血行動態が不安定となりやすい．

まずは心拍数の適正化を目指す必要があり，ベラパミルやジルチアゼムなどの Ca 拮抗薬，β 遮断薬，ジギタリス製剤が用いられる．ただし，Ca 拮抗薬や β 遮断薬には心臓への陰性変力作用があるため，低心機能症例への投与は十分な注意が必要である．

処方例

1）ジゴキシン注（0.25 mg/A） 1 回 1 アンプル 静注
2）ワソラン注（5 mg/A） 1 回 1 アンプル 5～10 分かけて静注

心房細動の停止を試みるという選択肢もあるが，この際に重要となるのは心房細動の持続時間である．心房細動が 48 時間以上持続している場合は，血栓塞栓症の危険が高くなる．このため心房細動の発症時刻を見極めることが大切である．心機能に問題がなければ，薬剤としてはクラス I 群が推奨される．

❸ 心房粗動

房室伝導が良いと心室レートが心房レートに追従してしまい，頻拍から血圧低下を来す．血行動態が不安定の場合は電気ショック

により洞調律化を図る．安定している場合は，抗不整脈薬による心室レートコントロールもしくは粗動の停止を試みる．

■ **入院・専門医へのコンサルテーション**

薬物治療継続の必要性や，カテーテルアブレーション，ペースメーカー・植込み型除細動器の適応などの今後の治療方針を含め専門医による加療を委ねる．

狭心症発作の救急処置
Emergent treatment of anginal attack

小宮山伸之 埼玉医科大学国際医療センター教授・心臓内科

【概念】

心筋細胞は，酸素やエネルギーの需要と供給のバランスが保たれている状態で正常な機能を果たすことができる．しかし，供給が需要に満たない虚血状態では，心筋の拡張・収縮機能が障害されたり，不整脈が生じたりする．狭心症は一過性の心筋虚血によって胸部を中心に生じる症状である．

【病態】

心筋虚血の主な原因は冠動脈硬化である．ヒトの冠動脈では成人期に入るとすでに内膜肥厚が始まる．脂質異常症，糖尿病，高血圧などの冠危険因子が存在すると，内皮細胞機能が障害されて血液中のLDLコレステロール粒子が内膜内に侵入する．続いて単球が進入し，マクロファージとしてLDLを処理していく．同時に内膜内で炎症反応が進行しリンパ球などの細胞が浸潤したり，幼若な平滑筋細胞から線維芽細胞が分化して線維成分を生成したり，マクロファージや細胞外脂質からなる脂質核が形成されたりして，粥腫（プラーク）として成長する．

当初は，冠動脈全体が外側へ伸展するために，血管内腔は狭小化を免れる（陽性リモデリング）．脂質核の血管内腔側は線維性被膜で覆われているが，マクロファージから放出されるマトリックスメタロプロテアーゼなどにより，被膜が破綻すると脂質核が血管内腔に露出し，そこで一気に血栓が形成される．血栓が完全に内腔を閉塞してしまうと急性心筋梗塞となるが，非閉塞性の血栓形成であれば，心筋虚血は一過性となり，いわゆる不安定狭心症を呈する．

その他の不安定狭心症の原因として，冠動脈攣縮，冠動脈の進行性器質的閉塞，炎症や感染のほか高度の貧血や甲状腺機能亢進症などの二次性不安定狭心症がある．プラークが破綻を免れるか小さな破綻を反復していくと，プラーク内に器質化血栓，石灰化成分や線維成分が増生してさらにプラークが大きくなる．この段階では増生したプラークにより冠動脈内腔が狭小化し，労作時の心筋細胞の酸素需要増加に対して供給が不足して虚血が誘発される．これによる症状が労作性狭心症である．

一方，冠攣縮性狭心症は，冠動脈内血栓形成や器質的狭窄によらず，冠動脈平滑筋が一時的に収縮し内腔を閉塞してしまうために生じる狭心症である．その機序としては，動脈硬化により障害された内皮細胞の機能異常のために生じるアセチルコリンに対する血管平滑筋の反応異常，Rhoキナーゼが関与する心筋ミオシン軽鎖のリン酸化により誘発される平滑筋収縮やセロトニンやエンドセリンの関与などが考えられている．

【診断のポイント】

1．病歴聴取

労作性狭心症の症状のポイントは"SAVES"で表現される．すなわち，突然起こる(Sudden onset)，前胸部の(Anterior chest)，漠然とした不快感(Vague discomfort)で労作により増強するが(Exercise precipitation)，持続時間は短く(Short duration)安静により軽快する．胸部症状の表現は様々で，痛み，絞扼感，圧迫感，胸焼け感などがあるが，時に左上肢や下顎，上腹部に

放散する．

不安定狭心症は労作性狭心症の強さ，頻度，持続時間が増してきた場合，新規に発症した労作性狭心症や軽労作のみならず安静時にも発症し20分以上持続する場合をいう．

冠攣縮性狭心症は，夜間や早朝の安静時に生じやすく冷汗や悪心，嘔吐を伴う場合もある．

2．必要な検査と所見

来院時に症状があれば，バイタルサインをとるともに，12誘導心電図検査を行う．基本的にST低下は心内膜側に限局した虚血，ST上昇は貫壁性虚血を表す．ST上昇と低下が混在する場合には，上昇している誘導で表される部位の貫壁性虚血と考える．また，ST低下以外にT波の陰転も虚血を表す重要な所見である．広範囲にSTが低下し，aV_R誘導のST上昇がみられる場合には左冠動脈主幹部の閉塞である可能性が高い．WPW症候群や左脚ブロックの場合にはST部分の評価は困難である．

不安定狭心症の重症度を評価するために血清トロポニンTを検査する（トロップテスト）．これは心筋細胞障害を表すマーカーであり，ベッドサイドにて15分間で定性評価が可能である．

【鑑別診断】

胸痛の鑑別診断を**表1**に示す．

【処置】

1．救急外来にて

来院時に症状があり心電図の虚血性変化が明らかならば，臥位にして冠拡張薬を投与．

> **処方例** 下記のいずれかを用いる．
>
> 1）ニトログリセリン舌下錠（0.3 mg）　1回1錠　舌下
> 2）ミオコールスプレー　1回1噴霧（0.3 mg）舌下

症状の経過とともに心電図所見の変化を観察する．収縮期血圧が90 mmHg以下であれば，静脈確保をして初期輸液を開始する．ニ

表1 胸痛の鑑別診断と狭心症と考えにくい症状

《鑑別診断》
1．非虚血性心血管疾患：急性大動脈解離，急性心筋炎，急性心膜炎
2．呼吸器疾患：胸膜炎，肺炎，肺塞栓，緊張性気胸
3．消化器系疾患：食道炎，食道攣縮，逆流性食道炎，食道破裂，急性膵炎，消化性潰瘍・穿孔，急性胆管炎，胆嚢結石，胆管結石
4．胸壁疾患：頸椎症，肋軟骨炎，帯状ヘルペス，神経痛，肋骨骨折，胸肋関節炎
5．精神科領域：うつ状態，不安症

《狭心症とは考えにくい症状》
1．胸膜痛（呼吸運動や咳嗽で増強する鋭い・切れるような痛み
2．初めから腹部中央や下腹部に生じた不快感
3．部位が指一本で指し示せる痛み（特に左室心尖部付近など）
4．胸壁や腕の動きや叩打によって再現される痛み
5．何日も持続する一定の強さの痛み
6．数秒間以内の持続の短い痛み
7．下肢へまたは下顎を越えて放散する痛み

トログリセリン（NTG）を0.6 mg舌下しても症状や心電図変化が改善しない場合，トロップテストが陽性の場合には，患者を直ちに循環器疾患専門施設に搬送するか，院内の循環器内科チームに連絡する．

症状も心電図も改善し，トロップテストも陰性であれば，低リスク群として血栓予防としてアスピリン，冠拡張薬として硝酸薬，降圧効果も期待してカルシウム拮抗薬，さらに労作性狭心症があればβ遮断薬を処方して外来観察できる．

> **処方例** 下記を適宜組み合わせて用いる．
>
> 1）バイアスピリン錠（100 mg）　1錠　分1朝
> 2）アイトロール錠（20 mg）　1日40 mg　分2　朝夕
> 3）ヘルベッサーRカプセル（100 mgまたは200 mg）　1日100〜200 mg　分1〜2　朝（夕）
> 4）アムロジン錠（2.5 mg）　1日5 mg　分1　朝
> 5）テノーミン錠（50 mg）　1日50〜100 mg

分1　朝
6) セロケン錠（20 mg または 40 mg）　1日 60～120 mg　分 2～3　朝（昼）夕

2. 専門診療として

　中・高リスク群では，入院のうえ，アスピリン，カルシウム拮抗薬や β 遮断薬の経口投与に加えて硝酸薬（ニトログリセリンや二硝酸イソソルビド）やニコランジルと冠動脈内血栓予防のヘパリンの持続静脈投与を行い，48 時間以内に冠動脈血行再建術（経皮的冠動脈形成術や冠動脈バイパス術）を検討する．

　薬物投与でも症状や心電図変化が改善しない場合には，血行再建まで大動脈内バルーンパンピングを行う．器質的狭窄を伴わない冠攣縮性狭心症では，通常はニトログリセリンを舌下投与する．硝酸薬やニコランジルの静脈投与で症状が安定するが治療抵抗性に発作を反復する場合には，Rho キナーゼ阻害薬ファスジル（保険適応外）の冠動脈内注入や静脈内投与が有効な場合がある．

急性心筋梗塞の救急処置

Emergent treatment in patients with acute myocardial infarction

中間泰晴　広島市民病院救命救急センター・副部長
石原正治　国立循環器病研究センター・心臓血管内科部門・部長

【概念】

　急性心筋梗塞（acute myocardial infarction；AMI）は，急激に血行動態の破綻を来し得る重篤な疾患である．ST 上昇型急性心筋梗塞（ST-segment elevated myocardial infarction；STEMI）では，経皮的冠動脈インターベンション（percutaneous coronary intervention；PCI）などによる速やかな再灌流療法が必要であるが，その間も適切な初期治療を行わなければならない．本項では STE-MI を念頭に，その初期治療について述べる．

【急性心筋梗塞症の一般的初期対応】

　急性心筋梗塞と診断された場合，循環動態を把握することが重要である．バイタルサイン（心拍数，血圧，酸素飽和度など）を確認しつつ，心電図モニターの装着と末梢ルートの確保をする．常に急変の可能性があり，いつでも心肺蘇生が施行できるよう除細動器などを準備する．そのうえで，以下の処置を行う

❶酸素投与：2～5 L/分で開始する．ただし重篤な慢性閉塞性肺疾患のある患者では，CO_2 ナルコーシスを来す原因となりうるため注意が必要である．また，肺水腫などにより低酸素血症が高度な場合には，気管挿管を行い人工呼吸管理とする．

❷アスピリン投与：バファリン配合錠 A81 2-4 錠を噛み砕いて服用させる．さらに，引き続き PCI によりステント留置が考慮される場合は，プラビックス錠〔（75 mg）1 回 4 錠〕を loading dose で使用する．

❸ニトログリセリン投与：胸痛が持続している場合，ニトログリセリンの舌下錠（もしくはスプレー）ニトロペン 0.3 mg を 3～5 分のインターバルで 3 回まで使用する．ただし，ニトログリセリン使用による前負荷減少から，循環動態が破綻する可能性があり注意が必要である．収縮期血圧が 90 mmHg 未満である場合や，右室梗塞，大動脈弁狭窄症，24 時間以内の phosphodiesterase inhibitor（バイアグラなど）の使用がある場合は使用しない．

❹モルヒネ投与：鎮痛を目的にモルヒネ（塩酸モルヒネ注 1 回 2～4 mg）の静注を行う．鎮痛により中枢神経系の興奮を抑えカテコールアミンの放出抑制，左室後負荷の減少，心筋の酸素需要を減少させるほか，プレコンディショニング効果が期待される．また，肺血管抵抗を減少させるため，急性肺水腫を合併した症例にも適している．効果がなければ 5～15 分おきに 2～8 mg を追加する．モルヒ

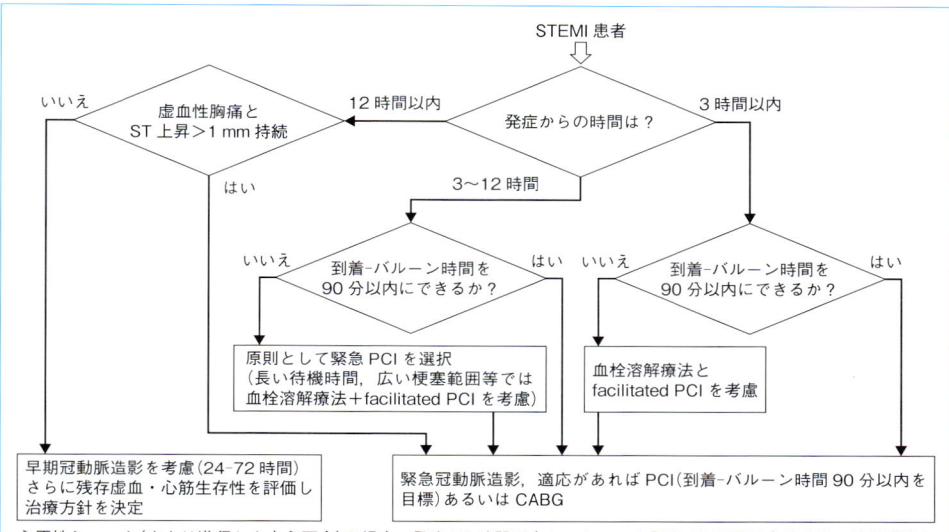

```
                                STEMI患者
                                   ↓
  いいえ     虚血性胸痛と    12時間以内   発症からの時間は？   3時間以内
 ┌────── ST上昇>1mm持続 ←──────────                 ──────────┐
 │              ↑                                             │
 │             はい         3～12時間                          │
 │              │              ↓                              │
 │         いいえ  到着-バルーン時間を  はい    いいえ  到着-バルーン時間を  はい
 │         ┌──── 90分以内にできるか？ ────┐    ┌──── 90分以内にできるか？ ────┐
 │         │          │                   │    │                              │
 │         │     原則として緊急PCIを選択    │    │  血栓溶解療法と              │
 │         │  （長い待機時間，広い梗塞範囲等では │  facilitated PCIを考慮      │
 │         │   血栓溶解療法＋facilitated PCIを考慮） │                          │
 │         ↓                                ↓                                 │
 │  早期冠動脈造影を考慮（24-72時間）   緊急冠動脈造影，適応があればPCI（到着-バルーン時間90分以内を
 │  さらに残存虚血・心筋生存性を評価し   目標）あるいはCABG
 │  治療方針を決定
 ↓
 心原性ショック（または進行した左心不全）の場合，発症36時間以内かつショック発現18時間以内はPCI・外科手術を
 検討する．
 ・PCI（percutaneous coronary intervention）：経皮的冠インターベンション
 ・血栓溶解療法：表14参照
 ・facilitated PCI：薬物治療（血栓溶解療法）に続いて行われるPCI
```

図1　緊急PCIが施行可能な施設におけるSTEMIへの対応アルゴリズム
〔日本循環器学会　循環器病の診断と治療に関するガイドライン：循環器医のための心肺蘇生・心血管救急に関するガイドライン（2009年版），Circulation Journal Vol.73, SupplementⅢ, p1404, 図24より転載〕

ネも血管拡張作用があるため，血圧低下に注意が必要である．

以上の処置を行いながら心エコーによる左心機能の評価や心室中隔穿孔・心破裂の評価，胸部X線による肺水腫の状態の確認，心電図モニターによる不整脈監視を行い，重症度や循環動態を把握する．

【急性心筋梗塞症のその他の初期対応】

前述の一般的な初期対応に加え，下記の処置の使用も考慮する

❶**ヘパリン投与**：ヘパリン注（1,000単位/mL）1回3,000～5,000単位の静注を施行する．

❷**カルペリチド投与**：血管作用効果と利尿効果をもち急性心不全に適応がある薬剤である．J-WIND試験では，カルペリチド（ハンプ注［1,000μg/バイアル］0.0125～0.2μg/kg/分）循環動態により投与量を調節）をPCI前から投与することにより，梗塞サイズの縮小と慢性期左心機能の改善効果を認めた．ただし，ニトログリセリンと同様に血圧低下を認めるため，右室梗塞や心原性ショックの症例には使用しない．

❸**ニコランジル投与**：硝酸剤と同様の効果に加え，K_{ATP}チャンネル開口を介する心筋preconditioning効果により，梗塞サイズの縮小が期待できる〔シグマート注（12mg/バイアル）2mg/時など〕．

❹**補助循環**：心原性ショックを来していたり，心室細動を繰り返すような症例では，大動脈内バルーンパンピング（intra-aortic balloon pumping；IABP）や経皮的心肺補助（percutaneous cardio-pulmonary support；PCPS）などの補助循環装置の使用を早期に

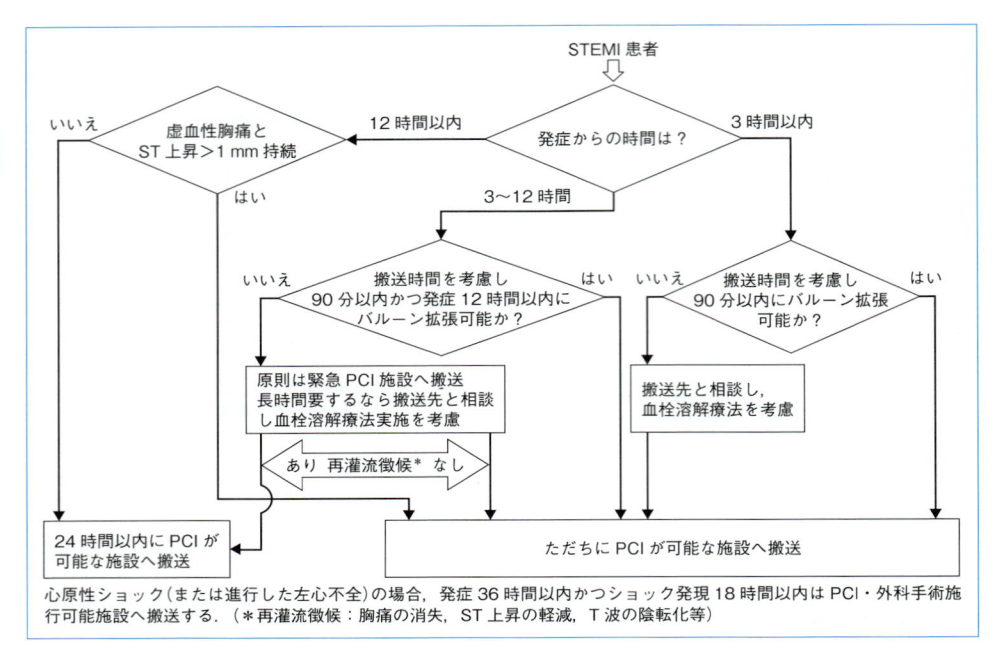

図2 緊急PCIが施行できない施設におけるSTEMIへの対応アルゴリズム
〔日本循環器学会 循環器病の診断と治療に関するガイドライン:循環器医のための心肺蘇生・心血管救急に関するガイドライン(2009年版), Circulation Journal Vol.73, Supplement Ⅲ, p1404, 図25 より転載〕

検討する.

【再灌流療法の適応の判断】

STEMIに対する再灌流療法ではprimary PCIが優先されるが, 緊急PCIが施行できないか, 他施設への搬送に時間がかかる場合に血栓溶解療法が選択される. STEMI患者の対応アルゴリズムを示す(図1, 図2).

一般的には, PCIでdoor to balloon timeを90分以内, 血栓溶解療法でdoor to needle timeを30分以内にすることが目標とされる. 並行して前述の初期対応を迅速に行うことになるが, そのために再灌流療法の開始が遅れるようなことがあってはならない.

心原性ショック
Cardiogenic shock

佐藤直樹　日本医科大学武蔵小杉病院教授・内科・循環器内科部長

【概念】

心原性ショックは,「前負荷や不整脈を治療した後, 心不全による組織灌流を呈している病態」と定義されている. 心原性ショックの重要な原因に急性心筋梗塞があるが, 急性心筋梗塞の死亡率は過去30年の院内死亡率の変化をみると, その治療法・システムの改善により約20%から6〜7%まで低下してきている. しかしながら, 心原性ショックの院内死亡率は改善してきたとはいえ, いまだに30〜40%を超える. このように, 心原性シ

ョックは院外・院内の対応にまだ介入の余地があり，改善していくべき循環器救急における大きな課題といえる．

【診断・原因】

心原性ショックの定義は，前述したように「前負荷や不整脈を是正しても，心不全による組織灌流を呈している状態」である．血行動態的指標としては収縮期血圧 90 mmHg＞，あるいは平均動脈圧＞30 mmHg の低下と尿量＜0.5 mL/kg/時に加えて，心拍数＞100/分，心係数＜2.2 L/分/m^2，肺動脈楔入圧＞18 mmHg が一般的に提唱されている．これ以外に，心係数の基準が 1.8 L/分/m^2 未満などとするものなど統一を得ていない部分がある．心原性ショックといえども，多臓器の予備能などにも影響を受けるために，個人的には上記の基準が妥当であると考える．

心原性ショックの原因として，急性心筋梗塞，劇症型心筋炎，弁膜症によるものが多いが，その他に様々な基礎心疾患が挙げられ，二次性に代謝性疾患に伴う脚気衝心によるショック例の症例報告も散見する．主な心原性ショックの原因となりうるものを**表1**にまとめた．

【治療方針】

上記の定義および原因疾患を想定しながら，迅速に診断し，ほぼ同時に加療を始める必要がある．その流れを**図1**にまとめた．治療と原因疾患を探索しながら，原因疾患に対する治療も加え，しかも迅速に行う必要がある．初期における重症度判定，血行動態安定を早期に測り，原因疾患治療へと移行させていくという流れが重要である．

急性心筋梗塞による心原性ショックでは，初期評価による予後判定には，APACHE Ⅱ（acute physiology and chronic health evaluation）スコア，心係数，B 型ナトリウム利尿ペプチド，インターロイキン6 などが報告されているが，これらのなかでは死亡（入院後4 日間）の予測には APACHE Ⅱ スコアが最も優れていることが示されている．入院時

表1 心原性ショックの原因

1. 急性心筋梗塞
    - 1-1 ポンプ機能不全
    - 1-2 機械的合併症
        - 1-2-1 乳頭筋あるいは腱索断裂，乳頭筋重度機能不全による急性僧帽弁不全
        - 1-2-2 心室中隔穿孔
        - 1-2-3 左室自由壁破裂
        - 1-2-4 左室破裂あるいは出血性心囊液貯留による心タンポナーデ
    - 1-3 右室梗塞
2. 重症心筋症
    - 2-1 拡張型心筋症
    - 2-2 肥大型心筋症
    - 2-3 たこつぼ心筋症
    - 2-4 虚血性心筋症
    - 2-5 その他
3. 心筋炎
4. 心膜炎による心タンポナーデ
5. 左室流出路狭窄
    - 4-1 大動脈弁狭窄
    - 4-2 閉塞性肥大型心筋症
6. 左室充満不全
    - 5-1 僧帽弁狭窄
    - 5-2 左房粘液腫
7. 急性僧帽弁閉鎖不全（腱索断裂）
8. 急性大動脈弁閉鎖不全
9. 2 次性心筋傷害
    - 11-1 薬剤性
    - 11-2 外傷性
    - 11-3 脚気衝心
    - 11-3 甲状腺疾患（亢進症・低下症）
    - 11-4 その他

APACHE Ⅱ スコアが 25 を超えている場合は予後不良である．

次に，ショック例をいかに血行再建に移行させるかは非常に重要である．血行動態を少しでも安定させつつカテーテル室あるいは手術室に搬送することが，より良好な行再建の結果を導く．迅速にカテコールアミンによる血行動態の安定化を図る．

【治療法】

1．急性心筋梗塞

a．初期治療

処方例 下記のいずれかを用いる．

1）ノルアドレナリン注　0.03〜0.3 µg/kg/分　低用量から開始し適宜増量

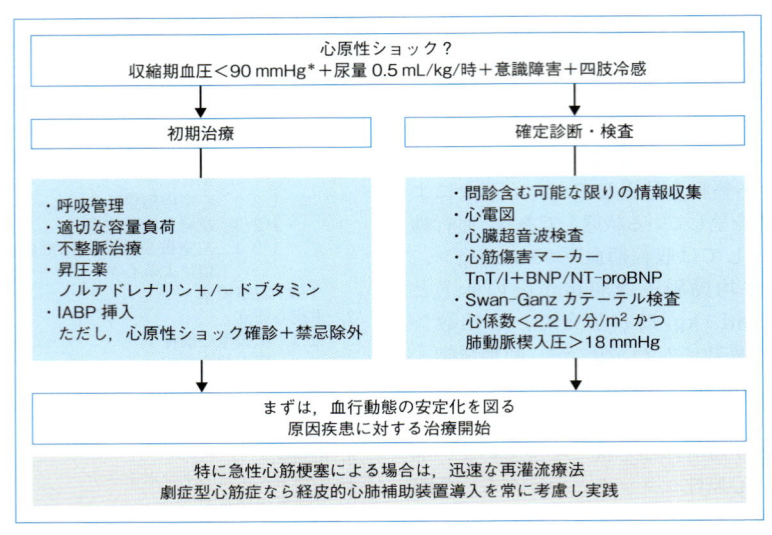

```
┌─────────────────────────────────────────────────────────────┐
│                    心原性ショック?                            │
│   収縮期血圧＜90 mmHg*＋尿量 0.5 mL/kg/時＋意識障害＋四肢冷感  │
└─────────────────────────────────────────────────────────────┘
           ↓                              ↓
      ┌─────────┐                   ┌──────────────┐
      │ 初期治療 │                   │ 確定診断・検査 │
      └─────────┘                   └──────────────┘
           ↓                              ↓
  ・呼吸管理                    ・問診含む可能な限りの情報収集
  ・適切な容量負荷              ・心電図
  ・不整脈治療                  ・心臓超音波検査
  ・昇圧薬                      ・心筋傷害マーカー
    ノルアドレナリン＋/－ドブタミン    TnT/I＋BNP/NT-proBNP
  ・IABP 挿入                   ・Swan-Ganz カテーテル検査
    ただし，心原性ショック確診＋禁忌除外  心係数＜2.2 L/分/m² かつ
                                   肺動脈楔入圧＞18 mmHg

              まずは，血行動態の安定化を図る
              原因疾患に対する治療開始

       特に急性心筋梗塞による場合は，迅速な再灌流療法
       劇症型心筋症なら経皮的心肺補助装置導入を常に考慮し実践

**図1 心原性ショックの診療の流れ**
IABP：大動脈内バルーンパンピング，Tn：トロポニン，BNP：B型利尿ナトリウムペプチド

2) ドブトレックス注 0.5〜1.0 μg/kg/分より開始 適宜増量

　心拍数が20％以上しても効果が出ない場合は，増量により効果が得られる可能性は低いため，血圧に注意して少量のホスホジエステラーゼ阻害薬を併用すると有効であることがある．

　補助循環装置として，大動脈内バルーンパンピング(IABP)を挿入することが一般的である．経皮的左室補助装置のほうが，血行動態はより安定化し得ることが報告されているが，予後改善に関してはまだ十分なエビデンスはない．わが国では，通常，IABPに経皮的心肺補助装置が併用されることが多い．

　最も重要な血行再建には，以下のような対応が推奨されている．急性心筋梗塞は，左室心筋の40％以上が障害されるとショックを呈することが多く予後不良となる．したがって，ST上昇型(STEMI)の場合は，直近の緊急経皮的冠インターベンションや冠動脈バイパス術が可能な病院に搬送し加療する．なお，心停止を来した場合には，低体温療法も考慮する．

**b．冠インターベンション治療**

　発症36時間以内かつショック発現18時間以内に，血行再建を行うことが望ましい．それは，ショックを伴うST上昇型心筋梗塞(STEMI)患者に緊急血行再建術を施行すると，6か月後，1年後の死亡率は有意に低下し，特に75歳未満の患者において有効であるからである．ただし75歳以上であっても，患者の機能状態が良好であれば血行再建術により生存率は高まることも知られている．また，最近は保護されていない左主幹部への冠インターベンションもバイパス術に比して予後に差がないとの報告もあり，緊急時は考慮してよい．

**c．冠動脈バイパス術治療**

　バイパス術は，STEMI発症後36時間以内にショック状態が進行しており，ST上昇，左脚ブロック，後壁梗塞のいずれかを認
```

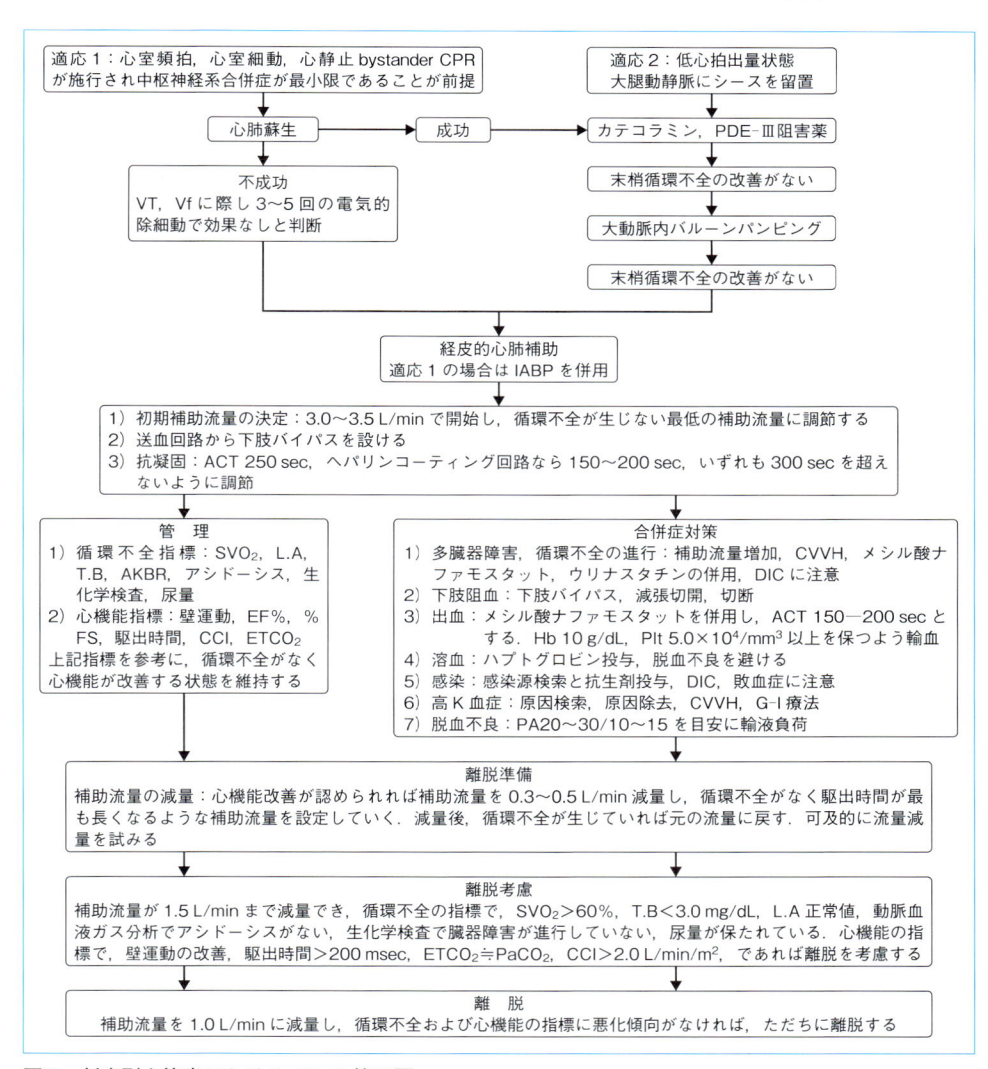

```
┌─────────────────────────────────────────────┐   ┌─────────────────────────────────────┐
│ 適応1:心室頻拍,心室細動,心静止 bystander CPR │   │ 適応2:低心拍出量状態                │
│ が施行され中枢神経系合併症が最小限であることが前提 │   │ 大腿動静脈にシースを留置            │
└────────────────┬────────────────────────────┘   └──────────────┬──────────────────────┘
                 ▼                                                ▼
            ┌─────────┐   成功    ┌──────────────────────┐
            │ 心肺蘇生 │─────────▶│ カテコラミン,PDE-Ⅲ阻害薬 │
            └────┬────┘           └──────────┬───────────┘
                 │ 不成功                    ▼
        ┌────────────────────┐    ┌─────────────────────┐
        │ VT, Vf に際し3〜5回の │    │ 末梢循環不全の改善がない │
        │ 電気的除細動で効果なし │    └──────────┬──────────┘
        │ と判断               │               ▼
        └────────┬────────────┘    ┌──────────────────────────┐
                 │                 │ 大動脈内バルーンパンピング │
                 │                 └──────────┬───────────────┘
                 │                            ▼
                 │                 ┌─────────────────────┐
                 │                 │ 末梢循環不全の改善がない │
                 │                 └──────────┬──────────┘
                 ▼                            ▼
            ┌──────────────────────────────────┐
            │ 経皮的心肺補助                    │
            │ 適応1の場合はIABPを併用           │
            └───────────────┬──────────────────┘
```

1) 初期補助流量の決定:3.0〜3.5 L/min で開始し,循環不全が生じない最低の補助流量に調節する
2) 送血回路から下肢バイパスを設ける
3) 抗凝固:ACT 250 sec, ヘパリンコーティング回路なら150〜200 sec, いずれも 300 sec を超えないように調節

管理
1) 循環不全指標:SVO_2, L.A, T.B, AKBR, アシドーシス, 生化学検査, 尿量
2) 心機能指標:壁運動, EF%, %FS, 駆出時間, CCI, $ETCO_2$
上記指標を参考に,循環不全がなく心機能が改善する状態を維持する

合併症対策
1) 多臓器障害,循環不全の進行:補助流量増加, CVVH, メシル酸ナファモスタット, ウリナスタチンの併用, DIC に注意
2) 下肢阻血:下肢バイパス, 減張切開, 切断
3) 出血:メシル酸ナファモスタットを併用し, ACT 150−200 sec とする. Hb 10 g/dL, Plt $5.0×10^4/mm^3$ 以上を保つよう輸血
4) 溶血:ハプトグロビン投与, 脱血不良を避ける
5) 感染:感染源検索と抗生剤投与, DIC, 敗血症に注意
6) 高K血症:原因検索, 原因除去, CVVH, G-I 療法
7) 脱血不良:PA20〜30/10〜15 を目安に輸液負荷

離脱準備
補助流量の減量:心機能改善が認められれば補助流量を 0.3〜0.5 L/min 減量し,循環不全がなく駆出時間が最も長くなるような補助流量を設定していく.減量後,循環不全が生じていれば元の流量に戻す.可及的に流量減量を試みる

離脱考慮
補助流量が 1.5 L/min まで減量でき,循環不全の指標で,SVO_2>60%, T.B<3.0 mg/dL, L.A 正常値, 動脈血液ガス分析でアシドーシスがない,生化学検査で臓器障害が進行していない,尿量が保たれている.心機能の指標で,壁運動の改善,駆出時間>200 msec, $ETCO_2$≒$PaCO_2$, CCI>2.0 $L/min/m^2$, であれば離脱を考慮する

離脱
補助流量を 1.0 L/min に減量し,循環不全および心機能の指標に悪化傾向がなければ,ただちに離脱する

図2 劇症型心筋炎における PCPS 管理図
〔日本循環器学会 循環器病の診断と治療に関するガイドライン:急性および慢性心筋炎の診断・治療に関するガイドライン(2009年改訂版), p13, 図7 より転載〕

め,重症多枝病変・左主幹部病変のいずれかを伴う場合に適応がある.特に75歳未満の患者では推奨される.

2. 劇症型心筋炎

劇症型心筋炎による心原性ショックは,決して多くは遭遇するわけではないが,その対応により生死を大きく分ける.したがって,しっかりとその治療方針を把握しておくべきである.急性期に可能な限り心筋生検を施行することで,好酸球性あるいは巨細胞性心筋炎を診断可能で適切な対処が可能となる.治療方針に関しては図2を参照されたい.

■ 患者家族への説明のポイント
- 非常に死亡率が高いことを説明する．
- 生命は維持できても植物状態になる可能性についても説明し，高齢者の場合はどこまで治療するかを可能な限り明確にしておくべきである．

■ 医療スタッフへの指示
- 血行動態，意識レベルの変化には十分に注意する．
- 補助循環装置が導入されたときにカテーテル挿入部出血や感染，さらに下肢の虚血の有無に注意する．
- 補助循環装置の適切作働の確認や感染症や播種性血管内凝固症候群の合併には十分に注意する．

急性心タンポナーデの救急処置

Emergent treatment of acute cardiac tamponade

野村智久　順天堂大学練馬病院准教授・救急・集中治療科
杉田　学　順天堂大学練馬病院先任准教授・救急・集中治療科

【手技の概要】
　心タンポナーデは，心嚢液により心臓の拡張障害が起こり心拍出量が減った状態である．ゆえに治療は，速やかな心嚢液の排除（ドレナージ）となる．心嚢液のドレナージ法として，①心嚢穿刺，②心膜開窓術，③緊急開胸術による心膜切開があるが，②③は熟練した医師（できれば外科医）が行うことが望ましく，ここでは①心嚢穿刺を中心に解説する．

【心嚢穿刺】
1．適応と禁忌
　心嚢穿刺の適応は，心嚢液貯留，心タンポナーデである．急性心タンポナーデでは，15〜20 mLの心嚢液が排液されればバイタルサイン，臨床症状の一時的な改善が期待できる．絶対的な禁忌はないが，抗凝固薬，抗血小板薬の内服患者では，出血に注意する．
　準備として，消毒液，綿球，滅菌手袋，滅菌ガウン，滅菌穴あき覆布，三方活栓，延長チューブ，シリンジ（局所麻酔用，吸引用など），カテラン針（22〜23 G），局所麻酔薬，穿刺針（16〜18 G静脈内留置針），延長チューブ，ドレナージバック（ボトルでもよい）などをそろえる．エコー検査装置や救急カートを忘れず準備しておく．持続的にドレナージをする場合には，ガイドワイヤー，ダイレーター，ドレナージチューブ（ピッグテールカテーテルなど）を準備しておく．キットになっている製品もある．

2．手技の進め方
　帽子，マスクを装着した標準予防策に加え，滅菌手袋と滅菌ガウンを装着した外科的ガウンテクニックを用いる．
① 体位は上体を少し起こしたセミファウラー位が望ましいが，血行動態が安定していなければ仰臥位とする．
② 心電図をモニターし，救急カート（蘇生薬剤，抗不整脈薬を含む），除細動器を準備する．
③ エコー検査で心嚢内の液体貯留，心嚢までの深さ・距離を確認する．
④ 胸骨剣状突起を中心に広めに消毒・被覆をする．
⑤ 剣状突起左縁と左肋骨弓の交差する部位に局所麻酔する．
⑥ 同部から20 mLのシリンジに接続した16〜18 Gの静脈留置針を，左肩烏口突起に向けて穿刺する．具体的には，皮膚から（水平から）みて約45°立て，躯幹正中線から約45°左に向けて穿刺する（図1）．
⑦ 可能なら穿刺は，清潔操作でエコーガイド下に行うと安全である．エコープローベは穿刺針のそのすぐ傍や心尖部において，心臓と穿刺針を描出しながら穿刺するとよい．
⑧ 吸引をしながら慎重に針を進める．通常4

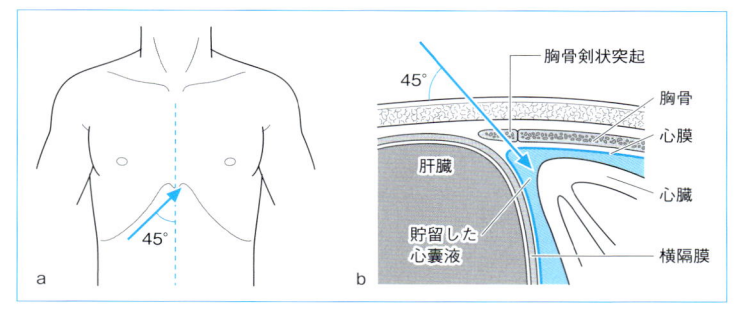

図1　穿刺部位と方向(a)と穿刺角度と心嚢の位置関係(b)

〜6cm程度で針先は心嚢に達する．針先が心嚢を貫くときに軽い抵抗を感じることもある．さらに針を進めると抵抗が消失し心嚢液が吸引される．

⑨位置がずれないようにしっかりとシリンジと針を把持し，外筒のみを数cm進め，内筒針を抜去する．外筒とシリンジ，また延長チューブを接続して心嚢液を吸引する．

⑩さらに持続的にドレナージを行う際には，セルジンガー法の要領で，まずガイドワイヤーを心嚢内に留置する．

⑪穿刺部の皮膚を数mm切開しガイドワイヤーにダイレーターを通して心嚢内まで挿入する．

⑫ガイドワイヤーを残してダイレーターを抜去し，次いでガイドワイヤーにドレナージチューブ(ピッグテールカテーテルなど)を通して心嚢内まで挿入，留置する．

⑬ガイドワイヤーを抜去し，ドレナージチューブに三方活栓を付けてドレナージバッグと接続し，皮膚にドレナージチューブを確実に固定する．

3. 合併症とその対処

心室穿刺，心筋損傷，冠状動脈損傷，気胸，心嚢気腫，不整脈，腹腔内臓器損傷などがあり，適宜専門医にコンサルトする．

①心筋損傷を避けるため，あらかじめ確認しておいた深さ以上は穿刺しない．

②血性の心嚢液：凝固していて心嚢穿刺では十分な排液が得られないことがある．また，出血の原因と程度によっては，心嚢穿刺は根本治療とはなりえず，改めて開胸手術を要する場合がある．

③チューブ閉塞：凝血塊，フィブリンにより起こることがあり，適宜ミルキングを行う．

④排液の速度：心嚢液を急速に排液すると血圧が上昇しすぎることがある．心臓破裂や上行大動脈解離/破裂による心タンポナーデであると，再破裂や状態悪化を来すことがあり，排液は緩徐に血行動態をモニタリングしながら慎重に行う．

4. その他の注意

①ドレナージチューブとドレナージバッグとの接続は，無菌的な閉鎖式ルートとする．

②必ず胸部X線検査を行い，チューブの位置や合併症の有無を確認する．

③針先やドレナージチューブが心筋壁に当たると不整脈が誘発される可能性があり，厳重にモニタリングを行う．

【心膜開窓術】

1. 適応と禁忌

穿刺が困難な場合や，太いドレナージチューブを留置する際に有効である．穿刺に比べ侵襲は大きいが，直視下に心膜を確認するので安全で確実である．絶対的な禁忌はない．

2. 手技の進め方

他の成書を参照されたい．

循環不全における多臓器不全（MODS）

MODS（multiple organ dysfunction syndrome）induced by circulatory failure

角　由佳　順天堂大学准教授・救急災害医学

【概念】

MODS；Multiple Organ Dysfunction Syndrome は，"Altered organ function in a acutely ill patient so that homeostasis cannot be maintained without intervention"として，1992年にThe American College of Chest Physician/Society of Critical Care Medicine Consensus Conferenceによって定義された．つまり，急性病態における複数の臓器機能障害であり，その予後は，死亡率60%以上と悪い．

【病態】

MODSは，そこに至る経緯によって，primary MODSとsecondary MODSの2つに分類される．Primary MODSとは，臓器への直接損傷が原因となって局所の炎症を起こし機能不全に陥ったものである．Secondary MODSとは，外傷，感染，手術侵襲，虚血，再灌流などを契機に全身性炎症反応症候群（Systemic Inflammatory Response Syndrome；SIRS）を起こし臓器機能不全に陥ったものである．様々な炎症性メディエーターが，重要臓器の組織を破壊し病態を悪化させる．制御できない過剰炎症が，secondary MODSの主要な機序である．

循環不全によるMODSは，心筋梗塞，心筋炎など心臓の直接損傷によるprimary MODSや，心肺停止後の虚血再灌流障害，手術侵襲，出血性ショック，感染による敗血症性ショックから生じるsecondary MODSなど様々である．

糖尿病，高血圧など合併症のある患者および高齢者が近年増えており，そのような症例の死亡率はとりわけ高いことから，早期診断，早期治療開始（Early goal-directed therapy）が必須である．

【診断および治療】

各臓器に応じて，診断，治療方法が異なる．

SOFA score（Sequential Organ Failure Assessment score）は，6つの機能（呼吸，循環，肝臓，腎臓，凝固，中枢神経系）を，それぞれ評価する重症度スコアである（5段階point 0～4，高いほど重症）．

呼吸循環管理が最優先であり，各臓器への酸素供給を回復，維持できるように治療をすすめる．

1. 呼吸不全

a. 診断

呼吸様式，胸部X線および動脈血ガスなどを用いて評価する．近年，肺血管外水分量の評価として，ピコ（PiCCO$_2$/PiCCO^{plus}）の有用性が注目されている．X線で両側肺浸潤影を認めるが心原性ではなく，急激に酸素化能が低下する場合，PFratio（PaO$_2$/FIO$_2$）＜300を急性肺障害（Acute lung injury；ALI），PF ratio＜200を急性呼吸促迫症候群（Acute respiratory distress syndrome；ARDS）という．

b. 治療

意識障害を伴うとき，ショック時，酸素化障害が進行するとき（酸素投与下でSpO$_2$＜90%，PaO$_2$＜60 mmHg）は，人工呼吸管理の適応となる．ALI，ARDSに対しては，適切な人工呼吸管理（PEEP，Lung protective strategy，高濃度酸素の回避）が重要である．一回換気量は，6～8 mL/kgに設定し，SpO$_2$ 94%以上になるように吸入酸素濃度を調節する．

SIRSに伴うALI，ARDSでは，好中球エラスターゼ阻害薬（シベレスタットナトリウム）が適応となる．ステロイドの投与については，パルス療法，維持療法とも確立されたプロトコール，エビデンスはない．

2. 循環不全
a．診断
　血圧，脈拍，動脈血ガス，胸部X線，心電図，心エコーを用いて評価する．末梢循環不全については，動脈血ガスの乳酸値が鋭敏な指標となる．心機能評価として，Swan-Ganzカテーテル，ピコ，動脈圧波形の解析により血行動態をモニターできるフロートラックセンサーが有用である．
b．治療
　原疾患の治療（心筋梗塞に対するカテーテル治療など）を第一とする．平均動脈圧65 mmHg以上あるいは収縮期血圧90 mmHg以上に保つように輸液量およびカテコールアミン量を調節する．

3．肝不全
a．診断
　肝逸脱酵素（AST，ALT），プロトロンビン時間，ビリルビン，アンモニア値を用いて評価する．腹部エコーやCTなども補助診断となる．
b．治療
　凝固因子の補充を行う．重症例に対しては，血漿交換も考慮する．

4．腎不全
a．診断
　時間尿量，尿比重（あるいは尿浸透圧），動脈血ガス，血清クレアチニン値を評価し，原因を鑑別する（腎性，腎前性，腎後性）．循環血液量の評価には，心エコーでの左室拡張末期径および下大静脈径の経時的変化，ピコ，フロートラックセンサーが有用である．
b．治療
　循環血液量の減少による腎前性腎不全の場合は，補液を行う．重篤な高カリウム血症（6.5 mEq/L以上）で，薬物治療に反応しない場合には，緊急透析の適応となる．

5．播種性血管内凝固症候群（disseminated intravascular coagulation；DIC）
a．診断
　急性期DIC診断基準（SIRSの診断3項目陽性，血小板数，PT，FDP）では，4点以上でDICの診断となる．
b．治療
　DICの病態は，全身の微小血管の播種性血栓形成とそれに伴う線溶亢進であることから，抗凝固療法が治療の基本である．ヘパリン，合成プロテアーゼインヒビター，遺伝子組み換えトロンボモジュリン製剤を投与する．AT活性70％以下ではアンチトロンビン濃縮製剤の適応となる．消費性凝固障害による血小板および凝固因子の著しい低下で出血を認める場合には，濃厚血小板，新鮮凍結血漿などの補充療法を行う．

6．中枢神経障害
a．診断
　意識レベルを評価し，麻痺の有無，頭部CT，脳波などで，頭蓋内占拠性病変を確認する．麻痺に左右差がない場合には，ショックや代謝障害（低血糖，腎不全，高アンモニア血症など），低酸素脳症による意識障害の可能性も念頭に置く．
b．治療
　心室細動による心肺停止後の低酸素脳症には，12〜24時間の脳低体温療法（深部体温32〜34℃）が推奨されている．心肺停止後の痙攣は，難治性であることも多く，ミダゾラム，チオペンタールなどの脳保護作用のある抗痙攣薬を投与する．

7．その他
・MODSでは，ストレス潰瘍のリスクが高くH_2ブロッカーを投与したほうがよい．
・消化管の免疫機能は重要で，Bacterial translocationを予防するために重症患者ほど早期に経管栄養を開始するべきである．
・血糖コントロールは重要であり頻回に血糖値を測定し，低血糖に注意しつつ150 mg/dL以下になるよう調整する．
・重症病態では二次感染の予防と治療が大切であり，監視培養検査を定期的に行い，感染と診断した際に適切な抗生剤を投与する．

■ 専門医へのコンサルテーション

- MODSは，持続モニター管理および多臓器にわたる治療のため，集中治療を要する．
- MODSが疑われ，積極的治療の適応と判断すれば，集中治療のできる施設（救命救急センターなど）に早急に紹介するべきである．

■ 患者説明のポイント

- MODSになると，意識障害を伴うことも多く，患者へ病状説明や本人から治療の承諾を得ることは難しい．
- その際には，患者家族に，重症であること，急変の可能性を説明したうえで，人工呼吸管理などの集中治療の必要性を伝える．

低体温療法
Therapeutic hypothermia

渡辺和宏　駿河台日本大学病院・循環器内科

【概念】

心停止は，生体侵襲として最も大きな傷害である．これにより，全脳虚血に陥った脳に起こる一次脳損傷は防ぎようがない．自己心拍再開後は，そのあと起きるであろう二次脳損傷を防ぐために，脳保護治療を全力で行っていかねばならない．その戦略の1つとして体温を低下させ，管理していく低体温療法がある．

【病態】

全脳虚血〜再灌流により引き起こされる脳損傷を示す(図1)．一般に体温を1℃下げることにより，脳の酸素代謝率は約6〜7％低下する．低体温療法は，脳損傷を引き起こす図示した一連のカスケードを抑制し，脳代謝を抑え，脳保護効果を発揮するといわれている．

【適応】

適応基準，冷却時間，冷却目標体温は各施設において決めていることが多い．自施設での基準を記す(図2)．AHA/ILCORのガイドライン2010では，自己心拍再開後の昏睡状態の成人患者で，初期心リズムがVFであった場合に強く推奨している．その方法は，12〜24時間，32〜34℃の低体温である．また，電気的除細動療法の適応でない波形を伴う院外心停止症例や，院内心停止で蘇生後に昏睡状態が継続している患者には有効かもしれないとしている．

【治療方針／治療法】

1. 冷却方法

体表面冷却法は，冷却用ブランケットで患者を挟み込む方法である．簡便であるが，深部体温を管理するには不十分である．最近はウォーターゲルパッドを体表面に貼り付ける自動制御付き体温管理装置があり，体温管理が可能となっている．

血液直接冷却法では，4℃の冷却細胞外液30 mL/kgを加圧バックにて急速に注入させる方法がある．低体温療法の導入として有効である．体温管理には持続的血液透析濾過療法を利用する方法や，血管内に冷却用のカテーテルを挿入して行う方法がある．いずれも観血的な処置が必要であるが，体温管理の調整は比較的容易である．

2. 全身管理

a．循環系

深部体温が34℃以下になると心拍出量の低下を来す．その原因は徐脈であるが，心停止を来した原疾患が大きく影響している可能性が高い．また易不整脈作用があり，心室性不整脈，心房細動，Osborn wave(J波)が出現することがある．必要であればカテコールアミン製剤やIABP，ペースメーカーを使用し，心係数を2.0 L/分/m^2以上を目標とする．スワン-ガンツカテーテル，心エコーなどにてモニタリングを行う．

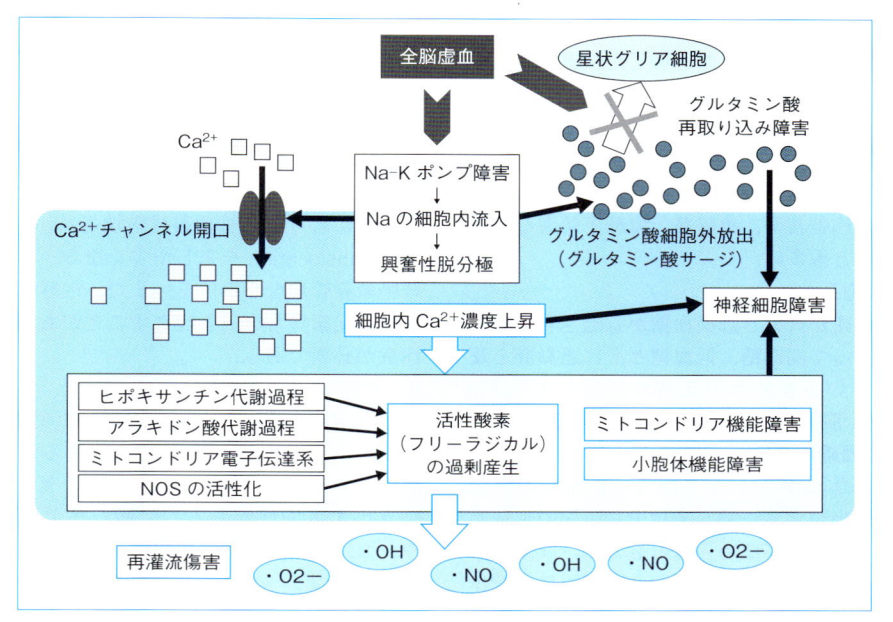

図1　全脳虚血から再灌流により惹起される脳損傷

全脳虚血が生じると，Na-Kポンプが障害され，神経細胞の脱分極が起こる．これによりCaチャネルが開口し，神経細胞内にCaが大量に流入する．また興奮性アミノ酸であるグルタミン酸が細胞外に放出される．脳虚血により星状グリア細胞によるグルタミン酸再取り込み障害が起こり，細胞外のグルタミン酸濃度は上昇する．グルタミン酸による直接的な作用により神経細胞の障害を起こす．細胞内でのCa濃度の上昇が，活性酸素の過剰産生，ミトコンドリア機能障害，小胞体機能障害を来す．さらに活性酸素は血流が再開した際に再灌流障害を惹起する．

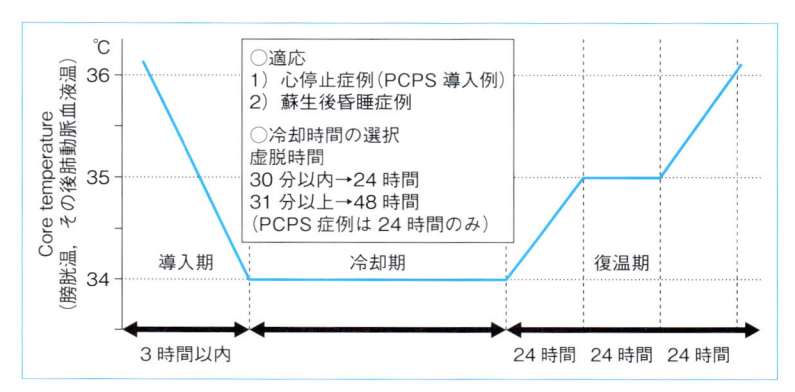

図2　自施設の低体温療法プロトコール

急性期に4℃の細胞外液2Lを加圧バックを用いて急速輸液を行い，引き続きPCPSまたは持続血液透析濾過療法を利用した体外血液直接冷却法を用いて3時間以内に目標体温に到達させる．

b. 中枢神経系

低体温により脳代謝を抑えた状態での脳機能評価は困難である．内頸静脈酸素飽和度（SjO_2）測定，聴覚誘発電位（ARB），生化学マーカーとして NH_3，pH，$S100\beta$，NSE などで評価する施設もある．脳保護，体温管理のため筋弛緩薬，鎮静薬，痙攣予防薬を使用することも多い．

c. 代謝系

糖代謝が抑制され高血糖が惹起される．生体にとって高血糖，低血糖ともに悪影響を及ぼしているものと考えられ，おおよそ150 mg/dL 前後の血糖値が適切と考える．

d. 凝固線溶系

深部体温が32℃を下回ると止血凝固機能異常が出現する．34℃ではPT時間の延長と血小板の低下が認められるものの，臨床的な影響はない．血小板が低下する原因は，低体温により血小板が変形し，肝臓の類洞や脾臓に捕捉されるためと考えられている．ただし易感染性のためDICに陥っている場合もあり，注意が必要である．

e. 免疫・その他

リンパ球の減少など細胞性免疫の低下による免疫防御系の障害がみられ，易感染性の状態になる．腸管蠕動運動は低下し，抗生物質の投与により腸内細菌叢は破壊され，bacterial translocation を来しやすくなる．早期の経腸栄養管理を心掛ける．また，電解質異常や微量元素異常を引き起こすことがあるので注意が必要である．

3. 復温

全身状態を観察しながら 0.5～1.0℃/日の速度で2～3日かけて緩徐に復温する．低体温により抑制されていた様々なカスケードが動き出す可能性がある．急激な体温の上昇や，血圧の低下，電解質異常の出現を来すことがあるので，十分注意を要する．場合によっては再度体温を低下させることも検討する．

第3章 検査総論

循環器疾患の検査の進め方
Clinical laboratory examination in cardiovascular disease

合田亜希子　兵庫医科大学・循環器内科
増山　理　兵庫医科大学主任教授・循環器内科

【概説】

循環器疾患は救急の場合も多く，検査の進め方においてもその状況を踏まえて行う検査を選択し進めていく必要がある．しかしいずれの場合においても安静時心電図と胸部X線，血液検査は早期の段階で必ず行われるべき検査である．

【心電図】

安静時心電図からは不整脈の有無，虚血性心疾患の可能性，心筋障害の可能性，そして電解質異常の可能性など多くの疾患の診断，あるいはその診断の一助となる．記録の際には必要に応じて右側胸部誘導（右室梗塞や小児例）や1-2肋間上の心電図（Brugada症候群）を記録することも重要である．不整脈診断においては，安静時心電図で診断できない場合にはホルター心電図が有用である．

【胸部X線写真】

胸部X線は簡便であり，スクリーニングや経過観察など種々の診療場面において有用である．心臓の形態だけでなく，肺野の状態などから肺，体循環を含めた全体像を把握することができる．典型的な陰影があれば，X線写真から診断に至ることもある．

まず観察すべきは心拡大の有無である．心

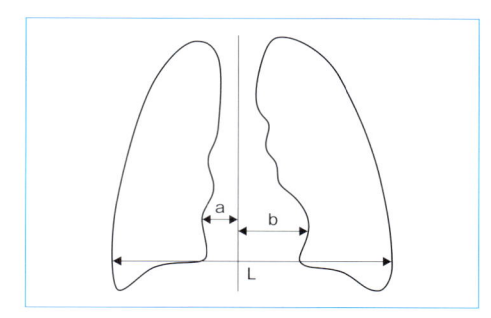

図1　心胸郭比（CTR）の計測
CTR＝(a＋b)/L

注：Lは①胸郭最大横径とする方法と②右横隔膜ドームの接線を用いる方法がある．分子(a＋b)と距離が近い部位でのL(②)を用いるほうが，心陰影サイズの指標として適切と思われる．

拡大を評価する指標としては，心胸郭比（cardiothoracic ratio；CTR）が用いられる（図1）．正常は立位正面像で0.5以下であるが，撮影の体位や呼吸停止位の影響を受けるため注意が必要である．心血管陰影の表現は，右は2弓，左は4弓に分けて第何弓と表現されることが多い．この表現は国際的には用いられていないが，日常臨床においては便利である（図2）．正面像だけでなく，側面像も右室の大きさや左房，左室拡大の有無を評価するのに有用である．

【血液検査】

血液検査は，すぐに結果が出るかどうか，そしてその患者の状態によっても選択される順序は異なるが，多くの場合必要とされる．心筋梗塞などの急性疾患においてはもちろん，高血圧症などの慢性疾患においても合併症の評価，他の心血管疾患危険因子の評価を

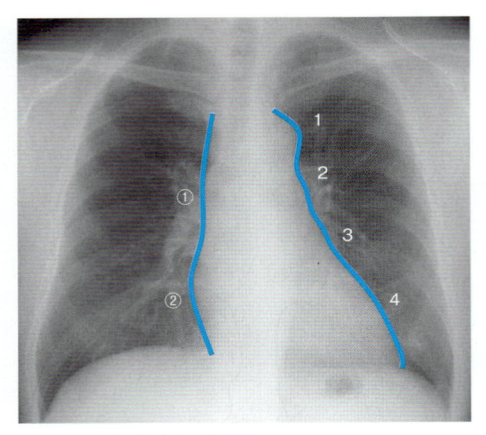

図2 正常の胸部 X 線写真
① 右第1弓：上大静脈に相当する．
② 右第2弓：右房に相当し，右房が拡大すれば膨隆する．
1．左第1弓：大動脈弓であり，高齢者，高血圧症，動脈硬化により突出する．
2．左第2弓：肺動脈であり，肺高血圧症，肺動脈弁狭窄症，心房中隔欠損症や心室中隔欠損症など肺動脈血流が増大する疾患で拡大する．
3．左第3弓：左心耳に相当し，左房が拡大すれば膨隆する．
4．左第4弓：左室に相当し，左室が拡大すれば左下に偏位する．右室が拡大すれば左室を後上方に挙上することにより突出する．

行うことは重要である．最近では虚血性心疾患診断のための迅速検査も行われるようになっているが，心筋梗塞発症後 1〜3 時間の早期にはこれらの検査にも異常はみられないことが多い．したがって，疑わしい場合には心電図とともに経過を追って再検することも重要である．

【心エコー】

次に循環器診療において行われるべき検査は，心エコー検査である．心筋梗塞などの緊急の場合においても，大動脈解離の有無，心膜液の有無など最低限チェックすべき点がある．高血圧症においても肥大の有無がその予後に関連すること，流出路障害の有無により選択されるべき治療薬が異なることなどから一度は行われるべきである．最近ではポケットサイズの心エコー装置も開発され，今後さらに往診やベッドサイドにおいての診断がより迅速に，容易に行われるようになると考える．

【冠動脈検査】

急性疾患の場合には，次に CT や冠動脈造影検査が行われる．ST 上昇型心筋梗塞においては再灌流までの時間がその後の心機能，予後を左右するため，診断がつけばできるだけ早期に検査に結びつけることが望ましい．大規模試験の結果からも発症後 12 時間以内で，来院からバルーン通過までの時間が 90 分以内であれば，どのような症例であっても冠動脈形成術を行うべきであるとされている．しかし，治療の合併症を最低限におさえるためにも，腎機能評価や解離，心膜液の有無の評価は造影の準備，検査と並行しても最低限チェックする必要がある．

【運動負荷試験】

虚血性心疾患が疑われるも緊急を要さない場合には，一般的には運動負荷試験による虚血診断が行われる．その簡便さゆえに，階段昇降を用いたマスター負荷試験が行われる施設もある．しかし負荷中の心電図や血圧がモニタできないため安全性に問題があり，明らかに虚血性心疾患が疑われる場合には行うべきではない．ただ安価・簡便であり，健康診断などのスクリーニング法としての役割は残されている．

運動負荷による虚血診断は，トレッドミルやエルゴメーターによる段階的負荷を用いても診断能力は感度 68％，特異度 77％ と必ずしも高くない．

【核医学検査，ヘリカル CT】

核医学検査が可能な施設であれば負荷心筋 SPECT 検査を行うことにより感度 85〜90％，特異度 70％ で有意冠動脈狭窄を診断できるとされている．

最近ではマルチスライスヘリカル CT などの導入により，CT による冠動脈狭窄の評価も可能となった（図3）．冠動脈プラークの CT 値を計測することにより，破綻しやすい

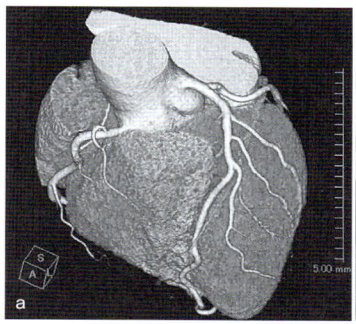

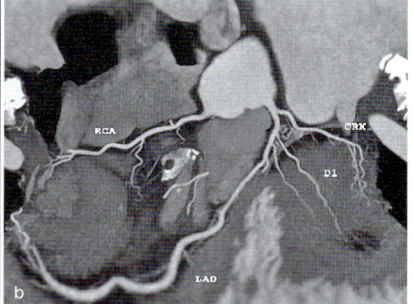

図3 心臓CT画像（正常画像）
a．3次元構成した画像
b．冠動脈3枝を2D上で展開した画像
c．左前下行枝

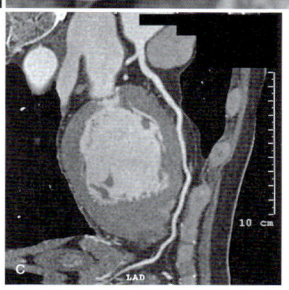

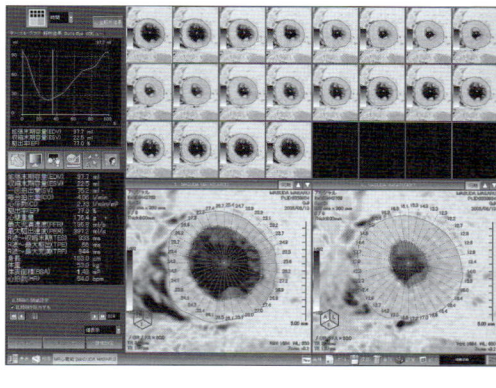

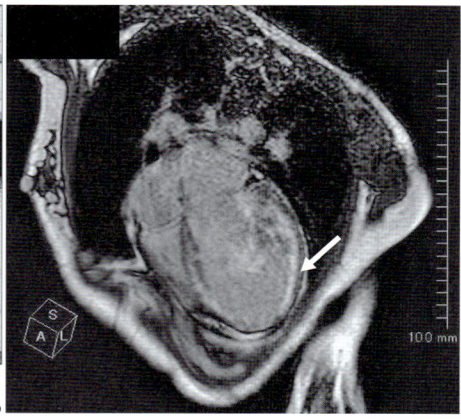

図4 MRI画像
a．駆出率の計測．Simpson法により計測する．
b．遅延造影像．拡張型心筋症の症例．矢印部分に遅延造影を認めている．

脆弱なプラークであるかどうかも診断できるとされている．症状が非定型的で冠動脈疾患の可能性が低いと考えられる症例の場合にはCT検査が推奨される．しかし，被曝の問題や造影剤腎症の可能性についてはCTにおいても注意が必要である．

【MRI】

非侵襲的検査法としてMRI検査も心筋症などの診断に有用である．MRIは任意の断面での計測が可能であり，造影剤を使用せず

に心筋と血液の分離が可能であり，被曝の問題もない．心電図同期MRIでは壁運動評価や心機能（心室容積や心室重量・駆出率計測）の評価が可能であり，心エコーで描出困難な肥満例や肺気腫例における心機能評価には特に有用である．さらに，造影MRIによる遅延造影は心筋の線維化を反映するとされており，虚血性心疾患のバイアビリティや心筋症の心筋障害の程度を評価する際に用いられる（図4）．

【検査の選択法】

いずれの分野の疾患であっても検査は非侵襲的で診断能力の高いもの，安価なものから選択していく必要がある．循環器診療における検査は診断機器の発達によりその適応，選択順序が大きく変化しており，カテーテル検査など侵襲を伴う検査の割合は格段に減少してきている．しかし侵襲的であっても心筋症における組織診断や収縮性心膜炎における心内圧測定など，症例によっては非常に重要な診断ツールとなることがある．常に最新の情報を得ながら，患者の病態に合わせて検査を選択し，診断を進めていくことが重要である．

ホルター心電図

Holter electrocardiogram

加藤貴雄　日本医科大学名誉教授

【検査の概要】

ホルター心電図は，不整脈や虚血の診断・管理を目的に考案・開発された携帯型連続心電図記録法で，24時間あるいは48時間連続で日常生活下の心電図を記録・解析することができる．近年のテクノロジーの進歩によりホルター心電計そのものも小型・軽量化が急速に進み，器械を装着したまま入浴可能な機種も登場するなど，自由行動下での長時間記録が可能になり，検査に伴う患者の負担は大幅に軽減されてきた．通常は2つあるいは3つの誘導を同時に連続記録するが，メモリーの容量が大幅に増加したことにより，12誘導すべてを24時間記録できる機種もある．

また高機能化による解析項目の拡大・充実も日進月歩である．不整脈や虚血の発作を心電図にとらえ，その回数・持続時間・重症度を評価するという基本的な解析にとどまらず，さまざまな視点からの自動解析・二次解析が可能になってきた．最近では種々の数学的処理を応用した二次解析を行うことによって，例えば自律神経系の変動や突然死のリスクを推定するなど，心臓の電気現象の裏側にある目に見えない情報を抽出・把握することもできるようになってきた．

【適応と禁忌】

ホルター心電図検査の第一義的な目的は，もちろん不整脈や虚血発作中の心電図を直接記録し確定診断することにある．特に，1日に数回程度の頻度で出現する，比較的持続時間の短い不整脈や虚血発作の把握・診断に有用性が高い．表1に示すような，不整脈や虚血発作を疑う症状を訴える患者に遭遇し，12誘導心電図で診断がつかない場合には，次にホルター心電図による発作時の心電図記録を試みるべきである．

また，薬物あるいは非薬物治療下に定期的

表1　不整脈・虚血発作を疑う患者の訴え

- 動悸がする（どきどき，どきっ，どきん，ばくばく…）
- 脈が乱れる（速くなる，遅くなる，不規則になる，ばらばらになる，小さくなる…）
- 脈が飛ぶ（抜ける，触れない…）
- めまいがする（目の前が暗くなる，ボーっとする，ふらふらする，失神する，倒れる…）
- 胸が苦しい（胸がもやもやする，ざわざわする，瞬間的にうっと詰まる，何となくすっきりしない…）
- 息切れがする（息苦しい，胸苦しい，はあはあする，ぜいぜいする，息が切れる…）
- 胸が痛む（締め付けられる，重くなる，ずきずき，ちくちく，ずきん，刺されるよう…）
- その他（疲れやすい，足がむくむ…）

表2　主な自動解析・二次解析項目

- 調律
  - 洞調律か，心房細動か，ペースメーカーリズムか，その他の調律か
- 心拍数
  - 24時間総心拍数，平均心拍数，最大心拍数，最小心拍数，心拍数トレンドグラムなど
- 期外収縮
  - 上室期外収縮：期外収縮数，連発回数，最大連発数とその発生時刻，連発中の心拍数，変行伝導の有無，非伝導性期外収縮の有無，トレンドグラムなど
  - 心室期外収縮：期外収縮数，連発回数，2連発回数，3連発以上の回数，最大連発数とその発生時刻，連発中の心拍数，多形性，パターン分類，R on T型の有無，Lown grade，トレンドグラムなど
- その他の不整脈
  - 心房細動：有無と持続時間，最大心拍数
  - 心室頻拍：有無と持続時間，最大心拍数，単形性か多形性か複数単形性か
  - その他の不整脈：有無と重症度
- ST偏位
  - ST低下：最大ST低下の程度と発生時刻，1 mm以上のST低下の回数と発生時刻のトレンドグラム，ST低下のパターン
  - ST上昇：最大ST上昇の程度と発生時刻，2 mm以上のST上昇の回数と発生時刻のトレンドグラム，ST上昇のパターン
  - ST偏位と心拍数変化の対比
- その他の二次解析
  - QT/RR関係解析：QT延長評価，QTcI算出
  - QT dispersion解析：不整脈発生との関連
  - 心拍変動解析(HRV)：自律神経機能の推定時間領域解析(mean NN，SDNN，CVNN，SDANN，NN50，pNN50，MSD，RMSSDなど)
  - 周波数領域解析(LF，HF，LF/HF)
  - 心拍ゆらぎ解析(HRT)：重症不整脈との関連性評価
  - T波変動解析(TWA，TWV)：重症不整脈との関連性評価
  - その他

に繰り返し記録することによって，効果判定や経過観察に不可欠の重要な情報を提供する．最近はさまざまな二次解析が行われ，心拍変動解析による自律神経系の評価や心室遅延電位の検出，T波変動解析，心拍ゆらぎ解析などによる不整脈リスク評価を目的としてホルター心電図を記録することも多い．

特に禁忌とすべき病態はないが，例えば数か月に一度程度しか起こらない失神発作など，24時間あるいは48時間以内に発生する確率の極めて低い病態をとらえるのには向いていない．このような場合には，むしろイベントレコーダーや最近開発された植込み型ループレコーダーなどを活用すべきである．また，永続性心房細動など長時間持続している不整脈に関しては，通常の12誘導心電図で必要かつ十分な情報が得られる．

【検査の進め方】
1．基本的解析項目
　ホルター心電図法によって解析可能な項目は，用いるホルター心電計の機種や解析器の機能によって多少の違いがあるので，注意を要する．臨床現場で一般的に行われている主な解析項目を**表2**に示す．

2．どのような情報を得たいのか
　実際のホルター心電図検査に際しては，ただ機械的にオーダーを出すのではなく，それぞれの症例で何を目的に心電図記録を行うのかを事前に明確にしておく必要がある．目的に応じて記録時間，誘導法，誘導数を指定するのはもちろん，通常の解析項目に加えて特殊な表示法や心拍変動周波数解析などの二次解析を行うか否かに関しても，病態や臨床背景を考慮してきめ細かく設定したうえで検査を行うことが重要である．それによって初め

表3 記録・解析法選択に際して留意すべき点

- 何を記録したいのか？
  - 不整脈発作→CM5誘導，NASA誘導など
  - 虚血発作　→CM5誘導，CC5誘導など
- 自覚症状と心電図変化の関係？
  - イベントボタン，患者日誌の活用
- 日常行動との関係？
  - 詳細な患者日誌，生活パターンの記録
- 外的要因の影響？
  - 詳細な患者日誌，天候，気温変動など
- 治療効果・安全性の評価？
  - 不整脈やST偏位の頻度・重症度・持続時間・出現時間帯などを治療前後で比較
- 特殊な情報？
  - 心拍変動周波数解析（HRV），心室遅延電位（LP），QT/RR関係，心拍ゆらぎ解析（HRT），T波交互変動解析（TWA）など

表4　ホルター心電図法の問題点

- 記録時間
  限られた時間（24〜48時間）の記録であり，頻度の少ない例では発作をとらえることができない
- 症状と心電図変化の関係
  患者日誌記載に限界があるため，自覚症状と心電図変化の関係を明確に特定しにくい場合がある
- 電極
  電極数が多いため，固定用のテープによるかぶれや夜間の睡眠障害など，患者の負担・不快感が少なくない
- 解析時間
  解析に手間と時間がかかる
- 即時性
  モニター画面がないので，その場で心電波形を確認することができない
- 価格
  機器が高価である
- その他

て，臨床的に意義のあるホルター心電図データを得ることができ，個々の症例の診療に役立てることが可能になる．

表3に，記録・解析法を選択するに際して考慮すべき事柄を示すが，これらはあくまで一般的な目安の1つにすぎないので，主治医の判断に基づいてケースバイケースに最適の記録・解析法を決定する必要がある．

3. ホルター心電図法の問題点

ホルター心電図法は臨床上極めて有用な検査法であるが，表4に示すような問題点もある．確実に病態を把握し診療に役立てるためには，個々の症例に即してイベントレコーダーやループレコーダーなどを組み合わせて用いることが必要である．

特に最近用いられるようになった植込み型ループレコーダーは，超小型の心電計を前胸部皮下に小切開で埋め込むもので，長期間の心電図モニターが可能になり，ホルター心電図の弱点をカバーすることができる．

【検査所見の評価】

各々の症例に適したホルター心電図記録・解析ができれば，得られる情報は幅広く臨床上極めて有用である．ただし，膨大な情報のなかから本当に診療に役立つ情報を抽出するのは，担当医の重要な仕事であり，かつ腕の見せ所である．患者の臨床背景，検査の目的，患者日誌の分析と評価，外的要因の影響などを総合的に判断し，得られた解析結果を診療に生かすことが求められる．

この際，不整脈の種類・頻度・重症度や虚血発作の頻度・程度・出現時間帯など直接数字として得られる情報を分析・評価することに加えて，さまざまな二次解析結果を組み合わせて評価することによって，情報の重み付け，臨床的な意義付けが可能になる．

心エコー

Echocardiography

吉田千佳子　兵庫医科大学・循環器内科
増山　理　兵庫医科大学主任教授・循環器内科

【検査の概要】

心エコーは，超音波を用いて非侵襲的に心臓の形態・血行動態を評価する検査である．

【心エコーの種類】

1．経胸壁心エコー

胸壁を通して心臓を観察する．運動により血行動態の変化を評価する運動負荷心エコーや，薬剤を使用する薬剤負荷心エコーもこれ

に含まれる．

2. 経食道心エコー
食道・胃を通して心臓を観察する．

【経胸壁心エコー】
1. 適応
臨床症状から心疾患が疑われる場合．心電図異常．X線・CTなどから心疾患が疑われる場合．心疾患の重症度判定．心疾患の経過観察・治療効果判定．

2. 検査の進め方
a. 断層法, Mモード法
断層法は，形態の把握に有用である．Mモード法は時間分解能に優れており，心時相の分析に有用である．

b. ドプラ法
心臓・大血管の任意の場所の血流速や血流様式を観察に有用である．

c. 観察所見
被検者を左側臥位にし，検者は被検者の右側に座る．右手でプローブを持ち，左手で機械を操作する．

基本断面である胸骨左縁左室長軸像（図1）・短軸像〔大動脈弁・僧帽弁・乳頭筋（図2）・心尖部レベル〕，心尖部三腔像・二腔像・四腔像，肋骨弓下矢状断面像を描出し，断層法にて形態の把握・観察を行う．

胸骨左縁左室長軸像からMモード法にて，大動脈弁-左房Mモード図・僧帽弁Mモード図・左室Mモード図(図3)を記録する．

カラードプラ法にて，胸骨左縁左室長軸像・短軸像（大動脈弁・僧帽弁・乳頭筋・心尖部レベル），心尖部三腔像・二腔像・四腔

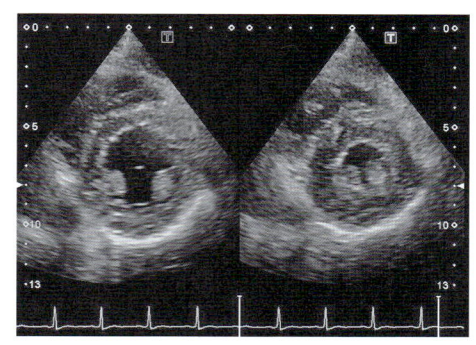

図2　胸骨左縁左室短軸像（乳頭筋レベル）
左：拡張期，右：収縮期

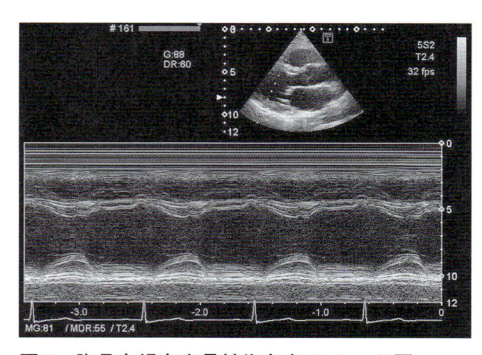

図3　胸骨左縁左室長軸像左室Mモード図

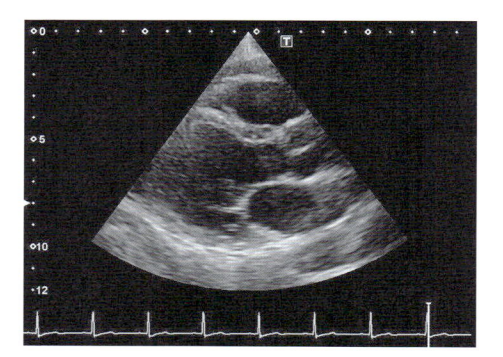

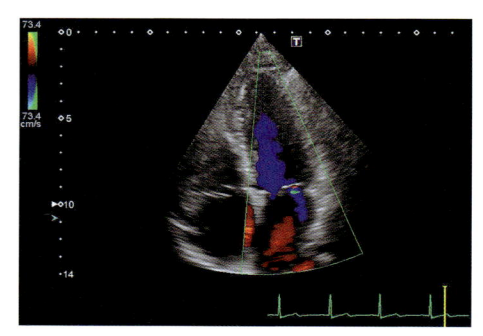

図1　胸骨左縁左室長軸像

図4　心尖部四腔像カラードプラ法

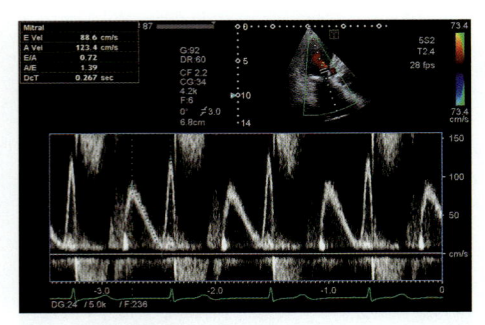

図5　左室流入血流

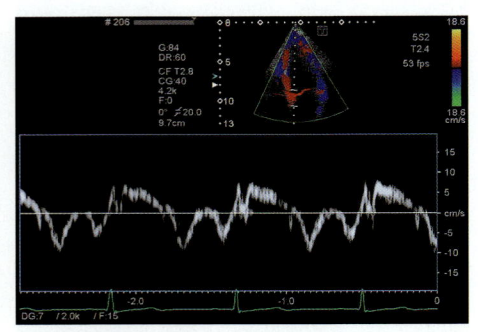

図6　僧帽弁輪運動速波形

表1　日本人の正常値(n=700, 20～79歳の平均値)

	男性	女性
大動脈弁輪径(cm)	2.2±0.3	2.0±0.2
大動脈 Valsalva 洞径(cm)	3.1±0.4	2.8±0.3
大動脈 ST 接合部径(cm)	2.6±0.3	2.4±0.3
左室中隔壁厚(cm)	0.9±0.1	0.8±0.1
左室後壁壁厚(cm)	0.9±0.1	0.8±0.1
左室拡張末期径(cm)	4.8±0.4	4.4±0.3
左室収縮末期径(cm)	3.0±0.4	2.8±0.3
左室駆出率 (biplane disk method)(%)	64±5	66±5
左房横径 (心尖部四腔像)(cm)	3.6±0.5	3.5±0.5
左房縦径 (心尖部四腔像)(cm)	4.9±0.7	4.6±0.7
左房横径 (胸骨左縁左室長軸像)(cm)	3.2±0.4	3.1±0.3

(Daimon M, et al：断層法での計測値. Circ J 2008; 72: 1859-1866 より引用)

像で弁逆流(図4)・加速血流(モザイク血流)の有無を観察する．

　ドプラ法にて，左室流出路血流・左室流入路血流(図5)・肺静脈血流・三尖弁逆流血流・肺動脈逆流血流を測定し，組織ドプラ法にて，僧帽弁輪運動速波形(図6)を測定する．

3. 検査所見の評価

a. 左室収縮能

　左室駆出率(Ejection fraction)が，最も一般的な左室収縮能の指標である．断層像を用いて，拡張末期と収縮末期に左室容積を計測することによって得られる．実際には心尖部二腔像と四腔像を描出し，左室心内膜面をトレースすることによって，左室内腔を楕円柱の総和として容積を算出する(biplane disk method)．

b. 左室拡張能

　拡張期は，急速流入期・緩徐流入期・心房収縮期に分類される．基本的に左室流入血流は，左房圧と左室圧の圧較差によって生じる．急速流入期は，左室弛緩により左室圧が急速に減少し左室圧が左房圧を下回ることによって，僧帽弁が開放し，左房から左室へと血液が流入する(E波)．そして，左房圧と左室圧がほぼ等圧になり緩徐流入期となる．

　次に，心房収縮により左房圧が左室圧より高くなり左房から左室に血液が流入する(A波)．これが心房収縮期である．E波の減衰時間をDcTというが，この左室流入血流速波形の波形解析によって左室拡張能が評価できる．しかし，中等度以上の左室拡張能低下を有する場合には，左室流入血流速波形は一見正常を呈する(偽正常)ため，正常・偽正常の判定のため肺静脈血流や僧帽弁輪部運動速度を測定する必要がある．僧帽弁輪部拡張早期波(E′)は，左室弛緩能を反映し，値が小

さい程左室弛緩能は低下している．左室弛緩能は，左室流入血流の正常型では正常であるので E′ も正常であるが，偽正常型では障害されているため E′ は低値となる．このような指標を用いることによって心エコーにおいて，左室拡張能の評価が可能である．

c．カラードプラ法による異常血流

カラードプラ法では，探触子に向かう血流は赤系で表示され，探触子から遠ざかる血流は青系で表示される．また，高速血流はモザイク状に表示される．本手法を用いて，僧帽弁・大動脈弁・三尖弁・肺動脈弁の弁逆流の有無がわかる．また，心房中隔欠損症・心室中隔欠損症・動脈管開存に伴う短絡血流もカラードプラ法にて評価する．

d．圧較差の推定

高速血流が存在すれば，その前後での圧と流速との間に，流体力学的に Bernoulli の法則が成立する．その法則を用いて，簡易 Bernoulli 式から圧較差を推定できる．圧較差 ($\mathit{\Delta}P$) = 4 × 高速血流 (V)^2 で算出される．大動脈弁狭窄症などの弁狭窄での圧較差は，これにより推定可能である．また，その他に汎用されているのは，三尖弁逆流血流速から肺動脈(右室)収縮期圧を推定する方法と，肺動脈弁逆流血流速から肺動脈拡張期圧を推定する方法である．

e．弁口面積の推定

1本の導管では，いずれの流路においてもその流量は一定であると考えられる．これは，連続の式と呼ばれている．流量は，断面積(A)×流速の時間積分(V)で算出可能である．つまり，連続の式とは，A1×V1＝A2×V2ということである．これを利用して弁口面積を算出することができる．大動脈弁狭窄症の場合，大動脈弁口面積×大動脈弁血流＝左室流出路面積×左室流出路血流である．大動脈弁血流は連続波ドプラから，左室流出路面積は大動脈弁輪径から，左室流出路血流は大動脈弁輪のパルスドプラから算出可能であるので，それらを計測し計算式に当てはめると大動脈弁口面積が算出される．

4. 検査の実際

観察困難な場合は，左側臥位をより左側に体位変換をする．通常は 3.5 MHz の探触子を使用するが，深部まで観察可能な 2.5 MHz に変更するなどの工夫が必要である．経胸壁心エコーで描出が困難な場合は，経食道心エコーでの評価も検討する．

【経食道心エコー】

1. 適応と禁忌

経胸壁心エコーでは，評価困難な症例で塞栓源検索，弁膜症，感染性心内膜炎疑い，心房細動の除細動前，胸部大動脈の評価，先天性心疾患，心血管手術時のモニターなどに適応となる．食道狭窄，食道静脈瘤，潰瘍，腫瘍，憩室，食道裂孔ヘルニア，食道・胃手術後，頸部の放射線治療後，同意の得られない場合などは原則禁忌である．

2. 検査の進め方

検査時間は可能な限り短くする必要があるため，最も優先すべき評価項目から評価する．

被検者を左側臥位にし，検者は被検者の左側に立つ．右手でプローブ先端を持ち，左手でシャフトを持つ．機械の操作は別の検者が行う．

咽頭を局所麻酔後，プローブを挿入する．挿入後はプローブの高さ：走査レベル(上部食道・中部食道・経胃・深部径胃)と操作面の角度(0～180°)を調整し，観察に最適な断層像を描出する．

3. 検査所見の評価

a．左心耳内血栓

大動脈弁短軸像の中部食道 45° からややプローブを引き抜いてくると，左心耳が描出される．少しずつ角度を調節しながら，0～180° の可能な限りの多断面で左心耳を観察する．左心耳血流をパルスドプラで計測し，25 cm/秒未満であれば血栓形成の可能性が高いとされている．

b．僧帽弁

基本的な観察断面は，中部食道の四腔断面（0°）・二腔断面（90°）・両交連を通る断面（45～60°，commissural view）・長軸断面（135°），経胃短軸断面（0°）である．ただし，同じ断面でもプローブの高さ：走査レベルや回転（時計回転・反時計回転）を調節することによって，僧帽弁の観察部位が異なることを知っておく必要がある．

c．大動脈弁

基本的な観察断面は，中部食道の大動脈弁短軸像（45°）と長軸像（135°）である．感染性心内膜炎による疣贅や弁破壊，弁輪部膿瘍などの評価に有用である．

CT／MRI
Computed tomography／magnetic resonance imaging

宇都宮裕人　広島大学大学院・循環器内科学
木原康樹　広島大学大学院教授・循環器内科学

Ⅰ．心血管 X 線 CT スキャン（X-ray CT scanning of cardiovascular systems）

【検査の概説】

1970 年代初めに開発されたコンピュータ断層撮影法（CT）であるが，当初は X 線管球の体軸周りの回転が制限されており，このため心臓は長らく CT の対象外であった．心臓，特に冠動脈領域への CT 適用が本格化したのは，体軸方向に多数の検出器列を有する多列 CT（multidetector CT；MDCT）が開発されてからである．高い信号対ノイズ比を保ちつつ 1 mm 未満の thin slice でのデータ収集が可能となったことによる．現在の汎用機種は 64 列 CT であり，全冠動脈を 6～7 秒で撮影できる．最近では，体軸方向へのさらなる多列化（area detector CT）や，2 個の X 線管球と検出器を有した CT（dual source CT）などが開発され，撮像領域の拡大や空間分解能，時間分解能の改善が図られている．

【装置の原理と機能】

MDCT は体軸方向に複数列の検出器列が扇状に配列されており，同時に多断層のヘリカルスキャンを行うことができる．管球と検出器の対を"ガントリー"と呼び，CT の時間分解能はガントリー回転速度で規定される．64 列 CT ではガントリー回転速度は約 330～500 msec である．ハーフ再構成法を使用した場合，時間分解能はガントリー半回転分の 165～250 msec となる．CT の空間分解能は体軸方向に整列した検出器の間隔（＝1 スライスの厚さ）に規定され，64 列 CT では等方向性に 0.4～0.5 mm である．また，組織 X 線透過性と照射 X 線出力，スライス厚がコントラスト分解能に影響する．64 列 CT でスライス厚が 0.5 mm であれば体軸方向に 32 mm の範囲を 1 回転で撮像できるため，心臓全体をカバーするように約 160 mm の幅でヘリカルスキャンを行う．

撮影時間は 64 列 CT で 6～13 秒，最新の 320 列 CT では 1 秒未満である．造影剤量は，施設毎のプロトコールによって異なるが 50～80 mL 程度である．被曝実効線量は 64 列 CT で，後ろ向き心電同期撮影の場合 15～21 mSv，管電流モジュレーション併用で 7～11 mSv，前向き心電同期撮影で 3～4 mSv まで軽減される．

＊参考：侵襲的冠動脈造影⇒時間分解能（30 フレーム撮影）33 msec，空間分解能 0.3 mm 未満，造影剤量 25～50 mL，被曝実効線量 3～10 mSv．

【適応と禁忌】

①**大血管疾患に対する CT**：大動脈瘤，大動脈解離，閉塞性動脈硬化症，肺血栓塞栓症．
②**冠動脈 CT（表 1）**：冠動脈疾患の中等度リスク群で狭心症を疑う場合，低～中等度リスクの急性症候群疑い例における冠動脈狭窄評価（急性胸痛の原因精査：'triple rule out' を含む），冠動脈バイパス術後のグラフト開存評価．

表1 冠動脈CTの適応

	クラスI	クラスIIa	クラスIIb	クラスIII
安定狭心症	なし	・胸痛があって冠動脈疾患の中等度リスク群で，運動負荷が困難な場合または運動負荷心電図が判定困難な場合(レベルB)	・冠動脈疾患の中等度リスク群で，運動負荷が可能でありかつ運動負荷心電図が判定困難な場合(レベルC)	・胸痛があって冠動脈疾患の高リスク群(レベルC)
急性冠症候群	なし	・中リスク群(心電図変化なし，血液生化学検査陰性)における冠動脈CT(レベルB) ・低リスク群(心電図変化なし，血液生化学検査陰性)における冠動脈CT(レベルB)	・胸痛患者におけるtriple rule outとしての冠動脈CT(レベルC)	・高リスク群(心電図変化あり，あるいは血液生化学検査陽性)における冠動脈CT(レベルC)
PCI，CABG術後評価およびフォローアップ	なし	・CABG後のグラフトおよび吻合部の評価のための冠動脈CT(レベルB)	・POBA，DCA，ロータブレータ治療部位評価のための冠動脈CT(レベルB) ・ステント内腔評価のための冠動脈CT(レベルB) ・CABG後の新たな冠動脈病変の評価のための冠動脈CT(レベルB)	・高度石灰化を有する部位へのロータブレータ治療後評価(レベルC)

(日本循環器学会：循環器病の診断と治療に関するガイドライン．冠動脈病変の非侵襲的診断法に関するガイドライン，2009 p1040, p1048, p1058の内容をもとに作成)

③**冠動脈領域以外における心臓CT**：弁膜疾患(特に大動脈弁狭窄症)，心筋症，先天性心疾患，心室瘤，心内血栓，心臓腫瘍，心膜疾患など．冠動脈評価が同時に必要な場合や，他のモダリティ(心エコーなど)で評価が不十分な場合に適用を考慮する．

ヨード造影剤の副作用として，発疹，掻痒感，蕁麻疹，嘔気，頭痛などの軽症なものが3%前後に，痙攣，喉頭浮腫，ショックなどの重症なものが0.04%程度生じるとされる．アレルギー性疾患，気管支喘息，過去の造影剤反応歴などがないか聴取しておく．また，一部の糖尿病治療薬(ビグアナイド系)では，造影剤との相互作用から乳酸アシドーシスを惹起する可能性があるため，造影剤使用前後48時間は休薬する必要がある．検査後は，造影剤腎症(造影剤投与後72時間以内に血清クレアチニン値が25%以上もしくは0.5 mg/dL以上上昇するもの)の発症に注意する．特に，検査前の推定糸球体濾過量(eGFR)が60 mL/分/1.73 m^{2}未満の場合は発症リスクが高いため，十分な補液を行い予防に努める必要がある．

【検査の進め方】

高心拍数はアーチファクト出現から画質低下を招くため，特に禁忌がなければ検査1時間前にβ遮断薬の前投薬を行い，心拍数を65/分未満にコントロールする．

処方例

セロケン錠(20 mg) 2錠 検査1時間前

入室後，心電図モニターを装着し，血圧測定，造影用静脈ライン確保を行う．息止めに伴う心拍変動が大きい例ではしばしば画質不良の原因となる．撮像前の数分間で呼吸に伴う心拍変動を観察し，変動が大きい例ではニトログリセリン0.3 mgを舌下噴霧する．心拍数コントロールが不十分な例では，必要に応じてβ遮断薬(プロプラノロール)の静脈注射を行う．良好な撮像条件となった時点

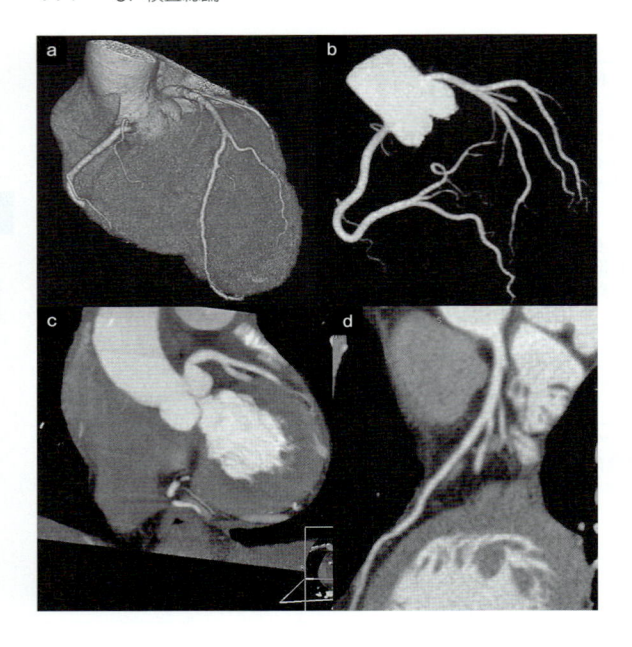

図1　冠動脈 CT の画像表示方法
a. Volume rendering 像
b. 最大値投影法（maximum intensity projection；MIP）
c. 多断面再構成法（multi planar reconstruction；MPR）
d. 曲面再構成法（curved planar reconstruction；CPR）

で，スカウト撮影，位置決め用単純撮影，造影剤のテスト注入を行った後に，造影データ収集を行う．必要があれば，肺スクリーニングのための胸部単純 CT を追加して終了する．

【検査所見の評価】
1. 大血管疾患に対する CT

通常単純 CT，造影早期相，後期相の撮像を行い評価する．大動脈瘤の評価では，部位，大きさ（最大短径），瘤壁の性状，血栓の有無や主要大動脈分枝との位置関係に注目する．大動脈解離の評価に CT は最も信頼度が高く，必須の検査である．解離の進展範囲，形態，エントリー/リエントリーの部位と大きさ，偽腔の開存状態と血栓化，血管分枝の評価に加えて，胸水貯留や無気肺，心タンポナーデの合併有無に注意する．一般的には内腔が大きく壁在血栓を有する側が偽腔であることが多い．単純 CT での内膜石灰化の偏位や，造影での閉塞した解離腔内への潰瘍状突出（ulcer-like projection；ULP）も重要な所見である．上行大動脈の情報は緊急手術の適応を決めるうえで重要で，エントリー部位や冠動脈入口部との位置関係などがポイントとなる．

2. 冠動脈 CT

単純 CT 画像から得られる冠動脈石灰化スコアは，冠動脈硬化の総量を反映した指標であり，予後と関連があることが示されている．冠動脈疾患の存在に対して高い陰性的中率（85〜100％）を有し，欧米ではスクリーニング指標として広く用いられている．

造影 CT 画像の解析にあたっては，目的別に複数の画像表示方法を用いる必要がある．汎用される画像表示方法として，全体像把握に適した volume rendering 法（VR），血管造影に類似し石灰化の分布評価に適する最大値投影法（maximum intensity projection；MIP），任意の方向の 2 次元平面の断層像を表示する多断面再構成法（multi planar reconstruction；MPR），任意に設定した曲線に沿った面を平面に投影し冠動脈狭窄やプラーク評価に適した曲面再構成法（curved planar reconstruction；CPR）などがある（図1）．冠

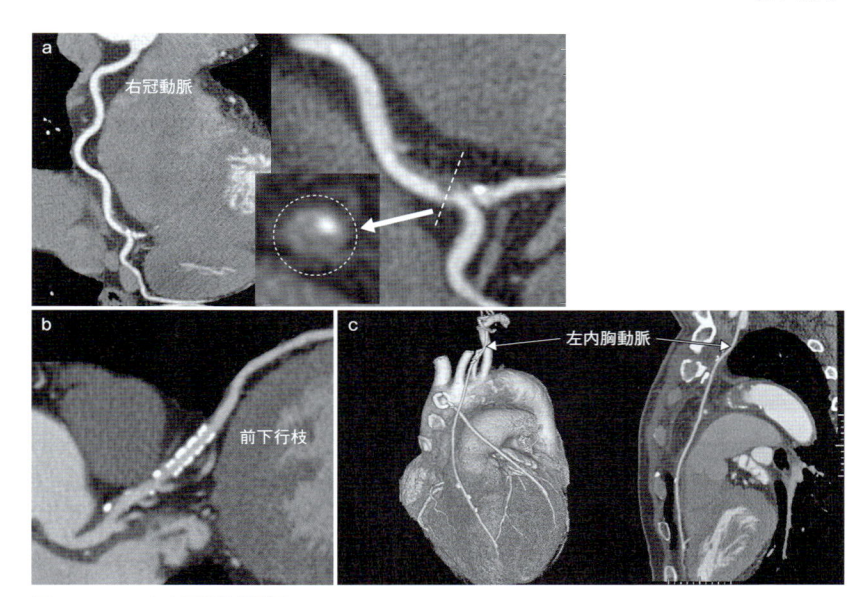

図2　CTによる冠動脈評価
a. 右冠動脈 CPR 像．狭窄診断のみならず，プラーク性状評価も可能である．
b. ステント内腔評価
c. CABG 後のグラフト評価

動脈狭窄の診断精度は高く，特に陰性的中率が極めて高いため，CTで狭窄を認めなければ冠動脈狭窄の存在はほぼ否定的である．ステント治療やバイパス治療後の評価も行える（図2）．高度石灰化，2.5 mm 未満の小径ステント，不整脈頻発例では内腔評価が困難である場合が多く今後の課題である．また，CTでは内腔のみならず冠動脈プラークについての情報が得られる事も大きな利点である．不安定な冠動脈プラークを示唆するCT所見として，陽性リモデリング，低CT値，付随点状石灰化などが指摘されている．

3. 冠動脈領域以外における心臓CT
　　（Noncoronary cardiac CT，図3）

　冠動脈CT施行時に得られるデータ内には他に様々な情報が含まれている．これらの情報を用いて心臓弁や心筋（性状，壁運動，バイアビリティ），心機能（左室容量，駆出率）の評価を同時に行うことが可能である．また，優れた空間分解能を有し心臓全体を死角なく観察可能である点から，心エコー図などでの評価が十分でない場合の先天性心疾患の評価や，心膜疾患，血栓，腫瘍性病変の検出，評価に適している．

II. 心血管 MRI
　　（Magnetic resonance imaging）
【検査の概説】

　近年，装置の進歩による高い磁場均一性と各制御技術の発達が進み，核磁気共鳴画像法（MRI）の心臓領域への適用が急速に進んでいる．心臓の解剖学的形態，心機能，心筋灌流，組織特性などを単一装置で一度に行え（"one stop shop cardiac examination"），侵襲度の低さ，再現性の高さ，コントラスト分解能の良さを鑑みると，心臓疾患の総合評価においてMRIはスタンダードとなることが十分に期待できる．

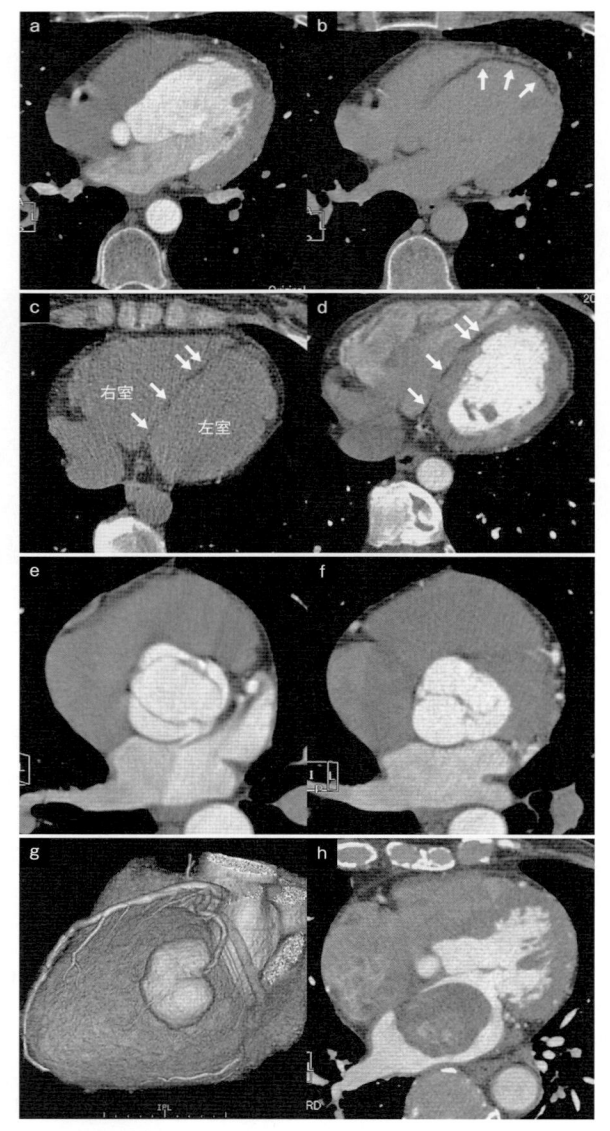

図3 冠動脈領域以外における心臓CT（Noncoronary cardiac CT）

a, b. 心筋バイアビリティ評価（陳旧性前壁心筋梗塞例）．線維化を反映した後期造影（矢印）がみられる．
c, d. 心筋症評価（不整脈源性右室心筋症）．脂肪変性を示唆する低吸収域（矢印）．
e, f. 大動脈二尖弁
g. 心外膜下心室瘤
h. 心臓腫瘍（左房粘液腫）．心房中隔に付着する腫瘤を認める．

【装置の原理と機能】

　MRIでは，高周波パルスをある一定の間隔（繰り返し時間；TR）で照射し，照射後に一定の間隔（エコー時間：TE）で組織からの電磁波（MRI信号）を収集する．各組織の水素原子が緩和する際に放出する電磁波（MRI信号）の強度の差を，受信コイルで収集し積算増幅してコントラスト差として画像表示する．TRとTEから構成される高周波パルス系列を適切に設定することが画質に直結する．時間分解能は主にTRに依存し，シネMRIでの時間分解能はMDCTよりも高く50 msec未満である．空間分解能はスライス面のマトリックスサイズとスライス厚に依存する．スライス厚を薄くすると，部分容積効果が減少し空間分解能が改善する反面，ノイズも増加しコントラスト分解能が低下する．一般的な設定でのスライス面での空間分解能は0.5〜0.8 mm，スライス間での空間分解能は1〜3 mmとなり，MDCT（64列なら等方向性に0.4 mm）の分解能には劣る．

　撮像にあたっては，原則複数回の呼吸停止ないしはナビゲーターエコー法による横隔膜運動の経時的モニターが必要である．検査内容にもよるが総検査時間は30〜40分である．遅延造影，パーフュージョンMRIを除けば造影剤は不要で，放射線被曝もなく"非侵襲的検査"といえる．

【基本撮影法】

① **シネMRI（balanced SSFP）**：steady state free precession（SSFP）法により，超高速撮像かつ高い血液信号が造影剤を使用せずに得られる．1心拍が16〜40コマの動画として撮影され，心臓の形態評価および心機能解析に用いられる．心室容量，駆出率，心拍出量，心筋重量の計測および局所壁運動，収縮性の評価を行う．撮像断面の制限がなく，左室のみならず右室機能評価も可能である．高度肥満や肺気腫の影響を受けない，計測値の正確性・再現性が高いといった利点がある．

② **T1強調像，T2強調像，black blood像**：形態評価および心筋性状評価に用いられる．心室壁や心膜の厚さ評価，脂肪性変性の検出にはT1強調画像が，心筋浮腫の検出にはT2強調画像が適する．Turbo spin echo（TSE）法やgradient echo（GRE）法を用いて画像収集を行うが，心臓構造と血液とのコントラストを上げるためinversion-recovery preparationパルス，black-bloodパルス，脂肪抑制などを追加したシーケンスを撮影する場合が多い．

③ **Contrast-enhancement inversion-recovery MRI（CE-IR MRI）**：一般的に"遅延造影MRI"として使用される撮影法であり，心筋性状評価・心筋バイアビリティの評価に用いられる．ガドリニウム造影剤投与10〜15分後に，正常心筋が無信号となるようにinversion timeを設定することで，正常心筋と梗塞心筋（線維化）のコントラストを得る．造影範囲，壁内進展度，造影分布パターンなどから，虚血性心疾患例でのバイアビリティ評価や予後評価，非虚血性心疾患の疾患鑑別に関する情報が得られる．画質改善のためには，呼吸同期撮像や複数回の呼吸停止下での2D/3D撮像を併用した多断面撮像が必要である．

④ **心筋パーフュージョンMRI**：少量のガドリニウム造影剤をボーラス静注し，心筋first-pass動態から心筋灌流を評価する．高い空間分解能（2 mm）と迅速性が特徴．T1-SEにおける早期造影部位は炎症等によるcapillary leakを，造影欠損部位は心筋の血管床減少・心筋灌流障害を示唆する．最近では冠血管拡張薬（ATP，アデノシン）投与を併用し，心筋虚血の診断が試みられる場合もある．

⑤ **冠動脈MRアンギオグラフィー（MRA）**：MRを用いた冠動脈造影は，造影剤が不要で放射線被曝のない非侵襲的評価法である．高度石灰化によるアーチファクトがないという利点がある反面，CTよりも空間分解能が劣るため冠動脈プラーク評価や小径ステント評

価は現時点では困難である．balanced SSFP，脂肪抑制などを併用した撮像シーケンスを用いて冠動脈を描出し，呼吸同期と心電図同期を行いながら心臓全体の 3D 画像を撮影する（"whole heart coronary MRA"）．

【適応と禁忌】

急性心筋梗塞や陳旧性心筋梗塞などの虚血性心疾患，および肥大型心筋症や拡張型心筋症などの心筋症や心筋炎などの心筋疾患の形態・機能評価，心筋バイアビリティ評価に用いられる．また，心筋血流分布の評価や冠動脈 MR アンギオグラフィー（MRA）による冠動脈評価も可能となってきている．

ペースメーカや植込み型除細動器（ICD）の植え込み例では原則禁忌である．冠動脈ステントや人工弁については，ほとんどの場合で MRI 検査が可能である．薬剤溶出性ステントについては，留置直後から MRI を実施しても安全性に問題はないとされている．ガドリニウム造影剤に関しては，推定糸球体濾過量（eGFR）が 30 mL／分／1.73 m² 未満の重症腎不全例や肝移植患者，新生児では投与は禁忌である．特に腎不全症例では，皮膚腫脹・硬化，四肢の関節拘縮をきたす腎性全身性線維症（nephrogenic systemic fibrosis；NSF）を発症しうることは銘記しておくべきである．

【検査の進め方】

特に前投薬などは必要ないが，検査前に患者情報（不整脈の有無，心拍数，呼吸状態，心エコー検査，胸部 X 線写真）を把握しておくと入室から撮像までがスムーズになる．呼吸同期および呼吸停止下での撮像が必須であるため，患者に対して検査内容を十分に説明し，最大限の協力を得ることが重要となる．

【検査所見の評価】

1. 虚血性心疾患における MRI 利用

シネ MRI により，局所壁運動異常の有無，壁菲薄化の有無を評価する．遅延造影 MRI では梗塞心筋が高信号として描出され，梗塞

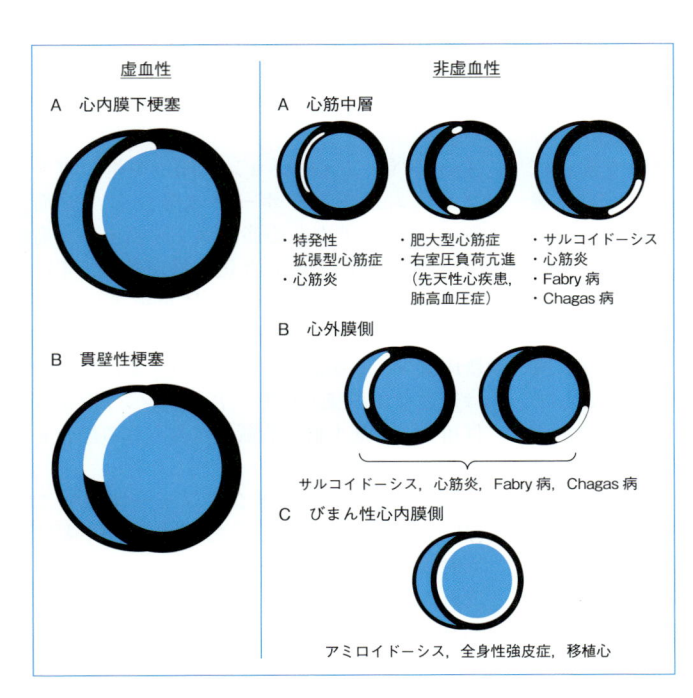

図4　心臓 MRI 検査の遅延造影パターン
（J Am Coll Cardiol 2009；54（15）：1407 より引用改変）

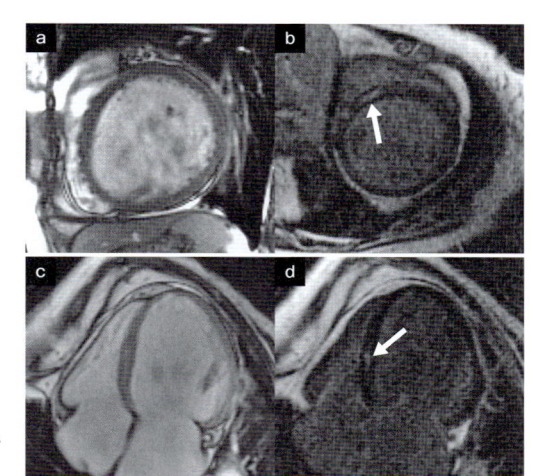

図5 拡張型心筋症のMRI
a, c. シネMRI像（a. 短軸像，c. 四腔長軸像）．心室拡大と壁菲薄化を認める．
b, d. 遅延造影像（b. 短軸像，d. 四腔長軸像）．心室中隔の中層に線状の遅延造影がみられる（矢印）．

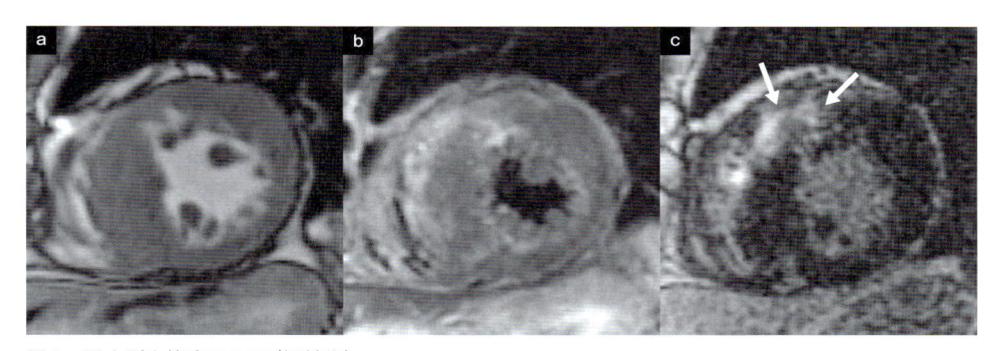

図6 肥大型心筋症のMRI（短軸像）
a. シネMRI．心室中隔の非対称性壁肥厚がみられる．
b. T2強調画像．肥厚部位に一致して高信号域を認める．
c. 遅延造影像．心室中隔の右室接合部付近に斑状の遅延造影を認める（矢印）．

範囲・壁内進展度の評価が可能である．高信号領域の進達度が壁厚の50％以上である場合は，心筋バイアビリティに乏しく，血行再建術による壁運動改善が期待できないとされる．

2. 非虚血性心疾患における MRI 利用

シネMRIから心房・心室形態および機能を評価する．不整脈源性右室心筋症では右室の形態評価が重要で，右室拡大および局所壁運動異常（瘤化含む），T1強調画像での心筋への脂肪沈着を検出する．各種心筋症や心筋炎の鑑別に，遅延造影MRI上の造影パターンが重要である（図4）．拡張型心筋症では10〜26％に左室中隔の心筋中層に線状造影がみられる（図5）．肥大型心筋症では肥大範囲の正確な同定が可能であるほか，80％の症例で心筋肥厚部や左室中隔右室付着部に斑状造影を認める．T2強調画像で肥厚部位に高

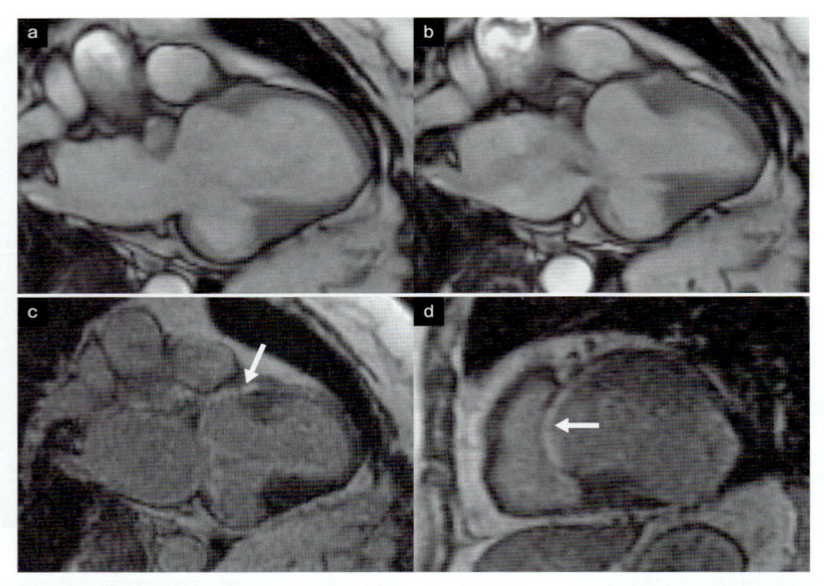

図7 心サルコイドーシスの MRI
a, b. シネ MRI 二腔長軸像(a. 拡張末期, b. 収縮末期). 心基部の瘤化を認める.
c, d. 遅延造影像(c. 二腔長軸像, d. 短軸像). 前壁基部の心外膜側と, 心室中隔に遅延造影を認める(矢印).

信号域(心筋浮腫)を認める場合もある(図6). このほか, 心筋炎, 心アミロイドーシス, 心ヘモクロマトーシス, 心サルコイドーシス(図7)などの疾患診断における有用性が報告されている.

運動負荷心電図
Exercise electrocardiography

草間芳樹　日本医科大学多摩永山病院・病院教授・内科・循環器内科

【検査の概要】

運動負荷心電図は, 冠動脈病変による心筋虚血の診断(狭心症, 心筋梗塞後の心筋虚血)のほか, 重症度・予後の評価, 薬物療法や冠動脈インターベンションなどによる治療効果の判定などの目的にも用いられる. ここでは主に心筋虚血の診断を目的とする運動負荷心電図検査について述べる.

【適応と禁忌】

運動負荷心電図検査は, 日常の身体活動度以上の負荷をかける検査である. 実施に際しては適応を考慮し, 安全管理のため禁忌の有無を事前に確認することが必要である.

1. 適応

①冠動脈病変による心筋虚血の診断
②既知の冠動脈疾患における重症度と予後評価
③急性心筋梗塞後の予後評価, 身体活動度処方, 治療評価
④冠動脈血行再建術前後の心筋虚血評価
⑤既知の冠動脈疾患のない無症候者の評価：複数の危険因子を持つ者, 強い運動を始めようとしている者など
⑥不整脈の評価：心拍応答型ペースメーカのセッティング, 運動誘発不整脈の評価など

2．禁忌
a．絶対禁忌
①急性心筋梗塞発症早期
②不安定狭心症（高リスク例）
③コントロール不良の不整脈
④高度大動脈弁狭窄症
⑤急性あるいは重症心不全
⑥急性肺動脈血栓塞栓症
⑦急性心筋炎または心膜炎
⑧大動脈解離などの重篤な血管疾患

b．相対禁忌
①左冠動脈主幹部の狭窄
②中等度の狭窄性弁膜症
③高度の電解質異常
④重症高血圧
⑤頻脈性不整脈または徐脈性不整脈
⑥閉塞性肥大型心筋症などの流出路狭窄
⑦運動負荷が十分行えない精神的・身体的障害例
⑧高度房室ブロック

【検査の進め方】
1．負荷方法
　マスター2階段試験も用いられるが，より高い診断精度を得るためにはトレッドミルまたは自転車エルゴメータによる多段階漸増運動負荷を選択する．心筋虚血の診断には，トレッドミルではブルース法，自転車エルゴメータでは25 W漸増法が多く用いられる．高リスク例ではマスター2階段試験は避けるべきである．心電図記録は修正12誘導法として四肢電極の位置を両肩と両側腸骨付近で代用するMason-Liker法を用い，検査中は1分ごとに血圧を測定し連続して心電図を監視する．

2．負荷中止基準
　負荷中止の適切な判断が，良好な診断精度をえるため，また事故を予防する安全管理ために重要である．この際自覚症状の指標としてBorgの自覚的運動強度（**表1**）が有用である．

表1　Borgの自覚的運動強度（6-20スケール）

スケール		%HRmax	%V̇o₂R
6			
7	非常に楽である		
8			
9	かなり楽である		
10		50〜63	20〜39
11	楽である		
12		64〜76	40〜59
13	ややきつい		
14		77〜93	60〜84
15	きつい		
16			
17	かなりきつい	≥94	≥85
18			
19	非常にきつい		
20			

%HRmax＝最大心拍数の何%の強度
%V̇o₂R＝酵素摂取量予備能
（川久保清：運動負荷心電図 その方法と読み方 第2版，p17，表Ⅰ-7，医学書院，2009より転載）

a．絶対基準
①収縮期血圧が負荷前値より10 mmHgを超えて下降し，他の心筋虚血の所見がある
②中等度以上の胸痛（心電図変化の有無にかかわらず）
③Q波のない誘導における1 mm以上のST上昇（V₁とaV_R誘導を除く）
④持続性心室頻拍
⑤中枢神経症状の増大（運動失調，めまい，失神前兆）
⑥循環不全の徴候（チアノーゼ，顔面蒼白）
⑦技術的要因による心電図記録や血圧測定不良
⑧被検者の運動中止の要請

b．相対基準
①心筋虚血の所見はないが収縮期血圧が負荷前値より10 mmHgを超えて下降する
②顕著なST下降など：2 mmを超える水平型あるいは下行傾斜型ST下降，顕著な軸偏位
③持続性心室頻拍以外の不整脈：多源性心室期外収縮，心室期外収縮3連発，上室頻拍，房室ブロックなど

④疲労，息切れ（Borgの自覚的運動強度17以上），喘鳴など
⑤脚ブロックや心室内伝導障害
⑥胸痛の増強
⑦過度の血圧上昇：収縮期血圧が250 mmHgを超えるand/or拡張期血圧が115 mmHgを超える
⑧年齢別予測最大心拍数（220－年齢）の85％以上到達

【検査所見の評価】

運動負荷試験の判定は，自覚症状，運動耐容能，血圧・心拍数の変化，心電図所見，検査結果に影響を及ぼす因子を総合的に評価する．

1. 心筋虚血の診断基準

ST偏位による心筋虚血の診断基準として，J点から0.06～0.08秒後の0.1 mV以上の水平型または下降傾斜型ST下降，あるいはQ波のない誘導での0.1 mV以上（J点で）のST上昇が用いられる．安静時心電図にてST下降が存在する場合は，安静時STレベルから附加的な0.2 mV以上の下降が判定基準として用いられる．ST下降（0.1 mV以上）を指標とした場合，心筋虚血の診断能は欧米でのメタ・アナリシスでは，感度［真陽性/（真陽性＋偽陰性）］68％，特異度［真陰性/（真陰性＋偽陽性）］77％，わが国での報告では感度73～78％，特異度67～74％である．上行傾斜型ST下降でも勾配が1 mV/秒未満の場合には心筋虚血を示す確率が高い．図1に労作狭心症での運動負荷心電図を示す．

また，運動負荷によるU波陰転は，感度

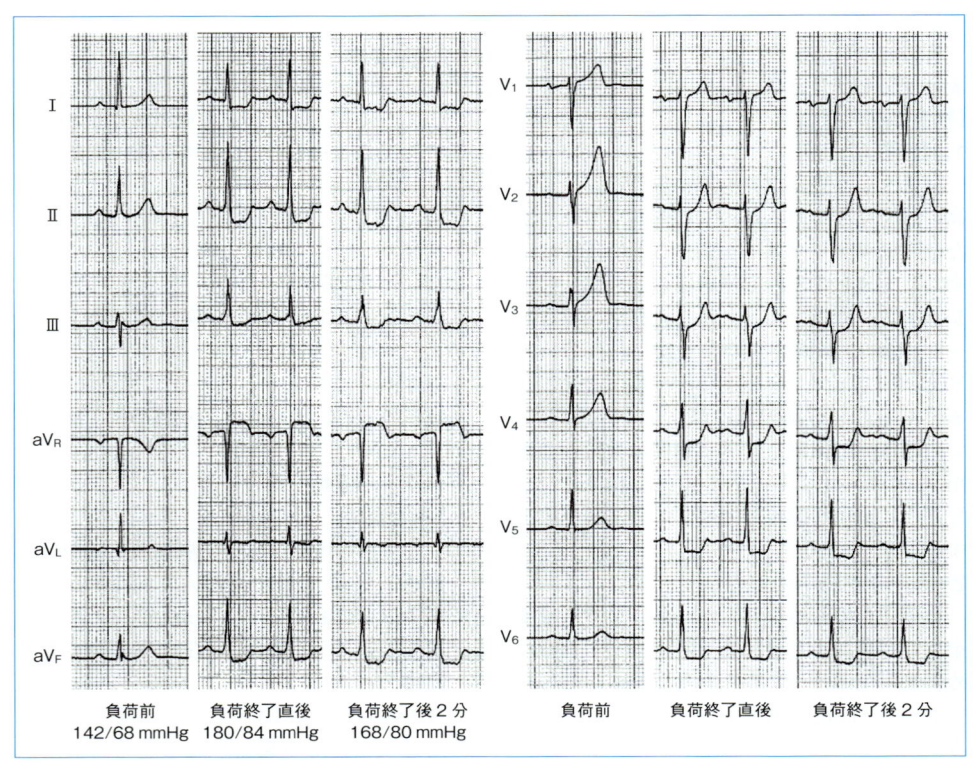

図1　労作狭心症での運動負荷心電図

（負荷前 142/68 mmHg　負荷終了直後 180/84 mmHg　負荷終了後2分 168/80 mmHg）

は低いが特異度が高い左前下行枝近位部の高度狭窄病変を示唆する所見である．陳旧性心筋梗塞例での異常Q波誘導での運動誘発ST上昇は，壁運動異常を反映し心筋虚血を示す所見ではないとされているが，心筋虚血の関与を支持する報告もある．

2．運動負荷試験の結果に影響する因子

運動負荷心電図所見を評価する場合，検査前確率，負荷量が十分であるか，心電図変化に影響する因子など(性別，血清電解質異常，安静時心電図異常，服用薬物，左室肥大など)を考慮する必要がある．

a．検査前確率

診断的試験の結果を解釈する場合には，対象群の検査前確率(対象群の有病者の頻度)を考慮する必要がある．検査前確率の高い群(例えば，男性で典型的な労作時の狭心痛を有する場合)では，運動負荷心電図所見が陽性なら真陽性である確率は高く，逆に陰性であっても偽陰性の可能性を考えなければならない．一方，検査前確率の低い群(例えば，一般人のスクリーニング検査として実施した場合)では，検査陽性のなかに占める偽陽性が多くなる．

b．偽陽性，偽陰性

運動負荷心電図の評価に影響を与える種々の因子が偽陽性，偽陰性の原因となるため注意を要する．

・偽陽性の要因
①心室内伝導障害(左脚ブロック，WPW症候群)
②中年女性
③体位性ST偏位のある例
④肥大型心筋症，左室肥大
⑤僧帽弁逸脱症
⑥低カリウム血症
⑦薬物(ジギタリス，抗うつ薬など)

・偽陰性の原因
①陳旧性心筋梗塞
②一枝狭窄例
③左回旋枝狭窄例

④ヘミブロック
⑤虚血性心不全
⑥薬物(β遮断薬など)
⑦不十分な負荷量(到達心拍数が年齢別予測最大心拍数の85％以下)

偽陽性を疑う所見としては，閉経前女性で非典型的胸痛，負荷中に胸痛がない，負荷中0.2mV以上のST下降があるが回復期1分以内に基線に戻る，回復期にはじめて出現するST下降などがある．偽陰性を疑う所見は，男性で典型的な労作狭心痛，負荷中に胸痛がある，負荷中の血圧上昇不良，U波陰転化，左軸偏位・左房負荷の出現，中隔性Q波の減高などである．

真陽性と偽陽性の判別には負荷試験中の心拍数変化とST下降の関係から解析されるST/HRスロープやHR-STループの検討が有用である．ST/HRスロープは，運動中の心拍数(横軸)とST下降度(縦軸)をプロットして直線回帰した傾きである．HR-STループは，心拍数(横軸)とST下降度を(縦軸)にプロットし運動中から回復期にループを描きその回転方向を検討する．ST下降による判定が陽性でもST/HRスロープの傾きが小さい場合，HR-STループが反時計方向回転なら偽陽性の確率が高い．

3．重症度診断，予後推定

運動負荷心電図は冠動脈疾患の重症度の診断，予後の推定にも有用である．予後不良の指標としては，ST下降が心拍数120/分以下，6.5 METs以下で出現，0.2 mV以上のST下降，多誘導でのST下降，ST下降が負荷終了後6分以上持続，血圧が負荷中継続して10 mmHg以上下降，低運動能(6.5 METsを完了できない)などがある．

予後指標として，トレッドミルスコア(Duke score)＝(標準Bruce法での運動時間)－5×(最大ST下降mm)－4×(胸痛指標：胸痛がなければ0点，胸痛があれば1点，胸痛が運動中止理由なら2点)がある．このスコア値が－11以下なら高

リスク（年間死亡率5%），+5以上なら低リスク（年間死亡率0.25%）とされている．

【合併症とその対策】

運動負荷試験中の事故の頻度は，わが国では死亡事故1/264,000検査，除細動器使用1/57,000検査，緊急入院1/43,000検査，米国では心筋梗塞ないし死亡が1/2,500検査との報告がある．

安全管理は，事故が起こらないようにする予防と，事故が起きたときの対策からなる．事故予防には検査前の禁忌者の除外，適切な負荷中止基準の遵守が重要であり，十分経験を積んだ医師と検査技師，看護師などのスタッフのもとで，症状，心電図，心拍数，血圧などを監視しながら施行する．重篤な心筋虚血，不整脈などが発生した場合のために，迅速な対応が可能な医療チームとの連携と緊急用備品の準備が必須である．運動負荷試験は事故を生じる可能性のある検査であり，検査前に被検者に十分説明したうえで同意書に署名してもらう必要がある．

＊参考とするガイドライン
1）循環器病の診断と治療に関するガイドライン（2009年度合同研究班報告）．慢性虚血性心疾患の診断と病態把握のための検査法の選択基準に関するガイドライン（2010年改訂版）
2）循環器病の診断と治療に関するガイドライン（2007-2008年度合同研究班報告）冠動脈病変の非侵襲的診断法に関するガイドライン

心肺運動負荷試験
Cardiopulmonary exercise testing

前田知子　榊原記念クリニック
伊東春樹　榊原記念病院・副院長

【概説】

心肺運動負荷試験は，心ポンプ機能と血管や骨格筋などの末梢機能，さらにそれらをコントロールする神経体液性因子などの調節系機能を，安静時のみならず運動中に評価することができる．言い換えれば心臓・血管の本来の役割である末梢への酸素輸送と，それを利用した末梢でのエネルギー代謝をみることができ，慢性心不全症候群の本質を評価できるのが心肺運動負荷試験である．特に1991年Manciniらが心移植適応基準に最高酸素摂取量（peak $\dot{V}O_2$）の導入を提唱して以来，呼気ガス分析を併用した心肺運動負荷試験は心不全治療に不可欠な検査となった．

【心肺運動負荷試験実施法】

心肺運動負荷試験とは負荷装置を用い，呼気ガス分析を併用した運動負荷試験である．

1. 負荷装置

通常，負荷装置としてはトレッドミルエルゴメータ（通称トレッドミル）や，サイクルエルゴメータが用いられる．いずれもJIS規格はないので，薬事承認を受けた精度に信頼のおけるものを選ぶ．特に，サイクルエルゴメータは低運動強度が不正確なものが多いので，運動耐容能が低い心不全患者に行う場合は精度の高いサーボモータ型が勧められる（図1）．

2. 呼気ガス分析器

一呼吸ごとの分析（breath by breath法）が可能な分析器が利用される．しかし，採用されているガスセンサーや流量計には一長一短があることや，購入時の精度がその後も維持されていることはまずないので，6か月に一度程度の定期的な較正が必要である．また，少なくとも出荷時には，$\dot{V}O_2$として2,500 mL/分程度までの較正結果が添付されている機器がよい．

3. 負荷プロトコール

心肺運動負荷試験の場合は，虚血誘発の負荷試験と異なり，被検者が最大運動まで8〜12分で到達する直線的漸増負荷試験（ramp法）を用いる．Ramp法は，運動強度を直線的に増加させる負荷法で，$\dot{V}O_2$，心拍数や血圧の変化も連続的になり，急激な変化がないので安全性も高い．実際には，自転車エルゴ

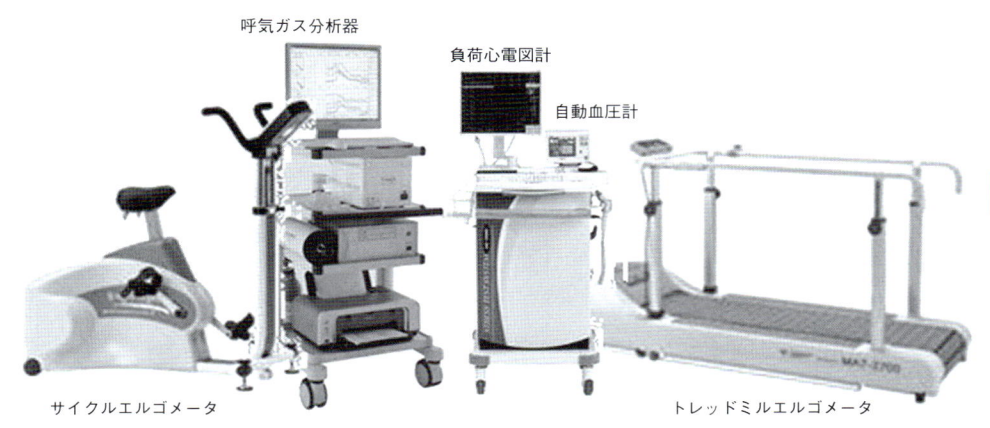

図1 心肺運動負荷試験に必要な機器
負荷装置としてはサイクルエルゴメータ(サーボモータ型)やトレッドミルが用いられ,計測器は通常の運動負荷心電図装置(運動負荷心電計,運動負荷自動血圧計)に加え,連続呼気ガス分析器が必要である.

メータの場合,0〜20 W で4分間の warming-up に続いて,6秒に1W ずつ増加させる方法を用いる.

【心肺運動負荷試験指標】
1. 最高酸素摂取量(peak $\dot{V}O_2$)

Peak $\dot{V}O_2$ は活動筋への最高酸素輸送能と活動筋での最高酸素利用能により決定される.前者は心拍出予備力と血管拡張能や骨格筋への灌流圧により,後者は活動筋の量と有気的代謝能に依存する.すなわち心不全患者の peak $\dot{V}O_2$ が低下する機序としては,最高心拍出量の減少,血圧低下,血管内皮機能障害による血管拡張能低下,運動制限による活動筋の筋肉量の減少,慢性の低灌流状態に起因する活動筋ミトコンドリアの数ならびに質の変化,活動筋のエネルギー代謝に関わる酸化的リン酸化酵素などの酵素活性の低下など,これらがすべてが考えられる.

peak $\dot{V}O_2$ は年齢,性差,体重に影響されるため,それらを補正した予測 peak $\dot{V}O_2$ に対する実測値の割合(percent of predicted peak $\dot{V}O_2$:%peak $\dot{V}O_2$)で評価されるほうがより望ましい.図2に示すように,心疾患患者の %peak $\dot{V}O_2$ は健常者に比し有意に低く,心不全の程度が強いほど低下する.

臨床的には,peak $\dot{V}O_2$ は,運動制限の指標であるばかりでなく,中枢のポンプ機能に加えて末梢機能や調節系の異常という慢性心不全特有の病態も反映する.そのため,最も鋭敏な予後指標として汎用され,心移植の適応基準の最も重要な指標として用いられている.さらに,他の心不全指標と異なりごく軽度の心機能異常や健常例においても,peak $\dot{V}O_2$ は生命予後を反映するので,極めて広い対象に適応可能な予後指標である.

2. Anaerobic threshold:AT

AT の基本的概念は Wasserman らにより「有気的代謝に無気的代謝が加わり,それに関係したガス交換の変化が生じる直前の運動強度または酸素摂取量」と定義された.運動強度が強くなる過程で,解糖系でのエネルギー代謝亢進による無気的代謝が加わり,乳酸が重炭酸イオン(HCO_3^-)で緩衝されて CO_2 を生じ,$\dot{V}CO_2$ が増加する.この直前の運動強度($\dot{V}O_2$)が AT である.Peak $\dot{V}O_2$ と同様,この指標に関連するものは酸素輸送能と利用能であるが,最大の心拍出量や利用能ではなく,中等度の運動強度での有気的代謝能を表す.

AT を求める方法の1つとして V-slope 法

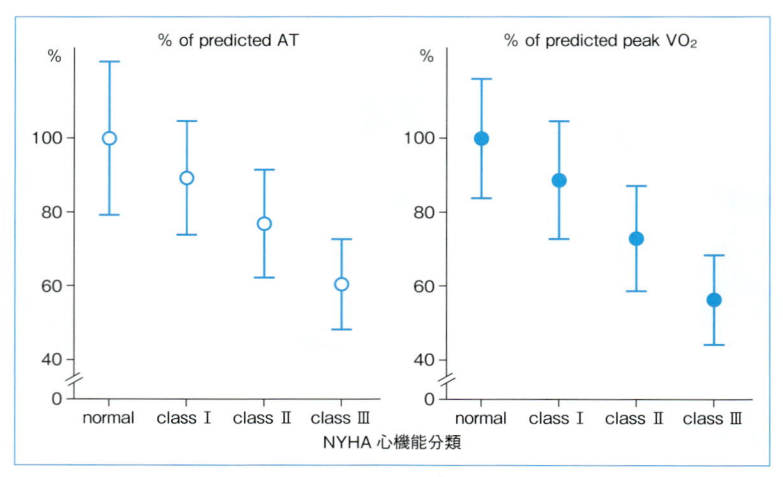

図2 成人健常例の予測ATおよび予測peak $\dot{V}O_2$ に対する実測値の割合
健常者と心疾患患者(NYHA機能分類I-III)との関係を示す．心不全の程度が強いほど%ATと% peak $\dot{V}O_2$ は低下する．
(Itoh H, Taniguchi K, Koike A, et al: Evaluation of severity of heart failure using ventilatory gas analysis. Circulation 81(suppl II): II-31-II-37, 1990. より改変)

が用いられ，$\dot{V}O_2$ の増加に対する $\dot{V}CO_2$ の増加率が急峻になる時点の $\dot{V}O_2$ がATとなる(図2)年齢，性差で補正した予測ATに対する実測値の割合(percent of predicted AT；%AT)は，NYHA機能分類とよく相関し心不全が重症化するほど低値を示す．

ATレベルの運動は，運動に必要なエネルギーが有気的代謝で供給されるため長時間運動を継続することができ，心臓リハビリテーションプログラムや運動療法での運動処方作成に積極的に利用されている．

3. $\dot{V}E$ vs. $\dot{V}CO_2$ slope

換気効率を表す $\dot{V}E$ vs. $\dot{V}CO_2$ slope は，心不全が重症になるほど高値を示し，slopeが高い症例ほど生命予後が不良であることが報告され，近年注目されている指標である．心不全では，運動中の肺毛細管圧の上昇や肺胞壁・間質の浮腫などによるコンプライアンスの低下を招き，一回換気量増加を妨げる．そこで，$\dot{V}E$ を増加させるために呼吸数を増加させ，いわゆる浅く早い呼吸(rapid and shallow breathing pattern)となって，解剖

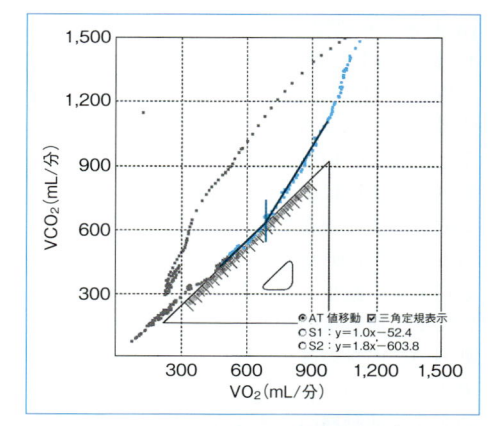

図3 直線的漸増負荷中の酸素摂取量($\dot{V}O_2$)と二酸化炭素排出量($\dot{V}CO_2$)の関係(V-slope法によるAT決定)
AT以下の直線の傾きは約1.0となり，同一プロトコールではAT以上の傾きが心不全が重症なほど急峻となる．

学的死腔に起因する $\dot{V}D$ が増加する．同時に運動中の心拍出量増加不良は生理学的死腔も増大させ，これらの結果slopeが急峻と

4. $\Delta \dot{V}O_2/\Delta WR$

自転車エルゴメータを用いた ramp 負荷試験で，AT 付近までの負荷量（仕事率）に対する $\dot{V}O_2$ の増加率として算出される．この指標を規定するのは，運動強度増加に対する $\dot{V}O_2$ 増加の応答速度と，一定の運動強度に対する $\dot{V}O_2$ である．すなわち，心不全で運動強度増加に対し心拍出応答が遅れれば $\Delta \dot{V}O_2/\Delta WR$ は低値となる．さらに大きい要素として，心拍出予備能の低下を代償する活動筋への血流の再配分が起こると，見かけ上個体の運動効率は改善し $\Delta \dot{V}O_2/\Delta WR$ は低下する．この指標が低いほど，予後は不良となる．

5. 運動開始時酸素摂取量時定数（τon）

運動開始から定常状態に達するまでの $\dot{V}O_2$ 増加曲線に対し一次の指数回帰を行い，1/e（約 63％）に達するまでの時間が時定数（τon）である．これを規定するのは運動開始時の心拍出量応答であり，これは後負荷減少すなわち血管拡張能に依存するところが大きいので，運動療法の初期でも効果判定に利用できる．また，わが国において心疾患患者を対象とした検討では，τon＞80 sec と著明に延長している場合 10 年生存率は 71.7％ と予後不良であることが報告されている．

6. 回復期酸素摂取量時定数（τoff）

運動中の酸素不足（O_2 deficit）は回復期に返済され，酸素負債（O_2 debt）と呼ばれる．運動中の O_2 deficit が少ない健常例では，O_2 debt が少ないため負荷終了後速やかに $\dot{V}O_2$ は低下するが，心機能障害があると $\dot{V}O_2$ の回復が遅延する．この曲線を一次回帰して求めた指標が τoff であり，運動耐容能と逆相関し心機能障害の重症度と相関する．

家庭血圧，自由行動下血圧

Home blood pressure measurements and ambulatory blood pressure monitoring

苅尾七臣　自治医科大学循環器内科学部門主任教授

【検査の概要】

診察室血圧に比較して，家庭血圧や 24 時間血圧（自由行動下血圧）のほうが，より強い心血管疾患のリスクとなる．したがって，高血圧診療は，診察室血圧を参考にしながら，これらの診察室外で測定した血圧に基づき降圧療法を行うことが望ましい．

【家庭血圧】

可能な限り，全高血圧患者に家庭血圧の自己測定を指導し，その値に基づく降圧療法を行う．

1. 高血圧の診断閾値（図1）

家庭血圧による診断閾値は，早朝血圧と就寝時血圧の平均が 135/85 mmHg で，この閾値以上で高血圧と診断し，降圧療法を行う．

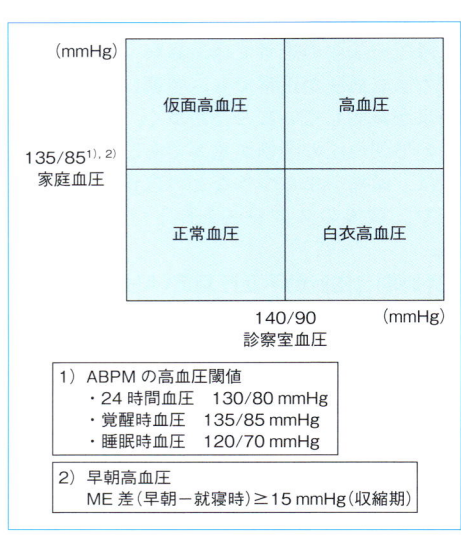

図1　診察室外血圧と診察室血圧から得られる血圧分類

表1　家庭血圧測定の留意点

- 上腕用の血圧計を用いる．
- 推奨される測定方法は，
  - 座位1〜2分後
  - 1日2機会（起床後1時間以内・朝食前，就寝前）
  - 各2回
  - 3日以上

測定し，平均値を算出し，記録する．

表2　ABPMが推奨される病態

1. 白衣高血圧が疑われる例
2. 著しい血圧変動（診察室血圧・家庭血圧）
3. 著明な早朝高血圧
4. 夜間高血圧が疑われる病態
   （睡眠時無呼吸症候群，糖尿病，慢性腎臓病，心不全など）
5. 臓器障害を合併するハイリスク正常血圧患者（特に家庭血圧正常例）
6. 治療抵抗性高血圧
7. 降圧療法中の低血圧症状の出現時
8. 自律神経障害（起立性低血圧，起立性高血圧など）

すなわち，診察室血圧が正常でも，家庭血圧が高い仮面高血圧も，積極的な降圧療法の対象となる．

2. 早朝高血圧

ME差（早朝血圧－就寝時血圧）が15 mmHg（収縮期血圧）以上ある場合には，早朝高血圧と考え，夜間就寝前投与などの早朝血圧をターゲットにした治療を行う．

3. 測定の留意点（表1）

家庭血圧は，上腕カフ・オシロメトリック法に基づく装置を用いて，早朝と就寝時の1日2機会，安静・座位1〜2分後の血圧を測定する．早朝測定は，起床後1時間以内，排尿後，朝食・服薬前に行い，就寝時測定は就床直前に行う．

降圧療法中の患者では，診察室血圧や就寝時の家庭血圧が正常でも，翌朝には降圧薬の効果が減弱していることが多く，特に朝服薬前の早朝血圧の評価が重要である．昼間の血圧は，頭痛やふらつきなどの自覚症状の出現時や，職場のストレス条件下で適宜測定する．

【24時間自由行動下血圧測定（ABPM）】

家庭血圧が135 mmHg未満にコントロールされていても，夜間に血圧レベルが上昇している夜間高血圧や，昼間のストレス時に血圧上昇しているストレス高血圧などが少なからず存在する．したがって，心血管ハイリスク患者では，診察室血圧や家庭血圧が正常であっても，ABPM（ambulatory blood pressure monitoring）により，夜間・早朝を含めた24時間にわたる厳格な血圧管理が望まれる．ABPMは2008年度から保険適応が認められている．

1. 適応（表2）

第一に白衣高血圧が疑われる例や，診察室血圧や家庭血圧の血圧変動性が著しく降圧療法を開始すべきかどうか迷う例がよい適応となる．さらに，著明な早朝高血圧を伴う場合，夜間血圧を測定することにより，夜間血圧が持続して高いnon-dipper/riser型か，早朝に血圧が上昇するサージ型かの鑑別にも有用である．また，睡眠時無呼吸症候群，糖尿病，慢性腎臓病や心不全など夜間高血圧が疑われる病態にも有用で，特に診察室血圧や家庭血圧が正常にもかかわらず，臓器障害を合併している場合には，夜間高血圧を見逃すことがないようにしたい．

治療中の高血圧患者では，ふらつきなどの低血圧症状を伴う例や治療抵抗性高血圧の例に有用である．また，自律神経障害を伴う起立性低血圧では夜間高血圧，起立性高血圧では早朝高血圧を伴いやすい．

2. ABPM指標（図2）

ABPM指標のなかで最も重要な情報は，平均24時間の血圧レベル（24時間血圧）である．ABPMによる高血圧診断の閾値は24時間血圧で130/80 mmHg，昼間血圧（昼間覚醒時の平均）で135/85 mmHg，夜間血圧（夜間睡眠中の平均）で120/70 mmHgである．ABPMでこの閾値を超えた場合，高血圧と

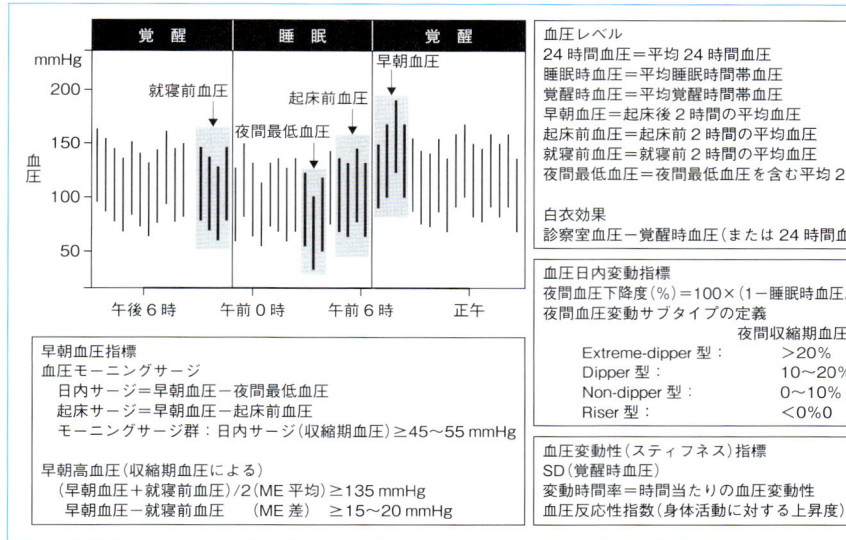

図2 24時間自由行動下血圧測定(ABPM)から得られる血圧指標

血圧レベル
24時間血圧＝平均24時間血圧
睡眠時血圧＝平均睡眠時間帯血圧
覚醒時血圧＝平均覚醒時間帯血圧
早朝血圧＝起床後2時間の平均血圧
起床前血圧＝起床前2時間の平均血圧
就寝前血圧＝就寝前2時間の平均血圧
夜間最低血圧＝夜間最低血圧を含む平均2時間の血圧

白衣効果
診察室血圧－覚醒時血圧(または24時間血圧)

血圧日内変動指標
夜間血圧下降度(%)＝100×(1－睡眠時血圧/覚醒時血圧)
夜間血圧変動サブタイプの定義
　　　　　　　　　　　　　　　　夜間収縮期血圧下降度
　Extreme-dipper 型：　　＞20%
　Dipper 型：　　　　　10～20%
　Non-dipper 型：　　　　0～10%
　Riser 型：　　　　　　＜0%

血圧変動性(スティフネス)指標
SD(覚醒時血圧)
変動時間率＝時間当たりの血圧変動性
血圧反応性指数(身体活動に対する上昇度)

早朝血圧指標
血圧モーニングサージ
　日内サージ＝早朝血圧－夜間最低血圧
　起床サージ＝早朝血圧－起床前血圧
　モーニングサージ群：日内サージ(収縮期血圧)≧45～55 mmHg

早朝高血圧(収縮期血圧による)
　(早朝血圧＋就寝前血圧)/2(ME 平均)≧135 mmHg
　早朝血圧－就寝前血圧　(ME 差)　≧15～20 mmHg

(Kario K, Pickering TG, Umeda Y, et al: Morning surge in blood pressure as a predictor of silent and clinical cerebrovascular disease in elderly hypertension. A prospective study. Circulation 2003；107：1401-1406 より)

診断し，降圧療法を開始する．
　次に重要な情報がサーカディアンリズムである．夜間血圧下降の少ない(10% 未満)non-dipper や，逆に夜間血圧が上昇を示す riser では，正常の dipper と比較して，脳，心臓，腎臓の全標的臓器障害が進行しており，心血管イベントならびに心血管死亡のリスクが高い．Non-dipper・riser 型夜間高血圧のメカニズムは多様で，うっ血性心不全や腎不全などの血管内血液量の増加や，糖尿病など自律神経障害，原発性アルドステロン症などの内分泌疾患がある．また，睡眠時無呼吸症候群は高血圧患者に多く，non-dipperや riser 型を示し，さらに夜間血圧変動の増大していることが特徴である．
　血圧モーニングサージは血圧変動性の1つで，適度の上昇は生理的現象であるが，著しい早朝血圧の昇圧は，24時間血圧とは独立して心血管疾患に関与している．

【診療指針】

高血圧実地診療の最初の第一歩は，家庭血圧の早朝血圧管理 135 mmHg 未満を目指してほしい．次に，ワンランク上の個別治療には，ABPM を利用し，24時間血圧が平均値 130/80 mmHg 未満，夜間血圧下降 10～20% のサーカディアンリズムを示し，かつ著しい血圧モーニングサージ(45～55 mmHg 以上)がない「パーフェクト24時間血圧コントロール」を最終目標としてほしい．

＊参考とするガイドライン

1) 日本高血圧学会治療ガイドライン作成委員会．高血圧治療ガイドライン2009(JSH 2009)，日本高血圧学会，ライフサイエンス出版(東京)，2009．
2) 島田和幸，今井潤，桑島巌，栃久保修，林博史，河野雄平，川崎晃一：24時間血圧計の使用(ABPM)基準に関するガイドライン．Jpn Circ J 2000；64(Suppl 5)：1207-1248．

心血管バイオマーカー
Cardiovascular biomarker

清野精彦 日本医科大学千葉北総病院・教授・内科学（循環器内科学）

【検査の概要】

循環器診療で重要な①心筋梗塞や不安定狭心症などの急性冠症候群，②急性および慢性心不全，③肺血栓塞栓症や急性大動脈解離，などの循環器救急疾患において，早期診断・リスク層別化，予後推測，治療評価などに各種血液生化学バイオマーカーが重要な役割を果たしている．

【急性冠症候群】

心筋細胞傷害を診断するための血液生化学的マーカーは，細胞質可溶性分画に存在するCK，CKMB，ミオグロビン，心臓型脂肪酸結合蛋白（heart-type fatty acid-binding protein；H-FABP）と，筋原線維を構成するトロポニンT，トロポニンIなどが活用されている．

虚血性心筋細胞傷害が発現すると，まず心筋細胞膜が傷害され細胞質可溶性分画のマーカーが循環血中に遊出する．虚血が軽度で短時間のうちに解除されればマーカーの上昇は軽微かつ短時間であり，心筋細胞傷害は可逆的である可能性が考えられる．さらに，虚血が高度かつ長時間に及んだ場合には筋原線維が分解され，トロポニンT，トロポニンI，ミオシン軽鎖などの収縮蛋白が循環血中に遊出してくる．この過程では，すでに心筋細胞は不可逆的壊死に陥ったものと判断される．また，左室機能障害の指標として，心筋細胞から産生分泌されるBNPやNT-proBNPが汎用されているが，急性冠症候群では虚血ストレスにより上昇を示し，早期リスク層別化にも有用である．

1. 細胞質可溶性マーカー；心臓型脂肪酸結合蛋白（heart-type fatty acid-binding protein；H-FABP）

H-FABPは心筋細胞質に比較的豊富に存在する分子量15 kDの小分子蛋白であり，遊離脂肪酸の細胞内輸送に関与する低分子可溶性蛋白である．心筋虚血に伴う心筋細胞傷害時にCKやCK-MBに先駆けて速やかに血中へ逸脱し，5～10時間でピークに達しミオグロビンと同様の鋭敏な遊出動態を示す．急性心筋梗塞の診断カットオフ値として6.2 ng/mLが提示されている．

ミオグロビンに比し感度・特異度が高く，発症2～4時間以内の超急性期の高感度診断マーカーとして注目される．トロポニンTと同様の全血迅速診断法が開発され，トロポニンT迅速診断法では診断できなかった発症2時間以内の超急性期心筋梗塞の診断が可能になることが明らかにされた（後述）．

2. 筋原線維マーカー：心筋トロポニンT・I

トロポニンTは分子量37 kDの心筋収縮調節蛋白の1つであり，トロポニンI（アクトミオシンのATPase活性部位を抑制），トロポニンC（カルシウムとの結合部位）とともにトロポニン複合体（アクチンおよびトロポミオシンとの結合部位）を形成している．心筋細胞内で約94％は筋原線維構造蛋白の一部を構成し，残り約6％は細胞質に可溶性分画として存在する．

循環血液中で半減期は約2時間であるが，健常者では検出されない（従来測定系基準値<0.01 ng/mL）．ST上昇型心筋梗塞で遊出動態は二峰性を示し，虚血早期の細胞質からの遊出（発症12～18時間後第1ピーク）と，筋原線維壊死（90～120時間後第2ピーク）の両相の病態を反映するものと考えられる．筆者らの検討では，トロポニンTの第1ピーク値は虚血によるリスク領域の拡がりを，第2ピーク値は梗塞サイズ，および梗塞後の心機能を推定する指標として有用であると考えられた．トロポニンIではトロポニンTの

ような二峰性は観察されない．

3．全血迅速ラピッドテストの有用性
a．心筋トロポニンT全血迅速診断法

　採血した末梢血をそのまま一滴テストパネルに滴下し，15分後に異常（陽性＞0.10 ng/mL）が可視的に判定できるトロポニンT全血迅速判定法（TROP-T，Roche Diagnostics）が導入され，循環器救急外来で活用されている．トロポニンT迅速診断法では，優れた特異度と陽性予測値が発揮されるが，本法の問題点として血中へのトロポニンT遊出の時間遅延による制限（発症3時間以内は偽陰性となることが多い）が示された．初回判定で陰性であっても発症4〜6時間以後に再確認することが重要である．

　また，Cobas（Roche Diagnostics）を用いれば，トロポニンTの全血迅速定量測定が可能（ミオグロビン，CK-MB，Dダイマーも可能）であり，急性冠症候群におけるリスク層別化［トロポニンT＞0.1 ng/mL：急性心筋梗塞，0.01＜トロポニンT＜0.1 ng/mL：中等度リスク，トロポニンT検出されず（＜0.01 ng/mL）：低リスク］に極めて有用である．

b．H-FABP全血迅速診断法

　トロポニンTと同様の全血迅速診断法（ラピチェック，大日本製薬）が開発されている．多施設共同臨床開発試験により，トロポニンT迅速判定法では診断できなかった発症2時間以内の超急性期心筋梗塞の診断が可能（診断感度H-FABP 89％対トロポニンT 22％）になることが明らかにされた．しかしH-FABPテストはトロポニンTテストに比べ特異度に劣り，重症心不全，肺血栓塞栓症，大動脈解離，腎機能障害例などでも微小な心筋傷害を反映して陽性を示すことに注意を要する．H-FABPは，急性心筋梗塞の除外診断（陰性ならば急性心筋梗塞を含め高リスク心血管疾患ではない）に有用である．本法では時間経過とともに反応が進行して偽陽性化するので，血液滴下後正確に15分の時点で判定することが必要である．

4．「心筋梗塞の再定義」

　ACC/AHAの急性心筋梗塞診療ガイドライン，および不安定狭心症・非ST上昇型心筋梗塞診療ガイドラインでは初期診断と初期治療の重要性が強調されている．生化学的診断法として，上記のように心筋トロポニン（TおよびI）はCK，CKMBに比し感度・特異度が高いこと，簡便な全血迅速診断法が開発されていること，リスク層別化，治療方針の決定に有用であることなどから，救急外来triageへの活用が推奨された．さらに2007年，ACC/AHA，ESC，WHFの共同タスクフォースから「universal definition」が発表された．この定義では，従来のCK，CKMBに代わりトロポニン上昇の重要性が強調され，トロポニンTの場合には，高感度トロポニンT測定系により0.014 ng/mLがカットオフ値とされる．今後わが国でも欧米の診断基準改訂に対応して検討を加える必要があろう．

【心不全】
1．BNP/NT-proBNP

　心不全の診断，重症度評価，予後予測，治療評価にBNPおよびNT-proBNPが活用されている．2008年に発表されたヨーロッパ心臓学会ESCの心不全診療ガイドラインの中で，BNP/NT-proBNPによる心不全の診断アルゴリズムが提示され，身体所見，胸部X線，心エコーなどにより心不全が疑われた場合，BNP＜100 pg.mL，NT-proBNP＜400 pg/mLの場合「心不全らしくない」，100＜BNP＜400 pg/mL，400＜NT-proBNP＜2,000 pg/mLの場合「不確実」，BNP＞400 pg/mL，NT-proBNP＞2,000 pg/mLの場合「心不全らしい」と識別される．さらに治療の指標としてBNP-guided therapyを支持するメタ・アナリシスの報告も注目される．

2．心筋傷害マーカー

　重症心不全では，持続的な潜在性心筋傷害

(ongoing myocardial damage；OMD)に起因する組織学的変化と心機能障害の進行が観察される．重症心不全では心筋トロポニンTやH-FABPが上昇しており，多変量解析するとトロポニンT検出（≧0.02 ng/mL，OMD)やH-FABP上昇，が独立した心事故予測因子であることなどが報告されている．

【血管疾患】
1．急性大動脈解離
a．Dダイマー

Dダイマーは安定化フィブリンの分解産物であり，血中濃度の上昇は二次線溶，すなわち凝固機序の活性化に対して反応性に線溶機序が亢進していることを意味する．DIC，肝硬変，悪性腫瘍，大動脈解離，肺血栓塞栓症，深部静脈血栓症などでDダイマーが上昇するが，疾患特異性は低いので胸痛の評価ではむしろ除外診断マーカーとしての意義が大きい．Dダイマーがカットオフ値以下（≦0.5 μg/mL）であるならば急性大動脈解離ではないと除外診断される．

2．肺血栓塞栓症
a．Dダイマー

肺血栓塞栓症に対するDダイマーの診断感度は84～100％と高く評価されているが特異度は25～80％と低値にとどまり，急性大動脈解離の場合と同様に肺血栓塞栓症の除外診断に有用である．

b．BNP/NT-proBNP

肺血栓塞栓症では，塞栓，肺動脈圧上昇，低酸素血症などを反映して，右室心筋に急激に圧負荷がかかることにより右室よりBNPが分泌され高値を示す．入院4時間以内にBNPを測定した症例を対象に予後（死亡，心肺蘇生，人工呼吸器管理，緊急血栓除去術）を追跡調査した報告によると，BNP 90 pg/mLがカットオフ値と報告されている（感度85％，特異度75％，陰性予測値93％，陽性予測値57％）．

c．トロポニンT，H-FABP

肺血栓塞栓症では肺高血圧により右心負荷が上昇し，心筋傷害を合併する症例があり，トロポニンTやIは20～50％の症例でカットオフ値を超える．20論文1985症例を対象にメタ・アナリシスした成績が報告され，トロポニンの上昇は，急性期死亡（オッズ比5.24），肺血栓塞栓症関連死亡（オッズ比9.44），予後不良（オッズ比7.03）と予後評価に有用であることが示された．

H-FABPについても，肺血栓塞栓症の27％でH-FABP上昇が認められ，上昇が認められなかった群では心血管事故が皆無であったのに対し，上昇群ではオッズ比71.5とH-FABPがBNPやトロポニンよりも精度の高い予後指標であることなどが報告されている．

遅延電位，T波交互現象
Late potential (LP) *and T-wave alternans* (TWA)

池田隆徳　東邦大学医学部内科学講座循環器内科学分野教授

Ⅰ．遅延電位（late potentials；LP）
【LPの概要と特徴】

LPとは，加算平均心電図計で記録された心電図のQRS波あるいはP波終末部にみられる微小電位のことであり，心室あるいは心房の脱分極（伝導）異常を反映する．通常，LPといえば，P波ではなくQRS波で記録された電位のことを指す．

持続性不整脈のメカニズムはリエントリーであるが，リエントリーが成立するには一方向性ブロックと伝導遅延の存在が必要である．一方向性ブロックは結果として形成されるものであるため確認することはできないが，伝導遅延（遅延電位）の存在はLPの有無で確認することができる．心室でLPが記録されると，持続性心室生不整脈が発現しやすい状態と判断される．持続性心室性不整脈が

持続すると心臓突然死の危険性が高くなるため，心室LPは心臓突然死の予知指標としても活用される．

LPの欠点としては，脚ブロックなどの心室内伝導障害を有する例では判定できないことである．脚ブロックがあると必然的にフィルター処理されたQRS幅（f-QRS）が延長し，QRS終末部での$40\mu V$以下の低電位の持続時間（LAS_{40}）も延長し，陽性となってしまうことが多いためである．

【検査の進め方と実際】

LPを検出するは，まず加算平均心電図計を用いてX，Y，Z誘導の心電図を90〜150心拍以上記録し，加算平均する．X，Y，Z誘導をI，aV_F，V_1誘導で代用することもある．次に加算平均され心電図をフィルタリングし，3つの誘導の心電図を合成して，空間（ベクトル）マグニチュード心電図を作成する．そうすると，目的とするQRS波終末部の微小電位を検出することができる（図1）．最近では，ホルター心電図計を用いてLPを24時間解析することも可能となっている．

心室LPの判定は，3つのパラメータ，すなわち，①フィルター処理されたQRS幅（filtered QRS duration；f-QRS），②QRS終末部40 msecにおいて記録された電位の2乗の平均値の平方根（the root mean square voltage of the terminal 40 msec in the filtered QRS；RMS_{40}），③QRS終末部で$40\mu V$以下の低電位の持続時間（the duration of low amplitude signals $<40\mu V$ in the terminal filtered QRS；LAS_{40}）を測定して行われる．機種によって陽性基準は異なるが，フクダ電子社製の機種であれば，①f-QRS＞135 msec，②$RMS_{40}<15\mu V$，③$LAS_{40}>39$ msecの3項目うち，2項目以上を満たす場合を陽性とする．

ホルター心電図を用いてLPを24時間記録すると，心電図が自然変動する疾患ではLPもダイナミックに変化することが多い．したがって，ある時点での記録されたLPは，心電図が変化する疾患では有用でない．

【臨床的評価】

心室LPの臨床的な有用性は，標的する不整脈あるいは基礎心疾患によって大きく異なる．

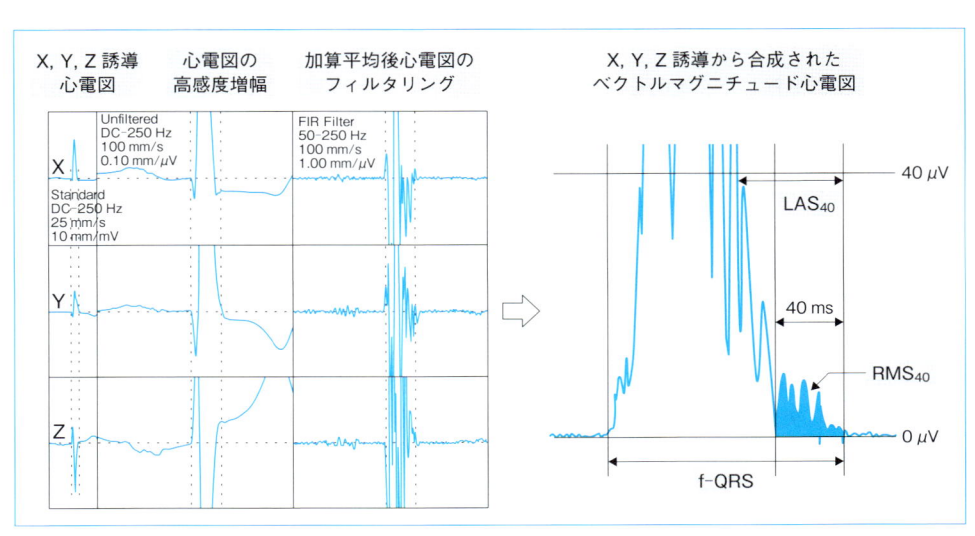

図1　加算平均心電図による心室LP検出のプロセス

不整脈との関連においては，器質的病態に基づく持続性（単形性）心室頻拍で最も高い．基礎心疾患別では，心室 LP の有用性は心筋梗塞で最も確立している．しかし，最近では有用性を否定する研究報告も出されているため，以前ほどの信頼性はない．

拡張型心筋症と肥大型心筋症については，有用性を強く指示する報告は出されていない．不整脈原性右室心筋症では，大部分の症例で心室 LP は記録されるが，予後との関連性を十分に検討した報告はない．Brugada 症候群においては有用とされており，わが国では心室 LP は Brugada 症候群のリスク評価で最も活用されている．

II．T波交互現象（T-wave alternans；TWA）

【TWA の概要と特徴】

TWA とは，形の異なる T 波が 1 拍ごとに交互（ABABAB…）に出現する現象であり，心室の再分極異常を反映する．近年，基礎研究を中心に，心室細動の発現には脱分極異常よりも再分極異常のほうが関与しやすいことが相次いで報告され，TWA は再分極異常と密接に絡んでいることから注目されるようになった．

運動負荷中に記録した心電図をスペクトル解析することで測定されるマイクロボルト TWA（M-TWA）で，多くのエビデンスが出されている．現在，M-TWA は非侵襲的予知指標のなかで，左室駆出率に次いで信頼性の高い指標となっている．最近では，運動負荷心電図あるいはホルター心電図の波形を時系列（タイムドメイン）解析することで，簡易に微小レベルの TWA を連続的に検出することが可能となっている（以下，TD-TWA と略す）．心臓（突然）死の予知におけるこれら TWA の特徴は，陰性的中率と感度が極めて高いことである．したがって，ハイリスク患者をスクリーニングするためのファーストラインの検査指標と位置づけられる．

欠点としては，持続性心房細動や期外収縮が頻発する例（交互性の判定が困難になるため），あるいは心拍数を増加させることのできない例（出現には心拍数閾値があるため心拍数を少し増加させる必要があるため）では評価できないことである．

【検査の進め方と実際】

1．M-TWA

M-TWA はスペクトル解析で検出される（図 2a）．前述したように M-TWA の出現には心拍数閾値があるため，測定時には自転車エルゴメータやトレッドミルによる運動負荷で心拍数をある一定の値（110 拍/分くらい）まで上昇させる必要がある．ペーシング法を用いて行うこともあるが，この場合は心房ペーシングでのみ可能となる．

M-TWA では陽性，陰性の判定以外にも，判定不能の基準が設けられている．TWA は陰性であることに意義があるため，近年では陰性（正常）と非陰性（異常：陽性または判定不能）の 2 つに分けて判定することが多い．M-TWA の陽性基準は，X，Y，Z 誘導あるいは隣り合う胸部誘導において交互電位（TWA の程度を反映するパラメータ）が 1.9 μV 以上で，かつ交互比（交互電位とノイズとの比でデータの信憑性を表すパラメータ）が 3.0 以上あり，これが心拍数 110 拍/分以下で出現し，1 分以上持続した場合である．

2．TD-TWA

TD-TWA は TWA を簡易に計測する方法として考案された（図 2b）．ホルター心電図で計測することが多く，その場合は 24 時間を通して常時連続的に TD-TWA を検出することが可能である．Modified moving average（MMA）法と呼ばれる手法で解析され，心電図を連続的に 15 秒間自動解析し，奇数拍と偶数拍の各々で加算平均された T 波高の差でもって TD-TWA を判定する．その際に，ノイズを処理する方法として漸増更新が採用されている．TD-TWA の判定基準に関しては，交互電位が最大で 65 μV 以上で

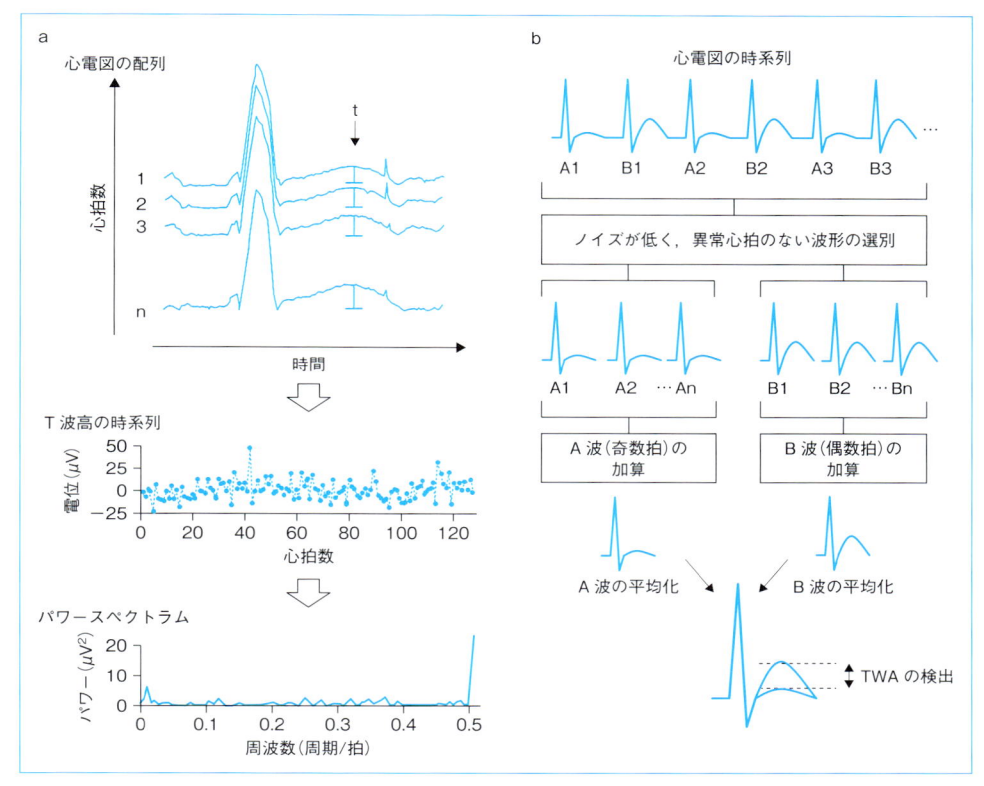

図2 スペクトル解析(a)とタイムドメイン解析(b)によるTWA検出法の原理

あった場合を陽性とすることが多い．

【臨床的評価】

M-TWAは，冠動脈疾患，心筋症，心不全などの心疾患を有する患者において多くのエビデンスが出されている．心筋梗塞後の患者においては，心機能の程度にかかわらず，心臓突然死もしくは致死性不整脈の予知に有用性あることが示されている．

低心機能患者に限定した大規模臨床試験の結果がいくつか出されているが，いずれも，総死亡あるいは心臓死の予知においては，M-TWAが有用であることを示している．しかし，不整脈事故の予知におけるM-TWAの有用性については意見が分かれ，疑問視する報告もある．したがって，M-TWAは，不整脈事故よりも，心臓死あるいは総死亡とより関連性の高い指標であると考えたほうがよい．

最近では，TD-TWAの有用性を示す報告も数多く出されており，冠動脈疾患や虚血性心筋症で有用性が示されている．

自律神経機能検査/指標
Autonomic examination/indices

池田隆徳　東邦大学医学部内科学講座循環器内科学分野教授

I. 心拍変動指標
（heart rate variability；HRV）

【HRVの概要と特徴】

　HRVとは，自律神経のゆらぎによる心拍数の周期的変動のことであり，心電図の正常洞調律時のRR間隔を用いて解析される指標である．HRVは自律神経活動の全般的な評価と，短時間の迷走神経活動を評価することに適する．自律神経活動の評価と心臓死の予知指標として活用されている．欠点としては，持続性心房細動や期外収縮が散発する例（RR間隔が著しく変化する例）では評価できないことである．

【検査の進め方】

　通常，ホルター心電図のRR間隔をコンピュータ解析することで検出される．HRVの解析法には，タイムドメイン（時間領域）解析，スペクトル（周波数領域）解析，非線形解析があるが，主にタイムドメイン解析とスペクトル解析が用いられている（図1）．

　タイムドメイン解析指標には，①全区間でのNN（正常RR）間隔の平均値（mean NN[msec]），②全区間でのNN間隔の標準偏差（SDNN[msec]），③5分区間ごとのNN間隔標準偏差/NN間隔平均値（CVNN[msec]），④5分区間ごとのNN間隔平均値の全区間にわたる標準偏差（SDANN[msec]），⑤隣り合うNN間隔の差の2乗の平均値の平方根（RMSSD[msec]），⑥隣り合うNN間隔の差が50 msecを超える総数（NN55[n]），⑦24時間NN間隔の分布ヒストグラムにおいて近似三角形を作成し，総数をその頂点（最高頻度）で割った値（Triangular Index[%]），などがある．

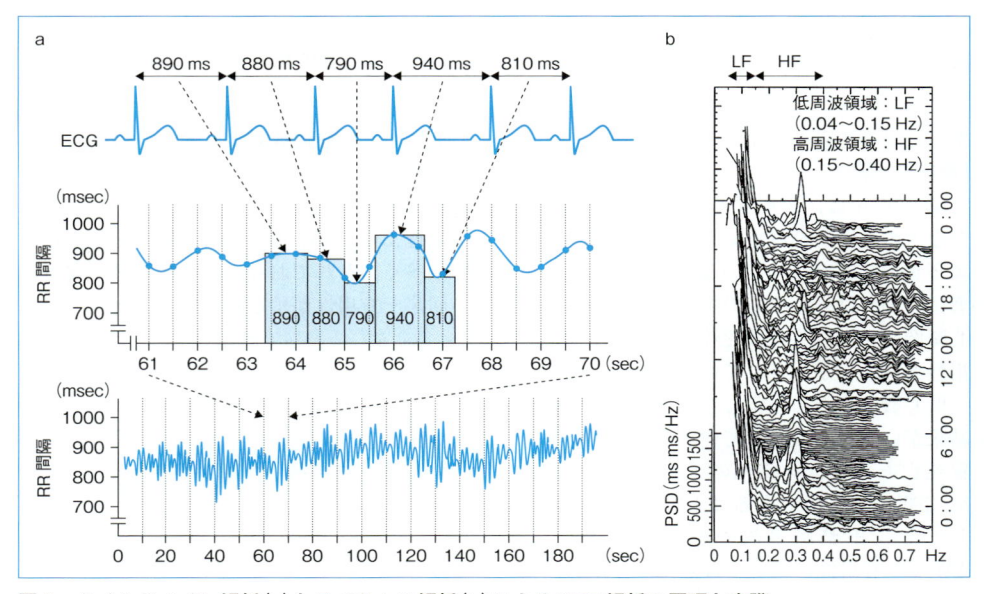

図1　タイムドメイン解析（a）とスペクトル解析（b）によるHRT解析の原理と実際

表1 心拍変動解析の基準値(40〜60歳の年齢層)

Ⅰ．タイムドメイン解析指標	
・mean NN(msec)	600〜1,200
・SDNN(msec)	90〜180
・SDANN(msec)	80〜160
・RMSSD(msec)	20〜40
・CVNN(％)	2〜5
・NN50(/hour)	活動時 10〜100 安静時 50〜200
・Triangular Index(％)	20〜50
Ⅱ．スペクトル解析指標	
・LH(msec^2)	200〜1,000
・HF(msec^2)	100〜400
・LF/HF	2〜5

'NN' は 'RR' と表記されることもある．
年齢，性別によって基準値は異なる．

スペクトル解析指標には，①低周波領域(LF；0.04〜0.15 Hz)のパワー値，②高周波領域(HF；0.15〜0.40 Hz)のパワー値，③ LFとHFのパワー値の比(LF/HF)などがある．

個々の指標の基準値を表1にまとめた．

【臨床的評価】

心臓(突然)死の予知において，多くのエビデンスが出されている．タイムドメイン解析指標のSDNNを用いた報告で有用性が示されている．SDNNは70 msec以下を陽性と判定する．SDANN，RMSSD，pNN 50，Triangular indexについても有用性を示す報告がいくつか出されている．これらの指標は，心筋梗塞後患者の心臓死の予知において有用と考えられているものの，心筋症などの他の疾患については報告が少なく，予知指標としての有用性は明らかでない．

Ⅱ．heart rate turbulence(HRT)

【HRTの概要と特徴】

HRTとは，1発の心室期外収縮(VPC)を基点とし，代償性休止期後のRR間隔，すなわち心拍がどのように変動するかをみたものである．

健常者ではVPC直後の代償性休止期に一

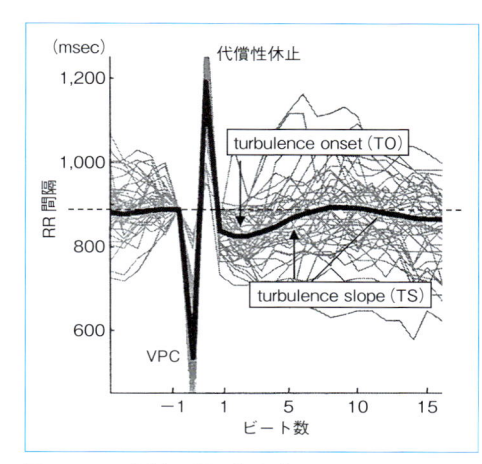

図2 HRT解析の原理と実際

時的に血圧が低下する．生体は圧受容体を介して心拍数を一過性に上昇させる．心拍数が増加し血圧が上昇すると，今度は圧受容体を介して心拍数を徐々に低下させ血圧を元に戻そうとする．このように，HRTは圧受容体を介した自律神経反射を表す指標であり，迷走神経と交感神経のバランスをみる指標といえる．先述したHRVはVPCがあると測定できないが，HRTは逆にVPCを活用し測定する指標である．欠点としては，VPCのみられない患者では測定できないことである．

【検査の進め方】

HRTは一般にホルター心電図を用いて測定される．①turbulence onset(TO)と②turbulence slope(TS)と呼ばれる2つのパラメータを用いて判定される(図2)．

TOは代償性休止期直後のRR間隔の最短値，TSはそれに続くRR間隔の勾配(延長速度)である．TOおよびTS値のカット(異常)値は，TO≧0％，TS≦2.5 msec/RRIである．HRTの判定には3つのカテゴリーがあり，カテゴリー0はTOとTSの両方が正常もしくはVPCがほとんど出現していない場合，カテゴリー1はTOまたはTSのどち

らか1つが異常であった場合，カテゴリー2は両方が異常であった場合と定義されている．カテゴリー2を陽性と判定することが多い．

【臨床的評価】
HRT陽性（VPC後の心拍の変動の少ない）患者では，致死性不整脈あるいは心臓突然死を来しやすいことが示されている．特に，心筋梗塞後あるいは虚血性心筋症患者で有用性を示す報告が多い．非虚血性心筋症においても有用であるとする報告もある．

Ⅲ．圧受容体反射感受性（baroreceptor reflex sensitivity；BRS）
【BRSの概要と特徴】
BRSとは，圧受容体（器）を介しての自律神経（主に迷走神経）系の反射機能をみる検査である．生体では血圧を一定に保つため，いくつかの自律神経反射機能がある．この役割を主に担っているのが，頸動脈洞に存在する圧受容体である．BRSは，血圧上昇に対する心拍数減少（RR間隔延長）の比率で表される．

【検査の進め方】
BRSをみるには2つの方法がある．1つは自然測定，もう1つは薬物静注による測定である．変化をとらえることが容易な後者で評価されることが多い．圧受容体の刺激には，α_1受容体刺激薬フェニレフリンが使用される．血圧が20〜40 mmHg程度上昇するまでフェニレフリンを2〜4 μg/kgで数回静注し，血圧上昇に対するRR間隔延長の平均勾配を計測する．3.0 msec/mmHg以下の場合を陽性と判定することが多い．

【臨床的評価】
BRSの低下（陽性）例では，心臓死の発現が高いことが示されている．わが国ではBRSをリスク評価に用いている施設は少ないが，欧州では使用頻度の高い指標である．心筋梗塞後患者における評価で有用性が示されている．他の疾患においては有用性は示されていない．

Ⅳ．ティルト検査（head-up tilt；HUT）
【HUTの概要と特徴】
HUTとは，患者を受動立位とし，自律神経系の反射機能をみる検査である．神経調節性失神（血管迷走神経反射，状況失神，頸動脈洞過敏など）の診断に用いられる．

【検査の進め方】
患者を0〜90度まで可動する足底板を有した傾斜台に仰臥位（傾斜角度0度）で横にさせ，血圧と心拍数を観察する．次に，傾斜角度を80度くらいまで一気に傾け，20〜30分程度観察する．徐脈または血圧低下を伴う失神やめまいなどの症状が誘発された場合を陽性とする．症状が誘発されなければ，β刺激薬イソプロテレノール点滴静注下で行われることもある．

【臨床的評価】
神経調節性失神の診断もしくは原因不明の失神の精査目的で用いられる．致死性不整脈あるいは心臓突然死の予知においての有用性を示した報告はない．

Ⅴ．その他の自律神経機能指標
心拍数 deceleration capacity（DC）などの新しい自律神経機能指標が考案され，心筋梗塞後の心臓死の予知指標として用いられ始めている．DCは下記の方法で計測される．

ホルター心電図の心拍変動解析から得られたデータを基に，RR間隔が以前より長くなったものをアンカー（基準点）として選択する．その際，期外収縮やアーチファクトの影響を受けるため，RR間隔から5％を超えた延長の点は除外される．アンカーを0拍目とし，その後の1拍目，その前の1拍目と2拍目でそれぞれの時系列を作成し，最終的にそれらすべてを重ね合わせた1つの時系列を作成する．アンカーと次の点のRR間隔の合算値から，アンカー前の2点のRR間隔の合算値を引き，これを4で割った値がDCの値と

して用いられる．この値が低い場合にイベント発生が多いことが示されている．

心臓核医学（SPECT・PETを含む）
Nuclear cardiology

中嶋憲一　金沢大学附属病院臨床教授・核医学

【検査の概要】
　心臓核医学検査は，心筋血流状態を知るための標準的方法である．運動時や薬剤負荷時の心筋血流を，SPECT像により視覚評価や定量的評価を行う．診断，治療効果判定，リスク層別化と予後評価に関して，エビデンスが確立されている．心筋代謝や交感神経イメージングでは，その病態に応じた異常を検出できる特異なトレーサがある．

【適応】
1．冠動脈疾患の診断
　心臓核医学検査で，最も利用される疾患は虚血性心疾患である．冠動脈疾患における虚血評価においては，運動負荷あるいはアデノシンなどの薬剤負荷が用いられる．安静時の心筋血流欠損は，ベースラインでの線維化あるいは障害を反映している．冠動脈疾患の診断精度に関しては，感度80〜90％，特異度70〜95％とされている．一般的には，冠動脈疾患の検査前リスクが中等度の患者が最も良い核医学検査の適応となる．多枝病変でも虚血の主たる責任動脈が検出され，実質的に虚血が生じない冠動脈領域では異常が検出されない．

2．冠動脈疾患が既知の場合の虚血
　冠動脈疾患が既知の適応には，①冠動脈造影において狭窄があることが分かっており，虚血の誘発の有無を知りたい場合，②血行再建後の残存虚血や再狭窄を知りたい場合，③薬剤治療の効果を知りたい場合などが含まれる．

3．心疾患に伴うリスク層別化と予後評価
　心臓核医学の豊富なエビデンスの1つは，心筋血流や心機能に基づくリスク層別化の価値である．特に，複数冠動脈領域の欠損，前壁の大きな欠損，肺野の集積増加，負荷後の一過性心拡大では，重症心事故リスク（心死亡，非致死性心筋梗塞，重症心不全など）が高くなる．心機能に関しては，駆出分画と左室容積が予後規定因子となる．

4．心筋生存性の評価
　心筋梗塞後の心筋生存性あるいはバイアビリティとは，治療により壁運動の改善が期待できる心筋を同定することを指している．一般的に心筋内のピーク値に対して，50〜60％の局所カウント（すなわち血流）がある領域は生存性が保たれていると考えられ，積極的な治療の適応である．

5．周術期のリスク評価
　手術時のリスクは，手術自体の危険度により異なるが，中等度のリスクを有する安定冠動脈疾患，代償性心不全または心不全の既往，糖尿病や腎機能不全の合併のある症例では，非侵襲的検査による心筋検査の適応がある．

6．脂肪酸代謝イメージングの適応
　脂肪酸代謝は急性心筋虚血後に低下する．これは，脂肪酸のβ酸化によるATP産生が酸素を必要とする好気的な代謝経路であることに由来する．したがって，不安定狭心症などでは虚血に関連する責任冠動脈領域で[123]I-BMIPPの低下が起こり，また，再灌流に成功した狭窄冠動脈においても脂肪酸代謝低下が，いわゆるメモリーイメージングとして同定できる．冠攣縮性狭心症でも，繰り返し起きる虚血領域には集積低下を生じる．検出感度は対象によるが50〜90％程度とされている．

7．交感神経イメージングの適応
　[123]I-MIBGによる交感神経イメージングも，虚血に対する感度が高いため，虚血領域は除神経領域として描画される．MIBG

(metaiodobenzylguanidine)は心不全の予後評価において利用されることが多い．MIBGの定量は心筋・縦隔の平均カウント比（H/M）で定量され，低値の場合には心事故発生頻度が高い．β遮断薬使用における治療効果判定や予測には，BNPや心駆出分画と並んで重要因子である．神経領域では，Lewy小体病で心集積が高度に低下する．

8. FDG-PET 検査の適応

^{18}F-FDG 検査は，心筋生存性/バイアビリティが通常の心筋血流 SPECT で診断できない場合に適応となり，FDG 集積が保たれていれば心機能回復が期待できる．

【検査・手技の進め方】

1. 放射性医薬品

心臓核医学検査で利用される放射性医薬品を表1に示す．心筋血流検査としては，^{99m}Tc-MIBI と tetrofosmin のほか，国内では ^{201}Tl も使用施設が多い．

2. 負荷と RI 投与

運動できる場合は生理的な運動耐容能や心電図変化と併せて，エルゴメータやトレッドミルによる多段階運動負荷（亜最大負荷）を行う．十分な運動ができない患者やペースメーカー装着，WPW 症候群では，アデノシンによる薬剤負荷を行う．^{99m}Tc 標識製剤の MIBI，tetrofosmin の場合は再分布がないため，負荷時と安静時との2回投与を行うが，同日法では2回目の投与量を第1回の2〜3倍にする．^{201}Tl を用いる場合は負荷時検査に加えて，3〜4時間後の再分布画像が近似的に安静時画像となる．再分布が不十分の場合には，^{201}Tl の少量追加再静注法も用いられる．

3. SPECT の撮像

一般に回転型ガンマカメラによる SPECT 装置を用いて撮像し，心電図同期検査は実用的には1心拍8〜16分割が用いられる．

4. FDG-PET の撮像方法

^{18}F-FDG の投与は，糖負荷状態での検査を行う方法が一般的である．糖尿病では，血糖値を確認後，高血糖であればインスリン投与後に FDG を静注する方法が推奨されている．

【検査所見の評価】

1. 画像の読み方の基本

SPECT 像の断面として短軸断面，垂直長軸断面，水平長軸断面を作成する．負荷検査では負荷時と安静時の心筋血流を比較して欠損の有無を見る．負荷時の一時的血流低下と安静時の fill-in は誘発虚血（図1），負荷時と安静時の両者の欠損は梗塞あるいは線維化と判定する．

表1 心臓核医学検査で用いられる放射性医薬品とその特徴

目的	放射性医薬品	使用量（MBq）	特徴
心筋血流	^{99m}Tc-MIBI，Tetrofosmin	600〜1,110	心筋血流（細胞膜は受動拡散，ミトコンドリア機能を反映）
	^{201}Tl	74〜111	心筋血流（Na-K ポンプによる能動輸送を反映）
脂肪酸代謝	^{123}I-BMIPP	111	脂肪酸として取り込まれ停滞し緩やかに代謝
交感神経	^{123}I-MIBG	111	交感神経終末に貯留し放出
心機能	^{99m}Tc-赤血球，アルブミン	740	血流あるいは血液プール
急性心筋梗塞	^{99m}Tc-ピロリン酸	740	急性心筋梗塞（1週以内），進行する障害心筋
炎症	^{67}Ga	111	心筋炎，サルコイド心筋病変の活動性部位
糖代謝	^{18}F-FDG（PET 製剤）	185（111〜444）	心筋のバイアビリティ（生存性）評価

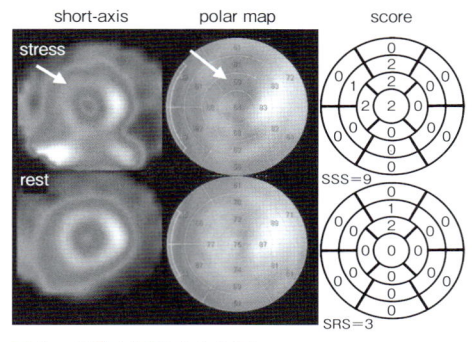

図1 前壁中隔の虚血症例
短軸断層の中央スライス，Polar map の 17 セグメント分割と欠損スコア（0＝正常，1＝軽度低下，2＝中等度低下，3＝高度低下，4＝欠損）を示す．

2. 心筋血流の定量方法

心筋セグメントは 17 セグメントモデルが標準である（図1）．欠損については，心筋血流画像のカウント低下の程度を，正常，軽度低下，中等度低下，高度低下，欠損の 5 段階に判定することが多い．

3. 心機能の定量方法

^{99m}Tc-赤血球による平衡時心プールシンチグラフィは，長い間核医学の標準的な検査法であった．再現性良く安定した機能指標が出せるため，心毒性を有する化学療法薬剤の経過観察には適している．心筋血流 gated SPECT の普及に伴い，心筋 SPECT を用いた容積曲線の算出が一般的になりその精度も良好である．心プールと同様に駆出分画と容積に関する指標を算出できる．

4. 正常値を知る

心筋 SPECT の異常を判定する際には視覚的評価が基本ではあるが，3次元的な分布を見る場合には polar map で算出したセグメント毎の平均値と偏差が参考になる．核種，放射性医薬品，男女差，人種差あるいは体格の差により精度が変わるので適切なデータベースを用いる．心機能としての駆出分画，容積，拡張機能の日本人における正常値を表2に示した．

表2 gated SPECT による心機能の正常範囲（16分割/心拍）

駆出分画と容積	男性	女性
EF（％）	50～78	54～84
EDV（mL）	49～112	39～90
ESV（mL）	12～47	7～34
EDVI（mL/m^2）	30～64	29～55
ESVI（mL/m^2）	8～27	5～22

拡張機能（60歳未満）	男女共通
PFR（/sec）	1.73～3.85
1/3 MFR（/sec）	1.08～2.28
TPFR（msec）	108～210
TPFR/RR	0.13～0.22

EF，駆出分画；EDV，拡張末期容積；ESV，収縮末期容積；EDVI, ESVI，体表面積で除した値；PFR，最大拡張速度；1/3MFR＝1/3 平均拡張速度；TPFR，収縮末期から PFR までの時間；TPFR/RR，TPFR/RR 間隔
(Nakajima, et al：Ann Nucl Med 2010；24：125-135 より改変引用)

表3 ^{123}I-MIBG 検査における心縦隔比（H/M）の正常範囲

コリメータ	低エネルギー用	中エネルギー用
H/M（早期）	2.0～2.8	2.1～3.4
H/M（後期）	2.0～3.0	2.3～3.7

5. MIBG の定量方法

MIBG の定量方法としては前面 planar 像を用いた心筋と縦隔の平均カウント比（H/M 比）が用いられる．この方法は，心筋に円形あるいは多角形で，縦隔に矩形で関心領域をとり比を求めるものである（表3）．

6. 画像所見のミスマッチ

放射性医薬品間の画像間のミスマッチ所見としてしばしば認められるのは，虚血後の血流と脂肪酸代謝 ^{123}I-BMIPP である．急性冠症候群の初期の虚血後に狭窄が解除された場合には，血流の回復にもかかわらず壁運動異常が残存する気絶心筋状態を呈するが，このような状態では脂肪酸代謝は低下していることが多い．

このほか，冠攣縮性狭心症，心筋症や腎疾

患に伴う心筋障害などでも，ミスマッチを示すことがある．^{123}I-MIBG の血流とのミスマッチも虚血後の除神経領域で認められる．一方，^{18}F-FDG による PET 画像では，血流の低下に対して糖代謝が保たれるミスマッチ所見となる．核医学の代謝画像はこのような代謝上の変化をよく反映しており，その理解にあたっては，病態と合わせて考慮する必要がある．

7. リスク層別化

心臓核医学のリスク評価に関しては，多数の知見の蓄積がある．心臓核医学検査で心筋正常とされた場合，重症心事故(心死亡と非致死的心筋梗塞を含む)は年間 0.6% と極めて低い．一方，血流欠損が大きい症例，多枝に及ぶ欠損，肺の取り込み増加，負荷後の一過性左室拡大，駆出分画低下，心室容積の増加がみられる症例では，心事故リスクが高い．一般的には，中等度異常の欠損を有する症例では薬剤治療に比して血行再建による利益が大きい症例と考えられる．

8. CTA-SPECT の融合画像

X 線 CT による冠動脈造影法(CTA)の利用が進むなかで，CTA と SPECT の果たす役割に関する検討が進められている．冠動脈が CTA で正常とされた場合は陰性的中率が高い．しかし，狭窄からみた虚血の診断については陽性的中率が高くないため，SPECT の虚血に関する情報との総合評価が重要となる．CTA が不適当な高度石灰化の症例，腎機能障害の患者では SPECT 検査が優先的に考慮できる．

【合併症・偶発症とその対処】

一般的には核医学検査に用いられる放射性医薬品は，トレーサ量のため副作用発現は極めて少ない．ただし，負荷検査に伴う虚血後症状や負荷薬剤性の副作用については注意を払う．

第4章 治療薬総論

循環器用薬の最近の動向
Trend in cardiovascular drug

木村公一　東京大学特任助教・循環器内科／薬剤疫学講座
永井良三　自治医科大学学長

【降圧薬の動向】

　利尿薬・Ca拮抗薬に加えて，レニン-アンジオテンシン-アルドステロン系（RAA系）を抑える薬が登場している．RAA系は水・電解質バランス，心臓，血管，および腎臓の炎症・酸化ストレス・細胞増殖・臓器障害に関与している．これらを抑制するアンジオテンシン変換酵素阻害薬（ACE阻害薬）が1980年代，アンジオテンシンⅡ受容体拮抗薬（ARB）が2000年代に普及した．これらはいずれも広く用いられており，その効果について豊富なエビデンスが蓄積されている．一方で，ACE阻害薬やARBではRAA系を抑制しきれないことや，フィードバックにより代償性にレニン活性が亢進する可能性が指摘されていた．

　このような背景から，2007年に選択的アルドステロンブロッカーであるエプレレノン（セララ）が，2009年に直接的レニン阻害薬であるアリスキレン（ラジレス）が発売された．セララはRAA系の最終産物であるアルドステロン作用を阻害，ラジレスはRAA系の起点を直接阻害する．これらの作用機序からACE阻害薬やARBとの併用による相乗作用が期待され，併用および単独使用においての優れた降圧効果，心，血管，および腎に

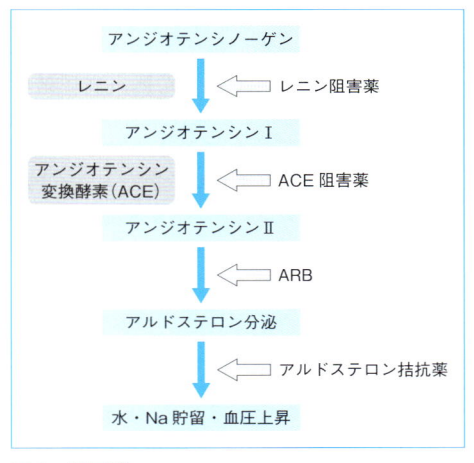

図1　降圧薬

対する保護作用も報告されている．これらの薬によりRAA系の上流，中流，下流のそれぞれを抑えられるようになり選択肢が広がっている（図1）．しかし，ALTITUDE試験において，腎機能低下を伴った2型糖尿病患者に対してACE阻害薬またはARBにラジレスを併用すると脳卒中・腎機能障害・高カリウム血症・低血圧といった有害事象を認めることが明らかになった．2012年6月，ラジレスの添付文書が改正され，ACE阻害薬またはARBを投与中の糖尿病患者に対する処方は禁忌となった．今後ますます各薬剤の特徴と個々の患者の病態背景を理解した治療薬の使い分けが重要となってくるであろう．

【配合降圧薬の登場】

　疫学的知見やエビデンスの蓄積が進み，脳卒中や心血管イベントの発症予防のためには

厳格な血圧コントロールが必要であることが認識されるようになった．しかし，単剤でガイドラインが推奨する降圧目標に達している高血圧患者は1/3程度とされ，多くの場合は2～3剤の併用が必要となる．一方で，薬の種類が増えることに対して患者の抵抗感は強いため，アドヒアランス向上のために配合薬により処方を単純化することが有用である．

このような背景から，降圧薬の配合薬が次々に発売されている．特にARBと利尿薬の組み合わせは，RAA系の亢進，高尿酸血症，カリウム異常などの副作用を相殺する組み合わせとして好まれており，2006年にニューロタンとヒドロクロロチアジド(HCTZ)の配合薬であるプレミネントが発売された．これに続き2009年にディオバンとHCTZの配合薬であるコディオ，ブロプレスとHCTZの配合薬であるエカード，ミカルディスとHCTZの配合薬であるミコンビが次々と発売された(表1)．

一方，降圧薬のなかでもCa拮抗薬，特にアムロジピンは安定した降圧効果を示し副作用が少ない点から，最も頻用されている降圧薬の1つである．ARBとCa拮抗薬の配合薬も次々と発売されており，2010年にディオバンとアムロジピンの配合薬であるエックスフォージ，オルメテックとCa拮抗薬のカルブロックの配合薬であるレザルタス，ブロプレスとアムロジピンの配合薬であるユニシア，ミカルディスとアムロジピンの配合薬であるミカムロが発売された．

【その他の配合薬】

降圧薬の配合薬以外として，2009年に脂質治療薬リピトールと降圧薬アムロジピンを配合したカデュエットも発売されている．糖尿病薬についても様々な配合薬が開発，販売されており，欧米においてはCa拮抗薬・ARB・利尿薬の3種類すべてを含んだ配合薬も開発されている．

【配合薬の処方】

同一成分であっても配合薬に変更することで降圧効果が増強されること，多数の降圧薬を一包化することでも降圧効果が増強することが報告されている．配合薬を使用することでアドヒアランスを改善させ，十分な降圧効果を得やすくなると考えられる．また，一般に配合薬の薬価は2種類の薬を別々に処方する合計薬価よりも低く抑えられており，内服薬の数が減るとともに医療費負担も軽減するため，配合薬への処方変更は患者に受け入れ

表1 配合降圧薬

商品名	配合成分1	配合成分2
エカード LD	ブロプレス 4 mg	ヒドロクロロチアジド 6.25 mg
エカード HD	ブロプレス 8 mg	ヒドロクロロチアジド 6.25 mg
ユニシア LD	ブロプレス 8 mg	アムロジピン 2.5 mg
ユニシア HD	ブロプレス 8 mg	アムロジピン 5 mg
コディオ MD	ディオバン 80 mg	ヒドロクロロチアジド 6.25 mg
コディオ EX	ディオバン 80 mg	ヒドロクロロチアジド 12.5 mg
エックスフォージ	ディオバン 80 mg	アムロジピン 5 mg
ミコンビ AP	ミカルディス 40 mg	ヒドロクロロチアジド 12.5 mg
ミコンビ BP	ミカルディス 80 mg	ヒドロクロロチアジド 12.5 mg
ミカムロ AP	ミカルディス 40 mg	アムロジピン 5 mg
プレミネント	ニューロタン 50 mg	ヒドロクロロチアジド 12.5 mg
レザルタス LD	オルメテック 10 mg	アゼルニジピン 8 mg
レザルタス HD	オルメテック 20 mg	アゼルニジピン 16 mg
カデュエット 1番	リピトール 5 mg	アムロジピン 2.5 mg
カデュエット 2番	リピトール 10 mg	アムロジピン 2.5 mg
カデュエット 3番	リピトール 5 mg	アムロジピン 5 mg
カデュエット 4番	リピトール 10 mg	アムロジピン 5 mg

られやすい．

　一方で，過度な降圧の危険性から，降圧配合薬を第1選択薬として処方することは認められていない．原則として単独処方での効果が不十分な場合に限り，配合薬へ変更することが認められている．加えて，配合薬の名前の後につくアルファベットや番号によって配合量が異なる組み合わせがあるため，配合量を間違わないよう注意が必要である．

　なお，多くの配合薬に採用されている利尿薬のHCTZは主にダイクロトライド錠という商品名で発売されていたが，2010年1月に販売中止となった（後発品であるニュートライド錠およびパンテモン錠は継続販売）．これらHCTZを含んだ配合薬を分けて処方したいときには，規格や名称に注意が必要となる．

【新規経口抗凝固薬】

　近年ワルファリンを代替する経口抗凝固薬が次々と発売されている．2011年に経口トロンビン阻害薬ダビガトラン（プラザキサ）やXa因子阻害薬エドキサバン（リクシアナ）が発売され，2012年にXa因子阻害薬リバーロキサバン（イグザレルト）が発売された．PT-INRのモニターや用量調節がほぼ不要となり，食事の影響による効果の変動が少ないため今後の普及が予想される．プラザキサとイグザレルトの適応は，非弁膜症性心房細動患者における脳卒中および全身性塞栓症の発症抑制であるが，現在リクシアナは下肢（膝・股関節）整形外科手術施行患者の静脈血栓塞栓症の発症抑制が適応となっている．他薬の開発も進んでおり，今後さらに選択肢が増えていくと予想される．しかし，ワルファリンとの薬価差や出血関連の副作用が報告されていること，普及が進むにつれてさらに予期しなかった副作用が明らかになる可能性も念頭に置き，個々の患者背景や病態を十分検討して処方することが望まれる．

カテコールアミンおよびその類似薬

Catecholamine and analogue

朝倉正紀　国立循環器病研究センター・臨床研究部・室長
北風政史　国立循環器病研究センター・臨床研究部・部長

【カテコールアミンの代謝および薬理作用】

　カテコールアミンとはカテコール核を有するアミンであり，図1に示すように，アミノ酸のL-チロシンから代謝され，ドパミン，ノルアドレナリン，アドレナリンなどが合成される．カテコールアミンはそれぞれ，α受容体，β_1受容体，β_2受容体，D_1受容体などと結合し，様々な薬理作用を発揮する（表1）．

　α刺激は，末梢血管の収縮をもたらし，β_2刺激は逆に末梢血管の拡張作用を有する．β_1刺激により，心臓における収縮力増加および心拍数の増加をもたらす．また，ドパミン受容体刺激により，低用量では腎動脈拡張作用が得られることがわかっている．アドレナリンβ受容体作用薬はアデニル酸シクラーゼの活性化によるcAMP生成を増加させ，プロテインキナーゼの活性化，Caチャネルの

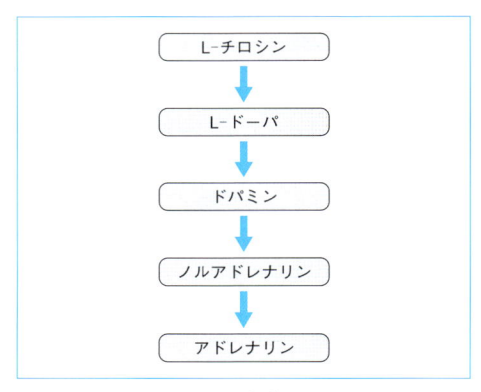

図1　カテコールアミン代謝経路

L-チロシン → L-ドーパ → ドパミン → ノルアドレナリン → アドレナリン

表1 カテコールアミンの薬理作用

	α刺激 末梢血管収縮	β₁刺激 心収縮力増加	β₁刺激 心拍数増加	β₂刺激 末梢血管拡張	D₁刺激 腎動脈拡張
ドパミン	＋〜＋＋ (中用量から)	＋〜＋＋ (中用量から)	＋ (中用量から)	−	＋〜＋＋ (低用量)
ドブタミン	＋	＋＋＋	−〜＋	＋＋	−
ノルアドレナリン	＋＋＋	＋＋＋	−	−	−
アドレナリン	＋＋＋	＋＋＋	＋＋	＋＋	−
イソプレナリン	−	＋＋＋	＋＋＋	＋＋＋	−

活性化を来し，細胞内のCa^{2+}濃度を上昇させる．

【カテコールアミンの主な投与方法】

カテコールアミンの投与は，主に急性心不全の治療として行われる．カテコールアミンのなかでも，特にドブタミンとドパミンがよく使用される．

ドブタミンは，血圧が維持されている急性心不全患者で，強心作用を主に期待する際に使用する一方，ドパミンは，利尿や血圧維持などの副次的効果を期待して使用することが多い．閉塞性肥大型心筋症の患者においては，カテコールアミン投与により流出路狭窄の程度が増強するため，投与には注意を要する．またカテコールアミン投与により，心室頻拍，心室細動などの致死性不整脈が出現することがあり，注意が必要である．

【ドブタミン】

ドブタミンの投与により主に期待される作用は，β₁刺激による心収縮力増加作用であり，用量依存性がある．β₂刺激による末梢血管拡張作用があるため，昇圧作用はそれほど強くない．また，心拍数の増加作用もドパミンほど強くなく，心筋酸素消費量が他のカテコールアミンと比較して少ない．そのため，虚血性心疾患などに対しても使いやすいとされ，血圧が維持されている急性心不全患者に対して有効な薬剤である．また，血圧が低い症例に対しては，ドパミンとの併用療法が行われることも多い．

表2 カテコールアミン，その類似薬一覧

- ドブタミン[商品名　ドブトレックス注]
- ドパミン塩酸塩[商品名　イノバン注，カコージン注，カタボン注]
- ノルアドレナリン[商品名　ノルアドレナリン注]
- アドレナリン[商品名　ボスミン液/注]
- イソプレナリン塩酸塩[商品名　プロタノールS錠/プロタノールL注]
- コルホルシンダロパート塩酸塩[商品名　アデール注]
- フェニレフリン塩酸塩[商品名　ネオシネジン注]
- エチレフリン塩酸塩[商品名　エホチール注/錠]
- ドカルパミン[商品名　タナドーパ顆粒]
- デノパミン[商品名　カルグート錠/細粒]

【ドパミン】

ドパミンは，投与用量により異なった作用が発揮されるので，その点を考慮して使用することが大事である．一般的に低用量(＜3 μg/kg/分)では，ドパミン受容体活性化による動脈拡張作用が発揮され，糸球体濾過量増加による利尿が促進される．中用量(3〜7 μg/kg/分)では，ドブタミンと同様に，β₁刺激による心収縮力増加作用および心拍数増加作用がもたらされる．また，α刺激による末梢血管収縮による血圧上昇作用も生じる．高用量(＞7 μg/kg/分)では，α刺激による末梢血管収縮作用が強く現れ，血管抵抗および血圧の上昇作用が主となる．

【ノルアドレナリン】

ノルアドレナリンの作用は，α刺激による末梢血管収縮がもたらす昇圧作用，およびβ₁刺激による心収縮力増強作用の2つに代

表される．心筋酸素需要を増加させ，腎，脳などの血流量を減少させるため，単独使用されることは少なく，ドパミンやドブタミンによる治療では血圧などが維持できない場合に追加で使用されることが多い．

【アドレナリン】

強力なβ刺激作用およびα刺激作用をもち，心停止時の心拍再開を期待して用いられる．また，気管支喘息やアナフィラキシーショックにおいても使用される．

【ドカルパミン】

ドパミンのプロドラッグであり，内服後，体内で加水分解されドパミンとして作用する．カテコールアミンの静脈投与療法からの離脱を行う際に，補助的に用いることが多い．長期的な投与による予後改善効果は示されておらず，長期使用は薦められていない．

【デノパミン】

経口の選択的β_1受容体刺激薬であり，ドカルパミンと同様に，カテコールアミン静注療法からの離脱が困難な症例や早期離脱を目指して，使用されることが多い．また，長期投与による予後改善効果は示されておらず，長期投与は推奨されていない．

強心配糖体（ジギタリス）

Cardiac glycosides（Digitalis）

水越正人　和歌山県立医科大学講師・教育研究開発センター
赤阪隆史　和歌山県立医科大学教授・循環器内科

【強心配糖体（ジギタリス）による治療の基本戦略】

ジギタリスは約200年以上前から使用されている心不全治療薬の1つであり，その作用機序はNa^+/K^+ ATPaseの選択的阻害である．Na^+/K^+ ATPase阻害によりNa^+の汲み出しが低下，細胞内のNa^+濃度が上昇する．その結果，Na^+/Ca^{2+}交換機構を介して細胞内Ca^{2+}濃度が増加し，強心作用が発揮される．電気生理学的作用としては，迷走神経緊張を介して心房筋，房室結節に作用し房室伝導を抑制する．ジギタリスが高濃度になると，洞徐脈，房室ブロックや細胞内Ca増加により遅延後脱分極を誘発し，頻脈性不整脈を起こす．また，神経体液性因子に対しては，活性化されたレニン-アンジオテンシン系を是正する効果もあるとされる．

しかしながら，臨床エビデンスに基づいた効果に関しては長らく確定的な結論に至っていなかった．1997年ようやく洞調律心不全患者に対するDIG（Digoxin Investigation Group）試験により，ジゴキシン投与により総死亡には影響を与えないが，心不全による入院のリスクを軽減することが明らかになった．また，そのサブスタディでは不整脈関連死増加や女性患者における予後悪化が指摘された．

心房細動を伴う心不全では，心拍数をコントロールし十分な左室充満時間を得て臨床症状を改善するために，ジギタリスが使用されることが多い．しかし，慢性心不全の心房細動例における，ジギタリスの長期予後改善効果に関する明確なエビデンスはまだない．

さらに，ジギタリス以外のジギタリス製剤については，ジゴキシンに優るエビデンスも十分にない．

これらのエビデンスをふまえ，近年改訂されたガイドラインに準じて使用を考慮する．

【最新の動向】

わが国の慢性心不全治療ガイドライン（2010年改訂版）では，収縮機能障害による慢性心不全において，頻脈性心房細動を有する患者にレートコントロールを目的に使用することがクラスⅠ（エビデンスレベルB），洞調律の患者に対する投与（血中濃度0.8 ng/mL以下で維持）はクラスⅡa（エビデンスレベルB）とされている．拡張機能障害を主病態とする心不全ではまだ明確なエビデンスはなく，拡張不全治療指針案にジギタリスの記

載はない．しかし，DIG試験のサブスタディ結果から心不全症状のある場合には，イベント抑制に有効である可能性がある．一方，心房細動の既往のない低心機能例に対する心房細動予防目的投与は，クラスIII（エビデンスレベルC）である．

また，心房細動治療（薬物）ガイドライン（2008年改訂版）では，心不全合併例や心機能低下例における持続的心房細動の心拍数調節に対してジギタリス投与がクラスI（エビデンスレベルB，良好な心機能例ではβ遮断薬やCaチャネル遮断薬を優先），β遮断薬やCaチャネル遮断薬で徐拍効果が十分でない場合のジギタリス併用はクラスIIa（エビデンスレベルB），さらには発作性心房細動例へのジギタリス単独による予防的心拍数調節はクラスIIb（エビデンスレベルB），WPW合併例（特にwide QRSを伴う場合）でのジギタリス静注による心拍数調節はクラスIII（エビデンスレベルC，逆に心室拍数を促進させることあり）とされている．

【治療戦略各論・選び方・使い方】（表1）
1．心不全に用いる場合

洞調律，低心機能，有症状の慢性心不全患者ではアンジオテンシン変換酵素（ACE）阻害薬や利尿薬と併用したときにジギタリスが心不全症状の改善に有用であるとされる（RADIANCEおよびPROVED試験）．また，DIG試験の結果から至適血中濃度としては比較的低い濃度（ジゴキシンで0.5～0.8 ng/mL）が推奨されている．したがって，慢性心不全治療ガイドラインに記載されているように，心不全ステージC（症候性心不全）以降においてACE阻害薬あるいはアンジオテンシンII受容体拮抗薬（ARB）およびβ遮断薬などを使用した上での低用量ジギタリスが有用であると考えられる．

一方，急性心不全では頻脈誘発型心不全では適応があるが，それ以外の急性心不全には推奨されていない．

ジギタリスは，カテコールアミンやホスホジエステラーゼIII阻害薬などに比べると，強心作用は弱い．しかし，高用量になるとNa^+/K^+ ATPase活性抑制から細胞内Ca^{2+}濃度が非常に増加し心筋細胞に過大な負荷をかけてしまい，催不整脈につながりうるため注意を要する．

2．頻脈性上室性不整脈に用いる場合

ジギタリスには心房細動の除細動効果はなく（DAAF試験），心拍数調節に使用されることが多い．しかし，ジギタリスは副交感神経活性化に基づき房室伝導を抑制，心拍数を低下させることから，運動時など交感神経亢進状態での心拍数増加にはその効果は十分でない．そのため，心機能良好例ではβ遮断薬やCaチャネル遮断薬が優先され，これらで徐拍作用が十分でないときにジギタリス併用を考慮する（クラスIIa）．心不全や心機能低下を合併する持続性心房細動では，ジギタリスを選択する（クラスI）．特に収縮不全を合併する心房細動の心拍数コントロールには，β遮断薬との併用が推奨されている（クラスI）．

発作性心房細動ではジギタリス単独投与による心拍数調節は推奨されず（クラスIIb），心機能低下が存在するときにジギタリスが第一選択となる．しかし，発作性心房細動再発時の心拍抑制は十分ではなく（クラスIIb），再発抑制効果も期待できない（SMART試験）．したがって，再発予防，発作時の心拍抑制のためジギタリス投与を続けることには再考を要する．

表1　ジギタリス製剤一覧表

①ジゴキシン 　商品名：ジゴキシン錠 　　　　　ジゴシン錠・散・エリキシル・注 　　　　　ハーフジゴキシン錠など
②メチルジゴキシン 　商品名：ラニラピッド錠 　　　　　メチルジゴキシン錠
③デスラノシド 　商品名：ジギラノゲン注

その他強心薬

Other cardiotonic drugs

木村桂三　和歌山県立医科大学・循環器内科
赤阪隆史　和歌山県立医科大学教授・循環器内科

心房粗動や発作性上室性頻拍の心拍数コントロールにも使用されることがあるが，WPW症候群など副伝導路の存在には注意が必要である．

【使用上の注意】

洞房ブロック，房室ブロックなどの刺激伝導障害，肥大型閉塞性心筋症や大動脈弁狭窄等には禁忌である．

血中濃度の有効域が狭いのでジギタリス中毒に注意が必要である．中毒症状は血中濃度が $2.0\,ng/mL$ 以上で増加するが，それ以下でも起きることがある．高齢者や腎機能低下，低K血症などの電解質異常，甲状腺機能異常などでは特に注意を要する．

ジギタリスには薬剤相互作用が多い．特にP糖蛋白の阻害あるいは競合により血中濃度が変動する可能性がある．ベラパミル，スピロノラクトン，アミオダロン，アトルバスタチンなどの薬剤併用に注意を要する．

■ 服薬指導上の注意

- 服薬の目的が正確に理解できるよう説明を行う．
- ジギタリス中毒症状（消化器症状など）を説明し，症状出現時の受診について教育する．
- 薬の相互作用を説明し他施設からの投薬などに留意させる．

■ 看護上の注意

- ジギタリス製剤の効果と副作用，薬剤相互作用について情報を共有しておく．

【強心薬による治療の基本戦略】

本項ではカテコールアミンとイノダイレーターについて記述する（表1）．

カテコールアミンは心筋 β_1 受容体を介して強心作用が発現する．末梢動脈では，α_1 刺激で収縮的に，β_2 刺激は弛緩的に作用する．どちらに傾くかは，薬剤，用量，受容体分布の違いにより異なる．

カテコールアミンのうち，ドブタミンやドパミンは，低灌流やうっ血を伴う低血圧や低心拍出患者に適応が限られる．急性心不全では，利尿薬投与後の血圧が $90\sim100\,mmHg$ の患者で適応がある．主に，クリニカルシナリオ3の患者に用いられる．心原性ショックや循環不全患者では，侵襲的治療や機械的サポートなどへのブリッジ治療とて使用することが多い．

イノダイレーターは，ホスホジエステラーゼ（PDE）Ⅲを阻害し細胞内cAMP濃度を高め，心筋収縮を増強させるが（inotropic effect），血管弛緩作用（vasodilating effect）も併せ持つ．肺うっ血を伴う低心拍出状態の急性左心不全に投与すると，肺動脈楔入圧と末

表1　強心薬一覧

薬剤名	商品名
［カテコールアミン］	
・ドブタミン	ドブトレックス，ドブポン
・ドパミン	イノバン，カタボンHi，カタボンLow
［イノダイレーター］	
・ミルリノン	ミルリーラ，ミルリーラK
・オルプリノン	コアテック
・コルホルシンダロパート	アデール
・ピモベンダン	アカルディ

梢血管抵抗を低下させ，肺うっ血が改善し心拍出量も増加する．PDE Ⅲ より下流のアデニル酸シクラーゼを活性化させる薬物もあるが，効果は PDE Ⅲ 阻害薬と同様である．ピモベンダンは Ca^{2+} 感受性を高める作用ももつ PDE Ⅲ 阻害薬である．

イノダイレーターは強心作用という点ではカテコールアミンと同じであるが，β_1 受容体を介さないため，β 遮断薬やカテコールアミン投与下でも効果がある．

【最近の動向】

最近，心不全治療でのミルリノンやドブタミンは硝酸薬やプラセボと比較して予後改善がなかったという結果が報告された．強心薬は心筋酸素需要の増大や心筋 Ca^{2+} 負荷のため，心筋虚血，心筋障害，不整脈をまねく可能性があり，適量を短期間使用する．

【治療戦略各論・選び方・使い方】

1. ドブタミン

通常 2〜3 μg/kg/分から開始し徐々に増量していく．最大使用量は概ね 20 μg/kg/分であるが，効果不十分な場合は，ドブタミン単独高用量投与よりもドパミンやイノダイレーターと併用する．閉塞性肥大型心筋症には流出路狭窄が増強するため禁忌である．

2. ドパミン

低用量（〜2 μg/kg/分）では利尿効果があり，中等量（2〜10 μg/kg/分）では血管と心筋の交感神経終末からのノルアドレナリン遊離が促進される．慢性心不全患者でノルアドレナリンが枯渇状態にある場合の反応は悪い．高用量（10〜20 μg/kg/分）はショック患者の昇圧目的で用いられる．

3. ミルリノン

PDE Ⅲ 阻害薬．50 μg/kg をローディング後，0.25〜0.75 μg/kg/分で点滴静注する．ローディングなしで使用することもある．ドブタミンとの併用で強心作用の相乗効果が期待される．肥大型閉塞性心筋症では禁忌であり，腎機能悪化にも注意を要する．

4. オルプリノン

PDE Ⅲ 阻害薬．10 μg/kg をローディング後，0.1〜0.3 μg/kg/分で点滴静注する．効果はミルリノンと同様であるが，開心術患者でミルリノンに比して腹腔内血流増加作用を有することが報告された．この薬剤も肥大型閉塞性心筋症では禁忌である．

利尿薬
Diuretics

伊藤貞嘉 東北大学大学院教授・腎・高血圧・内分泌学

【種類と作用機序】

利尿薬は，尿細管における水・Na の再吸収を抑制することにより，利尿効果を発揮する．糸球体濾過値（GFR）は増加させないので，無尿患者への投与は禁忌である．利尿薬の多くは，尿管腔にある標的トランスポーターやチャネルを阻害して利尿効果を発揮する（図1）．

利尿薬は循環血液中では蛋白（主にアルブミン）に結合して存在する．そのため，濾過されて尿細管腔に達するのはほんの一部であり，大部分は近位尿細管において分泌されて尿細管腔に到達する．したがって，利尿薬の効果発現と作用時間は，尿細管への分泌（腎血流量）や尿細管の代償反応などにより規定される．ただし，尿細管間質側から作用するアルドステロン拮抗薬や心房性ナトリウム利尿ペプチド（αhANP）などは，尿細管からの分泌は規定因子とならない．利尿薬はその作用部位や機序により（図1），以下のように分類され，特徴や副作用等も各薬剤の腎作用に深く関係する．

1. サイアザイド系利尿薬およびその類似薬

主に遠位尿細管に作用し，Na 排泄を促進する．主に高血圧の治療に用いられる．尿中 Ca 排泄低下作用があるため，尿路結石の再

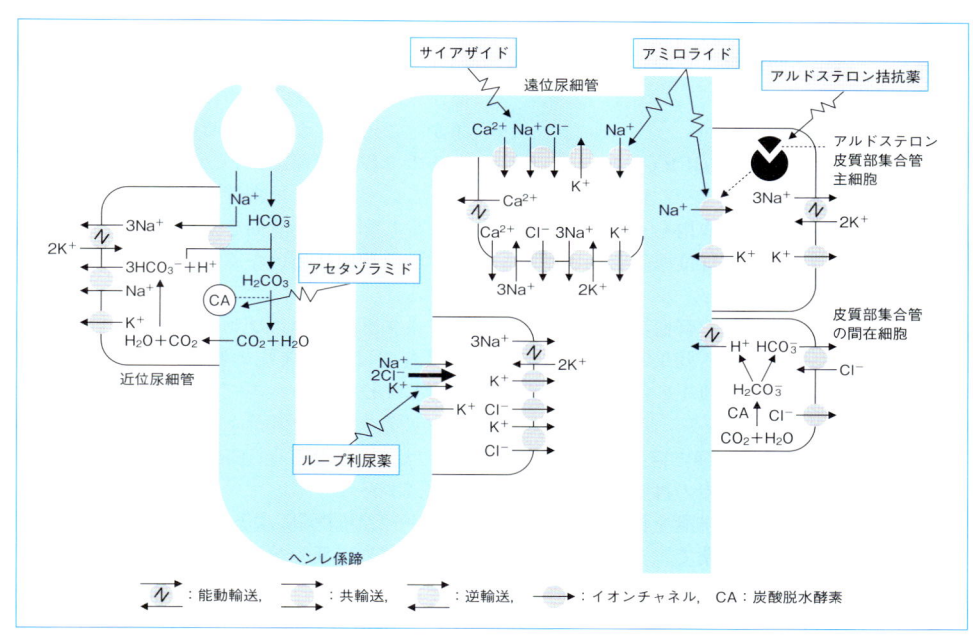

図1 尿細管における利尿薬の作用部位

発防止に効果がある．

2．ループ利尿薬

ヘンレの係蹄上行脚に作用する最も強力な利尿薬である．腎血流や糸球体濾過に対する影響が少なく，腎障害時にも適する．尿濃縮を阻害し，また，Caの尿中排泄作用があるため，注射薬はSIADHでの低Na血症や悪性腫瘍に伴う高Ca血症の補正に用いられる．スルホニルウレア系ループ利尿薬であるトラセミドは，高アルドステロン作用も有しており，尿中Kの排泄が少ない．

3．K保持性利尿薬

a．アルドステロン拮抗薬

アルドステロンの分泌亢進時に有用である．心不全，肝硬変，ネフローゼ症候群等，二次性アルドステロン症のある浮腫例で単独またはループ利尿薬と併用する．心不全の予後を改善させる．高血圧治療にも，サイアザイド系利尿薬などと併用して用いられる．また，手術不可能な原発性アルドステロン症に

も使用する．単独でも優れた降圧効果があり最近見直されている．エプレレノンは鉱質コルチコイド受容体に対する特異的な阻害薬で，スピロノラクトンに比較して，女性化乳房などの副作用がない．

b．トリアムテレン

アルドステロンとは無関係にNaチャネルを抑制．リドル症候群の治療薬である．

4．炭酸脱水酵素阻害薬

近位尿細管でNa再吸収とH^+の排泄を抑制する．代謝反応として遠位尿細管でのNa再吸収が亢進するため，長期にわたる利尿作用はほとんどない．緑内障，てんかん，肺気腫による呼吸性アシドーシス，メニエール症候群などの特殊な症例で用いられる場合が多い．

5．浸透圧利尿薬

マンニトールなどの浸透圧利尿薬は，糸球体で濾過されても再吸収を受けないため，尿細管内浸透圧が上昇して，水，Naの再吸収

が抑制され利尿が起こる．細胞浮腫の治療（脳浮腫），脳圧や眼圧降下目的にも使用される．

6．心房性 Na 利尿ペプチド

α HANP は血管拡張，GFR（腎血流量）増加，Na 利尿，レニン-アンジオテンシン系の抑制および心機能改善作用を有し，急性心不全治療に用いられる．近位尿細管および集合管で Na 再吸収を抑制し，ループ利尿薬に対する反応性を改善する．腎血流改善効果があり，急性腎不全における効果が期待されている．使用に当たっては血圧の低下に注意して用量調節を行う．

7．バソプレッシン V_2 受容体拮抗薬

集合管における水と尿素の再吸収を抑制することにより，自由水の排泄を促進する．心不全において，他の利尿薬でコントロール困難な浮腫や低 Na 血症を改善する．

【利尿薬使用の注意点】

利尿薬投与の目的は，浮腫やうっ血の解除，高血圧の治療か電解質異常の補正である．Na や水の摂取制限，正しい食事療法，安静などの基本的な治療を励行したうえで投与すべきである．利尿薬を投与したから食塩制限は緩めてよいことにはならず，食塩摂取量が多いままだと，低 K 血症などの副作用が出現しやすくなる．尿量が少ないから漫然と投与するのではなく，体液量と電解質異常の評価をすることが重要である．身体所見と同時に尿中電解質の測定が欠かせない．

利尿薬の選択の際には，腎機能，作用機序，作用時間などを考慮する（**表1**）．降圧目的で使用する場合は少量の使用にとどめる．利尿薬の用量を上げても，降圧効果は増強せず副作用の発現頻度が高くなる．

1．腎機能

腎機能により利尿薬の効果や作用時間が影響される．サイアザイド系利尿薬は，推定 GFR（eGFR）が 30 mL/分/1.73 m² 以上のときに使用する．それ未満のときはループ利尿薬を投与する．

腎機能が正常の場合は，投与された利尿薬が速やかに尿細管から分泌され，多量の利尿薬が尿中に出現するために，急速で強力な利尿が起こる．しかし，短時間に尿中に排泄されるので作用時間は短い．一方，腎機能が低下するにつれて，尿細管からの分泌量が低下し，少しずつ長い時間をかけて排泄されるため急激な利尿作用はなくなり，作用時間が延長する．

アルダクトンやエプレレノンは，腎機能低下患者では高 K 血症の頻度が高くなるので注意して投与する．エプレレノンの投与は，クレアチニンクリアランス（C_{CR}）50 mL/分以下では禁忌となる（eGFR ではおよそ 40 mL/分/1.73 m²）．

2．ループ利尿薬による腎障害

ループ利尿薬の頓服的使用を続けると腎障害を来しやすい．ループ利尿薬による腎障害は，作用が切れたリバウンドの時期に起こる．これは，ループ利尿薬の作用する太いヘンレのループが，解剖学的に酸素濃度の低い場所にあることによる．すなわち，作用時には再吸収が抑制されて酸素消費量が低下するのに対し，リバウンド時には，再吸収が亢進して酸素消費量が増大して，虚血に陥るからである．作用時間の長いものをできるだけ少量用い，アルドステロンブロッカーを併用するのがよい．

3．副作用

❶ **電解質異常**：低 Na 血症，低 K 血症，低 Mg 血症（低 K 血症，低 Ca 血症の原因となる），高 K 血症（K 保持性利尿薬）．

❷ **脂質糖代謝異常，高尿酸血症**

❸ **内分泌異常**：アルドステロン拮抗薬（エプレレノンを除く）で，男性では女性化乳房やインポテンツ，女性では月経異常．

❹ **難聴**：ループ利尿薬の大量投与で難聴（通常可逆性）．内耳に存在する Na-K-2Cl 輸送体の関与．

❺ **トリアムテレンで急性腎不全，尿路結石**．

表1 利尿薬のoral bioavailability，半減期，持続時間と排泄経路

	一般名 (商品名)	Oral bio-availability	半減期(時間)	利尿効果(時間)			排泄経路
				Onset	Peak	Duration	
ループ利尿薬	フロセミド (ラシックス)	11〜90%(53)	0.3〜3.4(1.0)	0.5〜1	1〜2	〜3	〜65%R 〜35%M(腎・肝)
	トラセミド (ルプラック)	79〜91%(80)	0.8〜6.0(3.3)	ID	ID	6	〜20%R 〜80%M(肝)
	アソセミド (ダイアート)	ID	2〜3	1	2〜4	9	ID(代謝少ない)
サイアザイド系 利尿薬	ヒドロクロロチアジド (ダイクロトライド)	〜70%	5.6〜14.8	2	4	6〜12	R
	トリクロルメチアジド (フルイトラン)	ID	ID	2	6	≦24	R
	クロルタリドン (ハイグロトン)	〜65%	35〜50	2	2	68〜72*	〜65%：R 〜10%：B 〜25%：U
	インダパミド (ナトリックス)	〜90%	15〜25	<2	2	24	M(肝)
カリウム保持性 利尿薬	スピロノラクトン (アルダクトン)	〜65%	〜1.6	ID	48〜72	48〜72	M(肝)
	トリアムテレン (トリテレン)	30〜70%	5〜7	2〜4	2〜4	9	M(肝)
	エプレレノン (セララ)	ID	4〜6	降圧効果			M(肝) (CYP450・3A4)
				Onset 14	Peak 28	Duration 1	

R：未変化体で腎から排泄，M：代謝を受ける，B：未変化体で胆汁中へ排泄，U：不明，ID：データ不十分
*クロルタリドンは赤血球中にも分布するため

hANPとバソプレッシン受容体阻害薬

α-human atrial natriuretic peptide; hANP and vasopressin receptor antagonist

斎藤能彦　奈良県立医科大学教授・第1内科

【概説】

　心不全は数々の液性因子が活性化されるが，その病態に則した新しい心不全治療薬がわが国から開発された．その代表は，すでに発売以来20年が経過しようとしているhANP(カルペリチド)と，昨年発売されたバソプレッシン(Vasopressin)V₂受容体阻害薬(トルバプタン)である．

【ANP】

　ANPは，1983年の終わりから1984年の初頭に，ラットあるいはヒト心房組織より単離同定された28残基のアミノ酸よりなるペプチドホルモンである．ANPはGC-A受容体に結合しcGMPをセカンドメッセンジャーとして血管拡張作用，利尿作用，ナトリウム利尿作用を惹起する．これらの作用のほかに，心臓の線維化抑制作用や細胞増殖抑制作用，内皮細胞での透過性亢進作用，また，虚血組織での白血球遊走作用，さらにはレニン分泌，アルドステロン分泌抑制作用など幅広い作用を有している．

　ANPは，その利尿作用と血管拡張作用に

より，急性心不全時の利尿作用と前負荷の軽減，後負荷の軽減が確認され心不全の改善効果が認められた．その後，ANPがレニン-アンジオテンシン-アルドステロン系に拮抗的に働くことなど，多彩な作用に期待され，血行動態の改善に加えて心保護作用，腎保護作用が期待されている．

わが国では，ANPの心不全治療における無作為大規模試験は残念ながら実施されていない．PROTECT研究では，約50例の慢性心不全の急性増悪で入院した症例をANP（$0.01 \sim 0.05\,\mu g/kg/$分で72時間投与）とcontrol群に割り付け18か月フォローした．その結果，ANP群のほうが，死亡率と心不全による入院の頻度がcontrol群と比べて有意に低いことが報告された〔ANP vs Control；11.5% vs 34.8%（$p<0.036$）〕．また，Kitakazeらは急性心筋梗塞（AMI）を対象に，277名のANP群（$0.025\,mg/kg/$分で72時間投与）と292名のプラセボ群にランダムに割り付け心保護効果を検討した．ANP群のほうが血中CK値の積算値がプラセボ群より有意に小さいこと，6か月後の左室造影で求めた駆出率もプラセボ群より有意に高値であることが確認された．さらに，平均2.7年のフォローアップ期間中の死亡は両群間で同等であったものの，心不全による再入院はANP群のほうが有意に少ないことが証明され，AMI急性期の治療におけるANPの心保護効果が確認された．

欧米では，ANPではなくBNPが心不全治療薬として使用されている．最近7,141例の慢性心不全急性増悪症例を対象にした，BNPの大規模無作為前向き試験ASCEND試験が報告された．このASCEND試験は，心不全で入院後$2\,\mu g/kg$のBNPの1回投与後24時間ないし168時間$0.01\,\mu g/kg/$分の速さで投与し，6時間ごと24時間後の呼吸困難の改善度と，30日後の心不全による再入院と死亡の複合エンドポイントを検討したものである．BNPは一時懸念された腎機能の悪化は認められなかったものの，イベント数もプラセボ群と差は認められない結果であった．

わが国ではBNPは心不全の治療薬としては使用されていないが，ANPとBNPが受容体を共有していること，ANPとBNPでは薬効動態がかなり異なっており，BNPのほうが半減期が長く調節の悪いことを踏まえ慎重に解釈しないといけない．最近，わが国から造影剤腎症の発症をANP投与が有意に抑制することも明らかとなった．

【V_2受容体拮抗薬】

心不全では，体液過剰により希釈性の低Na血症を呈することも少なくなく，筆者らはこのような症例の治療に利尿薬，特にループ利尿薬を使用してきた．ループ利尿薬やサイアザイド系利尿薬は，Na^+-K^+-$2Cl^-$共輸送体やNa^+-Cl^-共輸送体のブロッカーである．そのため，尿中へのNa^+の排泄を促進して利尿効果が発揮されており，その結果，低Na血症や低K血症を助長することが稀ではない．これらの観点から水だけを利尿させる薬剤が待たれていた．

バソプレッシン（抗利尿ホルモン）には血管収縮に働くV_1受容体と，腎集合管に存在するV_2受容体の2種類が存在する．バソプレッシンがV_2受容体に結合すると，cAMPの上昇を介して，水チャネルであるアクアポリンを集合管上皮細胞の管腔側に提示し，水の再吸収を惹起する．したがってV_2拮抗薬であるトルバプタンは，アクアポリンによる水の再吸収を抑制して水利尿だけを惹起する薬剤であり，人工的に尿崩症を惹起させる薬である．

欧米ではトルバプタンは浮腫性疾患への使用しか認められていないが，わが国では，世界中で唯一心不全への使用が認められた．トルバプタンを使用するときには，心不全であるが水制限をせずに自由飲水下で投与するのが現在原則である．利尿効果は多くの症例で確認されているが，自由飲水下で投与する限

り，懸念されていた高Na血症の副作用は少ない．したがって，自由飲水のできない症例での投与は，血中Naの変化に特に注意しなくてはならない．急性期の利尿効果では極めて有用であるが，大規模試験では予後改善効果は認められていないこともふまえて，トルバプタンの心不全での使用はわが国で経験を集めて，より安全で有効な使用法を検討する必要がある．

α受容体遮断薬

α-adrenergic blocking drug

甲斐久史　久留米大学准教授・心臓・血管内科
今泉　勉　久留米大学主任教授・心臓・血管内科

【概説】

適応は本態性高血圧症，腎性高血圧症などの高血圧性疾患である．しかしながら，降圧効果自体が限定的であるばかりでなく，心血管予後の改善を証明した大規模なランダム化比較試験に基づいたエビデンスはない．したがって，薬理学的作用やこれまでの対照比較研究，観察研究，小規模なランダム化比較研究あるいはコンセンサスによって，特にそれぞれの薬剤に適応と考えられる病態に限って，主要降圧薬に併用する薬剤として位置づけられる．褐色細胞腫の手術前の血圧のコントロールには第一選択薬である．しばしば，早朝高血圧に対して眠前投与で用いられる．

一方，総コレステロールとトリグリセライド低下，HDLコレステロール上昇など脂質代謝に対し好影響を有するという特徴がある．また，前立腺肥大に伴う排尿障害を適応とする薬剤もある．

わが国では，ドキサゾシン（カルデナリン），ブナゾシン（デタントール），テラゾシン（ハイトラシン，バソメット），プラゾシン（ミニプレス），ウラピジル（エブランチル）が承認されている(表1)．

表1　α遮断薬

一般名	商品名
プラゾシン塩酸塩	ミニプレス錠
ブナゾシン塩酸塩	デタントール錠/R錠（徐放）/細
テラゾシン塩酸塩水和物	ハイトラシン錠 バソメット錠
ウラピジル	エブランチルカプセル（徐放）
ドキサゾシンメシル酸塩	カルデナリン錠

【作用機序】

交感神経α受容体には，交感神経末端の血管平滑筋側に分布する$α_1$受容体と，交感神経末端側に分布するシナプス前$α_2$受容体が存在する．交感神経末端から放出されたノルエピネフリンは$α_1$受容体を介して平滑筋を収縮させる．放出されたノルエピネフリンは一方で交感神経末端の$α_2$受容体をも活性化し，交感神経からのさらなるノルエピネフリン分泌を抑制する．すなわち$α_2$受容体はネガティブフィードバック機構として働く．現在，降圧薬として用いられる選択的$α_1$遮断薬は，平滑筋側$α_1$受容体を選択的に遮断し血管拡張作用を来す．交感神経末端側の抑制系$α_2$受容体を阻害しないため，非選択的α遮断薬やその他の血管平滑筋弛緩薬にみられる反射性頻脈や血漿レニン活性上昇が少ない．

α遮断薬は前立腺平滑筋の緊張も低下させる．最大尿流量を改善するので前立腺肥大症に伴う排尿障害にもよい適応となる．

【個々の病態とα遮断薬】

1．高血圧症

α遮断薬は末梢血管を拡張させることにより血圧を低下し左室後負荷を軽減する．しかしながら，降圧効果自体が限定的であるばかりでなく，心血管予後の改善を証明した大規模なランダム化比較試験に基づいたエビデンスはない．したがって，現在では以下のような病態に限って使用する薬剤，あるいはカルシウム拮抗薬，レニン-アンジオテンシン系

阻害薬, 少量のサイアザイド系利尿薬などの主要降圧薬を用いても血圧コントロールが不良な症例に追加投与する薬剤として位置づけられる.

最も特徴的な使用法は, 褐色細胞腫の手術前の血圧のコントロールである(後述). また, 早朝の高血圧, 特に早朝起床時に急激な交感神経活性亢進に伴い血圧上昇を来すモーニングサージ型早朝高血圧に対して, 眠前に投与される.

α_1遮断薬は高血圧症に合併する代謝異常に対して好影響を及ぼす特徴がある. すなわち, 総コレステロールとトリグリセライド低下, HDLコレステロール上昇など脂質代謝異常の改善作用や, 肥満・糖尿病合併症例におけるインスリン感受性を高め耐糖能を改善させる作用を有する.

α_1遮断薬は腎血管抵抗を低下させることにより腎血流量, 糸球体濾過率を増加させるため, 腎機能障害患者においても安全性が高い. また, 気管支平滑筋の弛緩作用も有することから, 気管支喘息や慢性閉塞性肺疾患症例でも安全に用いることができる.

2. 褐色細胞腫

褐色細胞腫は発作的にカテコールアミン増加を来し著しい血圧上昇を来す. α_1遮断薬は手術前の血圧コントロールに必須である. なお, カテコールアミンはβ受容体を介して頻脈を来すのでβ遮断薬を併用する.

【副作用】

初回投与現象(first dose phenomenon)として, 起立性低血圧によるめまい, 動悸, 失神がある. 下肢静脈系拡張による血液貯留と静脈還流量低下が原因である. それに伴い, 反射性頻脈や動悸が生じる. しかし, これらの症状は, 少量より始め漸増することによって避けることが可能である.

β受容体遮断薬
β-adrenergic blocking drug

甲斐久史　久留米大学准教授・心臓・血管内科
今泉　勉　久留米大学主任教授・心臓・血管内科

【概説】

適応は, 高血圧性疾患, 虚血性心疾患, 不整脈である. 一部のβ遮断薬は慢性心不全にも適応がある. わが国では約30種類のβ遮断薬が承認されているが, これらはβ_1受容体選択性とα受容体遮断作用の有無によって分類され, 内因性交感神経刺激作用(ISA)および膜安定化作用(MSA)の有無によって区分される(Prichard分類;表1).

β遮断薬は40年以上の歴史をもち, 長年, 海外の高血圧治療ガイドラインでは第一選択薬とされてきた. しかし, 心血管イベント発症, 特に高齢者の脳卒中発症の抑制効果が他の薬剤に劣るという多くの大規模介入試験の結果をもとに, 近年の欧米の高血圧治療ガイドラインでは第二選択薬, 第四選択薬に後退しているものもある. しかしながら, β遮断薬は他の降圧薬にはない特性を有し, 交感神経活性化が関与する高血圧や, 心血管合併症を有し重篤な病態を合併した高血圧治療, 慢性心不全治療には欠くことのできない薬剤である.

【作用機序】

交感神経β受容体にはβ_1, β_2, β_3のサブタイプがある. β_1受容体は, 心臓に多く存在し心拍数増加(陽性変時作用)や心収縮力増強(陽性変力作用)を引き起こす. β_2受容体は, 血管平滑筋, 気管支平滑筋, 子宮筋に存在し血管および気管支を拡張させ, 子宮筋を弛緩させる. β_3受容体は, 脂肪組織の褐色および白色脂肪細胞に存在し, 脂肪分解に関与する.

Prichard分類においては, β_1受容体選択性のない非選択性β遮断薬を1類, β_1選択

表1 Prichard による分類

β_1 選択性	ISA	MSA	一般名	商品名	レニン分泌抑制	分配係数	血液脳関門通過	主要排泄経路	血管拡張作用
非選択性	+	+	ボピンドロール	サンドノーム	+	10.2(pH 7.0)	+	肝=腎	ISA
	+	+	ペンブトロール	ベータプレシン	+	44.8(pH 7.8)	+	腎	ISA
	−	+	プロプラノロール	インデラル	++	20.2	+	肝	
	+	−	カルテオロール	ミケラン	±	0.35	−	肝>腎	ISA
	+	−	ピンドロール	カルビスケン	−	0.82	+	肝>腎	ISA
	−	−	チリソロール	セレカル	+	0.21	−	肝<腎	
	−	−	ニプラジロール	ハイパジール	+	2.1	−	肝=腎	NO産生＋α_1遮断（弱い）
	−	−	ナドロール	ナディック	+	0.066	−	腎	
β_1 選択性	+	+	アセブトロール	アセタノール	+	0.06	−	肝=腎	ISA
	+	−	セリプロロール	セレクトール	±	0.06	−	肝=腎	ISA
	−	−	アテノロール	テノーミン	+	0.015	−	腎	
	−	−	ベタキソロール	ケルロング	+	4.03	±	肝<腎	Ca拮抗作用
	−	−	ビソプロロール	メインテート	+	1.09(pH 7.0)	−	腎	
	−	−	メトプロロール	セロケン	+	0.98	+	腎	
$\alpha\beta$ 遮断薬	+	+	ラベタロール	トランデート	+	11.5	±	肝<腎	ISA＋α_1遮断
	−	+	カルベジロール	アーチスト	−	226	+	肝	α_1遮断
	−	+	ベバントロール	カルバン	+	17.3	±	肝	α_1遮断
	−	−	アロチノロール	アルマール	+	1.2	−	肝	α_1遮断
	−	−	アモスラロール	ローガン	+	5.5	−	肝>腎	α_1遮断

分配係数：pH 7.4における n-octanol/水 分配係数

性 β 遮断薬を2類，α_1 遮断作用を併せ持つ β 遮断薬（$\alpha\beta$ 遮断薬）を3類とする（表1）．β_1 選択性を有する β 遮断薬（2類）は，β_2 受容体刺激を介する気管支平滑筋や血管平滑筋の弛緩を抑制しないため，気管支喘息の悪化，冠攣縮の誘発を起こしにくく，糖・脂質代謝への悪影響も少ない．$\alpha\beta$ 遮断薬（カルベジロールなど）には β_1 選択性はないが，β 遮断作用のみをもつ薬剤と比べると，α_1 遮断による血管拡張作用が β_2 遮断による末梢血管抵抗上昇を打ち消し後負荷を軽減する．さらに，α_1 遮断はインスリン感受性や糖・脂質代謝の改善をもたらす．

ISAを有する β 遮断薬は，生体内のカテコールアミンが減少した状況では部分的に β 受容体刺激作用を有する．そのため，心拍数や心拍出量の抑制効果が少なく，高齢者や徐脈傾向の患者に使用しやすい．一方，ISAを有さない β 遮断薬のほうが，抗不整脈作用，心筋梗塞再発防止，冠動脈疾患発症防止，抗心不全作用に優れる．

β_2 受容体遮断は，膵臓からのインスリン分泌の抑制や肝臓でのグリコーゲン分解の抑制による糖や脂質（中性脂肪増加，HDLコレステロール低下）の代謝異常などを起こす．非選択的 β 遮断薬では配慮が必要となる．

【個々の病態と β 遮断薬】

1. 高血圧症

β 遮断薬の降圧機序としては，

①心臓の β_1 受容体を遮断し，心拍数の減少と心収縮力を減弱させて心拍出量を低下させる，

②腎傍糸球体細胞の β_1 受容体を遮断し，腎臓からのレニン分泌を抑制し循環レニン-アンジオテンシン（RA）系を阻害する，

③中枢神経系の β 受容体を遮断し，交感神経節前線維の神経活性を低下させる，

④交感神経週末のシナプス前に存在する β_2 受容体を遮断し，交感神経終末からのノルアドレナリン分泌を抑制する，

ことが考えられている．

一般に β 遮断薬の降圧効果は，緩徐でそれほど顕著ではない．β 遮断薬の降圧効果は一般に年齢増加に伴い減弱する．多くの大規

模介入試験の結果，心疾患・心不全発症抑制作用に関しては他の降圧薬と同等である．しかし，高齢者の脳卒中発症の抑制効果が他の薬剤に劣ることから，β遮断薬を単独で合併症のない高血圧に対して使用することは近年減少してきた．一方，交感神経活性亢進が認められる若年者の高血圧，頻脈合併例，甲状腺機能亢進症を含む高心拍出型高血圧，高レニン性高血圧，労作性狭心症を伴う高血圧や心筋梗塞後，大動脈解離などに有効である．不整脈や狭心症といった合併症や心筋梗塞後や心不全など重篤な病態を有する高血圧ほど，β遮断薬の有用性は増す．β遮断薬の臓器保護作用，予後改善作用はむしろ交感神経系抑制，心拍数減少と心筋酸素消費量抑制，心筋リモデリング抑制，致死性不整脈防止などによってもたらされていると考えられる．β遮断薬単独で降圧目標を達成することはしばしば難しいため併用療法が必要となるが，併用薬としてはカルシウム拮抗薬が推奨される．

2. 虚血性心疾患

β遮断薬は，心拍数減少と心筋酸素消費量抑制による抗虚血作用，心筋梗塞後の心リモデリング抑制，致死性不整脈防止作用を有する．そのことから，虚血性心疾患の一次および二次予防，狭心症の予防と軽減，心不全発症や突然死の防止など，症状および生命予後を改善する．

冠動脈器質的狭窄による労作性狭心症では，労作時の心拍数増加と血圧上昇を抑え心筋酸素消費量を抑制する．安静時心拍数50〜60/分を目安として投与量を調節する．安静時心拍数・血圧が低い症例ではISAにある薬剤を選択する．

冠攣縮性狭心症では冠血管トーヌスを亢進させ発作を誘発する可能性がある．わが国では器質的狭窄病変に冠攣縮が合併している症例が多いので注意を要する．そのような症例では，カルシウム拮抗薬を併用する．

心筋梗塞には，急性期の梗塞巣縮小と二次予防を目的に用いられる．梗塞急性期には，心不全徴候や低心拍出量状態の所見，徐脈など禁忌がなければ，発症24時間以内に経口投与を開始することが望ましい．二次予防効果として，梗塞後心筋リモデリングを抑制し心不全発症を予防，非致死性心筋梗塞や致死性不整脈による突然死を減少させる．ただし，β遮断薬導入に当たっては少量（カルベジロールの場合では1.25〜2.5 mg/日など）から徐脈，低血圧，心不全に注意しながら徐々に漸増する．

3. 慢性心不全

収縮不全による慢性心不全では，神経液性因子の過度な亢進と心筋リモデリングの進展が心機能低下の悪循環を招き，予後を悪化させる．β遮断薬（カルベジロール，ビソプロロール，メトプロロール）はNYHA Ⅱ〜Ⅲで収縮不全に起因する慢性心不全患者の心機能や予後を改善する．これは過度の交感神経活性亢進を抑制することで，心筋障害・心筋細胞死を予防し，心筋リモデリングを抑制あるいは逆行させるためである．また，致死性不整脈を予防し突然死も抑制する．したがって，高血圧の有無にかかわらず，β遮断薬とRA系阻害薬，利尿薬の併用は収縮不全による慢性心不全の標準的治療とされている．ただし，β遮断薬導入に当たっては少量から心不全増悪，徐脈，低血圧に注意しながら徐々に増量することが重要である．

4. 不整脈

β遮断薬はVaughn-Williams分類class Ⅱに属する．特に交感神経の緊張亢進が関与する不整脈，運動誘発性不整脈，QT延長症候群や心筋虚血に伴う不整脈に有効である．心臓突然死の原因となる心室粗動，心室細動の防止にも有効である．また，慢性心房細動の心拍数コントロールに用いられる．

5. 肥大型心筋症

β遮断薬は，閉塞性肥大型心筋症の左室流出路の圧較差，特に運動時の圧較差増加を軽減する．また，致死性不整脈発症を減少し突

然死を予防する．

【副作用】

　β遮断薬は，気管支喘息や高度徐脈，褐色細胞腫に対して禁忌である．閉塞性肺疾患，Ⅱ度以上の房室ブロック，レイノー症状，耐糖能異常に対しては慎重投与となる．特に高齢者では徐脈，心不全を来しやすいので注意を要する．抑うつ，インポテンツなどのQOL低下にも配慮する．また，冠血管のトーヌスを増加させ冠攣縮性狭心症を誘発するおそれがあるため，安静時にも症状がある狭心症患者への投与にはCa拮抗薬の併用が必要となる．

　なお，β遮断薬は突然中止すると離脱症候群として，狭心症あるいは高血圧発作が生じることがあるので，中止する場合には徐々に減量することが必要である．

その他の交感神経抑制薬

β-Centrally and peripherally acting anti-adrenergic agents

甲斐久史　久留米大学准教授・心臓・血管内科
今泉　勉　久留米大学主任教授・心臓・血管内科

【概説】

　クロニジン（商品名：カタプレス），グアナベンズ（商品名：ワイテンス），α-メチルドパ（商品名：アルドメット）などの中枢性交感神経抑制薬は，中枢神経系の$α_2$受容体に結合し末梢への交感神経活動を抑制する．降圧効果自体が限定的であるばかりでなく，心血管予後の改善を証明した大規模なランダム化比較試験に基づいたエビデンスはない．また，口渇や眠気といった副作用が多い．したがって日常臨床ではほとんど使用されておらず，日本高血圧学会をはじめ各国の高血圧治療ガイドラインにおいて主要降圧薬には含まれていない．ただし，α-メチルドパは妊娠高血圧症候群に対して安心して使用できる数少ない降圧薬として推奨されている．

【選び方・使い方】

1．クロニジン

　延髄吻側腹外側領域（rostral ventro-lateral medulla；RVLM）に存在する血管運動中枢のシナプス前$α_2$受容体に結合し刺激することによって，ノルエピネフリンなどのカテコールアミン放出を阻害する．その結果，中枢から末梢への交感神経刺激が抑制され，末梢血管収縮の阻害を来し降圧する．また，心拍数，心拍出量も低下する．腎機能障害症例やモーニングサージ型早朝高血圧（眠前投与）に使用される．速効性で内服後30～60分で降圧作用が見られる．眠気，口渇，倦怠感，レイノー様症状，インポテンツなどの副作用が多い．圧受容体反射も抑制するため立ちくらみが起こりやすい．クロニジンを突然中止するとリバウンドにより血圧が著明に上昇する離脱症状が出現することがある．単独ではNaおよび水分貯留がみられ，利尿薬の併用が有用である．

2．グアナベンズ

　クロニジンと同様に中枢神経のシナプス前$α_2$受容体に結合し末梢の交感神経活性を抑制する．眠気，口渇，離脱症候群などの副作用に注意する．

3．α-メチルドパ

　中枢神経内においてα-メチルノルエピネフリンに変換され，これが中枢神経のシナプス前$α_2$受容体に結合し末梢の交感神経活性を抑制する．α-メチルドパは催奇形性がなく妊娠高血圧症候群に対して安心して使用できる数少ない降圧薬である．肝機能症例には禁忌である．また，白血球減少，クームス試験陽性溶血性貧血，血小板減少，不随意運動，SLE様症状，肝障害，眠気など多くの副作用があるので注意する．

4．レセルピン（商品名：アポプロン）

　交感神経末端に貯蔵されているノルエピネフリンを枯渇させる末梢交感神経遮断薬である．降圧効果は強いが副作用が多いので使用される頻度は少ない．レセルピンの重要な副

作用は，抑うつ症状とパーキンソン症候群さらに胃酸過多による胃潰瘍である．

Ca 拮抗薬
Calcium antagonists

谷口正弥　三重大学・循環器・腎臓内科学
伊藤正明　三重大学教授・循環器・腎臓内科学

【Ca 拮抗薬による治療の基本戦略】

Ca 拮抗薬（CCB）使用の目的として，①降圧効果を期待する場合，②抗狭心症効果を期待する場合，③抗不整脈効果を期待する場合，がある．CCB は，細胞外 Ca^{2+} の流入に関わる電位依存性 Ca チャネルを阻害し，薬理効果を発揮するが，多くの CCB が作用するのは L 型 Ca チャネルである．L 型 Ca チャネルは構造の違いからジヒドロピリジン系，フェニルアルキルアミン系（ベラパミル），ベンゾチアゼピン系（ジルチアゼム）に分類され，L 型 Ca チャネルへの結合部位の違いにより心血管作用が異なる．ジヒドロピリジン系は血管親和性が非常に高いため，血管拡張作用が強く，降圧薬，抗狭心症薬として中心的な薬剤である．一方，フェニルアルキルアミン系は心筋親和性が高く，頻脈性不整脈に対して使用され，ベンゾチアゼピン系は，心室レートコントロール目的および抗狭心症薬として使用される．

また，L 型 Ca チャネル以外の N 型，T 型 Ca チャネルの阻害により，心拍数の減少効果や腎保護効果が確認されている．N 型 Ca チャネルは交感神経終末に存在し，N 型 Ca チャネルの阻害により，ノルアドレナリン放出が抑制される．T 型 Ca チャネルは心臓の刺激伝導系に分布し，T 型 Ca チャネルの阻害により，心拍数増加が抑えられる．また，腎臓において N 型，T 型 Ca チャネルは糸球体の輸入，輸出細動脈の両方に分布し，N 型，T 型 Ca チャネルの阻害により，糸球体内圧が低下し，尿蛋白の減少効果が認められる．

このように CCB 間でも個々の薬剤により固有のドラッグエフェクトが存在するため，病態に応じて CCB を使い分ける必要がある．

【治療各論・選び方・使い方】

1. 高血圧

2009 年に改訂された高血圧治療ガイドライン（JSH2009）では，CCB は降圧薬のなかで第一選択薬の 1 つに挙げられている．左室肥大，頻脈，狭心症，脳血管障害慢性期の症例や高齢者において積極的適応となっている．降圧治療の最終目的は心血管病発症の予防であり，24 時間にわたる厳格な降圧の重要性が指摘されている．CCB は他の降圧薬と比較し，降圧の有効性が高く，臓器血流も保たれ，禁忌となる病態が少ないことも利点である．

現在，高血圧に対して使用する CCB は長時間作用型ジヒドロピリジン系であり，1 日 1 回投与が基本である．短時間作用型 CCB は，急激な血圧降下によって反射性に交感神経系が活性化され，心筋梗塞の発症率増加や長期予後の悪化につながることが相次いで報告され，ほとんど使用されなくなった．アムロジピンは他の CCB と比べて血中半減期が 39.4 時間と非常に長く，大規模臨床試験におけるエビデンス（ALLHAT, VALUE, CASE-J など）も豊富に存在し，高血圧に対して最も使用されている．アゼルニジピンは比較的新しい CCB で，強い抗酸化作用を背景に，交感神経活性を抑制し，心拍数が増加しないことを特徴としている．

慢性腎臓病（CKD）は心血管イベント発症における危険因子であり，より厳格な降圧が求められる．アンジオテンシン変換酵素（ACE）阻害薬やアンジオテンシン II 受容体拮抗薬（ARB）が第一選択薬であるが，それでも降圧目標に達しない症例には利尿薬や CCB が考慮される．L 型 Ca チャネルに加え

て，T型Caチャネルを阻害するエホニジピンやベニジピン，N型Caチャネルを阻害するシルニジピンおよび交感神経活性を抑制するアゼルニジピンは輸入細動脈だけではなく，輸出細動脈も拡張させ，糸球体内圧の低下，尿蛋白減少効果を介して，腎保護作用を示すことが報告されている．実際，ARBとCCBの併用群がARB増量群よりも尿中アルブミン減少効果に優れるという報告やCCBがACE阻害薬とほぼ同等の尿蛋白減少効果を示すという報告もある．

JSH2009で示された降圧目標値を達成するには単剤ではしばしば困難で，他剤との併用療法が必要になるが，CCBは第一選択の降圧薬すべてとの併用が可能である．近年，ARBとの合剤も発売され，処方を簡素化でき，患者負担額も減り，アドヒアランス改善にも有効である．

2．虚血性心疾患

器質的な冠動脈病変を有する労作性狭心症や冠攣縮性狭心症に対し，CCBは第一選択薬である．器質的な冠動脈狭窄に対してはβ遮断薬も有効であるが，わが国では冠攣縮の頻度が高く，β遮断薬は冠攣縮を増悪する可能性があるため，機序が不明な場合にはCCBあるいはCCBとβ遮断薬の併用が勧められる．

大規模臨床試験では，冠動脈疾患患者に対し，CCBはACE阻害薬と同等以上の心血管イベント抑制効果が確認されており，血管内エコーを用いたサブ解析でもCCBは有意なプラーク退縮効果が認められている．また日本人の冠動脈疾患患者を対象に，定量的冠動脈造影を行い，最小血管内径（MLD）の変化を観察した試験でもCCBはACE阻害薬と比べ有意なMLDの拡大が報告されている．抗狭心症薬としては長時間作用型CCBが適しており，理由としては急激な降圧に伴う反射性頻脈が少ないこと，狭心症発作の好発時間に合わせて投薬時間を考えなくてもよいことが挙げられる．近年，CCBの間でも冠攣縮性狭心症患者に対する心血管イベント抑制効果に相違があり，ベニジピンは他のCCBと比べて心血管イベント抑制効果が高いという報告も散見されるが，CCB間の抗狭心症作用の薬効の違いを明らかにするには，今後さらなるデータの蓄積が必要である．

3．不整脈

非ジヒドロピリジン系のベラパミルやジルチアゼム，およびベプリジルは不整脈領域で使用されるCCBである．

ベラパミルは発作性上室性頻拍（PSVT）の停止，頻脈性心房粗細動に対するレートコントロール，および左脚束枝起源の特発性心室頻拍の停止や予防に対して用いられる．PSVTの停止についてはATP製剤と並んで頻拍停止の第一選択薬であり，有効性も極めて高いが，心房粗細動に対する洞調律維持効果は認められない．また，基礎心疾患を有さない右脚ブロック・左軸偏位型の心室頻拍，いわゆる左室起源特発性心室頻拍に対してベラパミルは特異的に有効である（このため，ベラパミル感受性心室頻拍と呼ばれる）．

ジルチアゼムは冠攣縮性狭心症に使用される場合も多いが，頻脈性心房粗細動に対して，ジギタリス，β遮断薬，ベラパミルと同様，レートコントロール目的に使用される．

ベプリジルはNa，Ca，Kチャネルなど，複数のチャネルを阻害するマルチチャネルブロッカーである．心房細動に対する洞調律維持効果が高く，心房電気的リモデリングの改善効果も認められている．心室性不整脈にも有効で，心室期外収縮を減少させ，持続性心室頻拍の停止効果も認められるが，心室不応期を延長させ，QT時間が延長するので，TdPには十分に注意すべきである．

■ 服薬指導上の注意

- 副作用は末梢血管拡張に伴って生じる動悸や浮腫，顔面のほてり，頭痛などがあるが，長時間作用型の普及により頻度は減少している．他の副作用として歯肉腫脹がある．

表 1 Ca 拮抗薬

薬剤名	商品名（剤型）
Ⅰ．ジヒドロピリジン系	
①第一世代	
ニフェジピン	アダラート〔カプセル，L 錠（徐放），CR 錠（徐放）〕
ニカルジピン塩酸塩	ペルジピン〔錠，散，LA カプセル（徐放），注〕
②第二世代	
ニルバジピン	ニバジール〔錠〕
ニソルジピン	バイミカード〔錠〕
ニトレンジピン	バイロテンシン〔錠〕
マニジピン塩酸塩	カルスロット〔錠〕
ベニジピン塩酸塩	コニール〔錠〕
バルニジピン塩酸塩	ヒポカ〔カプセル（徐放）〕
エホニジピン塩酸塩エタノール付加物	ランデル錠
フェロジピン	スプレンジール〔錠〕・ムノバール〔錠〕
シルニジピン	アテレック〔錠〕・シナロング〔錠〕
アラニジピン	サプレスタ〔顆，カプセル〕・ベック〔顆，カプセル〕
③第三世代	
アムロジピンベシル酸塩	アムロジン〔錠，OD 錠〕，ノルバスク〔錠，OD 錠〕
アゼルニジピン	カルブロック〔錠〕
Ⅱ．フェニルアルキルアミン系	
ベラパミル塩酸塩	ワソラン〔錠，注〕
Ⅲ．ベンゾチアゼピン系	
ジルチアゼム塩酸塩	ヘルベッサー〔錠，R カプセル（徐放），注〕
Ⅳ．その他	
ベプリジル塩酸塩水和物	ベプリコール〔錠〕

- CCB の多くは肝代謝であり，チトクローム P-450 のうち CYP3A4 により代謝されるため，CYP3A4 で代謝される他剤との相互作用を考慮する必要がある．
- H_2 ブロッカーなどの抗潰瘍薬やアゾール系抗真菌薬，マクロライド系抗生物質，アミオダロン，シクロスポリン，タクロリムスおよびグレープフルーツジュースなどは CYP3A4 の活性を阻害するため，CCB の血中濃度が上昇する．
- 逆にリファンピシン，カルバマゼピン，フェノバルビタールなどは CYP3A4 の発現を誘導するため，CCB の代謝を高め，降圧作用が減弱する場合がある．

硝酸薬

Nitrates

竹谷善雄　徳島大学・循環器内科
佐田政隆　徳島大学教授・循環器内科

【作用機序】

　内皮細胞由来弛緩因子（endothelium-derived relaxing factor；EDRF）の実体が，内因性の一酸化窒素（NO）であることが近年明らかにされた．NO は，血管内皮細胞において，L-アルギニンから血管内皮型一酸化窒素合成酵素（eNOS）により，L-シトルリンが合成される際に産出される．NO は，血管平滑筋に作用して血管を拡張するほか，血小板凝集抑制作用なども有し，血管の恒常性を維持するのに不可欠な生理活性物質として働く．動脈硬化により血管内皮細胞に障害が起これば，NO の産生量が低下し血管は拡張し

にくくなる．日本人に多い異型狭心症は，eNOSの遺伝子異常との関連が示唆されている．

硝酸薬は脂溶性の高さから容易に血管平滑筋細胞膜を通過し，sulfhydryl基の存在下で硝酸薬代謝酵素により亜硝酸イオンに還元される．その後，NOへと変化し血管拡張作用を示し，外因性NOドナーとして働く．NOは細胞内でグアニル酸シクラーゼを活性化することにより，cyclic GMPの産生を増大させ，細胞内Ca^{2+}濃度を減少させる．その結果，血管平滑筋が弛緩し冠動脈をはじめ動脈，静脈系の血管を弛緩させる．

【硝酸薬の種類】
効果発現時間や持続時間により様々な製剤があり，用途に合わせて使い分ける(表1)．
【安定狭心症】
1. 発作寛解
狭心症発作時の発作寛解には，速効性製剤が適している．肝臓での初回通過効果を受けないニトログリセリン舌下投与(ニトロペン舌下錠0.3 mg)では，2分以内で効果が得られる．口腔粘膜が乾燥している高齢者では，ミオコールスプレー舌下噴霧が勧められる．

硝酸薬による狭心症発作の寛解は，①冠動脈を拡張し心筋への酸素供給量を増加させる，②静脈容量血管拡張，末梢動脈抵抗血管

表1 硝酸薬一覧

商品名	常用量	効果発現時間	効果持続時間
速効性製剤(舌下投与)			
ニトログリセリン(NTG)			
ニトロペン舌下錠	0.3 mg/錠	1〜2分	10〜30分
ミオコールスプレー	0.3 mg/噴霧	1〜2分	30分
硝酸イソソルビド(ISDN)			
ニトロール錠	5 mg/錠	3〜5分	30〜60分
ニトロール　スプレー	1.25 mg/噴霧	1〜2分	30〜60分
注射剤			
ニトログリセリン(NTG)			
ミリスロール注0.5 mg/mL	0.2〜2.0 μg/kg/分	即時	
ミオコール注0.5 mg/mL			
硝酸イソソルビド(ISDN)			
ニトロール注0.5 mg/mL	0.5〜5 mg/時	即時	
経口持続性製剤			
一硝酸イソソルビド(ISMN)			
アイトロール錠10 mg, 20 mg	2〜4錠，分2	1時間	12時間
硝酸イソソルビド(ISDN)			
フランドル錠20 mg	2錠，分2	1時間	12時間
ニトロールRカプセル20 mg	2カプセル，分2	1時間	12時間
経皮吸収剤			
ニトログリセリン(NTG)			
ニトロダームTTS 25 mg	1枚/回，1回/日	0.5〜1時間	24時間
ミリステープ5 mg	1枚/回，2回/日	0.5〜1時間	12時間
バソレーターテープ27 mg	1枚/回，1回/日	15分	24時間
ミニトロテープ27 mg			
硝酸イソソルビド(ISDN)			
フランドル　テープ40 mg	1枚/回，1回/1〜2日	0.5〜1時間	24〜48時間
アンタップテープ40 mg			

拡張により前負荷と後負荷の両方を低下し心筋仕事量および心筋酸素需要を低下させる，の機序が挙げられる．発作の寛解が得られない場合は，心筋酸素需要と供給バランスでは説明できない病態を考える必要がある．舌下投与3回（約15分程度）で寛解が得られない場合は，急性冠症候群や急性大動脈解離を疑い速やかに血管造影検査を行うか，循環器専門医への紹介搬送を行うべきである．

2. 発作予防，運動耐容能改善

経皮的冠動脈形成術（PCI）が普及しているわが国では，症候性狭心症を内服薬のみで治療する症例は少なくなりつつある．しかし，PCIや冠動脈バイパス術（CABG）の適応とならないような狭小冠動脈の症例，高齢者などで侵襲的治療を希望しない症例，異型狭心症でCa拮抗薬で発作が抑えられない症例などでは，硝酸薬の処方が必要である．

肝臓での初回通過効果の少ない一硝酸イソソルビド（アイトロール錠10〜80 mg/日/分2），あるいは経皮吸収剤（フランドルテープ（40 mg/枚）1日1枚）を使用する．発作の軽減と運動耐容能の改善が期待できる．

副作用として頭痛，低血圧がある．勃起改善薬シルデナフィルなどのPDE5阻害薬は相互作用で過度の低血圧が起こることがあるため，併用禁忌である．

【急性冠症候群】

不安定狭心症を疑う症例では入院安静とし，バイタルサインを監視しながらニトログリセリン（ミオコール注[5 mg/10 mL/A]）0.2 μg/kg/分で開始し漸増，1〜2 μg/kg/分で持続静注を行う．胸痛発作がコントロールできない場合は，時機を逸せず冠動脈造影や冠動脈形成術を考慮する．

【PCI】

PCI時に適宜硝酸薬を冠動脈注入することにより，冠動脈攣縮を寛解，予防し冠動脈径の適切な評価に役立つ．硝酸イソソルビド（ニトロール注[5 mg/10 mL/A]）を血圧低下に注意しながら，1回1〜2 mg冠動脈内注入する．

ニトロプルシドは，赤血球に接触するとNOを放出し直接血管に作用するため速効性が高く強力で，ニトログリセリンに比べより細い細動静脈を拡張する．冠血管抵抗を減少させ冠血流を増加するため，PCI時での合併症であるslow-flow現象やno-reflow現象に有効である．カテーテル経由で1回ニトロプルシドナトリウム（ニトプロ注[6 mg/2 mL/A]）100 μgを冠動脈注入する．日本循環器学会急性冠症候群の診療に関するガイドラインではクラスⅡaであるが，保険適用外使用となる．

【急性心不全，慢性心不全急性増悪】

硝酸薬は，低用量では静脈容量血管を拡張して前負荷を軽減し，高用量では動脈抵抗血管拡張により後負荷を軽減し肺動脈圧を低下させ心係数を上昇させる．そのため，肺うっ血を伴う心不全急性期に効果がある．一刻を争うような状態では硝酸薬舌下，スプレー，静注投与は即効性で確実性が高く極めて有効である．

心エコーや，可能であればSwan-Ganzカテーテルで肺動脈圧をモニタリングしながら，ニトログリセリン（ミオコール注[5 mg/10 mL/A]）0.2 μg/kg/分，あるいは硝酸イソソルビド（ニトロール注[5 mg/10 mL/A]）1 mg/時で，持続静注開始し漸増する．肺うっ血と低血圧がある場合では，カテコールアミンを併用し，より低用量で使用する．

【長期使用での耐性，有用性】

硝酸薬開始早期に耐性が出現することが知られており，点滴静注では増量が必要となることがある．内服薬や貼付薬では休薬期間を推奨する意見もあるが，部分耐性であるため耐性により症状悪化する症例は少ないと思われる．

心筋梗塞後での慢性期使用の是非については，GISSI-3やISIS-4などのメガトライアルの結果無効であることが示され，日本循環器学会ガイドラインでクラスⅢに分類されて

いる．しかし，統計的精度を疑問視する意見があり，長期使用についての有効性，有害性ともに十分なエビデンスが証明されていないため結論が出ていないのが現状である．JCADでは，日本人での長期硝酸薬使用が統計的有意差はないものの好ましい傾向を示した．日本人では欧米人に比べ，虚血性心疾患に冠動脈攣縮が関わっている割合が多いとされ，硝酸薬長期使用の是非は欧米人と同様には論じられない可能性がある．日本人でのエビデンスの蓄積が待たれるところである．

レニン-アンジオテンシン系阻害薬

Renin-angiotensin system inhibitor

丹羽　学　名古屋大学・循環器内科
室原豊明　名古屋大学教授・循環器内科

【レニン-アンジオテンシン系阻害薬による治療の基本戦略】

　レニン-アンジオテンシン系阻害薬は降圧薬の一種として分類される．しかし，降圧効果に併せて臓器保護作用ももつことから，降圧目的のほかに慢性心不全，糖尿病性腎症の治療薬としても注目されている．

　レニン-アンジオテンシン系とは，腎臓の傍糸球体装置にて分泌されたレニンが，肝臓/脂肪細胞などで産生されるアンジオテンシノーゲンを，アンジオテンシンIに代謝，アンジオテンシンIがアンジオテンシン変換酵素（angiotensin converting enzyme；ACE）にて活性化されアンジオテンシンIIとなる一連の経路の総称である．

　レニン，アンジオテンシンIには昇圧作用はないが，アンジオテンシンIIはアンジオテンシン1型受容体（angiotensin II type 1 receptor；AT1R）との結合により，血管平滑筋の収縮を介した血管収縮作用，アルドステロン，抗利尿ホルモン（ADH）の分泌促進を介した体液貯留作用による血圧上昇作用をもつ．また，その他に局所での炎症性メディエーターの分泌促進，線維芽細胞の増殖亢進などの臓器障害的に働く作用をもつ．レニン-アンジオテンシン系阻害薬は，このアンジオテンシンIIの作用を阻害するため，降圧作用のほかに種々の臓器保護作用を併せ持っている．

　レニン-アンジオテンシン系阻害薬は大別して，

①ACEの活性を阻害してアンジオテンシンIIを減少させるアンジオテンシン変換酵素阻害薬（angiotensin converting enzyme inhibitor；ACEI）

②AT1Rに競合してアンジオテンシンIIの作用を直接阻害するアンジオテンシンII受容体拮抗薬（angiotensin II receptor blocker；ARB）

③レニンを直接的に阻害してアンジオテンシンIIを減少させる直接的レニン阻害薬（direct renin inhibitor；DRI）に分類される．

　レニン-アンジオテンシン系阻害薬を降圧目的で使用する場合，ほぼすべてのタイプの高血圧に使用可能だが，特にレニン活性が上昇している病態，すなわち本態性高血圧，2次性高血圧のうち腎実質性高血圧などはよりよい適応である．反面，腎動脈狭窄に基づく高血圧では使用できない．

　臓器保護作用を目的とする場合，各種臨床試験にて，①心臓領域では心筋のリモデリングの抑制を介した虚血性心疾患，慢性心不全患者の心血管イベントの減少，長期予後の改善や心肥大の改善，②腎臓領域では糸球体内圧の低下による蛋白尿の減少とそれに伴う腎機能悪化の抑制，③代謝領域では糖尿病の新規発症の抑制，④神経領域では脳卒中の新規発症の抑制などが報告されている．そのことから，心疾患，腎疾患，糖尿病，脳卒中症例がよい適応となり，特に慢性心不全，糖尿病性腎症を代表とする蛋白漏出性の慢性腎疾患はよりよい適応となる．ただし，現在のわが

表1 レニン-アンジオテンシン系阻害薬分類一覧表

Ⅰ．アンジオテンシン変換酵素阻害薬(ACEI)
　　カプトプリル(商品名：カプトリル)
　　アラセプリル(商品名：セタプリル)
　　エナラプリル(商品名：レニベース)
　　デラプリル(商品名：アデカット)
　　シラザプリル(商品名：インヒベース)
　　ベナゼプリル(商品名：チバセン)
　　イミダプリル(商品名：タナトリル)
　　リシノプリル(商品名：ゼストリル，ロンゲス)
　　テモカプリル(商品名：エースコール)
　　キナプリル(商品名：コナン)
　　トランドラプリル(商品名：オドリック，プレラン)
　　ペリンドプリルエルブミン(商品名：コバシル)

Ⅱ．アンジオテンシンⅡ受容体拮抗薬(ARB)
　　ロサルタン(商品名：ニューロタン)
　　カンデサルタン(商品名：ブロプレス)
　　バルサルタン(商品名：ディオバン)
　　テルミサルタン(商品名：ミカルディス)
　　オルメサルタン(商品名：オルメテック)
　　イルベサルタン(商品名：アバプロ，イルベタン)
　　アジルサルタン(商品名：アジルバ)

Ⅲ．直接的レニン阻害薬(DRI)
　　アリスキレン(商品名：ラジレス)

国の医療保険では，高血圧以外は一部の薬剤にて慢性心不全の適応が通っているのみであり，注意を要する．

使用に際しての主な注意点としては，

①腎血管性高血圧では，レニン活性が過度に亢進しているために，過度の降圧，腎機能の急速な悪化が起きる可能性がある．特に両側腎動脈狭窄，片腎の腎動脈狭窄症例では慎重な投与を要する．

②腎臓に対して保護的に働く薬剤であるが，腎臓での糸球体内圧の低下から糸球体濾過量の低下，ひいては腎機能の悪化を来すことがある．高齢者や腎機能低下例，この副作用を増強するといわれている利尿薬や非ステロイド性消炎鎮痛薬(NSAIDs)使用例では，少量からの慎重な投与と定期的なチェックが求められる．

③アンジオテンシンⅡの阻害によってアルドステロンの濃度が低下するために，高カリウム血症を来すことがあり，カリウム保持性利尿薬や抗アルドステロン薬の併用例では定期的な検査を要する．

④その他頻度は稀であるが，血管性浮腫を引き起こすことがあり，これらの副作用の程度によっては薬物の中止が必要となることがある．

⑤胎児に対しては催奇形性が認められており，妊婦への投与は禁忌となっている．

【最新の動向】

ACEI，ARBはその豊富な臓器保護効果のエビデンスから，JSH 2009，JNC 7，ESH-ESC 2007など，日本，欧米の高血圧治療のガイドラインでは，カルシウム拮抗薬，サイアザイド系利尿薬と並んで第一選択薬の1つとされている．特に心疾患，糖尿病性腎症合併例では，積極的な使用が推奨されている．

DRIにおいては開発されてから日が浅く，現在のガイドラインでは使用法につき明記されていないが，将来的にはガイドラインに追加されていくと考えられる．

【治療戦略各論・選び方・使い方】

ACEI，ARBに比較してDRIは新しい薬であり，エビデンスの蓄積が乏しいため降圧，臓器保護，いずれの効果を狙う場合であっても第一選択はACEI，ARBとなる．DRIの使用は現在のところACEI，ARBで効果不十分の際に追加する，もしくは何らかの理由でACEI，ARBの使用ができない際の代替薬という限局的な使い方に限定される．しかし，現在各種の臨床試験が進行中であり，将来的には使用方法が変わっていく可能性はある．

1. ACEI

レニン-アンジオテンシン系阻害薬のなかで最初に開発された薬剤であり，最も多くのエビデンスを有する．

ACEIの特徴としては空咳の副作用が挙げられる．これはACEの阻害により本来ACEによって分解されていたブラジキニンが増加することによって引き起こされる．逆

にこのACEIによるブラジキニン分解抑制作用が誤嚥性肺炎の予防に有効であるとする報告もある．空咳は投与2～3週で20～30％の患者に出現するといわれている．自然に消失する場合が大半であるが，空咳のため内服アドヒアランスが低下する症例においては薬剤の変更，中止を考慮する．空咳は通常可逆性であり，大部分は薬剤中止にて速やかに改善する．

　ほとんどのACEIが腎代謝であり，腎機能障害例ではeGFR値や血清カリウム値をモニターするなど，より慎重に少量から使用するか，もしくは肝腎代謝の薬剤を選択するなどの考慮が必要である．

2．ARB

　レニン-アンジオテンシン系阻害薬のなかでは，現在最もよく使われている薬剤である．ブラジキニンを増加させないために，ACEIの副作用である空咳はほとんど認められない．各種臨床試験で臓器保護効果はACEIと同等であるとされており，降圧効果はACEIと同等かやや強いとされている．

　現在各社よりサイアザイド系利尿薬，カルシウム拮抗薬との合剤も発売されている．降圧効果の増強，患者アドヒアランスの改善だけでなく高カリウム血症，糖代謝の増悪など相互の薬剤の副作用を打ち消す意味合いでも有用である．ACEI，ARBの併用は理論上は相乗効果があると考えられるが，明らかな有効性は報告されておらず，現時点では積極的な使用を推奨するものではない．

　現在わが国で販売されているARBはすべて肝代謝であり，肝障害例に対しては慎重な投与が求められる．

3．DRI

　レニン-アンジオテンシン系阻害薬のなかでは最も新しい薬である．エビデンスの蓄積がまだ少なく，ガイドラインにも使用法は明記されていない．単独での降圧効果，臓器保護効果についてはARBと同等とされ，ARBとの併用では降圧効果は上乗せ効果があるとされる．しかし，臓器保護効果においては上乗せ効果はあるとする報告とないという報告があり，現在進行中の様々な臨床試験によるエビデンスの蓄積が待たれる状況である．

　現在わが国で販売されているDRIは大部分未変化体で便中に排出されるため，腎機能，肝機能による影響は少ない．

その他の血管拡張薬
Vasodilators

赤木　達　岡山大学・循環器内科
伊藤　浩　岡山大学教授・循環器内科

I．ニコランジル

【ニコランジルによる治療の基本戦略】

　ニコランジルは硝酸薬としての作用とともにATP感受性Kチャネル開口作用を持ち，冠血管拡張作用，冠動脈攣縮抑制作用を有する．経口薬と注射薬があり，経口薬は狭心症に，注射薬は不安定狭心症，急性心不全に対し適応がある．

【最近の動向】

　ニコランジルはミトコンドリアATP感受性Kチャネルを開口し，プレコンディショニング効果を増強する．急性心筋梗塞に対するニコランジル持続静注療法は冠動脈インターベンション(PCI)後のno reflow現象を抑制し，心機能改善を促進する．待機的PCI時のニコランジル使用も冠動脈造影におけるno reflow現象を抑制する．

【治療戦略・使い方】

　経口薬は1日3回．注射薬は使用対象疾患により投与量が異なる．

[利点]血管拡張作用を有するが，心，血行動態に及ぼす影響が少ない．
[欠点]投与開始時に拍動性頭痛が出現することがある．

表1　その他の血管拡張薬一覧表

1. ニコランジル（商品名：シグマート錠/注）
2. PGI$_2$ 製剤（商品名：フローラン注）
3. PGI$_2$ 誘導体（商品名：ドルナー錠/ケアロードLA錠（徐放），プロサイリン錠/ベラサスLA錠（徐放））
4. エンドセリン受容体拮抗薬（商品名：トラクリア錠，ヴォリブリス錠）
5. PDE5 阻害薬（商品名：レバチオ錠，アドシルカ錠）

■ 服薬指導上の注意
- PDE5 阻害薬の併用は重度の血圧低下を招くため併用禁忌．

■ 看護上の注意
- 高齢者では副作用が出現しやすいので注意する．

Ⅱ．プロスタサイクリン（prostaglandin I$_2$；PGI$_2$）製剤（エポプロステノール）

【PGI$_2$ 製剤による治療の基本戦略】

　PGI$_2$ は強力な血小板凝集抑制作用と血管拡張作用をもつ．肺動脈性肺高血圧症（pulmonary arterial hypertension；PAH）の治療薬として1999年に承認された．

【最近の動向】

　米国のガイドラインではWHO機能分類Ⅲ，Ⅳで推奨されている．

【治療戦略・使い方】

　半減期が短い（約6分）ためインフュージョンポンプと中心静脈カテーテルを用いた持続静注が必要である．投与量，増量ペースはPAHの原因や個々の重症度に応じて考える必要がある．至適投与量は25〜40 ng/kg/分とされているが，高用量（40 ng/kg/分以上）でさらなる肺循環動態の改善を認めることがいわれている．

［利点］WHO機能分類，運動耐容能，血行動態，長期予後の改善が期待できる．

［欠点］頭痛，顎関節痛，足底痛，下痢，血小板減少などの薬物による副作用に加え，カテーテル感染などのカテーテル関連合併症のリスクがある．

■ 服薬指導上の注意
- 導入時は体血圧低下，右心不全増悪の可能性があるため慎重に投与する．
- 在宅移行後は薬物の副作用やカテーテル関連合併症について説明する．

■ 看護上の注意
- 在宅でのカテーテル管理，緊急時の対応について指導する．

Ⅲ．PGI$_2$ 誘導体（ベラプロスト）

【PGI$_2$ 誘導体による治療の基本戦略】

　経口可能なPGI$_2$ として日本で開発された薬剤で，血小板凝集抑制作用と血管拡張作用を有する．1992年に慢性動脈閉塞症の適応が得られた後，1998年にPAHにも適応が拡大された．

【最近の動向】

　2007年には長時間有効な徐放剤も発売となり，PAHのみで承認されている．ただし米国のガイドラインではWHO機能分類Ⅲにおいて弱い推奨にとどまっている．

【治療戦略・使い方】

　慢性動脈閉塞症に対しては1回40 μgを1日3回投与．PAHに対しては1回20 μgを1日3回投与で開始．徐放剤は1回60 μgを1日2回投与で開始．その後症状に応じて増量する．

［利点］慢性動脈閉塞症では冷感，疼痛，潰瘍の改善がみられる．PAHでは短期での運動耐容能の改善がみられる．

［欠点］頭痛，出血の副作用がある．PAHでの長期効果は確立されていない．

■ 服薬指導上の注意
- 手術の種類により約1日の休薬が必要．
- 妊婦または妊娠の可能性ある婦人への投与は禁忌．

■ 看護上の注意
- 治療の目的を説明し，服用を継続させる．

Ⅳ. エンドセリン受容体拮抗薬

【エンドセリン受容体拮抗薬による治療の基本戦略】

強力な血管収縮作用をもつエンドセリンがPAHの病態に関与していることが明らかとなり，エンドセリン受容体拮抗薬が治療薬として承認された．エンドセリンの作用を阻害することにより肺血管が拡張する．

【最近の動向】

2005年にボセンタン，2010年にアンブリセンタンが承認された．米国のガイドラインではWHO機能分類Ⅱ，Ⅲで強い推奨となっている．

【治療戦略・使い方】

作用時間の違いによりボセンタンは1日2回（125 mg/日より開始．250 mg/日まで増量可），アンブリセンタンは1日1回（5 mg/日より開始．10 mg/日まで増量可）服用する．

[利点] WHO機能分類，運動耐用能，血行動態の改善が期待できる．

[欠点] ボセンタンは肝機能障害をきたすことがあるが，アンブリセンタンは比較的少ない．

■ 服薬指導上の注意
- 定期的な肝機能検査が必要．
- 催奇形性があるため妊婦または妊娠の可能性ある婦人への投与は禁忌．

■ 看護上の注意
- 服薬を中断すると肺高血圧が悪化するおそれがあり，副作用などを説明し服用を継続させる．

Ⅴ. ホスホジエステラーゼ（Phosphodiesterase 5；PDE5）阻害薬

【PDE5阻害薬による治療の基本戦略】

PDE5阻害薬はサイクリックGMPの分解を抑制することにより肺血管が拡張する．PDE5阻害薬は元々勃起不全の治療薬であるが，PAHの病態にPDE5が関与していることが明らかとなり，PAHの治療薬としても承認された．

【最近の動向】

2008年にシルデナフィル，2009年にタダラフィルが承認された．米国のガイドラインではWHO機能分類Ⅱ，Ⅲで強い推奨となっている．

【治療戦略・使い方】

作用時間の違いによりシルデナフィルは1日3回（60 mg/日），タダラフィルは1日1回（40 mg/日）服用する．

[利点] WHO機能分類，運動耐容能，血行動態の改善が期待できる．

[欠点] 頭痛，顔面紅潮，鼻閉感などの副作用がある．

■ 服薬指導上の注意
- 硝酸薬，ニコランジルとPDE5阻害薬の併用は禁忌．
- アミオダロンとシルデナフィルの併用はQT延長作用が増強するため併用禁忌．

■ 看護上の注意
- 中断にて肺高血圧が悪化するおそれがあり，副作用などを説明し服用を継続させる．

抗凝固薬

Anticoagulants

山下武志　心臓血管研究所付属病院・院長

【抗凝固薬による治療の基本戦略】

抗凝固薬を用いるべき循環器対象疾患・状態は，①血流の停滞した部分に生じる血栓予防（深部静脈血栓症，心房細動など），②人工弁置換術後，心臓カテーテル使用，体外循環など血液が人工物に接触する際に生じる血栓予防，の2つである．経口摂取が不能な場合，もしくは短期間の抗凝固療法でよい場合は静脈投与あるいは皮下投与が用いられるが，基本的には経口薬が用いられる．

近年の高齢社会で，抗凝固療法の主要な対象疾患は心房細動となっている．数多くの大

規模臨床試験が行われた結果，心房細動患者の脳梗塞予防効果として，ワルファリンによる抗凝固療法は risk reduction が約70％にも及ぶ有効な治療法であることが明らかとなった．その一方で，アスピリンなどによる抗血小板療法の効果は低いか，もしくはないことが実証されている．しかし，実臨床ではガイドラインを遵守した抗凝固療法は十分に普及しておらず，脳梗塞予防が必要な心房細動患者の約半数で抗凝固療法が行われていないという実態がある．これは，ワルファリンに伴う様々な問題（採血によるモニタリング，投与量調節，大出血，食事制限，薬物相互作用）が関与するものと考えられている．

心房細動患者のすべてで抗凝固療法が必要となるわけでなく，現時点では $CHADS_2$ スコアによるリスク評価がその必要性を判断する根拠として用いられている．ワルファリンの投与量については，海外では一般的に PT-INR 2.0〜3.0 を目標に投与量の調節がなされているが，わが国でも同じ値を目標としてよいかどうかについてはまだ十分な情報がない．心房細動ガイドラインでは，70歳未満では海外と同等，70歳以上では PT-INR 1.6〜2.6 とやや低めの推奨値を提示している．

【最新の動向】

経口薬としてこれまで唯一のワルファリンに加え，2011年より新規抗血栓薬ダビガトラン，エドキサバンを用いることができるようになった．両者ともに採血によるモニタリングが不要，食事の影響がない，併用薬物の影響を受けにくいというワルファリンとは全く異なる特性を有している．

ダビガトランは直接的抗トロンビン薬であり，心房細動患者を対象としてワルファリンとの比較を行った RE-LY 試験では，ダビガトラン 220 mg/日投与は脳梗塞予防効果がワルファリンと同等でありながら，大出血発生率が有意に抑制され，300 mg/日投与では大出血を増加させずに脳梗塞予防効果はワルファリンより優れていた．さらに，頭蓋内出血発生率は両用量ともにワルファリンより半減しており，これまでの抗凝固療法の常識が変化しつつある．

ダビガトランに引き続く薬物として複数の直接抗 Xa 薬が開発され，現在心房細動を対象に大規模臨床試験が行われている．このなかでもエドキサバンはすでに深部静脈血栓症に対する承認が得られ，長く続いたワルファリン単独による抗凝固療法が，抗トロンビン薬，抗 Xa 薬による抗凝固療法の時代に変わろうとしている．現時点で，心房細動に対してダビガトラン，深部静脈血栓症予防にエドキサバンが使用可能である．

【治療戦略各論】
1．経口薬
a．ワルファリン（ワーファリン錠）

これまで唯一の経口の抗凝固療法であり，長い歴史に支えられており使用経験の多い医師にとっては今後も信頼性の高い薬物として位置づけられる．治療域と中毒域の差が少ないことに加え，効果の安定性が低いことが難点であり，採血によるモニタリングと投与量調節が必要となる．一方で，このような数値に基づいた投与量調節が可能であることが各患者の背景因子に基づく個別治療を提供できるという特性につながっている．

一般的に少量から（1〜2 mg/日）開始し，PT-INR を測定しながら漸増するという投与方法をとる．目標 PT-INR は人工弁置換患者，70歳未満の心房細動例では 2.0〜3.0，70歳以上の心房細動患者では 1.6〜2.6 とされる．ビタミン K を含む食事（納豆，クロレラ，モロヘイヤなど）の摂取禁止，併用薬物の注意，抜歯・内視鏡などの観血的処置を行う時など本薬物に特有の注意事項はあらかじめ知っておく必要がある．

b．ダビガトラン（プラザキサカプセル）

心房細動における脳梗塞予防の適応取得がなされた抗トロンビン薬である．基本的に 150 mg/1日2回投与であるが，①70歳以上

表1　薬剤一覧表
Ⅰ．ワルファリン（商品名：ワーファリン）
Ⅱ．ヘパリンおよびヘパリン類似薬
　　ヘパリン（商品名：ヘパリンナトリウム，ヘパリンカルシウム，ノボ・ヘパリンなど）
　　エノキサパリン（商品名：クレキサン）
　　ダルテパリン（商品名：フラグミン）
Ⅲ．選択的抗トロンビン薬
　　アルガトロバン（商品名：ノバスタンHI，スロンノンHI）
　　ダビガトラン（商品名：プラザキサ）
Ⅳ．選択的抗Xa薬
　　フォンダパリヌクス（商品名：アリクストラ）
　　エドキサバン（商品名：リクシアナ）

の高齢者，②大出血の既往のある患者，③腎機能低下患者，④ベラパミル，アミオダロン投与患者では110 mg 1日2回に減量する．使用経験が少ないため，効きすぎた場合の中和薬物はまだ知られていない．また，胃腸障害の出現頻度が高いとされている．

c．エドキサバン（リクシアナ錠）

下肢整形外科手術施行患者における静脈血栓塞栓症の発症抑制を適応として承認された経口抗Xa阻害薬である．通常，30 mg/1日1回投与であるが，①腎機能障害患者，②高齢者（75歳以上），③低体重（40 kg未満），④P糖蛋白阻害剤服用患者では15 mg/1日1回の減量を考慮する．選択的に中和する薬剤は知られていない．現在，心房細動における脳梗塞予防・静脈血栓塞栓症二次予防の適応取得を目的とした国際共同試験が進行している．

2．非経口薬

a．ヘパリン類似薬〔ヘパリンナトリウム，ヘパリンカルシウム，エノキサパリン（クレキサン），ダルテパリン（フラグミン）〕

未分画ヘパリン，低分子ヘパリンが含まれる．未分画ヘパリンはアンチトロンビンⅢ（AT）の作用を増強することで抗凝固活性を示す．ATは，トロンビン・Xa因子などのセリンプロテアーゼと1：1の複合体を形成し，それらの作用を阻害する．循環器領域では持続的静脈内投与が行われることが多く，投与量は10,000～20,000単位/日であり，aPTTが投与前の1.5-2倍前後になるよう投与量調節を行う．中和剤としてプロタミンが知られている．

低分子ヘパリン類はトロンビンに対する親和性が低く，主に抗Xa活性を介して抗凝固作用を示す．採血による投与量の調節は不要であり，現在は主にDICの治療に用いられている．

b．フォンダパリヌクス（アリクストラ）

本薬物は選択的抗Xa薬であり，1日2回の皮下投与を行う．現在下肢整形外科手術思考患者における静脈血栓塞栓症予防に用いられている．

c．アルガトロバン（ノバスタン，スロンノン）

本薬物は選択的抗トロンビン薬であり，点滴静注薬物である．非心原性脳梗塞急性期，ヘパリン起因性血小板減少症に対して用いられる．

抗血小板薬

Antiplatelet agents

後藤信哉　東海大学教授・循環器内科学

【抗血小板薬による基本戦略】

血液中には止血を担う血球細胞として血小板がある．血小板は血管壁近傍を流れ，血管損傷部位には即座に集積して止血に寄与する．心臓，脳などの重要臓器を灌流する血管内の動脈硬化巣が破綻すると，血小板の集積から臓器灌流血管の血栓性閉塞による心筋梗塞，脳梗塞などの動脈硬化/血栓性疾患が惹起される．これらの疾病の発症予防に抗血小板薬は，重要な役割を演じる．

心筋梗塞，脳梗塞の発症における血小板の役割の詳細は，未だに明らかではない．また，止血血栓と病的血栓の発症メカニズムの差異も明らかではない．病的血栓の形成を特

異的に阻害する抗血小板薬が開発されれば，適応が広がる可能性がある．現時点にて使用可能な抗血小板薬は，いずれも出血イベントリスクを増加させる．適応の決定には「血栓イベント」と「出血イベント」のいずれを重視するかという「人生における価値の選択」が必須となる．

【いまだに第一選択はアスピリン？】

アスピリンは，シクロオキシゲナーゼ(cyclooxygenase；COX)-1を阻害する．血小板細胞ではCOX-1は，血栓誘発物質であるトロンボキサン(Thromboxane；Tx)-A_2の産生に寄与する．すなわち，アスピリンはTx-A_2の産生，放出阻害により血栓イベントの発症を予防する．アスピリンの有効性，安全性は長年の臨床経験の蓄積により明確に示されている．「アスピリンジレンマ」，「アスピリン喘息」，「アスピリン潰瘍」など，アスピリンの安易な使用を戒める言葉も生まれてきた．発症頻度の多くない安全性についても，臨床医に十分な情報が行き渡っている．長年の使用により価格も安価で，抗血小板薬の第一選択の地位は揺るがない．

アスピリン以外の抗血小板薬として，チクロピジン，クロピドグレルがある．これらの薬剤の作用メカニズムの詳細には，未知の部分がある．基本的には，活性代謝物によるADP受容体P2Y_{12}の阻害が抗血小板効果の本質とされている．日本人の肝障害，世界でも問題とされた血栓性血小板減少性紫斑病(thrombotic thrombocytepenic purpura；TTP)，顆粒球減少などの致死的合併症は，チクロピジンよりクロピドグレルにて改善されている．冠動脈ステント留置後の急性期などには，これらの薬剤の有用性が特に大きい．

わが国ではシロスタゾール，サルポグレラートなども抗血小板薬と理解されている．これらの薬剤は出血性合併症誘発リスクが高くないので，真の意味の抗血小板薬に分類されるべきか否かには議論もある．

【臨床現場における抗血小板薬の選択】

心筋梗塞急性期，急性冠症候群，一過性脳虚血発作などの急性期症例では，症候のある症例が対象となる．胸痛の持続を防ぐため，神経障害の進展を防ぐために抗血小板薬が使用される．これらの症例における抗血小板薬の使用には議論は少ない．心筋梗塞急性期では，早期の治療開始が重要なのでアスピリンを噛ませるなどの方法により速やかに抗血小板効果を発揮させる．

急性期の冠動脈疾患では，冠動脈インターベンション治療が行われる．動脈硬化巣を機械的に破壊し，異物であるステントを入れた症例では局所の血栓性が著しく亢進する．冠動脈インターベンションに合併する心筋梗塞の発症率が自然発症の心筋梗塞発症率に匹敵するともいわれる．この病態でも抗血小板薬の使用に躊躇はない．アスピリンを速やかに使用し，ステントを入れた症例を中心にチエノピリジン系の抗血小板薬も併用する．速やかな効果発現のため75mg/日のクロピドグレル通常使用量に加えて，300mgのローディングを行う場合も多い．

抗血小板薬は，心筋梗塞，脳梗塞などの「予防」を目的に使用する場合もある．過去に心筋梗塞，脳梗塞の既往はあるが，現在は全く症候のない症例に対する予防介入を二次予防と称する．一方，過去に全く動脈硬化/血栓性疾患の既往のない症例に対する予防介入は一次予防と称する．現在症候のない症例を対象とするため，患者自身は薬剤介入のメリットを実感しない．過去のランダム化比較試験の結果など，予防介入の妥当性の根拠とする．

予防介入においては，患者自身の「価値判断」が必須となる．すなわち，抗血小板薬は心筋梗塞，脳梗塞などの血栓イベントの発症予防効果とともに，頭蓋内出血，消化管出血などの重篤な出血イベントの発症リスクを増加させるとのデメリットを有する．過去のランダム化試験は，アスピリン介入による脳梗

表1　抗血小板薬の種類と特徴

Ⅰ．アスピリン
　　アスピリン腸溶錠（商品名：バイアスピリン）
　　バッファードアスピリン（商品名：バファリン配合錠 A81 など）
Ⅱ．チエノピリジン
　　チクロピジン（商品名：パナルジンなど）
　　クロピドグレル（商品名：プラビックス）
　　プラスグレル（わが国では開発中）
Ⅲ．チエノピリジン以外の$P2Y_{12}$ ADP 受容体阻害薬
　　カングレロー（わが国では未承認）
　　チカグレロール（わが国では未承認）
Ⅳ．フォスフォジエステラーゼ（PDE）阻害薬
　　ジピリダモール（商品名：ペルサンチンなど，アスピリンとの合剤 aggrenox はわが国では未承認）
　　シロスタゾール（商品名：プレタールなど）
Ⅴ．その他の抗血小板薬
　　サルポグレラート（商品名：アンプラーグ）
　　ベラプロスト（商品名：ドルナーなど）
　　イコサペント酸（商品名：エパデールなど）
Ⅵ．GPIIb/IIIa 受容体阻害薬（わが国では未承認）
Ⅶ．トロンビン受容体阻害薬（開発途中）

塞，心筋梗塞などの発症予防効果は25％程度の相対リスクの低減，アスピリン介入による重篤な出血性合併症の発症リスクは絶対リスクとして0.2〜1％/年程度としている．すなわち，一般論としては，今後1年間における心筋梗塞，脳梗塞の発症リスクが4％/年以上の症例群のみが抗血小板薬の介入によりメリットを得る．それでも，個々の患者によって，「血栓イベントリスク」，「出血イベントリスク」に対する恐怖が異なるので，過去の数値データを示して，予防介入を希望するか否かを十分に話し合う必要がある．

【抗血小板薬の種類と特徴】

各種抗血小板薬の種類と特徴を**表1**にまとめた．

1．アスピリン

長年の使用経験を有する有効性，安全性に関するデータの整備された薬剤である．基本的には血小板細胞内のCOX-1を阻害し，$Tx-A_2$の産生を阻害させることにより効果を発揮する．臨床データは整備されているが，心筋梗塞，脳梗塞を予防するメカニズムの詳細には未知の部分も残る．血栓イベント予防効果に容量依存性はない．100 mg/日の投与によりCOX-1は完全に阻害される．COX-1依存性ではない血小板活性化経路は残るので，アスピリンによる血栓イベント予防効果は相対リスクとして25％程度が上限である．

2．チクロピジン，クロピドグレル

アスピリンに次いで長い使用経験を有する．冠動脈ステント後の血栓イベント発症には，必須の薬剤である．活性代謝物によるADP受容体$P2Y_{12}$の阻害により，薬効を発揮する．75 mg/日というクロピドグレルの通常投与量は，過去の経験の積み重ねにより決定された．この容量における$P2Y_{12}$阻害効果が30％程度とされているが，詳細は不明である．投与量を増せば有効性は増強するが，$P2Y_{12}$欠損症が出血性疾患であることからも分かるように，大量投与では出血合併症が増える．また，肝機能障害，TTP，顆粒球減少などの致死的合併症に留意する必要がある．

3．シロスタゾール，サルポグレラート

シロスタゾールは血小板細胞のc-AMP濃度を増やすことにより，サルポグレラートはセロトニン受容体を阻害することにより，抗血小板効果を発揮する．出血性合併症が少ない．脳梗塞再発予防についてはシロスタゾールの有効性，安全性はアスピリンに勝るとの日本人データがある．

【新規抗血小板薬の開発実態】

クロピドグレルは商業的に成功したため，類似薬としてプラスグレル，チカグレロールが開発されている．クロピドグレルに比較して投与量に対する薬効のばらつきの減少が両薬の特徴である．血小板細胞上のトロンビン受容体Protease Activated Receptor（PAR）-1の選択的阻害薬 vorapaxar, atopaxar は，出血リスクの少ない抗血小板薬として開発されているが，大規模臨床試験の結果が待たれる．

【今後はどうなる？】

心筋梗塞，脳梗塞の発症リスクの高い症例は抗血小板介入によりメリットを得る．わが国の死因の第一位が悪性腫瘍である現状では，わが国における抗血小板薬の必要性は欧米よりも少ない．今後，わが国における心筋梗塞，脳梗塞などの動脈硬化/血栓性疾患の発症リスクが増加すれば，抗血小板薬の需要が増える可能性はある．動脈硬化/血栓性疾患の発症に寄与する病的血栓と，止血血栓の形成における血小板の働きの差異を明確にできれば，病的血栓のみを予防する抗血小板薬が開発される可能性はある．基礎，臨床の融合研究の重要な分野である．

血栓溶解薬
Thrombolytic agent

小宮山伸之　埼玉医科大学国際医療センター教授・心臓内科

【血栓溶解薬による治療の基本戦略】

血栓形成過程では凝固カスケードの最後にフィブリンが形成され，赤血球や血小板を絡めて全血血栓ができる．その後，線溶活性化酵素（プラスミノゲン・アクチベータ；PA）が働き，プラスミノゲンがプラスミンに変化し，プラスミンはフィブリンを分解することにより血栓溶解作用を呈する．

血栓溶解薬（**表1**）はこのPAの作用を成す薬剤で，ウロキナーゼと組織プラスミノゲン・アクチベータ（tissue plasminogen activator；tPA）がある．ウロキナーゼは生理的には尿中に存在するが，主に血管外での血栓溶解（線溶）に関与する．tPAは血管内皮細胞などの多くの組織で合成され，主に血管内での線溶に関与する．薬剤としてのtPAは動物の遺伝子組み換え細胞を用いて精製される．このほかに，β溶血連鎖球菌が産生するストレプトキナーゼが欧米で古くから用いら

表1　血栓溶解薬一覧表

Ⅰ．ウロキナーゼ
　　ウロキナーゼ（商品名：ウロキナーゼ注，ウロナーゼ注）
Ⅱ．遺伝子組換えtPA
　　アルテプラーゼ（商品名：アクチバシン，グルトパ）
　　モンテプラーゼ（商品名：クリアクター）

れているが，わが国では用いられない．

適応疾患は動脈系では急性心筋梗塞，急性期脳梗塞，末梢動脈血栓・塞栓症などで，静脈系では上下肢の深部静脈血栓症，急性肺動脈血栓塞栓症などである．

【治療戦略各論】

1．急性心筋梗塞

急性心筋梗塞では，冠動脈が血栓閉塞することで支配領域の心筋壊死が進行する．発症後一刻も早く再灌流を行うことが予後改善に結びつき，いわゆる再灌流療法のゴールデンタイムは発症から2時間である．本邦では緊急経皮的冠動脈形成術（percutaneous coronary intervention；PCI/血栓吸引とバルーンやステントによる拡張術）が主に行われるが，発症後6時間以内でPCIが直ちに行えない場合には血栓溶解療法が選択され，遺伝子組換えのtPAが静脈投与される．

アルテプラーゼは全量29万～43.5万IU/kgの10％を1～2分間で投与し，残りは1時間で投与する．モンテプラーゼは27,500 IU/kgを90～180秒間で静注する．

PCIにおいて太い右冠動脈や静脈グラフトの閉塞のように大量の血栓が存在し血栓吸引が困難な場合には，ウロキナーゼ48～96万単位を直接冠動脈内血栓に向けて注入したり，細径カテーテルを血栓部位まで挿入して注入したりする．

2．急性期脳梗塞

脳梗塞の原因にはアテローム性血栓症と脳血栓塞栓症があるが，いずれでも発症3時間以内であれば，血栓溶解療法の適応となる．アルテプラーゼの全量34.8万IU/kg（0.6

mg/kg)の10%を1～2分間で静注し，残りを1時間で投与する．近年，欧米を中心に発症後4.5時間まで使用できるようにガイドラインの改訂が進んでいる．

3. 末梢動脈・静脈血栓塞栓症

発症後10日以内の症例に対して，ウロキナーゼを初期1日6万～24万単位，以後漸減し約7日間点滴静注する．静脈血栓症では，注入用カテーテルを血栓閉塞部位まで挿入してウロキナーゼを直接投与するとより効果的である．

4. 急性肺動脈血栓塞栓症

ショックなど不安定な血行動態を伴う急性肺動脈血栓塞栓症に対し，モンテプラーゼ13,750～27,500 IU/kgを8万IU/mLとなるように生理食塩水で溶解し，約10 mL/分の速度で静脈投与する．

【血栓溶解薬の使用禁忌】

投与時点で出血している，あるいは出血の既往（頭蓋内，消化管，尿路，後腹膜などでの出血や喀血）がある患者，頭蓋内・脊髄の手術後または傷害，その他の大手術後，出血性素因，重篤な高血圧などである．

抗不整脈薬

Antiarrhythmic drugs

井上　博　富山大学教授・第2内科

【抗不整脈薬による治療の基本戦略】

不整脈治療は，①自覚症状（動悸，胸部不快感など）の改善，②心臓のポンプ機能の維持，③運動耐容能の改善，④生命予後の改善，などを目的とする．抗不整脈薬は，今日でも不整脈治療の主役ではあるが，ペースメーカ，カテーテルアブレーション，植込み型除細動器などの非薬物療法との使い分けが大切である．そのため抗不整脈薬治療の限界について理解しておく（表1）．カテーテルアブレーションにより高率かつ安全に根治が可能

表1　抗不整脈薬治療の限界

①根治療法ではない
②服薬コンプライアンスの影響
③血中濃度の変動：代謝・排泄臓器の機能低下
　　　　　　　　食品・他の薬剤の影響
④他の薬剤との相互作用
⑤副作用：心臓（陰性変力作用，催不整脈作用）
　　　　　心臓外（消化管・肝，神経系，血液等）
⑥その他：長期間の通院
　　　　　費用対効果

な不整脈に対して，いたずらに抗不整脈薬による治療を引き伸ばすことは患者の利益に反する．

自覚症状の改善は重要な治療目標であるが，治療方針を立てるに当たり不整脈と自覚症状の関係を明らかにしておくことが不可欠である．抗不整脈薬による心室期外収縮数の減少度合いが大きいほど，期外収縮による（と思われる）種々の自覚症状（動悸など）の改善度が大きいという報告がある．しかし，期外収縮が著明に減少したにもかかわらず自覚症状が全く改善しなかった例もあれば，数が全く変わらなかったのに自覚症状が著明に改善した例もある．

【最新の動向】

一部の抗不整脈薬での効能追加が認められてはいるが，新規の抗不整脈薬の開発は進んでいない．新たな抗不整脈薬として期待が持てるのは，vernakalant（Ikurの遮断薬）とdronedarone（アミオダロン類似の薬剤でヨード分子を含まず甲状腺に対する副作用がない）である．後者はわが国でも治験が進んでいたが，欧米での臨床試験の結果，開発は中止された．

【選び方・使い方】

使用に当たっては，抗不整脈薬を使用する目的を明確にする．心室期外収縮による自覚症状の改善を目指す場合と致死的不整脈の抑制を目指す場合とでは，当然選択される薬剤が異なる．前者の場合であれば安全性が，後者であれば有効性（副作用の可能性があっても）が重視されなくてはならない．

表2 Sicilian Gambit が提唱する薬剤分類枠組（日本版）

薬剤	イオンチャンネル						受容体				ポンプ	臨床効果			心電図所見		
	Na			Ca	K	If	α	β	M_2	A_1	Na-K ATPase	左室機能	洞調律	心外性	PR	QRS	JT
	Fast	Med	Slow														
リドカイン	○											→	→	●			↓
メキシレチン	○											→	→	●			↓
プロカインアミド		Ⓐ			◐							↓	→	●	↑	↑	↑
ジソピラミド		Ⓐ			◐				○			↓	→	●	↑	↑	↑
キニジン		Ⓐ			◐		○		○			→	↑	●	↑↓	↑	↑
プロパフェノン		Ⓐ			◐			◐				↓	→	○	↑	↑	
アプリンジン		Ⓘ		○	○	○						→	→	○	→	→	
シベンゾリン			Ⓐ	○	◐				○			↓	→	○	↑	↑	→
ピルメノール			Ⓐ		◐				○			↓	→	○	↑	↑	→
フレカイニド			Ⓐ		○							↓	→	○	↑	↑	↑→
ピルジカイニド			Ⓐ									↓	→	○	↑	↑	
ベプリジル	○			●								→	↓	○	↑		↑
ベラパミル	○			●			○					↓	↓	○	↑		
ジルチアゼム				◐								↓	↓	○	↑		
ソタロール					●			●				↓	↓	○	↑		↑
アミオダロン	○			○	◐		●	●				→	↓	●	↑		↑
ニフェカラント					●							→	↓	○			↑
ナドロール								●				↓	↓	○	↑		
プロプラノロール								●				↓	↓	○	↑		
アトロピン									●			→	↑	●	↓		
ATP										■		?	↓	↓			
ジゴキシン									■		●	↑	↓	●	↑		↓

遮断作用の相対的強さ：○低　◐中等　●高
A＝活性化チャネルブロッカー　I＝不活性化チャネルブロッカー
■＝作動薬
〔日本循環器学会　循環器病の診断と治療に関するガイドライン：不整脈薬物治療に関するガイドライン（2009年改訂版）．p6, 表2より転載〕

　Vaughan Williams 分類が簡便なため汎用されてきたが，分類に問題がないわけではなく，新たな作用機序の薬剤の追加が困難であることなどのため，Sicilian Gambit による新たな分類の枠組みが提唱されている（表2）．しかし臨床の現場で抗不整脈薬の選択を考える際には，まずは Vaughan Williams 分類でおおよその抗不整脈作用を前提にするのが現実的な対応である．

1．代謝・排泄臓器の機能障害

　血中濃度上昇による副作用発現を抑制するため，代謝・排泄臓器の機能障害の有無によって薬剤を選択する．もっぱら肝臓で代謝される薬剤には，アミオダロン，プロプラノロール，リドカイン，メキシレチン，ベラパミルがある．アプリンジン，フレカイニド，プロパフェノンは大半が肝臓で代謝される．
　一方，腎から大部分が排泄される薬剤には，ピルジカイニド，ソタロールがある．その他の薬剤は，程度に差はあるが肝臓と腎臓が代謝・排泄臓器となる．

2．心機能低下

　多くの抗不整脈薬は陰性変力作用があり，添付文書には例外なく心機能低下例には慎重投与〜投与しない旨の記載がある．現実的には，ジソピラミドやフレカイニドは陰性変力作用が強く，リドカイン，メキシレチン，アプリンジン，アミオダロン，ニフェカラントなどは陰性変力作用が弱い．

3. 併用療法

高血圧の治療ではしばしば作用機序の異なる降圧薬が併用されるが，抗不整脈薬の併用療法は例外と考える．抗不整脈薬の併用を考慮するのは，①単剤では効果が不十分な場合，②単剤で有効ではあるが副作用のために減量する必要がある場合，③治療の対象となる不整脈が複数の場合（例えば心房性と心室性の合併）などである．実際には①の場合が多い．

併用する場合は，作用機序の異なる薬剤を組み合わせることが原則で，Ⅰ群薬＋Ⅱ群薬，Ⅰa群薬＋Ⅰb群薬などが用いられる．

4. 発作時の頓服（Pill in the pocket）

発作頻度が比較的少ない頻脈性不整脈（発作性上室頻拍，発作性心房細動など）では，発作時に患者自身が抗不整脈薬を頓服する対応も可能である．このためには，あらかじめ効果と安全性を確認しておくことが必要である．発作性上室頻拍の場合には，β遮断薬，Ca拮抗薬あるいはこれらの併用が選択肢となる．発作性心房細動では，ピルジカイニド，シベンゾリンなどの1日量〜1日量の2/3の頓服を試みる．

効果がみられない場合には，頓服を繰り返さずに医療機関を受診するように説明しておく．

5. 休薬の可能性

致死性不整脈の抑制のために使用している場合には，投与は継続して行う必要がある．しかし，期外収縮（心房性，心室性とも）による自覚症状の軽減を目的としている場合には，投薬を中断して不整脈の再発の有無を検討することが可能である．30％あるいはそれ以上の例で，投薬中断後も不整脈の悪化がみられないとされる．

Ⅰ群薬

Naチャネル遮断作用を主たる作用機序とする薬剤で，現在でも日常診療で使用される頻度が高い．活動電位持続時間に対する影響からⅠa，Ⅰb，Ⅰcに細分類する．NaチャネルからのSHI離速度によりfast, intermediate, slowに分けられる．slowなものは洞調律時にも薬剤がNaチャネルに結合しておりQRS幅の延長などが見られ，一般に陰性変力作用が強い．

❶ **Ⅰa群**：活動電位持続時間を延長する（Kチャネル遮断作用による）．このため副作用としてtorsade de pointesがみられる．ただしシベンゾリンはtorsade de pointesではなく，インセサント型心室頻拍を起こしうる．心房性，心室性のいずれにも使用される．ジソピラミド，シベンゾリンは陰性変力作用が比較的強い．

❷ **Ⅰb群**：活動電位持続時間を短縮する．リドカイン，メキシレチンは心室性に，アプリンジンは心房性，心室性のいずれにも効果が期待できる．陰性変力作用が弱く，重篤な心室性催不整脈作用は稀である．

❸ **Ⅰc群**：活動電位持続時間には影響しない．Ⅰ群薬のなかで抗不整脈作用が最も強い．伝導抑制作用が強く，副作用としてインセサント型の心室頻拍が起こりうる．陰性変力作用も比較的強い．

Ⅱ群薬

β遮断薬であり，一般的な抗不整脈作用は強くない．ただし，交感神経緊張に伴って発生する不整脈，例えば右室流出路起源の心室期外収縮・頻拍，カテコールアミン感受性心室頻拍，QT延長症候群（LQT1，LQT2など），発作性心房細動の一部には，効果が期待できる．他の群の抗不整脈薬と併用して使用されることも多い．

Ⅲ群薬

活動電位持続時間延長作用がある薬剤として当初分類された．その作用はKチャネル遮断作用による．アミオダロン，d,l-ソタロール，ニフェカラントがこの群に属する．アミオダロンは様々なKチャネルの遮断作用

以外にNaチャネル遮断作用，β遮断作用，Caチャネル拮抗作用を併せ持ち，d,l-ソタロールはIkr遮断作用の他にβ遮断作用をもつ．ニフェカラントはIkr遮断作用のみをもつ．いずれも致死性心室性不整脈に適応がある(アミオダロンは肥大型心筋症や心不全を合併する心房細動に対しても適応をもつ)．QT延長からtorsade de pointesを起こしうる(ただしアミオダロンでは稀)．

Ⅳ群薬

Ca拮抗薬でベラパミル，ジルチアゼムが属するが，わが国ではベプリジルがここに分類されることが多い．ベラパミル，ジルチアゼムは発作性上室頻拍の停止，心房細動のレート・コントロール，右脚ブロック＋左軸偏位型心室頻拍に有効である．ベプリジルはNaチャネル遮断作用，様々なKチャネルの遮断作用も併せ持ち，主たる抗不整脈作用はKチャネル遮断作用による．実際の臨床の場面ではもっぱら心房細動のリズム・コントロールに使用されるが，QT延長からtorsade de pointesを起こしうる．

その他

ジギタリス，ATP製剤，アトロピン，カテコールアミンが不整脈の治療に使用される．アトロピンとカテコールアミンは徐脈性不整脈に対して緊急的に使用されるが，長期的にはペースメーカが使用されるため使用される機会は少ない．ジギタリスは心房細動・粗動のレート・コントロールにもっぱら使用される．

ATP製剤は体内でアデノシンに代謝され，洞結節抑制効果と房室結節の伝導抑制効果をもつ．発作性上室頻拍の停止に利用される．

■ 服薬指導上の注意

- 効果の評価のために定期的な検査(心電図など)を受ける必要がある．
- 副作用について説明し，新たな症状(動悸，めまい，眼前暗黒感など)が認められた場合は，直ちに主治医に相談する．
- 自己判断で投与量・回数を調節しない．

■ 看護上の注意

- 重要な副作用に，不整脈と心不全の増悪がある．
- 治療の対象となっている不整脈とは別な頻脈や徐脈がみられた場合には，すぐに主治医に連絡する．
- 血圧低下や初期の心不全症状(息切れ，下腿浮腫など)の有無に注意する．

脂質異常症用薬

Drugs for hyperlipidemia

高橋友乃　東京医科大学・内科学第3講座(糖尿病・代謝・内分泌内科)
小田原雅人　東京医科大学教授・内科学第3講座(糖尿病・代謝・内分泌内科)

【脂質異常症の治療の基本戦略】

2007年の動脈硬化性疾患予防ガイドラインでは，脂質異常症とは，LDLコレステロール(C)≧140 mg/dL，HDLコレステロール(HDL-C)＜40 mg/dL，トリグリセライド(TG)≧150 mg/dLと定義されている(表1a)．脂質異常症は，国内外の数々のエビデンスから心筋梗塞，狭心症などの冠動脈疾患(CAD；coronary artery disease)の危険因子であることが明らかであり，各種の治療薬が開発されている．

CADを代表とする動脈硬化性疾患の発症リスクに応じて，治療目標値が設定されている(表1b)．治療戦略(図1)としては，まず食事・運動療法による生活習慣の改善を最低3か月は行い，それでも目標値に達しない場合には，薬物治療を考慮する(表2)．

世界保健機関(WHO；World Health Organization)は，増加するリポ蛋白の種類から，Ⅰ型からⅤ型まで分類を定めている．その分類と血清脂質の臨床的な特徴，主な治療

表1　脂質異常症の診断基準（空腹時採血）とリスク別脂質管理目標値

a．脂質異常症の診断基準（空腹時採血）

高LDLコレステロール血症	LDLコレステロール	≧140 mg/dL
低HDLコレステロール血症	HDLコレステロール	<40 mg/dL
高トリグリセライド血症	トリグリセライド	≧150 mg/dL

この診断基準は薬物療法の開始基準を表記しているものではない．
薬物療法の適応に関しては他の危険因子も勘案し決定されるべきである．
TCで判断する時は220 mg/dL以上を高LDL-C血症の目安とする．
原則としてLDL-C値で評価し，TC値は参考値とする．
LDL-C値は直接測定法を用いるかFriedewaldの式で計算する．
（LDL-C＝TC−HDL-C−TG/5（TGが400 mg/dL未満の場合））
TGが400 mg/dL以上の場合は直接測定法にてLDL-Cを測定する．

b．リスク別脂質管理目標値

治療方針の原則	カテゴリー		脂質管理目標値(mg/dL)		
		LDLコレステロール以外の主要危険因子*	LDLコレステロール	HDLコレステロール	トリグリセライド
一次予防 まず生活習慣の改善を行った後，薬物治療の適応を考慮する	Ⅰ（低リスク群）	0	160 mg/dL未満	40 mg/dL以上	150 mg/dL未満
	Ⅱ（中リスク群）	1〜2	140 mg/dL未満		
	Ⅲ（高リスク群）	3以上	120 mg/dL未満		
二次予防 生活習慣の改善とともに薬物治療を考慮する	冠動脈疾患の既往		100 mg/dL未満		

脂質管理と同時に他の危険因子（喫煙，高血圧や糖尿病の治療など）を是正する必要がある．
*LDLコレステロール値以外の主要危険因子
加齢（男性45歳以上，女性55歳以上），高血圧，糖尿病（耐糖能異常を含む），喫煙，冠動脈疾患の家族歴，低HDLコレステロール血症（40 mg/dL未満）
・糖尿病，脳梗塞，閉塞性動脈硬化症の合併はカテゴリーⅢとする．
・家族性高コレステロール血症については別に考慮する．

（日本動脈硬化学会：動脈硬化性疾患予防ガイドライン2007年版，p6-81，表2-3より転載）

を示す（**表3**）．

　家族性高コレステロール血症（FH；familial hypercholesterolemia）では，CADを男性30歳以降，女性40歳以降に高頻度に発症する．そのほかアキレス腱の肥厚や黄色腫を認めることが多い．常染色体優性遺伝であるFH患者数は，わが国では25万人以上と推定されている．

　続発性の脂質異常症もあり，Cushing症候群，エストロゲン投与中，ステロイド投与中，慢性腎不全，糖尿病，甲状腺機能低下症などでは，原疾患の治療を優先させる．

【最新の動向】

　LDL-Cに関しては，The lower, the better（低ければ低いほど良い）との意見が多い．久山町研究では，LDL-Cが120 mg/dLを超えると，動脈硬化性疾患が増加することが示されたことから，日本動脈硬化学会は表1のガイドラインを作成した．一方，日本糖尿病学会では，"糖尿病における動脈硬化診療ガイドラインを考察して提言するための委員会"を立ち上げ，糖尿病ではアメリカと同じ

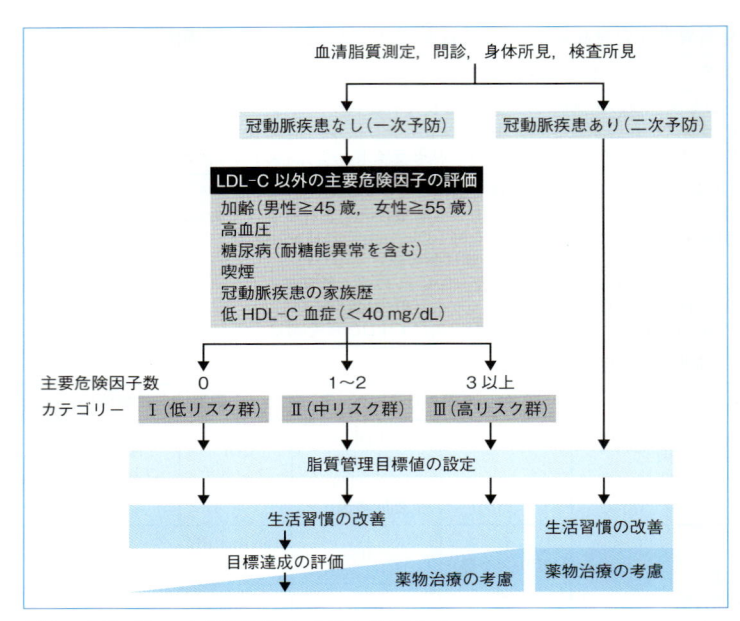

図1 カテゴリーと管理目標からみた治療方針
(日本動脈硬化学会：動脈硬化性疾患予防ガイドライン2007年版, p9, 図1より転載)

く LDL-C 100 mg/dL 未満が治療目標としてあげられた．ハイリスク患者ほど，LDLを低下させるメリットがあることから，米国の ATPⅢでは，"very high risk"患者では，LDL-C 70 mg/dL 未満が推奨されている．

しかし，LDL-C を厳格に低下させても，動脈硬化性疾患の予防効果は 30〜40％であり，心血管イベントを完全に抑制できない．そのことから，"Residual Risk Reduction—残存する危険因子を減らす"ことが提唱され，TG などへの介入が推奨されている．

現在，開発中の薬剤は，LDL-C 低下薬として，①アポ B の合成遺伝子に対するアンチセンスオリゴヌクレオチド，②全身的には作用しない甲状腺ホルモン類似作用薬，③LDL 受容体分解酵素阻害薬，などが挙げられる．また，スタチンとエゼチミブの合剤も開発中である．

HDL-C の上昇を目的としたものでは，①新しいニコチン酸誘導体，②CETP（CE transfer protein），阻害薬が開発中である．

【治療戦略各論・選び方・使い方】
1. LDL-C 低下薬

スタチン，陰イオン交換樹脂，エゼチミブを用いる．第一選択薬はスタチンで，スタチンはコレステロール合成の律速酵素である HMG-CoA 還元酵素を拮抗的に阻害し，肝臓での C 生合成を低下させる．現在発売中のスタチンは 6 種類あり，うちアトルバスタチン，ピタバスタチン，ロスバスタチンはストロングスタチンといわれ LDL-C を強力に低下させる．

陰イオン交換樹脂は胆汁酸排泄促進薬とも呼ばれ，腸管内で胆汁酸を結合し，糞便中に排泄される．その結果，胆汁酸の腸肝循環が絶たれて胆汁酸プールが減少し，胆汁酸合成が促進されるため，肝臓の C 需要が高まり，LDL 受容体が誘導される．陰イオン交換樹脂は，食前服用のほうが効果が高い．

エゼチミブは小腸上部の刷子縁膜上に存在

表2 脂質異常症の治療薬と効果

	一般名(商品名)	LDL-C	HDL-C	TG
スタチン	プラバスタチン(メバロチン) シンバスタチン(リポバス) フルバスタチン(ローコール) アトルバスタチン(リピトールS) ピタバスタチン(リバロS) ロスバスタチン(クレストールS)	↓↓↓	↑	↓
フィブラート系	ベザフィブラート(ベザトール SR) フェノフィブラート(リピディル) クロフィブラート(ビノグラック) クリノフィブラート(リポクリン)	↓	↑↑	↓↓↓
陰イオン交換樹脂 (レジン)	コレスチラミン(クエストラン) コレスチミド(コレバイン)	↓↓	↑	―
小腸Cトランス ポーター阻害剤	エゼチマブ(ゼチーア)	↓↓	↑	↓
ニコチン酸誘導体	トコフェロールニコチン酸(ユベラ N) ニセリトロール(ペリシット) ニコモール(コレキサミン)	↓	↑	↓↓
プロブコール	プロブコール(シンレスタール)	↓	↓↓	―
EPA	イコサペント酸(エパデール)	―	―	↓
植物ステロール	大豆油(トコオール) γオリザノール(ハイゼット)	(↓)		
そのほか	デキストラン硫酸 Na(MDSコーワ)			(↓)
	エラスターゼ(エラスチーム)			(↓)

↓↓↓:≦-25%, ↓↓:-20~-25%, ↓:-10~-20%,
↑:10~20%, ↑↑:20~30%, -:-10~10%,
(↓)低下作用有, S:強力な低下作用

表3 脂質異常症の分類と治療法

型	増加するリポ蛋白	C	TG	治療法
I	カイロミクロン	→	↑↑↑	脂肪制限
IIa	LDL	↑↑	→	低C食, スタチン, 陰イオン交換樹脂, エゼチミブ, ニコチン酸系薬, プロブコール
IIb	LDL, VLDL	↑↑	↑	低C食, エネルギー・アルコール・糖質制限 フィブラート系薬, スタチン, エゼチミブ, プロブコール, ニコチン酸系薬, EPA製剤
III	レムナント(IDL)	↑	↑	低C食, エネルギー・アルコール・糖質制限 フィブラート系薬, スタチン
IV	VLDL	→	↑↑	エネルギー・アルコール・糖質制限 フィブラート系薬, ニコチン酸系薬, EPA製剤, デキストラン硫酸
V	カイロミクロン VLDL	↑	↑↑↑	エネルギー・アルコール・糖質・脂肪制限 フィブラート系薬, ニコチン酸系薬, EPA製剤

するコレステロールトランスポーター(NP-C1L1；Niemann-Pick C1 Like 1)を阻害し，胆汁性および食事性コレステロールの吸収を抑制する．

【利点】
スタチンは内皮細胞や血小板に絡んだ抗動脈硬化作用を有し，CADの一次・二次予防効果のほか，脳卒中の予防効果も明らかになっている．

他の薬と併用する場合，肝臓のチトクロームP450の代謝を受けにくいプラバスタチン，ロスバスタチン，ピタバスタチンが使用しやすい．スタチンでLDL-Cの低下が不十分な場合，陰イオン交換樹脂やエゼチミブを併用する．

陰イオン交換樹脂は，スタチンで肝障害や横紋筋融解症などの副作用が出現した場合や，妊婦で安全性が確認されており用いやすい．

【欠点】
スタチンで肝障害やミオパシーを起こすことがある．

陰イオン交換樹脂は，ワルファリン，サイアザイドなど酸性薬剤を吸着するため注意する．長期服用で脂溶性ビタミン(A，E)の吸収を阻害するので，採血で確認する．また，腹満や便秘を起こしやすい．

エゼチミブとフィブラート系薬の併用はエビデンスがないため，現在慎重投与とされている．

2．TG低下薬

フィブラート系薬，EPA(エイコサペンタエン酸)，ニコチン酸誘導体を用いる．フィブラート系薬は核内受容体のPPAR-αに作用して，脂質合成にかかわる蛋白の合成を制御する．EPAは，転写因子であるSREBP-1(ステロール調節エレメント結合蛋白質-1)を介して脂肪酸合成を抑制する．ニコチン酸誘導体は，Lp(a)低下作用やHDL増加作用があることから使用される．

【利点】
EPAは頸動脈のプラーク退縮効果や心血管イベントの抑制効果，抗血小板作用，抗炎症作用を有し，動脈硬化に有効である．LDL-CとTGが高い場合，スタチンとEPAの併用がイベント抑制に効果がある．

【欠点】
EPAは抗血小板作用を有するため，観血的検査や術前には1週間休薬を要する．ニコチン酸誘導体は，消化器症状，耐糖能異常，尿酸値上昇を来すことがある．

わが国では，スタチンとフィブラートとの併用は，原則併用禁忌であるが，スタチンとフィブラートとの併用は，横紋筋融解症の頻度が上昇するとの理由で，原則併用禁忌であるが，海外ではほとんど横紋筋融解を起こさないと報告されている．

3．HDL-C増加薬

フィブラート系薬，ニコチン酸誘導体，一部のスタチンはHDL-C増加作用が認められる．

■ 服薬指導上の注意
- スタチン，フィブラート系薬を使用中，筋肉痛や赤褐色の尿が出た場合には，横紋筋融解症を疑い，休薬し主治医に相談すること．
- 陰イオン交換樹脂をワルファリン，サイアザイド，スタチン，甲状腺剤などと併用するときは，吸着を避けるために服用間隔をあけること．
- 妊娠する可能性がある場合や妊娠時には，催奇形作用のあるスタチンを中止し，陰イオン交換樹脂に変更する．
- EPA内服時の観血的検査や術前には，1週間休薬を要する．

■ 看護上の注意
- 脂質異常症の治療薬は，中止すると内服前の検査値に戻るため，検査値が正常化しても原則として内服を継続する．

その他の抗動脈硬化薬
Drugs for the treatment of arteriosclerosis

河野宏明 佐賀大学・循環器内科
野出孝一 佐賀大学教授・循環器内科

【治療の基本戦略】

循環器疾患は予防が最も大切である．常に，耐糖能障害が隠れていることを念頭に置いて診療を行う必要がある．したがって，本人の既往歴はもちろんのこと，糖代謝異常の家族歴，動脈硬化性疾患の家族歴も聴取する必要がある．そのうえで，糖代謝異常について検査を行う．

近年，診断基準の変更が行われている．新診断基準は血糖値(①空腹時血糖値126 mg/dL以上，②75 g糖負荷試験で，2時間値200 mg/dL以上，③随時血糖値200 mg/dL以上のうちいずれか)と，HbA1c〔6.5％(日本におけるHbA1cの値で6.1％以上)〕の両方を評価するよう定められており，血糖値は必須のまま変わらない．患者が「HbA1c 6.5％以上〔6.1％(日本におけるHbA1cの値)〕」のみを満たすだけでは糖尿病と診断できず，HbA1cと同時あるいは再検査で血糖値を測定し，血糖値も診断基準を超えて糖尿病型であった場合に糖尿病と診断される．日本におけるHbA1cの検査は海外に比較して精度が高いため，HbA1cの基準値が6.1％となっている．

【薬剤の選び方・使い方】

1．αグルコシダーゼ阻害薬(ベイスン，グルコバイ，セイブル)

STOP-NIDDM研究ではアカルボース投与を耐糖能障害患者に行い，3.3年間観察を行っている．その結果，プラセボ群に比較して有意に2型糖尿病への移行を抑制できることが明らかとなった．また，高血圧の新規発症も有意に抑えることができ，心血管イベントも有意に抑えることができた．したがって，食後の血糖上昇を抑えることは，2型糖尿病への移行および動脈硬化進展を抑制し，その結果として高血圧ならびに心血管イベントの発症を抑制できる可能性がある．

2．インスリン抵抗性改善薬(アクトス)

2007年に発表された2型糖尿病に対するピオグリタゾンの虚血性心疾患への影響を検討したメタ解析では，全死亡，心筋梗塞，脳卒中の低下が認められている．しかしながら，心不全発症は増加している．特に，女性では浮腫の副作用が出現しやすいため注意が必要である．今後，わが国にでも，その有効性について検討を行う必要がある．

3．DPP4(ジペプチジルペプチダーゼ-4)阻害薬(ジャヌビア，グラアクティブ，エクア，ネシーナなど)

近年，処方頻度が急激に増加している．低血糖の副作用が少なく，今後期待の新薬である．心血管に対しても，良い結果をもたらすと期待される．今後の大規模研究の結果が待たれる新薬である．

4．スルフォニルウレア系薬剤(アマリールなど)，グリニド系薬剤(グルファストなど)

これらは，いずれもインスリン分泌を刺激する薬剤である．したがって，低血糖の副作用は出やすくなる．また，インスリンの過剰は肥満を来すこともある．2010年に発表されたNAVIGATOR試験では，グリニド群とプラセボ群では心血管疾患発症率は差がなかった．理由ははっきりとしていないが，今後の研究結果が待たれる．

5．インスリン製剤(ヒューマリン，ノボリンなど)

ACCORD試験ではHbA1cを厳密に8.3％から6.4％に低下させた厳密コントロール群と，8.3％から7.5％に低下させた通常コントロール群とを比較している．インスリン使用率は70％以上である．しかしながら，厳密治療群にて低血糖発作が多く出現，体重増加も多く，総死亡・冠動脈イベントも多く発症したため，途中で試験中止となっている．

その原因はよくわからないが，様々な因子が本研究に影響を及ぼしていると考えられる．

6. GLP-1（グルカゴン様ペプチド-1）アナログ（ビクトーザなど）

国内での臨床試験でリラグルチドは，患者に肥満があるかどうかとは無関係に，体重増加を来すことなく，優れた血糖コントロール効果を示すことが確認されている．心血管系に対しても良い結果をもたらすことが期待される．今後の大規模研究の結果が待たれる新薬である．

■ 動脈硬化予防の服薬治療上の注意

- 間食を含めると一日のうち多くの時間が高血糖に曝されていることになる．食後高血糖の是正はなかなか難しいことではある．現在のところ，冠動脈疾患予防，または再発予防に対して，これでなければならない，というような決定的な糖尿病治療薬はない．
- 糖尿病，耐糖能障害は冠動脈疾患の重要な危険因子であるが，血糖のみならず，脂質，血圧を含めた総合的な管理が，動脈硬化性疾患発症予防には重要であると思われる．

麻薬性および非麻薬性鎮痛薬

Opioid (major) and non-opioid (minor) analgesics

| 正木 充 | 兵庫医科大学講師・循環器内科/臨床検査医学 |
| 増山 理 | 兵庫医科大学主任教授・循環器内科 |

【概説】

麻薬性鎮痛薬ならびに関連薬は，麻薬性鎮痛薬，非麻薬性鎮痛薬，麻薬拮抗薬の3つがあり，循環器でよく使用される鎮痛薬は，麻薬性鎮痛薬（モルヒネ塩酸塩，ペチジン塩酸塩），非麻薬性鎮痛薬（ペンタゾシン，ブプレノルフィン塩酸塩），麻薬拮抗薬（ナロキソン塩酸塩，レバロルファン酒石酸塩）がある．

【麻薬性鎮痛薬】

麻薬性鎮痛薬は，オピオイド受容体に結合することにより，鎮痛効果を発揮する．非麻薬性鎮痛薬との違いは，①麻薬効果が容量依存的に強くなる，②呼吸抑制が強い，③麻薬処方箋の発行が必要，などである．

1. モルヒネ塩酸塩（モルヒネ）

モルヒネ塩酸塩は，血行動態（心収縮力）に影響が少ない麻薬性鎮痛薬であり，強力な鎮痛作用をもつ．循環器疾患では，急性心筋梗塞での胸痛，急性肺水腫や急性左心不全による呼吸困難などで使用されるが，激しい胸痛を除き，保険適用外であることに注意を要する．

モルヒネ塩酸塩の副作用としては，延髄において呼吸中枢での二酸化炭素換気応答が抑制されることにより，呼吸抑制が生じる．モルヒネ塩酸塩は，肝臓で分解され代謝産物（モルフィン-6-グルクロナイド）が腎排泄されるが，肝不全や腎不全症例では，代謝産物が蓄積し呼吸抑制が遷延することがある．高齢者では，呼吸抑制の感受性が高いので低用量から慎重に開始する．また，モルヒネ塩酸塩は容量依存的にヒスタミンを遊離させ血管拡張ならびに血圧低下を招く．

a．急性心筋梗塞

処方例

塩酸モルヒネ注（10 mg/mL/アンプル）
0.2アンプル（2 mg）〜0.4アンプル（4 mg）を緩徐に静注　必要に応じて5〜15分ごとに投与

b．急性心不全

処方例

塩酸モルヒネ注（10 mg/mL/アンプル）
0.2アンプル（2 mg）を10倍希釈する．緩徐に静注　必要に応じて15分ごとに投与
保外 効能・効果

表1　麻薬性鎮痛薬ならびに関連薬

麻薬性鎮痛薬	モルヒネ塩酸塩，ペチジン塩酸塩，フェンタニルクエン酸塩，コデインリン酸塩
非麻薬性鎮痛薬	ペンタゾシン，ブプレノルフィン塩酸塩，トラマドール，酒石酸ブトルファノール，エプタゾシン臭化水素酸塩
麻薬拮抗薬	ナロキソン塩酸塩，レバロルファン酒石酸塩

c．急性大動脈解離

【処方例】

塩酸モルヒネ注（10 mg/mL/アンプル）
0.5 アンプル（5 mg）〜1 アンプル（10 mg）を緩徐に静注

2．ペチジン塩酸塩

ペチジン塩酸塩は，モルヒネ様鎮痛，鎮静作用，アトロピン様鎮痙作用，パパベリン様鎮痙作用がある．アトロピン様作用があるため，便秘や尿閉が生じにくい．心筋梗塞や解離性大動脈瘤の鎮痛（保険適用外）で使用することがある．副作用は，呼吸抑制が強く頻脈，心収縮性低下を来すため心筋梗塞，心房細動，上室性頻脈では慎重を要する．

【処方例】

オピスタン注（35 mg/mL/アンプル　または 50 mg/mL/アンプル）　1 回 1 アンプル 35〜50 mg　皮下注，筋注，急を要する場合は，緩徐に静注

3．フェンタニルクエン酸塩

非常に強い鎮痛作用があり，血行動態への影響は少なく，心臓外科手術の麻酔に使用される．外来患者では使用しない．

【処方例】

フェンタニル注（0.1 mg/1 アンプル）　1 回 0.05〜0.1 mg　3〜4 時間ごと　静注

【非麻薬性鎮痛薬】

非麻薬性鎮痛薬は，麻薬類似の構造をもち，鎮痛効果を発揮するものである．非麻薬性鎮痛薬との違いは，①投与量を増やしていくと鎮痛効果がある一定のところで効果がなくなる，いわゆる天井効果 ceiling effect が存在する，②呼吸抑制が弱い，③麻薬処方箋の発行が必要がない，④モルヒネと併用することにより鎮痛効果が低下する，などがある．

1．ペンタゾシン

中枢神経系において刺激伝導系を抑制することで鎮痛効果を引き起こす．循環器疾患では，心筋梗塞，閉塞性動脈炎が保険適用である．しかし，血圧上昇，肺動脈圧上昇，頻脈を来すことがあり心筋梗塞患者では慎重を要する．

【処方例】

心筋梗塞，閉塞性動脈炎に対して

ペンタジン注（15 mg/1 mL/アンプル）
1 回 1 アンプル 15 mg　筋注・皮下注　適宜増減し必要に応じ 3〜4 時間ごとに反復

2．ブプレノルフィン

ブプレノルフィンは，血行動態への影響が少ない非麻薬性鎮痛薬であり，強い鎮痛作用をもつ．循環器疾患では，急性心筋梗塞（保険適用），急性心膜炎や急性大動脈解離（保険適用外）の鎮痛薬として使用される．

ブプレノルフィンの副作用としては，呼吸抑制が強く，作用時間も長い．

【処方例】

レペタン注（0.2 mg/1 mL/アンプル）
1 回 1 アンプルを緩徐に静注　症状に応じ適宜増減

【麻薬拮抗薬】
1．ナロキソン塩酸塩

ナロキソン塩酸塩は，μ 受容体に親和性が高く，麻薬性鎮痛薬の拮抗薬として使われる．呼吸抑制も改善される．ただし，麻薬鎮痛薬の抑制が急激に拮抗されると血圧上昇や頻脈を起こすことがあり，注意を要する．

> **処方例**
>
> 塩酸ナロキソン注(0.2 mg/1 mL/アンプル)0.5アンプル(0.1 mg)～0.4 mg静注で拮抗可能　効果は静注後1～2分で認められ1～4時間持続

2. レバロルファン酒石酸塩

ナロキソン同様，麻薬過量投与による呼吸抑制を改善させるために使用する．

> **処方例**
>
> ロルファン注(1 mg/mL/アンプル)1アンプル(1 mg)静注し，必要に応じて3分間隔で0.5アンプル(0.5 mg)を1～2回投与

禁煙補助薬
Stop-smoking aid

大木元明義　愛媛大学准教授・病態情報内科学
檜垣實男　愛媛大学教授・病態情報内科学

【禁煙治療の基本戦略】

禁煙治療の本質は，ニコチン依存症という病気の治療である．すでに喫煙関連疾患を有している患者では禁煙によって，その病気の進行を抑え，予後の改善が期待できる．別の喫煙関連疾患の発症リスクも抑えることができ，喫煙による被害の防止や医療費の削減効果も期待できる．

ニコチン依存の成立には，生活習慣に基づく心理的依存，ニコチンに対する身体的依存の2種類がある．心理的依存は喫煙の生活習慣化によるものであり，行動療法のよい適応である．一方，身体的依存にはニコチン代替療法などの薬物療法のよい適応である．ニコチンは中脳の腹側被蓋野のニューロンに存在する $\alpha_4 \beta_2$ ニコチン受容体に結合すると，ドパミン作動性ニューロンを脱分極させ，その刺激で報酬系に関与している側坐核より快楽物質であるドパミンを放出させる．これにより喫煙による快感と喫煙行動の強化が生じ，ニコチン離脱症状に代表される薬物依存症につながる．

【ニコチン代替療法】

ニコチン代替療法には，ガム(ニコレット)，パッチ(ニコチネルTTS)がある．ニコチンには交感神経刺激作用があり，急性心筋梗塞や重篤な不整脈の合併例では禁忌である．代替療法による血中ニコチン濃度は喫煙時よりも低く，血中濃度の上昇も穏やかである．禁煙後約3日で体内のニコチンは消失する．その際にニコチン離脱症状(強い喫煙願望，イライラ，頭痛，眠いなど)が出現し，禁煙を困難にする．ニコチン量の多いパッチから少ないパッチに段階的にニコチン量を漸減すると低いニコチン濃度に体が適応していき，離脱症状を緩和できる(図1)．メタ解析によると，どの単一のニコチン代替療法もほぼ同様の効果があり，禁煙成功率は何も使わないときのほぼ1.77倍である．また，パッチとガムの併用療法で長期の禁煙継続に効果があるが，昇圧作用への注意も必要である．特にパッチ貼付中の喫煙は急激にニコチン濃度が上昇するため，非常に危険であり注意が必要である．

【バレニクリン】

ニコチン受容体の部分作動薬であり，拮抗薬・作動薬の2つの作用を併せ持つため，高い禁煙効果が期待される．バレニクリン(チャンピックス)はニコチンの $\alpha_4 \beta_2$ ニコチン受容体への結合を阻害するため，喫煙しても満足感が得られにくくなる．この満足感の抑制は，パッチやガムを使用するニコチン代替療法にはない画期的な作用である．また，ニコチンの結合時よりは少量であるがドパミンが放出されるため，禁煙に伴う離脱症状やタバコに対する切望感を軽減する作用がある．バレニクリンの禁煙効果はメタ解析からプラセボの3.22倍と報告されている．バレニクリンの忍容性は良好であるが，嘔気，不眠，

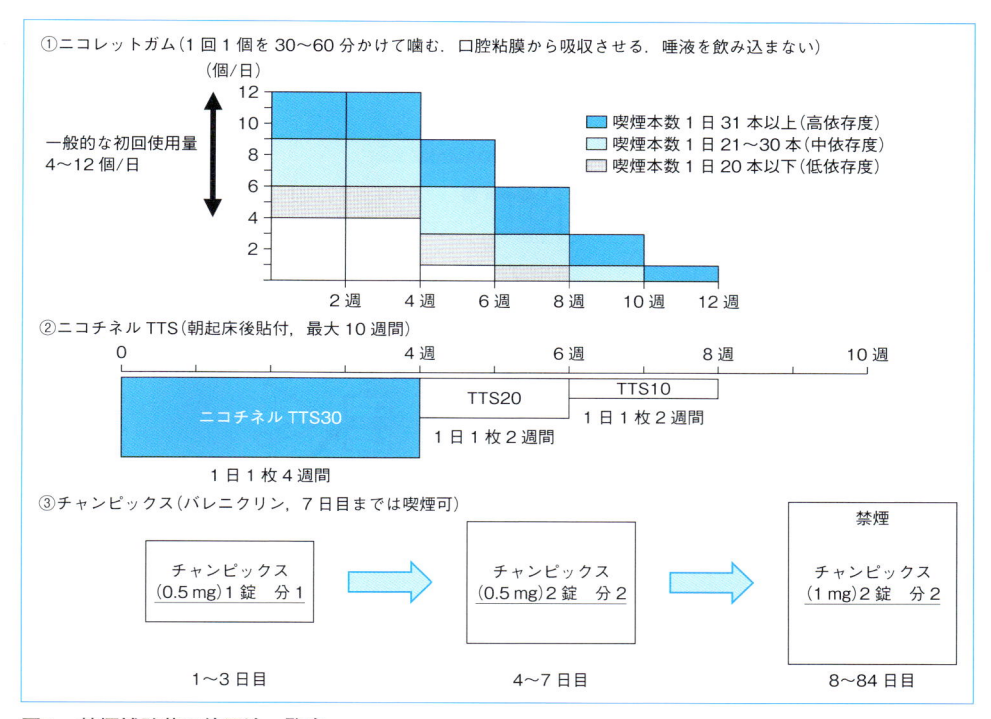

図1 禁煙補助薬の使用法一覧表

①ニコレットガム（1回1個を30～60分かけて噛む．口腔粘膜から吸収させる．唾液を飲み込まない）
一般的な初回使用量 4～12個/日
喫煙本数1日31本以上（高依存度）
喫煙本数1日21～30本（中依存度）
喫煙本数1日20本以下（低依存度）

②ニコチネルTTS（朝起床後貼付，最大10週間）
ニコチネルTTS30　1日1枚4週間
TTS20　1日1枚2週間
TTS10　1日1枚2週間

③チャンピックス（バレニクリン，7日目までは喫煙可）
チャンピックス（0.5 mg）1錠　分1 　1～3日目
チャンピックス（0.5 mg）2錠　分2 　4～7日目
チャンピックス（1 mg）2錠　分2 　8～84日目　禁煙

便秘，異常な夢がプラセボよりも多い．特に，バレニクリン1 mg 1日2回内服では開始1～2週間で嘔気が30％に報告されているが，飲水や食後服用を徹底させることで，実際には減量のみで中止が必要な症例は少ない．

注意すべき循環器系薬物の相互作用

Clinically important cardiovascular drug interactions

牛島健太郎　自治医科大学講師・臨床薬理学
藤村昭夫　自治医科大学教授・臨床薬理学

【概説】

　高齢者は様々な慢性疾患を有することが多く，循環器系疾患の薬物療法については複数の薬物が投与されることが多い．複数の薬物を同時に投与した場合，単独投与時では認められない有害反応の出現や治療効果の減弱が起こりうる．このような薬物相互作用が生じる確率は，併用する薬物の種類の増加に伴い

図1 薬物動態学的相互作用

a. 吸収
〈消化管内腔〉
〈上皮細胞内〉
a1：キレート形成による吸収阻害
a2：CYP3A4阻害による吸収率増加
CYP3A4

b. 分布
血清蛋白質
血清蛋白質結合部位での競合
⇒遊離薬物濃度の上昇

c. 代謝
薬物代謝酵素
c1：代謝酵素阻害による血中濃度上昇
c2：代謝酵素誘導による血中濃度低下
発現誘導

d. 排泄
〈尿細管管腔〉 〈血管〉
〈上皮細胞〉
P糖蛋白質阻害による腎排泄の抑制

○：主薬
△：代謝物
●：併用薬

上昇する．複数の薬物を投与する際は相互作用の有無をチェックするだけでなく，相互作用が出現する機序を理解し，それを回避する処方設計を行うことが重要である．

近年の医薬品開発において，薬物の代謝経路や代謝酵素阻害活性が基礎研究の段階で検討されており，薬物動態学的相互作用はある程度予測できるようになった．しかし，臨床現場では予期せぬ有害反応の出現や治療効果の消失が認められるため，薬効評価に常に気を配る必要がある．

【薬物相互作用の分類】

薬物相互作用の多くは，"薬物動態的"機序により引き起こされる(図1)．

吸収過程においては，消化管内で薬物同士がキレートを形成し，体内への取り込みが低下する相互作用がある(図1a)．また，小腸上皮細胞にはCYP3A4(代謝酵素の1つ)が発現しており，薬物が吸収される際には一部の薬物はこの段階で代謝される．CYP3A4の基質薬物とその活性を阻害する薬物を併用すると，基質薬物の吸収量が増加し血中濃度が上昇する．

分布過程においては，アルブミンなど血清蛋白質の薬物結合部位における競合阻害が起こり，血液中の遊離薬物濃度が上昇する相互作用がある(図1b)．代謝過程においては，代謝酵素が併用薬により阻害される結果，薬物の血中濃度が上昇する相互作用はよく知られている(図1c)．

反対に，併用薬により薬物代謝酵素が誘導され薬物の代謝が促進する相互作用もある．腎臓での排泄過程においては，尿中pHの変化により，薬物の尿細管分泌や再吸収が変化する相互作用や，尿細管上皮細胞に存在するP糖蛋白質が併用薬により阻害され，薬物の排泄が遅延する相互作用が知られている(図1d)．

薬物代謝酵素のうち，最も多くの薬物の代謝に関わる分子がCYP3A4である．このCYP3A4の阻害作用を有する代表例として，アゾール系抗真菌薬，マクロライド系抗菌

薬，シメチジン，グレープフルーツジュースが知られている．また，この発現を誘導するものとして，リファンピシンやセント・ジョーンズ・ワート（SJW）がある．

相互作用を引き起こす他の機序として，薬力学的相互作用がある．これは異なる作用機序をもつ薬物同士を併用することによる相互作用である．循環器系薬物については，β遮断薬とCa拮抗薬の併用により陰性変力作用や房室伝導遅延作用が増強し，過度の血圧低下や心不全を引き起こす可能性がある．一方，薬力学的相互作用を治療に応用している組み合わせもある．血小板機能抑制作用を持つサリチル酸系薬と抗凝固薬のワルファリンの併用はその代表例である．また，カリウム排泄作用を持つヒドロクロロチアジドと血中カリウム濃度を上昇させる作用があるアンジオテンシンⅡ受容体拮抗薬を組み合わせた合剤が，近年多く開発されている．

【降圧薬】（表1-a）

1．Ca拮抗薬

Ca拮抗薬はCYP3A4の基質であるため，これを阻害する薬物や食品の併用により血中薬物濃度が上昇し，結果Ca拮抗薬の作用が増強する．一方，CYP3A4を誘導する薬物や食品の併用によりCa拮抗薬の血中濃度が低下し，効果が減弱してしまう．Ca拮抗薬のなかで，ジルチアゼムやベラパミルは，CYP3A4やP糖蛋白質を阻害する作用があるため，これらの基質薬物の血中濃度を上昇させる可能性がある．

2．アンジオテンシン変換酵素（ACE）阻害薬

ACE阻害薬の薬力学的相互作用としてリチウムの血中濃度を上昇させることが知られている．また，カプトプリルとアロプリノールの併用によると思われるStevens-Johnson症候群や過敏症の出現が報告されているが，詳細な機序は不明である．

3．アンジオテンシンⅡ受容体拮抗薬（ARB）

ロサルタンは，CYP2C9で代謝されて活性代謝物となり治療効果を発揮する．本酵素を阻害する薬物との併用によりロサルタンの効果が低下すると考えられるが，現在問題となる相互作用は報告されていない．

4．β遮断薬

プロプラノロール，メトプロロールはCYP2D6により代謝される．本酵素を阻害するアミオダロン，キニジン，シメチジンなどと併用すると，本薬の血中濃度が上昇して作用が増強すると考えられる．このような場合はアテノロールやナドロールなどCYP2D6の基質ではないβ遮断薬を選択する．

【抗不整脈薬】（表1-b）

クラスⅠに分類される抗不整脈薬の代謝酵素は，CYP1A2（リドカイン），2D6（フレカイニド，メキシレチン），3A4（キニジン，ジソピラミド）と薬物により異なる．またメキシレチンはCYP1A2，キニジンはCYP2D6の阻害作用があるため，これらの代謝酵素を介した相互作用に注意が必要である．

アミオダロンはCYP2C8および3A4により代謝され，1A2，2C9，2D6，3A4およびP糖蛋白質を阻害する（これらの阻害作用は代謝物によるものと考えられている）．アミオダロンの除去半減期は30〜50日と大であり，アミオダロン投与中止後もこれらの酵素阻害作用が数か月持続する．CYP3A4基質薬物であるシンバスタチンやアトルバスタチンとアミオダロンの併用により，横紋筋融解症の発症頻度が高まることが指摘されている．

【心不全治療薬（ジゴキシン）】（表1-b）

ジゴキシンの薬物動態学的相互作用が起こる主な過程は，消化管における吸収と腎からの排泄である．いずれもP糖蛋白質を介した相互作用であると考えられており，P糖蛋白質の阻害作用を有する薬物を併用すると，ジゴキシンの血中濃度が上昇する．特にアミオダロンやキニジンは強力なP糖蛋白質阻害薬であるため，ジゴキシンの血中濃度が数倍に上昇する可能性がある．したがって，これらを併用する際にはジゴキシンの投与量を

表1 注意が必要な循環器系薬物の相互作用

(A)	(B)	相互作用の機序	(＊)
a．降圧薬			
Ca拮抗薬	アゾール系抗真菌薬，マクロライド系抗菌薬 グレープフルーツジュース	(B)のCYP3A4阻害作用による(A)の血中濃度上昇	A2, C1
Ca拮抗薬	リファンピシン，カルバマゼピン，フェニトイン セント・ジョーンズ・ワート	(B)のCYP3A4誘導作用による(A)の血中濃度低下	C2
ACE阻害薬	リチウム	(A)によるNa排泄促進に伴う尿細管におけるリチウム再吸収増加	－
プロプラノロール メトプロロール	アミオダロン，キニジン，クロルプロマジン シメチジン，パロキセチン	(B)のCYP2D6阻害作用による(A)の血中濃度上昇	C1
b．抗不整脈薬			
ジソピラミド キニジン	ジルチアゼム，ベラパミル アゾール系抗真菌薬，マクロライド系抗菌薬 グレープフルーツジュース	(B)のCYP3A4阻害作用による(A)の血中濃度上昇	A2, C1
ジソピラミド キニジン	リファンピシン，カルバマゼピン，フェニトイン セント・ジョーンズ・ワート	(B)のCYP3A4誘導作用による(A)の血中濃度低下	C2
キニジン	プロプラノロール，メトプロロール ハロペリドール，パロキセチン	(A)のCYP2D6作用阻害による(B)の血中濃度上昇	C1
メキシレチン	テオフィリン	(A)のCYP1A2阻害作用による(B)の血中濃度上昇	C1
フレカイニド	アミオダロン，キニジン パロキセチン，フルボキサミン	(B)のCYP2D6阻害作用による(A)の血中濃度上昇	C1
アミオダロン	プロプラノロール，メトプロロール ハロペリドール，パロキセチン	(A)のCYP2D6作用阻害による(B)の血中濃度上昇	C1
アミオダロン	アトルバスタチン，シンバスタチン	(A)のCYP3A4阻害作用による(B)の血中濃度上昇	C1
アミオダロン	コレスチラミン	(B)が(A)に吸着することによる吸収阻害	A1
ジゴキシン	ループ利尿薬，サイアザイド類	(B)のK排泄作用によるジギタリス性不整脈の増加	〈PD〉
ジゴキシン	ベラパミル，ジルチアゼム キニジン，アミオダロン アトルバスタチン，シンバスタチン	(B)のP糖蛋白質阻害作用による(A)の排泄低下	D
c．抗凝固薬			
ワルファリン	スルホニルウレア薬 HMG-CoA還元酵素阻害薬 NSAIDs	併用により(A)のタンパク結合率が低下し遊離型濃度が上昇	B
ワルファリン	アミオダロン，フルバスタチン フルコナゾール	(B)のCYP2C9阻害作用による(A)の血中濃度上昇	C1
d．HMG-CoA還元酵素阻害薬			
アトルバスタチン シンバスタチン	ジルチアゼム，ベラパミル アゾール系抗真菌薬，マクロライド系抗菌薬 グレープフルーツジュース	(B)のCYP3A4阻害作用による(A)の血中濃度上昇	A2, C1
アトルバスタチン シンバスタチン	リファンピシン，カルバマゼピン，フェニトイン セント・ジョーンズ・ワート	(B)のCYP3A4誘導作用による(A)の血中濃度低下	C2
スタチン	フィブラート	横紋筋融解症のリスク増加	〈PD〉

(＊)：図1で該当する機序を示す．
〈PD〉：薬力学的相互作用

減ずる必要がある．ジソピラミドやプロカインアミドなどの抗不整脈薬はジゴキシンの血中濃度に影響を与えないため，キニジン以外のクラスIa抗不整脈薬を選択することが望ましい．

【抗凝固薬】
1．ワルファリン(表1-c)
薬物動態学的相互作用の主な機序として，①CYP2C9阻害による血中ワルファリン濃度の上昇，②ワルファリンの蛋白結合率を低下させることによる遊離型濃度の上昇が知られている．

骨粗鬆症治療薬のメナテトレノンは，ワルファリンのビタミンK_2依存性凝固因子合成阻害作用と拮抗することから併用禁忌である．また，ビタミンK_2含有食品はワルファリンの作用を減弱させることはよく知られている．両者の摂取を半日ずらしても相互作用は回避できないため，ビタミンK_2含有食品の摂取を控えるべきである．

2．抗血小板薬
クロピドグレルはCYP2C19で代謝されて活性代謝物となり，血小板凝集抑制作用を発現する．クロピドグレルとオメプラゾール(CYP2C19を阻害する)を併用すると，クロピドグレルの抗血小板作用が減弱すると考えられ，両者は併用すべきではないといわれていた．しかし，アスピリンとクロピドグレルの併用療法を受けている患者において，心血管イベントの発症頻度にオメプラゾール併用の影響は認められないことが報告された．この両者の併用による有効性と安全性については遺伝子型も含めた大規模な試験が必要である．

チクロピジンはCYP2C19および1A2を阻害することにより，フェニトインやテオフィリンの血中濃度を上昇させることが知られている．これらを併用する際には血中濃度を測定し投与量を調節する必要がある．

【HMG-CoA還元酵素阻害薬(スタチン)】(表1-d)
水溶性であるプラバスタチン以外はCYPによる代謝を受ける．アトルバスタチンとシンバスタチンはCYP3A4，フルバスタチンはCYP2C9により代謝される．アトルバスタチンやシンバスタチンはP糖蛋白質を阻害することが知られており，ジゴキシンと併用するとのジゴキシンの血中濃度が約20％上昇することが知られている．スタチンとワルファリンを併用するとワルファリンの蛋白結合率が低下し，結果ワルファリンの効果が増強すると考えられている．さらに，フルバスタチンはCYP2C9の阻害作用を有しているため，ワルファリンと併用する際は早めに凝固能を測定する必要がある．

血清脂質値改善のため，スタチンとフィブラート系薬が併用されることがある．フィブラート系薬による横紋筋融解症はスタチンを併用することで出現頻度が高まる．わが国において，プラバスタチンとベザフィブラート併用時に横紋筋融解症を来した症例の半数以上は，腎機能障害例である．

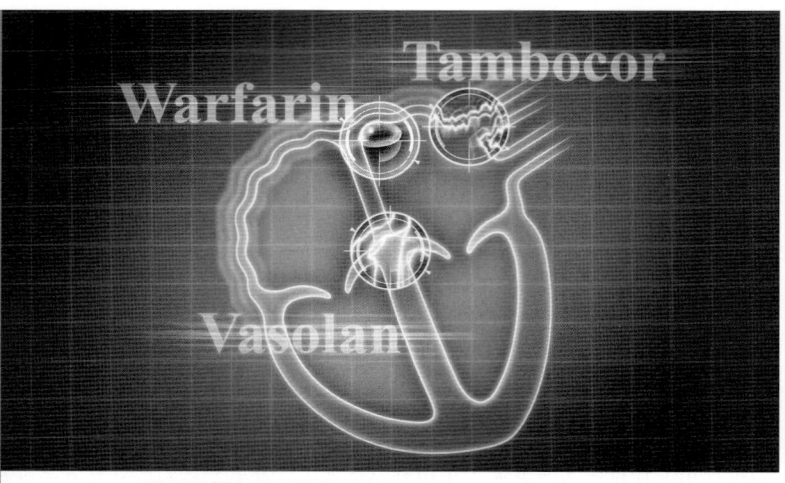

エーザイの発作性心房細動治療時に使われる製品

Warfarin
Tambocor
Vasolan

劇薬・処方せん医薬品：注意—医師等の処方せんにより使用すること
頻脈性不整脈治療剤　　　　　　　　　　　　　　　　　[薬価基準収載]
日本薬局方 フレカイニド酢酸塩錠
タンボコール®錠50mg／錠100mg
タンボコール®静注50mg
〈フレカイニド酢酸塩製剤〉

処方せん医薬品：注意—医師等の処方せんにより使用すること
経口抗凝固剤
日本薬局方ワルファリンカリウム錠　　　　　　　　　　[薬価基準収載]
ワーファリン 錠0.5mg／錠1mg／錠5mg

経口抗凝固剤
ワーファリン 顆粒0.2%
〈ワルファリンカリウム製剤〉

処方せん医薬品：注意—医師等の処方せんにより使用すること
Ca++拮抗性不整脈・虚血性心疾患治療剤
日本薬局方 ベラパミル塩酸塩錠　　　　　　　　　　　[薬価基準収載]
ワソラン®錠40mg

劇薬・処方せん医薬品：注意—医師等の処方せんにより使用すること
Ca++拮抗性不整脈治療剤　　　　　　　　　　　　　[薬価基準収載]
ワソラン®静注5mg
〈ベラパミル塩酸塩製剤〉

Eisai エーザイ株式会社
東京都文京区小石川4-6-10

製品情報お問い合わせ先：お客様ホットライン
フリーダイヤル 0120-419-497　9〜18時（土、日、祝日9〜17時）

一般医療機器、血液凝固分析装置、特定保守管理医療機器
コアグチェック®XS／XSプラス
抗凝固療法のPT-INR測定をその場で実施

製造販売元
Roche ロシュ・ダイアグノスティックス株式会社
〒105-0014 東京都港区芝2-6-1

●効能・効果、用法・用量及び警告・禁忌を含む使用上の注意等については添付文書をご参照ください。

CV1201M02

第5章 不整脈

不整脈診断・治療の変遷
Transition in diagnosis and treatment of arrhythmia

相澤義房　新潟大学名誉教授
古嶋博司　新潟大学・循環器学

【概説】

表1は心電図で得られる情報である．不整脈は，刺激発生異常と刺激伝導異常に大別されてきた．

洞結節以外の部位から発生するものはすべて不整脈とみなされ，異所性興奮と呼ばれる．洞結節からの興奮（正所性興奮）であっても，心拍数が100/分以上では洞頻脈，60/分以下では洞徐脈と定義される．頻拍は発生部位（上室性と心室性）と持続時間（30秒以上持続するかどうか）で分類される．

刺激発生異常の機序は，自動能の亢進，異常自動能およびリエントリからなる．近年，不整脈は予後改善を考慮して治療が選択されるようになった．頻脈誘発性心筋症，遺伝性不整脈，特発性心室細動などが最近の話題である．

刺激伝導異常による不整脈は，洞結節-心房，心房内，房室結節およびヒス・プルキンエ系を含む心室内刺激伝導系の伝導の遅延または途絶からなる．遺伝子異常の関与も知られている．異常な伝導経路を有するものとして，WPW症候群や二重房室結節経路が代表的であるが，これらは頻拍を来す．以下に不整脈の診断と治療における変遷について述べる．

【診断における変遷】

不整脈の有無の診断は心電図が基本である．これにホルター心電図，体表面加算平均心電図が加わる．心臓電気生理検査は不整脈の機序や不整脈の基盤の診断に加え，その手法や心臓電気生理学的知識はカテーテルアブレーションの基礎となった．以下これらの特徴を述べる．

1. 心電図

体表面から心電図を記録する方法とその特徴は以下の通りである．

a. 標準12誘導心電図

心電図の基本となる．不整脈以外に，心疾患に関する有用な情報が得られる（表1）．

WPW症候群，QT延長症候群やBrugada症候群などは特徴的な所見を示し，一見して診断可能である．最近では突然死の予知に，QT間隔，QT DispersionおよびT波頂点か

表1　12誘導心電図で得られる情報

1) 不整脈：種類，起源
2) 心疾患の手がかり
　　心筋梗塞，肥大，心筋症，炎症など
3) 全身的異常の手がかり
　　低K血，高K血，高Ca血
4) 不整脈疾患
　　WPW症候群，QT延長症候群，QT短縮症候群，Brugada症候群，右室心筋症，早期再分極症候群など
5) リスク評価
　　心拍変動，圧受容体反射，T Wave alternans，QT dispersion，TDR，J波など

らT波の終末点までの時間（T peak-end 時間）も注目されており，早期再分極所見として J 波も最近注目されている．

b．ホルター心電図

発作性，短時間，または稀にしか発生しない不整脈の診断に適する．これで，不整脈の頻度，持続時間，発症時間帯などの定量的な評価ができる．治療効果の判定にも用いられることがある．最近は体内埋め込み式の心電図記録器（ループ心電計）が臨床応用されており，原因不明の失神などの診断に用いられている．

ホルター心電図を解析し，自律神経の評価や心拍変動を突然死予知にも用いられる．

c．T波交代現象（T wave alternans；TWA）

TWA とは，形または振幅の異なるT波が1拍ごとに交互に現れる現象であり，再分極異常を反映する．QT 延長症候群，心筋虚血，心不全などでは，肉眼的にも明らかなTWA を示すことがあるが，現在注目されているのはマイクロボルト（μV）レベルの TWA で，突然死の予知に用いられている．一次予防としての植込み型除細動器（ICD）の適応決定に有用視されている．

d．体表面加算心電図

洞調律時に体表面心電図を加算平均して得られる QRS 波の終末部の微小な電位を伝導遅延（LP）として検討するもので，LP は伝導遅延を伴う障害心筋の存在を示す．1990年代になり早期再灌流療法が普及し，β遮断薬，ACE 阻害薬により心筋梗塞後の予後は改善するようになり，LP の心臓突然死の予知指標としの意義は小さくなった．Brugada症候群では最近でも病態の評価に用いられる．

e．運動負荷試験

運動によって心室性不整脈の診断と治療効果の判定に用いられる（後述）．

f．心臓電気生理検査

不整脈の診断，機序の解明，カテーテルアブレーションおよび治療効果の判定に用いられる．

❶ 徐脈性不整脈

洞不全症候群またはその疑い例での，オーバードライブ抑制試験，房室ブロックではHis 束電位を記録してブロック部位を決定するのに有用である．

❷ 頻拍脈性不整脈

QRS 幅の広い頻拍（wide WQRS tachycardia）の最も確実な診断ができる．心室期外刺激を用いて持続性単形性心室頻拍例が誘発された場合の診断的価値は高い．本法はカテーテルアブレーションに必須である．

【治療の変遷】

1．ペーシング治療

洞不全症候群と房室ブロックは治療すべき徐脈の代表であり，恒久的ペースメーカ植込みが確立された治療である．初期は心室ペーシングのみであったが，現在はより生理的なペーシングによって血行動態の改善と心房細動発生の抑制を図っている．

十分な薬物治療を行っても改善しないNYHA クラスⅢ以上の慢性心不全で，左室駆出率 35％ 以下，QRS 幅 130 msec 以上の心室内伝導障害を有する例では，両心室ペーシングによる心臓再同期療法（CRT）の適応となる．重症心不全例では植込み型除細動器を併用したモード（CRT-D）が選択される．

2．頻脈性不整脈の治療

CAST 研究により抗不整脈薬の限界が明らかとなり，予後改善を目指した治療が選択される様になった．とりわけ ICD の適応は一次予防にまで大きく拡大された．以下に主な不整脈について述べる．

a．心房粗動/細動

通常型心房粗動は，三尖弁輪を反時計周りに旋回するマクロリエントリであり，下大静脈と三尖弁輪の間の峡部を回路とする．この峡部でのカテーテルアブレーションが主流となった．薬物治療による停止や再発阻止は困難例が多い．

心房細動は，日常臨床で遭遇する頻脈で，

直ちに致命的でないものの，合併例では予後は不良である．発作性心房細動の停止はNaチャネル遮断薬が有効であるが再発予防には限界がある．

発作性心房細動のトリガーは，肺静脈に沿って走る心筋の興奮であることが判明し，カテーテルアブレーションにより肺静脈と左房を電気的に隔離することで再発予防ができることが判明した．これで抗不整脈薬による1年後の洞調律維持率が40％以下であったものが，カテーテルアブレーションでは80％以上の再発阻止率が得られている．

最近では，持続性心房細動でもカテーテルアブレーションの有効性が報告されている．長く持続した心房細動では心室レートのコントロールを行う．心房細動の予後を悪化させる最大の要因は脳梗塞であることから，十分な抗凝固療法は常に必要である．

b．その他の上室性頻脈

発作性上室頻拍，WPW症候群では，カテーテルアブレーションによる治癒を目指す．頻拍発作の発症を前提に治療に踏み切る．WPW症候群では職業など社会的な状況を加味して予防的に副伝導路をアブレーションすることがある．

c．無症候性不整脈

心室期外収縮や非持続性心室頻拍をいうがその薬物治療は原則行わない．この理由は，梗塞後の頻発する心室期外収縮や非持続性心室頻拍は予後不良因子となるとはいえ，これをI群抗の抗不整脈薬で治療するとかえって予後は悪化し，突然死も増加する．心筋梗塞の急性期での警告不整脈は，Ib薬による抑制を試みることがある．

心室期外収縮や非持続性心室頻拍が頻発し，心不全を来す例が稀にみられる．このような例で，不整脈起源がマッピングできれば，カテーテルアブレーションにより治癒を目指す．稀に心室細動のトリガーとなる場合も，カテーテルアブレーションを行うことがある．

d．持続性心室頻拍/細動

持続性心室頻拍の停止には，静脈投与が可能なI群薬を用いるが，心機能の抑制には注意する．難治例ではIII群薬のニフェカラントの有効例が多い．最近の救急ガイドラインでは，I群薬としてプロカインアミド，リドカイン，III群薬ではアミオダロンとニフェカラントが記載されている．

心室頻拍の再発の処置には，基礎心疾患の種類によらずICDが最も有用な治療法である．ICDは抗頻拍ペーシングの機能も有している．重度に心機能が低下している症例でも，予防的ICD植え込み（一次防）の有用性が明らかにされた．

ICDの植え込み後に心室頻拍が頻発する例（electrical storm）も10～20％にみられる．急性期の処置として薬剤による停止，全身麻酔などを組み合わせて抑制を図る．難治例では，カテーテルアブレーションも選択される．Electrical stormの病態の解明，抗不整脈薬による予防をどうするかなど，未知の点が多い．

e．院外心停止

最近は自動対外式除細動器（AED）の普及により，心室細動からの蘇生成功例が多くなった．この中には，心疾患を認めない特発性心室細動もある．Brugada症候群など特発性心室細動も注目され，今後は突然死のリスクをどのように評価するかが課題となっている．

不整脈診断の進め方

Process of diagnosis in arrhythmia

井上　博　富山大学教授・第2内科

【概説】

不整脈の診断は，①診断の確定，②重症度の評価，③基礎疾患の診断，④予後の推定からなる．この手順は心不全の診断の場合と同

様で，単に不整脈の種類を診断することだけでは診療には不十分である．

【診断の確定】
1．自覚症状からの推定
　不整脈に起因する自覚症状には，動悸，呼吸困難，倦怠感，胸痛，めまい，失神などがある．この他に，不整脈のために精神・心理的症状(不安)が生じることもある．自覚症状を欠くことも少なくない．同じ不整脈であっても自覚される症状には個人差がある．

　自覚症状(脈が乱れる，飛ぶ，突然速くなるなど)により原因となる不整脈の推定がある程度可能であり，症状の内容については詳細に確認する．頻脈の場合には，心拍数がどのくらいであるのか(口でどの程度の速さかを真似してもらうとよい)，発生と停止が瞬間的であるのか徐々であるのかが，推定に有用である．

2．すでに心電図記録から診断がついている場合
　自覚症状があって医療機関を受診した際の心電図で不整脈がつかまっている場合，あるいは健康診断の心電図記録で不整脈が記録されている場合には，重症度の評価，基礎疾患の有無，予後の評価に進む．

3．自覚症状はあるが不整脈が心電図で記録されていない場合
　心電図による不整脈の記録が診断には不可欠である．このために利用されるのが長時間記録，携帯型心電計，運動負荷試験，電気生理検査などである．

　以下いずれの方法を用いるにしても，患者の訴える自覚症状と観察された不整脈の関係を明らかにすることが大切である．めまいのある患者に，夜間睡眠中に2～3秒の洞停止がみられても，これを自覚症状のめまいの原因とするには慎重でなければならない．

a．長時間心電図記録
　すぐに行えるのは検査室での心電図持続記録で，3分間記録などが行われる．しかし，この方法では不整脈がつかまる確率は低いので，通常はホルター心電図記録(⇒106頁)が実施される．期外収縮の頻度の定量的評価や自覚症状との関連の確認には優れているが，発作性不整脈の診断は発生頻度に影響されるため，診断能力には限界がある．発生頻度が少ない場合(ことに失神など)には，皮下に植え込む長時間メモリーの可能な機器も臨床に使えるようになっている．

b．携帯型心電計
　短時間の心電図記録が可能な携帯型心電計が利用可能である．自覚症状が出現したときに患者自身で記録することが可能であるが，手技により記録された心電図の質が左右される．

c．モニター心電図
　病室で心電図が連続してモニターされていれば，発作性に生じる不整脈の記録が可能である．メモリー機能により過去に遡った解析も行える．

d．運動負荷試験
　労作や運動に伴って発生する不整脈の診断，治療効果の判定に運動負荷試験が行われることがある(⇒120頁)．

e．電気生理検査
　心電図診断がついていない場合や，頻脈発作の確定診断・機序の診断に電気生理検査が行われる(表1)．カテーテルアブレーションを行う場合には，本検査は不可欠である．最近では失神やめまいなどの自覚症状を伴う洞不全症候群や2度以上の房室ブロックでは，電気生理検査(洞結節機能の定量的評価やブロック部位の同定，補充収縮の評価など)を省略してペースメーカ植え込みを行うことが

表1　電気生理検査の意義

・徐脈性不整脈	洞結節機能(自動能)の評価 房室ブロック部位の診断 房室伝導能の評価 発作性房室ブロックの誘発
・頻脈性不整脈	発作の誘発(診断の確定) 機序の診断 アブレーション部位の同定

多い．
【不整脈の重症度の診断】
　予後に影響する要因としては，不整脈そのものの重症度のほかに基礎疾患の有無，心機能の程度がある．不整脈そのものの重症度の評価法は不整脈の種類によって異なる．
1．心室期外収縮
　Lown 分類がよく利用される．この分類は急性心筋梗塞に伴う心室期外収縮の重症度として考案されたものであり，心室期外収縮一般に応用するには問題点も多い．0〜2 は期外収縮数による分類で，3 以上は性状による分類であり，分類方法が一定の基準でなされていない．2 から 5 へ進むにつれて実際に不整脈事故が増えるという確証がない．心筋梗塞急性期にみられる心室細動の半数は，Lown 分類でいう重症の期外収縮の先行なしに発生する．一方で，基礎に明らかな心疾患をもたない例では，心室期外収縮の存在は連発性であっても生命予後には影響しないことも明らかにされている．このような例に対して，Lown 分類に基づいた重症度を説明することには問題が多い．

　基礎疾患の有無などを加味した心室性不整脈の重症度分類の一試案を表 2 に示す．
2．WPW 症候群(⇒208 頁)
　一般に健康診断で発見された無症候性 WPW 症候群の生命予後は良好である．副伝導路の不応期が長い場合には，偽性心室頻拍からの突然死の可能性は低い．電気生理検査で副伝導路の不応期を測るのが確実であるが，非観血的に副伝導路の不応期が長いことを示唆する所見として以下のものがある．ホルター心電図記録中や運動負荷試験での一過性のデルタ波消失，抗不整脈薬静注(プロカインアミド 10 mg/kg など)によるデルタ波消失などである．
3．QT 延長症候群(⇒228 頁)
　無症候性であっても，幼児例や神経性聾，突然死・失神発作の家族歴，QTc ＞ 600 msec，T 波交互脈などを伴う場合には不整

表2　心室期外収縮の重症度分類(Bigger JT による)

	良性	中間	悪性
症候	動悸	動悸	動悸 失神，心停止
基礎心疾患	(−)	(＋)	(＋)
肥大・瘢痕組織	(−)	(＋)	(＋)
突然死の危険	小	中間	大
期外収縮頻度	低〜中	中〜高	中〜高
連発性	(−)	(＋) 非持続性	(＋) 持続性
治療の目標	症状の軽減	症状軽減 不整脈抑制 死亡率低下	症状軽減 不整脈抑制 死亡率低下

注：QT 延長症候群や Brugada 症候群に，この分類法を利用することは適切ではない．また基礎心疾患のない例の連発性心室期外収縮が生命予後に影響しないことは本文中に述べたとおりである．

脈イベント発生のリスクが高くなる．
4．Brugada 症候群(⇒232 頁)
　過去の不整脈イベント，家族歴(失神例，突然死例)，電気生理検査での心室細動誘発の有無で総合評価する．原因となる遺伝子異常と重症度の関係は必ずしも明らかではない．

【基礎疾患の診断】
　不整脈の発生基盤としての基礎疾患の診断，予後に影響する要因としての基礎心疾患の有無・心機能の程度を評価する．不整脈発生に関係する基礎疾患があれば，不整脈の治療の他に基礎疾患への治療が不可欠になる．

　心房細動の基礎疾患として甲状腺機能亢進症があれば，これの治療により心房細動の抑制が期待される．心筋虚血が心室性不整脈の発生基盤であれば，虚血の解除が心室性不整脈の有効な治療となる．心不全は各種不整脈の発生要因であるばかりでなく，頻脈性不整脈の結果として心機能が低下する(頻脈誘発

性心筋症）．特に左室機能は生命予後を規定する重要な要因であり，その低下の有無は診療方針を立てるうえで不可欠である．

したがって，不整脈を有する例には，基本的な検査として 12 誘導心電図以外に血液検査（貧血や電解質異常の有無，必要に応じて甲状腺機能），胸部 X 線写真，心エコー検査を行う．不整脈の種類や患者の状況に応じて，運動負荷試験，心臓カテーテル検査を追加する．

【予後の推定】

不整脈そのものの重症度，基礎疾患の有無（特に心機能の程度）が予後に影響する．心室期外収縮の重症度を評価する Lown 分類は，基礎疾患のない例の生命予後予測には影響しない．連発性心室期外収縮は基礎疾患（例えば冠動脈疾患や拡張型心筋症など）があると，生命予後が悪化する．

上記の臨床背景以外に，自律神経機能（心拍変動など）や心室遅延電位，再分極過程の異常（T 波交互脈，TWA）などが生命予後に影響することが明らかになっている（⇒132 頁，136 頁）．心拍変動から求めた交感神経緊張度亢進あるいは副交感神経緊張度低下は，将来の心事故発生の予測因子となる．同様な指標である圧受容体反射感受性（血圧上昇に伴う RR 間隔の延長の度合い）や heart rate turbulence（心室期外収縮後の RR 間隔の変化）も予後の推定に有用とされる．

心室遅延電位（late potential）は，QRS 波終末部の遅れた伝導による局所の微小な電位で，心電図を加算平均することで記録される．これがみられる例では心室性頻脈性不整脈の発生頻度が高い．TWA は運動負荷により心拍数を上げた際に生じる T 波の交互脈（μV 単位のため通常の心電図記録では把握が難しい）で，不整脈イベントの推定に有用とされる．

これらの評価には特殊な機器，解析ソフトが必要であり，通常の診療場面では応用しにくい面もある．

■ 患者説明のポイント
- 不整脈には様々な種類があり，正確な診断が治療方針を立てるうえで大切である．
- 不整脈そのものばかりではなく，不整脈発生の基盤となる基礎疾患の有無・程度，不整脈の誘因を明らかにすることも治療方針を決めるうえで不可欠である．

抗不整脈薬の選び方のポイント

Guidelines on selecting antiarrhythmic drugs

新　博次　日本医科大学多摩永山病院・院長

【概説】

抗不整脈薬を虚血心，不全心に使用した場合，催不整脈作用により致死的不整脈の発症が危惧される．そのため，不整脈を発症させる基質（上流/up-stream）を修飾し，改善させることを目的とした up-stream 治療を積極的に用いることが薦められる．また，非薬物治療であるカテーテルアブレーションの成績向上もあり，薬物治療のみに固執せず，現時点における個々の症例での最良の対処が求められる．

すべての不整脈が治療対象とはならず，治療を要するものは，原則として①自覚症状（不快感）が強いもの，②血行動態が不安定ないし致死的不整脈に移行する可能性があるもの，③不整脈に起因する重篤な合併症が想定されるもの（心房細動の脳梗塞など）となる．日本本循環器学会の「不整脈薬物治療に関するガイドライン」が参考となる．

【抗不整脈薬の役割と有害事象】

抗不整脈薬は，不整脈を発生させる電気生理学的受攻因子（異常自動能やリエントリーなど）に抑制的に作用し，不整脈を停止ないしは予防する薬剤であり，不整脈の背景にある病態を改善するものではない．よって，通

常は薬剤投与により不整脈が消失しても，服薬を中止すればまた不整脈が出現する．不整脈の診断が特発性であっても，基礎心疾患が明らかでないだけである．そこで抗不整脈薬は必要なときに使用し，必要以上の長期使用を控えることが望まれる．時にはカテーテルアブレーション，植込み型除細動器（ICD）を優先する場合もあり，薬剤でのみ不整脈に対処する時代ではない．また，抗不整脈薬の効果の限界，すなわち安全を確保した状況で，いかほどの効果が期待できるかを考慮し治療法を選択すべきである．以上より，抗不整脈薬は，発作性不整脈の停止，再発予防に患者背景を改善する up-stream 治療とともに適宜使用する薬剤となる．

抗不整脈薬は，本来の電気生理学的作用に基づく有害事象と，心外副作用の両者につき注意しなければならない．電気生理学的作用については Sicilian Gambit の作用機序一覧（表1）にまとめられているが，その作用が時と場合により催不整脈作用を来すことになる．QRS や QT の延長などを早期に認知し，継続するか否かの判断が求められる．一方，心外副作用については，あらかじめ知っていないと対応が遅れることになる．血液学的有害事象など，他の臓器への影響はあらかじめ認知しておくべきである．

【抗不整脈薬使用上のポイント】

抗不整脈薬を効果的かつ安全に使用することは，臨床医にとっては重要な課題である．抗不整脈薬は薬剤の安全域が比較的狭く，血中濃度が中毒域に到達すると新たな不整脈を発症（催不整脈作用）させる．さらには心停止をみるなど直接生命予後を左右する事故を発生させる可能性がある．使用に際しての注意事項を以下に示す．

①無用な薬剤の使用を避けること．明らかな目的なくして安全域の狭い抗不整脈薬を使用しない．

②患者背景により的確な選択を行う．虚血心，不全心，高齢者などでは，循環動態の変化のみならず，肝・腎機能の低下（薬物動態の変化）を併せて考慮する．さらに合併疾患に対する治療薬（併用薬）との相互作用にも注意する．

③各抗不整脈薬の電気生理学的特徴により選択（Sicilian Gambit 参照）．

④抗不整脈薬のみに頼らないことが重要．

有効な薬剤は継続使用するが，薬物動態は加齢に伴う心機能の変化のみならず，加えて併用薬剤による影響まで受けるため，必要以上の薬剤使用を避ける．可能なら一時的に減量して効果が減ずるか否かを検証し，投与量を確認しながら継続する．すべてを抗不整脈薬に依存せず，背景要因の改善に最善の努力を惜しまないことが重要となる．心房細動で洞調律維持が困難な場合，心室レートコントロールに治療方針を変更し，可能ならば ACE 阻害薬，ARB などの up-stream 治療を積極的に併用する．

【抗不整脈薬の選択】

1．心房細動

Na チャネル抑制作用の強いフレカイニド，プロパフェノン，ピルジカイニド，シベンゾリンが心房細動（適応は器質的基礎心疾患のない症例）の停止，予防に効果的である．心筋梗塞などの器質的心疾患，心機能低下例ではアミオダロンが最も妥当な選択となる．ベプリジルは持続性心房細動に対し高い除細動効果を示すが，心機能低下例では使用を避けたい．腎機能低下例，透析症例ではアプリンジン，プロパフェノンといった肝排泄型薬剤が使用できる．夜間ないし早朝発症の発作性心房細動には，ジソピラミドなど抗コリン作用を有する薬剤が効果的である．

抗不整脈薬単回経口投与法は，処方された薬剤を持ち歩き，必要な状況下に患者自身の判断で服用させる方法（pill-in-the pocket）として知られ，発作性不整脈（特に発作性心房細動）では QOL 改善のためしばしば用いられる．この目的にはピルジカイニドが薬理学的特性から最も適しているが，他にフレカイ

表1 Sicilian Gambit による抗不整脈薬分類

薬剤	イオンチャネル Na Fast	Na Med	Na Slow	Ca	K	If	受容体 α	β	M₂	A₁	ポンプ Na-K ATPase	臨床効果 左室機能	洞調律	心外性	心電図所見 PR	QRS	JT
キニジン		Ⓐ			▲		○		○			→	↑	▲	↑↓	↑	↑
プロカインアミド		Ⓐ			▲							↓	→	●	↑	↑	↑
ジソピラミド			Ⓐ		▲				○			↓	→	▲	↑↓	↑	↑
シベンゾリン			Ⓐ	○	▲				○			↓	→		↑	↑	→
ピルメノール			Ⓐ		▲				○			↓	↑		↑	↑	↑→
リドカイン	○											→	↑	▲			↓
メキシレチン	○											→	↑	▲			↓
アプリンジン		Ⓘ		○	○	○						→	↑	▲			→
ピルジカイニド			Ⓐ									↓→	→	○	↑	↑	
フレカイニド			Ⓐ		○							↓	→	○	↑	↑	
プロパフェノン		Ⓐ						▲				↓	↓	○	↑	↑	
ナドロール								●				↓	↓	○	↑		
プロプラノロール	○							●				↓	↓	○	↑		
アミオダロン	○			○	●		▲	▲				→	↓	●	↑	↑	↑
ニフェカラント					●							→	→				↑
ソタロール					●			●				↓	↓	○	↑		↑
ベラパミル	○			●			▲					↓	↓	○	↑		
ジルチアゼム				▲								↓	↓	○	↑		
ベプリジル	○			●	▲							?	↓	○			↑
アトロピン									●			→	↑	▲	↓		
ATP										■		?					
ジゴキシン									■		●	↑	↓	●	↑		↓

遮断作用の相対的強さ：○低　▲中等　●高
Ⓐ=活性化チャネルブロッカー　Ⓘ=不活性化チャネルブロッカー
■=作動薬
(抗不整脈薬ガイドライン委員会編，小川聡著：抗不整脈薬ガイドライン，CD-ROM 版ガイドラインの解説とシシリアンガンビットの概念，ライフメディコム，7頁，表1，2000 より一部改変)

ニド，プロパフェノン，シベンゾリンが使用される．使用に先立ちその効果と安全性を症例毎に検証しておく必要がある．ジゴキシンは心房細動の安静時の心室レート低下に使用できるが，労作時の心拍抑制ができないことなどから発作性心房細動には薦められない．心不全合併例での心室レートコントロールに使用すべき薬剤と言える．

2. 心室性不整脈

心室頻拍，心室細動など致死的不整脈が予防の対象となるが，抗不整脈薬単独の効果はICDに劣るものである．抗不整脈薬はICDの作動回数を減少させる目的にて使用されるが，この目的にはアミオダロンとβ遮断薬の併用が最も効果的であることが知られる．急性期の心筋梗塞ではニフェカラント，アミオダロンの静注が効果的である．

メキシレチンのQT短縮作用は，先天性QT延長症候群(LQT3)に効果的なことがある(LQT1，LQT2のタイプではその効果は期待できない)．Brugada症候群でジソピラミド，ベプリジルによる不整脈再発予防効果が期待できるとの報告があるが，ICDに優るものではない．

洞不全症候群（洞徐脈，洞停止，洞房ブロック）

Sick sinus syndrome (SSS), Sinus bradycardia, Sinus arrest, Sinoatrial block

藤木　明　静岡赤十字病院・循環器科部長

【概念】

洞機能不全とは心臓の生理的な調律をつかさどる洞結節からの興奮発生の障害である．

【病態】

洞不全症候群の原因には，加齢などによる洞結節自動能の異常（洞停止），洞結節興奮の心房筋への伝導の異常（洞房ブロック）などがある．洞不全の病態としては脈が遅くなる徐脈が一般的である．通常は脈拍毎分50以下を徐脈とするが，夜間就眠中は健常者でも毎分40台となることがある．

突然心房興奮が欠落する洞停止，洞房ブロック（心電図上は突然のPP間隔延長）を呈する例もある．さらに発作性心房細動などの頻脈停止時に，数秒以上にわたり心房興奮が欠落し，めまい，ふらつき，失神などを生じることもある（徐脈頻脈症候群）．

【診断のポイント】

めまい，ふらつき，失神などの症状に注目して，心電図で洞徐脈，洞房ブロック，洞停止を確認する．発作性の失神例ではホルター心電図や心臓電気生理検査による検討も必要となる．

1．病歴聴取

心拍出量の著しい低下による脳虚血を生じ，「突然目の前が真っ暗になる」という状態である．めまいや失神などの症状以外は，低心拍出量状態による易疲労感，労作時呼吸困難などを訴えることもある．

2．身体所見

失神発作の際に，脈拍，血圧が保たれていればAdams-Stokes発作は否定できる．脈拍の異常を認めたら，心電図記録を行い発作の原因となる不整脈を診断する．

3．心電図(図1)

a．洞徐脈

P波形の変化は認めずに毎分50以下の徐脈となる．洞性不整脈も顕著となることが多い．P波はQRSの前に1：1の関係を維持したまま認められる．

b．洞房ブロック

PP間隔が突然延長し，その間隔が洞周期の正数倍になることから診断する．しかし洞房伝導時間が変化する場合は体表面心電図による診断には限界がある．

c．洞停止

PP間隔が突然延長して，その間隔が洞周期長の正数倍とならない場合とされてきた．しかし，実際は洞結節電位の記録を行わないと診断は困難．

4．ホルター心電図

徐脈性不整脈が発作性に生じる場合は，症状を認める発作時の心電図記録が必須であり，通常の心電図記録では限界がある．そこで24時間の連続記録が可能なホルター心電図が用いられる．また，ホルター心電図から逆に夜間就眠中の症状を伴わない徐脈性不整脈が診断されることもある．しかし，失神発作の頻度が月に数回では，ホルター心電図を記録しても，その際に症状が生じない可能性が高く診断が困難となる．そのような場合には，心臓電気生理検査で刺激伝導系の機能を検討する．

5．心臓電気生理検査

経静脈的に電極カテーテルを挿入し，心腔内電位記録と電気刺激を行い，洞結節機能を

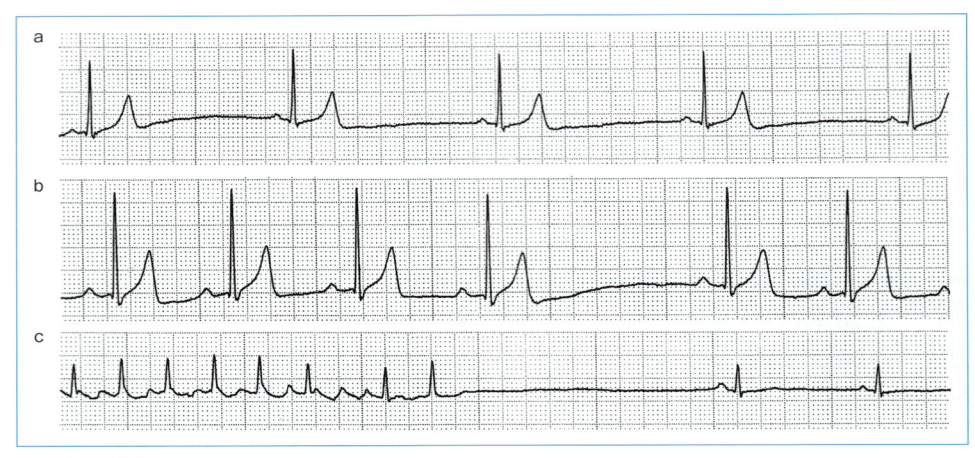

図1 徐脈性不整脈の心電図（ホルター心電図）
a．洞徐脈
b．洞房ブロック
c．徐脈頻脈症候群

検討する．電気生理学的な指標としては，洞結節回復時間と洞房伝導時間が重要である．洞結節回復時間の測定には心房を洞周期より短い周期で30秒間刺激し，刺激中止後の洞結節自動能の回復時間を測定する（overdrive suppression test）．洞房伝導時間の測定には洞周期長より若干短い周期で心房を連続刺激し，刺激中止後の洞結節興奮の回復時間から測定する方法（Narula法）と，心房に連結期を順次短縮しながら期外刺激を加え，洞周期のリセットから求める方法（Strauss法）がある．洞不全症候群の臨床症状である失神，めまいと最もよく相関するのは overdrive suppression test で求めた洞結節回復時間である〔日本循環器学会　循環器病の診断と治療に関するガイドライン：臨床心臓電気生理検査に関するガイドライン（Cir J 70：1319, 2006）参照〕．

【鑑別疾患】
1．神経調節性失神

さまざまな誘因からもたらされる交感神経系の過緊張が誘因となり，強い迷走神経反射が生じ，それによる血圧低下と徐脈が原因となる失神である．迷走神経緊張に対する感受性により洞房ブロックとなったり，房室ブロックとなったりする．反射自体は誰にも生理的に備わっているものであり，内因性洞結節機能は通常保たれる．

2．Blocked PAC

心電図で洞徐脈と見誤ることがある心房期外収縮（PAC）である．心房期外収縮の2段脈の場合は，心房興奮が心室に伝導して規則的な2段脈を形成することが多い．しかし心房興奮が房室伝導の不応期に遭遇して心室に伝導しない場合は，PP間隔が心房期外収縮の連結期と房室伝導時間の分だけ洞周期より延長し，洞徐脈と見誤ることがある．心房期外収縮のP波が先行するT波に重なるために，判別を難しくする（⇒203頁，心房期外収縮の項参照）．

【治療方針】

可逆的な原因（虚血，薬物，電解質異常など）があればその治療を行う．急性期の薬物治療では硫酸アトロピンとイソプロテレノールが一般的である．薬物治療抵抗性の一過性の徐脈であれば，体外式心臓ペーシングを試

みる．有症候性の慢性の徐脈には植込み型ペースメーカーを装着する．

【治療法】
1. 薬物療法
a．静注法

処方例 下記のいずれかを用いる．

1) 硫酸アトロピン注（0.5 mg）　1回0.5〜1.0 mg　静注
2) プロタノールL注（0.2 mg/1 mL/A）0.01〜0.03 μg/kg/分　持続点滴

徐脈頻脈型では頻脈が増悪する可能性があり注意する．

b．経口薬

プレタール（シロスタゾール）などが繁用される．しかし経口薬剤による長期的な治療には限界がある．また徐脈頻脈型では徐脈の治療が頻脈を増悪させる点と，抗凝固療法への配慮も忘れない．

処方例

プレタール錠（100 mg）　2錠　分2　朝夕
(保外) 効能・効果

2. 非薬物療法（心臓ペーシング）

洞不全症候群で著しい徐脈（40/分以下）を認め，薬物に反応しない場合は心臓ペーシングを行う．緊急処置を行った後，原因となる基礎疾患の有無を検討する．特に虚血性心疾患，電解質異常（高K血症），薬物（抗不整脈薬）投与の有無に注意する．不可逆的な原因による徐脈が遷延する場合は，植込み型ペースメーカーを考慮する．

■ 入院・専門医へのコンサルテーション

- ペースメーカー植え込みについては循環器専門医へ相談．
- 房室伝導が温存されている場合は，AAI型ペースメーカーが通常は選択される．
- 心房細動のコントロールが困難な例には，房室ブロック作成の可能性も考慮して，DDD型やVVI型が選択されることもある．

■ 患者説明のポイント

- ペースメーカーの多くは生涯に渡る治療となる可能性が高く，事前に術後想定される日常生活の制限に関し十分な説明が必要である．

■ 医療スタッフへの指示

- 失神やめまいなどによる転倒事故の防止に努める．

心房期外収縮
Premature atrial contraction（PAC）

藤木　明　静岡赤十字病院・循環器科部長

【概念】

心房期外収縮とは予定された洞周期より早く，洞結節以外の心房から興奮が生じることである．

【病態・診断のポイント】

心電図上は心房興奮が心室に伝導する際に変行伝導を生じ，多彩な所見を呈することがある．特に心房期外収縮でも心室に伝導しない場合（blocked PAC）は徐脈となり，一見洞徐脈と見誤ることもある（図1）．

【治療方針】

健常者でも，ホルター心電図で心房期外収縮は高頻度で認められる．その病的意義は低く，治療の適応は慎重に決定する．通常は症状を有し，心房期外収縮を契機に心房細動などの頻脈性不整脈が生じる場合を，治療対象とする．

【治療法】

治療のポイントは誘因（虚血，心不全，電解質異常，薬剤，ストレス，アルコールなど）のうちで，是正できるところをまず改善することである．抗不整脈薬投与を開始したら，心電図所見（QRS幅，QT間隔）と薬効（催不整脈作用も含め）をホルター心電図で検討する．また，薬剤の選択にあたっては薬物動態の特徴（肝，腎代謝，半減期など）を考慮

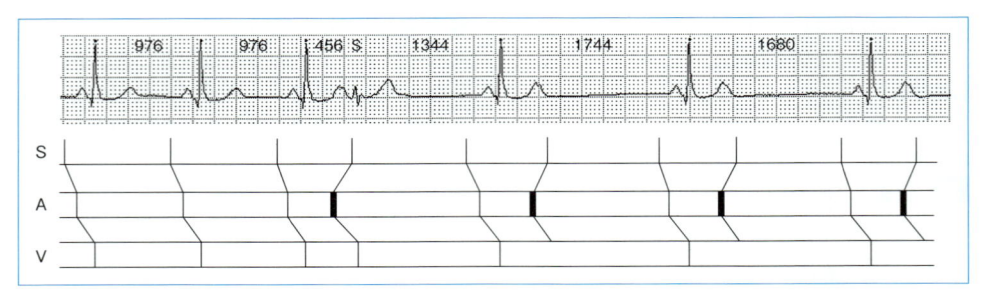

図1 心房期外収縮
上段に心電図を，下段にその解析図（S：洞結節，A：心房，V：心室）の興奮を示す．最初洞調律が3拍続き，心房期外収縮が生じた．心房興奮は心室に早期に伝導しQRS波形を変化させた（変行伝導）．次の3拍はRR間隔が延長し，一見洞徐脈と見誤るが，よく見るとT波に心房期外収縮が重なっている（blocked PAC）．ちょうど4拍目の心房期外収縮とほぼ同様であるが，心室への伝導がブロックされている．

1. 器質的心疾患を認めない例

まず β 遮断薬を試みる．身体活動やストレスと関係して生じる心房期外収縮には有効性が高い．β 遮断薬には期外収縮が発生しても，それ自体による自覚症状を改善する作用がある．効果不十分であれば，次にⅠ群薬（Naチャネルブロッカー）の投与を試みる．一部の期外収縮には，Ca拮抗薬が有効なこともある．単独でコントロールできない場合には，β 遮断薬とⅠ群薬の併用も試みられる．

2. 器質的心疾患を認める例

器質的心疾患に対する治療をまず優先する．また心機能障害例の不整脈治療では，心機能を増悪させないことに最大の注意を払う．したがってレニン-アンジオテンシン-アルドステロン系抑制薬や，少量の β 遮断薬がまず選択される．そのうえで心房期外収縮を契機に心房細動を併発し，治療の必要性が高い場合にはⅢ群薬のアミオダロン（アンカロン）を考慮する．特に肥大型心筋症や心不全例では，心房細動頻脈で容易に血行動態が破綻する危険性がある．アミオダロンは重篤な副作用（間質性肺炎など）を生じる可能性があるため，心房細動においては肥大型心筋症と心不全例に伴う場合のみ保険適応となる．

3. 効果判定

自覚症状が重要であることはいうまでもないが，定量的にはホルター心電図で期外収縮数を評価する．また，同時に他の不整脈（心房細動や粗動，洞不全症候群）の合併についても検討する．

心房期外収縮に対して抗不整脈薬を投与した際の催不整脈作用として，徐脈性不整脈がある．潜在性の洞不全症候群や房室伝導障害を有していた例が，β 遮断薬やⅠ群薬の投与後に洞房ブロック，房室ブロックを生じることがあり注意する．さらに，自然軽快することもあることを念頭に置く必要がある．

処方例 下記のいずれかを用いる．以下の投与量の半分で有効な例もあり，少量から開始して効果をみながら徐々に増量するのが基本である．

β 遮断薬
1) インデラル錠（10 mg）　3錠　分3
2) セロケン錠（20 mg）　3錠　分3
3) メインテート錠（5 mg）　1錠　分1　朝
Ⅰ群薬
1) タンボコール錠（100 mg）　2錠　分2　朝夕
2) シベノール錠（100 mg）　3錠　分3
3) アスペノン錠（20 mg）　2〜3錠　分2〜3　朝（昼）夕

4) サンリズム錠(50 mg)　3錠　分3
5) プロノン錠(150 mg)　3錠　分3
6) リスモダンR錠(150 mg)　2錠　分2　朝夕
7) キニジン錠(100 mg)　3錠　分3

■ 専門医へのコンサルテーション

- 一般的には生命予後に対する悪影響はないが，患者の心房期外収縮に対する感受性は様々である．動悸症状により著しく生活の質が低下する場合，さらに，通常の抗不整脈薬治療に反応が乏しい場合は，専門医へのコンサルテーションが必要となろう．副作用に注意して抗不整脈薬を併用する方法，期外収縮の起源に対するカテーテルアブレーションも有効な治療手段となる．

■ 患者説明のポイント

- 不安感が強い場合には，心房期外収縮が生命予後にはほとんど影響しないことを患者によく説明する．

■ 医療スタッフへの指示

- 心房期外収縮の病的意義は低いとはいうものの，苦痛を訴える患者にはなるべく患者の立場に立った対応をとるよう指示する．心房期外収縮が心房頻拍や心房細動を引き起こしている可能性もあり，さらには隠れた心房細動により脳塞栓発症という事態を生じる患者も，稀とはいえ，ありうることを周知させる．

発作性上室頻拍

Paroxysmal supraventricular tachycardia (PSVT)

蜂谷　仁　　土浦協同病院循環器センター内科部長
平尾見三　　東京医科歯科大学特別診療教授・不整脈センター

【概念】

　発作性上室頻拍は，頻拍発作の維持に心房が不可欠なものの総称である．発作性上室頻拍の約90％は，房室結節リエントリー性頻拍(AVNRT)，あるいはWPW症候群に伴う房室回帰性頻拍(AVRT)が占める．房室結節リエントリー，房室回帰のほか，心房内リエントリー，異所性自動能亢進，triggered activityが機序となる．

【臨床症状】

　発作性上室頻拍では心拍数がおよそ150～200/分となり，動悸，胸部不快感などの症状を生じる．特にAVRT，AVNRTにおける動悸発作は突然始まり，突然停止することが特徴であり，この点を問診により明らかにすることが重要である．発作時血圧は低下するが，まれに重篤な血行動態の悪化(収縮期血圧≦80 mmHg)による失神，もしくは心不全を引き起こし，緊急的対応が必要となることがある．

【検査・診断のポイント】

1. 心電図

　図1に順方向性AVRT，図2にslow-fast型AVNRTの心電図を示す．いずれもnarrow QRS頻拍であるが，図1では矢印のタイミングでⅡで陽性，V₁で陰性の逆行性P

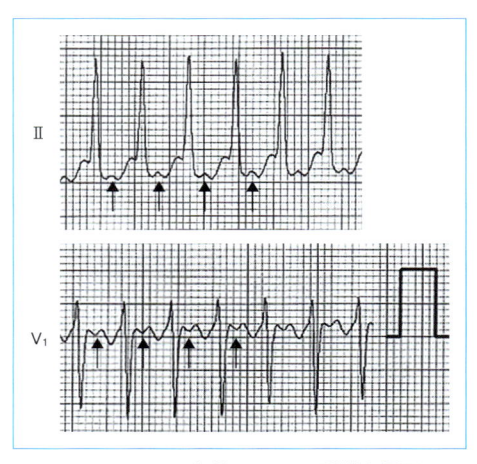

図1　narrow QRS頻拍のⅡ，V₁誘導心電図
↑のタイミングでⅡで陽性，V₁で陰性の逆行性P波が認められる．B型WPW症候群の順方向性AVRTであり副伝導路は三尖弁輪前壁に局在していた．

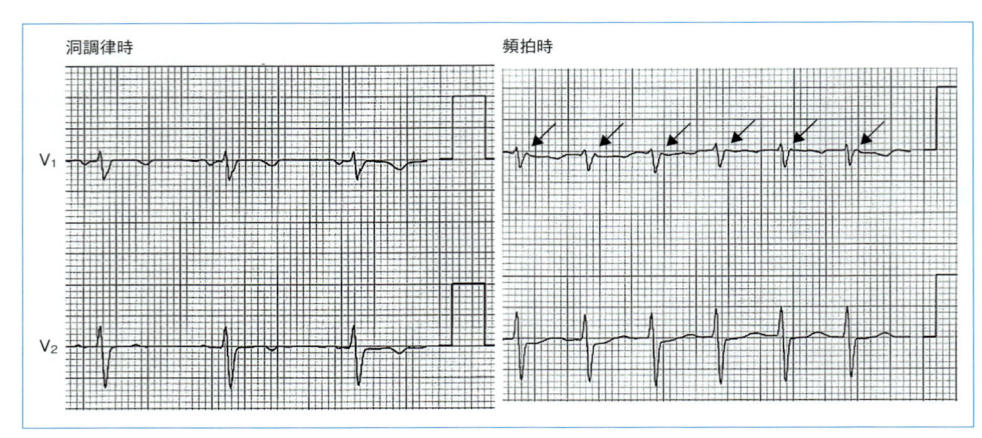

図2 頻拍（slow-fast 型 AVNRT）時心電図（$V_{1,2}$ 誘導）
矢印のように，V_1 誘導で左側の洞調律時には認めない，QRS 波の終末部に偽性 r′ を認める．

波が認められる．図2では V_1 誘導で左側の洞調律時には認めない，QRS 波の終末部に偽性 r′ を認める．すなわち順方向性 AVRT では比較的明瞭に逆行性 P 波を認め，slow-fast 型 AVNRT では P 波は QRS の一部に融合して認められるか，確認できないことが多い．

longRP′ 頻拍（longRP′ 頻拍とは頻拍心電図において R-R 間に認められる P 波が中間よりも後方に存在するものをいう）を確認したなら，①心房頻拍（AT），②非通常型房室結節リエントリー性頻拍，③PJRT（permanent form of junctional reciprocating tachycardia）を鑑別診断として常に頭に浮かぶようにする．

2. ATP（アデノシン三リン酸）急速静注*

ATP は房室結節伝導，洞結節興奮を抑制するが副伝導路は通常その影響を受けない．よってこの房室結節伝導抑制作用を診断的に用いることができる．すなわち ATP を急速静注することで頻拍の停止が得られれば，房室結節（または洞結節）を回路内に含むリエントリー性頻拍の可能性が高くなる．また AVRT，AVNRT と 2：1 伝導の心房粗動を鑑別する際に役立つ．2：1 伝導の心房粗動では，房室ブロックを生じながらも心房興奮が持続する所見を得ることができる．ATP は持続時間がおよそ 30 秒〜1 分以内と短いため予防効果は期待できないが，ATP 投与時喘息発作誘発の可能性などに注意することで比較的安全に使用できる．

処方例　（静注投与）

アデホス-L コーワ注（10 mg/2 mL/A）
1 回 10〜20 mg　急速静注 保外

3. 電気生理学的検査

大腿静脈から電極カテーテル先端を高位右房，His 束および右室心尖部に留置する．また，内頸静脈または鎖骨下静脈より冠静脈洞へ電極カテーテルを留置し，左房電位として記録参照する．頻脈性不整脈の主な機序はリエントリー，異常自動能，triggered activity である．電気生理学的検査においてリエントリー，triggered activity はペーシングによって誘発停止が可能であるが，誘発形式においてそれぞれ異なる特徴的なパターンを有していることから鑑別できる．異常自動能では

---

*適用外

ペーシングによる誘発停止は不可能であるが、ペーシングによる overdrive suppression 現象が認められ、また頻拍は突然に開始せず、徐拍化した心拍数が徐々に回復する warming up 現象を認める。

a．AVRT（次項 WPW 症候群参照）

b．AVNRT

心房から房室結節への進入経路が二本存在し、それぞれ速伝導路、遅伝導路と呼ばれる。前者が比較的不応期が長く伝導速度の速い伝導路で、後者が不応期が短く、伝導速度の遅い伝導路である性質から両者を旋回する slow-fast 型 AVNRT が生ずる。

AVNRT では、頻拍中に His 束の不応期に心室刺激を加えてもその興奮は房室結節に進入しない。そのため、頻拍周期は変化しない所見（順方向性 AVRT では Kent 束を介して逆行性に伝導し頻拍周期より早く心房を捕捉する）、頻拍中と心室ペーシング中の心房内興奮順序が同一であること（AT との鑑別）、ATP などの薬剤に対する反応などから AVNRT を診断する。slow-fast 型 AVNRT には、順行性遅伝導路焼灼が行われる。fast-slow, slow-slow 型の AVNRT においても、ほぼ同様に電気生理学的検査を行い、AVRT や心房頻拍との十分な鑑別を行う。

c．心房頻拍（AT）

心房局所の異常自動能もしくは心房内リエントリー回路（マクロリエントリーとマイクロリエントリー）を旋回するものがある。

リエントリー性 AT のうち、マクロリエントリー性頻拍に対する電気生理学的検査は非通常型心房粗動に準ずる。リエントリー性 AT のうちマイクロリエントリー性 AT や、異常自動能や triggered activity を機序とする巣状興奮型 AT では頻拍中の最早期心房興奮部位を同定しなければならない。

【治療方針・治療法】

1．根治的治療法

WPW 症候群や AVNRT に対する高周波カテーテルアブレーションの治療効果は著しく、近年急速に普及した。薬物療法とは異なり、カテーテルアブレーションは根治的治療法であることから、患者の QOL 改善度および医療経済的な視点においてもより優れた治療法である。現在では、症状のある患者に対する第一選択治療として用いられることが多い。AT においても、典型的動悸症状がなく息苦しさを主訴に来院される頻拍誘発性心筋症症例、すなわち心機能正常であった患者が頻拍の持続あるいは頻回発作で心機能低下に陥った症例や、血行動態の悪化で失神を来す症例では、アブレーション治療による根治が望まれる。

2．頻拍停止法

a．迷走神経刺激手技

頸動脈洞マッサージ（高齢者では予め頸部雑音の有無を確認する）などによる頻拍停止を試みる。頻拍が房室ブロックで停止する場合は頻拍時房室結節が介在する、AVRT または AVNRT である可能性が高い。

b．薬物療法

房室結節伝導を介する頻拍では、ATP 急速静注やベラパミル静脈内投与により房室結節伝導が抑制され頻拍は停止する。

処方例 下記のいずれかを用いる（静注投与）。

> 1）ワソラン注（5 mg/2 mL/A）　1 回 5 mg を 5 分かけて静注
> 2）リスモダン P 注（50 mg/5 mL/A）　1 回 50～100 mg を 5～10 分以上かけて静注
> 3）アミサリン注（200 mg/2 mL/A）　1 回 200～1,000 mg を 5～20 分以上かけて静注

3．頻拍予防法

リエントリーを機序とする PSVT の薬物療法は、リエントリー回路に含まれる組織の不応期を延長させる、あるいは伝導速度を遅延させることによりリエントリー成立を阻止することによる。異所性自動能亢進を機序とするタイプでは、β 遮断薬が有効である。房

室結節または洞結節を回路内に含むリエントリー性頻拍では，同部位の伝導を抑制するベラパミルやβ遮断薬などの薬剤が有効である．ATでは，心房筋に作用するNaチャネル遮断薬が有効である．ATにおいても心室応答を抑制する目的で，房室結節伝導を抑制するベラパミルやβ遮断薬を用いる．

処方例 下記を適宜組合せて用いることも可能〔併用時は基本的に常用量より減量して用いる．（経口薬）〕．

1) ワソラン錠（40 mg） 120〜240 mg/日 分3（or 分2）
2) メインテート錠（2.5 mg） 2.5〜5 mg/日 分1
3) プロノン錠（150 mg） 300〜450 mg/日 分2〜3
4) タンボコール錠（100 mg） 100〜200 mg/日 分2〜3
5) リスモダンカプセル（50 mg・100 mg） 150〜300 mg/日 分3（or 分2）

■ 専門医へのコンサルテーション
- 患者が規則正しい頻脈を自覚し，その開始停止がわかる場合は不整脈専門医へコンサルテーションしてよい．

■ 患者説明のポイント
- 上記と同様，患者が規則正しい頻脈を自覚し，その開始停止がわかる場合には，頻拍の治療法として，薬物による治療とともに根治を期待できる"アブレーション治療"があることを説明しておきたい．

■ 医療スタッフへの指示
- 頻拍発作で失神を伴う患者へは運転を控えるように指示する．

WPW症候群
Wolff-Parkinson-White syndrome

蜂谷 仁　土浦協同病院循環器センター内科部長
平尾見三　東京医科歯科大学特別診療教授・不整脈センター

【概念】

頻拍発作を伴い，PR短縮，QRS幅増大のあるものをWPW症候群と呼ぶ．1,000人当たり1〜3人といわれる．Ebstein奇形に合併する．発作性上室頻拍のうち，58％が房室結節リエントリー性頻拍（AVNRT），30％が副伝導路（主にWPW症候群におけるKent束）を介するリエントリー性頻拍，その他心房頻拍などが12％といわれる．また，WPW症候群の患者は心房受攻性の亢進が指摘されており，発作性心房細動の発生頻度が高い（11.5〜39％）．

副伝導路と房室結節伝導の2本の伝導路間をリエントリーする，房室回帰性頻拍（AVRT）を起こす．発作性心房細動など頻脈性心房性不整脈が不応期の短い副伝導路を介して順行伝導し，血行動態が悪化する不整脈をきたしうる〔偽性心室頻拍（図1）〕．心房細動時最短R-R間隔220 ms以下，副伝導路有効不応期250 ms以下はハイリスク群と呼ばれ，稀ではあるが突然死を来す可能性がある．

【臨床症状】

AVRTでは突然始まり，突然停止する動悸発作が特徴的である．失神やめまいも認められることがあり，偽性心室頻拍では突然死となりうる．

【診断のポイント】

1. 心電図

洞調律時Kent束の局在を反映するΔ波の心電図所見（V_1誘導）をもとに以下に分類される．

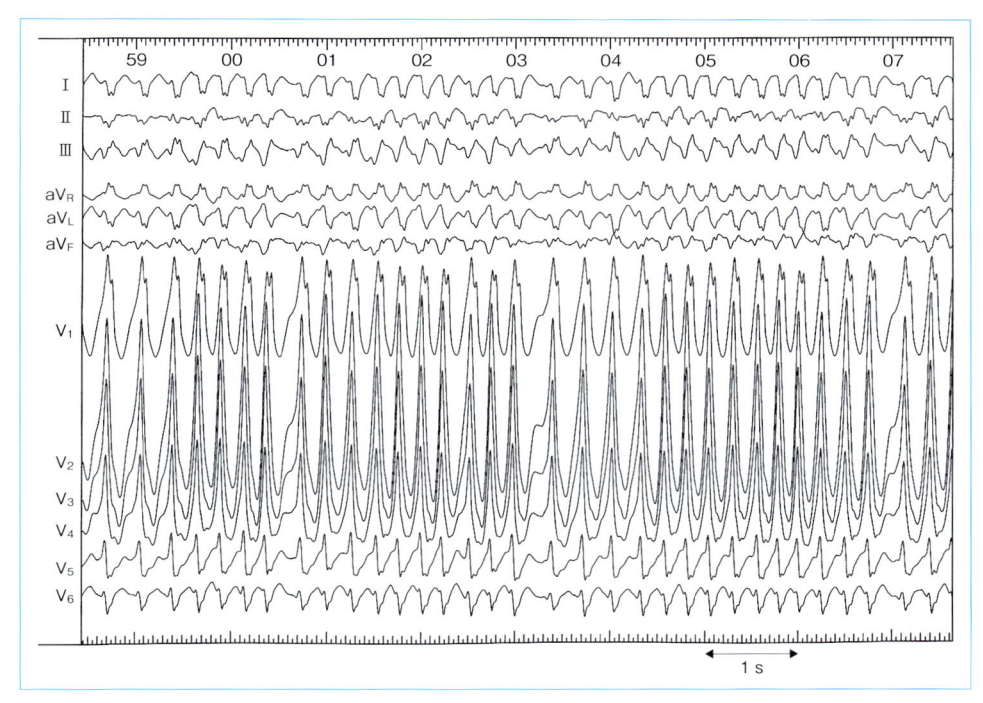

図1 40歳男性，A型WPW症候群患者の偽性心室頻拍時12誘導心電図
最短R-R間隔は220 ms以下のハイリスク群であった．

❶ **A型**：高いR波を認め，Kent束は左側自由壁（僧帽弁輪）に存在，

❷ **B型**：rS型を呈し，Kent束は右側（三尖弁輪）に存在，

❸ **C型**：QrかQSを示し，Kent束は中隔に存在するといわれる．

また，さらなる詳細な局所診断のアルゴリズムを**図2**に示す．

2. 電気生理学的検査

narrow QRS頻拍を呈する副伝導路を介するAVRT，AVNRT，心房粗動，心房頻拍などを鑑別するために，電気生理学的検査が行われる．

Kent束のなかには逆行伝導のみを示すものがあり，これを潜在性WPW症候群という．Δ波が存在しない潜在性WPW症候群によるAVRTをAVNRTと正確に鑑別するためには，①明らかな減衰伝導特性が認められず，②頻拍中His束の不応期に右室からの単一期外刺激でreset現象がみられる場合，頻拍の逆伝導は正常房室伝導でなく，Kent束経由と判断され，頻拍は潜在性WPW症候群によるAVRTと診断される．

至適通電部位決定のためのアブレーション前電気生理学的検査では，心房・心室からの頻回刺激や期外刺激を行う．その所見として，房室結節伝導のWenckebach cycle length（WBCL），副伝導路のブロックレートおよび房室結節/副伝導路の順行性/逆行性伝導の有効不応期などを知っておくことが必要である．例えば，心房頻回刺激により順行性Kent束の1：1伝導能を評価し，Kent束を介する1：1伝導が消失するレート（Kent束のブロックレート）を知っておく．そのレー

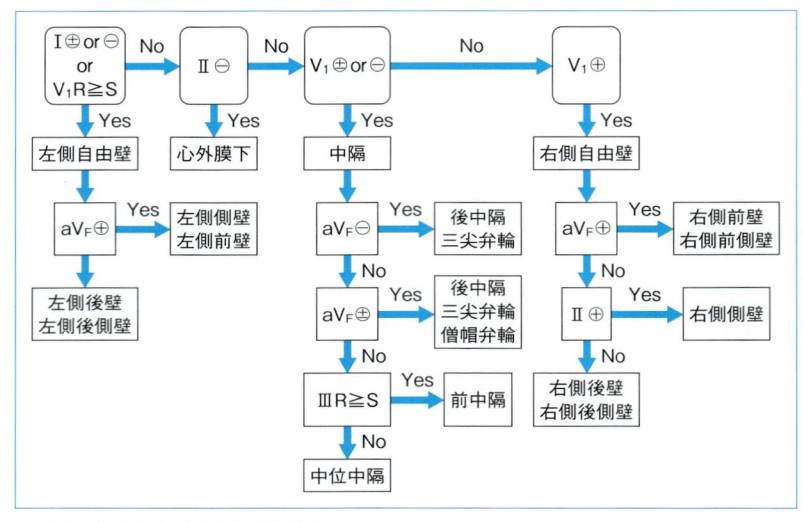

図2 δ波による副伝導路部位診断
(Arruda MS, et al: Development and validation of an ECG algorithm for identifying accessory pathway ablation site in Wolff-Parkinson-White syndrome. J Cardiovasc Electrophysiol; 9: 2-12, 1998 より改変)

トで頻回刺激を行うことで Kent 束により近接し連続する心房電位と心室電位を鑑別し，それぞれの大きさの比を確認することが可能となる．次に三尖弁輪部および僧帽弁輪部において，Kent 束による房室あるいは室房伝導における最早期興奮部位を同定する．通常 Kent 束は減衰伝導特性（刺激頻度に依存して，あるいは期外刺激間隔を短縮させるにつれて伝導速度が遅くなる性質）を有さないが，房室結節では減衰伝導特性を有することから，頻拍の鑑別をするうえで有用な所見となる．Kent 束の局在は左側であれば冠静脈内多極電極，右側であれば三尖弁輪部へ留置した多極電極の局所房室電位や His 束部電極カテーテルの電位などから推察される．また，中隔副伝導路と房室結節の逆行性伝導の鑑別に傍 His 束ペーシング（para-Hisian pacing）が有用である（⇒205 頁，発作性上室頻拍の項参照）．

逆方向性 AVRT（5％以下）では wide QRS 頻拍となる．

【治療方針・治療法】
1．頻拍停止法
a．迷走神経刺激手技

頸動脈洞マッサージ（高齢者では予め頸部雑音の有無を確認する）などによる頻拍停止を試みる．頻拍が房室ブロックで停止する場合は，頻拍時房室結節が介在する AVRT または AVNRT である可能性が高い．通常，順方向性 AVRT の停止様式は，順行性房室結節伝導が抑制されることによって起こるため，心房→心室間伝導途絶となる．

b．薬物療法

房室結節伝導を介する AVRT では，ATP（アデノシン三リン酸）急速静注やベラパミル静脈内投与により房室結節伝導が抑制され頻拍は停止する．これらが無効の場合，Kent 束に作用する Ia，Ic 群抗不整脈薬を用いる．WPW 症候群の発作性心房細動時（偽性心室頻拍：図1）は当初から Ia，Ic 群抗不整脈薬を使用し（ベラパミルやジギタリスにより副伝導路による心室応答数が高まり，心室細動が

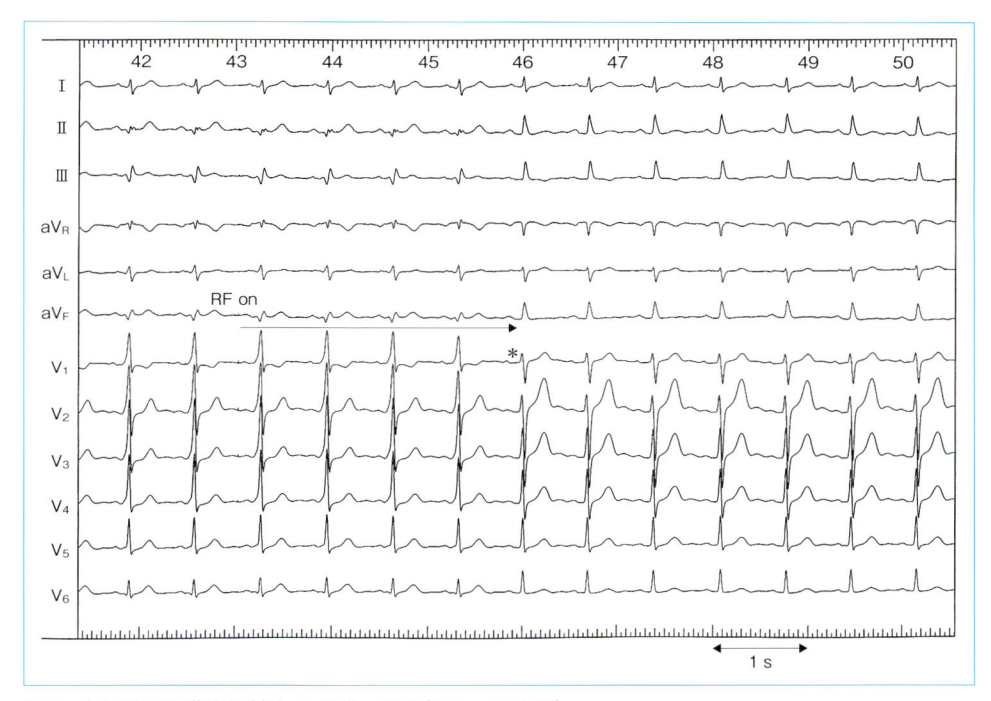

図3 左側壁副伝導路離断時12誘導心電図（図1と同患者）
通電開始（RF on）から2.6秒で＊印以後⊿波が消失しているのがわかる．

誘発されやすくなるため禁忌とされる），血行動態が悪化している症例では電気的除細動が第一選択である．

> **処方例** 下記のいずれかを用いる（静注投与）．
>
> 1) アデホス-Lコーワ注（10 mg/2 mL/A）
>   1回10～20 mg急速静注 （保外）
> 2) ワソラン注（5 mg/2 mL/A）　1回5 mg
>   を5分かけて静注
> 3) リスモダンP注（50 mg/5 mL/A）　1回
>   50～100 mgを5～10分以上かけて静注
> 4) アミサリン注（200 mg/2 mL/A）　1回
>   200～1,000 mgを5～20分以上かけて静注

2. 頻拍予防法

薬物療法として，主にVaughan Williams分類Ia，Ic群抗不整脈薬が選択される．また房室結節への伝導抑制を意図し，ベラパミルやβ遮断薬が用いられる．

> **処方例** 下記のいずれかを用いる（経口薬）．
>
> 1) プロノン錠（150 mg）　300～450 mg/日
>   分2～3
> 2) タンボコール錠（100 mg）　100～200 mg/日
>   分2～3
> 3) シベノール錠（100 mg）　300～450 mg/日
>   分3
> 4) リスモダンカプセル（50 mg・100 mg）
>   150～300 mg/日　分3(or分2)

3. 根治的治療法

特に禁忌がなければ症候性WPW症候群に対する治療は，カテーテルアブレーション

が第一選択となる．また無症状であっても，初回発作で多くの人命に関わる可能性のあるパイロットなどの職業人におけるハイリスク群例では，アブレーション治療が積極的に考慮される．

図3に，カテーテルアブレーションを施行した頻拍発作を有する左側前壁副伝導路症例（40歳男性）の12誘導心電図を示す．詳細な電気生理学的検査でKent束による房室伝導最早期興奮部位（副伝導路局在箇所）を同定し，逆行性経大動脈的アプローチにより僧帽弁輪側壁への通電で，2.6秒後にデルタは消失した．

■ 専門医へのコンサルテーション
- WPW症候群の心電図を認めたなら専門医へのコンサルテーションを考慮すべきである．

■ 患者説明のポイント
- アブレーション治療による成功率は95％以上といわれている．

■ 医療スタッフへの指示
- 頻拍発作で失神を伴う患者へは運転を控えるように指示する．

心房粗動
Atrial flutter

佐々木憲一　弘前大学・循環呼吸腎臓内科学
奥村　謙　弘前大学教授・循環呼吸腎臓内科学

【概念】
　心房粗動（atrial flutter）は，心房内のマクロリエントリーにより心房が高頻度に興奮している状態である．高齢者に多い頻拍で，基礎心疾患を認めることもあれば，そうでないこともある．開心術既往例の約10％に心房粗動を認める．一般に心房レートが240〜340/分のものを指すが（Type1粗動），抗不整脈薬の投与の有無によってレートが変化するためその限りではない．レートが340/分以上の粗動も認めるが（Type2粗動），むしろ心房細動に近い頻拍である．

　心房粗動は，①12誘導心電図における粗動波（F波）の形態，②マクロリエントリー回路の局在により通常型と非通常型に分類される．①では下壁誘導のF波が陰性鋸歯状を呈する場合を，②では下大静脈と三尖弁輪間の解剖学的峡部を必須伝導路とし三尖弁輪周囲を反時計方向または時計方向に旋回するリエントリーによる場合を通常型，それ以外を非通常型と分類する．

【病態】
　心房粗動は，心房内のマクロリエントリーにより発症する．リエントリーの成立には，解剖学的障壁（上下大静脈，三尖弁輪，僧帽弁輪，肺静脈），心臓手術やカテーテルアブレーション時に施された切開・焼灼ライン，瘢痕・異常心筋が関与している（図1）．

　心房が高頻度で興奮するためしばしば頻脈となり，2:1房室伝導では150拍/分前後に心室レートが増加する．心房粗動自体は良性不整脈であるが，長期にわたれば心機能が低下し，心不全となる（⇒639頁，頻脈誘発性心筋症の項参照）．1:1房室伝導を来すと300拍/分にまでレートが増加し，症状の増悪とともに生命に危険な状態となる．

　また，高頻度に興奮した心房は有効な収縮が得られず心房内血流が停滞し，心房細動同様に心原性塞栓症の原因となる（血栓塞栓症の頻度は心房細動の約1/3）．

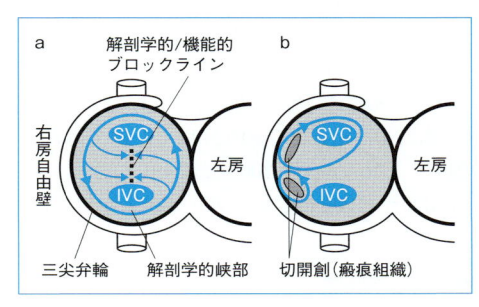

図1　心房内リエントリーの成立

【診断のポイント】

症状として強い動悸（頻脈感）を自覚することもあるが，心室レートが高くない場合は無症状であることもしばしばである．前述のように，心不全や塞栓症の発症を契機に診断されることもある．いずれにせよ症状だけで心房粗動を診断することは難しく，基本的に診断は12誘導心電図でなされる．

下壁誘導またはV_1で，レートが約300拍/分（240〜340）のF波を見出せば診断は容易である．房室伝導比が低い場合はF波が明瞭であるが，2：1や1：1伝導を来すとF波がQRS波やT波と重なるため，不明瞭となり，診断が難しくなる．心室レートが150拍/分前後の上室頻拍を見た場合，常に心房粗動を考慮に入れ，F波の有無に着目することが肝要である．また，1：1伝導となった場合，心室レートは240/分を超えQRSはレート依存性の右脚ブロックとなることが多い（図2）．

心電図だけで診断が困難な場合は，静脈ラインを確保し，心電図をモニターしながらATP10〜20 mgを急速静注する．心房粗動であれば房室伝導比が低下することによってF波が明瞭となる．

リエントリー回路の局在の同定には侵襲的検査（心臓電気生理検査，3次元マッピング）を待たなければならない．

【鑑別診断】

心室レートが120〜250拍/分の上室頻拍をみた場合，洞頻脈，心房頻拍（atrial tachycardia），発作性上室頻拍（paroxysmal supra-

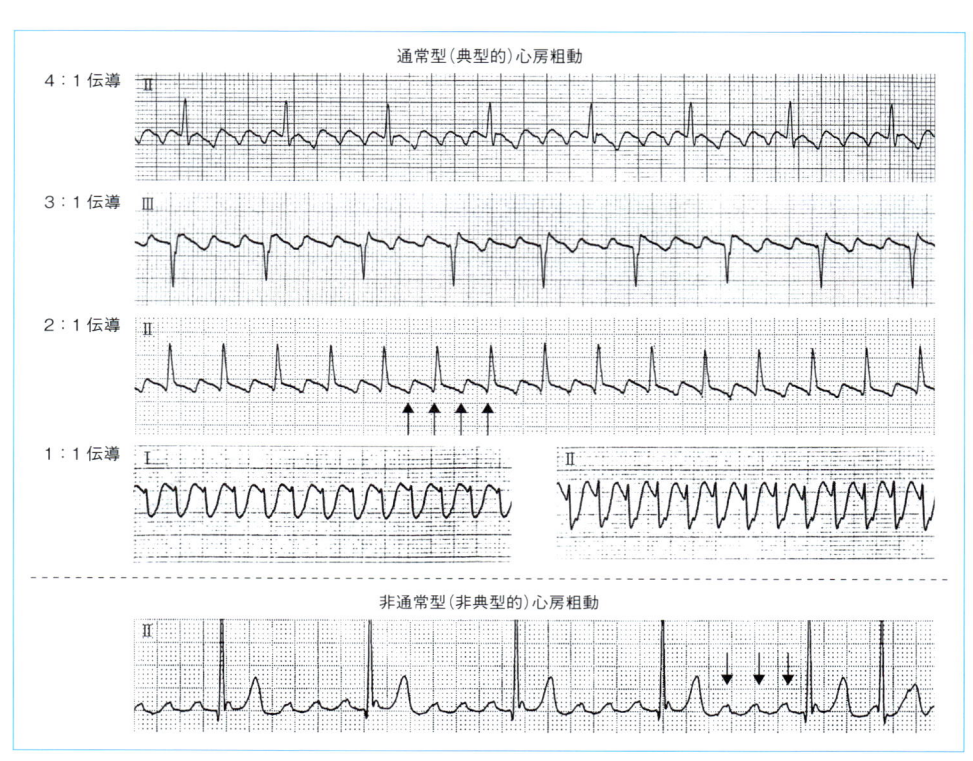

図2　F波と伝導比

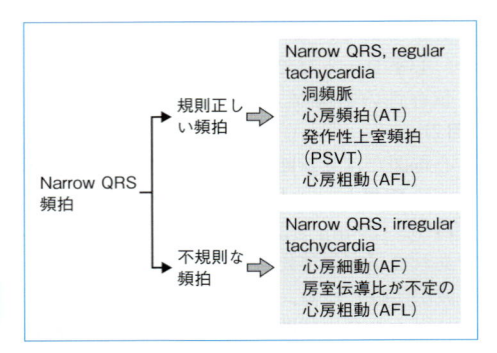

```
Narrow QRS    規則正し    Narrow QRS, regular
頻拍      →  い頻拍   →  tachycardia
              不規則な      洞頻拍
              頻拍      →  心房頻拍(AT)
                          発作性上室頻拍
                          (PSVT)
                          心房粗動(AFL)

                          Narrow QRS, irregular
                          tachycardia
                          心房細動(AF)
                          房室伝導比が不定の
                          心房粗動(AFL)
```

図3　上室頻拍の鑑別

ventricular tachycardia；PSVT），2：1房室伝導の心房粗動を鑑別する必要がある(図3)．

　12誘導心電図判読のポイントを挙げると，一般には，P波がQRS波に先行すれば洞頻脈または心房頻拍，P波が不明瞭かQRS波の直後(逆行性P)にあればPSVT，F波を認めれば心房粗動と診断される．房室伝導比が不定で不規則な頻拍となることがある．この場合，心房細動と鑑別を要するが，F波の有無に注目すれば診断は難しくない．

【治療方針】
　一般的に心房粗動は良性の不整脈である．緊急で停止が迫られるケースはまれだが，①頻脈を呈し強い症状がある場合，②血圧低下など血行動態が悪化している場合はcardioversionにより洞調律化を図る．症状が軽微あるいは全く無症状の場合は緊急で停止する必要はないが，放置しておくと先述したように心原性塞栓，頻脈誘発性心筋症を来すおそれがある．したがって，抗凝固療法および薬物によるレートコントロールを行い，その後，心房粗動の根治を図る．

【治療法】
　心房粗動の抗凝固療法，レートコントロールは心房細動の治療に準ずる．また，心房粗動は心房内に安定したマクロリエントリー回路が成立することによって発症する．薬物による予防には限界があり，著者はカテーテル

アブレーションを第一選択の治療と位置付けている．

1．薬物療法

・抗凝固療法：ワルファリン，ヘパリンを投与する．適応も含め心房細動に準ずる．
・レートコントロール：一般的に心房粗動の停止・再発抑制に抗不整脈薬は有効でなく，むしろβ遮断薬やCa拮抗薬で房室伝導を抑制するだけで十分対応できる場合が多い．また，抗不整脈薬により心房レートが低下すると房室伝導が高まり，1：1伝導となることがあるので，もし投与する場合は房室結節抑制薬も併用する．年齢，心機能，腎機能など患者背景に応じて適宜，処方薬を使い分ける．

a．静注薬の場合

処方例　下記のいずれかを用いる．心機能低下例には2)，術後例には3)を用いる．

1) ワソラン注(5 mg/アンプル)　5 mgを5分以上かけて緩徐に静注
2) ジゴシン注(0.25 mg/アンプル)　0.25 mgを10分以上かけて緩徐に静注
3) オノアクト注(50 mg/バイアル)　0.06 mg/kg/分から開始し，循環動態を見ながら目標心拍数に達するまで漸増する

b．内服薬の場合

処方例　下記のいずれかを用いる．心機能低下例には3)を用いる．

1) ワソラン錠(40 mg)　3～6錠　分3
2) セロケン錠(20 mg)　3～6錠　分3
3) ジゴシン錠(0.25 mg)　1錠　分1

2．カテーテル治療

　心房粗動の根治のためには，カテーテルアブレーションが極めて有効である．特に通常型の場合，リエントリー回路内の必須伝導部位である下大静脈-三尖弁輪間峡部を線状焼灼することで容易に根治が得られる(再発率は10%以下)．非通常型の場合，リエントリー回路が複雑なため多くはCARTO™や

EnSite® などの3次元マッピングシステムが必要とされる．また，右房起源に比し左房起源の心房粗動は難渋する症例が多い．血栓塞栓症予防のため，アブレーション前に抗凝固療法を行う（特に左房内へのアプローチが予想される場合）．

■ 入院・専門医のコンサルテーション

- 不安定な血行動態や心不全を呈していなければ外来治療で対応可能である．
- レートコントロール，抗凝固療法を行い，カテーテルアブレーションを行っている施設へ紹介する．

■ 患者説明のポイント

- 心房粗動は，心原性塞栓症と頻拍持続による心不全を起こすことがあり，無症状であっても加療が必要であること．
- カテーテルアブレーションは安全性の高い根治療法で，特に通常型には積極的に勧められる治療法であること．

■ 医療スタッフへの指示

- 心房粗動が持続することにより心不全や塞栓症を発症することがある．
- 心電図だけでなく聴診，頸静脈怒張，浮腫など身体所見や神経学的所見に留意する必要がある．

心房細動

Atrial fibrillation

木村正臣　弘前大学・循環呼吸腎臓内科学
奥村　謙　弘前大学教授・循環呼吸腎臓内科学

【概念】

心房細動はわが国総人口の0.56%に及び，2050年には1.09%に達すると推定されている．また，加齢とともに増加し60歳を超えると急激に増加する．慢性心房細動に限れば70歳代で男性3.44%，女性1.12%，80歳以上では男性4.43%，女性2.19%が心房細動を有する．基礎疾患として高血圧，僧帽弁疾患，甲状腺機能亢進症，心筋症，心不全，虚血性心疾患，呼吸器疾患，糖尿病，貧血などがあり，原疾患がない孤立性心房細動，家族性心房細動もある．

心房細動は発作の持続時間と自然停止の有無によって分類され，①発症後多くは24時間以内，長くとも7日以内に洞調律に自然に復する発作性，②発症後7日を超えて持続し，自然停止しない持続性，③除細動不能の永続性に分類される．心電図上初めて心房細動が確認された場合は持続時間を問わず初発心房細動と呼ぶ．

【病態】

心房細動の発症にはトリガーとなる心房期外収縮と維持に必要な器質的要因が重要である．特に発作性では肺静脈起源の群発性電気的興奮が大きく関与し，維持には心房の拡大，伸展刺激による心房筋の電気的，構造的リモデリングが影響している．ほかに心房中隔，Bachmann 束，Marshall 靱帯，冠静脈洞などの解剖学的構造や最近では心臓内神経叢（Ganglia Plexus）の関与が注目されている．

【診断のポイント】

1. 病歴聴取

自覚症状として動悸（頻脈感），特に脈の不整を訴えることが多い．随伴する症状として頭痛，肩こり，息切れ，易疲労感，めまい，不安感など様々である．発汗過多，体重減少などがあれば甲状腺機能亢進症を考慮する．呼吸困難や胸痛があれば心不全や虚血性心疾患の合併を考慮する．症状の程度，持続時間，発症機転，高血圧症や糖尿病，脳梗塞，一過性脳虚血発作など，基礎疾患の情報を得ておく．

2. 身体所見

手指振戦，甲状腺腫など甲状腺機能亢進症に随伴する所見や，ラ音・心雑音の有無，頻脈あるいは徐脈の有無，貧血の有無などを確認する．

3．必要な検査
a．心電図
　発作性心房細動では12誘導心電図で確認できないことが多く，ホルター心電図やイベントレコーダー，携帯型心電図による記録で確認できることが多い．持続性心房細動の場合，過去の心電図記録がない場合には永続性心房細動との区別は正確には不能である．また，無症候性の場合，発作性との区別も難しい．

　心電図診断における所見はRR間隔の絶対的不整である．P波はなく細動波と呼ばれる基線の細かな振れを示す．平均心拍数が100/分以上を頻脈性心房細動，50/分以下を徐脈性心房細動と呼ぶ．

b．心エコー検査
　左室肥大や弁膜症，心筋症などの基礎心疾患の有無と左房の大きさを評価する．左房径は45 mmを超えると血栓形成のリスクが高まることが知られている．左房内血栓の有無を評価するには，経食道心エコーを行わなければならない．左房内モヤモヤエコーの存在，左心耳血流速度の低下など血栓形成リスクの評価に有用である．左心耳血流速度は20 cm/秒以下になると血栓が形成されやすくなる．

c．その他
　胸部X線撮影による心拡大の有無や血液検査による貧血の有無，甲状腺ホルモン値，肝・腎機能のチェックが必要である．

【鑑別診断】
　心房頻拍や心房粗動で伝導比が不定の場合，リズムが不整となり心房細動と類似した心電図を呈する．しかし，心房細動と異なり一定周期で同一形状の心房波（P波あるいはF波）を認めるため鑑別可能である．

【治療方針】
　心房細動の病型に関係なく，まず原因または助長因子の有無を検索し，あれば適切に対応する．同時に血栓塞栓症のリスクを評価する．CHADS2スコア〔C：心不全（1点），H：高血圧（1点），A：75歳以上（1点），D：糖尿病（1点），S：TIAまたは脳梗塞の既往，2点）〕が簡便で1〜2点以上の症例は抗凝固療法の適応となる．

　心房細動自体に対する治療には方針により大きく2つに分けられる．①洞調律維持を目標とする洞調律維持療法と，②心拍数を調節することを目標とする心拍数調節療法がある．一般には発作性で有症候性の場合は洞調律維持を，持続性/永続性には心拍数調節を行う．どちらの方針にするかは症状の強さと生活の質（QOL）を考慮して決定する．

【治療法】
1．薬物治療
a．洞調律維持療法（リズムコントロール）
　心機能が正常な発作性心房細動に対する第一選択はslow kineticのNaチャネル遮断薬で，それが無効の場合，Kチャネル遮断作用を併せ持つNaチャネル遮断薬を選択する（図1）．持続性心房細動に対する第一選択は多チャネル遮断作用をもつKチャネル遮断薬を使用する．また，再発予防にも有効とされる．

❶心機能が正常な発作性心房細動

処方例　下記のいずれかを用いる．

> 1）サンリズムカプセル（50 mg）　3カプセル　分3　食後
> 2）シベノール錠（100 mg）　3錠　分3
> 3）プロノン錠（150 mg）　3錠　分3
> 4）リスモダンR錠（150 mg）　2錠　分2
> 5）タンボコール錠（100 mg）　2錠　分2

　心機能が中等度以上に低下した患者では，Naチャネル遮断薬の催不整脈作用による心室性不整脈や心不全の増悪など重篤な副作用が出現しやすい．そのため，Kチャネル遮断薬やKチャネル遮断作用を併せ持ちNaチャネル遮断作用の弱い薬剤を選択する．これらの薬剤投与中は心電図検査を定期的に行い，特にQT間隔の延長の有無をチェックする．

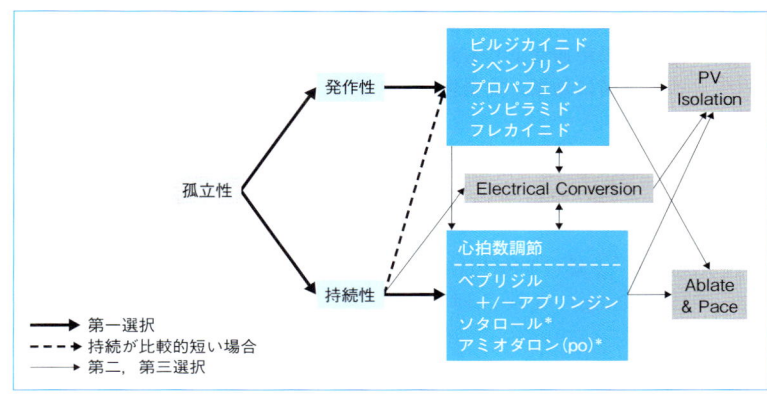

発作性とは7日以内に自然停止するもの，持続性はそれ以上持続するものを指す．
Ablate & Pace＝房室接合部アブレーション＋心室ペーシング，＊：保険適用なし
太線で示された矢印が第一選択．持続性の場合の第一選択は心拍数調節であるが，保険適用の範囲を超えて除細動を追求する場合には，破線以下の薬剤が候補となる（これらの薬剤には徐拍作用があるが，心拍数コントロールのための薬剤と併用することもある）．心拍数調節が十分に達成できないか，さらなる症状軽減が必要なために除細動を追求する場合にも，同様に破線以下の薬剤が候補となりうる．このいずれかの方法が，あるいはその両者が無効なときに，細い矢印に沿って第二選択肢として非薬物療法である電気ショック，肺静脈アブレーション，房室接合部アブレーションなどが考慮される．

なお持続性でも比較的持続期間の短い例ではNaチャネル遮断薬を最初に試すこともあり，その選択肢を破線矢印で示したが，発作性に対して心拍数調節や破線以下の薬剤を第一選択として使うことはない．発作性心房細動に対する第一選択薬が無効な場合の第2選択肢を限定することはしないが，手技に熟練した施設では肺静脈アブレーションが有力候補となる．

＊脚注：前ガイドラインで心機能正常例での第一選択薬としていた5種類のslow kineticのNaチャネル遮断薬の中から，現在，将来とも保険適用となる見込みのない薬剤（ピルメノール）を除外し，逆にACC/AHA/ESCガイドラインでも第一選択薬とされているプロパフェノンを加えた．プロパフェノンは実験的にはslow kineticではなくintermediateとされるが，I_{to}（一過性K電流）やI_{Kur}（遅延整流K電流の特に速い成分）などを抑制する作用も知られており，臨床的にも他のintermediate kineticの薬剤と比較して有効性／安全性についての十分なエビデンスがある（J-RHYTHM試験での使用実績もある）ことから，敢えて他のslow kineticのNaチャネル遮断薬と同列に扱うことにした．一方，アミオダロン（経口），ソタロールは心房細動への適応拡大に向けた手続きが進行中であるためリストに残した．

図1　孤立性心房細動に対する治療戦略
〔日本循環器学会　循環器病の診断と治療に関するガイドライン：心房細動治療（薬物）ガイドライン（2008年改訂版），Circulation Journal Vol.72, Supplement Ⅳ, p1615, 図19より転載〕

❷心機能が軽度低下した患者
処方例

ベプリコール錠（50 mg）　2錠　分2　QT延長に注意しながら200 mgまで増量が可能

❸心機能が高度に低下した患者
処方例

アンカロン錠（100 mg）　4錠　分2〜1から開始し，2週間後から200 mg/日に減量する（心外副作用に注意する）

❹孤立性で発作頻度の少ない患者に対する薬物療法

発作があった時点で1日量の薬物を一度に

服用する"pill-in-the-pocket"法が有効であり，心房細動の停止効果が通常よりも高いことが示されている．事前に効果，安全性を確認しておく必要がある．

処方例　下記のいずれかを用いる．

1) サンリズムカプセル（50 mg）　2カプセル（1回頓用）
2) プロノン錠（100 mg）　2錠（1回頓用）
3) タンボコール錠（100 mg）　1錠（1回頓用）

b．心拍数調節療法（レートコントロール）

近年，欧米で行われた AFFIRM，RACE，本邦で行われた J-RHYTHM などの臨床研究で，生命予後の観点からは心拍数調節療法は洞調律維持療法と同等あるいはそれ以上の効果があることが示された．J-RHYTHM では，発作性心房細動においては洞調律維持療法のほうが患者の忍容性において優れていたが，持続性心房細動では差はなく，これまでの欧米の臨床試験と同様であった．

心拍数調節療法に用いられる薬物には，β遮断薬，Ca拮抗薬，ジゴキシンがあり，最近ではβ遮断薬が使用されることが多く，β1選択性に優れた長時間作用型の薬剤が好んで用いられる．

❶ 心機能が保たれている場合

処方例　下記のいずれかを用いる．

1) メインテート錠（5 mg）　1錠　分1
   （保外）効能・効果
2) テノーミン錠（25 mg）　1錠　分1
3) セロケン錠（40 mg）　1錠　分1
4) ワソラン錠（40 mg）　3〜6錠　分3

❷ 心機能が低下している場合

処方例

ジゴキシン錠（0.25 mg）　2錠　分2　朝夕

c．抗凝固療法

血栓塞栓症のリスクを有する例には禁忌がない限り投与する．最近，ワルファリンに代わりうる薬剤として直接抗トロンビン薬（ダビガトラン®）が使用可能となった．実際の抗凝固療法については「抗凝固薬」（⇒169頁）および「抗凝固療法の管理・指導」（⇒857頁）の項を参照されたい．

2. 非薬物治療

a．カテーテルアブレーション

CARTO などの3次元ナビゲーションシステムを用いて，上下肺静脈を一括して隔離する肺静脈環状隔離法（circumferential PV isolation）が本邦でも多くの施設で行われるようになった（図2）．さらに，電位マッピングで記録された局所の複雑な低振幅の分裂電位（complex fractionated atrial electrogram；CFAE）を標的にするアブレーションや，自律神経叢を標的とする通電法や左右肺静脈への通電ラインを結ぶ線状焼灼，僧帽弁輪峡部への線状焼灼も追加手法として行われている．

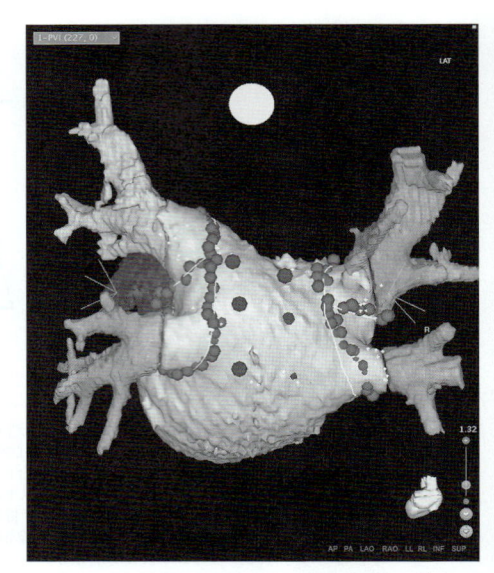

図2　3Dナビゲーションシステム（CARTO）を用いた心房細動に対するカテーテルアブレーション

最近のガイドラインでも，アブレーション治療はその選択肢のなかに入っている．しかし，成功率は他の不整脈に対するアブレーションほど高くはない．発作性心房細動の場合でも1回目のセッションでの成功率は50〜80%程度であり，複数回の治療が必要となることが多い．主な合併症は脳塞栓症，心タンポナーデ，肺静脈狭窄，左房後壁焼灼による心房食道穿孔，横隔神経や迷走神経障害である．

b．その他の非薬物療法

心房細動に対しては，Maze手術などの外科的アプローチがある．しかし，Maze手術が単独で施行されることは稀で，弁膜症や虚血性心疾患の手術時に追加的に行われており，その洞調律維持率は70〜90%と報告されている．

■ 専門医へのコンサルテーション

- 発作性心房細動に対するカテーテルアブレーションの一般的な適応は「有症状で，抗不整脈薬で抑制不能で，左房径が45 mm以下で，重度の器質的心疾患がなく，左房内に血栓がない75歳以下の例」としているが，各施設の技量の程度に応じてその適応枠は拡大されている．

■ 患者説明のポイント

- 心房細動の最も重大な合併症は心原性脳塞栓症であり，生命予後の観点からもいずれの治療法を選択する場合でも抗凝固療法の適応を十分考慮することが重要である．
- 不眠や過労，飲酒は自律神経活動を乱し，不整脈発現の誘因となるので生活リズムを整えるように指導する．

■ 医療スタッフへの指示

- 心房細動は基本的に危険な不整脈ではないが，心原性脳塞栓症を発症すると生命予後，機能予後は大きく悪化する．
- 肝・腎機能障害がある患者では抗不整脈薬による副作用の出現に注意し，食欲低下や脱水に気をつける．

心室期外収縮
Premature ventricular contraction（PVC）

山下武志　心臓血管研究所付属病院・院長

【概念】

基本調律である洞調律より早期に出現する1拍から数拍の不整脈で，その起源が心室にあるものをいう．心電図では，予期される洞調律のQRS波より早く，洞調律とは異なる幅の広いQRS波形（0.12秒以上）が出現する．3連発以上のものは心室頻拍として取り扱う．洞調律1拍につき心室期外収縮1拍が出現するものを2段脈，洞調律2拍につき心室期外収縮1拍が出現するものを三段脈と呼ぶ．心室期外収縮のQRS波形が複数のものを多形性，先行する洞調律のT波頂上付近に出現するものをR on T型心室期外収縮と呼んでいる．

【病態】

健康成人における24時間心電図検査を解析した報告で，72.7%に観察されている不整脈であり，この不整脈単独では疾病といえない．さらに，心室期外収縮数，連発数の再現性を解析した報告で，多くの症例でその再現性は乏しいことが知られている．健康成人を対象として，24時間心電図検査における心室期外収縮数，連発数と，その後10年間の心血管イベント発生を検討した報告では，これらの指標のいずれもその後の心血管イベントの発生と関係しないとされている．健康成人では心室期外収縮の存在は，その数・連発の有無ともに，生命予後を反映するものではない．

一方で，陳旧性心筋梗塞患者において，多形性あるいは連発型心室期外収縮を有する例では，突然死が3倍，心臓死が2倍になるとされ，同時に心室期外収縮数（10/hr以上），心機能低下（左室駆出率＜40%）はともに患者の生命予後を悪化させる因子として知られて

いる．肥大型心筋症では，心室期外収縮の持つ意義についてはまだ確定されていない．拡張型心筋症患者の生命予後規定因子を検討した多くの報告で，心室期外収縮が独立した危険因子ではないとされているが，重症例では心室期外収縮を観察する頻度が高くなる．

【診断のポイント】

1．病歴聴取

心室期外収縮の背景疾患把握のための病歴聴取が重要である．副次的に心室期外収縮自身による脈拍の欠滞感の有無を聴取する．

2．必要な検査・所見の評価

胸部X線検査，心電図における心室期外収縮以外の所見に注意する．心拡大あるいは洞調律時のQRS波異常があれば心臓超音波検査やBNP検査は必須である．心臓超音波検査で器質的心疾患の有無を評価する．

【治療方針】

器質的心疾患のない場合には，無症状であれば治療の必要はない．症状を有する場合には，まず疲労，睡眠不足の解消など生活指導を行ったうえで薬物治療，あるいは症状が重度の場合には非薬物治療を行う場合がある．ただし，これらの治療は患者QOL向上が目的である．

器質的心疾患を有する場合には，心室期外収縮は患者の予後が悪いことを示唆するマーカーであり，器質的心疾患自身に対する治療を行う．心室期外収縮に伴う症状のある場合でも，安易に抗不整脈薬を投与しない．陳旧性心筋梗塞患者を対象としたCAST試験で，心室期外収縮の減少を目的に投与されたNaチャネル遮断薬がかえって生命予後を悪化させた．

【治療法】

1．薬物療法

器質的心疾患のない例では，精神安定薬，β遮断薬やCa拮抗薬がまず選択されることが多い．これらの薬物が無効の場合には，Naチャネル遮断薬を用いる．いずれも，患者の症状軽減が目的であり，漫然とした投与は避け，症状軽快時に薬物投与の減量，ないし中止を試みる．

> **処方例**　1），2），3）のいずれかを一時的に用いる．
>
> 1) リーゼ錠（5 mg）　2錠　分2　朝夕
> 2) メインテート錠（2.5 mg）　1錠　分1　朝
> 3) ワソラン錠（40 mg）　3錠　分3

上記処方で軽快しない場合，下記4），5）のいずれかを用いる．

> 4) サンリズムカプセル（25 mg）　3カプセル　分3
> 5) タンボコール錠（50 mg）　2錠　分2　朝夕

器質的心疾患のある例では，生命予後改善効果の知られるβ遮断薬，レニン-アンジオテンシン系抑制薬が投与されていることの再確認，あるいはその増量を考慮する．心室期外収縮単独の抑制を目的としてKチャネル遮断薬を用いることはまれである．

2．非薬物療法

薬物療法が無効で症状が軽減しない場合，あるいは心室期外収縮の頻発が心機能低下をもたらしていると判断される場合に，心室期外収縮の発生部位を標的としたカテーテルアブレーションを行う．心室期外収縮の発生部位（右室，左室，心室中隔，あるいは心内膜側，心外膜側）によりその成功率は異なる．

■ 専門医へのコンサルテーション

- 器質的心疾患例，薬物抵抗性の症状がある場合に，専門医へコンサルテーションすることが望ましい．

■ 患者説明のポイント

- 器質的心疾患のない場合には，たとえ症状があったとしても無害なものであり，生命に無関係であることを説明する．

心室頻拍

Ventricular tachycardia

栗田隆志　近畿大学教授・心臓血管センター

【概念】

心室(ヒス束分岐部より末梢)から起源する3連発以上の異常調律で,心拍数100/分以上の頻拍と定義される.VT時のQRS形態は洞調律中と異なり,幅広くなる.心電図によって同一のQRSが連続する単形性VTと,刻一刻とQRS波形が変化する多形性VTとに分類され,多形性VTは時に心室細動との鑑別が困難なことがある.原因疾患は,全く基礎心疾患がないもの(特発性)から重度の心不全に伴うものまで多岐にわたる.

【病態】

心室からの過剰な興奮の連続により,心拍数は病的に上昇する.心拍数,持続性,患者の心機能(特に左室機能)により血行動態が規定される.心機能低下例においては生命予後を決定する重要な要因である.

【診断のポイント】

1.心電図上の診断

心室頻拍は心電図によって診断され,その形態と持続性から単形性と多形性,持続性と非持続性とに分類される.臨床的にはこれらが組み合わされ,「多形性非持続性VT」,「単形性持続性VT」などと呼称される.多形性VTはQT延長を伴うか否かで病態や治療が大きく異なるため,非発作時心電図のT波に注目することが重要である(QT延長を伴うものはtorsade de pointes).また,30秒以上続くものは持続性,それ未満は非持続性VTと定義される.

図1aに単形性持続性VT,図1bに多形性非持続性VT,図1cにtorsade de pointesを示す.多形性VTは心拍数が速く,心室細動へ移行するリスクが高く,より重篤な病態ととらえる.

2.頻拍起源の推察

12誘導心電図のQRS波形から,ある程度の発生起源(右室か左室か,頭側か尾側か)を推察することが可能である.頻拍起源は重症度や病態に関連し,かつ,根治療法(カテー

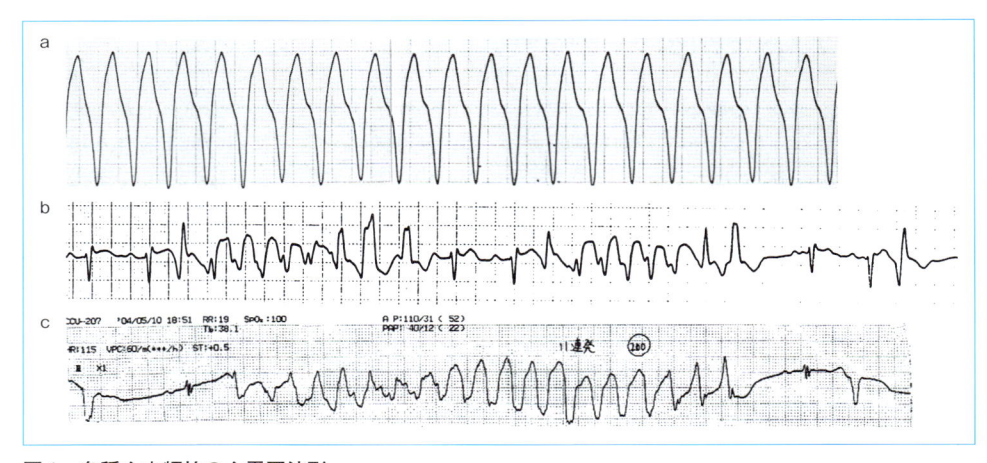

図1　各種心室頻拍の心電図波形
a.単形性持続性心室頻拍(拡張型心筋症)
b.多形性非持続性心室頻拍(急性心筋梗塞)
c.torsade de pointes(Ⅲ群抗不整脈薬によるQT延長症候群)

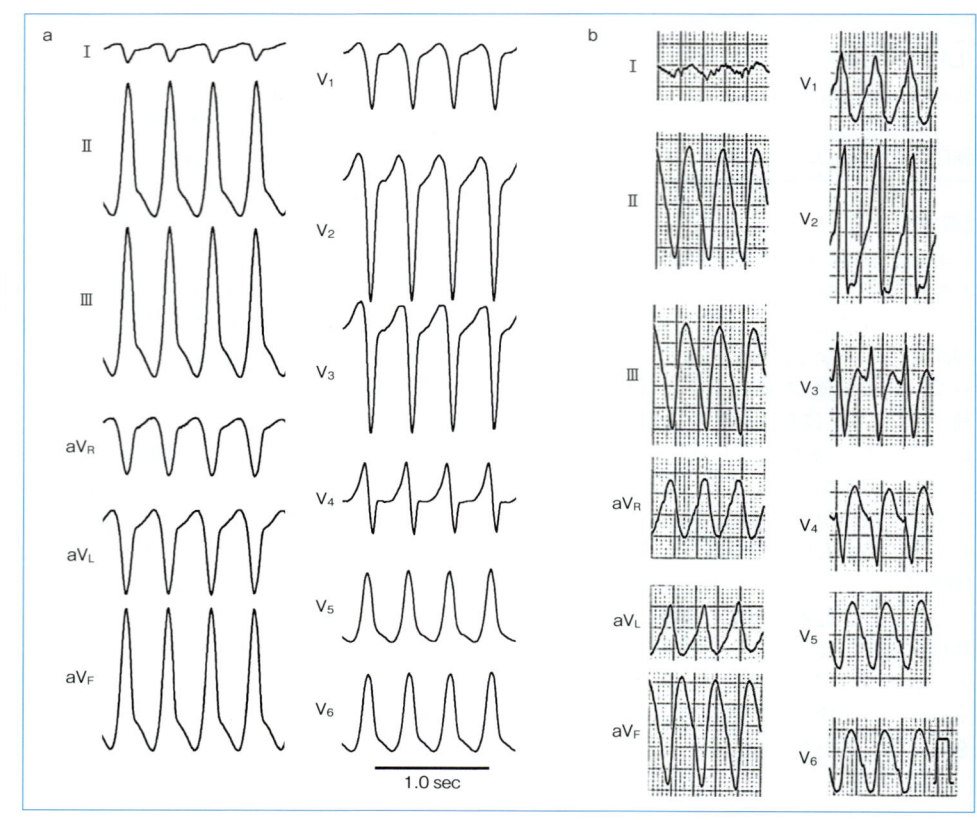

図2 右室起源（a）と左室起源（b）の心室頻拍心電図

テルアブレーション）の戦略を考慮する際に重要な情報となる．したがって，血行動態が安定していれば，状況が許す限り12誘導心電図の記録を心がける．

図2a に右室流出路起源，**図2b** に左室下壁（心尖部）起源のVT時心電図を示す．右室起源は左脚ブロック型，左室起源は右脚ブロック型，頭側（主に流出路起源）では下方軸（下壁誘導で上向き），下壁や心尖部起源では上方軸（下壁誘導で下向き）のQRS波形となる．

3．基礎心疾患の検索

基礎心疾患の有無やそのタイプにより重症度が異なる．基礎心疾患のない，特発性VTの予後は一般的に良好である．心筋梗塞や拡張型心筋症など左室機能の低下を伴う場合はVT中の血行動態が破綻しやすく，重症化しやすい．

4．問診，身体所見

動悸や失神を訴える患者が来院した場合は，心電図，X線写真，心エコーなどで基礎心疾患の有無などを検索する必要がある．心機能低下症例や多発する心室期外収縮を有する患者において動悸や失神を認める場合は高いリスクを示す．

【鑑別診断】

上室性頻拍の変行伝導との鑑別が重要である．Wide QRS tachycardiaを発見した際に

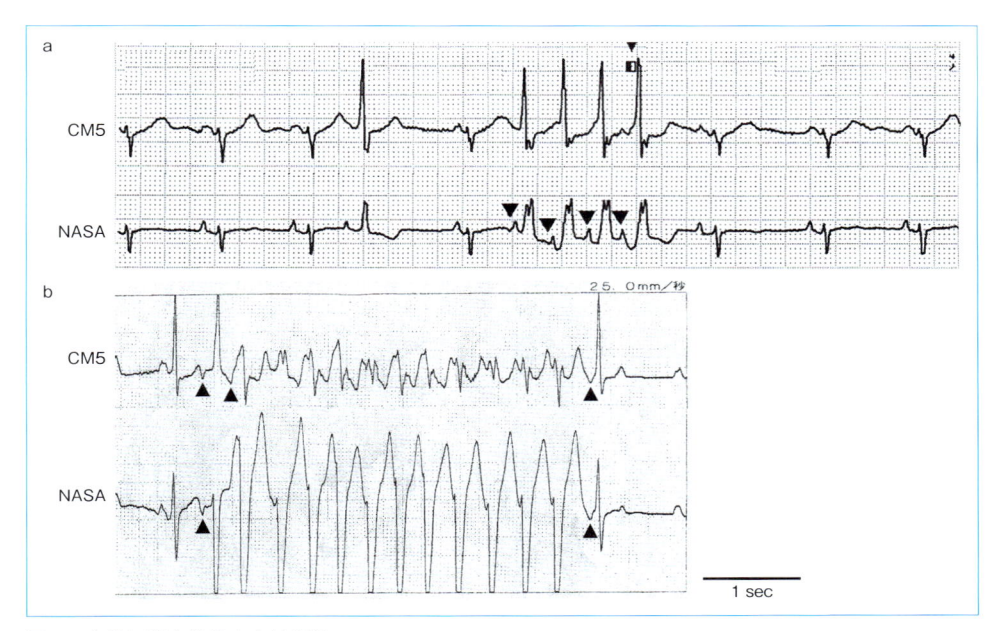

図3 変行伝導を伴う上室性頻拍

は必ず上室性不整脈との鑑別を念頭に置く．要点はP波とQRS波の関連性を見抜くことである．

図3aにwide QRS tachycardiaの1例を示す．CM5誘導ではVTの様に観察されるが，NASA誘導では全てのQRSの前にP波が見える．P波の発見により心房頻拍の変行伝導と診断される．図3bは多形性VTのようであるが，頻拍の前にP波(▼)が認められる．P波は異なる誘導でも確認され，アーチファクトは否定的である．すべてのQRSの前にP波が確認できなくても，開始時にP波が確認できれば変行伝導と考えてよい．さらに頻拍がnarrow QRSで終わっている所見も変行伝導に特徴的である．

図4は心房細動中に記録されたWide QRS tachycardiaである．この場合，P波との関連が不明なため，これのみでは変行伝導との鑑別は不可能である．しかし，洞調律中の心房期外収縮時に同じ形の変行伝導を認め，Wide QRS tachycardiaは変行伝導で説明することができる．

房室解離はVTの診断に極めて重要な所見であり，P波が比較的大きく記録されるV_1誘導で発見されることが多い．図5aのV_1誘導では2つの矢印(↓)のところにP波が連続で見える．このPP間隔で右と左にプロットしていくと，P波(▼)が浮き彫りになって見えてくる．

逆伝導性のP波もVTを強く示唆する．図5bではWide QRSの後(3発目のQRSを除く)に逆行性P波を認める．PVCやVT中でもST部分はなだらかであるため，同部でP波がとらえられやすい．

【治療方針】

原疾患(特に心機能)やVT時の心拍数，連発数によって重症度や治療方針は大きく異なる．心臓突然死のリスクが高いと判断された場合は躊躇なく専門医へ紹介する．

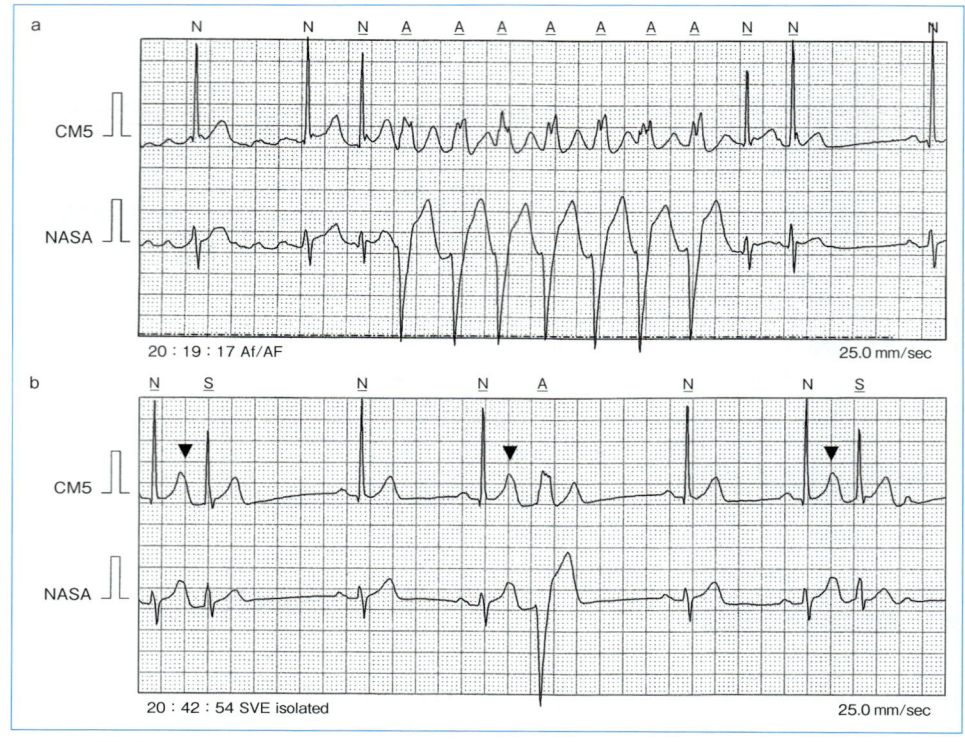

図4 心房細動中の Wide QRS tachycardia と心房期外収縮時の変行伝導

【治療法】
1. 心機能低下例に対する薬物治療

心機能低下例に対する β 遮断薬は心不全のみならず，突然死も減少させることが証明されている．必須の薬剤であり，投与後の反応にかかわらず予後を改善させる．より積極的な抑制を考慮する場合はアミオダロン（アンカロン）が選択される．また，Ic 群薬に代表される強力な Na チャネル遮断薬は原則として禁忌である．

処方例

アーチスト錠（2.5 mg） 1～2 錠/日 分1～2 から開始し，できれば 20 mg/日まで漸増
アンカロン錠（100 mg） 2 錠/日 分1～2

再発がなければ 6～12 か月後に 150 mg/日への減量を検討

2. 心機能正常例に対する薬物治療

流出路起源の特発性 VT では時に交感神経活動との関連が認められ，β 遮断薬が有効である．Ic 群のような薬剤も時に奏効することがある．左室のプルキンエ線維を起源とする左室 VT（右脚ブロック＋上方軸変位を呈する VT）はベラパミルに感受性が高い．

処方例

メインテート錠（2.5 または 5 mg） 1～2 錠/日 分1～2
サンリズムカプセル（50 mg） 1 日 1～3 カプセル 分1～3（年齢や腎機能により投与

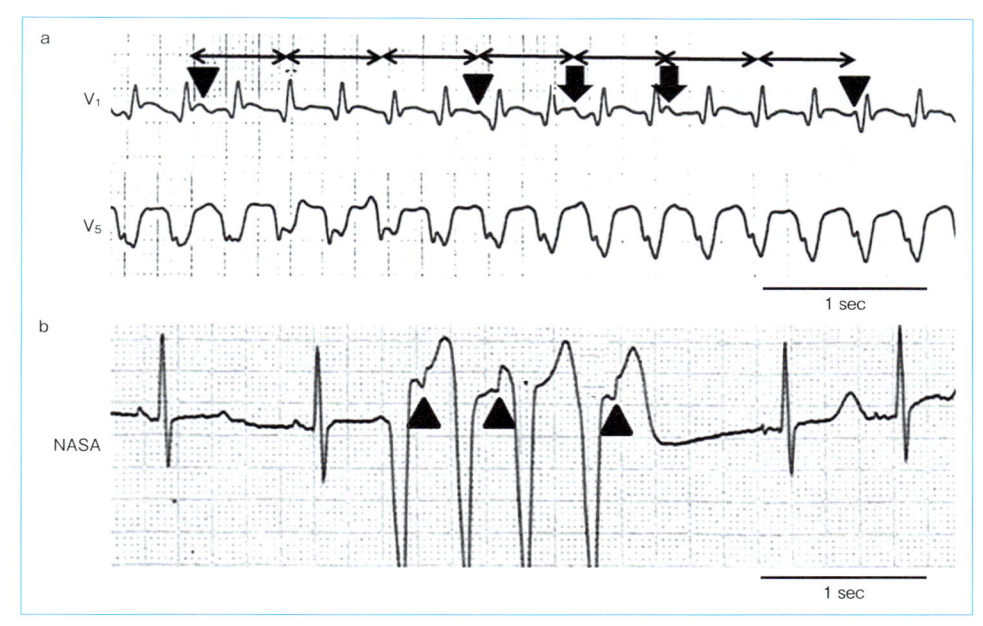

図5　心室頻拍時の房室解離（a）と逆行性P波（b）

3. カテーテル治療（根治術）

　特発性VTは多くの症例でカテーテル根治術が可能であり，症状が強い場合は極めてよい適応である．また，低心機能に伴うVTで，突然死のリスクが高い場合は原則として植込み型除細動器（ICD）の適応となるが，最近ではICD作動を回避する目的でカテーテル治療とのハイブリッドが積極的に行われている．

4. ICD

　基礎心疾患に伴う致死的不整脈（VT）に対しては，ICDが生命予後を改善させる唯一の治療法である．本体の小型軽量化や多機能化が実現し，患者にも受け入れやすい治療法となった．

■ 専門医へのコンサルテーション

- 非発作時の心電図，胸部X線写真，心臓エコーなどで基礎心疾患がなく，6連発以内の単形性心室頻拍でかつ心拍数が120/分以下のものについては必ずしも紹介は必要でない．心電図上，上室性不整脈の変行伝導が否定できない場合は心電図の解釈も含めて専門医の意見を聞いてよい．

■ 患者説明のポイント

- 同じVTであってもその重症度は極めて広いバリエーションを呈する．
- いたずらに患者の不安感を助長することは厳に慎むべきであるが，判断に迷う場合は専門医に重症度の判断から詳細な説明までを依頼してもよい．

■ 医療スタッフへの指示

- Wide QRS tachycardia がすべて心室頻拍というわけではなく，上室性頻拍との鑑別を心がける．診断が不確実な時点で患者に対して不用意な発言（致死的かもしれないなど）をしないこと．心室頻拍が持続している状況でもバイタルが安定していれば落ち着いて診療すること．

心室細動
Ventricular fibrillation

鎌倉史郎　国立循環器病研究センター・中央診療部門長・心臓血管内科

【概念】

心室筋に生じた不規則な電気旋回（渦巻き型リエントリーなど）により，心室が小刻みに興奮する状態を指す．心室細動（VF）では，心電図上300〜400/分を超える不規則で無秩序な心拍となり，心臓のポンプ機能は失われるため，ただちに意識を消失し，痙攣などが生じる．また，torsade de pointesと違って自然停止しないため，放置すると確実に死に至る．

【病態】

VFは，心筋梗塞，肥大型心筋症（HCM），拡張型心筋症，催不整脈性右室心筋症（ARVC），心サルコイドーシス，ファロー四徴症，大動脈弁膜症などの器質性心疾患に由来して，心室頻拍（VT）から移行する場合と，1発の期外収縮から発生する場合がある．

Brugada症候群，カテコールアミン誘発性多形性VT（CPVT），心臓震盪，J波症候群，流出路起源特発性VT，左室中隔起源特発性VTなど，器質性心疾患を伴わない例にも出現し，それらを総称して特発性VFと呼ぶ．その他に，QT延長（または短縮）症候群，WPW症候群，薬剤，アシドーシス，電解質異常（高K血症など），感電，低体温，発熱などでも生じる．また，上記の疾患・病態を全く有さないにもかかわらず，突然VFが生じる例もある．心筋梗塞やQT延長症候群では，R on T型心室期外収縮からVFが生じることが多い．

【診断のポイント】

1. 症状，身体所見

心電図ではP波，QRS波，T波の判別が困難であり，不規則で無秩序な波形を呈する．虚血性心疾患では胸痛を伴う場合があるが，多くの病態では前駆症状なく突然，意識消失，痙攣が生じ，死線期呼吸の後に呼吸が停止する．また脈拍は触知不能となる．夜間睡眠中に上記発作が生じていれば，Brugada症候群や冠攣縮性狭心症，QT延長症候群（LQT3）を疑う．運動中のVFでは，HCMなどの器質性心疾患，CPVT，QT延長症候群（LQT1, LQT2），心臓震盪などを疑う．

2. 必要な検査

心電図でVFがとらえられている場合は心エコー図，冠動脈造影検査などで基礎心疾患の有無を検索する．有意な心疾患が認められない場合は，運動または薬物負荷検査，ホルター心電図，加算平均心電図，電気生理学検査などが必要となる．

Brugada症候群，QT延長症候群，CPVTを疑う場合は遺伝子検査が有用である．

【鑑別診断】

器質性心疾患では蘇生後の12誘導心電図で心筋虚血様所見や左室肥大，右室肥大などが認められることが多い．QRS波形が一見正常の場合は，下側壁誘導でのJ波（QRS末期〜ST初期のslur, notch），V_1〜V_3誘導でのε波，V_1〜V_3誘導でのcoved型またはsaddleback型のST上昇，QT延長（QTc > 460 msec）またはQT短縮（QTc < 340 msec），T波の異常（陰転，二相性または二峰性T波等）などの所見から，J波症候群，Brugada症候群，QT延長症候群，QT短縮症候群，ARVCなどを鑑別可能である（図1）．

不整脈に関しては，

① QT延長に伴って多形性VTが認められる場合はQT延長症候群

② 運動時に多形性VTや2方向性VTがみられる場合はCPVT

③ 右室流出路起源の心室期外収縮が主として認められる場合はBrugada症候群，ARVC，右室流出路起源特発性VTを疑

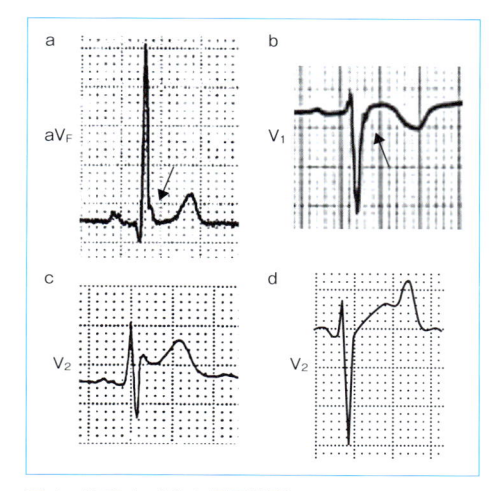

図1 注意すべき心電図波形
a．J波症候群で認められるJ波（矢印：notchとslurがみられる）．
b．ARVCで認められるε波（矢印）とT波陰転．
c．Brugada症候群で認められるsaddleback型ST上昇．
d．QT延長症候群で認められる二峰性T波．

う．

【治療方針】
1．電気的除細動

ただちに胸骨圧迫（毎分100/分以上）を開始するとともに、電気的除細動の準備をする．除細動にはAED（自動体外式除細動器）を用いるか、またはAED機能を有する除細動器ではAEDモードによる除細動を行ってよい．院内発生などでVFの診断が確実な場合は、手動で装置を操作する方が迅速に除細動できる場合が多い．いずれにしてもVF発生から3分以内に除細動できるのが望ましい．

初回の除細動エネルギーは二相性除細動器では120〜200 J（小児では2 J/kg）を、単相性除細動器では360 Jを用いる．初回のショックで除細動できない場合、2回目以降は同等以上のエネルギーで行うか、エピネフリンまたはアミオダロンを投与したうえで除細動を試みる（詳細に関しては、⇒第2章、循環器救急患者の初期対応の項参照）．

2．AEDの使用法

AEDではカバーを開けると自動的に電源が入るが（または電源ボタンを押すと）、その後は音声で除細動の方法が示されるので、それに従う．電極パッドをパッド上に図示された2箇所（右鎖骨の下方と左下胸部の外側）に貼り（機種によってはパッドコネクタの差し込み指示の出るものもある）、自動解析結果を待つ．ショックの指示が出たら、患者から離れてショックボタンを押すが、充電からボタンを押すまで時間がかかる場合は、胸骨圧迫を早期に再開して、圧迫しない時間をできるだけ短くする．ショック後は指示に従って30：2（圧迫30回の後、人工呼吸2回）の心肺蘇生を5サイクル（約2分間）行い、心電図解析結果を待つ．VFが停止してなければAEDの指示に従って再度除細動を繰り返す．

【治療法】
1．薬物療法

器質性心疾患等があり、電気的除細動後もVFが繰り返し出現する場合は、

処方例 まず下記のいずれかを用いる．

> 1）アンカロン注（150 mg） 1回125 mgを10分で静注後、50 mg/時→25 mg/時で持続点滴
> 2）シンビット注（50 mg） 1回0.15〜0.3 mg/kgを5分で静注後、有効であればQT時間、torsade de pointesの発生に留意しながら0.1〜0.4 mg/kg/時で持続点滴

これらが無効であれば、コンクライトMg注（硫酸マグネシウム2.47g/20 mLを2〜5分かけて静注）を試みる．

2．非薬物療法
a．急性期

薬物治療でVFを抑制できない場合は70〜90回/分の心室ペーシング、IABP（大動脈内バルーンパンピング）、PCPS（経皮的心肺

補助)の使用を考慮する．一方で，VFをもたらした原因の除去に努める．心筋虚血では冠動脈形成術を施行し，アシドーシス，電解質異常では，その補正を行う．

b．慢性期

　薬剤，電解質異常，低体温，感電などVFの原因が明らかで，再発の可能性がほとんどないと判断される場合は経過観察が可能である．しかしながら一般的には，VFを一度でも発症すれば，突然死の二次予防目的でICD植え込みが必要となる．また，低心機能例ではCRT-D(再同期治療機能付き除細動器)の植え込みを検討する．持続性VTを伴う器質性心疾患例や特発性VTでは，VT/VFの再発予防にカテーテルアブレーションを試みてもよい．

■ 専門医へのコンサルテーション

- VFからの蘇生例では基礎疾患の精査とICD植え込みが必要となるため，できるだけ早期に専門医に紹介する．

■ 患者説明のポイント

- 死に直結する最も危険な不整脈であり，薬剤による予防は一般に困難であること，再発の危険性がある場合は，突然死予防のため，ICDまたはCRT-D植え込みが必須であることを理解させる．
- 特発性VFでは，ICD植え込みによる日常生活上の制限は運転禁止(再発作がなければ6か月間)以外，ほとんどないことを説明する．
- ICD/CRT-D植え込みができない，または希望しない場合は，心肺蘇生術，AED使用法などを家族に指導する．
- 特発性VFでは遺伝子検査が必要な場合があることを説明する．

■ 医療スタッフへの指示

- 器質性心疾患を伴わないVFでは蘇生後，電解質などが補正され，かつ心室期外収縮/非持続性VTなどが認められなければ，ただちに再発することは少ないので，過度の安静臥床は不要である．

QT延長症候群・QT短縮症候群

Long QT syndrome(*LQTS*)/*short QT syndrome*(*SQTS*)

清水　渉　　国立循環器病研究センター・心臓血管内科・部長

I．QT延長症候群

【概念】

　QT延長症候群(LQTS)は，心電図上のQT時間の延長とtorsade de pointes (TdP)と称されるQRSの極性と振幅が心拍ごとに刻々と変化する多形性心室頻拍を認め，失神や突然死の原因となる症候群である．Bazett式により心拍数補正した修正QT時間(QTc $=QT/\sqrt{RR}$)が440 ms以上をQT延長と定義するが，440〜460 msは境界域である．

　LQTSは，①遺伝(家族)性を認め，安静時からQT時間が延長し，多くの場合運動中や精神的ストレス時にQT時間がさらに延長してTdPを引き起こす先天性LQTSと，②安静時のQT時間は正常範囲か境界域であるが，薬剤，電解質異常，徐脈などの誘因が加わった場合にQT時間が著明に延長し，TdPを発症する後天性(二次性)LQTS，に大きく分類される．

【病態】

　先天性LQTSでは，50〜70％の患者で心筋の活動電位を形成するK，Na，Ca電流などのイオンチャネル，細胞膜蛋白，あるいは受容体などをコードする遺伝子上に変異を認める．心室筋活動電位プラトー相の外向き電流が減少(loss of function)，または内向き電流が増加(gain of function)することにより，活動電位持続時間(APD)が延長し，心電図上のQT延長を呈する．TdPは，早期後脱分極(EAD)からの撃発活動を機序とする心室期外収縮(PVC)をトリガーとし，2発目以降は貫壁性APDのばらつきの増大を基質と

表1　1993年　先天性QT延長症候群の診断基準

	点数
心電図所見	
A．QTc	
≧480 msec	3
460〜470 msec	2
450 msec（男性）	1
B．Torsades de Pointes	2
C．交代性T波（T wave alternans）	1
D．Notched T波（3誘導以上）	1
E．徐脈	0.5
臨床症状	
A．失神発作	
ストレスに伴う	2
ストレスに伴わない	1
B．先天性聾	0.5
家族歴	
A．診断の確実な先天性QT延長症候群の家族あり	1
B．30歳未満での突然死の家族あり	0.5

注：ストレスに伴う失神発作とTdPを両方認める場合は合計2点とする
QTc：修正QT時間

表2　後天性QT延長症候群の原因

1）薬剤
抗不整脈薬
Ia群（キニジン，ジソピラミド，プロカインアミド，シベンゾリン，ピルメノール，ベプリジールなど）
Ⅲ群（ソタロール，ニフェカラント，アミオダロンなど）
抗生物質（エリスロマイシン，クラリスロマイシンなど）
抗真菌薬（イトラコナゾールなど）
抗アレルギー薬（テルフェナジン*，アステミゾールなど）
抗高脂血症薬（プロブコールなど）
抗精神病薬（ハロペリドール，クロルプロマジンなど）
三環系抗うつ薬（イミプラミン，アミトリプチリンなど）
抗癌剤（ドキソルビシンなど）
2）徐脈
房室ブロック，洞機能不全症候群
3）電解質異常
低 K^+ 血症，低 Mg^{2+} 血症
4）中枢神経疾患
くも膜下出血，頭蓋内出血

*テルフェナジンは製造発売中止

するリエントリーが機序と考えられている．

【診断のポイント】

1. 臨床診断

　先天性LQTSの臨床診断は，Schwartzの診断基準に準じて行われる（表1）．心電図所見（QT時間，TdP，交代性T波，ノッチT波，徐脈），臨床症状（失神発作，先天性聾），家族歴を点数化し，合計点数が4点以上で診断確実，2または3点は疑い，1点以下は可能性が低いと判定する．

　後天性LQTSは，QT延長の誘因が除去された後にQT時間が正常化すれば診断されるが，多くの症例で安静時のQT時間は正常上限か境界域（QTcで420〜460 ms）のことが多い．後天性LQTSの誘因として最も頻度の高いのは，薬剤である（薬剤誘発性LQTS）（表2）．原因となる薬剤の種類は多岐にわたるが，そのほとんどは I_{Kr} 遮断作用を有する薬剤である．薬剤によるTdP発生は薬剤の投与量や血中濃度には依存せず，女性に多く，また，虚血性心疾患や心筋症などの器質的心疾患を有する患者で発症しやすい．

また，低K血症，低Mg血症などの電解質異常，房室ブロック，洞機能不全症候群などの徐脈もQT延長の増悪因子となる．

2. 遺伝子診断

　先天性LQTSは遺伝子診断が最も普及した循環器疾患で，保険診療（診断4000点，遺伝子カウンセリング500点）が認められている．Romano-Ward症候群では，8つの染色体上に13個の遺伝子型が報告され（表3），臨床診断される患者の50〜70％でいずれかの原因遺伝子上に変異が同定される．各遺伝子型の頻度は，LQT1が40％，LQT2が40％，LQT3が10％で，この3つで90％以上を占める．後天性LQTSの一部でも，先天性LQTSの原因遺伝子上の変異が同定されている．

3. 臨床症状

　LQT1，LQT2，LQT3型では，遺伝子型別の臨床症状が明らかとなっている．

　LQT1患者の心事故（失神発作，蘇生に成

表3 QT延長症候群とQT短縮症候群の原因遺伝子とイオンチャネル機能

タイプ	遺伝子座	原因遺伝子	イオンチャネル
先天性QT延長症候群			
Romano-Ward症候群			
LQT1	11(11p15.5)	KCNQ1	$I_{Ks}(\alpha)$
LQT2	7(7q35-q36)	KCNH2	$I_{Kr}(\alpha)$
LQT3	3(3p21)	SCN5A	$I_{Na}(\alpha)$
LQT4	4(4q25-q27)	ANK2	Na-K ATPase, I_{Na-Ca}
LQT5	21(21q22.12)	KCNE1	$I_{Ks}(\beta)$
LQT6	21(21q22.12)	KCNE2	$I_{Kr}(\beta)$
LQT7	17(17q23.1-q24.2)	KCNJ2	I_{K1}
LQT8	12(12p13.3)	CACNA1C	I_{Ca-L}
LQT9	3(3p25)	CAV3	I_{Na}
LQT10	11(11q23.3)	SCN4B	I_{Na}
LQT11	7(7q21-q22)	AKAP-9	I_{Ks}
LQT12	20(20q11.2)	SNTA1	I_{Na}
LQT13	11(11q23.3-24.3)	KCNJ5	I_{KACh}
Jervell & Lange-Nielsen症候群			
JLN1	11(11p15.5)	KCNQ1 (homozygous)	$I_{Ks}(\alpha)$
JLN2	21(21q22.1-22.2)	KCNE1 (homozygous)	$I_{Ks}(\beta)$
後天性QT延長症候群			
	11(11p15.5)	KCNQ1	I_{Ks}
	7(7q35-36)	KCNH2	I_{Kr}
	3(3p21-23)	SCN5A	I_{Na}
QT短縮症候群			
SQT1	7(7q35-q36)	KCNH2	I_{Kr}
SQT2	11(11p15.5)	KCNQ1	I_{Ks}
SQT3	17(17q23.1-q24.2)	KCNJ2	I_{K1}
SQT4	12(12p13.3)	CACNA1C	I_{Ca-L}
SQT5	10(10P12.33)	CACNB2	I_{Ca-L}

功した心停止，突然死)の62%は運動中に起こり，特に水泳中の心事故が多く，交感神経刺激に対して最も感受性が強い遺伝子型である．LQT2患者では，心事故の43%は情動ストレス(恐怖や驚愕)，睡眠中の雑音(目覚まし時計など)による覚醒時など，急激に交感神経が緊張する状態で起こる．出産前後の心事故もLQT2に多い．LQT3患者では，睡眠中や安静時に心事故が多い．

【治療方針】

LQTSの治療は，TdP発作時の急性期治療と再発または初回発作の予防に分けられる．後者については，先天性LQTSのLQT1，LQT2，LQT3型では，遺伝子型特異的な生活指導や治療が実践されている．

【治療法】

1. TdP急性期の治療

先天性LQTSのTdP発作時には，LQT1およびLQT2ではβ遮断薬の静注，LQT3型ではメキシレチンの静注が第一選択である．ベラパミルの静注および持続点滴も特にLQT2患者で有効である．低K血症が誘因となることが多く，血清K^+値を4.0〜4.5 mEq/L以上に上昇させる．

後天性LQTSでは，QT延長の誘因の除去に加えて，硫酸マグネシウム注(1〜2g静注＋5〜20mg/分の持続点滴：(保外)効能・効果)が有効である．

2. 薬物治療および生活指導(TdPの予防)

LQT1型では運動制限が必須であり，無症候の患者でも体育系クラブや競争的スポーツ(マラソン，リレー競技，全力疾走)は禁止とする．また，特に未成年者では競泳，潜水などは禁止する．薬物治療としては，心事故の一次予防，二次予防のいずれにおいても，β遮断薬の有効性(74%)が証明されている．プロプラノロールの場合，徐脈や低血圧などの副作用がなければ1〜2mg/kg/日を目標とする．

LQT2型でも運動制限とともに第一選択薬はβ遮断薬である．しかし有効性はLQT1型に比べやや低く(63%)，他の抗不整脈薬(メキシレチン，ベラパミル)の併用が必要な場合が多い．K製剤とK保持性利尿薬の併用による血清K値の上昇も有効である．

LQT3型では，メキシレチンが第一選択薬であるが，長期投与についてのエビデンスはない．

処方例　次のいずれかを用いる．LQT1型，LQT2型では，効果が不十分な場合，1)と2)，3)のいずれかまたは両方を組み合わせる．LQT3型では，効果が不十分な場合，3)と1)，2)のいずれかまたは両方を組み合わせる．

1) インデラル錠（20 mg） 3錠 分3
2) ワソラン錠（40 mg） 3錠 分3
3) メキシチールカプセル（100 mg） 3カプセル 分3

後天性LQTSでは，QT時間が正常化したTdP非発作時にも，QT延長作用のある薬物や電解質異常，徐脈などの原因を避けるよう指導する必要がある．

3．非薬物治療

植込み型除細動器（ICD）の適応については，心室細動（VF）または心停止の既往を有する患者はICDのクラスⅠ（絶対）適応である．VFや心停止がなくても，①TdPまたは失神，②突然死の家族歴，③β遮断薬に対する治療抵抗性，の3項目のうち2項目以上を認める場合はクラスⅡa，1項目を認める場合はクラスⅡbのICD適応となる．ただし，LQT3では3項目のうち①と②のいずれかを認めればクラスⅡaのICD適応となる．また，LQT3型ではペースメーカー治療の有効性も報告されている．

■ 入院・専門医へのコンサルテーション
- 失神などを有する有症候患者や，無症候でもQTcが500 ms以上に延長している患者，家族に突然死を認める患者では，専門医へ紹介すべきである．
- 先天性LQTSの遺伝子診断検査ができる施設は国内でも限られるが，臨床診断確実例では，遺伝子診断も積極的に考慮すべきと考えられる．

■ 患者説明のポイント
- 専門医で遺伝子診断も含めた確実な診断をすることが重要であり，それにより的確な生活指導や治療ができることを説明する．

■ 医療スタッフへの指示
- 失神発作時などには，発作が消失していても12誘導心電図を記録する．

Ⅱ．QT短縮症候群

【概念と病態】

QT短縮症候群（SQTS）は，QT時間の短縮を認めVFから突然死を発症する症候群である．一般に，QT時間で280～300 ms以下，QTc時間で300～320 ms以下の場合にQT短縮と定義する．しかし，VFや明らかな失神を認める場合には，QTc時間が340～360 ms以下でもSQTSと診断してよいと考えられる．

遺伝子診断率は低いが一部の患者では遺伝子変異を認め，5つの遺伝子型が報告されている（表3）．いずれの遺伝子型でも，K電流が増強またはL型Ca電流が減少するため，心室筋APDが短縮し，QT時間の短縮を来す．

【診断のポイント】

1．心電図

先天性LQTSのような臨床診断基準はないが，心電図上QT短縮に加えて，胸部誘導のT波は振幅が高く対称性（symmetrical）で，ST部分を認めない症例が多いとされている．

【治療方針】

失神や心肺停止の既往例では，二次予防としてICDが必須治療であるが，無症候のQT短縮患者に一次予防としてICDを植え込む基準はない．一方で，薬物治療はICD治療の補助的治療と考えるべきである．

【治療法】

1．非薬物治療

VF確認例，心肺停止既往例，または失神例では，ICDの適応である．

2．薬物治療

*KCNH2*に変異を有するSQT1家系では，キニジン内服の有効性が報告されているが，各遺伝子型や個々の症例で，それぞれの抗不整脈薬に対する反応性が異なる可能性もある．また，クラスⅢ群のニフェカラントやクラスⅠa群のジソピラミドの静注でQTc時間の延長を認めることも報告されている．

- QTc が 340～360 ms 以下で，失神などを有する有症候患者や家族に突然死を認める患者では，専門医へ紹介すべきである．
- 稀な症候群であり，失神などの症状を有する場合や家族に突然死を認める場合には，専門医で確実な診断をすることが重要であることを説明する．
- 失神発作時などには，発作が消失していても 12 誘導心電図を記録する．

Brugada 症候群
Brugada syndrome

鎌倉史郎　国立循環器病研究センター・中央診療部門長・心臓血管内科

【概念】

Brugada 症候群とは，12 誘導心電図で右脚ブロック様波形と，V_1〜V_3 誘導における coved 型または saddleback 型の ST 上昇を呈し，主として若年〜中年男性が夜間に心室細動(VF)を引き起こして突然死する疾患であり，Brugada 兄弟が 1992 年に初めて報告した．

本症候群には VF や失神などの症状を伴う有症候群と，心電図異常を有するが症状のない無症候群がある．本疾患は遺伝性不整脈疾患であり，心筋の Na チャネルの SCN5A 遺伝子変異のほか，L 型 Ca チャネル遺伝子の変異など，これまでに計 11〜15 の原因遺伝子が報告されている．

【病態】

Brugada 症候群では遺伝子変異を背景として，右室流出路心外膜側で内向きの Na 電流や Ca 電流などが減少する結果，Ito など相対的な外向き電流が増加して，活動電位第 1 相の notch が大きくなり，心外膜-心内膜間に電位勾配が生じる．それにより J 波の増大に引き続いて ST 上昇が起こる．さらに相対的な内向き電流が減少すると，第 2 相の dome 形成が遅延し，心内膜側より心外膜側で再分極が遅れて，ST 上昇に加え T 波の陰転が生じる．一方，相対的な内向き電流がさらに減少すると心外膜側で dome が消失し，周囲との間に大きな電位勾配が生じるために，貫壁性および心外膜層内で再分極時間のばらつきが生じるとともに，dome の消失した心筋において再脱分極が起こる．これは phase 2 reentry と呼ばれ，これから VF が発生する．

これらは動物実験に基づく"再分極仮説"として永らく支持されてきたが，右室局所の伝導遅延に原因を求める"脱分極仮説"を支持する報告も増えている．特に Nademanee らは VF を繰り返す例において，右室流出路心外膜側に低電位で持続時間の長い異常電位領域を発見し，それらを広範囲に焼灼することで Brugada 波形が消失し，かつ VF が消失したと報告している．このため Brugada 症候群とは，再分極異常に脱分極異常(伝導異常)が加わった疾患ではないかと考えられるようになりつつある．

【診断のポイント】

1. 病歴聴取

Brugada 症候群では，VF または失神の既往と，45 歳未満での突然死の家族歴が予後予測に有用であるため，失神の有無，発生時間，失神時の体位，前駆症状の有無などを尋ねる．また 3 親等までの親族で，胸痛を伴わない睡眠中または安静時の突然死がないかを尋ねる．一般に，Brugada 症候群は女性では稀(5% 以下)であり，突然死は夜間〜早朝の，睡眠時または安静時に発生するという特徴がある．血管迷走神経反射による失神を VF 由来の失神と混同してはいけない．

2. 身体所見

Brugada 症候群は通常，器質的心疾患を伴わないため特徴的な身体所見はないが，冠攣縮性狭心症，発作性心房細動，神経調節性失神がそれぞれ 20〜30% の例に認められる．

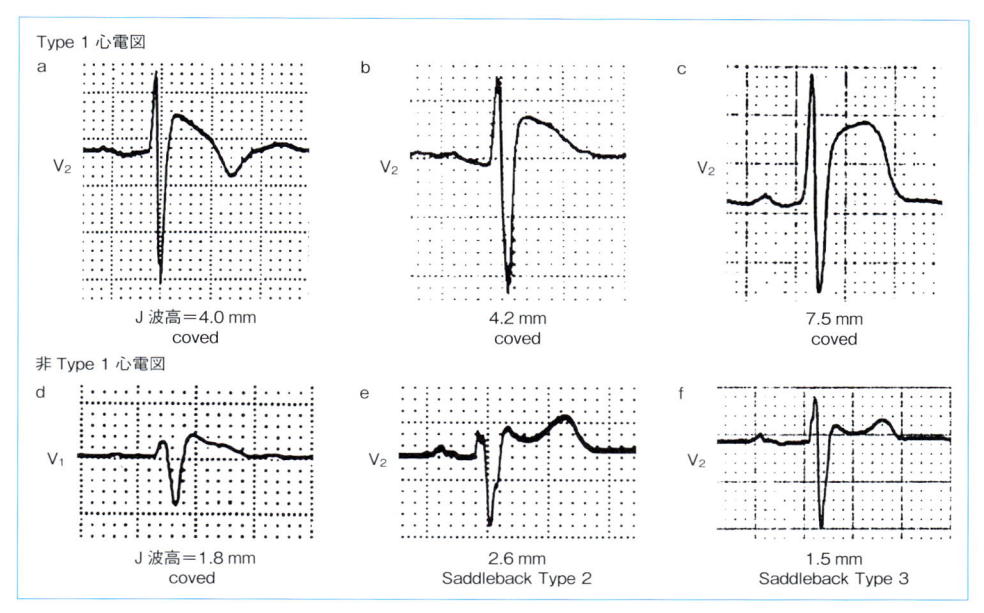

図1 Type 1 心電図(a-c)と非 Type 1 心電図(d-f)
a は coved 型で J 点の波高が 2 mm 以上あり,典型的な Type 1 心電図である.b,c は T 波の陰転はないが Type 1 とすべき波形である.d は J 点で 1.8 mm しかなく,Type 1 とはいえない.e は Type 2,f は Type 3 に相当する.

3. 必要な検査

12 誘導心電図では通常肋間(V_1〜V_3)のほかに,高位肋間(第2,3肋間)での記録が必要である.このほかに加算平均心電図,トレッドミル運動負荷試験,遺伝子検査が予後推定に有用と報告されている.満腹試験,ピルシカイニドなどの Na チャネル遮断薬による負荷試験も診断確定に有用である.電気生理学検査(EPS)は突然死の家族歴や原因不明の失神を有する例で必要となる.

4. 所見の評価

通常記録に限らず,高位肋間記録や負荷試験時に Type 1 心電図(J 点で 2 mm 以上の coved 型 ST 上昇)が認められれば Brugada 症候群と考えてよい.一方,Type 2,Type 3 心電図(J 点で 2 mm 以上の saddleback 型 ST 上昇)に留まる場合は Brugada 型心電図例と判定する(図1).

【鑑別診断】

Brugada 症候群の J 波を通常の不完全右脚ブロック,または完全右脚ブロックの later r′ または R′ 波と混同してはいけない.このため,心電図の時相を一致させて,V_1〜V_3 誘導の QRS 波後半部分と,V_5 または V_6 誘導の QRS 終末点とを比較し,V_1〜V_3 誘導の QRS 終末点(J 点)の波高が 2 mm 以上あることを確認する(図2).

【治療方針】

日本における大規模登録研究では,Type 1,非 Type 1 心電図例ともに,VF 既往群の予後は不良(年間約 10% で心事故)であったが,失神群,無症候群の予後は良好(年間 0.5〜1%)であった.

予後予測には VF の既往,突然死の家族歴,下側壁誘導での早期再分極(J 波)が指標として有用と報告されている.一方,自然発生の Type 1 心電図,EPS での VF 誘発は欧

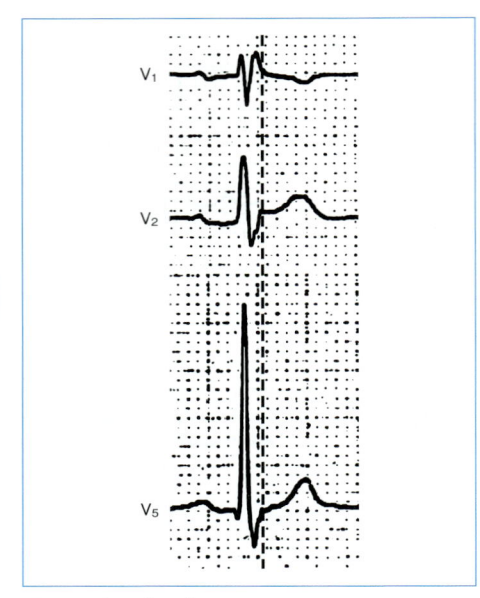

図2 J点の求め方

V_5誘導の終末点で時相を合わせて，V_1，V_2誘導の終末点(J点)を求め，波高を計算する．V_1誘導のJ点波高は0.5mmであり，V_2誘導はsaddleback型ではないため，本例はBrugada症候群またはBrugada心電図ではなく，不完全右脚ブロックと診断する．

米の検討で有意な予後予測指標とされている．このため，日本循環器学会の診療ガイドラインでは，Brugada症候群でVFの既往がある場合は，心電図波形に関係なくクラスⅠのICD植え込み適応としている．また失神群，無症候群においては，Type1心電図が確認され，かつ，①原因不明の失神，②突然死家族歴，③EPSでのVF誘発のうち，2つ以上の指標を満たす場合をクラス2a，それ以外は2bの適応としている．本ガイドラインは現時点で最も適切な治療指針と思われるが，Deliseらも同様の基準によるリスク層別が妥当であることを報告している．

一方，薬剤はVFを完全に抑制できないため，本症候群の一次予防には用いられていない．

【治療法】
1. 薬物療法

VF多発時の薬物治療としてはイソプロテレノールの持続点滴が有用である．VF既往例で再発予防の経口薬としては，Itoチャネル遮断作用のある薬物(キニジン，ベプリジルなど)，Ca電流を増加させるシロスタゾール(保外 効能・効果)，β刺激薬などに一定の効果があると報告されている．

処方例

硫酸キニジン錠(100 mg)　2〜3錠　分2または分3

2. 非薬物療法

Brugada症候群の高リスク群ではICDが主として用いられる．今後，Brugada症候群の解明が進めばカテーテルアブレーションによる根治療法が可能となるかもしれない．

■ 専門医へのコンサルテーション
- Brugada症候群が疑われる場合は専門医に紹介する．

■ 患者説明のポイント
- 検診などの心電図検査でBrugada症候群を疑われた患者は，過度の不安を抱いて受診する場合が少なくない．
- 突然死の家族歴がなければ，無症候群の予後は基本的に良好であり(Type1群で0.5%/年以下，非Type1群で大凡0%)，失神群においても，その失神が血管迷走神経反射と確認される場合は無症候群とほぼ同様の予後と考えられることを説明する．
- ただし，各群の予後は約5年間の登録調査の結果に基づいており，それ以上長期観察のデータはないことも理解させる．
- VF発作は日中の体動時には生じないため，運動制限は不要であるが，高熱を来す状態や長時間の入浴，過度のストレスを避け，外来での定期的な経過観察が必要であることを説明する．
- 不安が強い場合は，EPSを施行し，VFが誘発されればICD植え込みを考慮して差

し支えない．

■ 医療スタッフへの指示
- 高リスク群の診断が重要な遺伝性疾患であるが，突然死する人はごく一部であり，その予防が可能であるうえ，日常の制限事項も少ない疾患であることを認識させる．

房室ブロック
Atrioventricular block

加藤貴雄 日本医科大学名誉教授

【概念】
　房室結節から His-Purkinje 系に至る刺激伝導系のいずれかの部位における伝導遅延ないし伝導途絶により，心房・心室間の伝導障害を来した状態を"房室ブロック"という．

【病態】
　臨床病態は，伝導障害による徐脈や心停止時間の長さに依存し，無症状のものから Adams-Stokes 症候群を来し突然死のリスクのあるものまでさまざまである．また，高度の徐脈が長期間持続することによって，心不全を来すことも稀ではない．多くは加齢や動脈硬化などに伴う刺激伝導系の線維化を原因とするが，β遮断薬や Ca 拮抗薬など伝導抑制作用を有する薬剤の副作用として出現する場合や先天性刺激伝導系異常による小児例もある．
　通常は房室伝導障害の程度に基づく心電図所見によって，第1度（PR 間隔の延長），第2度（QRS の間欠的脱落），高度（QRS の連続脱落），第3度（完全伝導途絶）に分けられる．また電気生理検査を行って伝導障害部位を特定し，AH（His 束上）ブロック，BH（His 束内）ブロック，HV（His 束下）ブロックに分けて予後や治療方針を検討することもある．

【診断のポイント】
　伝導障害の程度に基づく一般的な分類と心電図の特徴を以下に示す．

1. 第1度房室ブロック（図1a）
- PR 間隔が 210 msec 以上に延長しているが QRS の脱落はなく，P と QRS の 1 対 1 の関係は保たれている．

2. 第2度房室ブロック
- QRS-T が時々1拍脱落するもので，いくつかのタイプに分けられる．

❶ Mobitz Ⅰ型（Wenckebach 型）ブロック（図1b）
　PR 間隔が1拍毎に徐々に延長し，ついに QRS が1拍脱落したのち元の PR 間隔に戻るという周期（これを Wenckebach 周期という）を繰り返すもの．

❷ Mobitz Ⅱ型ブロック（図1c）
　PR 間隔が一定のまま突然 QRS が脱落するもの．重症度が高いが稀である．

❸ 2対1ブロック
　1拍毎に QRS が脱落するもの．Mobitz Ⅰ型または Mobitz Ⅱ型から進展する．

3. 高度房室ブロック（図1d）
　QRS が2拍以上連続して脱落するもの．Mobitz Ⅱ型から進展することが多く，長い心停止を来たして Adams-Stokes 症候群を起こすことがある．

4. 第3度房室ブロック（完全房室ブロック）（図1e）
　房室伝導が完全に途絶した状態．
　通常，P は洞調律，QRS は房室接合部補充調律でそれぞれ独自のリズムで出現し（これを完全房室解離という），40～50/分程度の規則的な徐脈を呈する．
　心拍数の安定した完全房室ブロックでは Adams-Stokes 症候群を来すことは少ないが，伝導障害が進行すると補充調律がさらに下位（心室）に移動し，QRS 幅が広く徐脈が高度になって Adams-Stokes 症候群を起こすことがある．

【鑑別疾患】
　洞不全症候群，心房静止，高度洞性徐脈に伴う房室解離などの徐脈性不整脈との鑑別が必要である．

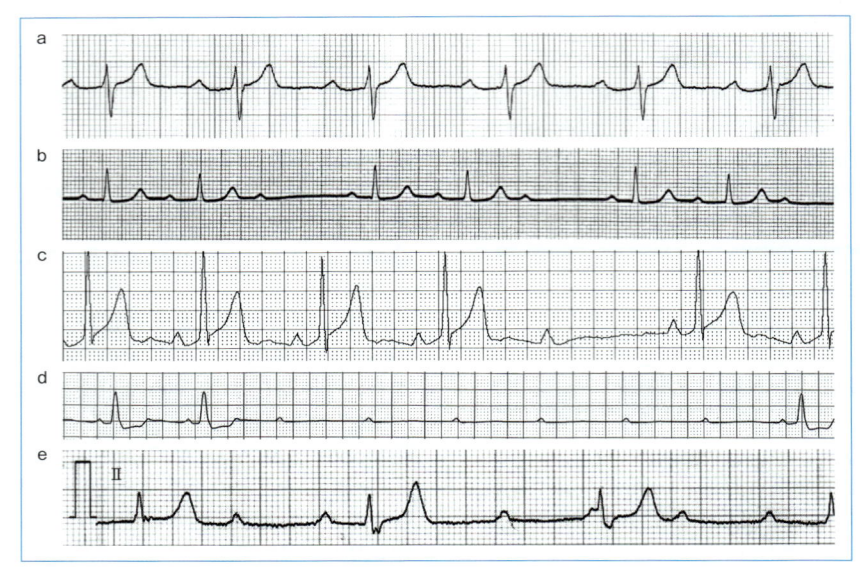

図1 さまざまな房室ブロックの心電図
a．第1度房室ブロック
b．Mobitz Ⅰ型第2度房室ブロック
c．Mobitz Ⅱ型第2度房室ブロック
d．高度房室ブロック
e．第3度房室ブロック

Mobitz Ⅱ型第2度房室ブロックと非伝導性心房期外収縮の鑑別を要することもある．

【治療方針】

1．ペースメーカ治療

強いめまいやAdams-Stokes症候群あるいは心不全症状を呈する例で，第2度，高度ないし第3度房室ブロックが確認されるか，これらを誘発する危険性の高い薬剤の投与が避けられない場合などには，ペースメーカの植え込みを積極的に考慮する．

表1に日本循環器学会のガイドラインの一部を示す．実際の植え込みに当たっては，基礎疾患，合併症，ブロックの部位，心機能等を総合的に勘案し，症例の特性に合ったタイプのペースメーカを植え込む．

2．薬物治療

房室結節の機能的伝導障害による一過性の房室ブロックの場合には，硫酸アトロピンの静脈内投与が一時的に奏効することがある．

まず1～2Aを1～2分間で静注し，効果があれば心電図所見を確認しながら用量を調節し点滴静注する．急性虚血など可逆的な原因が除去されるまで，一定期間用いる価値がある．

長期的に確実に房室伝導を改善する薬剤はない．アトロピン，イソプロテレノール，シロスタゾールなどの内服を試みることもあるが，確実性はなく，ペースメーカ植え込みまでのつなぎとしての位置付けである．

■ 入院・専門医移送の判断基準

- 第1度房室ブロックおよびMobitz Ⅰ型第2度房室ブロックは，失神発作や心不全症状がなければ経過観察でよい．
- Mobitz Ⅱ型，高度および第3度房室ブロックでは，基礎疾患の検討およびペースメーカ植え込み適応判断のため専門医に相談

表1　房室ブロックに対するペースメーカー植え込みのガイドライン（日本循環器学会）

Class Ⅰ：
1. 徐脈による明らかな臨床症状を有する第2度，高度または第3度房室ブロック
2. 高度または第3度房室ブロックで以下のいずれかを伴う場合
   ① 投与不可欠な薬剤によるもの
   ② 改善の予測が不可能な術後房室ブロック
   ③ 房室接合部のカテーテルアブレーション後
   ④ 進行性の神経筋疾患に伴う房室ブロック
   ⑤ 覚醒時に著明な徐脈や長時間の心室停止を示すもの

Class Ⅱa：
1. 症状のない持続性の第3度房室ブロック
2. 症状のない第2度または高度房室ブロックで，以下のいずれかを伴う場合
   ① ブロック部位がHis束内またはHis束下のもの
   ② 徐脈による進行性の心拡大を伴うもの
   ③ 運動または硫酸アトロピン負荷で伝導が不変もしくは悪化するもの
3. 徐脈によると思われる症状があり，他に原因のない第1度房室ブロックで，ブロック部位がHis束内またはHis束下のもの

Class Ⅱb：
1. 至適房室間隔設定により血行動態の改善が期待できる心不全を伴う第1度房室ブロック

（日本循環器学会　循環器病の診断と治療に関するガイドライン：不整脈の非薬物療法ガイドライン，2011年版，p11より引用）

する．

■ 患者説明のポイント
- 房室ブロックの程度，伝導障害の原因，基礎疾患や合併症との関連性を説明する．
- 病態の重症度とペースメーカ植え込み適応の有無を含む治療方針を説明する．
- 用いるべきペースメーカの機種とペーシングモードおよび期待される効果を説明する．
- ペースメーカ植え込み後の日常生活の注意点を説明し，理解を得る．

■ 医療スタッフへの指示
- 房室伝導障害の程度，原因疾患，心機能，可逆性などを正確に判断する．
- Adams-Stokes症候群や心不全などの症状

と房室ブロックの関連性を正確に評価し，ペースメーカ植え込み適応の有無，機種，ペーシングモードを選定する．
- ペースメーカ植え込み後の定期的チェックなどフォローアップ態勢を整える．

心室内伝導障害

Intraventricular conduction disturbance

加藤貴雄　日本医科大学名誉教授

【概念】

　心臓刺激伝導系のうち左右の脚，脚枝およびPurkinje線維に至る心室内の伝導系に伝導障害を来した状態をいう．心室内伝導障害のみで重篤な症状を呈することはなく，心電図記録によって初めて診断される．心室内伝導障害の臨床的意義は，基礎心疾患や心機能低下の有無と程度に依存する．

【病態】

　伝導障害の部位，広がり，程度などによって分類され，それぞれ特徴的心電図所見を示す．伝導障害が急速に進展し，高度房室ブロックを来す危険性がある場合には，ペースメーカ治療を要することもある．また，電気的異常としての心室内伝導障害が存在すると，それに伴って心室収縮の同期性も様々な程度に障害される．基礎心疾患がなく心機能が正常に保たれている例では無治療で放置してよいことが多いが，重症心疾患に合併したり心不全を伴ったりしている例では，効果的な心室収縮を保つために両心室ペーシングなどによる心臓再同期療法の適応を考慮することがある．

【診断のポイント】

　心室内伝導障害を反映する心電図異常所見を基に，以下のように分類・診断される．

1. 脚ブロック
a. 右脚ブロック
右脚の伝導障害である．

❶ **完全右脚ブロック**：QRS幅が120 msec以上，V_1はrSR′型でT波は陰性，I，aV_L，V_{5-6}に幅広いS波がある．

❷ **不完全右脚ブロック**：QRSは右脚ブロック型であるが，幅120 msec未満の場合．

b. 左脚ブロック
左脚の伝導障害である．

❶ **完全左脚ブロック**：QRS幅が120 msec以上，V_{1-2}はrS型またはQS型でT波は陽性，I，aV_L，V_{5-6}でq波，S波がなく結節や分裂を伴う幅広いR波（M字型）がみられる．

❷ QRS幅120 msec未満の場合を不完全左脚ブロックということもある．

2. 脚枝ブロック
a. 左脚前枝ブロック
左脚前枝の伝導障害．著明な左軸偏位（−30°以上）．

b. 左脚後枝ブロック
左脚後枝の伝導障害．著明な右軸偏位（＋110°以上）．

3. 二枝ブロック（二束ブロック）
a. 右脚ブロック＋左脚前枝ブロック
右脚ブロックで著明な左軸偏位を伴う場合．

b. 右脚ブロック＋左脚後枝ブロック
右脚ブロックで著明な右軸偏位を伴う場合．

4. 三枝ブロック
二枝ブロックに第1度ないし第2度房室ブロックを伴う場合．

5. 非特異的心室内伝導障害
QRS幅が120 msec以上に延長しているが，上記の特徴的所見を満たさないもの．

【鑑別疾患】
上室期外収縮や心房細動における心室内変行伝導との鑑別を要するが，上記の特徴的心電図所見が持続すれば診断は容易である．

【治療方針】
二枝ブロックが慢性的にみられる場合は経過観察のみでよいことが多い．心筋梗塞急性期など急性心筋傷害のある例で突然二枝ないし三枝ブロックが現れた場合には，高度房室ブロックへ進展する危険性も高く，一時的ペーシング治療を必要とすることがある．また，薬物治療抵抗性の心不全合併例では，心臓再同期療法の適応を考慮することもある．

■ **入院・専門医移送の判断基準**
- ペースメーカ植え込みや心臓再同期療法を要すると判断した場合には，循環器専門医の常駐する専門医療機関にコンサルトする．

■ **患者説明のポイント**
- 心室内伝導障害には様々な病態が含まれ，基礎疾患によって臨床的意義が異なる．
- 放置してよいものが多いが，急速に進展しペースメーカ治療を必要とする場合や，心臓再同期療法の適応になる場合がある．

■ **医療スタッフへの指示**
- 心室内伝導障害の現れ方，進展の仕方，基礎疾患や心機能低下の有無と程度を正確に評価することが重要である．
- ペースメーカ植え込みや心臓再同期療法の適応の判断を的確に行う必要がある．

失神（血管迷走神経性失神，頸動脈洞症候群）

Syncope (Vasovagal syncope, Carotid sinus syndrome; CSS)

河野律子　産業医科大学・第2内科学・学内講師
安部治彦　産業医科大学教授・不整脈先端治療学

I. 血管迷走神経性失神
【概念】
失神を来す原因疾患の約60％は神経反射性失神（NMRS）である．NMRSには，血管迷走神経性失神，状況失神と頸動脈洞症候群

が含まれ，その内でも血管迷走神経性失神が最も多い．

【病態】

多くは，ストレスを誘因として発症し，自律神経系の機能異常が本病態の発症に関与している．

【診断のポイント】

1. 病歴聴取

発作時の詳細な病歴聴取のみで原因疾患の診断が可能であることも多い．ストレスや環境要因が誘因となる．また，前駆症状（前兆）を伴い，立位・座位などの同一姿勢時に発生しやすい．転倒による外傷以外には後遺症を残さないのが一般的である．

比較的若年者に多く，女性では20歳代が多く，男性では30～40歳代に多い傾向があるが，高齢になるにつれ心原性失神と起立性低血圧による失神の割合が増す．高齢者では，前兆が乏しい傾向にあり，基礎疾患も有する場合が多く鑑別が困難な場合もある．

2. 検査

心原性失神の除外することが重要である．ハイリスク所見（表1）を有する場合には，心原性失神の除外が必要．Head-up tilt 検査は，特異度は高いが感度・再現性は高くな

い．

【鑑別診断】

鑑別には，起立性低血圧と心原性失神があげられる．ハイリスク（表1）を有する例では，心原性失神の可能性を考慮する．起立性低血圧が疑われる場合には，臥位のみならず立位時の血圧測定が必要不可欠である．

【治療方針】

生命予後は良好であるが，失神による転倒や外傷，自動車運転や就労などに関する社会活動の低下が問題となる．多くはストレスが関与しているため，生活指導や患者教育が治療の基本である．予防法として，以下の治療法が挙げられる．

【治療法】

1. 生活指導（クラス1）

病態の説明のみならず生活指導と患者教育を行う．誘因除去や循環血液量の増加（脱水を避け，塩分摂取）に努めさせる．高齢者では，内服薬が誘因となっていることもあり，必要に応じて中止や減量を行う．

2. 失神回避法（Physical Counterpressure Maneuvers）（クラス1）

前兆を自覚する場合は，転倒や怪我・外傷を回避するため，①立位時に足を動かす，②両足を交差させて力を入れて組む，③お腹を曲げる，④両手を組み引っ張る，などの体位により収縮期血圧の上昇による失神回避法を教育する（図1）．

3. 起立調節訓練法（Tilt Training）（クラスⅡa）

1日1～2回各30分間，自宅の壁面を利用する起立調節訓練は予防に効果的である（図2）．下半身を動かさないことに注意する．1日1回30分間のトレーニング継続は長期の失神再発予防に極めて有効である．

4. 薬物治療

プラセボを対象とした二重盲目試験において，薬物治療の有効性は証明されていない．

5. ペースメーカ治療

長い心停止や治療抵抗性の再発性心抑制型

表1　失神患者のハイリスク群の指標

- 器質的心疾患や冠動脈疾患の存在
  （心不全，低心機能，心筋梗塞の既往）
- 不整脈を疑わせる臨床所見，心電図所見
  ・不整脈原性失神を疑わせる心電図所見，臨床症状
  ・運動時あるいは臥位時の失神
  ・失神時の動悸発作
  ・突然死の家族歴
  ・非持続性心室頻拍
  ・2枝ブロック（LBBB or RBBB＋左脚前枝ブロック or 左脚後枝ブロック）または QRS 幅＞120 msecの心室内伝導障害
  ・非生理的洞性徐脈（＜50 bpm）or 洞房ブロック
  ・心室早期興奮症候群
  ・QT 延長 or 短縮
  ・V_1-V_3 誘導で ST 上昇を伴う右脚ブロックパターン（Brugada pattern）
  ・右前胸部誘導で陰性T波，ARVCを疑うなε波や心室遅延電位

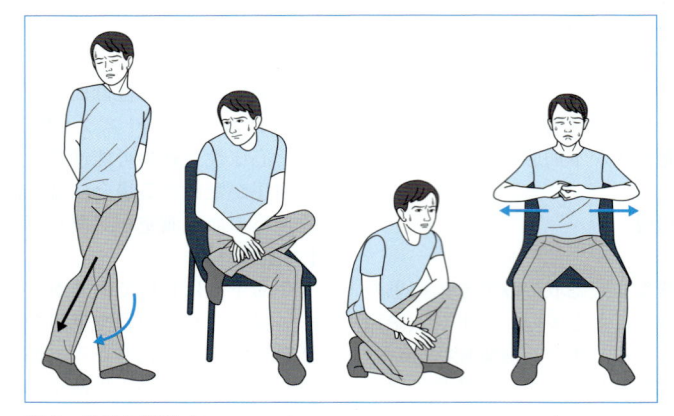

図1　失神回避法（Physical Counterpressure Maneuvers）

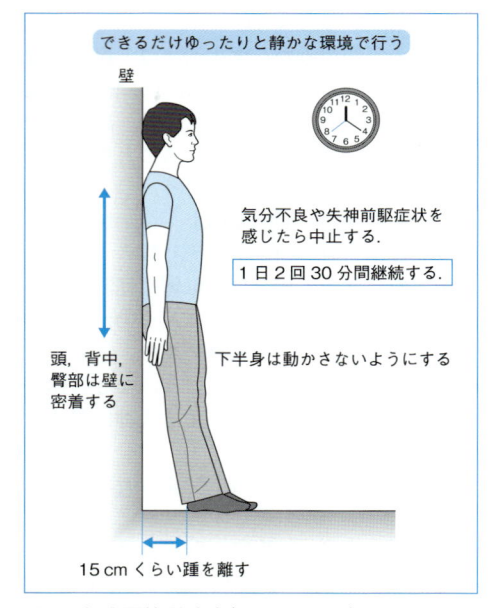

図2　起立調節訓練法（Tilt Training）

では，ペースメーカ治療も考慮されうる．しかし，ペーシング治療の有効性についてはプラセボ効果と考えられている．

■ 入院・専門医へのコンサルテーション
- 意識消失後の後遺症（しびれや構音障害，麻痺）がある．
- 病歴および心電図検査で表1に示すようなハイリスク所見を認める．
- 重症の外傷を負っている場合や頻繁に失神を繰り返す．
- 起立調節訓練法を行っても，失神が再発する場合は，植込み型心電計を含めたさらなる精査が必要になる．

■ 患者説明のポイント
- 生命予後は良好であることを伝え，無用な心配を避ける．
- ストレスが誘因になっていることを伝え，生活指導を促す．
- 規則正しい生活，塩分摂取などの生活改善を進める．
- 前駆症状を認める患者では，失神回避法を指導する．
- 起立調節訓練法で，ほとんどの患者で再発が予防されることを説明する．
- 再度失神があった場合には来院するように伝える．

■ 医療スタッフへの指示
- 入院管理する場合は，心電図モニターを装着し，経過観察を行う．

II. 頸動脈洞症候群

【概念】

頸動脈洞症候群(CSS)は，NMRS の約 13% に認められ，頸動脈洞マッサージにより診断される CSS は，原因不明の失神患者全体の 25% 以上に認められる．

【病態】

頸動脈洞圧受容体が刺激・圧迫されることによって生じる．求心性路は舌咽神経，遠心性路は迷走神経心臓枝と心室筋や全身血管に多く分布する交感神経に分かれ，洞機能や房室伝導能に抑制的に働き，洞停止や房室ブロックが生じる．

【診断のポイント】

1. 臨床症状

着替えや運転中の頸部の回旋や伸展およびネクタイ締めなどの頸部への圧迫が誘因となる．頸部腫瘍(甲状腺腫瘍など)や頸部リンパ節腫大などによっても認められることもある．CSS は男性に好発し，冠動脈疾患や高血圧などを合併することがある．

2. 頸動脈洞マッサージによる診断および病型分類

心電図および連続血圧モニター下に，頸部椎骨棘に対して，輪状軟骨レベルの胸鎖乳突筋前縁で一側の頸動脈を 5～10 秒間圧迫する．受動的立位での頸動脈洞マッサージのほうが診断率は高い．特に血管抑制型は立位による圧迫で診断される頻度が高い．過去 3 か月以内に脳梗塞や一過性脳虚血の既往を認める例や頸動脈に血管雑音を有する例では，合併症のリスクが高まるため頸動脈洞マッサージは避けるべきである．

【鑑別診断】

CSS の診断には血管迷走神経性失神との鑑別が重要であり，両者の臨床的特徴を把握しておく必要がある．

【治療方針】

頻度，重症度および病型により治療方針を決める．軽症の場合には，頸動脈洞圧迫につながる急激な頸部回旋，伸展を避けるように生活指導する．失神に至る重症例では，心臓ペーシング治療などを考慮する．一方，血管抑制反応が強い症例ではペースメーカ治療は無効であり，有効な薬剤もないため日常生活における生活指導を十分に行う．頸部腫瘍などによる二次性の CSS では，摘出術などの根治療法が必要となる．

【治療法】

1. 心抑制型に対するペースメーカ治療

心臓抑制型では，DDD もしくは DDI 型の心房心室同期ペーシングが最適な治療法である．

■ 入院・専門医へのコンサルテーション

- 失神を来している症例
- 頸部腫瘍などによる二次性の CSS

■ 患者説明のポイント

- 失神症状がなく，軽症にとどまる場合は，頸動脈洞圧迫につながる急激な頸部回旋，伸展などの行動を避けるように生活指導する．
- 再発性の失神を有する例では運転制限を行う．

人工ペースメーカーの適応と植え込み

Indication and implantation of pacemaker

戸叶隆司　順天堂大学医学部附属浦安病院・循環器内科准教授
中里祐二　順天堂大学医学部附属浦安病院・循環器内科教授

【ペースメーカーの適応】

心拍数の低下によって，その時々に必要な心拍出量を確保できず血行動態の障害や様々な症状を来たす場合があり，症候性徐脈とも称される．これには，洞徐脈や洞停止を来す洞機能不全，房室伝導障害の結果徐脈となる房室ブロックと徐脈性心房細動がある．ペー

スメーカーは，症候性徐脈が回復不能でペーシングで改善できるものが適応であり，日本循環器学会より提唱されている「不整脈の非薬物療治療ガイドライン」を参照にペースメーカー植え込みを行う．

1. 洞機能不全

有症状の洞徐脈や洞停止が適応で，必要な薬物で誘発された場合も適応である．症状との関連が不明でも，高度な徐脈や日中活動時の3秒以上の長い心停止を呈する場合は適応と考えられる．心停止のない洞徐脈例では，運動による生理的心拍数上昇が乏しく運動耐容能の低下（運動時心拍応答不全）を来す例に適応がある．無症状で運動時心拍応答不全のない安静時洞徐脈や夜間のみの洞徐脈，3秒を超えない洞停止，中止可能な薬剤によるものなどは適応とならない．

2. 房室ブロック・脚枝ブロック

有症状の2度以上の房室ブロックが適応の基本で，無症状でも日中活動時に心室拍数が40/分未満の著明な徐脈や3秒以上の心停止を認める場合は適応を考える．His束以下の伝導障害は，症状の有無にかかわらずペースメーカーを考慮する．安静時1:1伝導やWenckebach型2度房室ブロックで，運動負荷や硫酸アトロピン負荷で2度以上の房室ブロックが誘発あるいは房室伝導が悪化する例は，His束以下および房室結節の器質的な伝導障害である．このような例では運動時心拍応答不全を示し，ペースメーカーの適応と考える．夜間など非活動時のみに認められる無症状のWenckebach型2度房室ブロックなどの多くは機能的な房室結節内ブロックで，ペースメーカーの適応はない．2枝，3枝ブロックでは，失神や2度以上の房室ブロックを伴う例に適応がある．

3. 徐脈性心房細動

高度な徐脈や長い心停止を伴い，症状を認める例が適応である．症状との関連が明らかでなくても，覚醒時心室拍数40/分未満，心停止3秒以上はペースメーカーの適応と考えられる．無症状の夜間のみの徐脈や3秒程度までの心停止や，薬剤性でその調節で対処可能なものはその限りでない．

4. 過敏性頸動脈洞症候群と神経調節性失神

3秒以上の長い心停止が認められ，薬物治療や生活指導で改善しない例が適応となる．

【ペースメーカー植え込み前の小知識】

1. ペースメーカーの選択

VVIペーシングはいかなる徐脈にも対応可能である．しかし，心房・心室収縮の順次性のない非生理的なペーシングで，血行動態上不利であり，房室弁逆流による心房拡大や心房細動，ペースメーカー症候群を伴いやすく，徐脈性心房細動や活動性の低い超高齢者などに限って使用すべきである．洞機能不全や房室ブロック例では，生理的ペーシングのAAIやDDDを可能な限り選択する．

洞機能症候群では，正常房室伝導であればAAIペーシングが可能だが，将来の房室ブロック発生予測は困難である．特に抗不整脈薬を使用する徐脈頻脈症候群や透析症例などでは，心室をペーシングできるDDDが望ましい．

房室ブロックでは，DDDペースメーカーによる心房同期心室ペーシングが理想的で，心房拍数の増減に心室ペーシングが追従するため洞機能不全がない限り運動時心拍応答も回復できる．

過敏性頸動脈洞症候群と神経調節性失神では，徐脈の病態として洞徐脈と房室ブロックの両者があり，心室をペーシングできるDDDが理想的である．

ペースメーカー植え込み後の運動時心拍応答不全に対しては，心拍応答機能で対処できる．

2. リードと植え込み部位

リードには単極/双極，固定方式によりタインド型など受動固定型と能動固定型（スクリューインリード）があり，その特徴を理解し選択する．また，体格，植え込み側によって，リード長を選択する．

心室リードは，受動固定型では通常右心室心尖部に，能動固定型ではさらに流出路，中隔にも固定可能である．従来標準手技であった右心室心尖部ペーシングは，心電図上QRS波が上方軸の左脚ブロック型となり，心室興奮伝播は極めて非生理的で実際左室後側壁の収縮が遅れた心収縮となる．右心室心尖部ペーシングは，低心機能例のみならず正常心機能患者でも心機能や血行動態への悪影響が認められることより，近年は生理的心室興奮伝播に比較的近い心室中隔，流出路中隔ペーシングが推奨されている．

心房リードは，右心耳に固定する受動固定型が頻用されてきたが，心房においても近年心房興奮伝播の観点から能動固定型を用いた中隔ペーシングが推奨される．

3. ペースメーカー植え込み側

植え込み側については，患者の年齢，開胸術の有無，透析例ではシャントの有無（シャント反対側を選択）などの状況に応じて決定する．また術前静脈造影は，閉塞や走行異常などの確認に有用である．

4. リードアクセス

リードアクセスには鎖骨下静脈穿刺法と橈側皮静脈切開法があるが，後者が気胸の回避，リード断線の予防などの面で有利と考えられる．鎖骨下静脈穿刺法の場合，気胸の回避とリード断線の一因である肋鎖靭帯によるストレスを避けるため，胸郭外穿刺法を行うことが推奨される．

【ペースメーカー植え込み手術の実際】

抗生物質を，創開放中に有効血中濃度を維持できるよう術直前に点滴静注を行う．手術室入室後心電図等モニター類を装着，植え込み側上前胸部を消毒，ドレーピングの後，図1（①〜⑮）に示すように手術を進める．

植え込み手術が終了したら，リード位置のX線写真による確認，プログラマーによるリード特性の再確認，設定を行う．

術後は，抗生物質投与，創部圧迫，安静を一定期間行い，感染，出血，リード逸脱を予防する．

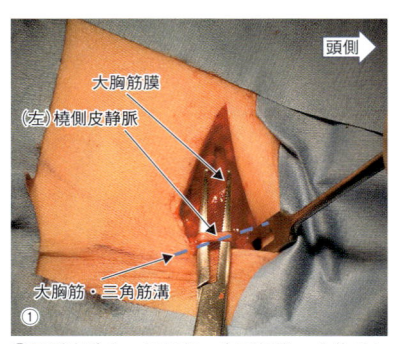

①局所麻酔を，切開部→皮下組織→本体ポケット部に十分行う．円刃メスなどで鎖骨下約1〜2 cmに4〜5 cm程度の皮膚切開の後，鉗子や電気メスで皮下組織を大胸筋膜まで剝離する．橈側皮静脈は，大胸筋・三角筋溝に存在する脂肪層をさらに剝離することで見つけることができる．橈側皮静脈は周辺組織から十分剝離し血管を露出させ，2-0絹糸2本などでマーキングする．

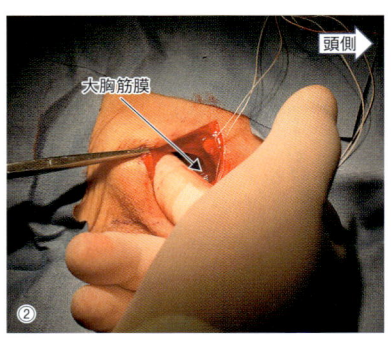

②大胸筋膜上を用手的に剝離し，本体とリードの余剰部分も収納できる大きさのポケットを作製する．なお，止血は①の段階より電気メスなどを用い確実に行っておく．

図1　ペースメーカー植え込み手術の実際

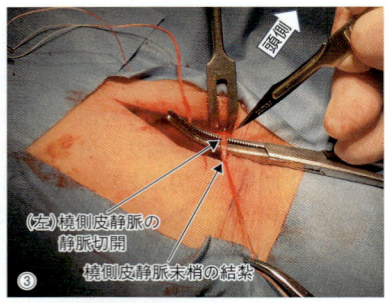

③橈側皮静脈を持ち上げ，2本の絹糸の1本で末梢側を結紮し，尖刃メスで血管径の1/3～1/2の小切開を入れる．

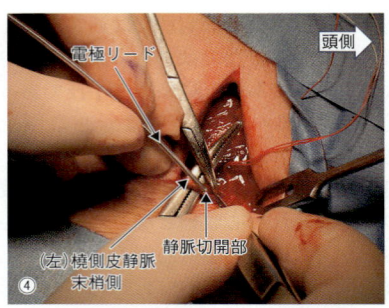

④眼科用鑷子やモスキート鉗子で断端を確保する．リードは通常直接切開部から挿入できる．血管径が十分であれば，心室リードを心内固定の後心房リードも並行して挿入可能である．

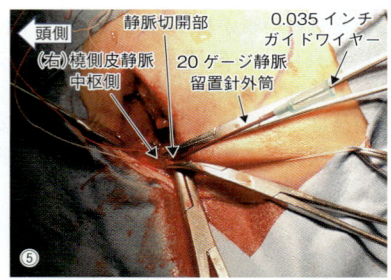

⑤血管の屈曲・蛇行などによりリードの操作に難があれば，0.035インチ程度のガイドワイヤーを静脈留置針外筒などを用いてまず挿入する．

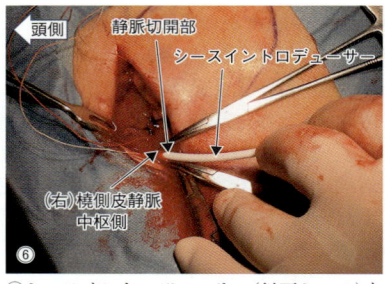

⑥シースイントロデューサー（以下シース）を切開部から挿入して使用することでリード操作は容易となる．

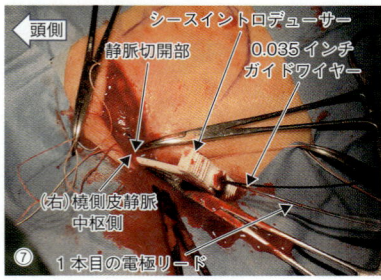

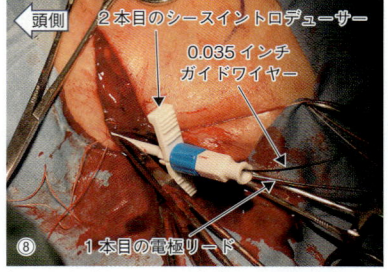

⑦，⑧2本のリードを挿入するためには，リード径より1サイズ上のシースを使用する．心室リードの心内固定後シースをピールダウンするが，その直前にガイドワイヤーを再挿入し，心房リードもシースを用いて挿入でき心内固定後シースをピールダウンする．

図1　ペースメーカー植え込み手術の実際（つづき）

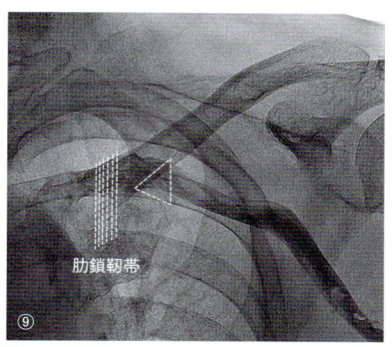

⑨鎖骨下静脈穿刺法でも必ずしも静脈造影は必要ないが，鎖骨下縁と第一肋骨下縁が刺入ポイントで（図中△），第一肋骨に一度針先を当てるようにすれば胸郭内穿刺による気胸や肋鎖靱帯のストレスを避けうる．エコーガイド下穿刺も，確実性・安全性を高める方法である．穿刺後ガイドワイヤーを挿入，これを介してシースを用い⑥〜⑧同様にリードを留置する．

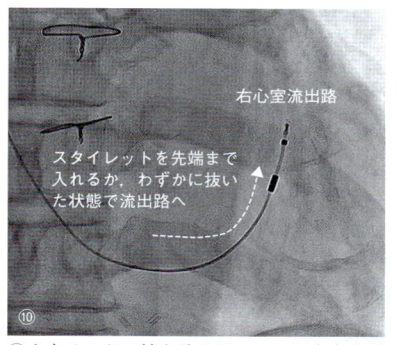

⑩心室リードの植え込みは，リードを右心房〜下大静脈までまず挿入，スタイレットを抜き緩やかなJ型にシェーピングし再度挿入する．先端1〜1.5 cmを少し中隔に向け更にシェーピングすることも，1つの工夫である．中隔への固定を試みる場合は，冠状静脈洞への迷入を避け，リードを流出路へ向け心室性期外収縮が誘発されることを確認する．

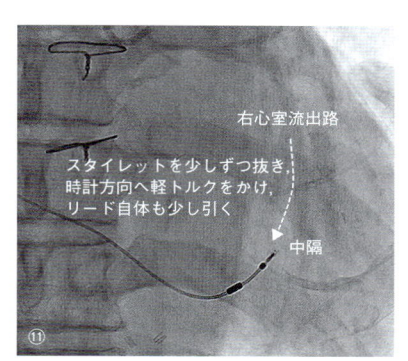

⑪リードはそのまま流出路へ固定するか，スタイレットを少しずつ抜き，左側アプローチでは反時計方向にややトルクを加え引いていくと中隔に固定することができる．固定の際は，必要により左前斜位像も使用し自由壁へリードが向いていないか確認する．

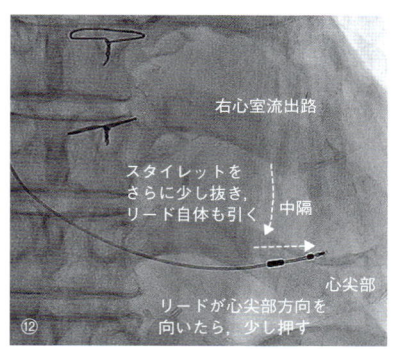

⑫さらにスタイレットを抜くと，リードは通常心尖部方向を向く．タインド型リードは，さらに心尖部へ進め心内膜下の肉柱などに固定する．能動固定型は先端を軽く押し当て，リトラクタブルタイプではターミナルピンをトルカーで回転させ，非リトラクタブルタイプではスクリュー溶出後スタイレットを軸にリード全体を3〜5回転させると固定される．スタイレットの出し入れやリードを軽く引くなどの操作で固定を確認する．その後ペーシングテストを行い，心内R波5 mV以上，刺激閾値1.0 V以下（パルス幅0.4〜0.5 ms時）が望ましく，高出力ペーシングで，横隔膜刺激が起こらないことを確認する．

図1（つづき）

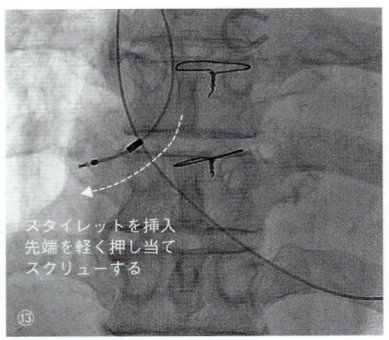

⑬ 心房リードは，右心房まで挿入後スタイレット先端数 cm を J 型にシェーピング，もしくはプレシェイプされたものに入れ替える．能動固定型リードによる自由壁への固定例であるが，スタイレットを挿入，心室リード同様目的部位へ先端を軽く押し当て固定する．心内 P 波 1.5 mV 以上，刺激閾値 1.0 V 以下（パルス幅 0.4～0.5 ms 時）が望ましく，高出力ペーシングでも横隔神経刺激が起こらないことを確認する．

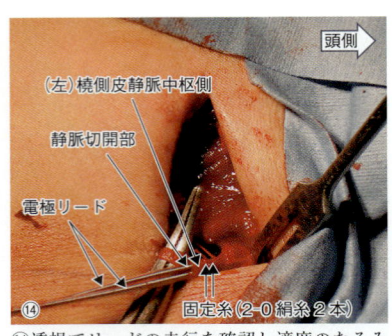

⑭ 透視でリードの走行を確認し適度なたるみをつけ，リードの皮下固定を行う．橈側皮静脈切開法では，結紮糸で静脈自体に固定する．

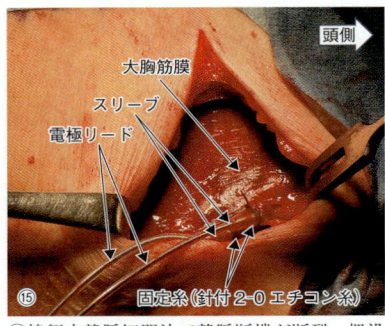

⑮ 橈側皮静脈切開法で静脈断端が断裂・埋没してしまった場合，鎖骨下静脈穿刺法では，スリーブと結紮糸で大胸筋膜などにしっかりと固定する．次いでリードを本体に接続し，リードの余剰部分に強い屈曲などでストレスがかからないように皮下ポケットに収納，高齢女性など皮下組織が粗で Twiddler 症候群ハイリスク例では，スーチャーホールを使って本体を大胸筋などに固定する．止血を確認し皮膚縫合は吸収糸，ナイロン糸などで 2 層に皮膚閉鎖を行う．

図1　ペースメーカー植え込み手術の実際
（つづき）

人工ペースメーカー使用患者の管理と指導

Management and follow-up of patients with pacemaker

戸叶隆司　順天堂大学医学部附属浦安病院・循環器内科准教授
中里祐二　順天堂大学医学部附属浦安病院・循環器内科教授

【概説】

　ペースメーカーの機能と点検項目，設定はその進歩と相まって複雑化している．これらの正しい活用により患者の Quality of Life を高めることが可能である一方，誤った使用や設定は時に患者に甚大な悪影響さえ与え，専門医のもと定期的な管理が求められる．患者や家族に対する指導においては，ペースメーカーは生活を制限するものでなく，むしろ安心して元の生活に復帰，あるいは活動範囲を広げ，Quality of Life を高めるものであることを十分理解してもらうような説明が重要である．

【ペースメーカー使用患者の管理】
1. ペースメーカー植え込み直後の管理

　人工ペースメーカー（以下ペースメーカー）植え込み直後の術後管理は，気胸，リード逸脱などの合併症の早期発見，リード逸脱や出血・血腫の予防とそれによる再手術の回避，および感染対策がポイントであろう．それには，心電図のモニター監視，定期的な胸部X線写真撮影および日々の創部の確認が重要である．

　リード逸脱の予防には一定時間の安静が必要であるが，ペースメーカー患者には高齢者が多く，術後安静によるADLの低下を来さないよう早期離床に配慮しなくてはいけない．スクリューインリードはリード逸脱の危険が少なく，筆者らは遅くとも24時間後には歩行可としている．出血・血腫の予防には，術後の弾性包帯による創部圧迫が有効である．少なくとも翌日までこれを行い，抗凝固療法下の患者では数日間続ける．感染対策は抗生物質の投与であるが，無意味な長期投与は避け，筆者らは術直前から3日間は点滴静注での抗生物質投与を基本としている．植え込み1週間後，抜糸と後述のペースメーカーのチェックを行い退院とする．

2. ペースメーカーのチェック
a．プログラマーによる測定値とその解釈

　ペースメーカーは，植え込み後プログラマーを用い刺激閾値，心内電位，リード抵抗，電池状況，ペーシング率，心房細動等不整脈発生状況などを随時知ることができる．術直後，退院前，さらに退院後外来にて3～12か月毎にこれらの読み込み・測定を行い，必要により設定を最適化する．

　刺激閾値は，現在のリードのほとんどはステロイド溶出型であり，植え込み後大きな変動をみることは少ない．著明な刺激閾値の上昇，心内電位の低下はリードの逸脱，断線などを考え，ペーシング・感知不全が出現し下記に示すような設定で回避できないようであれば再手術を考慮せねばならない．またリード抵抗は概ね300～1,000Ω程度を示し，その変化はリード不全の診断上重要である．リード抵抗の低下は被覆の損傷など電流リークを疑い，明らかな上昇は断線，リード逸脱，ルーズピン（本体とリードの接続不良）を疑わねばならない．

　電池の状況は電池電圧と電池抵抗で表され，ペースメーカーの使用により前者は減少，後者は増加する．ペースメーカーでは，交換時期とする電圧を定めてあり，電池電圧がこの値まで低下すると待機的交換指標（ERI）がプログラマー上に表示され，本体交換手術を予定する．

b．ペースメーカーの設定と様々な機能

　ペースメーカーの植え込み後設定するパラメーターは，出力（パルス振幅/パルス幅），感度，レート，AVディレイなどである．出力，感度に関しては，前述のようにリード植え込み時に刺激閾値，心内電位を測定し，その段階で十分な安全マージンを確保できることを確認する．すなわち高い刺激閾値はペーシング不全を，低い心内電位は感知不全の原因となり，安全マージン確保のための高い出力設定は電池寿命を短縮させる．安全マージンは，出力が刺激閾値の2～3倍，感度は心内電位の1/4～1/3程度と考えられる．刺激閾値が上昇し，ペースメーカーの最大出力でも十分な安全マージンが確保できないようであれば再手術を考慮する．なお現在では，刺激閾値を定期的に測定し安全マージンを確保した出力を自動設定する機能を有するペースメーカーがほとんどであり，安全性の向上，電池の長寿命化などに寄与している．

　レートは，過敏性頸動脈洞症候群や神経調節性失神など徐脈が恒常的に認められない例ではバックアップ的に50/分程度，ペーシング依存患者では60～80/分に，徐脈頻脈症候群では70～80/分とやや早めに心房をペーシングすることが心房粗細動抑制に効果があるともいわれる．DDDペーシングでは，上限レートを100～120/分前後に設定する．

AVディレイは150 ms前後が通常であるが，AVディレイの血行動態への影響が少なくないこと，個々の患者において最適値が異なることから，最新のペースメーカーには，最適値を算出・推奨する機能を有する機種もある．また，洞機能不全など房室伝導が比較的保たれた例でDDDペースメーカーを使用する場合，心室ペーシングによる血行動態への悪影響を考え自己QRSを極力温存する．これには，従来はAVディレイを自己QRSが出現するまで延長するもしくはAAIに設定する方法がとられてきた．最新のペースメーカーでは，平時はAAIペーシングを行い房室ブロック発生時にはDDDとなる機能，自己QRS出現までAVディレイを自動延長する機能など，自己QRS温存機能が搭載され，活用すべき機能であろう．一方，極端に長いAVディレイも血行動態上不利であることを忘れてはならない．

徐脈頻脈症候群等心房粗細動合併例でDDDペースメーカーを使用する場合，心房粗細動の際心房同期による早い心室ペーシングを避けるため，VVI，DDIなど心房非同期モードへ心房粗細動時の自動変換する機能を使用する．

心拍応答機能は，体動による加速度などを感知してペーシング拍数を増加させる機能である．AAI，DDDなど生理的ペーシングを行っても，洞機能不全による運動時心拍応答不全の存在は，運動耐容能の低下の原因となりうる．そのため，運動時心拍応答不全を認める場合は，AAIR，DDDR，VVIRなど心拍応答機能を付加する．

なお近年導入されつつあるホームモニターも，ペースメーカー患者の植え込み後の管理の一助となる．

3．ペースメーカー作動不全

ペースメーカーの主な作動不全には，以下のようなものが挙げられる．

a．ペーシング不全

刺激閾値が上昇した場合など，刺激閾値と出力の安全マージンがなくなる，あるいは刺激閾値が出力を上回った状態である．心電図上ペーシングスパイクは設定通り認めるが，ペーシングによるQRS波，P波が欠如し，連続して出現すれば心停止も起こりうる．出力を安全マージンが確保できるまで増加させるが，リード断線や逸脱による場合はこのような設定では通常回避できず再手術を行う．

b．感知不全

感知すべき自己心拍が感知されていないことで，心内電位と感度の安全マージンがなくなる，あるいは心内電位波高が感度を下回った状態である．感度を安全マージンが確保できるまで鋭敏にさせるが，ペーシング不全同様リード断線や逸脱による場合は再手術を要する．

c．オーバーセンシング

P波やQRS波以外の電位やノイズの感知により，ペーシングが抑制されたり設定レートより低いペーシングとなる，もしくはトリガーされ頻脈傾向となることである．これには心電図上のT波，筋電位，電磁干渉があり，感度の調整などで対応する．

【ペースメーカー使用患者の指導】

ペースメーカー植え込み直後の患者には，リード逸脱と出血の予防のため弾性包帯解除後も植え込み側上肢は肩より上方への挙上を避けるよう指導し，術後安静についてご理解いただく．退院前には患者および家族に退院後の生活上の注意について十分な説明を行うが，無用な生活制限は患者や家族の不安を募りADLの低下に結びつかないよう配慮する．

植え込み後3か月程度までは，受動固定型の場合リード逸脱の可能性があり，植え込み側上肢を肩より上への挙上を避けるのが望ましい．その後の活動は，植え込み前と同様としてよい．ペーシングの異常，創部感染の早期発見のため，患者，医療スタッフ側とも，自覚症状や脈拍数，創部の状態に注意する．

電磁干渉も，ペースメーカー患者特有の注

意点である．重篤な場合は心停止や著しい頻脈を来すおそれもあるが，電磁干渉は日常電化製品のほんの一部で限られた条件において励起され，不可逆性でないことを患者側に理解して頂く．注意を要する電化製品は，IH調理器，携帯電話であるが，必ずしも使用禁忌でなく注意して使用可能であることを付属の小冊子などを参考に説明する．

植込み型除細動器の適応と管理

Indication and management of implantable cardioverter defibrillator(ICD)

栗田隆志　近畿大学教授・心臓血管センター

【治療法の概念】

いくつかの大規模試験によると植込み型除細動器（Implantable Cardioverter-defibrillator；ICD）は心疾患の種類や，一次予防または2次予防としての使用目的を問わず，致死的不整脈を有する患者に対して予後の改善をもたらす最も有効な治療法の1つである．

【適応判断のポイント】

1．ICDの二次的予防効果

突然死あるいは不整脈死のリスクが最も高いのは心室頻拍（VT）や心室細動（VF），あるいは心停止の既往を有する患者と考えられる．初回発作を生き延びた患者が次の発作でも救命される確率は高いとはいえず，二次予防が極めて重要となる．

ICDは薬剤と同様にVT/VF患者に対して広く適用が可能な治療法である．そのため，薬剤（主にアミオダロン）との優劣を比較するべく，3つの無作為割付試験（AVID, CIDS, CASH）とそのメタ解析が行われ，ICDの有効性が証明された．したがって突然死リスクの高いVT, VFに対するICDの適応は論を待たない．

2．ICDの一次予防効果

a．冠動脈疾患

❶ MADIT

MADITは比較的小規模（196例）の無作為割り付け試験であり，対象は非持続性VT（NSVT）を合併したQ波心筋梗塞（左室駆出率35％以下）を有し，電気生理学にプロカインアミドが無効な持続性VT/VFが誘発された患者である．これらを無作為にICD群（95例）と慣習的な治療を行った群（101例）とに振り分け，前向きに調査した結果，ICDは慣習的薬物療法に比べて死亡率を54％低下させた．

❷ MADIT-Ⅱ

本試験はMADITよりも広くICDを適応した（NSVTの存在や心臓電気生理学的検査［EPS］でのVT/VF誘発性や薬効評価の条件は全て削除された）研究であり，ICDによる有意な死亡率の減少（約31％）が確認された．また，最近になってMADIT-Ⅱの8年にわたる長期追跡調査結果が発表され，遠隔期になるほどICDの有効性が高まることが示されている．

❸ わが国の心筋梗塞後患者の予後

わが国の心筋梗塞患者の予後は欧米に比して良好で，突然死は少ないとされている．例えばMADIT-Ⅱに相当する昭和大学Tannoらのデータによれば患者90名の30か月間の突然死発生は2％であった．MADIT-Ⅱの対照群では20％に突然死が観察されたことを鑑みると，MADIT-ⅡのICD適応基準はわが国の実情に適合するとは考えにくい．したがって，心臓電気生理学的検査（EPS）でのVT/VF誘発，NSVTの確認などがわが国におけるハイリスク患者の層別化に必要な手段であろう．

b．非虚血性心筋症

❶ DEFINITE

本試験の主な登録基準は以下の3つ，① LVEF≦35％，②有症候性心不全の既往を有する，③3～15連発のNSVTまたは心室期

外収縮(PVC)の頻発(≧10個/時)を有することである．合計458名の拡張型心筋症(DCM)患がICD群と対照群とに振り分けられ，統計学的に明らかな有意差を認めないものの，ICD群は通常治療群に比して死亡率が34％低く，良好な生命予後を示した．

❷ SCD-HeFT

この試験は虚血，非虚血の双方による心不全患者を登録した最大規模の１次予防向き無作為割付試験である．主な登録基準は，①３か月以上の心不全歴を有する，②ACE阻害薬，β遮断薬による心不全治療を受けている，③LVEF≦35％，④NYHA心機能分類のⅡ〜Ⅲに属する，の４つであり，NSVTやPVC多発などの条件は一切省かれた．合計1,676名がプラセボ群，アミオダロン群，ICD群の３つに無作為に均等割付され，予後が追跡された．ICD群の死亡率はプラセボ群に比して有意な低下(23％)していた．プラセボ群とアミオダロン群との間には差がなかった．

❸ わが国でのDCM患者の予後とリスク評価

慢性心不全患者の予後を観察したCHARTによると，左室駆出率30％未満の心不全患者では３年で15％に心臓突然死を認めた．したがって，非虚血性拡張型心筋症の予後や突然死の発生率は海外と同様と考えられ，先に示した試験の結果を参考にICDの適応を考察してよいと判断できる．

3. Brugada症候群に関する適応

Brugada症候群は本邦のICD適応患者の20〜30％を占める．ICDを用いた長期追跡の成績では，植え込み後３年で50％以上の症例においてVFに対するICDの作動が確認されている．不整脈以外のリスクが皆無に等しく，かつICDの作動がなければ突然死した可能性が極めて高い本疾患に関してはICDの効果は絶大である．

特徴的な心電図異常のみを認め，VFの既往や失神などの症状のない無症候性Brugada症候群に対するICDの適応(リスク評価)については結論が出ていない．わが国のBrugada症候群患者の特徴を考慮した日本循環器学会のガイドラインによると，Brugada型心電図(coved型)を有する例で，①失神の既往，②突然死の家族歴を有する，③電気生理検査で心室細動が誘発される，の３条件のうち，２つ以上を満たす場合はクラスⅡaの適応とされている．

4. ICDの管理

a．機器選択の実際

❶ Dual chamber(DDD) ICDか Single chamber(VVI) ICDか

Dual chamber ICDには永続性心房細動を合併している患者を除いて，原則として適応禁忌はない．Dual chamber ICDの問題は２本のリード挿入を必要とするため，鎖骨下静脈などの閉塞を招来しやすいことである．心機能と洞結節・房室結節機能が正常で，β遮断薬の適応がなく，臨床不整脈がVFのみで若年の患者(典型的にはBrugada症候群や特発性VF)ではSingle chamber ICDで十分である．

❷ Dual coilかSingle coilか

上大静脈(SVC)にCoil電極を配置するDual coilは除細動効率を改善させるが，二相性通電法の開発などにより，近年では多くの症例においてSingle coil leadで十分に低い除細動閾値が得られる．合併症などにより，リード抜去が必要になった場合，近位部coilでの癒着がその手技を困難にすることが多く経験され，最近では可能な限りSingle coilを用いる傾向にある．

b．ICD設定の実際

❶ 頻拍感知機能

ICDのVT/VF感知は基本的に心室のレートに基づいて行われ，最大３つの異なる頻拍ゾーン(レートの遅いVT，レートの速いVT，そしてVFの各ゾーン)の設定が可能であり，各々に適した治療法が個別に選択できる．VF感知ゾーンの下限は300 ms以下(200/分以上)，VT感知ゾーンの下限は個々

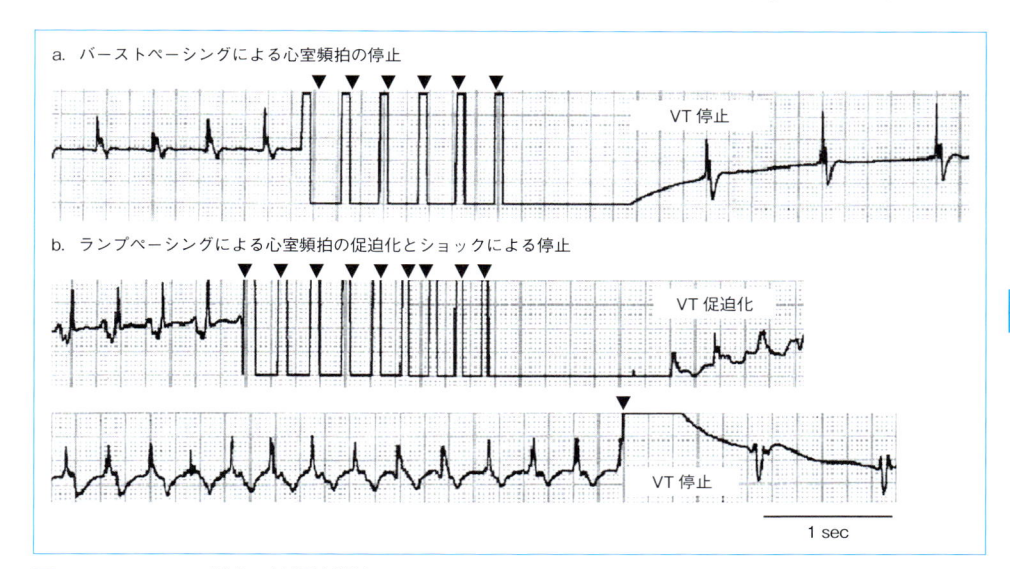

図1 ICDのVTに対する抗頻拍機能

a．バーストペーシング

バーストペーシングは一定間隔のパルス列から構成される．この場合，ICDは感知されたVT周期（約460 ms）の74%の間隔（340 ms）で6発のパルスを送出するよう設定されている．1回目のペーシングでVTは停止しているが，これが不成功に終わった場合はさらに10 msパルス間隔を短縮した（周期330 ms）6発のペーシングが行われる．

b．ランプペーシングとカルジオバージョン

ランプペーシングはペーシング間隔を漸減するパルス列から構成される．この場合，ICDは感知されたVT周期（約360 ms）の88%の間隔（320 ms）で1発目の連結期を決定し，その後10 msずつ漸減する9発のパルス（320→310→300…，→240 ms）を送出するよう設定されている．このペーシングによりVTは促迫化し，fast VT zone（より速いVTゾーン）へ移行したため，ICDはそれ以上の抗頻拍ペーシングを行わず，カルジオバージョン（5ジュール）を送出しVTを停止させた．もし，VTが促迫化しなければ，同じパターンでパルス間隔が漸減する10発のペーシング（320→310→300…，→240→230 ms）が行われる．

の患者において記録された最も長いVT周期に40 ms程度を加える．

Dual chamber ICDは心房波と心室波のレートやそれらが出現するタイミングによってVTを鑑別するアルゴリズムを有しており，上室性頻拍との診断能力が改善する．

❷ 頻拍停止機能

VTに対しては抗頻拍ペーシング（ATP）とカルジオバージョン（ショック）が選択できる．ATPには一定間隔のパルス列からなるバーストペーシングと，パルス間隔を漸減していくランプペーシングがある（図1a，b）．ATPにより頻拍の停止に成功すれば患者の苦痛は極めて小さい．ATPが無効な場合は

ショックが選択されるが（図1b），意識下で送出される可能性が高いため，初回は低めのエネルギー（2～10ジュール）が望ましい．停止効果についてはATPよりもショックのほうが優れている．

VFに対してはショック治療のみが行われる（図2a）．VFは速やかに停止させる必要があるため，治療開始までの時間は短くし，出力は最初から最大に設定することが多い．ただし，VFゾーンに1～2回の抗頻拍ペーシングを組み込むとショックを回避できる場合がある（pain free therapy）．

VTに対しては"pain less"，VFに対しては"as early as possible"が設定の基本原則

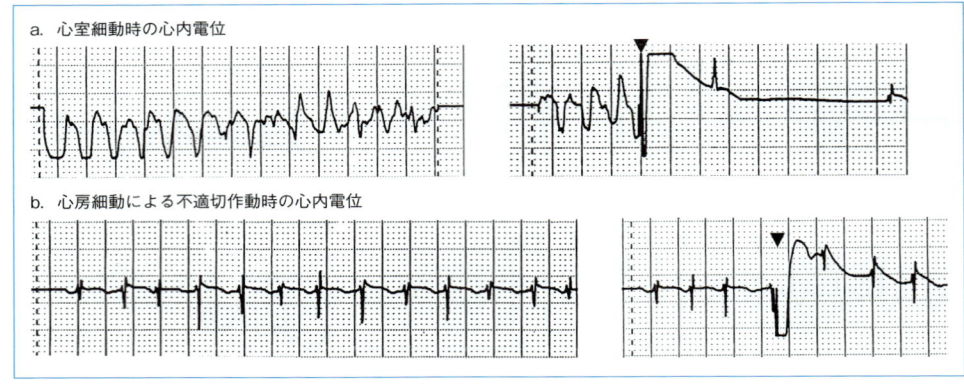

図2 ICDによるショック治療
a. ショック治療による心室細動の停止（心内電位記録）を示す．心室細動を18心拍感知後，充電が開始され，30Jの最大出力により洞調律へ復帰した．
b. 心房細動に対するICDの不適切作動（心内電位記録）を示す．VF治療ゾーンまでレートが亢進した心房細動に対して除細動ショックが送出された．このような不適切作動は患者に強い衝撃を与え，QOLを悪化させることがある．しかし，作動時の心内電位が保存されるため，次の不適切作動を予防する手段を的確に講じることができる．

である．ICDは頻拍に対して治療を行った際の心内電位を保存することができ，特に誤作動が疑われた場合に重要な判断材料となる．

最近ではICD作動を回避する目的でカテーテル治療とのハイブリッドが積極的に行われている．

■ 患者説明のポイント
- ICDは患者にとって受け入れがたい側面をもつ治療である点を十分に配慮しつつ，致死的不整脈に対してはICDが生命予後を改善させる唯一の治療法であることを説明する．
- 車の運転については一定の条件で（原則として二次予防の場合は植込み後6か月，1次予防の場合1か月間作動がなければ）許可できることも重要なポイントである（ただし，職業運転は不可）．

■ 医療スタッフへの指示
- ICD作動があったとの連絡が患者あるいは医療施設から来た場合は基本的に外来を受診させる．頻回に作動があれば緊急受診させる．遠隔モニタリングがなされている場合はPCにてその履歴を見て状況を把握する．

不整脈の外科治療
Surgery for arrhythmia

新田　隆　日本医科大学教授・心臓血管外科

【概念】
　不整脈の外科治療は，心房細動や心室頻拍などの頻脈性不整脈を対象とし，外科的に不整脈の発生起源の凍結や焼灼あるいは隔離，あるいはリエントリー回路の切断により不整脈の発生や維持を困難にするものである．不整脈の治療には薬物治療やカテーテルアブレーションや植込み型除細動器（ICD）などがあるが，外科治療は不整脈の器質そのものに介入して治療するもので，根治性が高い．

【対象となる不整脈】
　以下の不整脈が外科治療の対象となる．

❶**心房細動**：弁膜症や虚血性心疾患などの心疾患に伴った心房細動，ならびに他に心疾患を伴わない（孤立性）心房細動が対象となる．外科治療により動悸など不整脈に起因する症状を軽減するだけでなく，心房収縮の回復により心機能の改善と脳梗塞などの血栓塞栓症の発症を抑制する．

❷**その他の上室性不整脈**：WPW症候群などの上室性リエントリー性頻拍や心房頻拍．大半はカテーテルアブレーションで治療されるが，難治性あるいは再発性の頻拍に対して外科治療が適応となり，小児例も多い．頻拍の停止による自覚症状の改善だけでなく，持続する頻拍の停止に伴う心機能の改善も期待される．

❸**心室頻拍**：心筋梗塞などに合併して発生する虚血性心室頻拍と，それ以外の非虚血性心室頻拍がある．虚血性心室頻拍では多くの例で心室瘤を伴っており，梗塞心筋と正常心筋との境界部に斑状に残存する生存心筋がリエントリー回路を形成して心室頻拍を生じる．非虚血性心室頻拍の原因としては，肥大型あるいは拡張型心筋症，心臓腫瘍，不整脈源性右室心筋症，特発性心室瘤などがある．

【手術適応】

1．弁膜症や虚血性心疾患などの心疾患に伴った心房細動 (表1, 2)

僧帽弁膜症などでは高率に心房細動を合併し，心臓手術の際に心房細動を放置すると術後脳梗塞の危険性が上昇し，生命予後も低下する．弁形成術や生体弁を用いた人工弁置換術では，ワルファリンなどの抗凝固療法が不要となる可能性がある．

2．孤立性心房細動

近年，発作性心房細動に対するカテーテルアブレーションによる肺静脈隔離の成績は改善されてきたが，持続性心房細動や慢性心房細動に対する長期成績は不良である．心房細動再発とカテーテルアブレーションを繰り返し，左房心内膜の広範囲焼灼による線維化と収縮力を失う前に外科治療を検討すべきである．

3．心室頻拍 (表3)

心室頻拍ではICDによる心臓突然死の予防が重要である．ICD植え込み後も依然として患者は心室頻拍の危険にさらされてお

表1 心房細動手術の適応

Class I：
1. 僧帽弁疾患に合併した心房細動で，僧帽弁に対する心臓手術を行う場合

Class IIa：
1. 僧帽弁以外の器質的心疾患に対する心臓手術を行う場合
2. 血栓溶解療法や抗凝固療法抵抗性の左房内血栓症の合併，あるいは適切な抗凝固療法にもかかわらず左房内血栓に起因する塞栓症の既往を有する場合
3. カテーテルアブレーションの不成功例あるいは再発例

Class IIb：
1. 孤立性心房細動で，動悸などの自覚症状が強く，QOLの著しい低下があり，薬物治療抵抗性または副作用のため使用不能な場合
2. 薬物治療が無効な発作性心房細動で，除細動などの救急治療を繰り返している場合

Class III：なし

〔日本循環器学会　循環器病の診断と治療に関するガイドライン：不整脈の非薬物治療ガイドライン（2011年改訂版），p.30 より引用〕

表2 その他の上室性頻拍に対する手術の適応

Class I：
1. 通常型心房粗動あるいは心房リエントリー性頻拍を有し，器質的心疾患に対する心臓手術を行う場合
2. 心外導管を用いたFontan型手術（Total Cavopulmonary Connection；TCPC）などの術後に発生した上室性頻拍で，特殊な血液循環動態のためにカテーテルアブレーションが不可能あるいは困難な場合
3. 薬物療法が無効で，重篤な症状またはQOLの著しい低下を伴うWPW症候群などによる上室性頻拍で，カテーテルアブレーションの不成功あるいは再発例

Class IIa：
1. 先天性心疾患に対する手術後に発生した上室性頻拍で，頻拍発作に伴って血行動態の破綻を来し，カテーテルアブレーションが不成功あるいは再発した場合

〔日本循環器学会　循環器病の診断と治療に関するガイドライン：不整脈の非薬物治療ガイドライン（2011年改訂版），pp.30-31 より引用〕

表3　心室頻拍手術の適応

Class I：
1. 基礎心疾患に伴う単形性持続性心室頻拍を有し，薬物療法，カテーテルアブレーション，植込み型除細動器が無効ないし使用できず，再現性を持って心室頻拍が誘発される場合
2. 薬物療法が無効で，重篤な症状またはQOLの著しい低下を伴う特発性持続性心室頻拍で，カテーテルアブレーションの不成功あるいは再発例
3. 心室頻拍の頻回発作，あるいはそれに伴うICDの頻回作動があり，薬物療法やカテーテルアブレーションにても頻回発作が抑制されない場合

Class IIa：
1. 心筋梗塞に合併した単形性持続性心室頻拍で，心室瘤あるいは左室壁運動異常に起因する心不全や血栓塞栓症を伴う場合

〔日本循環器学会　循環器病の診断と治療に関するガイドライン：不整脈の非薬物治療ガイドライン(2011年改訂版)，p.31より引用〕

り，薬物治療やカテーテルアブレーションを行っても心室頻拍の頻回発作を繰り返す場合には外科治療の適応を検討する．心室頻拍の頻回発作とICDの頻回作動から，electrical storm(24時間に3回以上の発作)を生じることも稀ではない．

心臓突然死を予防するICDと心室頻拍の発生を防止する外科手術とでは治療目的が異なる．そのため，二者択一の選択ではなく互いに補完し合う治療法であり，必要に応じて両治療法を組み合わせることが重要である．肥大型心筋症に伴う心室頻拍に対するカテーテルアブレーションでは，肥厚心筋のために心内膜や心外膜からの焼灼では十分な深達度が得られないことから，手術の適応となる場合がある．心筋梗塞に合併して左心室瘤や心機能低下を伴った心室頻拍では，左室形成術とともに心室頻拍に対する手術の適応がある．

【手術術式】
1. 心房細動手術

1980年代後半にCoxらによって開発されたメイズ手術が基本術式である．メイズ手術は，すべての肺静脈を含む左房後壁を電気的に隔離するだけでなく，解剖学的障壁周囲を旋回するマクロリエントリー回路を全て切断し，さらに心房筋を一定の幅以下に切離し再縫合することにより心房リエントリーをブロックし心房細動の維持を阻止する．

近年，切開再縫合の代わりに凍結凝固や高周波などを用いた外科用アブレーションデバイスを用いた心房の伝導ブロック作製が短時間で容易に行えるようになり，メイズ手術は広く施行されるに至った．左房拡大などの難治例に対しては左房縫縮術や心臓神経叢のアブレーションも試みられている．さらに，孤立性心房細動に対しては，小開胸あるいは胸腔鏡を用いた外科的肺静脈隔離術が行われている．

2. その他の上室性不整脈に対する手術

術中あるいは術前のマッピング所見をもとに，副伝導路やリエントリー回路の切断が行われる．特に先天性心疾患に合併した上室性頻拍では，解剖学的異常に対する心臓手術とともに不整脈に対する手術を行うことにより予後の改善が得られる．

3. 心室頻拍手術

虚血性心室頻拍では，頻拍発生と維持の器質が梗塞巣の周辺に広範囲に分布する場合が多く，白色線維化した心内膜を可及的に広く切除する．さらに切除された心内膜と健常心筋との境界部を凍結凝固する．これにより心内膜切除により頻拍回路の器質(残存心筋)が切除され，さらに梗塞部が健常部から電気的に隔離され，心室頻拍に対する根治性が高まる．左室瘤や壁運動異常による心機能低下を伴っている例では，心室頻拍手術とともに左室形成術を行う．

非虚血性心室頻拍では，頻拍発生と維持の原因となる器質が限局的なことが多く，術前術中のマッピングによって同定される心室頻拍の最早期興奮部位あるいは頻拍回路の緩徐伝導部位に対して，凍結凝固を行うマップガイド手術が行われる．肥大型心筋症に合併した心室頻拍の多くは，異常自動能の亢進や壁

内リエントリーが発生機序として考えられている．しかし，心筋が厚いために，心内膜あるいは心外膜からのカテーテルアブレーションを行っても，焼灼巣が頻拍起源に達せず，無効あるいは頻拍が再発する場合があり，外科治療の適応となる．

■ 患者説明のポイント
・弁膜症に合併した心房細動では，心房細動手術の同時施行で術後合併症の軽減と生命予後の改善が期待できる．心室頻拍ではICDだけでは頻拍発作を予防することはできず，薬物治療では十分に頻拍の発生を抑制できない場合に外科治療が適応となる．

カテーテルアブレーション（総論）

Catheter ablation

庭野慎一　北里大学診療教授・循環器内科

【手技の概要】
　カテーテルアブレーションは，カテーテル手技に基づいて専用カテーテルを特定の部位に配置し，高周波などのエネルギーによって，頻拍起源など目標とする限定的な部位を傷害する治療手技の総称である．その有効性は起源の特性によって異なるが，限定的な起源による頻拍の場合，成功率も高く根治も望めることから，その適応は拡大する傾向にある．カテーテル手技に加えて，傷害エネルギーによる合併症にも留意する必要があるが，手技の確立とデバイスの発達により危険性は減少する傾向にある．

【装置】
1. 高周波アブレーション
　カテーテルアブレーションにおいて，組織を傷害するエネルギーとして最も一般的に用いられているのは高周波(電磁)エネルギーである．高周波エネルギーはアブレーション用

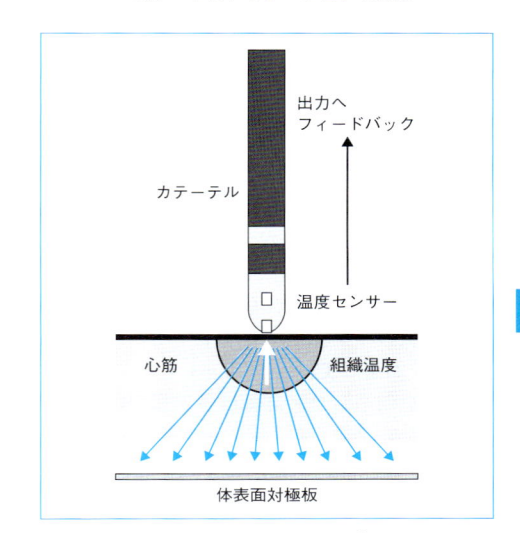

図1　高周波によるカテーテルアブレーションの模式図

の電極と体表面の対極板の間で通電され，電磁密度に応じて組織温度が上昇して組織が傷害される(図1)．一般に出力が過剰にならないように，アブレーション用電極では組織温度をモニタし，出力装置へフィードバックして出力を自動調整する機能をもっている．

2. 還流型高周波アブレーション
　アブレーション電極へ冷生食などを還流して，冷却する機能をもったアブレーション装置．通常のアブレーション装置では，出力は電極直下の温度に規定され，到達深度に限界がある(5～8 mm)．還流型(irrigation)アブレーション装置では，深部に広い焼灼エネルギーを到達させることができ，起源が心内膜側から離れている症例で効果的である．しかし，温度モニタは使用できないため，過度の焼灼に注意を要する．

3. その他のアブレーション
　古典的には直流通電(50～300 J)が用いられることがあったが，焼灼巣の辺縁が不均一であり，通電時にカテーテルによる機械的組織損傷を起こす場合があるため用いられなく

なった．この他，冷凍凝固（-60〜-80℃），YAGレーザー，熱バルーン（Hot balloon）による焼灼などが考案されているが，臨床での使用経験の蓄積が必要である．

【適応】

カテーテルアブレーションは一般に頻拍起源に対して行われるが，特殊な例（薬物抵抗性の頻脈型心房細動など）では刺激伝導系に対して実施される場合がある．**表1**にわが国の不整脈の非薬物治療ガイドラインにおけるClass IおよびClass II（IIa＋IIb）に該当する疾患を列挙した．詳細は各疾患の項目を参照されたい．

一般に，焼灼目標が限定的な症例（WPW症候群，房室結節性回帰頻拍，心房頻拍，心房粗動など）では有効率が高く，合併症も少ないことから，臨床的に発作が確認されていればよい適応となる．心室頻拍や心室細動など致死的不整脈では，ICD（植込み型除細動器）が予後改善に優れていることからICD治療を優先し，アブレーションの役割は補助的である．心室細動など不定起源の頻拍では，特定の誘発不整脈（triggering PVC）に対するアブレーションなど，方法は限定的である．心房細動は肺静脈-左房接合部を中心とする誘発心房期外収縮（trigger）のアブレーションが有効であるが，起源よりも肺静脈移行部を隔離する方法がより有効である．一般に発作性-持続性-慢性の順に有効性は限定的となり，肺静脈移行部以外にも広い範囲のアブレーションを必要とする．

【通電至適部位の決定：マッピング】

アブレーションでは，通電至適部位の決定が最も重要であり，これをマッピングと呼ぶ．カテーテル位置を透視装置で確認し，心腔内電位で通電部位を決定する方法はコンベンショナルマッピングと呼ばれるが，WPW症候群や房室結節性回帰頻拍など基本的な頻拍の多くはこの方法で十分な成果を期待できる．カテーテル電極の電位情報と空間位置情報をコンピュータに入力し，3次元表示する方法を3次元マッピングと呼び，代表的な装置としてCARTOやEnsiteなどがある（**図2**）．

CARTOはカテーテル電極から得られる情報を順次入力していく方式で，電位情報が直ちに通電可否の判断に応用できる反面，安定した頻拍でないとマッピングしにくい．Ensiteは多極電極から記録された単極電位をもとに心内膜の任意の点における電位を算出する方式（バーチャル電位）で，1拍のみでも詳細なマッピングができる反面，バーチャル電位の信頼性に限界があるといわれている．

一方，単に頻拍の早期興奮部位に通電するだけではなく，解剖学的な情報や局所の電位情報から通電部位を決定する方法もある．心房細動では前述の通り肺静脈-左房移行部を左房から隔離する方法に加えて，心房細動中に破砕電位（CFAE）を目標に通電する方法も考案されている．また複数の回路の関係する心室頻拍では，リエントリーの基盤となる遅延伝導部位を瘢痕組織間の通路（canal）として同定し，これを離断する方法も推奨されている．

【合併症】

カテーテルアブレーションでは，カテーテル手技共通の合併症に加えて，通電による合併症の危険に留意する必要がある．心房壁や血管壁移行部（冠状静脈洞を含む）での過度の

表1 ガイドラインでアブレーションが推奨される病態

Class I
1．頻拍発作を有するWPW症候群
2．頻拍発作を有する房室結節性回帰頻拍
3．薬物抵抗性で症候性の心房粗動・心房頻拍
4．薬物治療や植込み型除細動器治療に限界のある心室頻拍

Class II
1．根治を希望する無症候性WPW症候群
2．薬物抵抗性で症候性の心房細動
3．症候性の心房粗動・心房頻拍
4．単形性心室頻拍
5．症状や心不全悪化の原因となる頻発型心室性期外収縮

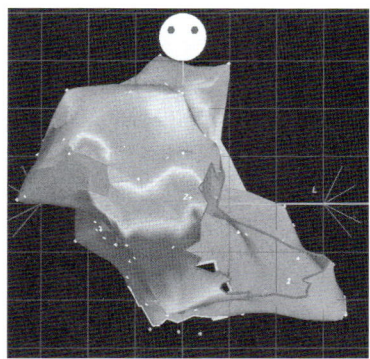

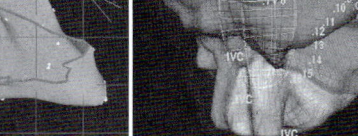

図2 代表的な3次元マッピング装置

通電は，穿孔を起こす危険性がある．房室結節近傍への通電は，刺激伝導系への傷害により不可逆性の房室ブロックを呈する場合がある．また左房後壁への広範なアブレーションは，自律神経結節（GP）に影響を及ぼし，異常な徐脈または頻脈，消化管の異常を来す場合がある．詳細については各々の疾患の項目を参照されたい．

■ 患者説明のポイント
- カテーテルアブレーションは，目的とする不整脈の種類によって手技の複雑さが異なるため，必要とされる穿刺部位，カテーテルの本数（穿刺数），術時間などが大きく異なる．手技が長時間に及ぶ可能性のある心房細動アブレーションでは，麻酔や鎮静を併用する場合もある．
- 患者への説明においては，個々の不整脈の治療内容に合わせた具体的な説明を行う必要がある．また，成功率，合併症発生率なども，手術手技に合わせて，実際に手技を行う施設やスタッフの実績を含めて具体的に説明する．

■ 医療スタッフへの指示
- 術後のバイタルチェック，穿刺部位の再出血や腫脹の有無の確認などは一般的な心臓カテーテル検査や冠動脈インターベンション後と同様である．

- カテーテルアブレーションおよび心臓電気生理検査では，静脈系に複数のカテーテルを挿入する場合が多いため，静脈血栓と引き続く肺塞栓症発症のリスクが高い．カテーテルとシース抜去時にシース内の血液を吸引するなど，血栓防止への配慮が重要である．
- 術後の過度の圧迫や長時間の安静も血栓形成リスクを増加させる．特に出血リスクを懸念する要素がなければ，6〜8時間程度で圧迫を解除し，膝立やベッド挙上を許可する．
- 不整脈や心電図変化のチェックのため，持続的心電図モニタリングは必須である．安静解除後の起立や歩行に際して肺塞栓症が生ずる場合があるので，可能な限り医師が緊急対応できる体制で行う．

薬剤誘発不整脈
Drug-induced arrhythmia

犀川哲典　大分大学教授・循環器内科

【概念】
　薬剤誘発不整脈とは診療上必要な薬剤を投与した結果，惹起された不整脈である．

【病態】

　薬剤誘発不整脈は軽症から重症まで，惹起される不整脈も様々である．一般に正常の状態では伝導障害がなく，心拍数が50以上，100以下である．それ以外はすべて不整脈と判断される．

　薬剤誘発性不整脈を惹起する薬物は，**表1**に示すように①心血管系作動薬，②非心血管系作動薬に大別される．**図1**に刺激伝導系，その伝導を担う心筋イオン電流，そして図中のaに主な心筋イオン電流を挙げた．bに不整脈の種類と，薬剤により誘発される主な不整脈を○で示した．

　薬剤誘発性不整脈は薬物が**図1c**に示す心筋イオン電流に作用を及ぼした結果発生する．①iCaが抑制されれば，洞房ブロックや房室ブロックなど，②iNa電流が抑制されれば心室内伝導障害によりQRS間隔の延長，③ikrなど抑制によりQT間隔延長による多形心室頻拍が出現する．

　病態として，①単独薬物による不整脈，②多数薬物（polypharmacy）の総合作用による不整脈がある．さらに①薬物作用増強の結果の不整脈と②薬物代謝による不整脈，薬物動態的相互作用による不整脈，CYPなどの薬剤代謝酵素阻害薬など，③不顕性の遺伝子異常に表1の薬剤が加わり不整脈が出現するなどである．**図1c**に薬剤誘発性不整脈助長因子，dに薬剤誘発多形性心室頻拍の危険因子を示す．

【薬剤誘発性不整脈の症例】

1．多形心室頻拍

　図1bに示すように，薬剤により惹起される不整脈は特徴がある．薬物によるQT間隔延長からの多形心室頻拍と種々の伝導抑制である．

　図2に筆者らが経験したベプリジルによる多形心室頻拍の症例を示す．心拍数は50/分，血清カリウムは3.7 mEq/L，クレアニン0.9 mg/mL，尿素窒素は16 mg/mLであった．この場合は腎機能障害も有意ではなく，ベプリジル200 mg/日の投与量の問題であった可能性が高い．徐脈と低カリウム環境下では，ikr電流の抑制により活動電位持続時間が延長する．同時に心室内再分極の不均一性が増強され，多形心室頻拍に至るものと考えられる．

　低カリウムを惹起する病態は利尿薬が最も多く，特にループ利尿薬である．心不全などで慢性的に経口投与されていると，低カリウム血症を惹起しやすい．加えて，肝障害などがあり，甘草の入った漢方薬等が処方されると低カリウム血症の程度が増強される．このタイプの不整脈を惹起するのは，表1のⅠa群抗不整脈薬，Ⅱ群のソタロール，Ⅲ群薬，Ⅳ群薬のベプリジル，そして非心血管系作動薬として挙げられる薬剤などである．

　このタイプの薬剤誘発性不整脈の予防には，**図1c.d**に示すように薬剤誘発性不整脈のハイリスクの患者を常に認識しておくことが重要である．多くの薬剤は腎臓排泄であり，高齢者では，潜在性に肝・腎機能障害を有する患者が多い．患者の肝・腎機能を定期

表1　不整脈誘発薬剤

①心血管系作動薬
・抗不整脈薬：Vaughan Williams 分類
　Ⅰa：Quinidine, Disopyramide, Pirmenol 他
　Ⅰb：Mexiletine, aprindine
　Ⅰc：Pilsicainide, Flecainide, Propafenone
　Ⅱ　：β遮断薬：Sotalol, Propranolol, Bisoprolol, Metoprolol, Atenolol 他
　Ⅲ　：Amiodarone, Nifekalant
　Ⅳ　：Ca拮抗薬：Bepridil, Verapamil, Diltiazem, Dihydropyridine系Ca拮抗薬
・強心薬：ジギタリス系薬剤，amrinone, milrinone
・冠拡張薬
　Nicorandil.
　その他
②非心血管系作動薬
・向精神薬（三環系抗うつ薬を含む）
・抗アレルギー薬
・抗生物質（特にマクロライド系）
・抗菌薬（ニューキノロン系）
・消化管作動薬
・その他：抗癌剤など

図1 刺激伝導系の伝導を担うイオン電流，心筋イオン電流と薬剤誘発性不整脈

a. 主な心筋イオン電流
1. 内向き
   - INa
   - ICa
2. 外向き
   - Ik1
   - Ito
   - Ikur
   - Ikr（重要）
   - Iks

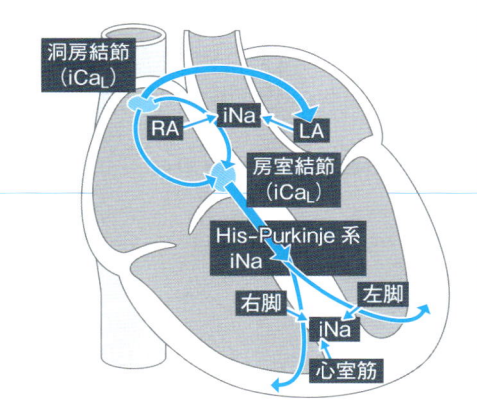

b. 不整脈の分類と薬剤誘発性不整脈
1. 徐脈性
   - 洞不全症候群*
   - 房室ブロック*
2. 頻脈性
   - 心房性不整脈
   - 心房細動
   - 心房粗動*
   - 期外収縮
   - 心房頻拍
   - 房室回帰性頻拍
   - 房室結節性頻拍
   - 心室性不整脈
   - 期外収縮
   - 多形性心室頻拍*
   - 心室頻拍，心室細動*
   - 先天性QT延長症候群
   - Short QT症候群
   - Brugada症候群*
   - Arrhythmogenic right ventricular cardiomyopathy, Catecholaminergic polymorphyic

*印は薬剤によっても誘発されうる不整脈

c. 薬剤誘発性不整脈の助長因子
① 多臓器障害患者（特に肝臓，腎臓，心臓）
② 女性，高齢者（顕性，不顕性洞機能不全症候群を含む）
③ 低カリウム血症
④ 人工透析患者
⑤ ポリファーマシー（多数薬剤服用患者）
⑥ 潜在性遺伝子異常，不顕性遺伝子異常
⑦ 左室肥大
⑧ その他：薬剤ではないが，開心術後の不整脈も要注意である

d. 薬剤誘発性多形性心室頻拍の危険因子
① 女性
② 徐脈
③ 低カリウム血症（漢方薬，特に甘草服用患者を含む）
④ 心不全
⑤ 低マグネシウム血症
⑥ 潜在性遺伝子異常，不顕性遺伝子異常
⑦ その他

的にチェックすること，そして投与薬剤を極力少なくすることを心がけることが重要である．

2. 伝導障害

図3に示す症例は，ピルジカイニドによる洞房結節ブロックと心室頻拍である．腎機能障害のために，塩酸ピルジカイニドの血中濃度が2.42 μg/mLと，治療域を大幅に超えていた．特に種々の心房細動の治療に使用されるI群薬には注意が必要である．

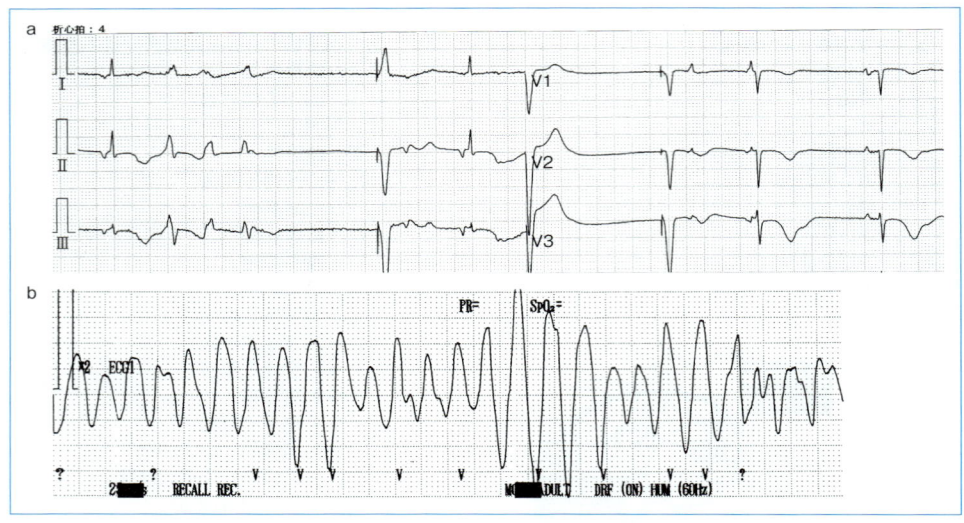

図2 ベプリジルによる多型性心室頻拍
a. ベプリジル 200 mg/日投与中，b. 発症した多形性心室頻拍のモニター心電図

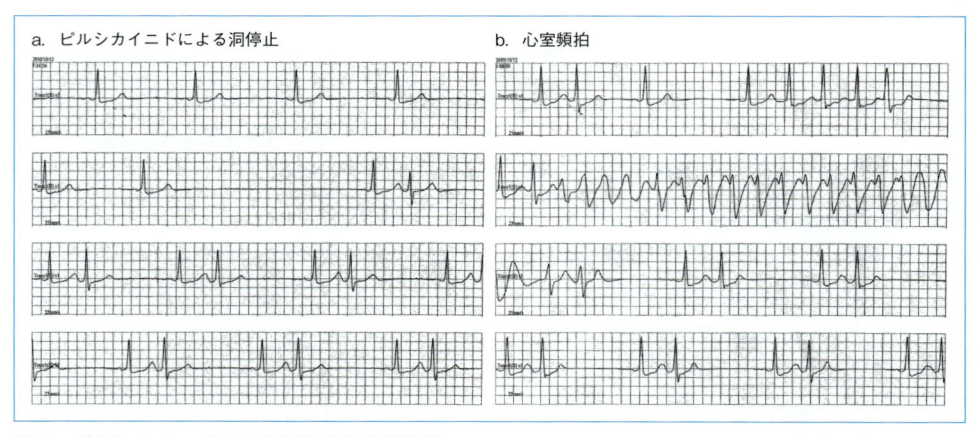

図3 ピルシカイニドによる洞停止と心室頻拍

　伝導障害は表1のβ遮断薬とCa拮抗薬にも多い．特に両者の併用は要注意である．しかし，同じクラスの薬物でも，伝導抑制作用は個々の薬物により相当の強弱がある．Ca拮抗薬のなかでは，ベラパミルやジルチアゼムが伝導抑制作用は強く，一方ジヒドロピリジン(DHP)系薬物はその作用が弱いとされている．しかし，L型Ca電流遮断作用を有する薬物は，常に伝導抑制作用を呈する可能性を，認識しておくことが重要である．筆者らはアミオダロンを高血圧症の治療目的で処方されていた患者において，洞房ブロック，房室ブロックが認められた症例を経験している．

さらに潜在性あるいは顕在化する前の段階の洞機能不全症候群などがあり，そこに上記のCa電流抑制作用を有する薬剤が上乗せされ，洞機能不全症候群や房室伝導障害が顕在化する可能性も考慮すべきである．

【診断のポイント】

診断のポイントは不整脈の確認と，疑わしい薬剤の投与の確認である．さらに図1-c. dのような病態があるか確認する．

①心電図でP，QRS，T波の確認，PQ間隔，QRS間隔，QT間隔のチェックとT波の波形異常（ノッチ，ハンプ，二峰性など）に注目．余裕があればT波のピークからT波の終わりまでの間隔に注目（貫壁性の再分極のばらつきの代替指標）．
②QT間隔延長作用が知られている薬剤が投与されていたか否か．
③徐脈であったか，あるいは徐脈を惹起する薬剤の投与があったか否か．
④電解質異常特に低カリウム血症が認められたか否か．

低カリウムの程度は報告された症例で様々である．

上記に加えて，下記のチェックが重要である．

⑤問診・理学的所見
⑥肝機能，腎機能，電解質等の血液生化学的検査
⑦疑わしい薬物の血中濃度をチェック

【鑑別疾患】

①薬剤誘発不整脈以外の不整脈
②虚血性心疾患による不整脈
③一次性および二次性心筋症による不整脈
④その他，開心術後不整脈など

【治療方針】

①疑わしい薬剤の投与中止と可能なら排泄促進．
②肝機能，腎機能の低下があれば改善．
③徐脈があれば，その改善（ペーシングを含む）．
④電解質異常のチェックとその是正．
⑤輸液，人工透析など．

【治療法】

疑わしい薬剤の中止，排泄を促す．電解質異常があれば是正する．多形心室頻拍に対しては，マグネゾール（硫酸マグネシウム）の静注を試みる．

伝導障害はペースメーカーを，多形心室頻拍の場合も徐脈があればペーシングなどで頻脈へもって行く．同時に催不整脈要因の是正を試みる．

薬剤誘発性不整脈は，治療より予防が重要である．薬物の作用機序をよく理解し，添付文書を読み，患者さんの各臓器の機能，病態を把握するのが予防への近道である．ECGのモニタリング，ノッチ，変形，多峰性など，T波波形の変化とQT間隔が薬剤投与前に比し60 ms，あるいはQT間隔が500 msを超えたら要注意である．

■ 患者説明のポイント

- 病態の説明，対応をわかりやすく，丁寧に．場合によっては家族の検査も行う．

■ 医療スタッフへの指示

- 病態をよく説明し，指示ミスなどの発生がどういう事態をもたらすかを理解してもらう．
- 医療スタッフにも添付文書をよく読んでもらい，理解してもらうことがミスの予防，防止につながる．

心臓手術後の不整脈

Arrhythmia after cardiac operation

新田　隆　日本医科大学教授・心臓血管外科

【概念】

心臓手術後には，種々の不整脈が発生する．期外収縮のように一過性で生命予後に影響しないものもあるが，心室細動のように緊急処置を必要とするものや，心房細動のよう

に脳梗塞などの合併症を起こすために対応が必要なものも多い．

【病態】
1. 心室細動，心室頻拍

心臓手術後急性期では，術中の心筋保護下心停止や心筋虚血，電解質や酸塩基平衡や自律神経のアンバランス，内因性および外因性カテコールアミンなどの影響がある．そのため，異所性自動能の亢進や不応期のばらつきや伝導障害を来し，心室細動や心室頻拍が発生する可能性がある．多くの場合，術後急性期，特に術直後に発生するが，全身管理の向上から近年は発生頻度は低い．

2. 心房細動

発生頻度は30～50％で，心膜切開や心房に対する直接的な損傷により心房の炎症を生じることが発生原因とされている．高齢者，慢性閉塞性肺疾患合併例，術前より心房の拡大や発作性心房細動を伴っていた例では特に発生頻度が高く，肺静脈からの異所性興奮や心房リエントリーの関与も考えられる．上記以外の要因として，低酸素血症，電解質，酸塩基平衡，自律神経のアンバランス，心房の機械的伸展などが考えられている．術後第2病日前後での発生が多く，大半は数日で自然に洞調律に復するが，1週間以上，時に術後遠隔期にまで持続する例もある．

【治療方針および治療法】
1. 心室細動，心室頻拍

心室細動や血行動態の破綻した心室頻拍では，心肺蘇生を行いながら直ちに直流除細動（DC）を行う．出力は300J以上とし，心室頻拍ではQRS同期で100Jの出力で通電してもよい．意識清明で，血圧も安定した心室頻拍では抗不整脈薬の静注を試みてもよいが，直ちに直流除細動が行える状況で使用する必要がある．古くからリドカインの静注が行われてきたが，心室頻拍の停止率は必ずしも高くない．

処方例 血行動態の安定した心室頻拍に対して下記のいずれかを用いる．

> 1) アンカロン注(150 mg/3 mL/A)
>   初期急速投与：125 mg(1.5 mL)を5％ブドウ糖液100 mLに加え，10分間で点滴投与
>   負荷投与：750 mg(5A)を5％ブドウ糖液500 mLに加え，6時間で点滴投与
>   効果があれば，必要に応じて維持投与，追加投与を行う
> 2) シンビット注(50 mg/V)
>   単回静注：0.3 mg/kgを5％ブドウ糖注射液で溶解し，5分間かけて静注
>   維持静注：単回静注で効果があれば，必要に応じて0.4 mg/kg/時間を持続静注

術後急性期に発生する心室細動や心室頻拍は一過性で，必ずしも術後遠隔期を予知するものではない．しかし，虚血性心疾患などでは，電気生理学的検査や心機能の評価を行い，頻脈性心室性不整脈による心臓突然死のリスクが高い例に対しては，植込み型除細動器(ICDあるいはCRT-D)の植え込みを検討する必要がある．

2. 心房細動(図1)
a. レートコントロール

術後急性期で，心房細動の発生に伴って血

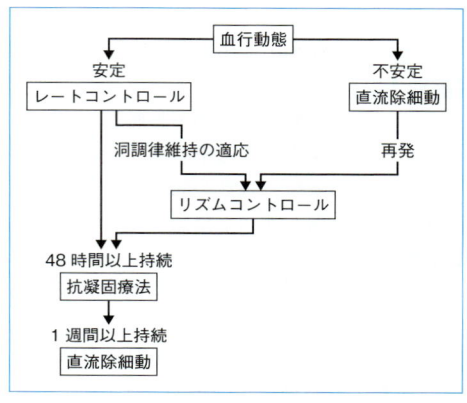

図1 術後心房細動の治療指針

行動態が破綻する場合にはQRS同期で100 Jの出力で直流除細動（DC）を行う．血行動態が安定している場合は，まずβ遮断薬，Ca拮抗薬，ジギタリスなどの静注にてレートコントロールを行う．

> [!処方例]
> 下記のいずれかを用いる．経口摂取が可能になったら，経口のβ遮断薬に切り替える．
>
> 1) オノアクト注（50 mg/V）
>   超短時間作用型のβ遮断薬で調節しやすい．注射用水で溶解し，0.06 mg/kg/分の速度で1分間静脈内持続投与した後，0.02 mg/kg/分の速度で静脈内持続投与を開始
>   目標とする心拍数が得られるように0.01〜0.04 mg/kg/分の用量で適宜調節
> 2) メインテート錠（5 mg）　1錠　分1

b．リズムコントロール

心拍数が低下して血行動態が安定したならば，心房細動を洞調律に復帰させて維持させるリズムコントロールの適応を検討する．心房細動は，動悸などの自覚症状とともに，血栓塞栓症のリスクを上昇させる．心機能低下例では洞調律の回復により血行動態の改善が期待される．心房細動の持続は入院期間を延長させる．

> [!処方例]
> アンカロン錠（100 mg）　4錠　分2　朝夕
> 1週間から10日間投与の後，2錠　分2に減量
> より早期の効果を求める場合は，最初の3日間は静注を行う

c．血栓塞栓症の予防

心房細動が48時間以上持続する場合には血栓塞栓症の予防のために抗凝固療法を開始する．

> [!処方例]
> 1) ヘパリン注（5,000単位/5 mL/V）
>   200〜300単位/kg/日を持続静注し，APTTを1.5〜3倍（ACTで150〜250秒程度）に延長させる

低分子ヘパリン〔ダルテパリンナトリウム（フラグミン）〕は，凝固Xa因子の抑制が主作用でトロンビンの抑制効果が少ないため，従来の未分画ヘパリンと比較して出血傾向が弱い．ただし，APTTやACTでは抗凝固能をモニターできないことから至適投与量の判断が難しい．

経口摂取が可能になったらワルファリンの内服を開始する．

> [!処方例]
> 2) ワーファリン錠　INRが2〜3になるように投与量を調整
>   INRが目標値に近づいたらヘパリンを中止する

1週間以上心房細動が停止しない場合には直流除細動を検討する．ヘパリンあるいはワルファリンによる適切な抗凝固療法の維持下で，経食道心エコーにて心内血栓がないことを確認した上で除細動を行う．

術後心房細動の予防として，β遮断薬やアミオダロン（アンカロン）の術前投与の有効性が示されている．また，スタチンやアンジオテンシン変換酵素阻害薬の術前投与による心房細動予防効果も検討されている．

■ 患者説明のポイント

- 心臓手術後では高率に不整脈が発生する．多くは一時的であり，生命に影響を及ぼすことは少ないが，さらなる合併症を防止するために適切な内服薬を追加する必要がある．

■ 医療スタッフへの指示

- 不整脈の正確な診断と経時的モニタリングが重要である．心室頻拍や心室細動では迅速な対応が求められることから，常日頃からの必要な薬剤の準備や除細動器の整備が

重要である．心房細動では，血行動態への影響軽減と脳梗塞など血栓塞栓症の防止がポイントである．

小児期不整脈の問題点
Characteristics of pediatric arrhythmia

阿部百合子 日本大学医学部・小児科学系小児科学分野
住友直方 日本大学医学部准教授・小児科学系小児科学分野

【概念】

小児の不整脈における特徴は，第一に年齢依存性である．成長とともに自然消失する不整脈もあるが，逆に乳幼児期には少なく，学童期に頻度が高くなる不整脈もある．また，小児では成人と比較して徐脈性不整脈や心房細動は少ないが，小児に特有な不整脈として，先天性心疾患に伴う不整脈や，術後の不整脈を考慮する必要がある．

小児の不整脈治療においては，プロプラノロール，フレカイニド，ベラパミル，ジゴキシン以外のすべての抗不整脈薬は保険上では，小児の薬用量は決まっておらず，安全性も確立されていないことになっている（表1）．したがって，今後の頻脈性不整脈の治療では，患者の年齢を考慮しつつ，カテーテルアブレーション（RFA）が主体となる可能性がある．本項では，小児に比較的多くみられる不整脈の特徴とその治療について述べる．

【徐脈性不整脈】

小児では，徐脈性不整脈の頻度は低いが，先天性心疾患において解剖学的異常や開心術の際の刺激伝導系の障害により，徐脈性不整脈が出現することがある．心筋の障害の程度により，出現する不整脈は多彩であり一過性の不整脈も少なくない．一過性洞機能不全，

表1 抗不整脈薬の使用法（小児）

薬品名（一般名，商品名）	静注	経口
リドカイン〔キシロカイン（Ib）〕 静注用キシロカイン2%（100 mg/5 mL/A）	1～2 mg/kg 希釈静注 維持 15～50 μg/kg/分	
メキシレチン〔メキシチール（Ib）〕 注（125 mg/5 mL/A），カプセル（50 mg，100 mg）	2～3 mg/kg 希釈静注 維持 7～10 μg/kg/分	5～15 mg/kg/日 分4～3
フレカイニド〔タンボコール（Ic）〕 注（50 mg/5 mL/A），錠（50 mg，100 mg）	1～2 mg/kg 100～150 mg/m^2	50～100 mg/m^2/日 分2 1～4 mg/kg/日 分2
プロプラノロール〔インデラル（II）〕 注（2 mg/m^{2}mL/A），錠（10 mg，20 mg），LAカプセル（60 mg）	20～150 μg/kg 10分以上かけて希釈静注	1～3 mg/kg/日 分3～6（徐放薬は分1～2）
アミオダロン〔アンカロン（III）〕 注（150 mg/3 mL/A），錠（100 mg）	1 mg/kg ボーラス 5回まで，5分以上間隔をあけて 10 mg/kg/日点滴静注 %DLco 30%以下なら投与中止 KL-6成人500 u/mL以上，小児250以上なら注意	初期 5～10 mg/kg/日 2週間分1～2 維持量 1.5～5 mg/kg/日 分1～2
ベラパミル〔ワソラン（IV）〕 注（5 mg/2 mL/A），錠（40 mg）	初期量 100～150 μg/kg 希釈静注	4～8 mg/kg/日 分3～4
ATP（アデホスATP） アデホスLコーワ注（10 mg，20 mg，40 mg）	0.2～0.3 mg/kg 急速静注	

洞不全症候群，洞房ブロックなどは，心房スイッチ手術，TCPC術の一種であるlateral tunnel術，Fontan術，静脈洞型心房中隔欠損症に対する心内修復術，人工心肺脱血用の上大静脈へのカニュレーション操作で生じることがある．また，多脾症候群では先天的な洞結節の無形成ないし低形成を合併することがある．

房室ブロックは，解剖学的に修正大血管転位や多脾症候群で多くみられる．また，心室中隔欠損や心内膜床欠損型の心房中隔欠損の心内修復術において房室結節ないしHis束の損傷により房室ブロックが発生しやすいことが知られている．

治療は，洞機能不全，房室ブロックともにペースメーカ植え込みが主体となる．術後回復の見込みのない高度ないし完全房室ブロックや症候性の徐脈性不整脈だけではなく，無症候性であっても低心機能の症例，あるいは複雑心奇形に伴い，3秒以上の心停止ないし40/分未満の洞機能不全などもペースメーカ植え込みが推奨されている．

【上室頻拍】

上室頻拍はHis束分岐部より上方の洞結節，心房筋，房室結節が関与する頻拍である．小児においてもRFAが普及したことにより，多くの上室性頻拍が根治可能となってきた．しかし，RFAが不成功に終わる例や乳幼児などでは，いまだに薬物療法による治療が基本になる．

1．房室回帰頻拍（AVRT）

a．副伝導路

房室副伝導路（WPW症候群）による房室回帰頻拍は，小児では最も多い上室頻拍である．1歳半までに90％は自然消失するといわれているが，5歳以降の発症例では自然消失は少ない．また，Ebstein奇形の約30％にWPW症候群が合併する．修正大血管転位症では10％前後にEbstein奇形を合併するため，WPW症候群も高率に認められる．

【治療法】

❶ 頻拍の停止

血行動態が破綻して全身状態が不良の場合は，カルディオバージョン（QRS同期）を行う．初回は$0.5〜1.0\,J/kg$，効果がなければ$1.0〜2.0\,J/kg$で行う．緊急な発作停止の必要がない場合は，迷走神経緊張を起こす手技（息こらえ，顔面浸水，ice bag法など）を試みる．迷走神経刺激が無効な場合には，ATP $0.2〜0.3\,mg/kg$の静注を行う．

❷ 発作の予防

薬物によるコントロールが可能であれば，5歳未満では薬物治療が第一選択となる．顕性WPW症候群の場合はプロプラノロールやフレカイニドを投与する．顕性以外ではジゴキシン，プロプラノロール，ベラパミル，フレカイニドなどを投与する．5歳以降では，RFAが第一選択となる場合がある．副伝導路に対するRFAは確立された治療法であるが，房室弁置換術後，Fontan術後，TCPC術後，心房スイッチ術後には治療に難渋するため，このような手術を行う場合には，術前に根治することが望ましい．

b．二重房室結節（重複房室結節）・接合部頻拍

先天的に2つの房室結節を有し，片方を順行性に，もう片方を逆行性に旋回する房室結節間回帰頻拍は，修正大血管転位症，無脾症候群の房室不一致の症例で認めることがあり，片方の房室結節に対するRFAの有効性が報告されている．多くの症例では洞調律時と発作時を含めて2種類以上のQRS波形を呈するため診断に役立つが，房室結節以下のPurkinje線維の走行によっては1種類の場合もある．接合部頻拍はRFAによる根治は困難であり，薬物治療が主体となる．

2．房室結節リエントリー頻拍（AVNRT）

房室結節リエントリー頻拍は，上室頻拍の中で房室回帰頻拍に次いで多く，胎児期および乳児期発症例もあるが，5歳以降に増加する．1歳までは薬物治療が中心だが，1歳を

過ぎても頻発する場合には，RFA が考慮される．

3．心房頻拍

狭義の局所性(focal)心房頻拍には，自動能亢進，トリガードアクティビティ，マイクロリエントリーによるものがあるが，自動能亢進による異所性心房頻拍が多い．小児の異所性心房頻拍は上室性頻拍の 10～25％ といわれており，成人に比較して高率である．乳児，新生児に発症する多源性心房頻拍は 50％ 以上の症例で自然消失するといわれている．

広義の心房頻拍には，切開線リエントリー頻拍も含める．先天性心疾患の多くが手術操作として右心房切開を必要とする．特に Fontan 術後症例では術後の右心房の容量負荷，圧負荷により右心房を中心とした頻拍が経年的に出現しやすくなる．Fontan 術後の心房頻拍は，10 年で 10～40％，20 年で 45～77％ と増加する．心房粗動，心房切開線や瘢痕組織を旋回する切開線リエントリー頻拍，局所から出現する心房頻拍(focal atrial tachycardia)などがある．治療は薬物療法，RFA，ペースメーカ植え込み，不整脈手術がある．不整脈自体の重症度，遺残病変，合併病変の有無，心機能，合併する不整脈を念頭に置いて治療法を選択する．

4．心房細動

心房細動は小児では稀であるが，左心房，肺静脈に負荷のかかる左心系の疾患および長期間の肺血流増加による肺静脈に容量負荷のかかる心房中隔欠損で認められる．40 歳を過ぎた未手術の心房中隔欠損では術後も出現することが多く，心機能低下，塞栓症の原因になる．右心房の Maze 術が必要とされる．Fontan 術後や Ebstein 奇形でみられる心房細動は，体表面心電図での診断であり，前者では発作回路が不安定な IART と考えられ，右心房 Maze 術が効果的である．

【カテコラミン誘発性多形性心室頻拍】

カテコラミン誘発性多形性心室頻拍(catecholaminergic polymorphic ventricular tachycardia；CPVT)は，運動負荷や緊張などのストレス，カテコラミン投与で，二方向性あるいは多形性の心室頻拍(VT)が誘発され，心室細動に移行して失神，突然死を起こすことがある危険な不整脈である．CPVT の定義は，①3 心拍以上，2 種類以上の QRS 波形をもつ VT がカテコラミンもしくは運動誘発で誘発されること，②電解質異常，心筋症，虚血性心疾患など多形性心室頻拍のおこりうる病態が存在しないこと，③QT 延長症候群，Brugada 症候群などの心電図異常がないもの，と定義される．発症頻度に性差はないとされているのが一般的である．発症年齢は 7～10 歳であり，乳児での報告はなく，幼児の報告が少ないのも特徴である．家族歴のある成人例でもみられることがあり，家族的な病態把握も重要である．近年，発生の要因としてリアノジン受容体(*RyR2*)遺伝子異常(CPVT1)と calsequestrin2(*CASQ2*)遺伝子異常(CPVT2)が明らかになってきた．

CPVT の典型例は 2 方向性 VT であるが，多形性，2 方向性 VT は交互に移行することがある．また，運動強度やカテコラミンの量を増加すると多形性，2 方向性 VT，心室細動の順に頻拍が出現する傾向があるが，同一の症例で多形性もしくは 2 方向性 VT のみが誘発される症例もある．また典型的な 2 方向性 VT も，誘導によっては多形性と判断されることもあるため，診断には多チャンネルによる心電図記録が重要である．運動負荷やカテコラミン負荷により誘発された VT 中に失神を起こすことは極めて稀で，心室細動が誘発されて初めて失神を起こす．臨床的に 90％ 以上が失神していることより，CPVT 症例では 90％ 以上に心室細動が起こっていると考えられる．

【治療方針】

1．薬物療法

a．プロプラノロール

主な薬物は β 遮断薬であり，ある程度有

効であるが，薬剤服用にもかかわらず突然死した症例もある．抗不整脈薬のみの治療には限界があると考えられる．

処方例　成人の場合，下記を用いる．

インデラル錠(20 mg)　3〜6錠　分3

b．フレカイニド

近年，有効性を示唆する報告がある．

処方例　成人の場合，下記を用いる．

タンボコール錠(50 mg)　3錠　分3

c．ベラパミル

現在のところは，β遮断薬とCa拮抗薬の併用が推奨される．また，これらの薬物療法に加え，厳重な運動制限が必要である．

処方例　成人の場合，下記を用いる．

ワソラン錠(40 mg)　3錠　分3

2．非薬物療法

CPVTに対するRFAは困難である．CPVTの突然死予防として，薬剤抵抗性の心室細動の既往がある場合は植込み型除細動器(ICD)が用いられることもあるが，現在のところ長期予後は不明である．

【先天性QT延長症候群】

先天性QT延長症候群は，遺伝子変異による心筋のイオンチャネルの異常である．心電図上QT間隔の延長とT波の形態異常を示し，torsade de pointes型多形性心室頻拍や心室細動を来すことによって，失神や痙攣，突然死を起こすことのある疾患である．

近年，遺伝子診断も行われており，遺伝子型や失神，突然死の家族歴，症状の有無などによって治療適応を決定することもある．

LQT1の治療は交感神経緊張が発作に関係していることより，プロプラノロールが第1選択である．LQT2ではプロプラノロールや，Kチャネルオプナー，K摂取による高Kの維持が有効である．LQT3は徐脈がQT時間の延長を助長するため，プロプラノロールは効果が薄いもしくは禁忌と考えられている．LQT3はメキシレチンやペースメーカ植え込みが有効と考えられている．

【先天性心疾患に伴う心室頻拍】

手術時の右室への侵襲と術後の右室負荷が残存するFallot四徴症，菲薄化した右心房化右室を頻拍起源とするEbstein奇形，左室肥大が原因となる大動脈縮窄で心室頻拍が認められる．Fallot四徴症では右室流出路の切開線，流出路パッチや心室中隔欠損へのパッチ周囲を旋回するものや流出路の瘢痕組織，障害心筋が関与して出現する．

治療は薬物治療，RFA，再手術時のアブレーション，ICD植え込みなどがある．しかし，症例毎に頻拍の重症度や血行動態が異なるため，心臓電気生理検査とともに心臓カテーテル検査などで血行動態の評価を行う必要がある．再手術が必要な症例では再手術の際のアブレーションも有効である．心肺蘇生例では，植込み型除細動器(ICD)，もしくは除細動機能付き心室再同期療法(CRT-D)植え込み，抗不整脈薬の併用も検討される．

■ 家族への説明のポイント

- 失神や痙攣，突然死を来すことのある，カテコラミン誘発多形性心室頻拍や先天性QT延長症候群は，他人と競争をするような競技や，水泳などは控えるように指導する．また，運動を行う際にも，必ず誰かの目の届くところで運動を行うようにする．できれば，家族や教員は心肺蘇生法についての講習を受けることが望ましい．特にカテコラミン誘発性多形性頻拍では，怠薬をしないこと，厳格な運動制限を行う必要性を教育する．また，LQT1は水泳が特に危険であり，LQT2は精神的ストレスや急激な音刺激，妊娠分娩前後，LQT3は安静時や睡眠時に心事故が多いとされており，避けられるものは避けるように指導する．また，QT延長を起こすような薬剤の投与，下痢などに伴う低K血症も失神，発作の誘因になることを伝える．
- 頻拍の出現頻度が多い場合や持続時間が長

い場合は，心不全を来す可能性があるので，停止しない場合には早めに受診するように指導する．

高齢者不整脈の問題点
Antiarrhythmic therapy in the elderly

原田和昌　東京都健康長寿医療センター・循環器内科/副院長
石山泰三　東京都健康長寿医療センター・循環器内科

【概念】

　刺激伝導系の老化に伴い，徐脈性不整脈の頻度が増加する．また，頻脈性不整脈では心房細動が増加する．高齢者では洞不全症候群の1つである徐脈頻脈症候群が多く，治療に難渋することが多いため注意が必要である．合併する心疾患や心筋障害，心臓外合併症のため心室性不整脈，上室性不整脈がともに増加する．一般に，各種不整脈治療の適応決定には自覚症状と心電図所見の一致が必要であるが(**表1，2**)，自覚症状がほとんどないこともある．高齢者では肝，腎機能低下などにより薬物治療による副作用が多く，予後改善を目指した非薬物治療を本人，家族が承諾しない場合もある．

【病態】

　老化により左室拡張機能が低下するが，これは1回心拍出量の低下につながり，徐脈から心拍出量の低下を来しやすい．心拍出量の低下は心不全となり，脳血流の低下は失神となる．刺激伝導系のなかで洞結節が加齢により変性し，徐脈を来すのが洞不全症候群である．Rubenstein分類では3型に大別され，Ⅰ型は洞徐脈，Ⅱ型は洞停止，Ⅲ型は徐脈頻脈症候群を指す．加齢変性は徐々に進行し，年の単位で症状は悪化する．一方，房室ブロックは様々な原因で起こり，2度ないしは3度のブロックが徐脈による症状を伴えば，一

表1　洞不全症候群

Class Ⅰ：
　1．失神，痙攣，眼前暗黒感，めまい，息切れ，易疲労感などの症状あるいは心不全があり，それが洞結節機能低下に基づく徐脈，洞房ブロック，洞停止あるいは運動時の心拍応答不全によるものであることが確認された場合．それが長期間の必要不可欠な薬剤投与による場合を含む．
Class Ⅱa：
　1．上記の症状があり，徐脈や心室停止を認めるが，両者の関連が明確でない場合
　2．徐脈頻脈症候群で，頻脈に対して必要不可欠な薬剤により徐脈を来す場合
Class Ⅱb：
　1．症状のない洞房ブロックや洞停止

〔日本循環器学会　循環器病の診断と治療に関するガイドライン：不整脈の非薬物治療ガイドライン(2011年改訂版)，p12より引用〕

表2　房室ブロック

Class Ⅰ：
　1．徐脈による明らかな臨床症状を有する第2度，高度または第3度房室ブロック
　2．高度または第3度房室ブロックで以下のいずれかを伴う場合
　　①投与不可欠な薬剤によるもの
　　②改善の予測が不可能な術後房室ブロック
　　③房室接合部のカテーテルアブレーション後
　　④進行性の神経筋疾患に伴う房室ブロック
　　⑤覚醒時に著明な徐脈や長時間の心室停止を示すもの
Class Ⅱa：
　2．症状のない第2度，高度または第3度房室ブロックで，以下のいずれかを伴う場合
　　①ブロック部位がHis束内またはHis束下のもの
　　②徐脈による進行性の心拡大を伴うもの
　　③運動または硫酸アトロピン負荷で伝導が不変もしくは悪化するもの
　3．徐脈によると思われる症状があり，他に原因のない第1度房室ブロックで，ブロック部位がHis束内またはHis束下のもの
Class Ⅱb：
　1．至適房室間隔設定により血行動態の改善が期待できる心不全を伴う第1度房室ブロック

〔日本循環器学会　循環器病の診断と治療に関するガイドライン：不整脈の非薬物治療ガイドライン(2006年改訂版)，p11より引用〕

時的ペースメーカー挿入を含めた速やかな治療が必要となる．
　若年者では頻脈が心機能に影響を与えるこ

とは少ないが，高齢者で140拍/分以上の頻脈が半日程度続くと頻脈誘発性心不全(収縮機能が低下する)を引き起こすので注意が必要である．

心房細動は加齢により増加する．心房細動発生のトリガーとなる心房期外収縮の多くは肺静脈内心筋由来であるが，リモデリングした心房からも発生する．日本人における心房細動の有病率は1%程度であるが，80代では3%程度まで増加するという．長期に続いた慢性心房細動では，房室結節の機能が低下することで心室応答が低下し，症状も心不全も少ない．しかし，発作性心房細動，特に新規発症から間もない発作性心房細動では心室応答が良いため症状が強く，心不全入院の原因になりやすい．また，心房細動は放置すると脳梗塞や全身性塞栓症の原因となる．心房細動のない場合に脳梗塞は年間1%未満の発症であるが，弁膜症のない心房細動患者でも年間3〜9%に脳塞栓症を発症する．

心室期外収縮も増加するが，基礎心疾患のある場合や症状が強い場合のみが治療の対象となる．心不全が原因の場合には，心不全の治療により不整脈は改善することが多い．

【診断のポイント】
1．病歴聴取
　若年者では胸部不快感や動悸など不整脈に由来する症状を訴えることが多いが，高齢者ほど自覚症状は乏しくなる．めまいや胸部不快感，吐気，動悸，失神のほかに，食欲不振，全身倦怠感，労作時呼吸困難や両下腿浮腫などの心不全症状で受診する場合も多い．「最近よく転ぶようになった」などは高齢者に多い症状であるが，不整脈と他の疾患との鑑別が難しいことも多い．虚血性心疾患は不整脈の原因となるため，動脈硬化リスク因子の有無，脳梗塞，虚血性心疾患，閉塞性動脈硬化症など動脈硬化性疾患の既往を聴取する．

2．身体所見
　心不全所見の有無，心不全の原因となる器質的心疾患を示唆する心雑音などの身体所見に注意する．貧血，発熱，甲状腺疾患，慢性肺疾患など心臓外の原因も検索する．

3．心電図，胸部X線写真
　頻脈発作，徐脈発作では症状のある時の心電図が重要である．また，不整脈の基礎となっている器質的心疾患を診断できる場合がある．

4．心エコー
　虚血性心疾患や心不全を来す器質的心疾患の有無，左室収縮機能(駆出率)が治療に関係する．

5．Holter心電図
　発作の頻度が少ない時は，24時間の観察では原因となる不整脈がつかまらないことも多い．必要ならば繰り返し行う．

6．電気生理学検査
　洞不全症候群では洞機能の評価，房室ブロックではブロック部位を調べ，ペースメーカーのモード設定を行う．一回心拍出量が低下した高齢者の心臓では，予備能が低下しているため，最適な心拍数とモード設定が重要となる．

【鑑別疾患】
　失神は重要な症状であるが，心臓が原因のAdams-Stokes症候群と鑑別が必要なのは脳血管障害，脳神経疾患，てんかん，低血糖などがあげられる．

【治療方針】
　不整脈治療は，①発症すると重篤であるもの，②心拍出量を低下させ心不全を来す可能性のあるもの，③自覚症状が強いもの，④血栓塞栓症の予防，が対象となる．CAST研究以降，心室期外収縮の数といったサロゲートマーカーを改善しても生命予後にはつながらないことが明らかとなった．したがって，心電図所見を改善するのではなく，QOLと生命予後の改善が目標となる．

【治療法】
1．洞不全症候群
　心拍数50拍/分未満が徐脈であるが，高齢

者では夜間のみの 30 拍/分程度の徐脈で症状がないことも多く，洞不全症候群の場合は血液データの変化や症状，心不全が起こらなければ様子を見てもよい．必要ならば，以下の処方により心拍数を若干増加させることで，QOL を改善することができる．徐脈が進行し，症状がコントロールできなくなればペースメーカーを植え込む（表1）．

処方例 1 下記のいずれかを用いる．

1) プレタール OD 錠（100 mg） 2 錠 分2 朝夕 (保外) 効能・効果
2) ホクナリンテープ（1 mg） 1 日 1 回貼り付け (保外) 効能・効果
3) アダラート L 錠（10 mg） 2 錠 分2 朝夕（高血圧を合併している場合）

［洞不全症候群のうち徐脈頻脈症候群は，頻脈に対する薬物治療を行うと徐脈が前面に出てくることが多く，自覚症状も強いことからペースメーカー植え込みを併用することが多い（表2）．］

2. 房室ブロック

房室ブロックは，2 度ないし 3 度のブロックが徐脈による症状を伴えば，ただちに一時的ペースメーカーを挿入し，永久ペースメーカーの植え込みが必要となる．QOL を改善するという意味でのペースメーカー植え込みに年齢の上限はない．

3. 心房細動

高齢者では容易に頻脈誘発性心不全を引き起こすので，速やかな心拍数コントロールが必要である．各種頻脈性不整脈の治療の詳細は別項を参照されたい．心房細動の治療はリズムコントロールとレートコントロールの 2 つに大別されるが，高齢者では以下を用いたレートコントロールが好まれる．

処方例 2 下記のいずれかを用いる．レートコントロール不十分な場合，2)，3)，4) のいずれかと 1) を組み合わせる．

1) ハーフジゴキシン KY 錠（0.125 mg） 1 錠 分1 朝
2) ワソラン錠（40 mg） 3 錠 分3
3) アーチスト錠（10 mg）0.5～1 錠 分1 朝
4) ヘルベッサー R カプセル（100 mg） 1 カプセル 分1 朝

処方例 3 心不全合併例，肥大型心筋症などでは下記を単独ないし併用で用いる．

1) アンカロン錠（100 mg） 0.5～2 錠 分1 朝
2) アーチスト錠（2.5 mg） 1～2 錠 分2 朝夕

心房細動の治療の中心はむしろ脳梗塞や全身性塞栓症の予防であるが，ワルファリンの至適管理や新しい抗凝固薬を用いると年間 3～9% の脳塞栓症が 1% 程度までに低下する．CHADS2 スコアを用いて塞栓症リスクを評価し 2 点以上であれば，出血のリスクを評価し，血圧を 130 mmHg 以下にコントロールして速やかに抗凝固薬を開始する．

処方例 4 下記のいずれかを用いる．

1) ワーファリン錠（1 mg） 1～5 錠 分1 夕
（PT-INR が 70 歳以上 1.6～2.6，70 歳未満 2.0～3.0 になるように用量増減する）
2) プラザキサカプセル（110 mg） 2 カプセル 分2 朝夕
（クレアチニンクリアランス 30 mL/分未満は禁忌，30～50 mL/分は慎重投与）

4. 心室性不整脈

基礎心疾患のない心室期外収縮は治療の対象とはならない．症状が強い場合には β 遮断薬を投与する．

処方例 5 下記のいずれかを用いる．

1) アーチスト錠（10 mg） 0.5～1 錠 分1 朝

2）メインテート錠（2.5 mg）　0.5～1錠
　　分1　朝

　拡張型心筋症や虚血性心筋症に伴う非持続性心室頻拍は左室機能低下（左室駆出率≦35％）を有し，電気生理検査によって持続性心室頻拍または心室細動が誘発される場合は植込み型除細動器（ICD）ないしは電気生理学検査を行う．ICD植え込みの年齢の上限はまだ決まっていない．

■ 入院・専門医移送の判断基準
- 徐脈や頻脈が失神，心不全を伴うものは至急，入院精査が必要である．
- 症状のある2度または3度房室ブロックはただちに専門医に紹介する．
- 高齢者では140拍/分以上の頻脈が続いている場合は速やかに治療が必要である．

■ 患者説明のポイント
- 器質的心疾患のない不整脈で，症状がなければ基本的に治療の必要はない．
- 失神は重篤な症状であるのですぐに受診するように説明する．
- 薬物治療もペースメーカー治療も，不整脈の治療というよりもQOLと生命予後の改善を目的としていることを理解してもらう．
- 心房細動は放置すると脳梗塞や全身性塞栓症の原因となること，それを予防するためには，アドヒアランスよく抗凝固薬を飲まなければならないことを説明する．

■ 医療スタッフへの指示
- 不整脈治療の適応決定には自覚症状と心電図所見の一致が必要であるため，モニターを使用するときには必ず24時間をレビューすることが重要である．
- モニターのない場合には，症状のあるときに心電図とバイタルサインをとることが重要である．
- 一時的ペースメーカーが挿入されていない場合は，徐脈から心室細動が起こりうるため，すぐにAEDを用いた心肺蘇生が必要となることがある．
- 経皮的ペーシング機能を有する除細動器が，一時的ペースメーカー挿入までに役立つことがある．
- 血行動態が破綻するいわゆる無脈性の不整脈ではすぐに心肺蘇生を行う．

CCUにおける不整脈
Arrhythmia in CCU

小林義典　東海大学教授・循環器内科学
　　　　　　付属八王子病院・副院長

【概念】
　CCUで観察される不整脈は多岐にわたる．心筋梗塞急性期には，心筋虚血，虚血再灌流，組織電解質異常，低酸素，アシドーシス，自律神経活動の亢進など様々な要因により，ありとあらゆる不整脈が出現する．このなかには迅速に治療を行わなければ死に至る重篤なものから，放置しても患者の予後には影響しない軽症なものまで含まれる．
　急性心不全では，特に頻拍性心房細動や心室性不整脈が認められることが多い．心不全では，心拍出量の低下に伴い心筋進展，神経体液性因子の活性化，細胞内Ca濃度の上昇，左室リモデリングなどが起こり不整脈が発生しやすい環境が形成される．また心房細動と心不全はそれぞれが原因結果になりうることから，それぞれの病態が強固となる悪循環が形成される．

【病態】
　心筋梗塞急性期には，心室頻拍（VT），心室細動（VF）などの致死的不整脈に加えて，心房細動（AF）などの上室性不整脈の出現頻度も高い．VT/VFの発生率は冠動脈再灌流療法が一般化したために減少しており，治療法の進歩も加わって不整脈による死亡率は低下している．しかしVT/VFが反復して出現し，頻回の直流除細動を要する病態，いわゆ

る Electrical storm は的確な治療を行われなければ死に至る重篤な病態である．一方，梗塞急性期に認められる AF の発生背景には，心不全，心房虚血，心膜炎，右室梗塞などの多彩な要因が存在するが，現在では AF 自体が症例の予後を規定する有意な予知指標と考えられている．梗塞急性期に発生する徐脈性不整脈は一過性のことが多いが，稀に恒久的な伝導系障害(房室ブロック)が発生することがある．

心不全では前述した様々な要因が催不整脈的に作用し，発生した不整脈が心不全をさらに悪化させるという悪循環を形成する．心不全でこのような Causal-reciprocal relation を形成する不整脈の代表は AF であり，この病態における AF 治療の重要性を示唆している．

【診断のポイント】

CCU では 24 時間を通して，患者心電図をモニターしているので発生した不整脈を診断することは容易である．ここでは心筋梗塞や重症心不全患者において，治療を要する不整脈を見極めるポイントについて述べる．

1. 心室性不整脈

持続性 VT/VF はいうまでもなく，停止あるいは再発予防治療の適応である．また非持続性 VT が反復して出現する場合は，さらに重篤な心室性不整脈を誘発する可能性があるので，これも治療の対象となる．また，これら看過できない不整脈が出現する際は，虚血，心不全，再灌流障害，電解質異常などの不整脈の発生あるいは増悪要因をチェックする．原因が分かればできる限り早期に対策を講じることが肝要である．

心室期外収縮(PVC)に関しては，古くから警告不整脈という概念があるが，これは VT/VF などを誘発する可能性が高い PVC を同定し，予防的治療導入の目安となる．PVC 重症度分類としては一般的に Lown 分類が用いられるが，これが，はたして現状に即しているかどうかは不明である．梗塞急性期-亜急性期や重症心不全では，多形性 VT や VF が反復する Electrical storm が出現することがあるが，多くは図1に示すような比較的 QRS 幅の狭い PVC が前駆する．誘因となる PVC の特徴をまとめると，

①PVC は右脚ブロック型の QRS 形態を示すものがほとんどで，起源が複数認めるものが約半数である．

②QRS 幅は比較的狭く，平均 139 ms であった，③VT/VF を惹起しない PVC と比較しても前心拍との連結期(早期性)には差を認めなかった．

心内電位図による検討では PVC の起源は左側心室中隔に広く分布しており，PVC 出現時にはプルキンエ電位が先行していることから，生残プルキンエ線維起源であることが確認された．このデータからは，警告不整脈の判断は Lown 分類に挙げられる PVC の頻度，多形性，早期性などに加えて，PVC の起源にも注意を払う必要がある．

2. 上室性不整脈(心房細動)

以前より AF の出現はその背景にある心筋梗塞の重症度を反映するとされ，AF 自体が直接予後に影響するとは考えられていなかった．しかし近年の大規模試験により，AF が独立した予後規定因子であることが示されたことから，AF に対しても適切な治療を行うことにより，患者予後が改善する可能性がある．

3. 徐脈性不整脈と伝導障害

洞性徐脈は梗塞発生後数時間以内に現れることが多く，大部分は下壁梗塞患者に認められる．徐脈は梗塞急性期の迷走神経過緊張に原因するとされており，予後に影響することは少なく，また治療を要することも稀である．房室伝導障害は梗塞責任冠動脈によって，予後に与える影響が大きく異なる．梗塞急性期に認められる房室ブロックは右冠状動脈閉塞が約 80% を占めており，下後壁梗塞に合併することが多い．一般的に下壁梗塞に伴う房室ブロック(房室結節内ブロック)は急

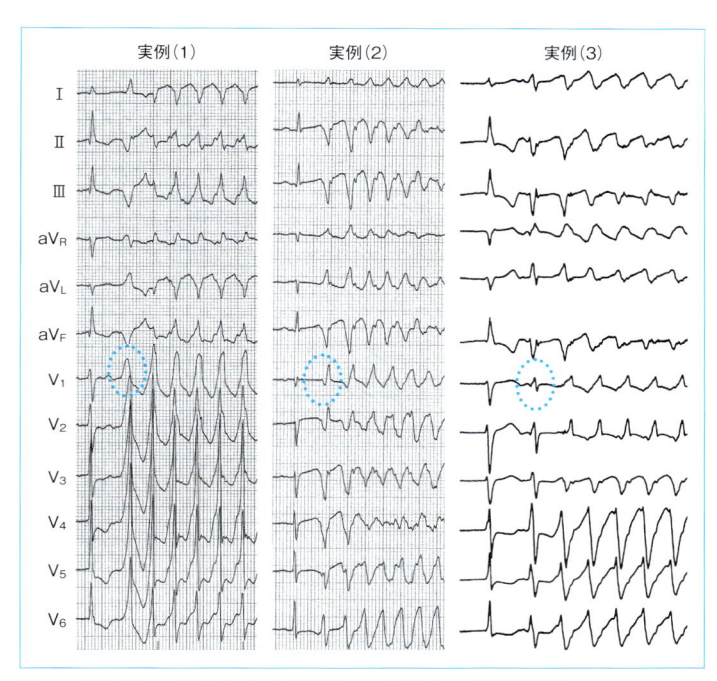

図1 心筋梗塞に認められた多形性VT出現時の心電図記録

性期に出現し，その後自然に消退する傾向がある．一方，前壁梗塞に伴う房室ブロックは，ヒス束以下の伝導障害が多く，広範囲梗塞を反映する所見と考えられている．MobitzⅡ型の2度房室ブロック，梗塞後新たに出現した二束ブロックや三束ブロック（交代性脚ブロックなど）も完全房室ブロックに移行するリスクを抱えていることから治療の適応となる．

【治療方針】

CCUで認められる不整脈で，治療の必要性があると判断されれば，迅速かつ積極的に治療を開始する．治療の遅れが患者の予後に影響することがあるので注意する．また，不整脈の発生を予測するのは困難であることから，普段から備えを万全にしておく．

【治療法】

1．心室性不整脈

血行動態が破綻している場合は，躊躇せず電気的除細動を行う．二相性では200J前後から開始し，最大でも停止しないか，直ぐに再発するときはアミオダロンやニフェカラントを投与した後に再度通電を試みる．

血行動態が安定した単形性VTに対しては，上記薬剤による停止を試みてもよい（図2）．ここで，リドカインやメキシレチンなどⅠb群薬は除細動閾値を上昇させる可能性があるので，除細動困難例に対しては注意する．頻拍停止後も再発予防のため，しばらくはアミオダロンなどの持続的投与を行うほうがよい．また，血行動態が安定し徐脈を認めなければ，β遮断薬を併用することも考慮する．また，同時に基礎心疾患に対するケアを十分に行うが，これら薬物療法によりVT/VFが十分に抑制できない場合は，大動脈内バルーンパンピング（IABP）などの補助循環法の導入も考慮する．

1) 心室細動/無脈性心室頻拍

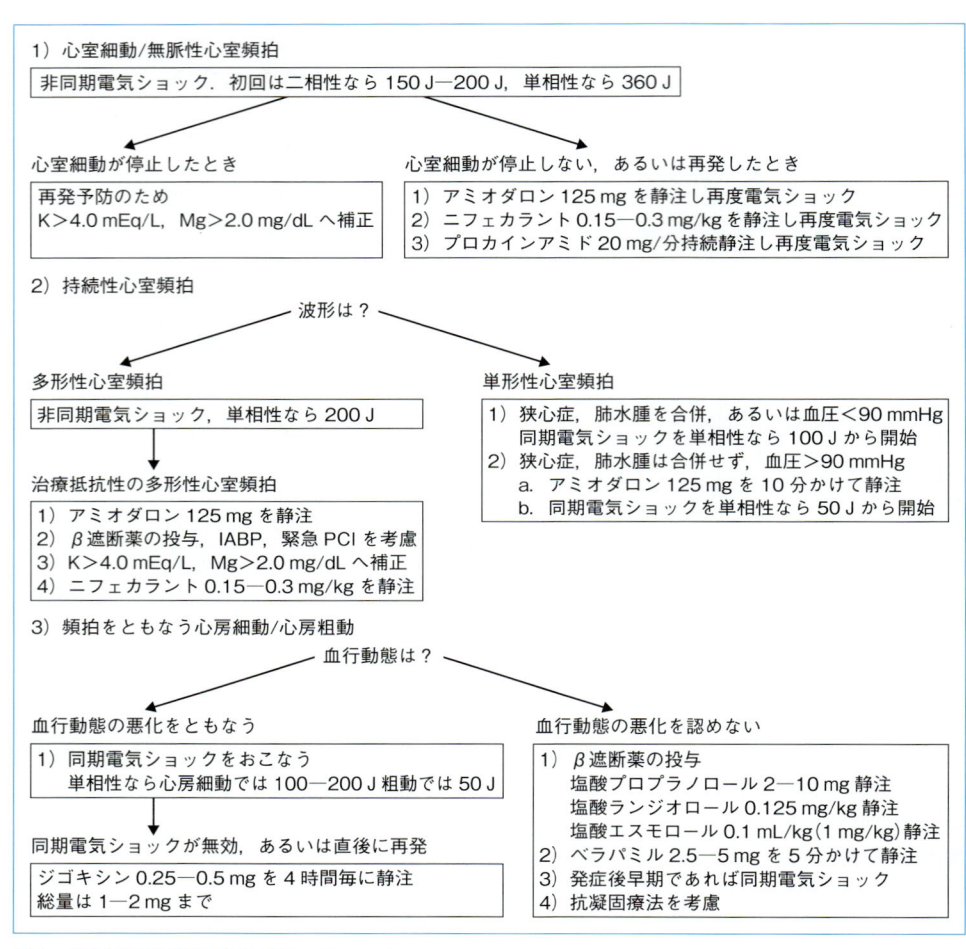

非同期電気ショック．初回は二相性なら150 J—200 J，単相性なら360 J

心室細動が停止したとき
再発予防のため
K＞4.0 mEq/L，Mg＞2.0 mg/dL へ補正

心室細動が停止しない，あるいは再発したとき
1) アミオダロン125 mg を静注し再度電気ショック
2) ニフェカラント 0.15—0.3 mg/kg を静注し再度電気ショック
3) プロカインアミド 20 mg/分持続静注し再度電気ショック

2) 持続性心室頻拍

波形は？

多形性心室頻拍
非同期電気ショック，単相性なら200 J

治療抵抗性の多形性心室頻拍
1) アミオダロン125 mg を静注
2) β遮断薬の投与，IABP，緊急PCI を考慮
3) K＞4.0 mEq/L，Mg＞2.0 mg/dL へ補正
4) ニフェカラント 0.15—0.3 mg/kg を静注

単形性心室頻拍
1) 狭心症，肺水腫を合併，あるいは血圧＜90 mmHg
   同期電気ショックを単相性なら100 J から開始
2) 狭心症，肺水腫は合併せず，血圧＞90 mmHg
   a. アミオダロン 125 mg を 10 分かけて静注
   b. 同期電気ショックを単相性なら 50 J から開始

3) 頻拍をともなう心房細動/心房粗動

血行動態は？

血行動態の悪化をともなう
1) 同期電気ショックをおこなう
   単相性なら心房細動では 100—200 J 粗動では 50 J

同期電気ショックが無効，あるいは直後に再発
ジゴキシン 0.25—0.5 mg を 4 時間毎に静注
総量は 1—2 mg まで

血行動態の悪化を認めない
1) β遮断薬の投与
   塩酸プロプラノロール 2—10 mg 静注
   塩酸ランジオロール 0.125 mg/kg 静注
   塩酸エスモロール 0.1 mL/kg（1 mg/kg）静注
2) ベラパミル 2.5—5 mg を 5 分かけて静注
3) 発症後早期であれば同期電気ショック
4) 抗凝固療法を考慮

図2 頻脈性不整脈治療のフローチャート
〔日本循環器病学会 循環器病の診断と治療に関するガイドライン（2006-2007年度合同研究班報告）．急性心筋梗塞(ST上昇型)の診断に関するガイドライン，Circulation Journal Vol.72: Supplment Ⅳ, p1373, 図8 より転載〕

2．上室性不整脈（心房細動）

血行動態が破綻している場合は，やはり直流通電により洞調律復帰を試みる（図2）．除細動を行う場合，事前のヘパリンの投与が好ましい．血行動態が安定していれば，抗凝固療法とレートコントロール治療を並行して進める．閉塞性肺疾患などの禁忌がなければ，まずはランジオロールやエスモロールといった速効性β遮断薬を投与し，有効性と安全性が確認できれば長時間作動型の薬剤に変更する．β遮断薬が使用できない場合はベラパミル，ジルチアゼムなどのCa拮抗薬を投与してもよいが，陰性変力作用を有するため血行動態の悪化に留意し，長期投与は避けるほうがよい．重い左心機能障害や慢性心不全のある場合はジギタリスを選択する．また，このようなケースではアミオダロンも選択肢の1つとなりうる．

3．徐脈性不整脈と伝導障害

一時的体外式ペーシングの適応病態として，①心停止，②完全房室ブロック，③症候性洞性徐脈（アトロピン無効），④交代性脚ブロック，⑤MobitzⅡ型二度房室ブロックなどが挙げられる．また，ヒス束以下の2度以上のブロックが持続する場合，あるいは非可逆的なヒス束以下の重度の伝導障害が認められる場合は，恒久的ペースメーカ植え込み術の適応である．

■ 入院・専門医へのコンサルテーション
- 急性冠症候群（ACS）や重症心不全が疑われれば，CCUあるいはCCUに準じた機能を持つ施設に搬送する．

■ 患者説明のポイント
- これら重篤な心疾患に合併する不整脈は強い症状を伴うことが多く，また，除細動などの治療により痛みや不安を増長させるために，病態が悪化することもあるので，患者に対しては向精神薬を投与し十分な鎮静化に努める．病態，治療方針の説明，同意取得などはできるだけ家族に対して行う．
- 心筋梗塞や心不全に出現する不整脈は病状を悪化させる要因であり，また，予後不良の徴候でもあるので，集中管理による経過観察，治療が必要である．
- 出現している不整脈に対する治療と，基礎疾患である心筋虚血や心不全に対する治療も並行して進めていく必要がある．

■ 医療スタッフへの指示
- 心筋梗塞や心不全では予兆なしに不整脈が出現することが多く，普段からあらゆる不整脈に対応できるように準備しておくことが肝要である．

トーアエイヨーの循環器用製剤ラインナップ
Circulation Therapy

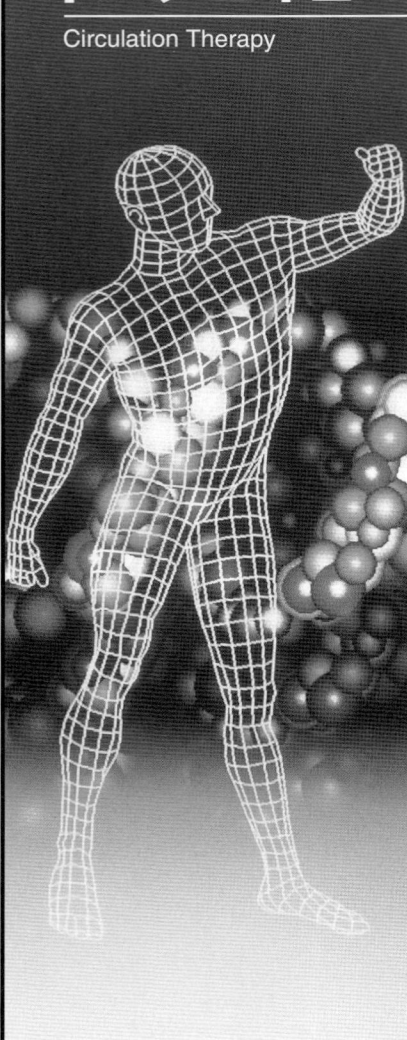

狭心症治療用ISMN製剤　処方せん医薬品
アイトロール®錠 10mg／20mg
（一硝酸イソソルビド錠）

経皮吸収型・虚血性心疾患治療剤　処方せん医薬品
フランドル®テープ 40mg
（硝酸イソソルビド・テープ剤）

虚血性心疾患治療剤〈持効錠〉　処方せん医薬品
フランドル®錠 20mg
（硝酸イソソルビド徐放錠）

定量噴霧式・ニトログリセリン舌下スプレー剤　劇薬、処方せん医薬品
ミオコール®スプレー 0.3mg
（速効性ニトログリセリンエアゾール製剤）

ニトログリセリン注射液　劇薬 処方せん医薬品
ミオコール® 静注 1mg・5mg／点滴静注 25mg・50mg

不整脈治療剤　劇薬、処方せん医薬品
日本薬局方　プロパフェノン塩酸塩錠
プロノン®錠 100mg・150mg

不整脈治療剤　劇薬、処方せん医薬品
シベノール®静注 70mg
（シベンゾリンコハク酸塩注射液）

不整脈治療剤　劇薬、処方せん医薬品
日本薬局方　シベンゾリンコハク酸塩錠
シベノール®錠 50mg・100mg

不整脈治療剤　毒薬、処方せん医薬品
日本薬局方　アミオダロン塩酸塩錠
アミオダロン塩酸塩速崩錠 50mg「TE」／100mg「TE」

心不全治療薬　処方せん医薬品
ピモベンダン錠 1.25mg「TE」／2.5mg「TE」
（ピモベンダン錠）

ジギタリス配糖体製剤　劇薬、処方せん医薬品
日本薬局方　ジゴキシン錠
ハーフジゴキシンKY®錠 0.125
ジゴキシンKY錠 0.25

【薬価基準収載】

注）注意－医師等の処方せんにより使用すること

※効能・効果、用法・用量、警告、禁忌を含む使用上の注意等詳細は、製品添付文書をご参照下さい。

トーアエイヨー

2012年6月作成（CTB5116K）

〈資料請求先〉トーアエイヨー株式会社　本社／〒104-0032　東京都中央区八丁堀3-10-6

第6章 心不全

心不全診断・治療の変遷
Transition in diagnosis and treatment of heart failure

筒井裕之 北海道大学大学院医学研究科教授・循環病態内科学

【概説】

　心血管病は，高血圧，糖尿病，脂質異常症などの生活習慣病から心筋梗塞が引き起こされ，リモデリングを介して心不全から最終的に死にいたる一連の連鎖としてとらえられる．心不全では自覚症状や運動耐容能の低下のため患者の生活の質（QOL）は低下し，致死的不整脈による突然死の頻度も高く，生命予後はきわめて悪い．心不全の治療は，標準的治療が安静，利尿薬，ジギタリスであった時代から，最近30年間に大きな進歩をとげた．これは，基礎研究により心不全の発症・進展の病態が分子レベルで解明されてきたことと，大規模臨床試験に基づき生命予後の改善を目標としたエビデンスが積み重ねられたことによる．本項では，心不全の病態解明・治療の進歩を中心に概説する．

【心不全病態解明の進歩】

　心不全と思われる病気に関する記述は，すでにエジプト時代からみられ，ヒポクラテスは心臓悪液質（cardiac cachexia）に関する記述を残したと伝えられている．したがって，現在心不全の症候としてとらえられている疾患の存在自体は，古代から認識されていた．しかしながら，心不全の病態に関する理解が始まったのは，1800年以降のことである．

　1832年にHopeは，心室が血液を駆出できないために，心房に血液が貯留し肺うっ血が生じることを示した．1933年にLewisは「心不全とは心臓が内容物を十分に放出できない状態」，1950年にWoodは「心不全とは心臓が十分な充満圧を有しながら身体の要求に足るだけの循環状態を維持することができない状態」と記載している．このように，心不全は「心筋障害に起因する心臓ポンプ機能不全」ととらえられ，主たる症候は体液貯留であり治療の主体は浮腫を改善させることであった．一時は，瀉血や胸腔穿刺によって機械的に体液を排除して浮腫を改善させる方法も用いられたが，1950年に入って利尿薬が登場し，腎から塩分と水の排出を行うことが心不全の一般的治療となった．

　1980年以降の基礎研究の進歩により，心筋障害の形成・進展に交感神経系やレニン-アンジオテンシン-アルドステロン（RAA）系などの神経体液性因子の活性化が重要な役割を果たしていることが明らかとなった．心ポンプ機能が障害されると，代償機構としてRAA系をはじめとする神経体液性因子が活性化される．しかしながら，これらの過剰な活性化は心筋リモデリングと呼ばれる心筋の構築・機能変化を引き起こし，さらに心筋障害や心ポンプ機能低下を悪化させ，悪循環を形成する．この悪循環サイクルこそが，心不全の病態であると認識されるようになった．この中でも，特にRA系の亢進は慢性の心筋障害から心不全発症に関与する重要な因子であることが明らかにされた．

アンジオテンシンⅡは，後負荷を増大するのみならず，アルドステロンの産生を促進して水と塩分の貯留を促進させ前負荷を増大させる．これは，心不全初期には循環動態を維持するための代償機転であるが，慢性的・持続的に亢進すると心不全に至る．また，組織RA系は心筋肥大を生じさせ，間質の線維芽細胞の増殖やコラーゲンの増生を惹起して心筋の拡張機能を低下させ，心不全の発症に寄与する．

ほぼ時期を同じくして，数多くの大規模臨床試験により，これら神経体液性因子の過剰な活性化を抑制するACE阻害薬，アンジオテンシンⅡ受容体拮抗薬（ARB），β遮断薬が，慢性心不全患者の生命予後の改善に有効であることが明らかにされた．このような事実も，心不全の病態形成における神経体液性因子の活性化と，心筋リモデリングの重要性を支持するものである．このように，心不全の病態が明らかになるにつれて，疾患概念も見直されるというパラダイムシフトが起こる．現在では，心不全は，心機能障害を基盤に交感神経系やRAA系に代表される，神経体液系因子の活性化が複雑に関連し合った病態ととらえられている．

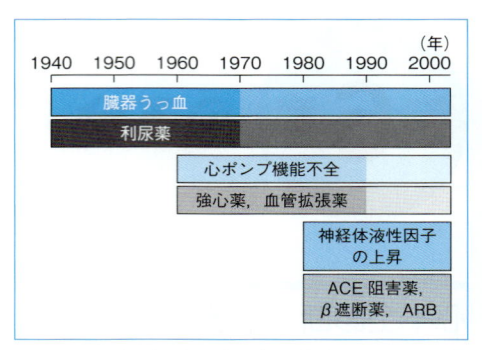

図1 心不全の概念と治療薬の変遷

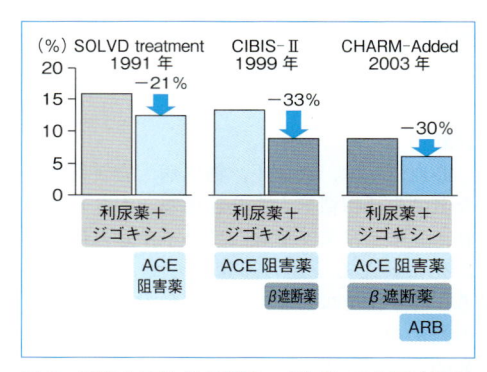

図2 慢性心不全治療薬のエビデンスと死亡率の変遷

【心不全治療の進歩】（図1）
1. 強心薬から血管拡張薬

1970年代まで心不全は，「心筋の機能不全によるポンプ機能低下」ととらえられていた．そのため，治療の基本はいかに心機能を改善させるかであり，治療薬はもっぱら強心薬としてのジギタリスと利尿薬であった．1970年から80年代にかけてジギタリスに代わる強心薬の開発が競って行われたが，短期的には血行動態を改善するものの，期待に反して長期的にはいずれも生命予後を悪化させ，その多くが開発を中止された．

次いで心不全治療薬として，心筋の力学的負荷を減らす血管拡張薬が期待された．しかしCa拮抗薬は予後改善効果を認めず，硝酸薬も単独では改善効果が認められなかった．

2. ACE阻害薬からARB（図2，表1，2）

ACE阻害薬は，アンジオテンシンⅡの産生を阻害することにより血管収縮作用の抑制，アルドステロン分泌低下を介したNa利尿をもたらす．また，ACEはキニン分解酵素であるキニナーゼⅡと同一の酵素であるため，ACE阻害薬はキニナーゼⅡも抑制し，ブラジキニンを増加させる．このブラジキニンはNOの産生やプロスタグランジンI₂の産生を促進し，血管拡張・Na利尿に働く．ACE阻害薬は心筋組織局所においてもアンジオテンシンⅡ産生を抑制し，心筋細胞肥大や間質線維化を抑制する．

心不全治療薬としてACE阻害薬の有効性

表1 ACE阻害薬の慢性心不全に対する大規模臨床試験

試験名(発表年)	試験薬剤	重症度	患者数(人)	期間
[収縮不全]				
CONSENSUS(1987)	エナラプリル	NYHA IV	253	6か月
SOLVD 治療(1991)	エナラプリル	NYHA II-III	2,569	41か月
V-HeFT-II(1991)	エナラプリル	NYHA II-III	804	24か月
SOLVD 予防(1992)	エナラプリル	NYHA I	4,228	37か月
ATLAS(1999)	リシノプリル	NYHA I-IV	3,164	45か月
X-SOLVD(2003)	エナラプリル	NYHA I-III	6,797	12年
[駆出率が保持された心不全]				
PEP-CHF(2006)	ペリンドプリル	NYHA I-IV	850	2.1年

表2 ARBの慢性心不全に対する大規模臨床試験

試験名(発表年)	試験薬剤	重症度	患者数(人)	期間
[収縮不全]				
ELITE II (2000)	ロサルタン	NYHA II-IV	3,152	18か月
Val-HeFT(2001)	バルサルタン	NYHA II-IV	5,010	22か月
CHARM-Alternative(2003)	カンデサルタン	NYHA II-IV	2,028	33か月
CHARM-Added(2003)	カンデサルタン	NYHA II-IV	2,548	41か月
[駆出率が保持された心不全]				
CHARM-Preserved(2003)	カンデサルタン	NYHA II-IV	3,025	36か月
I-PRESERVE(2008)	イルベサルタン	NYHA II-IV	1,505	49.5か月

を最初に示したのは1987年に報告されたCONSENSUS(Cooperative North Scandinavian Enalapril Survival Study)試験であった．この試験は，NYHA IV度の重症心不全を対象としたものであった．その後，軽症から中等症心不全に対するSOLVD(Studies Of Left Ventricular Dysfunction)治療試験，さらに無症候性の左室収縮障害を対象としたSOLVD予防試験で，ACE阻害薬が慢性心不全の重症度にかかわらず予後を改善することが証明された．これらの試験によって慢性心不全治療におけるFirstline drugとしてACE阻害薬の地位が確立する．それと同時に，大規模臨床試験で生命予後の改善が証明されることが，治療薬としての必要条件であると考えられるようになった．

ARBは，ACE阻害薬と比較していくつかの薬理学的利点を有している．第1に，ARBはブラジキン産生に影響を与えずアンジオテンシンIIの作用を抑制することができる．したがって，空咳などの副作用を認めない．第2に，ARBは，心血管保護的に働くと考えられるアンジオテンシンII 2型受容体へのアンジオテンシンIIの作用を抑制しない．第3に，ARBは，ACEを介しない特にキマーゼを介して産生されるアンジオテンシンIIの作用も抑制することが可能である．このような薬理学的特性をもとにして，ARBの慢性心不全に対する有効性，特にACE阻害薬を上回る効果が期待された．

最初に報告されたのは，ロサルタンとカプトプリルを比較したELITE(Evaluation of Losartan in the Elderly Study)試験であった．ELITE試験では，ロサルタンのほうが副作用のために中断する例が少なく，心不全による入院と死亡率を低下させた．しかし，ELITE試験はACE阻害薬の安全性を検証することを1次エンドポイントとした試験であり，予後は2次エンドポイントであった．そこで，より多数例を対象としたアウトカム試験としてELITE II試験が行われたが，死亡や心不全の悪化においてロサルタンとカプ

トプリルに差を認めず，ELITE 試験の結果を再確認することはできなかった．その後，Val-HeFT(Valsartan Heart Failure Trial) 試験と CHARM(Candesartan in Heart Failure: Assessment of Reduction in Mortality and morbidity)試験が報告された．CHARM 試験は，慢性心不全に対する ARB の有効性を検討した最大規模の臨床試験である．Alternative, Added, Preserved という 3 つの試験より構成されており，それぞれ 2,000～3,000 例という無作為二重盲検比較試験として症例数は十分であった．

CHARM-Alternative 試験は，左室駆出率が 40% 以下で，ACE 阻害薬に忍容性のない患者を対象としたものである．その効果は，SOLVD 治療試験において示された ACE 阻害薬の効果とほぼ同等であり，ARB が単独で心不全治療薬として有効であることが初めて証明された．わが国でも，ARCH-J 試験によりカンデサルタンの有効性が確認された．このように ACE 阻害薬に続いて，ARB の心不全に対する有効性を示すエビデンスが積み重ねられてきた．しかし，少なくとも現在まで，ARB が明らかに ACE 阻害薬よりも優れているという結果は示されていない．ただし，ARB は ACE 阻害薬に比し空咳が少なく忍容性に優れているため，年々使用が増加している．さらに，Val-HeFT や CHARM-Added 試験によって，ACE 阻害薬と ARB の併用の有効性も証明されているが，実際に併用療法の対象となるのは重症例が多い．

3. β 遮断薬

β 遮断薬は陰性変力作用および陰性変時作用を有しており，心不全患者への投与は長らく禁忌であった．慢性心不全に対する β 遮断薬の有効性に最初に注目したのは，Waagstein らのグループであった．彼らは，1975 年に 7 例の拡張型心筋症患者に 2～12 か月間，β 遮断薬を投与し，症状および心機能が改善することを報告した．その後いくつかの試験で β 遮断薬は慢性心不全患者の予後も改善することが示されたが，いずれも小規模であり，逆に否定する報告もなされるようになった．そこで β 遮断薬を少量から徐々に漸増する投与法で多数の患者を対象とした大規模臨床試験が行われた．最初が 1993 年に報告された MDC(Metoprolol in Dilated Cardiomyopathy)試験で，メトプロロールにより心機能や QOL は有意に改善したが，死亡率の改善は統計学的に有意ではなかった．その後行われたビソプロロールを用いた CIBIS (Cardiac Insufficiency Bisoprolol Study)試験でも MDC 試験と同様に，心機能を改善するものの死亡率の改善には至らなかった．

β 遮断薬の慢性心不全に対する生命予後改善効果を最初に示した大規模臨床試験は，1996 年に報告されたカルベジロールを用いた US Carvedilol 試験であった(図 3)．その後，ビソプロロールを用いた CIBISII 試験，メトプロロール徐放錠を用いた MERIT-HF (Metoprolol CR/XL In Chronic Heart Failure)試験の結果が相次いで報告され，いずれも死亡を減少させた．さらに，より重症患者を対象とした COPERNICUS(Cardiac Prospective Randomized Cumulative Survival)試験でも，カルベジロールの予後改善効果が同様にみとめられた．

わが国でも 1993 年の MDC 試験の発表後，心不全に対する β 遮断薬の有用性が認識されるようになった．特に 1995 年 AHA において US Carvedilol 試験の結果が発表され，大きな反響を呼ぶとともに，実際に臨床の現場での使用が行われるようになった．わが国の臨床試験としては，MUCHA(Multicenter Carvedilol Heart Failure Dose Assessment)試験において，カルベジロールの有効性が証明された．この試験は，NYHA II-III 度で左室駆出率 40% 未満の患者 174 例を対象として，カルベジロールを 5 mg/日と 20 mg/日という 2 つの投与量で 1 年間追跡したものであった．1 次エンドポイントである全死亡ま

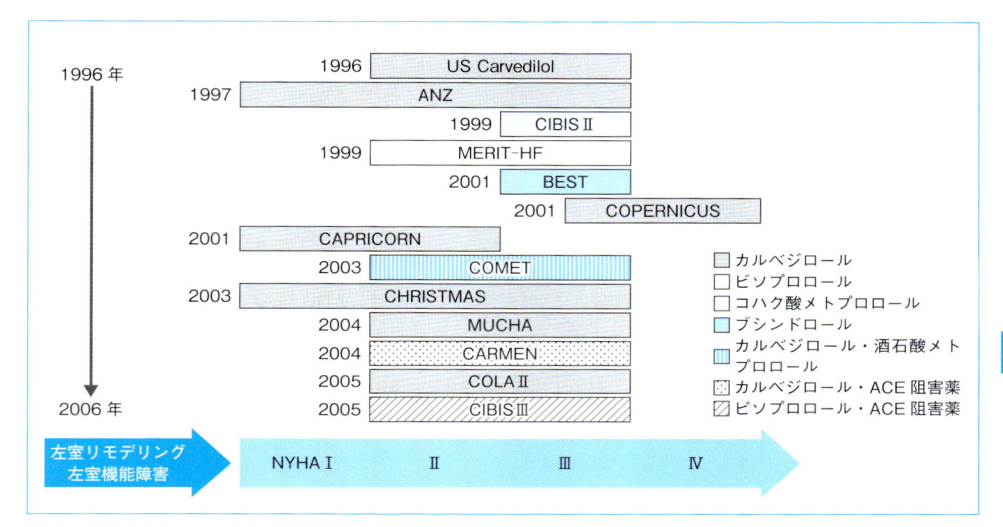

図3 慢性心不全に対するβ遮断薬の臨床試験

たは全心血管系の原因による入院を，5 mg/日で71%，20 mg/日で80%低下させ，その予後改善効果の大きさは衝撃的ですらあった．

このように1990年代以降に行われた数多くの大規模臨床試験によって，β遮断薬は幅広い重症度の慢性心不全患者において予後を改善することが明らかにされた．その結果，ガイドラインにおいて，ACE阻害薬とともに収縮不全による慢性心不全に対する第一選択薬と位置づけられるようになった．心不全治療において長らく禁忌の薬剤とされていたβ遮断薬が，標準的治療薬として認知されるまでの道のりは，まさにグリム童話の「Frog Prince(カエルの王子様)」のごとくであると例えられている．

4. 利尿薬

利尿薬は1950年から心不全治療に用いられている古い薬剤である．特にループ利尿薬は，慢性心不全や心不全急性増悪時における体液貯留・臓器うっ血の軽減に，最も有効な薬剤である．しかしながら，非カリウム保持性利尿薬は，血管収縮，腎血流低下，レニン活性増大，さらに低カリウム血症や低ナトリウム血症などの電解質異常を引き起こし，心不全の予後をむしろ悪化させる危険性が指摘されている．

予後の改善が報告されているのは，アルドステロン拮抗薬である．1999年に報告されたRALES(Randomized Aldactone Evaluation Study)試験は，従来からカリウム保持性利尿薬としてループ利尿薬と併用されることが多かったスピロノラクトンが，NYHA III度以上，左室駆出率35%以下の心不全患者の全死亡，心不全死，突然死のいずれをも低下させることが示され，その後の心不全治療に大きなインパクトを与えた．さらに，EMPHASIS-HF(Eplerenone in Mild Patients Hospitalization and Survival Study in Heart Failure)試験によって，NYHA II度の慢性心不全患者(左室駆出率30%以下)でも，エプレレノンの追加投与により予後が改善することが示された．

新規の利尿薬として，遠位ネフロンのバソプレシン2型受容体の選択的拮抗薬であるトルバプタンが登場した．トルバプタンは，電

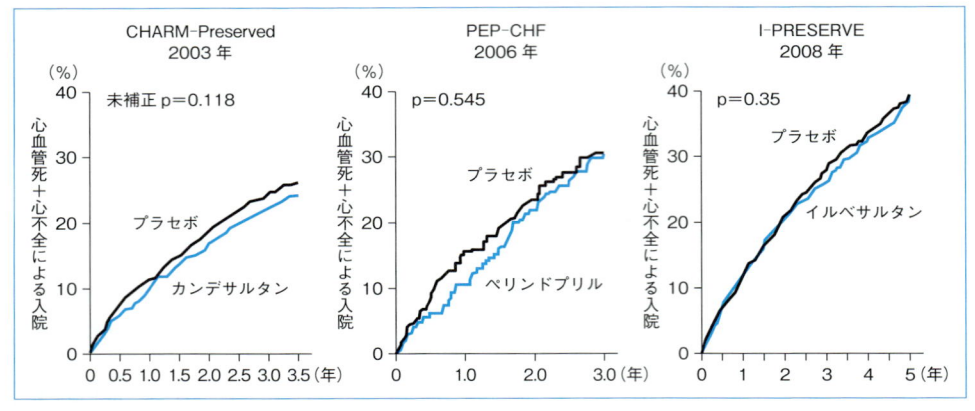

図4 HFPEF に対する大規模臨床試験の変遷

解質を含まない水利尿を促すとともに，腎血流はむしろ増加させ，血漿レニン活性の変化はみられない．そのことから，心不全における体液量過剰の改善に有用であると期待された．しかしながら，心不全の急性増悪で入院した患者を対象にした EVEREST（Efficacy of Vasopressin Antagonism in Heart Failure Outcome Study with Tolvaptan）試験では，7日目または退院時における全般的臨床状態や体重は改善したが，心血管系疾患による死亡または心不全による入院には差がなかった．

5. 拡張不全に対する治療薬

近年，収縮機能（左室駆出率）が正常または正常近くに保持された心不全（Heart failure with preserved ejection fraction；HFPEF）が注目されている．わが国における慢性心不全を対象とした前向き登録観察研究である JCARE-CARD（Japanese Cardiac Registry-Cardiology）研究では，左室駆出率 50％ 以上の心不全患者は心不全患者全体の 26％ であった．このような患者は高齢女性で，高血圧，糖尿病，心房細動の合併が多く，その多くは拡張不全（Diastolic heart failure）による心不全と考えられている．臨床的に拡張不全が重要とされる理由は，心不全全体のなかでまれな病態ではないことばかりでなく，収縮不全に比し増加傾向にあること，決して予後が良好ではないこと，さらに治療の進歩にもかかわらず予後の改善が十分でないことなどが明らかとなってきたことによる．現在まで，収縮不全を対象とした大規模臨床試験が数多く報告されているのに対し，このような患者は対象から除外されてきた．

HFPEF の治療として，利尿薬によるうっ血の軽減が有効である．ただし，利尿薬による左室充満圧の過度の低下は，心拍出量を減少させ低血圧を引き起こす危険性があるため，投与量を調節することが重要である．高血圧の頻度が高いことから血圧の管理，心房細動の頻脈のコントロール，さらに虚血の改善が重要である．収縮不全と異なり，ACE 阻害薬や ARB の生命予後に対する有効性は証明されていない（図4）．CHARM-Preserved 試験においてカンデサルタンは，HFPEF における入院を減少させた．ペリンドプリルを用いた高齢者 HFPEF を対象とした PEP-CHF（Perindopril in Elderly People with Chronic Heart Failure）試験では，症状・運動耐容能の改善および心不全による入院を減少させたが，死亡は不変であった．さらに，I-PRESERVE（Irbesartan in Heart

Failure with Preserved Systolic Function）では，プラセボと比較してイルベサルタンは，HFPEFの予後を改善しなかった．また，β遮断薬やCa拮抗薬は，拡張機能を改善すると期待され，現在わが国でカルベジロールを用いたJ-DHF試験，ニフェジピン徐放錠を用いたDEMAND（Diastolic Heart Failure Management by Nifedipine）試験が進行中である．

6．非薬物療法

薬物治療で十分なコントロールができない場合は，非薬物療法の適用が考慮される．新規の薬物療法の開発が難渋している中で，非薬物療法の進歩には目覚ましいものがある．

持続性心室頻拍や心室細動などの致死性不整脈に対しては，植込み型除細動器（ICD）の植え込みが必要となる．心機能障害（EF≦35％）の認められる症例を対象とした臨床試験で，その予後改善効果が証明されている．さらに，COMPANION試験やCARE-HF試験により，十分な内科治療にもかかわらず症状を有する左脚ブロック主体の左室収縮の同調障害（非同期性収縮dyssynchrony）を有する心不全では，心臓再同期療法（Cardiac resynchronization therapy；CRT）により予後が改善することが示されている．さらに，最近ではMADIT-CRT（Multicenter Automatic Defibrillator Implantation Trial with Cardiac Resynchronization Therapy）試験やRAFT（Resynchronization-Defibrillation for Ambulatory Heart Failure Trial）により，軽症例においても有効性が確認されている．

外科的治療として，左室形成術が行われている．拡張型心筋症に対するBatista手術の有効性については，現在はごく一部の適応を除き否定的見解が多い．一方，虚血性心筋症に対して左室瘤を切除し縫縮するDor手術は，冠動脈バイパス術や僧帽弁形成術と併用され，好成績をあげている．

これらの非薬物治療にても生命維持が困難な重症心不全には，左室補助装置（Left ventricular assist device；LVAD）が適応となる．LVADは，本来は心臓移植へのブリッジとして実施されてきたが，最近は自己心の回復による離脱例も，報告されている．

植込み型補助人工心臓も，実際の使用が可能となった．

心臓移植は，現時点における重症末期心不全治療の最後の砦である．しかし，ドナー心の提供が少ないため，再生医療に期待が寄せられている．

血管新生療法は虚血心に対して既に試みられている．しかし，不全心に移植した細胞から心筋細胞が再生する可能性は，否定的見解が多い．慢性心不全に対する再生医療の取り組みは始まったばかりであり，まだ臨床応用までの道のりは遠い．現在，全世界の研究者が精力的に取り組んでおり，今後の展開が期待される．

7．患者指導

慢性心不全患者は高齢者が多く，その生命予後が不良であるばかりでなく，心不全増悪による再入院を反復する．再入院には，不整脈・心筋虚血・感染症などの医学的要因ばかりでなく，特に塩分・水分制限の不徹底，治療薬剤の自己中止など治療アドヒアランス不良や身体的・精神的ストレスなどが密接に関与する．慢性心不全に対する薬物治療の効果を最大限引き出し，再入院を減少させ，症状・生活の質（QOL）を改善するには，患者および家族教育・治療アドヒアランスの向上・病状モニタリング・服薬管理・看護師や薬剤師も加えた治療体制などを含む疾患管理が必要である．

【今後の展開】

慢性心不全の病態，特にその分子機序の解明および診断・治療法の進歩には目覚ましいものがある．今後とも，心不全の病態の解明の進展に基づいてさらに効果的・効率的な治療法が開発されることが期待される（図5）．

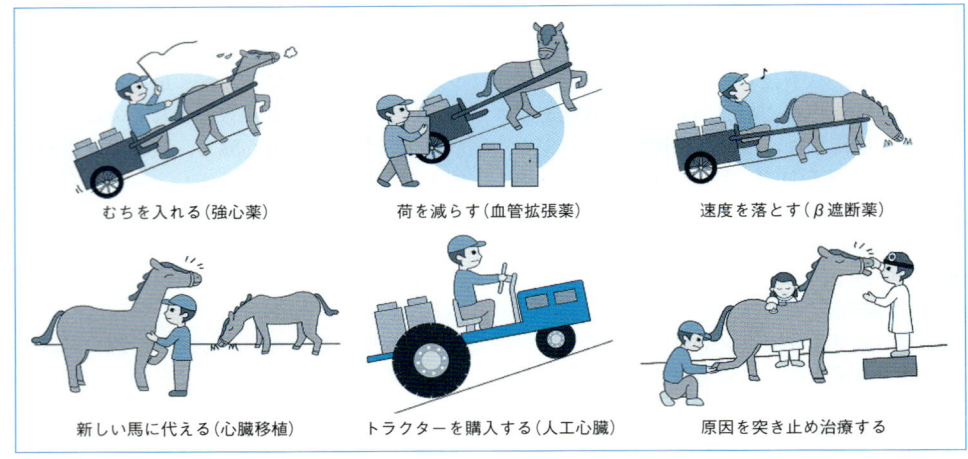

図5 心不全治療の変遷と「坂道を上る荷馬車」のたとえ(Milk-wagon analogy)
(Katz AM：Heart Failure. Pathophysiology, Molecular Biology, and Clinical Management. p334, Lippincott Williams & Wilkins, 2000 より改変引用)

心不全診断の進め方
Process of diagnosis in heart failure

筒井裕之　北海道大学大学院医学研究科教授・循環病態内科学

【概説】

日本循環器学会ガイドラインでは，急性心不全は「心臓に器質的および/あるいは機能的異常が生じて急速に心ポンプ機能の代償機転が破綻し，心室充満圧の上昇や主要臓器への灌流不全を来たし，それに基づく症状や徴候が急性に出現した状態」，慢性心不全は「慢性の心筋障害により心臓のポンプ機能が低下し，末梢主要臓器の酸素需要量に見合うだけの血液量を絶対的にまた相対的に拍出できない状態であり，肺，体静脈系または両系にうっ血を来たし日常生活に障害を生じた病態」と定義されている．

【心不全の原因疾患と診断の進め方のポイント】

心不全の原因疾患は幅広く，①心筋梗塞や心筋症のように心筋組織が直接的に障害を受ける場合，②弁膜症や高血圧などにより長期的に機械的負荷が心筋組織に加わり機能障害から心不全を発症する場合，③頻脈や徐脈などのリズム異常により血行動態の悪化を招く場合，がある．また，④全身性の内分泌・代謝疾患，炎症性疾患，蓄積疾患などの一表現型，栄養障害や薬剤・化学物質などの外的因子による心筋障害から発症する場合，など心臓以外の原因もある(表1)．ただし，実際の診療では虚血性心疾患と高血圧が最も多く，それに拡張型心筋症，弁膜症が続く．

急性心不全では極めて短時間のうちに患者の容態が悪化する恐れあり，初期の迅速な診断(重症度と原因診断)と初期治療のためのトリアージ(優先順位)を念頭に置く(図1)．全身状態の観察とともに，バイタルサインのチェック・静脈ラインの確保，動脈血ガス分析・採血検査(心筋障害マーカー，肝・腎機能，電解質，CRPなど)・12誘導心電図・ポータブル胸部X線撮影を短時間に並行して行う．重症度評価には，侵襲的方法としてSwan-Ganzカテーテルによる Forrester 分類(図2)があるが，ルーチンには推奨されな

表1 心不全の原因疾患

- 虚血性心疾患
- 高血圧
- 心筋症：遺伝性，後天性を含む
  肥大型心筋症（HCM），拡張型心筋症（DCM），拘束型心筋症（RCM），不整脈原性右室心筋症（ARVC），緻密化障害等分類不能群
  （心筋炎，産褥心筋症，たこつぼ心筋症等も含む）
  以下，全身疾患や外的因子との関係が強い心筋症
    浸潤性疾患：サルコイドーシス，アミロイドーシス，ヘモクロマトーシス，免疫・結合組織疾患
    内分泌・代謝疾患：糖尿病，甲状腺機能異常，クッシング症候群，副腎不全，成長ホルモン過剰分泌（下垂体性巨人症，先端肥大症），褐色細胞腫，Fabry病，ヘモクロマトーシス，Pompe病，Hurler症候群，Hunter症候群等
    栄養障害：ビタミンB_1（脚気心），カルニチン，セレニウム等の欠乏症
    薬剤：β遮断薬，カルシウム拮抗薬，抗不整脈薬，心毒性のある薬剤（ドキソルビシン，トラスツズマブ等）
    化学物質：アルコール，コカイン，水銀，コバルト，砒素等
    その他：シャーガス病，HIV感染症
- 弁膜症
- 先天性心疾患：心房中隔欠損，心室中隔欠損等
- 不整脈：心房細動，心房頻拍，心室頻拍等頻拍誘発性，完全房室ブロック等徐脈誘発性
- 心膜疾患：収縮性心膜炎，心タンポナーデ等
- 肺動脈性肺高血圧症

〔日本循環器学会　循環器病の診断と治療に関するガイドライン：慢性心不全治療ガイドライン（2010年改訂版），p4，表1より転載〕

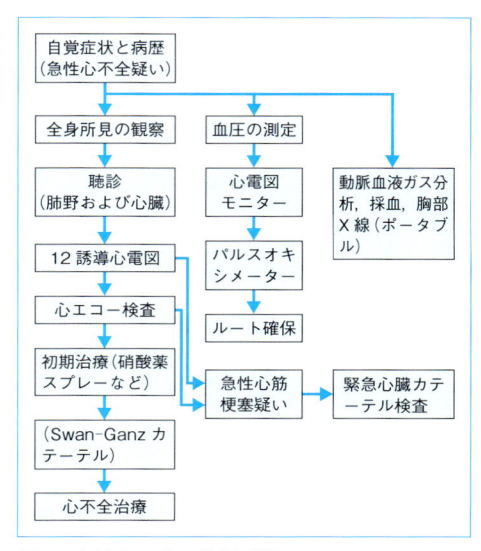

図1 急性心不全の診断手順

〔日本循環器学会　循環器病の診断と治療に関するガイドライン：急性心不全治療ガイドライン（2011年改訂版），p16，図4より転載〕

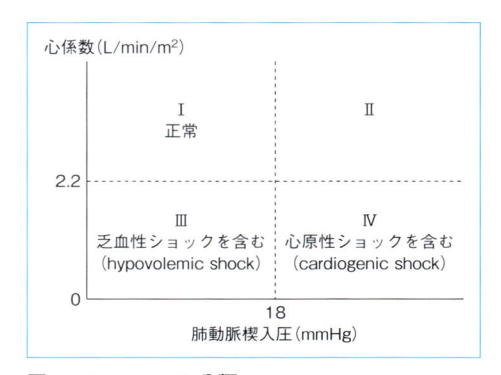

図2 Forresterの分類

〔日本循環器学会　循環器病の診断と治療に関するガイドライン：急性心不全治療ガイドライン（2011年改訂版），p8，図1aより転載〕

い．非侵襲的評価方法として，Nohria-Stevensonの分類が有用である（図3）．

慢性心不全の診断には，まずは詳細な病歴の聴取が重要である（図4）．心不全の主たる症状は，呼吸困難，浮腫や易疲労感である（表2）．ただし，これらは呼吸器疾患，腎不全，貧血など他疾患でも認められることがあり鑑別を要する（表3）．身体所見では，心雑音や3音奔馬調律，ラ音や頸静脈怒張，末梢浮腫がないか確認する．心電図と胸部X線は必須の検査であるが，血漿BNPあるいはNT-proBNPの測定も有用である．さらに心エコーを用いて左室収縮機能が低下しているか，保たれているか診断することは，病態の理解ばかりでなく，基礎疾患の同定と重症度評価，さらには治療法の選択においても有用である．

【症状と身体所見】

心不全の臨床症状は，呼吸困難や浮腫など臓器うっ血による症状と，全身倦怠感，易疲

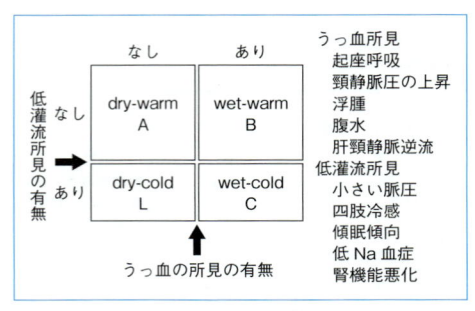

図3 Nohria–Stevenson の分類
〔日本循環器学会 循環器病の診断と治療に関するガイドライン：急性心不全治療ガイドライン（2011年改訂版），p8，図1bより転載〕

労感など心拍出量低下に基づく症状に大別される（表2）．呼吸困難には労作時および安静時呼吸困難，起坐呼吸，発作性夜間呼吸困難がある．末梢浮腫は足背や下腿に認めることが多く，体重増加を伴う．長期臥床例では仙骨部や背部に出現する．浮腫が長期間持続すると皮膚は光沢を帯びて硬化し，赤色の腫脹や色素沈着を伴ってくる．肝などの臓器うっ血による消化器症状として，食欲不振，悪心などがみられ，腸管の浮腫が著しいと下痢や嘔吐をみる．右心不全では，肝うっ血による右季肋部ないし心窩部痛が出現することがある．全身倦怠感・易疲労感は，心拍出量の低下に基づき骨格筋への血流が低下することによる．昼間立位で活動しているときは，腎血流が低下するため尿量が減少するが，夜間臥位をとり安静にすると腎血流が増加するため，夜間多尿が生ずる．

身体所見として，心拡大，Ⅲ音奔馬調律（ギャロップ），異常呼吸音（ラ音）として捻髪音（fine crackle），水泡音（coarse crackle），喘鳴（wheeze），さらに頸静脈怒張，肝腫大・黄疸，胸水・腹水などがある．

【採血・検尿・心電図・胸部X線】
症状・身体所見から心不全が疑われた場合は，採血・検尿・心電図・胸部X線などを行い，貧血や腎障害・肝障害などの他疾患を除外するとともに，診断の妥当性を検証する（図4）．胸部X線では，心不全が重症になると肺静脈陰影の増強，間質性浮腫，肺胞内水腫と進行する（図5）．当初，肺静脈圧上昇によって拡張した肺静脈が，鹿の角状の陰影増強として認められ，同時に肺血管周囲の組織間浮腫によって肺血管の走行が不明瞭となり，かつ増強する．また小葉間リンパ管ないし小葉隔壁のうっ血像が，下肺野と横隔膜上方に，胸膜に直角方向に走行する長さ1〜2cmの線状陰影として認められる（Kerley B line）．肺胞内水腫では，小斑状陰影の集積像として認められる．

【心エコー】
従来，心不全における心機能評価では，左室収縮機能に重点が置かれてきた．しかしながら，心不全患者の30〜40％では左室駆出率で評価される収縮機能は保持されていることが報告され，心不全症状の出現には収縮と拡張機能の障害が寄与していることが明らかとなってきた．一般には収縮能が低下した心不全を「収縮不全」，収縮能が低下していない心不全を「拡張不全」と分類する．しかし，臨床的な心不全ではほぼ全例で収縮機能も拡張機能もともに低下しており，明確に「収縮不全」と「拡張不全」を区別することは必ずしも容易でない．そこで，最近では「収縮不全」を「左室駆出率が低下した心不全（Heart failure with reduced ejection fraction；HFrEF）」，「拡張不全」を「左室駆出率が保持された心不全（Heart failure with preserved ejection fraction；HFpEF や HF-PEF）」と呼ぶ．「正常な左室駆出率」の診断に，①どのような指標を用いるか，②どの値から正常とするかが問題となるが，一般的には，40〜50％をカットオフ値とすることが多い．

1. 収縮機能
左室駆出率の算出には，心エコーが最も広く用いられる．心エコーでは，同時に原因疾患の診断，弁や左室形態の観察なども合わせ

心不全診断の進め方　287

```
                        ┌─────────────────────────────┐
                        │ 自他覚症状，病歴，家族歴         │
                        │ 身体所見                        │
                        │ 心電図                          │
                        │ 胸部X線                        │
                        │ 血液検査，尿検査で貧血，腎機能障害，肝機能障害等の有無をチェック │
                        └─────────────────────────────┘
```

明白な心不全所見が揃っているか？

- Yes → 心不全を想定して検査を進める
- No → BNP＞100 pg/mL あるいは NT-proBNP＞400 pg/mL
  - Yes → 心不全を想定して検査を進める
  - No → 他臓器疾患が明らかではない場合
- 他臓器疾患による症状であることが明白とする根拠を得た場合 → 呼吸器疾患など他臓器疾患を念頭に置いた検査を進める

経胸壁心エコー
（エコー画像が不明瞭であればMRI，RI検査，CTなど他の画像診断）

EF＜40〜50%
- Yes → 収縮性が低下した心不全
  - ・基礎疾患の診断に必要な検査（さらに詳細な病歴聴取なども）
  - ・治療法決定に必要な検査
  - 十分な治療を行った上で治療効果判定，心不全重症度評価（予後規定因子）
    - 左室拡張末期容積（径）
    - 左室駆出率
    - 左室流入血流速波形（E/A，DT）
    - 左房容積（径）
    - 左室重量係数
    - 肺動脈圧（三尖弁逆流血流速から評価）
    - BNPないしNT-proBNP
    - 他臓器障害の程度（腎機能障害，貧血等）

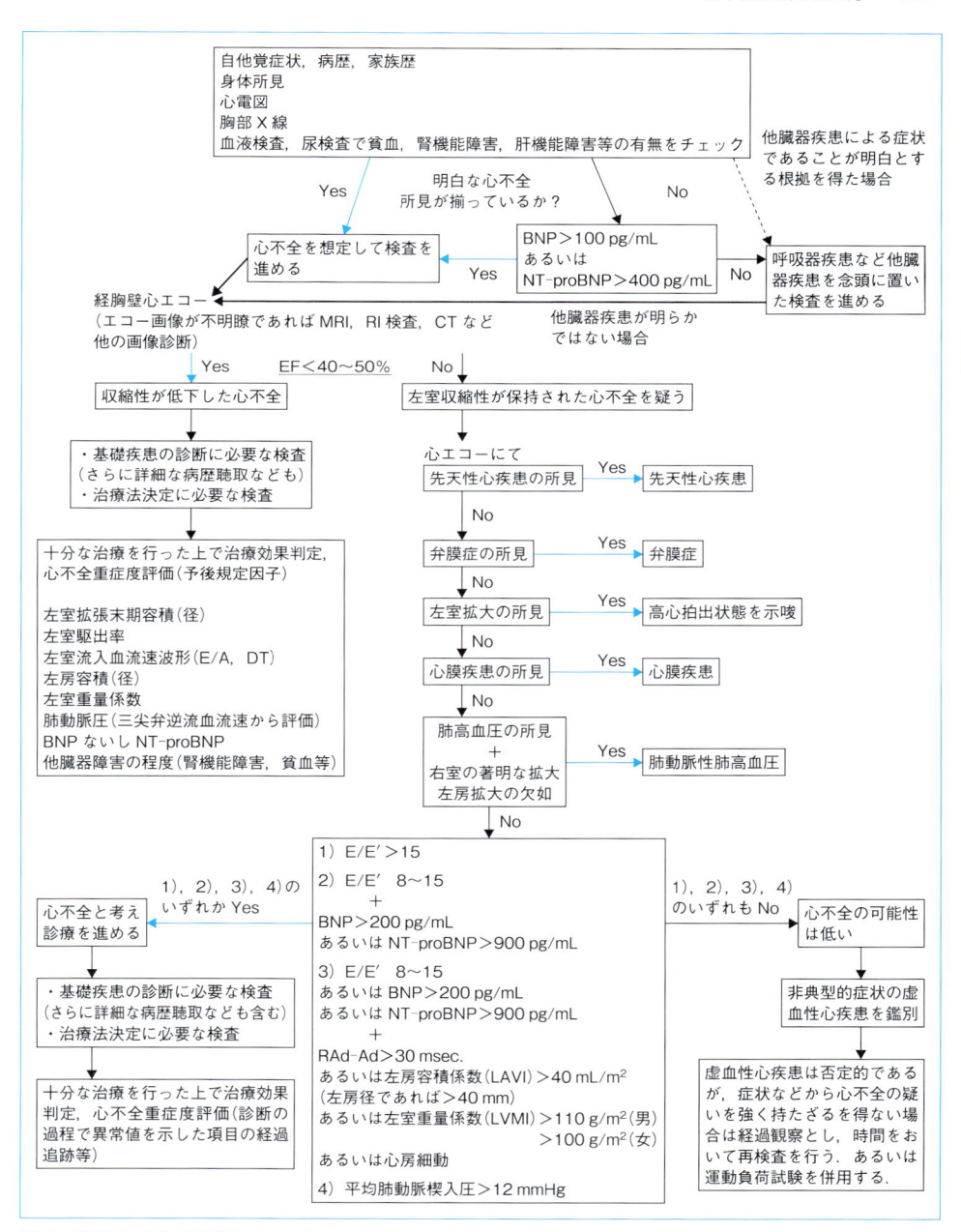

- No → 左室収縮性が保持された心不全を疑う
  - 心エコーにて
    - 先天性心疾患の所見 — Yes → 先天性心疾患
    - No → 弁膜症の所見 — Yes → 弁膜症
    - No → 左室拡大の所見 — Yes → 高心拍出状態を示唆
    - No → 心膜疾患の所見 — Yes → 心膜疾患
    - No → 肺高血圧の所見＋右室の著明な拡大，左房拡大の欠如 — Yes → 肺動脈性肺高血圧
    - No →
      1）E/E'＞15
      2）E/E' 8〜15 ＋ BNP＞200 pg/mL あるいは NT-proBNP＞900 pg/mL
      3）E/E' 8〜15 あるいは BNP＞200 pg/mL あるいは NT-proBNP＞900 pg/mL ＋ RAd-Ad＞30 msec. あるいは左房容積係数（LAVI）＞40 mL/m² （左房径であれば＞40 mm） あるいは左室重量係数（LVMI）＞110 g/m²（男）＞100 g/m²（女） あるいは心房細動
      4）平均肺動脈楔入圧＞12 mmHg

1），2），3），4）のいずれかYes → 心不全と考え診療を進める
- ・基礎疾患の診断に必要な検査（さらに詳細な病歴聴取なども含む）
- ・治療法決定に必要な検査
- 十分な治療を行った上で治療効果判定，心不全重症度評価（診断の過程で異常値を示した項目の経過追跡等）

1），2），3），4）のいずれもNo → 心不全の可能性は低い
- 非典型的症状の虚血性心疾患を鑑別
- 虚血性心疾患は否定的であるが，症状などから心不全の疑いを強く持たざるを得ない場合は経過観察とし，時間をおいて再検査を行う．あるいは運動負荷試験を併用する．

図4　慢性心不全の診断フローチャート

表2 心不全の症状
1. 臓器うっ血症状
   左心系：呼吸困難（労作時呼吸困難，起座呼吸，夜間発作性呼吸困難），喘鳴（心臓喘息），咳
   右心系：腹部膨満感，浮腫
2. 低心拍出量症状
   手足の冷え
   倦怠感，疲労感，虚弱感
   尿量減少（夜間多尿，乏尿）

表3 心不全と鑑別が必要な疾患
1. 呼吸器疾患
   呼吸困難，肺ラ音，胸部X線上の異常陰影，血液ガス異常
2. 腎疾患
   尿量低下による肺水腫
3. 血液疾患
   貧血による息切れ，全身倦怠感，頻脈・動悸
4. 神経筋疾患
   筋力の低下による息切れ，全身倦怠感，頻脈・動悸
5. 内分泌疾患・代謝疾患
   甲状腺機能低下による体液貯留
6. 膠原病
   胸水・心膜液貯留

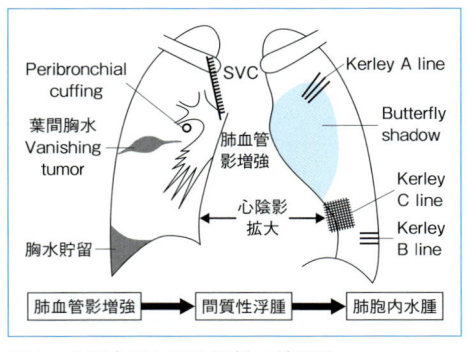

図5 心不全における胸部X線所見

て行うことができる．左室駆出率は，左室収縮機能ばかりでなく心拍数，血圧，左室容積などの影響も受けるため，その解釈には注意が必要である．特に僧帽弁閉鎖不全や左室壁肥厚を有する場合に（高血圧性心疾患，肥大型心筋症など），過大評価されやすい．虚血性心疾患では，局所壁運動の評価も必要である．

心臓再同期療法の適応を検討するためには，dyssynchronyの有無と程度を評価する．収縮予備能や心筋バイアビリティの評価には安静時のみでは不十分であり，ドブタミン負荷あるいは運動負荷心エコーが有用である．心不全例の半数以上において，機能性・虚血性僧帽弁逆流をみとめる．この逆流は，左室が拡大し乳頭筋が外側へ変位し僧帽弁尖を異常に強く牽引（テザリング）するため，弁尖の閉鎖位置が左室心尖方向へ変位することによって弁尖の閉鎖が不十分となり生ずる．

2. 拡張機能

心筋の拡張機能自体の障害ばかりでなく，右室拡大，収縮性心膜炎，心タンポナーデなどに基づく圧迫によっても左室拡張・流入が制限される．

現在，拡張機能として広く用いられる非侵襲的指標は，直接的な左室拡張機能指標ではなく，拡張機能障害のために二次的に生じた左房圧や形態変化などである．

a．左室収縮性が低下している場合

パルスドプラ法を用いて，左房から左室への血液の流入動態，すなわち拡張早期の流入血流速波形E波，心房収縮期の流入血流速波形A波を測定する．この両波のピーク血流速の比E/Aが低下し，E波の減速時間（deceleration time；DT）が延長した「弛緩障害型」がまず拡張機能障害初期に現れる．拡張機能障害が進行し左房圧が上昇するとE/Aが増加しDTが短縮し，正常波形と類似した「偽正常化型」となる．さらに拡張機能障害が進行し，左房圧がより上昇すると，E/Aのさらなる増高とDTのさらなる短縮により「拘束型」となる（図6）．左室駆出率が低下している症例では，E/Aが高値でありDTが短縮しているほど左房圧が上昇している．ただし，加齢とともにE/Aは低下しDTは延長するため注意が必要である．

収縮不全における拡張機能評価は，病態把握ばかりでなく，予後予測にも有用である．

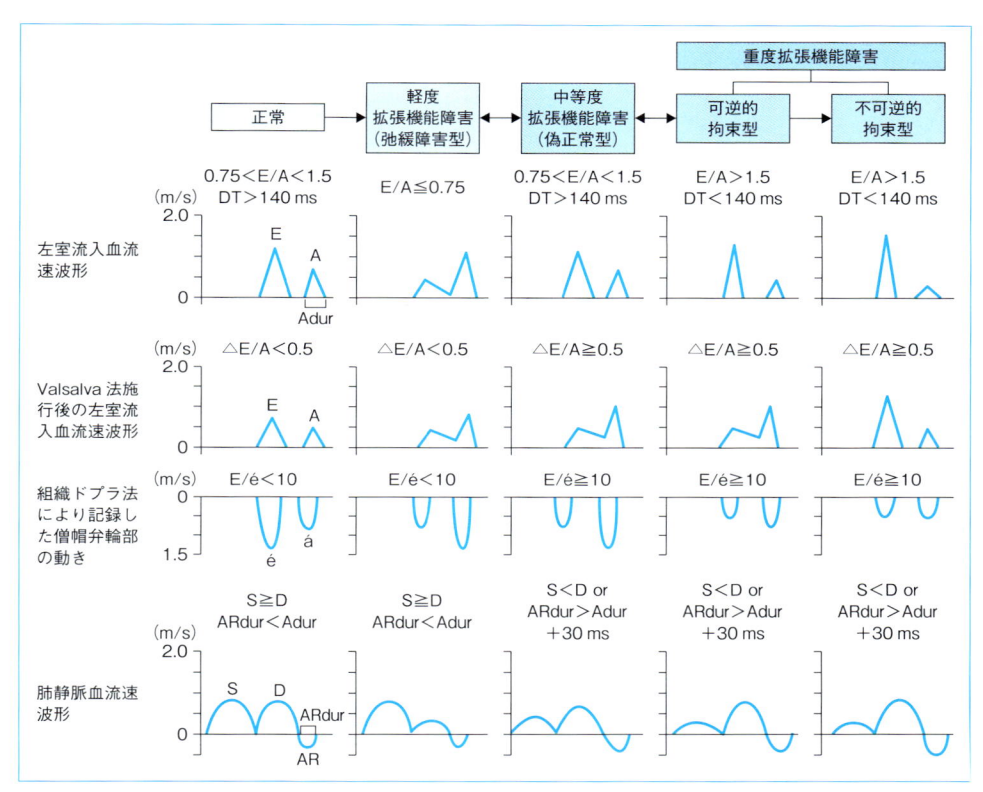

図6 心エコー法による拡張機能の評価

すなわち，十分な治療を行った後におけるE/A高値あるいはDT低値は，左室駆出率低値，進行した左室拡大と左室肥大，血中BNPないしNT-proBNP高値，肺高血圧などとともに予後不良の指標である．

b．左室収縮性が保持されている場合

左室駆出率が保持されている場合，E/AやDTは左房圧や左室拡張末期圧と相関せず，左室流入血流速波形のみによる拡張機能評価は困難である．組織ドプラ法を用いて僧帽弁輪部運動を観察した拡張早期のe'波と左室流入血流速波形のE波のピーク速度の比E/e'は，左室駆出率の影響を受けず左房圧と正相関することから心不全の診断に有用である．

左房圧や左室拡張末期圧が上昇すると，肺静脈血流速波形の心房収縮期波の幅（ARdur）が広がり，左室流入血流速波形の心房収縮期波の幅（Adur）は狭くなり，両者の差（ARdur−Adur）は増加する．

左房拡大は，拡張機能障害に基づく慢性的な左房負荷を反映すると考えられ，拡張機能障害の程度と相関し，心不全患者では左室駆出率の低下がなくても左房が拡大する．左房径や左房容積は，簡便に得られる指標であるため臨床的に有用であるが，その値は健常者と心不全患者の間でオーバーラップも大きい．臨床的に心不全症状を呈している場合，左室肥大は拡張機能障害の存在を示す．左室収縮能が保持された心不全患者の60％では，

左室肥大を伴っていないので，左室肥大がないからといって心不全を否定することはできない．

【ナトリウム利尿ペプチド】

ナトリウム利尿ペプチドのうち，ANPは主として心房で，BNPは主として心室で合成される心臓ホルモンであり血中を循環している．血中ANPやBNP濃度は血行動態とよく相関するが，BNPのほうが左室拡張末期圧をよく反映し，感度/特異度とも優れている．

BNPが心不全の補助診断法として特に優れているのは，心不全の存在，重症度，予後の診断である．慢性心不全，特に代償期心不全や，プライマリ・ケアにおける心不全の診断は必ずしも容易ではなく，BNPは呼吸器疾患などとの鑑別において有用である．また，血中BNP濃度はNew York Heart Association(NYHA)重症度分類に並行して上昇する．さらに予後とも相関し，退院時のBNP値で退院後の心事故の発生を前向きに検討すると，BNP値が低いほど低率であり，200〜250 pg/mLが予測指標になる．ただし，BNPを利用した心不全診断と重症度評価では，年齢，性別，腎機能などの影響を考慮しておく必要がある．わが国では主にBNPが用いられているが，欧米ではBNP前駆体のNT-proBNPもよく利用されている．NT-proBNPには生理活性がないこと，半減期が長いこと，腎機能の影響を受けやすいなどの違いがあるが，心不全の診断・予後予測においてBNPとほぼ同等の結果が報告されている．

心不全の病態生理
Pathophysiology of heart failure

矢野正道　大阪大学・循環器内科
小室一成　大阪大学教授・循環器内科

【心不全の概念の変遷】

心不全とは，「心筋障害により心臓のポンプ機能が低下し，末梢主要臓器の酸素需要量に見合うだけの血液量を絶対的にまた相対的に拍出できない状態であり，肺，体静脈系または両系にうっ血を来し日常生活に障害を生じた病態」と定義される．虚血性心疾患や心筋症など様々な循環器疾患の終末像であり，その生命予後は極めて悪く，致死的不整脈による突然死の頻度も高い．

心不全の疾患概念はこれまで大きく変遷してきた．20世紀前半までは，心不全の病態は全身への過剰な水分貯留であるという症候学的概念が主流であった．1960年代頃より，心臓のポンプ機能低下による心拍出量の低下と，末梢血管抵抗の増加による末梢循環不全が関わっていることが明らかとなった．さらに1980年代になると慢性心不全が進行性の疾患であることが認識され，特に神経体液性因子の関与が注目されるようになった．つまり，血行力学的負荷や虚血などの外的要因，あるいは遺伝子異常に起因する蛋白質の機能異常という内的要因により心筋障害が生じる．その場合，交感神経系やレニン-アンジオテンシン-アルドステロン系などの液性因子，炎症性サイトカイン，酸化ストレスなどが過剰に活性化される．その結果，心筋細胞肥大や間質の線維化，心室内腔の拡大などの心筋の構築変化(リモデリング)が生じ，そのことがさらに心筋障害や心機能低下を悪化させる．このような悪性サイクルを繰り返しながら，心不全は進行性に悪化する．

【心不全の病態】
1. ポンプ失調としての心不全
a. Frank-Starlingの法則

20世紀初頭に英国の生理学者Ernest StarlingとOtto Frankによって，「心筋の収縮エネルギー（仕事）は，心筋線維の初期長に比例する」と提唱された．つまり，最終弛緩時の心筋長に正比例して，次に起こる心筋収縮能力が変化するということである．言い換えれば前負荷が大きいほど，心拍出量が多くなるということになるが，特発性拡張型心筋症など心臓に何らかの異常が生じている場合，この法則が当てはまらない場合もある．

図1に心拍出量と左室拡張末期圧（＝前負荷）との関係を示す．正常心では，左室拡張末期圧が上昇することで，心拍出量も増加し十分な血液が組織に供給される．しかし心不全では，曲線が下方に移動し，それまでの左室拡張末期圧では十分な心拍出量が得られないため，さらに心臓を拡張させて心拍出量を確保しようとする．そのストレッチ刺激は，さらに心収縮能を弱めることになる．強心薬に反応すれば曲線が上方へ移動し，心拍出量が確保されることになる．

b. 左室機能による心不全の分類

従来，心不全は左室駆出率の低下に代表される心臓ポンプ機能の低下と認識されていた．しかし，1980年代半ばには，心不全症例の約40%で臨床的に明らかな心不全症状を伴うにもかかわらず，左室駆出率が保持されていることが明らかとなった．このような心不全を拡張不全（Diastolic heart failure；DHF），あるいはHeart failure with preserved ejection fraction（HFPEF）と呼ぶ．

左室拡張機能障害の病態は，心筋レベルでの弛緩障害，線維化，肥大など多様であり，最終的に左室拡張末期圧，左房圧の上昇をきたして心不全症状を呈する．分子レベルで左室拡張機能を規定する要因としては，収縮装置および細胞骨格の構成要素，心筋細胞内Ca^{2+}動態に関与する分子や一酸化窒素（NO）

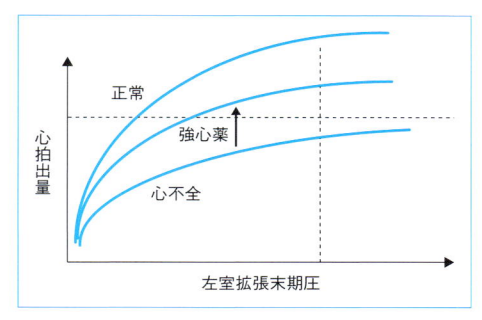

図1 Frank-Starlingの法則
心拍出量と左室拡張末期圧との関係を示す．正常では左室拡張末期圧が上昇することで心拍出量も増加し十分な血液が組織に供給される（Frank-Starlingの法則）．心不全では曲線が下方に移動し，それまでの左室拡張末期圧では十分な心拍出量が得られないためさらに心臓を拡張させて心拍出量を確保しようとする．強心薬に反応すれば曲線が上方へ移動し心拍出量がある程度確保される．

などの体液性因子が挙げられている．拡張不全の原因疾患としては，肥大心（高血圧性心疾患，肥大型心筋症など）や虚血性心疾患の頻度が高く，臨床的に重要である．

c. 心周期と圧容積曲線

圧容積曲線は心室の内圧を縦軸に，心室内容積を横軸にとり，1心周期にわたって経時的にプロットしたものである（図2）．充満期の終了時（＝収縮の開始時）の圧を拡張終末期圧（end diastolic pressure；EDP），容積を拡張終末期容積（end diastolic volume；EDV）という．収縮が始まり，心室内圧が大動脈圧（肺動脈圧）を超え，血液が駆出されるまでの間の収縮を等容性収縮期（Phase a）という．その後，心室の収縮が持続し，弁が開いて血液を送り出している期間を駆出期という（Phase b）．駆出期の心室内圧や動脈圧は実際には一定ではないが，概念上，一定の負荷（圧）がかかっているとみなす．収縮末期の圧，容積をそれぞれ収縮終末期圧（end systolic pressure；ESP），収縮終末期容積（end systolic volume；ESV）という．拡張期は等容性弛緩期（Phase c）と充満期（Phase d）に

図2 圧容積曲線

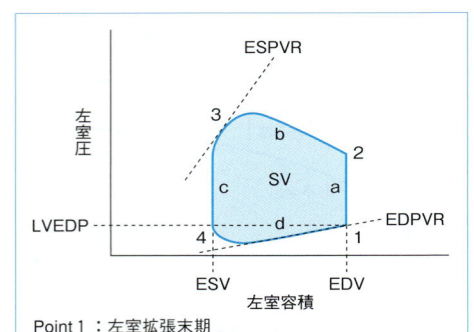

Point 1：左室拡張末期
Point 2：大動脈弁開放
Point 3：大動脈弁閉鎖
Point 4：僧帽弁開放
Phase a：等容性収縮期
Phase b：駆出期
Phase c：等容性弛緩期
Phase d：充満期，心房収縮期
ESV(end-systolic volume)：左室収縮末期容積，EDV(end-diastolic volume)：左室拡張末期容積
LVEDP(left ventricular end-diastolic pressure)：左室拡張末期圧，SV(stroke volume)：1回拍出量
ESPVR(end-systolic pressure volume relationship)：収縮末期圧容積関係
EDPVR(end-diastolic pressure volume relationship)：拡張末期圧容積関係

左室の内圧を縦軸に，左室容積を横軸にとり，1心周期にわたって経時的にプロットした圧容積曲線を示す．収縮が始まり，心室内圧が大動脈圧(肺動脈圧)を超え，血液が駆出されるまでの間の収縮を等容性収縮期(Phase a)という．その後，心室の収縮が持続し，弁が開いて血液を送り出している期間を駆出期という(Phase b)．拡張期は等容性弛緩期(Phase c)と充満期(Phase d)に区分される．

区分される．収縮末期圧容積関係(end systolic pressure volume relationship；ESPVR)は収縮性を表し，傾きが大きいほど収縮性は良好といえる．

収縮不全・拡張不全における圧容積曲線は図3のようになる．収縮不全においては圧容積曲線は右側へシフトしESPVRの減少，EDV，LVEDPの増加を来す(図3a)．拡張不全においては圧容積曲線が左側へシフトしEDPVRの増加，LVEDPの増加を来す(図3b)．

心周期を経時的にみると(図4)のようにな

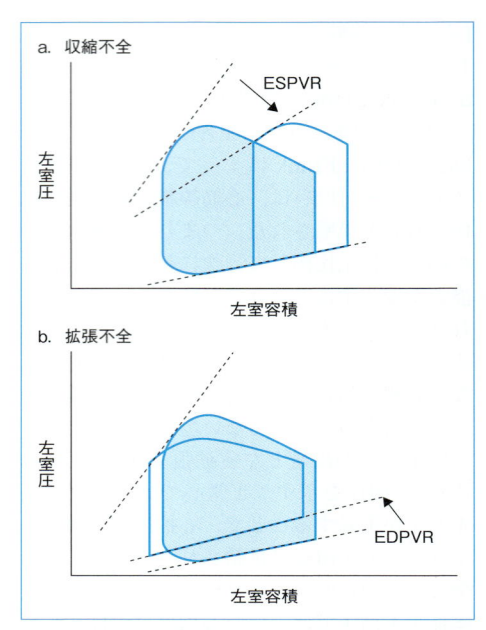

図3 圧容積曲線の変化 a.収縮不全 b.拡張不全

aに収縮不全の圧容積曲線，bに拡張不全の圧容積曲線を示す．収縮不全においては圧容積曲線は右側へシフトしESPVRの減少，EDV，LVEDPの増加を来す．拡張不全においては圧容積曲線が左側へシフトしEDPVRの増加，LVEDPの増加を来す．

る．心室の収縮が始まる時点は心電図のR波のピークであり，房室弁が閉じる(第Ⅰ心音)時点である．心室が収縮(等容性収縮)し，左心室内圧が大動脈圧よりも高くなると大動脈弁が開き，駆出が始まる(駆出期)．心室の収縮が終わると，大動脈弁が閉じる(第Ⅱ心音)．心室が弛緩(等容性弛緩期)し心室内圧が心房内圧以下になると，房室弁が開いて血液が心室へ流入する(充満期)．充満期の終わり近くで心房の収縮が起こり，血液が心房から心室へ送り込まれる(心房収縮期)．

2．心不全の分子機序

a．心筋の収縮不全・拡張不全

心筋の収縮と弛緩は，細胞内カルシウム(Ca^{2+})によって制御されている．心筋での

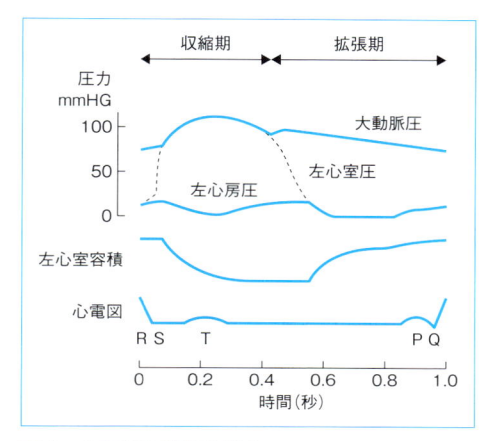

図4 心周期の経時的変化
心室の収縮が始まる時点は心電図のR波のピークであり，房室弁が閉じる（第Ⅰ心音）時点である．心室が収縮（等容性収縮）し，左心室内圧が大動脈圧よりも高くなると大動脈弁が開き，駆出が始まる（駆出期）．心室の収縮が終ると，大動脈弁が閉じる（第Ⅱ心音）．心室が弛緩（等容性弛緩期）し心室内圧が心房内圧以下になると，房室弁が開いて血液が心室へ流入する（充満期）．充満期の終わり近くで心房の収縮が起こり，血液が心房から心室へ送り込まれる（心房収縮期）．

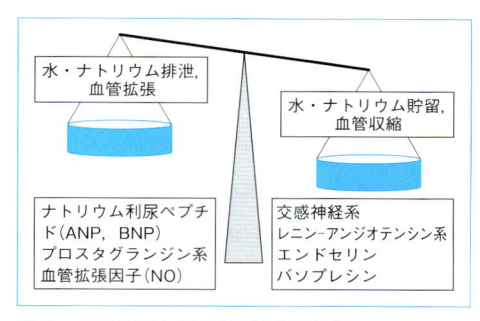

図5 心不全における神経体液性因子
心拍出量低下の結果，有効循環血液量や血圧の低下がみられると，これに対して生体は神経体液性因子による水・ナトリウムの保持，血管収縮（末梢血管抵抗増大），交感神経活性の亢進などを介して恒常性の維持を行う．

Ca^{2+} 輸送は，まず脱分極刺激によって Ca^{2+} がL型 Ca^{2+} チャネルを介して細胞質内に流入する．これが筋小胞体上のリアノジン受容体から細胞質内へ大量の Ca^{2+} の放出を惹起し，ミオシンとアクチンが反応して筋収縮が起こる．次いで細胞質中の Ca^{2+} は，筋小胞体上のSERCA2a（筋小胞体 Ca^{2+}-ATPase）によって筋小胞体に汲みあげられ，心筋は弛緩する．

心不全の際にみられる Ca^{2+} ハンドリングの異常としてSERCA2a機能の低下，ホスホランバン（SERCA2a蛋白の抑制性機能蛋白）のリン酸化の低下，リアノジン受容体の制御異常が挙げられる．これら Ca^{2+} 制御異常により，拡張期でも Ca^{2+} が十分に低下せず心筋は完全には弛緩できず拡張不全を起こすと考えられている．また，筋小胞体内へ汲み上げられる Ca^{2+} 量が減少すると，次の収縮期に放出される Ca^{2+} 量が低下して，収縮能が低下する．細胞内 Ca^{2+} 濃度の上昇は拡張不全，収縮不全の原因となるだけでなく，致死的不整脈の原因にもなる．

b．ストレス応答の破綻

心筋は種々の負荷がかかると，心機能保持のために様々な代償機序が働く．この代償機序には，交感神経系やレニン-アンジオテンシン-アルドステロン系などの神経液性因子の亢進が深くかかわっている．この神経液性因子は，①陽性変力作用，陽性変時作用とともに血管収縮作用，心筋細胞の肥大を惹起する「心臓刺激因子」と，②血管拡張作用，心筋細胞の肥大抑制，線維化抑制作用を有している「心保護因子」の2つに大別できる．正常状態では，この相反する2つのバランスがとれている．

心不全による心拍出量低下の結果，有効循環血液量や血圧の低下がみられると，これに対して生体は神経液性因子による水・ナトリウムの保持，血管収縮（末梢血管抵抗増大），心肥大反応などを介して恒常性が維持される（心臓刺激因子の活性化；図5）．また，サイトカインの産生や炎症反応も誘導され，酸化ストレスも増大する．これらの現象は，心不全を改善させる適応反応として作用する．しかし長期間持続すると，病的心肥大，間質の線

表1 心不全時の神経体液性因子による影響

	適応現象	非適応現象
水・ナトリウム貯留 血管収縮 交感神経亢進	前負荷↑ 後負荷↑ 収縮能↑ 拡張能↑ 心拍数↑	浮腫, 肺うっ血 心拍出量↓ 細胞内カルシウム増加 (リモデリング, アポトーシス) エネルギー需要↑, 不整脈

心不全による有効循環血漿量の低下による代償反応は初期には心不全を改善させる適応現象として働くが, 持続すると悪循環が始まり心不全の悪化へつながる.

表1 Killip分類:急性心筋梗塞における心不全の重症度分類

Class I
　心不全の徴候なし
Class II
　軽度-中等度心不全
　ラ音聴取領域が全肺野の50%未満
Class III
　重症心不全
　肺水腫, ラ音聴取領域が全肺野の50%以上
Class IV
　心原性ショック
　血圧90 mmHg未満, 尿量減少, チアノーゼ, 冷たく湿った皮膚, 意識障害を伴う

維化, 心臓の構築変化が起こり, さらに心筋障害やCa^{2+}ハンドリング異常を来すことで心不全が進行する(表1).

　心肥大は, 血行力学的負荷に対する代償機序である. 心肥大形成の初期には, 毛細血管の増加によって十分な酸素供給も行われている. しかし, 肥大が長期的に持続すると, 個々の心筋細胞の酸素消費が増えるのに対して, 血管新生は破綻し, さらに間質の線維化によって酸素の拡散障害が生じ, その結果心筋虚血となり, 心肥大から心不全へ移行していくと考えられている.

心不全重症度の評価法
Assessment of severity of heart failure

絹川真太郎　北海道大学大学院医学研究科・循環病態内科学
筒井裕之　北海道大学大学院医学研究科教授・循環病態内科学

　急性心不全は短時間に変化した心機能障害による肺うっ血や低心拍出量の程度が, 病態や予後に密接に関連しており, 血行動態を反映する重症度評価を用いて, 治療法を選択する. 一方, 慢性心不全は長期間持続する心機能障害により全身の臓器や神経体液性因子に異常をもたらし, 日常生活活動の制限を引き起こすため, 身体活動能による重症度評価を用いて, 治療法を選択する. 心不全の治療を適切に行うためには, その重症度を的確に判断することが求められる.

【Killip分類】
　入院時の肺うっ血の程度と低心拍出状態の有無を臨床症状と身体所見から簡便に分類する方法である(表1). 元来, 急性心筋梗塞による心不全の重症度分類として用いられてきた. Class IIIやIVの患者はClass IやIIに比較して, 院内死亡率が高い. 最近の急性冠症候群患者を対象とした観察研究であるGRACE (Global Registry of Acute Coronary Events)研究では, 入院時Killip分類Class I, II, IIIの院内死亡率はそれぞれ2.9%, 9.9%, 20.4%とクラスが上昇するにつれて死亡率が増加する. このように比較的簡便に判断でき, 予後とも密接に相関するが, 治療指針を明確にできる分類ではない. さらに, 心不全全体を対象とした場合, 特異性が必ずしも高くない.

【Forrester分類】
　Swan-Ganzカテーテルを用いて, 心筋梗塞における急性心不全の重症度を肺動脈楔入圧と心係数を測定することによって, それぞれ18 mmHgと2.2 L/min/m^{2}を基準として4つのsubsetに分類したものである(図1). 心不全病態の「うっ血」と「低心拍出」を肺動脈楔入圧と心係数によって客観的に評価した方法である.

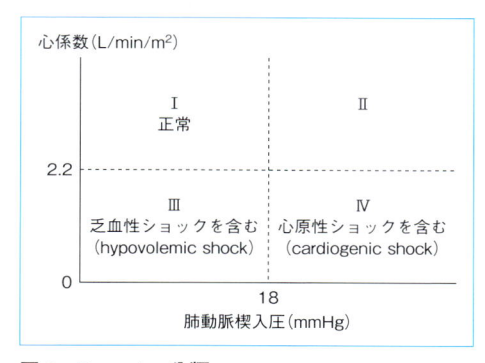

図1 Forrester 分類

この分類は心不全全般に応用されており，重症度評価だけでなく，治療方針の決定にも有用である．SubsetⅡでは血管拡張薬を主体とする治療が行われ，SubsetⅢでは輸液が有効であり，SubsetⅣでは利尿薬，血管拡張薬に加えて強心薬治療を行う．ただし，この分類に用いられているそれぞれの指標の閾値は，急性心筋梗塞の予後の点から抽出された数値であり，実際の治療選択の目安と考えられる．特に，慢性心不全の急性増悪時にはこのSubsetだけで治療法を選択することは難しい場合がある．

近年，Swan-Ganzカテーテルの使用は，心不全患者管理での総死亡の減少や入院期間の短縮をもたらさないとの解析が報告され，侵襲的血行動態評価法に対して慎重な立場をとるようになってきており，後述する臨床症状と身体所見から心不全の重症度を評価する方法が一般的に用いられている．したがって，現在Swan-Ganzカテーテルによる重症度評価は，①急性心不全によるショック，②難治性心不全治療における低心拍出状態の診断に用いられる．

【Nohria-Stevenson 分類】

NohriaとStevensonらは，末梢循環不全の有無とうっ血の有無を病歴と身体所見で推定することで，心不全患者の血行動態を把握し，図2のようにprofile A-Lの4つに重症

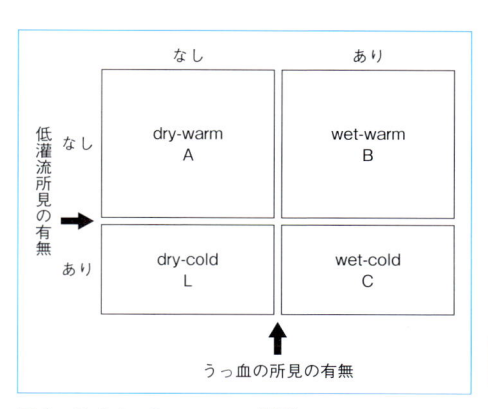

図2 Nohria-Stevenson 分類

表2 うっ血および末梢循環不全の所見
（Nohria-Stevenson による）

うっ血
　起座呼吸
　頸静脈怒張
　ラ音
　肝頸静脈逆流
　腹水
　末梢の浮腫
　Ⅱ音肺動脈成分の左方への放散
　Valsalva 手技時の血圧の四角波反応
末梢循環不全
　脈圧低下
　交互脈
　四肢冷感
　傾眠傾向
　腎機能悪化
　低ナトリウム血症

度を分類した．死亡と準緊急移植をエンドポイントとしたprofile Aに対する危険率はprofile Bで2.23，profile Lで1.94，profile Cで2.73であったと報告されている．この方法はForrester分類と同じ概念に基づいているが，完全に一致するわけではなく，慢性心不全にも利用できる．

Nohria-Stevenson分類において，うっ血所見があるものをwet，ないものをdryと表現し，末梢循環不全所見があるものをcold，ないものをwarmと表現する．それぞれを示唆する所見は，ベッドサイドで観察可

表3 NYHA 心機能分類

NYHA I
　心疾患はあるが身体活動に制限はない
　日常的な身体活動では著しい疲労，動悸，呼吸困難，あるいは狭心痛を生じない(7 METs 以上)
NYHA II
　軽度の身体活動の制限がある
　安静時には無症状
　日常的な身体活動で疲労，動悸，呼吸困難あるいは狭心痛を生じる(5～6 METs)
NYHA III
　高度の身体活動の制限がある
　安静時には無症状
　日常的な身体活動以下の労作で疲労，動悸，呼吸困難あるいは狭心痛を生じる(2～4 METs)
NYHA IV
　心疾患のためにいかなる身体活動も制限される
　心不全症状や狭心痛が安静時にも存在する
　わずかな労作でこれらの症状は増悪する(1 MET 以下)

表4 Specific activity scale

1. 夜，楽に眠れますか(1 MET 以下)
2. 横になっていると楽ですか(1 MET 以下)
3. 一人で食事や洗面ができますか(1.6 METs)
4. トイレは一人で楽にできますか(2 METs)
5. 着替えが一人で楽にできますか(2 METs)
6. 炊事や掃除ができますか(2～3 METs)
7. 自分でフトンをしけますか(2～3 METs)
8. ぞうきんがけはできますか(3～4 METs)
9. シャワーをあびても平気ですか(3～4 METs)
10. ラジオ体操をしても平気ですか(3～4 METs)
11. 健康な人と同じ速度で平地を 100～200 m 歩いても平気ですか(3～4 METs)
12. 庭いじり(軽い草むしりなど)をしても平気ですか(4 METs)
13. 一人で風呂に入れますか(4～5 METs)
14. 健康な人と同じ速度で2階まで昇っても平気ですか(5～6 METs)
15. 軽い農作業(庭掘りなど)はできますか(5～7 METs)
16. 平地を急いで 200 m 歩いても平気ですか(6～7 METs)
17. 雪かきはできますか(6～7 METs)
18. テニス(又は卓球)をしても平気ですか(6～7 METs)
19. ジョギング(時速8km 程度)を 300～400 m しても平気ですか(7～8 METs)
20. 水泳をしても平気ですか(7～8 METs)
21. なわとびをしても平気ですか(8 METs 以上)

能であり，理学所見を中心に判断される(表2)．うっ血の所見は大部分が古典的な心不全の診断基準である Framingham 基準とオバーラップしており，比較的判断しやすい．さらに，胸部 X 線写真や心エコーなどの非侵襲的な補助検査も有用である．一方，末梢循環不全の判断は非常に難しく，特に重症慢性心不全症例では臨床評価のみで cold を判断するのが困難な場合がある．

【NYHA 心機能分類】

日常生活の身体活動能力に基づいた重症度分類である(表3)．この方法は簡便であるが，患者の生活の質を反映し，予後にも密接に関連することが知られ，古くからすべての心不全患者に用いられる．心不全治療が進歩した最近の報告でも NYHA III や IV の死亡率は I や II と比較して高いことが示されている．日本循環器学会の慢性心不全のガイドラインでも NYHA 心機能分類に基づいた治療選択が推奨されている．一方，それぞれのクラスの判断基準となる日常活動レベルが曖昧であり，患者自身や医師の主観に左右される点が欠点でもある．特に心不全の病歴が長い患者は，自らの活動を制限していることがあり，注意が必要である．

【Specific Activity Scale】

NYHA 心機能分類では具体的な生活活動度が示されておらず，定量性・客観性に乏しい点が問題である．日常生活の具体的な活動を特定し，その運動量を metabolic equivalents(METs)に対応させた指標が specific activity scale である(表4)．この指標は心不全症状が出現する最小運動量を酸素消費により定量的に判定しようとするものである．前述した NYHA 心機能分類も METs に基づいた分類であるため，両者は対応させることができる点でも幅広く用いることができる．心不全治療目標の1つが患者各々の生活レベルを達成させることであるから，この指標は患者の行動様式を詳細に把握するうえで非常に有用である．一方，NYHA 心機能分類と同様に，活動度が低い患者は自ら行動様式を制限しており，評価が困難な場合もある．

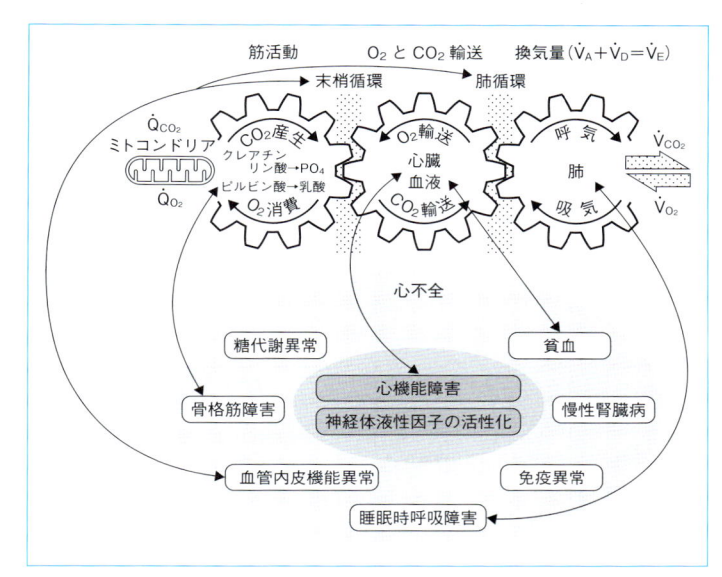

図3　Wassermanの歯車と慢性心不全

【心肺運動負荷検査】

　NYHA心機能分類もspecific activity scaleも活動時の酸素消費に基づいた指標である．したがって，身体活動に基づいた重症度の最も客観的な指標は各々の患者の最大運動時の酸素摂取量である．この酸素摂取量が優れた点は全身の機能(心機能，肺機能，末梢機能，および肺・体循環機能)を統合した指標であり(図3上)，心不全の予後と密接に関連していることである(図4)．心不全の病態は心機能障害による血行動態異常と過剰な神経体液性因子活性を中心とする症候群であるが，様々な全身の障害を引き起こし，病態を修飾していることが知られている(図3下)．したがって，全身の機能を統合した最高酸素摂取量は心不全の重症度を示す優れた指標である．
　さらに，有酸素運動単独から無酸素運動が加わるポイントである嫌気性代謝閾値も重症度のよい指標である．これも最大酸素摂取量と同様に心不全患者の予後と密接に関わっていることが知られている．さらに，嫌気性代

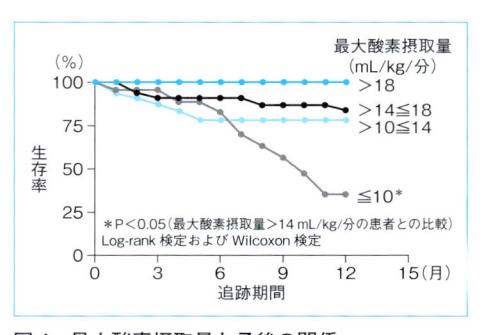

図4　最大酸素摂取量と予後の関係
(Mancini DM, et al: Circulation 1991; 83: 778-786 より改変引用)

謝閾値はそれ以上の活動によって交感神経活性が起こることが知られている．したがって，嫌気性代謝閾値を知ることによって，心不全患者の運動許容範囲を設定することができる(心疾患患者の学校，職域，スポーツにおける運動許容条件に関するガイドライン)．さらに，心不全患者において運動療法は予後や運動耐容能を改善する治療法であるが，運動処方は嫌気性代謝閾値に基づいてなされる

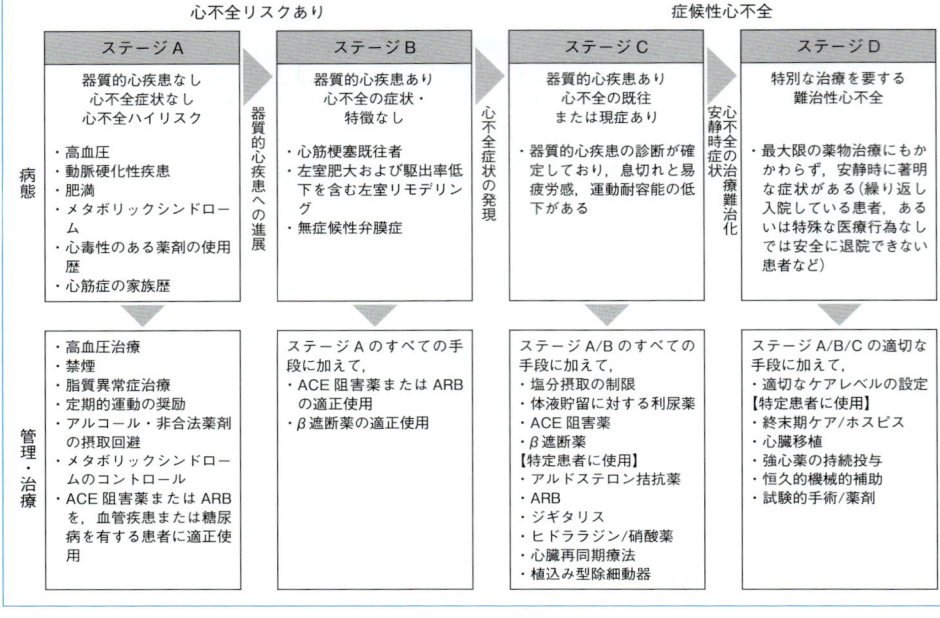

図5 ACC/AHA ガイドラインにおける心不全のステージ分類

	ステージA	ステージB	ステージC	ステージD
	心不全リスクあり		症候性心不全	
病態	器質的心疾患なし 心不全症状なし 心不全ハイリスク ・高血圧 ・動脈硬化性疾患 ・肥満 ・メタボリックシンドローム ・心毒性のある薬剤の使用歴 ・心筋症の家族歴	器質的心疾患あり 心不全の症状・特徴なし ・心筋梗塞既往者 ・左室肥大および駆出率低下を含む左室リモデリング ・無症候性弁膜症	器質的心疾患あり 心不全の既往または現症あり ・器質的心疾患の診断が確定しており，息切れと易疲労感，運動耐容能の低下がある	特別な治療を要する難治性心不全 ・最大限の薬物治療にもかかわらず，安静時に著明な症状がある（繰り返し入院している患者，あるいは特殊な医療行為なしでは安全に退院できない患者など）
管理・治療	・高血圧治療 ・禁煙 ・脂質異常症治療 ・定期的運動の奨励 ・アルコール・非合法薬剤の摂取回避 ・メタボリックシンドロームのコントロール ・ACE阻害薬またはARBを，血管疾患または糖尿病を有する患者に適正使用	ステージAのすべての手段に加えて， ・ACE阻害薬またはARBの適正使用 ・β遮断薬の適正使用	ステージA/Bのすべての手段に加えて， ・塩分摂取の制限 ・体液貯留に対する利尿薬 ・ACE阻害薬 ・β遮断薬 【特定患者に使用】 ・アルドステロン拮抗薬 ・ARB ・ジギタリス ・ヒドララジン/硝酸薬 ・心臓再同期療法 ・植込み型除細動器	ステージA/B/Cの適切な手段に加えて， ・適切なケアレベルの設定 【特定患者に使用】 ・終末期ケア/ホスピス ・心臓移植 ・強心薬の持続投与 ・恒久的機械的補助 ・試験的手術/薬剤

（心血管疾患におけるリハビリテーションに関するガイドライン）．

心肺運動負荷検査では，二酸化炭素排泄量に対する換気量の増加率（換気効率），負荷量に対する酸素摂取量の増加率や酸素摂取量立ち上がり時定数など様々な指標を得ることができ，そのいずれもが心不全患者の予後に密接に関わっていることが報告されている．一方，整形外科的疾患，神経筋疾患，重症呼吸器疾患を合併している患者や重症心不全患者などで運動ができない患者で評価できない点が欠点である．

【ステージ分類】

ACC/AHAから発表されたガイドラインで示された分類で，心不全を重症度や症候から分類するのではなく，ステージという病期に分けている（図5）．この分類では心不全症状はないが器質的心疾患がある状態や器質的心疾患すらなく危険因子のみの場合もステージ分類化し，予防医学の重要性を示している．

急性心不全の治療方針
Treatment of acute heart failure

青山直善　北里大学准教授・循環器内科

【治療の基本】

急性心不全の初期治療は，救命，バイタルと呼吸状態の安定，臓器うっ血の改善を主眼とし，可能な限り早期より治療を開始して，その安定を維持することである（図1，図2，表1）．そのためには，病態や発症機転，血行動態，重症度を的確に把握し，心不全の原因疾患，誘因や増悪因子，合併症を適切に診断し，迅速に治療を開始して臓器障害を最小限に留めることが重要である．また，急性冠

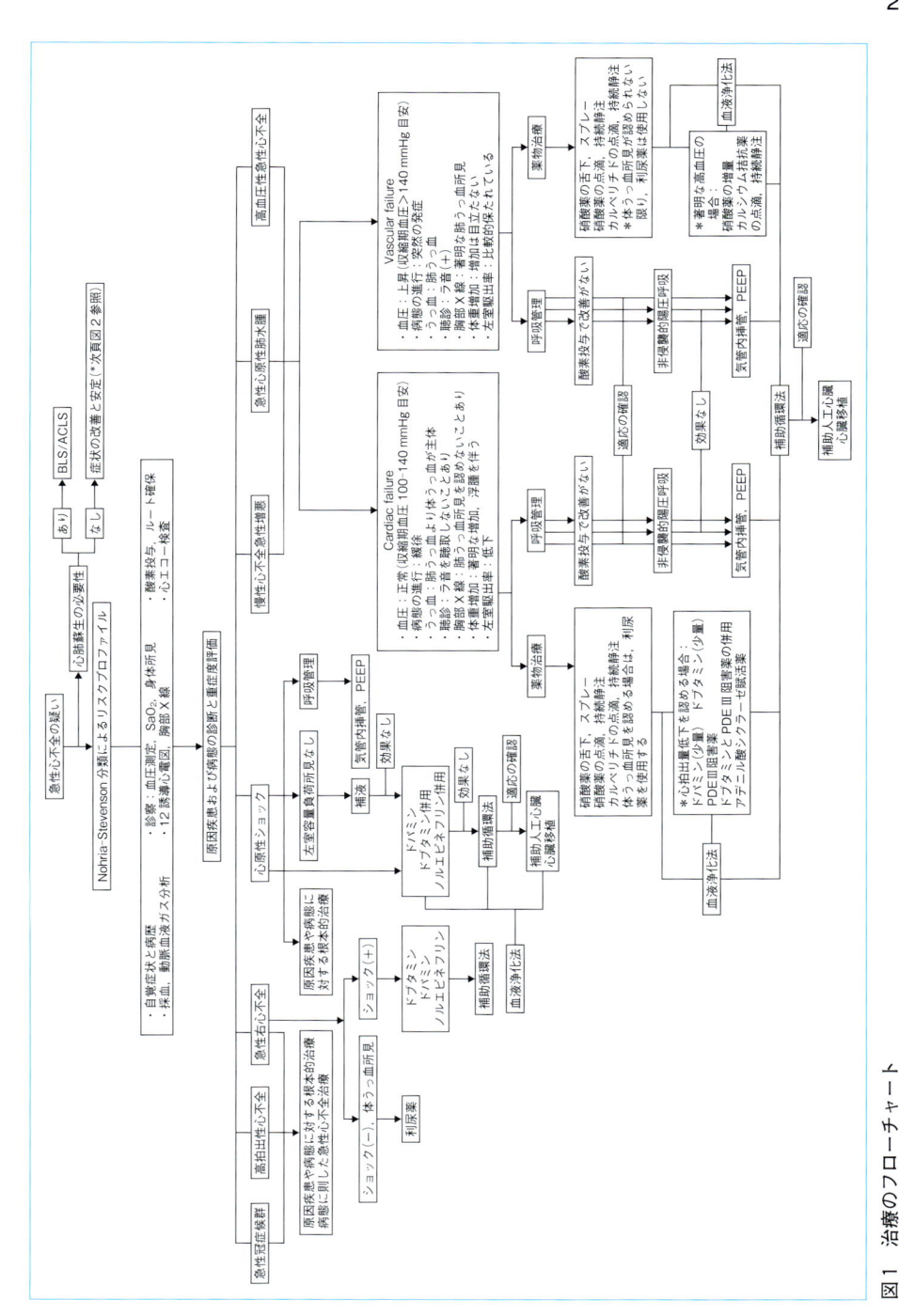

図1 治療のフローチャート
〔日本循環器学会 循環器病の診断と治療に関するガイドライン：急性心不全治療ガイドライン（2011年改訂版），p69，図17より転載〕

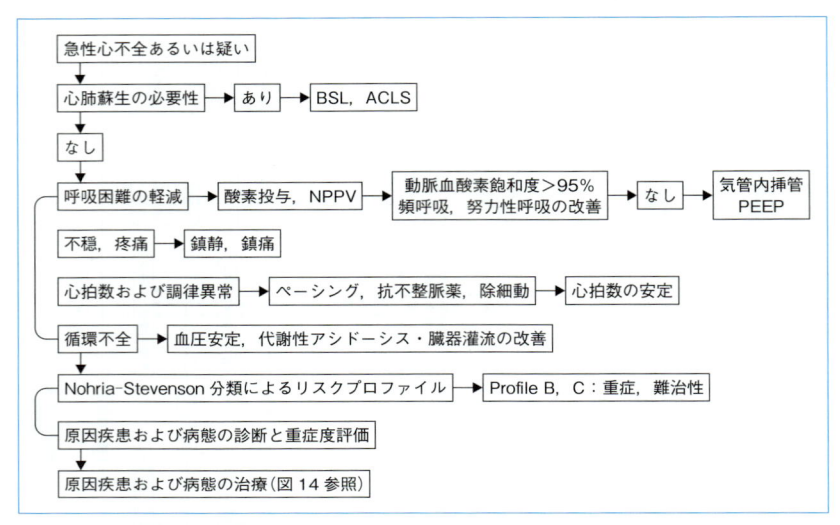

図2 急性心不全の初期対応
〔日本循環器学会 循環器病の診断と治療に関するガイドライン：急性心不全治療ガイドライン（2011年改訂版），p14，図3より転載〕

表1 我が国で使用されている急性心不全治療静注薬

薬剤	用法・用量
モルヒネ	5～10 mg/A を希釈して2～5 mg を3分かけて静注
フロセミド	一回静注投与量は20～120 mg，持続静注は2～5 mg/時程度
ジゴキシン	0.125～0.25 mg を緩徐に静注．有効血中濃度は0.5～1.0 ng/mL．中毒に注意
ドパミン	0.5～20 μg/kg/分：5 μg/kg/分以下で腎血流増加，2～5 μg/kg/分で陽性変力作用，5 μg/kg/分以上で血管収縮・昇圧作用
ドブタミン	0.5～20 μg/kg/分：5 μg/kg/分以下で末梢血管拡張作用，肺毛細管圧低下作用
ノルアドレナリン	0.03～0.3 μg/kg/分
ミルリノン	50 μg/kg をボーラス投与後 0.1～0.75 μg/kg/分持続静注．最初から持続静注が多い
オルプリノン	10 μg/kg をボーラス投与後 0.1～0.3 μg/kg/分持続静注．最初から持続静注が多い
コルホルシンダロパート	0.1～0.25 μg/kg/分を初期投与量として，血行動態と心拍数により用量調節．心拍数増加に注意
ニトログリセリン	0.5～10 μg/kg/分持続静注．耐性に注意
硝酸イソソルビド	1～8 mg/時，0.5～3.3 μg/kg/分．耐性に注意
ニコランジル	0.05～0.2 mg/kg/時で持続静注
ニトロプルシド	0.5 μg/kg/分から持続静注を開始し，血行動態により用量調節(0.5～3 μg/kg/分)
カルペリチド	0.025 μg/kg/分(時に0.0125 μg/kg/分)から持続静注開始し，血行動態により用量調節(0.2 μg/kg/分まで)．0.05～0.1 μg/kg/分の用量が汎用されている

〔日本循環器学会 循環器病の診断と治療に関するガイドライン：急性心不全治療ガイドライン（2011年改訂版），p30，表23より転載〕

症候群をはじめとして，心臓カテーテル治療や外科的治療を含め，疾患特異的な根本治療を直ちに必要とする場合も多く，高次施設へ迅速に紹介・転院することも念頭におく必要がある．

病院到着時に心肺停止であれば二次救命処置（ACLS）に準じて治療する（⇒53頁）．ほとんどの急性心不全症例は血圧が保たれている場合が多く，初期治療として硝酸薬のスプレーや舌下錠の投与は，簡便に使用でき効果が迅速で，うっ血や肺水腫の軽減に有効である．薬物治療は，肺うっ血が主体の場合には，血管拡張薬として主に硝酸薬（硝酸イソソルビド，ニトログリセリン）を使用する．また，カルペリチド，ニコランジルも使用可能である．循環血液量の増加（体うっ血）が主体の場合には利尿薬を組み合わせるのが基本である．著明な高血圧を伴う急性肺水腫ではCa拮抗薬（ニカルジピンなど）を併用してもよい．

心原性ショックでは，容量負荷所見がない場合には容量負荷を試みる．それ以外の場合には，カテコラミンを開始する．初期投与薬としてはドパミンから開始して，改善がなければドパミンの増量やドブタミンの併用，ノルエピネフリンの併用を試みる．しかし，カテコラミン系強心薬の投与は，必ずしも中・長期予後の改善をもたらすものではない．薬物治療で血行動態の安定が得られない場合には，大動脈内バルーンパンピング（intraortic balloon pumping；IABP），経皮的心肺補助（percutaneous cardiopulmonary support；PCPS）（⇒348頁）や補助人工心臓（ventricular assist device；VAD）（⇒350頁）を併用する．

重篤な致死性不整脈が生じた場合には直ちに治療を開始する．それ以外の場合は，原因疾患の再発や心不全の増悪，薬剤誘発性や電解質異常などの背景を常に検討し，その不整脈が心不全の増悪因子と考えられる場合には積極的な治療を行う．抗不整脈薬の多くは陰性変力作用や催不整脈作用を有しているため，心不全症例に対する使用は慎重かつ必要最小限に留める．特に陰性変力作用に留意して抗不整脈薬を選択する必要がある．

呼吸管理は，急性肺水腫の初期治療として重要である．一般的に急性心不全の場合，患者の呼吸苦や疲労感を速やかに改善するために，鼻カニューレや（リザーバー付き）酸素マスクを用いて積極的に酸素投与を行う．それでも酸素飽和度（SaO_2）95％未満，動脈血酸素分圧（PaO_2）が80 mmHg未満，あるいは動脈血二酸化炭素分圧（$PaCO_2$）が50 mmHg以上の場合や，頻呼吸，努力性呼吸の改善がない場合には，速やかにマスクによる持続性陽圧呼吸（continuous positive airway pressure；CPAP）や，鼻，顔マスクを用いた二相性陽圧換気（bilevel PAP；BiPAP）などの非侵襲的陽圧換気（noninvasive positive pressure ventilation；NPPV）を開始する．NPPVは自覚症状の軽減と動脈血酸素化，血行動態の改善に有効である．それでも呼吸不全が改善しない場合には，気管内挿管による人工呼吸管理を行う．肺水腫に対するCPAPや呼気終末陽圧呼吸（positive end-expiratory pressure；PEEP）は，胸腔内圧を上昇させ静脈還流量や左室後負荷を減少して心不全治療に有利な効果を及ぼす（**図3，表2**）．

各種利尿薬や強心薬などの薬物治療に反応せず，利尿が十分に得られない場合には，持続性静脈静脈血液濾過（continuous veno-venous hemofiltration；CVVH），限外濾過療法（extracorporeal ultrafiltration method；ECUM），持続性血液濾過透析（continuous hemodiafiltration；CHDF），血液透析（hemodialysis；HD）を併用する．ただし，血行動態と心予備能を十分に考慮して適切な方法を選択する．

【急性心不全の分類】

急性心不全では，原因疾患の診断と以下の病態の把握および重症度評価を行い，治療を直ちに開始する．

```
急性心原性肺水腫 ──────────── 呼吸状態の把握
    │                        ・症状, 身体所見(ギャロップ, Killip 分類)
    │                        ・胸部 X 線写真
    ▼                        ・動脈血液ガス分析
薬物治療  呼吸管理 ──────── 管理目標
              │              ・$SaO_2>95\%$, $PaO_2>80\ mmHg$ 維持
              │              ・頻呼吸, 努力性呼吸の改善
              ▼
          酸素投与 ────── ・鼻カニューレ:0.5〜3 L/分
              │              ・酸素マスク:3〜6 L/分
              │              ・リザーバー付き酸素マスク:5 L/分以上
              ▼              ($FiO_2 \fallingdotseq 1.0$ にするためには 10〜12 L/分)
・心原性ショック, 心停止
・循環動態不安定
・昏睡(意識障害)
・肺炎, 気管支炎の合併
  │
  │ No  ・$SaO_2>95\%$, $PaO_2>80\ mmHg$ 維持不能
  │     ・$PaCO_2>50\ mmHg$
  │     ・頻呼吸, 努力性呼吸の改善がない
  │Yes         │
  │    非侵襲的陽圧呼吸(NPPV) ──── 除外基準
  │           │                    ・呼吸停止
  │           ▼                    ・昏睡(意識障害), 興奮状態, 治療に非協力的
  │     ・$SaO_2>95\%$, $PaO_2>80\ mmHg$ 維持不能  ・循環動態不安定:ショック, 重篤な不整脈, 心筋梗塞
  │     ・$PaCO_2>50\ mmHg$                         ・咳反射
  │     ・NIPPV の除外基準あり                      ・誤嚥のリスク:粘稠または多量の喀痰, 喀痰排出困難
  │           │                                    ・最近の顔面, 食道, 胃の手術後
  ▼           ▼                                    ・顔面の外傷, 鼻咽頭の解剖学的異常
    気管挿管, PEEP ──────────── PEEP の適応と中止, 抜管の基準(表2)
                                  ・極度の肥満
$SaO_2$:酸素飽和度, $PaO_2$:動脈血酸素分圧, $PaCO_2$:動脈血二酸化炭素分圧
```

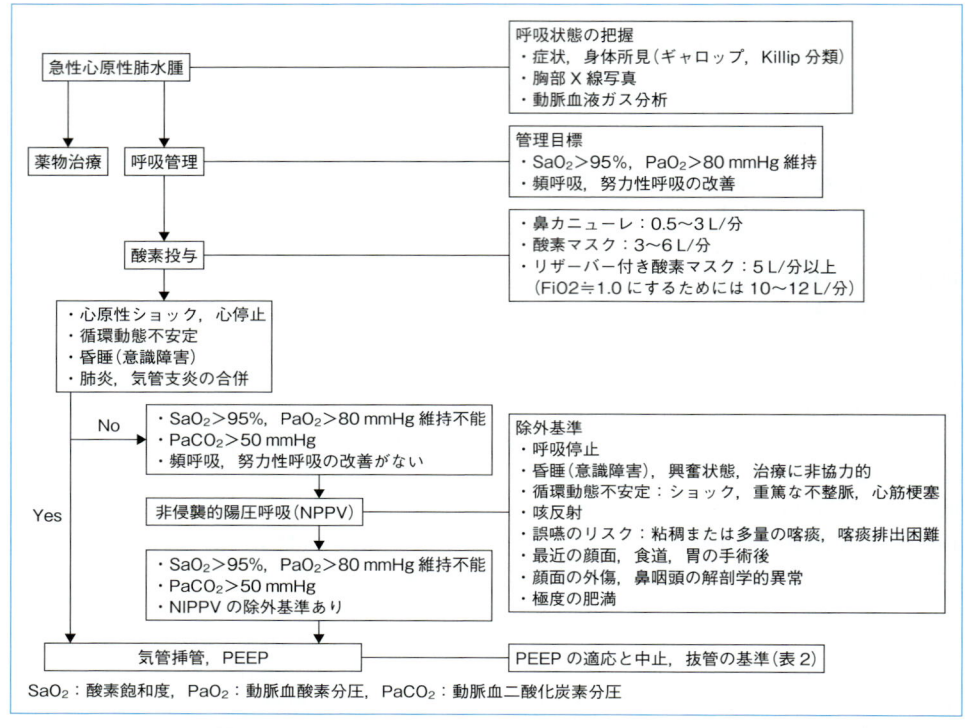

図3 急性心原性肺水腫の呼吸管理

❶**急性非代償性心不全**:心不全の徴候や症状が軽度で,心原性ショック,肺水腫や高血圧性急性心不全などの診断基準を満たさない新規急性心不全,および慢性心不全の急性増悪が含まれる.

❷**高血圧性急性心不全**:高血圧を原因として,心不全の徴候や症状を伴い,胸部 X 線写真上,急性肺うっ血・肺水腫を認める.左室コンプライアンスの低下による拡張障害に起因しており,循環血液量の増加がなくとも発症する.

❸**急性心原性肺水腫**:呼吸困難や起坐呼吸を認め,湿性ラ音を聴取する.胸部 X 線写真上,肺水腫を認め,治療前の酸素飽和度は90% 未満であることが多い.新規急性心不全や慢性心不全の急性増悪でも肺水腫を伴えば,この分類とする.ただし,高血圧に起因する場合は②に分類する.

❹**心原性ショック**:心ポンプ失調により末梢および全身の主要臓器の微小循環が著しく障害され,組織低灌流に続発する重篤な病態を伴っている.

❺**高拍出性心不全**:甲状腺中毒症,貧血,シャント疾患,脚気心,Paget病,医原性などを基礎疾患とし,末梢は温かく,肺うっ血を認める.しばしば,敗血症性ショックでも認められる.

❻**急性右心不全**:肺動脈血栓塞栓症,右室梗塞などが原因となり,肺うっ血所見が乏しく,静脈圧上昇の所見を伴い,低血圧や低心拍出症候群を認める.

表2 気管挿管による呼吸管理

【気管挿管のための主な導入麻酔薬】
・プロポフォール
・ミダゾラム

【人工呼吸器の設定】
・同調型間欠的陽圧換気(SIMV)＋圧支持換気(PSV)
・1回換気量　10〜15 mL/kg
・呼吸回数　10〜20回/分($PaCO_2$ 30〜40 mmHg目標)
・吸気：呼気比＝1〜1.5：2
・呼気終末陽圧(PEEP) 3〜10 cmH_2O
・酸素濃度(FiO_2)挿管直後は1.0から開始
　→PaO_2＞80 mmHgになるようにFiO_2を設定
　→酸素障害予防のためFiO_2＜0.5が望ましい

【PEEPの適応】
・FiO_2 0.5でPaO_2＜60 mmHgの場合
・急性肺水腫
・心不全薬物治療を施しても肺毛細管圧(PCWP)が高値で呼吸不全が改善しない
・輸液負荷をかける必要がある場合(肺水腫予防のため)

【PEEPの中止基準】
・FiO_2 0.5，PEEP 0(ZEEP)でPaO_2＞80 mmHgの場合
・PCWPの低下(目安として＜18 mmHg)，身体所見(ラ音，Ⅲ音など)や胸部X線写真の改善

【抜管の基準】
・1回換気量＞200 mL
・ZEEPにてFiO_2 0.4で，PaO_2＞80 mmHgの場合
・抜管後，NPPVが可能

【治療方針】

1．急性非代償性心不全

a．新規発症の急性心不全

心不全の原因および病態と重症度を早急に診断し，疾患特異的な治療が必要な場合には根本治療を速やかに施行することが重要である．特に，急性冠症候群では可及的速やかに再灌流療法を施行することが左室リモデリングを予防し慢性心不全への移行を予防する．

b．慢性心不全の急性増悪

治療の基本は「体うっ血の改善」と「心拍出量の増加」である．体うっ血の改善には，利尿薬の使用が主体となる症例が多いが，硝酸薬やカルペリチドを併用して利尿薬の使用を少なくするように留意する．一方，左室収縮機能が低下している場合には，ドブタミン，PDEⅢ阻害薬を必要に応じて併用する．薬物治療によって血行動態が維持できない場合にはIABP，PCPS，VADなどの循環補助法を併用し，離脱できない場合には心臓移植を検討する．ただし，一連の治療を進めるにあたり，十分に患者背景と適応を考慮する必要がある．

慢性心不全治療としてβ遮断薬がすでに投与されている場合には，心不全治療に影響を来すような著しい徐脈や血圧低下がない限り，β遮断薬を中止せずに継続する．もし減量が必要であれば，今までの投与量の半量とする．また，β遮断薬により交感神経受容体がブロックされているので，カテコラミン系強心薬を投与しても，その効果は制限される．この際，カテコラミン系強心薬より，PDEⅢ阻害薬やアデニル酸シクラーゼ賦活薬を使用する方が，心拍出量増加と肺毛細管圧低下作用を示すことがある．

2．高血圧性急性心不全

左室駆出率は正常か低下していてもわずかであり，体うっ血はほとんどなく，急性の肺うっ血または肺水腫を来している場合が多い．薬物治療は，血管拡張薬による「血圧管理」が主体である．

3．急性心原性肺水腫

「呼吸管理」と「肺うっ血の改善」を目的とした治療を行う．呼吸管理は，【治療の基本】(⇒298頁)を参照．肺うっ血の改善には，初期治療として硝酸薬のスプレーや舌下，硝酸薬をはじめとする持続静注が有効である．体うっ血所見を認める場合に利尿薬を用い，その使用を必要最小限に留める．一方，左室収縮機能が低下している場合には，ドブタミン，PDEⅢ阻害薬やアデニル酸シクラーゼ賦活薬を必要に応じて併用する．また，血圧が低い場合にはドパミンやノルエピネフリンを使用する．

4．心原性ショック

「ショックに対する治療」と「原因に対する治療」が必要である．はじめにショックの原因疾患や病態を診断することが重要で，急

性心筋梗塞およびその合併症(僧帽弁乳頭筋不全,心室中隔穿孔,心破裂),急性心筋炎,急性弁膜症,急性大動脈解離,肺動脈塞栓症,人工弁機能不全,心タンポナーデなどを念頭に鑑別する.さらに低酸素血症,致死性不整脈がある場合には積極的に治療する.

体液量減少(急性心筋梗塞,急性大動脈解離),左室充満容量の低下を招く病態(心タンポナーデ,肺塞栓症など)が考えられ,左室容量負荷徴候[心室性ギャロップ,湿性ラ音,肺うっ血(胸部X線検査)]が認められない場合には,生理的食塩水を静脈内に投与(250 mL/10分で点滴静注)する.

上記の補液により効果が認められない場合や,初期治療として補液の適応がない症例では,初期投与薬としてドパミン(5μg/kg/分)がすすめられる.改善がなければドパミンの増量やドブタミンの併用,一時的な血圧維持のためにノルエピネフリンを使用する.

ショックからの離脱を可及的速やかに図り,原因に対する根本的治療を遂行して,臓器障害を最小限に留めることが重要である.

5. 高拍出性心不全

「原因に対する治療」と「対症療法」を行うことが必要である.原因として,敗血症,甲状腺中毒症,貧血,先天性心疾患をはじめとする短絡疾患,脚気心,Paget病がある.まず,それぞれの疾患に対する原因および病態に対する治療を優先する.さらに,基礎心疾患の存在を想定し,問診時には詳細に聴取することが必要である.また,原因に対する治療を施しても改善を認めない場合には,他の心疾患の存在を検索する.

6. 急性右心不全

右心不全のみが急性に生じる原因は,急性肺塞栓症,急性右室梗塞,急性三尖弁逆流,などが挙げられる.いずれも「原因に対する治療」が必要である.バイタルが安定し体うっ血所見が認められる場合には利尿薬を使用する.ただし,循環不全が生じないように使用する.ショックを伴っている場合には,カテコラミン系強心薬の使用が推奨される.

慢性心不全の治療方針
Management for chronic heart failure

大草知子 山口大学大学院医学系研究科講師・器官病態内科学
松崎益德 聖比留会・会長

【概略】

慢性心不全は,すべての心疾患の終末的な病態で,その生命予後は極めて悪い.労作時呼吸困難,息切れ,尿量減少,浮腫,肝腫大,消化器症状などの出現により,生活の質的低下〔Quality of Life(QOL)の低下〕が生じ,日常生活が著しく障害される.また致死的不整脈の出現も高頻度にみられ,突然死の頻度も高い.従来は急性心不全と同様に血行動態的諸指標やうっ血の有無より診断,評価されていた.しかし,近年の病態解析の進歩は著しく,心不全を単に心臓のポンプ不全とする概念から,神経体液因子を含む広範な異常により生じる症候群であるとする考えが確立してきた.最近では,心筋収縮性が保たれているにもかかわらず心室拡張性の低下により心不全症状が出現する,いわゆる"heart failure with preserved ejection fraction"の概念が確立されつつある.

心不全治療は,的確な診断に基づく病態の把握により,原因疾患の治療,症状・生命予後の改善,およびQOLの向上が目的である.心不全の治療には医師のみならず患者,その家族,看護師,およびケースワーカーなどのコメディカルによる包括的医療が必要である.治療の実際は,薬物療法のみならず非薬物療法(運動療法,心臓再同期療法,和温療法,手術療法,補助循環,および心臓移植)であるが,心不全における不整脈治療や非薬物療法については他項を参照していただ

きたい．

　高齢社会と食習慣や生活の欧米化から，さらに慢性心不全患者が急増すると考えられる．特に慢性心不全患者には，症例に応じたQOLや合併症も考慮した治療が必要となってくることが予測される．今後は包括的医療の必要性が高まり，同時に日本人を対象とした慢性心不全治療の大規模臨床試験が必要となり，それに基づいた良質な治療法を確立することが重要と思われる．

　本項では，収縮および拡張障害の慢性心不全薬物療法の治療方針を中心に，2010年に日本循環器学会より報告された慢性心不全治療ガイドライン改訂版に基づき概説する．なお，各薬物の詳細は他項を参照されたい．

【収縮機能障害の薬物治療戦略】

　慢性心不全の大半は左室収縮機能不全に基づく心不全である．特にその原因としては，虚血性心疾患と非虚血性の心筋疾患（心筋症，心臓弁膜症，など）とに大別できる．これらの疾患においては，交感神経系，レニン-アンジオテンシン系が賦活され，左室の進行性の拡大と収縮の低下，すなわちリモデリングが起き，死亡や心不全悪化などのイベントにつながると考えられている．その治療では，神経内分泌系を阻害することにより左室リモデリングを抑制し，心不全の予後を改善することが最近の治療の中心となっている．収縮機能障害の薬物治療戦略を図1に示し，ステージ別に治療方針（表1，2）を述べる．

【拡張機能障害の薬物治療戦略】

　慢性心不全治療に関する大規模臨床試験はそのほとんどが収縮機能障害症例を対象にしており，拡張機能障害の治療評価が欧米においてもなされていない．以下は一般的に考えられている治療方針をもとに，拡張機能障害の薬物治療戦略を図2，表3に示す．

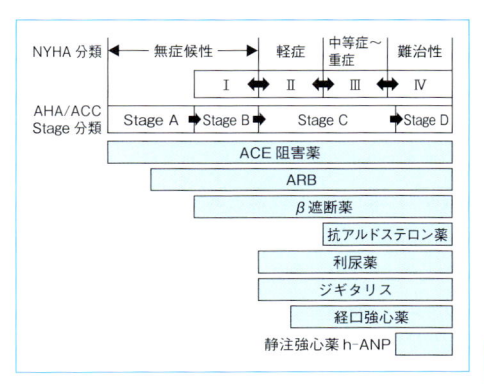

図1　心不全の重症度からみた薬物治療指針
〔日本循環器学会　循環器病の診断と治療に関するガイドライン：慢性心不全治療ガイドライン（2010年改訂版），p23，図4より転載〕

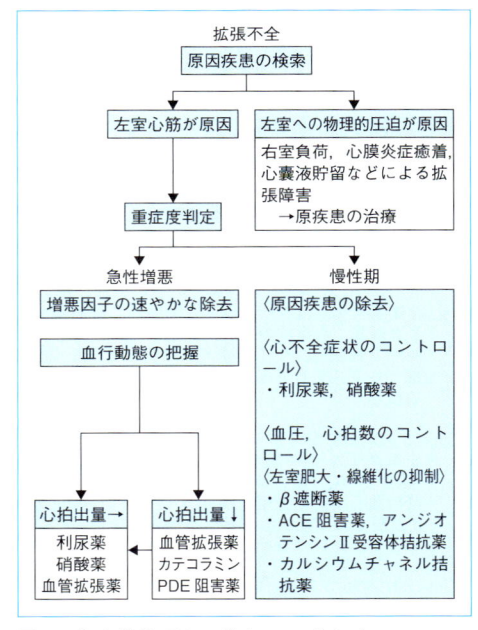

図2　左室機能不全の治療アルゴリズム
〔日本循環器学会　循環器病の診断と治療に関するガイドライン：慢性心不全治療ガイドライン（2010年改訂版），p26，図5より転載〕

表1 心不全ステージ別にみた薬物療法

ステージA(危険因子を有するが,心機能障害がない)
高血圧,耐糖能異常,脂質異常症,喫煙などの危険因子を有する場合には,それぞれのガイドラインにしたがって是正・治療を行う.これらの危険因子を伴う高血圧や糖尿病がある場合には,積極的にACE阻害薬を開始する.また,既に冠動脈疾患を発症している場合にはACE阻害薬はその二次予防に有用である.ACE阻害薬に対する忍容性に乏しい場合には,ARBを使用する.

ステージB(無症状の左室収縮機能不全)
まずACE阻害薬が適応となる.ACE阻害薬の投与が副作用等で使用不可能な症例では,ARBを投与する.心筋梗塞後の左室収縮機能不全であればβ遮断薬の導入も考慮する.心房細動による頻脈を伴う症例ではジギタリスを用いる.

ステージC(症候性心不全)
NYHA II度:ACE阻害薬に加えてβ遮断薬導入を行う.肺うっ血所見や全身浮腫など体液貯留による症状が明らかである場合には,ループ利尿薬,サイアザイド系利尿薬を用いる.洞調律で重症心室性不整脈を伴わない非虚血性心筋症には,低用量ジゴキシンの使用を考慮する.NYHA IIm以上では他の薬剤で症状の改善が得られない場合,不整脈増悪に注意を払いながらピモベンダンを追加してもよい.
NYHA III度:NYHA II度と同様,ACE阻害薬,β遮断薬,ループ利尿薬,サイアザイド系利尿薬,ジゴキシンを用いる.スピロノラクトンを追加する.QOL改善,さらなる心血管イベントの抑制を目的としたピモベンダンの追加を行ってもよい.
NYHA IV度:入院を原則とする.カテコラミン,フォスフォジエステラーゼIII阻害薬,利尿薬,カルペリチドなどの非経口投与を行い状態の安定化を図る.状態の安定化が得られたならACE阻害薬,スピロノラクトンを含む利尿薬,ジギタリスなどの経口心不全治療薬への切り替えを行い,さらにβ遮断薬導入を試みる.

ステージD(治療抵抗性心不全)
体液管理と薬物治療が適正かもう一度見直す.心臓移植の適応について検討する.積極的治療によっても予後改善が期待されない場合は,本人や家族の同意のもとで苦痛の解除を主眼とする末期医療ケアを行う.この場合,ICDの作動を解除する.

〔日本循環器学会 循環器病の診断と治療に関するガイドライン:慢性心不全治療ガイドライン(2010年改訂版),p23-24より引用〕

表2 収縮機能障害に対する経口心不全治療薬の選択

Class I (エビデンスから通常適応され,常に容認される)
- ACE阻害薬:禁忌を除きすべての患者に対する使用(無症状の患者も含む)
- ARB:ACE阻害薬に忍容性のない患者に対する投与
- β遮断薬またはジゴキシン:頻脈性心房細動を有する患者にレートコントロールを目的に使用
- β遮断薬:有症状の患者に対し予後の改善を目的とした導入
- ループ利尿薬,サイアザイド系利尿薬:うっ血に基づく症状を有する患者に対する使用
- 抗アルドステロン薬:ループ利尿薬,ACE阻害薬が既に投与されているNYHA III度以上の重症患者に対する投与

Class IIa (エビデンスから有用であることが支持される)
- ジギタリス(血中濃度0.8 ng/mL以下で維持):洞調律の患者に対する投与
- ARBとACE阻害薬との併用
- 経口強心薬短期使用:QOLの改善,経静脈的強心薬からの離脱を目的に短期投与
- β遮断薬:無症状の左室収縮機能不全患者における導入
- アミオダロン:重症心室性不整脈とそれに基づく心停止の既往のある患者における投与

Class IIb (有用であるエビデンスはまだ確立されていない)
- 硝酸イソソルビドとヒドララジンの併用:ACE阻害薬,あるいはARBの代用
- 経口強心薬:β遮断薬導入時の併用
- ループ利尿薬,サイアザイド系利尿薬,抗アルドステロン薬以外の利尿薬

Class III (一般に適応とならない,あるいは禁忌である)
- 経口強心薬の長期使用:無症状の患者に対する長期投与
- カルシウム拮抗薬:狭心症,高血圧を合併していない患者に対する使用
- Class I抗不整脈薬の長期経口使用

〔日本循環器学会 循環器病の診断と治療に関するガイドライン:慢性心不全治療ガイドライン(2010年改訂版),p24-26より引用〕

表3 拡張機能障害に対する経口心不全治療薬の選択

〈NYHA Ⅰ-Ⅱ度〉
Class Ⅰ（エビデンスから通常適応され，常に容認される）
　・利尿薬
Class Ⅱa（エビデンスから有用であることが支持される）
　・ACE 阻害薬
　・ARB
　・β 遮断薬
　・カルシウム拮抗薬
　・硝酸薬
Class Ⅲ
　・経口強心薬の長期投与

〈NYHA Ⅲ-Ⅳ度〉
Class Ⅰ（エビデンスから通常適応され，常に容認される）
　・利尿薬
Class Ⅱa（エビデンスから有用であることが支持される）
　・ACE 阻害薬
　・ARB
　・β 遮断薬
　・アルドステロン拮抗薬
　・硝酸薬
　・カルシウム拮抗薬
Class Ⅱb（有用であるエビデンスはまだ確立されていない）
　・ピモベンダン

〔日本循環器学会　循環器病の診断と治療に関するガイドライン：慢性心不全治療ガイドライン（2010年改訂版），p28 より引用〕

心不全の一般的な管理
General management of heart failure

眞茅みゆき　北里大学看護学部准教授
筒井裕之　北海道大学教授大学院医学研究科・循環病態内科学

【心不全治療における患者の自己管理の重要性】

慢性心不全の一般的な管理において，患者の自己管理の向上は重要な役割をもっている．心不全増悪による再入院は，感染症・不整脈などの医学的要因とともに，塩分・水分制限の不徹底，治療薬服用の不徹底，精神的または身体的ストレスといった予防可能な因子が原因となることも多い．患者の自己管理能力を向上させることにより，このような予防可能な要因による再入院を回避し，心不全患者の予後を改善させることが期待できる．医療従事者は患者の自己管理が適切に行われているかを評価し，患者および家族に対する教育，相談支援により患者の自己管理能力の向上に努めることが重要である．高齢者，独居者，認知症合併症例など，心不全増悪のハイリスク症例に対しては，家族への教育，支援とともに，訪問看護や社会資源の積極的活用が求められる．

心不全患者の一般的な管理を強化する方法として，患者教育，治療アドヒアランスの向上，訪問や電話などによる患者モニタリング，治療薬の調節，看護師による管理などの疾病管理プログラムが慢性心不全患者の予後の改善に有効であることが報告されている．疾病管理プログラムの要点として，多職種によるチーム医療，病診連携，ガイドラインに沿った治療，患者教育，心不全増悪の早期発見などがあげられる．特に，患者教育は極めて重要であり，患者，家族および介護者等に心不全の特徴，心不全増悪時の症候とその対処方法，薬物治療に関しての充分な説明を行うとともに，食塩，水分制限，活動制限や禁酒，禁煙の指導を行う（表1）．さらに，毎日の体重測定，規則的な服薬など自己管理の重要性を明確にすることが必要である．

【一般的な管理の実際】

1．社会的活動性と仕事

身体機能の低下のみならず心理状態も心不全患者の生活の質に大きく影響するため，身体活動能力に応じた社会的活動を奨励し，社会的あるいは精神的に過度に隔離されないように注意する．可能であれば運動能力に応じた仕事を続ける．

2．食事

重症心不全では1日の食塩量3g以下の厳格な塩分制限が必要である．食事指導におい

表1 慢性心不全患者および家族・介護者に対する教育の内容

- 一般的事項
  - 心不全の病態の説明
  - 身体的変化（症状・徴候）
  - 精神的変化
  - 予後
- 症状のモニタリングと管理
  - 心不全増悪時の症状
  - 体重の自己測定（毎日）
  - 症状増悪時の対処方法
  - 精神症状の対処方法
- 食事療法
  - 塩分・水分制限
  - アルコール制限
  - 遵守するための方法
- 薬物療法
  - 薬の性質，量，副作用
  - 併用薬剤
  - 複雑な薬物治療への対処
  - 費用
  - 遵守するための方法
- 活動・運動
  - 仕事および余暇
  - 運動療法
  - 性生活
  - 遵守するための方法
- 危険因子の是正
  - 禁煙
  - 肥満患者に対する体重コントロール
  - 脂質異常症，糖尿病，高血圧の管理

〔日本循環器学会　循環器病の診断と治療に関するガイドライン：慢性心不全治療ガイドライン（2010年改訂版），p20，表9より転載〕

て，調理に用いる塩分のほかに，加工食品にも相当量の食塩が含有されていることを教育する．軽症心不全では，1日およそ7g以下程度の減塩食とする．一方で，高齢者においては過度の食塩制限が食欲を低下させ，栄養不良となり得るため，味付けや食材の選択などに工夫をし，適切な食事摂取が維持できるよう支援する．

軽症の慢性心不全では水分制限は不要であるが，口渇により過剰な水分摂取をしていることがあるので注意を要する．重症心不全で希釈性低ナトリウム血症を来した場合には水分制限が必要となる．肥満を合併している場合には減量のためのカロリー制限が必要である．その他の食事制限は明らかな適応（脂質異常症，糖尿病など）がない限り勧められない．

3. 旅行

飛行機旅行，高地あるいは高温多湿な地域への旅行では注意が必要である．長時間の飛行機旅行はNYHA Ⅲ度およびⅣ度の重症心不全患者では心不全増悪のリスクが高く，勧められない．どうしても飛行機旅行が必要な場合には，飲水量の調節，利尿薬の適宜使用，機内での軽い体操が必要である．またすべての心不全患者において，旅行時の食事内容や食事時間の変化，気候の変化が，身体的・精神的ストレスの原因になることを認識し，十分に余裕をもった旅程にするなどの工夫が必要である．

4. ワクチン接種

すべての心不全患者，特に高齢，重症患者では，病因によらずインフルエンザに対するワクチンを受けることが望ましい．慢性心疾患患者において，インフルエンザワクチン接種は冬季の死亡率低下に寄与することが示されている．流行前のワクチン接種にはインフルエンザおよび肺炎球菌の重症合併症を防ぐ効果が期待できる．

5. 喫煙

喫煙はあらゆる心疾患の危険因子であり，心不全患者においては，禁煙することにより死亡率や再入院率が低減する．喫煙者に対しては，効果的な禁煙治療を勧める．

6. アルコール

アルコール性心筋症が疑われる場合，禁酒が不可欠である．他の慢性心不全患者においては，適切な飲酒習慣に努め，大量飲酒を避ける．

7. 安静と運動

浮腫を有する非代償性心不全，慢性心不全急性増悪時には運動は禁忌であり活動制限と安静が必要である．しかし安定した慢性心不全においては，安静によるデコンディショニングは運動耐容能の低下を助長するととも

に，労作時の易疲労感や呼吸困難などの症状を悪化させる要因となる．特に高齢患者においては，加齢による退行性変化および廃用性変化により，日常生活動作(Activity of daily living；ADL)が低下する．特に，下肢筋力やバランス機能の低下が著しいため，歩行や階段昇降など移動動作が制限されやすく，排泄行動や，家事等，患者の日常生活全般に影響を及ぼす．したがって，心不全患者の一般管理において ADL の評価は重要であり，連続歩行，階段昇降といった運動耐容能の評価とともに，排泄行動，入浴，家事などの日常生活動作能力の評価も必要である．適度な運動は，運動耐容能を増して日常生活中の症状を改善し生活の質を高めるとともに，ADL の維持，拡大にも有効である．

8．入浴

入浴は慢性心不全患者において禁忌ではなく，適切な入浴法を用いればむしろ負荷軽減効果により臨床症状の改善をもたらすことが示されている．熱いお湯は交感神経緊張をもたらすこと，深く湯につかると静水圧により静脈還流量が増して心内圧を上昇させることから温度は40〜41℃，鎖骨下までの深さの半座位浴で時間は10分以内がよいとされる．

9．精神症状

抑うつや不安などの精神症状や不十分なソーシャルサポートが，心不全患者の予後に影響する．心不全患者の精神症状を評価するとともに，症状によっては，精神科医あるいは心療内科医による診断・専門的治療や臨床心理士によるカウンセリングなども考慮すべきである．

10．性生活

慢性心不全患者において性交渉時の血行動態を測定した報告は皆無である．運動強度でいうとおよそ single Master 負荷試験に相当することから，不整脈の誘発，負荷後の過度の息切れ，疲労感なしに single Master を行うことができれば，性交渉は可能と考えられる．しかし心拍数，血圧の反応は，個体差や性行為時の状況によるところが大きいとされ，注意が必要である．一方で，心不全患者の60〜70％が性的機能不全(Erectile dysfunction；ED)を有していると報告されている．性的機能改善薬であるPDE5阻害薬は，血管拡張作用を有し，慢性心不全の運動耐容能への効果も報告されているが，安全性のデータが乏しく，現時点でのED治療としての慢性心不全患者への投与は推奨されない．

収縮期心不全の薬物療法

Drug therapy in systolic heart failure

吉川　勉　榊原記念病院副院長・循環器内科

【概説】

1980年以降，収縮期心不全例を対象とした数多くの臨床試験が行われ，数多くのエビデンスが構築されてきた(表1)．そのなかでも骨格を成すのは，レニン-アンジオテンシン-アルドステロン(RAA)系遮断薬とβ遮断薬である．本稿では，この二系統の遮断薬を中心に，収縮期心不全の治療指針を示す．

【RAA系遮断薬】

1．アンジオテンシン変換酵素(ACE)阻害薬

慢性心不全患者におけるACE阻害薬の有用性は，確立されてすでに久しい．ACE阻害薬は，軽症から重症心不全において生命予後を改善することは明らかである．さらに，無症候性心機能低下例においても，心不全の発症を予防することが明らかにされている．同じ血管拡張作用を有する，ヒドララジン＋硝酸イソソルビドとの比較においても，より優れた効果を示すため，単なる血管拡張作用よりもRAA系遮断による神経体液因子-抑制効果が推察されている．

収縮不全による慢性心不全患者においては，第一選択薬であるが，問題点は咳であり，服薬コンプライアンスの妨げとなる．ACEの阻害がブラジキニン産生につながる

表1 収縮不全による慢性心不全を対象とした薬物治療の主な臨床成績

試験名	発表年	対象	症例数	試験デザイン	結果
CONSENSUS	1987	NYHA Ⅳ	253	エナラプリル vs. プラセボ	総死亡 27% 減
SOLVD 治療試験	1991	NYHA Ⅱ/Ⅲ	2569	エナラプリル vs. プラセボ	総死亡 16% 減
V-HeFT-Ⅱ	1991	NYHA Ⅱ/Ⅲ	804	エナラプリル vs. HYD+ISDN	総死亡 28% 減
DIG	1997	NYHA Ⅱ~Ⅳ	6800	ジゴキシン vs. プラセボ	総死亡差なし
ELITE-Ⅱ	1999	NYHA Ⅱ~Ⅳ	3152	ロサルタン vs. カプトプリル	差なし
CIBIS-Ⅱ	1999	NYHA Ⅲ/Ⅳ	2647	ビソプロロール vs. プラセボ	総死亡 34% 減
MERIT-HF	1999	NYHA Ⅱ~Ⅳ	3991	メトプロロール CR/XL vs. プラセボ	34% 総死亡減
RALES	1999	NYHA Ⅲ/Ⅳ	1663	スピロノラクトン vs. プラセボ	総死亡 30% 減
COPERNICUS	2001	NYHA Ⅳ	2289	カルベジロール vs. プラセボ	総死亡 35% 減
Val-HeFT	2001	NYHA Ⅱ~Ⅳ	5010	バルサルタン+ACEI vs. ACEI	心血管事故 13.2% 減
CHARM	2003	NYHA Ⅱ~Ⅳ	7601	カンデサルタン vs. プラセボ	心血管死 12% 減
CORONA	2007	NYHA Ⅱ~Ⅳ	5011	ロスバスタチン vs. プラセボ	差なし
GISSI-HF	2008	NYHA Ⅱ~Ⅳ	4574	ロスバスタチン vs. プラセボ	差なし
SHIFT	2010	NYHA Ⅱ~Ⅳ	6558	イバブラジン vs. プラセボ	心不全死 26% 減
EMPHASIS-HF	2011	NYHA Ⅱ	2737	エプレレノン vs. プラセボ	総死亡 24% 減

CONSENSUS, Cooperative North Scandinavian Enalapril Survival Study; N Engl J Med 1987; 316: 1429-35; SOLVD, Studies of Left Ventricular Dysfunction, N Engl J Med 1991; 325: 293-302; V-HeFT-Ⅱ, Second Veterans Administration Cooperative Vasodilator-Heart Failure Trial, N Engl J Med 1991; 325: 303-10; HYD+ISDN, hydralazine+isosorbide dinitrate; DIG, Digitalis Investigation Group, N Engl J Med 1997; 336: 525-33; CIBIS-Ⅱ, 2nd Cardiac Insufficiency Bisoprolol Study, Lancet 1999; 353: 9-13; MERIT-HF, Metoprolol CR/XL Randomised Intervention Trial in Congestive Heart Failure, Lancet 1999; 353: 2001-7; RALES, Randomized Aldactone Evaluation Study, N Engl J Med 1999; 341: 709-17; COPERNICUS, Carvedilol Prospective Randomized Cumulative Survival Study, N Engl J Med 2001; 344: 1651-8; ELITE-Ⅱ, 2nd Evaluation of Losartan in the Elderly Study, Lancet 2000; 355: 1582-7; Val-HeFT, Valsartan Heart Failure Trial, N Engl J Med 2001; 345: 1667-75; CHARM, Candesartan in Heart Failure Assessment of Reduction in Mortality and Morbidity, Lancet 2003; 362: 759-66; CORONA, Controlled Rosuvastatin Multinational Trial in Heart Failure, N Engl J Med 2007; 357: 2248-61; GISSI-HF, Gruppo Italiano per lo Studio della Sopravvivenza nell'Insufficienza cardiaca-Heart Failure, Lancet 2008; 372: 1231-9; SHIFT, Systolic Heart Failure Treatment with the If Inhibitor Ivabradine Trial, Lancet 2010; 376: 875-85; EMPHASIS-HF, Eplerenone in Mild Patients Hospitalization and Survival Study in Heart Failure, N Engl J Med 2011; 364: 11-21, ACEI：アンジオテンシン変換酵素阻害薬

ことが原因である．一方，ブラジキニンには一酸化窒素産生などによる心保護作用があり，一概にこの作用が悪いとはいえない．いずれにせよ，この副作用が出れば服薬を断念せざるを得ない．

処方例 下記のいずれかを用いる．

1) レニベース錠（5 mg） 1錠 分1 朝
2) コバシル錠（4 mg） 1錠 分1 朝
  (保外) 効能・効果

2. アンジオテンシンⅡ受容体拮抗薬（ARB）

ARBは，アンジオテンシンⅡタイプⅠ受容体を遮断することにより，RAA系を阻害する．収縮不全による慢性心不全患者におけるARBの有用性についてもすでにいくつかの試験において，ロサルタン，バルサルタン，カンデサルタンの予後改善効果が明らかとなっている．

ACE阻害薬との優劣についても議論が交わされたが，少なくともARBのほうが優れるという結果は示されていない．心筋梗塞後心機能低下例を対象とした臨床試験において，ロサルタンはカプトプリルに劣るとの報告もあったが，150 mg／日投与によってさらに生命予後が改善することが明らかとなった．いずれにせよ，あくまでも第1選択薬はACE阻害薬であり，忍容性に問題がある場合にARBが推奨される．

処方例 下記のいずれかを用いる．

1) ブロプレス錠（4 mg） 1錠 分1 朝
2) ディオバン錠（40 mg） 1錠 分1 朝

(保外) 効能・効果
3) ニューロタン錠（25 mg）　1 錠　分 1 朝　(保外) 効能・効果

3. アルドステロン遮断薬

　アルドステロンは，RAA 系の最下流に存在する心血管系リスクホルモンである．水・ナトリウム貯留や心血管系線維化・リモデリングのみならず，血管内皮機能障害，圧受容体機能低下，腎機能障害，カリウム・マグネシウム喪失，凝固能亢進など多彩な作用を有する．

　アルドステロンは，従来，副腎皮質球状層において産生され，血流を介して全身諸臓器に作用するとされてきた．アルドステロン産生酵素である CYP11B2 は，副腎皮質のみならず，脳・心臓・血管などにも存在することが最近明らかとなった．産生されたアルドステロンは，ミネラルコルチコイド（MC）受容体に結合するが，この受容体にはコルチゾールも結合することが知られている．アルドステロンとコルチゾールの MC 受容体への結合を調整しているのが，11β-hydroxysteroid dehydrogenase type 2 である．この酵素は，専らアルドステロンの数百倍の濃度で存在する内因性コルチゾールを分解し，アルドステロンの作用を増強する方向に働く．MC 受容体は活性化されると細胞質から核内に移動し，転写活性を促進する．

　アルドステロンは RAA 系の下流に存在するため，ACE 阻害薬や ARB によって抑制されると考えられてきた．しかし，このような条件下でも，アルドステロンは RAA 系以外の経路から産生されることがわかってきた．その経路としては，カリウム，副腎皮質刺激ホルモンなどが挙げられる．本現象（アルドステロン・ブレイクスルー）によって増加したアルドステロンは RAA 系の上流に作用し，ACE 活性増加と ACE2 活性の低下によって悪循環を形成する．

　以上の知見を受けて，アルドステロンを直接遮断する重要性が認識されるようになった．RALES では，NYHA 心機能分類Ⅲ－Ⅳ度，左室駆出率 35％ 以下の比較的重症の慢性心不全患者において，従来から利尿薬として使われていたスピロノラクトンがプラセボに比べて総死亡を 30％ 低下させた．問題点は副作用であり，男性患者における女性化乳房と乳房痛が 10％ に発現した．高カリウム血症も増加傾向となった．エプレレノンは MC 受容体に対する選択性がスピロノラクトンの約 8 倍である．

　心筋梗塞後心機能低下例を対象とした EPHESUS 試験で，エプレレノン投与群で総死亡が 15％ 減少した．エプレレノン投与群とプラセボ投与群で女性化乳房の頻度に差はなかった．軽症の心不全例を対象としたエプレレノンの比較試験 EMPHASIS-HF では，一次エンドポイント（心血管死あるいは心不全増悪による入院）はエプレレノン投与群で 37％ 減少した．

処方例　下記のいずれかを用いる．

1) アルダクトン A 錠（25 mg）　1 錠　分 1 朝
2) セララ錠（50 mg）　1 錠　分 1 朝
   (保外) 効能・効果

4. （プロ）レニン受容体遮断薬

　レニンの前駆物質プロレニンは，2 種類の経路を介して活性化されることが指摘されている．Proteolytic activation は，レニン活性を覆っているプロセグメントが切断されて，レニンとなる経路である．通常，この過程は，腎傍糸球体細胞においてのみ行われる．ここで活性化されたレニンは，全身的な RAA 系の活性化を惹起することは周知の如くである．最近，プロレニンが分子量を変えることなく，立体構造の変化を介して活性型プロレニンになることがわかった（nonproteolytic activation）．この過程において重要な役割を果たすのが，（プロ）レニン受容体である．

アリスキレンは，非ペプチド系レニン阻害薬で，高血圧患者にすでに使用可能である．心不全患者に関するエビデンスは少ないが，心不全患者を対象とした比較的小規模な臨床試験が報告されている．血中N末端プロBNP濃度は，プラセボ群では $762\pm6,123$ pg/mL 増加したのに対し，アリスキレン投与群では $244\pm2,025$ pg/mL 低下した．血漿レニン濃度そのものはアリスキレン投与群で増加したが，レニン活性はむしろ低下した．心エコー所見ではアリスキレン投与群で僧帽弁逆流面積，左室流入血流速波形のE波，E/A比およびその減衰速度，E/E′の低下がみられた．現在心血管イベント評価を目的とした大規模臨床試験が進行中である．

処方例　下記のいずれかを用いる．

ラジレス錠(150 mg)　1錠　分1　朝
保外　効能・効果

5．その他

アンジオテンシンⅡの産生経路にはキマーゼ，カテプシンGおよびカリクレインなど非ACE系も関与することが明らかとなった．その中でもキマーゼは，ヒトにおいてACEとともにアンジオテンシンⅡ産生の主たる経路である．キマーゼは肥満細胞などに存在し，組織RAA系の活性化において重要な役割を果たす．キマーゼ阻害薬が開発途上にあり，近い将来その臨床的意義が明らかになると思われる．Ang(1～7)はアンジオテンシンⅡとは逆の血管拡張作用を有するペプチドで，ACE2により産生される．ACE2によるRAA系抑制も今後検討されるべき方向性である．

【β遮断薬】

1975年の報告に引き続いて，β遮断薬の有効性を示すエビデンスが構築されてきた．その中でも，MERIT-HF試験，CIBIS-Ⅱ試験，COPERNICUS試験によって，軽症から重症の心不全患者に対するβ遮断薬の有効性が確立された．β遮断薬を第一選択にすべきかという点についても，議論が進められてきた．

β遮断薬は，いまや心不全診療には欠かせない最も有効な治療薬の1つであることはいうまでもない．β遮断薬の使用経験の蓄積に伴い，導入のタイミングはますます早まりつつある．β遮断薬の有効性が認められているのは，収縮機能障害を主徴とする心不全例である．β遮断薬は投与禁忌となる病態が多いので，合併疾患など十分なチェックが必要である．開始にあたっては，肺うっ血・全身浮腫など体液貯留がコントロールされている必要がある．筆者らはBNP濃度を測定し，β遮断薬開始のよりどころとしている．すなわち，BNP濃度200 pg/mL 未満の場合にはβ遮断薬の導入は比較的容易であるが，BNP濃度200 pg/mL 以上の場合には入院監視下で慎重な投与が必要である．さらにBNP濃度500 pg/mL 以上の場合は極めて注意が必要であり，心不全の増悪を来しやすい．投与開始後は，心拍数・血圧・体重・尿量などに注意することは勿論であるが，Ⅲ音や僧帽弁逆流雑音など身体所見が以外に重要である．

現在，最も頻繁に使われているβ遮断薬は，カルベジロールである．通常は2.5 mg/日から開始し，5 mg/日→10 mg/日→20 mg/日と増量するが，これらの間のステップとして7.5 mg/日，15 mg/日をおく場合が多い．重症例の場合は初回投与量を1.25 mg/日とする．BNP濃度が500 pg/mLを越えるような超重症例の場合は，0.625 mg/日を初回投与量とする場合もある．β遮断薬が単独で開始困難な場合は，ピモベンダンなどのβ受容体を介さない強心薬を併用する．例外的な状況として，強心薬の点滴静注から離脱できない心不全例でフォスフォジエステラーゼ阻害薬を併用しながらβ遮断薬を超低用量から開始することもある．

β遮断薬は忍容性がよければ，なるべく増量する．増量するときのよい指標はあまりない．忍容性の確認には自覚症状，身体所見(3

音ギャロップ，僧帽弁逆流雑音，肺野ラ音など），血圧・心拍数などが参考になる．心不全の指標としては血漿BNP濃度が一般的には重要であるが，β遮断薬導入時には複雑な動きをする．血漿BNP濃度がもともと高値の場合には心不全の改善に伴って低下するが，治療開始前のBNP値があまり高くない場合にはむしろ増加することがある．しかし，β遮断薬導入が終了して一段落した頃には，おおむねBNP濃度は低下する．

β遮断薬継続投与中に心不全増悪を来した場合，β遮断薬を中止してしまいがちである．実際はよほど重症なポンプ失調でない限り，β遮断薬の続行は可能である．1ステップ前の投与量に戻すか，軽度の場合はそのまま継続して利尿薬を調整する．強心薬が必要な場合カテコールアミンの有効性は期待しにくいので，フォスフォジエステラーゼ阻害薬を使用する．特にカルベジロール投与中のドブタミンはかえって肺血管抵抗を増加させ，血行動態を悪化させることが知られている．心不全急性増悪によりβ遮断薬を一時的に中止せざるを得ない場合もあるが，循環動態が安定すれば直ちに再開すべきである．米国の心不全レジストリー研究OPTIMIZE-HFの解析結果では，入院中にβ遮断薬が中止されたまま放置された場合の死亡リスクは継続投与された場合の2.3倍であった．

処方例 下記のいずれかを用いる．

1) アーチスト錠（2.5 mg） 1錠 分1 朝 適宜増量
2) メインテート錠（0.625 mg） 1錠 分1 朝 適宜増量

【利尿薬】

急性心不全においては，フロセミド静注によるうっ血解除を試みる．ヒト心房利尿ホルモン製剤（カルペリチド）も用いられるが，利尿作用はさほど強くない．ドパミンによる腎血管拡張も利尿効果をもたらす．最近治療抵抗性浮腫に対して，バゾプレッシンV_2阻害薬トルバプタンが使用可能となった．本薬剤は低ナトリウム血症を伴う浮腫が投与対象となり，急激な脱水と高ナトリウム血症による橋中心髄鞘崩壊症を来すことがあるので，入院監視下での投与が義務付けられている．

慢性心不全におけるループ利尿薬の長期投与も行われるが，メタ解析の結果ではむしろ生命予後悪化因子となることが報告されている．ループ利尿薬の使用は，急性期とは異なり長時間作用型利尿薬が望ましい．その理由は低カリウム血症を回避することと，急激な利尿によるRAA系活性化を避けるためである．アゾセミドは長時間作用型ループ利尿薬であるが，低カリウム血症の発現は避けられない．トラセミドは抗アルドステロン作用を有する長時間作用型ループ利尿薬であり，低カリウム血症を来しにくい．ループ利尿薬との比較試験において，生命予後を改善することが報告されている．ループ利尿薬単独で利尿効果が不十分な場合は，サイアザイド系利尿薬を併用する．

処方例

1) ラシックス錠（20 mg） 2～4錠 分1 朝あるいは 分2 朝昼
2) ダイアート錠（60 mg） 1錠 分1 朝
3) ルプラック錠（4 mg） 1～2錠 分1 朝
4) フルイトラン錠（2 mg） 1～4錠 分1 朝
5) サムスカ錠（15 mg） 1錠 分1 朝

【強心薬】

ジギタリス薬は長い間強心薬として心不全患者に使用されてきたが，果たしてその生命予後を改善するかどうかについては明らかではなかった．すでにジギタリス薬が投与されている収縮不全による慢性心不全患者においては，その中止は病態の悪化を招くことは明らかにされていた．洞調律の慢性心不全患者を対象としたプラセボ対照前向き大規模臨床試験DIGでは，心不全増悪による入院件数

を減らすことはできたが，総死亡には差はなかった．心不全による死亡を除いた死亡件数はジギタリス投与群に多く，突然死増加の危惧が残された．ジギタリス薬の強心作用は用量依存的であるが，低用量で神経体液因子抑制作用を有することが知られている．DIG試験の解析結果では，血中濃度が高いほど予後が不良であることがわかった．したがって，ジギタリス薬の血中濃度は，0.5～0.8 ng/mL が望ましい．頻脈性心房細動を伴う場合には，房室伝導を抑制する目的でジギタリス薬が使用される．

その他の経口強心薬としては，ピモベンダンが使用される．フォスフォジエステラーゼ阻害作用に加えて，心収縮蛋白のカルシウム感受性増強作用を有するユニークな強心薬である．わが国で行われた軽症から中等症の慢性心不全患者を対象としたプラセボ対照臨床試験 EPOCH では，複合エンドポイントは減少し，身体活動能力は改善した．海外における臨床試験では高用量で予後が悪化する傾向があり，ジギタリス同様低用量が望ましい．

> **処方例** 下記のいずれかを用いる．
>
> 1) ジゴシン錠（0.25 mg） 1錠 分1 朝
>   （腎機能に応じて適宜増減）
> 2) アカルデイカプセル（1.25 mg） 1～2カプセル 分1 朝

【その他】
1. スタチン薬

血管内皮拡張や抗炎症作用など，多彩な心保護作用が期待される薬剤である．高齢者虚血性心不全例を対象とした CORONA 試験や，非虚血例も含めた全般的な収縮期心不全例を対象とした大規模臨床試験が行われたが，プラセボと差はなかった．

2. 鉄剤・エリスロポエチン

最近心不全患者における貧血の意義が注目されている．貧血の存在はその生命予後に及ぼす影響については明らかである．これを受けて，鉄剤投与やエリスロポエチン製剤による貧血改善が予後に及ぼす影響が検討されている．自覚症状や運動耐容能を改善したとの報告はあるが，その生命予後を改善したとの報告はまだなされていない．現在，大規模な臨床試験 RED-HF が進行中である．

3. 抗サイトカイン薬

心不全患者では tumor necrosis factor-α を中心とする炎症性サイトカインが増加し，病態の悪循環と関連することが明らかにされてきた．その可溶性受容体である etanercept の臨床試験 RENEWAL において，有効性は確認されなかった．

4. If チャネル阻害薬

本薬剤は洞結節の If チャネルに作用し，心拍数を低下させる．β遮断薬のように心機能抑制作用はないのが利点である．ベースラインの心拍数 70 bpm 以上の収縮期心不全例を対象とした臨床試験 SHIFT において，心不全死および心不全増悪による入院を減少した．総死亡には有意差はなかった．本試験では対象例の約9割にβ遮断薬が投与され，目標投与量の 50% 以上の用量が投与されている患者が過半数を占めていた．

拡張期心不全の薬物療法
Treatment of diastolic heart failure

木原康樹　広島大学大学院教授・循環器内科学

【概念】

心不全患者のおよそ半数は，左室駆出率（left ventricular ejection fraction；LVEF）が正常かあるいは軽度の低下にとどまっていることが明らかにされた．同時にそれら患者の予後は，LVEF の低下した心不全患者と同じ程度に劣悪であることが示された．これらの患者の病態は，心筋組織の線維化などによる心臓拡張性の低下を有することが本質と考えられたため，長年にわたり「拡張期心不

表1 HFpEFを対象とした大規模臨床試験とその結果

試験名	薬剤	条件	登録数	経過年	結果
ACE阻害薬/ARB PEP-CHF	ペリンドプリル	≥70歳，心不全，EF≥40%	850	2.1年	↔1°エンドポイント（院内死亡） ↔死亡 ↔入院 ↓症状 ↑運動耐容能
CHARM-Preserved [3]	カンデサルタン	心不全でEF>40%	3,023	37月	↔1°エンドポイント（CV死亡または心不全入院） ↔死亡 ↓HF入院
I-PRESERVE	イルベサルタン	心不全でEF>45%	4,128	4年	↔1°エンドポイント（死亡または入院） ↔死亡 ↔入院
β遮断薬 Aronow, et al	プロプラノロール	Post-MI，心不全，EF≥40%	158	12月	↓死亡 ↑EF ↓LV重量
ジゴキシン Ancillary DIG	ジゴキシン	心不全でEF>45%	988	37月	↔1°エンドポイント（心不全死亡または心不全入院） ↔死亡 ↔入院

全（拡張不全）」と称されてきた．しかしながら，近年のいくつかの臨床研究はそのような線維化を抑制するはずであるRA系阻害薬などをもってしても「拡張期心不全」患者の予後を改善しないことを示し，その病態生理は想像以上に複雑で複合的であることが想像されている．そのため「拡張期心不全」という疾患概念を棄却し，とりあえずHeart failure with preserved ejection fraction（HF-pEF）と呼ぶことが提唱されつつある．これまでのHFpEFを対象とした大規模臨床試験とその結果を表1に示す．

RA系阻害薬を含めさまざまに期待された薬物が「拡張期心不全」患者の予後を改善することができなかった．現在最も可能性に近い薬剤は，心臓-血管連関を改善する（すなわち血管系コンプライアンスを増大させる）カルシウムチャネル拮抗薬などの降圧薬やNO供給薬であるかもしれない．

【薬物治療】

1. ACE阻害薬とアンジオテンシンⅡ受容体拮抗薬（ARB）

左室拡張性は心筋線維化や求心性左室肥大の進展とともに悪化することや，ACE阻害薬とARBが他の降圧薬に比較して顕著な左室肥大退縮効果を示すことなどより，これらRA抑制薬は拡張期心不全に対して効果的な薬剤であると期待された．

実際，エナラプリルを用いた小規模研究では陳旧性心筋梗塞を有するHFpEF患者のHYHA心不全クラスと運動耐容能が改善し，それは左室重量減少を伴っていた．一方，HFpEFを対象とした最初の大規模は，カンデサルタンとプラセボを比較したCandesartan in Heart Failure-Assessment in Mortality（CHARM）プリザーブド試験であった．36か月の追跡によってカンデサルタン群は，心臓血管死と入院の複合エンドポイントに関してプラセボより改善する傾向を示したが，有意ではなかった．より明確な結論を求めて施行されたI-PRESERVE（Irbesartan in Heart Failure with Preserved Systolic Function）では，LVEF 45%以上のHFpEF患者4,128人がイルベサルタンあるいはプラセボに割り付けられ4年観察された．その結果では，死亡あるいは心臓血管イベントによ

る入院は両群で全く差を認めなかった．Perindopril in Elderly People with Chronic Heart Failure(PEP-CHF)でも心不全による入院と総死亡を最初の1年は減少させたが，最終の3年目では有意差を得ることができなかった．

これらの試験は左室肥大退縮や運動耐容能などのサロゲートマーカーがハードエンドポイントと直結していないことを示唆し，HFpEF病態生理の本質についても再考を促した．

2. β遮断薬

β遮断薬は交感神経活性伝達を抑制し，左室収縮力や心拍数を低下させる．心拍数の低下は，固くて血液流入に時間を要する「拡張期不全心」の充満を促し左室フランク-スターリング機序を活性化を通して心室パフォーマンスを改善するかもしれない．同時に駆出量の制限された肥大心においての心拍数低下は心拍出量を低下させ末梢循環をむしろ増悪させる可能性もある．

HFpEF患者に対するβ遮断薬の是非は早急に解決されるべき課題ではあるが，目下信頼に足るエビデンスはない．大規模レジストリーであるOrganized Program to Initiate Lifesaving Treatment in Hospitalized Patients with Heart Failure(OPTIMIZE-HF)における後ろ向き解析でβ遮断薬は，HFpEF患者の生命予後や再入院率を改善しなかった．β_1選択性のネビボロールを用いて，HFrEF(EFの減少した心不全)とHFpEF両方の高齢者を登録したSENIORS(Nebivolol Intervention on Outcomes and Rehospitalization in Seniors with Heart failure)では，ネビボロール群で生命予後や再入院率が有意に減少し，それはEFの高低に無関係であったとされている．

いずれにしてもHFpEFに対する十分な有効性が証明されているとは言い難く，とりわけ非虚血性HFpEF患者のみに対するβ遮断薬の効果は目下不明である．

3. 利尿薬

利尿薬はHFpEFにおける肺うっ血を改善し，心室の容量過剰負荷を適正化してくれる可能性がある．一方，うっ血のない患者では前負荷の軽減が循環を増悪させるリスクも考慮される．

ALLHAT研究の後付け解析においてサイアザイド利尿薬は，リシノプリル，アムロジピンやドキサゾシンと比較して高血圧を有するHFpEF患者の入院率を減少させていた．香港拡張期心不全研究では，HFpEF患者が利尿薬単独群あるいは利尿薬＋イルベサルタン／ラミプリル群に割り付けられたが，両群で同程度の自覚症状の改善が認められた．したがって利尿薬単独でもHFpEFを改善すると結論されたが，残念なことにプラセボの設定はなかった．

4. 硝酸薬

NOは心筋の弛緩に直接作用することが実験的に確認されており，また前負荷軽減や動脈コンプライアンスの増大により，心室-血管連関を改善する可能性がある．硝酸薬のような直接一酸化窒素(NO)を放出する薬剤は，それらを可能にするポテンシャルを有する．しかし残念ながらHFpEFに対する信頼に足るデータはほとんどないのが現実である．

McCallisterらは，仰臥位運動負荷中のHFpEF患者にニトログリセリンを投与すると左室拡張末期圧の急速な上昇を抑制し，運動時間を延長したと報告している．これらの効果は軽作業で呼吸困難を訴えるHFpEFには適当な手段とも考えられる．今後様々なPDE阻害薬が登場すると，それらの可能性をより体系的に実証できるかもしれない．

5. カルシウムチャネル拮抗薬(CCB)

CCBも動脈コンプライアンスを改善し，左室-大動脈連関の是正を通してHFpEFを改善する可能性がある．

ベラパミルとプラセボを比較した小規模研究でベラパミルは，実際左室拡張期充満を増

やし減少した運動耐容能を増加させた．心臓ドプラを用いた研究でもベラパミルは同様の報告をされている．ジヒドロピリジン系CCBの増量により，厳密な降圧療法を実施した群ではそうしなかったより心室弛緩能が改善したとの報告もある．大規模な臨床研究結果はないが，目下わが国でも徐放性ニフェジピンを用いたHFpEFに対する他施設介入試験(DEMAND)が進行中である．

6．アルドステロン拮抗薬

アルドステロンは心臓・血管の肥大や線維化を促進するホルモンであり，高血圧患者の予後や治療抵抗性と密接に関係している．これら高アルドステロン症患者と高齢者HFpEFには，様々な共通点が指摘されている．現在，NIHがサポートしてHFpEF患者をスピロノラクトンかプラセボに割り付ける大規模試験TOPCAT試験が進行しており，大いに注目される．

7．スタチン

スタチンはそのプレイオトロピック効果により心筋や血管の炎症性変化や動脈硬化進展を抑制し，HFpEFのような病態への有効性が期待された．しかしながら，慢性心不全患者に対するロスバスタチンの大規模二重盲検試験であるGISSI-HFはHFpEFも含め，有効性を示すことができなかった．

心不全における薬物療法の将来
The prospect of drug therapy in heart failure

伊藤　宏　　秋田大学大学院教授・循環器内科学・呼吸器内科学

【概説】

本項では，心不全薬物治療の将来について解説する．しかしながら「薬物治療の将来像」を抽象的に述べても理解しにくい，そのためまず始めに心不全の治療薬としては現在のところスタンダードとは言えないが，すでに心不全に有効であることを示唆する臨床的エビデンスがあり，今後，抗心不全薬として用いられる可能性のある薬剤の具体例をあげて説明する．そしてその後に，「薬物治療の将来像」に関する全体像について述べたいと思う．

もっとも，現在開発が行われている心不全治療薬の種類は膨大な数にのぼる．そのため，具体例として取り上げる薬剤は，高血圧など心不全以外の疾患を適応症にしてわが国ですでに発売されているか，または発売されることが確実視されている薬剤にしぼって解説する．ただしいずれの薬剤も，心不全に対する直接の保険適応はわが国では取れていないうえに，心不全に対する具体的な投与方法なども確立していない場合が多い．したがってもし心不全治療に応用するとしても，現在のところはいずれも，循環器専門医が十分な基礎知識を得たうえで慎重に処方すべき薬剤である．

【心不全治療薬として将来有用と考えられる薬剤】

1．レニン阻害薬

レニンは，アンジオテンシノゲンからアンジオテンシンⅠへの変換を触媒する酵素で，レニン-アンジオテンシン系(RAS)の最上流にて機能している．アンジオテンシン変換酵素(ACE)阻害薬やアンジオテンシンⅡ受容体拮抗薬(ARB)などのRAS阻害薬は抗心不全薬として確立していることから，レニン阻害薬も心不全治療薬として期待がもたれる．

レニン阻害薬は1980年代より高血圧治療薬として開発が進んでいたが，なかでもアリスキレンはレニン阻害活性が強く1日1回の投与で十分な作用が期待されるため，わが国でも高血圧を適応症として発売されている．アリスキレンの抗心不全薬としての効果については，ALOFT試験にて心不全重症度マーカーであるNT-proBNPを有意に低下させたほか，ALLAY試験において心肥大を抑制したことが報告されている．これらの試験結

果から，同薬は心不全患者に有用な効果があると期待されている．現在，同薬が慢性心不全患者の予後を改善するかについて検討する大規模臨床試験が進行中であり，この臨床試験の結果によっては今後，抗心不全薬として広く用いられる可能性のある薬剤である．

2. NEP阻害薬

NEP（neutral endopeptidase）阻害薬は，ナトリウム利尿ペプチドなどの代謝を抑制する薬剤である．オマパリラートはNEP阻害作用とともにACE阻害作用ももつため，NEP阻害作用を介して抗心不全作用をもつ内因性ホルモン（ANP，BNPなど）を増強する．加えて，レニン-アンジオテンシン系の抑制効果を兼ね備えた，新しい抗心不全薬として期待される．心不全に対する効果を見た臨床試験としてはIMPRESS試験があり，オマパリラートが心不全患者の死亡または入院を減少させたことが報告されている．

同様にアンジオテンシン受容体遮断作用をもつNEP阻害薬も開発が進んでおり，現在海外で心不全への効果を検討するための臨床試験が行われている．

3. バゾプレッシン受容体拮抗薬

バゾプレッシン受容体には大きく分けてV_1とV_2の2種類が同定されているが，心不全に効果が期待されているはバゾプレッシンV_2受容体拮抗薬である．

そのうち現在もっとも開発が進んでいるのはトルバプタンである．本薬は腎集合管のV_2受容体に作用し，電解質排泄には影響せずに水を排泄する．従来の利尿薬とは作用機序が異なることから，他の利尿薬でも体液貯留が改善されない患者，電解質の低下した患者に対しても有用性が期待され，体液貯留状態にある慢性心不全患者にも有効である可能性がある．2007年に発表されたMETEOR試験において，トルバプタンは慢性心不全患者の予後または心不全増悪をプラセボに比較して有意に抑制したことが報告された．同薬は「他の利尿薬で効果不十分な心不全における体液貯留」を適応症としてわが国でもすでに発売され，処方が可能となった．ただし，実際に投与された患者のなかには電解質や体液貯留の調節が困難であった症例も報告されており，慎重な投与が必要な薬剤と考えられる．

4. HMG-CoA還元酵素阻害薬（スタチン）

高コレステロール血症治療薬のスタチンが，心不全患者において駆出率の改善やBNP値低下などの，抗心不全効果があることを示唆するいくつかの臨床試験結果が報告された．この効果は高コレステロール血症の無い患者や非虚血性の心不全患者においても認められる．そのことから，スタチンのコレステロール低下作用を介したものではなく，何らかのプレイオトロピック（多面的）効果が関与していると考える研究者もいる．

最近の2つの臨床試験（CORONA試験，GISSI-HF試験）では，ロスバスタチンが心不全患者の心臓血管死や全死亡などの予後を改善しなかったことが報告された．したがって，スタチンを抗心不全薬として用いることは現段階では積極的に勧められない．しかしながら，現在わが国でもスタチンを用いた心不全治療の大規模臨床試験が進行中であり，今後の試験結果を注意深く見守る必要がある．

5. PDE5阻害薬

PDE5阻害薬のシルデナフィルは，肺高血圧症を適応疾患としても，わが国でも認可されている．最近，慢性心不全患者の運動耐応能などを改善することなどが報告され，今後の臨床試験の結果によっては，抗心不全薬として用いられる可能性のある薬剤である．

【心不全薬物治療の将来像】

前項で，抗心不全薬として今後有望と考えられる薬剤について，具体例を挙げて解説した．このほかにも多くの抗心不全作用をもつ薬剤の開発が進行している．本章の他項でも述べられているように，慢性心不全の治療は「心臓を休ませる」ことが重要であり，今回具体例として取り上げた薬剤は，いずれも広

い意味で「心臓を休ませる」作用をもっている．今後なにか大きなブレークスルーがない限り，このことは慢性心不全治療の大原則となっていくと思われる．

現在，慢性心不全治療の標準薬となっているアンジオテンシン阻害薬やβ遮断薬は，いずれもその有用性が膨大な数の大規模臨床試験により確実に証明されている．各種のガイドラインでも，重症から軽症に至るまですべての段階の慢性心不全患者に用いることが推奨されている．したがって，本項で取り上げた薬も，すべてアンジオテンシン阻害薬やβ遮断薬と併用することになると考えられる．今後開発されてくる新規の抗心不全薬も，原則として併用薬として用いることになるであろう．その意味で，これからの抗心不全薬に求められる条件は，現在の標準治療薬の欠点をカバーするか，大きな上乗せ効果が期待されることが必要となると考える．

最近は，薬物治療に加えて，多くの理学的治療法が心不全治療に有用であることが証明されている．具体的には，両心室ペーシング（CRT）や心臓リハビリテーションなどが挙げられる．現在はまだ基礎研究レベルではあるが，心筋細胞の再生医療の研究が格段に進歩しており，将来実際に臨床応用される日も来ると予想される．今後はこのような理学的療法や，さらに再生医療などの最新の治療法と併用することにより，さらなるメリットがある薬の開発なども重要課題であると考えられる．

心不全における不整脈の治療
Treatment of arrhythmia with heart failure

山下武志　心臓血管研究所付属病院・院長

【概念】

心不全と心房細動がお互い密接に関与していることは，種々の疫学的な統計が示している．これまでの報告によれば，心不全全体として6〜27%の患者が心房細動を合併しているとされる．心不全に関係した数多くの大規模臨床試験で心不全例における心房細動合併率を見ると，心不全の程度が進行するほど，心房細動の合併率が高率となる．一般的に心房細動の存在により心不全は悪化し，逆に心不全の悪化に伴い心房細動が発症しやすくなるため，両者は病態上悪循環を形成している．

同様のことは心室性不整脈にも当てはまる．心機能の悪化に伴って，心室性不整脈の発現頻度は増加する．NYHA ⅡもしくはⅢの心不全患者における死因の半数以上は突然死であり，心室頻拍・心室細動を含む心室性不整脈が原因と考えられている．特に左室駆出率が35%を下回る患者ではこのような心室性不整脈による突然死の回避が生命予後の改善を考えるうえで必要となる．

【病態】

古くから心房細動は，心不全の予後を悪化させると考えられてきた．しかし，時代の変遷とともに厳密な意味での疫学データは，このような単純な考え方を支持しているとはいえなくなっている．

1990年以降心不全に対してACE阻害薬が積極的に用いられるようになり，同時にⅠ群抗不整脈薬が用いられなくなったこと，さらにβ遮断薬と抗凝固療法が行われるようになり，心不全の予後が改善し，結果的に心房細動が心不全を悪化させる寄与度が小さくなっている．心房細動合併心不全患者を対象とした大規模臨床試験AF-CHF試験で，洞調律維持群と心拍数調節治療群の間に生命予後の差が観察されなかったことは，このような基礎心疾患に対する厳格治療がなされたという背景と関連している．

一方で，時代が変遷しても変わっていない事実もある．それは，心不全患者で新規に心房細動を発症した患者の予後は，心房細動を発症していない患者と比べて，不良であるということである．ごく最近でも，新規発症の

心房細動は心不全患者の入院期間中の死亡の独立した危険因子である一方で，同時に既存の心房細動は生命予後規定因子でないとされ，新規発症と既存の心房細動の意義に差があることを示している．

心不全患者における突然死は心室頻拍あるいは心室細動によると考えられているが，その最も強力な予測因子は現時点では左室駆出率である．左室駆出率35％以下のNYHA ⅡもしくはⅢの心不全患者を対象としたSCD-HeFT試験では，偽薬群とアミオダロン投与群の間に生命予後の差は観察されず，ICD群のみで有意な死亡率減少が観察されている．

【治療方針】

不整脈の治療を行う前に，心不全に対する基本的な内科療法を最大限行っておくことが大前提となる．すなわち，RAS抑制薬，β遮断薬，アルドステロン拮抗薬による心不全治療と，心房細動合併例では至適レベルの抗凝固療法が必須である．

そのうえで合併する不整脈に対する治療法を各患者個別に考慮する．既存の心房細動では，患者のQOL向上を目的としながら抗不整脈薬を用いた洞調律維持を行うかどうかを決定する．新規発症の心房細動では，生命予後向上目的に洞調律維持治療を試みる価値があるかもしれない．心不全合併心房細動に対する非薬物治療（カテーテルアブレーション，ablate & pace療法）はまだ十分なエビデンスがなく，薬物療法で心不全がコントロールできない場合に限り考慮される．心室性不整脈の治療として生命予後向上効果を有するのは，ICDおよびCRT-Dによる非薬物治療に限定される．この場合にも，抗不整脈薬はICDおよびCRT-Dの発火頻度を減少させることによって，患者のQOL向上を目指す手段として使用される．なお，心不全患者で用いることのできる抗不整脈薬は，対象不整脈の種類によらずアミオダロンに限定される．

【治療法】

心不全ガイドラインに基づいてβ遮断薬，RAS抑制薬投与を行う．心不全の程度に応じて，利尿薬，抗アルドステロン薬を追加する．これらの投薬は不整脈の種類を問わない．そのうえで，心房細動例では，心房細動ガイドラインに基づくワルファリンもしくは抗トロンビン薬による抗凝固療法を行う．心室性不整脈例では可能な限り，投与されたβ遮断薬の増量を試みる．

1．薬物療法

a．心房細動に対して心拍調節治療を行う場合

処方例 下記のいずれかを用いる．

> 1) ハーフジゴキシン錠（0.125 mg） 1錠 分1 朝
> アーチスト（2.5 mg） 1錠 分1 朝
> 2) ハーフジゴキシン錠（0.125 mg） 1錠 分1 朝
> メインテート錠（0.625 mg） 1錠 分1 朝

2種類のβ遮断薬のうち，心拍数抑制効果はメインテートが高い．β遮断薬投与量については，心不全の程度，心拍数をみながら適宜調節することが必要である．

上記の投与によっても，心拍数調節が難しく，高い心拍数が心不全悪化の原因であると推測される場合は，下記を追加する．

> 3) アンカロン錠（100 mg） 4錠 分2 朝夕
> 1日投与量400 mgは2週間まで．以降は200 mgに減量
> ただし，心拍数コントロールの状況に応じて適宜減量

b．心房細動に対して洞調律維持治療を行う場合

処方例

> アンカロン錠（100 mg） 4錠 分2 朝夕

14日分
以降
アンカロン錠(100 mg)　2錠　分2　朝夕

　アンカロンによる薬理学的除細動の確率は低く，アンカロン服用開始2～4週間後に電気的除細動を行い，薬物投与継続により洞調律維持を図る．

c．心室頻拍・心室細動の予防を行う場合
　緊急性を要する場合には静脈投与を行う．

> **処方例**
>
> アンカロン注(150 mg/3 mL/A)
> 初期急速投与　125 mg/10分
> 負荷投与　300 mg/6時間
> 維持投与　600 mg/24時間

　緊急性を要しない場合は経口投与を行う．

> **処方例**
>
> アンカロン錠(100 mg)　4錠　分2　朝夕
> 14日分
> 以降
> アンカロン錠(100 mg)　2錠　分2　朝夕

2．非薬物療法

a．心房細動
　薬物療法に抵抗性の場合，カテーテルアブレーションによる肺静脈隔離，あるいは両室ペーシングと房室結節アブレーションを考慮することがある．

b．心室頻拍・心室細動
　心室頻拍・心室細動の二次予防では，植込み型除細動器の植込みを行う．左室駆出率35％以下の心不全患者では，突然死一次予防として植込み型除細動器の植込みを考慮してもよい．

■ 入院・専門医へのコンサルテーション

- 心不全における不整脈の治療は，心不全，不整脈という2つの視点からの治療判断が必要である．
- 基本的に，心不全の程度が不整脈を規定するので，心不全専門医に心不全治療が適切であるかどうかを確認してもらったうえで，不整脈専門医に不整脈治療のオプションを提示してもらい，患者ならびに患者家族と治療方針について話し合うことが望ましい．
- アミオダロンの使用，あるいはカテーテルアブレーションの適否，植込み型デバイスの適否については，不整脈専門医へのコンサルテーションが望ましい．

■ 患者説明のポイント

- 心不全の治療と不整脈の治療は個別に分かれているものではなく，両者が密接に関与していることを理解してもらう．
- 心不全治療が基本となるが，心房細動のは，脳梗塞と心不全悪化予防という点から治療が必要になること，心室性不整脈は突然死予防という点から治療が必要になることを説明する．
- そのうえで，不整脈の治療は画一的なものでなく，患者個別に異なることを理解してもらう．

他臓器合併症を有する心不全の治療

Treatment of heart failure with complication

上村史朗　奈良県立医科大学准教授・第1内科
斎藤能彦　奈良県立医科大学教授・第1内科

【概説】

　心不全は，種々の基礎心疾患が増悪に伴って陥る最終的な病態である．心不全の発症率は年齢に伴って上昇し，80歳以上では人口の10％に達する．特に高齢心不全患者では，腎機能障害，慢性閉塞性肺疾患，貧血，感染症，末梢血管障害，脳血管障害など多臓器にわたる障害を合併していることが一般的であり，他臓器合併症が現在の心不全治療をさら

に複雑化している．

I．腎機能障害
【概念】
　心不全患者では腎機能障害の合併頻度が高く，また腎機能障害を合併した患者の予後は著しく不良である．一方，慢性腎臓病（CKD）患者では，虚血性心疾患・心不全の合併頻度が高いことも知られており，両者の密接な関係は心腎連関（Cardio-renal syndrome）として注目されている．心不全患者における腎機能障害の合併は，治療に用いられる薬剤の種類・投与量の制限，効果の減弱や副作用の増強などを介して治療成績を悪化させる．日常診療での腎機能のスクリーニングは血清クレアチニン値であるが，軽症の腎障害に対して鋭敏でないため，推定式を用いて糸球体濾過率（eGFR）を計算して治療方針に反映させることが重要である．

【診断のポイントと治療方針】
1．急性心不全・慢性心不全の急性増悪
　現在の急性心不全治療では，造影剤を用いた診断，強力な利尿薬・RAS阻害薬（ACE阻害薬，ARB，アルドステロン拮抗薬，直接レニン阻害薬）の投与，腎代替療法を用いた前負荷の軽減，補助循環の使用などの治療が用いられる．これらは機能の低下した腎臓に大きな負担をかけるとの認識をもつことが重要である．すなわち，腎機能合併心不全患者に対しては，腎血流量，GFRの低下につながる過度の降圧・前負荷の軽減に陥らないように十分に注意する必要がある．

　造影剤腎症は，一般に造影剤投与後72時間以内のクレアチニン値が全値より0.5 mL/dL以上上昇する場合と定義されている．発症の予防には，①非イオン性ヨード造影剤を使用すること，②心不全を増悪させない範囲での輸液を行うこと，③高度の腎機能障害例では使用後に血液透析を行うこと，などが推奨される．

　また，肺うっ血が改善した時点でRAS阻害薬を早期に導入することが必須である．しかし，腎機能障害合併例では，これらの薬物の導入期に腎機能の増悪，高カリウム血症などの副作用が出現しやすい．副作用を危惧してRAS阻害薬の使用を控えることは得策でなく，小用量を分割して開始し，臨床像，検査値を参考にしながら慎重に増量することが求められる．

　腎機能障害合併心不全の急性期では，腎機能の増悪，尿量の減少，利尿薬への反応性低下のために前負荷の軽減治療に難渋することが多い．このような場合には持続血液濾過透析（CHDF），限外濾過（ECUM）を用いた機械的な除水を早期に導入すべきである．

　カルペリチド（ハンプ）は，腎輸入細動脈の拡張と輸出細動脈の収縮により糸球体濾過率を上昇させ，さらに腎髄質への血流増加作用をもつことから，腎機能低下を伴う心不全例での効果が期待されている．ただし，腎機能低下例では過度の降圧が認められることが稀ではないため，少量からの使用（0.0125〜0.025 μg/mL/kg）が推奨される．

2．慢性心不全
　腎機能障害を合併する心不全患者に対する循環器薬の使用に際しては，腎からの排泄低下と副作用の高頻度に出現することに注意を払う必要がある（表1）．

　RAS阻害薬は腎障害合併時には腎機能の増悪や電解質異常など副作用を発症する頻度は高いが，心不全患者に対しては積極的に使用を試みるべきである．また，心不全患者の基礎腎疾患として大部分を占める腎硬化症，糖尿病性腎症では，ACE阻害薬，ARBの使用が尿蛋白の減少，腎機能障害の進行を抑制することが明らかになっており，この観点からも使用が推奨される．腎障害合併例への投与は少量から開始して，クレアチニン値を指標にして行うが，薬剤の導入時期にクレアチニンが大幅に上昇する場合には，腎動脈狭窄，併用薬剤の影響などを考慮する．

　ループ利尿薬は腎機能障害のある患者にお

表1 腎機能障害合併例への投与に注意すべき循環器薬

分類	薬剤名（商品名）	留意点
強心薬	ジゴキシン	用量調節，血中濃度のモニタリング
	メチルジゴキシン	用量調節，血中濃度のモニタリング
抗不整脈薬	ジソピラミド（リスモダン）	半量から1/4量
	シベンゾリン（シベノール）	維持透析患者では禁忌
	ピルジカイニド（サンリズム）	用量調節，血中濃度のモニタリング
	プロカインアミド（アミサリン）	用量調節，血中濃度のモニタリング
	フレカイニド（タンボコール）	用量調節
	ソタロール（ソタコール）	重篤な腎障害患者では禁忌
ACE阻害薬	テモカプリル（エースコール）	透析で除去されない
	ベナゼプリル（チバセン）	透析で除去されない
	デラプリル（アデカット）	透析で除去されない
ARB	カンデサルタン（ブロプレス）	腎障害では2 mgから開始する．
脂質異常症治療薬	スタチン系薬剤	横紋筋融解症に注意
	フィブラート系薬剤	横紋筋融解症に注意

いても血清クレアチニン値が5.0 mg/dL程度までは利尿作用が期待できる．しかし，腎障害がより高度な症例では効果が少なく，さらに慢性的な高用量の使用は腎機能障害の増悪をもたらす危険性がある．高度の腎機能障害を合併する心不全症例では，維持透析，持続腹膜透析などの導入を見据えた治療計画を策定することが重要になる．

II．貧血

【概念】

心不全患者では貧血の合併頻度が高く，その原因として腎虚血に伴うエリスロポエチン分泌の抑制，消化管のうっ血に伴う栄養素および鉄の吸収障害，消化性潰瘍が挙げられる．さらに高頻度に合併する腎性貧血，ACE阻害薬による骨髄抑制，抗血小板薬あるいは抗凝固療法に伴う消化管出血などの多因子が貧血の合併に関与する．一般にヘモグロビン値が10 g/dLを下回る貧血では血液の酸素運搬能が有意に低下するため，心拍数，一回心拍出量の増加を介して不全心への負担がさらに増大する．

【診断のポイントと治療方針】

1．急性心不全・慢性心不全の急性増悪

心不全の増悪によって緊急入院した症例にヘモグロビン値が8.0 g/dL以下の高度の貧血が認められた場合には，濃厚赤血球の輸血を考慮する．特に，急性冠症候群患者で緊急カテーテル検査・治療後に入院して，高度の貧血が認められる場合には，後腹膜血腫などの手技に伴う血管損傷，ヘパリン投与に伴う消化管出血の増悪などの原因を考慮する必要がある．ただし，急速な輸血は肺水腫の増悪につながることがあるため，酸素化能，尿量をモニタリングしながら投与量を調節する必要がある．

2．慢性心不全

一般に，腎性貧血はGFRが60 mL/分を下回る（CKDステージ3，クレアチニン1.5 mg/dL程度）腎障害で出現する．すなわち，心不全患者に貧血が認められる場合，腎不全が比較的経度であっても腎性貧血の合併とエリスロポエチン治療の適応を考慮すべきである．目標とするヘモグロビン値は，血行動態の安定が得られ，高血圧が起こらない範囲でかつヘモグロビン値が11～12 g/dLが適切と考えられる．エリスロポエチン治療に際しては鉄欠乏状態の評価が必要であり，一般に鉄飽和率（TSAT：％）＝ {血清鉄(μg/dL)/総鉄結合能（TIBC：mg/dL）} ×100を指標とする．TSAT値が20％以下あるいは血清フェリチン値が100 ng/dL未満であれば鉄欠乏と診断し，鉄剤の投与を考慮する．外来で安定している患者では鉄剤の経口投与が推奨され，1日量は100～200 mgが適当である．

また，虚血性心疾患が基礎疾患の心不全患者では，抗血小板薬（アスピリン）の使用に伴う消化性潰瘍からの出血，既存の消化管悪性腫瘍からの持続的な出血が原因となっている場合もあり，合併症の診断と治療を確実に行う必要がある．抗血小板薬，抗凝固薬を使用している心不全患者における消化管精査では，患者の全身状態を勘案し，日本循環器学会ガイドラインに準じた一時的な休薬を行うとともに，虚血イベントの発症に対する監視が必要となる．

III．呼吸器疾患
【概念】
肺気腫，気管支喘息などの慢性閉塞性肺疾患，肺線維症などの呼吸器を合併する心不全患者は加齢に伴って増加し，心不全の診断と治療に影響を及ぼす．

【診断のポイント】
両疾患を合併する患者が呼吸困難を訴えて受診した場合には，救急外来におけるBNP測定が原因を鑑別するのに有用である．一般に，急性心不全の発症あるいは慢性心不全の急性増悪時にBNP値が100 pg/mL以下を示すことは稀であるため，BNP低値の場合には呼吸器疾患として治療を開始する．

最近になって睡眠時無呼吸（Sleep Apnea）と心不全との関連性が注目されている．睡眠時無呼吸は10秒以上の呼吸停止が睡眠1時間当たり5回以上，あるいは一晩の睡眠中に30回以上みられる場合と定義され，閉塞性睡眠時無呼吸（OSA）と中枢性睡眠時無呼吸（CSA）に分類される．心不全患者では，約50％の症例に睡眠時呼吸障害が合併することが明らかになっており，その合併は心不全増悪の危険因子であることが示されている．

【治療方針】
β遮断薬は心不全患者に対してクラスIの治療として確立されているが，肺気腫や気管支喘息を合併する場合には病態の増悪を危惧して処方を行わないことが多い．しかしながら，肺疾患について重篤な急性症状が認められない場合には，β_1選択性の高い薬物を選択して少量から開始する意義は大きいと考えられる．最近報告されたコホート研究では，慢性閉塞性肺疾患患者のうち，β遮断薬を内服していた患者では，全死亡および心血管死が非服用患者に比して有意に低かったと報告している．また，高度の肺性心・右心不全を合併する心不全患者では，過度の利尿に伴って右心系の心拍出量が減少して，低血圧，LOSが急激に進行することがあるため注意を要する．

睡眠時無呼吸に対する治療法は，肥満患者での体重減少，耳鼻科的治療に加えて，持続陽圧呼吸（CPAP）が用いられ，日本循環器学会ガイドラインでは中等度以上のOSA患者に対するCPAP治療は，クラスIIaとして推奨されている．

IV．感染症
【概念と治療方針】
基礎心疾患を有する患者が，種々の感染症を契機として心不全が増悪し，緊急入院することは一般的である．細菌学的検査によって感染巣と起炎菌を特定することは必須である．心不全に感染症が合併する場合には，治療効果と耐性菌予防の観点から"当初から広域で強力な抗菌薬を十分量，短期間投与する"方針が基本とされる．

一方，入院を要する重症心不全では，気道確保，中心静脈カテーテル，人工呼吸器，補助循環などが感染源となって院内感染症が発症する頻度が高い．感染症の合併がさらに病態を増悪させることから医療従事者全員の認識と対応が必要となる．

高齢者の心不全
Treatment of heart failure in the elderly

猪又孝元　北里大学・循環器内科学

【概念】

心不全は，心血管病の終末像である．したがって，慢性心不全は老年期に急増する．わが国は1980年以降，先進国の先陣を切って高齢社会を迎えた．そして，高齢者の慢性心不全は，今やわが国における主要な社会問題である．

心不全そのものへのアプローチは，高齢者に特有なものはない．しかし，高齢者で重要なことは，医学的な観点に加え，家族や社会への医療負担を視野においた極めて人間科学的な対応が求められる点である．日本循環器学会「慢性心不全治療ガイドライン」は2010年に改訂版が出されたが，そのなかでも独立章として強調している．

【病態】

高齢者の心不全病態としての特徴として，①加齢とともに予後が悪化する，②拡張不全が占める割合が多い，③基礎疾患として冠動脈疾患や大動脈弁狭窄症を代表とする動脈硬化症が増加している，があげられる．加齢に伴い心肥大や心筋の線維化が進行し，心室コンプライアンス低下が拡張障害を惹起する．また，冠動脈硬化症として，多枝病変や無症候性心筋虚血が多い．

【診断のポイント】

「年のせいで，息が切れるようになった」─心不全の主要徴候たる息切れが，加齢による一種の経年変化と見なされることが多い．心不全の存在をまず疑えるかが，診断における最大のポイントである．

1. 問診・身体所見

高齢者では，記銘力低下，難聴，構語・発音障害，認知症，さらに独り暮らしなどのために，正確な病状・病歴が聞き取りにくい．また，身体活動度が低く，労作時息切れが生じにくい．食思不振や悪心などの消化器症状，見当識障害やせん妄などの精神・神経症状といった非特異的な症状が前面に出ることもある．

肺ラ音や心ギャロップ音，下腿浮腫や肝腫大といった心不全特有の身体所見は，高齢者でも同様である．なかでも，高齢者では非心原性浮腫の頻度が高いことから，血管内うっ血指標としての頸静脈怒張の診断に精通したい．内頸静脈が立位・座位で怒張することで判断するが，外表面からは「皮膚の揺れ」として認識される．高齢者は頸部の筋肉が萎縮しており，慣れれば診断は容易である．一方，大動脈弁狭窄症は治療に留意が必要であるが，疑う第一歩は聴診である．駆出性の収縮期雑音で，頸部に放散する．遅脈が特徴的だが，一定の熟練を要する．

2. 画像検査

胸部X線での心陰影拡大に加え，肺うっ血像が重要だが，縦隔陰影に隠れて初期の肺うっ血像が診断しにくい場合がある．心エコーでは，拡張障害が多いことから，左室駆出率のみで判断しない．

ドプラ法による左室流入波形からの拡張早期急速流入（E）と心房収縮期流入（A）との比E/Aや，組織ドプラ法による僧帽弁輪部運動速度（e'）を絡めたE/e'，三尖弁逆流圧較差（tricuspid valve regurgitation pressure gradient；TRPG）が用いられる．しかし一方で，左房径などの簡便指標も有用であり，なかでも下大静脈径は高率にうっ血の重症度を推測できる．

3. バイオマーカー

B型ナトリウム利尿ペプチド（BNP）の血中濃度測定は，心不全の診断的意義において高い評価を得ている．ただし，高齢者に限るとエビデンスがほとんどない．加齢に伴う濃度上昇と相まって，少なくとも若年・壮年者の診断レベルはそのまま活用できず，絶対値としての判断には限界がある．BNP値に極

4. 機能検査

冠動脈硬化症が疑われた際には，運動もしくは薬剤負荷検査を行う．しかし，心臓カテーテル法による侵襲的な診断法は，慎重であらねばならない．高齢者では，利益・不利益関係を一律に考えるべきでない．生物的加齢と肉体的，ならびに精神の年齢は，必ずしも一致しない．開眼片足立ちが無理なく可能で，買い物行動や情報交換，それに排泄行為が円滑に行える高齢者を，壮年者と同様な侵襲的検査法の適応と考えるべきだろう．

【鑑別診断】

慢性閉塞性肺疾患による呼吸困難，腎不全・低アルブミン血症による浮腫など，心不全と鑑別すべき病態は多い．

【治療方針】

高齢者といえども，心不全の治療戦略の基本は変わらない．ただし，①治療薬の副作用が生じやすい，②合併症や臓器障害が様々で個別の対応が必要，③エビデンスが極めて少ない，ところに留意する．

【治療法】

1. 薬物療法

エビデンスが十分ではないが，高齢者の収縮不全ではアンジオテンシン変換酵素（ACE）阻害薬やアンジオテンシンⅡ受容体拮抗薬（ARB）は有効とされ，忍容性も高い．ただし，腎機能障害，高カリウム血症，症候性低血圧に留意する．少量から開始し，漸次増量したほうが無難である．

抗アルドステロン薬も同様である．β遮断薬に関してもエビデンスはほとんどないが，高齢者においても本剤の有効性は若壮年患者のそれと遜色ないとされる．ただし，導入に伴う忍容性は若年者に劣り，慎重さが求められる．

これら予後改善薬には一定の導入リスクがあり，利益と不利益を的確に天秤がけするセンスが求められる．ただし，慎重過ぎて，高齢者には過小投与だとの実態も指摘される．

利尿薬は，うっ血に基づく自他覚症状を改善する．ただし，フロセミドによる強力な利尿は，脳血栓症や腎機能悪化の誘因のみならず，頻尿により生活の質を低下させる．トラセミドやアゾセミドなどへの切り替えも一考である．ジギタリスは，頻脈性心房細動での心拍数コントロール薬として，その有用性は減じていない．

> **処方例** 下記を適宜組み合わせて用いる．
>
> 収縮不全に対して，1)〜3)のいずれかを用いる
> 1) レニベース錠（5 mg） 1錠 分1 朝
> 2) アーチスト錠（2.5 mg） 2錠 分2 朝夕
> 3) アルダクトンA錠（25 mg） 1錠 分1 朝
>
> うっ血の症状や徴候に対しては下記を追加
> 4) ラシックス錠（20 mg） 1錠 分1 朝
>
> 頻脈性心房細動に対しては下記を追加
> 5) ジゴシン錠（0.125 mg） 1錠 分1 朝

2. 非薬物療法

非薬物療法もまた，高齢者心不全でのエビデンスに乏しく，若壮年患者の適応に準拠せざるを得ない．すなわち，心筋虚血には冠動脈へのPCIやバイパス術（CABG）を，弁膜症や先天性心疾患には修復術を，さらに左室同期不全には心臓再同期療法（CRT）が検討される．睡眠時無呼吸への在宅酸素療法や運動療法，温熱療法が，生活の質を向上させることがある．

3. 支持療法

高齢者では，心血管系以外の臓器障害がみられる．したがって，心不全にのみ傾注せず，全身をくまなく診て，合併症対策にも目配りする．また，高齢者は食塩や水分，カロリーの摂取管理が不徹底になりがちである．服薬コンプライアンスもよくない．

これらの管理には，患者本人に留まらず，介助者である家族や同居者も含めた「習慣づけ」の指導を徹底させる．また，医療側での

職種や施設をまたがった包括的な管理が求められる．なお，要介護状態の高齢者には，ケアを主体とした姑息的診療に切り替えるのも一法である．

■ 入院・専門医へのコンサルテーション
- ある意味で，高齢者心不全のコンサルテーションのタイミングは難しい．「キュアか，ケアか」のどちらを主軸に置くかは，医療者側の人間的センスが問われる．
- 病診連携を通じ，急性期治療と慢性期治療を双方向でシェアするシステム構築も必要である．

■ 患者説明のポイント
- 心不全の病態説明とともに，患者の最たる希望を聴取したうえで，治療に際しての利益・不利益を的確に天秤がける．その際，具体的な目標を設定してあげることが重要である．

■ 医療スタッフへの指示
- 高齢者の慢性心不全は，集約的医療の代表疾患である．そのキーワードは，「多疾患有病者」である．個々の患者特性に合わせ，妥当な診療法を選択し，円滑なシステムを構築することが，医療スタッフに課せられた任務である．

性差を考慮した心不全治療

Treatment of heart failure considering gender difference

嘉川亜希子　鹿児島大学・循環器・呼吸器・代謝内科学
鄭　忠和　和温療法研究所・所長

【概念】
　わが国の疫学調査であるJCARE-CARDによれば，心不全患者の割合は全体では男性のほうが多いが，高齢になるにつれて女性の占める割合は増加し，80歳以上では女性が男性よりも多い（図1）．基礎疾患にも性差があり，虚血性心疾患を基礎疾患とする心不全

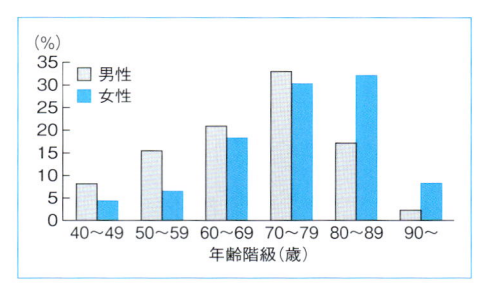

図1　心不全患者の男女別年齢分布
〔眞茅みゆき，筒井裕之：心不全における性差．循環器内科 2010；68(2)：126-131 より〕

は男性に多い．高血圧を有する患者の心不全発症のリスクは男性が約2倍，女性が約3倍，糖尿病による心不全発症のリスクは男性が約2倍，女性が約4倍と，女性は高血圧や糖尿病の影響をより強く受けている．
　慢性心不全はすべての心疾患の終末期に出現する病態であり，高齢社会において今後ますます増加していくことが予想される．近年，性差医学の研究が進み，虚血性心疾患だけでなく，心不全においてもその疫学，基礎疾患，病態生理などに性差があることが明らかになってきた．心不全の病態における性差を考慮して予防，診断，診療にあたることにより，男女ともによりよい治療を受けられるようになることが期待される．

【病態】
　心不全には左室の収縮機能の低下に基づく収縮不全と，左室収縮能は保持されているが拡張能が障害されている拡張不全がある．心不全の40～50％は，拡張障害による心不全であると推察されている．収縮不全を伴う心不全（systolic heart failure；SHF）は男性に，収縮能の保持された心不全（heart failure with preserved ejection fraction；HFPEF）は女性に多い（図2）．男性は基礎疾患に虚血性心疾患を有することが多く，心筋梗塞後の左室壁の菲薄化と心腔拡大，心筋障害による収縮能低下から心臓のポンプ機能低下を来す症例が多い．女性は拡張能低下を来しやすい

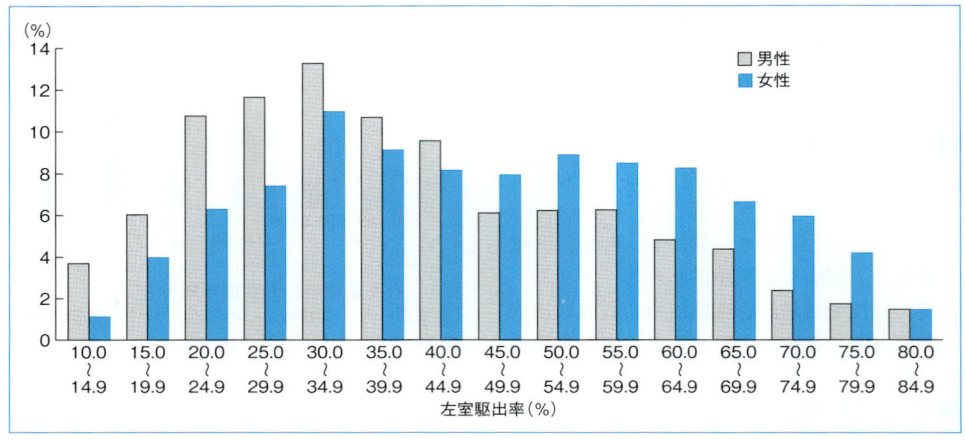

図2　左室駆出率の分布における性差
〔眞茅みゆき，筒井裕之：心不全における性差．循環器内科 2010；68（2）：126-131 より〕

とされる高血圧や糖尿病による心不全発症が多いことから，HFPEF が多いと考えられる．最近の研究結果から HFPEF の予後は SHF と同等であることが明らかになっている．

　心不全の病態には圧負荷，容量負荷に対する心筋リモデリングが関与する．エストロゲンには心肥大抑制作用が認められており，エストロゲン補充療法によって左室拡張能の指標である左房拡張早期波が増高することも報告されている．その他，エストロゲンは心筋の蛋白遺伝子発現や細胞内 Ca イオンの変動などの心筋に対する直接作用や，レニン-アンジオテンシン系，NO 分泌，交感神経系を介した間接作用で心不全の病態に影響を与えていることが示唆されている．テストステロンの長期投与が慢性心不全患者の運動耐容能と自覚症状を改善したとの報告があるが，テストステロンの心不全に及ぼす影響についての詳細はまだ不明である．

【診断のポイント】

　心不全の診断にあたり，女性では特に高齢女性において，左室収縮能だけでなく左室拡張能も評価することが重要である．心臓カテーテル検査による肺動脈楔入圧や左室拡張末期圧測定が診断に有用である．また，心エコーを用いた早期左室流入速度波（E 波）と組織ドプラ法を用いた拡張早期の僧帽弁輪移動速度波形（E′）との比 E/E′は左室拡張末期圧と相関を示し，左室拡張能の指標となり得る．左室収縮能が正常で，E/E′の上昇を認めない症例においても，脳性ナトリウム利尿ペプチド（BNP）が 100 以上の高値を示す場合は，心不全が存在する可能性が高いので注意深く観察すべきである．心不全患者において，女性の BNP 値は男性に比して高いことが報告されている．

【治療方針】

1. 非侵襲的治療

a．ACE 阻害薬

　心不全患者における ACE 阻害薬の効果を検討した大規模臨床試験のメタ解析において，女性は男性に比して ACE 阻害薬の有用性が低いことが報告されている．これは女性の ACE 投与率が低く，対象症例数が少なかったことが結果に影響している可能性がある．女性への投与率の低さは ACE 阻害薬の咳の副作用が女性に多いことも関与している

と考えられている．

b．アンジオテンシンⅡ受容体拮抗薬（ARB）

心不全患者に対するARBは男女ともに全死亡率を低下させ，その効果に性差は認められていない．

c．ジギタリス

DIG試験のサブ解析では，ジギタリスは男性の総死亡率を低下させたが，女性の総死亡率はかえって増加させた．一方，SOLVD試験のサブ解析では，男女ともに総死亡率は有意に減少した．また，女性ではジギタリスの血中濃度が1.2 ng/mL以上になると有害事象が発生しやすいとの報告もあり，女性では特にジギタリスの血中濃度に留意する必要がある．

d．β遮断薬

β遮断薬の効果を検討した大規模臨床試験のメタ解析では，男女ともに心不全に対して有効と報告されており，その効果に性差は認められていない．

e．抗アルドステロン薬

抗アルドステロン薬のスピロノラクトン（アルダクトンA）は，男女ともに総死亡率を有意に低下させ，その効果に性差は認められていない．

2．侵襲的治療

a．植込み型心臓除細動器（ICD）

女性の施行例の比率が少ないが，死亡率に性差は認められていない．

b．心臓再同期療法（CRT）

女性の施行例の比率が少ないが，全死亡率，心不全入院，運動耐容能の改善に関してCRTの効果に性差の報告はされていない．

小児の心不全

Treatment for heart failure in childhood

石井正浩　北里大学教授・小児科

【概念】

小児においては，先天性心疾患を基盤とした心不全が圧倒的に多い．そして，多くの先天性心疾患に起因する心不全は心臓が悪くない心不全である．このような心臓構造異常に基づく心不全に対しては，外科的修復などによる構造異常と血行動態の改善が治療の基本となる．小児心不全の治療をするにあたり，心機能不全による心不全と血行動態不全による心不全に分けて考える必要がある．

【治療方針】

急性と慢性を鑑別できないことが多い．形態異常を基礎に，出生に伴う変化が急速に起きれば，急性心不全の様相を呈し，出生に伴う変化に適応すればその後に慢性心不全の様相を呈する．

1．急性心不全ないし急に進行する心不全

症状としては，呼吸困難，蒼白，ぐったりなどが乳幼児・小児に特有である．

新生児では，動脈管依存性心疾患の動脈管閉鎖による循環虚脱，短絡性疾患や肺静脈閉鎖性疾患における肺血管抵抗低下による肺循環負荷が主なものである．治療は救命と循環の立て直しが急務で，カテコールアミン（カテコラミン）などの強心薬，利尿投与，人工換気が主となる．動脈管依存ではプロスタグランジンE_1を用い，酸素投与を控える．

2．慢性心不全

症状として乳児では，多呼吸（1分間50回以上），体重増加不良，発汗過多（特に頭部）などがある．乳児小児では静脈や肝臓などの弾性が高いため静脈圧があまり上昇しないので浮腫を見ることは少ない．

治療は，原則的に手術可能なものは術前の循環の改善・安定化が目的である．一般的管

表1 心不全スコア

	0点	1点	2点
呼吸数(回/分)	<50	50〜60	>60
心拍数(拍/分)	<130	130〜160	>160
陥没呼吸	−	+	++
末梢冷感	−	−	+
ギャロップリズム	−	−	+
肝腫大	<2 cm	2〜3 cm	>3 cm, 硬い

最高点は12点とする

〔Sugahara Y, Ishii M, et al: Efficacy and safety of thermal vasodilation therapy by sauna in infants with severe congestive heart failure secondary to ventricular septal defect. Am J Cardiol, 2003; 92: 109-113(文献より和訳し抜粋)〕

理も重要である．最重症の乳児では，水分(ミルク)を制限することがあるが，そのような例では早期の手術の適応を考慮する．哺乳困難があり十分な摂取ができない場合には，一回哺乳量を少なくし，哺乳回数を増やす．感染による悪化を避けるため，一般的な感染防止と積極的な予防接種を要する．貧血防止は重要で，栄養のバランスに配慮する．

成人の場合は心不全の重症度の指標としてNYHAの分類が使用されるがこれをそのまま乳児の心不全評価に用いることは困難である．最近，いくつか乳児の心不全評価法が報告されているので，そのなかのわが国から報告されている物をここに挙げておく(表1)．

【治療法】

1. 心機能障害による心不全

心収縮機能の低下に起因する慢性心不全に対する治療として，現在では強心薬ではなく心保護療法が主流となっている．この治療法は，アンジオテンシン変換酵素(ACE)阻害薬とβ遮断薬である．

a. ACE阻害薬

アンジオテンシンIIは強力な血管収縮物質であり，さらに心血管系のリモデリングを引き起こす．アルドステロンは，腎でナトリウム・水保持に働き，血管系では酸化ストレスや血管炎を強力に促進する．ACE阻害薬は，このレニン-アンジオテンシン系を抑制し慢性腎不全を治療する．多くの大規模臨床試験によると，ACE阻害薬の薬剤忍容性を規定するのは咳嗽である．しかし，小児では副作用としての咳嗽が少ない．小児ではカプトプリル，エナラプリル，シラザプリルなどの有効性が報告されている．

> **処方例**
>
> レニベース錠(2.5 mg)　0.1〜0.3 mg/kg/日　分1または分2

b. β遮断薬

β遮断薬の心機能改善の機序は，β受容体のダウンレギュレーション，徐脈化，カルシウムハンドリングの改善など様々な説が挙がっているが，実際にはよくわからない．カルベジロールは小児心不全を対象とした最も大きな臨床試験では有効性は認められていない．サブ解析では，左室を主心室にする症例に対しては有効で，これは他の小児を対象とした臨床試験の結果と一致する．カルベジロールはα，β受容体遮断作用と抗酸化作用をもつ．心筋リモデリングを抑制するだけでなく左室リモデリングを逆行させ左室を小さくし，収縮性の改善をもたらす．β遮断薬は心機能を低下させる薬剤であるため，少量から開始し漸増する．忍容性があれば投与量が多いほうが有効である．喘息を併発している場合は，投与に際し注意が必要である．

> **処方例**
>
> アーチスト錠(2.5 mg)　0.05〜0.1 mg/kg/日　で開始し，1〜3か月で0.2〜0.5 mg/kg/日(最大20 mg/日)　分2とする

c. ホスホジエステラーゼ阻害薬

ATPを分解する酵素がホスホジエステラーゼであり，ホスホジエステラーゼIII阻害薬はATPの分解を阻害することでβ受容体を介さずに心筋細胞内カルシウム濃度を上昇させる．心臓では強心薬として収縮性を高め，

血管では血管拡張を惹起し後負荷を下げる．この作用は心筋酸素消費量を増加させずに起こり，またカテコールアミンと異なりβ受容体を介さないため耐性が生じない．

> **処方例** 下記のいずれかを用いる．
>
> 1）ミルリーラ注（10 mg/10 mL/A）　0.2～0.5 μg/kg/分　持続静脈内投与
> 2）アカルディカプセル（1.25 mg）　0.05～0.01 mg/kg/日　分2

d．利尿薬

ループ利尿薬であるフロセミドは効果が迅速であり，急いで利尿を必要とする場合には利点である．しかし，結果としてレニン-アンジオテンシン系を活性化するため長期予後の面から見ると不利である．フロセミドを投与する際にも低カリウム血症の予防も兼ねて，心筋保護作用のあるスピロノラクトンを併用することが多い．

> **処方例**
>
> 1）ラシックス細粒錠（20 mg）　1～2 mg/kg/日　分2
> 2）アルダクトンA錠（25 mg）　1～2 mg/kg/日　分2

2．血行動態不全による心不全

小児では心不全の生じかたが成人とは異なり，多くの先天性心疾患では元々の心奇形に基づく血行動態の異常と外科修復のあり方強く影響を受ける．個々の症例の血行動態異常をきちんと把握したうえで治療することが大切である．

a．容量負荷群

心室中隔欠損などの心室大動脈位の左右短絡性疾患では，出生後肺血管抵抗の低下とともに心不全が出現する．心内膜床欠損（房室中隔欠損）で共通房室弁の逆流が強い例，大動脈縮窄・離断合併では心不全が早期に出現する．

フロセミドでうっ血を軽減させる．ジゴキシンは，ある程度の効果は期待できる場合とそうでない例があることに注意すべきである．

心不全を呈するような大きい心室中隔欠損では，短絡量は肺血管抵抗と体血管抵抗のバランスに依存する．酸素は肺血管拡張作用と体血管収縮作用があるため，強い低酸素血症に対する一時的な治療以外には控える．血管拡張薬は，肺血管と体血管への作用の程度により効果が異なる．カプトプリルやエナラプリルも有用と考えられているが，これらの血管拡張薬を使用するにあたっては低血圧と心不全の増悪を注意深くモニターしなければならない．

左心系の弁逆流性疾患では血管拡張薬および利尿薬が基本となる．

b．動脈管依存性心疾患群

新生児期の問題である．左心低形成症候群，大動脈縮窄・離断では体血流が動脈管に依存している．生後，動脈管の閉鎖に伴いショック症状（ductal shock）となる．しばしば低血糖，急性肝不全を引き起こす．

肺血流が動脈管に依存している疾患（肺動脈閉鎖，重症肺動脈狭窄，重症ファロー四徴症など）では，動脈管閉塞により肺血流が遮断され重篤な低酸素血症と代謝性アシドーシスに陥る．

これらの疾患では診断後，すぐに動脈管を拡張させるためにプロスタグランジン（PG）E₁を用いる．酸素は動脈管を収縮させるため蘇生時以外は禁忌となる．

c．圧負荷群

新生児で心不全を呈する危急肺動脈弁または大動脈弁狭窄（critical PSまたはcritical AS）では，診断がつき次第プロスタグランジンE₁を投与しバルーン弁形成術を行う．しばしばそれぞれの心室の低形成を伴うが，それらでは手術を考慮する．大動脈縮窄・離断は前項で述べた．乳児期の肺動脈弁または大動脈弁狭窄にはバルーン弁形成術を試みる．

小児期以降の肺動脈弁狭窄，大動脈弁狭窄，大動脈縮窄は多く無症状である．左室高

血圧の進行とともに心筋障害が進行するが，初期の頃はやはり無症状である．心不全進行が遅い理由の1つは，先天性圧負荷による心肥大では，肥大が生理的なhyperplasiaの形をとること，肥大に見合った冠状動脈分布があることによる．運動中は急性心不全から突然死のリスクがある．

■ 専門医へのコンサルテーション
- 乳児の心不全は，呼吸器症状が前面に出てしばしば呼吸器疾患と誤認する場合がある．呼吸器疾患への治療で改善しない場合は，心不全も考慮して小児循環器専門医へコンサルテーションを求める必要がある．

■ 患者説明のポイント
- 乳児の心不全は先天性心疾患に起因することが最も多い．最終的には外科治療を選択することになる．手術を安全に行うために術前の内科的心不全治療が大切なことを説明する．

■ 医療スタッフへの指示
- 小児の心不全は成人の心不全と異なり末梢性浮腫や頸静脈の怒張はまずみられない．発汗過多や多呼吸，哺乳力の低下，体重増加不良などが重症度の指標となる．
- 心不全児の看護においては環境温に注意して快適な環境の整備を心がける．

心臓再同期療法
（植込み型除細動器付きを含む）

Cardiac resynchronization therapy (CRT) / CRT-D

堀内大輔　弘前大学・循環呼吸腎臓内科・不整脈先進治療学講座
奥村　謙　弘前大学教授・循環呼吸腎臓内科学

【概要】

器質的心疾患にはしばしば心室内伝導障害が合併し，特に左脚ブロック型の心室内伝導障害は心室中隔と左室自由壁の収縮時相がずれるdyssynchronyにより左室収縮能を低下させる．心筋梗塞や拡張型心筋症などにより心機能低下を認める例ではこれらの影響は甚大で，さらなる心不全症状の悪化を来し，心不全ステージC(NYHAクラスⅢ)，そしてステージD(クラスⅣ)へと至る．実際に慢性心不全例の約1/3が120 msec以上のwide QRS波を示すとされ，wide QRS例はそうでない例に比して総死亡率が高かったことも示されている．

1990年代，心室内伝導障害や左脚ブロックを認める例に対し，左室dyssynchronyを改善する心臓再同期療法(Cardiac Resynchronization Therapy；CRT)が開始された．CRTとは，右室中隔側および左室側壁に留置したリードからペーシングを行い，心室内伝導障害に伴う同期不全を是正する治療方法である．2001年以降，CRTの効果に関して多くの臨床試験が実施され，その有効性が確立された．一方，左室収縮能低下を伴う心不全例はすべて致死的心室性不整脈による突然死のリスクを有し，CRTが適用される例では植込み型除細動器(Implantable Cardioverter-Defibrillator；ICD)の適応も考慮しなければならない．本項では，ペーシング機能のみの場合をCRT-Pと定義し，ICD機能を有するCRT-Dと区別した．CRTの有効性に関する臨床試験の結果を踏まえ，最新のガイドラインに基づいたCRTの適応および手技について，その注意点を中心に概説する．

【適応と禁忌】

日本循環器学会「不整脈の非薬物治療ガイドライン(2006年改訂版)」では，十分な薬物治療を行っても改善しないNYHAⅢ度ないしⅣ度の慢性心不全で，左室駆出率35%以下，QRS幅130 msec以上の心室内伝導障害を有する場合をCRTのクラスⅠ適応としている．一方「慢性心不全治療ガイドライン(2010年改訂版)」では，最適の薬物治療でもNYHAⅢ度または一時的にⅣ度の慢性心

不全を呈し，左室駆出率35％以下，QRS幅120 msec以上で洞調律を有する場合をクラスⅠ適応として推奨している．

NYHA重症度分類に関しては，従来NYHA Ⅲ度およびⅣ度が適応とされていたが，最近の報告で，NYHAⅣ度ではⅢ度ほどCRTの効果が期待できないことが指摘された．広範囲に及ぶ心筋梗塞症例のように心筋障害が高度に進行した場合など，一部のNYHAⅣ度症例ではCRT不応例となる可能性が高いことが予想される．QRS幅に関しては，最近の欧米のガイドラインでも120 msec以上を適応として推奨している．CARE-HFとCOMPANION試験では，QRS幅がそれぞれ160 msec以上，148 msec以上の例で明らかな死亡率減少効果が示されている．生命予後の観点からは，より幅広いQRS例（150 msec以上）ほど効果的といえる．

左室駆出率は低下しているが無症状で，ペーシングやICDの適応がない場合，慢性疾患により身体機能が制限されたり，余命が1年以上期待できない場合はCRTは禁忌となる．適応を判断し手技を進める際に考慮すべき事項として以下の項目が挙げられる．

1．CRTにおける除細動機能（CRT-D）の必要性

CRTが適応となる例は心不全と同時に心臓突然死のリスクを有する．左室機能低下（左室駆出率<30〜35％）を認める心不全例において，ICDは心臓突然死を減少させ，生命予後を改善する．主要なCRT臨床試験のメタ解析の結果では，CRT-Pによる心臓突然死の予防効果は認められなかった．COMPANION試験では薬物治療群，CRT-P群，CRT-D群の3群間で生命予後が比較されたが，総死亡はCRT-D群のみで有意に低下し，心臓突然死はCRT-P群でむしろ増加し，CRT-D群で低下していた．さらにヨーロッパ4施設前向き登録研究では，CRT-DがCRT-Pに比して死亡率を20％（P=0.284），心臓突然死を96％（P<0.002）減少

させた．以上より，生命予後改善のためにはCRTのみでは不十分であり，ICD機能を付加する必要があると考えられる．なお，実験的にはCRTの催不整脈作用が指摘されているが，臨床的には明確ではない．

2．心房細動の合併

心不全例はしばしば心房細動を合併するが，NYHAクラスの進行とともにその頻度が増加し，Ⅳ度では50％に達する．心房細動はしばしば頻脈となり，CRTの両室ペーシングが十分に作動しない可能性がある．慢性心房細動を合併した重症心不全例に対するCRT療法において，レートコントロール後の心室ペーシング率が85％より大であった群（平均88％）と，85％以下と低かったために房室接合部アブレーションを追加した群（ペーシング率平均98％）を，前向きに比較検討した結果では，アブレーション群でのみ洞調律例と同程度の心機能，運動耐容能の改善が得られている．慢性心房細動例にCRTを適用する場合，ペーシング率が十分に確保されない場合は，房室ブロック作成のためのアブレーションを考慮すべきである．

3．Narrow QRS例における機械的dyssynchronyの存在

通常，心室内伝導障害は幅広いQRS波（電気的dyssynchrony）で診断されるが，QRS幅が120 msec未満のnarrow QRSであっても，機械的dyssynchronyを有する例が存在することが知られ，心エコー検査（Mモード，組織ドップラー法，ストレイン法など）が，機械的dyssynchronyの判定に用いられている．これまでの3つの臨床試験において，QRS幅120 msec未満であるものの心エコー法で機械的dyssynchronyが検出された心不全例につきCRTの効果が検討された．そのメタ解析では，CRTによりNYHAクラス，左室駆出率，運動耐容能の改善が示された．CRTはnarrow QRSであっても機械的dyssynchronyを認める例では有効な可能性がある．しかし後述する（5．CRT不応

例の存在）ように，機械的 dyssynchrony を正確に判定し CRT 反応例（responder）を予測できる有効な方法が確立されていないため，現時点では QRS 幅が 120 msec 以上の例が適応となる．

4. 無症候性または軽度有症候性心不全

CRT は左室収縮性低下に起因するリモデリングを改善するため，早期より導入することにより，リモデリングと心不全増悪の抑制に有用な可能性がある．REVERSE 試験では，NYHA I 度または II 度で，左室駆出率 40% 以下，QRS 幅 120 msec 以上の心不全例に対する CRT の効果が検討され，CRT は左室容量を縮小し，駆出率を増加させ，心不全による入院のリスクを減少することが示された．MADIT-CRT 試験では，NYHA I 度または II 度，左室駆出率 30% 以下，QRS 幅 130 msec 以上の心不全例に対する ICD と CRT-D の効果が比較検討され，CRT-D は ICD に比して心不全発症を抑制し，左室容量を減少，駆出率を増加することが示された．さらに 2010 年に報告された NYHA II 度または III 度（約 80% が NYHA II 度），左室駆出率 30% 以下，QRS 幅 120 msec 以上の軽症心不全を対象とした RAFT 試験では，CRT-D が ICD に比して全死亡，心臓死および心不全による入院を有意に減少させた．以上より，左室収縮機能低下例では，心不全の早期より CRT を用いることにより，さらなる心機能の改善と生命予後の改善が得られる可能性がある．

5. CRT 不応例の存在

QRS 幅が広いほど（150 msec 以上）左室 dyssynchrony も悪化すると考えられるが，wide QRS（電気的 dyssynchrony）が必ずしも機械的 dyssynchrony を反映しているとは限らない．これまでの臨床試験では，QRS 幅 120～150 msec 以上を対象としてきたが，約 30% の例で CRT の効果が得られなかった（CRT 不応例）．機械的 dyssynchrony の検出と CRT の効果の予測に心エコー法が有用な可能性があるものの，PROSPECT 試験では 12 の測定項目のなかで CRT 反応例と不応例を十分に判別できるものは認められなかった．一方で，心エコーによる多数の指標を組み合わせることによって responder の予測が可能であるとの報告もあり，心エコー法に基づいた CRT 適応決定は今後確立される必要がある．

なお，機械的 dyssynchrony が確認された場合でも，左室ペーシングリードを至適部位に留置できなければ CRT の効果は期待できない．冠静脈の変位，狭窄，閉塞などにより至適静脈へ挿入することが困難な場合が挙げられる．また至適静脈に挿入されても，横隔神経刺激のためペーシングができない場合もある．左室リードの留置部位が冠静脈の走行により制限されることが，CRT 不応性の一因である．当科ではこれまでに，165 例の CRT（CRT-P：22 例，CRT-D：143 例）植込み術を行ったが，至適部位挿入困難例は，冠静脈洞（coronary sinus；CS）入口部解離例 1 例，ガイディングカテーテルのカニュレーション困難例 1 例，冠静脈洞全側枝でのペーシング不能例 1 例の計 3 例（1.8%）であった．

【植込み前の準備】

一般的に，デバイス植え込みの際には術前検査として採血検査，胸部 X 線，心電図，心エコーを実施する．特に CRT-D 植込み術の際には，通常の心機能計測に加え，機械的 dyssynchrony の確認のため組織ドップラー法などによる評価を併せて実施する．除細動器植え込みの際には除細動テストが必要となるため，低心機能例や心房細動合併例の場合には経食道エコーによる心内血栓の検索が必要不可欠である．また，冠動脈造影の際に静脈相まで撮影し CS の形態や走行，入口部の位置を事前に確認しておくことは術前情報として非常に有用である．

【植込み手技の実際】

1. 消毒および皮膚切開

通常のデバイス植え込みと同様の方法で行

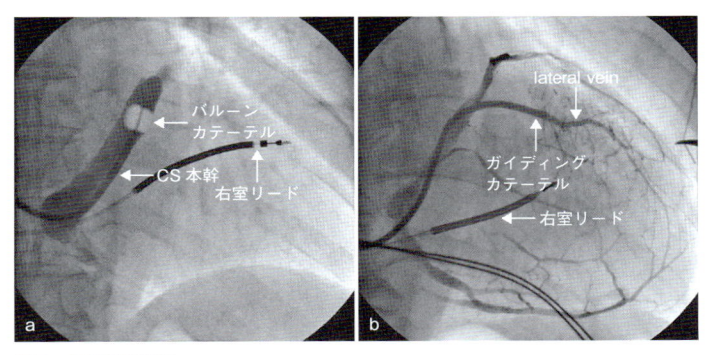

図1 冠静脈造影

うが，時に鎖骨下静脈の狭窄・閉塞例が存在するため(特に up grade 症例)，対側からもアプローチ可能なように両側鎖骨下から前胸部を広く消毒する．皮膚切開はデバイスの大きさにより約4〜5横指(8〜10 cm)切開する．

2. 鎖骨下静脈へのアクセス方法

鎖骨下静脈へのリード挿入法には，血管切開法と静脈穿刺法がある．静脈穿刺法の場合には，末梢からの静脈造影で腋窩静脈から鎖骨下静脈の走行を確認後，胸郭外穿刺法で行う．通常は挿入するリードの数に準じて複数回の穿刺が必要となるが，血管の攣縮や走行異常による穿刺困難例では，1回の穿刺部から複数のワイヤーを同時に挿入する場合もある．

3. 右心室へのリードの挿入

CRT は左脚ブロックをはじめとする心室内伝導障害例が対象となることから，通常デバイス植込みに比して，リードの心内操作中に完全房室ブロックを併発する危険性が高い．通常はリードの操作性と簡便性から右室リードの留置を先行して行うが，伝導障害が高度な場合には予め体外式一時ペーシングの使用を考慮する．リードを右室内へ挿入した後，右室流出路から流入路まで中隔側を中心に心内電位およびペーシング閾値を測定し，条件の良好な部位に留置する．CRT の場合には CS の走行から左室リード留置部位を想定し，適切な右室ペーシング部位を選択することが重要である．

4. ガイディングカテーテルの CS へのカニュレーション

右房までは通常のロングシースと同様に，ワイヤーを先行させて挿入する．ガイディングカテーテルを CS 入口部へ挿入する場合，造影しながら直接挿入する方法と multipurpose などのインナーカテーテルもしくは電極カテーテルをガイドに挿入する方法がある．CS 入口部にカニュレーションを行った後，ガイドワイヤーを CS 末梢へ進め，それらをガイドにガイディングカテーテルを挿入する．挿入時には静脈解離，穿孔に十分に注意する必要がある．

5. 冠静脈造影

CRT 植え込み術が普及した当初，バルーンカテーテルで CS 本幹を閉塞させ逆行性造影することが一般的であった．しかし一方では，CS が拡張しバルーンにより閉塞することができない症例では不完全な造影となり，CS 径が不十分な症例ではバルーンによる解離の危険性が高くなる．そこで当科では，ガイディングカテーテルを可能な限り CS からリード留置に適した側枝の近位側まで挿入し，選択的に造影を実施している(図1)．少量の造影剤で側枝から逆行性に CS 本幹まで

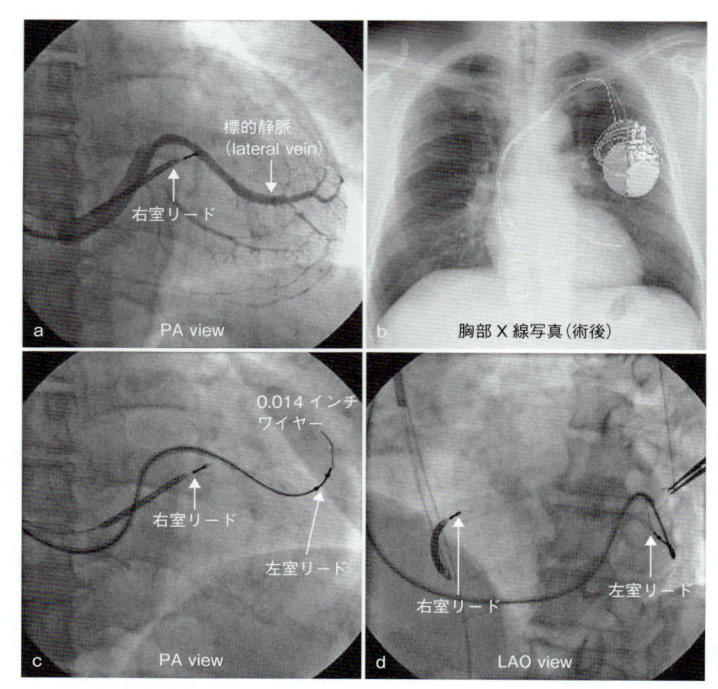

図2 over the wire 法

が良好に描出され，また，バルーンを使用しないため解離の危険性も少ない．

6. 冠静脈内へのリード挿入

側壁静脈および後側壁静脈が標的静脈となるが，症例によっては前側壁枝や中心静脈（mid cardiac vein；MCV）から側壁に向かう分枝に挿入せざるを得ない場合がある．左室リード挿入時には0.014インチのガイドワイヤーにより標的静脈を選択し，静脈径や走行を十分に確認した上で適切な形状のリードを選択しover the wire法で挿入する（図2）．

7. 閾値チェックと横隔神経刺激の確認

心外膜側からのペーシングとなる左室リードのペーシング閾値は平均で1.5〜2.5V程度と，心内膜側からのペーシング時よりも不良であることが多い．一般に3.0V以下であれば許容範囲とされる．一方，血管走行の問題や高出力でのペーシングでは横隔神経刺激の発生頻度が増加するため，最大出力でも横隔膜刺激反射が出現しないことを確認することが大切である．

8. ガイディングカテーテルのスリッティング

心房リードの留置後，CSへ留置されたガイディングカテーテルを抜去する．抜去には専用のカッターを使用し，透視下にリード位置の変化のないことを確認しながら慎重に抜去を行う．

9. 除細動テスト

CRT本体と各リードを接続後，ポケット内に挿入し，除細動器植込みと同様に，除細動テストを実施する．テストの実施の可否は心機能，心不全のコントロール，術時間，心内血栓の有無などから総合的に判断する．

10. ドレーン留置および閉創

CRT植込み症例は基礎心疾患を合併して

いることがほとんどである．特に心筋梗塞症例では冠動脈ステントが留置されていることが多く，抗血小板薬（アスピリン，クロピドグレルなど）を複数内服していることも多い．また，心室瘤，心房細動合併例ではワルファリン，ダビガトランなどによる抗凝固療法が継続されており，これらの症例へのCRT植込みにおいては出血性合併症の危険性が高くなる．出血性合併症に対する対策として当科では全例に持続吸引式ドレーンを術後数日間，ポケット内に留置している．止血が確認された後，皮膚縫合を行い閉創する．

【植込み時合併症とその対処】

デバイス植込み手技に関する合併症として，リード挿入時の静脈穿刺，静脈解離，気胸，動脈穿刺による血腫形成，リード移動，横隔神経刺激，完全房室ブロック，心室頻拍，心室細動，空気塞栓症，肺血栓塞栓症，感染症，造影剤腎症などがある．特にCRT植込み手技に関する合併症として以下が重要である．

1. 冠静脈解離および冠静脈穿孔

Over the wire法での左室リードの留置が可能となったため，リード自体による穿孔の危険性は少ない．一方，ガイディングカテーテルや0.014インチワイヤーによる冠静脈解離や冠静脈穿孔が出現することがあり，細心の注意が必要である．血圧低下，胸苦などにより心タンポナーデの合併が疑われた場合は直ちに心エコーを実施し，必要性があれば心嚢ドレナージを行う．

2. 横隔神経刺激

左室リード挿入時にみられ，ペーシング部位によって横隔神経もしくは横隔膜を直接刺激するため出現する．術中に最大出力下で深呼吸を促し，横隔神経刺激がないことを確認し留置することがその予防に重要である．術後体位変換により出現することも少なくなく，出力調整やelectrical repositioning機能により回避できない場合には左室リード位置の変更が必要となる．

3. 肺血栓塞栓症

手技時間が長時間に及んだ場合，ガイディングカテーテル内に血栓が形成される場合がある．血栓形成予防としてガイディングカテーテル内のヘパリン生食によるflushingが重要である．当科では肺塞栓症の合併は経験していない．

4. 空気塞栓症

CRT植え込み症例は重症心不全例が多く，術前の心不全コントロールが重要である．一方で心腔内が陰圧になりやすく，特に術中の深吸気によりガイディングカテーテルからairが吸引される場合があり注意が必要である．対処法としては，ガイディングカテーテルの止血弁を十分に閉め，心腔内より低い位置に置きリード操作を行うことが重要である．

慢性心不全の運動療法
Exercise therapy for chronic heart failure

伊東春樹　榊原記念病院・副院長

【概説】

1990年以降，欧米では安定期にある慢性心不全患者への活動制限に関して，脱調節などを来し必ずしも妥当ではないとする考え方が主流となった．その結果，運動療法が運動耐容能を増加させるのみならず，多くの有益な効果をもたらすことが報告されるようになった．

1994年にはAmerican Heart Association（AHA）による勧告で，慢性心不全は運動療法の適応疾患として認められた．European Society of Cardiology（ESC）でも，2001年に慢性心不全患者の運動療法に関する勧告を発表した．2003年のAHAの勧告で，100年以上にわたり心不全治療薬として汎用されてきたジギタリスがClass Iの座を運動療法に明け渡したことは，その後の慢性心不全に対す

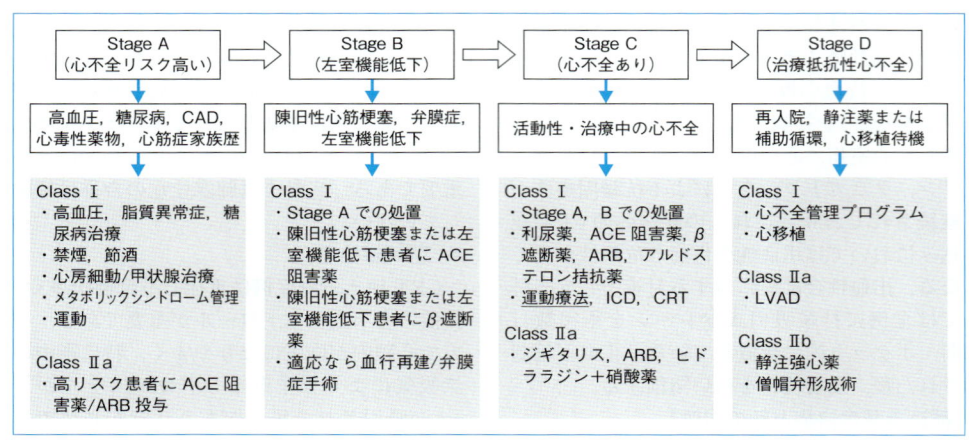

図1 米国心臓病学会（ACC/AHA）の慢性心不全治療ガイドライン（2009年改訂版より）

Stage A（心不全リスク高い）	Stage B（左室機能低下）	Stage C（心不全あり）	Stage D（治療抵抗性心不全）
高血圧，糖尿病，CAD，心毒性薬物，心筋症家族歴	陳旧性心筋梗塞，弁膜症，左室機能低下	活動性・治療中の心不全	再入院，静注薬または補助循環，心移植待機
Class I ・高血圧，脂質異常症，糖尿病治療 ・禁煙，節酒 ・心房細動/甲状腺治療 ・メタボリックシンドローム管理 ・運動 Class IIa ・高リスク患者にACE阻害薬/ARB投与	Class I ・Stage Aでの処置 ・陳旧性心筋梗塞または左室機能低下患者にACE阻害薬 ・陳旧性心筋梗塞または左室機能低下患者にβ遮断薬 ・適応なら血行再建/弁膜症手術	Class I ・Stage A，Bでの処置 ・利尿薬，ACE阻害薬，β遮断薬，ARB，アルドステロン拮抗薬 ・運動療法，ICD，CRT Class IIa ・ジギタリス，ARB，ヒドララジン＋硝酸薬	Class I ・心不全管理プログラム ・心移植 Class IIa ・LVAD Class IIb ・静注強心薬 ・僧帽弁形成術

本ガイドラインでは，心不全の進行時期に応じた治療指針が示され，運動療法は活動性・治療中（Stage C）の心不全患者に対してClass I（有効性は確実）として推奨されている．ACE：アンジオテンシン変換酵素，ARB：アンジオテンシン受容体拮抗薬，ICD：植込み型除細動器，CRT：心室再同期療法，LVAD：左室補助装置

る治療の方向性を示すものとして注目された．

【慢性心不全のパラダイムシフト】

かつて慢性心不全は心機能低下が遷延する病態ととらえられてきた．1980年台後半から，Cohnらにより慢性心不全患者の生命予後に対し，神経体液性因子独立した予後規定因子であることが報告される．1991年には，Manciniらが心機能よりも運動耐容能が予後推定指標として重要であることを示した．

その後，自律神経機能や炎症性物質，血管内皮機能，換気様式などが，いずれも慢性心不全患者の生命予後に直結していることが明らかとなった．さらに，これらの異常は互いに密接に関係していることが証明されるにいたって，慢性心不全は単に心疾患に起因する心機能異常としてではなく，運動耐容能の低下とうっ血症状を有し，多臓器，特に調節系の異常を伴う症候群として理解されるようになった．

【ガイドラインによる位置づけ】

ヨーロッパ心臓病学会の急性・慢性心不全ガイドライン2008年版において，運動療法はClass Iとして推奨された．米国心臓病学会の心不全マネジメントガイドライン2009年改訂版でも，活動性または治療中の心不全の項で，すべての安定した外来心不全において運動療法を考慮することがClass Iとして推奨されている（図1）．

わが国の日本循環器学会「心疾患管疾患におけるリハビリテーションに関するガイドライン2007年改訂版」では，心不全の運動療法はClass Iとして推奨されている．また，最近改訂された「慢性心不全治療ガイドライン2010年改訂版」では，運動療法は左室収縮機能低下心不全に対して自覚症状．運動耐容能改善を目的とする場合はClass I，左室収縮機能低下心不全のQOLや生命予後改善を目的とする場合，運動耐容能低下を示す拡張期心不全に対して運動耐容能改善を目的とする場合，およびICD・CRTD植え込み後の心不全患者で運動耐容能・QOL改善を目的とする場合はClass IIaと，その効果を認めている．

表 1　運動療法の効果

1) 運動耐容能：改善
2) 心臓への効果
   a) 左室機能：安静時左室駆出率不変または軽度改善，運動時心拍出量増加反応改善，左室拡張早期機能改善
   b) 冠循環：冠動脈内皮機能改善，運動時心筋灌流改善，冠側副血行路増加
   c) 左室リモデリング：悪化させない（むしろ抑制），BNP 低下
3) 末梢効果
   a) 骨格筋：筋量増加，筋力増加，好気的代謝改善，抗酸化酵素発現増加
   b) 呼吸筋：機能改善
   c) 血管内皮：内皮依存性血管拡張反応改善，一酸化窒素合成酵素（eNOS）発現増加
4) 神経体液因子
   a) 自律神経機能：交感神経活性抑制，副交感神経活性増大，心拍変動改善
   b) 換気応答：改善，呼吸中枢 CO_2 感受性改善
   c) 炎症マーカー：炎症性サイトカイン（TNFα等）低下，CRP 低下
5) QOL：健康関連 QOL 改善

〔日本循環器学会　循環器病の診断と治療に関するガイドライン：慢性心不全治療ガイドライン（2010 年改訂版），p54，表 14 より転載〕

【運動療法の効果】(表 1)

1. 症状や QOL に及ぼす運動療法の影響

a．運動耐容能に対する効果

慢性心不全患者における運動療法は，運動耐容能（AT や最高酸素摂取量；peak $\dot{V}O_2$）を向上させ，日常活動レベルを増加させて生活の質（quality of life；QOL）を改善する．特に AT の改善は peak $\dot{V}O_2$ の変化より大きく，かつ日常活動レベルをよく反映し，亜最大負荷試験により安全に得られる値であることから，効果判定や生活指導の面で利用価値が大きい．

b．心機能に対する効果

Hambrecht らは，73 例の男性患者（拡張型心筋症 61 例，虚血性心筋症 12 例，平均左室駆出分画 27％）を運動群 36 例，対照群 37 例に無作為に割り付し，6 ヶ月後の心機能，運動に対する血行動態の変化について検討している．運動療法は 2 週間の入院期間中に 10 分間のエルゴメータによる運動を 1 日 4～6 回行い，その後は在宅で peak $\dot{V}O_2$ の 70％の運動強度で 20 分間のエルゴメータによる運動を施行．その結果，運動群では NYHA 心機能分類，最大換気量，運動時間の改善とともに安静時心拍数の減少，一回拍出量の増加を認めた．さらに運動群では安静時の左室駆出率の増加，最大運動時の全末梢血管抵抗の減少，心エコーでの左室拡張末期径の減少を認め，心疾患患者に対する運動療法は，心ポンプ機能を改善することを報告した．

c．骨格筋に対する効果

心不全では骨格筋の筋線維のうち，無気的代謝が主体の type Ⅱb fiber の相対的増加がみられ，有気的代謝を主に行っている type Ⅰ および type Ⅱa fiber が減少し，持久的運動能の低下や易疲労性を引き起こす．適切な運動療法は骨格筋量を増すばかりでなく，これらの筋線維の割合を正常化させ有気的代謝能を改善する．

d．末梢血管に対する効果

心不全では血圧維持のための代償機転の一つとして，交感神経活性やレニン-アンジオテンシン系などが亢進し血管抵抗が高まる．長期にわたると血管平滑筋および浮腫など血管周囲組織自体の変化が起こって血管拡張能が低下し，血管拡張障害の一因と考えられている．これは運動時の体血管抵抗の低下を妨げ，活動筋に対する酸素供給の制限となる．運動療法は，一酸化窒素の産生増加や流血中の骨髄幹細胞（EPC）の増加を介して，血管内皮機能改善が改善すると考えられている．

e．神経・体液性因子に対する効果

心筋梗塞後や心不全例の生命予後，特に突然死に関連して，圧受容体反射や心拍変動から見た副交感神経活性と交感神経活性のアンバランスが注目されている．運動療法によって，減弱した副交感神経活性が上昇し，交感神経緊張を低下させることにより自律神経バランスが改善される．また，運動療法は心不全患者の血中サイトカインや CRP など炎症マーカーを低下させる．いずれも慢性心不全

における独立した予後規定因子と考えられており，生命予後改善が期待される．

f．呼吸器系に対する効果

心機能低下があると肺血管拡張能低下，肺拡散能の低下，末梢の化学受容体の感受性亢進，肺毛細管圧上昇，心拍出量減少に起因する換気血流不均衡がもたらす死腔換気量増加など，複数の要因により換気が亢進する．運動療法は心拍出量増加や換気パターンの改善（速く浅い呼吸から深くゆっくりした呼吸へ），ならびに化学受容体の感受性の正常化などを通じて，運動時換気亢進を是正し，換気効率を改善する．

2．生命予後に対する効果

Belardinelliらは，左室駆出率40％以下の安定期にある慢性心不全患者99例を無作為に運動療法群50例と対照群49例に分け，週3回 peak $\dot{V}O_2$ の約60％の運動強度で8週間行った後，その後一年間，同じ強度で週2回の運動療法を継続した．平均3年4か月間追跡したところ，観察期間中の心事故（不安定狭心症，急性心筋梗塞，心不全による入院もしくは心臓死）は42％減少し，このうち心臓死は22.8％減少，心不全の悪化による再入院は19％減少し，運動療法は慢性心不全の生命予後を改善したと報告している．

Smartらによる心不全の運動療法に関する81研究のメタアナリシスでは，2,387名に運動療法が施行され，Peak $\dot{V}O_2$ は平均17％増加した．60,000人・時間の運動トレーニングにおいて，運動に直接関連した死亡はなく，報告された心血管イベントは運動群56例と非運動群75例（p＝0.05）であり，死亡は26例と41例（p＝0.06）であった．この結果から，心不全の運動療法は安全かつ有効であり，心不全患者の心血管イベントを減少させる効果があると結論されている．また，ExTraMATCHと呼ばれるヨーロッパでの9編の報告のメタアナリシスで，生存率は運動療法群で有意に低く，有用性と安全性が確認されている．さらに最近公表されたHF-ACTIONと呼ばれる2,331例の慢性心不全例を対象とした試験でも，主要背景因子で補正すると運動療法群での事故率は有意に低値であった．

【運動療法の実際】

心不全患者に対する運動療法の適応を検討する際に最も重要なのは，基礎疾患およびその重症度，付随する調節系の異常や末梢機能異常の程度などである．高齢や左室駆出分画（LVEF）低値は運動療法の禁忌とはならない．しかし，うっ血症状の強い例，収縮性心膜炎などの左室拡張障害の強い例，閉塞性肥大型心筋症や中等度以上の狭窄性弁膜症，活動性心筋炎など急性炎症性疾患の合併例は適応にならない．運動療法のよい適応となるのは安定期にあるコントロールされた New York Heart Association（NYHA）class Ⅲ以下の症例であり，NYHA class Ⅳは慎重な対応が必要である．

1．運動の種類

運動の種類として，屋内での歩行，自転車エルゴメータ，軽いエアロビクス体操など，いわゆる有酸素運動や，低強度レジスタンストレーニングなどが推奨されている．高齢者など筋力低下が著しい場合に，個別的なレジスタンストレーニング（低〜中強度負荷）を組み合わせると，運動耐容能および QOL 改善に有効とする報告もある．ゴムベルトや軽いダンベル（1〜2 kg）を使用した四肢筋の個別的な屈伸運動の繰り返しを Borg 指数 11〜13 の強度で 15〜20 分間，週 2〜3 回行う．

2．運動強度

心不全の運動療法においては，低強度かつ短時間の運動トレーニングの複数回繰り返すことから始め，自覚症状や身体所見を観察しながら徐々に時間と強度を増して行く．心不全患者の運動処方は，運動耐容能も低く，心拍応答の低下や β 遮断薬のため心拍数による運動強度決定は困難であり，可能なかぎり呼気ガス分析を併用した症候限界性心肺運動負荷試験を実施すべきである．

最近では低～中強度（Peak $\dot{V}O_2$ の 40～60％）でも運動療法効果が得られるとの報告が多くみられ，AT レベルの心拍数は心不全の運動強度として安全であり，理論的に適切とされる．心拍数予備能（heart rate reserve）を用いる場合，心不全例の場合は Karvonen の係数を 0.2～0.5 の低強度とすることが望ましい．症候限界性運動負荷試験が実施困難である場合は，トレーニング心拍数や仕事率を決定することが困難である．そのため，自覚的運動強度（Rating of perceived exertion または Borg 指数）で 6～20 のスコアのうち 11（"楽である"）～13（"ややつらい"）のレベルとする．更にここ 1～2 年，高運動強度での間欠的運動療法が，心機能の改善に有用であるとの報告もあるが，現段階では研究的要素が強く一般の臨床に応用するにはまだデータが不十分である．

3．運動の持続時間と頻度

初期には極めて低強度の運動を持続時間 5～10 分間で，15～30 分の休憩をはさんで 2 回繰り返す程度（10～20 分/日）から開始し，約 1 か月かけて徐々に目標運動強度まで増加させてゆく．安定期においては，1 回 20～30 分の持続で 2 回繰り返し，合計 40～60 分/日とする．運動の頻度は，週 3 回から開始し週 5 回まで増量してもよい．

4．心不全の運動療法経過中の注意事項，モニタリングと運動処方見直し

経過中は，毎回の運動療法開始前および運動中に自覚症状と身体所見のチェックを行う．そのほか，初期 1 か月間は毎週，その後は 1 か月ごとに医師が面接を行い，患者の自覚症状，身体所見，血中 BNP，運動耐容能検査などの成績に基づいて，現在の運動量が適切かどうかを評価する．

① 自覚症状の悪化（倦怠感持続，前日の疲労感の残存，同一負荷量における Borg スコアの 2 以上の上昇），

② 体重増加傾向（1 週間で 2 kg 以上増加），

③ 心拍数増加傾向（安静時または同一負荷量における心拍数の 10 拍/分以上の上昇），

④ 血中 BNP 上昇傾向（前回よりも 100 pg/mL 以上の上昇），

がみられた場合には，その原因究明と同時に，運動療法の一時中止や運動強度の見直しが必要である．

心不全の和温療法
Waon therapy for heart failure

宮田昌明 鹿児島大学講師・循環器・呼吸器・代謝内科学
鄭　忠和 和温療法研究所・所長

【和温療法の概要】

温熱による血管拡張は心臓に対する前・後負荷を軽減する．1989 年，筆者らは，温熱による血管拡張作用に注目し，静水圧の影響を排除するために遠赤外線サウナ装置を用い，心不全に対する新しい治療法として和温療法を開発した．和温療法は，60℃の均等乾式サウナ浴を 15 分間施行し，深部体温を 0.8℃～1.2℃ 上昇させた後，毛布による 30 分間の安静保温を追加し，終了時に発汗に見合う水分を補給する治療法である．

【心不全に対する和温療法の効果】

1．血行動態・臨床症状の改善

温熱により末梢血管は拡張し，後負荷の減少に伴い心拍出量は増加する．1 回の和温療法により，肺動脈楔入圧・右心房圧・全身血管抵抗・肺動脈血管抵抗は減少し，心臓に対する前・後負荷が軽減し，心係数は増加する．

さらに，心不全患者に対して 2～4 週間の和温療法を施行すると，NYHA（New York Heart Association）心機能分類での自覚症状の改善，左室駆出率の増加，左室拡張末期径の縮小，心不全増悪時の機能性僧帽弁逆流の改善など慢性効果が得られる．また，小型均

等和温装置を用いた前向き多施設共同研究により，心不全に対する和温療法の安全性と脳性ナトリウム利尿ペプチド（BNP）の低下などの有用性を確認した．

2. 心室性不整脈の減少

心不全患者の心室性不整脈に対する和温療法の作用についても検討している．2週間の和温療法により，心室期外収縮総数や連発性心室期外収縮や心室頻拍が有意に減少することを明らかにした．このように，和温療法は運動療法とは異なり，コントロールされていない不整脈を有する心不全患者にも施行することができることは特筆すべき点である．

3. 血管内皮機能改善

慢性心不全患者では，健常者と比較して，血管内皮機能（％FMD；％Flow-mediated dilatation）が低下している．心不全患者に2週間の和温療法を施行することで，心不全により低下した血管内皮機能（％FMD）が改善することを報告した．

4. 予後の改善

心不全の予後改善効果を検討するために，後ろ向き研究であるが，薬物治療のみのコントロール群65名と薬物治療に和温療法を週1～2回外来で併用した和温療法群64名に分け，心不全死あるいは心不全による再入院をエンドポイントとして5年間の経過を検討した．その結果，和温療法は心不全死あるいは再入院を有意に抑制し，心不全患者の予後を有意に改善することが示された．

【和温療法の実際】（表1）

和温療法には，室温を60℃に均一に管理できる遠赤外線均等乾式サウナ治療室を用いる．一般のサウナ室は室温を均一に保持することは困難であり，高低による温度差の影響を受け，座位保持における高低の温度差がどうしても解消できなかったが，特殊な工夫により室温を均一にすることが可能となり，この問題点を改善した．室内をほぼ均等の温度に設定する工夫により，小型の移動可能な遠赤外線均等乾式サウナ治療装置である和温療

表1　和温療法の手順

① 和温療法前の体重測定
② 和温療法前の血圧・心拍数測定
③ 和温療法前の舌下体温測定
④ 和温療法器による15分間のサウナ浴
⑤ 和温療法器から出て，ベッド上で毛布に包まり安静保温開始
⑥ 保温開始時の舌下体温測定
　（和温療法前に比べ0.8～1.2℃の上昇確認）
⑦ 安静保温30分間
⑧ 保温終了後の舌下体温測定
　（和温療法前に比べ0.5～0.7℃の上昇確認）
⑨ 和温療法後の血圧・心拍数測定
⑩ 和温療法後の体重測定
⑪ 発汗（和温療法前後の体重差）に見合った水分の飲水

③⑥⑧の舌下体温測定は，初回ならびに和温療法の体温上昇を確認したいときに行う．

法器が開発されている．和温療法器にはライン用の小窓がついているので，点滴や酸素投与管理下にある重症心不全患者にも施行できる．

和温療法は60℃の均等サウナ室内に15分間入浴し，出浴後に毛布による30分間の安静保温を追加する（図1）．その後，サウナ浴前後の体重差から発汗量を測定し，それに見合う水分を飲水させて終了となる．なお，和温療法が適切に行われていることを確認するためには，舌下体温を和温療法前，保温開始時，保温終了後の3点で測定し，和温療法前に比べ保温開始時に0.8～1.2℃，保温終了後に0.5～0.7℃上昇していることを確認する必要がある．和温療法によるリラクゼーション効果は重要で，無理なく気持ち良く施行してこそ，和温療法の効果を十分に引き出すことができる．

和温療法は入院により1日1回，週5回を2～4週間施行できれば十分な効果が得られる．入院治療後は治療結果を患者に提示した後，外来において和温療法を継続する．外来では，週2回施行することにより和温療法の効果を維持できる．

【適応と禁忌】

和温療法は，拡張型心筋症や虚血性心筋

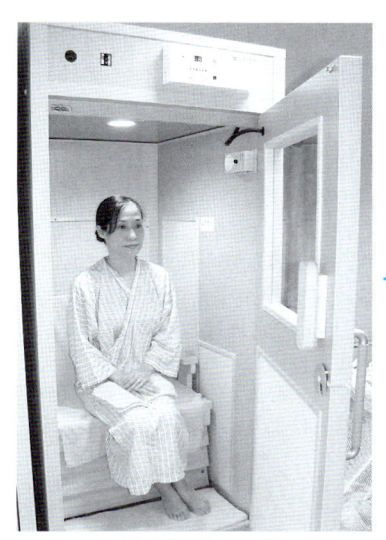

サウナ浴 60℃・15 分 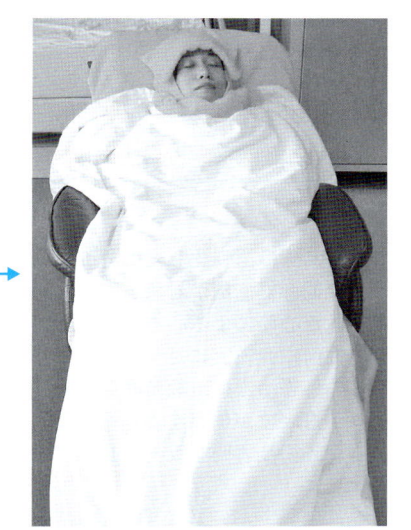　　　　安静保温 30 分

図1　和温療法の実際

など収縮不全を伴う慢性心不全に適応がある．また，心拡大に伴う機能性僧帽弁逆流があり，肺うっ血症状のみられる症例においても症状を容易に軽減させる．また，右心不全症状が強く，静脈のうっ血症状の強い患者で，利尿薬に抵抗性のある難治性浮腫にも著効することが少なくない．

和温療法の心不全に対する適応範囲は極めて広く，軽症から重症，さらには治療抵抗性の難治性重症心不全（ACC/AHA ガイドラインの Stage D の患者）に対しても，劇的な改善効果を示すことがある．

一方，発熱や活動性のある細菌感染症がある場合には和温療法は禁忌である．適応外症例としては，重症の大動脈弁狭窄症と閉塞型肥大型心筋症が挙げられる．その理由は，和温療法は心拍出量の増加と体血管抵抗を低下させるので，左室-大動脈間圧較差や心室内圧較差を増大させるおそれがあるからである．さらに，和温療法は血管新生作用を有しているので，増殖性糖尿病性網膜症や担癌患者も和温療法の適応を控えたほうがよいと現時点では考えている．

【運動療法との相違点と併用効果】

運動療法は，心不全治療において，広く行われており，その有用性は確立されたものである．ただし，運動療法は心臓に対して増負荷であるために，重症心不全や不整脈の頻発例には禁忌である．これに対して，和温療法は心臓に対して減負荷であり，重症心不全にも効果的で，不整脈を減少させる．和温療法は，重症の心不全患者にも施行でき，この点は運動療法と異なり，和温療法の大きな利点である．筆者らは，重症の心不全患者を薬物療法と和温療法で立ち上げ，その後，運動療法が可能となれば運動療法も積極的に取り入れ，さらなる改善を経験している．

心不全の外科治療
Surgery for heart failure

松居喜郎　北海道大学教授・循環器・呼吸器外科

【概説】

　心不全の外科治療は，進化した内科的治療に抵抗性の重症低心機能例が対象となる．対象疾患は荒廃した心筋による心不全であり，合併する機能性僧帽弁逆流に対する手術や左室形成術などの外科治療は，健常心筋の残存の程度により手術成績が依存する．その効果に限界はあるが，術後著明な改善を長期に示す例も多くみられ，手術適応や術式の検討が重要であると思われる．

【左室形成術】(図1)

1. 左室容積縮小

　同じ左室駆出率であっても，死亡例では左室の収縮末期容積は生存例に比較し大きく，心拡大が予後決定に関わる重要な因子であり，左室容量縮小術が有効である可能性がある．左室縮小手術の理論的コンセプトは，Laplaceの定理により説明される．すなわち壁応力は内径に比例し，壁厚に反比例することから，心筋切除による内径縮小による壁応力低下により心筋酸素消費量が低下する．

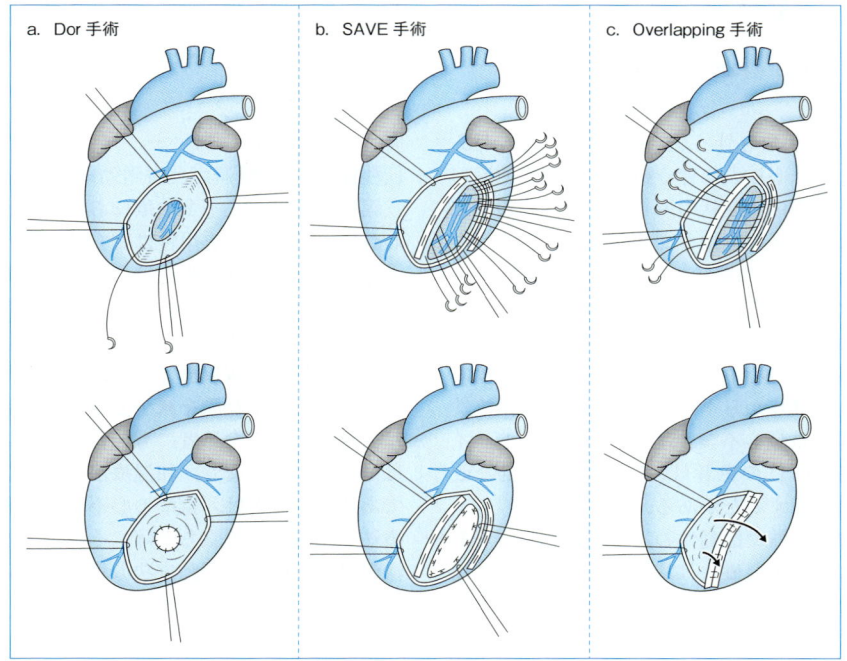

図1　Dor手術，SAVE手術，Overlapping手術のシェーマ
a. Dor手術：健常部と梗塞部境界にタバコ縫合をおき巾着，パッチ閉鎖で梗塞部を心内から排除(exclude)する．
b. SAVE手術：中隔の健常部と梗塞などの機能低下部位境界と左室切開部自由壁外側のフェルトにマットレス縫合をおき，楕円形パッチによる閉鎖で左室を楕円形にする．
c. Overlapping手術：左室切開部自由壁外側と中隔の健常部と梗塞などの機能低下部位においたフェルトで直接閉鎖するが，その際楕円型サイザーを用いて心室を楕円形化しつつ縫着し，さらに連続縫合で止血する．中隔側においたフェルト上端は心外から中隔へ移行する形となる．

2. 心筋線維走行のらせん構造

一定の心筋収縮において，心室は楕円形状が駆出流入の効率を最も高める形であり，リモデリングにより球体に近づくと効率は低下する．この考えに基づけば左室形成においては左室容積の減少だけでなく，同時に形態を可能な限り楕円体にすることが心機能改善に重要である．最近 Calafiore らは左室容量縮小よりも形態の楕円化が術後予後には重要とする報告を行っている．

3. 左室瘤に対する左室形成術

左室形成術は心筋梗塞後瘢痕部を切除あるいは左室内腔から exclusion することを目的に，左室瘤に対する切除術式として開発されてきた．左室瘤切除の術式としての基本である linear aneurysmectomy は，奇異性収縮領域の大部分が左室自由壁に限局している場合に用いられる．しかし前下行枝領域の心筋梗塞では中隔も瘢痕化していることが多く，その対策として endoventricular patch repair が Jatene，Dor，Cooley によりほぼ同時期に報告され，現在では Dor 手術が多く行われている．

4. 虚血性心筋症に対する左室形成術

虚血性心筋症は左室瘤と異なり虚血により広範囲にわたる無収縮領域を有し，拡張型心筋症様所見を呈する症例を指すが，左室瘤との境界は明確ではない．Dor 手術はこのような虚血性心筋症に対しても有効であると報告されている．Dor 手術は優れた術式であるが，虚血境界部へのタバコ巾着縫合のため術後心形態が球型を呈しやすく，心筋の収縮効率の低下や，遠隔期での僧帽弁逆流増悪がみられるとされる．このことから，心室形態を保つため楕円形のパッチを縦方向に用いるSAVE(septal anterior ventricular exclusion) 手術や，パッチを用いない overlapping 型左室形成術 (overlapping ventriculoplasty；OLVP)が主にわが国で応用されている．

日本胸部外科学会学術調査によるわが国での虚血性心筋症(左室瘤を含む)に対する梗塞部切除／左室形成術の年間症例数は約 400 例で，最近の 5 年間 2,238 例中 30 日内死亡 114 例(5.1％)，病院死亡 177 例(7.9％)と比較的成績は良好である．

5. 非虚血性心筋症に対する左室形成術

1996 年 Batista らが左室縮小手術として左室部分切除術を報告し，一時注目されたが現在では否定的な意見が多い．Isomura，Suma らは，非虚血性心筋症症例でも病変の局在が存在することに注目し，特に側壁病変では Batista 手術，また，前壁中隔病変では SAVE 手術を施行している．筆者らは，左心室を切除せず心尖部を二重に巻き込む形態とする OLVP を開発し当症例に応用した．さらに後壁の形成と僧帽弁複合体への治療として乳頭筋接合術(papillary muscle approximation；PMA)との組み合わせを症例に応じ応用している．

日本胸部外科学会学術調査によるわが国での非虚血性心筋症に対する左室縮小術の年間症例数は約 60 例と比較的少なく，最近の 5 年間 278 例中 30 日内死亡 27 例(9.7％)，病院死亡 47 例(16.9％)と手術成績は虚血性心筋症に比べ悪いが，術前状態を考慮すると症例により有効な治療法ともいえる．

【拡大心における機能的僧帽弁逆流】

1. 機能性僧帽弁逆流の成因と対策

左室のリモデリングは虚血性，非虚血性心筋症にかかわらず機能的僧帽弁逆流を引き起こし，予後の重要な増悪因子となる．特に虚血性僧帽弁逆流では，運動により誘発される逆流程度が予後に関係があり，必ずしも安静時逆流程度と一致しないとされるため，重症心不全治療においては程度にかかわらず積極的治療を考慮すべきと考える．

左室拡大により弁尖の tethering が生じ心尖側へ偏位するのが，機能的僧帽弁逆流の主な成因である．すなわち，弁下構造に対するアプローチを行わなければ，根本治療にはなりえない．Bolling らは僧帽弁輪過縫縮を提唱したが，逆流再発が 30〜40％ 程度発生す

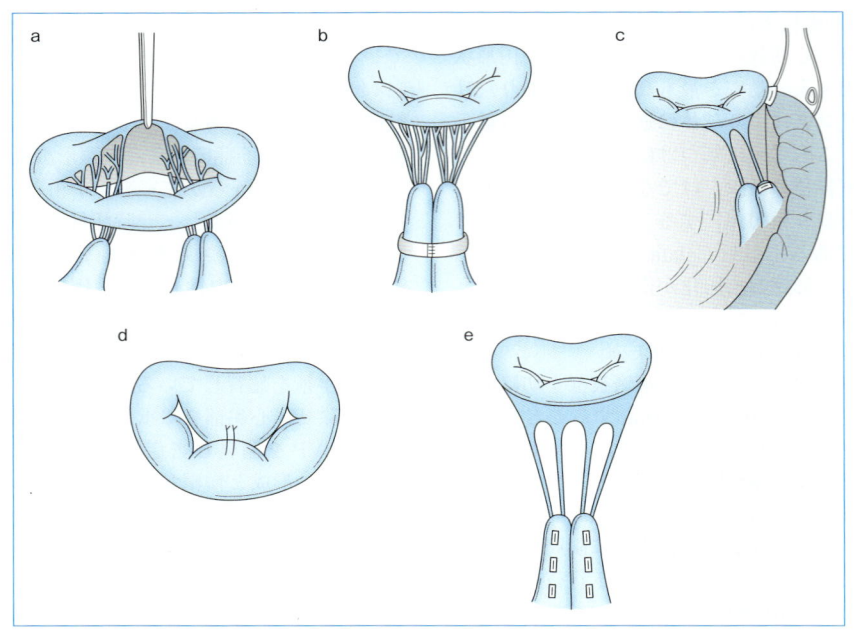

図2 機能性僧帽弁逆流に対する種々の術式
a．chordal cutting：tethering を生じている strud chordae を切断する．
b．papillary muscles sling：広がっている両側乳頭筋基部を EPTFE tube で収束する．
c．後乳頭筋 relocation：後乳頭筋頭を P3 の弁輪に EPTFE 糸で吊り上げる．
d．edge-to-edge repair：前後弁尖中央部を縫合し double orifice とする．
e．papillary muscle approximation：広がっている両側乳頭筋(多数の場合はすべて)を，大きめのプレジェットを使用して乳頭筋が裂けないよう，また虚血に留意して乳頭筋に平行にマットレス縫合で接合する．

るとされ，後尖弁輪の前方偏位が tethering を悪化させることが主な原因と考えられている．

2．僧帽弁形成術と僧帽弁置換術

僧帽弁形成術のほうが弁置換術よりも手術後の早期および遠隔期成績とも優れているとの報告が多いが，同等であるとする報告もある．筆者らは，心機能低下の著しい例では腱索を切断することが心機能低下につながる可能性が強いと考え，積極的に形成術を選択している．

3．機能性僧帽弁逆流に対する種々の形成術

（図2）

弁尖接合部へのアプローチとして chordal cutting 法，弁尖延長法，弁輪形態に変形を加えた ring，edge-to-edge repair などが応用されている．しかし僧帽弁複合体に対する本質的治療ではない．また僧帽弁複合体へのアプローチとして，乳頭筋偏位是正を目的として papillary muscles sling，後乳頭筋 relocation などが行われている．筆者らは，乳頭筋接合術(papillary muscle approximation；PMA)を左室形成術と同時あるいは単独で施行している．

日本胸部外科学会学術調査による本邦での虚血性僧帽弁逆流に対する手術数は増加傾向を続けており，年間 400 例程度となっている．最近の 5 年間 1,802 例中 30 日内死亡 84

例(4.7％)，病院死亡 151 例(8.4％)と成績は比較的良好である．

【重症心不全に対する左室形成術，僧帽弁手術の成績】
1．虚血性心筋症に対する左室形成術

虚血心筋の viability の程度，範囲，心拡大の程度により成績は規定されるため諸家の報告の単純な比較は困難である．Menicanti らは早期死亡率 4.7％，10 年生存率 63％，Sartipy らは早期死亡率 7.4％，1，3，5 年生存率が 78％，72％，58％ と報告している．筆者らは OLVP を施行し，早期死亡 0％，1，3，5 年生存率が 91％，86％，78％ であった．術式に関しても同様に比較は難しいが，Ueno らは Dor 手術，SAVE 手術，Overlapping 手術を比較し，早期，中期において左室縮小・楕円体維持など Overlapping 法の優位性を報告している．

最近，冠動脈バイパス術単独群と左室形成合併手術群の多施設無作為試験(STICH trial)の結果が報告され，左室形成術が無効であるという結論であった．この報告に対して，術前の対象症例の左室容積が小さいこと，左室縮小率が小さいこと，多くの施設が含まれ手術の均等性が不確実であることなど批判が多く，さらなる検討が必要であると考えられる．

2010 年日本胸部外科学会総会において，筆者らを含む全国 11 施設でわが国における虚血性心筋症に対する左室形成術の遠隔期成績集計を報告した(図3)．計 621 例での検討で，1，5，10 年生存率は，順に 87％，73％，58％ であった．STICH trial と比較するため，術前後の心室容積の記載がないもの，EF 35％ 以上の症例を除外した 323 例での検討では，STICH 症例と比較して NYHA 分類は高く(NYHA Ⅲ＋Ⅳ；76％，STICH 49％)，左室収縮末期容積係数は大きい(平均 113 mL/m^2，STICH 82 mL/m^2)症例群で 1，5，10 年生存率は順に 89％，73％，59％ と全体での遠隔期成績と同じで，重症例が多いのにも

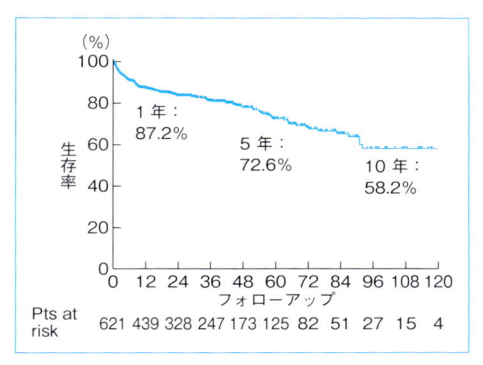

図3 2010 年度日本胸部外科学会でのわが国 11 施設の虚血性心筋症に対する左室形成術の遠隔期成績

かかわらず遠隔成績は STICH trial よりやや良好であった．遠隔死亡の独立規定因子は，NYHA 4 度，MR 3 度以上，左室収縮末期容積であった．ただ今回の解析では心拡大の程度と遠隔期成績とに関係はなく，重度心拡大例での治療効果も期待できると思われた．

2．非虚血性心筋症に対する左室形成術

左室部分切除術(Batista 手術)は，成績は不良で心不全を繰り返す末期の非虚血性心筋症に対して推奨されず class Ⅲ である．Suma らは病変の局在により Batista 手術，SAVE 手術を行い，全体で 1，5，7 年生存率は 67％，46％，36％，SAVE 手術例では 5 年生存率 62％ と報告している．われわれの OLVP での経験では，早期死亡 5％，1，3 年生存率が 77％，61％ であった．当然極度の心筋障害症例では左室形成だけでは限界があり手術適応の確立が重要である．

3．難治性末期心不全患者に対する僧帽弁手術

Dion らは虚血性心筋症において，左室拡張末期径 65 mm 以上では弁形成術単独では予後が悪く，左室に対するアプローチが必要と述べている．また Horii らは，非虚血性心筋症に対する僧帽弁逆流に対する手術のみで

は，左室収縮末期容積150 mL/m²以上と未満では予後が大きく異なり，大きな心臓では左室に対するアプローチが必要と述べている．繰り返す末期心不全状態での機能性僧帽弁逆流に対する僧帽弁形成あるいは置換術は予後改善の明確なデータがなく，ACC/AHAのガイドラインでは，確立された治療法とされずclass Ⅱbとなっているが，僧帽弁輪過縫縮による形成術例では再発が多く，上記のような僧帽弁複合体に対する形成術後の遠隔成績が待たれる．

補助循環（IABP，PCPS）
Circulatony support（IABP/PCPS）

中谷武嗣 国立循環器病研究センター・移植部・部長

心臓ポンプ機能が高度に障害された心不全においては，機械的補助循環法が必要であり，経皮的に行うことができるシステムとして，大動脈内バルーンパンピング（IABP）および経皮的心肺補助法（PCPS）がある．

Ⅰ．大動脈内バルーンパンピング（intra-aortic balloon pumping；IABP）

IABPは，大腿動脈からバルーンカテーテルを経皮的に胸部下行大動脈まで挿入し，心周期に同期させてバルーンの収縮および膨張を行うシステムである．バルーンを自己心の収縮期に収縮させることで，自己心の収縮力を利用して体循環の維持を図る（sysytolic unloading）．さらに，バルーンを自己心拡張期に膨張させることで，拡張期圧を高め冠血流を増大させて（diastolic augumentation）心筋虚血の改善を図る（カウンタパルゼイション法）．

簡便に行える補助手段で，急性心不全，特に虚血性心疾患に有効である．しかし，駆動タイミングの設定が重要で，不整脈のためにバルーンの収縮と膨張が自己心の拍動に追従できないと有効な補助効果が得られない．合併症としては，IABP挿入側下肢の血行障害，動脈損傷，神経障害，バルーンの損傷などがある．高度の大動脈弁逆流があると補助効果が得られず，また大動脈解離があれば適応とならない．IABPの補助効果は自己心機能に依存し，自己心拍出量の10～15%程度と限界がある．

Ⅱ．経皮的心肺補助法（percutaneous cardiopulmonary support；PCPS）

PCPSは流量補助手段の一種で，遠心ポンプと膜型人工肺を用いた閉鎖回路の人工心肺装置からなる．送血管を大腿動脈に，脱血管を大腿静脈に挿入する．通常，穿刺法をもちいるが，外科的に行うこともある．経皮挿入が可能なため緊急時にも対応が可能である．また，酸素化した血液を動脈側に送血するため循環補助に加えて呼吸補助も行えるため，percutaneous extra-corporeal membrane oxygenationと呼ばれることもある．通常1～2週程度の補助が可能で，虚血性心疾患や急性心筋炎による急性心不全や心臓手術後の低拍出量症候群に多く用いられる．人工肺が組み込まれているため，抗凝固療法が必要で出血が大きな問題であった．近年ヘパリンコーティングシステムが用いるようになり，抗凝固療法の軽減が可能となり，出血がコントロールしやすくなっている．なお，送血管を大腿動脈から挿入するため，下肢側の血流維持に注意が必要である．下肢血流が不良な場合，下肢の末梢側に細いカニューラを挿入するか，あるいは人工血管を吻合して直接送血すること必要ある．

PCPSは，自己心の拍出がなくても全身の循環維持が可能である．用いる送・脱血管のサイズにより補助能力は規定されるが，自己心拍出量の50～70%程度までの循環補助を行える．このPCPSでは，右心系の前・後負荷は直接軽減されるが，左心系の前負荷軽減は間接的で，後負荷は軽減されず補助量に

応じて増加する．このため，IABPが併用されることが多い．高度左心機能不全例では血液駆出ができないため，左室内に血液が充満しさらに左室の拡張を伴うため，心機能の回復が妨げられるとともに肺水腫を引き起こすことがある．このため，必要に応じて強心薬の使用を続ける必要があり，左心補助人工心臓の適応についても検討する必要がある．

また，左室機能が維持された状態では，PCPS駆動下でも左室から血液が拍出される．しかし，肺機能が不良で酸素化が十分に行えない場合には，不十分な酸素化血が冠動脈や頸動脈に送られるため，心臓や脳の低酸素状態を引き起こす可能性がある．このため，PCPS装着中には呼吸管理への配慮も必要である．

心不全における免疫吸着療法

Immunoabsorbent treatment for heart failure

中谷武嗣　国立循環器病研究センター・移植部・部長

拡張型心筋症（DCM）による末期心不全例の多くにおいて，抗心筋自己抗体が検出されており，陰性変力作用を有する心抑制性心筋自己抗体を除去することで心不全の改善を目指すのが免疫吸着療法である．

【心不全に対する免疫吸着療法とは？】

DCM症例でβ_1アドレナリン受容体に対する自己抗体を有する症例に対し，免疫吸着療法を行うことで自覚症状と心機能の改善をみたとの報告が1996年になされた．その後，β_1アドレナリン受容体抗体に対する吸着療法の効果について，未治療群と12か月の検討がなされた．左室駆出率（EF），左室拡張末期径，NYHAにおいて，未治療群では有意な変化はみられなかったが，免疫吸着施行群ではそれぞれ有意な上昇，縮小および改善がみられた．また，β_1アドレナリン受容体抗体値は1年間低値であった．

これらのことより，当初β_1アドレナリン受容体抗体の除去に意義があると考えられた．しかし，検討を続けることにより，β_1アドレナリン受容体抗体陰性の患者においても免疫吸着療法が有効な例があることがわかってきた．その後，IgGサブクラス3に属する自己抗体が心機能抑制に関与していることが示され，心抑制性心筋自己抗体として考えられるようになった．この抗体に関与する自己抗原としては，β_1アドレナリン受容体，ミオシン，トロポニンI，M_2ムスカリン受容体，Na-K-ATPase，ラミニンなどが考えられている．また，β_1アドレナリン受容体抗体を選択的に除去する血漿成分吸着器を用いることで，1年後に左室駆出率が増加し，自己抗体価の低下が持続した報告もなされている．

【臨床応用】

これまでの免疫吸着療法に準じて，心抑制性心筋自己抗体を吸着・除去を行なう．具体的には，患者静脈から血液を取り出し，血漿分離器で血球と血漿に分離し，血漿を選択的血漿成分吸着器に流し自己抗体を吸着し，その後の血漿を血球とともに，患者静脈から体内に戻す．

世界的にはドイツをはじめ少なくとも200例以上に実施されてきたとされ，わが国においても臨床応用が開始され，選択的血漿成分吸着器としてイムソーバ[TR]が用いられ，20例以上に施行されてきた．その結果を踏まえて，現在わが国で治験が行われている．1クールを2週間として5回実施するもので，1クールあるいは3か月後にもう1クール実施するプロトコールで進められている．患者の選択基準としては，特発性拡張型心筋症患者で，NYHA Ⅲ～Ⅳ度，過去3か月以内のEFが30％（核医学）あるいは35％（心エコー）以下，3か月以上前から慢性心不全治療ガイドラインによる最適な薬物療法がなされているにもかかわらず病態の改善がない18歳以上

の患者である．除外基準としては，二次性拡張型心筋症，補助人工心臓装着患者，心移植後患者，CRT・CRT-D 装着後 6 か月以内，ACE 阻害薬服用中，重篤な腎疾患あるいは肝疾患，悪性新生物，妊娠中，血球減少，活動性感染症などがある．

　これまでわが国では 1997 年から臨床研究として行われ，心抑制性心筋自己抗体を除去することで，左室駆出率が改善することが示された．2010 年から治験が進められ，現在，心抑制性心筋自己抗体陽性患者を対象にした高度医療の申請も行われている．

　ドイツから，拡張型心筋症における補助人工心臓装着例において $β_1$ アドレナリン受容体抗体が心機能の障害に関与している報告があり，$β_1$ アドレナリン受容体抗体の免疫吸着療法の可能性が示唆された．その後，検討が進められ，現在，特発性拡張型心筋症，特に心抑制性心筋自己抗体陽性患者に対する新たな治療手段として，免疫吸着療法の臨床応用に関する検討が進められている．

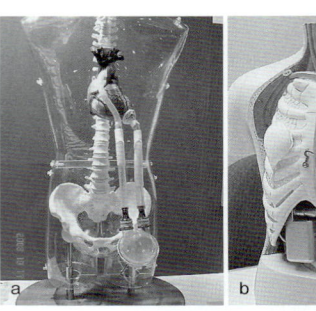

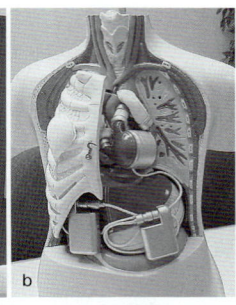

図1　a．ニプロ体外設置型補助人工心臓
　　　b．AbioMed 社製完全置換型・完全埋込型人工心臓（AbioCor）

補助人工心臓
Ventricular assist device（VAD）

許　俊鋭　東京大学特任教授・心臓外科（東京都健康長寿医療センター副院長兼任）

【補助人工心臓の概要】

　人工心臓には，①自己心を取り除き同所性に植え込み両心補助を行う完全置換型人工心臓（total artificial heart；TAH）と，②自己心は温存し左心バイパス・右心バイパス・両心バイパスにより循環を補助する補助人工心臓（ventricular assist device；VAD）がある（図1）．

　人工心臓の適応には大きく分類して，
　①手術侵襲・急性心筋梗塞・劇症型心筋炎などによる急性心不全や慢性心不全症例で自己心機能の回復を目的とした "Bridge to recovery（BTR）",
　②心臓移植へのブリッジ使用（Bridge to transplantation；BTT），
　③心臓移植代替治療として半永久的な治療を目的とした長期在宅治療（Destination Therapy；DT）の3つがある．最近では，
　①BTR を目指して VAD による安定した循環動態の下に薬物治療・外科治療・心臓再同期療法・免疫吸着療法・再生医療などの付加的治療を十二分に行う治療へのブリッジ "bridge to therapy"，
　②心停止を含む心原性ショック症例に対して短期使用型 VAD を取り付け，全身状態・意識状態の回復を見て植込型 LVAD に移行すべきか否かを判断する "bridge to decision"，
　③短期使用型 VAD から長期使用型（植込型）LVAD に移行する "bridge to bridge"，
　④肺高血圧などの合併症のために心臓移植適応とならない症例に対して肺血管抵抗を低下させ心臓移植適応条件を整える LVAD 治療を "bridge to indication"．

　と呼称する研究者もいるが，一般的な適応概念としては確立されていない．

　これまでわが国では，30 年前に開発された体外設置型ニプロ（東洋紡）VAD を 2〜3 年に及ぶ心臓移植へのブリッジ（BTT）に用いてきた．しかし，欧米先進国では，1990

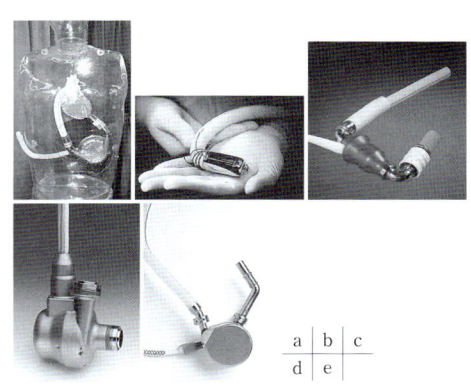

図2 日本で最近臨床治験が実施された植込型補助人工心臓
a. HeartMate XVE LVAD（第一世代拍動流ポンプ）
b. Jarvik 2000（第二世代軸流ポンプ）
c. Heart MateⅡ（第二世代軸流ポンプ）
d. EVAHEART（第二世代遠心ポンプ）
e. DuraHeart（第三世代遠心ポンプ）

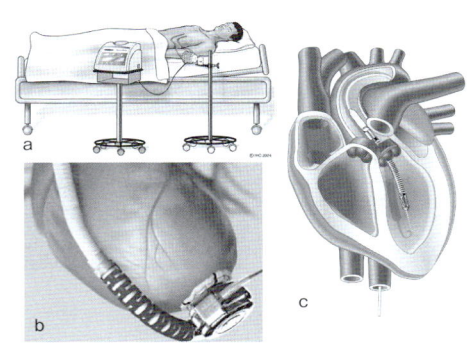

図3 欧米で実用化され，日本に導入されていない補助人工心臓
a. CentriMag（Levitronix 社）．体外設置型第三世代遠心ポンプで1か月程度の補助が可能な"bridge to bridge"および"bridge to decision"デバイスと位置付けられる．
b. HeartWare（HeartWare 社）．遠心ポンプ型第三世代植込型補助人工心臓で 50 cc，140 g と極めて小さく，Jarvik 2000 と同様に左室に直接ポンプ脱血管挿入する LVAD システム．ポンプポケットを作製する必要がなく心嚢内留置が容易．近く日本で臨床治験が実施される予定である．
c. 経皮的補助循環装置 Impella（Recover®LP2.5），supported PCI に多く用いられている．

年代より在宅治療可能な第1世代植込型拍動流 LVAD（HeartMate XVE, Novacor など）がブリッジに使用されている．2000年代になり，遠心ポンプや軸流ポンプを用いた第二世代植込型定常流 LVAD（HeartMateⅡ, Jarvik 2000, EVAHEART など），第三世代 LVAD（DuraHeart, HeartWare など）が使用されるようになった．第三世代 LVAD は磁気浮上や動圧浮上機構により中の回転羽根車（インペラ）は非接触軸受けで支えられ，軸部の摩耗や熱発生による血栓形成が回避され，長期耐久性に優れていると考えられている．

日本でも平成19年に「医療ニーズの高い医療機器」として指定された4種の植込型 LVAD の臨床治験は順調に進み，HeartMate XVE は平成21年11月に承認され，DuraHeart と Evaheart も平成22年12月に承認された．Jarvik 2000 は製造販売承認申請中であり，HeartMate XVE の後継機である HeartMateⅡも製造販売承認申請に向けて準備中である（図2）．

軸流ポンプを用いた経皮的補助循環装置 Impella は欧米で supported PTCA を中心に使用され，わが国でも製造販売承認申請中である．また，米国では短期体外設置型第三世代遠心ポンプ VAD CentriMag が bridge to decision に多用されている．更に，超小型第三世代遠心ポンプ LVAD HeartWare（HVAD）が爆発的な普及を見つつある（図3）．一方，VAD 治療の受け皿の1つである心臓移植は，平成22年7月に臓器移植法が改正され成人心臓移植症例数もこれまでの5～10倍の増加が期待され，小児心臓移植の道が開かれたが，小児用 VAD（図4）は日本にはない．小児用 VAD を含めた優れた植込型 VAD のわが国における臨床導入は急務である．

【補助人工心臓の適応と禁忌】

体外設置型 VAD（ニプロ VAD，BVS 5000，AB5000）の適応は，開心術後心不全，劇症型心筋炎や急性心筋梗塞などによる急性心原性ショック症例である．日本では，平成

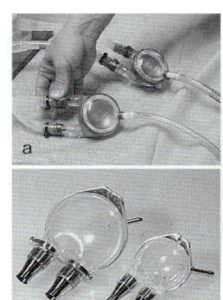

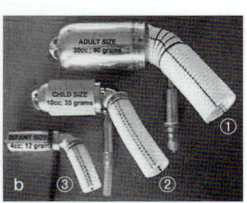

図4 小児用補助人工心臓
a. Excor（Berlin Heart 社）．小児用としてポンプ容量 10 mL，25 mL，30 mL，50 mL，60 mL のポンプが準備されており，10 mL ポンプ（写真）は1歳以下の小児にも使用可能である．
b. Pediatric Jarvik LVAD．b①：Adult size（30 cc，90 g），b②：Child size（10 cc，35 g），b③：Infant size（4 cc，12 g）．
c. ニプロ補助人工心臓，成人用（70 mL），小児用（20 mL）

18年までは体外設置型 VAD の BTT 使用は禁じられていた．植込型 Novacor LVAD の本邦市場からの撤退もあって，実際にはニプロ VAD が BTT 使用できる唯一の VAD であった．長期間の体外設置型 VAD のブリッジ使用には，①長期耐久性に問題（30日使用で承認），②易感染性，③入院治療の必要性，等の理由により問題が大きく，また患者の QOL も極めて低かった．

表1に関連学会が提案した「植込型補助人工心臓」実施基準を示す．平成23年時点での植込型 LVAD 保険償還は BTT を適応としており，心臓移植適応除外とされる60歳以上の症例に用いた場合，保険償還される見込みは低い．体外設置型に比較して植込型 LVAD の適応基準は幾分厳しく，いわゆる PCPS 依存状態の心原性ショック症例は適応除外とされている．

体外設置型 VAD 治療により，安定した状態となり心臓移植適応と判断された時点で，植込型 LVAD への付け替え（bridge to bridge）は適応とされている．欧米では，植込型 LVAD を用いた心臓移植を受け皿としない destination therapy（DT）がこの10年間飛躍的に伸びてきたが，日本における DT は今後の課題であるが，現時点では保険償還される見込みは低い．

【補助人工心臓装着手術の実際】

体外設置型 VAD（ニプロ VAD），植込型 LVAD であっても左心補助として装着する場合は，大部分が左室心尖脱血管挿入，上行大動脈送血管（人工血管）吻合で送脱血管を取り付ける（図1）．体外設置型 VAD は，心囊内から送脱血管を剣状突起下または左肋骨弓下上腹部に出してポンプを取り付ける．植込型 LVAD では，第1世代拍動流 LVAD は腹腔内もしくは腹壁内にポケットを作成してポンプ本体を設置する．第2世代以後のデバイスは小型化してポンプポケットは横隔膜と腹壁の間に作成する．超小型の Jarvik 2000（25 cc，90 g）や HeartWare HVAB（50 cc，145 g）はポンプポケットを作成する必要はなく，ポンプと一体となった左室脱血管を左室心尖部から挿入しポンプ全体を心囊内に収めることができる．

体外設置型 VAD は左房脱血式としても用いられるが，左室脱血式に比較して流量が少ないこと，左室機能が著しく低下した症例では左室内に血液がうっ滞し，血栓が形成されやすいことなど不利と考えられている．BTR や右心不全対策を考慮に入れた場合，僧帽弁・三尖弁逆流の強い症例は積極的に弁形成を行う．さらに虚血性心筋症に対しても，心筋 viability がある虚血領域には積極的に冠動脈バイパスを置く．術前状態にもよるが，高度出血傾向を合併する症例も多く，手術時には丹念な止血操作を要する．また，右心不全が強い場合は，一時的に遠心ポンプやニプロポンプを用いた右心バイパスが追加する．

表1 「植込型補助人工心臓」実施基準

[1. 適応基準]

対象	疾患・病態	心臓移植適応基準に準じた末期的重症心不全で，対象となる基礎疾患は，拡張型および拡張相肥大型心筋症，虚血性心筋疾患，弁膜症，先天性心疾患，心筋炎後心筋症などが含まれる．
選択基準	心機能	NYHA：クラスⅢ～Ⅳ（Ⅳの既往あり）
	ステージ	D（重症の構造的疾患があり，最大限の内科治療にもかかわらず，安静でも明らかな心不全症状がある患者）
	薬物治療	ジギタリス・利尿薬・ACE阻害薬・ARB・硝酸塩・β遮断剤などの最大限の治療が試みられている
	強心薬・補助循環	ドブタミン・ドーパミン・エピネフリン・ノルエピネフリン・PDEⅢ阻害薬などに依存，またはIABP，体外設置型補助人工心臓などに依存
	年齢	65歳以下が望ましい（身体能力によっては65歳以上も考慮する）
	BSA	システムにより個別に規定
	血行動態	stage D, NYHA クラスⅣの既往
	条件	他の治療では延命が望めず，また著しくQOLが障害された患者で，治療に参加することで高いQOLが得られ，長期在宅治療が行え，社会復帰が期待できる患者
	治療の理解	補助人工心臓の限界や併発症を理解し，家族の理解と支援が得られる
除外基準	感染症	重症感染症
	呼吸器疾患	重度のCOPD
		高度の肺高血圧症
		30日以内に発症した肺動脈塞栓症
	循環器疾患	開心術後早期（2週間程度）
		治療不可能な腹部動脈瘤や重度の末梢血管疾患
		胸部大動脈瘤，心室瘤，心室中隔破裂
		中等度以上の大動脈弁閉鎖不全症
		胸部大動脈に重篤な石灰化
	神経障害	重度の中枢神経障害
		薬物中毒またはアルコール依存の既往
		プロトコールに従えない，あるいは理解不能と判断されるほどの精神神経障害
	その他の臓器不全	重度の肝臓疾患
		重度の出血傾向，高度慢性腎不全，慢性腎不全による透析症例，癌などの生命予後不良な悪性疾患，膠原病などの全身性疾患，インスリン依存性重症糖尿病
	妊娠	妊娠中
	その他	著しい肥満，輸血拒否など施設内適応委員会が不適当と判断した症例

6学会1研究会「植込型補助人工心臓」要件策定検討委員会（平成20年3月31日）

【補助人工心臓術後管理の要点】
1. 術後出血・心タンポナーデ

術前より出血傾向を伴った症例が多く，止血に難渋する症例もしばしばみられる．そのため，凍結人血漿（FFP）や血小板濃厚液（PC）などの投与により，凝固因子を補給するとともに可及的に外科的に止血を行う．心タンポナーデの疑いがあれば，直ちに再開胸止血手術を行う．心タンポナーデ発症時期の第2のピークが抗凝固療法の効果が出てきた時点であることも忘れてはならない．右心不全が強く中心静脈圧が高い場合も止血が得にくいので，右心不全が強いときは積極的に右心補助（RVAD）を追加する．

2. 抗凝固療法と血栓・塞栓症

現在の補助人工心臓は，ワルファリンと抗血小板薬を中心とした抗凝固療法は必須である．VAD植込み手術が終了し止血が得られた時点で，ヘパリン（5,000～10,000単位/日）を用いて抗凝固療法を開始する．経口摂取開始とともに，ワルファリンと抗血小板薬投与に切り替えていく．抗凝固療法の程度については，デバイスごとに定められている．体外設置型VADでは毎日ポンプをチェックし，可動性血栓の出現や赤色血栓の急速なサイズの増大，感染性血栓の疑いがある場合はポンプ交換する．白色血栓でポンプ壁に固定され感染の疑いが無い場合は経過をみる．

3. 右心不全対策

右心不全に対しては，カテコールアミン投与やペーシングに加えて，PDE Ⅲ阻害薬および一酸化窒素吸入（NO）を行う．高度の三尖弁逆流に対しては三尖弁形成を行うが，右心不全が強いときは積極的に右心補助（RVAD）を追加する．

4. 感染症対策・創部管理

術後早期の感染症で最も重篤な合併症は縦隔炎であり，縦隔炎を合併した場合，難治性となる．しかし，最近は陰圧吸引創部治療（NPWT療法）により，縦隔炎のコントロールも可能となった．長期管理において，体外設置型VADでは送脱血管刺入部，植込型LVADではドライブライン感染・ポンプのポケット感染防止が大切である．送脱血管・ドライブラインの良好な固定および日々の消毒・シャワー浴，刺入部の肉芽の処理を含め，医療チームと患者本人が日々の創部管理に習熟する．

5. 脳梗塞（脳塞栓），脳出血対策

脳合併症を疑う神経症状・精神症状を見た場合は，可及的速やかに脳CT検査を実施する．CTで血栓塞栓症を疑った場合は，ポンプ内あるいは左室内の血栓形成をチェックする．軽度の脳梗塞ならば，適正な抗凝固療法のレベルを維持する．高度な脳梗塞の場合は，梗塞後出血を発症する危険が大きいので抗凝固療法を中止する．梗塞後出血や脳出血症例では，可及的速やかにビタミンKを静注投与しワルファリンを中和するとともに，アドナ＋トランサミン，凍結人血漿（FFP）および血小板，ノバクトM（第Ⅸ因子複合体）を投与し，血液凝固状態を正常化する．脳浮腫防止のためにグリセオールを持続投与する．

心臓移植
Heart transplantation

吉川泰司　大阪大学・心臓血管外科
澤　芳樹　大阪大学教授・心臓血管外科

【概説】

1967年にBarnardらによって世界で初めて施行された心移植は，当初，成績は不良であった．しかし，1980年代に入り，シクロスポリンの登場によって，その成績の飛躍的向上を認め，欧米ではすでに末期的心不全患者の一般的な外科治療として普及している．一方，日本では，1968年に第1例が施行されたが，当時，国民のコンセンサスを得られず，長らく行われなかった．その後，1997

年に「臓器の移植に関する法律」が成立し，1999年に脳死心臓移植第1例目が実施されてから今日までに，125例（2012年3月31日現在）の心臓移植が行われている．

その成績は，手術死亡ゼロ，1年生存率98.2％，5年生存率96.2％と，諸外国と比較しても極めて良好である．しかし，患者の平均待機期間は，米国の56日と比較すると，983日と非常に長いのが現実である．また，心臓移植希望登録者数は，常時，150名以上（212名：2012年5月31日現在）であるのに対して，実際に行われる心臓移植は年間10例前後と，圧倒的なドナー不足状態が続いており，移植登録期間中に命を落とす患者が少なくないのが現実であった．しかし，改正臓器移植法施行後，心臓移植術は約9か月で44例と急増し，今後，年間心臓移植件数も，50例前後の増加することが見込まれる．さらに，定常流式植込み型LVADが2011年より順次保険認可されることから，重症心不全治療の治療戦略そのものが今後さらに変遷を遂げ，それに伴い心臓移植の適応と至適時期も，欧米の基準に近づいていくことが予想される．

【心臓移植の適応と日本臓器移植ネットワークへの登録】

β遮断薬やACE阻害薬などの導入に伴い，重症心不全の予後は著明に改善し，心臓移植の適応基準が再検討された．日本では，移植実施施設の適応検討会と日本循環器学会心臓移植適応検討小委員会の2段階審査で承認されてから，日本臓器移植ネットワークに登録するシステムとなっている．

【心臓移植の適応疾患】

従来の治療法では救命・延命の期待がもてない重症心疾患で，①拡張型心筋症（DCM）および拡張相肥大型心筋症（dHCM），②虚血性心筋疾患，③拘束型心筋症，④薬剤性・産褥後・心筋炎後などの二次性心筋症，⑤外科的修復ができない先天性心疾患，などが挙げられる．欧米での適応疾患は心筋症と虚血性心疾患に二分されるが，日本の登録例の90％以上を心筋症が占めている．日本の心臓移植適応患者は年間228～670人と推計され，適応患者の1年生存率は50％前後である．

【心臓移植レシピエントの適応基準】

心臓の原疾患に関しては，心筋生検による組織診断が必須であり，他の治療の余地のある二次性心筋症が否定される必要がある．また，可能な範囲で最大の内科的外科的治療がなされ，心臓移植以外の治療法が残されておらず，不治の末期的状態で，①長期間または繰り返し入院治療を必要とする心不全，②β遮断薬およびACE阻害薬を含む従来の治療法ではNYHA Ⅲ度～Ⅳ度から改善しない心不全，③現存するいかなる治療法でも無効な致死的重症不整脈を有する症例，などが挙げられる．

重症左心不全患者の多くは長期にわたる肺うっ血のために肺高血圧症を呈しており，肺血管抵抗（PVR）が著しく高い場合，心臓移植後に右心不全を惹起する可能性がある．そのため，わが国では血管拡張薬を使用しても6 wood unit以上のPVRを認められる場合，心移植の適応とならない．肝臓や腎臓などの臓器機能障害は，心不全による低心拍出状態およびうっ血が解除された場合に，心移植後の治療に耐えうるレベルまで改善すると予測される必要がある．特に腎臓の評価は重要で，一般にクレアチニン2.5～3 mg/dL以上，糸球体濾過率（GFR）40 mL/分未満は禁忌とされる．インスリン依存性糖尿病は移植後のステロイドをはじめとする免疫抑制治療により悪化の可能性があり，相対的禁忌とされる．しかし，コントロール良好で，proliferative retinopathy, neuropathy, nephropathyなどの臓器障害を伴わない場合は，遜色ない予後が得られるとの報告が多く，これら合併症の評価が重要である．悪性腫瘍合併は絶対禁忌とされるため，全身のスクリーニングが必要である．悪性腫瘍の既往があるが

完治している場合には，原病の悪性度などから総合的に判断される．

その他，年齢については「60歳未満が望ましい」と記載され，拡大の余地が残された表現になっているが，現在のところ60歳以上で登録が認められた症例はない．さらに移植後の免疫抑制療法を含めた健康管理を生涯継続できるかという点から，患者本人のコンプライアンスのみならず，家族の協力が期待できるかという社会的な事情を把握することも重要である．

2012年5月現在，わが国で心臓移植登録をしている待機患者212人のうち，最重症のstatus1（人工呼吸器，IABP，LVADなどの機械補助が必要な状態，またはICU管理のもとに強心薬が持続投与されている状態）は128人（60.4%）である．今後，わが国での心臓移植数が増加すれば，より軽症（status 2）の状態で移植申請をする症例が増加することが予測され，運動耐容能の指標である最大酸素摂取量（VO_2）をはじめとした心不全重症度の客観的評価がより重要となる．

さらに心臓移植適応評価には，心臓外科医，心不全内科医，集中治療医，精神科医，移植コーディネーター，看護師，ソーシャルワーカー，ファイナンシャルマネージャーなどからなるチームによるアプローチ，いわゆるmultidisciplinary approachが重要である．米国の心臓移植施設では，これらのチームが定期的に移植検討会を開催し，個々の患者の移植適応について多方面から検討を行っている．わが国においても，今後これらの体制整備がますます重要になると思われる．

【心臓移植手術の実際】

ドナー・レシピエントの適合条件としては，血液型が一致または適合，体重差が−20〜＋30%，前感作抗体のないことなどがあげられる．レシピエントの選択における優先順位は，虚血許容時間，医学的緊急度，血液型の適合度，待機期間の順に勘案して決定される．医学的緊急度は，補助人工心臓，IABP，人工呼吸を必要とするか，カテコールアミンの持続点滴が必要な状態をstatus 1，待機中の患者で上記以外の状態をstatus 2とし，原則としてstatus 1を優先してドナー心を分配し，同順以内に複数の候補者がいる場合は待機期間の長い者から優先する．

これまで本人および家族の臓器提供の意思が必要不可欠であったが，2010年7月17日に「臓器の移植に関する法律」が改正され，本人が臓器を提供する意思を書面により表示していない場合においても，家族が摘出および脳死判定を行うことを承諾した場合は臓器提供が認められるようになった．また，親族間での優先提供が認められ，ドナーが18歳未満の場合，18歳未満のレシピエントを優先することが決められた．今後，小児心臓移植の国内での普及が期待される．

ドナー心の適応条件としては，年齢は60歳以下で，カテコールアミンの質・量としてドーパミン（DOA）10 μg/kg/分相当以下を基準として，収縮期血圧90 mmHg以上が望ましいとされている．

心摘出手術は，胸骨正中切開で開胸し，視診・触診で最終評価を行ったあとに，心臓周囲を剥離したあと，ヘパリン（300 U）を投与する．灌流用カテーテルを上行大動脈に挿入し，大動脈を遮断し，上下大静脈を遮断・切開して心臓を虚脱させたあとに心停止液を注入してドナー心を停止させ，心臓を摘出し搬送する．

移植手術術式としては，左右の心房で吻合を行うLower-Shumway法に代わり，上下大静脈にて右側心房の吻合を行うBicaval anastomosis法が主流を占めるようになってきている．Bicaval法では心房の機能，形態が温存されるため，房室弁逆流，洞機能不全，伝導障害が起こりにくいとの報告が多い．移植後急性期における最大の死亡原因はグラフトの機能不全であるが，これに有意に関連するのが，ドナー心虚血時間，レシピエント肺血管抵抗である．虚血時間は成人の心

表1 免疫抑制療法

免疫抑制薬	術中	早期	術後増減	遠隔期維持量	拒絶反応時
ソル・メドロール静注用（40, 125, 500, 1,000 mg）	500 mg/静注 大動脈遮断解除直前	125 mg/静注 8時間ごと3回			500〜1,000 mg/静注 ×3日 パルス 2〜3日後生検
プレドニン錠（5 mg）		20 mg 分1 経口開始後	6か月までに	5〜10 mg 分1	続行
プログラフカプセル（0.5, 1.5 mg）顆粒（0.2, 1 mg/包）		4〜6 mg 分2 経口摂取後		4〜6 mg 分2	続行
セルセプトカプセル（250 mg）		1,000 mg 分2	WBC＜5,000/mm^{3}では減量	1,000 mg 分2	続行

移植においては，一般に4時間が上限とされている．

【免疫抑制療法】

心臓移植の成績を最も左右するのは早期死亡であり，その原因は移植心機能不全，急性拒絶反応および感染症が各々30％前後である．拒絶反応は発症しても特異的な臨床所見を示さないため，定期的に心筋生検を行って判定する．

1980年以前はステロイドやアザチオプリンを中心として免疫抑制治療を行っていたので，拒絶反応・感染症の発症率，重症化率が高く，心臓移植後の予後は不良であった．1980年代にシクロスポリン（CSA）が導入され，さらに複数の免疫抑制薬を併用するようになって，成績は飛躍的に向上した．

現在では，CSAまたはタクロリムス，ミコフェノール酸モフェチルおよびプレドニゾロンの三者併用療法が標準的である（**表1**）．最近，mammalian target of rapamycin（mTOR）阻害薬であるエベロリムスが保険適用となり，移植心冠動脈硬化症や移植後リンパ球増多症の予防・治療の効果が期待されている．移植後冠動脈病変の進行抑制や腎機能障害進行例において，その主原因であるカルシニューリン阻害薬の減量ないし中止などを主な目的として使用されるようになってきている．

拒絶反応が発症しても特異的な症状や臨床所見を示さないため，最終診断は心筋生検によって行う．移植後1か月は毎週，その後3か月は2週毎，6か月は毎月行い，その後は1〜2回/年の頻度で心筋生検を行う．採取した心筋切片をHE染色とMasson-Trichrome染色を行い，国際心肺移植学会の基準に従って診断する．拒絶反応と診断されたときは，ステロイドパルス療法を行い，これが無効な場合には，抗胸腺細胞抗体製剤を投与する．液性拒絶反応が疑われたときは，血漿交換を併用する．

【感染症の予防】

移植後は免疫抑制薬を服用するため感染症に罹患しやすいが，やみくもに広域スペクトルの抗生物質を使用することは，耐性菌を増加させることにつながるので，一般開心術同様，第一・第二世代の抗生物質にグロブリン製剤を併用する．感染を防御するために，移植後は患者を逆隔離することが望ましい．移植後3〜6か月までは，アシクロビルとST合剤を服用する．

退院後にも日和見感染症に罹患しやすいので，定期的なモニタリングや患者自身に移植前から感染症の知識を十分にもってもらうことが重要である．体温測定，マスク着用，手

洗い，ペット飼育禁止などの健康管理の習慣を身につけ，感染症の症状，応急処置について患者に教育することが重要である．

【遠隔期合併症とその対策】

移植後遠隔期における最大の問題点は，移植後冠動脈病変である．これはびまん性，同中心性の進展を特徴とする冠動脈の狭窄病変で，術後2年目以降の最大の死亡原因である．ドナー血管内皮に対する免疫応答のほか，移植時にすでに存在する冠動脈病変，脂質代謝，サイトメガロウイルス感染など多くの因子の関与が推測されている．スタチンやエベロリムス（mTOR阻害薬）の予防効果が報告されているが，いったん病変が進行するとその病変の形態上，経皮的冠動脈形成術（PTCA）や冠動脈バイパス術などの治療は困難であり，再移植術が唯一の治療法である場合が多い．また移植心は除神経されているため，狭心痛を認めないので注意を要する．皮膚やリンパ系を中心に発生する悪性腫瘍も重要な問題で，移植後5年目においては9.6%に発生を認める．その他，高血圧，腎機能障害，脂質異常症，糖尿病などが合併症として重要であり，定期的なチェックと適切なコントロールが重要である．

【日本における心臓移植の現状】

わが国では1999年以降125例の脳死心臓移植が行われているが，依然ドナーの数が極端に限られており，長期間の待機を余儀なくされているのが現状である．原疾患は拡張型心筋症などの非虚血性心筋症が90%以上を占めており，約半数が虚血性心疾患である欧米とは患者背景が異なる．Status1の患者は2012年5月現在128名であり，約9割がLVAS補助下に待機しているが，平均待機期間は2年以上になる．移植待機中の2年生存率は約50%と不良であり，1997年の臓器移植法制定後も年々多くの患者が海外に渡航して心臓移植を受けており，その数は国内での心移植数を上回る．ただし国内での心臓移植の成績はまだ数が十分ではないものの，5年生存率は96.2%と非常に良好であり，これは国際心肺移植学会が発表している5年生存率約70%，10年生存率約50%をはるかに上回る成績である．

アリーア メディカル 株式会社

心筋・胸痛マーカー簡易迅速測定装置

トリアージテスト メーター
Alere Triage® MeterPro

必要な項目を全血または血漿で約15分、3ステップの簡単操作で測定可能な循環器専用POCTメーターです。

① 測定時間は約15分
蛍光免疫測定法を測定原理としており、短時間で測定結果が得られます。

② 操作は簡単3ステップ
全血または血漿を用い、特別なテクニックは必要なく検査が実施できます。

③ 小型で持ち運びが容易
電池使用も可能なコンパクトなメーターです。

④ セルフ品質管理機能搭載
あらかじめプログラムされた品質管理機能により測定品質を担保します。

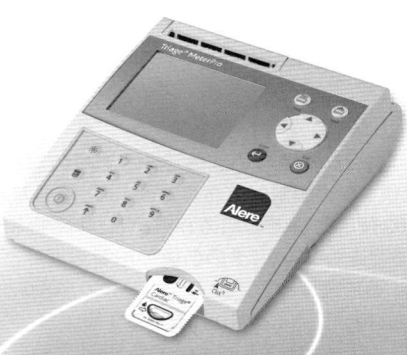

循環器バイオマーカーのテストデバイス3種類

トリアージテスト CP
急性心筋梗塞の診断補助
トロポニンI、CK-MB、ミオグロビンの3項目を同時測定

トリアージテスト Dダイマー
肺動脈血栓塞栓症の除外診断の補助

トリアージテスト NT-proBNP
慢性心不全の診断補助

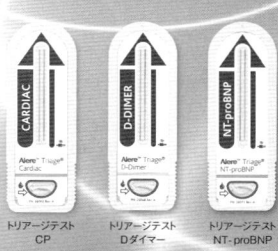

トリアージテスト メーター	一般医療機器 特定保守管理医療機器	製造販売届出番号 12B1X10004000005
トリアージテスト CP トリアージテスト NT-proBNP	体外診断用医薬品	製造販売承認番号 22200AMX00921000
トリアージテスト Dダイマー	体外診断用医薬品	製造販売認証番号 223AAAMX00031000

アリーア メディカル 株式会社
東京都新宿区西新宿1-24-1 エステック情報ビル18F
製造販売元 アリーアメディカル株式会社 千葉県松戸市松飛台357

問い合わせ先
アリーア ハローライン（お客様相談室）
イーハ ナ シ・ハロー
0120-1874-86
受付時間 9:00～17:00（土、日、祝日を除く）

2012年06月作成

不整脈診療の臨床現場ですぐに役立つマニュアル

不整脈診療レジデントマニュアル

編集　小林義典
東海大学医学部付属八王子病院循環器内科・教授

新田　隆
日本医科大学心臓血管外科・教授

■本書の特徴

本書を見れば,不整脈の病態,診断,治療の流れなど全体像がつかめ救急対応ができる.また薬剤の適応・具体的な使い方などの知識が得られ,非薬物療法の適応・概要はもちろん,その前後の患者管理などにも役立つ.若き循環器医,そしてコメディカルスタッフにとっても,持っていると何かと安心な1冊.

- B6変　頁432　2012年
- 定価4,725円(本体4,500円+税5%)
- [ISBN978-4-260-01225-6]

消費税率変更の場合,上記定価は税率の差額分変更になります.

■目次

1章　不整脈の基礎知識
1. 心臓刺激伝導系の解剖と生理
2. イオンチャネル,活動電位と不整脈
3. 不整脈の分類
4. 各種不整脈のメカニズム

2章　不整脈診断へのアプローチ
1. 不整脈の症状
2. 不整脈診断に必要な各種検査法

3章　不整脈の薬物治療
1. 抗不整脈薬の分類 (Vaughan-Williams分類, Sicilian-Gambit分類)
2. 心房細動に対する抗不整脈薬治療
3. その他の上室不整脈に対する抗不整脈薬治療
4. 心室不整脈に対する抗不整脈薬治療
5. 心不全,低心機能例に対する抗不整脈薬治療
6. 各種不整脈に対するアップストリーム治療

4章　不整脈の非薬物治療
1. 体外式電気的除細動(AEDを含む)
2. 一時的体外式ペースメーカ治療
3. 恒久的ペースメーカ治療
4. ICDの適応と植え込みの実際
5. CRT,CRT-D
6. カテーテルアブレーション
7. 不整脈の外科治療
8. 心臓リハビリテーション

5章　不整脈の診断と治療
1. 洞不全症候群
2. 房室ブロック
3. 神経調節性失神,頸動脈洞症候群など
4. 期外収縮
5. 上室頻拍(心房頻拍を含む)
6. WPW(Wolff-Parkinson-White)症候群など
7. 心房粗動
8. 心房細動
9. 心室頻拍
10. 心室細動
11. QT延長症候群
12. Brugada症候群
13. 非Brugada型特発性心室細動(早期再分極症候群,QT短縮症候群)

付録
1. 近年の植込み型デバイス治療の進歩と新しい機能
2. カテーテルアブレーションにおける最新周辺機器
3. 各種不整脈診療のガイドライン

医学書院
〒113-8719　東京都文京区本郷1-28-23
[販売部] TEL:03-3817-5657　FAX:03-3815-7804
E-mail:sd@igaku-shoin.co.jp　http://www.igaku-shoin.co.jp　振替:00170-9-96693

携帯サイトはこちら

第7章 虚血性心疾患

虚血性心疾患診断・治療の変遷
Transition in diagnosis and treatment of ischemic heart disease

岡井　巌　　順天堂大学・循環器内科学
代田浩之　　順天堂大学教授・循環器内科学

【概説】

　虚血性心疾患は先進諸国だけでなく，発展途上国においても主要死因の1位になり，その予防とより効率的な診断および治療の普及は世界の循環器専門医の課題である．

　虚血性心疾患の診断法においては最近の画像診断も進歩が目覚ましいが，振り返ってみると基本的な病歴聴取と負荷心電図を用いた診断過程が相変わらず基本かつ重要な診断法といえる．しかしながら，ここ20年で明らかにされてきた急性冠症候群の病態，すなわち不安定プラークの破綻やびらんを事前に察知する診断法については，現在多くの研究者が注目しているこれからの課題である．一方，治療においては過去30年間のカテーテル治療の進歩が著しく，残された課題としては冠動脈バイパスとPCIとの使い分け，LMT病変やCTOなど特殊な病型へのアプローチ，そして虚血を基礎とした慢性心不全への治療である．

【診断の変遷】（表1）

　虚血性心疾患の歴史は，1768年にHeberdenが狭心症という言葉を初めて用いたところから始まる．1901年に心電図が開発され

表1　診断の変遷

1768年	Heberdenが狭心症を記述
1901年	Einthovenによる心電図の開発
1912年	Herrickが心筋梗塞を記述
1950年	アメリカ人兵士の冠動脈に動脈硬化を発見
1954年	Edlar, Hertz 心臓超音波検査の開発
1959年	Sonesによる選択的冠動脈造影
1967年	Judkinsによる冠動脈造影
1972年	核医学（Xe-133ガス）による心筋血流評価
1975年	タリウムによる心筋血流評価
1988年	IVUSの臨床応用
1992年	Fusterによるプラーク破綻のメカニズム解明
1998年	MDCTの導入
2004年	64列MDCTの導入

ると，狭心症や心筋梗塞と心電図変化の研究が続けられ，虚血性心疾患の初めの診断方法として発展した．

　1950年代，アメリカでは急性心筋梗塞患者が増加し注目されていた．当時朝鮮戦争で死亡したアメリカ人兵士の解剖から冠動脈の動脈硬化が発見され，虚血性心疾患と動脈硬化の関連が明らかとなった．そのことにより，虚血性心疾患の診断に新たな発展が生まれた．

　1959年にSonesにより初めて選択的冠動脈造影（coronary angiography；CAG）が行われ，冠動脈の直接的な情報が入手できるようになり，治療の発展にも繋がる革新的な変化となった．その後心臓超音波や心臓核医学検査といった非侵襲的検査とともに，診断は急速に発展した．心臓核医学検査は，1960年代には冠動脈内にラジオアイソトープを投

与する方法が用いられていたが，1972年に^{133}Xeが用いられ，初めて心筋血流量が解析されるようになった．1975年にタリウムの静脈内投与により鮮明な心筋血流分布が得られるようになり，広く普及した．

CAGは1960年代後半頃Judkinsらにより改良され，より身近な検査となり，虚血性心疾患のgolden standardとして定着した．CAGは現在も重要な検査法であり，デバイスの改良や橈骨アプローチの普及により安全性は高まっているが，近年は非侵襲的な検査による冠動脈評価に注目が集まっている．

新たな機器の開発により，心臓CT，心臓MRIといった非侵襲的な画像診断法が発展し，詳細な冠動脈の情報が侵襲少なく得られるようになった．心臓CTは装置の多列化と高速化による撮像時間の短縮とともに発展する．1998年に4列MDCT（multi-detector-row CT）が登場した頃から臨床利用され始め，2004年に64列MDCTが導入されると広く普及した．64列MDCTを用いた研究のメタ解析においては，感度86～93％，特異度96％と報告され，高い診断能を呈するようになっている．また，プラークの質の評価や慢性完全閉塞病変の血管走行評価のように，PCIの手技の成功率や安全性の向上に有用であるとの観点からも評価を受けている．今後，冠動脈造影検査に変わる非侵襲的検査として最も期待が高く，motion artifactや不整脈への対応，重度石灰化病変やステント内狭窄度判定などを強化し，さらなる診断能の発展が期待されている．

心臓MRIは被曝を伴わず，造影剤を使用せずに冠動脈評価を行える点で，また心電図同期法と呼吸同期法を併用することにより息止めを行わずに施行できるため，CTと比べより低侵襲な検査といえる．しかしながら，撮影時間が長いためCTほどは普及するに至っていない．冠動脈診断に関する正確さは一般的にはCTには及ばないが，CTの苦手とする高度石灰化症例や小児の冠動脈瘤診断なとには有用と考えられる．現状では，負荷心筋パーフュージョンMRIによる機能的狭窄診断や心筋遅延造影法による心筋梗塞巣の客観的評価，シネMRIによる心筋壁運動評価と合わせて行う総合的な心臓評価法としての注目が大きい．

1992年に，Fusterらにより，急性心筋梗塞発症のメカニズムは冠動脈壁プラークの破綻に伴う血栓閉塞であると理解されるようになった．不安定プラーク破綻が急性冠症候群（acute coronary syndrome；ACS）発症の成因という概念から，虚血性イベントにつながる不安定プラークをいかなる方法で描出するかという点に注目が置かれ，それにより急性冠症候群の予知と発症予防を目指す研究が多くなされている．

以前より，血管内超音波（IVUS）を用いることでプラークの質的評価が行われていた．最近ではoptical coherence tomography（OCT）や血管内視鏡などの手法を用いた不安定プラーク描出の試みや，冠動脈CTやMRIを用いたプラークの質の評価が盛んに行われている．さらに不安定プラークと炎症の関連が明確になるにつれ，hs-CRP，MPO，PTX-3などバイオマーカーの測定により，プラークの不安定化を予測する研究も多くみられるようになり，今後も注目される．

【治療の変遷】
1．内科的治療

虚血性心疾患の薬物療法は，狭心症発作に対する硝酸薬投与から始まった．1846年に初めてニトログリセリンが合成され，1870年代に臨床応用が開始された．その後は1964年にβ遮断薬（プロプラノロール）が，数年後に第一世代カルシウム拮抗薬が開発され，それぞれ虚血性心疾患の治療薬として使用され始めた．カルシウム拮抗薬に関しては，1995年に短時間作用型ニフェジピン投与による死亡率増加が報告されたことにより，長時間作用型の薬剤が使用されるように

表2　侵襲的治療の変遷

	CABG	PCI
1960年代	1967年 Favaloroが大伏在静脈を用いたCABGを初めて報告 Kolesovが内胸動脈グラフトを使用	
1970年代	1971年　橈骨動脈グラフト使用	1977年　Gruentzigが初めてPCI（冠動脈バルーン拡張）を施行 〈急性冠閉塞，再狭窄の課題〉
1980年代	<動脈グラフトの再評価>	1983年　急性心筋梗塞に対するPrimary PTCAが行われる 1980年代後半：debulkingデバイスの開発
1990年代	1987年　胃大網動脈グラフト使用 1992年　橈骨動脈グラフト再評価 〈低侵襲へ〉 1995年　MIDCAB 1997年　OPCAB 1999年　日本で吸引型スタビライザー使用開始	1990年 Palmaz-Schatz stentの発売 〈stent再狭窄の課題〉
2000年代	〈OPCABの時代〉	2004年日本でDESの使用開始 〈遅発性ステント血栓症の課題〉

なった．1980年代後半に低用量アスピリンの二次予防効果，1990年代前半にACE阻害薬の有効性が証明された．その後多くの臨床試験をもとに，現在のガイドラインに明記されるような二次予防に関する治療戦略が確立されていった．

近年は，特にスタチン系薬剤の効果に最も多くの注目が集まっている．強力なLDL-C低下作用に加え抗炎症作用，内皮機能改善作用，抗血栓作用などの多面的作用が注目された．多くの臨床研究により実際にプラークの退縮や安定化に対する効果が認められ，二次予防のみならず，一次予防としても有効性が証明されている．一次予防に関しては，直接的な有効性が確立している薬剤はスタチン系薬剤と低用量アスピリンのみであり，動脈硬化のリスクファクターをいかにコントロールするかが重視されている．

1988年にReavenが提唱したSyndrome Xに始まり様々な検討がなされ，1999年にWHOがメタボリックシンドロームという統一した基準を定めることにより普及した．その源流をコントロールすることが重要と考えられ，RAA系阻害薬やインスリン抵抗性改善薬などに注目が集まった．また，血圧や糖尿病などの個々の疾患管理に関しては，以前の目標値よりさらに厳格な管理を行う強化療法の有用性の検討もなされている．今後も治療薬剤の選択や各種疾患のコントロールの目標値設定などを含めた，詳細な検証が重要といえるだろう．さらに，最近は動脈硬化の進行に多くの因子が関連していることから，包括的な治療の重要性が強調されている．

2．侵襲的治療（表2）

a．CABG

侵襲的治療は1960年代に行われたバイパス手術から始まった．諸説あるが，1967年にFavaloroが大伏在静脈を用いて行ったバイパス手術が初めの報告である．PCIが行われ始めた頃には，すでにRCT（randomized control trial）が行われ，バイパス手術の長期予後改善効果が証明されている．

1980年代には，グラフト間の長期開存率の比較検討がなされ内胸動脈グラフトの有用性が明らかになると，動脈グラフトの使用が高まった．内胸動脈以外の動脈グラフトとして，胃大網動脈が使用されるようになった．当初は術後早期の閉塞が多く，敬遠されてい

た橈骨動脈グラフトも，術後早期の攣縮予防を講じることで良好な成績が得られることが明らかになった．

1990年代にはより低侵襲で安全な方法が検討され，MIDCAB(minimally invasive direct coronary artery bypass grafting)やOPCAB(off-pump CABG)が報告されるようになった．日本でも1999年に吸引型スタビライザーが導入され，2000年以降は多くの施設でOPCABの割合が高まり，日本冠動脈外科学会の全国調査の結果でも2004年以降はCABG全体の60％超を占めてきた．合併症による死亡率も大幅に低下し，2007年には待期的手術の死亡率が1％未満になった．近年は，侵襲の少ないカテーテル治療の発達に伴い，より重症化した患者や重度石灰化症例を対象とすることが多くなっている．

b．PCI

PCIは1977年にGruentzigにより初めてバルーン血管形成術が行われたことに始まり，デバイスとともに多くの発展を遂げてきた．

POBA時代は，急性冠閉塞・解離や拡張不十分・平滑筋細胞増殖などによる慢性期再狭窄が問題となった．その問題を解決するために，多くの新たなデバイスが開発された．

1980年代になると内腔径を保持するためにステントが開発された．1980年代後半には，debulkingを目的としたDirectional coronary atherectomy(DCA)や，Rotational atherectomy(ROTA)などが開発された．

1990年から広く使用され始めたベアメタルステント(bare metal stent；BMS)は，POBAの弱点は補ったものの，新たに新生内膜増殖に伴うステント再狭窄という問題を抱えた．その問題を克服し，PCIに革新を与えたのは，薬剤溶出性ステント(drug eluting stent；DES)の出現である．1999年よりDESの臨床治験が開始され，その再狭窄抑制効果が証明された．日本でも2004年にDESが使用可能となり，小血管・びまん性病変・多枝病変・複雑な分岐部病変など，従来BMSでは治療が困難であった病変にもPCIが行われるようになった．

大規模研究にてBMSと比較して再狭窄予防効果はあるが，生命予後改善効果，心筋梗塞発症抑制効果は認められないことや，DESが生命予後を悪化させる可能性まで示唆されるようになり再検討がなされた．その主因と考えられるのが，DESに固有の遅発性ステント血栓症であり，PCIの課題は再狭窄からステント血栓症に移行した．様々な検討により，適切な抗血小板薬2剤の投与(dual antiplatelet therapy；DAPT)およびDAPTの投与期間や，より適切なPCIの検討(IVUS guide下の適切なapposition)，さらには生体適合性の高いポリマーを使用した第二世代，第三世代DESの開発，さらにポリマー溶解型のDES・生体吸収型ステントの開発へと，さらなる進化を遂げようとしている．

現在では以前には考えられなかったLMT病変や，三枝病変などの治療もPCIで行うケースもみられるようになっており，PCI vs CABGの大規模研究が継続して行われている．いずれにしても，今後も症例に応じて最も安全性が高く，かつ効果的で長期予後の改善が見込まれる治療法の選択が重要である．

虚血性心疾患診断の進め方

Diagnostic process in ischemic heart disease

山科　章　東京医科大学教授・循環器内科

【概説】

今日，画像診断法の進歩は著しく，虚血性心疾患診断の進め方も大きく変化している．冠動脈CTの進歩により，冠動脈病変が非侵襲的に容易に診断できるようになったことが最大の理由である．一方，非侵襲的画像診断

法によって偶然に発見された病変を，どう取り扱うかという問題も起きている．虚血性心疾患の治療目標は，患者のQOLと予後の改善であり，虚血性心疾患の診断もこの目標を満足させるものとして進めなければならない．

【虚血性心疾患治療の目的とその治療方針の決定の原則】

冠動脈疾患治療の目的は，言うまでもなくQOL（症状）と予後の改善であり，単に狭窄した冠動脈を拡張することではない．治療の基本は生活習慣改善と薬物療法であり，血行再建術（カテーテル治療：PCI，バイパス手術）は，症状ないし予後が改善できると判断したときに適応となる．米国の6学会合同で2009年2月に発表された"冠動脈血行再建の適切な適応基準"では，再建術の適応を決定する要素として，①患者の症状（狭心症状の重症度），②虚血に対する十分な薬物治療の有無，③非侵襲的検査により示される虚血の重症度，④冠動脈造影による冠動脈病変の形態，の4項目を挙げている．したがって，虚血性心疾患の診断方針を決めるうえでは，さらに，上記の①から③の臨床症状を把握したうえで，冠動脈造影ないしその代用としての冠動脈CTを行うかを判断する．

【安定狭心症ないし臨床像から虚血性心疾患が疑われる症例における診断の進め方】

日本循環器学会ガイドライン「冠動脈病変の非侵襲的診断法」では図1のごとくの診断樹が提唱されている．臨床症状から不安定狭心症でないことを確認したうえで，年齢，性別，症状，冠危険因子の有無から冠動脈疾患を有する可能性およびリスクを推定して診断方針を決定する．冠動脈疾患のある可能性およびリスクが低ければ経過観察でよく，逆に可能性およびリスクが高いと判断されれば，冠動脈造影の適応となる．その間の確率であれば非侵襲的検査を行う．

1．運動負荷心電図検査

運動が可能で，心電図診断により虚血診断が可能な安静時心電図（左脚ブロック，WPW症候群，左室肥大，ペースメーカ植込みなどがない）であることが確認できれば，心筋虚血診断の第一ステップとしては，簡便性，費用対効果に優れ，運動耐容能および予後評価もできる運動負荷心電図検査を行う．

運動負荷心電図は虚血診断だけでなく，運動負荷時間，ST低下度，症状からDuke scoreを出せば，低リスク群，中等度リスク群，高度リスク群に分類できる．低リスクであれば予後は良好であり，経過観察でよい．一方，高度リスク群と判断されれば治療を兼ねる冠動脈造影検査を優先する．中等度リスクないし判定が不能と判断されれば，さらなる診断のために次の非侵襲的検査法を選択する．

運動負荷心電図に続く非侵襲的検査法の選択肢には，負荷心エコー，負荷心筋血流シンチ，冠動脈CTと負荷心筋パーフュージョンMRIがあるが，わが国での普及度，保険適応を考慮すると，現状では負荷心筋血流シンチおよび冠動脈CTのいずれかとなる．運動が不可能ないし心電図による虚血評価ができない症例でもいずれかの検査を行う．

2．負荷心筋血流シンチか冠動脈CTか

負荷心筋血流シンチおよび冠動脈CTのいずれを選択するかは，推定される検査前有病率と，施設要件，患者要件を考慮して決定する．患者要件については被曝および造影剤の副作用（アナフィラキシーおよび腎症）を考慮する．冠動脈CTは冠動脈病変の検出できるが，虚血の有無は評価できないのに対して，負荷心筋血流シンチは虚血の有無は評価できても，冠動脈病変の有無は評価できない．そうなると，事前確率，予想される病変の重症度を考慮に入れた選択が必要である．冠動脈病変の存在する可能性が高ければ負荷心筋血流シンチを行って虚血を評価することが推奨され，事前確率が低ければ冠動脈病変がないと診断できる冠動脈CTが推奨される．

冠動脈CTでプラークがなければ，冠攣縮

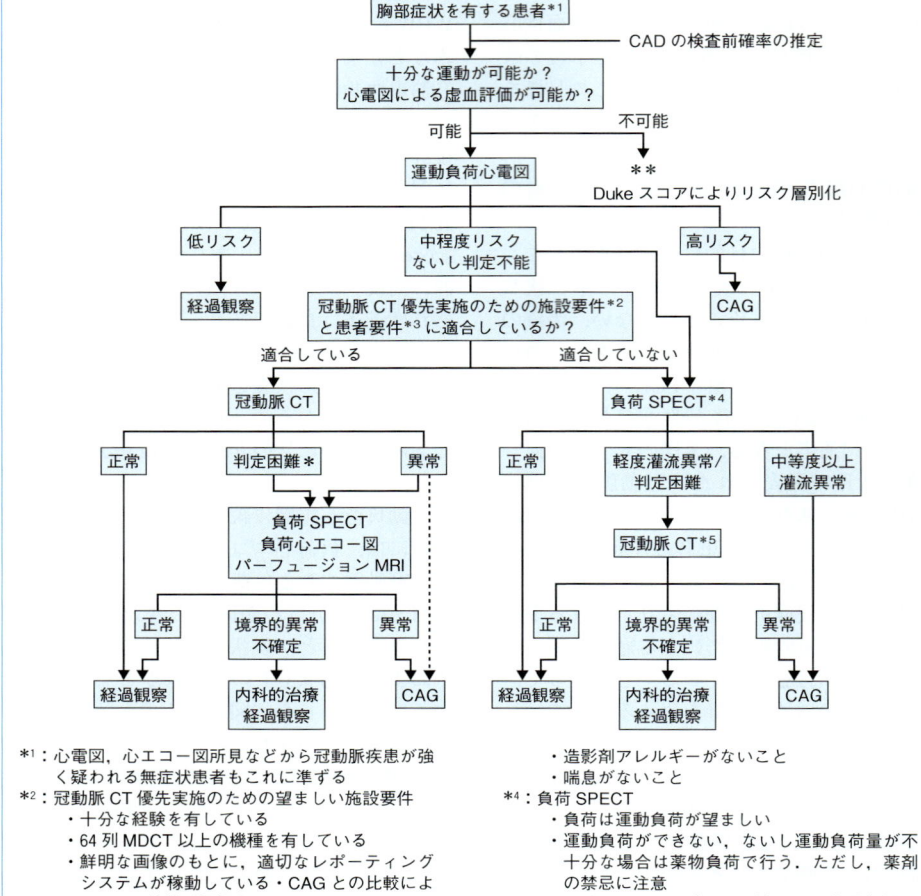

```
                        胸部症状を有する患者*1
                                │                    CADの検査前確率の推定
                                ▼
                    十分な運動が可能か？
                    心電図による虚血評価が可能か？
                         可能 │    │ 不可能
                              │    └──────**
                              ▼           Dukeスコアによりリスク層別化
                         運動負荷心電図
            ┌─────────────┼─────────────┐
         低リスク      中程度リスク        高リスク
            │         ないし判定不能          │
            ▼              │                 ▼
         経過観察    冠動脈CT優先実施のための施設要件*2    CAG
                    と患者要件*3に適合しているか？
                 適合している │   │ 適合していない
                             ▼   ▼
                        冠動脈CT    負荷SPECT*4
```

図1 安定狭心症の診断樹

*1：心電図，心エコー図所見などから冠動脈疾患が強く疑われる無症状患者もこれに準ずる
*2：冠動脈CT優先実施のための望ましい施設要件
- 十分な経験を有している
- 64列MDCT以上の機種を有している
- 鮮明な画像のもとに，適切なレポーティングシステムが稼動している・CAGとの比較によりCTの特性が評価されている
- 被ばく線量の低減プロトコールに取り組んでいる

*3：冠動脈CT実施のための患者要件
- 50歳未満の女性では被ばくに配慮すること
- 著しい冠動脈石灰化が予想される患者でないこと（透析患者，高齢者など）
- 血清クレアチニンが2.0 mg/dL以上でないこと
- eGFRが60 mL/min/1.73 m²以下でないこと
- 糖尿病患者の場合微量アルブミン尿を含む腎症を認めないこと
- 造影剤アレルギーがないこと
- 喘息がないこと

*4：負荷SPECT
- 負荷は運動負荷が望ましい
- 運動負荷ができない，ないし運動負荷量が不十分な場合は薬物負荷で行う．ただし，薬剤の禁忌に注意
- 17ないし20セグメント法による負荷欠損スコアの評価がされている
- 施設によっては負荷エコーないし負荷perfusion MRI

*5：冠動脈CT実施のための施設要件
- 十分な経験を有している
- 64列MDCT以上の機種を有している

*判定困難
- 高度石灰化，motion artifactによる判定困難
- 境界的狭窄，末梢の細い枝の狭窄

**：十分な運動ができないか，心電図による虚血評価が不可能な場合は運動負荷心電図をスキップする．

〔循環器病の診断と治療に関するガイドライン（2007-2008年度合同研究班報告）冠動脈病変の非侵襲的診断法に関するガイドライン．Circ J．2009；73；SuppleⅢ 1019-1089，p1042，図13より転載〕

は否定できないものの，冠動脈病変はないことになり経過観察でよい．冠動脈CTでプラークを認めても，狭窄度の低い病変であれば，これ以上の侵襲的検査は不要であるが，冠動脈病変に対して積極的な生活習慣改善や薬物治療が必要である．冠動脈CTで判定困難な場合（高度石灰化やmotion artifactによる判定困難，境界の狭窄，末梢の細い枝の狭窄など）では，負荷心筋血流シンチを行い，虚血の有無を証明する必要がある．冠動脈CTで明らかに重症虚血が予想される高度狭窄病変であれば，負荷心筋血流シンチは必要なく，侵襲的冠動脈造影を行う．

負荷心筋血流シンチを選択した場合，中等度以上の異常を認める場合はハイリスクで血行再建術を必要とする所見であり，冠動脈造影を行う．軽度の灌流異常か判定困難な場合には，冠動脈CTを行い冠動脈狭窄病変の有無を診断する．負荷心筋血流シンチが正常であれば予後は良好であるが，冠動脈プラークが存在する可能性はあり，冠動脈危険因子に対して内科的治療を行ったうえで経過観察する．

【冠攣縮性狭心症が疑われる症例での診断の進め方】

冠攣縮性狭心症が疑われる患者においては，発作時の心電図所見をとらえることが必要であり，ホルター心電図などを行う．冠動脈の器質的狭窄病変に冠攣縮を合併することは稀でなく，器質的冠狭窄の評価には，上記の適応があれば運動負荷心電図検査を優先的に行う．稀に，運動負荷で冠攣縮が誘発されることはある．必要に応じて，負荷心筋血流シンチや冠動脈CTを行うが，陰性であっても冠攣縮性狭心症を否定できない．冠動脈CTでプラークを認めなくても，狭心症を否定できないので，注意が必要である．過換気負荷により冠攣縮が誘発されることは多く，感度61.7％，特異度100％という報告もあり，診断に難渋する場合には試みるとよい．

症状から冠攣縮が強く疑われる場合には，冠動脈造影を行う．有意狭窄を認めなければ，引き続きアセチルコリン負荷やエルゴノビンなどによる冠攣縮誘発試験を行う．

【無症状のハイリスク症例】

糖尿病を中心とする生活習慣病の増加により虚血性心疾患は増加している．こういった症例では無症候のことが多く，しかも無症候性心筋虚血の予後は症候性心筋虚血と同等であり，無症候高リスク患者をスクリーニングする冠動脈病変の非侵襲的診断の体系化が求められている．しかし，現状では，無症候性の高リスク症例で造影CTを施行することの有効性は基本的にはない．造影剤腎症を発症すると予後が不良であるからである．特に糖尿病患者では，造影剤腎症のリスクを考慮し，eGFRの値により造影剤の使用の有無や造影剤量に十分配慮する必要がある．高度石灰化例では冠動脈評価が困難になることを考慮すると，CTを施行することが予後を改善するかどうか現時点では疑問である．同様に，負荷心筋シンチの有用性も実証されていない．

虚血関連病態と診断／心筋バイアビリティ

Detection of myocardial ischemia/viability of heart's muscle

西村重敬　埼玉医科大学国際医療センター教授・心臓内科

【心筋バイアビリティの診断の重要性】

虚血性心疾患の中で，低左心機能例あるいは心不全を発症した例は予後不良である．このような例で，冬眠心筋（機能低下を示しているが血行再建で機能回復が得られる心筋；dysfunctional but viable myocardium）の存在，心筋バイアビリティを診断して，適切に血行再建を行うことで，局所壁運動，左心機能，症状，生命予後の改善効果が得られる．

表1 Dysfunctional but viable myocardium を診断する非観血的検査法

Dysfunctional but viable myocardium の診断方法と評価している特性	
画像診断法	特性
低用量ドブタミン負荷心エコー	収縮予備能
^{201}Tl SPECT	灌流と心筋細胞膜機能
^{99m}Tc-標識核種	灌流，心筋細胞膜機能とミトコンドリア機能
FDGPET あるいは SPECT	心筋細胞の糖利用
造影 MRI の遅延像	瘢痕組織

SPECT: single photon emission computed tomography, PET: positron emission tomography, MRI: magnetic resonance image

　血行再建の適応決定のために，心筋バイアビリティの存在とその量（心内膜方向への広がりと冠動脈支配領域への広がり）など，できるだけ定量的に評価するためにさまざまな画像診断法が用いられる．しかし，その診断精度に関して，レベルの高い臨床的根拠が十分に蓄積されているとはいえない．その理由は，研究対象の重症度の差異，効果判定の時期，画像診断の標準化や定量化の問題に加えて，多数例での診断法を直接比較する研究が困難であるためである．

　心筋バイアビリティの評価には，従来から心臓核医学，心エコー検査が用いられてきたが，優れた空間分解能をもつ MRI の使用も急速に増加しつつある（表1）．本稿では，冬眠心筋の診断と治療について概説する．

【診断のポイント】

1. 症状，心電図からの基本的な判断

　ガイドラインには，「収縮障害による心不全例で，狭心症を認める例では，血行再建の適応である」と記載されている．これは，冬眠心筋に加えて狭心痛が生じるほどの広範な心筋に虚血が誘発される病態と理解できる．心電図での Q 波の広がりから診断した梗塞範囲と，左室造影などの検査法で得られた壁運動評価との対比は，診断の基本である．これらの所見と冠動脈狭窄病変と灌流範囲を比較し，所見間に解離が認められる例に対して，心筋バイアビリティ評価のための検査を行う．

2. 低用量ドブタミン負荷心エコー検査

　低用量（5〜10 μg/kg/分）ドブタミンを点滴して，左室の壁運動と収縮期壁厚を評価する．このときに壁運動増強が認められれば，収縮予備能ありと診断できる．血行再建による壁運動回復の診断能は，感度80%/特異度80% と核医学検査に比べて高い．特異度の高い理由は，収縮予備能を直接評価できるためである．

3. 心臓核医学検査

　^{201}Tl の心筋への取り込みは，静注直後は心筋へ移送される核種の濃度，静注4〜24時間後では，心筋細胞膜機能により規定される．通常のプロトコールでは，負荷時に ^{201}Tl を静注し，5〜10分後に初期像を撮像し，3〜4時間後に後期像を撮像する．後期像で再分布が認められれば，心筋虚血ありと診断する．後期像で欠損であっても，24時間後に取り込み像が得られる例あるいは再静注法（後期像撮像後に少量の ^{201}Tl を再静注）で，取り込み増加所見が認められた場合にも，心筋バイアビリティが存在すると診断できる．壁運動回復の診断能は，感度80%/特異度60% 程度である．

　^{99m}Tc 製剤で使用可能な核種は，^{99m}Tc-sestamibi と ^{99m}Tc-tetrofosmine である．これらの脂溶性の核種が細胞内に留まるには，正常のミトコンドリア機能と正常細胞膜機能が保持されていることが条件となる．^{99m}Tc 製剤は，^{201}Tl と異なり再分布現象はわずかであり，静注後の心筋への取り込み率で評価を行う．壁運動回復の診断能は，感度80%/特異度65% 程度である．

　^{18}F-FDG PET 検査は，心筋バイアビリティ判定の基準になる検査とされている．PET の利点は，SPECT に比べて，定量性に優れ，空間分解能が高いことである．^{18}F-FDG は，グルコースと同じように心筋細胞

に取り込まれ，リン酸化を受けて，^{18}F-FDG-6-PO$_4$となり，それ以上代謝を受けずに心筋内に留まり撮像が可能となる．心筋バイアビリティは，壁運動低下部位の灌流所見（PETでは^{13}N-labeled ammonia，SPECTでは^{99m}Tc製剤で評価する）と^{18}F-FDGの取り込み所見と組み合わせから診断する．灌流低下を認めるが，^{18}F-FDGの取り込みのあるflow-metabolism mismatchの領域を，心筋バイアビリティありと診断する．壁運動回復の診断能は，感度90%/特異度65%程度である．

4. MRI

Gadoliniumを用いた遅延像により，瘢痕組織を描出できる．これは，gadoliniumが梗塞層の細胞外スペースに貯留しているための造影効果によるものである．空間分解能が優れているため，梗塞心筋の程度を心内膜側から25%ずつ5層に分けて半定量な評価が可能であり，瘢痕程度が51%以上のセグメントでは壁運動回復は期待できない．壁運動回復の診断能は，感度80%/特異度65%程度である．また，MRIではシネモードで壁運動の評価ができ，低用量ドブタミン負荷法を併用した，心エコーと同様に収縮予備能を診断する方法もある．

【血行再建の効果】

メタ解析により，^{201}Tl検査で心筋バイアビリティありと診断された例では，左室駆出率は30%から38%まで増加したとの報告がある．多くの研究での平均的な左室駆出率の改善度はこの程度である．また，生命予後については，心筋バイアビリティありの症例では，内科治療では血行再建に比して，死亡率が2.76倍高いことが示されている．血行再建のタイミングは，心筋バイアビリティの存在する例では，早期に血行再建された例の方が心機能の改善度および予後は良好である．

【心筋バイアビリティ以外に重症例の血行再建適応にあたって考慮すべき要因】

手術による血行再建術の際に，左室拡大や乳頭筋不全による僧帽弁逆流あるいは左室心室瘤への治療として，僧帽弁形成術，瘤切除術や左室縮小術が同時に行われることが少なくない．左室縮小術を行う際にも，心筋バイアビリティの評価を行い切除する部位が瘢痕部であることが確認できれば，手術リスクを軽減できる．しかし，左室容量増加例では，心筋バイアビリティありと診断されても，血行再建後の左室駆出率の改善は乏しくなる．再同期療法を行う際にも，ペーシング領域の組織性状を診断することが，効果判定に有用であるとの報告がある．

【おわりに】

心筋バイアビリティが十分な範囲に存在すると診断され，血行再建が成功した例では，左室の逆リモデリングにより左心機能が回復し，症状の軽減から心臓死の減少につながる．心筋バイアビリティの評価に当たっては，個々の患者の背景を考慮しながら，その施設で最も経験のある方法を組み合わせて診断し，血行再建の効果とリスクを予測したうえで治療方針を決定する．

虚血性心疾患と心エコー

Echocardiography of ischemic heart disease

麻植浩樹　岡山大学病院・超音波診断センター
伊藤　浩　岡山大学教授・循環器内科

【検査の概要】

虚血性心疾患のなかでも急性冠症候群は致死的な疾患であり，迅速かつ適切な診断により，発症後早期に再灌流療法などの治療を開始することが重要である．最近ではカラードプラ法を備えたポケットサイズのエコー装置が登場し，緊急の現場における心エコー法の果たす役割はますます大きなものとなっている．

一方，心エコードプラ法の画質向上や機能

的進歩に加え，多施設臨床試験の結果をもとに様々な指標が提唱され，慢性冠動脈疾患患者における診断，リスク層別化，治療方針の決定に用いられている．

心筋虚血の診断においては負荷心エコー法が運動負荷心電図を上回る能力を有することは知られている．ドブタミン負荷心エコー法では心筋バイアビリティを評価することが可能となり，心不全症例における治療法の選択に活用されている．心筋虚血とともに心筋バイアビリティは虚血性心疾患患者の予後を予測し，治療方針を決定するのに有用な指標である．

【適応と禁忌】

循環器超音波検査の適応と判読ガイドライン（日本循環器学会）には，虚血性心疾患における心エコー法の適応について，表1，2のように記載されている．

非侵襲的に繰り返し施行できる心エコー法は，虚血性心疾患の診療に必須である．急性心筋梗塞患者来院時の超急性期には，問診・処置等と並行して心エコー法による観察を素早く進めていくことが必要となる．その際，心筋梗塞の合併症診断も合わせて行う必要がある．画像が不良な患者であっても身体所見などから合併症を疑う場合には，注意深く検査を行うことが必要なこともある．

経胸壁心エコー法のみでは正確な診断が困難な場合には，積極的に経食道心エコー法を行う必要がある．心筋梗塞合併症は時に致命的で緊急手術を要する場合が少なくないからである．

負荷心エコー法は心筋梗塞急性期（発症後14日以内），不安定狭心症，著明な高血圧や不整脈，脳出血，大動脈解離，その他重篤な疾患をもつ症例などは検査から除外するか十分な注意をもって検査すべきである（表3）．負荷中は患者の状態，心電図，血圧は必ずモ

表1 急性心筋梗塞における心エコー法の適応

Class I
1. 急性の心筋虚血や心筋梗塞が疑われる症例の診断
2. 心筋梗塞サイズや心筋虚血に曝されている領域の同定
3. 梗塞急性期における左心機能の評価
4. 下壁梗塞で右室梗塞の合併の可能性がある症例
5. 機械的合併症の診断，壁在血栓の診断
6. 今後の治療方針決定のための院内における左心機能の評価

Class II a
1. 進行性の心筋虚血における虚血部位とその重症度の診断
2. 心電図の解釈を妨げるような心電図異常がない場合における心筋虚血の院内あるいは退院後早期の診断
3. 治療方針の決定に重要な場合，心機能の再評価
4. 再灌流療法後の心機能の評価

Class II b
1. 長期（急性心筋梗塞発症2年以上）の予後を推定するための心エコー法
2. 標準的方法で診断の確定した急性心筋梗塞の診断

〔日本循環器学会　循環器病の診断と治療に関するガイドライン：循環器超音波検査の適応と判読ガイドライン（2010年改訂版），p18，表15より転載〕

表2 慢性虚血性心疾患における心エコー法の適応

Class I
1. 安静時における左室機能，左室容量の評価
2. 症候性の症例における心筋虚血の診断
3. 心不全を合併する症例における治療方針決定や薬剤治療の選択のための心機能や合併症の評価
4. 冠血行再建術後，再狭窄や新規病変が疑われるものの，症状が非特異的な症例における診断（負荷心エコー図法による）
5. 血行再建術を予定している症例における心筋バイアビリティ（冬眠心筋）の評価（負荷心エコー図法による）

Class II a
1. WPW症候群，心室ペーシング，安静時より1 mm以上のST低下，左脚ブロックなどにより心電図評価があまり信頼できない症例における心筋虚血の評価
2. 症状や心電図変化から明らかに再狭窄が疑われる症例における心筋虚血の評価（負荷心エコー図法による）

Class III
1. 無症状かつ安定した状態で経過している症例における繰り返すフォロー・アップ

〔日本循環器学会　循環器病の診断と治療に関するガイドライン：循環器超音波検査の適応と判読ガイドライン（2010年改訂版），p20，表16より転載〕

ニターし，狭心症，著明な高血圧や低血圧，重篤な不整脈が出現した場合，ただちに中止し，適切な処置をとらなければならない．

表3　負荷心エコー図法の適応

Class I
1. 心筋虚血を評価する場合
   1) 症状や心電図変化から，狭心症ないし無症候性心筋虚血が疑われる場合
   2) 血行再建術後に心筋虚血が疑われる場合
   3) 狭心症（あるいは無症候性心筋虚血）と診断された症例における虚血部位と重症度の判定
   4) 侵襲の大きい手術を受ける症例におけるリスク評価
   5) 狭心症がある症例で，冠動脈インターベンション治療の標的となる冠動脈病変の選択や内科的治療の指針
   6) 冠動脈疾患患者の予後評価
2. 心筋バイアビリティを診断する場合（ドブタミン負荷心エコー法）
   1) 狭心症あるいは無症候性心筋虚血の患者で，安静時から高度壁運動異常がある場合
   2) 心筋梗塞の患者で，高度壁運動異常が持続する場合

Class II a
1. 冠動脈疾患のある患者で心筋虚血を確認する場合
   1) 冠動脈病変が確認されている場合，その領域の心筋虚血の評価
   2) 心筋梗塞の病歴のある患者で，梗塞領域あるいは他の領域における心筋虚血の評価

Class II b
   3) 負荷心電図その他の方法で，明らかに狭心症ないし無症候性心筋虚血の診断が確定されている場合の心筋虚血の重症度評価
2. 冠動脈疾患のある患者で，他の方法で心筋バイアビリティが疑われる場合の再評価

Class III（虚血評価目的での負荷心エコー図法に限る）
1. 不安定狭心症や重度の不整脈，著明な高血圧など負荷に伴う障害が予想される場合
2. 心室瘤など明らかにバイアビリティがない場合の評価
3. 高度肥満，全身衰弱そのほか心エコー検査や負荷試験に不適当な症例
4. 急性心筋梗塞急性期（発症14日以内）
5. 脳出血，大動脈解離，症候性の大動脈弁狭窄その他の重篤な合併症を持つ症例

〔日本循環器学会　循環器病の診断と治療に関するガイドライン：循環器超音波検査の適応と判読ガイドライン（2010年改訂版），p22，表18より転載〕

【虚血性心疾患における心エコー法の実際】

虚血性心疾患のなかで狭心症患者では，冠血流が低下すると段階的に心筋虚血が進行する．その進行のプロセスは ischemic cascade と呼ばれている．冠血流が減少すると最初に起きるのは心内膜領域の相対的血流低下である．それに続き，心筋代謝異常，壁運動障害（拡張障害→収縮障害），電気生理学的変化（心電図異常），胸痛の順に生じる．すなわち，心電図変化に先行して局所壁運動の低下が出現することが起こりうる．

1. 心エコー法による壁運動異常の評価と責任冠動脈の診断

急性心筋梗塞では冠動脈の支配領域に一致した局所壁運動異常を認める．アメリカ心エコー図学会（ASE）の分類に従い左室の局所壁運動異常を客観的，定量的に評価する．

胸痛を主訴に来院した患者が局所的な壁運動異常を示す場合，冠動脈病変の存在を示唆する．壁運動異常は狭窄，閉塞した冠動脈の支配領域に出現するため，壁運動異常の部位や範囲の詳細な評価から冠動脈の病変部位を推定し，心筋梗塞サイズの評価を行うことが可能である．

2. 急性心筋梗塞患者の合併症診断

急性心筋梗塞患者では，心破裂，心室中隔穿孔，乳頭筋断裂，左室瘤，壁在血栓などの合併症がみられることがある．これらの合併症の頻度は稀であるが，重篤であるために速やかな診断と治療が必要なものが少なくない．心エコー検査，特にカラードプラ法はこれらの診断に極めて有用である．

3. 負荷心エコー法の役割

虚血性心疾患における負荷心エコー法の適応は，心筋虚血の診断と心筋バイアビリティの評価である．一般的に施行されている運動負荷心電図検査は，診断感度，特異度が70％未満と診断法としては満足いくものではない．負荷心エコー法の診断精度は，運動負荷心電図を上回り，現時点でゴールドスタンダードといわれている核医学検査に匹敵す

る．

　負荷法は運動負荷と薬物負荷心エコー法に大きく分けられる．運動負荷心エコー法は薬物負荷に比べて生理的な負荷という利点はある．しかし，運動直後に心エコー検査を施行するため，体動や呼吸の影響を受け，運動困難な患者には施行できないといった問題点がある．

　薬物負荷では，ドブタミン負荷心エコー法が行われることが多い．低用量($5〜10\,\mu g$/kg/分)の負荷によって心筋収縮が改善することから心筋バイアビリティを評価することも可能である．冬眠心筋の診断とともに心筋梗塞急性期に施行すれば気絶心筋の診断に用いることもできる．さらに高用量(最大$40\,\mu g/kg$/分)の負荷を加えることによって，狭窄冠動脈の灌流領域に心筋虚血が誘発され，壁運動異常が出現する．低用量時では改善，高用量では悪化するという壁運動の二相性反応があれば冠動脈狭窄を診断することができる．この反応があれば血行再建による心機能改善を期待することができる．高度狭窄例では低用量負荷の段階から心筋虚血が誘発され，壁運動が低下することもある．

　最近では冠血流が回復した後収縮障害より拡張機能障害が遷延することが報告され，postischemic diastolic stunningと呼ばれている．2Dスペックルトラッキング法によるストレイン，ストレインレートを負荷心エコー法に応用することにより，心筋虚血後に遷延する局所拡張機能障害を精度良く診断することができる．この方法は，負荷心エコーのみならず，来院時には症状が消失していることが多く，冠攣縮性狭心症や不安定狭心症の診断に用いることができる．

【経胸壁心エコードプラ法による冠動脈血流速度，冠血流予備能の評価】

　経胸壁ドプラ心エコー法を用いた冠動脈狭窄の診断には，アデノシン三リン酸などの薬物負荷を用いた冠血流予備能(CFR；coronary flow reserve)の評価が行われる．この負荷でも冠動脈血流速が2倍未満の増加しか認めない場合には，有意な冠動脈狭窄がある可能性が高い．冠動脈狭窄が高度な患者では，安静時の冠動脈血流から拡張期血流速が収縮期血流速に比べて相対的に低下し，両者の比DSRが1.5倍未満が診断基準といわれている．また，冠動脈血流速波形の記録は再灌流療法施行の後の効果判定にも利用することが可能である．急性心筋梗塞の再灌流療法後に収縮期逆流波と拡張期血流の急峻な減速を観察できれば，no reflow現象を合併した症例と診断できる．

ドップラーと冠血流予備能
Doppler and flow reserve

武井康悦　東京医科大学・循環器内科
田中信大　東京医科大学・循環器内科

【概念】

　冠血流予備能(Coronary Flow Reserve；CFR)とは，冠動脈支配領域の心筋酸素消費量の増大に対し，冠血流量を増加させうる能力を表す指標であり，安静時冠血流量に対する最大冠動脈拡張時の冠血流量の比として求められる．冠血流の調節は抵抗血管である直径$140\,\mu m$以下の細小動脈の収縮拡張により規定され，その冠細動脈や毛細血管が最大限拡張した際の血流量と安静時の血流量の比がCFRである．

　冠血流量を決定する因子の中で重要なものに冠灌流圧がある．冠灌流圧は冠動脈起始部大動脈圧と冠静脈圧の差で示され，心筋酸素需要が一定条件下であれば，冠灌流圧が60〜130 mmHgの範囲では冠血流は一定に保たれる．この調節機能は冠動脈血流の自動調節能と呼ばれている．Gouldらは動物実験で冠動脈狭窄モデルを作製し，冠動脈狭窄率とCFRとの関係を検討した(図1)．この結果では安静時冠血流は狭窄率が85%以上になる

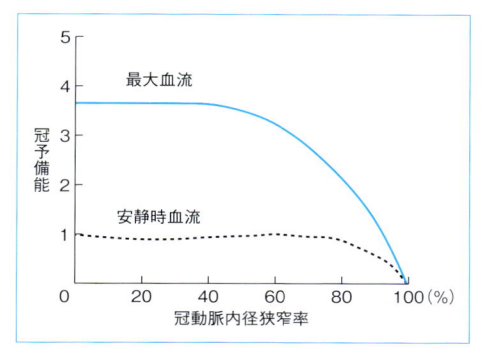

図1 冠動脈内径狭窄率と安静時冠血流および冠血流予備能との関係

安静時冠血流は狭窄率が85%以上になるまでは一定に保たれる．冠血流予備能は冠狭窄が50%を超えてから徐々に低下しはじめ，以降は冠狭窄度に比例して低下する．

までは一定に保たれるが，それ以上の狭窄になると自動調節能の範囲を超え，急速に冠血流が低下する．一方でCFRは冠狭窄が50%を超えてから徐々に低下しはじめ，以降は冠狭窄度に比例してCFRは低下する．正常のCFRは2.5～5.0程度とされている．冠動脈狭窄の機能的重症度評価としてCFR測定は重要である．

【検査の進め方】

CFRの測定法には，①冠動脈内ドップラーフローワイヤーを用いた方法，②経胸壁心エコー法から求める方法，③PET・造影MRIを用いる方法などがある．前二者は冠動脈の血流速度を利用した方法であり，PETやMRIは心筋灌流を診る方法である．従来フローワイヤーを用いたCFR計測が多く用いられてきたが，近年は経胸壁心エコー法により非侵襲的に測定可能となった．血流速度を計測する部位の冠動脈径の変化がなければ，冠血流速度は冠血流量と相関することにより冠血流速度比を用いてCFRの評価ができる．

最大冠動脈拡張させる薬剤としては，パパベリン塩酸塩，ジピリダモール，ATP(アデノシン)などが用いられている．冠動脈内投与にはパパベリン塩酸塩やATP，経静脈的投与にはジピリダモールやATPが主に用いられている．パパベリン塩酸塩は，QT延長に伴う心室性不整脈誘発などの問題点がある．ジピリダモールは作用時間が約30分と長く，また血行動態への影響や気管支攣縮の問題がある．ATPは作用時間が数秒と短く，安全に使用できるが，気管支攣縮や一過性房室ブロックなどの問題点があり，それぞれ注意が必要である．

経胸壁心エコーを用いた方法はフローワイヤーを用いた方法と良好な相関があり，臨床においてほぼ同様の評価が可能となった．広帯域プローベを用い，機器の調節をすることで比較的容易に冠血流シグナルを描出することができる．慣れた検者では，左冠動脈前下行枝(left anterior descending artery；LAD)末梢側の描出率は約90%と高い．しかし右冠動脈や左冠動脈回旋枝の描出率はやや低下する．LAD血流の検出においては前室間溝を心尖部に向かっていく血流をカラードップラー法で描出し，パルスドップラー法にて血流速度を計測する(図2a, b, c)．この方法にて計測されたCFRが<2.0であれば，冠動脈径狭窄率(%DS)<70%を感度，特異度ともに90%以上の確率で診断できる．また冠動脈バイパス後のグラフト血流開存の診断においてもCFR計測は有用である．左内胸動脈グラフト評価の報告が多いが，フローワイヤーでは計測が困難な胃大網動脈グラフト血流の評価においては経胸壁心エコー法が有用性を発揮する．

【検査所見の評価】

CFRの値には心筋肥大，冠微小循環障害，灌流領域の心筋バイアビリティなどが影響する．糖尿病例では冠動脈造影上有意狭窄がなくともCFRは低下しており，冠微小循環障害が存在していることが示唆されている．肥大心である肥大型心筋症，大動脈弁狭窄症では，心筋肥大による酸素消費量増加に伴い安

静時冠血流量，および冠血流速度は上昇し，CFR が低下する．肥大が強い例では収縮期に逆行性血流を認めることもある．

　経胸壁心エコー法を用いることにより経時的な観察が可能となり，様々な CFR に対する急性効果を評価できる．閉塞性肥大型心筋症における流出路狭窄の軽減時には CFR は増加，耐糖能異常例での急速高血糖状況下では CFR は低下するなど，急速な変化が観察できる．CFR 計測により疾患の病態生理や冠循環動態を把握することが可能であり，臨床現場における利用価値は高いと考えられる．

冠動脈内エコー
Intravascular ultrasound（IVUS）

坂田憲治　金沢循環器病院・循環器内科
山岸正和　金沢大学教授・循環器内科

【検査／手技の概要】

　血管内超音波法（intravascular ultrasound；IVUS）は，超小型の超音波振動子を血管内腔に誘導し，血管の短軸方向の断層像を描出して血管壁，血管内腔の構造，プラークの形態などを血管の内側から評価し得る診断法の1つである．IVUS はプラークの定性的評価に加えて，定量評価が可能であり，プラークの診断のみならず冠動脈ステント治療を主とした，経皮的冠動脈インターベンション（percutaneous coronary intervention；PCI）の治療戦略の決定，さらには臨床試験における評価項目の1つとして重要な役割を担っている．

　現行の IVUS システムは，トランスデューサーを内蔵したカテーテル，モータードライブ，本体より構成され，トランスデューサーの種類により，機械走査型（Mechanical Systems）と電子走査型（Electronic Systems）に分けられる．

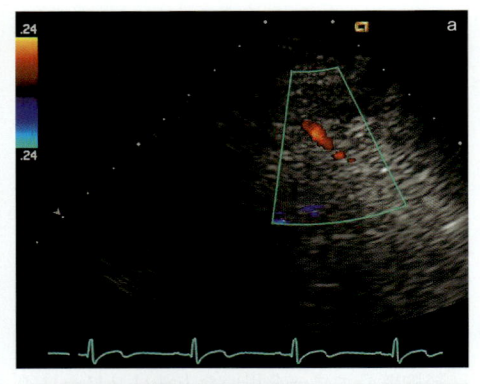

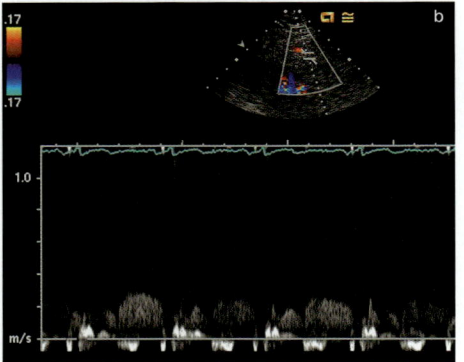

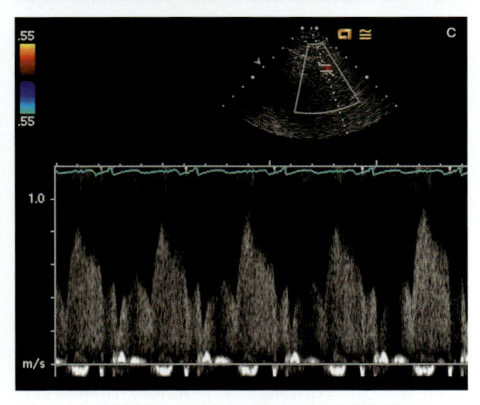

図2　左冠動脈前下行枝の冠血流予備能計測
心室中隔から前室間溝を描出し，血流レンジを低下させながらカラードップラーで冠血流を検出する(a)．パルスドップラーにて安静時冠血流速を求め(b)，次に ATP を静注投与して最大冠動脈拡張時の冠血流速を求める(c)．この例の冠血流予備能は 3.1 であった．

【適応と禁忌】

IVUS は PCI 時の病変性状の評価，デバイスの選択，治療のエンドポイントの決定に有用であり，日本循環器学会「循環器病の診断と治療に関するガイドライン」に，PCI における IVUS の適応について掲載されている．

【検査／手技の進め方】

冠動脈造影を行い PCI の適応病変と判断されれば，IVUS により冠動脈病変の性状を評価し，治療方針を立てる．詳細については以下に述べる．

【検査所見の評価】

プラーク成分（脂質，線維，石灰化，血栓など）や分布（求心性，偏心性），狭窄度や病変長，血管径やリモデリングの評価が行われる．また，動脈造影で狭窄が不明瞭で同定困難な所見の原因や偽性動脈瘤の確認などにも有用である．

プラークをエコー輝度によりソフト，ハードに分けることができる．外膜のエコー輝度を基準として，それより低いエコー輝度のものをソフト，外膜エコーと同等あるいは輝度の高いものをハードと定義するのが一般的である．また，後方に音響陰影を伴う強い高輝度エコーは石灰化プラークと定義され，これらが混在するものを混合性プラークと呼ぶ．IVUS による血栓の鑑別は困難な場合が多く，また脂質プールを覆う破裂しやすい薄い線維性被膜は解像度の限界から検出することは困難である．

プラークの性状を解釈するにあたり，アーチファクトやノイズが，得られる情報量を減らしてしまう可能性があるため，ゲインやタイムアベレージの調節などシステムの設定が適切に行われる必要がある．

治療のガイドとしては，①バルーンやステントサイズの選定，②プラーク量の多い病変に対する末梢塞栓保護デバイスの使用，③高度石灰化病変におけるロタブレーター使用の適応，④分岐部病変やびまん性病変における治療域の設定，⑤慢性閉塞性病変におけるエントリーや真腔の確認，などを目的として使用される．治療のエンドポイントの決定にあたり，ステントの拡張不良や血管壁への圧着，解離の有無などが評価される．また，再狭窄病変においては，IVUS によりその原因（新生内膜増殖，血栓性閉塞，ステント拡張不良，ステントフラクチャーなど）が特定されることで，さらなる治療戦略の決定への一助となる．

臨床試験においては，スタチンによるプラーク容積の進展抑制，退縮の効果や，薬剤溶出性ステントにおける新生内膜量が評価され，IVUS が実臨床に貢献したところは大きい．近年，従来のグレースケールで表示される IVUS 画像のみならず，超音波反射波の詳細な信号解析による組織性状診断，力学的な脆弱性を評価する組織弾性画像法など，動脈硬化組織性状をより詳細に診断する技術の開発が進みつつある．

【検査／手技の実際】

冠動脈へガイドワイヤーを挿入する前に，ヘパリンによる抗凝固療法が必要である．また，IVUS カテーテル誘発の冠攣縮を予防するために硝酸薬（ニトログリセリンあるいは ISDN）を冠注する．

はじめに，それぞれのトランスデューサーに応じたセットアップを行う．機械走査型はシース内でカテーテルが回転する構造であり，アーチファクトや空気塞栓を予防するために，ヘパリン生食によりシース内の空気をフラッシュする必要がある．電子走査型ではフラッシュはガイドワイヤールーメンのみでよいが，トランスデューサー近傍のアーチファクトであるリングダウンを伴うため，近距離画像を消去することでその影響を減らす操作を行う．

セットアップ完了後は，ガイドワイヤーを通じてカテーテルを病変遠位部まで持ち込み画像を得る．画像を得るにはマニュアルとオートプルバックの 2 つの方法がある．いずれの方法でも，標的部位の連続画像を含む必要

があり，一般的には病変部より少なくとも10 mm遠位部から大動脈－冠動脈入口部までプルバックを行う．オートプルバックは0.5 mm/秒の速さで行うことが推奨されている．より速いプルバックでは病変部の観察に不利であるが，長い病変の場合には時間短縮のためにしばしば行われる．オートプルバックを行うことで一様にIVUSカテーテルをプルバックでき，またIVUSカテーテルの操作に気を取られずに画像を記録することができる．オートプルバックを行うことにより，多施設共同研究や連続研究のために必要となる，一様な再現性のある長さや容量の客観的定量測定を可能とする．

マニュアルプルバックは，オートプルバックと同様の速度でゆっくりと行うべきである．利点としては，観察したい部位にトランスデューサーを留めておくことでオンラインで画像を評価することが可能であるということである．不利な点としては，速く不規則にトランスデューサーをプルバックすることで重要な所見を見逃してしまう可能性があることと，正確な長さや容量を測定できないことである．

入口部病変の観察の際には，ガイディングカテーテルを入口部よりはずすことが重要である．

【合併症・偶発症とその対処】

カテーテル刺激による冠攣縮や解離，血栓や空気による末梢塞栓などが挙げられるが，通常の操作をしている限りはIVUSに伴う合併症は稀である．

光干渉断層法
Optical coherence tomography：OCT

北端宏規　和歌山県立医科大学・循環器内科
赤阪隆史　和歌山県立医科大学教授・循環器内科

【検査の概要】

光干渉断層法（Optical coherence tomography；OCT）は約1,300 nm波長の近赤外線を用い，光の干渉性を利用して生体組織から多重散乱した光波を高感度に検出することにより，生体の断層画像を描出する血管内画像診断装置である．OCTイメージングカテーテル（LigthLab社製）は0.016インチ（0.41 mm）と細く，先端に0.014インチのフロッピーな protection wireを有することから，冠動脈インターベンション（PCI）用のガイドワイヤーのように直接冠動脈内に挿入することができる．装置は，モニター，OCTイメージングエンジン，プローブインターフェイスユニット，コンピューター，フットスイッチなどから構成される．

OCTの画像分解能は約 $10\sim15\ \mu m$ と血管内超音波法（Intravascular ultrasound；IVUS）の約10倍の解像度を有し，より詳細な動脈硬化組織性状の診断や脆弱性プラークの検出に期待が寄せられている．しかし，血管内壁からの深達距離は約2 mmとIVUSの半分以下であり，冠動脈の全体像の把握が難しく，径の大きな血管病変や陽性リモデリングを呈する冠動脈，冠動脈瘤などの評価には不向きである．また，OCTシグナルは赤血球により著しく減衰するため，冠動脈の観察にあたってはオーバーザーワイヤータイプの専用のオクルージョンバルーンカテーテル（OBC）よる血流の一時的な遮断と乳酸リンゲル液などの注入による赤血球除去が必要となる．

【検査の進め方】

イメージングワイヤーを挿入する際には，

原則的にまずPCI用のガイドワイヤーで病変部をクロスし，続いてOBCの先端チップにある不透過マーカーが観察部位の遠位部にくるまでOBCをガイドワイヤーに沿わして挿入する．その後，ガイドワイヤーとOCTイメージングワイヤーを透視下で交換する．観察時にはOBCを観察部位の近位部まで引き抜き，0.3〜0.5気圧の低圧でバルーンを拡張して血流を遮断し，OBCの先端チップから0.5〜0.7 mL/秒の速度で乳酸化リンゲル液などをフラッシュして血液を排除し観察を行う．1回の血流遮断により最大で30 mmの血管壁の観察が可能である（オートプルバック1〜2 mm/秒）．

【検査所見の評価】

1. 冠動脈病変の観察

健常冠動脈を観察した場合，OCTは冠動脈の3層構造（内膜，中膜，外膜）を明瞭に描出できる（図1a）．また，病理組織学的所見と対比した報告によると，高い感度（71〜96％）・特異度（90〜98％）で，冠動脈プラークの組織性状の診断が可能である．線維性プラークはOCTシグナルに富んだ均一な組織として，石灰化プラークは境界明瞭な低シグナル域として，また，脂質性プラークも低シグナル域として観察されるが，辺縁は不明瞭である（図1b, c, d）．

さらに，OCTは急性冠症候群においても安全に施行することができ，プラーク破裂（図2a）や冠動脈内血栓（図2b, c），また線維性被膜の厚さを正確に測定できることから薄い線維性被膜（65 μm未満）を伴うプラーク（thin-capped fibroatheroma；TCFA）（図2d）も明瞭に描出することができる．

2. ステント留置後の観察

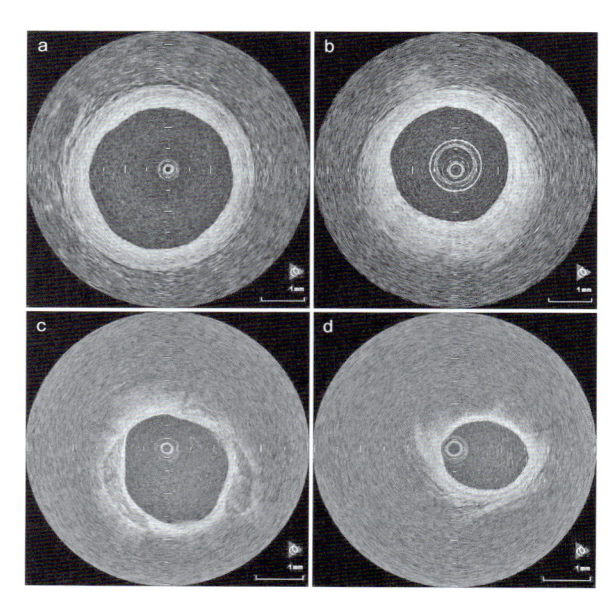

OCTは，冠動脈ステント留置後の観察においても多くの情報を提供してくれる．IVUSと比較してOCTはステント留置直後のステント圧着不良（図3a），ストラット間の組織の逸脱や血栓（図3b），また，ステント辺縁解離（図3c）の描出に優れている．さらに，IVUSでは評価困難な薬剤溶出性ステント留置後慢性期の薄い新生内膜（100 μm未満）の描出にも優れている（図3d, e）．

図1 健常冠動脈と動脈硬化性プラーク
a. 健常冠動脈像．血管壁の3層構造（内膜・中膜・外膜）が明瞭に描出される．
b. 線維性プラーク．周囲との境界は不明瞭で，均一な高輝度シグナル領域として描出される（3-9時領域）．
c. 石灰化プラーク．周囲との境界は明瞭で，内部不均一な低輝度領域として描出される（1-2時，3-5時，7-10時領域）．
d. 脂質性プラーク．周囲との境界は不明瞭で，不均一な低シグナル領域として描出される（10-3時領域）．

図2 プラーク破裂，冠動脈内血栓とTCFA

a. プラーク破裂：9時の位置にプラーク破裂(矢印)と奥には潰瘍底(＊)が認められる．断裂した線維性被膜の厚さは20 μmであった．
b. 赤色血栓：OCTシグナルの著しい減衰を伴う血管内腔に突出する塊(9-11時)を認め，OCT上赤色血栓と考えられる．
c. 白色血栓：内腔に突出する塊を認めるが，シグナルの減衰は弱く，OCT上白色血栓と考えられる(5時方向，6-12時)．
d. Thin-capped fibroatheroma(TCFA)：5-9時の位置に40 μmの薄い線維性被膜で覆われる脂質に富むプラーク(L)を認め，OCT上TCFAと診断される．

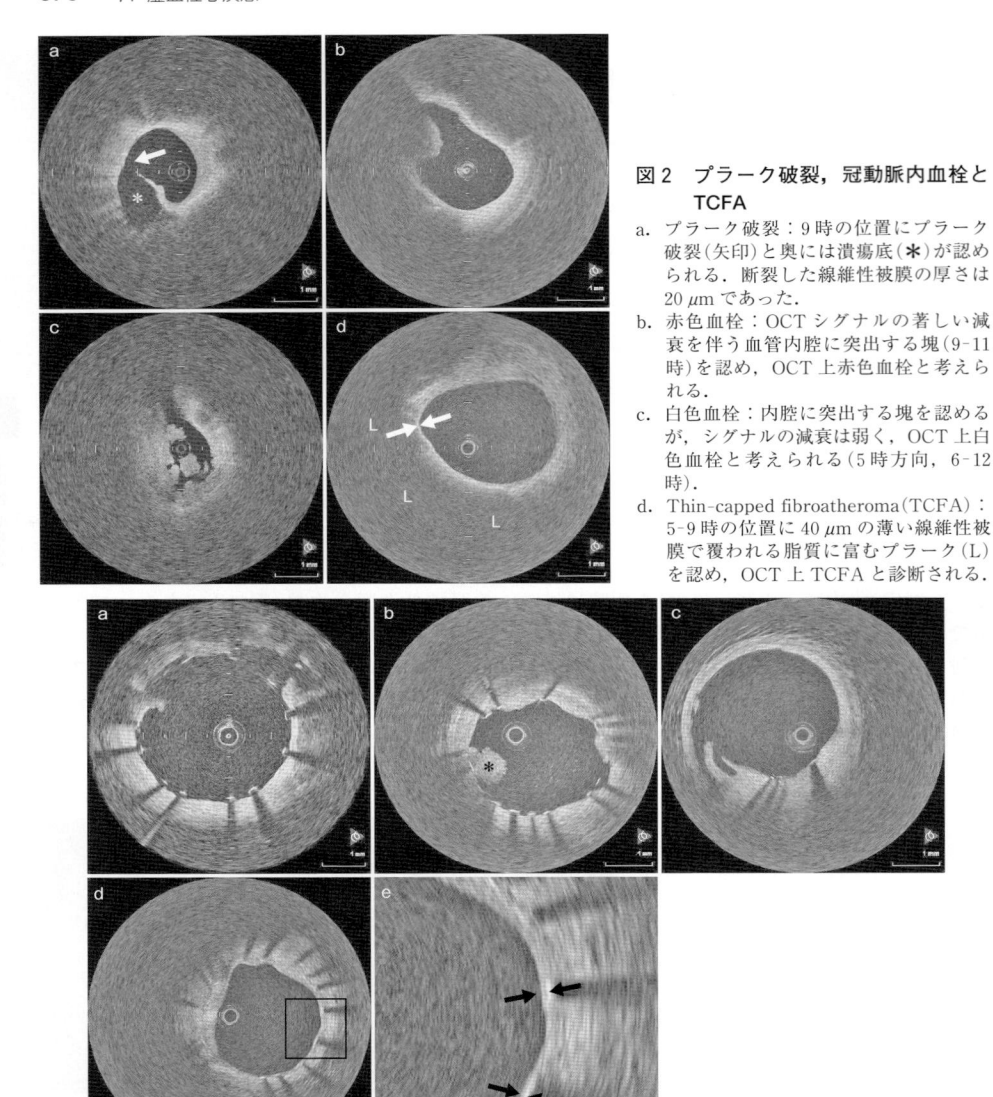

図3 ステント留置後の観察

a. ステント圧着不良：1-2時の位置で潰瘍形成を伴うためステントストラットが冠動脈壁に完全に圧着していない．
b. 組織の逸脱：12時と3時の位置でステントストラットの間隙から表面にプラーク組織が血管内腔に突出している．また，7-8時の位置に血栓(＊)の付着を認める．
c. ステント辺縁解離：ステント端で7-9時の位置に解離した内膜が認められる．
d, e. エベロリムス溶出性ステント留置8か月後のOCTイメージ：ステント内再狭窄は認めず(d)，3時の位置で20～30 μmの薄い新生内膜(矢印)で覆われたステントストラットが明瞭に描出されている(e)．8-11時の領域ではやや厚めの新生内膜が観察される．

【合併症とその対処法】

OCTはIVUSと比較して手技が煩雑であり，血流の遮断を必要とするため，心筋虚血やそれに伴う不整脈を誘発する可能性がある．心室頻拍・心室細動などの重症不整脈，冠動脈解離や塞栓症，また，心筋梗塞などの重篤な合併症の報告は非常に稀であるが，手技中の合併症を起こさないために，事前の注意深い計画と手技中の血圧・心電図の厳格なモニタリングが必要である．

【最新の動向】

現行のTime-domain OCT(TD-OCT)の欠点を改善した次世代型OCT(Fourier-domain OCT；FD-OCT)が臨床応用可能となっている．FD-OCTは，TD-OCTより格段に速いpullback speed(20 mm/秒)で病変の観察が可能で，中枢側のバルーンオクルージョンを必要としない．そのため，心筋虚血誘発の可能性は減少し，より低侵襲な病変形態評価が可能となった．さらに，心拍変動に伴うモーションアーチファクトを起こすことなく冠動脈の長いセグメントを観察することが可能である．

血管内視鏡
Angioscopy

高山忠輝　日本大学・循環器内科
平山篤志　日本大学教授・循環器内科

【検査の概要】

冠動脈造影法は，虚血性心疾患の診断において最終的な診断法である．しかし冠動脈造影法は，冠動脈内に充満された造影剤の影絵の評価のため，冠狭窄の程度は明らかとなるが，より詳細な病変形態や性状の評価は困難である．その冠動脈内腔の詳細な構造および性状が，冠血管内視鏡検査法の登場により直視的にリアルタイムに得られるようになった．冠血管内視鏡は，特に冠動脈硬化の主体である血栓およびプラークの診断能に優れている．

【血管内視鏡検査の特質と技術的側面】

1. 血管内視鏡検査の特質

冠血管内視鏡は，直視的に冠動脈内腔を観察する装置として内視鏡ファイバー，誘導カテーテル，本体から構成される．内視鏡ファイバーは，観察目的部位に光を照らす照明用ファイバーと，得られた画像を本体へ送る画像用ファイバーからなる．得られる画質の優劣は照明用ファイバーを構成する石英ファイバーの本数によって決まるが，現在3,000～6,000本からなるファイバーが主流である．画像は本体のCCDカメラに送られ，テレビモニターに映し出されると同時にハードディスク，DVD-R，DVなどの記録装置に記録される．

2. 技術的側面

冠血管内視鏡システムは，内視鏡ファイバーと誘導カテーテルが一体となった血流遮断型システムと，別々になっている血流維持型システムがある．システムにより構造と使用法が異なるが，基本概念はどのシステムも同じであるので血流遮断型システムの手技を中心に述べる．一体型冠血管内視鏡システムはモノレール方式になっており，経皮的冠動脈形成術バルーンカテーテルと同様に0.014 inchのガイドワイヤーに沿って冠動脈内にシステムを進める．目的部位まで到達すると，冠動脈内を観察する際に障害となる冠血流を遮断するために先端部のバルーンをインフレーションする．同時に先端より生理食塩水または低分子デキストランを注入し，冠動脈内腔を可視化する．血流維持型では，プロビングカテーテルを0.014 inchガイドワイヤーを用いて誘導し病変部を通過しdistalで留置する．その際，ガイドワイヤーは抜去される．プロビングカテーテルに内視鏡のファイバーを挿入し，低分子デキストランを注入し赤血球を排除し引き抜きながら血管内腔を可視化する．

【血管内視鏡のセットアップ】
1. 血流維持型と血流遮断型

　血流維持型は，虚血状態なく血管内の観察が可能である．しかしながら，視野が限定される．血流が良好な場合には，観察が困難な場合がある．一方，血流遮断型は，視野が大きく取れる反面，観察部位が限定される（入口に近いと血流遮断）ができない，デバイスが硬いため屈曲部は観察が難しい．1回あたりの長時間の観察はできない．これはOCTによる観察と同様である．血流維持型について次に解説する．

2. 血流維持型のシステム
a. 内視鏡カテーテル，誘導カテーテル

　低分子デキストラン，点滴セット，ガイドカテーテル（6F以上），Yコネクター2個，PTCA用ガイドワイヤー（0.014 inch），耐圧チューブ1本（33 cm），内視鏡装置本体，記憶媒体（HD，DVなど），ファイバー接続時の接続部クリーナー，5 mLシリンジを準備する．

b. 内視鏡誘導ガイドカテーテル（probing catheter）

　内筒と外筒に分け，それぞれヘパリン加生食で丁寧にフラッシュし，もとのように内筒を外筒に入れておく．低分子デキストラン500 mLに取り付けた点滴セットのチューブの末端に三方活栓を取り付ける．三方活栓の残りの接続部部分には，Yコネクターと短い耐圧チューブと一方に5 mLのロック付きシリンジを取り付ける．

c. ファイバーカテーテル

　ファイバーカテーテルの一方を光源（LGプラグ）とCCDカメラ（IGプラグ）の2か所（本体）に取り付ける．ファイバーカテーテル先端をガーゼなどに近づけ，フォーカス・光源の光量調節および"ホワイトバランス"を行う．準備や手技中，ファイバーカテーテルが不潔領域に落ちないようにコッヘルやガーゼなどで清潔区域内のシーツなどにとめておく．

【手技の実際】(図1)

　生食でフラッシュ後，内筒を外筒に挿入した誘導カテーテルを，0.014 inchガイドワイヤーを挿入した状態で，冠動脈にエンゲージしたガイドカテーテルの先端付近まで挿入する．

　冠動脈にガイドワイヤーのみ挿入し，観察

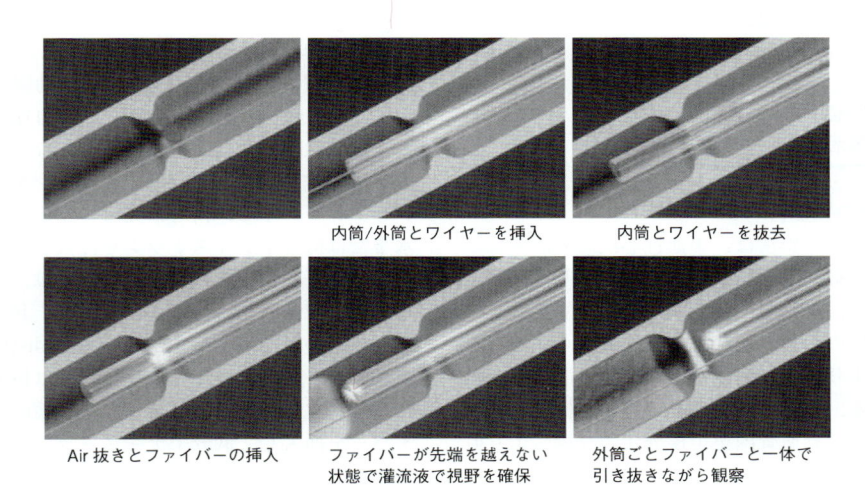

	内筒/外筒とワイヤーを挿入	内筒とワイヤーを抜去
Air抜きとファイバーの挿入	ファイバーが先端を越えない状態で灌流液で視野を確保	外筒ごとファイバーと一体で引き抜きながら観察

図1　血流維持型内視鏡の観察法（実際の手技）

QCA（定量的冠動脈造影）
Quantitative coronary angiography

尾崎行男　藤田保健衛生大学教授・循環器内科

【概説】

　食生活の欧米化により，近年，虚血性心疾患は急増している．これに伴い，冠動脈病変評価のための冠動脈CT（MDCT），冠動脈造影（CAG），さらに治療法としての冠動脈インターベンション（PCI）の役割は大きくなってきている．

　しかし，PCIの適応を議論するにしろ，急速に普及しているdrug eluting stent（DES）後の再狭窄などの長期成績を議論するにしろ，正確な病変評価がその基本にあることには変わりない．特にPCIを念頭に置いた場合，冠動脈の病変評価法としてのgold standardは現在でも定量的冠動脈造影（QCA）である．その一方で，近年では冠動脈内エコー（IVUS）や光干渉断層法（OCT）も急速に普及してきている．

【QCAの質の向上】

　QCAは撮影された冠動脈造影像をもとにしたコンピュータ解析である（図1, 2）．したがってその解析結果はCAGの画質に大きく影響される．**表1**に冠動脈造影時の誤差の混入とその主な対処法を挙げてみた．亜硝酸剤を造影前に投与することや，motion artifactの出やすいRCAのRAO viewではフレームカウントを多くすることはどこの施設でも行われていることである．たまたま十分な造影剤が使用されていない場合やPCIのガイドワイヤーを入れたままで最終造影としている場合，また極端な場合にはカテーテルそのものが撮影されておらず，catheter calibrationが不可能でQCAが施行できない場合もあるのも事実である．

　デジタルアンギオシステムでは，preの撮影角度は自動的に記録されており，これを用

標的部位をcrossさせる．ガイドカテーテルは7Fガイドカテーテルが推奨される．オーバーザワイヤー方式でガイドワイヤーに沿って誘導カテーテルを標的観察部位の末梢まで挿入する．ガイドワイヤーと誘導カテーテルの内筒を一緒に抜去する．

　誘導ガイドカテーテル外筒内を2.5mLシリンジで吸引しエア抜きを行う．その後Yコネクターを接続する．ファイバーカテーテルをYコネクターから挿入する．誘導カテーテル外筒内を低分子デキストランで満たしながら，誘導カテ先端まで，ファイバーカテーテルを内視鏡画像を見ながら挿入する．

　ファイバーカテーテルを誘導カテの先端ぎりぎりまで挿入し，低分子デキストランを用手的にフラッシュしながら血液を排除し，血管壁をモニターで観察しながら光源の強さを調節する．低分子デキストランを徐々に注入しながら，誘導カテーテルとファイバーカテーテルを一体として引き抜きしながら血管内壁を観察する．

■ 手技上の注意点

- 誘導カテーテル外筒のフラッシュ・エア抜きを丁寧に行い，Yコネクターに接続する際に，血液の逆流を確認する．
- 誘導カテーテルは，内筒を抜去した後に，外筒のみ押し込むようなことはしない．
- 低分子デキストラン注入には，経験が必要である．一定の注入抵抗を感じながら一定速度で注入する．内視鏡の画面をみながら力を加減する．強すぎれば，乱流を引き起こすため観察しづらくなる．
- ステント留置後に誘導カテーテルが接触し，進まない場合には無理に押し込まない．ステントの変形が起こる可能性がある．
- 誘導カテーテルを引き抜き観察している間は，透視画面は常に比較すること．ガイドカテが引き込まれ血流が遮断されてしまうこともあるので注意する．

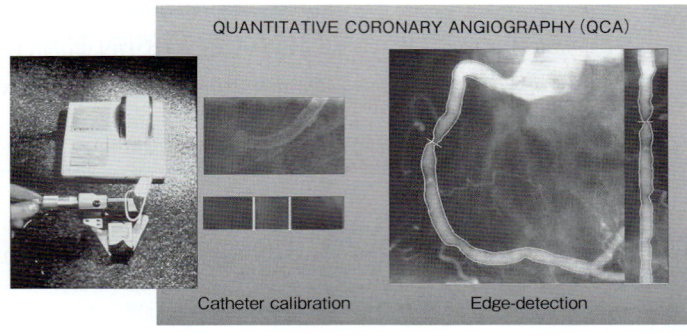

図1　QCAの実際

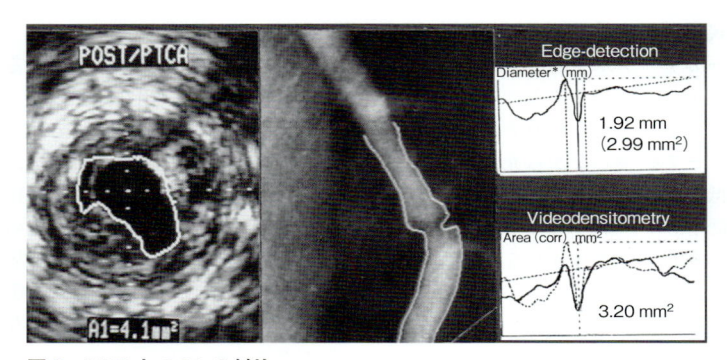

図2　IVUSとQCAの対比

表1　QCAの信頼度の向上

QCAのエラーの原因	対応策
− 冠動脈スパスム	− 硝酸薬の投与
− 不十分な造影剤による冠動脈撮影*	− 十分な造影剤を適切に注入
− 冠動脈が大きく動く場合#	− フレームカウントの増加
− PCI中ガイドワイヤーを残した造影	− ガイドワイヤー抜去後の造影
− pre & post & follow-upで角度の違う造影	− 記録を残し同一角度で撮影
− カテ先が撮影されていない造影	− カテ先も含め撮影

*4Frを用いた大きな左冠動脈などの際発生しやすい，#右冠動脈(RCA)の右前斜位(RAO view)など

いれば，postでも同一のviewでの撮影は容易なはずである．しかしフォローアップ時のことを考えるのであれば，撮影角度などを記録したtechnician work sheet(TWS)を用いたほうがより正確であろう．これらの造影のqualityに関する問題は，直接QCAの信頼度に関わっているのである．

【QCAの可能性】

従来のステント(BMS)やバルーンによるPCIの時代には再狭窄がPCIの最大の課題であり，QCA上50％以上の内径狭窄〔％diameter stenosis(%DS)≧50％〕が再狭窄や有意狭窄の指標であった．従来，多くのデバイスの長期成績を比較する場合，このQCAに

よる再狭窄の定義がgold standardとして用いられてきた．筆者らは，このQCAをより積極的に用い，DESのダークサイドである遅発性血栓症を含む心事故と，BMSのアキレス腱である再狭窄を防げないかをQCA matched comparisonを用いて検討した．

RESEARCH studyはパトリックシェライシス教授の指導のもとエラスムス大学で行われた研究で，sirolimus eluting stent(SES)を6か月間連続して植え込み，231例441病変にangiographic follow-upが施行された(angiographic follow-up rate；70％)．一方，REDUCE Ⅲ studyは日本で行われた多施設研究で，521例がエントリーされ，このうちIVUS guided cutting balloon(CB)を施行後にBMSが植え込まれた症例は137例で，follow-up angiographyが施行されたのはこのうち122例(89％)であった(Euro Intervention 2010；6：400-406)．このRESEARCH由来のDES群とREDUCE由来のIVUS guided CB & BMSを，QCA based matched comparison法を用い比較した．すなわち糖尿病，性別，病変血管，血管径(RD)，最小狭窄内径(MLD)をmatchさせた120例ずつにおいて，MLD post，すなわちacute gainはIVUS guided CB & BMSで有意に大きくなったが，一方，late lossも有意に大きくなり，最終的な再狭窄率にはBMSとSESの両群に有意差は生まれなかった．このことはcutting deviceをIVUS guideで使いこなし，acute gainを大きくすればBMSでもDESに劣らない慢性期の結果が得られる可能性を示唆している．

【QCA，IVUS，OCTの比較】

QCAとIVUSを比較した場合，QCAはもちろん全症例に応用可能で低コストであるものの，血管内の情報しか得られない．一方，IVUSは血管壁も含めた断面像が得られる一方，冠動脈内に挿入したカテーテルによるwedgeやdissection flapを押さえることによる過大評価，あるいは低エコープラークの場合，辺縁が明瞭でないため内腔を過大評価してしまう可能性もある．実際，QCAとIVUSによる計測を比較した研究においては，IVUSによる計測は体系的にQCAによる計測に比し過大評価であった(Circulation 1997；96：491-499)．

OCTとIVUSを臨床的に比較した筆者らの検討においては，OCTはIVUSよりその測定値が小さくなる傾向が認められた．このことは，①解像度の問題からIVUSが特に低エコープラークの場合，true leading intimal edgeを見落としてしまう可能性，②OCTより太いIVUSカテーテルがより内腔を広げてしまう可能性，③flashingを必要とするOCTにより血管がshrinkageを起こしてしまう可能性，などがこれらの原因として考えられる(Eur Heart J 2010；31：1470-1476)．

【3次元QCA(3D-QCA)の可能性】

近年，冠動脈CTが臨床応用されるに従い，冠動脈の3次元表示(Volume Rendering [VR] / whole maximal intensity profile [whole MIP/angiographic view])などが表示可能になり，PCIのガイドとして一定の役割を果たすようになってきた．一方，CAGは従来通りの2次元表示のままであったが，最近この3次元表示およびQCA解析(3D-QCA)が，オランダのエラスムス大学パトリックシェライシス教授らのグループとマーストリヒトのPIE Medicalとの共同研究により開発され，トラックスセンターで臨床応用が始まった(図3)．

この3D-QCAの起源は，QCAとIVUS画像を組み合わせたANGUSシステムの開発にさかのぼる(Circulation 2006；102：511-516)．このIVUSによる血管断面情報とCAGによる位置情報を組み合わせたANGUSシステムにより，正確な3次元の血管再構築が可能となった．しかしながら，先ほども述べたようにIVUSのカテーテルそのものが内腔を拡張させる効果があり，またIVUSのカテーテルが到達できない末梢部位

図3　3次元QCA

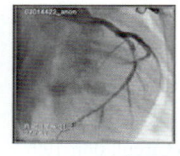

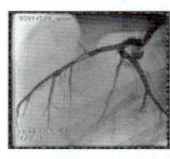

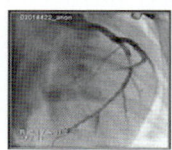

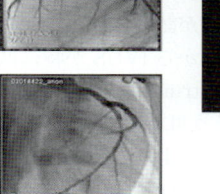

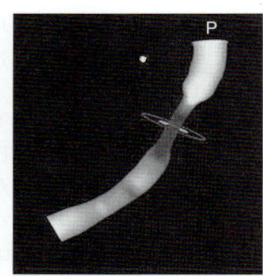

ではこの ANGUS システムによる病変再構築は不可能である．これらの点を考慮し，正確な空間的位置情報を得られるフラットパネル方式のバイプレーンアンギオシステムを用い，現在の 3D-QCA が開発されるに至っている．将来このシステムが正確な分岐部位の同定などに用いられ，PCI の有意な support tool として用いられる日が来るかもしれない．

労作性狭心症

Angina of effort

百村伸一　自治医科大学さいたま医療センター教授・循環器科

【概念】

労作性狭心症とは文字通り労作によって誘発される狭心症を指し，基本的には冠動脈硬化による有意冠動脈狭窄を基礎とする病態である．

【病態】

狭心症は主に労作時，心筋組織の酸素需要が有意狭窄を有する冠動脈の酸素供給量を上回った場合に起きる，いわゆる"demand ischemia"の形態をとる．心筋の酸素消費量は収縮期血圧と心拍数の積に比例し，それが狭窄血管の酸素供給量を上回った場合に心筋は虚血に陥り狭心症が発生する．冠動脈には予備能があるため狭窄度が 75％ 程度に進行して初めてこのような状態となる．

【診断のポイント】

高血圧，糖尿病，脂質異常症，喫煙，高齢など冠危険因子の重積のある患者において，労作時の胸部圧迫感が出現した場合には，高い頻度で有意冠動脈病変があると考えてよい．負荷心電図検査などの非侵襲的検査である程度絞り込みを行い，冠動脈造影で確定診断を行う．

1. 病歴聴取

医療面接に際しては，胸部症状について詳細な情報を得ることによって絞り込みが可能である．胸痛の部位，労作との関係，放散痛，ニトログリセリン舌下の経験があればその効果を確認する．胸痛の鑑別の対象となる疾患は他の循環器疾患，呼吸器疾患，消化器疾患，整形外科疾患など多岐にわたるが，詳細な病歴聴取によりこれらの多くは除外できる．喫煙歴，運動歴，嗜好などの生活習慣を明らかにする．冠動脈疾患や突然死の家族歴を聴取する．高血圧，脂質異常症，糖尿病の既往についても必ず聴取する．

胸部症状の性状は前胸部を中心としたある程度の範囲の胸部絞扼感であることが多いが，単に息切れであることや，全く自覚症状がないこともある．前胸部のみならず左肩，腕，頸部〜顎に放散痛を伴うことがある．持続時間は数分のことが多く，狭心症の引き金となった労作をやめ安静にすることにより症状が治まるが，そのまま労作を続けて治まることもある．

2. 身体所見

労作性狭心症に特異的な身体所見はない．ただし，末梢動脈疾患，頸動脈狭窄，腹部大

動脈瘤などの他の動脈硬化性疾患の存在をチェックするために，頸部，腹部，四肢などの触診や血管雑音の聴診は必須である．

3．血液検査

労作性狭心症に特有な血液検査所見はない．糖尿病，脂質異常症，CKDなどの危険因子の有無を確認するためにHbA1c，空腹時血糖，LDL-C，HDL-C，TG，Crなどの値を確認する．

4．心電図

安静時心電図は正常のことが多いが，非特異的なST低下がみられることもある．負荷心電図は診断に有用であるが，Master二階段昇降試験は簡便であるが負荷が十分にかからないことや，偽陽性が多いなどの問題がある．トレッドミルやエルゴメータによる運動負荷では，十分な負荷がかけられるため診断精度は上昇する．ただし，左脚ブロック，WPW症候群，心室ペーシング，ジギタリス効果などでは診断的意義をもたない．

5．胸部X線所見

やはり特徴的な胸部X線所見はない．動脈硬化を反する所見として大動脈弓部の石灰化，蛇行などがみられることがある．

6．心エコー

労作性狭心症の診断に必須ではないが，高度の冠動脈狭窄がある場合には，心筋梗塞に陥っていなくともhibernation（冬眠心筋）のため局所壁運動の低下がみられることがある．

7．心臓核医学

負荷心筋シンチグラフィーは，心筋虚血診断の信頼性が高い．負荷心電図が診断に使えない病態や，負荷心電図が陰性でも症状などから労作性狭心症が強く疑われる場合には非常に有用である．ただし，左脚ブロックでは偽陽性が起こりうること，高度の虚血がある場合にその他の部位の相対的に軽度の虚血が見逃されることがあることなどの限界は知っておくべきである．

8．MDCT・MRI

MDCTが普及し，冠動脈情報が短時間に容易に得られるようになった．冠動脈狭窄度のみならず，プラークの性状の評価もある程度できる．ただし，冠動脈石灰化が強い場合やステント内狭窄では狭窄度の判定は困難となる．また造影剤を用いることや被曝量が高いことを考慮すると，ルーチンに近い形で行うことには問題がある．冠動脈MRAは造影剤を用いない，放射線を浴びないなどのメリットがあるが，解像度，撮像時間においてCTに劣る．

9．冠動脈造影（CAG）

自覚症状，負荷心電図，MDCTなどから冠動脈狭窄が強く疑われる場合には（CAG）を行い，狭窄度を正確に評価する．

【鑑別疾患】

他の循環器疾患，消化器疾患，呼吸器疾患，整形外科的疾患，精神神経疾患など鑑別の対象となる疾患は多岐にわたる．しかしこれらの多くは丁寧な病歴聴取により除外可能である．

【治療方針】

治療目標は狭心症発作時の対応，狭心症発作の予防，心筋梗塞の予防の3つである．

発作時には発作の誘因となった労作を中断するとともに，ニトログリセリンの舌下・スプレーなどを用いる．発作が誘発されるような労作を行う場合には，あらかじめニトログリセリン舌下を行っておくことを薦める場合もある．わが国では硝酸イソソルビドも狭心症発作時の頓用として処方されることが多いが，速攻性を考えるならばニトログリセリンが選択されるべきである．

狭心症の発作を抑える治療としてはβ遮断薬，カルシウム拮抗薬，長時間作用型硝酸薬，ニコランジルが用いられる．β遮断薬は労作時の血圧および脈拍の上昇を抑え，狭心症発作閾値を上昇する．カルシウム拮抗薬や長時間作用型硝酸薬は主に冠動脈を拡張し，またそれぞれ後負荷および前負荷を軽減する

作用もある．ニコランジルは，基本的治療がすでに行われている安定狭心症におけるイベント抑制作用が大規模試験で明らかにされている．順序としては，まずβ遮断薬が第一選択となり，β遮断薬で効果不十分，忍容性が低い，禁忌などの場合に長時間作用型カルシウム拮抗薬や長時間作用型硝酸薬への切り替えまたは追加を考慮する．

心筋梗塞をはじめとする心血管イベント予防のために最も重要なことは禁煙，体重コントロールなどの生活習慣の改善や薬物療法による冠危険因子のコントロールである．高血圧，脂質異常症，糖尿病はそれぞれのガイドラインに則った治療を行う．運動療法・心臓リハビリテーションは，狭心症の症状改善やPCI後患者のイベント抑制のために薦められる．性生活については禁忌ではないが，硝酸薬を投与されている患者においては勃起不全治療薬は禁忌であることに注意する．

抗血小板薬としては，低用量アスピリンを用いる．PCI後患者については，チエノピリジン系薬剤の追加による2剤抗血小板療法が必要となる．

ACE阻害薬は心筋梗塞の既往がある，糖尿病を有し他のリスク因子の重積があるなどのいわゆるハイリスク患者には投与されるべきである．

血行再建は，古典的なバイパス手術の適応は保護されていない左冠動脈主幹部病変またはそれに相当する病変(左前下行枝および回旋枝の入口部病変)となる．それ以外の多枝疾患においては冠動脈の形態学，手術のリスクなどを考慮したうえでバイパス手術かPCIが選択される．ただし安定状態にある狭心症に対するPCIは，厳格な内科的治療のみと比べて心筋梗塞や心血管死亡などの重大なイベントのさらなる予防には結びつかないことも考慮に入れるべきである．

【治療法】

処方例

1) メインテート錠(5 mg)　1錠　分1　朝
2) バイアスピリン錠(100 mg)　1錠　分1　朝
3) ニトロペン舌下錠　1錠　頓用(胸痛時)

狭心症の予防効果が十分でない場合の追加

処方例　下記のいずれかを用いる．

1) フランドルテープ　1日1枚
2) アダラートCR錠(20 mg)　1錠　分1　朝

狭心症の予防効果が十分でない場合，さらに追加する場合

処方例

シグマート錠(10 mg)　3錠　分3

糖尿病を合併している場合，心筋梗塞の既往がある場合の追加

処方例

タナトリル錠(2.5 mg)　1錠　分1　朝

ガイドラインにのっとったLDL-コレステロール降下(100 mg/dL 未満)

処方例

クレストール錠(2.5 mg)　1錠　分1　夕

■ 入院・専門医移送の判断基準

- 労作性狭心症を疑った場合，基本的には専門医に紹介し，運動負荷，核医学検査，臥位増診断など，さらには冠動脈造影が行われるべきである．

■ 患者説明のポイント

- 長期にわたる生活習慣の改善，冠動脈危険因子のコントロールが最も重要であることを説明し理解を得る．
- 特に禁煙については厳しく指導し，必要に応じて禁煙プログラムを紹介する．

不安定狭心症と非 ST 上昇型心筋梗塞

Unstable angina and non ST-segment elevation myocardial infarction

坂本二郎　天理よろづ相談所病院・循環器内科
中川義久　天理よろづ相談所病院・循環器内科部長

【概念】

　急性冠症候群は，冠閉塞の有無の観点から心電図で ST 上昇型と非上昇型に分類し，さらに心筋壊死の有無で心筋梗塞と不安定狭心症に分類される．ST 上昇型心筋梗塞では，速やかな再灌流療法が行われるが，非 ST 上昇型心筋梗塞と不安定狭心症では，リスクに応じて血行再建の時期を検討する．日本循環器学会のガイドラインは「急性心筋梗塞（ST 上昇型）の診療に関するガイドライン」と「急性冠症候群の診療に関するガイドライン」に分かれており，急性冠症候群でも ST 上昇型と非 ST 上昇型では治療指針が異なる．

【病態】

　急性冠症候群では，冠動脈内で不安定なプラークが，血管壁のストレス，炎症機転などにより破裂して，これが引き金となり周囲に血栓が形成され，急激に冠血管内腔の閉塞または亜閉塞を来すことにより致死的な心筋虚血・壊死を発症する．

　不安定なプラークは，線維性被膜が薄く，プラーク中心部の脂質およびマクロファージが多く，炎症細胞が集積し，平滑筋細胞が消失しているため破綻しやすい．プラーク破綻部では，血小板が活性化され，次に炎症細胞から分泌される組織因子が凝固系を活性化する．フィブリノーゲンからフィブリンへの変換や，活性化した血小板からの von Willebrand 因子の放出により，血小板同士が強固に結合し，血栓を形成する．

【診断のポイント】

　「急性冠症候群の診療に関するガイドライン」で，表1のような短期リスクを分類しているが，これは第一線診療において極めて実践的である．

　①安静時に 20 分以上続き，増悪している胸痛，②冷汗，吐き気などの随伴症状，③身体所見（新たなⅢ音，肺ラ音，汎収縮期雑音，血圧低下など），④心電図変化（ST 偏位，左脚ブロックの新規出現），⑤トロポニン T 上昇のいずれかにより高リスク群が判別される．中等度および高リスクと評価された患者は，CCU に緊急収容すべきである．これらの所見がなくても，①心筋梗塞や脳血管障害，糖尿病の既往，②冠動脈バイパス手術や冠動脈形成術の施行歴，③75 歳以上の高齢者などは，リスクが高いと判断する．また，上記の所見がない低リスクの場合でも慎重に経過を観察し，病態を評価するとともに危険因子の是正，心血管イベントの抑止に留意することが重要である．

　中等度および高リスクの場合，冠動脈カテーテル治療（percutaneous catheter intervention；PCI）を前提として，早期に冠動脈造影を施行し，冠動脈の閉塞または狭窄の状態を把握することが多い．

　低リスクの場合，最近では，冠動脈 CT で評価することが多い．冠動脈 CT は冠動脈内腔だけでなく，動脈壁も描出できるため，動脈硬化性プラークの性状評価に優れている．特に急性冠症候群発症の原因となるような，破綻しやすい可能性の高い不安定プラークを検出することができる．

【鑑別診断】

　急性冠症候群の鑑別として，重症度，緊急性を鑑みて，急性大動脈解離，急性肺血栓塞栓症，劇症型心筋炎などを考えておく．

1．急性大動脈解離

　症状が胸痛だけでなく，解離の進展によっては背部から腹部，腰部へ痛みが移動することがある．血圧の左右差や胸部 X 線写真で縦隔の拡大がみられることがあるが，確定診断には造影 CT が有効である．

表1 短期リスク分類

	高リスク	中等度リスク	低リスク
病歴 　胸痛	安静時 48時間以内に増悪	安静時,夜間の胸痛 2週間以内のCCS Ⅲ° ないしⅣ°	労作性 2週間以上前から始まり 徐々に閾値が低下する
持続時間	20分以上の胸痛 現在も持続	20分以上,以内の胸痛の 既往があるが現在は消失	20分以内
亜硝酸薬の有効性	無効	有効	有効
随伴症状	冷汗,吐き気 呼吸困難感		
理学的所見	新たなⅢ音 肺野ラ音 汎収縮期雑音(僧帽弁逆流) 血圧低下,徐脈,頻脈		正常
心電図変化	ST低下≧0.5 mm 持続性心室頻拍 左脚ブロックの新規出現	T波の陰転≧3 mm Q波出現	正常
生化学的所見	トロポニンT上昇 (定性陽性,＞0.1 ng/ml)	トロポニンT上昇 (定性陽性,＜0.1 ng/ml)	トロポニンT上昇なし (定性陰性)

なお,次の既往や条件を1つでも有する患者は,ランクを1段階上げるように考慮すべきである.
1. 陳旧性心筋梗塞
2. 脳血管,末梢血管障害
3. 冠動脈バイパス術および経皮的冠動脈形成術
4. アスピリンの服用
5. 糖尿病
6. 75歳以上

〔日本循環器学会　循環器病の診断と治療に関するガイドライン:急性冠症候群の治療に関するガイドライン(2007年改訂版),p6,表3より転載〕

2．急性肺血栓栓塞症

本症の1/3程度の例で胸痛がみられる.胸痛のほかに,突然の呼吸困難,頻呼吸などの症状があるが,典型的でないことも多い.深部静脈血栓塞栓症の合併が多く,下肢浮腫がみられることもある.心電図や心エコーで右心負荷所見を認めることもあるが,確定診断には,やはり造影CTが有効である.

3．劇症型心筋炎

胸部症状の出現に,感冒様症状が先行することが多い.胸痛は心膜刺激症状で,体動や深呼吸で変動することが多い.心エコーでは,びまん性の壁運動低下を認めることが多い.

【治療方針】

ST上昇型心筋梗塞では,可及的速やかに再灌流療法を実施する.

非ST上昇型心筋梗塞と不安定狭心症では,①抗血小板薬,抗凝固療法と抗狭心症療法を開始し病状を安定化させ,冠動脈CTや負荷試験などで評価してから冠動脈造影を行って,PCIまたは冠動脈バイパス手術の適応を判断する「早期保存的治療ストラテジー」と,②むしろ早期から冠動脈造影を行ってPCIまたは冠動脈バイパス手術について積極的に検討する「早期侵襲的治療ストラテジー」がある.短期リスク分類で,低リスクの場合では前者が,中等度あるいは高リスクの場合は後者が選択されることが多い.

【治療法】

1．薬物療法

a．初期治療

リスク層別化にかかわらず,アスピリン162～325 mgの口腔内咀嚼後内服,そのう

え，ヘパリンの持続静脈内投与を行う．胸痛および心筋虚血の寛解のためにニトログリセリン舌下投与またはスプレー口腔内噴霧，胸痛反復出現の場合には持続静脈内投与を行う．胸痛の寛解が得られない場合には塩酸モルヒネを静注することもある．

処方例　下記を適宜組み合せて用いる．

1) バファリン配合錠(81 mg)またはバイアスピリン錠(100 mg)　初回2錠　咀嚼後内服，翌日より1錠　分1　経口内服継続
2) ヘパリン注(10,000単位/10 mL/バイアル)　10,000～15,000単位/日　持続静脈内投与，APTTが対象の2倍もしくはACTが150～200秒になるように用量調節
3) ニトロペン舌下錠(0.3 mg)　1錠　舌下頓用，またはミオコールスプレー(1噴霧中0.3 mg)　1噴霧　口腔内投与
4) ミオコール注　0.1～0.2 μg/kg/分より開始・漸増
   または　ニトロール注2～5 mg/時　持続静注
5) 塩酸モルヒネ注(10 mg/1 mL/アンプル)　1回5～10 mg 静注

b．抗狭心症治療：早期保存的治療ストラテジーとして

胸痛発作を抑止できない場合には，硝酸薬静注に加え長時間作用型Ca拮抗薬，β遮断薬の経口投与を併用する．抑止されれば硝酸薬も経口薬，貼付薬に切り替える．冠攣縮性狭心症(異型狭心症など)には，β遮断薬ではなくCa拮抗薬を投与する．わが国で開発された抗狭心症薬ニコランジルは，欧州の大規模臨床試験などにより心筋梗塞発症抑止，梗塞巣縮小化の有用性が報告されている．

処方例　下記を適宜組み合わせて用いる．

1) ニトロールRカプセル(20 mg)，
   または　アイトロール錠(20 mg)　2カプセル・錠　分2　朝夕
2) ニトロダームTTS(25 mg)　1枚
   フランドルテープ(40 mg)　1枚
   またはミリステープ(5 mg)　1枚のいずれか，日中または夜間のみ貼付(発作時間帯のみ)
3) シグマート錠(5 mg)　3～6錠　分3
4) シグマート注　2～6 mg/時　持続静注
5) アムロジン錠またはノルバスク錠(5 mg)　1錠　分1　朝
6) アダラートCR錠(20 mg)　1錠　分1　朝
7) コニール錠(4 mg)　2錠　分2　朝夕
8) ヘルベッサーRカプセル(100 mg)　2カプセル　分2　朝夕
9) メインテート錠(5 mg)　1錠　分1　朝
10) アーチスト錠(10 mg)　1～2錠　分2　朝夕

c．チエノピリジン系薬剤：早期侵襲的治療ストラテジーとして

早期侵襲的治療ストラテジーでPCI，冠動脈ステント留置術を前提として，ステント血栓症予防のためアスピリンに加え，チエノピリジン系薬剤を投与する．

処方例

プラビックス錠(75 mg)　初回4錠　翌日より　1錠　分1　朝

d．急性期以降の薬物療法

ACE阻害薬やアンジオテンシンII受容体拮抗薬(ARB)は，血管拡張作用・降圧作用以外に，血管内皮機能改善作用，抗炎症作用などから，プラーク安定化作用，心筋梗塞後の心室リモデリング予防作用が期待される．

スタチン系高脂血症治療薬は，LDL-コレステロール低下作用以外に，抗炎症作用，血管内皮機能改善作用などからプラーク安定化作用と心血管イベント抑止作用が期待され，最近では，急性期での投与が有効という報告も多数ある．

> **処方例**　下記を適宜組み合せて用いる．

1) レニベース錠（2.5・5 mg）　1錠　分1　朝
2) コバシル錠（2・4 mg）　1錠　分1　朝
3) ディオバン錠（40 mg）　1錠　分1　朝
4) ブロプレス錠（4・8 mg）　1錠　分1　朝
5) リピトール錠（5 mg）　1錠　分1　夕
6) リバロ錠（1・2 mg）　1錠　分1　夕
7) クレストール錠（2.5・5 mg）　1錠　分1　夕

2. 侵襲的治療

　侵襲的治療はPCIと冠動脈バイパス術があるが，バイパス手術の適応となるのは重症三枝病変や重症左主幹部病変のみであり，それ以外はPCIを施行する．PCIの手技成績は，バルーン形成術よりもステント留置術が優れている．ステントはベアメタルステント（BMS；bare metal stent）と薬物溶出性ステント（DES；drug eluting stent）がある．急性冠症候群に対しての使用について，短期的にはDESとBMSとで安全性は変わらず，DESがBMSより有意に再狭窄が少ないが，長期成績はまだ確立していないので，いずれを使用するかの結論は出ていない．

■ 入院・専門医へのコンサルテーション
・急性冠症候群を疑った場合は，緊急の対応が必要なので，早期のコンサルテーションが必要である．

■ 患者説明のポイント
・急性冠症候群は致死的な疾患であり，緊急入院，カテーテル治療が必要である可能性が高いことを説明する．
・長期的には動脈硬化のリスク管理，ステント血栓症予防が重要であり，症状がなくても，内服遵守の重要性を説明する．

■ 医療スタッフへの指示
・緊急入院した場合，入院時には症状がなくても，不整脈，心不全などで急変する危険性があり，CCU入室のうえ，心電図モニターを施行し，症状の発現に注意する．
・動脈硬化のリスクが高いので，薬物療法のみならず，食事，運動療法についても指導する必要がある．

冠攣縮性狭心症
Coronary vasospastic angina

海北幸一　熊本大学大学院講師・循環器内科学
小川久雄　熊本大学教授・循環器内科学

【概念】

　冠攣縮とは，心臓の表面を走行する比較的太い冠動脈が一過性に異常に収縮した状態であり，この病態によって起こる狭心症が冠攣縮性狭心症である．一般に虚血性心疾患の発症頻度は欧米人で高く，日本人を含むアジア人では比較的少ないとされている．しかし，冠攣縮性狭心症は，欧米人に比べて日本人の発症率が高い．

　冠攣縮の発症に関わる重要な環境因子は喫煙であるが，この生活習慣に加えて遺伝的背景が関与することにより，発症の地域差，民族差が生じたと考えられる．Prinzmetalらによって報告された異型狭心症は冠攣縮性狭心症の1つと考えられ，安静時狭心症のなかで，発作時の心電図におけるST上昇を特徴とする．異型狭心症も冠攣縮性狭心症の1つである．

【病態】

　冠動脈が攣縮により，完全またはほぼ完全に閉塞されると，その灌流領域に貫壁性の虚血が生じ，その結果，心電図上ST上昇を伴う狭心症発作が起こる．冠動脈が攣縮により，不完全に閉塞されるか，またはびまん性に狭小化される場合，あるいは攣縮により完全に閉塞されてもその末梢に十分な側副血行路が発達している場合は，非貫壁性の虚血が生じST下降を伴った狭心症発作が起こる．

　冠攣縮薬物誘発試験で大きな冠動脈に攣縮

が発生していないにもかかわらず胸痛や虚血性心電図変化が生じる，いわゆる冠微小血管攣縮は，冠動脈造影で冠攣縮を確認することはできないが，負荷時の冠血流低下，心筋乳酸産生などの情報により，間接的にその存在を推定することができる．

【診断のポイント】

1. 病歴聴取

冠攣縮発作時の病歴を詳しく聴取することで，診断確定に近づくことができる．冠攣縮発作は，特に夜間から早朝にかけての安静時に出現することが多く，痛みの持続時間は数分から15分程度である．発作の出現時間は，夜間から早朝にかけてピークを有する明らかな日内変動がみられ，その発作の67%は無症候性の心筋虚血発作である．冠攣縮性狭心症の発作は早朝には軽度の労作によっても誘発されるが，午後からは激しい労作によっても誘発されない（運動耐容能の日内変動）．また，過呼吸や飲酒により誘発されることがある．

2. 身体所見

虚血から生じる一過性の壁運動の低下や僧帽弁の逆流などにより，発作中の聴診で，奔馬調律や収縮期雑音が聴取されることがある．発作中に血圧低下を来すことがあり，また発作に伴って完全房室ブロック，心室頻拍や心室細動などの重篤な不整脈が出現することがあり，注意を要する．

3. 発作時心電図所見と非侵襲的検査

発作時の12誘導心電図での心筋虚血の所見は重要であり，関連する2誘導以上における一過性のST-T変化や陰性U波の新規出現が記録された場合，心筋虚血の可能性が高い．また12誘導心電図のほかに，ホルター心電図，運動負荷試験，過換気負荷試験などは非侵襲的な検査として有用である．

4. 侵襲的検査

心臓カテーテル検査におけるアセチルコリンやエルゴノビン冠動脈内投与による冠攣縮薬物誘発負荷試験は，直接的に攣縮血管を証明する侵襲的な負荷試験として有用である．

【鑑別診断】

胸痛を来す疾患はすべて鑑別する必要がある．

1. 心臓由来の胸痛

冠動脈疾患として，急性冠症候群（不安定狭心症，急性心筋梗塞，虚血性心臓突然死）を鑑別する必要がある．また，炎症性心疾患では，急性心筋炎，急性心外膜炎などを考慮する．閉塞性肥大型心筋症や，心臓弁膜症の中で，重症の大動脈弁狭窄症・大動脈弁閉鎖不全症により狭心症様症状を示すことがある．僧帽弁逸脱症でも胸痛を認めることがある．その他の心疾患では，急性心不全の呼吸困難感や，頻脈性不整脈で胸痛を訴えることもある．

2. 心臓以外の胸腔内臓器由来の胸痛

急性大動脈解離では持続性激痛を生じ，重篤な例は心タンポナーデによるショック症状，急性心筋梗塞，片麻痺，腹部臓器虚血などがみられることもある．胸部大動脈瘤による切迫破裂・破裂の際には，血管壁の急激な進展により胸痛を生じることがある．肺血栓塞栓症は，下肢静脈炎，深部静脈血栓症や，様々な原因による長期臥床の病歴があれば考慮すべき疾患である．胸写上肺血管陰影の消失，肺血流シンチでの灌流欠損，造影CT，肺動脈造影などで診断可能である．その他，胸膜炎，自然気胸，食道痙攣，食道破裂なども鑑別に挙げられる．

3. 腹部臓器からの放散痛

消化性潰瘍，胆道疾患，急性膵炎などの消化器疾患でも前胸部に放散痛を認めることがある．

4. 胸壁からの疼痛・その他

帯状疱疹，骨折・悪性腫瘍骨転移などによる骨痛，肋間神経痛，過換気症候群や，精神的疾患なども鑑別診断として考慮する．

【治療方針】

日常生活の管理と危険因子の是正が大切である．冠攣縮性狭心症の危険因子も動脈硬化

性疾患とほぼ同様である．冠攣縮性狭心症に特徴的な危険因子は，喫煙のリスクが突出していることと，アルコール多飲による発作の誘発が認められることである．ストレスや寒冷で冠攣縮狭心症発作が発生しやすくなる．ストレスの回避に加え，寒い早朝に狭心症発作が出現しやすいため，冬には特に寒冷を避けることも重要である．

診断が確定すれば，上記のような危険因子の回避，是正と同時に速やかに薬物治療に移行する．

【治療法】

1. 薬物治療

冠攣縮性狭心症の治療薬は，狭心症発作時にこれを緩解するものと発作を予防する薬剤に分類される．前者に属する薬剤は速効性硝酸薬であり，冠動脈内皮障害による一酸化窒素(NO)の活性低下を補い，血管平滑筋を弛緩させる．後者に属する薬剤は，長時間作用型硝酸薬，カルシウム拮抗薬，ニコランジルなどが代表的な薬剤である．

常用量の1剤でコントロール不良であるときは，それを最大量まで増量させるか併用薬を加えることにより，発作の予防に努める．カルシウム拮抗薬に関しては，同系統のなかでも冠攣縮抑制効果は個々の症例により様々であるため，同系統のなかで変更して発作が予防できる症例もある(例えば，ベンゾジアゼピン系からジヒドロピリジン系薬剤への変更など)．

処方例　下記を適宜用いる．

発作予防の目的で
1) アダラートCR錠(40 mg)　1錠　分1　眠前
2) アダラートCR錠(20 mg)　2錠　分2　起床時，眠前
3) ヘルベッサーRカプセル(100 mg)　2カプセル　分2　起床時，眠前
4) アイトロール錠(20 mg)　2錠　分2　起床時，眠前

発作時に
1) ニトロペン錠(0.3 mg)　1錠　分1　舌下投与
2) ミオコールスプレー(1噴霧 0.3 mg)　1回　舌下噴霧

2. 高度な器質的狭窄を伴う症例の治療

高度な器質的狭窄を伴う冠攣縮性狭心症例にはβ遮断薬を併用するが，この薬剤の単独投与はα受容体が相対的に有意となり冠攣縮を助長する可能性があるため，注意を要する．また，器質的狭窄病変に対しては，十分な冠拡張薬を併用して行う経皮的冠動脈インターベンションなどの非薬物治療も選択される．

■ 入院，専門医へのコンサルテーション

- 冠攣縮発作により，重篤な不整脈発作が誘発されたり，器質的狭窄の合併などにより急性冠症候群への移行も考えられるため，当疾患が疑われる場合には専門医へのコンサルトが必要である．

■ 患者説明のポイント

- 冠攣縮性狭心症は冠動脈の攣縮によって起こるが，発作により不整脈や急性心筋梗塞が発症する可能性がある．
- 適切な薬物治療やカテーテル治療の併用のため，入院精査することがあり，専門医による診療が必要になる．
- 冠攣縮予防のための内服薬の継続が重要であり，冠危険因子の是正も併せ，厳重に外来加療する必要がある．

■ 医療スタッフへの指示

- 入院中は，胸痛発作時に迅速な12誘導心電図検査の施行と，バイタルサインのチェック，速効性硝酸薬の投与が必要になる．
- 無症候性冠攣縮発作があるため，入院中の心電図モニター管理が重要である．
- 診断確定後，冠攣縮抑制薬の投与が必須であり，定期的服薬の重要性について患者に十分説明する．
- 冠危険因子の是正については，特に禁煙指

導が重要である．食事，運動療法を含めた，退院後の日常生活の管理について十分説明する．

無症候性心筋虚血
Silent myocardial ischemia

宮本卓也　山形大学・第一内科

【概念】

無症候性心筋虚血（silent myocardial ischemia；SMI）は胸痛などの自覚症状はないが，運動負荷心電図や心臓核医学検査などにて一過性の心筋虚血が認められる病態である．無症候となる詳しい理由は明らかではないが，痛覚閾値の上昇や痛覚神経の異常などが推測されている．高齢者や糖尿病患者ではSMIの頻度が高いことが知られている．

無症候であるがゆえに発見が遅れて予後を悪化させており，致死性心事故を来す重症例もしばしば経験される．無症状であっても，明らかな心筋虚血を認めれば，薬物療法と冠血行再建などの積極的治療を行う必要がある．

【病態】

Cohnが提案した臨床形態による分類がしばしば用いられる．

1. Cohn I 型

完全に無症候性である．正確な頻度の把握は困難であるが，日本人の1％未満と推測されている．日常臨床においては，検診での心電図異常，糖尿病患者の虚血スクリーニング，および非心臓手術での術前検査などを契機として，Cohn I 型が診断されることがある．心事故発生率が高いため早期診断と治療が必要であるが，一般集団からの効率的なスクリーニングは難しいのが現状である．冠危険因子を多数有する虚血高リスク症例に関しては，無症状であっても運動負荷心電図によるスクリーニングが推奨される．

2. Cohn II 型

心筋梗塞に伴って発症する．心筋梗塞後において，残存虚血が存在するにもかかわらず症状のないものを指す．心筋梗塞例の2～5割と高頻度に存在する．わが国ではほとんどの症例が心筋梗塞発症時に冠動脈造影と経皮的冠動脈形成術（PCI）を受けていると考えられ，残存虚血の検出は容易である．十分な薬物療法のうえ，残存虚血に対する冠血行再建も行われることが多く，虚血の診断を含め臨床的に問題となることはない．有症状例とほぼ同等の予後と考えられ，心機能低下例や多枝病変では予後が悪い．

3. Cohn III 型

無症候性と症候性虚血発作の両者を合併する狭心症を指す．その頻度は安定狭心症の2～4割，不安定狭心症では5～8割に達する．十分な薬物療法にても虚血が残存する症例に対しては冠血行再建が推奨される．

【診断のポイント】

診断手順を図1に示す．

ホルター心電図でSTの低下が検出されることがある．運動負荷心電図での一過性ST低下にて心筋虚血の存在を疑う．運動負荷陽性例に対しては，負荷心筋血流イメージングや負荷心エコー法を行い，それらの陽性例には冠動脈造影を考慮する．歩行困難などで運動負荷の実施が困難な症例に対しては，負荷心筋血流イメージや，負荷心エコー検査を行う．冠危険因子の評価とその是正も重要であり，十分な患者教育と十分な薬物療法を行う．

【治療方針】

薬物療法と冠血行再建に分けられる．具体的治療方針の決定には，心臓カテーテル検査による虚血責任血管の同定を含めた冠動脈病変の評価と患者背景の把握が重要である．患者背景，冠動脈病変の重症度に応じて，薬物療法や冠血行再建の適応，および方法（PCIかCABGか）を十分検討し，症例に合った最適な治療方針を選択する．冠血行再建は強力

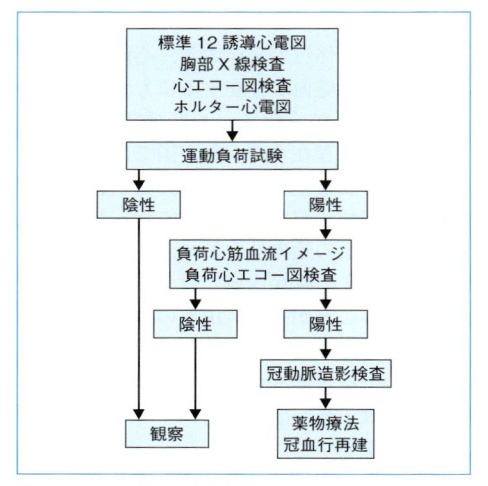

図1　心筋虚血の診断手順

運動負荷心電図でのST低下には虚血性以外の要因によるST低下,すなわち偽陽性例の可能性も常に念頭に置く必要がある.閉経前女性では偽陽性が多いことが知られており,このような症例の診断には冠動脈CTが有用なことがある.また,負荷前心電図によっては,運動負荷による虚血の判定が困難な心電図がある.完全左脚ブロックやWPW症候群では運動負荷にて虚血を判定することは困難である.運動負荷困難な症例や負荷心電図で虚血の判定が困難な症例は負荷心筋血流イメージングや負荷心エコー法を始めから考慮する.

な虚血解除法であるが,十分な冠危険因子のコントロールも併せて行うことが長期治療成績向上に重要である.

【治療法】

1. 薬物療法

抗血小板薬,β遮断薬,硝酸薬,Ca拮抗薬,Kチャネル開口薬,スタチンを使用する.抗血小板薬は投与禁忌がなければ全例に投与する.出血性疾患の併存の有無を問診で確認し,副作用である胃潰瘍の予防としてH_2ブロッカーの併用が推奨される.

β遮断薬は,心拍数低下と心収縮力抑制によって心仕事量を減らし,心筋酸素需要量を減少させることによって心筋虚血を予防し,心事故発生率も低下させる.高度な徐脈,低血圧,慢性閉塞性肺疾患,気管支喘息などの

併存例への処方は避ける.心不全合併例では,専門医への早期紹介が望ましい.β遮断薬は冠攣縮を増悪させる懸念があり,β_1選択性を有する薬物を使用する.日本人は冠攣縮性狭心症が多いため,硝酸薬やカルシウム拮抗薬などの冠拡張薬の併用でより高い有効性と安全性が期待される.

硝酸薬は冠拡張作用と心臓の前負荷低下作用から心筋虚血を改善する.ジルデナフィル(バイアグラ)との併用は禁忌である.副作用として頭痛の頻度が多く,事前に患者にそれを十分に説明して使用する.頭痛のため硝酸薬の継続困難な症例には,カルシウム拮抗薬やニコランジル(シグマート)を使用する.血中コレステロールを低下させることは冠動脈疾患の一次および二次予防に有効である.SMIでもLDL-コレステロールを100 mg/dL未満とすることが推奨される.

処方例　下記を適宜併用して使用する.

1) バイアスピリン錠(100 mg)　1錠　分1　朝
2) アーチスト錠(10 mg)　1〜2錠　分1〜2　朝(夕)
3) メインテート錠(2.5 mg)　1〜2錠　分1　朝
4) コニール錠(4 mg)　2錠　分2　朝夕
5) アムロジンOD錠(5 mg)　1錠　分1　朝
6) アイトロール錠(20 mg)　2錠　分2　朝夕
7) フランドルテープ(40 mg/枚)　1日1枚貼付
8) シグマート錠(5 mg)　3〜6錠　分3
9) メバロチン錠(10 mg)　1〜2錠　分1　朝
10) リピトール錠(5 mg)　1〜2錠　分1　朝
11) リバロ錠(1 mg)　1〜4錠　分1　朝
12) クレストール錠(2.5 mg)　1〜4錠　分1　朝

2. 冠血行再建

 十分な薬物療法によっても心筋虚血が残存する場合には，冠血行再建を考慮する．PCIはCABGに比べ低侵襲であり，カテーテル治療技術の進歩により治療可能な冠動脈病変の適応が拡大している．CABGはPCIに比べ侵襲は大きいが，左主幹部病変や重症多枝病変などの高リスク例での長期成績はPCIに比べ良好である．冠血行再建法の選択に際しては，個々の症例の患者背景により異なるため一概には決定できない．症例に応じた最良の治療選択を内科および外科で十分検討したうえで決定することが肝要である．

3. 冠危険因子の是正

 禁煙を指導するとともに，高血圧，糖尿病，脂質異常症が併存している場合は速やかに是正する．管理栄養士による栄養食事指導も有効である．

■ 患者説明のポイント

- 症状がない患者に対して病気の重大性と治療の必要性を理解してもらうことがまず必要である．
- 薬物療法とともに冠危険因子の是正も長期的に継続して行うことが重要であることを理解させる．

狭心症に対する薬の選び方
Drug choice for angina pectoris

近森大志郎 　東京医科大学教授・第2内科

【狭心症に対する薬物療法の考え方】

 1768年に初めてHeberdenによる狭心症の記載がなされ，1867年にはBruntonにより亜硝酸アミルが治療薬として導入された．この時代の治療目的は胸痛を中心とした症状のコントロールであり，以後ニトログリセリンを中心とした硝酸薬は狭心症の"特効薬"として認識されていた．

 これに対して，近年実施された予後改善を目標とした多くの大規模臨床試験の結果，抗血小板薬や冠危険因子の調整薬物は，狭心症患者の予後を改善させることが実証されている．その治療効果は甚大で，特に最適内科治療（Optimal Medical Therapy；OMT）は冠動脈インターベンションと同等であることがCOURAGE試験やBARI2D試験で確認されている．以上より本稿では安定狭心症の予後改善に比重を置いて，各種ガイドラインを参考にしてエビデンスを基にした狭心症の薬物治療について述べる．

【治療方針】

1. 抗血小板薬

 近年の臨床および病理学的研究より，冠動脈内の動脈硬化性プラーク病変は破綻と治癒過程を繰り返しながら，段階的に内腔の高度狭窄あるいは急性冠症候群に至ると考えられるようになった．この病態において血小板血栓は重要であり，代表的抗血小板薬のアスピリンが狭心症の予後を改善することが実証されている．

 狭心症患者に対してステントを用いた冠動脈インターベンションが広く行われている．この治療法は，冠動脈内に異物である金属ステントを留置するので，抗血小板治療としてのアスピリンに加えて，チエノピリジン系のチクロピジンあるいはクロピドグレルの2剤は必須である．経過中にステント内の血栓閉塞を生じれば，予後は極めて不良である．一方，チクロピジンの骨髄抑制と肝障害は，頻度も高く注意を要する副作用である．従来型のベアメタルステントでは，約1か月後にはステントを覆うように内膜が増殖するために，副作用の多いチエノピリジン系薬物も1か月後には中止が可能であった．しかしながら，現在頻用されている薬剤溶出性ステントでは破綻したプラークの治癒過程も抑制されるため，1年間のチエノピリジン系薬物の投与が不可欠となる．

2. β遮断薬およびCa拮抗薬

 心筋梗塞の既往あるいは収縮不全を有する

狭心症患者に対しては，β遮断薬が予後を改善する．これらの適応に当てはまらなくても，β遮断薬は運動時の心拍増加を抑制することによって，狭心症患者の胸部症状の発現閾値を上げてQuality of Life（QOL）の向上に寄与する．

注意点は狭心症の原因に冠攣縮が関与している場合で，この際には症状を悪化させることがあるため病歴や検査所見の評価には注意が必要である．また，動脈硬化性疾患に合併の多い閉塞性動脈硬化症（peripheral arterial disease；PAD）についても症状を悪化させることがある．以上より，冠攣縮性狭心症やPADが疑われる場合にはβ遮断薬ではなく，Ca拮抗薬を用いる．

3．レニン-アンジオテンシン系阻害薬

ACE阻害薬は，収縮不全・高血圧・糖尿病・慢性腎臓病を合併した狭心症患者に対する予後改善のエビデンスが多い．これに対して，アンジオテンシンⅡ受容体拮抗薬（ARB）は高血圧の併存，あるいは収縮不全に対するACE阻害薬が継続できない場合に適応となる．特に，高血圧を有する狭心症患者の予後改善のためには，日本における『高血圧治療ガイドライン』でも130/80 mmHg未満が目標値であるため，Ca拮抗薬・ACE阻害薬・ARBなどを中心に用いて血圧を管理する．

4．HMG-C$_o$A還元酵素阻害薬

HMG-C$_o$A還元酵素阻害薬による，安定狭心症・不安定狭心症・心筋梗塞後患者の予後改善のエビデンスは多い．これはLDL-コレステロール値の低下と関連する．一般的な狭心症患者の治療目標値は日本の『脂質異常治療ガイド』では100 mg/dL未満である．しかし，LDL-コレステロールを60～70 mg/dL以下まで低下させる積極的治療が，より効果的であることを示したPROVE-IT試験やJUPITER試験も報告されている．

5．その他の治療薬

a．糖尿病治療薬

わが国においては，狭心患者の3～4割に糖尿病が合併している．以前は食事療法とインスリン治療が中心で，糖尿病専門医の独壇場であった．しかしながら，経口糖尿病の進歩によって，循環器医にも糖尿病の薬物治療の基本的知識と経験が求められるようになっている．

主な治療薬はスルホニル尿素薬・ビグアナイド製剤・α-グルコシダーゼ阻害薬・チアゾリジン系薬薬・DPP（ジペプチジルペプチダーゼ）-4阻害薬である．このなかで，スルホニル尿素薬とチアゾリジン系薬剤は体重増加を来すことがあるので，肥満の強い糖尿病患者にはビグアナイド製剤がよい適応である．しかしながら，この薬の服用中には造影剤の使用は禁忌であり注意が必要である．また，ビグアナイド製剤とDPP-4阻害薬は腎機能障害例では慎重投与が必要である．これ以外にも治療上の注意点が多いので糖尿病専門医との連携は不可欠である．

b．禁煙治療補助薬

従来，冠危険因子のなかでも喫煙は，問診とアドバイスによって禁煙に導くしか手段がなかった．しかし，バレニクリンやニコチンパッチの保険適応により，有力な禁煙治療が可能となった．ただし，通常の循環器治療薬とは異なり，投与量の漸増あるいは漸減が必要で，かつ，投与期間にも制限がある．このため禁煙外来と連携しながら治療を進めることが効果的と思われる．

【治療法】

1．基本的処方

処方例

> バイアスピリン錠（100 mg）　1錠
> メインテート錠（2.5 mg）　1～2錠
> （分1　朝）

2．ステント治療後

処方例

> バイアスピリン錠（100 mg）　1錠
> メインテート錠（2.5 mg）　1～2錠

プラビックス錠(75 mg)　1錠
（分1　朝）

3. 冠攣縮性狭心症が疑われる場合
処方例　1），2)を併用する．

1）ヘルベッサーRカプセル（100 mg）
　　1カプセル
　　バイアスピリン錠(100 mg)　1錠　分1
　　朝
2）フランドル錠（20 mg）　2錠　分2
　　朝夕

4. 高血圧の合併例
処方例　1)～3)の併用を基本とし，降圧が不十分な場合，あるいは忍容性に問題がある場合には，2)，3)に対して4)，5)を変更あるいは追加する．

1）バイアスピリン錠(100 mg)　1錠　分1　朝
2）メインテート錠(5 mg)　1錠　分1　朝
3）レニベース錠(5 mg)　1錠　分1　朝
4）ノルバスク錠(5 mg)　1錠　分1　朝
5）オルメテック錠（20 mg）　1錠　分1　朝

5. 高コレステロール血症の合併例
処方例

バイアスピリン錠(100 mg)　1錠
ヘルベッサーRカプセル(100 mg)
　　1カプセル
リピトール錠(10 mg)　1錠
（分1　朝）

6. 糖尿病の合併例
処方例　1)～3)の併用を基本とし，血糖値のコントロールが不十分な場合には，3)に対して4)，5)を段階的に追加し，必要に応じて糖尿病専門医にコンサルトする．

1）バイアスピリン錠(100 mg)　1錠　分1　朝
2）コニール錠(8 mg)　1錠　分1　朝
3）アマリール錠(1 mg)　1錠　分1　朝
4）ジャヌビア錠(50 mg)　1錠　分1　朝
5）メトグルコ錠(250 mg)　2錠　分2　朝夕

7. 陳旧性心筋梗塞の合併例
処方例

バイアスピリン錠(100 mg)　1錠
アーチスト錠(10 mg)　1錠
レニベース錠(5 mg)　1錠
セララ錠(50 mg)　1錠
（分1　朝）

急性冠症候群とその治療
Acute coronary syndrome（ACS）

加藤　徹　国際医療福祉大学教授/塩谷病院循環器内科部長
野出孝一　佐賀大学教授・循環器内科

【概念】
　急性冠症候群は，冠動脈内にできた粥腫の破綻と血栓形成を共通の基盤とし，急性心筋虚血を呈する症候群であり，急性心筋梗塞，不安定狭心症，心臓性突然死からなる．冠動脈の完全閉塞によって貫壁性心筋虚血が生じたものはST上昇型急性冠症候群，生じなかったものは非ST上昇型である．本項では，ST上昇型急性冠症候群を対象に，有効というエビデンスや見解がある治療（クラスⅠ）あるいは有効な可能性が高い治療（クラスⅡa）についてまとめる．

【治療方針】
1. ST上昇型急性冠症候群における薬物治療

　発症早期にみられる心室細動などの致死性不整脈が原因で患者の14％以上が死亡しうる．患者が搬送されたら速やかにバイタルサ

インをチェックし，ST上昇型急性冠症候群と診断したら，初期治療としてMONA（後述）を行う．病歴や問診で禁忌がないことを確認し，再灌流療法の適応を判断する．（経静脈的）血栓溶解療法は搬入後30分以内に，経皮的冠動脈再建術（percutaneous coronary intervention；PCI）は90分以内に行う．

MONAとは，モルヒネ（Morphine），酸素（Oxygen），硝酸薬（Nitrate），アスピリン（Aspirin）であり，禁忌がない限り全員に行う．胸痛の持続は心筋酸素消費量を増加させ，梗塞巣の拡大や不整脈を誘発するため，速やかな鎮痛，鎮静の目的で，塩酸モルヒネ2～4 mgを静脈内投与する．来院後6時間の酸素投与により，虚血心筋傷害が軽減される可能性があり，特に，肺うっ血や90％未満の動脈血酸素飽和度低下を認める場合などには，可及的速やかに酸素投与を開始する．

虚血による胸部症状に対して，舌下またはスプレー口腔内噴霧で硝酸薬を投与する．痛みが消失するか，血圧低下のため使用できなくなるまで3～5分ごとの計3回まで投与できる．虚血による胸部症状の緩和，血圧コントロール，肺うっ血治療目的で静脈内投与も行う．ニトログリセリンは冠動脈や末梢動脈を拡張して左室前負荷や左室容量を軽減するほか，血圧を低下させて後負荷を軽減することにより，心筋酸素消費量を減少させる．また，冠攣縮解除や予防に加え，側副路血流増加により虚血心筋血流を改善する．収縮期血圧90 mmHg未満あるいは通常血圧に比べ30 mmHg以上の血圧低下，高度徐脈（＜50 bpm），頻脈（＞100 bpm）を認める場合や，下壁梗塞で右室梗塞合併が疑われる場合には投与しない．

アスピリンは早期に投与するほど死亡率や再梗塞率は減少するので，アスピリン160～325 mgを粉末または錠剤を咀嚼して救急外来で服用させる．アレルギーがある場合はチエノピリジン系薬剤（パナルジン錠100～200 mgなど）で代用する．

PCI施行時に，ACT（activated clotting time）が250秒を超えるようモニタリングしながらヘパリンを静脈内投与するとともに，tissue plasminogen activator（tPA）など血栓親和性のある血栓溶解薬を使用した場合にも，aPTTモニタリング下で静脈内投与する．

心拍数，血圧，心筋収縮性が減少し，心筋酸素需要が低下する．心拍数減少により拡張期時間が延長することで心内膜下傷害心筋への血液灌流が改善するので，禁忌がなければβ遮断薬を早期に投与する．梗塞サイズは縮小し，死亡，再梗塞，心破裂，心室細動はいずれも減少する．しかし，心不全や房室ブロックなどあるときは，β遮断薬投与は慎重に行う．

近年，急性期治療にスタチンを用いる試みがなされている．まだ確立された治療とは言い難いが，早期投与で虚血性心不全が減少する可能性があり，今後のエビデンス集積が期待される．

2. ST上昇型急性冠症候群における再灌流治療

短期ならびに長期予後を改善するためには，血栓溶解療法，PCIを問わず，早期にTIMI 3の再灌流を得ることが重要である．血栓溶解療法では病院到着から血栓溶解薬静注までの時間（door-to-needle time）を30分以内にする．PCIでは病院到着から責任病変をバルーンで初回拡張するまでの時間（door-to-balloon time）を90分以内にする．わが国では，PCIが治療の主役であるが，病院間の患者移送でPCI治療が60分以上遅れるような場合は死亡率減少効果は損なわれるので，血栓溶解療法の禁忌，不成功の患者，心原性ショックの患者，60分以内で治療可能な患者，症状が改善しない発症2～3時間以内の患者は，直ちにPCI施行可能な施設に搬送すべきである．

a．ST上昇型急性冠症候群における（経静脈的）血栓溶解療法

血栓溶解療法の絶対的禁忌は，①時期を問わない出血性脳梗塞の既往，②1年以内の脳梗塞，③脳出血，④頭蓋内新生物，⑤活動性出血，⑥大動脈解離およびその疑い症例である．診察時コントロール不良の重症高血圧（180/110 mmHg 以上），妊娠，活動性消化管出血などは相対的禁忌である．高齢者や，発症後時間経過した症例では，脳出血，左室自由壁破裂や心室中隔穿孔の発症頻度が高くなる．わが国ではPCIが普及しており，血栓溶解療法の使用頻度は減少している．しかし，医療過疎地域や緊急PCIが可能な専門施設への搬送に時間がかかることが予測される場合は，血栓溶解治療も考慮するべきである．

b．ST上昇型急性冠症候群におけるPCI

PCIは，関連学会指導医や認定医など，一定の基準に達した熟練した術者が適切な施設環境において行う．発症12時間以内で来院後90分以内に病変をバルーン拡張できる場合に primary PCIの適応となり，ほぼ全例でステント留置が行われている．primary PCIでは病院到着してから責任病変をバルーン拡張するまでの時間 (door-to-balloon time) が90分以内を原則とする．発症後12時間以上経過し，血行動態や心電図所見が安定していて症状が消失している患者への primary PCIはしない．

primary PCIは，血栓溶解療法に比べて，①高い再灌流率，②梗塞後の狭心症などの心事故の減少と予後の改善，③早期退院が得られ，④心原性ショック症例に有効である．緊急心臓外科手術体制が整っていない状況でのprimary PCIは薦められない．

血栓溶解療法や抗血小板療法に続いて行われる facilitated PCIには，心筋梗塞領域縮小や患者予後改善のエビデンスはない．血栓溶解療法後も心筋虚血が持続または繰り返す患者に行う rescue PCIは，心原性ショック状態が進行している患者や，持続する虚血徴候があるときに行われ，虚血心筋の再灌流によって再閉塞の危険性を減らし予後を改善する．

冠動脈ステント治療に先だって，可及的速やかにアスピリン 160～325 mg/日に加えてチクロピジン 200 mg/日を投与する．クロピドグレルは副作用が少なくチクロピジンと同等の効果があるとされ，300 mg/日で投与開始後，75 mg/日を継続する．ベアメタルステント挿入後，アスピリンは半永久的に継続，チクロピジンやクロピドグレルは少なくとも1か月間投与を継続する．

再灌流補助薬としては，A型ナトリウム利尿ペプチドのカルペリチド（ハンプ注）が有効・有用である可能性が高い．発症12時間以内の患者にPCIを行う際，カルペリチドを再灌流前より静脈内投与を開始する．推奨は 0.025 μg/kg/分で3日間使用である．わが国で行われた J-WIND 試験の結果，カルペリチドの静脈内投与が，発症12時間以内の患者のPCI後の虚血再灌流傷害を有意に減少させ，心機能・予後改善効果を有することが示された．

近年行われるPCIの手技に血栓吸引療法がある．バルーン拡張やステント留置に際し，末梢へ飛散する粥腫破片や血栓量を減らし，no reflow現象軽減や心機能改善に寄与する可能性がある．最近の大規模研究より，閉塞部位，TIMIグレード，血栓量を問わず，より良好な再灌流と予後改善が得られる可能性が示唆されたが，手技の準備に時間がかかるなど難点もあり，症例を選んで行うべきであろう．

c．ST上昇型急性冠症候群における緊急手術

PCI不適応症例やPCIが不成功で持続する胸痛や不安定な血行動態を伴う場合，薬物治療抵抗性の持続的あるいは繰り返す虚血所見を認め責任病変により広範な心筋虚血を来すと予測される場合は，緊急手術を考慮する．梗塞後の心室中隔破裂または自由壁破

裂，急性重症僧帽弁閉鎖不全を伴う乳頭筋断裂では，内科的治療により救命率は極めて不良であり，外科的修復術による治療が推奨される．ただし近年のPCIの手技の向上と器具の改良に伴い，IABPやPCPSなど補助循環サポート下の緊急PCIも状況により考慮する．

d．ST上昇型急性冠症候群における不整脈治療

血行動態の悪化を伴う持続性心房細動および心房粗動に対しては，心電図同期電気ショックを行う．初回エネルギー量は心房細動では100〜200 J，心房粗動では50 Jである．心電図同期電気ショックが奏効せず頻脈を伴う心房細動が遷延する場合は，重篤な左室機能障害あるいは心不全を合併していればジゴキシン0.25〜0.5 mgを4時間毎に総量1〜2 mgまで静注する．血行動態の悪化を伴わない持続性心房細動および心房粗動に対しては，β遮断薬プロプラノロール（インデラル）2〜5 mgの静注または，ベラパミル（ワソラン）2.5〜5 mgを2〜5分かけて静注する．

徐脈性不整脈に対しては，硫酸アトロピン，一時的ペーシングを行う．完全房室ブロックや硫酸アトロピンに反応しない症候性の洞性徐脈などが，一時的ペーシングの適応になる．

■ 医療スタッフへの指示

- ST上昇型急性冠症候群の治療においては，患者が搬送されたら診断がつき次第，MONAと同時に，可及的速やかに再灌流療法の適応を判断する．
- 個々の症例の背景や，搬送された医療機関などによって，血栓溶解療法を選択するかPCIを選択するかなど，治療指針は異なる．
- 治療成績を上げるためには，医師の技術や経験を磨くとともに，コメディカルを含めて，急性冠症候群治療がスムーズに行えるような環境作りも必要である．
- 循環器病の診断と治療に関するガイドライン（2006-2007年度合同研究班報告）のうち，急性心筋梗塞（ST上昇型）の診療に関するガイドラインにもあたってほしい．

狭心症に対する冠動脈インターベンションの適応

Indication of aorta-coronary intervention for angina pectoris

興野寛幸　帝京大学・循環器内科
一色高明　帝京大学教授・循環器内科

【概説】

虚血性心疾患に対する冠動脈インターベンション（PCI）の適応は，①薬剤溶出性ステント（DES）の登場により再狭窄が抑制されたこと，②プラットフォームとなるステント自体の性能の改善によって，手技の安全性と成功率が向上して安定した初期成績が得られることから拡大の一途をたどってきた．しかしながら，長期予後の観点からみると必ずしも良好な成績が得られていない症例があることも明らかにされ，近年PCIの適応とりわけ安定狭心症に対するPCIの適応については十分な検証が必要であると認識されている．

わが国の安定狭心症を対象としたガイドラインは，2000年の「冠動脈疾患におけるインターベンション治療の適応ガイドライン（冠動脈バイパス術の適応を含む）－待機的インターベンション－」があるのみであり，上記のような近年の動向を反映するものとはなっていない．そこで本稿では，現在アップデートの作業の最終段階にある日本循環器学会のガイドラインが近年の欧米のガイドラインを積極的に取り入れたものとなる見込みである状況を踏まえて，PCIの適応について概説する．

【原則】

安定狭心症の治療戦略は2つに大別できる．1つは初期治療を薬物・生活改善単独療

法でスタートし，効果が十分でないとき待機的PCIを行うという初期薬物単独療法である．他方は薬物・生活改善療法に加えて治療初期にPCIを行うというPCI＋薬物療法である．このように，生活習慣の管理・薬物療法は，PCIを考慮するすべての安定狭心症患者にとって，全例に当然行うべき基本的治療法と位置づけられる．

【適応と禁忌】

　PCIの施行に際しては，一般には，有意狭窄（冠動脈造影で75％以上，実測50％以上の狭窄）があり，かつ，その灌流域に心筋虚血が証明されることが必要である．しかしながら，虚血が証明された有意狭窄が存在しても，灌流域が小さく，薬物療法で症状が消失するような場合には必ずしもPCIの適応とはならない．なお，後述するように，病変の分布によってはPCIよりも冠動脈バイパス術（coronary artery bypass graft；CABG）を考慮すべきである．

　待機的インターベンションの原則禁忌として，2000年の日本循環器学会のガイドラインでは，①保護されていない左冠動脈主幹部（left main tract；LMT）病変，②3枝障害で2枝の近位部閉塞，③血液凝固異常，④静脈グラフトのびまん性病変，⑤慢性閉塞性病変で拡張成功率の極めて低いと予想されるもの，⑥危険にさらされた側副血行路派生血管の病変，が挙げられている．

　非保護LMT病変や多枝病変に対するPCIについては，2009年のACC/AHAガイドライン，2010年のヨーロッパ心臓病学会ガイドラインにて，症例によっては必ずしも禁忌とせずPCIを許容する方向に変わりつつある．適応については後述するが，現在改訂中のわが国のガイドラインにも，このような情報が反映されるものと考えられる．

【適応決定に必要な検査】

　有意狭窄の評価法としては，冠動脈造影を用い，75％以上の狭窄を有意狭窄と判断することが一般的である．近年では，狭窄度の判定に冠動脈CTや血管内超音波（IVUS）も行われる．IVUSでは，対象内腔面積の40％以下で最小内腔面積が3 mm^{2}以下などの基準が用いられる．

　一方，虚血を客観的に証明する手段として，運動負荷心電図や負荷心筋シンチグラム，負荷心エコーなどが用いられる．近年では圧ワイヤーによる機能的狭窄度の評価（冠血流予備量比[*1] FFR＜0/75もしくは0.80を陽性）の有用性が注目されている．これらいずれのモダリティーを用いるかは，症例ごと，あるいは施設ごとにより異なる．実測50～75％程度の中等度狭窄病変では，心筋虚血の証明がなされない場合は，一般的にPCIの適応はない．

　近年，プラークシーリングを名目に，非有意狭窄病変に対するPCIを正当化するような考えがある．しかし，近い将来に心筋梗塞の責任病変となるプラークを高い精度で同定することは現時点では不可能であり，虚血が証明されていない不安定プラークに対するPCIの施行は一般臨床としては適切でない．

　実測75％以上の狭窄であるにもかかわらず，心筋虚血が証明されていない例に対するPCIは原則的に適応外とされているが，この判断は慎重に行うべきである．客観的な虚血評価の感度・特異性は必ずしも100％ではなく，不十分な虚血評価のためにPCIが不要であると断定することは，必ずしも患者の利益にならない．前述のFFRを用いるなどして虚血の証明に細心の注意を払うとともに，心筋梗塞の既往，家族歴，職業，年齢，狭窄

[*1]：冠血流予備量比（fractional flow reserve；FFR）：狭窄病変のない状況で最大冠拡張時に本来流れるべき血流が，狭窄病変のためにどの程度障害されているかを示す．最大冠拡張時の狭窄遠位部圧／近位部圧の比で概算される．最大冠拡張は，パパベリン，ATP，アデノシンなどの薬物を負荷し，冠細小動脈を最大拡張することで誘発する．心筋虚血に対して冠動脈狭窄病変がどの程度関与しているかを示す指標で，FFR＜0.75もしくは0.80が有意な低下であると考えられる．

病変の進行速度，病変が近位部や入口部などの主要部位であるか否かなどの要素を考慮し，PCIの適応を判断する必要がある．

【病変背景による適応】
1. 一枝病変
　一般にPCIのよい適応とされる．しかし，左前下行枝近位部病変では，形態によりPCIに適していなければCABGも考慮する．

2. 多枝病変
a. 二枝病変
　一般に病変部位・形態が適していればPCIの適応と考えられる．左前下行枝近位部病変を含む場合には，一般的にCABGの適応とされてきたが，ステントの発達もあり，近年ではPCI適応も考慮される．

b. 三枝病変
　三枝疾患例の血行再建法選択にあたっては，冠動脈病変の複雑性をしっかりと評価することが重要である．解剖学的条件の複雑な三枝疾患例ではCABGが優先されるべきである．2010年に改訂された欧州心臓病学会ガイドラインでは，SYNTAX score[*2] 22以下の三枝疾患例はクラスⅡaに位置づけられているが，SYNTAX score 23以上の三枝疾患例はクラスⅢとされており，わが国の新たなガイドラインもこれに準ずるものになると予想される．

【特殊な病変部位・形態】
1. 非保護左主幹部病変
　非保護左主幹部病変とは，左主幹部病変のうちバイパスグラフトによって末梢が灌流されていないものと定義され，原則的にはCABGの適応とされてきた．しかし，薬剤溶出性ステントの登場により，左主幹部病変に対してもPCI適応となる頻度が増加傾向にある．2009年のACC/AHAガイドラインでは，病変形態上合併症リスクが低いと考えられる症例や冠動脈バイパス術のリスクが高い症例に限っては，PCIがクラスⅢからⅡbへと緩和された．また2010年の欧州心臓病学会ガイドラインでは，SYNTAX score 33以上の冠動脈病変の複雑性の高い非保護左主幹部疾患患者では，明らかにCABGのほうが死亡や心筋梗塞の発生率が低く，PCIはクラスⅢとされている．しかしながらSYNTAX score 32未満の症例では，病変の分布に応じてクラスⅡbあるいはⅡaとPCIを許容する方向に見直されている．

　左回旋枝入口部にステント留置を要する，いわゆる2ステントアプローチが必要とされる可能性の高い非保護左主幹部分岐部病変患者に対するPCIは，ステント血栓症の発生率が高いことから，CABGが優先されるべきと考えられる．

2. 慢性完全閉塞病変（chronic total occlusion；CTO）
　灌流域にバイアビリティがあり，かつ，心筋虚血のサインが認められる場合には，まず，PCIもしくはCABGによる血行再建の適応である．この分野では，欧米と日本で成功率が大きく異なるため，適応に対する考え方も異なることが予想される．このうち，びまん性の多枝病変の合併例など冠動脈病変の解剖学的複雑性が高い患者においては，CABGを選択すべきである．病変部位・形態が適している場合には，PCIを選択することは妥当である．

　PCIの初期成功の因子としては，①閉塞期間3か月未満，②病変長15 mm未満，③先細り型病変などが挙げられている．逆に，まず全く適応がないと考えられるのは，側副血行路の発達不良例，灌流域の小さい例や心筋バイアビリティが全くない症例である．さらに側副血行路の発達が極めて良好で虚血がほとんどない症例も，基本的に適応外である．

[*2]：Syntax Score：病変部の発現頻度，複雑性，位置などの9つの解剖学上の基準に基づいて，冠動脈の解剖学的構造の特徴を明らかにするため臨床試験で用いられたもの．スコアが高いほど病変が複雑で，治療がより困難であることを示している．実際のスコアは，www.syntaxscore.comで簡単に算出することができる．

なお，腎機能低下例では適応決定に慎重さが要求される．

3．静脈バイパスグラフト

変性した静脈グラフトに対しては，PCI の適応となりうる．しかし，末梢塞栓，再狭窄の率は高く，適応には慎重を要する．この病変に対しては，末梢保護デバイスの使用が推奨される．

【循環器内科医と心臓血管外科医の連携】

非保護左主幹部病変や多枝病変などのように CABG の成績が PCI よりも勝る可能性がある症例に対する血行再建法の選択については，PCI と CABG のリスクとベネフィット，長期成績や，適応についての議論が過渡期であることなどについて患者に適切な情報提供を行って判断を患者に委ねる必要がある．それに際し，循環器内科医が一方的に適応を決定することなく，個々の患者にとって最も適切と考えられる選択を，心臓血管外科医とともに連携して検討することが重要である．

狭心症に対する冠動脈バイパス手術の適応

Indication of CABG for angina pectoris

落　雅美　日本医科大学大学院教授・心臓血管外科

【概説】

冠動脈バイパス術（coronary artery bypass grafting；CABG）は，1970 年初頭から広く行われるようになった外科的冠血行再建術である．初期には大伏在静脈グラフトによる大動脈-冠動脈バイパス術（A-C バイパス）として行われたが，その後長期開存性の良好な内胸動脈〔ITA（左内胸動脈：LITA，右内胸動脈：RITA）〕が特に左前下行枝（LAD）に吻合されるようになった．1980 年代後半には右胃大網動脈（GEA）がグラフトとして使用されるようになり，1990 年代からは橈骨動脈もグラフトとして使用されている．

最新の ESC/EACTS ガイドラインでは，PCI 施行医とそうではない循環器内科医，心臓外科医らが 1 つのチームとなり，これまでに蓄積されたエビデンスと施設ごとの状況を基礎にして症例の適応決定を行い，それを患者に説明して同意を得るという"Heart team"の考えが明確に表明されている．

【CABG と PCI の違い】

CABG の手術適応を知るには，冠血行再建法として CABG と PCI の違いを知らなくてはならない．

PCI は大腿動脈，上腕動脈，橈骨動脈などから血管内に挿入したカテーテルによる病変部の直接的拡張と再狭窄防止のステント留置を行う血管内治療法である．冠動脈内病変巣を直接開大することから，血行再建の成否に影響する因子は病変の性状（石灰化の有無，完全閉塞や複雑病変形態など）によって多様で，再狭窄に影響する因子も数多く存在する．したがって血行再建後の長期予後（生命予後，狭心症再発，心筋梗塞発症など）も多くの因子が影響する．

CABG は血管外治療法である．病変枝数や病変形態とは無関係に，病変より末梢にグ

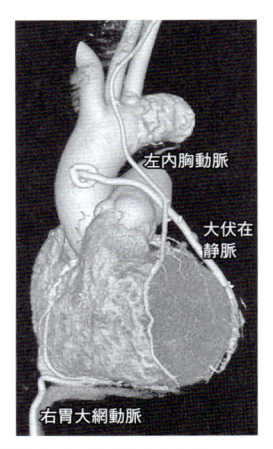

図 1　冠動脈バイパス術（CABG）
左内胸動脈-左前下行枝，右胃大網動脈-右冠動脈
大伏在静脈-左回旋枝

ラフトを吻合して新たな血流ルートを作製する(図1). 中枢側病変が進行しても末梢心筋を虚血から護る治療法である. 長期予後はグラフトのみに依存し, 両側内胸動脈などの長期開存性が保証されるグラフトを使用することで良好な長期予後が期待できる(図2).

【血行再建法としてのCABGの効果】

CABGが臨床応用されて以後, 当時の薬物治療との比較が行われている. 重症冠動脈疾患に対して早期に施行したCABGは, 初期薬物治療を行ったものと比較して生命予後が良好であることが明らかにされている.

心筋梗塞発症予防効果に関しても, 1990年代にはCABGの効果が明らかにされ, 最近の研究でもCABG施行群は心筋梗塞発症率が低いことが示されている. ただし, 現在の最新薬物治療とCABGとの比較は行われていないので, それは今後の研究に委ねる.

【CABGが適応となる冠動脈病変とは】

米国のガイドライン"Appropriateness Criteria for Coronary Revascularization"では, 2枝病変例ではLAD近位部病変の有無によってCABGの適応が決まり, 左右冠動脈主要枝に病変を有する"3枝病変", "単独左冠動脈主幹部(LMT)病変", "LMT病変+他枝に病変"などはCABGの適応とされている. これらの病変のうちPCI治療が適応とされるものは, 2枝病変+LAD近位部病変のみで, 3枝病変例に関しては「不確定」すなわち賛否両論あり, とされている. LMT病変例に関してはPCIの妥当性は認められていない(表1).

ヨーロッパのESC/EACTSガイドラインでPCIが推奨度Class Iとされているのは, 1枝または2枝病変例のうちLAD近位部病変のないものであり, 他はすべてCABGの推奨度がClass Iである. PCIは条件付で患者の状態によってCABG施行が不適と考えられる場合に限って許容されるものがある. しかし, 複雑3枝病変ではPCIを施行すべ

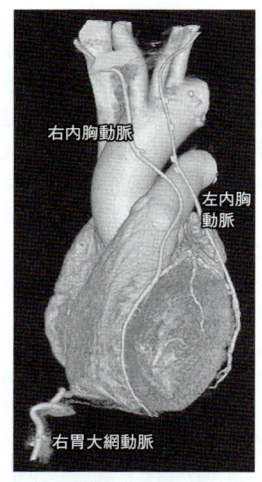

図2　動脈グラフトを使用した冠動脈バイパス術
右内胸動脈-左前下行枝, 左内胸動脈-左回旋枝
右胃大網動脈-右冠動脈

表1　米国のガイドライン"Appropriateness Criteria for Coronary Revascularization"

	CABG			PCI		
	糖尿病(−) 正常左心機能	糖尿病 (+)	低左心機能	糖尿病(−) 正常左心機能	糖尿病 (+)	低左心機能
LAD近位部狭窄を伴う2枝病変	A	A	A	A	A	A
3枝病変	A	A	A	U	U	U
単独左主幹部狭窄病変	A	A	A	I	I	I
左主幹部狭窄病変+他部位病変	A	A	A	I	I	I

A：appropriate…血行再建法として広く受け入れられ患者の予後を改善する可能性の高いもの
I：inappropriate…治療法として広く受け入れられておらず予後改善効果が期待できないもの
U：uncertain…適応例であるかどうかまだ確実なところは定まっていないもの

きではないとしており，LMTに関しては入口部(ostium)あるいは体部(shaft)の狭窄であって分岐部病変でない場合に限って適応を許容されている(推奨度Ⅱa)．2枝以上の複雑病変を有するLMTでは施行すべきではないとされている(表2)．

ちなみに，ガイドラインにおける推奨度ClassⅠは"治療法として有益，有用，かつ効果的であることがエビデンスとして明らかにされている"ことである．ClassⅡは"治療法として有用性，有効性には賛否が分かれるエビデンスがあり，様々な意見がある"ものである．そのうちⅡaは"治療法として有用性，有効性について肯定的である(のでCABG施行にリスクが伴う場合には施行してもよい)"，Ⅱbは"治療法としてエビデンス，意見ともに否定的である(のでCABGに代わる治療法とはならない)"と定義されている．ClassⅢは"治療法としては有用性，

有効性が否定されており，場合によっては有害である"と定義されている．( )内はガイドラインが定める治療法選択のニュアンスを表す．

冠動脈病変の複雑性を，数値(スコア)で表現するSYNTAX試験の試み(SYNTAX score)を取り入れているのも，このガイドラインの特徴である．3枝病変でもLMT病変でも高いスコアをもつ複雑病変例では，CABGが優先的に施行されるべきと判断されている．これら欧米のガイドラインからまとめると，

①LAD近位部病変を有する1枝，2枝病変例
②3枝病変例
③LMT病変例

は基本的にCABGの適応と考えてよい．

【LMT病変例に対する血行再建法の適応について】

LMT病変例は今日までCABGの絶対適応とされてきた．しかし，PCI技術や器具の改良・進歩のなかで解剖学的に比較的単純なLMT病変は，PCIでも治療可能との報告が蓄積してきている．

唯一2009年のSYNTAX試験が初めてLMT病変例，3枝病変例を対象として行われたPCI/CABGの比較試験であるが，この試験の結論は，「LMT病変例，3枝病変例に対してはCABGを選択すべきである」と述べている．

ESC/EACTSガイドラインでは，CABGはLMT病変例に対して依然として推奨度classⅠであるが，PCIは入口部や体部の単独病変例或いはこれらの部位に加わる1枝病変例に対して推奨度classⅡaになっている．しかし，分岐部病変例や多枝病変合併例は推奨度classⅡbあるいはclassⅢである．

米国の2009 Focused Update：ACC/AHA Guidelines for PCIではLMTに対するPCI治療に関して次のように述べている．

①LMT症例ではその一部のみがPCIで治

表2 安定冠動脈疾患に対するCABGとPCIの適応：ESC/EACTSガイドライン

冠動脈病変	推奨度	
	CABG	PCI
1枝病変あるいはLAD近位部狭窄を伴わない2枝病変	Ⅱb	Ⅰ
1枝病変あるいはLAD近位部狭窄を伴う2枝病変	Ⅰ	Ⅱa
単純な3枝病変，PCIによりすべての血行再建が可能，SYNTAXスコア≦22	Ⅰ	Ⅱa
複雑3枝病変，PCIではすべての血行再建が不可能，SYNTAX score＞22	Ⅰ	Ⅲ
左主幹部病変(単独あるいは1枝病変，入口部/体部)	Ⅰ	Ⅱa
左主幹部病変(単独あるいは1枝病変，分岐部)	Ⅰ	Ⅱb
左主幹部病変＋2枝病変あるいは3枝病変 SYNTAX score≦32	Ⅰ	Ⅱb
左主幹部病変＋2枝病変あるいは3枝病変 SYNTAX score≧32	Ⅰ	Ⅲ

療可能であり多枝病変をもたない症例に限定されるべきである．
②LMT へのPCIは経験豊富なPCI施行医が行うべきであり，外科医のバックアップは不可欠である．
③LMT 病変でPCIに適している病変は入口部，体部の狭窄であり，多枝病変を合併しないものである．LMT 分岐部病変は技術的難易度が高く，再狭窄率も高い．

PCI で LMT 病変を治療した場合，高い再血行再建施行率は現実にどのような状況を意味するのかが明確に示されない限り，安易な適応拡大は許容されない．

【糖尿病患者・高齢者・低左心機能患者に対するCABG】

1. 糖尿病患者

PCI/CABG の比較試験である BARI 試験は，糖尿病患者の生存率がCABGで有意に優れていたとして知られている．10年成績でも糖尿病患者の生命予後はCABGで良好である．糖尿病患者を対象とした BARI 2D 試験では，5年間の生存率・心筋梗塞発症率はCABG施行群と薬物治療群の比較でCABGが有意に低い発症率であった．多枝病変例を対象としたレジストリーの糖尿病患者の成績でもCABGの優位性が明らかにされている．以上のように，糖尿病患者の多枝病変例ではCABGが一貫して良好な成績である．

2. 高齢者

高齢者に対しての生命予後改善効果は，CABGが優れているとのエビデンスが多い．
高齢者を対象に薬物治療・PCI・CABGを比較した Graham らの結果では，遠隔期生存率はすべての年齢層でCABGが良好で年齢層が高くなるほど死亡リスク軽減効果が高くなる．80歳以上のPCI/CABG治療症例を対象とした Dacey らの報告では，遠隔期生存が術後6か月以後8年を経過するまでCABGが良好であった．Hannan らの報告でも，80歳以上では死亡率・心筋梗塞発症率がCABGで良好である．わが国のCREDO-Kyoto レジストリーでも，75歳以上でCABGの遠隔成績が良好である．

わが国では off-pump CABG が広く行われている．年齢以外の手術リスク因子が少ない場合は，CABG の死亡リスクも低く抑えられることから高齢者であるからの理由でCABGを治療選択から除外すべきではない．

3. 低左心機能症例

CABG の生命予後改善効果は心筋収縮そのものが影響を受けた左心機能低下例にも顕著であることが Yusuf らの meta-analysis によってすでに示されている．しかし，PCIとCABGのランダム化比較試験は，ほとんどすべてで低左心機能例は除外されてきた．したがって，大規模レジストリーの結果のみの比較となるが，低左心機能例でのPCIに対するCABGの優位性は明らかである．

Hannan らの多枝病変例に対するBMSを使ったPCIとの比較，DESを使用した比較いずれも EF < 40% では PCI に比べてCABGの優位性が証明されている．Malenka らの報告も，3枝病変例のうち低左心機能症例ではCABGの生命予後は良好である．CREDO-Kyoto レジストリーでも，LVEF<40% では CABG の生命予後は PCI より良好である．低左心機能例では完全血行再建が重要であり，手術リスクをクリアーする条件があればCABGが選択されるべきである．

狭心症の一般療法と生活指導

General measures in the treatment of angina pectoris

後藤葉一　国立循環器病研究センター・心臓血管内科/循環器病リハビリテーション部・部長

【狭心症患者マネジメントの必須事項】

狭心症の治療は，胸痛を訴える患者に冠動

表1　狭心症患者マネジメントにおける必須実施事項

①虚血増悪因子を検索し，除去する
②冠危険因子を評価し，是正する
③狭心症発作を避け二次予防を目指す生活方法を指導する
④抗狭心症薬を最適化する
⑤血行再建術（経皮的冠動脈インターベンションまたは冠動脈バイパス術）の適応を検討する

脈造影を実施し，冠動脈に有意狭窄があれば経皮的冠動脈インターベンション（PCI）で薬物溶出ステント（DES）を留置して完了，と思いこんでいる医師がいるとすればそれは正しくない．

狭心症治療の目標は，①自覚症状の改善〔狭心痛軽減・運動耐容能改善・QOL（生活の質）向上〕と，②長期予後の改善（心事故減少・死亡率低下）の2つである．狭心症の患者マネジメントにおいては，この目標を達成するためにそれぞれの患者において，**表1**に示す必須事項のすべてを実践することが重要である．これら5項目のうち，抗狭心症薬と血行再建術については別項で述べられるので，ここでは①～③について述べる．

【虚血増悪因子を検索し，除去する】

狭心症の新規発症や増悪に，心筋酸素消費量増加や酸素供給低下を引き起こす虚血増悪因子が関与していることがあるので，その検索および除去が必要である．虚血増悪因子として，貧血，頻脈，甲状腺機能亢進症，感染，発熱，体重増加，薬物（交感神経刺激薬，コカイン，アンフェタミンなど），うっ血性心不全，低酸素血症などが挙げられる．特に抗血小板薬や抗凝固薬を服用中の高齢者では，無症候性の消化管出血による貧血が誘因となって狭心症が増悪する例があるので注意が必要である．

【冠危険因子を評価し，是正する】

1．高血圧

高血圧が冠動脈疾患発症および心血管死亡に関与すること，および高血圧の治療により虚血性心事故や総死亡の減少が得られることが明らかにされている．したがって，高血圧の治療は，狭心症患者のマネジメントにおいて極めて重要である．ガイドラインでは，血圧140/90 mmHg以上の場合に治療を開始し，冠動脈疾患患者の降圧目標は130/80 mmHg未満とされている．

2．喫煙

喫煙は最も強力な冠危険因子の1つである．禁煙により心事故が減少することが示されているので，狭心症患者には強力に禁煙を指導すべきである．しかし，ニコチンには依存性があるため，禁煙の実行・継続は容易ではない．患者に対して断固たる指示を出したうえ，禁煙の決意を公表する禁煙宣言をさせる，禁煙プログラムに参加させる，などの工夫が必要である．

3．脂質異常症

冠動脈疾患患者に食事療法およびスタチン投与で血中LDL-コレステロールを低下させることにより，心筋梗塞発症率および総死亡率が低下することが証明されているので，強力に介入すべきである．虚血性心疾患患者における治療目標値として，少なくともLDLコレステロール<100 mg/dLとされており，高リスク例では70 mg/dL未満が望ましいとされる．スタチン投与に先立ち，すべての患者に身体活動量の増加，体重の適正化，飽和脂肪酸摂取の制限と多価不飽和脂肪酸摂取の増量を指導する．

4．肥満

肥満はそれ自体，冠危険因子であるとともに，高血圧・耐糖能異常・中性脂肪など他の冠危険因子の悪化にも関与している．BMI $18.5～24.9\ kg/m^2$ を目指すべきであり，BMI$\geq 25\ kg/m^2$の肥満の症例に対しては，食事療法と運動療法に関する個別指導と継続的追跡により，運動不足と過剰な栄養摂取を是正し減量への意欲を支援し継続させる．

5．糖尿病

糖尿病は冠動脈疾患発生および心血管死亡

の強力な予測因子であり，糖尿病の管理を厳密に行うほうが，心事故がより少ないことが明らかにされている．糖尿病の管理の基本は，食事療法と運動療法を中心とする生活習慣の改善と，高血圧・肥満・脂質異常症など糖尿病患者に合併することの多い冠危険因子の是正である．糖尿病を合併する虚血性心疾患患者は，冠動脈多枝狭窄例が多く予後が不良であり，また，心筋虚血が無症候性であることが多いので，生活指導を特に厳密に行う必要がある．

6. 運動不足

運動不足はそれ自体が冠危険因子である．虚血性心疾患患者が適度な身体運動を継続することにより，運動耐容能が増加し狭心症発作回数減少するのみならず，虚血性心事故が減少し長期予後が改善することが明らかにされている．

急性冠症候群（ACS）の既往がなく，運動負荷で心筋虚血や不整脈が誘発されない低リスク症例では，自己管理による非監視下（在宅）運動療法を実施してよい．しかし，ACS既往または運動負荷で虚血や不整脈が誘発される高リスク症例では，心臓リハビリテーションプログラムに参加して最適運動処方に基づく監視下運動療法と生活指導を受ける必要がある．

適度な運動量とは，1回の運動時間は30～60分，頻度は週5～7回である．適切な運動強度は，最高酸素摂取量（または心拍数予備能）の40～60％，あるいは自覚的に「ややきつい」と感じる程度（Borg指数12～13）とされる．ただし，運動で狭心痛やST低下が誘発される症例では，運動中の心拍数を虚血出現閾値（胸痛またはST低下－1mm）の心拍数より10拍/分低い心拍数にとどめ，運動強度が過負荷にならないよう指導する．

特に高齢者や無症候性心筋虚血例では，自覚症状を的確に表現しないことがあり，虚血が誘因となって不整脈や心不全増悪を起こすこともあり得るので注意が必要である．事故防止のため，運動の前後に必ず5～10分の準備運動（ウォーミングアップ）と，整理体操（クーリングダウン）を行う．患者が持続型の運動を続けることができない場合は，間欠型の運動（歩行と休憩の繰り返し）を勧める．

7. 抑うつ・心理ストレス

抑うつを有する虚血性心疾患患者は死亡リスクが高いことが知られている．最近発症のACS患者や冠動脈バイパス患者に対し，抑うつのスクリーニングを行うことが推奨される．抑うつが強い患者には，心理カウンセリング・ストレス対処法指導（個別カウンセリングやリラクセーションによる不安や心理ストレスの除去，現実と葛藤するのでなくあるがままの現実を受容する態度の指導，集団運動療法による行動療法など）を行う．

【狭心症発作を避け二次予防を目指す生活方法を指導する】

1. 狭心症の生活指導における達成目標

狭心症患者の生活指導における達成目標を表2に示す．患者指導に際してはこれらの5項目を念頭に置くべきである．

2. 狭心症発作を避けるための生活方法

a. 日常労作

安定労作性狭心症では，心筋酸素消費量（血圧×脈拍）の増加により狭心症発作が誘発されるので，これらの増加する労作を避ける必要がある．すなわち階段や坂道では速度を落とす，過食を避け食事直後の労作は控える，などである．また，等尺性の運動は運動量の割に血圧上昇が大きく，心負荷となるので避けることが望ましい．例えば重いものを持つ，子供を抱く，床磨き・ふき掃除，車を

表2 狭心症の生活指導における達成目標

患者に以下の5項目について十分理解させるべきである．
①虚血性心疾患の基本的な病態と狭心症発作の誘因
②現在自分が受けている治療・投薬の根拠と副作用
③自分の日常生活における安全な活動範囲
④虚血性心疾患の再発・増悪予防のための生活方法
⑤症状・徴候が出現したときの対処法

洗うなどである．

b．入浴
入浴はマスター1/2シングル程度に相当するとされるが，むしろ身体を洗う動作のほうが心負荷としては大きいので注意が必要である．

c．性交
性交はマスターシングル程度の運動量に相当するとされるので，マスターシングルに合格すれば可能である．ただし男性上位の姿勢は腕立て伏せの状態となり心負荷が大きいので，体位に工夫をするなどの注意が必要である．

d．ゴルフ
ゴルフもマスターシングル合格なら可能である．しかし，むしろ早起きをして遠方のゴルフ場へ行き，アルコールを摂取したうえスコアと時間を気にして炎天下を動き回る，という悪条件が問題となる．

e．運転
自動車の運転は，高速道路へ入ったときや追い越し時に血圧・心拍数が一過性に増加するが，安定走行時にはあまり心負荷にはならない．重症虚血や不整脈を有する患者以外，運転は可能と考えられる．

f．環境条件
同じ労作でも，気候・環境条件により狭心症発作閾値が変化するので，配慮が必要である．すなわち寒冷時や強風時には狭心症発作が起こりやすいので，労作を避けるか，マスク・マフラー・手袋など防寒に配慮する．また，高温多湿時の身体労作も心負荷になるので，朝夕の涼しい時間帯におこなうか，ペースダウンする．発汗時には水分の補給を心がけ，直射日光下では帽子をかぶる．

3．安全な活動範囲
各患者に自己検脈を指導し，前述の通り虚血出現閾値以下の範囲で活動するよう指導する．また，身体活動は体調の良好なときのみに行い，疲労時や体調不良時は休養を取るよう指導する．

4．症状が出現したときの対処法
日常労作中の胸部やのど・あごの圧迫感，不快感，呼吸困難感の出現は，狭心症，不整脈，心不全などの可能性がある．そのため，労作を中止するか，または消失するまで強度を下げる．運動を中止しても，あるいはニトログリセリンを舌下使用しても狭心痛が治まらなければ，医師による救急処置が必要である．一方，労作中の頭痛，めまい，悪心，寒気，痙攣，強い動悸などは，脱水・低血圧・熱射病などの可能性があるので，労作を中止して涼しい場所で休憩し，症状が改善しなければ医師を受診する．

【生活習慣改善に向けての患者指導のコツ】
生活習慣改善に向けての患者指導に際して，一方的な強制や禁止事項のみでは長続きしない．以下に示すコツが必要である．

① 冠動脈疾患の発生に冠危険因子・生活習慣が強く関与すること，および禁煙・食事療法・運動療法などの生活習慣の改善が再発予防のために重要であることを繰り返し強調する．

② 個別指導を行い，患者が現時点で保有する冠危険因子データと達成すべき二次予防目標値を具体的に認識させることにより，生活習慣改善・自己管理への動機付けを行い自発的な意欲を引き出す．

③ 指導に際して，パンフレットなどの教育ツールを活用する．

④ 家族の中のキーパーソンにも指導し，家族のサポートを得ることが長期継続のために有効．

⑤ 運動療法を集団で行うことにより仲間ができ，継続率の上昇が期待できる．

⑥ 定期的に評価を行い，不十分な場合には励まし，進歩があればほめることにより，モチベーションの維持が期待できる．

虚血性心疾患の運動療法

Exercise treatment for ischemic heart disease

長山雅俊　榊原記念病院・循環器内科部長

【概説】

虚血性心疾患に対するカテーテル治療や手術は局所治療であり，長期予後の改善には薬物治療に加え，運動療法，食事指導，生活指導，ストレス管理など，包括的な介入が必要である．運動療法を中心とした包括的心臓リハビリテーションの予後改善効果は様々なエビデンスが報告されており，心筋梗塞では心血管系死亡が20～25％減少するとされる．また，かつては禁忌とされていた重症左室機能障害例においても，予後改善効果が期待できることがわかってきた．

心臓リハビリテーションを始めるうえでは，左室ポンプ機能，心筋虚血，不整脈，運動耐容能の4つの点から患者情報を評価し，適切な運動処方を用い，十分な安全管理の下で行う必要がある．運動は有酸素運動が主体となるが，適切なレジスタンストレーニングも安全で有効とされる．

【運動療法開始時のアセスメント】

プログラムを開始する前に改めて下記の項目について評価し，問題点を明らかにする必要がある．

❶**患者情報の整理**：診断，重症度，合併症，治療内容，治療効果，冠危険因子の評価，生活歴など

❷**現在の状態の把握**：全身状態の評価，残存心機能，肺うっ血の有無，右心負荷の有無，不整脈，残存虚血の評価，運動耐容能評価

❸**問題点の整理と対策**：運動療法を始めるに当たり，まず運動の禁忌がないかをチェックする必要がある（**表1**）．

運動の禁忌がない場合，①左室ポンプ機能，②心筋虚血，③不整脈，④運動耐容能の4つの点からリスクの層別化を行う．可能であれば，心肺運動負荷試験を行い，運動耐容能や運動時心拍血圧反応，心筋虚血，不整脈，運動時換気効率などを評価し，運動処方箋を作成する．

【運動強度設定法】

トレーニング運動強度の設定法には**表2**のような方法がある．

日本循環器学会ガイドライン「心筋梗塞の二次予防」では，運動処方における運動強度設定についてのランク付けでクラスⅠとして，下記のように推奨している．

①運動負荷試験に基づき，1回最低30分，週3～4回（できれば毎日），歩行・走行・サイクリングなどの有酸素運動を行う（エビデンスA）．

②日常生活のなかの身体活動（通勤時の歩行，家庭内外の仕事など）を増す（エビデンスB）．

③冠危険因子を有する患者，中等度ないし高リスク患者は監視型運動療法が推奨される（エビデンスC）．

また，具体的な運動強度については，嫌気

表1　運動療法および運動負荷試験の禁忌

絶対禁忌
1. 2日以内の急性心筋梗塞
2. 内科治療により安定していない不安定狭心症
3. 自覚症状または血行動態異常の原因となるコントロール不良の不整脈
4. 症候性の高度大動脈弁狭窄症
5. コントロール不良の症候性心不全
6. 急性の肺塞栓または肺梗塞
7. 急性の心筋炎または心膜炎
8. 急性大動脈解離

相対禁忌
1. 左主幹部の狭窄
2. 中等度の狭窄性弁膜症
3. 電解質異常
4. 重症高血圧＊
5. 頻脈性不整脈または徐脈性不整脈
6. 肥大型心筋症またはその他の流出路狭窄
7. 運動負荷が十分行えないような精神的または身体的障害
8. 高度房室ブロック

表2　運動強度設定法

1）心拍数（HR）による設定
　①最高心拍数の40〜60％
　②Karvonenの式による設定（心拍予備能による設定）
　　設定HR＝（最高HR−安静HR）×k＋安静HR
　　k：定数0.4〜0.6
　③100〜120拍/分
2）酸素摂取量による設定
　①換気閾値（嫌気性代謝閾値）の80〜100％
　②最高酸素摂取量の50〜70％
3）自覚症状による設定
　①病的症状の出現レベルの80％
　②旧Borg指数19の11〜13程度
4）心電図による設定
　①ST変化の出現レベルの80％
　②不整脈発生レベルの80％

性代謝閾値レベル，最大酸素摂取量の50〜70％，最高心拍数の40〜60％または自覚的運動強度（旧Borg指数）11〜13相当としている．

【運動の種類】

　心疾患患者においての運動プログラムは，安全に行えることが第一条件である．ウォーキングやサイクリングなど，等張性運動があくまでも基本となる．さらに，ストレッチ，徒手体操なども有用性が高く，筋力トレーニングにおいても適切な指導と監視が行えるならば，臨床的に安定した虚血性心疾患患者においても安全に適応が可能である．AHA/AACVPRが示す心血管疾患リハビリテーション二次予防プログラムにおける運動トレーニングは，下記のように推奨している．

❶ **好気的運動**：頻度週2〜3日，強度50〜80％，持続30〜60分

❷ **レジスタンス運動**：頻度週2〜3日，強度8〜15 RM，持続6〜10種類の上下肢運動を1〜3セット（合計20〜30分），ウォームアップ，クールダウン，必要に応じてECGなどのモニタを行うこととしている．

　その他，楽しく長く継続するためのアイデアとしてハイキングや卓球，バレーボール，ヨガなどのスポーツリハビリテーションや体重過多や骨関節障害に有用な水中ウォーキングなどもよい．

【持続時間および頻度，進行】

　ウォーミングアップ5〜10分，主運動20〜40分，クールダウン5〜10分程度で1回当たり計30分〜1時間位が適当とされるが，厳密な決まりはない．運動をした翌日に疲れを残さない程度が基本であり，1週間に3日は行うと良いとされるが，2日であっても有効であるとの報告も多い．整形外科的障害発生の防止から5日以内が適当とする意見もある．

　運動プログラムの進行は漸進性の原則が大事である．最初の運動処方は個人の運動能力に合わせて，最低限の強度，時間，頻度から始め，徐々に増加させていく必要がある．

【毎回の運動療法時にチェックすべき事項】

❶ **その日の体調を聞く**：心疾患患者の場合，特にその日の体調を十分聴取し，体調に合わせて運動をすることが必要である．体調の悪いときは決して無理をせず，中止する勇気も必要であることを指導する．胸部症状やめまい，整形外科的症状の出現時には医師の診断を受けるまでは運動を中止する．

❷ **体重，血圧，脈拍のチェック**：心機能の悪い場合，運動の前に心不全傾向がないかどうかをチェックする必要がある．自覚症状は軽度であっても，体調は体重や血圧，脈拍に反映されることが多い．現場では運動を始める前の血圧が高いことが問題になることが多いが，家庭では低くても運動の現場で収縮期血圧が180 mmHgを超える場合には，その日の運動は中止としたほうがよい．これは家庭での運動でも同様であり，血圧上昇を含めた体調の如何によっては，運動を中止することも必要であることを教育するチャンスでもある．

❸ **食直後の運動は避ける**：食後は消化管への血流が増えるため，食直後に運動をすると運動筋への血流増加と重なり循環器系への負担が増加する．最低でも食後1時間は，運動は行わない．

❹**天候や温度に気をつける**：寒冷は虚血性心疾患や脳血管障害の誘因になることが多いため，5℃以下の環境では運動を行うべきではない．雨風など天候の悪い日は無理して外出せず，屋内での運動を行う．また逆に，高温時の運動においても脱水や熱中症の危険があり，心事故も発生しやすい．高温時には常に適度の水分補給に心がけ，ややペースダウンする必要もある．天候に合わせた適切な衣類の選択も大切である．

❺**過負荷（オーバートレーニング）の徴候を知る**：運動プログラムは余裕をもって終了できることが原則であり，運動を途中で中断してしまう，過度の息切れを感じる，運動後にめまいや悪心を感じる，翌日に疲れが残る，熟睡できない，骨関節の痛みや不快感が生じる，強い筋肉痛が起こる，などの徴候がみられた場合，医師の診断を受ける．

急性心筋梗塞の診断

Diagnosis of acute myocardial infarction (AMI)

小菅雅美　横浜市立大学附属市民総合医療センター・心臓血管センター

【概念】

　急性心筋梗塞症の病理学的診断は，遷延する心筋虚血に起因する心筋壊死を認めることである．このため，急性心筋梗塞症の臨床診断では，心筋壊死を示す生化学マーカーの一過性上昇を認めることが必須条件であり，これに加え心筋虚血を示唆する胸部症状や心電図変化（ST-T変化，異常Q波）の存在が必要となる．しかし，再灌流療法の最もよい適応となる超急性期には，生化学的マーカーはいまだ上昇していない場合も少なくない．虚血心筋を救済し，梗塞サイズを縮小することが最大の目標となる早期再灌流の重要性から，採血結果を待たずに症状と心電図所見を中心に診断・治療を進めていくことになる．

【臨床所見】

1. 症状

　典型的な例では，胸部症状が少なくとも20分以上持続するとされている．随伴症状として冷汗，嘔気・嘔吐，息苦しさを認め，冷汗は男性で，嘔気・嘔吐や息苦しさは女性で認めることが多い．症状は胸部だけでなく，顎，咽頭・頸部，肩，背部，心窩部，腕にも認めることがあり，時にこれらの部位に症状が限局することさえある．

　性状は"痛み"というよりもむしろ，"重苦しい，締め付けられる，圧迫される，絞られる，焼け付くような感じ"などと表現されることが多い．しかしなかには，ズキズキあるいは刺すような痛みなど非典型的な症状を訴える例もあり，女性に多いとされている．また高齢者では食欲不振や全身倦怠感，息切れなどを主訴とすることがあり，注意を要する．

2. 身体所見

　症状が強い場合は苦悶様表情を呈し，うずくまったり体を横たえていることが多い．しかし症状の程度は個人差が大きく，症状の程度と疾病の重症度とは必ずしも一致しない．聴診上，Ⅲ音や湿性ラ音は左室機能不全を反映し，Killip分類にも用いられる．左室心筋原性ショックの場合は，顔面蒼白で皮膚は冷たく湿潤で青いまだら状の斑点を認め，口唇や爪床にはチアノーゼを認める．一方，心筋梗塞急性期に認める低血圧の原因として多い急性下壁梗塞例の迷走神経過緊張による場合は，徐脈を伴い梗塞責任血管の再灌流により血行動態は容易に改善しうる．

【検査所見】

　急性心筋梗塞症では発症からの時間経過により，検査所見は変化することを念頭に診断する．

1. 心電図検査

　急性心筋梗塞症の早期診断において，心電図は最も簡便で有用な検査である．急性心筋

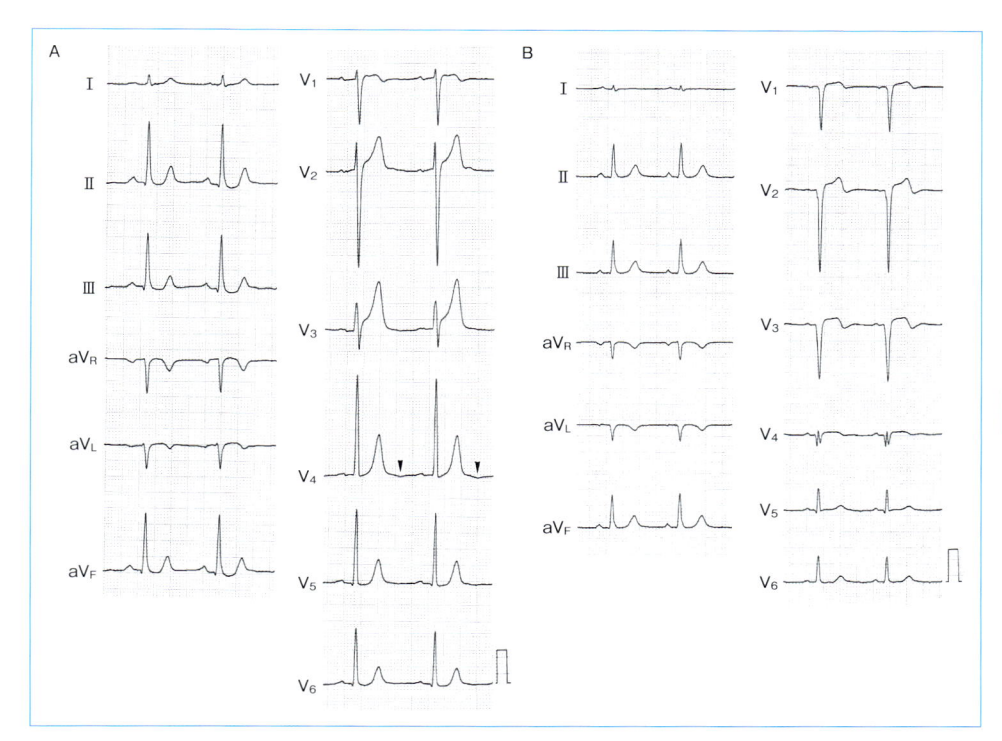

図1 Hyperacute T を見逃された急性前壁梗塞の1例

胸部不快感が持続し症状出現後45分後の受診時心電図(A)で異常はないと診断された急性前壁梗塞の1例である.
発症7時間後の心電図(B)で, V_{1-4} 誘導の異常Q波, V_{5-6} 誘導のR波減高を認め, 急性前壁梗塞と診断された. 緊急冠動脈造影検査が行われ, 左前下行枝近位部(Seg.6)の完全閉塞を認めた.
発症早期のAの心電図で急性前壁梗塞と診断するのは難しいが, V_{3-4} 誘導を中心に認める前胸部誘導のT波の増高・尖鋭化(hyperacute T)が診断の鍵である(他にII, III, aV_F 誘導で対側性変化としてのST低下, V_4 誘導で陰性U波(矢印)も認めている). 胸部症状を訴える患者の心電図を診断する際には心電図を疑ってみることが重要である.

梗塞症が疑われる場合には, 直ちに(来院10分以内に)12誘導心電図を記録する. 一般的に冠動脈が完全に閉塞すると典型的な例では, まずT波の尖鋭・増高を認め, その後ST が上昇し, R波は減高し, 異常Q波の出現を認め, そしてT波が陰転化する. 心筋梗塞超急性期には, ST上昇に先行しT波の尖鋭・増高を認め "hyperacute T" として知られている. この時期には, まだ心筋生化学マーカーが上昇していないことも多く, hyperacute T は診断の重要な鍵となる(図1).

急性下壁梗塞症の場合には, 右室梗塞の合併の有無を診断するために, 12誘導だけでなく右側胸部誘導(V_{3R}, V_{4R} 誘導: V_3, V_4 誘導と左右対称に記録した誘導), 特に V_{4R} 誘導を記録することが推奨されている. 右室梗塞を合併した場合の治療は, 通常の急性心筋梗塞症の治療とは異なり, 初期治療ではニトログリセリンなど血管拡張薬の投与は顕著な血圧低下を招くことがあり原則として投与を避ける. 右室梗塞の診断には, V_{4R} 誘導の1.0mm以上のST上昇が有用とされている(図2). しかし, 右室梗塞例では10時間以内に約半数の例が右側胸部誘導のST上昇が

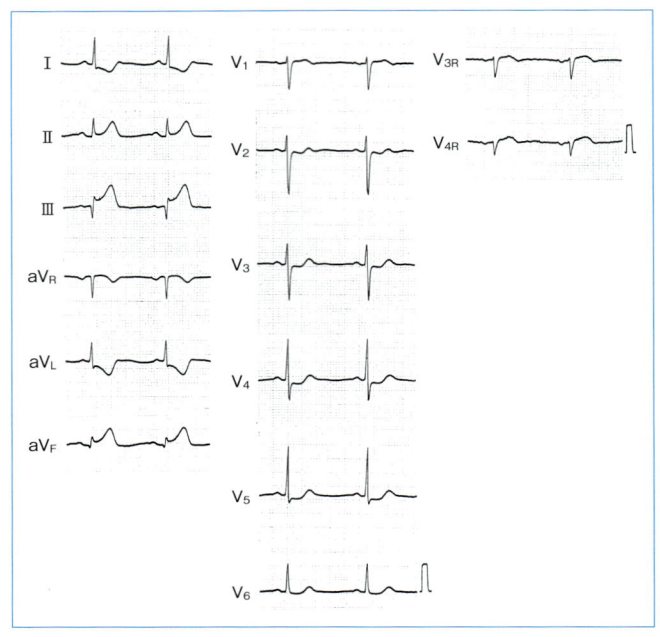

図2 右室虚血を合併した急性下壁梗塞の心電図
発症5時間後の急性下壁梗塞の症例．12誘導心電図ではⅡ，Ⅲ，aV_F誘導でST上昇，Ⅰ，aV_L，V_{2-6}誘導でST低下（対側性変化）を認める．右側胸部誘導（V_{3R}，V_{4R}誘導）でもST上昇を認める．緊急冠動脈造影検査では，右冠動脈近位部（Seg.1）の完全閉塞を認めた．

消失したという報告もあり，右側胸部誘導のST上昇が右室虚血の診断に有用なのは発症早期に限られる．

実際，臨床現場では，心電図診断に苦慮する場合も少なくない．心筋虚血の程度が軽い場合や虚血範囲が狭い場合には，心電図変化が明らかでないことがある．特に対角枝や左回旋枝を責任病変とする場合（側壁梗塞や後壁梗塞）は，心筋虚血の部位が12誘導心電図では捉えにくいために診断が難しいとされている．また，心肥大例，心室ペーシング例，WPW症候群や脚ブロック合併例など，二次性ST-T変化を示す例や心筋梗塞の既往がある例は，心電図変化を診断するのが難しい．しかし，心電図は比較することで診断能は向上する．以前の心電図がある場合には，必ず比較してみて変化がないかを確認する．また，急性心筋梗塞症では，時間経過とともに刻々と心電図は変化する．そのため，初回の心電図で診断できない場合でも症状が持続し急性心筋梗塞症を強く疑う場合には，5～10分ごとに繰り返し心電図を記録し比較して診断することが重要である．

2．血液生化学検査

心筋マーカーは，症状や心電図と比べ，客観的かつ確実に心筋梗塞を診断できるという利点がある．従来，心筋マーカーとしては，クレアチンキナーゼ（CK）やクレアチンキナーゼMB（CK-MB）が広く用いられてきた．しかし現在では，心筋特異性と検出感度のより高い心筋トロポニンが急性心筋梗塞診断の中心となっている（心筋トロポニンの測定が

できない場合は，CK-MBの測定が推奨されている）．

　心筋トロポニンは，健常者では検出されることはなく心筋特異性に優れ，またCKやCK-MBでは検出できない微小心筋傷害の診断が可能である．心筋梗塞発症後3～7日でピークを形成し，7～14日後まで有意な上昇を示すので，発症後数日が経過した例の診断にも有用である．しかし心筋トロポニンは，発症してから3～4時間経たないと上昇しないことが多い．このため症状出現後数時間以内の例では，心筋トロポニンの上昇を認めないからといって急性心筋梗塞を否定できない．診断には発症早期だけでなく，6～9時間後（場合によっては12～24時間後）にも再検することが推奨されている．また最近では，高感度トロポニン測定系が臨床応用され，その高い測定精度から急性心筋梗塞の超急性期の診断能の向上が期待されている．しかし，心筋トロポニンは心筋虚血以外の原因でも上昇するため（表1），これらの例との鑑別が臨床上問題となる．高感度測定系が普及した際にはこの点がさらにクローズアップされると思われる．急性心筋梗塞症の診断は，臨床所見に基づき評価することが重要であり，あくまでも総合的に行わなければならない．

3．心エコー検査

　急性心筋梗塞症では局所壁運動異常を認め，発症早期や心電図診断の難しい例でも診断に役立つ．また心エコー検査は，急性心筋梗塞の診断および左室機能の評価だけでなく，外科的治療の適応となることが多い機械的合併症の診断や急性大動脈解離，急性肺塞栓症，急性心膜炎などの疾患との鑑別にも有用である．

4．冠動脈検査

　前述の診断を目的とする検査とは異なり，急性心筋梗塞症に対する緊急冠動脈造影検査は治療目的も併せ持っている．再灌流療法は予後を改善する確立された治療法であり，わが国では特に冠インターベンションを中心に広く普及している．

ST上昇型心筋梗塞の治療（合併症のない場合）

The management of patients with ST elevation myocardial infarction (STEMI) without complications

塚原健吾　横浜市立大学附属市民総合医療センター・心臓血管センター講師
木村一雄　横浜市立大学附属市民総合医療センター・心臓血管センター教授

【概念】
　ST上昇型心筋梗塞（STEMI）の初期治療としては，梗塞サイズ縮小や予後改善を目的とした梗塞関連冠動脈における発症早期の良好な再灌流（TIMI3）の達成が最も重要である．

【診断のポイント】
　バイタルサインを確認，モニター心電図で不整脈の有無をチェックする．

表1　虚血性心疾患がなく心筋トロポニンが上昇する病態・疾患

- 心筋損傷や外科手術，アブレーション，ペーシングなど
- 急性・慢性心不全
- 大動脈解離
- 大動脈弁疾患
- 肥大型心筋症
- 頻脈性・徐脈性不整脈，心ブロック
- たこつぼ型心筋症
- 心損傷を伴った横紋筋融解症
- 肺塞栓，重症肺高血圧
- 腎不全
- 急性中枢神経疾患（脳卒中，くも膜下出血を含む）
- アミロイドーシス，ヘモクロマトーシス，サルコイドーシス，強皮症
- 心筋炎，心外膜炎などの炎症性疾患
- 薬剤毒性
- 呼吸不全や敗血症などの重症疾患
- 熱傷（特に体表面積30%を超えるもの）
- 極度の消耗

(Eur Heart J 2007; 28: 2525 より改変引用)

簡潔で的確な問診，身体所見，12誘導心電図の評価を行う．静脈路を確保し，CK-MB，トロポニンなど心筋逸脱酵素を含めた血液検査を実施する．STEMIでは来院時に得られるこれらの情報から重症度を速やかに評価し，迅速に治療を開始することが重要である．このため血液生化学の結果を待つことなく再灌流療法施行の有無を決定・実行する．

【治療方針】

1．初期治療

心電図所見などからSTEMIが疑われる場合は，再灌流療法の適応の有無を判断し，ただちに循環器専門医へ連絡する．持続モニタリングを開始し，速やかにアスピリン，硝酸薬，ヘパリン，モルヒネの投与などの初期治療を実施する．

a．酸素投与

息切れ，心不全，ショック，または動脈酸素飽和度が94％未満の場合に通常4L/分から酸素投与がなされるべきである．酸素投与時には動脈酸素飽和度モニタリングが有用であり，心不全や低酸素血症などの合併症のない場合には6時間を超えたルーチンの酸素投与を推奨するエビデンスは不十分である．

b．アスピリン

入院早期からの低用量アスピリン投与は，死亡率や再梗塞率を減少させる．アスピリンアレルギー患者以外の全例でできるだけ早く投与する．早期に効果を得るためにはアスピリン160～325 mgをかみ砕いて服用させる．

c．硝酸薬

虚血による胸部症状の緩解のため，ニトログリセリン舌下または硝酸薬スプレーの口腔内噴霧を行う．

硝酸薬の静脈内投与は胸部症状が持続する場合，高血圧やうっ血を認める場合に適応があるが，収縮期血圧90 mmHg未満の低血圧や50/分未満の高度徐脈，心不全のない100/分以上の頻脈，右室梗塞合併例には使用を避けるべきである．

勃起不全治療薬の服用後24時間以内の場合は，硝酸薬の使用によって過度な血圧低下を生じる可能性があり禁忌である．

d．未分画ヘパリン

ヘパリンを初回ボーラス静脈内投与．

e．鎮痛薬

胸痛の持続は心筋酸素需要量を増加させ，梗塞巣の拡大につながるため，適切に疼痛管理がなされるべきである．

痛みが強いときは，塩酸モルヒネ注を2～4 mg静脈内投与し，呼吸状態や血圧低下に注意しながら必要に応じ5～15分おきに2～8 mgを追加投与する．

f．β遮断薬

発症早期からβ遮断薬を投与すると心筋酸素需要の低下や不整脈減少などが期待でき，梗塞サイズ縮小，死亡・再梗塞・心破裂がそれぞれ減少することが再灌流療法以前のデータで証明されている．PCI施行例を対象にした後ろ向き試験では，特に低心機能例や多枝病変例においてβ遮断薬を使用した群で死亡率の減少が示された．合併症のない再灌流療法施行例でも，禁忌がなければβ遮断薬を使用することが推奨されているが，これを示すエビデンスはない．

> **処方例**
>
> バファリン錠(81 mg)　2～4錠，またはバイアスピリン錠(100 mg)　2～3錠
> かみ砕いて服用
> ニトロール注(5 mg/10 mL/A)　1～2 mg経静脈的投与
> ヘパリン注(1,000単位/mL)　60単位/kg（最大4,000単位）　初回ボーラス静脈内投与
> ［痛みが強い場合］
> 塩酸モルヒネ注(10 mg/mL/A)　3 mg静脈内投与

2．再灌流療法

再灌流療法には血栓溶解療法と経皮的冠インターベンション(PCI)があるが，わが国で

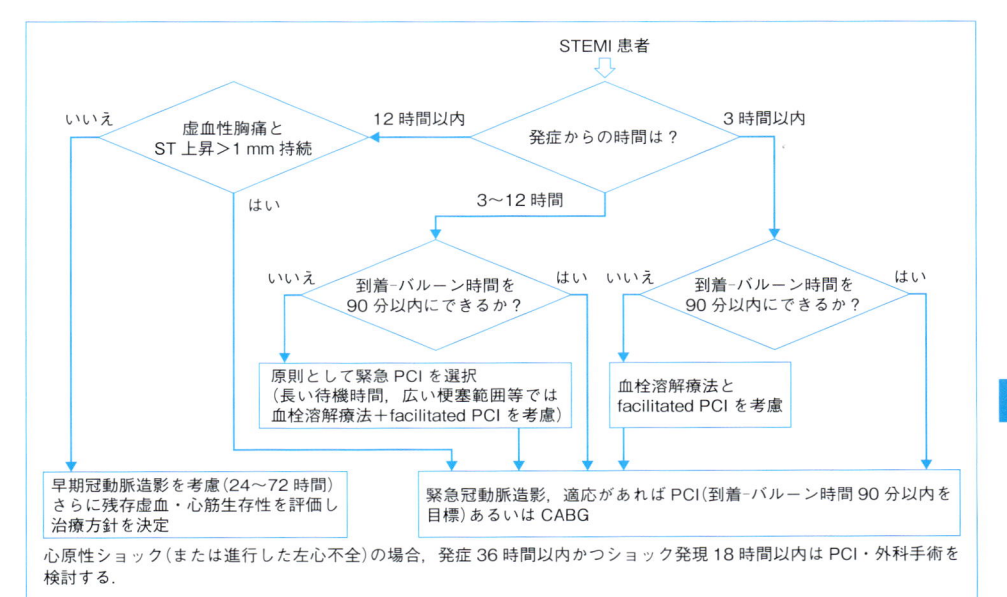

図1 緊急PCIが施行可能な施設での対応アルゴリズム

Primary PCIは発症から12時間以内の症例に対して熟練した術者が専門医療施設で行われるべきで,来院後バルーンを拡張するまで90分以内に実施できることが原則である.発症から3時間以内の症例でPCIまでの時間が遅れる場合には血栓溶解療法やこれにPCIの追加を考慮するべきである.
〔日本循環器学会 循環器病の診断と治療に関するガイドライン:急性心筋梗塞(ST上昇型)の診療に関するガイドライン),p1363,図6より転載〕

は現在PCIが主体として実施されている.STEMIでは再灌流療法の手法にはよらず,いかに早期に良好な微小循環レベルの再灌流を達成するかが重要である.早期に再灌流に成功した場合,虚血に曝された領域の心筋組織の救済に基づく梗塞サイズの縮小と,左室リモデリングや致死性不整脈の発生抑制によって生命予後改善効果がもたらされる.

a. 血栓溶解療法

75歳未満で発症12時間以内のSTEMIで禁忌がなければ血栓溶解療法を考慮し,来院後30分以内に投与する.現在は,フィブリン親和性が高く半減期が長いため単回静脈内投与が可能な第二世代のmutant t-PA (tissue-type plasminogen activator)が使用されることが多い.

出血性合併症の発生に注意が必要であるが,専門施設でなくても迅速かつ簡便に使用できることが利点である.特に3時間以内の発症早期で緊急PCIが速やかに施行できない施設では,血栓溶解療法を考慮すべきである.

b. PCI

血栓溶解薬の先行投与なしにPCIを行うprimary PCIは,血栓溶解療法に比べて出血性合併症が少なく75歳以上の高齢者にも実施可能で,高い再灌流成功率と再梗塞を含む虚血再発作の減少により予後改善に有効である.しかしprimary PCIは熟練した術者が専門医療施設で行われるべきで,来院後バルーンを拡張するまで90分以内に実施できることが原則である(図1).

年齢,梗塞部位,発症からの時間によって異なるが,緊急PCIが可能な施設への転送

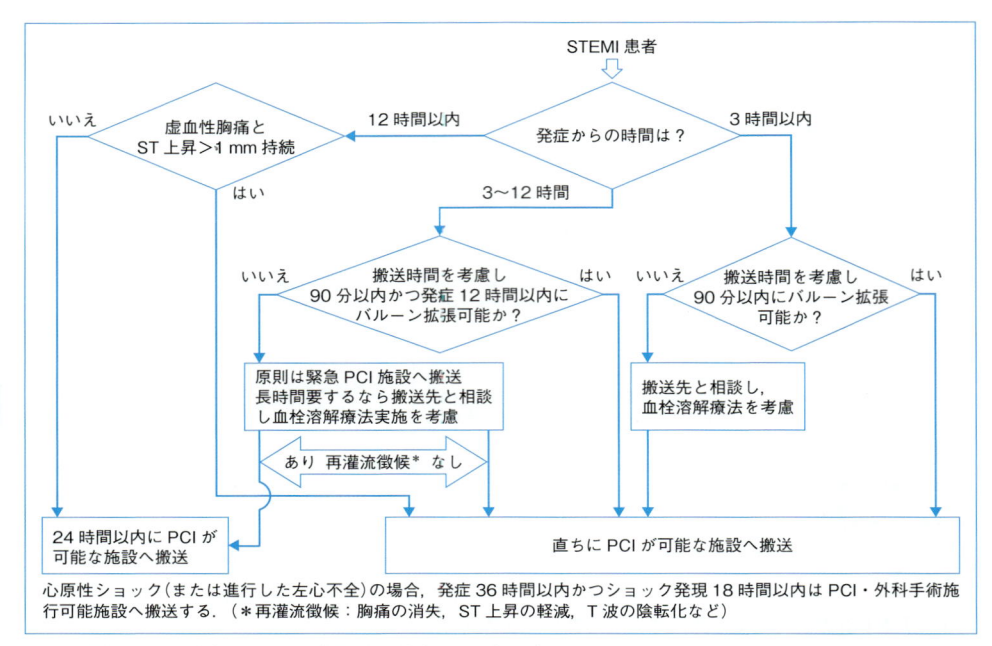

図2 緊急PCIが施行できない施設での対応アルゴリズム

```
STEMI 患者
発症からの時間は？
  ├─ 12時間以内
  │    ├─ 虚血性胸痛とST上昇>1 mm 持続
  │    │    ├─ いいえ
  │    │    └─ はい
  │    │         └─ 3～12時間
  │    │              └─ 搬送時間を考慮し90分以内かつ発症12時間以内にバルーン拡張可能か？
  │    │                   ├─ いいえ → 原則は緊急PCI施設へ搬送 長時間要するなら搬送先と相談し血栓溶解療法実施を考慮
  │    │                   │         └─ 再灌流徴候* あり → 24時間以内にPCIが可能な施設へ搬送
  │    │                   │         └─ 再灌流徴候* なし → 直ちにPCIが可能な施設へ搬送
  │    │                   └─ はい → 直ちにPCIが可能な施設へ搬送
  │    └─ (いいえ) → 24時間以内にPCIが可能な施設へ搬送
  └─ 3時間以内
       └─ 搬送時間を考慮し90分以内にバルーン拡張可能か？
            ├─ いいえ → 搬送先と相談し，血栓溶解療法を考慮
            └─ はい → 直ちにPCIが可能な施設へ搬送
```

心原性ショック（または進行した左心不全）の場合，発症36時間以内かつショック発現18時間以内はPCI・外科手術施行可能施設へ搬送する．（*再灌流徴候：胸痛の消失，ST上昇の軽減，T波の陰転化など）

緊急PCIが実施できない施設では，発症12時間以内の症例で90分以内にバルーン拡張が可能な場合や，血栓溶解療法の禁忌例，心原性ショック例，発症3時間以内の症例などは緊急PCI可能な施設に搬送するべきである．また発症から3時間以内の症例では転送前に血栓溶解薬の使用を考慮すべきである．
〔日本循環器学会　循環器病の診断と治療に関するガイドライン：急性心筋梗塞(ST上昇型)の診療に関するガイドライン），p1364，図7より転載〕

によりPCIが一般に60～120分以上遅れると血栓溶解療法に対する優位性は損なわれる．しかし，血栓溶解療法の禁忌，症状や心電図所見が改善せず不成功と考えられる患者，心原性ショックの患者，診療開始から90分以内でPCI可能な患者は，直ちにPCI施行可能な施設に搬送するべきである（図2）．

直ちにPCIが実施できない場合や広範前壁梗塞など虚血に曝された領域が大きい場合などのハイリスク患者では，血栓溶解療法に続いてPCIを予定するfacilitated PCIが有用である可能性がある．また，発症後36時間以内の心原性ショック例では，PCIによる血行再建術により予後を改善する．

c．血栓吸引療法

STEMIのPCI前に冠動脈内の血栓やプラーク内容物を吸引することで，冠動脈造影時の心筋濃染の程度を指標としたTIMI blush gradeや心電図を用いたST上昇の改善度(ST-segment resolution)で評価される微小循環傷害が軽減する．TAPAS試験や小規模試験のメタ解析の結果では，用手血栓吸引例での生命予後改善が報告されている．

3. 再灌流療法の補助療法

STEMI発症後の急性期には破裂したプラーク内容物が冠動脈内に放出され，凝固系と血小板機能が活性化される．再灌流療法の補助療法として，抗凝固薬と抗血小板薬を適切に使用することが重要である．

a．未分画ヘパリン

PCIが実施される場合には，ACT（activated clotting time）を250秒以上に保つ．t-PAを使用した血栓溶解療法実施例では，aPTTを約50〜70秒に維持し48時間を目安に静脈内投与を行う．

b．抗トロンビン薬

ヘパリン起因性血小板減少症（HIT）を合併した場合，アルガトロバンが用いられる．HITの確定診断には時間を要するため，ヘパリン使用下にも血栓症が発生するなどのHITの可能性が考えられる場合には，迅速にヘパリンを中止しアルガトロバンに変更するべきである．

PCI時は0.1 mg/kgを初回ボーラス静脈内投与し，6 μg/kg/分で持続投与開始する．ACT 250〜450を指標にして持続投与し，その後は0.7 μg/kg/分に減量しaPTT 1.5〜3倍を指標にして持続投与する．

c．チエノピリジン誘導体

冠動脈ステント留置を受ける患者ではアスピリンに加えて，チクロピジン200 mg/日またはクロピドグレル75 mg/日の使用が必要である．クロピドグレルは初回通常300 mgのローディング投与をすることにより，早期に抗血小板作用が発現するとされ，ステント治療前の早期から開始することが推奨される．また，ベアメタルステント挿入後は少なくとも1か月間，薬剤溶出ステント挿入後は少なくとも12か月間の抗血小板薬併用療法が勧められている．

4．再灌流傷害に対する保護療法

再灌流療法自体が新たな心筋傷害を生じることがあり，再灌流傷害といわれている．再灌流傷害は再灌流療法の効果を減弱させるものであるが，臨床的に予防効果が証明されている薬剤は少ない．

a．カルペリチド

わが国で施行されたJ-WIND試験では，カルペリチド（A型ナトリウム利尿ペプチド）を再灌流前から0.025 μg/kg/分で3日間投与することにより，PCI後の虚血再灌流傷害を減少させ，梗塞サイズを縮小し心機能ならびに予後を改善した．

b．ニコランジル

J-WIND試験では有効性は認めなかったが，より高用量のニコランジル12 mgを再灌流前に静脈内投与することで梗塞サイズを縮小し，心臓死または心不全入院を減少したと報告されている．

■ 入院・専門医へのコンサルテーション

- 胸部症状や心電図所見からSTEMIが疑われる場合には，迅速な再灌流療法を実施するため採血結果を待つことなくただちに循環器専門医へ連絡すべきである．

■ 患者説明のポイント

- 特に発作早期には速やかな再灌流療法の実施によって梗塞サイズの縮小・合併症の発生抑制・生命予後改善が見込まれるため，救急の現場では簡潔かつ必要十分な患者説明が求められる．CCU入室後には心破裂予防のため緩下剤（酸化マグネシウム）の投与に加えて，排便時に息まないこと・二重負荷禁止を指導する必要がある．

■ 医療スタッフへの指示

- 速やかな再灌流療法成功のためには，救急現場の医療スタッフとの連携・意識づけが重要である．

急性心筋梗塞合併症とその対策

Managements of complications in acute myocardial infarction

生田新一郎　近畿大学・循環器内科
宮崎俊一　近畿大学教授・循環器内科

【概念】

急性心筋梗塞の急性期治療は，梗塞サイズ縮小を目的とした早期再灌流療法が中心となる．しかし，良好な再灌流が得られたとしても，一定時間心筋血流が途絶えたことによる

心筋壊死が存在している．これら心筋壊死により引き起こされる合併症は急性心筋梗塞合併症とされ，ポンプ失調（左心不全，心原性ショック），心破裂，右室梗塞，不整脈など対応が遅れると致死的となる重篤な合併症が多い．したがって心筋梗塞急性期には，各症例の重症度判定を行い，心筋梗塞合併症に対する評価が必要となる．

Ⅰ．ポンプ失調（心原性ショック）に対する対応

【病態】

急性心筋梗塞の合併症の1つに，左室の急激な収縮力低下が生じたために低心拍出状態を呈するポンプ失調があり，心原性ショックや左心不全が含まれる．心原性ショックとは，心拍出量が減少することによる血圧低下（一般的には収縮期血圧が90 mmHg 以下）に伴い，意識障害，四肢冷感，乏尿などの末梢循環不全，臓器血流不全を呈する状態である．本稿では心原性ショックに対する対応を記述し，心不全への対応は別項に譲る（⇒92頁）．

【診断のポイント】

血圧の測定と意識状態の確認を迅速に行う．血圧が低下している場合には，四肢末梢動脈の触知を行い，微弱な場合には大腿動脈や総頸動脈の拍動を確認する．四肢末梢の循環不全による冷感やチアノーゼの有無を確認し，腎血流不全による乏尿の合併がないかを確認する（必要であれば尿道バルーンを挿入）．血行動態を詳細に評価するにはスワン-ガンツカテーテルが有用であり肺動脈楔入圧と心係数の評価を行う．

【治療方針】

1．低血圧，低心拍出状態に対する治療

低血圧，低心拍出状態の原因が，低下した左心収縮能を補うだけの循環血液量（前負荷）が不足していると判断した場合は，肺動脈楔入圧を確認しながら輸液を行う．しかし，ショック状態にて時間的な余裕が無い場合には，血圧上昇を目的としたカテコラミン製剤（ドパミン，ノルエピネフリン）を投与する．

肺うっ血を合併しており輸液負荷が困難な状態で低心拍出が持続する場合には，心拍出量増加を目的としたカテコラミン製剤（ドブタミン）の使用を行う．カテコラミン製剤は，それぞれに薬理特性が異なっており，使用目的に合わせて選択される．

❶ドブタミン：β_1受容体に作用するため血管収縮作用は弱いが，心収縮力を増強することで心拍出量を増加する．ドパミンと比較すると心拍数増加作用が弱いとされている．

❷ドパミン：生体内ではノルエピネフリンの前駆物質であり，α受容体とβ受容体を直接刺激し心収縮力と心拍数を増加する．2 μg/分/kg 以下の少量ではドパミン受容体を介して腎，腸間膜，脳，冠動脈を拡張させ，4 μg/分/kg 以上の高容量になるとα受容体を介する血管収縮作用が強くなると考えられている．

❸ノルエピネフリン：β受容体に作用する心収縮能増強とα受容体を介する強力な血管収縮作用を示すが，末梢血管収縮作用は心臓後負荷増加につながるため，臓器血流が維持できない低血圧時に用いられる．

> **処方例** 心拍出量増加を目的として下記を投与する．
>
> ドブトレックス注（100 mg/5 mL/A） 3アンプル＋生理食塩水 85 mL（合計 100 mL）を 1～3 mL/時で点滴開始
> 血圧，心拍出量をモニターしながら増減

2．機械的補助循環装置

急性心筋梗塞に合併した心原性ショックに対してカテコラミンを中心とした薬物療法を行うが，効果不十分と判断した場合には速やかに機械的補助循環装置である IABP（IntraAortic Balloon Pump），場合によってはPCPS（Percutaneous Cardio-Pulmonary Support）の使用を考慮すべきである．

IABP は近年バルーンのシャフト径が縮小

されたことに伴い使用および管理が行いやすく改良されており，挿入側の下肢疱血に注意しつつ禁忌事項がなければ機械的補助循環装置の第一選択として使用する．

PCPSを用いる場合には，先にIABPが使用されている場合が多く，併用で使用することによって，PCPS単独では得られない後負荷の軽減作用と拍動性の圧補助作用を得ることができる．

II. 心破裂
【病態】
急性心筋梗塞に合併する心破裂には，左室自由壁破裂，心室中隔穿孔が含まれる．左室自由壁破裂は重篤な心筋梗塞合併症の1つである．発症様式は，①徐々に心囊液増加を来すoozing型と，②突発的に発症するblow-out型に分類され，blow-out型では救命が困難なことがほとんどである．梗塞発症後の心筋が脆弱な時期に多く発症するとされ，発症1週間以内が特に危険性が高い．心室中隔穿孔は心室中隔に発生した心破裂で，血行動態的には左室から右室への血流短絡を生じ，ショックや心不全を呈する．

【診断のポイント】
心破裂の診断は心エコー検査が有用であり，echo free spaceとして心囊液貯留が観察される．blow-out型は急激に血圧低下，ショック状態となる．oozing型では徐々に心囊液増加を来すため，心筋梗塞の経過中に心エコー検査で新たに出現したecho free spaceを認めた場合には経時的に心エコー検査をフォローアップする必要がある（図1）．

心室中隔穿孔は，聴診にて胸骨左縁第4〜5肋間（穿孔部位によっては心尖部側）に大きく粗い全収縮期雑音を聴取することが多い．発見には聴診が有用であるが，同じく心筋梗塞合併症である乳頭筋断裂に伴う僧帽弁逆流症も類似の心雑音を呈するので鑑別が必要である．いずれにしても心エコー検査は有用であり，心室中隔穿孔の診断には左室から右室

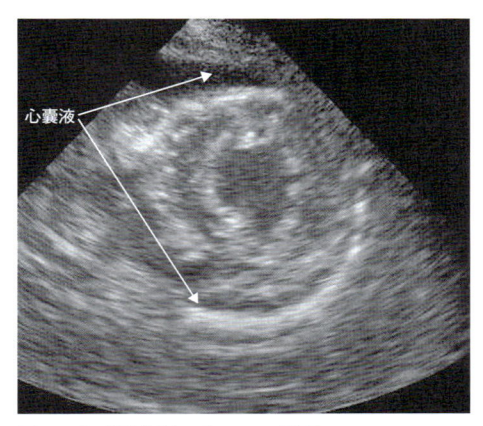

図1 心破裂症例の心エコー所見
急性前壁心筋梗塞発症2日目に，突然の血圧低下あり，心エコー所見にて心囊液の増加を認めた．直ちにIABPおよびPCPS挿入を行い，緊急手術施行することで救命し得た．

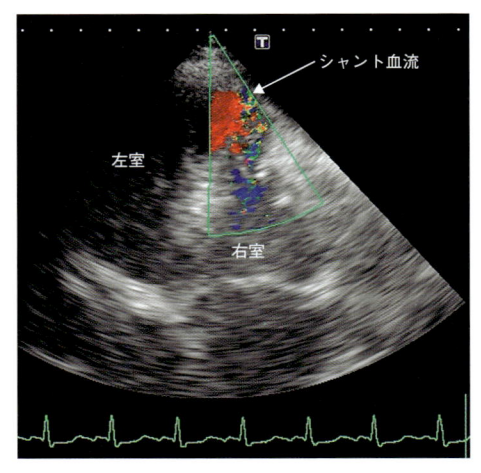

図2 心室中隔穿孔症例の心エコー所見
急性前壁心筋梗塞の経過中に，血圧低値と尿量低下あり，聴診所見にて収縮期雑音を聴取したため，心エコー検査を行い，左室から右室へのシャント血流を検出した．その後に施行した右心カテーテル検査で右房76.4%に対して右室91.1%と酸素飽和度の上昇を確認した．IABP挿入後に心臓血管外科にて手術治療となった．

への短絡血流を検出する（図2）．心エコー検査で判定が困難な場合にはスワン-ガンツカテーテルで右心系血液ガスサンプリング検査

にて右房から右室での O_2 ステップアップを検出する方法がある．

【治療方針】

高血圧は，心筋酸素消費量を増加させるだけでなく，心室破裂の危険性も高めると考えられており，血圧のコントロールが重要である．一般的に初期の血圧コントロールには，ニトログリセリン静脈投与などの容量調整しやすい薬剤が用いられる．

左室自由壁破裂症例の救命には外科的手術が必要となるが，blow-out 型で発症した場合には突発性に心タンポナーデとなるため，手術までの血行動態維持目的にて PCPS を用いる．

心室中隔穿孔は，心不全状態からショック状態に移行する症例を認めるため，内科的心不全治療および IABP など機械的補助循環装置を用いて全身状態の安定を図り外科的治療を行う．

Ⅲ．右室梗塞

【病態】

右冠動脈閉塞による下壁梗塞に右室枝閉塞に伴う広範囲な右室梗塞を合併した症例は，右室収縮力および右室拍出量の低下による左室充満の低下，それに伴う左室低心拍出状態を来す場合がある．右室梗塞時の血行動態は右房圧上昇，血圧と心係数の低下がみられ，重症になると平均右房圧が肺動脈楔入圧を超える．

【診断のポイント】

右側心電図検査にて V_{4R} の ST 上昇，心エコー所見にて右室の収縮低下，スワン-ガンツカテーテルで右房圧上昇があり，平均肺動脈楔入圧−平均右房圧 ≦ 5 mmHg などの所見から診断される．

【治療方針】

右室梗塞に伴う低心拍出の治療は，肺動脈楔入圧が低い場合にはまず輸液負荷を行う．そのうえで，厳密な輸液量の調節を行うために，スワン-ガンツカテーテルを挿入し血行動態を確認することが望ましい．輸液でも血圧が維持できない症例ではカテコラミン製剤を使用し，さらには IABP を用いることもある．

Ⅳ．不整脈の管理

【病態】

心筋梗塞急性期には，梗塞領域の残存心筋や刺激伝導系に電気的不安定が生じ，頻脈性および徐脈性の不整脈が出現する可能性がある．

不規則な波動として記録される心室細動は，突然の血圧低下から意識消失，ショック状態を来す重篤な不整脈である．心室頻拍は心室性期外収縮が 3 連発以上連続したものであるが，頻拍が早く持続する場合には血圧低下や血行動態悪化を伴う．上室性頻拍である心房細動は，頻脈状態となる場合には血行動態が悪化する場合がある．

徐脈性不整脈である房室ブロックは，房室結節枝が右冠動脈から分枝することが多いため，右冠動脈閉塞症例に合併しやすい．

【診断のポイント】

不整脈の出現を早期に発見するため，心筋梗塞急性期には心電図を経時的にモニターする必要がある．モニターにて異常を検知し，血圧や意識状態に時間的余裕があれば 12 誘導心電図検査を行うが，血行動態が不安定な場合には治療を優先する．

【治療方針】

1．心室細動，心室頻拍

心室細動および血圧低下を伴う心室頻拍治療の第一選択は，電気的除細動である．電気的除細動不成功例や心静止例では，ただちに心肺蘇生を開始する．

薬物療法として，リドカインは心室細動へ移行する可能性のある持続性心室性不整脈が出現した場合や心室性不整脈再発抑制目的に使用されるが，心筋梗塞全例へ一律的な投薬は推奨されていない．カリウムチャネル抑制薬であるアミオダロンは，急性心筋梗塞後の

心室性不整脈抑制に有効という報告がある．

2. 心房細動

心筋梗塞発症後に生じた心房細動は，血行動態に悪影響を及ぼす場合，静脈麻酔下での電気的除細動を考慮する．心拍数調整には，心機能が低下していなければβ遮断薬もしくはベラパミル，ジルチアゼムなどのカルシウム拮抗薬を用いる．塞栓症予防が必要な症例には，抗凝固療法を行う．

3. 徐脈性不整脈

高度房室ブロックに代表される徐脈性不整脈の合併治療には，一時的経静脈式ペーシングカテーテルの挿入を行う．緊急時にはペーシングカテーテル挿入までの間，体外式経皮ペーシングの利用も有用である．急性心筋梗塞に合併した高度房室ブロックは一過性のことも多く，必ずしも永久ペースメーカの植込みが必要とは限らないため心電図による経過観察が必要である．

■ 入院・専門医へのコンサルテーション

- 急性心筋梗塞治療の大原則は早期の再灌流療法であり，症状および心電図所見から急性心筋梗塞を疑った場合には，早急に循環器科へのコンサルテーションもしくは再灌流療法施行可能な施設への救急転送を行う．

■ 患者説明のポイント

- 急性心筋梗塞は，内科系救急疾患のなかでも致死的となりうる重症救急疾患であること，予後改善のためには発症早期の再灌流療法や急性期合併症への対応の重要性を説明する．

■ 医療スタッフへの指示

- 心筋梗塞の急性期には，一見安定しているように見えても致死的不整脈，心破裂，僧帽弁閉鎖不全などによりバイタルサインが急変することがある．血圧，心拍数，呼吸状態の変化には注意が必要でありモニターにて監視を行う．

急性心筋梗塞に合併する心不全の治療

Pump failure in acute myocardial infarction

堀井　学　市立奈良病院・循環器内科・部長
斎藤能彦　奈良県立医科大学教授・第1内科

【概念】

急性心筋梗塞（acute myocardial infarction；AMI）に合併する心不全は，急性期の左室壁運動低下による急性左心不全，右室梗塞例における右心不全，機械的合併症による心不全などがある．また，亜急性期に左室リモデリングによる心不全を呈する症例もある．本項では，急性左心不全および左室リモデリングを中心に解説し，右室梗塞（⇒434頁），機械的合併症については別項を参照されたい．

【病態】

AMIは，冠動脈粥状硬化病変のプラーク破綻とそれに引き続く血栓形成による冠動脈の閉塞または高度狭窄により発症する．AMI急性期での心不全は，病変冠動脈の灌流する心筋が虚血に陥って壁運動が消失し，急性ポンプ失調に陥るのがその病態である．責任病変が右冠動脈であれば左室の下壁が，左前下行枝であれば前壁，回旋枝であれば側壁・後壁が障害され，障害範囲が大きいほどポンプ失調はより重篤となる．

ST上昇型AMI（STEMI）では，貫壁性の心筋壊死が生じその部位の壁運動は消失する．一方，非ST上昇型AMIで心内膜側のみ障害を受け壁運動が保たれる場合があるが，冬眠心筋や気絶心筋などに陥ると壁運動は消失する．また，比較的広範囲の心筋梗塞では亜急性期に左室のリモデリングにより，左室内腔の拡張や左室の収縮・拡張不全を来し，心不全を発症する．

【診断のポイント】
1. AMIとそれに合併する心不全の診断
　AMIの急性期診断は簡便で迅速な身体所見，心電図，心エコーで判断する．AMIと診断されれば，心機能低下に留意して以下をチェックする．ただし，これらの検査に時間をかけて責任冠動脈の再灌流を遅らせることがあってはならない．

2. 身体所見
　バイタルサインの把握や一般的な心不全に対する診察が必要であり，さらに意識障害，四肢冷感，尿量減少などの急性循環不全の徴候を見逃さないことが重要である．

3. 心電図
　心筋梗塞の部位・範囲，ST上昇型か否か，不整脈の出現，下壁梗塞であれば右側胸部誘導で右室梗塞の有無などを判定する．

4. 胸部X線
　肺うっ血の有無，胸水，心拡大などを判定する．肺疾患の有無も判定する．

5. 心エコー
　来院時に心エコーで梗塞部位・範囲を推定する．さらに，左室収縮能，弁膜症の有無（特にIABPが必要な例では大動脈弁閉鎖不全の有無や程度），機械的合併症（心室中隔穿孔，心囊液の有無（左室自由壁破裂），僧帽弁逆流（乳頭筋・腱索断裂））などをチェックする．

6. 血液検査
a．心筋逸脱酵素の測定
　hFABP（ラピチェック）は発症2時間，心筋トロポニンT（トロップT）は4時間，クレアチンキナーゼ（CK）は6時間程度で上昇する．来院時の採血でこれらの心筋逸脱酵素の上昇がなくてもAMIは否定できないことに留意する．急性期再灌流後の心筋逸脱酵素（CK，CK-MB）のピーク値は，梗塞範囲のサイズの目安となる．

b．脳性ナトリウム利尿ペプチド（brain natriuretic peptide；BNP）
　AMIでは急性期に心筋の壊死によりBNPが上昇する．これは発症約12時間でピークとなり以後低下する．広範囲の梗塞では発症後1～2週後に再上昇することがあり，左室リモデリングとの関連があると考えられている．

c．腎機能
　急性期の冠動脈造影・再灌流療法で造影剤を使用するため来院時に腎機能をチェックする．急性期の循環管理においても，腎機能は重要なファクターである．また，AMIの予後に退院時の腎機能が関連するため，急性期の管理で腎保護の観点が必要である．

7. スワン-ガンツカテーテル
　スワン-ガンツカテーテルでのForrester分類に従った血行動態の把握が，急性期の心不全管理に参考にされている（⇒82頁参照）．心不全患者に対してスワン-ガンツカテーテルのルーチンの使用はその予後を改善せず感染のリスクを増加させると考えられているが，AMIではほとんどの例で急性期に再灌流療法が施され，PCI後にカテーテル室での挿入は比較的容易であり，血行動態が悪化している例では急性期短期間留置しモニタリングすることは臨床的に有用と考えられる．

【治療方針】
　AMIの急性期の心不全のコントロールには，梗塞サイズをいかに小さくするかと障害された心機能をいかにサポートするかが重要である．重症であればあるほど，積極的に再灌流療法と補助循環を適応することが望ましい．

　急性期はForrester分類を参考に治療方針が決定されるが，実際には個々の病態を慎重に検討し治療が選択される．AMI急性期の循環管理は血圧，尿量，心拍出量，末梢循環などをリアルタイムにモニタリングして治療法や使用薬剤を選択する．心拍出量が低下している病態（Forrester分類SubsetⅢ/Ⅳ）では，補助循環や強心薬などが推奨され，心前負荷が増加している病態（SubsetⅡ/Ⅳ）では，血管拡張薬や利尿薬などが推奨される．

ただし，SubsetⅡから心前負荷を減少させると心拍出量も減少しSubsetⅢやⅣになることもあり，またSubsetⅢに輸液をしても心拍出量があまり増加せずにSubsetⅣに移行する例があり，単純にこれらの治療方針を当てはめることは危険である．

心前負荷の軽減には，利尿薬，亜硝酸薬などの血管拡張薬，カルペリチドなどが使用され，尿量が十分でないときは持続的血液濾過透析（CHDF）なども考慮される．心前負荷の増加には輸液や輸血が行われる．心後負荷の軽減に，亜硝酸薬などの血管拡張薬，アンジオテンシン変換酵素（ACE）阻害薬，アンジオテンシンⅡ受容体拮抗薬（ARB）などが使用される．また心後負荷の増加，血圧の上昇，心拍出量の増加を目的として，ノルアドレナリン，アドレナリン，ドパミン，ドブタミンなどのカテコールアミンが使用される．しかし，急性期にこれらの薬剤を使用するときはできるだけIABPなどの補助循環の併用し，その使用はできるだけ短期間にとどめておくべきと考えられる．

【治療法】
1．薬物療法（静注薬）
a．亜硝酸薬
心前負荷の軽減．血圧低下に注意する．特に右室梗塞合併例では禁忌．24時間以内のジルデナフィル（バイアグラ）の内服があれば禁忌．

処方例 下記のいずれかを用いる．

> 1）ニトロール0.05％溶液注0.05％溶液（5 mg/10 mL/A）　3.0 mL/時　から点滴静注にて開始，適宜20 mL/時まで増量
> 2）ミリスロール注（5 mg/10 mL/A）　0.05 μg/kg/分　点滴静注から開始，適宜0.2 μg/kg/分まで増量

b．ナトリウム利尿ペプチド
左室のリモデリング予防．左室前負荷・後負荷の軽減．

処方例

> ハンプ注（1,000 μg/V）　0.02 μg/kg/分点滴静注から開始，適宜0.1～0.2 μg/kg/分まで増量

c．ホスホジエステラーゼⅢ阻害薬
心後負荷の軽減．心拍出量の増加．血圧低下．

処方例

> ミルリーラ注（10 mg/10 mL/A）　0.25 μg/kg/分　点滴静注から開始，0.75 μg/kg/分まで増量可能

d．カテコールアミン
低心拍出状態，低血圧で使用．心収縮力増大，心拍数増加．

処方例 下記を単独もしくは併用で使用，血行動態を監視しながら増減．

> 1）イノバン注（100 mg/5 mL/A）
> 　1～10 μg/kg/分　点滴静注
> 2）ドブトレックス注（100 mg/5 mL/A）
> 　1～10 μg/kg/分　点滴静注

2．薬物療法（内服薬）
a．抗血小板薬
経皮的冠動脈形成術（PCI）後は抗血小板薬が必須．

処方例 冠動脈ステント留置後に下記を併用する．

> バイアスピリン錠（100 mg）　1錠　分1朝，初日のみ2～3錠を来院時
> プラビックス錠（75 mg）　1錠　分1　朝，初日のみ4錠　PCI後　保外　効能・効果

b．ACE阻害薬
左室リモデリングの防止，死亡率の改善を目的に用いる．

処方例

> レニベース錠（5 mg）　0.5～2錠　分1朝

c．ARB
　ACE 阻害薬不耐例や心機能低下例で用いる．

> **処方例**
>
> ディオバン錠（80 mg）　0.5〜2 錠　分 1 朝

d．アルドステロン拮抗薬
　心不全合併例，高 K 血症に注意

> **処方例**
>
> セララ錠（50 mg）　0.5〜2 錠　分 1 朝

e．β 遮断薬
　左室リモデリングの防止．不整脈の抑制．心機能の改善．亜急性期〜慢性期にはできるだけ増量する．心不全の悪化に注意．

> **処方例**
>
> アーチスト錠（2.5 mg）　1〜4 錠　分 2 朝夕

f．ホスホジエステラーゼⅢ阻害薬
　β 遮断薬の増量が困難な例に補助薬として用いる．

> **処方例**
>
> アカルディカプセル（1.25 mg）
> 1〜4 カプセル　分 1〜2　朝夕

3．非薬物療法

a．大動脈バルーンパンピング（intra-aortic balloon pumping；IABP）
　急性循環不全，血圧低下，心拍出量低下，再灌流療法不成功例（TIMI2 以下）などで用いる．中等度以上の大動脈弁閉鎖不全では禁忌．

b．経皮的心肺補助（percutaneous cardiopulmonary support；PCPS）
　IABP でも血圧や循環が維持できない症例で導入する．

c．非侵襲的陽圧呼吸法
　急性左心不全による肺水腫に対して用いる．

d．人工呼吸法
　急性左心不全による肺水腫に対して用いる．

e．陽圧呼吸法
　AMI 後の睡眠時無呼吸症候群に対して用いる．

■ 入院・専門医へのコンサルテーション
- 急性心筋梗塞に合併した心不全の治療は，入院は必須で CCU などでの集中治療が望ましい．IABP などの循環補助が必要になることも多く，専門医へのコンサルトも必須である．

■ 患者説明のポイント
- 急性心筋梗塞で循環不全がある症例では死亡率が高いことを説明する．さらに急性期の機械的合併症や不整脈による突然死の可能性についても説明が必要である．

■ 医療スタッフへの指示
- 血行動態の正確な把握が重要であり，血圧，心拍数，心拍出量，尿量，末梢循環不全徴候などを注意深く観察する必要がある．

心筋梗塞における抗不整脈薬の使い方

Antiarrhythmic therapy in acute myocardial infarction

浅野　拓　昭和大学講師・循環器内科学
小林洋一　昭和大学教授・循環器内科学

【概念】

　狭心症や心筋梗塞などの虚血性心疾患急性期には，心筋を栄養している冠動脈の狭窄や閉塞などによって生じる，**心筋細胞の虚血＝酸素不足＋組織灌流の低下（代謝産物の蓄積）** がその病態のメインである．心筋細胞が虚血に陥ると数秒後から電気生理学的変化が始まり，虚血の度合いや時間により変化していく．心筋虚血は活動電位持続時間を延長し伝

導速度は低下させ，梗塞部位の線維化は遅延伝導を引き起こす．延長した活動電位持続時間はtriggered activityから期外収縮が出現し，伝導速度の低下と遅延伝導部位によりリエントリー性不整脈が生じる．虚血時にはイオンチャネルのホメオスターシス（予備能力）が低下しており，抗不整脈薬による催不整脈作用にも注意が必要である．

【心室性不整脈】

1．心室細動

心筋虚血の急性期には心室細動が出現する．急激に延長した活動電気持続時間は遅延後脱分極（delayed after depolarization；DAD）を発生し，triggered activityから心室性不整脈を発症する．近年ではAEDが普及して，院外発症の致死性不整脈（心室細動）も救急隊による除細動が行われるようになり救命率が上昇している．しかし，電気的除細動でも停止しない場合，あるいは再発する場合は，アミオダロン125 mg・静注またはニフェカラント0.15〜0.3 mg/kg・静注，場合によってはプロカインアミド20 mg/分・持続静注が選択される．

アミオダロンは，静脈注射で投与するとNaチャネル＋Ikr＋Ik1遮断薬として作用する．弱心作用が弱く，効果ある場合は持続静注，内服へと変更できる．欠点としては高率な副作用（①間質性肺炎，②甲状腺機能低下症，③角膜色素沈着），非常に長い半減期があげられる．ニフェカラントはIkr単独の遮断薬で弱心作用が弱く，半減期が短い．欠点としてはQT延長作用が強く，0.3 mg/kgを使用するとほぼ前例でQTが延長し，症例によってはtorsade de pointes（TdP）を発生する．そのため，ニフェカラントが効かなくて不整脈が出ているのか，ニフェカラントの催不整脈作用で発症しているのかがわからなくなることがあるので注意が必要である．

アミオダロンやニフェカラントを使用しても，治療抵抗性の場合は，IABPおよびPCPSを挿入し，血行動態を確保したうえで緊急PCIを考慮する必要がある．残存虚血の関与が薄いときには，緊急カテーテルアブレーション術も考慮する．また，血清電解質で低K血症や低Mg血症は不整脈を助長するので高めにコントロールするべきである．

2．心室頻拍

単形性心室頻拍は異常自動能によるfocal VTやマクロリエントリーによるリエントリー性心室頻拍が疑われる．ショックバイタルや肺水腫，狭心症を伴う場合には，緊急で電気的除細動が必要となる．二相性の電気的除細動であれば同期電気ショックで50-100 Jで停止する可能性があり，低エネルギーから開始すべきである．血行動態が維持されており，肺水腫，狭心症がみられない場合には，アミオダロン125 mg・10分かけて静注する．効果ない場合はごく少量のランジオロール（β遮断薬）0.5 μg/kg/分・持続点滴（保外・用法用量）の追加，さらには深鎮静による交感神経の抑制などを追加する．残存虚血が疑われる場合はPCIを積極的に考慮する．残存虚血の関与が薄い場合は緊急カテーテルアブレーション術を考慮する．

3．Accelerated Idioventricular Rhythm（AIVR）

AIVRは促進性（頻拍性）心室固有調律と言い，60〜120/分前後の心拍数の心室性頻脈である．心拍数や心機能にもよるが，血圧の低下がそれほどなく通常は緊急治療の対象とはならない．急性心筋梗塞の亜急性期2日以内に出現することが多い．AIVR自体は洞調律と心拍数の近い領域での心室固有調律であるため，連結期は長く，心室細動などの不整脈に移行することは稀である．CAST studyにおいても，心拍数100以下のAIVR症例は死亡率も低く，治療の必要がないとされている．治療が必要な場合はランジオロール（β遮断薬）0.5 μg/kg/分・持続点滴（保外・用法用量）が効果ある場合がある．

【上室性不整脈】

心房細動や心房粗動の上室性頻拍は通常の

心機能であれば問題ないが，虚血性心疾患の低左心機能の症例では血行動態の悪化を伴い，緊急の処置を必要とする．

1. 心房細動

虚血性心疾患の低左心機能患者が心房細動を発症すると，心房補助収縮が消失し心機能が悪化する．心機能にもよるが脈拍が120以上持続するようであれば，何らかの処置が必要となる．ランジオロールの持続点滴によりある程度の心拍数は抑制できるが，心機能の高度に低下している症例ではβ遮断薬が使用できない場合もある．ジゴキシンは弱心作用がなく使用しやすいが，DADを誘発する場合があるので，心室性の催不整脈に注意が必要である．アミオダロンは弱心作用が弱いため高度の心機能低下例では肺疾患などのアミオダロンの禁忌がなければファーストチョイスで使用している．

2. 心房粗動

心房粗動の停止や心拍数コントロールは強力な陰性変時作用の薬剤が必要となり，多くの場合そのような薬剤には陰性変力作用もあるため，使用は躊躇される．電気的除細動で低エネルギーでも停止するので，積極的に電気的除細動を試みる．再発する場合はカテーテルアブレーションを考慮する．

3. 発作性上室性頻拍

発作性上室性頻拍はベラパミルやATPで停止可能であるが，虚血性心疾患の急性期で低左心機能の場合はATPの使用が躊躇される．電気的除細動ならば低エネルギーでも停止するので，積極的に電気的除細動を試みる．再発する場合はカテーテルアブレーションを考慮する．

【徐脈性不整脈】

洞性徐脈に対しては硫酸アトロピンを使用する．低左心機能を伴う場合にはドブタミンも効果がある．イソプロテレノール（イソプレナリン）は催不整脈作用があるため使用しない．高K血症などの電解質異常を伴う場合には速やかに補正する．薬剤抵抗性の洞性徐脈であれば一時的経静脈ペーシングを速やかに行う．心停止や高度の徐脈でバイタルが安定せず，一時的ペーシングカテーテル挿入の時間的余裕のない場合には，貼付け電極によるによる体外式一時的ペーシングを考慮する．房室ブロックも同様の考えであるが，原因として，右冠動脈の狭窄や閉塞があるので，PCIも考慮する必要がある．

■ 入院・専門医へのコンサルテーション

- 心機能低下例での抗不整脈薬の使用は慎重を要するため，また，このほど不整脈専門医が新設されたこともあり，重症例は専門医に相談する．

■ 患者説明のポイント

- 心筋梗塞における突然死の多くは重症不整脈に起因している．心筋梗塞発症後には不整脈の予防が予後を作用する重要なポイントの1つになるので，不整脈治療が必要である．

■ 医療スタッフへの指示

- 心筋梗塞後の不整脈では血行動態が破綻する可能性があり，早期発見早期治療が最も重要であるため，モニター管理は必須．

心筋梗塞後合併症に対する外科治療

Surgical treatment for complications of myocardial infarction

桑木賢次　順天堂大学准教授・心臓血管外科
天野　篤　順天堂大学教授・心臓血管外科

【治療方針】

外科治療が必要となる心筋梗塞後合併症には，①左室自由壁破裂，心室中隔穿孔，僧帽弁乳頭筋断裂，進行性残存心筋虚血などの急性期合併症と，②左心室瘤，虚血性僧帽弁閉鎖不全，虚血性心筋症などの慢性期合併症がある（表1）．

表1 急性心筋梗塞の急性期機械的合併症の特徴

	左室自由壁破裂	心室中隔穿孔	僧帽弁乳頭筋断裂
頻度(急性心筋梗塞における)	1～6%	1～3%	1%
症状	胸痛，血圧低下，意識消失，突然死	胸痛，血圧低下，呼吸困難	胸痛，血圧低下，呼吸困難
身体所見	静脈圧上昇，奇脈，不整脈，心原性ショック	thrillを伴う汎収縮期雑音，心原性ショック	汎収縮期雑音(心雑音が聴取されない場合もある)，肺うっ血，心原性ショック
検査所見	心エコー：心囊液貯留 心電図：electromechanical dissociation，頻脈性不整脈，徐脈性不整脈	心エコー：心室中隔穿孔，左-右シャント スワン-ガンツカテ：肺動脈血での酸素飽和度上昇	心エコー：乳頭筋断裂，僧帽弁逸脱，僧帽弁逆流 スワン-ガンツカテ：肺動脈楔入圧でv波増高
治療	Blow-out型：PCPS，緊急手術，Oozing型：心囊穿刺，緊急手術	IABP，人工呼吸，早急な外科治療	IABP，人工呼吸，早急な外科治療

【左室自由壁破裂】

1．概念

急性心筋梗塞後1～6%で発症する．急激な血行動態の悪化を呈するBlow-out型と，比較的緩徐に血行動態悪化が進行するOozing型に分類される．左室自由壁破裂は心筋梗塞発症から1週間以内に生じることが多く，危険因子は高齢，女性，高血圧，初回心筋梗塞などが報告されている．Blow-out型では急激な心タンポナーデによる血圧低下，静脈圧上昇，奇脈，意識消失，電気収縮解離(electromechanical dissociation)を呈する．Oozing型では胸痛，血圧低下，頻脈などが認められる．いずれも心エコーにて心囊内血液貯留を確認する．

2．治療

全例で外科治療の適応となるが，Blow-out型では外科治療開始までの循環動態の維持が極めて困難である．CCUにおいて人工呼吸，PCPS(経皮的心肺補助装置)を迅速に行い，引き続き外科的修復に移行する．

手術手技は，①破裂心筋を含む梗塞部位切除と欠損心筋パッチ閉鎖術，②心筋切除を伴わない破裂部位の直接縫合閉鎖術，③GRF糊(Gelatin Resorcinol Formaldehyde glue)とパッチ心筋縫合による破裂閉鎖術などである．Oozing型に対する外科修復手技としてsutureless techniqueの有用性が最近注目されている．心膜パッチ(自己心膜，馬心膜)またはテフロンパッチとGRF糊の組み合わせ，もしくはシート状生物学的組織接着閉鎖剤(タココンブ)を破裂部位に張り付けて圧迫止血を行う方法である．

【心室中隔穿孔】

1．概念

急性心筋梗塞の1～3%に合併する．自然予後は不良であり死亡率は発症から1週間で50%，6週間で87%と報告されている．心室中隔は前側2/3は左前下行枝から，後側1/3は右冠動脈から血液供給を受けている．したがって前中隔穿孔は左前下行枝の急性閉塞により生じ，後中隔穿孔は右冠動脈の急性閉塞に合併する．重症例では心原性ショック状態から急性呼吸不全，腎不全を合併し多臓器不全に陥る．

2．診断

心不全状態を呈する場合には本症を疑う．thrillを伴う汎収縮期雑音の聴取，心エコー検査による左右シャントの存在，スワン-ガンツカテーテルによる肺動脈血での酸素飽和

度のステップアップを確認する．

3．治療

　血行動態が不安定であれば速やかにIABPを挿入し，低酸素血症が認められれば人工呼吸管理を行う．治療は原則的に緊急手術である．以前は心筋梗塞後の壊死心筋組織の線維化まで数週間待つことが勧められていた．最近の手術手技の改良により急性期のおける手術成績が向上してきており，より早期の手術介入が本症の治療成績の向上につながるものと考えられている．比較的血行動態の安定した心室中隔穿孔であっても，治療管理中に心破裂を合併する症例が報告されている．

　手術手技は，以前は①Daggett法に代表される心室中隔穿孔のパッチ閉鎖が基本術式であった．心筋梗塞に陥った左室を切開し，壊死中隔切除後に中隔の健常部位にパッチを縫合し，左室を再縫合閉鎖する方法である．本法では脆弱な左室縫合線に左室内圧がかかり止血に難渋した．さらに遠隔期の心不全の再発が問題であった．

　一方，David医師が考案した画期的な術式が②infarct exclusion法である．心室中隔から左室自由壁心内膜側の健常部位にパッチを縫着することで，穿孔部位と梗塞部位を左室腔から右室腔に転換し低圧化する(穿孔部位と梗塞部位の exclusion)．それにより，左室心筋閉鎖縫合線には左室内圧がかからないため止血が容易となり，現在では標準術式となっている．さらに，本術式は結果的に左室形成術の効果も有しており早期成績のみならず遠隔成績の心不全予防効果も期待できる．

【僧帽弁乳頭筋断裂】
1．概念

　僧帽弁乳頭筋断裂により，急性僧帽弁閉鎖不全および急性心不全に至る疾患である．本症は心筋梗塞発症から1週間以内に生じることが多く，発生頻度は急性心筋梗塞の1%である．僧帽弁乳頭筋断裂の75%は後乳頭筋断裂，25%が前乳頭筋断裂と報告されている．前乳頭筋は左前下行枝と左回旋枝の二重支配であるのに対して，後乳頭筋は右冠動脈あるいは左回旋枝からの単独血流支配であるため後乳頭筋断裂の発生頻度が高い．

2．診断

　聴診により心尖部の収縮期雑音の有無を確認する．ただし心筋梗塞による重症の低左心機能が存在する場合，明らかな収縮期雑音が聴取されない場合がある．心エコー検査を行い，僧帽弁逸脱，乳頭筋断裂，僧帽弁逆流を確認する．スワン-ガンツカテーテルでは肺動脈楔入圧波形において巨大v波を呈する．

3．治療

　IABPを含めた呼吸循環管理と同時に，外科治療の準備を開始する．外科治療は後尖一区域に限局した乳頭筋断裂であれば弁形成が可能であるが，一般的には僧帽弁置換術である．その際，弁切除は必要最低限にとどめて，弁下組織と乳頭筋コンプレックスの温存を図り左室機能保持に努める．

【左心室瘤】
1．概念

　貫通性心筋梗塞後に病巣が瘢痕化菲薄化し，無収縮（akinesis）もしくは奇異性収縮（dyskinesis）を呈する左室心筋の限局的瘤形成を生じた状態である．瘤が大きい場合には左室心拍出量の著しい低下を来す．

2．診断

　心電図は特徴的であり持続的ST上昇を認める．心エコー検査，左室造影検査，MRI検査が診断に有用である．

3．治療

　手術適応は，①内科治療抵抗性の心不全や重症不整脈，②瘤壁内血栓の存在と血栓塞栓症，③冠動脈バイパスの適応がある冠動脈疾患の合併，である．手術は左室瘤を切開し瘤の基部を縫縮しつつパッチ閉鎖し，その後切開した瘤壁を再閉鎖する方法(EVCPP；endo-ventricular circular patch plasty[Dor手術])が最近の標準術式となっている．重症不整脈に対しては，心筋健常部と瘤の境界域に対して凍結凝固治療（cryo-ablation）を施行

する．

【進行性残存心筋虚血】
1．概念
　急性心筋梗塞に対する適切な治療にもかかわらず心筋虚血が持続し，重症心不全や広範な心筋が新たな梗塞のリスクを伴う場合がある．

2．治療
　カテーテルインターベンションが適さない場合，緊急冠動脈バイパス術が適応となる．このような循環動態が不安定な状況の手術においては心拍動下冠動脈バイパス術（OP-CAB）に固執することなく，人工心肺使用心拍動下冠動脈バイパス術もしくは心筋保護，特に逆行性心筋保護を使用した心停止下冠動脈バイパス術を施行する．

【虚血性僧帽弁閉鎖不全】
1．概念
　心筋梗塞後遠隔期の合併症であり長期予後に関与するため最近注目されている．心筋梗塞後の心室リモデリングに伴う左室拡大により乳頭筋間の拡大と偏位が生じ，僧帽弁弁尖が牽引され（tethering），弁尖の接合が失われ僧帽弁閉鎖不全を生じる．虚血性僧帽弁閉鎖不全は前壁中隔梗塞，後下壁梗塞いずれにおいても生じうる．

2．治療
　虚血性僧帽弁閉鎖不全は心筋虚血と左室拡大が発症機序にかかわるため，その外科治療の際には冠動脈バイパス術や後述する左室形成術との合併手術として施行されることが多い．手術手技として，①人工弁リングを使用した僧帽弁輪縫縮術，②人工腱索を使用した後乳頭筋挙上術（papillary muscle relocation），③乳頭筋接合術（papillary muscle approximation），④二次腱索切断術（chordal cutting），⑤僧帽弁置換術，などが行われる．

【虚血性心筋症】
1．概念
　慢性的な心筋虚血により左室のびまん性無収縮（diffuse akinesis）を来し，著しい左室駆出率低下（LVEF＜30～35％）を生じた状態である．重症の虚血性心筋症に対する治療として心臓移植があり，特発性心筋症に続く第2の心移植の原因疾患である．しかし，ドナー不足，レシピエント適応を考慮すると，本症に対する心移植は極めて限定的な選択肢である．

　移植に代わる治療法が望まれる状況下において，新たな外科治療として左室形成術が発展し注目されるようになった．しかし，虚血性心筋症に対する左室形成術の予後改善効果に関して明確な結論は出ていない．唯一の前向き無作為試験（STICH trial）が2009年に報告され，虚血性心筋症に対する左室形成術は予後改善に無効であると結論づけられた．しかし，このtrialには対象症例，手術適応，手術手技，データ内容など多くの問題点が指摘されており，試験の見直しが強調されている．一方，多くの後ろ向き試験では左室形成術の有効性が示唆されており，本術式の今後のさらなる発展が期待される．

2．治療
　左室形成術の手術適応は，左室機能低下（LVEF＜30～35％），および左室容量増大：左室収縮期末期容量（LVESVI）80～100 mL/m^{2}以上である．多くの場合，冠動脈バイパス術や僧帽弁手術の合併手術を要する．左室形成術式はDor手術（EVPCC），SAVE手術（septal anterior ventricular exclusion），Batista手術（partial left ventriculectomy），左室オーバーラッピング手術，などが主要病変部位に応じて使い分けられる．

経静脈的冠動脈血栓溶解療法
Intravenous Coronary thrombolysis（IVCT）

嶽山陽一　昭和大学藤が丘リハビリテーション病院
　　　　　教授・循環器内科

【概要】

　冠動脈の不安定粥腫の破裂・崩壊に伴う血栓形成による内腔閉塞によって突然発症する急性心筋梗塞は，時間経過とともに心内膜側から外膜側に向かって心筋の壊死がどんどん進行し（wave front phenomenon），6～12時間くらいで梗塞領域がほぼ完成してしまう重篤な疾患である．このため，梗塞領域を縮小して心機能を保持するには，一刻も早い再灌流が何よりも肝要となる．

　血栓溶解薬による再灌流治療は，1979年に当時西独のRentropらによって，初めてストレプトキナーゼ（SK）を冠動脈内投与（intracoronary thrombolysis；ICT）して報告された．その後わが国でも，1980年代半ばからウロキナーゼ（UK）やtissue plasminogen activator（t-PA）を経静脈的に用いてIVCT（intravenous coronary thrombolysis）が検討されてきた．しかし，その再開通率はいずれもTIMI2までを含めてもせいぜい70～80%くらいで，しかも再開通まで少なくとも30分以上を要した．1990年に入ると経皮的冠動脈形成術（percutaneous transluminal coronary angioplasty；PTCA），さらに今世紀に入ってからはステントを用いる冠動脈インターベンション（percutaneous coronary intervention；PCI）による再灌流療法が中心となってきて，再開通率も90%以上でそれに要する時間も早ければ10分程度のケースも少なくない．

【IVCTの利点と欠点（PCIに対する）】

　現在，急性冠症候群（acute coronary syndrome；ACS）は，ST上昇型急性心筋梗塞（STEMI）と非ST上昇型急性心筋梗塞（NSTEMI），および不安定狭心症（unstable angina pectoris；UAP），心臓突然死（cardiac sudden death）に分類されているが，このうち血栓溶解療法の適応があるのはSTEMIのみである．これまでの内外での大規模臨床試験から，IVCTによる血栓溶解療法は，簡便で特別な処置や装置も不要であるが，そのTIMI3 flowまでの再開通率は50～60%程度であり，しかも高度狭窄を残すため再梗塞や虚血症状の再発頻度も高く，出血性副作用，特に頭蓋内出血が問題とされてきた．これに対して，PCIでは大がかりな装置を要し，24時間体制で習熟した術者や多くのコメディカル・スタッフを要するが，その再開率は95%程度と高く，冠動脈全体の走行も把握でき，ほとんど残存狭窄も残さないため，その後の心事故や出血性合併症も少ないというメリットがある．何よりもスタートすれば，迅速で確実な再灌流が得られるため，できればPCIを選択すべきであると，日本循環器学会が2008年度のガイドライン（急性心筋梗塞（ST上昇型）の診療に関するガイドライン）でも推奨している．

【実臨床における血栓溶解療法の意義】

　今まで述べたことは，内外の大規模臨床試験の成績をもとにしたもので，これらはいずれも循環器専門の一流施設で，しかも理想的な条件下で実施されたものばかりであり，およそ日常の現場における実態とはかけ離れていることが想定される．

　2004年のACC/AHA，あるいは2008年のESCガイドラインでも，まずはPCIを第一選択とすべきであるとしているが，2004年度の搬送に長時間を要する米国ではAMI患者の6割もの症例に，血栓溶解療法が施行されているといわれている．わが国ではほとんどのAMI患者は30分以内にPCI可能な施設に搬送可能で，今ではその80%以上がステントによる治療を受けていると考えられる．しかし，ガイドライン上は，患者到着後PCIまでに90分以上要することが予想され

表1　経静脈的血栓溶解療法のチェックリスト

Step 1. 虚血性胸痛(不快感)の持続時間は，15分以上かつ12時間以内？
　　　　↓　　○はい　　○いいえ　→　適応なし
　　　　12誘導心電図所見の隣接する2誘導以上でST上昇，または新規に出現した脚ブロック？
　　　　↓　　○はい　　○いいえ　→　適応なし

Step 2. 以下の10項目すべて「はい」であれば血栓溶解療法を実施
　　　　①収縮期血圧 180 mmHg 以下　　　　　　　　　　　　　　　　　　　　　　○はい　○いいえ
　　　　②収縮期血圧の左右差 15 mmHg 以内　　　　　　　　　　　　　　　　　　　○はい　○いいえ
　　　　③拡張期血圧 110 mmHg 以下　　　　　　　　　　　　　　　　　　　　　　○はい　○いいえ
　　　　④頭蓋内疾患の既往歴なし　　　　　　　　　　　　　　　　　　　　　　　○はい　○いいえ
　　　　⑤3カ月以内の明らかな非開放性頭部または顔面外傷　なし　　　　　　　　　○はい　○いいえ
　　　　⑥6週間以内の明らかな外傷，手術，消化管出血　なし　　　　　　　　　　　○はい　○いいえ
　　　　⑦出血・凝固系異常なし　　　　　　　　　　　　　　　　　　　　　　　　○はい　○いいえ
　　　　⑧心停止時のCPRは10分以内　　　　　　　　　　　　　　　　　　　　　　○はい　○いいえ
　　　　⑨妊娠していない　　　　　　　　　　　　　　　　　　　　　　　　　　　○はい　○いいえ
　　　　⑩進行性または末期の悪性腫瘍，重篤な肝または腎疾患　なし　　　　　　　　○はい　○いいえ

Step 3. 以下の1項目以上を満たす高リスク例は緊急PCIが直ちに開始できる施設へ救急車で搬送
　　　　①心拍数≧100回/分かつ収縮期血圧＜100 mmHg　　　　　　　　　　　　　　○はい　○いいえ
　　　　②湿性ラ音を聴取(Killip分類II以上)　　　　　　　　　　　　　　　　　　　○はい　○いいえ
　　　　③ショック徴候・症状あり　　　　　　　　　　　　　　　　　　　　　　　○はい　○いいえ
　　　　④血栓溶解療法が禁忌(Step 2の①〜⑩の1項目以上「いいえ」)　　　　　　　○はい　○いいえ

〔日本循環器学会　循環器病の診断と治療に関するガイドライン(2006-2007年度合同研究班報告)：急性心筋梗塞(ST上昇型)の診療に関するガイドライン(2008年版)，Circulation Journal Vol.73, Supplment. IV, p1354, 表1より転載〕

る場合には，10分以内に診断して躊躇なく30分以内にt-PAを静脈内投与すべきであるとされている．ただし，現在わが国で使用し得る血栓溶解薬は，改変型組織プラスミノーゲンアクチベーター(mutant t-PA)のモンテプラーゼと遺伝子組換えt-PA(rt-PA)のアルテプラーゼのみであり，これを禁忌例(**表1**)を除外してから，27,500単位/kgを，約2分かけてボーラス静注，アルテプラーゼでは29万〜43.5万IU/kgを最初の1〜2分間で投与量の10％を，続いて総量を計60分間で点滴静注する．

【血栓溶解療法の今後】

再灌流療法の目的も，発症後の経過時間によって異なる．すなわち，発症後3時間以内であれば，梗塞領域の縮小を第一の目標とするが，それ以上経過した場合には，梗塞範囲の拡大防止とともに，不整脈発現や心不全への進展抑制，さらには心室リモデリングの防止といった観点から施行される．

再灌流療法としての血栓溶解療法は，わが国においては2008年度の循環器疾患診療実態調査で，AMIに対して190施設・858例に施行されているが，これは2004年度の約半数にまで減少している．すなわち，その確実な再灌流率とそれに伴う心機能改善効果，出血性副作用等に加えて，PCI施設数やその搬送時間，一層の高齢化の進行に伴う重症例の増加などから，今後ともやはりPCI最優先で進んでいくものと考えられる．中には非常に血栓量豊富な例や血管の蛇行が著しく，PCIに不向きな症例等には血栓溶解療法の適応になる患者も少なくないものと思われる．

■ **入院・専門医へのコンサルテーション**
- 時間との勝負であり，ACSでは一刻も早くCCUのある施設への搬送が第一である．

■ **患者説明のポイント**
- 患者到着後，90分以内にPCIが実施できないことが予想される場合には，30分以内にIVCTを考慮する．

■ 医療スタッフへの指示
- 血栓量の多い AMI（特に右冠動脈で）では，PCI を強行しないで，IVCT あるいは ICT で対処することも必要である．

急性心筋梗塞に対する冠動脈インターベンションの適応
Indication of coronary intervention in acute myocardial infarction

中村正人　東邦大学医療センター大橋病院教授・循環器内科

【手技の概要】
　心筋梗塞において，冠動脈の閉塞解除（再灌流療法）は心筋壊死の進展阻止，心機能温存が期待できる．この再灌流療法は，血栓溶解療法と冠動脈形成術（percutaneous coronary angioplasty；PCI）に大別され，後者は血栓溶解薬の併用の有無により Primary PCI, Facilitated PCI, Rescue PCI に分類される．血栓溶解薬を使用することなく冠動脈形成術を施行するものを primary PCI と呼び，本邦では主流である．Facilitated PCI は全量あるいは低用量の血栓溶解療法に引き続き計画に実施される PCI, Rescue PCI は血栓溶解療法無効例に 12 時間以内に実施される救済的な PCI である．
　PCI による再灌流は血栓溶解療法に比し，①再灌流までの時間が短い，②TIMI3 血流の獲得率が高い，③残存狭窄が軽度で再閉塞が低率である，④結果として再梗塞や梗塞後狭心症が少ない，⑤出血性合併症が低率であるといった利点を有する．

【適応と禁忌】
　発症から治療までの時間，病態評価が PCI 適応決定の鍵となる．Primary PCI を優先する場合として，①発症 3 時間以内の症例で 1 時間以内（door to balloon time）にバルーンによる拡張が可能，②発症から 3 時間以上

表 1　心筋梗塞ハイリスク例
- 心拍数≧100/分
- 収縮期圧＜100 mmHg
- Killip 分類＞Ⅰ（肺ラ音）
- ショック徴候（冷感，湿潤）
- 前壁誘導 ST 上昇，左脚ブロック
- 心機能低下（EF＜40％）

12 時間以内，③12 時間以上 24 時間以内で血行動態に，あるいは電気生理学的に不安定，④重症うっ血性心不全，心筋虚血が持続している，⑤血栓溶解薬が禁忌で使用できない，⑥高リスク例（表1），⑦ST 上昇型心筋梗塞の疑診例，が挙げられる．
　逆に，発症 3 時間以内で再灌流までに 1 時間以上を要する場合は，血栓溶解療法を優先する．患者自身に関する禁忌はないが，造影剤アレルギー，腎機能の有無を術前に確認する．

【手技の進め方】
　禁忌がなければ，術前にアスピリン 100～325 mg（噛んで），クロピドグレル 300 mg を併用し，冠動脈造影に引き続いて再灌流療法を行う．基本的な手技は待機的な冠動脈形成術と同様であるが，不安定な粥腫，血栓が関与する病変の拡張は末梢塞栓を高率に生じる点が大きく異なる．このため，病変の拡張に先立ちカテーテルを用いた血栓吸引が汎用されている（図1）．血管径の大きな近位部病変，巨大な血栓像，変性した静脈グラフト例は末梢塞栓を合併するリスクが高いと考えられており，末梢保護デバイスを用いた冠動脈形成術が考慮される（図2）．血管径が十分なサイズであれば，ステントを留置したほうが院内予後は良好である．なお，血行動態不良例は IABP（intra-aortic balloon pumping），PCPS など補助循環が併用される．

【所見の評価】
　一般的に，再灌流は冠動脈の血流によって TIMI 0～3 の 4 段階に評価され，冠合併症なく TIMI 3 が得られた場合が再灌流成功である．近年，TIMI 分類による評価のみでは不

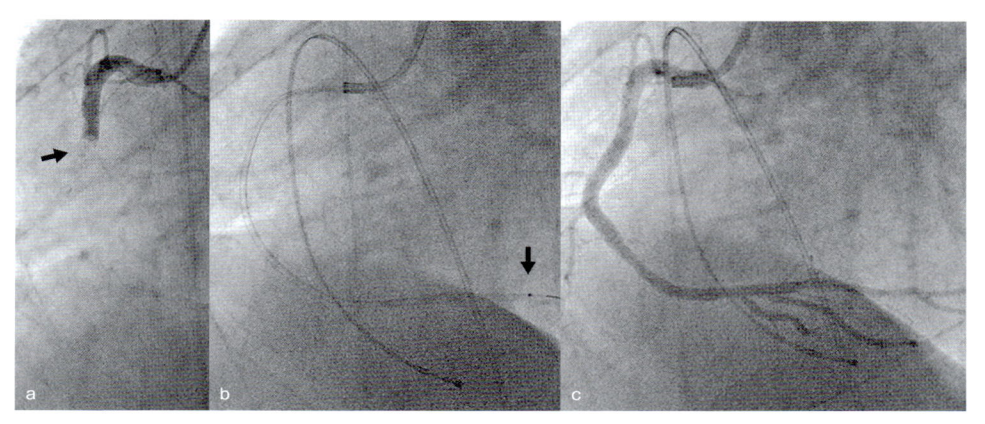

図1 血栓吸引のみで良好な再灌流を得た症例
a. 右冠動脈近位部完全閉塞を認める(→), b. 血栓吸引カテーテルを用いて末梢から吸引(↓), c. 最終造影. 残存狭窄なく末梢まで良好な血流が得られた.

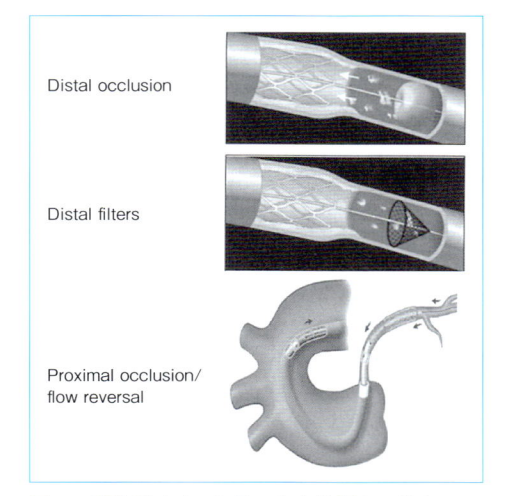

図2 保護デバイスを用いた心筋梗塞の治療
末梢で塞栓子を補足し灌流の障害を予防とするものには末梢タイプと近位タイプがあり, 前者はさらにバルーンタイプとフィルタータイプがある. わが国では末梢タイプのみ使用可能.

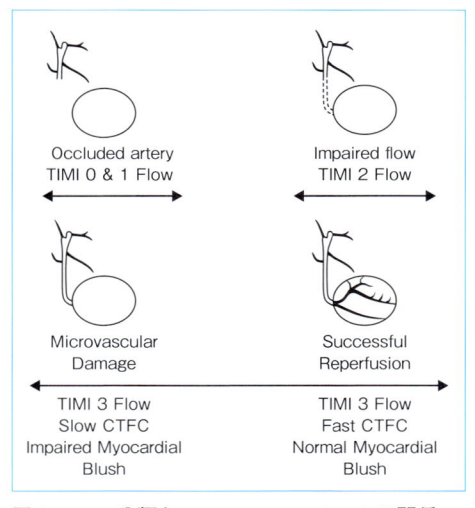

図3 TIMI 分類と Blush grade, CTFC の関係
TIMI 3 が TIMI 分類では再灌流成功とされるが, TIMI 3 は心筋レベルの灌流の程度によってさらに二分される. Blush grade, CTFC が良好なものが心筋レベルの再灌流も良好と判断される.

十分であり, 心筋レベルにおける灌流も評価すべきであると考えられている. このため, TIMI 血流と合わせて Blush grade, corrected TIMI frame count (CTFC) による評価も行われている (図3).

【合併症の対策】

合併症は, 手技に伴う冠合併症, 手技合併症, 心筋梗塞に伴う合併症に大別される (表2). 冠合併症として最も頻度が高いのはノーリフロー, スローフロー現象である. 冠動脈

表2 主な合併症

- 冠合併症
  - 冠動脈穿孔
  - ノーリフロー, スローフロー現象
  - 側枝閉塞
  - ステント血栓性閉塞/急性冠閉塞
- 血管合併症
  - 穿刺部血腫
  - 血管損傷
  - Blue toe 症候群
- 心筋梗塞に伴う合併症
  - 不整脈
  - 機械的合併症

血流の著明な遅延や途絶として認められる. 原因としては病変拡張に伴うデブリの末梢塞栓, 心筋内の微小血管の閉塞, 局所の浮腫などが挙げられる. 合併例の生命予後は不良であるため, 予防的に保護デバイスの使用を考慮することが重要である.

合併した場合には, IABP など補助循環装置を留置し, 血管拡張薬(ニトロプルシド, ベラパミル, ニコランジルなど)をマイクロカテーテルや血栓吸引カテーテルから選択的に投与する. 血栓源性の高い病変などでは, 術中/直後に急性冠閉塞/ステント血栓性閉塞を認めることがある. 合併時には, ①活性化凝固時間(ACT)を測定し効果不十分であればヘパリン追加投与, ②ヘパリン起因性血小板減少症を疑いアルガトロバンを投与, ③クロピドグレルの追加 loading, ④IABP 留置, ⑤血栓溶解薬を投与, などが行われている.

■ 入院・専門医へのコンサルテーション

- 急性心筋梗塞は早期再灌流が予後改善の鍵であるため, 確実な診断を得るために無駄な時間を費やしてはならない. 疑わしければ専門医にコンサルテーションするか, 緊急で血行再建可能な施設に対応を依頼する.

■ 患者説明のポイント

- 心筋壊死は経時的に進行するため早期の再灌流療法が最も重要な初期治療である. 再灌流に成功すると胸部症状などの自覚症状は著しく改善するが治癒したわけではなく, 合併症の有無を注意深く観察していく必要がある. このため, 医療スタッフの指示に従うことが大切である.

■ 医療スタッフへの指示

- Door to balloon time が再灌流を得るまでの時間の規定因子となっているため, door to balloon time 短縮に留意した院内連携が重要である. 再灌流後の対応は一律ではなく, 患者リスクに応じた対応を行う. 経過で合併症のサインを見逃さないことが重要となる.

右室梗塞
Right ventricular infarction

安斉俊久 国立循環器病研究センター・心臓血管内科・部長

【概念】

右心不全を主体とする急性下壁心筋梗塞に対して, 右室梗塞という概念が提唱された. しかし, 病理学的な検討では, 左室下後壁から心室中隔後部, 右室自由壁後部に連続して分布する梗塞巣であることが多く, 下壁梗塞の 19～51% に合併するとされている. 臨床的に診断される右室梗塞の頻度は, 下壁梗塞の 7～13% にすぎない.

【病態】

右心機能障害に伴う左室充満の低下により, 低心拍出量を来す. それに加え, 右室拡張による左室拡張末期容積の減少, 右室拡張と右室壁張力の上昇による右室虚血の増悪, 右室機能曲線の平低下を伴う.

【診断のポイント】

右室梗塞は, 早期診断されない場合, 極めて危険な状態になりうるものであり, 下記のポイントにより迅速に診断する必要がある.

1. 病歴聴取

梗塞前狭心症を伴わない場合, 心筋虚血耐

性獲得の欠如，冠側副血行路発達の不良により，下壁梗塞の中でも右室梗塞合併の頻度が高い．

2．身体所見

急性下壁梗塞に低血圧，ショックあるいは乏尿，四肢冷感といった低心拍出量症候群を示唆する所見を認めた場合は，まず右室梗塞を疑う．頸静脈怒張，クスマール徴候，三尖弁逆流による心雑音などを認めれば，さらに可能性は高くなる．また，併存する左室梗塞が大きくない限り，一般的には肺うっ血の所見を認めないことも特徴である．

3．心電図

右胸部誘導V_{4R}における1 mm以上のST上昇によって確定診断される．ただし，発症2〜3日以内の早期でなければ検出率が低くなる点と，急性前壁梗塞においても出現しうる点には注意を要する．また，右室梗塞では高頻度に高度房室ブロックを認め，その他にも洞性徐脈，洞房ブロック，心房細動，心室頻拍，心室細動の出現率が右室梗塞非合併例の下壁梗塞に比べ高いといわれている．

4．胸部X線所見

併存する左室梗塞が大きくなければ，低心拍出量にもかかわらず，肺うっ血所見を欠くかまたは中等度以下のことが多い．また，右室および右房の拡大により，発症早期より心拡大を認める．

5．心臓超音波検査所見

右室の拡大と壁運動低下，中隔の奇異性運動，高度の三尖弁逆流を認める．

6．右心カテーテル検査所見

右房圧の肺毛細管楔入圧（PCWP）に比較して不均等な上昇を認め，右房圧が10 mmHg以上かつ右房圧/PCWP≧0.8の場合，その可能性が高いとされる．また波形としては，右房圧における急峻なY波，右室圧におけるdip and plateauパターンが特徴である．さらに右室収縮不全により交互脈を認める場合もある．同時に低心拍出量を示すが，三尖弁閉鎖不全を合併している場合，熱希釈法による測定の評価には注意を要する．

7．核医学検査所見

^{99m}TCピロリン酸心筋シンチは，発症2〜4日以内に施行すると感度は低いながらも特異度は高い検査法である．また^{99m}TCアルブミンあるいはパーテクネテートを用いたRIアンギオグラフィでは，右室の拡大と右室駆出率の低下，右室壁運動の低下を認める．右室駆出率40%以下かつ右室壁運動の異常を認める．

8．心血管造影

ほとんどの症例において，右冠動脈の右室枝より近位部に閉塞または高度狭窄を認める．

【鑑別診断】

初期の鑑別診断においては，心原性ショックの鑑別診断に準じるが，右心不全を来した急性心筋梗塞の鑑別においては，心タンポナーデなどとの鑑別が重要となる．

【治療法】

1．急性期冠血行再建

右室梗塞は，ショック，高度房室ブロックなどの出現頻度も高いことより，急性期に冠動脈造影を施行し，早期にPCIを行うことが重要である．

2．輸液負荷

最初の数時間で1,000 mL以上の急速輸液をすることが推奨されるが，実際においてはスワン-ガンツカテーテルのモニター下に生食を100〜200 mL/時でPCWPが15〜18 mmHgとなるまで点滴静注し，その後漸減する．

3．強心薬

輸液負荷のみを行っても，右室駆出率の低下，右室機能曲線の平坦化および限られた心膜腔内における右室拡大による左室拡張末期容積の低下などのため，十分な心拍出量が得られない場合も少なくない．この場合には，強心薬が必要となる．ドーパミン，ドブタミンの単独あるいは併用療法を行う．

4. 心臓ペーシング

右室梗塞の 45〜75％ の症例において高度房室ブロックの合併を認め，緊急に一時ペースメーカ挿入を要する．右室機能が低下した状態での心室ペーシングは，心房収縮の欠如により十分な心拍出量を得ることが難しく，房室順次ペーシングが有効である．

5. 大動脈内バルーンパンピング

上記によっても血行動態の改善が得られない場合，IABP (intra-aortic balloon pumping) の適応が考慮される．収縮期後負荷軽減と冠血流改善の両面において有効と考えられる．

6. 経皮的心肺補助

容量負荷による中心静脈圧上昇が長時間持続すれば，諸臓器のうっ血を来し，組織灌流圧を低下させることとなり，多臓器不全に至る可能性もある．諸治療に反応せず，心係数 $<1.8\,mL/時/m^2$，右房圧 $\geq 20\,mmHg$ となっている場合には，PCPS (percutaneous cardiopulmonary support) の適応が考慮される．

■ 入院・専門医移送の判断基準
- ショックを合併するST上昇型下壁梗塞を認めた時点で緊急PCIが可能な施設への移送を考慮する．

■ 患者説明のポイント
- 右室梗塞を合併した下壁梗塞の予後は不良である．
- 右室梗塞は，早期に診断され，適切な治療を行った場合，穿孔や乳頭筋不全の合併症がなければ発症 7〜14 日で右心機能は改善し，前壁中隔梗塞に比べ比較的良好な経過をたどるとされている．
- 早期の再灌流療法が奏功した場合，完全房室ブロックも一過性であることが多く，必ずしも恒久ペースメーカの適応とはならない．

急性心筋梗塞に合併する心膜炎と心筋梗塞後症候群

Pericarditis after acute myocardial infarction and postmyocardial infarction syndrome

小山　潤　信州大学准教授・循環器内科学
池田宇一　信州大学教授・循環器内科学

I. 心膜炎

【概念】

貫壁性の心筋壊死に伴い，炎症が心膜に及ぶことが原因である．剖検では貫壁性心筋梗塞患者の約 40％ に心膜の炎症が認められている．

【病態】

急性心筋梗塞発症 1〜3 日後に出現し，一過性である．心膜炎の合併は梗塞サイズに比例するが，再灌流療法の普及により以前に比べ頻度は減少している．

胸痛などの症状を伴わないことが多く，心膜摩擦音により発見される．再灌流療法を行わなかった場合，急性心筋梗塞発症 3 日目までに 85％ の患者で心膜摩擦音が聴取されるという報告もある．心膜摩擦音は，大梗塞（ピーク CK 高値），左室駆出率低下，前壁梗塞例で聴取されやすい．

急性心筋梗塞に心膜炎を合併しても入院経過は良好で，通常予後にも影響しない．心タンポナーデを来すことは稀であり，出血性心膜炎と左室自由壁破裂がその原因となりうる．

【診断のポイント】

無症状のことも多いが，肩甲骨周辺の胸膜性胸痛は特徴的である．心膜摩擦音の聴取が診断の根拠となる．心膜摩擦音は収縮期に聴取しやすく，僧帽弁逆流や心室中隔欠損による心雑音と間違えることがある．

心電図では，心筋梗塞による変化により心膜炎所見が明確でないこともあるが，ST 上

昇の持続や再上昇は心膜炎の存在を示唆する．T波増高の遷延や陰性T波の陽転化も心膜炎を示唆する所見である．心エコー検査は心膜液の存在を確認するために有用である．心膜液の消退は比較的遅く，数か月を要することもある．

【鑑別疾患】

胸痛がある場合，梗塞後狭心症や心筋梗塞再発との鑑別が必要である．心膜炎による胸痛は深吸気で増強し，座位や前屈位で軽減し，硝酸薬が無効である．痛みが肩甲骨周辺に放散する場合，虚血より心膜炎の可能性が高い．

【治療方針】

胸痛に対し対症療法が行われる．アスピリン(心筋梗塞に対して処方している低用量からの増量)またはアセトアミノフェンが有効である．ステロイドやNSAIDsは梗塞巣の治癒過程に影響し，壁の菲薄化や心室瘤，心破裂を来す可能性があり，使用を避けるべきである．ACC/AHAガイドライン(2004)では，ステロイドやNSAIDsの使用はclass Ⅱbである．

急性心筋梗塞に対する抗血栓療法が出血性心膜炎を来すことが懸念されるが，明確な根拠はない．心膜炎を合併しても抗血小板療法は継続し，心タンポナーデの合併に注意して心膜液量や血行動態を観察する．一方，抗凝固療法に関しては，大量の心膜液貯留例や心タンポナーデが危惧される場合，抗凝固レベルを弱めることも必要である．ACC/AHAガイドライン(2004)では，心膜液の増加があれば抗凝固療法の中止が推奨されている．

【治療法】

処方例 胸痛の改善を目的として下記を用いる．

バファリン配合錠A330(330 mg) 3錠
分3

Ⅱ．心筋梗塞後症候群（ドレスラー症候群）

【概念】

本症が最初に記載されたのは，1956年ドレスラーによる心筋梗塞後症例である．心筋梗塞後1～8週間後に出現する遅発性合併症である．心筋梗塞後のみならず，心臓手術後や肺塞栓症後に生ずることもある．

【病態】

原因として，免疫学的機序が考えられている．心筋障害により心筋抗原が放出され，抗体産生を刺激するという機序が想定されている．免疫複合体は心膜，胸膜，肺に沈着し，多漿膜炎を来す．

再灌流療法が行われる前は，心筋梗塞患者の3～4％に心筋梗塞後症候群の合併がみられたが，再灌流療法の普及により激減している．梗塞サイズの低下によると考えられている．

【診断のポイント】

胸膜や心膜由来の胸痛，発熱(40℃まで上昇することがある)，倦怠感などを訴える．赤血球沈降速度はほぼ常に亢進している．聴診では心膜や胸膜摩擦音を聴取する．心電図では心膜炎によるST上昇やT波異常を認める．胸部X線や心エコー検査では胸水や心膜液貯留を認める．

【鑑別疾患】

急性心筋梗塞に合併する心膜炎とは，発症時期や多漿膜炎所見の有無で鑑別される．

【治療方針】

アスピリン(心筋梗塞に対して処方している低用量からの増量)やNSAIDsにより症状は軽快する．無効な場合はステロイドを用いる．ステロイドへの反応は極めて良好で，中止後再発することがある．ステロイドおよびNSAIDsは梗塞巣の治癒過程を遅らせる可能性があるため，心筋梗塞発症早期の使用は控える．再発例にはコルヒチンも有効とされる．

【治療法】

胸痛の改善を目的として下記を用いる．

処方例 アスピリンに対して治療抵抗性の場合は2)または3)を用いる．再発を繰り返す症例には4)を用いる．

1) バファリン配合錠 A330（330 mg） 3錠 分3
2) ロキソニン錠（60 mg） 3錠 分3
3) プレドニン錠（5 mg） 6錠 分2 朝夕
4) コルヒチン錠（0.5 mg） 1錠 分1 朝
   (保外) 効能・効果

■ 入院・専門医へのコンサルテーション

- 出血性心膜炎と左室自由壁破裂の可能性が疑われるときは，心エコーによる経過観察，緊急時の対応を依頼する．

■ 患者説明のポイント

- 心膜炎，心筋梗塞後症候群は心筋梗塞の合併症で，多くの場合は自然消退するが，稀に重篤な合併症を引き起こすため急性期は慎重な経過観察が必要である．

■ 医療スタッフへの指示

- 心タンポナーデの合併に注意し，奇脈，頻脈などの有無を確認し，緊急時に対応できる体制をつくる．

高齢者の心筋梗塞
Myocardial infarction in the elderly

矢部敏和　高知記念病院・循環器内科
土居義典　高知大学教授・老年病・循環器・神経内科学

【高齢者心筋梗塞の特徴】

高齢者心筋梗塞の診断および治療方針は，基本的に若年・中年者と同様に考えるべきであり，高齢者だからといって必要な治療がなされないことがあってはならない．しかし，高齢者は心筋梗塞の病態以外に，全身の動脈硬化に起因する合併症や多臓器予備能の低下

表1　高齢者心筋梗塞の特徴

1. 非典型的症状や無症候性心筋虚血が多い
2. 突然の肺水腫や心不全で発症することがある
3. 左室肥大や伝導障害のため，心電図での診断に迷うことが多い
4. 重症冠動脈病変（石灰化，びまん性，多枝病変）が多い
5. 重大合併症（ショック，心破裂）が多く，院内死亡率が高い
6. 全身の動脈硬化がすすんでいる（頸動脈，腎動脈，大動脈，末梢血管など）
7. 多臓器疾患の合併症が多い
8. 侵襲的検査やPCIの合併症（出血，血栓塞栓，血管損傷，腎不全）が起こりやすい
9. ADL低下や認知症の影響で，治療選択のばらつきがある

を認める場合が多い．また，発症前の日常生活動作（Activities of daily livings；ADL）や社会的背景など，個々の症例によって多様性が大きい．これらの高齢者特有の留意点や制限が存在することを常に意識しながら，診断や治療にあたらなければならない（**表1**）．

1. 症状

高齢者心筋梗塞の約30％は，症状が非典型的で体調不良のみあるいは無症状で発症する．症状が乏しい理由としては，加齢による疼痛閾値の上昇，高次機能障害，糖尿病性神経障害などが関与していると考えられる．悪心や嘔吐，息切れや全身倦怠感など，高齢者が何となく体調が悪いということで病院を受診した場合は，必ず心電図を記録する．

その一方で，胸痛を伴わずに突然の肺水腫や心不全で発症することがある．高齢者心不全の30～40％は高血圧を基盤とした左室拡張不全であることが知られている．心筋梗塞などの虚血性心疾患が原因であれば，冠動脈インターベンション（percutaneous coronary intervention；PCI）の成功で劇的に状態が改善するため，その可能性を常に念頭に置く必要がある．

2. 病態

高齢者は石灰化を伴ったびまん性冠動脈病変や左主幹部病変・三枝病変などの重症多枝

病変が多い．そのためショックや心破裂などの重大合併症の頻度も高くなる．

脳血管・腎血管・大動脈など全身の動脈硬化が進行していることが多く，緊急PCIや大動脈バルーンパンピングなどの侵襲的治療を行う場合は，細心の注意が必要である．

心疾患以外の合併症を認めることが多い．PCI後に貧血が進行し消化管の悪性腫瘍が見つかることや，入院時の胸部X線写真で肺がんが見つかることもある．高齢者は1人で多くの疾患を有することを意識して診断や治療にあたることが重要である．

認知症の存在は重大な問題であるため，入院前の生活状態，家族関係などの社会的背景を迅速に聞きだすことが望ましい．入院後に不穏・せん妄状態になることはほぼ必発であり，入院を契機に初めて認知症の存在が明らかになることも少なくない．

いずれにしても，高齢者は心筋梗塞の病態だけでなく，他臓器の病態，認知症の有無，社会的背景などすべてにおいて個人差が大きいことを意識する．

3. 予後

若年者急性心筋梗塞の院内死亡率は7～8%まで低下したが，高齢者はいまだに死亡率が高い．特に急性期にPCIを受けられなかった患者の院内死亡率は約20%とされる．最近は，高齢者においても積極的にPCIを施行することで，院内死亡率や長期予後が改善するとの報告が多い．

【診断のポイント】

症状：高齢者心筋梗塞は，症状が非典型的あるいは無症状で発症することがあるため診断が難しい．病歴聴取にしても，独居老人が多く，認知症があることも少なくないため問診がとりにくい．少しでも疑えば，心電図を記録することが重要である．

心電図：高齢者には非ST上昇型心筋梗塞が多いが，もともとの左室肥大や伝導障害，非特異的ST-T変化のため心電図診断に迷うことも多い．過去の心電図との比較や，心電図の経時的変化を見逃さないよう注意する．高齢女性に多いたこつぼ型心筋障害は，ST上昇型心筋梗塞に似ており鑑別が必要となる．

検査所見：心筋トロポニンTや心筋逸脱酵素の値は，診断をより確実にし，かつ梗塞範囲や発症からの時間経過を推測するのに有用である．腎機能および貧血の有無は，PCIでの造影剤やヘパリンの使用量，穿刺部出血や血腫などへの注意につながるため，特に高齢者では気をつける．

心エコー：冠動脈支配領域に一致した壁運動異常の有無と同時に，心嚢液，僧帽弁逆流など合併症の確認を迅速に行う．高齢者では，上行大動脈や大動脈弁の硬化・石灰化なども注意する必要がある．

【治療方針／治療法】

1. 急性期

発症24時間以内のPCIにより院内死亡率は減少するため，適応があれば年齢を問わず緊急PCIを行う．高齢者は重症冠動脈病変をもつハイリスク患者が多く，PCI後の院内死亡率が高いためこれまで侵襲的治療が敬遠される傾向にあったが，最近は若年者と同程度にPCIの利益が大きいことが示されている．高齢者はPCIの合併症（出血，血栓塞栓，血管損傷，腎不全等）が起こりやすいが，ヘパリンの低用量使用，デバイスの改良や橈骨動脈アプローチ法などの工夫でその頻度は低下している．

PCIが圧倒的に普及しているわが国では，血栓溶解療法が施行されるケースは限られる．特に75歳以上の高齢者では，血栓溶解療法に伴う脳出血，心破裂の発症頻度が高くなるため，慎重に適応を判断すべきである．

合併症（ショック，心破裂）は発症後1週間以内に起こるため急性期は安静が必要であるが，高齢者ほど不穏やせん妄状態に陥りやすく，安静が保てない場合が多い．事前に家族の協力を求めておくとともに，薬物治療を含めた不穏時の対応をあらかじめ決めておくこ

とが重要である．拘束期間が長くならないように，点滴や酸素チューブ，心電図モニター，尿バルーンなどは可能な限り早めに抜去する．

腎機能の問題は見かけのクレアチニン値で安易に判断してはならない．PCI で使用した造影剤の影響で腎機能は悪化傾向にあるため，利尿薬，アンジオテンシン変換酵素阻害薬，アンジオテンシンⅡ受容体拮抗薬，β遮断薬，抗不整脈薬，抗生物質，消炎鎮痛薬などを使用する際は十分に気をつける．

2. 慢性期

PCI 後は可能な限り一生涯にわたる低用量アスピリンの投与に加え，一定期間はクロピドグレルを併用する．

処方例 ベアメタルステント（BMS）の場合は 3 か月間，薬剤溶出性ステントの場合は 6 か月～1 年間は下記を併用する．

1) バイアスピリン錠（100 mg）　1 錠　分 1　朝
2) プラビックス錠（75 mg）　1 錠　分 1　朝

高齢者では侵襲的検査や手術を受ける頻度が高くなるため，出血合併症を考慮し，BMS の使用を検討する．しかしわが国での薬剤溶出性ステント（DES）の登録調査では，ステント血栓症の頻度は極めて低いことが報告されている．今後は急性心筋梗塞における DES 留置後のステント血栓症の頻度を明らかにする必要がある．

高齢者は責任冠動脈病変のみの治療で終了し，完全血行再建がなされていない場合も多い．残存狭窄を残す場合は，ニコランジルや硝酸薬の投与を継続する．

処方例 下記のいずれかを用いる．残存虚血が広範囲と思われる場合は下記を併用する．

1) シグマート錠（5 mg）　3 錠　分 3
2) アイトロール錠（20 mg）　2 錠　分 2　朝夕

高齢者においては，膝関節症や腰部脊柱管狭窄症の問題で運動療法ができない例が多い．食事療法も長年の嗜好を変えることは，むしろ食欲減退や栄養不良・脱水を招くことにつながる．したがって，薬物療法を選択する場合が多くなるが，高齢者のエビデンスはいまだ十分とはいえず，個々の症例に応じた薬剤選択が必要である．また，高齢者は多くの疾患を抱えているため多剤服用となる場合が多い．配合剤をうまく利用して，アドヒアランスを落とさないように注意したい．

■ 入院・専門医へのコンサルテーション

- 非典型的症状であっても積極的に心電図や心エコーを行い，常に心筋梗塞の可能性を考える．
- 心筋梗塞と診断すれば，カテーテルアプローチ血管の同定，腎機能や貧血の有無，発症前の持病や内服状況，また ADL や社会的背景などを考慮したうえで，たとえ高齢者であっても積極的に PCI を行う．あるいは PCI の可能な施設に移送する．

■ 患者説明のポイント

- 病院到着前に死亡する可能性もある重篤な疾病である．また，急性期の合併症（心破裂，心不全，不整脈など）が致死的になることもある．
- 高齢者といえども急性期 PCI が成功すれば，合併症発症率や院内死亡率を減らす．

■ 医療スタッフへの指示

- 高齢者は入院後あるいは PCI 後に不穏・錯乱状態に陥る確率が高い．急性期の安静・治療がスムーズに行えるように，血行動態の管理だけでなく，精神面でも細心の注意を行う．必要なら薬物による鎮静も検討する．

心筋梗塞の長期予後と再発予防

Long term prognosis and secondary prevention in patients with myocardial infarction

宮内克己　順天堂大学大学院医学研究科循環器内科学先任准教授

【概念】

心筋梗塞後の予後は一次予防や安定型狭心症患者に比べ不良であるが，長期予後は急性期を再疎通療法などで乗り切れば，薬物治療や生活習慣改善によって著しく改善している．特に大規模臨床試験によりアスピリン，β遮断薬，スタチン，アンジオテンシン阻害薬，チエノピリジン系薬の標準使用が予後改善に関与し，危険因子の達成目標値が設定されたことも寄与している．

【診断のポイント】

1．病歴聴取

退院後早期は再発あるいは合併症のリスクが高く，胸痛や心不全の初期症状を見逃すことなく聴取する．また，心筋梗塞後は新規の薬が開始されるため，その服薬状況や副作用出現の有無も確認する．冠危険因子を再確認し，そのリスク軽減治療の継続が重要で，基本となる生活習慣の改善，食事療法・運動療法，禁煙・体重の補正が日常生活で実行できているかを確認し，指導を徹底することが重要である．

2．身体所見

外来受診時の血圧や脈拍数が入院中と変化していないかを診る．入院中は安静の機会が多く，血圧は低下傾向にあるため，血圧上昇がないか，また脈の不整，欠滞など不整脈の新たな出現にも注意する．また，全身的な動脈硬化性疾患のチェックを怠ってはならない．例えば血管雑音が頸部，大腿や腹部で聴取するかを確認し，末梢の脈拍触知と合わせ，画像診断（CT，MRA）やPWV検査などの検査を追加するかを判断する．

3．検査

左室機能と病変枝数が最も重要な予後予測因子であるが，左室機能検査として心臓超音波による左室駆出率の改善・悪化，さらには心室拡大によるリモデリング，左室機能低下例では左室内血栓などにも注意を払う必要がある．

動脈硬化を推進する冠危険因子が予後を規定することはいうまでもない．血液データによるリスク管理，糖尿病の指標であるHbA1c，血糖，脂質管理での脂質プロファイル，腎機能，血清CRPなどの定期的観察．その他に薬剤の副作用，抗血小板薬や抗凝固薬の使用による出血，特に貧血，BNPなどでの心機能チェックなどを行う必要がある．心電図変化や不整脈，運動負荷心電図での心筋虚血チェックなどを定期的に施行する．

4．特殊検査

わが国では急性期に大半の患者で冠インターベンションが施行されており，6～8か月後に再冠動脈造影が施行されることが多い．そこで再狭窄や新規進行病変が確認されれば，再PCIを施行しており，このリセットが日本人の長期予後良好の一因とも考えられている．しかし，再造影の必要性は賛否両論あり，現時点でエビデンスはなく，現在日本で進行中の再造影の有無による予後比較の前向き臨床試験結果が待たれる．

定期外来通院中，胸痛の再燃や運動負荷での虚血の同定，症状を伴う安静時心電図変化などを認めれば，至急での冠動脈造影検査が必要である．急性冠症候群と診断されれば緊急での入院・加療が必要なことはいうまでもない．

【鑑別診断】

胸痛の出現する疾患が鑑別診断として重要．この点は他稿を参照されたい．

【治療方針】

ガイドラインに沿ったリスクの管理を**表1**

表1　日本循環器学会のガイドラインにおけるST上昇型心筋梗塞の二次予防

患者教育
　1）生活習慣の改善と薬物療法の遵守
　2）患者本人および家族が発作時の症状を理解し，適切な対処ができる
　3）包括的心臓リハビリテーション/二次予防プログラムへの参加
　4）禁煙指導　禁煙
　5）食事療法血圧管理　塩分摂取量は1日6g未満
　6）純アルコール摂取量は1日30mL未満
　7）年齢とリスクに応じて血圧管理目標値：140/90 mmHg，糖尿病あるいは慢性腎臓病＜130/90 mmHg）
　8）脂質管理：脂質やコレステロール摂取の制限と適正な飽和脂肪酸の摂取
　9）LDLコレステロール値を100 mg/dL未満を目標に管理
　10）体重管理：理想体重の達成・維持（BMI22 kg/m$_2$）するためのカロリー摂取とエネルギー消費バランス
　11）ウエスト周囲径やBMIを測定し，治療目標を計画するとともに評価を行う
　12）糖尿病管理：糖負荷試験による糖代謝の評価と厳格な血糖管理（HbA1c　6.5％未満）
　13）食事療法と運動療法によるカロリー摂取とエネルギー消費バランス
　14）運動療法：運動負荷試験によるリスク評価と運動処方に基づいて，30分以上の有酸素運動をできれば毎日（少なくとも週3〜4回）

薬物療法
　1）抗血小板治療
　　禁忌がない限り，全症例に発症直後から無期限にアスピリンを投与／アスピリン禁忌の患者に対するトラビジル（300 mg/日）の投与／少なくともベアメタルステント挿入後は1ヶ月，薬剤溶出ステント挿入後は12か月チクロピジンまたはクロピドグレルを投与
　2）脂質異常症治療
　　LDLコレステロール値100 mg/dL未満を管理目標にした薬物療法／高LDLコレステロール血症患者に対する急性期からのスタチン投与
　3）レニン・アンジオテンシン・アルドステロン系阻害薬
　　禁忌がない限り，全症例にACE阻害薬を早期から投与／LVEF 40％以下で症候性心不全を合併する患者へのACE阻害薬とアルドステロン拮抗薬の長期併用投与／ACE阻害薬に忍容性がない患者に対するARB投与
　4）β遮断薬
　　低リスク患者，および使用禁忌患者以外の全症例にβ遮断薬を投与
　5）カルシウム拮抗薬
　　頻脈性心房細動の脈拍コントロールを目的としたベラパミルまたはジルチアゼム投与［Ⅱa］
　6）ニコランジル
　　安定狭心症を伴う心筋梗塞患者に対するニコランジル（20 mg/日）の投与［Ⅱa］
　7）ワルファリン治療
　　持続性あるいは発作性心房細動を合併症例に対するワルファリン投与／左室内血栓が画像的に認められた症例に対するワルファリン投与

に示す．生活習慣改善や薬物治療となるが，2年間の禁煙は非致死性心筋梗塞の発症リスクを非喫煙者と同等まで引き下げる．梗塞という大事故は禁煙の大きなきっかけとなる．うつ病も梗塞後死亡の予測因子であり，早期に発見し専門医を紹介する．

1. アスピリン

　アスピリンはメタ解析であるAntithrombotic Trialists'（ATT）Collaborationにより，心筋梗塞・脳卒中・血管死を20％減少させることが明らかになった．長期のアスピリン継続は心筋梗塞が発症した場合の責任血管の開存率を上昇させ，梗塞サイズを縮小させる．また，アスピリンにアレルギーがある場合はクロピドグレルで代用するが，アスピリンとクロピドグレルの二者併用の有用性は大規模臨床試験で証明されており，継続期間は少なくとも1年，アスピリンは半永久的使用が推奨されている．

2. β遮断薬

　β遮断薬の心筋梗塞に対する有効性は1965年から80年代に施行された大規模臨床試験24,000人のメタ解析で，死亡率を23％低下させることが立証された．機序として，

致死的不整脈の抑制や再梗塞減少効果が考えられている．しかし，アスピリンの使用が標準化され，早期血行再建術が普及した現在と1960～1980年代では時代背景，治療内容も大きくが異なるため，β遮断薬の効果を再検討する必要があった．

COMMIT試験において，β遮断薬は平均15日の観察期間で死亡・再梗塞・心停止・心室細動と全死亡（9.9% vs 9.4%）がプラセボ群と差がないことや心原性ショックを有意に増加させることが明らかになったが，第2病日以降の再梗塞，心室細動を減少させた．現在，β遮断薬は患者の重症度に応じて投与開始時期を考慮する必要があるが，低リスクと禁忌がなければ投与を原則とする．

3．スタチン

スタチンは，MIRACL試験において16週間という短期間で心・血管事故を減少させること，PROVE IT試験ではLDL-C 62 mg/dLまで低下させると2年間で心血管事故が減少することが報告された．

梗塞早期のスタチン投与（入院後14日以内）が心血管イベント（死亡・心筋梗塞・再血行再建）発症を抑制するかを検証したメタ解析が報告され，4か月の観察期間でプラセボと差を認めないが，6か月以降は有意にイベント低下効果を認めた．2年間でのイベント減少率は19%であった．

4．アンジオテンシン変換酵素阻害薬（ACE-I）・アンジオテンシンⅡ受容体拮抗薬（ARB）

ACE-Iは左室リモデリング抑制，神経体液性因子の抑制やプラーク安定化などの心血管保護効果を有し心筋梗塞の二次予防として広く使用されている．15試験，15,104例のメタ解析によれば，急性心筋梗塞患者に対するACE-Iは死亡率を20%有意に低下させた．短期予後についても約10万例を対象としたメタ解析で，ACE-I投与により30日以内の死亡率は7%有意に低下した．

ACE-Iの効果は前壁梗塞，心拍数100/分以上の頻脈，低左心機能を呈するハイリスク患者においてより顕著であり，ガイドラインではACE-Iは禁忌がなければすべてのSTEMI患者に対する投与が推奨されている（class I）．また，ARBはACE-Iの代替治療，あくまで第二選択として位置づけられている．

■ 入院・専門医移送の判断基準
- 不安定狭心症や心筋梗塞と診断されれば即時入院の適応となり，大至急，救急車で搬送する．
- 労作性狭心症の出現時や安静時心電図変化を認めれば専門医紹介の適応となるが，非定型的胸痛時（労作時や安静時に再現性なく出現する数秒の胸痛）は運動負荷試験（トレッドミル運動負荷など）を施行する．

■ 患者説明のポイント
- 胸痛時のニトログリセリン使用の注意；舌下使用し，頭痛や血圧低下を認めることがあり，座位で使用すること1錠舌下で胸痛の軽快がなければ，救急車で来院するよう指導．
- リスク管理の重要性を理解してもらい，達成目標値を繰り返し説明する．そのためには生活習慣の改善や薬服用の意義を理解，実行してもらう教育．

■ 医療スタッフへの指示
- 外来時での患者指導として胸痛時のニトログリセリンの使用法や強い胸痛時・心不全出現時には病院への連絡を躊躇しないよう指導．
- 胸痛出現時はバイタルの確認と心電図，胸部X線，それに心筋逸脱酵素の測定，特にトロポニン測定は心電図の上昇と同様急性心筋梗塞診断上重要である．
- リスクコントロールの重要性，予後に直結することと，治療としての生活習慣の改善，食生活と運動の徹底を図る．
- 薬服用の徹底．

心筋梗塞の生活指導

Daily life management after myocardial infarction

安達　仁　群馬県立心臓血管センター・循環器内科部長

【治療方針】

心筋梗塞の5年累積心臓死発生率は10～20％であり，予後規定因子は心不全・再梗塞・不整脈である．心筋梗塞患者の予後予測ツールであるCADILLAC scoreには，予後計算に必要なパラメータとして駆出分画率EF（＜40％），Killip分類，腎機能，再灌流療法後のTIMI flow，年齢（65歳以上），貧血，3枝病変が挙げられている．つまり，患者の予後およびQOL改善を目指すためには，上記の予後規定因子に関連した病態を治療すればよいのである．

心臓リハビリテーションは，これらの項目の多くを改善させることのできる治療法である．心臓リハビリテーションはEFや拡張能を改善させる．腎機能障害も改善し，血管内皮細胞機能を改善させて冠血流を増加させる．また，プラークも退縮させ，血管の炎症を改善させ，線溶系を亢進させることによって再梗塞を予防する．さらに，自律神経活性を安定化させて不整脈死を減少させる．そして，総合的に見ると，ライフスタイルの改善によって心筋梗塞患者の予後を45％改善させる．これはスタチンによる21％，ACE阻害薬による26％よりもはるかに大きい．

心臓リハビリテーションは患者教育と運動療法から構成されており，これらは生活指導の結果実行に移されるものであることから，生活指導が心筋梗塞患者の予後を決定していると言える．心筋梗塞患者の治療の根幹は，正しいライフスタイルの確立を求める生活指導にある．

【食事指導】

食事指導のポイントは，減塩，脂質コントロール，カロリー制限，炭水化物管理についてである．

1日3g減塩を強化すると予後は10～15％改善する．病院食の味付けを記憶しておいてもらい，少なくともそれを継続するように指導する．また，漬物やかまぼこなど，日常，口にする食品中の塩分量を示すとともに，塩，醤油，ソースなどはかけ回すのではなく，つけるように指示する．

血中のコレステロールは，1日0.3gが小腸から吸収され1.6～2gが肝臓などで合成されたものである．したがって，スタチン系の薬剤でかなり脂質プロファイルは改善するが，経験的にフライドチキンのようなものを続けて摂取するとLDLコレステロールは著明に上昇する．また，薬物療法のみでは治療目標値に到達しないことが多いことも報告されており，この点からもやはり併せて生活指導が必要である．虚血性心疾患に悪影響を及ぼす脂質代謝の要素として，LDL値，HDL値，L/H比，small dense LDL値，TG値，飽和/不飽和脂肪酸バランス，トランス型脂肪酸量がある．LDL，HDLと不飽和脂肪酸に関しては青味の魚の摂取と野菜の摂取，運動を薦め，トランス脂肪酸に関しては，食品パッケージの表示に注意して，含まれていないものを選ぶよう指導する．中性脂肪は脂質摂取でも増加するが，果糖の過剰摂取でも増加する．コレステロールが増加せず，血糖値と中性脂肪が増加しているときには，果糖を中心にした糖質の過剰摂取の有無を確かめる．また，肝臓や骨格筋に中性脂肪が沈着していると食後高中性脂肪血症になりやすい．低血糖の心配がないときには，空腹時に軽く運動をするように指示すると中性脂肪は食後にも増加しにくくなる．

虚血性心疾患予防に最も大切なのは，体重ではなく内臓脂肪量の制御である．そのためにはカロリー制限を必要とする．日常活動レベルから計算して必要カロリーを計算する（表1）．減量のためには和食のような高炭水

表1 摂取カロリーの決定法

日常の活動レベル	理想体重×(kcal)
軽度(デスクワークが主の人)	25～30
中等度(立ち仕事が多い職業)	30～35
重労働(力仕事の多い職業)	35～

化物(60％)・低脂肪食でも，Atkins dietのような高脂質(60％)・低炭水化物食でも同じ効果があり，高脂質食でも脂質プロファイルに悪影響は及ぼさないという報告もあるが，一般的には和食やDASH食のような高炭水化物食が日本では薦められている．

食後高血糖と高インスリン血症などが動脈硬化や血栓発症の誘因とされているが，食後高血糖を予防するためには炭水化物管理を中心とした指導が重要である．まず，甘いもののみならず，いわゆる「主食」と呼ばれる糖質・炭水化物が血糖を上昇させることを教える．摂取速度が速い程，血糖の上昇速度も速まるため，ゆっくりと食べ，また，吸収を遅らせるためにキャベツなどの野菜を食事の最初に多量に摂るとよいと助言する．

アルコールは適量(ビールなら男500 mL，女350 mL)であれば摂取しても問題はない．フレンチパラドックスに関連したデータが正しければ，ワインはむしろ心疾患を予防する．ただし，ビールにはコルチコステロン様作用があり，中心性肥満を助長すること，アルコールと一緒に高カロリーのものや塩分量の多いものを摂取するとその弊害があることを指導し，自己抑制のできない場合にはアルコールそのものを禁止する．

飲水量は，低ナトリウム血症や著しい浮腫を有さない場合には，味噌汁などを含めて1日1.5 Lは飲むように指導する．心機能低下例であっても画一的な飲水制限に臨床的なメリットはない．

【運動療法・日常活動指導】

心肺運動負荷試験が実施できれば，嫌気性閾値(AT)レベルの有酸素運動を1回30分間以上，毎日行うのが理想であると指導する．また，レジスタンストレーニングも10～15 RMで行うように指導する．

主要な枝に有意狭窄が残存する場合には虚血の出ない範囲で行うが，わが国ではほとんどPCIが実施されるのでこのような症例はめったにいない．第一対角枝などの主要枝の枝や4PDなどの末梢に病変がある場合，また，完全閉塞に対する側副血行路を有する場合などは運動中に心筋虚血が生じても心配せず運動を継続させる．

心不全を伴う広範囲心筋梗塞でも，退院できる場合には禁止すべき日常活動はない．酸素摂取量・血圧は，運動開始後約2分でプラトーに達する．プラトーにおける酸素摂取量や血圧が目標レベル以上の場合には，活動を1分で中止させて休み休み行えば，血圧や酸素摂取量は最高値に到達しなくて済む．すなわち，90歳，EF20％の患者でも，健常者の5倍くらい時間をかければ2階まで昇れるのである．行っていけない活動はないが，健常者と同じペースで行ってはいけないことを指導する．指導法がわからない場合は，いたずらにすべてを禁止するのではなく，心臓リハビリテーション専門家に相談する．

食後高血糖を有する患者には，食後30分目から軽く運動するように指示する．軽い運動でも15分間継続すれば平均50 mg/dL血糖値は低下する．食後60～70分目に血糖値は最高値に達する．その時点で尿糖をチェックし，陽性であれば運動すると食後高血糖を抑制できる．

【行動修正療法】

内臓脂肪は日常活動の工夫で蓄積を制御できる(表2)．外来のたびに，繰り返し指導する．

【その他の生活習慣改善】

減量を目指す場合には体重を毎日測定して記録する．

急性冠症候群の発症のきっかけは，過労・ストレスによる血管の炎症・血小板の活性化と，脱水・高血糖による血管へのストレスで

表2 減量のための行動修正療法の一例

- 日常生活を記録する
  食事内容を記録する
  体重を毎日計り記録する
  運動量を記録する
- 食習慣を見直す
  食事する場所と時間を一定にする
  咀嚼回数をカウントする
  一口ごとに箸をおく
  すぐに取れるところに食べ物を置かない
  食事中は食事に専念する
- 運動習慣を見直す
  家事をしながら運動をする
  エレベータをなるべく使わない
- その他
  目標を設定する
  達成できたとき，自分をほめる

ある．過労・ストレスが蓄積しないように指導し，水分を適切に飲み，糖質を急に食べないように指導する．また，心臓リハビリテーションは，血管・血小板機能を安定化させ，線溶系を改善させて心筋梗塞を予防することを指導すると，患者のモチベーションがあがる．

川崎病
Kawasaki disease

稀代雅彦 順天堂大学准教授・小児科学

【概念】

川崎病（Kawasaki disease）は小児急性熱性皮膚粘膜リンパ節症候群（mucocutaneous lymph node syndrome；MCLS）と同義の乳幼児に好発する self-limited な急性熱性疾患で，1967年に川崎富作博士により報告された全身性中小動脈の血管炎症候群である．年間約1万人以上が発症し，日本人や韓国人などに多く，再発例2～4%，同胞例1～2%，親子例0.7%，致命率約0.1%である．原因は未だ不明だが，何らかの感染症を契機に高サイトカイン血症を生じ発症すると推察されている．最近，疾患感受性遺伝子として19番染色体連鎖領域から inositol 1, 4, 5-triphosphate 3-kinase C（ITPKC）が報告された．

【病態】

冠動脈病変（coronary artery lesion：CAL）は最も重要な合併症である．急性期にはほとんどの例で生じるとされる冠動脈炎の結果，内・外弾性板が断片的に破壊されると冠動脈瘤を5～9%に形成する．冠動脈瘤は球状，数珠状，ソーセージ状など単発～多発と様々で，近位部と segment 分岐部に好発する．直径4mm以下の拡張や瘤は高率に自然退縮する（一過性拡張）が，直径8mm以上の瘤（巨大冠動脈瘤）は自然退縮せず瘤内血栓形成，虚血性病変のハイリスク群となる．急性期死亡の多くは心筋梗塞によるが，巨大冠動脈瘤破裂例がある．遠隔期に冠動脈壁の動脈硬化性内膜肥厚，石灰化などによる虚血性心疾患への進展（約4%）が問題となる．

その他，心嚢液貯留，心筋炎，弁膜炎（大動脈弁・僧帽弁閉鎖不全）など全心炎を合併し得るが，多くは急性期以降改善する．心筋炎の多くは一過性で軽度だが死亡例もある．動脈瘤は総腸骨動脈，腹腔動脈，上腸間膜動脈，腋窩動脈，内・外腸骨動脈，大腿動脈などにも生じる．

【診断のポイント】

1．身体所見

急性期に，

① 発熱5日以上
② 両側眼球結膜の充血
③ 口唇紅潮・いちご舌
④ 不定形発疹
⑤ 急性期に手足の硬性浮腫，掌蹠や指趾先端の紅斑，回復期に指先からの膜様落屑
⑥ 非化膿性頸部リンパ節腫脹

の6主要症状中5つ以上，または CAL を認めれば4つ以下でも本症と診断する．BCG 接種部位の発赤・痂皮・小膿疱は特異的所見である．10～20%の非典型例（不全型）・容疑例中にも CAL 合併がある．

その他，嘔吐，下痢，麻痺性イレウス，胆嚢腫大，肝機能障害，関節炎，無菌性髄膜炎，脳症，意識障害，稀に顔面神経麻痺や四肢麻痺，腎炎などもみる．

2．必要な検査・所見の評価

血液・尿検査では，急性期に核左方移動を伴う白血球増多，赤沈やCRPの上昇，貧血，AST/ALTの上昇，低Alb血症，低Na血症，蛋白尿や尿白血球増多を，回復期に血小板数増加を認める．

経胸壁心エコーによるCAL検索が重要で，冠動脈瘤は壁のエコー輝度亢進から始まり，第10病日以降2週頃までに形成することが多い．冠動脈造影(CAG)は，4 mm以上の冠動脈瘤残存例で急性期を過ぎ次第行う．運動負荷心電図の他，造影CT・MRI，運動負荷や薬物負荷心筋シンチ，血管内エコーなどの複合的画像診断により狭窄進展群を抽出する．

【鑑別診断】

A群溶連菌，エルシニア，アデノウイルス，麻疹などの感染症，Stevens-Johnson症候群，Toxic shock症候群，若年性特発性関節炎，結節性多発動脈炎，薬疹など．

【治療方針】

急性期は早期の炎症抑制，CALの発症予防，合併冠動脈瘤の管理・治療，遠隔期は虚血性病変への進展阻止を目標とする．

【治療法】

1．急性期薬物療法

確立された治療法は，下記aとbのみである．

a．ガンマグロブリン超大量静注療法(IVIG療法)

単回投与法が主流である．IVIG普及率80％以上に伴いCAL合併は減少したが，その機序は未解明である．原田のスコアがIVIG適応の指標であり，発症9日以内(7日以内が望ましい)に開始する．

処方例

献血グロベニンI注(2.5 g/50 mL/V) 2 g/kgを1日間，または1 g/kgを2日間点滴静注
投与開始30分間は0.01〜0.02 mL/kg/分，その後0.03〜0.06 mL/kg/分の速度で点滴静注

※副作用・注意事項：アナフィラキシーやショックなど，年少児は容量負荷による心不全に注意する．

b．アスピリン療法

血小板凝集抑制，急性期は抗炎症作用も目的とする．単独での冠動脈瘤発生予防効果はない．

処方例

アスピリン末(原末)
発熱期：30〜50 mg/kg/日(成分量として)
分3
解熱後：3〜5 mg/kg/日(成分量として)
分1　朝　を発症から2〜3か月間継続

※副作用・注意事項：肝機能障害，消化管潰瘍．15歳未満のインフルエンザ・水痘罹患時にはライ症候群発症の危険があり中止，他剤に変更．

処方例　アスピリンが使用できない場合，下記のいずれかを用いる．

1) フロベン顆粒(8％)　3〜5 mg/kg/日(成分量として)　分3　(保外)効能・効果
2) アンギナール散(12.5％)　2〜5 mg/kg/日(成分量として)　分3　(保外)効能・効果

2．IVIG不応例に対する急性期追加治療

一般的にIVIG療法終了後24〜48時間以内に解熱しない場合を不応例とし，10〜17％存在する．群馬大など数施設から初回IVIG不応予測スコアが提唱されている．

a．IVIG追加投与

最も一般的に行われ(90％以上)，初回量

を再投与する．

b．ステロイド療法

　炎症性サイトカイン抑制を目的とするが，逆に抗炎症性サイトカイン抑制や凝固能亢進作用もある．

> 処方例　下記のいずれかを用いる．
>
> 1) ソル・メドロール注（40 mg/V）　30 mg/kg/日　1～3日間（ステロイドパルス療法）　2時間で点滴静注　保外　効能・効果
> 2) ソル・メドロール注（40 mg/V）　1～2 mg/kg/日×数日間　点滴静注　保外　効能・効果
>
> ※同量のステロイド内服療法でも可

　※副作用・注意事項：ヘパリンを併用する．

　その他，ウリナスタチン療法は急性膵炎やショックに使用される好中球エラスターゼ阻害薬を併用する．

　インフリキシマブ療法は関節リウマチなどに使用される TNF-α 阻害薬を1回のみ投与するが，倫理委員会の承認，結核発症などの問題がある．また免疫抑制薬投与も試みられている．すべて保険適応外使用となる．

　血漿交換療法は炎症性サイトカインの除去を目的とする．

3. 冠動脈瘤合併例の薬物療法

a．抗血小板療法

　アスピリンを急性期解熱後の維持量で継続する．

b．抗凝固療法

　使用基準はないが，巨大冠動脈瘤では a. と併用する．

> 処方例　下記のいずれかを用いる．
>
> 1) ヘパリン注（10,000 単位/10 mL/V）　10～20 単位/kg/時　点滴静注
> 2) ワーファリン顆粒（0.2%）　0.1 mg/kg/日（成分量として）　分1　朝

　※副作用・注意事項：PT-INR を 1.5～2.0 に維持する．納豆など禁忌食材あり．

　その他，ACE-阻害薬や ARB 製剤は血管内皮保護，抗動脈硬化の目的で併用する．

4. 狭心症・心筋梗塞合併の冠動脈瘤例に対する治療

a．血栓溶解療法

　適応は発症 12 時間以内だが，6 時間以内なら組織プラスミノーゲンアクチベータ（rt-PA）が推奨される．静脈内投与のみでも効果的である．

> 処方例　下記のいずれかを用いる．
>
> 1) ウロキナーゼ静注用（6万単位/V）　6,000～10,000 単位/kg/日　1日3回点滴静注　冠動脈内注入の場合は，ウロキナーゼ冠動注用（12万単位/V）10,000 単位/kg/回
> 2) アクチバシン注（600万単位/V）　3万単位/kg　1～2分間急速静注後，30万単位/kg/日　1時間点滴静注
>   冠動脈内注入は 25,000 単位/kg/回
>   保外　用法・用量

b．カテーテルインターベンション

　バルーン血管形成術，ロータブレータ，ステント留置術があるが，長期予後の成績は不明である．

c．A-C バイパス術

　適応は，冠動脈本幹の高度閉塞，多枝の高度閉塞，左前下行枝高位の高度閉塞，危険側副路状態であり，主に内胸動脈を使用する．

d．その他

　抗血栓療法に加え硝酸薬，Ca 拮抗薬，β 遮断薬などを併用する．

■ 患者説明のポイント

- 現時点での管理指針では，心後遺症を残さなければ，発症から 5 年間フォローアップ後に一旦管理を終了する．
- 他の動脈硬化因子・生活習慣病予防の指導を行うが，今後さらに問題となるのは川崎病遠隔期の成人例である．冠動脈瘤合併を

知らず，狭心症・心筋梗塞を発症してから突然受診するケースが増加すると予想される．

経皮的冠動脈インターベンション

Percutaneous coronary intervention(*PCI*)

伊苅裕二　東海大学教授・循環器内科学

【PCIの概要】

インターベンションは，直訳すれば「介入」である．体内の病変部に対して治療することの総称で，薬による内科的治療(medicine)や外科的手術(surgical operation)とは区別される．主にカテーテル類を用いた治療を意味することが多い．

冠動脈インターベンション(PCI)は，冠動脈を対象とするインターベンションで冠動脈疾患の治療として行われる(図1)．

【PCIの適応と禁忌】

PCIは冠動脈疾患の治療であるが，狭心症と心筋梗塞では多少考えが異なる．

1. ST上昇型急性心筋梗塞(STEMI)

PCIは第一選択である．以前は血栓溶解療法も良い成績が報告されたが，無作為試験の結果PCIの成績が上回っている．STEMIに対しては1分でも早くPCIを行うべきであり，PCIを第一選択とする．PCIが適さない場合には冠動脈バイパス(CABG)も考慮できる．

2. 狭心症

狭心症に対する血行再建としてPCIとCABGがあり，どちらが適するかは内科外科チームがよく相談して適応を決定するべきである．

以前は，単純に3枝病変や左主幹部はCABG，それ以外はPCIと言われたが，左主幹部でも体部単独の狭窄ではPCIでも良好な成績を示す．冠血行再建の難易度と症例の全身状態の把握など総合的な判断のもとで治療を決定する．SYNTAX研究においては左主幹部病変に対し，PCIはCABGに対し，死亡率において全く差はなかったが，再治療発生率はPCIで高く，逆に脳梗塞発生率はPCIで低かった．再治療をとるか，脳梗塞をとるかは患者の好みにもよる．総合判断が必要である．

3. PCIの禁忌

虚血のない病変に対するPCIは行うべきではない．FAME研究で示されたように，プレッシャーワイヤーによるFFR(fractional flow reserve)0.8未満という適応でPCIを行うと長期成績がよい．意味するところは，ステント留置した血管は虚血のない通常血管より長期成績が悪いが，虚血のある血管よりはよい．したがって，虚血が示されない病変は禁忌である．

【PCIの進め方】

1. 動脈穿刺とシース

動脈穿刺を針で行い，その針を通してガイドワイヤーという細い針金を血管内に挿入する．ガイドワイヤーに沿ってシースを挿入する．シースは筒状の管であるが，出口に一方

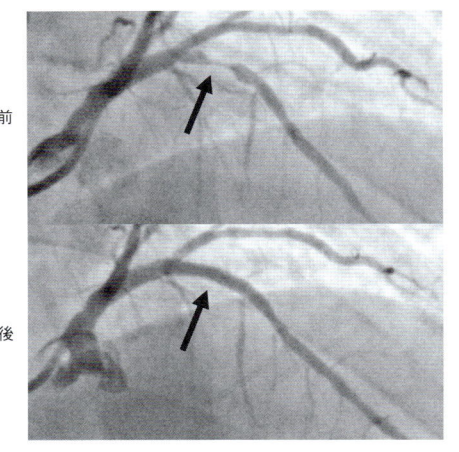

図1　狭心症例に対するPCI

向弁が付いているため,外からカテーテルは挿入できるが血液はそこから出てこない構造になっている.穿刺のときに静脈を貫いたりすると動脈静脈ろう(AV fistula)を合併したり,動脈の後壁を貫くと後腹膜出血などの原因となる恐れがある.大腿動脈穿刺の場合,ガイドワイヤーが腸骨動脈の枝に迷入しそこにシースを挿入すると後腹膜への大出血となるおそれもある.心臓カテーテルの合併症の多くは実は動脈穿刺とシース挿入に伴うものであり,最大の注意を必要とする.

PCIのアプローチは大腿動脈から始まった.しかし,後腹膜出血など重大な出血性合併症があること,患者さんの自覚的苦痛が多いことから上肢アプローチが検討された.安全性,患者の自覚的苦痛の減少,入院期間の減少,排尿問題がないこと,コメディカルスタッフの労力削減などさまざまな利点がある.一方でガイドカテーテルのバックアップ力が弱く,PCIが不安定であるという決定的な弱点が指摘されていた.筆者が開発したIkariカテーテルは橈骨動脈専用で開発され,上肢アプローチにおけるバックアップ力の弱さを克服した画期的なガイドカテーテルである.出血性合併症が少ないのは明らかな利点であり急速に広まっている.

2. ガイディングカテーテル(図2)

ガイディングカテーテルは体外から冠動脈入り口までのルートを作り,その間のデバイスを束ねる役割を果たし,デバイスを冠動脈に挿入するバックアップ力を生み出す重要な器具である.Judkins,Amplatz,Voda,Kimhi,Ikari形状などがある.それぞれ開発した医師の名前がついている.

3. ガイドワイヤー(図2)

ガイドワイヤーは主に使用されるサイズが直径0.014インチ(0.35 mm)が標準であるが,最近は0.010インチ(0.25 mm)のものもある.病変部を安全に通過させ,ステントやバルーンなどの器具を病変に通過させるサポートとなる.ガイドワイヤーは非常に細い金属であり,先端は術者が病変に合わせて形状を曲げて使用する.このガイドワイヤーの曲げ具合は術者の経験に依存し,病変に合った形状を作ると非常にPCIがスムーズに進行する.ガイドワイヤーはトルカーというねじ

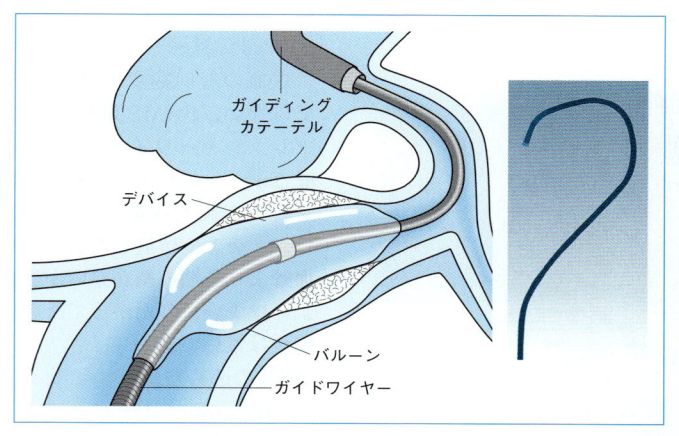

図2 ガイディングカテーテルとガイドワイヤーディング
左.PCIの方法:ガイドカテーテルを皮膚から冠動脈の入り口まで挿入し,そこからガイドワイヤーを病変通過させる.そのうえでデバイスにて治療を行う.
右.ガイディングカテーテル:Ikari Lタイプ

4. バルーンカテーテル（図 2, 3a）

ソーセージのような細長い形状をした風船である．そこから1m以上のシャフトがあり体外から圧力をかけて広げたときの直径がサイズとして表示されている．冠動脈使用の場合，3mm前後のサイズを使用することが多い．圧力の比例してサイズが大きくなることをComplianceといい，その性質を持つバルーンをコンプライアントバルーンという．一方，圧力をかけてもサイズが一定なものをノンコンプライアントバルーンという．中間の性質をもつものがセミコンプライアントバルーンである．セミコンプライアントが使用頻度としては多いようであるが，病変に応じて使い分けられる．硬い病変で高い圧力で治療したい場合には高圧に耐えうるノンコンプライアントバルーンが使用される．

ワイヤーがバルーンカテーテル全長にわたりシャフト内にあるものを over-the-wire タイプという．ワイヤーがバルーンカテーテル途中から外へ出て分かれるものを rapid exchange タイプという．バルーン交換が容易なことから rapid exchange タイプが最近は好まれるようである．

5. ステント（図 3b）

ステント（bare-metal stent；BMS）は，金属製の網であり冠動脈内に植え込む．最近のPCIの主流器具である．バルーンカテーテルの上にマウントされており，病変を通過させそのバルーンを拡張することで病変に正しく留置する．バルーンのサイズでステントサイズとされているが，実際はより大きいバルーンで拡張すれば，ある程度そのサイズまでは十分に拡張される．金属ステントはバルーンよりも急性冠閉塞を消失させ，再狭窄をある程度減少させた歴史的に意義のあるデバイスであった．

6. 薬剤溶出性ステント（図 3c）

金属ステントの最大の弱点であった再狭窄を防ぐために，薬剤を塗布したステントが開発された．これが薬剤溶出性ステント（drug-eluting stent；DES）である．再狭窄がないため，慢性期のイベントとして定義される死亡，心筋梗塞，再治療が著しく減少し，現在は冠動脈バイパス術と同程度の成績と考えられるようになった．現在の主流のデバイスである．

【合併症偶発症とその対処】

1. 心筋梗塞

PCIに伴う心筋梗塞には2つのメカニズムが考えられる．

第一に拡張したときにプラークが末梢へ飛散する場合．大きな塞栓子の場合には吸引を行い，小さいものの場合には，シグマートやニトロプルシドを冠注し対応する．また予防も重要であり，前の血管内超音波所見で attenuated plaque という独特な所見を認めた場合には，フィルターやバルーン型の末梢保護器具を使用するのもよい．

第二にステントの側枝の閉塞による心筋梗塞がある．分岐部病変の治療の場合にはこれを避けるべくワイヤーを事前に通過させておき，本幹ステント後に拡張する必要がある．

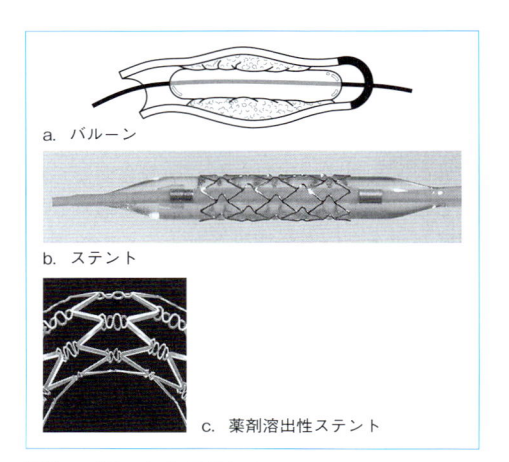

図3 バルーンとステント
a. バルーン
b. ステント
c. 薬剤溶出性ステント

2. 冠穿孔，冠破裂

慢性完全閉塞に対し硬いワイヤーを使うようになりワイヤーで穿孔したり，石灰化の強い病変に高圧拡張した場合に冠穿孔したりする．心タンポナーデを合併し極めて短時間でショックとなるため，重大なPCIの合併症である．

PCIの術者には緊急心嚢穿刺の技術を事前に習得しておく必要があり，カテ室には心のう穿刺器具を常備する必要がある．ワイヤーによる穿孔の場合には，マイクロカテーテルからコイルを挿入したり，自己脂肪を塞栓したりすることで止血を試みる．ステントによる冠破裂の場合にはカバードステントの挿入，パーフュージョンバルーンによる長期圧迫止血などが行われる．しかしながらカバードステントは極めて通過性が悪く病変に持ち込めないことがある．パーフュージョンバルーンは現在販売している会社がない．救命の観点から，ぜひパーフュージョンバルーンは販売していただきたい．これらの手技でも止血困難であれば緊急手術により止血することとなる．

3. 脳梗塞

大動脈弓部より近位部にカテーテルを挿入すると脳梗塞のリスクが発生する．実際に臨床的な脳梗塞は1％未満であるが，MRIによる画像では，PCIの10％程度はDiffusion weight image陽性が出現するとされる．カテーテルの操作は丁寧に行うべきであるが，避けがたい合併症の1つである．

■ 入院・専門医へのコンサルテーション
- 狭心症にてQOLの低下を認める例はコンサルテーションを考慮する．急性冠症候群が疑われれば直ちに専門医に紹介する．

■ 患者説明のポイント
- 冠動脈疾患の治療として，内科治療，PCI，冠動脈バイパス術がある．PCIは，侵襲が小さく，短期間で治療でき，脳梗塞発生率がバイパス手術より少ないが，再治療率が高いという欠点がある．したがって，3枝病変のように多くの病変が含まれる場合など，症例によってPCIとバイパス手術をハートチームで検討する必要がある．

■ 医療スタッフへの指示
- ST上昇型急性心筋梗塞では，病院のドアをくぐってから，PCIを施行するまでの時間が短ければ短いほどよく90分以内を目標とする．無駄な時間をとらないように各部署で努力する必要がある．

ロータブレータ
Rotablator

岩淵成志　小倉記念病院・循環器内科主任部長／心臓病センター長

【手技の概要】

Rotablator(PTCRA；percutaneous transluminal coronary rotational atherectomy)は，先端表面が直径20～30 μmの微細ダイヤモンド粒子が埋め込まれた楕円形の金属バー(Burr)と，それに接続されたコイル状で柔軟な駆動シャフトから構成されている．駆動シャフトはエアータービンに接続され，Burrを15万～19万回転/分で高速回転することにより，アテローム性プラークを切削する(図1)．

ロータブレータによるプラークの切削は，Burrを高速回転させながら切削するために弾性のある組織は圧排されて切削表面から離れることができるが，弾性のない組織はこの退避ができないため切除される．この原理はDifferential Cuttingと呼ばれる(図2)．これによって正常血管の損傷を最小限としつつ硬いプラークを選択的に切削しスムースな内腔が得られる．切削して粉砕された微粒子は5ミクロンと赤血球の半分くらいになるため(図3)，末梢塞栓を起こさないといわれている．はじめから大きなBurrを用いると必ず

しも小さく切削されない．この切除された小さなプラークは網内系によって摂取される．

現在，ロータブレータの使用に関しては，厚労省で定められた施設基準があり，年間CABG 30症例，PCI 200症例以上実施していることが使用の基準となっている．全国では約260施設で使用されている．また，ロータブレータを施行する際に生じていた合併症の頻度が，術者の技術の向上に伴い，ロータブレータ導入時に比べ減少してきている．

【適応】

ロータブレータの適応病変は，石灰化病変，バルーンカテーテルで拡張不能病変，バルーンカテーテル通過不能病変などである．特に透析症例，高齢患者，糖尿病合併症例，川崎病などの症例にロータブレータ適応病変がみられることが多い．

【手技の実際】

冠動脈用 Burr は 1.25〜2.5 mm までの8タイプがあり，過剰な研削片を避けるために細い buur（1.25〜1.5 mm）から開始し，段階的に Buur のサイズをあげていく．サイズアップは最大 0.5 mm 以下にするのが望ましい．当院では最終 burr サイズは対象血管径の 60% としている．

ロータブレータ単独あるいはロータブレー

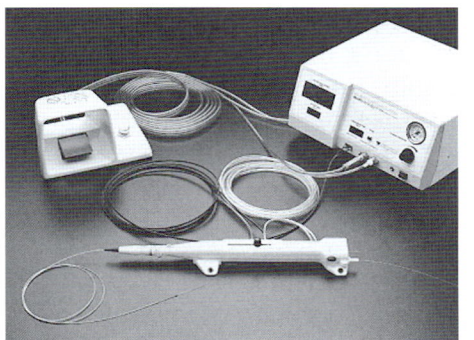

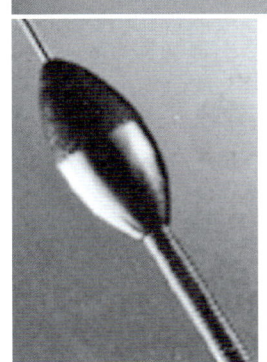

図1 ロータブレータシステムとバー（Buur）

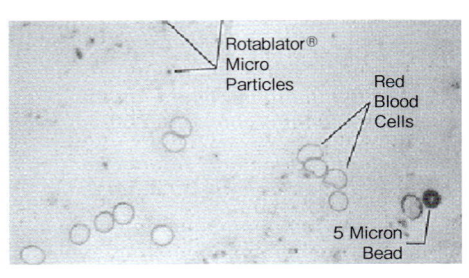

図3 血中の赤血球，血小板，切削されて粉砕された粒子

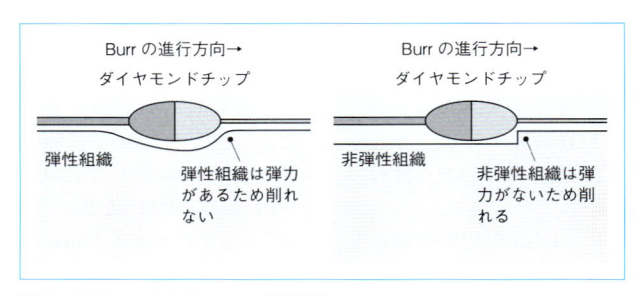

図2 Differential Cutting の原理

タ＋バルーンカテーテルで治療していた時代は，最終burrサイズを対象血管径の70〜85％としていた．しかし，現在はロータブレータ後にバルーンで拡張しステント留置をする手技が一般的である．

ロータブレータの使用は，石灰化などでバルーンのみでは拡張できないプラークを切除し性状を変化させる意味合いが強い．そのため，最終burrサイズは対照血管径の60％にとどめており，それにより合併症の発生も少なくなっている．

【合併症とその対処】

術中の合併症は，冠動脈穿孔，血流遅延（slow flow, no flow），血管解離，急性冠閉塞，末梢塞栓，冠スパズムなどであるが，通常のPCIよりやや発生率は高率である．合併症の対処方法は通常のPCI時と同様である．

左冠動脈主幹部，慢性完全閉塞に対するPCI

PCI for left main coronary trunk(LMT) and chronic total occlusion(CTO)

岡崎真也　順天堂大学大学院医学研究科循環器内科学准教授

【概説】

冠動脈インターベンション（Percutaneous coronary intervention；PCI）は，DES（drug eluting stent；DES）により治療適応を大幅に拡げた．とはいえ，左主幹部（left main trunk；LMT）および慢性完全閉塞（Chronic total occlusion；CTO）に対するPCIの適応については，いまだ議論の余地のある分野である．

適切に症例を選択しDESを使用することで，これらの病変に対しても安全かつ低侵襲下に外科治療と遜色のない結果を得ることが可能なことも事実である．しかし，誤解を招かないように述べれば，これらPCIのなかでもやや特殊な部類に入る治療は，いくらdeviceが進歩して良好な成績が報告されようとも，高い技術と経験の下に，さらに十分な設備（IVUSはもちろんのことIABPやPCPSなど）のある施設内で行われなければ，決して安全な治療とは言い難く，外科治療と比較するにも値しないことである．

この章でいくつか統計の数字が出てくるが，あくまで統計である．PCIもCABGも治療を行う術者・施設・患者背景などが異なれば，決して統計で安全性や有効性を語れないことも踏まえて，読み進んでいただきたい．

【左主幹部病変】

〔保護LMT（protected LMT）については言及する意味がないため，非保護LMT（un-protected LMT；ULMT）について述べる．〕

一般に冠動脈疾患患者にLMT病変を合併する頻度は約7〜9％と報告されており，LMT単独病変は0.7〜1％程度と報告されている．従来，バルーンによるPCIが行われた時代にULMTの初期および3年死亡率が9.1％，65％と著しく悪かったことから，LMTに対するPCIは禁忌とされていた．その背景には，LMTにはその解剖学的な特徴から，①強力な放射支持力（radial force）が再狭窄の予防に不可欠であったこと，②循環動態的に極めてハイリスクな治療部位であるために安全性に問題があったこと，などが挙げられる．

LMTへのCABGの院内死亡率は2.3〜3.9％，1年死亡率は11.3％と報告され，低リスク群では5.7％と報告されていたため，PCIとCABGは比較に値しない時代もあった．しかし，2001年に報告されたULTIMA registry（46％がCABG不可能かハイリスク症例）では，BMSを用いたステント治療に加えて，DCA・Rotational atherectomyといったdebulking deviceを駆使して治療成績を向上させた．ULMT279例を対象にして

17%でDCA，69%でステントを用いたPCIを行い，院内死亡13.7%，1年死亡率24.2%であった．低リスク群(65歳未満，EF＞30%，心原性ショックなし)では，術関連死0%，1年死亡率3.4%とCABG不能例を多症例含むことを考慮すると良好な成績を示した．しかしながら，この研究を含むBMSのLMT治療では，約20%で生じる再狭窄が問題となり，ひとたび再狭窄を生じればLMTでは突然死やショックなどのリスクも高く，CABGと比較して満足のいくものとは言えなかった．

DESを使用できる現在では，PCIによるさらに良好な短期・中期成績が報告されている．最新のACC/AHAガイドラインでも，CABGのリスクが高い場合はLMTに対するPCIはclass Ⅱbへと格上げとなっている．2009年のSYNTAX studyは，多枝病変またはLMT病変に対するDES(TAXUS stent) vs CABGの無作為割り付け試験である．LMT病変のサブ解析によると，LMT単独病変が約14%，LMT＋1枝病変が約20%，LMT＋2枝病変が約31%，LMT＋3枝病変が約37%．LMT単独およびLMT＋1枝の主要複合エンドポイントは，PCI群で各々7.1%，3.0%で，CABG群の6.4%，5.9と同等であった．LMT＋2枝またはLMT＋3枝では，PCI群15.3%，14.8%に対してCABG群7.7%，6.0%とCABG群で低値であった．この結果は，1年間のfollow-upでCABG群の脳血管イベント2.2%に対してPCI群0.6%と有意に低値であることを考慮すると，症例を選べばLMTへのPCI betterな症例も存在しうるということを示している．

2009年ParkらのLMTへのDES vs CABGの報告でも，PCIによる治療が比較的好ましい病変としてLMTの病変部位(入口部および体部など)や病変枝数(LMT単独病変)・患者背景(循環動態の不安定なAMI・LMT病変によるショック例・CABGハイリスク患者)を指摘しており，患者背景を慎重に検討することが大切であると考えられる．

【ULMTに対するPCIの適応】

具体的な治療例としては，現在DCAが使えないことにより，CABGハイリスク症例を除けば，ULMTへの治療で推奨されるのは入口部・体部の病変である．遠位分岐部の症例に関していえば治療は，かなり限定的と言えるだろう．また，治療時にIVUSでappositionをしっかりと取って，少なくとも1年間のDAPT(dual antiplatelet therapy)が確実に行えることが重要である．

ULMTのACSに関しては，ショック例ではPCIが最優先となるが，IABP・PCPSなどを屈指して治療を行い，TIMI-ⅢならCABGを選択すべきである．ACSのような脆弱なプラーク・血栓を有する病変でLMTに適切なappositionは得られるはずもなく，LAD・LCXを同時にprotectする術もないため，distal embolizationを来せば，患者の遠隔期の予後は不良となる．したがって，ULMTのACSに対するPCIは，CABGまでの繋ぎとして血行動態を改善することが目標となる．

【CTO】

CTOとは，冠動脈が既に閉塞しており，造影上血流が完全に途絶しているものを指す．明確な閉塞期間の定義はなく，一般に閉塞後3か月以上経過した状態を指す．

CTOへの治療は，①非閉塞性病変に比して手技時間が長いこと，②手技成功率が70～77.2%と低いこと，③ステント留置を行っても30～40%前後と高い再狭窄率と10%前後の再閉塞率，などから欧米諸国ではあまり受け入れられていなかった．

わが国ではCTO研究会などの小さな研究会を主体として，一部の医師たちにより根強く行われ，2000年代頃からCTOに対するPCIが注目されるようになった．これには，DESのみならずCTOに特化したdeviceの開発や手技の確立により，CTOへのPCIが

飛躍的に進歩したためである．しかしながら，成功率や安全性は術者のテクニックに依存する部分も多く，施設間で治療の適応も異なることもあり，これら要因がCTOへのPCIを論じることを難しくしている．

CTOへのPCIは，リスクベネフィット・医療経済効果・患者および術者の被曝・造影剤の腎臓への負担など様々な背景があり，治療の妥当性を証明することが難しい領域である．しかしながら，最新の多くの研究はCTOへのPCIが有益であることを論じている．これらを踏まえて，具体的なテクニックは成書に譲るが，CTOへのPCIについて触れることにする．

【CTO の頻度】

CTOの頻度は，冠動脈造影検査を受けた患者の10〜20数％に認められ，PCI施行患者の10％前後とされている．通常閉塞血管以外のdonor arteryからの側副血行路（collateral），もしくは閉塞部近位側からの側副血行路（bridge collateral）を認める．閉塞血管の灌流域心筋は，閉塞前にcollateralがある程度形成されていれば，完全には壊死に至らず残存しており，閉塞時に側副血行路がなければ心筋は完全に壊死して，瘤状変化を生じている．側副血行路によって心筋バイアビリティは存在するが，donor arteryからの血流が不十分なために，hibernating myocardium（冬眠心筋）となっていることもある．CTO部位の心筋バイアビリティが残存するか否かは，^{201}Tl心筋シンチやドブタミン負荷などを行わなければ，正確な評価は不可能である．

【CTO への PCI の有用性】

1997年にBelleらは，CTOへのPCIを施行した患者の，6か月後のfollow-upの左室造影で，49±2％から57±2％へと左室駆出率（LVEF）の有意な増加（p=0.0001）と，左室拡張末期容積（LVEDVI）が89.3±3.5 mL/m^{2}から81.7±3.7 mL/m^{2}へと，左室収縮末期容積（LVESV）が46.1±3.1 mL/m^{2}から35.1±2.7 mL/m^{2}へと有意な減少（各々p=0.01，p=0.0001）を報告している．2008年KirschbaumらもCTOへのPCI後3年のfollow-up MRIの比較で，86±14 mL/m^{2}から78±15 mL/m^{2}へと左室拡張末期容積の減少（p=0.02），35±13 mL/m^{2}から30±13 mL/m^{2}へと左室収縮末期容積の有意な減少（p=0.03）を認め，左室駆出率も60±9％から63±11％と有意差はないものの改善する傾向があると報告した．さらに，2000年代の多くの報告により，CTOへのPCI成功が患者生命予後の改善効果や，CABG回避率を高くすることが知られてきた（表1）．

【CTO に対する PCI の適応】

CTOに対してPCIを行う目的は，下記の3つである．

① donor arteryからの側副血行路からの血流が不十分なため，hibernating myocardiumとなっており，CTOへのPCIで心機能を回復するために行う．

② donor arteryに有意狭窄が生じたため，Jeopardized collateralとなっている．
（CTOへのPCIが成功すれば，donor arteryへのPCIも可能となる）

③ すでに心筋は完全に壊死しているが，他の冠動脈に将来重度狭窄を生じた時の，collateral sourceになることを期待して行う．

これらがCTO治療の適応にはなるが，患者にとってのリスクベネフィットが最重要である．すでに閉塞した冠動脈にPCIを行う際に重要なことは，心筋障害を起こさないこと・心機能不良例が多く，患者の血行動態を破綻させることで危険な目にあわせることのないよう，細心の注意を払うことである．

【手技の実際】

ULMTの遠位分岐部病変で，通常ならCABG適応症例であるが，肺疾患による外科治療ハイリスク例である上に，患者がPCIでの治療を強く希望したためにPCIを行った（図1）．LMTのdistalからLAD最近位部にかけて90％狭窄を認め，回旋枝の起始部

表1 CTOに対するPCIの有効性に関する報告

	観察期間	n	
Suero 2001 JACC	10年	PCI施行したCTO患者 2,007例	生存率改善（73.5% vs. 65.1% p=0.001）
van der Schaaf 2006 AJC	1年	STEMI患者 1,417例	多枝病変患者で予後不良（HR 1.5 p=0.02）特にCTO（+）で不良（HR 3.8 p＜0.001）
Olivari 2010 JACC	1年	PCI施行したCTO患者 369例	CTO successでCABG回避率（2.45% vs. 15.7% p＜0.0001）CTO failureでcardiac death or MI↑（1.05% vs. 7.23% p=0.005）
Hannan 2006 Circulation	3年	Stent治療を受けた 15,128例	Incomplete revascularizationの患者の中でもCTO（+）で死亡率↑（CTO+1枝以上病変残存 HR 2.77, 1枝CTO HR 1.81 p＜0.001）
Valenti 2008 Eur HJ	2年	PCI施行したCTO患者 486例	CTO successでcardiac survival↑（91.4% vs. 86.6% p=0.021）

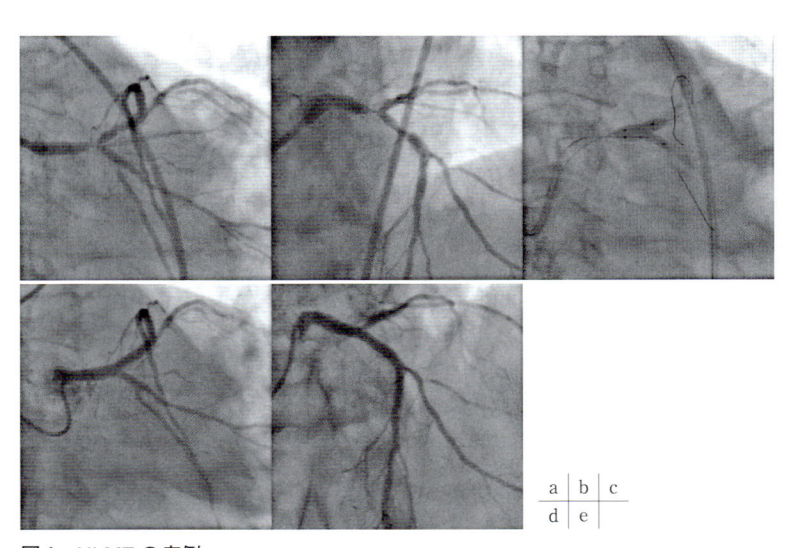

図1 ULMTの症例

にも50%以上の狭窄を呈している true bifurcation lesionである．
　この症例では，DESを使用したsingle stent KBT（kissing Balloon technique）で治療を行った（図2c）．
　下段は12か月後の冠動脈造影であるが，再狭窄を認めず良好に開存していた．
　RCA起始部で完全閉塞した症例（図2）．LCAからのcollateralにより心筋バイアビリティは残存するが，LCA全体に動脈硬化性変化が生じており，RCAの再開通が予後に重要と考えられる．bilateral approachによりガイドワイヤー通過に成功した（図2c）．
　図2d，eは，DES留置後8か月の冠動脈造影であるが，再狭窄を認めず良好に開存していた．

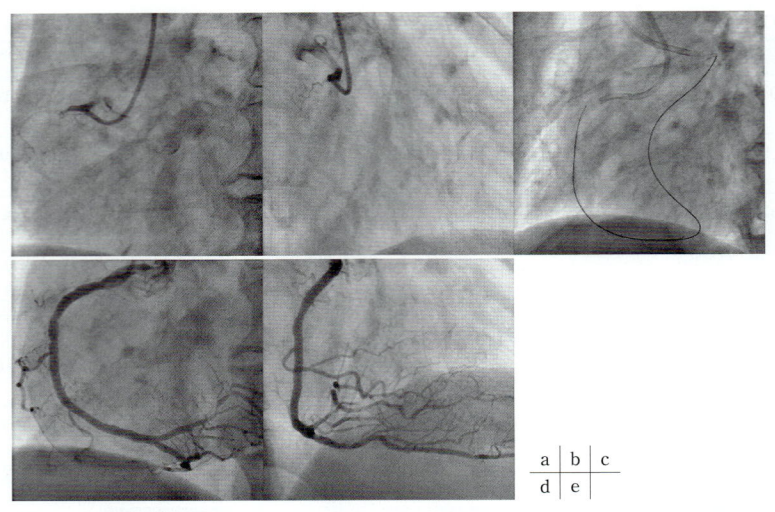

図2 CTOの症例

a	b	c
d	e	

■ 入院・専門医へのコンサルテーション
- インターベンション専門医が治療方針を検討して，患者の意思を尊重して治療法を決定する．また，LMTについては，心臓血管外科医とともに治療方針を検討することが望ましい．

■ 患者説明のポイント
- 内科治療・外科治療各々の利点と欠点を説明して，予測される予後・合併症などについても十分な説明を行い，最良の治療方針を決定する．

■ 医療スタッフへの指示
- LMTへのPCI，CTOへのPCIのいずれも，通常のPCIと比べてひとたび合併症が生じれば濃厚な治療を要する可能性があるため，いつでも緊急対応できるようチームスタッフが認識しておくべきである．

経皮的冠動脈インターベンションと冠動脈バイパス術

Percutaneous coronary intervention (PCI) and coronary artery bypass grafting (CABG)

田村　浩　順天堂大学附属順天堂医院・循環器内科
宮内克己　順天堂大学大学院医学研究科循環器内科学先任准教授

【概念】

　虚血性心疾患の多枝病変患者の血行再建において，バイパス手術（CABG）は冠インターベンション（PCI）に比べ，完全血行再建達成率の高さから標準治療と考えられていた．長期予後という点でも，PCIとCABGの長期予後は，バルーン・ステント・薬剤溶出ステント（DES）を含めて一貫しており，両群で生存率に差はない．再血行再建率はPCIが有意に高く，その結果，再血行再建を含んだ心血管事故（MACE）はCABGが有意に良好であるというものであった．また，長期予後

のほかにも，侵襲度や生活の質，社会復帰までの期間，抗血小板薬を含めた使用薬剤数などにもそれぞれの治療の長所・短所は存在する．どちらの治療法を選択するかは患者個々の病変形態や全身状態を参考に，短期・長期予後も勘案し，最終決定することになる．

【選択のポイント】

1．病歴聴取

治療戦略としてPCIまたはCABGのどちらを選択するかを迷うような患者は，重症冠硬化症であり，胸痛を中心とする虚血症状を呈することが多い．しかし，こうした重症冠硬化症患者でも，糖尿病患者や高齢者では無症状で経過することもあり，初発症状として心不全で来院することもある．このような症例では心機能も低下し，血行再建後も予後不良となることも多い．したがって，無症状であってもハイリスクと判断すれば定期的運動負荷心電図を施行し，虚血を早期に発見し，心筋障害が進行しない早期の血行再建が望ましい．また，初発症状が心不全の場合，基礎疾患として重症虚血も重要な鑑別診断であることを忘れてはならない．

2．身体所見

全身的な動脈硬化性疾患のチェックが重要である．例えば血管雑音が頸部，大腿や腹部で聴取するかを確認し，末梢の脈拍触知とあわせ，画像診断(CT，MRA)やPWV検査などの検査を追加し，頸動脈や下肢動脈硬化をチェックする．

3．検査

冠動脈造影が最も重要な検査である．PCIかCABGかの治療選択において病変重症度への依存が大きいからである．LMT病変，慢性完全閉塞病変，石灰化，高度屈曲病変，分岐部病変の有無，びまん性病変，血栓の有無などの重症度などを含んだSyntaxスコアが欧米ではよく用いられる．

病変重症度が高くなるとCABGの予後が優る．また左室機能低下例ではCABGの予後がPCIを上回っており，左室造影や心臓超音波での評価を行う必要がある．対象患者は全身の動脈硬化を合併するリスクも高く，CABGを念頭に胸部CTを施行することで大動脈の石灰化などが確認でき，手術時の一助となる．また，脳血管障害既往や疑いがある場合は頭頸部MRIを施行しておく．

【治療法の選択方針】

2000年に薬剤溶出型ステント(DES)が登場し，BMSの欠点である再狭窄率が半減したことからCABGとのイベント差が縮まり，同等性が期待された．DESは予想通りBMSに比べ死亡を除くすべてのイベント，特に再血行再建率を有意に減少させた．しかし，DESとCABGの比較では再血行再建率でDESをもってしてもCABGに劣り，その結果再血行再建を含んだイベントでは有意に劣っていたが，死亡率や心筋梗塞，脳卒中といった重要なイベントでは差を認めなかった．

糖尿病患者でもDESとCABG間で死亡・心筋梗塞発症に差は認めないが，再血行再建ではDESはCABGには劣っていた．糖尿病患者ではBMSはCABGに比べ死亡率が高率であったが，DESでは死亡率に差がなくなった点が大きな進歩である．

病変の重症度指標であるsyntaxスコアによって予後を比較すると，低スコア(0〜22)ではDESとCABGの脳・心血管事故(MACCE)の発症率は22.7％ vs 22.5％($p=0.98$)と差はないが，中スコア(23〜32)では27.4％ vs 18.9％($p=0.02$)，高スコア(33以上)では34.1％ vs 19.5％($p<0.001$)となる．病変形態が単純であればDESとCABGにイベント差はないが，複雑化すればDESで再狭窄・再血行再建は増加し，イベント差が大きくなり，CABGのDESに対する優越性は高まる結果となった．したがって病変形態が単純であればDES，重症化，複雑化すればCABGという選択が現時点での両血行再建術の選択基準となる．

最近の報告では心筋梗塞発症はCABG群，脳卒中はDES群で低率であるという報告も

ある．DES ではステント内血栓症のリスクが長期に継続するため，冠動脈内血栓症による心筋梗塞発症頻度が CABG に比べ多く，抗血小板薬 2 剤併用を長期間継続する必要がある．このため手術予定のある患者や出血傾向のある患者，長期間抗血小板薬の服用不可の患者では CABG を選択せざるをえない場合もある．

血行再建の目的の 1 つである生活の質の向上，狭心症の再発は 3 年間で CABG 16.4%，PCI 20% と差を認めない．しかし，PCI 患者が 3 年間で CABG または PCI を受ける割合はそれぞれ 21%，15% と高率であるのに比べ，CABG ではそれぞれ 1%，3% と低率であった．つまり，症状軽快を目的とする血行再建であるが，この維持のために PCI は数回を要するが，CABG では 1 回で済む確率が高いことを示している．また，患者の実感としての生活の質は両群とも 6 か月で劇的に改善しており，就業状況も 1 か月で CABG 2%，PCI 27% と有意差があったが，6 か月の時点では両群とも 60% の患者が復帰し，差は消失した．早期社会復帰という点では侵襲の少ない PCI が早いことも事実である．

総じて DES は CABG に比べ再血行再建術の点で劣るが心筋梗塞，死亡に関しては差がない．大切なことは循環器内科医，心臓血管外科医を中心とした"ハートチーム"による話し合いである．糖尿病や高 Syntax スコア群において手術成績や長期予後を鑑み，患者と相談して決定していくことが重要である．

■ 患者説明のポイント

- 両治療方針の長所・短所を説明する．侵襲性，急性期成功率や合併症，完全血行再建率，長期予後（死亡率，急性心筋梗塞，脳卒中），再血行再建，生活の質や職場復帰までの期間などを説明する．
- 長期予後の具体的なデータを示すことが重要．死亡率では両群で差がないこと，再血行再建は CABG が有意に少ないこと，心筋梗塞も CABG で少ないこと，脳卒中では DES が少ないことなどであるが，自施設の長期成績があれば患者にはさらに説得力がある．

第8章 弁膜疾患

弁膜疾患診断・治療の変遷
Transition in diagnosis and treatment of valvular heart disease

吉川純一　西宮渡辺心臓血管センター・院長

【概説】

　弁膜疾患の診断法として特筆すべきは，心エコー図である．その心エコー図が登場以前と以降では，診断の流れは大きく異なる．不思議にも，治療法も連動していて，心エコー図登場以降では手術を含む治療法も大いなる発展を遂げた．

　それでは，第二次大戦後の「近代心臓病医学・診療」はどうであったのか．これに関しては，1991年に編纂された「日本心臓病学会．20年の歩み」からの文章をここに紹介して読者の理解の一歩にしていただければと思う．

　「昭和30年代頃の日本における心臓病に関する臨床研究は，心電図法と心臓カテーテル法とを用いた研究が主流を占めた．日本循環器学会の発表演題もこれら2方法を用いたものが圧倒的に多く，中堅研究者層もほとんどこのいずれかの領域の研究者で占められていた．そして，病的心臓の形態と機能の変化のほとんどが，心電図を中心とした電気現象と，心臓カテーテル法で測定される血行動態現象とから知ることができるとの考えが横行し，各方法のエキスパートは自分の得意とする方法論でその総てを語ろうとしていた．したがって，心電図法の範疇に入るかさもなくば心臓カテーテル法の範疇に入るかするのでなければ，循環器とくに心臓病学の診療と研究に携わっているとは認められないという雰囲気があった」

【断層心エコー図登場以前の弁膜疾患】

　ほとんどの弁膜疾患はリウマチ性であった．この診断は，断層心エコー図が登場する前（-1975）には，もっぱら聴診・心音図に頼り，胸部X線や心電図も有力な補助診断法であった．ただ，外科手術を考慮する際は，これらの情報だけでは不十分であり，心カテーテル検査やMモード心エコー図で心臓の形態・機能的情報を獲得する必要があった．

　当時，手術の対象になったのは，主に僧帽弁狭窄症や僧帽弁閉鎖不全であった．僧帽弁狭窄症には，人工心肺を用いて交連切開術が直視下に行われていた．リウマチ性僧帽弁閉鎖不全には人工弁置換術が行われていたが，手術成績は施設によりまちまちであった．人工弁としては様々なものがあったが，最後は一葉弁で耐久性も良いBjörk-Shiley弁に集約されていった．

　Mモード心エコー図も僧帽弁を直接描出でき，そのエコーパターンから有用な情報を得ることが可能であり，当時は画期的な方法として大変有用であった．Mモード心エコー図により「リウマチ性僧帽弁狭窄」との確診とおおよその重症度の推定が可能であった．したがって，心カテーテルデータと総合すれば，外科医が必要としている情報を何とか提供できた．しかし，今となっては不十分であったと考えている．

　当時，筆者は井上バルーンの発明者の井上

寛治と同じ施設で働いていた．彼は優秀な心臓外科医であったが，手術場における彼や年齢の近い同僚の役割は患者を時間をかけて人工心肺に接続し，心臓を視野に露出させることであった．しかるのち，心臓外科部長や上司がやってきて，僧帽弁狭窄であればあっという間に交連切開術を済ませてしまう．その後は，また井上らが人工心肺をはずしにかかるという作業が繰り返されていた．その手術後，井上らの「ぼやき」を聞くのは内科医である私の役割でもあった．"もっともっと簡単に交連切開術が可能ではないか"という彼の主張にうなずく日が続いた．解決のキーワードはブロッケンブロー法とカテ先バルーンであった．高知市民病院へ移動しても彼の熱い研究は続き，ついに交連切開用の「井上バルーン」の開発・創作に成功した．世界に誇れる発明である．僧帽弁狭窄自体が減少したが，今でも患者が存在すれば第一選択となる治療法である．

【断層心エコー図登場以降の弁膜疾患】

断層心エコー図が臨床の現場に登場したのは1975年頃であり，広く普及しだしたのは1980年頃である．ちょうどその頃パルスドプラ法や連続ドプラ法も臨床の現場に登場していた．その数年後に歴史に残るカラードプラ断層法が滑川考六により発明され，血流動態診断の大きな道を開いた（発表は1982年，実用化は1983年）．これらの素晴らしい診断法の登場により，弁膜疾患の診断は大きく進歩した．これら断層心エコー図やカラードプラ血流映像法，ドプラ法により，弁膜疾患は素早く正確に診断されるようになった．

さらに1990年前後にスタートした弁膜疾患定量評価の試みは着実に臨床の現場に浸透し，2000年代に入るとごく通常的に
①僧帽弁逆流の逆流量，逆流率，有効逆流弁口面積などによる重症度評価
②僧帽弁口面積の定量的評価
③大動脈弁口面積や最大流速の測定による大動脈弁狭窄の重症度評価
④大動脈弁逆流の逆流量，逆流率，有効逆流弁口面積などによる重症度評価

などが行われるようになった．これらにより，内科医の間でも内科医と外科医との間でも，共通の用語で共通の重症度評価が行われるようになった．これ以降，ある施設の「中等症」の僧帽弁逆流が他の施設では「高度」の僧帽弁逆流であったりすることはなくなった．

高度の僧帽弁逆流とは表1に示すように定義される．特に外科医との情報交換では有効逆流弁口面積（ERO）がよく登場する．EROが$0.4\,cm^2$以上になれば僧帽弁形成術の至適時期に至ったと判断可能であり，いずれの弁局所の障害（主に逸脱）であるかを断層心エコー図やカラードプラ血流映像で判断し，外科医に情報提供するのが内科医の勤めである．必要ならば三次元心エコー図や経食道エコー図も行い，できるだけ詳細な形態学的情報を外科医に伝達する．特に三次元画像は，外科医と内科医，さらに患者が情報を共有することができる優れた手段である（図1）．僧帽弁逆流の成因で最も多い僧帽弁逸脱では，逸脱部位は袋状の落ち込んだエコーとして描出され，逆流ジェットはその反対側に吹くこと

表1　高度僧帽弁逆流の定義

1）有効逆流弁口面積（ERO）		$0.4\,cm^2$以上
2）逆流量（RV）		60 mL以上
3）逆流率（RF）		55％以上

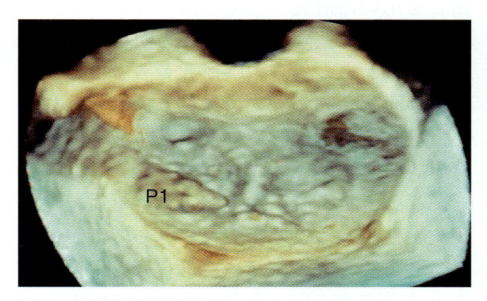

図1　僧帽弁逸脱例の三次元心エコー図
経食道：surgeon's view．P_1の逸脱が明瞭である．

から逸脱弁尖を特定できる．**図2**は僧帽弁の形態のシェーマ（手術時の弁局所記載法）であり，左はDuranらの分類であり，右はCarpentierらの分類である．いずれも左房側から見た僧帽弁（surgeon's viewという）であり，心エコー図で観察する画像（下からのぞいた僧帽弁）とは異なり，左右が逆である．なお，心エコー図ではC1やAC，C2，PCが独立して同定できず，**図3**に示すようにmedial scallopおよびlateral scallopとして表現される．外科医に接する内科医は最低Carpentierらの分類に精通しておく必要があろう．

僧帽弁形成術を行う際は，経食道心エコー図が行われるのが常識である．本法は手術場で人工心肺離脱後の形成術の成績評価を行うのに極めて適した方法である．もし無視できない程度の逆流が残存していれば，もう一度形成術を追加するか，人工弁置換を選択する必要がある．それらの作業を手術場で行うためには，本法は必須である．

当初，形成術を志しても，感染性心内膜炎が合併したり，僧帽弁異常が前尖全体に及んでいたりすると人工弁置換術を余儀なくされるときがある．このような可能性がある場合，内科医は，あらかじめ外科医にその旨を告げておく必要があろう．

大動脈弁狭窄の重症度は**表2**のごとく規定される．本症の場合，「高度」な狭窄で症状が出現すれば絶対的に手術適応になる．しかし，無症状の場合でも弁口面積が0.75 cm^{2}以下か最大血流速度が4.5 m/秒以上の場合，手術のタイミングを失してはならない．

表2に示されているように，弁口面積は現在1.0 cm^{2}を高度狭窄の閾値としている．これは日米のガイドラインにしたがったものであるが，従来はメイヨグループが主張する0.75 cm^{2}が広く用いられていた（現在でもメイヨではこの基準が用いられている）．変更の科学的根拠はまったくない．不思議な変更である．本来日本人の体格は小であり，1.0 cm^{2}程度の弁口で元気に日常生活を送っている人は大勢いる．米国のガイドラインでは弁口面積を体表面積で補正した弁口面積係数が0.6 cm^2/m^{2}以下を高度狭窄とする考えも述べられており，これは体格も考慮しており日本人には適した指標であろう．しかし，これ

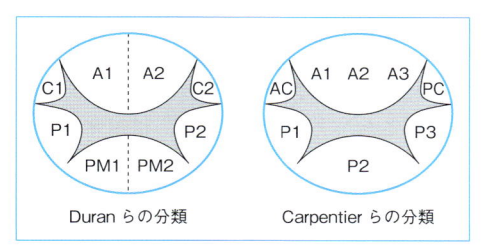

図2 僧帽弁の局所解剖
左はDuranの分類であり，右はCarpentierの分類である．記号で局所を記憶しておく必要がある．外科医との共通用語となっている．

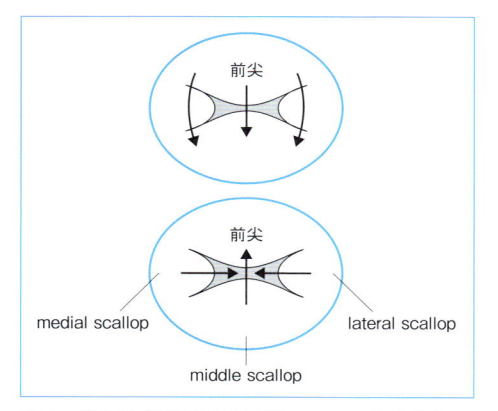

図3 僧帽弁逸脱例の逆流ジェットの吹く方向
逸脱部位より反対側の左房に向かって吹く．

表2 高度大動脈弁狭窄の定義

	ガイドライン	メイヨクリニック
1）弁口面積	1.0 cm^{2}以下	0.75 cm^{2}以下
2）最高血流速度	4 m/秒以上	4.5 m/秒以上
3）平均圧較差	40 mmg以上	50 mmHg以上
4）弁口面積係数	0.6 cm^2/m^{2}以下	

に関してもエビデンスがない．この弁口面積以外にも，表2に示すごとく最大血流速度（4.0 m/秒，メイヨでは4.5 m/秒）や平均圧較差（40 mmHg，メイヨでは50 mmHg）なども考慮して高度狭窄の診断にあたるべきである．さらに重要なことは，心機能が保たれている場合は高度狭窄で身体所見，特に雑音の大きさが高度（Levine Ⅳ～Ⅴ度）であることを確かめるべきである．収縮期雑音は，原則として弁口が狭く圧較差が大であればあるほど大きくなるからである．

したがって，1.0 cm² 程度の弁口の大動脈弁狭窄を見た場合，そのタイミングでの手術は避けるべきである．3～4か月ごとにフォローし，弁口が 0.75 cm² に近づく場合は手術を，ほとんど変化しない場合は経過を観察するべきである．この場合，スタチンを投与して経過を追うのが望ましい．ただ，本症に対するスタチンの有用性は，意見の分かれるところである．今後の研究が望まれるところであるが，本症の成因が動脈硬化であるが故に一定の成果を期待したいところである．

なお，本症で冠動脈疾患の存在が疑われる場合，冠動脈造影が施行されている．しかし，多列CTを行えば，冠動脈画像に加えて，大動脈弁口が描出され，弁口面積まで計測可能である．ぜひ，試みられてよい検査法である．

人工弁は原則として機械弁が選択される．しかし，70歳以上の高齢者には生体弁が選択される傾向が高まっている．一方，ワーファリンに変わる新しい直接トロンビン阻害薬であるダビガトラン（プラザキサ）などの開発により，機械弁の選択が再び増加するながれもありうる．

さらに，治療法として近い将来経カテーテル大動脈弁置換術（TAVI）が大きな選択肢の1つになる可能性が高い．本法の臨床現場への登場が楽しみである．

弁膜疾患診断の進め方

Process of diagnosis in valvular heart disease

林田晃寛　川崎医科大学講師・循環器内科
吉田　清　川崎医科大学教授・循環器内科

【概説】

リウマチ熱の減少に伴って，リウマチ性の弁膜症（特に僧帽弁狭窄症）は減少しているが，高齢社会を反映して動脈硬化性の弁膜症（特に大動脈弁狭窄症）は増加している．検診による胸部X線写真や心電図も弁膜症を疑うきっかけとなりうるが，弁膜症診断の手がかりとなる最も重要なものは聴診である．聴診で心雑音を聴取すれば，心エコー図検査を行い確定診断，重症度評価を行う．

弁膜症の治療方針として症状出現後の手術を行うことが一般的であるが，僧帽弁逆流では早期手術による予後改善が報告されており，早期に診断し経過観察していくことが重要である．

【症状】

弁膜症に特有の症状はない．全身倦怠感，労作時息切れ，起座呼吸，浮腫，食欲不振などの症状を訴えることがある．これらは弁膜症により生じた心拍出量減少，肺うっ血，中心静脈圧上昇の結果である．相対的な冠動脈血流低下（大動脈弁狭窄症では左室心筋肥大による酸素需要増加，大動脈弁閉鎖不全症では冠動脈灌流圧の低下）により，胸痛を訴える場合もある．

【身体所見】

聴診は弁膜症の存在を疑うための最も簡便かつ重要な診断ツールである．弁膜症の重症度と心雑音の大きさは相関しないが，Levine Ⅳ度以上は明らかに器質的異常があることを示唆する．Levine Ⅳ度とは振戦（thrill）を触れることを意味しており，胸壁の触診も重要な意味をもつ．

1. 収縮期雑音

機能性(無害性)雑音，僧帽弁閉鎖不全症，大動脈弁狭窄症，閉塞性肥大型心筋症，心室中隔欠損症などで聴取される．心雑音は血流量と血流速度によって規定される．機能性雑音は，①高齢者において大動脈弁が硬化しているために(大動脈弁硬化症)通過血流量が速くなっている例，②S状中隔によって左室内血流速が増加している例，③貧血，発熱など心拍出量が増加している病態，④若年者などで聴かれる．機能性雑音は通常LevineⅡ度以下である．

LevineⅢ度以上，もしくはⅡ度でも心疾患を疑わせる症状や心電図，胸部X線写真を呈する場合は心エコー検査を行い弁膜症の有無を調べる．

大動脈弁狭窄症では，傍胸骨右縁第二肋間から心尖部まで幅広く聴取可能である．心尖部ではより高調の楽音様(Gallavardin現象)に聞こえることもあり，鎖骨上や頸部でも聴取できる特徴がある．

僧帽弁閉鎖不全症では，汎収縮期，もしくは収縮中〜後期雑音を呈する．汎収縮期雑音を呈する場合，Ⅰ音は減弱しⅡ音を超えて雑音が続くことがある．弁輪拡大やflail leaflet(僧帽弁が弁輪を超えて完全に翻転した状態)を呈した僧帽弁逸脱症において聴取される．収縮中〜後期雑音はflailではない僧帽弁逸脱症において聴取される．この際，Ⅰ音は収縮期雑音と離れているためしっかり聴取できる．僧帽弁が閉鎖した後に僧帽弁がずれるため雑音は，収縮中〜後期にピークとなる．このような雑音を呈する場合，一般的に逆流量は中等度以下にとどまる．

機能性僧帽弁逆流症とは，左室機能低下，左室拡大が原因で僧帽弁逆流を呈する疾患の総称である．この場合，重症度と比較して心雑音は小さいことが多く注意が必要である．

2. 拡張期雑音

正常例では聴取されないため，聴取された場合は病的意義がある．大動脈弁閉鎖不全症と肺動脈弁閉鎖不全症，房室弁流入に伴う拡張期ランブルが代表的である．

大動脈弁閉鎖不全症は，Ⅱ音の大動脈成分に引き続く高調な音である．座位の呼吸止め前屈操作にて，音源が胸壁に最も近づくため聴取しやすくなる．大動脈駆出音や，Ⅱ音大動脈成分の亢進も伴う．

肺動脈弁閉鎖不全症は，主に左心不全に伴って肺高血圧となり肺動脈弁逆流が増強することによって聴取される(Graham Steell雑音)．傍胸骨左縁第3肋間を最強点とするが，心音だけで大動脈弁閉鎖不全症と鑑別するのは困難である．左心不全や，肺高血圧の別の所見もあわせて判断する．

拡張期ランブルは，心房から心室に流入する血流量が絶対的，もしくは相対的に増加している場合聴取される．僧帽弁逆流症や僧帽弁狭窄症が代表的である．僧帽弁が開いてから聴取されるため，Ⅱ音との間に間隙があることと，低調な音であることが特徴である．音量は小さく，左側臥位で聴取しやすい．

【心電図】(図1, 2)

僧帽弁疾患のように左房負荷を伴う場合は，P波にいわゆる僧帽性Pを生じる．すなわち，Ⅰ，Ⅱ誘導でP波の幅が120 ms以上で，左房の伝導を表す後半成分が明瞭となる．他にV_1でP波の後半成分が陰転化し，その陰転化成分の幅(秒)と深さ(mm)の積が0.04以上となる所見(Morris Index)も有名である．さらに進行すれば，通常は心房細動へ移行する．

重症僧帽弁閉鎖不全症において，新規に心房細動が出現した場合は僧帽弁の手術適応を考慮すべきである．左室容量負荷を引き起こす僧帽弁，大動脈弁閉鎖不全症では左側胸部誘導にてR波は増高し，同誘導でQ波を認める(図2)．左室圧負荷の際に認められるT波陰転化は認めず，むしろ増高していることもある．左室圧負荷となる大動脈弁狭窄症では，左室肥大を反映した心電図となる．すなわち，左側胸部誘導でのR波増高，ST低下

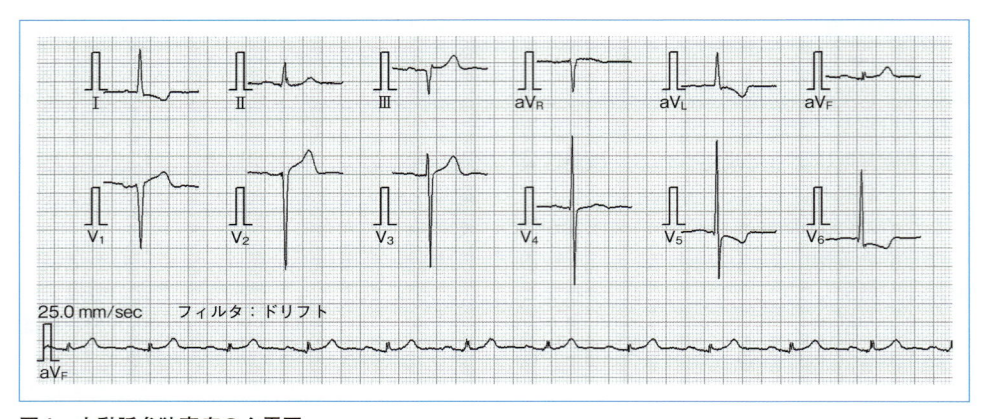

図1 大動脈弁狭窄症の心電図

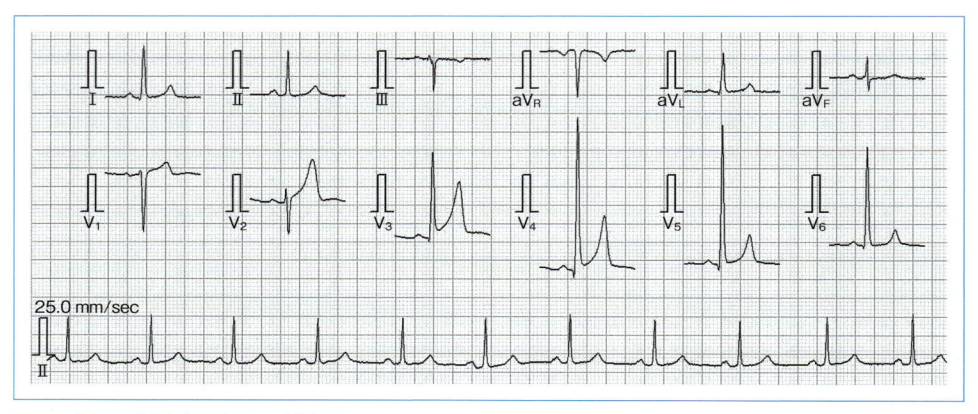

図2 大動脈弁閉鎖不全症の心電図

に伴ってT波が陰転化するストレイン型ST-T変化などである（図1）．
【胸部X線写真】（図3，4）
　僧帽弁狭窄症では，左房負荷を反映し左3号突出，double shadowサイン（右房を表す右2号と胸椎との間に左房の陰影を認める）を認める．左房拡大の所見として，気管分岐角の開大（左房はちょうど気管支に挟まれるように存在する）にも着目する．左室は大きくないため通常心拡大はないが，左房により左室が左側へ押されるため注意が必要である．

　僧帽弁閉鎖不全症では，左房負荷と左室容量負荷を反映して左3，4号の突出がみられる．
　大動脈弁狭窄症では，左室求心性肥大のため心拡大を認めないが左4号が丸みを帯びることがある（図3）．また，上行大動脈拡大や動脈硬化を反映して，左右第1号の突出，左第1号での石灰化所見に注目する．大動脈弁閉鎖不全症では，左室容量負荷を反映して左第4号の突出と下方への偏位を認める．上行大動脈の所見は大動脈弁狭窄症と同様である（図4）．

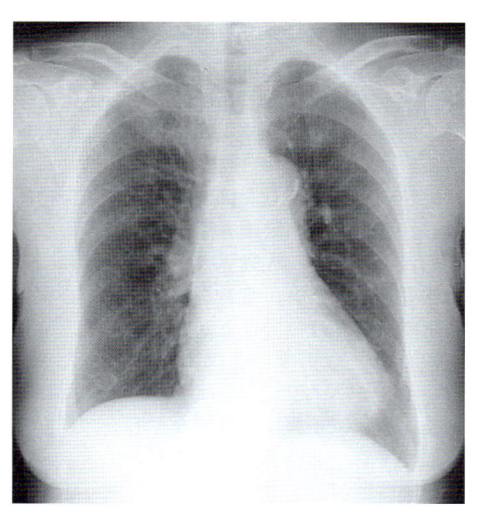

図3　大動脈弁狭窄症の胸部X線写真

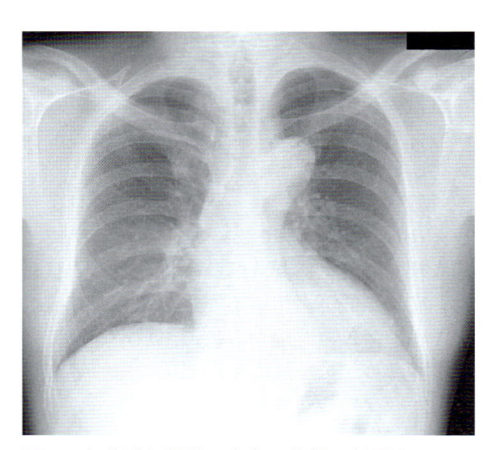

図4　大動脈弁閉鎖不全症の胸部X線写真

【心エコー検査】

経胸壁心エコー検査は，確定診断および重症度評価において最も重要である．現在のエコー機種は軽度の逆流でも検出することが可能であり，健常者でも軽度の逆流は存在する．そのため心エコー検査の前には，必ず身体所見をとり，心電図，胸部X線写真にておおよその病態を推定しながら行う．心エコーのみの所見で，弁膜症と診断することは厳に慎まなければならない．心エコー検査をなぜ行うのか考えることで，重点を置くべき項目が変わってくるのである．

断層心エコー検査では，左心機能，左心室左心房の大きさに注目する．狭窄性弁膜症では，狭小化した弁口面積をトレースにて測定可能である．ドプラ法では，カラードプラにて逆流の有無を判定する．その後，連続波ドプラにて狭窄弁での血流速度，三尖弁逆流から簡易ベルヌーイの式にて求めた推定肺動脈圧，パルスドプラにて左室流入血流速波形による左室拡張能を計測する．

急性リウマチ熱およびリウマチ性心炎

Acute rheumatic fever and rheumatic carditis

品川弥人　北里大学・循環器内科

【概念】

急性リウマチ熱（acute rheumatic fever；ARF）は，A群β溶血性連鎖球菌（溶連菌）による咽頭・扁桃炎の数週間後に起きる非化膿性全身性炎症性疾患である．多関節炎，心炎，舞踏病，皮下結節，輪状紅斑を主徴とする．リウマチ熱の病態は，溶連菌のM蛋白または多糖体分画と，ヒトの心内膜や血管内皮細胞などの成分が共通抗原性を有するために引き起こされる，免疫交差反応による臓器障害である．

好発年齢は5～15歳である．未治療の溶連菌による咽頭・扁桃炎後のリウマチ熱の発症リスクは0.3～3％と報告がされるが，菌株の毒性と流行株，宿主の遺伝的要素にも関連があると考えられている．リウマチ熱の既往がある場合には約50％リスクが上昇する．衛生環境の改善と早期診断，適切な抗生物質の使用により先進国での発症率は着実に減少している．しかし，途上国では今なお多数の

発生があり，後遺症である心臓弁膜症はいまなお大きな医療問題である．

【病態と診断のポイント】

ARFの診断は1992年に改訂されたJonesの診断基準に従う(表1)．先行する溶連菌感染が証明され，主症状2項目以上または主症状1項目+副症状2項目以上あればリウマチ熱の可能性が高いとされる．

1. 主症状

a. 多関節炎

ARFの約75%に認められる．強い痛みと発赤，腫脹を伴い，移動性の関節炎であることが特徴である．上肢と下肢の大関節に好発し，手指，足趾関節への波及は稀である．それぞれの関節炎は1～2週間で自然軽快し，全体でも1か月以内に消失する．非ステロイド性抗炎症薬によく反応し，関節破壊は来さない．

b. 心炎

ARFの40～60%に認められる．主な障害部位は，弁膜を中心とした心内膜(僧帽弁63%，大動脈弁5%，その両者が30%)であり，心筋や心外膜に及ぶこともある．急性炎症によるフィブリンと白血球の付着により疣贅が形成され，弁逆流症を主体として発症する．炎症の消退とともに瘢痕化・硬化を来し，成人期には可動制限による狭窄症を合併する．

急性期の身体所見では，頻脈と心雑音の出現に注意を払う．僧帽弁閉鎖不全による収縮期逆流性雑音や，大動脈弁閉鎖不全症による拡張期逆流性雑音，III音ギャロップ，心膜炎合併時は心膜摩擦音などが聴取される．胸部X線では，心不全の合併により心拡大や肺うっ血像がみられる．心電図は，PR間隔の延長，低電位差，期外収縮など心炎の程度に応じて多彩で非特異的な変化を示す．

確定診断には心エコーが必須であり，聴診所見とともに初期の弁逆流症の診断に有用である．弁逆流や狭窄症，心ポンプ機能，心囊水貯留の有無などを評価する．弁逆流の程度やカラードップラーでのモザイクパターン，弁組織の形態学的特徴(肥厚や可動制限，結節の付着)から非リウマチ性弁膜症との鑑別が必要となる．

c. 舞踏病

ARF者の約5%に認められる．尾状核と基底核の障害であり，四肢や体幹の不随意運動，筋緊張低下，情緒不安定などの精神症状を伴う．溶連菌感染から数週～数か月後に発症するため，炎症反応や溶連菌の血清学的診断を伴わないことも多い．

d. 皮下結節

多くは心炎とともにみられる．0.5～2cm大の硬い無痛性の炎症所見を欠く結節であり，肘，膝，手関節などの伸側面や脊椎棘突付近に出現する．

e. 輪状紅斑

ARFの5%で認められる．ピンク色で輪状の境界を伴う一過性の斑状皮疹であり，中心部は白色と呈する．体幹や四肢近位部に好発する．痒みは伴わず，疾患の活動性とは関係がない．

表1 初発の急性リウマチ熱の診断基準
(Jones診断基準, 1992年改訂)

主症状
心炎
多発性関節炎
舞踏病
皮下結節
輪状紅斑
副症状
臨床所見
発熱
関節痛
検査所見
急性反応物質(CRP, 赤沈値)の上昇
心電図PR間隔延長
先行するA群連鎖球菌感染の証拠
咽頭培養陽性または迅速抗原検査陽性
関連抗体の高値または上昇

診断：先行する連鎖球菌感染が証明され，主症状2項目以上または主症状1項目+副症状2項目以上あればリウマチ熱の可能性が高い．

2. 検査所見
a. 溶連菌感染の証明
　ARF の発症時期に咽頭培養で溶連菌を検出する確率は，20〜30％と低率である．溶連菌感染の証明には ASO，ASK，抗 DNaseB，抗ヒアルロニダーゼ抗体などの血清抗体検査が有用である．感染1〜2週間後より上昇し始め，3〜4週で最高値となり，2〜3か月後に正常化する．

b. 全身性炎症反応
　赤沈値や CRP，末梢白血球数は発熱や関節炎が認められる時期に亢進し，リウマチ熱の活動性の指標となる．

c. 心炎の精査
　胸部 X 線，心電図，心エコー，血漿 BNP 値により弁膜症や続発する心不全の有無を評価する（前頁 b．心炎の項参照）．

【鑑別診断】
　リウマチ性心炎の鑑別診断は，感染性心内膜炎やウイルス性心筋炎などの心膜心筋炎を起こす疾患である．血液培養や心エコー所見，随伴する症状の有無などで鑑別する．また，多関節炎で鑑別すべき疾患は，若年性特発性関節炎や溶連菌感染後反応性関節炎である．いずれも関節炎が固定性であること，手指などの小関節に及ぶこと，治療への反応が悪く遷延すること，などが鑑別点となる．
　舞踏病は溶連菌感染から遅れて発症するため，単独発症の場合は他の神経性疾患との鑑別が必要となる．チック，全身性エリテマトーデス，Wilson病などが鑑別診断となる．

【治療方針】
　急性リウマチ熱の治療は，①連鎖球菌に対する抗生物質治療，②心炎や関節炎の"炎症"への介入と対症療法，③長期にわたる再発予防の3つに大別される．

【治療法】
1. 急性期の抗生物質投与
　経口ペニシリン G を小児では，5万単位/kg/日（80万〜120万単位/日）を10〜14日間投与する．広域合成ペニシリンであるアンピシリン（ABPC）やアモキシシリン（AMPC）でも代用可能である．ペニシリンアレルギーの場合はエリスロマイシン 40 mg/kg/日を用いる．

> **処方例**　下記のいずれかを用いる．
>
> 1）バイシリン G 顆粒（40万単位/g）　80〜120万単位　分3〜4　10日間
> 2）サワシリンカプセル（250 mg）　6カプセル　分3〜4　10日間
> 3）エリスロシン錠（200 mg）　4錠　分4　10日間

2. 心炎や関節炎の"炎症"への介入と対症療法
a. 心炎を伴う場合
　ステロイドを使用する．発症から3週間以内では 40 mg/日，発症から4〜6週間を超える例や大動脈弁閉鎖不全の例では 60 mg/日で開始し，CRP や血沈などを炎症の活動性の指標としながら1週間で 5 mg 漸減し，2〜3か月で中止する．心不全があれば，利尿薬や血管拡張薬，強心薬を使用して通常の心不全治療で対処する．

> **処方例**
>
> プレドニン錠（5 mg）　8錠（1週間に 5 mg ずつ減量）
> ガスター錠（10 mg）　2錠
> セルベックスカプセル（50 mg）　2カプセル
> （分2　朝夕）

b. 多関節炎
　心炎を伴わない場合は，アスピリンの投与で対処する．アスピリン 50〜80 mg/kg/日を臨床症状の改善，および炎症反応が消失するまで約1〜2か月投与する．

> **処方例**
>
> アスピリン末　1,200 mg
> セルベックス細粒（10％）　100 mg（成分量として）

c．舞踏病

安静にして刺激を避ける．鎮静薬としてフェノバルビタールやジアゼパムを使用し，重症例ではプレドニゾロン30 mg/日を使用する．

処方例

フェノバール散（100 mg/g）　30 mg
（成分量として）　分3～4
プレドニン錠（5 mg）　6錠　分2　朝夕
（1週間に5 mgずつ減量）

3. 再発予防

再発予防内服が行われないと約60％が再発し，既存の弁膜障害は悪化する．したがって，急性期の抗菌薬投与に引き続いて，再発予防を目的とした抗菌薬の継続投与が必要となる．経口ペニシリンGを1万～3万単位/日を内服する．心炎のないものは5年間または20歳までのいずれか長い期間，心炎があり，心臓弁膜症のないものは10年間または20歳までのいずれか長い期間，心臓弁膜症を有するものは生涯にわたっての予防内服が推奨される．

処方例　下記のいずれかを用いる．

1) バイシリンG顆粒（40万単位/g）　20～40万単位/日　分1　朝
2) エリスロシン錠（200 mg）　1錠　分1　朝

■ **専門医へのコンサルテーション**
・本症が疑われた場合，心エコーによるスクリーニングと専門医による所見の確認が望ましい．

■ **患者説明のポイント**
・心炎による弁膜症が予後を左右するため，初期治療および予防内服継続の重要性について説明する．
・弁膜症例では感染性心内膜炎の予防のため，抜歯や出血を伴う検査や処置の際には抗生物質の予防投与が必要であることを説明する．

僧帽弁狭窄症
Mitral stenosis (MS)

室生　卓　みどり病院・院長

【概念】

僧帽弁狭窄症（mitral stenosis；MS）は僧帽弁口の狭小化により拡張期の左房から左室への血液の流入が障害される．原因はほとんどの場合リウマチ性であるが，稀に先天性のものや全身性疾患（カルチノイド，全身性エリテマトーデスなど）に合併するもの，弁の石灰化によるものなどもある．

【病態】

僧帽弁口の狭小化のため，左室への血液流入が妨げられ，その結果，左房の血流うっ滞と左室充満障害を生じる．左房の血流うっ滞により，うっ血性心不全，肺高血圧，さらには右心不全を来す．左房は拡大し心房細動を合併しやすくなる．左房の拡大と血流のうっ滞とにより左房，特に左心耳に血栓を形成しやすくなる．心房細動を合併すれば，さらにその可能性は高まる．左室充満障害は，心拍出量の低下を招く．

【診断のポイント】（表1）

1. 病歴聴取

通常長い無症状期を有するが，僧帽弁口が1.5 cm^2 以下になると症状が発現しやすい．症状としては労作性呼吸困難，易疲労感，動悸などである．右心不全を合併すれば腹部膨

表1　僧帽弁狭窄症の重症度評価

	弁口面積	平均圧較差	肺動脈圧
正常	4～6 cm^2		
軽症	1.5～2 cm^2	<5 mmHg	<30 mmHg
中等症	1.0～1.5 cm^2	5～10 mmHg	30～50 mmHg
重症	<1.0 cm^2	>10 mmHg	>50 mmHg

満感が出現する．

2. 身体所見

Ⅰ音は亢進し，しばしば触知する．下部胸骨左縁から心尖部に僧帽弁開放音（mitral opening snap；OS），心尖部に拡張中期ランブルを聴取する．洞調律例では前収縮期雑音を聴取する．うっ血性心不全を来せば頸静脈怒張，右心不全例では肝腫大，浮腫などを認める．

3. 心電図

左房負荷，心房細動，Ⅰ誘導低電位などを認める．

4. 胸部Ｘ線

左2，3弓の突出，気管分岐角の開大，うっ血性心不全を呈すれば Kerley B line, bronchial cuffing sign などを認める．

5. 心エコー

拡張期僧帽弁口の狭小化，僧帽弁前尖のドーミング，後尖の短縮（図1），僧帽弁交連の癒合，僧帽弁下部組織の硬化癒合，左房拡大．僧帽弁逆流，三尖弁逆流などを認める．

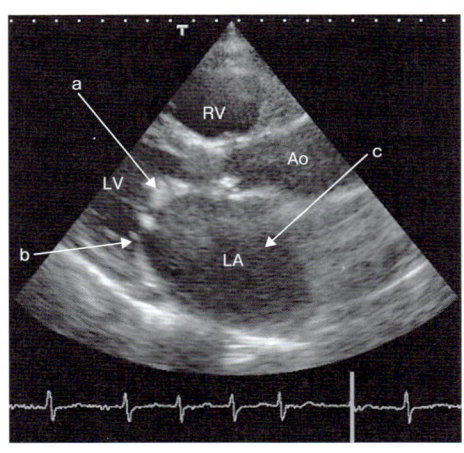

図1 僧帽弁狭窄症の断層心エコー（傍胸骨左室長軸断層）

僧帽弁の開放は制限されている．僧帽弁の輝度は上昇し，前尖はドーミング(a)，後尖は短縮している(b)．また左房は拡大している(c)．Ao，大動脈，LA，左房，LV，左室，RV，右室

左房内血栓の検索は，経食道心エコー検査が必要である．血栓の付着部位は左房壁，左心耳内，心房中隔，僧帽弁，僧帽弁弁輪部または肺静脈内などである．

【治療方針】

症状を有する場合は，基本的に経皮経静脈的僧帽弁交連裂開術（PTMC）ないし外科的治療の適応を考慮する．内科治療は症状の緩和と塞栓症予防，心房細動合併例での心拍数コントロールなどが主体となる．

【治療法】

1. 内科治療

息切れや腹部膨満，浮腫に対する対症療法として，利尿薬を投与する．左房内血栓形成を予防する目的で，ワーファリンを投与する．投与量は PTINR 2.0〜3.0 でコントロールする．発作性心房細動では，Ic 群ないしⅢ群の抗不整脈薬による洞調律の維持が図られる．慢性心房細動例では，労作時などに頻拍となるためジゴキシン，ベラパミルや β 遮断薬などを投与する．

2. PTMC（⇒498頁参照）

PTMC は経皮経静脈的に左室に挿入したバルーンカテーテルにより狭小化した僧帽弁口を開大する治療である．リウマチ性 MS の治療法としての PTMC はすでに確立されており，効果は外科的に行う交連切開術と同等である．

PTMC の適応となるのは薬物治療を行っても NYHA Ⅱ度以上の臨床症状があり弁口面積が $1.5 cm^2$ 以下で，弁形態が PTMC に適している例である．低侵襲で安全に施行できることから，臨床症状が MS に起因することが明らかであれば行ってもよい．また妊娠や出産を控えた女性では，現時点で症状が軽度であっても妊娠後期の容量負荷による症状出現の可能性を考慮して施行することがある．

PTMC の成否を決定する最も大きな要因は弁形態であり，これを評価するために心エコー法での詳細な観察が不可欠である．

表2 ウィルキンススコア

可動性	
Grade 1	弁葉の先端が拘束されているが，可動性に富んでいる
Grade 2	弁葉の中央部と基部が正常に運動している
Grade 3	主として弁の基部は拡張期に連続的に前方に動く
Grade 4	拡張期に弁が全くもしくはわずかしか前方に動かない

弁葉の肥厚	
Grade 1	弁葉はほぼ正常な厚さである（4〜5 mm）
Grade 2	弁葉の中央部は正常で，辺縁部にのみ顕著な肥厚がみられる（5〜8 mm）
Grade 3	弁葉全体に肥厚が拡がっている（5〜8 mm）
Grade 4	弁葉組織全体に顕著な肥厚がある（>8 mm）

弁下部の肥厚	
Grade 1	わずかな肥厚が弁直下にのみみられる
Grade 2	腱索の長さの1/3まで構造の肥厚が拡がっている
Grade 3	腱索の肥厚が先端部1/3まで拡がっている
Grade 4	高度な肥厚，すべての腱索の短縮がみられ，これが乳頭筋にまで拡がっている

石灰化	
Grade 1	1箇所のみエコー輝度の上昇がみられる
Grade 2	弁の辺縁部に限局した輝度上昇が散発的にみられる
Grade 3	輝度上昇が弁葉の中央部まで拡がっている
Grade 4	高度な輝度上昇が弁葉組織の大部分にみられる

ウィルキンススコアの判定法：4項目すべてのGradeの数値を加算する（最低は4，最大は16となる）

PTMCの適応の決定にはウィルキンススコアがよく用いられ（表2），スコアの合計が8点以下のものが適応となる．

　PTMCが不適応と考えられる病態は，①心房内血栓，②3度以上のMR，③高度または両交連部の石灰沈着，④高度ARや高度TSまたはTRを伴う例，⑤冠動脈バイパス術が必要な有意な冠動脈病変を有する例など，である．

3．外科治療の適応

a．手術適応と手術時期（図2，3）

　手術適応を考えるうえで，①NYHA Ⅱ度以上の臨床症状，②心房細動の出現，③血栓塞栓症状の出現の3点が重要である．NYHA心機能分類の悪化や運動耐容能の低下に加えて，心エコー検査で左房径の拡大，弁口面積の経時的狭小化，運動負荷時の肺高血圧，心房細動発作の出現，左房内血栓は手術適応の指標となる．外科治療に際しては，僧帽弁の弁肥厚，弁石灰化，弁の可動性，弁下部組織の変性程度，僧帽弁逆流の程度，を検討し術式を選択する．

b．術式

　外科治療には直視下僧帽弁交連裂開術（open mitral commissurotomy；OMC）と，僧帽弁置換術（mitral valve replacement；MVR）に大別される．OMCは，直視下に僧帽弁を観察することにより，交連切開術に加えて腱索切開術，乳頭筋切開術および石灰化除去術などを合わせて行うことができ，弁病変に応じてより根治性の高い弁形成術を遂行しえる点で選択される．

　MVRは，PTMCやOMCの適応とならない進行したMS患者に対し行われる．機械弁に対する術後の抗凝固療法や感染性心内膜炎などの人工弁関連合併症に対する予防が不可欠となる．MVRでは，弁下組織温存術式が左室機能の温存に有利とされているが，MSでは病態上後尖およびその弁下組織の温存が困難なことが多く，効果は実証されていない．

■ 専門医へのコンサルテーション

- 初発例では自覚症状が軽微であっても経食道心エコーの適否（表3），内服薬の選択などについて専門医の診療が必要である．軽症で治療方針が固まっている症例に関しては専門医のコンサルテーションは半年から1年に1回程度でよいと思われる．症状に変化が生じたり，心房細動などの不整脈が新たに発生したり頻度が増えた場合は専門医の診療が必要と思われる．

■ 患者説明のポイント

- 患者へは息切れや浮腫などうっ血性心不全

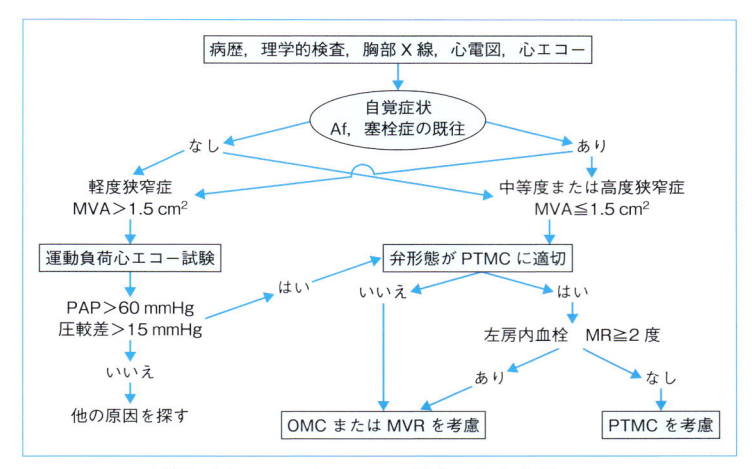

図2　NYHA心機能分類Ⅰ，Ⅱ度のMSに対する治療方針
〔日本循環器学会　循環器病の診断と治療に関するガイドライン：弁膜疾患の非薬物治療に関するガイドライン（2007年改訂版），p9，図1より転載〕

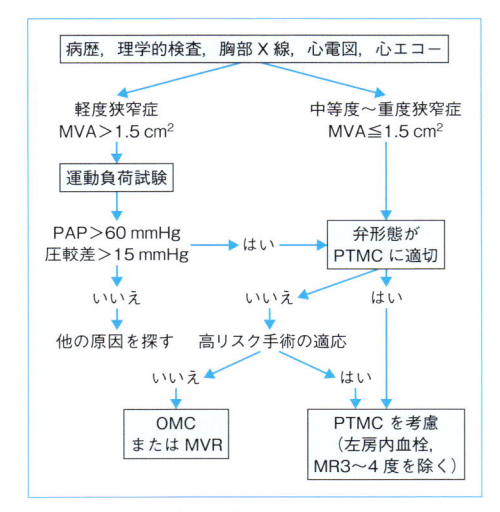

図3　NYHA心機能分類Ⅲ，Ⅳ度のMSに対する治療方針
〔日本循環器学会　循環器病の診断と治療に関するガイドライン：弁膜疾患の非薬物治療に関するガイドライン（2007年改訂版），p10，図2より転載〕

表3　経食道心エコー法の適応

クラスⅠ
1. PTMC術前の心房内血栓検索
2. 心房細動に対する除細動が必要であり，かつ抗凝固療法が十分でない患者に対する心房内血栓検索
3. 経胸壁心エコー法で診断と重症度評価について十分な情報が得られなかった場合

クラスⅡb
1. 心房細動に対する除細動が必要であり，かつ抗凝固療法が十分である患者に対する心房内血栓検索

クラスⅢ
1. 経胸壁心エコー法で十分な診断ができた場合のMSに対するルーチン検査

（日本循環器学会　循環器病の診断と治療に関するガイドライン：弁膜疾患の非薬物療法に関するガイドライン（2007年改訂版），p4，表5より転載）

の症状や病態の説明に加え，動悸や脈の不整など心房細動による症状にも注意を払うよう指導する．僧帽弁狭窄症では塞栓症による社会的ダメージが大きいのでそのリスクと回避の方法，特にワーファリン内服の意味と日常生活上の注意を指導することが肝要である．

■ 医療スタッフへの指示
• 比較的症状が軽微であっても塞栓症のリスクは高いことを認識しておく必要がある．定期的受診でも心不全症状に加え動悸や脈

の乱れなどの有無については意識的に問診する必要がある．内科療法には限界があり，内服下でも塞栓症や心不全を発症するおそれのあることを説明する．また，利尿薬や抗凝固薬の長期使用がもたらす問題点も指導しておく必要がある．

僧帽弁閉鎖不全症，僧帽弁逸脱症候群

Mitral regurgitation (MR) and mitral valve prolapse syndrome

芳谷英俊　産業医科大学・第2内科学・学内講師
尾辻　豊　産業医科大学教授・第2内科学

表1　僧帽弁閉鎖不全の原因

* 急性
　感染性心内膜炎
　乳頭筋断裂
　腱索断裂
　その他（外傷など）
* 慢性
　僧帽弁逸脱症（原因として Marfan 症候群，Ehlers-Danlos 症候群といった結合織異常など）
　心筋症（拡張型心筋症，虚血性心筋症，肥大型心筋症）
　リウマチ性
　膠原病（全身性エリテマトーデスなど）
　腱索や僧帽弁尖の粘液腫様性変化
　免疫不全症
　川崎病
　僧帽弁輪石灰化
　その他（先天性，腫瘍，外傷，経皮的僧帽弁交連切開術後などの手技後，カルチノイド，薬剤など）

【概念】

僧帽弁閉鎖不全は，収縮期に左室から左房に逆流を生じる疾患であり，弁尖自体だけでなく弁輪・腱索・乳頭筋といった僧帽弁複合体としての機能的・形態的異常により引き起こされる疾患である．その原因には大きく虚血性と非虚血性の2つがあり，さらにそれぞれ僧帽弁複合体自体の形態の異常が原因で引き起こされる逆流（例えば感染性心内膜炎による僧帽弁の破壊，リウマチ性僧帽弁変性など）と，機能的な原因で引き起こされる逆流（例えば左室リモデリングによる機能性僧帽弁逆流）に分類される．ただし時には複合的な原因で僧帽弁閉鎖不全を来している場合もあり，はっきりとした原因を診断するのに苦慮する症例もある．

病態として大きく異なる急性と慢性にわけて表1に原因を挙げる．診断には心エコー検査が有用であり，逆流の重症度，僧帽弁複合体としての形態学的・機能的異常，左室機能を評価する．

外科的治療が根治治療であるが，逆流の程度が進行した症例では外科的治療を行っても心機能が改善しないこともあるので手術に踏み切るタイミングを慎重に見極めなければいけない．

【病態】

急性と慢性によって臨床的所見や病態が異なることから，これらを分けて考慮する必要がある．急性僧帽弁閉鎖不全では，ある一定以上の急激な左房容量負荷があればその負荷は左房コンプライアンスを容易に凌駕しうる．このときの左房圧の急激な上昇は肺うっ血や肺水腫を引き起こし，呼吸困難や起座呼吸を来すため早急な対応が必要となる．一方，慢性僧帽弁閉鎖不全では左房・左室の慢性的な容量負荷が存在する．容量負荷による左室リモデリングは心拍出量の低下だけではなく，僧帽弁複合体の機能異常に伴う逆流の増大を来し，さらに左心不全を増悪させるという負の悪循環を引き起こす．

症状としては，急性心不全の症状というよりも慢性心不全の症状として，全身倦怠感や労作時呼吸困難などを来すことが多い．肺水腫や肺うっ血が症状として出にくいのは，急性僧帽弁逆流と異なり左房拡張が存在しているため容量負荷が左房圧上昇に反映されにくいからである．

【診断のポイント】

1. 病歴聴取

慢性であれば重症僧帽弁逆流であっても無症状であることがあるが，心雑音を指摘されてからの期間や心不全症状の経過を聴取することは重要である．

2. 身体所見

心音で重要な所見は，汎収縮期雑音や3音の聴取，拡張早期ランブルの存在（Carey-Coombs雑音）である．特に拡張期ランブルの存在は重症僧帽弁閉鎖不全の存在が示唆される所見である．僧帽弁逸脱による僧帽弁逆流の症例では，僧帽弁が逸脱したときに逆流が生じるため，収縮期クリックとそれに伴う収縮期雑音を聴取する．

3. 必要な検査・所見の評価

a．胸部X線写真

急性僧帽弁逆流では心拡大が目立たないことが多く，むしろ左房圧の上昇による肺うっ血を来す．慢性僧帽弁閉鎖不全では，長期にわたる左房容量負荷により左房拡大の所見を認める（左第3弓の突出，気管支分岐角の開大と気管支の後方への偏移）．左室機能低下などに伴う機能性僧帽弁逆流では，左室拡大を来すために左4弓の突出や心胸郭比の増大を認める．

b．心電図

慢性僧帽弁閉鎖不全では左房負荷所見として，二峰性P波やV_1の二相性P波が特徴であり，心房細動に移行している症例もある．

c．心エコー検査

僧帽弁弁尖や腱索，乳頭筋を含めた僧帽弁複合体の形態を評価することに加えて，僧帽弁複合体の機能的異常の有無を検討するために左室収縮能や拡張能を評価することは逆流の成因を検討するためにも重要である．僧帽弁閉鎖不全の重症度評価の際の有用性はもちろんであるが，外科的治療のうち僧帽弁形成術が可能であるか評価するうえでも非常に重要である．

特に経食道心エコー検査では，経胸壁心エコー検査に比べて詳細に腱索の断裂部位や弁逸脱の範囲，感染性心内膜炎の病変の広がり，弁輪部の石灰化などの僧帽弁形態異常を評価することが可能である．

僧帽弁閉鎖不全の重症度評価としては，逆流量を定量的に評価する方法が一般的である（表2-1，2-2）．左房内への逆流到達距離や，

表2-1　僧帽弁逆流における重症度を示唆する心エコー所見

*軽症
　肺静脈流入速波形でのS波＞D波
　左室流入速波形でのE波＜A波
*重症
　肺静脈流入速波形での収縮期逆行波
　左室流入速波形でのE波＞A波
　左房内を逆流ジェットが旋回している
　僧帽弁弁尖が収縮期に左房内に落ち込んでいる
　乳頭筋が断裂している

表2-2　僧帽弁逆流における定量評価

	軽症	中等症	重症
半定量評価			
逆流カラージェット面積	小 （＜20％の左房面積）	軽症と重症の中間	大 （＞40％の左房面積）
vena contracta幅*	3 mm未満	軽症と重症の中間	7 mm以上
定量評価			
逆流量	30 mL/beat未満	軽症と重症の中間	60 mL/beat以上
逆流率	30％未満	軽症と重症の中間	50％以上
有効逆流弁口面積	0.2 cm^{2}未満	軽症と重症の中間	0.4 cm^{2}以上

*vena contracta幅：傍胸骨左室長軸断面カラードプラー像での僧帽弁弁尖を通過する僧帽弁逆流の幅

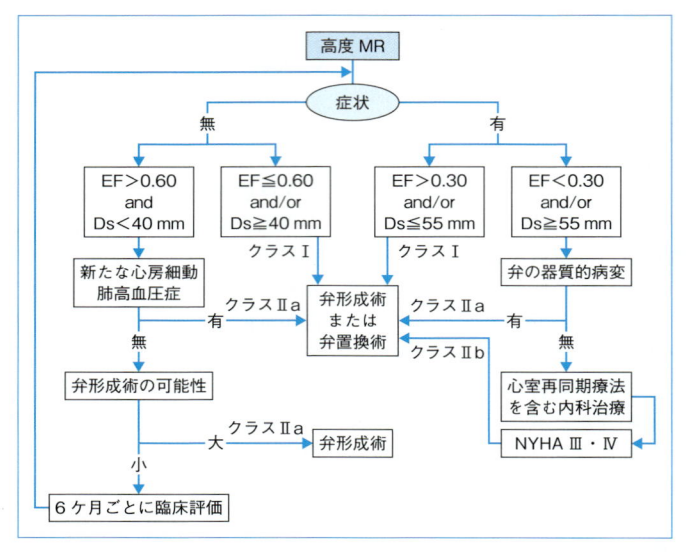

図1 高度 MR における治療方針
〔日本循環器学会 循環器病の診断と治療に関するガイドライン：弁膜疾患の
非薬物治療に対するガイドライン（2007年改訂版），p12, 図3より転載〕

左房内の逆流ジェット面積を計測する半定量的な評価方法は簡便である．しかし，僧帽弁逸脱症などの偏心性逆流を生じている症例では，過小評価することが多いので注意が必要である．実際の逆流量の計測法については，パルスドプラー法で僧帽弁流入速波形と左室流出路の収縮期波形，またはカラードプラー法で逆流ジェットの吸い込み血流から算出する方法などがあるが，実際の計測方法や算出方法についての詳細は成書を参照されたい．

d．心臓カテーテル検査

右心カテーテル検査で計測した肺動脈楔入圧でのV波の増高があれば，逆流が重症である可能性が高い．また，左室造影検査での収縮期の左房内への造影剤染影の程度を見ることにより，僧帽弁逆流の程度を半定性評価することができる(Sellers 分類)．

【治療方針】

重症の僧帽弁閉鎖不全では根治術としては外科的治療が有効とされており，弁形成術が可能であれば積極的に根治術を検討する必要がある．その他，症状や左室駆出率，左室収縮末期径，心房細動の有無，肺高血圧の有無などが外科的治療の可否を判断する因子とされている．これらの因子をガイドラインのフローチャートに当てはめて治療方針を決定する(図1)．

【治療法】

1．薬物療法

基本的には，症状の軽減や左室機能低下の進行予防が目的である．感染性心内膜炎による僧帽弁閉鎖不全では，ガイドラインに基づいた十分な抗菌薬の投与が必要である(⇒488頁参照)．その他の原因の急性僧帽弁閉鎖不全では，亜硝酸薬や利尿薬の投与が前負荷，後負荷をともに軽減し左室充満圧を低下させるため有効であることが多い．

急性の重症僧帽弁逆流では，低拍出状態による低血圧・ショックを来す場合もあり昇圧薬や強心薬を適宜使用する．一方，慢性僧帽弁閉鎖不全でも利尿薬は症状の軽減に有用であり，血管拡張薬も収縮期血圧を低下させる

とともに，僧帽弁逆流量を低下させるので使用するのが望ましい．また，機能性僧帽弁閉鎖不全などに伴う左室機能低下が存在する場合は，ACE阻害薬やβ遮断薬，抗アルドステロン薬（スピロノラクトンなど）を積極的に使用する．

慢性心房細動を合併する場合のみならず，発作性心房細動や脳塞栓症の既往がある症例ではワルファリンにて抗凝固療法を行いINR 2～3程度にコントロールする．

a．肺うっ血を有する場合

処方例 下記のいずれかを用いる．

1）ミリスロール注（25 mg/50 mL/バイアル） 1～2 mg/時にて持続点滴
  ラシックス注（20 mg/2 mL/アンプル）
  1回 10～20 mg 緩徐に静注
  （いずれも血圧の低下に注意）
2）ラシックス錠（20 mg）
  レニベース錠（10 mg）
  （1錠　分1　朝）

b．肺うっ血を有さない場合（特に左室機能低下を認める場合）

処方例 下記薬剤を血行動態に注意しながら追加投与．

1）レニベース錠（10 mg）　1錠
2）アルダクトンA錠（25 mg）　1錠
3）ラシックス錠（20 mg）　0.5錠
4）アーチスト錠（10 mg）　1錠
　（分1　朝）

c．心房細動を有する場合

処方例 下記を適宜，追加する．

ワーファリン錠（1 mg）　2～3錠　分1　朝
（PT-INR 2.0～3.0を目標に）

2．非薬物療法

外科的治療としては，僧帽弁形成術と弁置換術が行われている．心エコー検査による評価にて弁形成術が可能と判断されれば，良好な長期予後が期待できることから弁形成術を選択する．

弁形成術の利点としては，①正常な自己弁を温存することができる，特に弁輪部と弁下部の連続性が保持されることから左室形態を維持することができる，②心房細動がない症例では術後に抗凝固療法が必要ない，③感染リスクが軽減される，などが挙げられる．しかし弁輪や弁尖に石灰化を強く認める症例，広範囲の弁が破壊されている症例，リウマチ性弁膜症などの弁肥厚が強い症例は弁形成術が困難なことが多く，弁置換術が選択される．

弁置換術を行う際の弁の種類として，生体弁と機械弁がある．生体弁ではワルファリンを内服する必要がなく，血栓形成や塞栓症のリスクが少ないことが利点である．しかし，機械弁に比べて耐用年数が短いという欠点があるため高齢者，妊娠希望女性に選択される．

機械弁は生体弁に比べて耐久性に優れているが，血栓塞栓症のリスクや抗凝固療法による出血のリスクがあるという欠点がある．

■ 専門医へのコンサルテーション

- 急性と慢性によって病状の進行度が異なる．特に急性の場合は，急性肺水腫を伴った重症心不全を来すことがあるので早急に専門医へ相談すべきである．一方で慢性の場合は，症状の有無や程度などの問診をしっかりと行い，心エコー検査による重症度評価を参考にコンサルテーションを考慮する．ただし心不全に伴う症状である労作時息切れを問診する場合，患者自身が無意識のうちに活動度を自己調節して自覚症状が乏しいこともあるので，問診の聴取には十分な配慮が必要である．

■ 患者説明のポイント

- 治療方針として内科的治療と外科的治療のどちらかが必要かを念頭において患者に説明する．特に外科的治療で機械弁を留置する必要がある場合は，抗凝固療法を生涯必

要とすることも含めて説明する必要がある．

大動脈弁狭窄症，大動脈弁閉鎖不全症
Aortic stenosis (AS) and aortic regurgitation (AR)

村田和也　むらた循環器内科・院長

Ⅰ．大動脈弁狭窄症
【概念】
大動脈弁口面積の狭小化により，左室から大動脈への駆出障害を生じた状態である．
【病態】
病因として，①動脈硬化性　②リウマチ性　③先天性がある．近年は，リウマチ性は減少傾向にある一方，高齢化に伴う動脈硬化性によるものは増加傾向にある．先天性のものは二尖大動脈弁が多い．弁狭窄により駆出抵抗が増加し，左室の圧負荷による求心性左室肥大を来す．
【診断のポイント】
1．病歴聴取
弁狭窄が重症に至るまで多くは無症状に経過する．初発症状は労作時息切れ，全身倦怠感であり，重症になると狭心症状，労作時呼吸困難，めまい，意識消失を来し夜間発作性呼吸困難や起座呼吸など心不全症状が出現する．
2．身体所見
胸骨右縁第二肋間に最強点を有する，粗い漸増漸減性の駆出性収縮期雑音を聴取する．雑音は両頸部に放散し，胸壁上で振戦を触れることもある．Ⅰ音は正常で，Ⅳ音を聴取する．Ⅱ音は硬化弁により大動脈成分が減弱するために単一となる場合や，重症例では左室駆出時間の延長のためⅡ音大動脈成分が肺動脈成分より遅れ，奇異性分裂（paradoxical splitting）となることがある．心不全を来す

とⅢ音を聴取する．
脈拍は，脈圧が小さく（小脈），脈のピークに達するまでが通常より遅れる（遅脈）．頸動脈波は立ち上がりが遅く，ピーク付近に細かい振動（shudder）を形成する．
3．必要な検査・所見の評価
a．胸部Ｘ線写真
左室の求心性肥大のため，左第4号は丸みを帯びる．上行大動脈は狭窄後拡張（post-stenotic dilatation）のため拡大する．大動脈弁の石灰化を認めることがある．
b．心電図
①左側胸部誘導の高電位，②左軸偏位，③ST低下と陰性Ｔ波を伴ったストレインパターン（strain pattern）を呈する．また，左房負荷による左房性P（V_1の深い陰性部を有するＰ波）を認める．
c．心エコー
断層像では大動脈弁の石灰化，大動脈弁のドーミング，弁の開放制限，左室の求心性肥大，左室内腔の狭小化をみる．連続波ドプラ法を用いて大動脈弁を通過する血流速度を測定し，ベルヌーイの簡易式〔$\Delta P = 4V^2$；（ΔP：圧較差，V：最大血流速度）〕より，左室－大動脈間の圧較差を推定することができる（表1）．大動脈弁通過血流速度，圧較差による判定は，左室収縮機能低下例では過小評価されるため連続の式を用いた弁口面積の算

表1　大動脈弁狭窄の重症度評価

	軽度	中等度	重度
大動脈弁通過最高血流速度	<3.0 m/s	3.0〜4.0 m/s	≧4.0 m/s
収縮期平均圧較差	<25 mmHg	25〜40 mmHg	≧40 mmHg
弁口面積	>1.5 cm²	1.0〜1.5 cm²	≦1.0 cm²
弁口面積係数	—	—	≦0.6 cm²/mm²

〔日本循環器学会　循環器病の診断と治療に関するガイドライン　循環器超音波検査の適応と判読ガイドライン（2010年改訂版），p8，表6より転載〕

出が有用である．

d．心臓カテーテル検査

カテーテルを大動脈内に逆行性に進めて左室内に挿入し，大動脈へ引き抜くことで，左室-大動脈間圧較差を求めることができる．この方法によりpeak to peakの圧較差が50 mmHg以上であれば狭窄が高度と判定する．Swan-Ganzカテーテルを用いて測定した心拍出量と圧較差から弁口面積を算出する．冠動脈造影は特に狭心症状のある例においては，冠動脈疾患の合併を診断するうえで必須である．

【鑑別診断】

収縮期雑音を有する疾患との鑑別が必要である．いずれも心エコードプラ法が鑑別に有用である．

① 僧帽弁閉鎖不全症：雑音は心尖部で聴取し，音色は中高音性で吹鳴性（blowing）でありⅢ音を聴取する．
② 心室中隔欠損症：胸骨左縁第3-4肋間で粗い収縮期雑音を聴取する．
③ 肺動脈弁狭窄症：雑音の最強点は肺動脈弁領域（胸骨左縁第二肋間）であり，Ⅱ音は幅広く分裂する．胸部X線写真上，左第二弓の突出を認める．
④ 閉塞性肥大型心筋症：収縮期雑音は胸骨左縁第3-4肋間に最強点があり心尖部へ放散するが，頸動脈へは伝達されない．頸動脈波は二峰性を示す．

【治療方針】

手術適応を決定し，適応のあるものは早期に手術を行う．

1．手術適応

狭心痛，失神発作，心不全症状の出現した場合には速やかに大動脈弁置換術を行う．無症状の場合でも，重症狭窄で左室機能低下が進行する場合では手術適応である（図1）．経皮的大動脈弁植え込み術も試みられている．

2．手術適応のない例での内科治療

感染性心内膜炎の予防が重要であり，抜歯や外科的処置の場合，抗生物質を使用する．

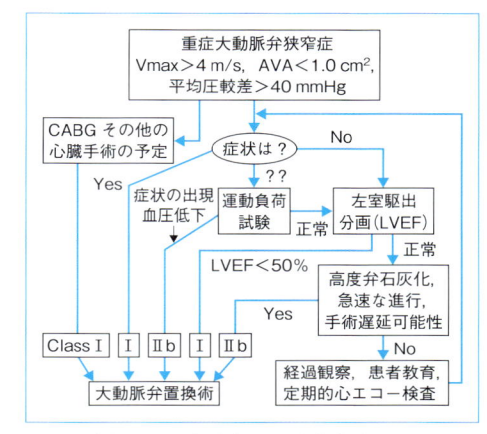

図1　重症大動脈弁狭窄症の治療方針
（ACC/AHA Practice Guideline, 2006より）

心房細動を生じた場合には速やかに除細動を行う．心不全の場合には塩分制限，利尿剤を使用する．高血圧合併例ではアンジオテンシン変換酵素阻害薬やアンジオテンシンⅡ受容体拮抗薬を使用する．

■ 入院・専門医へのコンサルテーション

- 大動脈弁狭窄症を診断した場合には重症度評価のため専門医へのコンサルテーションが必要である．
- 特に症状を有す例では早急なコンサルテーションが必要である．

■ 患者説明のポイント

- 徐々に進行する疾患であり，定期フォローアップが必要である．
- 症状が出現すると急速に進行するため，狭心症状が出現した場合には早期受診が必要である．
- 感染性心内膜炎のリスクがあるため，原因不明の発熱があれば早期の来院を勧める．

■ 医療スタッフへの指示

- 心不全の出現，不整脈の出現は突然死につながるため，これらの所見に注意するよう説明する．

II. 大動脈弁閉鎖不全症

【概念】

大動脈弁の異常や大動脈弁輪部の拡大をきたす種々の病変により，弁の閉鎖不全をきたし，拡張期に大動脈から左室に逆流を生じる疾患である．

【病態】

大動脈弁閉鎖不全症の原因には大きく分けて，①弁自体の病変，②大動脈起始部病変によるものに分けられる．また発症様式により，急性と慢性に分類される．

大動脈弁閉鎖不全症では，左室への血流の逆流により容量負荷を起こし，左室は拡大する．左室容積の増大は心筋酸素需要を増加させ，有効な1回拍出量の低下，拡張期大動脈圧の低下から心筋酸素供給の減少による心筋虚血を引き起こし，心不全を来すようになる．

【診断のポイント】

1. 病歴聴取

慢性大動脈弁閉鎖不全症の初発症状は，労作時の息切れ，全身倦怠感であり，進行すると発作性夜間呼吸困難や起座呼吸，狭心症状が出現する．安静時や夜間には，心拍数の減少，拡張期圧の低下を来すため胸痛を生じやすい．外傷や大動脈解離，感染性心内膜炎により生じた急性閉鎖不全は呼吸困難や血圧の低下，心不全を来しやすい．

2. 身体所見

聴診所見では，第3肋間胸骨左縁に最強点を有し，II音の直後から漸減性で高音(灌水様)の拡張期雑音を聴取し，心尖部に放散する．1回拍出量の増加による収縮期駆出性雑音を聴取し，拡張期雑音と合わせて to and fro murmur と呼ばれる．重症例では，大動脈弁逆流ジェットが僧帽弁前尖にあたり，拡張中～後期に心尖部に低音性の拡張期雑音（ランブル）を聴取する(Austin Flint 雑音)．

特徴的な徴候として，①頸動脈に通常みられない大きな拍動(Corrigan 脈)，②頭部が心拍動に一致して揺れる(de Musset 徴候)，③脈拍に一致して大腿動脈上で聴診するピストル発射音〔pistol shot sounds(Traube の徴候〕，④手指の爪床の拍動(Quincke 徴候)，⑤膝窩動脈圧が上腕動脈圧より 60 mmHg 以上高い(Hill 徴候)〕，⑥口蓋垂の収縮期拍動(Müller sign)などがみられる．

3. 必要な検査

a．胸部X線写真

左室拡大のため左第4号が突出し心尖部は下方へ移動し，心胸郭比も拡大する．心不全を伴う例では左房拡大，肺うっ血の所見を認める．上行大動脈の著明な拡大があればMarfan症候群や大動脈弁輪拡張症を考える必要がある．

b．心電図

慢性の中等度以上の大動脈弁閉鎖不全症では，左室容量負荷による心肥大の所見として，①左側胸部誘導のR波の増高，②左側胸部誘導の高い陽性T波を認める．進行すると，ストレインパターンや心房細動をきたす場合がある．

c．心エコー

カラードプラ法では大動脈から左室への拡張期逆流シグナルがみられ，Mモード法での僧帽弁前尖や心室中隔あるいは左室後壁の拡張期細動(fluttering)とともに本疾患の存在診断に有用である．左室拡張末期径は，拡大し左室壁運動は増大する．心エコー法による大動脈弁逆流の重症度評価は，カラードプラ法による逆流ジェットの到達距離による方法，左室流出路に占める逆流ジェットシグナルの幅，面積より判定する方法などが簡便な方法として用いられる．

リウマチ性の閉鎖不全症では，大動脈弁エコー輝度の増加と弁尖の肥厚を認め，大動脈弁輪拡張症では大動脈弁輪部と上行大動脈の著しい拡大が特徴である．感染性心内膜炎によるものでは，炎症による弁の破壊，疣贅の付着がみられる．動脈硬化性によるものでは弁の肥厚，石灰化，大動脈弁逸脱を認める．高位心室中隔欠損症では欠損孔に大動脈弁右

冠尖の嵌頓がみられる．

d．心臓カテーテル検査

大動脈弁上で造影することにより逆流の重症度を Sellers の分類を用いて判定する．

【治療方針】

1．薬物療法

前負荷の軽減には利尿薬を使用する．後負荷軽減にはカルシウム拮抗薬，アンジオテンシン変換酵素阻害薬などを用いる．急性心不全を来している例では強心薬（ドパミン，ドブタミン）や血管拡張薬（ニトロプルシッド）の静注を行う．歯科治療や外科的処置に際し感染性心内膜炎の予防のため抗生物質を使用する．

2．非薬物療法

自覚症状を伴う重症大動脈弁閉鎖不全症ではできるだけ早期に手術を行う．無症状でも心エコー上，左室収縮末期径が 50 mm を超えるものは手術を勧める．手術療法は人工弁置換術や，大動脈弁輪拡張症では人工弁付き人工血管を使用した Bentall 術，人工血管＋大動脈弁を温存する大動脈弁輪形成術を行う．

感染性心内膜炎による急性大動脈弁閉鎖不全症では，薬物療法を行っても早期に心不全を来し予後不良であるため，早急な手術を必要とする．

■ 入院・専門医へのコンサルテーション

- 症状の出現，心拡大の進行，心機能の低下があれば手術の考慮が必要となるため，専門医の診療が必要である．

■ 患者説明のポイント

- 徐々に進行する疾患であり，定期フォローアップが必要である．
- 感染性心内膜炎のリスクがあるため，原因不明の発熱があれば早期の来院が必要．

■ 医療スタッフへの指示

- 無症状でも左室径の増大，左室収縮性の低下が進行すれば手術適応となる．定期的な心エコー検査の必要性を患者に説明する．

三尖弁閉鎖不全症，三尖弁狭窄症

Tricuspid regurgitation（TR）and tricuspid stenosis（TS）

三神大世　北海道大学大学院保健科学研究院教授

【概念】

三尖弁閉鎖不全〔（三尖弁逆流）tricuspid regurgitation；TR〕は，三尖弁狭窄（tricuspid stenosis；TS）よりも圧倒的に多く，その大部分は，種々の心肺病変に続発する機能的 TR である．機能的 TR の原因の主体は肺高血圧症による右室圧負荷であり，種々の左心系病変に基づく左心不全がその大半を占めるが，肺血栓塞栓症や肺動脈性肺高血圧症によることもある．さらに，先天性心疾患による右室圧/容量負荷あるいは不整脈源性右室異形成症などの右室心筋病変，長期間にわたる慢性心房細動なども，機能的 TR の原因となる．右室拡大による腱索による弁尖の牽引（テザリング）と右心系の拡大に伴う三尖弁輪拡大が，弁接合不全をもたらし，機能的 TR をきたすと考えられる．右心不全と高度の機能的 TR とは，収縮性心膜炎など一部の例外を除けば不即不離の関係にある．

一方，後天的な器質的 TR は，多くはない．その成因として，リウマチ性弁膜症，三尖弁逸脱症，感染性心内膜炎，カルチノイド症候群，パーキンソン病治療薬（麦角アルカロイド）の副作用などが挙げられる．

TS の大部分はリウマチ性弁膜症に起因するが，頻度は少ない．さらに稀な TS の原因として，右房腫瘍（粘液腫，転移性腫瘍），右房内血栓，カルチノイド症候群などが挙げられる．Ebstein 奇形や三尖弁閉鎖症などの先天性三尖弁病変については，別項（⇒519 頁，521 頁）を参照されたい．

【病態】

高度の TR は右室容量負荷と右房負荷をき

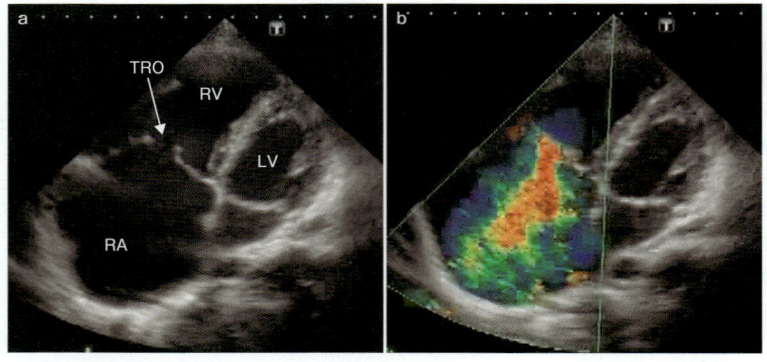

図1 高度機能的三尖弁逆流の心エコー像
高度の機能的三尖弁逆流を呈したファロー四徴症術後例(20歳，女性)である．三尖弁水平断面像(a)では，弁輪の拡大と弁尖の右室心尖方向への偏位(テザリング)があり，逆流弁口(TRO)が大きく開いているのがわかる．同断面のカラードプラ像(b)では，その逆流弁口から右房全体に広がる大きな逆流ジェットがみられ，極めて高度の逆流と判断される．LV＝左室，RA＝右房，RV＝右室．

たし，それらが右室や三尖弁輪を拡大させ，さらにTRを悪化させうる．機能的TRは，原疾患が改善すれば軽減する．TSはもっぱら右房負荷を来す．TRもTSも右房圧や静脈圧を上昇させ，浮腫，肝腫大などの右心不全症状を来しうる．

【診断のポイント】

1．病歴・身体所見

右心不全による自覚症状としては，肝うっ血に基づく心窩部不快感と下肢の浮腫が挙げられる．他覚的には頸静脈怒張，肝腫大，前頸骨部ないし足背の浮腫を認め，高度の場合，腹水貯留や黄疸をみることもある．

心聴診上，三尖弁由来の心雑音は，胸骨左縁下位肋間ないしその外方に聴かれ，吸気時に増強し呼気時に減弱すること(Rivero-Carvallo徴候)が特徴的である．TRでは吹鳴様の全収縮期雑音を，TSでは拡張期ランブルを聴くが，一般にその音量は比較的小さい．TR雑音は，TRが軽ければ，また極めて高度でも，聴取されない．

2．心電図

高度のTRでは，右室肥大/不完全右脚ブロックと右房負荷を，TSでは右房負荷を呈する．TR，TSとも，右房負荷や随伴する左心系疾患のために，心房細動を合併することが多い．

3．胸部X線写真

TRによる右室の拡大は左第4弓の突出を，またTR，TSによる右房拡大は右第2弓の突出をもたらす．

4．心エコー

TRの重症度は，カラードプラ法によるジェットサイズで評価できる．小さなTRジェットは健常例にもみられる．右心不全症状を来すTRは，少なくとも中等度以上，通常は高度のTRに限られる．機能的TRでは弁に明瞭な器質的変化を認めないが，弁輪拡大と弁尖の右室心尖方向へのテザリングを認める(図1)．連続波ドプラ法による三尖弁逆流速度計測に基づく肺高血圧症の程度評価は，その成因評価に役立つ．

リウマチ性のTSでは，三尖弁の拡張期ドーム形成と弁尖の肥厚がみられる．連続波ドプラ法による三尖弁口部血流速度から求めた拡張期平均右房・右室圧較差は，TSの診断(≧2 mmHg)と重症度評価(高度≧5 mmHg)に欠かせない．

【鑑別診断】

浮腫の鑑別診断は，日常臨床でしばしば遭遇する問題である．右心不全と特発性浮腫との鑑別には，肝うっ血による心窩部不快感や肝腫大，および静脈圧上昇を反映する頸静脈怒張の有無が役立つ．三尖弁疾患の診断には，聴診による心雑音やその呼吸性変動の評価が役立つが，高度例でも聴取しにくいことが多いので，雑音がないことだけで三尖弁疾患を除外しないほうがよい．

高度の右心不全を来す疾患として，収縮性心膜炎との鑑別は重要である．以上はすべて心エコーで鑑別できる．心エコーで弁器質的変化を伴うTRを認めた場合，リウマチ熱の既往，カルチノイド症候群の症状，パーキンソン病の治療歴などにも注意を払う必要がある．

【治療方針／治療法】

1. 薬物療法

a. 右心不全への急性期治療

三尖弁疾患による右心不全症状の出現や増悪は，しばしば過剰な労作の蓄積によって来される．安静とループ利尿薬の投与は，これを確実に改善する．心房細動性頻拍が背景にあれば，ジギタリス薬による心拍数コントロールが有効である．

> **処方例** 1)を開始，またはすでに使用中なら追加する．これで不十分な場合や血清カリウムの低下傾向があれば，2)を併用する．心房細動性頻拍があれば，3)を追加する．
>
> 1) ラシックス錠（20 mg または 40 mg） 1錠 分1 朝
> 2) アルダクトンA錠（25 mg） 1錠 分1 朝
> 3) ジゴキシン錠（0.25 mg） 1錠 分1 朝

左心系疾患による肺高血圧症に起因する機能的三尖弁逆流には，病態に応じた左心不全の薬物治療が肝要である．

b. 右心不全への慢性期治療

手術などで原因が除去されない限り，一定の生活制限とともに，ループ利尿薬の継続的な投与を必要とすることが多い．利尿薬の継続に際しては，右心不全を悪化させない最低量を見極めるよう努力する．

病態や治療効果のモニタリングには，体重計測がたいへん役立つ．口渇の出現およびBUNやクレアチニンの上昇は，ループ利尿薬の過量を示唆する．また，ループ利尿薬による低カリウム血症には，常に注意を払う．心房細動例にジギタリス薬を継続する場合，適切な心拍数を維持する最小量を定め，ときどき血中濃度をチェックする．

> **処方例** 1)を継続的に使用する．血清カリウムが下がりやすい例には2)を併用する．心房細動で頻拍傾向があれば3)も併用する．
>
> 1) ラシックス錠（20 mg） 1錠または0.5錠 分1 朝
> 2) アルダクトンA錠（25 mg） 1錠 分1 朝
> 3) ハーフジゴキシン錠（0.125 mg） 1錠 分1 朝

c. パーキンソン病治療薬について

ペルゴリド（ペルマックス）やカベルゴリン（カバサール）などの麦角アルカロイドを使用中のパーキンソン病患者に中等度以上のTRがあれば，右心不全の有無にかかわらず，これらを中止することが望ましい．

2. 手術療法

機能的TRが単独で外科手術の対象となることは少ない．左心系の心疾患に手術を要する場合には，しばしば三尖弁輪縫縮術を併せ行う．リウマチ性TRや三尖弁の感染性心内膜炎には，三尖弁形成術か弁置換術を行うことがある．右房・右室間拡張期平均圧較差が5 mmHg以上の重症TS例（通常，高度TRを合併する）には，弁形成術か弁置換術を行う．

■ 専門医へのコンサルテーション

・右心不全があり，その原因がよくわからないときには，TRやTSを含む右心不全の

鑑別診断のために，心エコーを得意とする専門施設に紹介するとよい．

■ 患者説明のポイント
- 慢性的な右心不全のある患者には，心窩部不快感や体重を目安に，塩分・水分や労作など，生活制限を加えるよう指示しておくとよい．
- 理解のよい患者には，利尿薬の内服や増減量をある程度まかせてもよいかもしれない．

肺動脈弁閉鎖不全症，肺動脈弁狭窄症

Pulmonary regurgitation (PR) and pulmonary stenosis (PS)

三神大世　北海道大学大学院保健科学研究院教授

【概念と病態】

肺動脈弁閉鎖不全〔(肺動脈弁逆流) pulmonary regurgitation；PR〕は健常例にもみられ，肺高血圧症により増強するが，血行動態的に重視すべきものはほとんどない．ただし，感染性心内膜炎に基づく弁破壊，あるいは肺動脈弁狭窄症や Fallot 四徴症の手術後に生じうる極めて高度の肺動脈弁逆流は，右室容量負荷を来し，右心不全の原因となるかもしれない．稀な原因として，リウマチ性病変，カルチノイド症候群，パーキンソン病治療薬（麦角アルカロイド）の副作用などが挙げられる．

肺動脈弁狭窄症 (pulmonary stenosis；PS) は大部分が先天性であり，別項で扱う (⇒541頁参照)．後天性狭窄は稀であり，リウマチ性やカルチノイドによる弁性狭窄，肥大型心筋症，心腫瘍や血栓による弁下部狭窄，肺癌や縦隔腫瘍など外部からの圧迫，大動脈炎など肺動脈の炎症性変化，あるいは血栓性閉塞などに基づく弁上部ないし肺動脈主幹部狭窄などが報告されている．

【診断のポイント】

1. 病歴・身体所見

右心不全症状(⇒前項参照)の出現は稀である．比較的高度の PR，特に肺高血圧症を伴う場合には，胸骨左縁第 3 ないし第 4 肋間に漸減性の拡張期雑音を聴く．しかし，極めて高度の PR では，逆に雑音が減弱し，聴取できないかもしれない．一方，有意の PS があれば，原因が何であれ，その狭窄部位に応じた高さの胸骨左縁に収縮期駆出性雑音を聴取できる．

2. 心電図・胸部 X 線写真

心電図上，右室肥大または不完全右脚ブロックが，胸部 X 線写真上，肺動脈や右室の拡大がみられるかもしれない．

3. 心エコー

PR は，カラードプラ法による右室流出路の拡張期逆流シグナルとして，容易に検出される．ただし，小さな逆流シグナルは健常例にも高頻度にみられ，その存在自体は病的意義に乏しい．臨床的に問題となるような極めて高度の PR では，あまりに広い逆流弁口のために，比較的低速で層流的な逆流となり，パルスドプラ法で，右室流出路に狭帯域(線状)のシグナルが，また，肺動脈内にも全拡張期性の逆方向血流が観察される(図1)．このような場合には，右室容量負荷による右室拡大をみる．

PS では，カラードプラ法で，右室流出路から肺動脈にかけての狭窄部位に応じたモザイクパターンが観察される．連続波ドプラ法による狭窄部の血流速度から圧較差を算出し，その重症度を評価する．断層法は，PS の原因疾患の鑑別に有用である．弁と弁周囲の形態だけでなく，肺動脈内の腫瘍や血栓，あるいは心臓外の腫瘍にも注意を払う．

4. その他の画像診断法

心エコーで，心臓外からの圧迫による PS が考えられた場合，CT など他の画像診断法を併用すべきである．

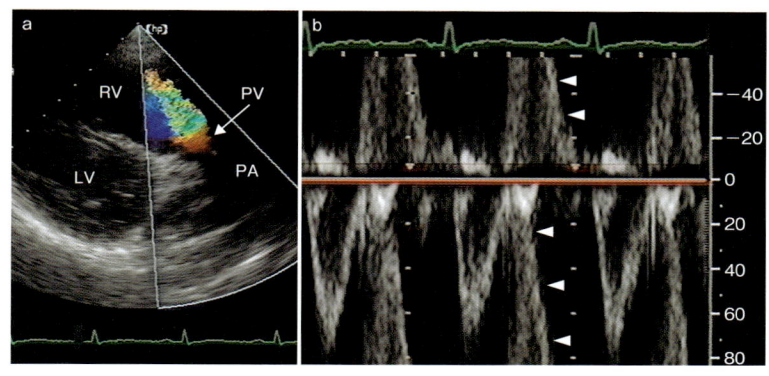

図1 高度肺動脈弁逆流の心エコー像
肺動脈弁狭窄症に対して肺動脈弁切開術を行った例(40歳,女性)の所見である.拡張期の右室流出路長軸カラードプラ像(a)には,肺動脈弁(PV)から右室流出路に噴出する幅広い肺動脈弁逆流血流が描出されている.右室流出路のパルスドプラ記録(b)には,層流的な肺動脈弁逆流血流(矢頭)が記録され,逆流が極めて高度であることを示している.LV=左室,RV=右室,PA=肺動脈.

【鑑別診断】

　肺高血圧症によるPRの高調性拡張期雑音をGraham Steell雑音と呼ぶ.これは,PR自体の臨床的意義よりも,大動脈弁逆流症と間違わぬようにとの警告を込めた命名であり,今日では心エコーで容易に鑑別できる.先天性のPSを除けば,自覚症状や身体所見からPSの診断に至ることは少なく,心エコーで発見されることが多いと考えられる.心エコーによるPSやPRの診断自体は比較的容易であり,他疾患との鑑別よりも,その原因疾患を鑑別することが求められよう(⇒診断のポイント参照).

　極めて高度のPRをみた場合,肺動脈弁の手術歴や感染性心内膜炎に注意を払う必要がある.心エコーで肺動脈弁の肥厚・硬化を伴うPSやPRを認めた場合,カルチノイド症候群による顔面紅潮や下痢,パーキンソン病治療薬の内服などの病歴にも注意すべきかもしれない.

【治療方針／治療法】

1. 薬物療法

　PRおよび後天性PSは,そもそも臨床的な問題となることが少ないので,治療の対象とはなりにくい.もし右心不全があれば,その治療を行う(⇒前項参照).

2. 手術療法

　感染性心内膜炎によるPRでは,稀に,感染巣の除去目的,あるいは肺動脈弁の逆流による難治性右心不全に対して弁置換術を行うことがある.先天性の高度PSにはカテーテルインターベンションや外科手術による狭窄の解除を行うが,後天性のPSでは,原疾患の種類や悪性度および狭窄の程度によって治療方針は異なり,一概にはいえない.

■ 専門医へのコンサルテーション

- 肺動脈弁やその近傍に狭窄が疑われるとき,また,右心不全や右心負荷所見を伴う極めて高度のPRが疑われれば,心エコーを含む画像診断を得意とする循環器専門施設に紹介するのがよい.

連合弁膜症
Combined valvular (heart) disease

中坊亜由美 兵庫医科大学・循環器内科
増山　理 兵庫医科大学主任教授・循環器内科

【概念】

複数の弁に病変が出現した病態をいうが，一般に大動脈弁疾患と僧帽弁疾患が合併している病態をいう．つまり，大動脈弁と僧帽弁の双方に狭窄あるいは閉鎖不全がみられる病態で，複数の血行動態障害が連合する．

【病態】

大動脈弁，僧帽弁で交連部に癒合がみられる場合はリウマチ性であることが多い．とくに僧帽弁狭窄症はリウマチ性心疾患に続発する．僧帽弁閉鎖不全症は，器質的異常によるものと僧帽弁輪拡大によるものがある．大動脈弁では，退行性病変として石灰化による弁狭窄（70歳以上高齢者）および弁逸脱（特に右冠尖）による閉鎖不全症が多い（**表1**）．一方，若年の大動脈弁狭窄では，先天性（二尖弁）の頻度が高い．

【診断のポイント】

連合弁膜症の管理については大規模なデータがなく，症例ごとに重症度，血行動態，左室機能障害などを検討しなければならない．診断と管理には，理学所見に加え，心エコー検査，心臓カテーテル検査が用いられる．そのなかでも非侵襲的に繰り返し行うことが可能である心エコー検査が重要な役割を担う．

1. 病歴聴取

単弁疾患の場合，特に大動脈弁疾患では無症状で，検診などの聴診による心雑音で見つかる場合があるが，連合弁膜症では両弁の機能不全が相乗的に血行動態に悪影響を及ぼし，早期から臨床症状が出現することが多い．一般に左室機能障害および左房圧上昇による肺うっ血から呼吸困難，息切れ，動悸などの症状を有することが多い．病期の進行に伴い軽労作でも呼吸困難が出現し，肺高血圧症合併例では，右心不全症状も呈する．

2. 身体所見

聴診では，種々の心雑音を聴取する．うっ血およびそれに続発する肺高血圧を反映する所見としては，頸静脈怒張，浮腫，聴診でのⅡ音肺動脈成分の亢進，Ⅲ音，湿性ラ音が挙げられる．

3. 心エコー検査

a．大動脈弁狭窄症（AS）＋僧帽弁狭窄症（MS）

MSに合併するASはリウマチ性が多く，両弁とも交連部癒合の存在により診断が可能である．

MSにより左室充満が低下し，左室駆出血流量が減少するため，左室-大動脈圧較差はAS単独の場合と比較し低値となる．そのため，ドプラ心エコー法により連続の式から大動脈弁口面積を算出する．この場合も，左室駆出血流量の減少のため，弁が十分に開かず，大動脈弁口面積がより小さく算出され，狭窄重症度を過大評価することがある．その判別にはドブタミン負荷の併用が有用である．

b．大動脈弁閉鎖不全症（AR）＋僧帽弁狭窄症（MS）

重症MSと軽症ARの頻度が高く，この場合は，MS単独と同様の血行動態を呈する．しかし，MS，ARともに中等症以上の場合，双方の重症度評価に注意が必要である．

MSの重症度評価に際しては，連続波ドプラ法により僧帽弁血流速度の減速時間から僧帽弁口面積を算出する．重症MSであれば，

表1　連合弁膜症の要因と病態

退行性病変，感染性心内膜炎
　　大動脈弁狭窄症＋僧帽弁閉鎖不全症
　　大動脈弁閉鎖不全症＋僧帽弁閉鎖不全症
リウマチ性連合弁膜症
　　大動脈弁狭窄症（兼閉鎖不全症）＋僧帽弁狭窄症
　　（兼閉鎖不全症）

拡張期左房-左室圧較差がゆるやかに減少し，圧較差半減時間（pressure half-time；PHT）が延長する．しかし，AR が存在すれば，AR により拡張期左室圧は急峻に上昇するため，軽症 MS の場合と同様に PHT は短くなり，弁口面積は過大評価され，MS 重症度は過小評価につながる．また，僧帽弁口を通過する血流により PHT は変化する．中等度以上の MR があると PHT が長くなり，弁口面積を過小評価する．一方，高度の心機能低下のために低拍出状態の場合には PHT は短縮し，弁口面積は過大評価される．

　AR の重症度評価の際には，MS により左室充満が障害され，左室駆出血流が減少するため，AR による左室容量負荷などは目立たなく，AR の過小評価につながる．また，ドプラ法の逆流ジェットの大きさは逆流量に比例するため，MS による左室前負荷軽減のため逆流量が減少している本症では，逆流ジェットの大きさのみでは AR を過小評価する．

c．大動脈弁狭窄症（AS）＋僧帽弁閉鎖不全症（MR）

　リウマチ性，高齢者の退行性，稀に若年者の先天性 AS＋僧帽弁逸脱がある．

　MR の重症度評価に際しては，AS により収縮期左室圧が上昇するため，僧帽弁逆流量も増加し，MR が過大評価されることがある．そのため，僧帽弁に器質的異常がない場合は，AS の修復後に MR が軽減する．MR の重症度評価を定量的に行うと同時に僧帽弁の形態に留意する必要がある．

　AS の重症度評価に際しては，MS の合併時と同様に，MR により左室駆出血流量は減少し，左室-大動脈圧較差は AS 単独の場合と比較し低値となる．そのため，ドプラ心エコー法により連続の式から大動脈弁口面積を算出する．

　MR では，見かけ上，左室壁運動は亢進し，左室駆出率（ejection fraction；EF）は増加する．そのため，AS による早期の収縮能低下を見落とす可能性がある．

d．大動脈弁閉鎖不全症（AR）＋僧帽弁閉鎖不全症（MR）

　リウマチ性や結合織疾患により生じるが，頻度的には他の連合弁膜症と比較して少ない．AR と MR は両病変とも左室容量負荷を生じ，左室拡大を来す．進行すれば，しばしば重症左室機能低下が出現する．AR の評価に際しては，前述と同様に MR により左室駆出血流量は減少し，結果，AR の逆流量が減少するため，逆流ジェットの大きさのみでは AR を過小評価する．MR に関しては，僧帽弁の器質的異常により生じている場合と AR の容量負荷による僧帽弁輪拡大により生じている場合があり，後者の場合は，AR の修復により MR が改善することがある．手術術式を決定するうえで，MR の成因について注意深い評価が必要である．

【治療方針】

　弁膜症および心機能障害の重症度，進行の程度を定期的に評価する．その際には心エコー検査が最も有用である．

1．内科的治療

　うっ血を呈する場合は，血管拡張薬や利尿薬などの内科的治療によりうっ血の改善を図る．しかし，AS や MS 合併例では，血管拡張薬，利尿薬の投与により，かえって心拍出量が低下する可能性があるため，投与の際は少量から投与するなど注意が必要である．心機能が低下した症例では，拡張型心筋症と同様に β 遮断薬も試みられる．心房細動合併例では除細動もしくはジギタリス製剤，カルシウム拮抗薬，β 遮断薬による心拍数コントロールを行う．

2．外科的治療

　外科的治療の適応を表 2 に示す．近年は手術成績の向上により，NYHA Ⅱ度でも手術適応が考慮されるようになってきている．内科的治療にもかかわらず，臨床症状の悪化や心エコー検査にて弁膜症の進行が認められる場合には手術を行うことが勧められる．

表2 連合弁膜症に対する手術の推奨

クラスⅠ
1. 明らかな臨床症状（NYHA心機能分類Ⅲ～Ⅳ度）を有する患者

クラスⅡa
1. 冠動脈バイパス手術や上行大動脈に手術を行う患者で，血行動態的に有意の異常を生じている連合弁膜症の患者
2. 軽微な臨床症状（NYHA心機能分類Ⅱ度）を有する患者で，内科治療にもかかわらず，臨床症状の悪化，運動耐容能の低下，運動負荷時の肺高血圧，心房細動発作の出現，血栓塞栓症のエピソード，左房径の拡大，弁口面積の経時的狭小化，左室機能低下，左室拡大の進行，左房内血栓などを認める
3. 無症状あるいは症状が曖昧な患者であっても，主たる弁膜病変が単独ですでに手術適応とされる基準を満たしている場合

クラスⅢ
1. 高度の精神・神経障害（痴呆，運動性麻痺）を伴う高齢者症例

〔日本循環器学会 循環器病の診断と治療に関するガイドライン：弁膜疾患の非薬物治療に関するガイドライン（2007年改訂版），p31, 表32より転載〕

■ 専門医へのコンサルテーション
- 臨床症状の悪化，運動耐容能の低下，心房細動発作の出現，血栓塞栓症のエピソードなどがあれば，手術適応を考慮し，専門医へのコンサルテーションが必要である．

■ 患者説明のポイント
- 進行する疾患であり，定期的な経過観察が必要である．
- 内服の自己中止により，心不全発症などの危険性が高い．

■ 医療スタッフへの指示
- 連合弁膜症の評価に際しては，一方の病変のために他方が過小評価される可能性があることを念頭に置き，症例ごとに，重症度，血行動態，心機能障害などを検討していく．
- 症例によっては，感染症心内膜炎のリスク・予防法を患者に説明する．

感染性心内膜炎
Infective endocarditis（IE）

宇野漢成　東京大学コンピュータ画像診断学／予防医学・特任准教授
竹中　克　日本医科大学・循環器内科客員教授

【概念】
感染性心内膜炎（infective endocarditis；IE）は，心内膜とりわけ弁膜に細菌が感染巣を作り，持続性の菌血症を特徴とする感染症である．

【病態】
1．成り立ち
心臓弁膜症や先天性心疾患に由来する高速の異常血流が心内膜に当たると，そこに損傷が生じる．これらの損傷部や置換した人工弁などの異物に血小板凝集が起こると，無菌性血栓性心内膜炎（non-bacterial thrombotic endocarditis；NBTE）ができる．そこで医療行為などによって菌血症が発生すると，血栓に細菌が付着・増殖し，IEが成立する．

2．IEの基礎疾患
IEの基礎疾患として，全身性疾患と心疾患がある．

全身性疾患としては，免疫力が低下した状態である低栄養，ステロイド投与中，免疫抑制剤投与中，消耗性疾患などが挙げられる．高頻度ではないが，これらの疾患があれば，心臓に異常がなくてもIEになりうる．

IEには通常基礎心疾患がある．そのうち，先天性心疾患においては主として速い異常血流を有する心室中隔欠損症，動脈管開存症，Fallot四徴症，大動脈縮窄症，大動脈二尖弁が挙げられる．心原性のチアノーゼを伴う低酸素血症は，内皮細胞障害と血小板凝集の原因となるため，感染性心内膜炎の基礎疾患である．二次性心房中隔欠損症は心房間のシャント血流が速くないため，IEになることはないが，心内膜床欠損では房室弁逆流があ

り，IE の基礎疾患となりうる．

後天性の IE の基礎疾患として，過去にはリウマチ熱由来の弁膜症が多かったが，近年は弁の変性疾患と弁置換術後が主因となっている．変性疾患の代表として，大動脈弁閉鎖不全症，僧帽弁閉鎖不全症（僧帽弁逸脱を含む），大動脈弁狭窄症が挙げられる．強い石灰化に由来する高齢者の大動脈弁狭窄症は，疾患の頻度が高いものの IE になるケースが少ない．左室流出路狭窄を有する閉塞性肥大型心筋症は，左室流出路に速い血流と僧帽弁逆流の速い血流が存在するため，僧帽弁を傷つけ，感染を起こすことが知られている（僧帽弁の左房側と左室流出路側のいずれにも疣腫が生じうる）．人工弁や人工血管など異物の存在も，血栓が付着しやすいため IE の基礎疾患である．また，薬物静注の常習者には右心系（特に三尖弁）の IE が多いことが知られている．しかし，稀に基礎心疾患のない IE もみられる．

【診断のポイント】

1．臨床症状と身体所見

IE の最も多い症状は発熱である．急性期には高熱が多いが，亜急性の場合は持続する微熱が認められる．高齢者では急性期にも発熱しないことがある．その他，全身倦怠感・食欲不振・体重減少・関節痛などの非特異的な症状を呈する．持続する感染が疣腫を形成し，それが血流によって飛ばされ，全身の臓器に塞栓症症状を起こしうる．さらに感染巣の周囲組織を破壊することによって，高度の弁逆流や短絡もしくは動脈瘤破裂をもたらす．その結果，血行動態が破綻すると，心不全症状が出現する．

身体所見として，発熱に新規出現の心雑音があれば IE を強く疑う．眼瞼結膜・頬部粘膜・四肢にみられる微小血管塞栓によって生じる点状出血は IE の重要所見である．その他，爪下線状出血，Osler 結節，Janeway 発疹，Roth 斑などの所見は IE の診断基準にも使われる．

2．必要な検査

IE の診断には Modified Duke Criteria（表1）が最もよく用いられる．表の内容を理解するポイントを挙げておく．

IE は持続性の菌血症であり，それの証明には血液培養の時間間隔が重要であり，少なくとも1時間以上間隔を開けた複数回の血液培養を行う．起炎菌が不明のまま安易な抗生剤投与は血液培養を偽陰性化し，診断の妨げになるため，極力血液培養を済ませてから抗生剤投与を開始する．IE の起炎菌は血栓に親和性のある菌種であり，すべての菌が起炎菌になるわけではない．代表的な起炎菌は *Streptococcus viridans*，*Streptococcus bovis*，HACEK 群がある．これらの菌種は IE に特異性が高く，血液培養での検出は IE の可能性を強く示唆する．また，血液培養の際，細菌の抗生剤感受性テストも必ず同時にオーダーする．

心エコーは IE の診断に欠かせない方法である．経胸壁心エコーは診断の特異度は高いが，感度が低いため，IE が強く疑われる場合は経食道心エコーが必要となる．特に人工弁では弁座と弁葉の音響陰影と多重反射で観察困難な場合が多く，IE が疑われる場合は経食道心エコーが不可欠である．たとえ1回の検査で IE の所見が得られなくても，臨床経過で IE を強く疑うものであれば，1週間後に再検する必要がある．通常は疣腫が血流の上流側に生じ（僧帽弁なら左房側，大動脈弁なら左室側），速い血流ジェットが当たる部位にできやすいので，細かく振動する（oscillation）ことが多い．心エコー検査では，疣腫探しばかりに気をとられることなく，弁輪膿瘍や弁穿孔，シャントや仮性瘤の形成など，IE の合併症にも目を配る．特に弁輪や人工弁の弁座周囲に普段ないはずの高輝度または低輝度の組織があれば，膿瘍の可能性を念頭にそこを特に注意深く観察する．

IE 診断の流れを図1に示す．

表1　感染性心内膜炎(IE)のDuke臨床的診断基準

【確定診断】
　Ⅰ．臨床的基準：大基準2つ，または大基準1つと小基準3つ，または小基準5つ
　　［大基準］
　　　1．IEに対する血液培養陽性
　　　　A．2回の血液培養で以下のいずれかが認められた場合
　　　　　　(1) *Streptococcus viridans*，*Streptococcus bovis*，HACEKグループ
　　　　　　(2) *Staphylococcus aureus* または *Enterococcus* が検出され，他に感染巣がない
　　　　B．つぎのように定義される持続性のIEに合致する血液培養陽性
　　　　　　(1) 12時間以上間隔をあけて採取した血液検体の培養が2回以上陽性
　　　　　　(2) 3回の血液培養すべてあるいは4回以上の血液培養の大半が陽性(最初と最後の採血間隔が1時間以上)
　　　2．心内膜が侵されている所見でAまたはBの場合
　　　　A．IEの心エコー図所見で以下のいずれかの場合
　　　　　　(1) 弁あるいはその支持組織の上，または逆流ジェット通路，または人工物の上にみられる解剖学的に説明のできない振動性の心臓内腫瘤
　　　　　　(2) 膿瘍
　　　　　　(3) 人工弁の新たな部分的裂開
　　　　B．新規の弁閉鎖不全(既存の雑音の悪化または変化のみでは十分でない)
　　［小基準］
　　　1．素因：素因となる心疾患または静注薬物常用
　　　2．発熱：38.0℃以上
　　　3．血管現象：主要血管塞栓，敗血症性梗塞，感染性動脈瘤，頭蓋内出血，眼球結膜出血，Janeway発疹
　　　4．免疫学的現象：糸球体腎炎，Osler結節，Roth斑，リウマチ因子
　　　5．微生物学的所見：血液培養陽性であるが上記の大基準を満たさない場合，またはIEとして矛盾のない活動性炎症の血清学的証拠
　　　6．心エコー図所見：IEに一致するが，上記の大基準を満たさない場合

　Ⅱ．病理学的基準
　　　菌：培養または組織検査により疣腫，塞栓化した疣腫，心内膿瘍において証明，
　　　　　あるいは病変部位における検索：組織学的に活動性を呈する疣贅や心筋膿瘍を認める
【IE可能性】
　　"確診"の基準には足りないが，"否定的"に当てはまらない所見
【否定的】
　　心内膜炎症状に対する別の確実な診断，または
　　心内膜炎症状が4日以内の抗菌薬により消退，または
　　4日以内の抗菌薬投与後の手術時または剖検時にIEの病理学所見なし

〔日本循環器学会　循環器病の診断と治療に関するガイドライン：感染性心内膜炎の予防と治療に関するガイドライン(2008年改訂版)，p6，表1より転載〕

【治療法】
1．薬物療法

IEの治療は正しい抗生物質の持続・長期投与である．疣腫や膿瘍の中まで抗生物質を浸透させるため，高い血中濃度の維持が重要である．起炎菌により以下のように行う．

a．ペニシリン感受性溶連菌：
　ペニシリンG 2400万単位/日またはアンピシリン8～12 g/日を6回分割または持続点滴．

b．ペニシリンG低感受性連鎖球菌：
　上記にゲンタマイシン60 mgまたは1 mg/kg×2～3回/日を併用．

c．腸球菌：
　アンピシリン8～12 g/日×4～6回/日＋ゲンタマイシン60 mgまたは1 mg/kg×2回/日．

d．メチシリン感受性ブドウ球菌：
　セファゾリン2 g×3～4回/日＋ゲンタマイシン60 mgまたは1 mg/kg×2～3/日．

e．メチシリン耐性ブドウ球菌：
　バンコマイシン25 mg/kg/日(loading

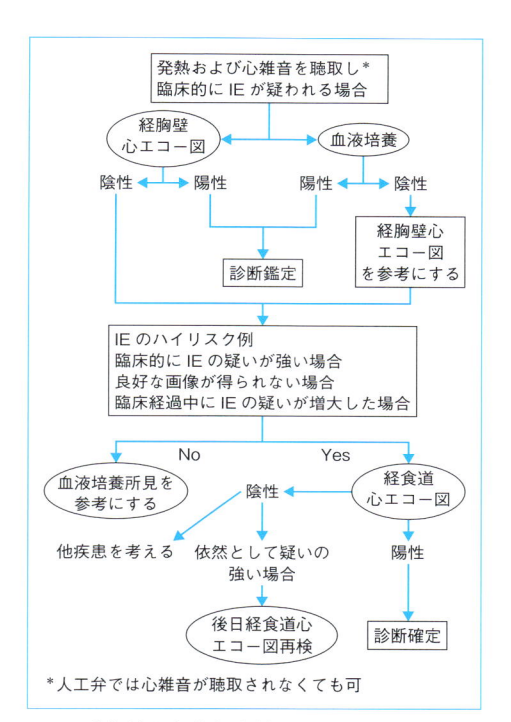

図1 感染性心内膜炎診断の流れ
〔日本循環器学会 循環器病の診断と治療に関するガイドライン：感染性心内膜炎の予防と治療に関するガイドライン（2008年改訂版），p9，図1より転載〕

表2 歯口科手技に際して感染性心内膜炎の予防のための抗菌薬投与

Class I
特に重篤な感染性心内膜炎を引き起こす可能性が高い心疾患で，予防すべき患者
・生体弁，同種弁を含む人工弁置換患者
・感染性心内膜炎の既往を有する患者
・複雑性チアノーゼ性先天性心疾患（単心室，完全大血管転位，ファロー四徴症）
・体循環系と肺循環系の短絡造設術を実施した患者

Class IIa
感染性心内膜炎を引き起こす可能性が高く予防したほうがよいと考えられる患者
・ほとんどの先天性心疾患
・後天性弁膜症
・閉塞性肥大型心筋症
・弁逆流を伴う僧帽弁逸脱

Class IIb
感染性心内膜炎を引き起こす可能性が必ずしも高いことは証明されていないが，予防を行う妥当性を否定できない患者
・人工ペースメーカあるいはICD植え込み患者
・長期にわたる中心静脈カテーテル留置患者

〔日本循環器学会 循環器病の診断と治療に関するガイドライン：感染性心内膜炎の予防と治療に関するガイドライン（2008年改訂版），p26，表11より転載〕

dose）→ 20 mg/kg/日（維持量）1日1回．
ゲンタマイシン60 mgまたは1 mg/kg×2～3回/日を併用することもある．

f．自己弁で起炎菌不明：
自己弁に対し頻度の高い緑連菌，ブドウ球菌，腸球菌をカバーする抗生物質．

g．人工弁術後2～6か月：
ブドウ球菌とグラム陰性菌をカバーするバンコマイシン＋アミノグリコシド系の抗生物質．

h．人工弁術後6か月以上：
原因菌想定は自己弁に準ずる．

2．手術療法

感染が盛んなときには，手術をしないのが外科の常識であるが，IEにおいては例外である．直径10 mm以上の動きが大きな疣腫は重要臓器（特に脳）に塞栓症を起こす危険性が高く，壊滅的な身体障害を起こしうるので，緊急手術を考慮する．

その他，①感染によって人工弁の縫合剝離と弁座動揺が生じた場合，②弁置換後2か月以内のIE，感染による弁逆流（特に急性の重症大動脈弁逆流）や膿瘍の穿孔によるシャントが原因で血行動態が悪化した場合，③大動脈仮性瘤が形成された場合，④1週間以上抗生物質投与が奏功しない感染，真菌や高度耐性菌によるIEの場合は，緊急手術の適応である．

3．予防

IE予防の対象となる患者を**表2**，対象となる処置を**表3**に列挙する．
・抗生物質はアモキシシリン2gを処置の60分前に服用か，アンピシリン2gを処

表3 IE予防の対象となる処置とならない処置

Class I
手技に際して抗菌薬投与をしなくてはならないもの
歯口科：出血を伴い，根尖を超えるような大きな侵襲を伴う処置(抜歯，歯周手術，スケーリング，インプラントの植え込み，歯根管に対するピンなどの植え込みなど)
心臓手術：人工弁，人工物を植え込むような開心手術
耳鼻科：扁桃摘出術・アデノイド摘出術

Class III
手技に際して抗菌薬投与をしなくてもよいもの
呼吸器：気管内挿管
耳鼻科：鼓室穿孔時のチューブ挿入
消化管：経食道心エコー図，
　　　　上部内視鏡検査(生検を含む)
泌尿器：感染していない組織における尿道カテーテル挿入
その他：中心静脈へのカテーテル挿入

〔日本循環器学会　循環器病の診断と治療に関するガイドライン：感染性心内膜炎の予防と治療に関するガイドライン(2008年改訂版)，p28，表12より一部抜粋して転載〕

置の30分前に静注する．
・ペニシリンアレルギーの場合はクリンダマイシン600 mgを使う．

先天性心疾患のほとんどがIEの予防対象となるが，一部に下記の例外もある．
①心房中隔二次孔欠損症，
②心室中隔欠損症・動脈管開存症・心房中隔欠損症根治術後6か月以上経過した残存短絡がないもの，
③冠動脈バイパス術後，
④逆流のない僧帽弁逸脱，
⑤生理的あるいは機能的心雑音，
⑥リウマチ熱や川崎病の既往があり，弁機能不全を伴わないもの．

表3に挙げた以外の処置についてはIEの予防を必須としないが，場合によっては考慮されてもよいものとして扱う．

■ 患者説明のポイント
・細菌が心臓の弁にすみついてしまって弁を破壊している．強力な抗生物質が必要であること，場合によっては緊急手術が必要となることを説明する．

■ 医療スタッフへの指示
・血液培養
・抗生物質の投与時間の確認
・症状，体温のチェック

弁膜疾患の外科治療
Surgical treatment of valvular heart disease

坂田隆造　京都大学教授・心臓血管外科
山崎和裕　京都大学・心臓血管外科

【概念】

弁膜症手術は，病因の変化，術前診断の精度向上，さらに各種デバイスの進歩に伴い，手術適応や手術方法に大きな変化がみられている．日本胸部外科学会の最新の統計によると，2008年度のわが国における弁膜症手術は16,747例で前年比10%の増加となった．

弁膜症手術全体の手術成績は院内死亡率でみると，初回手術3.3%，再手術7.1%であり，前年(3.8%と10.1%)と比較して改善した．

I．大動脈弁疾患

大動脈弁狭窄症と閉鎖不全症がある．いずれの場合も標準術式は大動脈弁人工弁置換術(aortic valve replacement；AVR)であり，一部弁形成術も行われる．2008年度の初回AVR手術の院内死亡率は全国平均で2.8%と低く安定している．

【大動脈弁狭窄症(aortic valve stenosis；AS)】

1．病因と予後

ASはリウマチ性病変にかわって，最近は加齢性変化に伴うものが多くなり，高齢化とともにAS症例は増加している．狭窄症の場合，圧負荷に対する左室の適応力のため無症状で経過することが多い．ただし症状が出現してからの進行は早く，狭心症，失神，心不

2. 手術適応

高度AS症例に狭心症，失神などが出現すれば突然死のリスクが高まる．左室収縮力の低下（EF 50％以下）や心不全症状は不可逆的な心筋ダメージの結果出現するため，これら症状出現前の対応が必要である．

症状がなくとも高度ASであれば手術が必要である．米国心臓病学会などのガイドラインでは，弁通過血流速度4 m/秒以上，左室-大動脈収縮期平均圧較差40 mmHg以上，弁口面積（AVA）1.0 cm^{2}以下を手術適応としている．日本人は欧米人より体格が小さいため，AVAで0.75 cm^{2}以下あるいは体表面積で補正し0.6 cm^2/m^{2}以下とする場合もある．冠動脈バイパス術や他の弁膜症の手術が必要なときは，狭窄の程度が中等度であっても同時手術を考慮する．

3. 術式

人工弁を用いたAVRが行われる．人工弁は高齢者（65歳以上）や妊娠出産を考える若年女性は術後抗凝固療法を必要としない生体弁を，それ以外は機械弁を用いることが多い．

大動脈弁切除後弁輪径を測定して適当なサイズの人工弁を選択するが，弁輪の石灰化が高度で狭小化していることがある．患者の体格に比して人工弁のサイズが小さすぎると，patient-prosthesis mismatch（PPM）を起こして術後心機能改善が不良である．人工弁の有効弁口面積指数（EOAI；effective orifice area index）が0.85 cm^2/m^{2}以下であるとPPMを起こしやすいとされている．PPMを避ける目的で十分な大きさの人工弁を縫着するため大動脈弁輪拡大術（Nicks法，Manouguian法）が行われることがある．しかし近年，小口径でもEOAが大きい機械弁が開発され大動脈弁輪拡大術の頻度は減ってきている．

一方，高齢者の中にはハイリスクで通常の人工弁置換術が行えない症例が30～60％もあるとの報告がある．これらの症例に対する解決方法として，カテーテルによる大動脈弁置換術（TAVI；Transcatheter Aortic Valve Implantation）が最近注目されている（⇒500頁，大動脈弁インターベンションの項参照）．3枚の牛心膜からできた弁とバルーン拡張できるステンレス製の骨組みからなる．これを大腿動脈から挿入して逆行性に留置する方法と，全身麻酔下に心尖部より挿入して留置する方法がある．欧米では2002年初回成功例が報告され，最新のhigh risk重症AS患者に対するTAVIとAVRの多施設ランダム化試験では，AVRと比較して術後30日での脳障害（5％），血管障害（16.2％）が高かったが，1年後の総死亡は30.7％とAVRと比較して（50.5％）良好であった．わが国でも3施設で臨床治験が開始されている．

【大動脈弁閉鎖不全症（aortic valve regurgitation；AR）】

1. 病因と予後

ARでは，その原因疾患に注意する．急性ARは，大動脈解離や感染性心内膜炎によるものが多く，緩徐に進行するARでは，Marfan症候群や大動脈炎症候群，Behçet病などの全身疾患や大動脈弁輪拡張症などの原因検索が重要である．慢性ARでは遠心性肥大で代償するので無症状で過ごすことが多い．一旦心不全症状が出現すると，その自然歴は悪く，死亡率は＞10％/pt-yearであると報告されている．また手術後経過でも，術前の左室収縮能が低下している患者は心不全症状が出現しやすく，左室機能が低下する前に治療することが望ましい．

2. 手術適応

ARは発症と病状進行の違いにより，急性と慢性に分類される．急性ARでは心拍出量が急激に低下し肺水腫や心原性ショックとなることがある．これらは内科的治療に抵抗で早期に外科治療を行う．

慢性のARでは臨床症状，左室収縮機能，

左室拡大の程度を手術適応の判断材料とする．高度な逆流がある場合，症状があれば左室機能にかかわらず（一応 LVEF 25％以上が必要），また，無症状であっても収縮力低下（LVEF 50％以下）があれば手術適応となる．さらに収縮機能の低下がなくとも左室が高度に拡張している場合（LVDd 75 mm，LVDs 55 mm 以上）は手術を考慮する．中等度の逆流の場合も，上行大動脈や冠動脈バイパス術などとの同時手術で行われるのであれば同時に AVR を行う．

3．術式

弁の器質的変化が AR の原因ならば弁置換術が行われる．人工弁の選択は AS と同様，年齢，医学的背景などで決定される．

大動脈基部拡大（Annulo-aortic ectasia；AAE）に伴う AR に対しては，大動脈基部再建を必要とし，composite graft を用いた Bentall 手術が行われる．

最近は，自己弁を温存する自己弁温存大動脈基部再建術も積極的に行われるようになった．本術式には David らの Reimplantation Technique（図1a）や，Yacoub らの Remodeling Technique（図1b）がある．前者の長期成績は 5 年再手術回避率が 90％ 前後であり，Remodeling 法より良好とする報告が増えている．自己弁温存術式のメリットは，抗凝固が必要でないことや人工弁感染を回避できることなどが挙げられる．

II．僧帽弁疾患

僧帽弁狭窄症と閉鎖不全症があり，形成術か人工弁置換術が行われる．2008 年にわが国で行われた単独僧帽弁手術 4,406 例中，約 60％ の 2,604 例に僧帽弁形成術が行われ，手術成績は院内死亡率で 1.3％ であり，人工弁置換術の 4.5％ に比し良好であった．

【僧帽弁狭窄症（mitral valve stenosis；MS）】

1．病因と予後

MS は，小児期にリウマチ性心筋炎を発症してから緩徐に進行し約 10 年で弁機能障害が出現する．その後 10 年以上は無症状で経過し，40～50 歳で症状の出現をみることが多い．有症状の場合，未治療 10 年生存率は 0～15％ と極端に悪くなる．死因としては進行する心不全 60～70％，血栓症 20～30％ である．心房細動の出現は予後を左右する重要な因子である．

2．手術適応

心不全症状があり（NYHA 心機能分類 II 度以上），僧帽弁口面積 1.5 cm² 以下の患者は

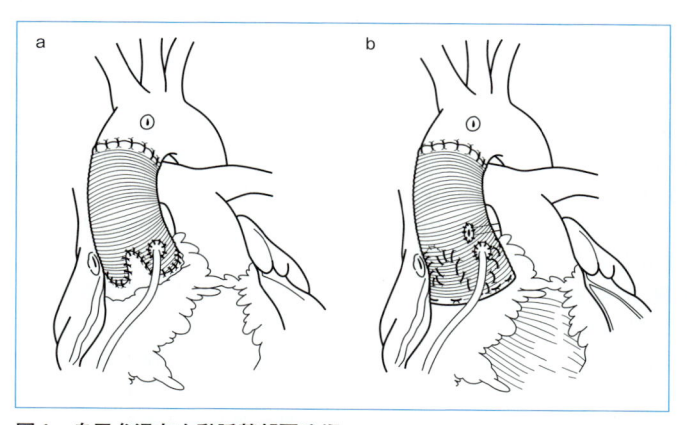

図1　自己弁温存大動脈基部再建術
　a．Reimplantation Technique，b．Remodeling Technique

手術適応とされる．ただし，それ以外に心房細動の出現や血栓塞栓症の既往，左房内血栓，肺高血圧などがあれば手術を考慮する．

3. 術式

MSはリウマチ性変化による，弁尖の肥厚，交連部の癒合，弁下組織の肥厚短縮を特徴とする．癒合した交連を開き狭窄を解除する方法には，バルーンカテーテルによる経皮的経静脈的僧帽弁交連切開術（PTMC）と，直視下に僧帽弁を確認し交連部を切り開く直視下僧帽弁交連切開術（OMC；open mitral commissurotomy）がある．

一方，僧帽弁に高度の石灰化，肥厚があり特に弁下組織にも癒合など器質的変化が及んでいるものは僧帽弁置換術（MVR；mitral valve replacement）の適応となる．

使用する人工弁は，高齢者や抗凝固療法のリスクのある場合は生体弁となるが，大動脈弁位と比較して僧帽弁位では劣化の頻度が高いといわれている．

【僧帽弁閉鎖不全症（mitral valve regurgitation；MR）】

1. 病因と予後

MRは，僧帽弁を構成する，弁尖，弁輪，腱索，乳頭筋いずれの部位に異常をきたしても発生する．急性と慢性に分類できるが，急性MRの原因として感染性心内膜炎，心筋梗塞に続発する乳頭筋断裂などがある．慢性MRでは最近は弁尖の拡大・延長，腱索の延長・断裂を特徴とする退行性変性病変によるものが多くなっている．さらに弁自体には異常がなくとも，虚血性心筋症，拡張型心筋症などの心筋疾患に伴うMRが存在し，機能性僧帽弁逆流として注目が集まっている（図2）．

MRの原疾患により自然歴は左右される．MRの大多数を占める僧帽弁逸脱症では中等度のMRで無症状の症例の予後はよい．症状があるものや左室の機能障害のある症例では，予後が悪く内科治療の5年生存率は約50％である．

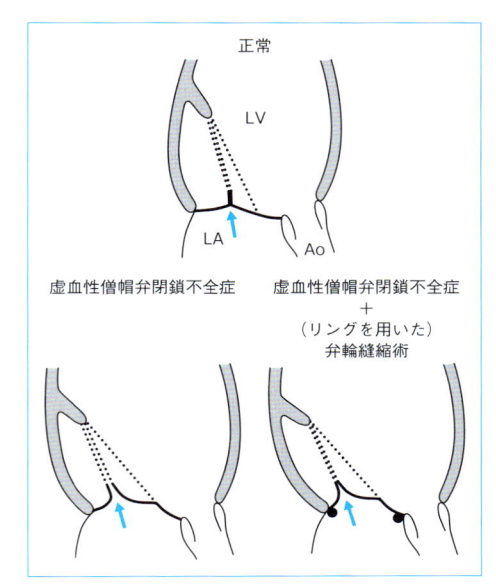

図2 機能性僧帽弁閉鎖不全症

2. 手術適応

急性のMRでは急激な容量負荷を代償しきれず肺うっ血と低心拍出状態が出現し，ショックとなることもあるため，診断がつき次第早急に手術を行う．

慢性の高度MRでは，症状のあるもの（NYHA II度以上）は手術の適応となる．無症状でも心収縮力の低下，あるいは心拡大のどちらかが確認されれば手術適応と考えられる．また左室機能が保たれた症例であっても，新たな心房細動の出現や肺高血圧症があれば手術を考慮する．心不全症状が進むにつれて，手術死亡率や術後の遠隔期生存率の悪化を指摘する報告もある．米国心臓病学会のガイドラインで新たに提示されたように，僧帽弁形成術が可能であれば高度の僧帽弁逆流に対して，症状がなく正常心機能でも手術を考慮すべきであるとの認識が広がっている．

3. 術式

僧帽弁逸脱症や非活動期の感染性心内膜炎は，僧帽弁形成術（MVP；mitral valve plasty)のよい適応である．後尖病変に対しては三角切除，四角切除といったいわゆる resection-suture 法が行われ，前尖病変に対しては，resection-suture 法に加えて，人工腱索再建術が施行される．拡大した僧帽弁輪には人工弁輪縫縮術が追加される．

形成術困難症例や弁の形態的異常に伴う逆流症例，さらに活動期の感染性心内膜炎ではMVR が行われる．

一方，虚血性心筋症や拡張型心筋症など，心筋疾患に伴う MR は機能性 MR（Functional mitral regurgitation；FMR）と表現され，MR のメカニズムは僧帽弁逸脱とは全く異なる．左室拡大の結果，両乳頭筋間距離が開大し，これにより僧帽弁が心室に引きずり込まれて両弁尖が接合できない（mitral tethering）ことが MR の主因である．さらに左室拡大による弁輪拡大も伴う．Tethering が軽度の場合は僧帽弁輪縫縮術で治療できるが，tethering が高度の場合，弁輪縫縮だけでは不十分で再発も多い．このような症例では，弁下組織に対する処置を必要とする．二次腱索切断や乳頭筋吊りあげ，乳頭筋間縫縮など mitral tethering に注目した治療方法が報告されており，これらに左室形成術組み合わせた治療を考慮していく必要がある．

Ⅲ．三尖弁疾患
【三尖弁閉鎖不全症（tricuspid valve regurgitation；TR）】

ほとんどが僧帽弁，大動脈弁病変に伴う，二次性の閉鎖不全症（機能性）である．一次性のものとしては感染性心内膜炎が代表的である．

1．手術適応

他の弁膜症手術のタイミングによって判断されることが多い．感染性心内膜炎の場合，大きな疣贅を伴う場合や治療に抵抗する感染，右心不全のある場合は手術となる．

2．術式

二次性の弁輪拡大に対し弁輪縫縮術を行う．三尖弁の変化は前尖と後尖，特に後尖弁輪の拡張が著明となるため，その部分の短縮を目的として DeVega 法や，人工弁輪を用いた ring annuloplasty が行われる．形成術が困難な場合は人工弁置換術の対象となる．人工弁の選択にあたっては抗凝固の問題から生体弁が選択されることが多い．

人工弁置換後の管理
Patients care after valve replacement

中谷　敏　大阪大学大学院教授・機能診断科学

【管理方針】

人工弁には機械弁と生体弁があるが，起こりうる合併症には双方に共通して起こりうるものとそれぞれの弁に特有なものがある．人工弁置換術後の管理においてはその両方を熟知しておき，発生したときに適切に対処できなければならない（表1）．また弁だけではなく，心機能にも注意を払って管理する必要がある．外来においては症状聴取，聴診，心エコー検査が大切である．

表1　人工弁置換術後に起こりうる合併症

1. 構造的弁劣化
   人工弁そのものに起因する狭窄や閉鎖不全
2. 非構造的弁劣化
   人工弁は機能良好であるが，周囲組織の異常によって起こる不全状態．パンヌス形成による弁機能不全，人工弁周囲逆流など
3. 弁由来の溶血
   逆流が構造物にあたって血球が壊れることによって生じる．人工弁周囲逆流でも生じることがある．
4. 血栓症
   弁周囲の血栓により弁機能不全が生じる
5. 抗凝固薬関連合併症
   塞栓症と出血性合併症がある
6. 人工弁感染性心内膜炎
   術後早期に出現するものと慢性期に出現するものがある

〔日本循環器学会　循環器病の診断と治療に関するガイドライン：弁膜疾患の非薬物治療に関するガイドライン（2007年改訂版），p43-44 より転載〕

【管理のためのポイント】
1. 抗凝固療法関連合併症を予防する

　機械弁置換術後例や生体弁置換術後でも，心房細動例では生涯にわたるワーファリンの投与が必要であり，常にそれに伴う出血または血栓塞栓症のリスクを覚悟しておかなければならない．通常月に一度程度採血し，INRが至適レベルにあるようにワーファリン投与量を調節する．ワーファリン投与量は欧米ではINR 2.5〜3.5の範囲内で調節するのが一般的であるが，これは日本人には少し強すぎる気がする．現在のところわが国独自の術後抗凝固療法の治療域に関する大規模臨床試験はないが，日本人では欧米より緩やかなコントロール（INR 2.0〜3.0）でよいようである．僧帽弁機械弁置換術後例では，大動脈弁機械弁置換術後例に比して血栓塞栓症の可能性が高く，より厳密なコントロールが要求される．なお，厳密なワーファリンコントロールにもかかわらず，塞栓症を繰り返す例では低用量アスピリンの併用を行うことがある．

　ワーファリン使用例では，塞栓症に対する注意と同時に出血に対する注意も怠ってはいけない．食事内容や併用薬剤によっては，急にINRが高値になることもある．今までなかった歯肉出血や鼻出血，血尿が出たときにはINRを検査したほうが無難である．また，INRが高値になる場合以外にも，高齢者では軽度の頭部打撲後に硬膜下血腫を来したり，無症候性の消化性潰瘍例で突然に貧血が進行することがある．また，高血圧は脳出血のリスクとなるので血圧管理も必要である．

2. 弁機能不全の可能性に注意する

　最近の生体弁は以前に比し耐久性が向上しているとはいうものの，それでも術後慢性期には弁自体の変性や硬化，石灰化のために逆流や狭窄が生じてくる．これは術後一定の割合で起こるのではなく，ある程度年月が経った後，急激に頻度が増える．したがって，生体弁はいつかは壊れるもの，という認識をもっておくほうがよい．特に若年例や術後10年を経過しているものでは，それ以外の例に比して早期に壊れやすい．なお，弁尖の断裂（tear）や縫合部分の離開（dehiscence）などが起こった場合には，急速に進行して緊急手術が必要になることもあるため注意が必要である．

　機械弁では機械的性能自体は非常に優れており，また耐久性も良好であるが，それが生体内に植え込まれることによってやはり種々の合併症が起こりうる．例えば生体内では，弁周囲から増殖したパンヌスや血栓によって，開閉が障害され狭窄や逆流が起こる．またときには，縫合糸の一部が何らかの理由によって，カッティングを起こすことによって弁周囲逆流が生じることもある．

3. 心エコー検査を活用する

　人工弁関連の合併症を早期に察知ししかるべき処置をとるためには，自覚症状の変化，聴診所見の変化に注意を払うことが大事であるが，検査では心エコー検査が有用である．術後早期退院前に一度心エコー検査を行っておき，その後は1年に一度は経過観察目的で施行するのが望ましい．もちろん途中で何らかの異常が発見されれば，3〜6か月に一度程度とより頻回の検査が必要であるのはいうまでもない．多くの逆流や狭窄は徐々に増強してくるが，時に弁尖のtearや，弁に付着した血栓のため（stuck valve）急性心不全で発症することもある．なお，胸壁心エコー検査で病態がはっきりしない場合は，経食道心エコー検査を行う．人工弁の音響陰影に障害されることなく弁を観察することができ，しばしば極めて重要な情報を与えてくれる．

　弁膜症術後合併症の1つに溶血がある．機械弁置換術後例では通常でも若干の溶血は生じているが，臨床的に問題になることはない．しかし弁機能不全による逆流例では，時に輸血が必要なほどの貧血を来すことがある．貧血が高度であったり心不全を来す例では，再手術が必要となる．逆流が少量であっても構造物に当たっている場合や，小さい逆

流弁口の弁周囲逆流では，溶血の可能性を考えておかなければならない．このような逆流が心エコー検査で認められたときには，貧血の有無をチェックしておく．

4. 感染性心内膜炎の可能性を考えておく

弁膜症術後例に不明熱が生じた際には，常に感染性心内膜炎の可能性を考えなければならない．弁膜症術後感染性心内膜炎には，手術中に持ち込まれた菌により術後60日以内の早期に発生するものと，それ以後に何らかの原因により菌血症を来して起こるものと2種類ある．菌血症を来す誘因としては歯科治療がよく知られているが，実際は原因不明の場合も少なくない．臨床症状から感染性心内膜炎が疑わしければ，血液培養を行うと同時に心エコー検査で疣腫を検索し，弁機能も評価する．人工弁の感染性心内膜炎は難治性の場合が多く，放置すれば予後不良である．

5. 心不全に注意する

手術の至適時期を逸した例では，術後も心機能が改善せず低心機能や肺高血圧が続く．このような例では自覚症状の変化に注意するとともに，心エコー検査による経時的な評価が欠かせない．また，低心機能例では血流うっ滞により心内血栓を形成しやすいので，綿密なワーファリンコントロールが必要である．

6. 患者教育の重要性

人工弁に置換したからといって心疾患が完治したわけではない．新たに，"弁置換術後病"を導入したとする考えもあるくらいである．患者には起こりうる合併症を説明しておき，定期的な外来通院の重要性と，ワーファリン導入例では定期的採血による管理の必要性を理解してもらわなければならない．合併症のなかには緊急の対処を必要とするものもある．自身で症状を注意深く観察してもらい，歯肉出血・鼻出血や血尿，新たな息切れ，風邪症状を伴わない発熱などの変調があれば定期受診日以外でも受診してもらうように説明しておく．

経皮経静脈僧帽弁交連裂開術
Percutaneous transluminal（transvenous） mitral commissurotomy（PTMC）

井上寛治　PTMC研究所・所長

【概説】

日本をはじめ先進諸国ではリウマチ熱の減少に伴い，僧帽弁狭窄症の発生は減少した．したがって，わが国のPTMCの治療対象は高齢者が多いが，30歳代の比較的若い症例もみられており，リウマチ熱はいまだ潜在しているといえる．一方，発展途上国では，リウマチ熱は衰えを見せず，非常に多くの患者が僧帽弁狭窄症で苦しんでいる．イノウエバルーンカテーテルは現在87カ国で使用されているが，未だに新たに使用を開始する国があるのが現状である．

【治療のための検査】

適応決定には心臓超音波検査が必須となる．断層心エコー図法で僧帽弁口面積を計測し，前尖の可動性，弁肥厚の程度，弁石灰化の有無と局在，弁下部病変の程度，左房内血栓の有無などを観察する．ドプラ法では，弁口面積の推定，肺動脈圧，肺動脈楔入圧，僧帽弁口圧較差などの圧測定，僧帽弁逆流の程度の判定などを行う．

運動負荷時の各圧の測定は，軽症例の適応の判定に有意義である．左房内血栓の有無の判定については，経食道心エコー法は有用な手段であり，施行しておくことが望まれる．

【適応と禁忌】

米国の2006年のガイドライン（ACC/AHA 2006 Guidelines for the Management of Patients With Valvular Heart Disease）において，PTMC（米国ではPMBVと名付ける．使用するバルーンはイノウエバルーン）は僧帽弁狭窄症の第一選択と記されている．ただし，石灰化，弁の硬化，腱索の癒合などが著しい場合には弁置換術の適応である．こ

の場合でも手術危険率が高い場合は，PTMCの選択の余地があると記されている．

以下に，筆者らが用いている適応基準について述べる．

禁忌は3度以上の僧帽弁逆流と左房内血栓である．

❶**弁の性状**：最もよい適応は弁の可動性がよく保たれていて，交連部の癒合や弁下組織の病変が比較的軽度な例である．このような例では外科手術と同等の効果が期待できる．著しい弁の硬化や石灰化，弁下組織の高度病変が認められる場合は，交連部が十分裂開されても弁の可動性が乏しいために弁口はスリット状のままで，十分な弁の開大は得られない．ただし，弁口面積の狭小な重症例では，一定程度臨床症状の改善を示す例が多く，PTMCの高い安全性と外科手術に比し侵襲の少ない点を考慮すれば，他に治療法がない場合はこのような例にPTMCを施行する意義はあると考えられる．

❷**弁口の大きさ**：バルーンカテーテルを弁口に挿入する操作は，弁口の大小にかかわらず可能である．弁口面積が大きく，安静時の僧帽弁圧較差が明らかでなくても，僧帽弁狭窄症に起因する臨床症状が発現すれば適応と考えられる．

❸**左房内血栓**：新鮮血栓，巨大血栓およびカテーテルの挿入経路（心房中隔，僧帽弁口付近）に血栓が付着している場合は絶対的禁忌である．

❹**僧帽弁逆流の合併**：Sellersの分類でⅢ度以上の例は適応から除外する．Ⅱ度の場合は狭窄の程度が強く，症状が主として狭窄症に起因する場合に限り適応とする．

❺**動脈塞栓症の既往**：PTMCの適応から除外しない．

❻**再狭窄症例**：再PTMCは有効である．但し，獲得弁口面積は初回例に比較し劣る傾向がある．

【手技】
1．バルーンカテーテルの選択

バルーンカテーテルには4種類のサイズがあり，患者の身長による大まかな使用基準が設けられている．実際の臨床では，弁の病態，患者の年齢，労働の種類等を考慮し選択する必要がある．高齢者や弁・弁下組織に高度病変を認める例では，重症僧帽弁逆流発生を避けるため，基準より1～2サイズ小さいバルーンカテーテルを選択する．

2．PTMCの手技

①まずブロッケンブロー法を用いてPTMC用のガイドワイヤーを経皮的に大腿静脈から左房へ挿入する．

②PTMC用ダイレーターを用いて，大腿静脈穿刺部および心房中隔穿刺部を拡大する．

③ガイドワイヤーに沿って，バルーンカテーテルを左房内へ挿入する．

④バルーンの先端を希釈造影剤を用いて直径10～15 mmの大きさに膨張させる．

⑤スタイレットを用いバルーンカテーテルを僧帽弁口へ向け，スタイレットを引きながらバルーンカテーテルを押し進めると，バルーンカテーテルは左室内に流入する．

⑥バルーンカテーテルが左室内に挿入されたら，希釈造影剤を用いて，まずバルーン先端半側を膨張させ，次にこれを軽く引き寄せ弁口に固定し，続いてこの位置ですばやく完全膨張させる．

⑦完全膨張後は速やかにバルーンを収縮させ左房内へ引き戻す．

左房圧および僧帽弁圧較差を記録すると同時に超音波検査を行い，弁口拡大の程度，交連部の裂開様態，僧帽弁逆流発生の有無とその程度を評価する．逆流の評価が難しい場合は左室造影を施行する．これらの検査の結果，弁口拡大の程度が不十分と判断されたときには，引き続き拡張操作を施行する．

3．段階的拡張法の技術

重症僧帽弁逆流発生を未然に防ぎ，可能な

限り大きい弁口を獲得するため，拡張操作は段階的にバルーンの直径を増加させて繰り返す方法で施行する．

バルーンカテーテルの各サイズの最大直径から4mm減じた径を初回膨張直径とし，以降の拡張操作は1～2mm幅で膨張直径を増大させながら繰り返す．さらに拡張を加えるか否かは交連部の裂開様態と僧帽弁逆流の程度を重視し判断する．

この方法は重度の僧帽弁逆流の発生を防ぐには極めて有効である．しかし，その一方で，逆流の発生を恐れるあまり，癒着交連部に十分な裂開の余地があるにもかかわらず，軽度の逆流の発生を理由に，次の段階の拡張操作を避けることが起こりがちである．不十分な拡張は当然のことながら，再狭窄の原因となる．積極的に最大限のバルーンサイズを用いる方針が重要である．

【PTMC の効果と合併症】

PTMC の技術的成功率は，熟達した術者が行えば98％以上である．僧帽弁口面積の増加が得られ，その結果として左房左室圧較差，平均左房圧，肺動脈圧は有意に減少し，心拍出量は有意に増加する．

PTMC の主な合併症として，心タンポナーデ，心房中隔穿刺孔の残存，僧帽弁逆流の発生などがある．いずれも技術的工夫で防止または減少できるものであり，重症合併症の発生率は極めて少ない．

【長期予後】

弁の可動性が比較的良好で，十分な弁口拡大が得られた例では長期の症状改善が持続する．弁が板状に可動し，弁下組織にも高度な器質的病変が及んでいる例（エコースコア＞10），術後十分な弁口面積が得られなかった例では，再狭窄が高率に発生する．しかしながら，外科手術不能例に対しては予後不良と予測される場合でも，術後数年の臨床症状の改善は期待でき，唯一の治療法として施行する価値は十分にあると考えられる．

大動脈弁インターベンション
Percutaneous aortic valve intervention

坂田芳人　池上総合病院・ハートセンター長

【概説】

症候性重症大動脈弁狭窄症（aortic valve stenosis；AS）の患者の治療にあたって，外科的弁置換術（surgical aortic valve replacement；SAVR）の耐容が難しいハイリスク症例に対して，より低侵襲なカテーテル治療の適用が考慮される．欧米において，経カテーテル的人工弁置換術（transcatheter aortic valve implantation；TAVI）はすでに臨床的に実用化されているが，わが国では治験段階に留まっている．次善策として，経カテーテル的バルーン形成術（percutaneous transcatheter aortic valvuloplasty；PTAV）の多様な臨床応用が見直されている．

【経カテーテル的バルーン形成術（PTAV）】

1. PTAV のメカニズム

バルーン拡張により，硬化変性が少ない先天性 AS 症例に対しては，癒合部位に選択的な裂開を形成する．一方，高度な硬化石灰化狭窄弁に対しては，弁腹圧折に伴う microfracture や弁膜付着部位における微小裂開の形成により，弁膜の可動性と弁口面積を回復させる．

2. PTAV の種類（図1）

a. 逆行性アプローチによる PTAV（retrograde PTAV）

末梢動脈から大動脈を逆行して狭窄弁の通過を行う．必要に応じて，心拍動の影響を最小限に抑えて，右室高頻拍ペーシング（right ventricular burst pacing；RVBP）下でバルーン拡張を行う．

手技自体は簡便であるが，導入可能なバルーンの径と性能に限界がある．カテーテル操作による心血管系への機械的ストレスも少なくないために，血行動態改善効果が不十分に

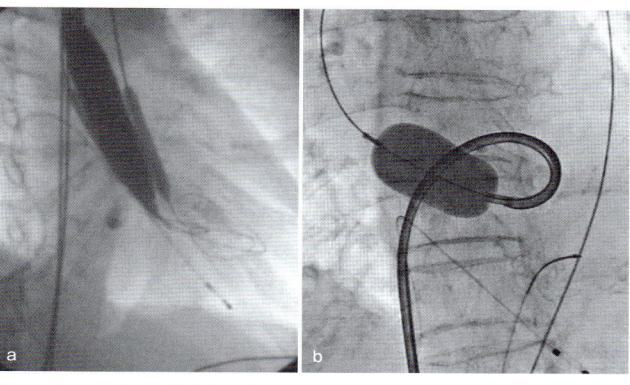

図1 PTAVの2種類のアプローチ
a. 逆行性—retrograde
b. 順行性—antegrade

終わる症例や，症候性脳梗塞，AR増悪，動脈損傷といった重篤な合併症を伴う症例が存在する．さらに，長期フォロー上，術後再狭窄と症候再発が高率であるため，根本的治療としての位置づけを得ることが難しい．

b．順行性アプローチによるPTAV（antegrade PTAV）

大腿静脈から経心房中隔的に左心系に到達して，血流に従い順行性経路で狭窄弁を通過する．大血管や弁膜への機械的ストレスが少なく，優れた弁膜拡張プロフィールを有するイノウエバルーンの使用も可能となり，従来のretrograde PTAVに比べると，合併症のリスクの軽減が期待される．

血行動態改善効果も良好であり，平均値として，弁口面積を 0.5 cm^2 から 1.1 cm^2，平均経弁圧較差を 70 mmHg から 18 mmHg に改善する．1.0 cm^2 以上の弁口面積を獲得することをはじめ，治療直後の血行動態改善効果が良好であるほど，治療効果の長期持続と予後の改善効果が得られると考えられる．

c．PTAVの臨床的適応

症候性AS治療に際して，
① 全身状態，合併疾患，胸縦隔ならびに大動脈の性状から，SAVRが著しく高リスクもしくは非適応と考えられる症例
② 心原性ショック合併に対して緊急の血行動態安定化が必要な場合
③ 待機的SAVR，TAVIに先だって全身状態，心機能の改善を目的とする場合
④ 非心臓疾患外科手術を耐術可能とするための術前処置
⑤ ASの重症度と症候との関連が不明瞭な症例における診断的治療

など多様な臨床的状況においてPTAVが適用される．

【欧米におけるTAVIの現況】

SAVRハイリスクもしくは不適応患者であり，十分なアクセス末梢動脈径が確保されて，大血管や冠動脈の性状，心腎機能が温存されている症例に限定してTAVI施行が検討される．PTAV前拡張の後に，X線透視や経食道心臓超音波検査下で留置位置を決定して，RVBPで心拍動の影響を最小限に抑えて留置を行う．バルーン拡張型のEdwards-SAPIEN Valve（Edwards Lifesciences）と自己拡張型のMedtronic CoreValve（Medtronic）が，臨床的に実用化されている．いずれもステントに縫着された生体三尖人工弁である（図2）．術後に，ステント弁周囲から発生するparavalvular ARが頻繁にみられ，10％以上に moderate-severe AR

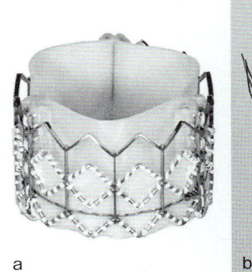

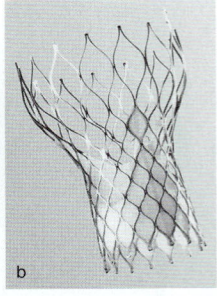

図2 現在臨床的に使用されているステント人工大動脈弁
a. Edwards SAPIEN Valve
b. Medtronic CoreValve

が残存する．

1. Edwards-SAPIEN Valve

大腿動脈から22〜24 Frのデリバリーカテーテルを挿入する逆行性アプローチ(transfemoral；TF)か，低侵襲外科的な心尖部からの順行性アプローチ(transapical；TA)のいずれかの経路により留置を行う．

不通過，ステント脱落塞栓例，冠動脈閉塞などの不成功例が3%，重篤な動脈損傷が10%以上，症候性脳梗塞が3%程度に合併すると報告されている．成功例の1年生存率は70〜80%であり，PTAVを含むコントロール群と比較して，症候と生存率の改善効果が示されている．

2. Medtronic CoreValve

TFもしくは鎖骨下-腋窩動脈アプローチにより留置される．デリバリーカテーテルは18 Frにまで細小化されて，動脈系合併症が3%に抑えられている一方で，術後に永久的ペースメーカー留置を必要とする症例が20%に及ぶことが報告されている．

第9章 先天性心疾患

先天性心疾患診断・治療の変遷

Transition in diagnosis and treatment of congenital heart diseases

石川司朗　福岡市立こども病院・感染症センター・小児科（循環器）・科長

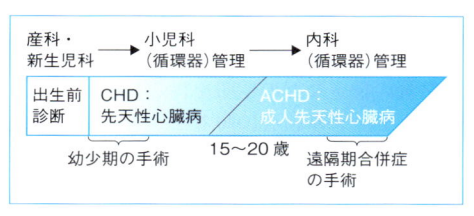

図1　患者の生涯を見通した先天性心臓病の診療体系の構築

【出生前からの診療対象】

従来，先天性心疾患に関わる診療科は小児科と心臓血管外科であったが，本疾患群の診断と診療の進歩により，患者の生命予後は著しく改善した．現在，本疾患群の診断が出生前始まることも稀ではなくなり，産科医および新生児科・小児科医が診断し，心臓血管外科医とともに外科治療の介入時期と方法を決定するようになってきた．

出生前診断の普及と精度の向上に伴い，母体搬送が重要となっている．外科治療の技術的進歩と周術期管理の改善により，最も難治度が高いとされてきた左心低形成症候群でさえ，就学前には右心バイパス術を終了できる症例も珍しくない．

目標とする幼少期の手術を乗り越えた患者の大半は，小児循環器医の管理下に，健常児とほぼ同等の社会生活（就学）を経験する．さらに患者が成長して社会で活躍する時代となり，成人先天性心臓病（adult congenital heart disease；ACHD）という範疇に区分されるようになっている．彼らにとっては，小児科から卒業し，循環器内科などの成人を対象とした診療科とのかかわりが重要となる．現在，先天性心臓病患者は40万人とされ，毎年9,000人ずつ増加すると推定され，ACHDは新たな疾患群として診療体制作りに向けた努力が始められている．

左心低形成症候群といった一部の複雑心奇形を除き，外科手術成績が向上し安定した現在では，診断と長期管理は小児科・内科が中心となり，女性患者では婦人科，産科医が大きくかかわることになる．心臓血管外科は，幼少期の心血管修復と遠隔期合併症の再手術の際に，適切に介入するという分業体制が確立しつつある．1人ひとりの患者の成長に応じて，適切な診療科が，適切な介入を実行して初めて，患者の生命予後および身体的・社会的QOLを改善できると考えられる（図1）．

【画像診断の進歩】

詳細は別の項目を参照していただきたい．概説として，スクリーニングには心臓超音波検査がゴールドスタンダードであり，病態に精通した小児循環器専門医が中心となる．

機器の精度が向上し，リアルタイムに3次

元画像が得られるものも普及し，弁疾患の診断と治療に有効であることが報告されている．外来で可能な検査法としてはCTがあり，多列化が進み，短時間で高い分解能の画像が得られるようになった．しかし，被曝線量の問題は留意すべきである．MRIは被爆の問題がなく，患者侵襲は少ない．その一方でCTに比べて分解能で劣り，検査に比較的長い時間を要するため，小児などでは沈静が課題となる．鎮静さえうまく行えれば，得られる情報量は多く，弁の逆流率，心室機能，短絡量の推定などの情報を得ることができ，心臓カテーテル検査に勝るとも劣らぬ面がある．ただ，心臓血管内の血圧を直接測定できないことはやむを得ない．CT/MRIともに三次元構築画像が得られ，心臓カテーテル検査の代用として有効な面があり，今後その臨床応用はさらに広がると予想される．

【治療法の変遷】

個々の疾患に関する詳細は別の項を参照していただきたい．先天性心臓病は極めて多彩な心血管の構築異常とそれらの重複があり，1人の患者の診断名も複数であることが多い．ほとんどの疾患で外科治療成績が向上してきた現在，原疾患の難治性を成績不良の理由に挙げることは難しくなってきている．当然，患者とのインフォームドコンセントを構築することは極めて重要である．安全性確保のためにも，難治性疾患では一度の手術で修復する方法から，段階を踏んで治療を進める段階的治療法を選択する傾向にある．その典型例は単心室疾患に対する右心バイパス術の戦略である．

外科手術を担当する心臓血管外科医が，患者の予後決定に極めて重要な役割を果たすことに変わりはない．しかしながら，すでに肺動脈弁狭窄，心房中隔欠損，動脈管開存，大血管狭窄，異常血管（体肺循環短絡など）といった病態の多くで，カテーテル治療が外科手技に代わって施行されている．小児科内科医によるカテーテル治療成績も安定してきており，単心室患者の治療で経験されるように外科治療と内科・小児科によるカテーテル治療のハイブリッド化も進んでいる．

【成人先天性心臓病の診療体制確立を急ぐ！】

これまで30年は先天性心臓病患者の若年期修復術の成績向上に力が注がれてきた．その成果として多くの患者の寿命が延び，彼らのQOLも向上してきている．今後注がれるべき治療（管理）は，健常者が直面している生活習慣病を予防し，固有の心疾患をより安定した循環動態に維持し，不適当（非生理的）な動態に対しては，いかに内科的・外科的介入をするかにかかっている．この意味でも，成人先天性心臓病が医療界で真の市民権を得られるように診療体制を確立し，各地域で整備する必要がある．

先天性心疾患診断の進め方

Process of diagnosis in congenital heart disease

牛ノ濱大也　福岡市立こども病院・感染症センター・循環器科

【診断のタイミング】

先天性心疾患は，様々な年齢で診断される．現在では，胎児心エコーの発展によりすでに胎児期に診断がなされ，出生前より治療が準備されることが増加している．しかし，多くの場合は出生後の症状により先天性心疾患が疑われ，小児循環器科受診となることが多い．また新生児期には，明らかな症状がなく風邪などで小児科を受診した際，乳児検診時に初めて心雑音，チアノーゼ，体重増加不良，染色体異常を指摘され，受診する場合もある．

現在，学校心臓検診が行われており，小児期に無症状であることが多い心房中隔欠損は，この場で検出されることがある．学校心臓検診で検出される心房中隔欠損の児童・生

徒の多くは，全くの無症状で活発にクラブ活動にも参加している．

その他，不整脈を主訴に検出される先天性心疾患があり，成人期以降に検出される場合もある．代表的には WPW 症候群，上室頻拍を合併する Ebstein 奇形，房室ブロックを生じる修正大血管転位症（心室中隔欠損，肺動脈狭窄のない）がある．

1．新生児期に先天性心疾患を診断する際に考慮すべきこと

新生児期に先天性心疾患を疑われた場合，考慮しなければならない問題が大きく2つある．

a．動脈管依存性の先天性心疾患か否かの鑑別

肺循環または体循環が，動脈管を介した血流によって賄われる血行動態にある場合，また，これが維持できなければ肺動脈閉鎖を伴う先天性心疾患の場合には，肺血流を確保できなければ酸素化が維持できない．大動脈縮窄や大動脈離断のように下行大動脈の血流が動脈管を介して行われる血行動態では，動脈管の血流が維持できない．これらの場合には，いわゆる ductal shock といわれる状況から肝腎不全に陥るため，プロスタグランジ E_1 の投与を即座に開始しなければならない．

b．新生児期，乳児期早期に可及的早期に何らかの外科的処置が必要になる症例か否かの鑑別

外科治療の主な目的は心不全に対する治療，肺高血圧に対する治療である．その他下記に示す特殊な状況を考慮する疾患がある．
①大血管転位症（1型）

解剖学的左室から肺動脈が起始しているため生理的肺高血圧が減じると，左室圧が低くなり体循環を賄う心室として機能しえなくなる可能性がある．
②総肺静脈還流異常

肺静脈が右心系に還流するために，基本的に体循環の血流は合併する心房中隔欠損サイズに左右される．したがって心房中隔欠損が小さければ，右心房➡左心房➡左室➡大動脈に流れる血流が少なくなるため，早期の心内修復術が必要となる．また，合流した肺静脈から右心系に還流する際に，閉塞機転が働く場合，高度の肺高血圧，肺うっ血を呈するため，この場合も早期の心内修復術を要する．

2．学校心臓検診

わが国では，学校保健安全法により学校心臓検診を行うことが義務づけられている．「心臓の疾病及び異常の有無は，心電図検査その他の臨床医学的検査によって検査するものとする」と銘記され，特に小学校1年生，中学校1年生，高校1年生では心電図検査が行われることになっている．主に心筋症や突然死を来しうる不整脈疾患をイベント前に検出するために行われるが，日常運動制限もされていない全く無症候性の心室中隔欠損患者も多く検出される．校医による心雑音の聴診，心電図上の不完全右脚ブロック，孤立性陰性 T 波などの所見により，検出される．

心房中隔欠損は，成人期以降に発見された場合，心不全，肺高血圧，血栓・塞栓症，不整脈などの合併症が生じる可能性がある．そのため，小児期に可能な限り治療を行うべきであると考えられ，学校心臓検診は心房中隔欠損を抽出するための重要な検診であると考えられる．

【診察所見の要点】

1．視診

①皮膚色

チアノーゼの有無のほか，心不全に影響する貧血の有無にも目を配る必要がある．
②外表奇形

奇形症候群の一部には先天性心疾患を合併するものがある．21トリソミーや22q11.2 欠失症候群の様に合併しやすい先天性心疾患がある（例：21トリソミーでは心室中隔欠損，房室中隔欠損などが多い．22q11.2 欠失症候群では肺動脈閉鎖兼心室中隔欠損や大動脈離断症が多い）．21トリソミーでは，同じ先天性心疾患でも肺高血圧が進行しやすいた

め，早期の外科治療を考える必要がある．
③体格

心不全を生じている患者は，体重増加が得られない．哺乳状況について詳細に確認すべきである．通常，健康な児では，哺乳すべき量を15分以内に飲める．心不全を有する患児では1回に15分以上かけても十分な量が哺乳できない．

④呼吸状態

多呼吸，肩呼吸の有無は一見して判別がつく．脱衣させ陥没呼吸がないかも詳細に診察すべきである．

2．聴診
①心雑音

雑音の種類（収縮期駆出性，収縮期逆流性，連続性，拡張期），最大聴診部位について特に注意する必要がある．

②心音

特にⅡ音について注意を払うべきである．Ⅱ音の亢進は肺高血圧を意味する．単一Ⅱ音は，肺動脈閉鎖，狭窄，大血管転位で認められる．

③呼吸音

肺血流量が増加する心疾患では，重症な場合，ラ音，喘鳴が聴取される．また，血管や心構造により気管が圧排され狭窄音が聴取される場合がある．

3．触診
①肝臓の触診

先天性心疾患の場合，左右相同の疾患があり肝臓が正常の位置にあるとは限らない．左右相同の場合，水平肝となる．

②脈の触知

脈の強弱は心機能を表すと同時に，反跳脈（bounding pulse）があれば動脈管開存に代表される大動脈-肺動脈レベルでの体肺短絡がある場合に見知できる場合がある．また，下肢の脈が触知できないまたは弱い場合には，大動脈縮窄や離断が疑われる．

③皮膚の触診

心不全が強い場合には，四肢末梢の冷感，湿潤が認められる．

【検査】
1．血圧，経皮的酸素飽和度の測定

チアノーゼ性先天性心疾患では酸素飽和度を確認し，その程度を把握する必要がある．また，症例により血圧のみでなく，上下肢の酸素飽和度をチェックする．大動脈縮窄や離断では，下行大脈の血流は動脈管経由となり，肺動脈血が下半身に流れるためである．

2．胸部X線

心胸郭比，肺血管陰影（血流量増加，減少，うっ血）について判断する．ファロー四徴症や総肺静脈還流異常（Ia型）では，典型的な陰影を呈する．

3．心電図検査

心電図検査は，脈不整，左右肥大のほか，ある程度の心構造を把握することができる．先天性心疾患では，心尖部が左にあるとは限らず，また，心房構造が定型的でない場合も多く，P波，QRS波の軸，胸部誘導におけるQRS波波高について検討することが重要である．

4．心エコー

先天性心疾患の心エコーでは，まず各心腔の確認（解剖学的構造から解剖学的右心室か左心室），大血管の確認（肺動脈か大動脈）が重要である．また各大静脈（体静脈，肺静脈）の還流の位置を確認する．そのうえで心室中隔，心房中隔に欠損の有無，サイズ，大血管のサイズ，各弁（肺動脈弁，大動脈弁，三尖弁，僧帽弁）のサイズについて確認する．

以上のように構造が決定されたら，機能評価を行う．先天性心疾患の心室機能は単に収縮能，拡張能の評価にとどまらず，サイズも重要な問題である．容量負荷による拡大した心室，心房の評価のみでなく，二心室修復術が行えるか否かのサイズ評価が必要である．これには各弁のサイズ，狭窄・逆流の程度，大血管のサイズの評価も含まれる．

新生児期から成人期に至るまで，体格の異なる先天性心疾患患者の構造上のサイズを評

表1 CT，心臓 MRI の特徴

	CT	心臓 MRI
短所	放射線被曝がある 撮像断面に制限がある 組織コントラストが低い 骨のアーチファクトがある	検査時間が長く，動きに弱い 高磁場のため金属類持込み禁止 空間分解能が低い 心臓ペースメーカー装着者は検査不可（現時点では）
長所	検査時間が短い 空間分解能が高い 磁性体なども制限がない	任意の方向の断面が得られる 組織のコントラストが高い 骨による影響がない 放射線被曝がない
造影剤	ヨード造影剤；必要	ガドリニウム製剤；症例に応じ

価するためには，% of Normal や Z value で評価する．

5．心臓カテーテル検査

心エコー，CT，MRI などのモダリティーの発達によりその役割は以前より少なくなっている．しかし，正確な圧評価（特に肺動脈圧）や新生児期に行われる手術前の正確な冠動脈評価，カテーテルインターベンションなどのためには，現在でも先天性心疾患診断には必要な検査である．

6．その他の画像診断

CT や MRI の発達に伴い，より正確な先天性心疾患診断が容易になった．しかしながらそれぞれの診断方法には，**表1**に示すように長所，短所があり患者に合わせ選択する必要がある．

先天性心疾患に対する最近の手術成績と長期予後

Operative results and long-term results of cardiac surgery for congenital heart diseases

角　秀秋　福岡市立こども病院・副院長

近年，先天性心疾患，特に複雑心奇形に対する手術成績は飛躍的に改善し，長期生存例が増加している．しかしながら，疾患や術式固有の術後遠隔期の問題点も明らかになりつつある．本稿では，代表的複雑心奇形に対する外科治療の現状と遠隔期の問題点につき言及する．

【動脈スイッチ手術（Jatene 手術）】

1．概要

完全大血管転位症（TGA）に対する根治手術は，心房スイッチ手術に代わり動脈スイッチ手術（arterial switch operation；ASO）が現在の標準術式となっている．ASO の手術成績は，新生児・乳児期早期の積極的な手術介入により，近年飛躍的に向上した．通常，生後1週前後で一期的に ASO を行う．大動脈弓奇形を伴う症例では，生後早期に大動脈弓再建と肺動脈絞扼術を先行する二期的手術を行う施設もある．

2．早期成績

心室中隔欠損（VSD）を伴わない TGA の早期死亡率は多くの施設で3～5％であるが，VSD を伴う TGA では10％前後とやや高率である．早期死亡原因として，移植冠動脈の狭窄による心筋虚血の報告が多い．手術の危険因子としては，低体重児，冠動脈異常，大動脈弓異常（縮窄・離断），長時間体外循環などが挙げられる．

3．遠隔成績

ASO 術後の長期生存率は，10～15 年で86～94％と比較的良好であるが，遠隔死亡の多くは術後早期1年以内にみられる．死亡原

因としては冠動脈狭窄に伴う心筋梗塞，左心機能不全，術後肺高血圧などである．術後遠隔期の合併症としては，大動脈弁閉鎖不全，右室流出路狭窄，冠動脈狭窄，術後不整脈などが報告されている．

【左心低形成症候群(HLHS)】
1．概要

HLHSでは，左室および上行大動脈が低形成で，左心系を介する有効な順行性血流がなく，動脈管を介して体循環が維持される．外科治療戦略としては，生後早期にNorwood手術を行い，それに引き続き生後4〜6か月で両方向性Glenn手術，最終的に2〜3歳でFontan手術を行う，3段階アプローチが広く行われている．

第一期手術であるNorwood手術の救命率は，1990年代までは極めて不良であった．しかし，開心補助手段，大動脈再建法および肺血流路作成法に多くの工夫が加えられ，2000年以降は手術成績が向上した．さらに最近では，第一期手術として両側肺動脈絞扼術を行うHybrid法が導入され，救命率はさらに向上している．

2．早期成績

Norwood手術後の長期生存率は，術後10年で70〜90％と向上している．特に，わが国で開発されたRV-PA心外導管法により，早期成績は劇的に改善した．

手術成績に影響を及ぼす危険因子として，患者関連では低体重，染色体異常，中等度以上の房室弁逆流，狭小なASDなどがある．一方手術関連ではシャント形式(Blalock-Taussig手術またはRV-PA心外導管法)，長時間の体外循環および循環停止，術後急性期の心肺蘇生および補助循環の必要性，手術経験の少ない施設あるいは術者などが挙げられている．

3．遠隔成績

Norwood手術後の遠隔期の続発症としては，遺残大動脈縮窄，三尖弁逆流，右室機能不全，シャント血管閉塞，肺動脈狭窄，体肺副血行路の発達，冠血行障害および精神・運動発達異常などがあり，いずれも右心バイパス手術の危険因子となる．二期手術の両方向性Glenn手術および三期手術のFontan手術ともに早期死亡率は0〜5％と良好であり，他の単心室疾患と差はないと考えられる．しかし，両方向性Glenn手術やFontan手術待機中の遠隔死亡や手術非適応症例の頻度が高く，新生児HLHSのFontan到達率は50〜70％である．

【総肺静脈還流異常(TAPVD)】
1．概要

すべての肺静脈が右房もしくは他の体静脈系に還流する疾患で，病型は上心臓型，心臓型，下心臓型，混合型の4型に分類される．右房，右室の容量負荷による心不全を来し，新生児・乳児期早期根治手術の適応となる．体静脈系への還流部位が狭い肺静脈閉鎖(PVO)では，肺うっ血と高度肺高血圧のため緊急手術の対象となる．術式は共通肺静脈-左房吻合が行われる．

2．早期成績

早期死亡率はPVOがないものでは5％以下であるが，PVOを伴うものでは10％前後と高率である．病型別の早期死亡率には差がない．

3．遠隔成績

長期生存率は術後5年で90％前後である．遠隔死亡の多くは術後6か月以内で，死亡原因はPVOがほとんどである．最近，術後PVOに対する再手術法としてsutureless法が考案され，良好な成績が報告されている．

【大動脈縮窄・離断複合】
1．概要

大動脈弓の一部が狭窄あるいは離断し，他の合併心内奇形を伴う．合併心奇形としてはVSD単独が60〜70％を占め，複雑心奇形ではTGA，両大血管右室起始症(DORV)，単心室などがある．VSD単独の合併例では，新生児・乳児早期の一期的根治手術(大動脈弓再建＋VSD閉鎖)を行うことが多い．複雑

心奇形合併例では，姑息手術として新生児期に大動脈弓再建＋肺動脈絞扼術を行い，乳児後期以降に二期的に心内修復術を行うことが多い．

2．手術成績

VSD単独合併例の一期的根治手術の早期死亡率は5％以下であり，二期的根治手術より優れているとした報告が多い．早期死亡の危険因子は低体重，左室流出路狭窄および複雑心奇形合併などである．

3．遠隔成績

術後10年の生存率は90％前後である．大動脈弓吻合部の再狭窄が5～10％にみられ，バルーン拡大術の適応となる．高頻度に合併する大動脈二尖弁では遠隔期の大動脈弁狭窄あるいは大動脈基部拡大に留意する必要がある．

【単心室に対するFontan手術】

1．概要

Fontan手術は，単心室とその類似疾患に対する機能的根治手術である．肺循環のための駆出心室がない特殊な循環動態であり，従来から様々な術式の改良や手術適応条件の見直しが行われてきた．手術適応を考慮するうえで最も重要なものは肺血管条件であり，低い肺血管抵抗（RpI＜2.0 WU）と十分な肺血管床（PA-Index＞200）が望ましい．至適適応年齢は2～4歳であり，1歳未満や思春期以降の適応は慎重に行う必要がある．術式は，従来の心房-肺動脈連結法（APC）に代わり，大静脈-肺動脈連結法（TCPC）が現在の標準術式となっており，TCPC法としては側方トンネル法（LT）と心外導管法（EC）が行われている．適応境界領域の症例には，Fenestration（開窓術）を置くことがある．

2．早期成績

最近のTCPC法の早期死亡率は，多くの施設で5％未満である．早期死亡の危険因子は高肺血管抵抗のほかに，房室弁逆流，心機能低下，左心低形成症候群などである．LT法とEC法の早期成績には差はないとする報告が多い．

3．遠隔成績

Fontan手術の長期生存率は術後10年で90％前後に改善し，Fontan手術の長期遠隔成績が明らかになっている．遠隔期合併症としては，不整脈，蛋白漏出性腸症，血栓塞栓症，低酸素血症，心室機能不全などの発生頻度が高い．遠隔成績は，EC法が優れているとする報告が多い．

【ファロー四徴症】

1．概要

チアノーゼ性心疾患では最も発生頻度が高い．生後3か月未満でチアノーゼの程度が強いもの，肺動脈低形成のものではBlalock-Taussig手術を行い，1歳以降に根治手術を行う．チアノーゼの程度が軽く肺動脈が正常なものでは，乳児期根治手術が行われることがある．根治手術時のVSDは経右房的に閉鎖する．右室流出路狭窄解除は流出路心筋切除，流出路パッチ拡大術，肺動脈弁切開が行われる．最近では，右室切開を最小とする術式，できるだけ自己肺動脈弁を温存する術式が広く行われている．

2．早期成績

根治手術の成績は3％以下と良好である．

3．遠隔成績

遠隔期続発症としては，遺残肺動脈狭窄，肺動脈弁逆流，不整脈などがある．特に術後20年以上経過した成人例では，肺動脈弁逆流よる右室機能不全や不整脈で死亡することがある．肺動脈弁逆流に対する再手術（肺動脈弁置換）の適応は，①右心不全症状や運動耐容能の低下があるもの，②中等度以上の右室拡張や右室機能不全があるもの，③進行性で有症状の心房性または心室性不整脈があるもの，とされている．肺動脈弁置換術の至適時期について一定の見解は得られていないが，早期再手術が勧められている．

先天性心疾患の胸部 X 線診断
Radiographic characteristics of congenital heart diseases

中西敏雄 東京女子医科大学教授・循環器小児科学

【診断における胸部 X 線検査の役割】

先天性心疾患の疑いのある小児の診断には，理学的所見に加え，胸部 X 線と心電図検査は必須である．年1回の経過観察でも，胸部 X 線と心電図を行うようにする．

【胸部 X 線写真の全体像】

まず心臓以外の部分から読影する．骨格では，脊椎骨，肋骨，上腕骨の異常の有無をみる．先天性心疾患患者に側彎を認めることは多い．VATER 連合では，半椎体などの椎骨異常や肋骨の異常を認める．Marfan 症候群では漏斗胸が多い．

次に横隔膜の高さから，吸期で撮られたものか，呼期で撮られたものか，チェックする．心胸郭比からの心拡大有無の判定に重要である．また，片側の横隔膜が挙上していないか，観察する．

次に内臓位を決定する．肝臓が右にあるか（正位），左にあるか（逆位），対称肝（錯位で右側相同）かをみる．また，主気管支の角度と分枝の左右差で，正位，逆位，錯位を決める．肺葉間裂線（hair line）がみえれば，そちらが3葉である．胃泡が左なら正位，右なら逆位である．これらを総合して内臓位を推定する．錯位の場合，右側相同か（無脾症），左側相同か（多脾症）推定するが，はっきりしないこともある．

【肺野】

まず肺実質の疾患の有無を判定する．一側肺の低形成，肺炎像，肺気腫様変化，無気肺，気胸，胸水の有無を判定する．

肺血管陰影の増減から，肺血流量増加型疾患か，低下型の疾患か，増減なしの疾患かを推定する．心室中隔欠損症や動脈管開存症な

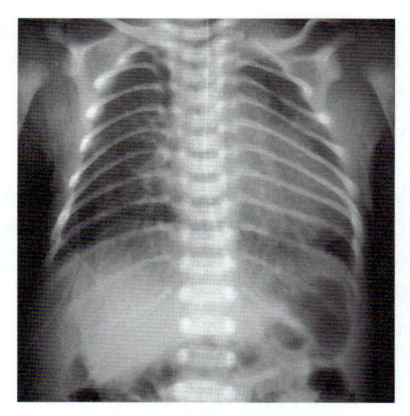

図1 乳児の心室中隔欠損症
大欠損で，心拡大，肺血管陰影増強，肺気腫様所見を認める．

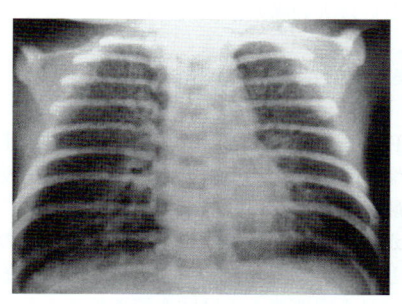

図2 総肺静脈環流異常症
新生児．肺静脈環流通路に狭窄があり，肺鬱血像を認める．

どで肺血流が増加すると，肺動脈が拡大するので気管支を圧迫する．空気がトラップされて肺気腫様となることがある（図1）．肺血管陰影の増減は，X 線写真の質が良くないと判断を誤ることがあり，まず X 線写真の質を判断する必要がある．

肺静脈圧が上昇する病態，例えば総肺静脈還流異常症で肺静脈還流通路に狭窄が生じている場合には，網の目様の肺うっ血像を呈する（図2）．

【心陰影】

心尖部の向きによって，右胸心，左胸心を決める．右1号（上大静脈），2号（右心房），

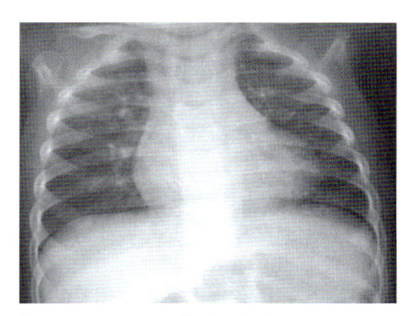

図3 ファロー四徴症の乳児
いわゆる木靴心の所見.

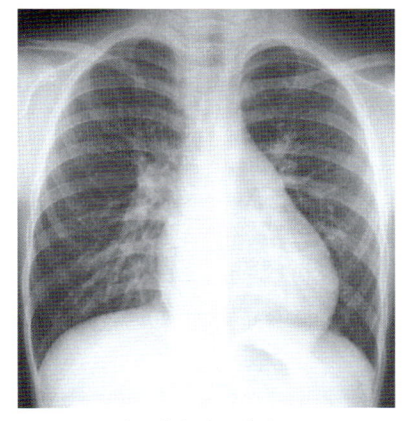

図4 心房中隔欠損症の学童
比較的大きな欠損. 右2号, 左4号が突出し, かつ左2号が突出, 肺動脈が拡大, 肺血管陰影の増加を認める.

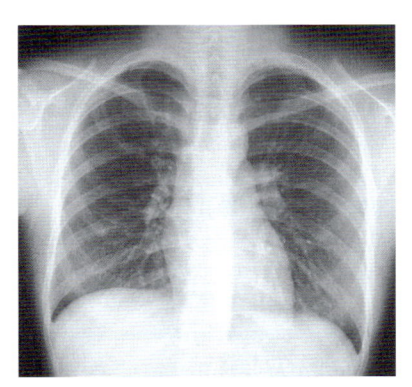

図5 動脈管開存症の学童
小さな動脈管. 心陰影が左下方へ延びて左室の拡大の所見. 左2号が突出している.

左1号(大動脈), 2号(肺動脈), 3号(左心耳), 4号(右室または左室)を観察する.

大動脈弁狭窄で狭窄後拡大のため, 右1号の拡大を来すことがある. 気管の圧迫の左右方向で大動脈弓の位置を推定する. 右側大動脈弓はファロー四徴症の25%, 総動脈管症の30%に認める.

正常大血管関係なら, 心室中隔欠損, 心房中隔欠損, 房室中隔欠損, 動脈管開存など肺血流が増加する疾患で肺動脈拡大に伴って左2号が突出する. 肺動脈弁狭窄の狭窄後拡大のこともある.

心胸郭比55%以上は心拡大と判断する. 心胸郭比は体位で異なり, 立位より仰臥位のほうが大きくなる. また, 吸期より呼期のほうが大きくなる. 吸期で横隔膜が背側肋骨の9～10番目にあるのが理想的である. 乳児では胸腺と心陰影が重なって心拡大様にみえることがある.

ファロー四徴症では, 肺動脈が低形成であるので, 左2号が小さく, 右室肥大のため左4号が突出して, いわゆる木靴心を呈することがある(図3).

ファロー四徴症心内修復術後やラステリ術後などで, 三尖弁や肺動脈弁の逆流があると, 右房右室が拡大して, 右2号と左4号が拡大して, 心拡大を来すことが多い.

心房中隔欠損など右室負荷+肺血流増加を来す疾患では, 右2号, 左4号が突出し, かつ左2号が突出, 肺動脈が拡大, 肺血管陰影の増加を認める(図4).

左室の拡大は, 心陰影が左下方へのびる特徴がある(図5). 心胸郭比が大きくなくても左室が拡大していることがあり, 一見して胸部X線で心臓が大きくなくても, 心拡大は否定されるものではない.

総肺静脈還流異常症では, 肺うっ血を示す網の目-点状の陰影を示すことがある. 緊急

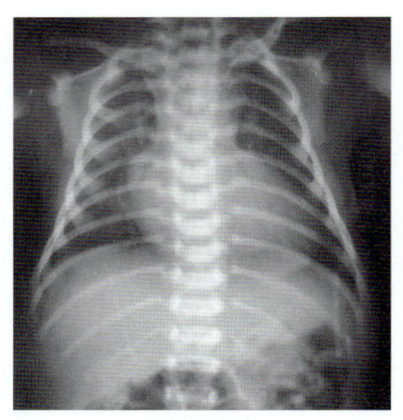

図6 大血管転換症の新生児
卵型心.

手術の必要性を示す重要な所見である．垂直静脈の拡張による雪だるま心は，生後2〜3か月以降でないとみられない．

大血管転換症では，大動脈と肺動脈が前後関係になるので心基部が小さくなり，卵型心を呈する（図6）．

【心陰影内の石灰化像】

川崎病後の冠動脈瘤の石灰化，心外導管や心内バッフルの石灰化を認めることがある．

心房中隔欠損症
Atrial septal defect（ASD）

饗庭　了　慶應義塾大学准教授・心臓血管外科

【概念】

心房間交通の存在しているもののうち，生理的な卵円口開存を除外したものを指す．発生頻度は全出生中の約0.7％である．

解剖学的または心発生学上の分類として以下のものに分けられる．心房中隔は発生過程で一次中隔と二次中隔からなり，その間隙が卵円孔である．いずれかの中隔に発生異常が起こることによって，その中隔部の一部ないし全部が欠損する．一次孔欠損は，別に心内膜床欠損症（房室中隔欠損症）不完全型と呼ばれる．一次および二次中隔の双方が形成されない場合が単心房となり，一次孔欠損の特徴をもつ．

二次口型：心房中隔は左房側の一次中隔と右房側の二次中隔から発生し，二次中隔の間隙が卵円孔である．二次口型は一次中隔の形成不全によって卵円孔に生じる欠損である．

一次口型：心内膜床欠損症（房室中隔欠損症）不完全型の心房間交通のことを指す．

静脈洞型：発生段階で静脈角の形成不全によって卵円孔以外の部位に生じるものである．亜型として冠静脈と左房の間の欠損である冠静脈洞型がある．

【病態】

正常の血行動態において，右室は左室よりも壁厚が薄くコンプライアンスが高いので，心房間交通が存在すれば，左房血の少なくとも一部は心室拡張期に右室に引き込まれ，左右短絡が生ずる．したがって，左右短絡量は欠損口のサイズと右室左室のコンプライアンス比によって決定されることになる．

欠損が閉鎖されずに成人になると，40〜50歳代になって血圧が上昇するにつれて左室コンプライアンスが低下するので，通常短絡量は増加していく．しかし本疾患患者のなかには，肺血管閉塞性病変が進行して10〜20歳代で短絡量が減少し，遂には右左短絡となることがあり，その場合にはEisenmenger症候群と呼ばれる．比較的稀であるが乳児期に心不全兆候を示すこともある．本疾患の患児には成長障害がみられ，欠損口閉鎖により改善することも知られている．

【診断のポイント】

聴診でのⅡ音の固定性分裂や相対的肺動脈狭窄による収縮期雑音，胸部X線像における肺動脈陰影の増強，左第2号の突出，心電図における不完全右脚ブロック所見が比較的多く指摘される初期異常所見である．これらの所見が認められる場合，心エコーにより診

断を進める．二次孔欠損，一次孔欠損では欠損口が視認でき，カラードップラー法にて欠損口を通る左右短絡血流が確認できる場合が多い．静脈洞型では心エコーで欠損口自体が同定できないことも多い．

【鑑別診断】

心電図からは器質疾患のない不完全右脚ブロック，心雑音からは肺動脈狭窄，胸部X線写真からは特発性肺動脈拡張症などとの鑑別が必要になる．心エコーでは他の左右短絡を伴う先天性心疾患との鑑別を要する．心室中隔欠損，動脈管開存が頻度の高い疾患である．また，部分型肺静脈還流異常症が単独でまたは本疾患と合併している場合には，鑑別が必要となる．

【治療方針】

欠損孔閉鎖の適応は，心エコーおよび心カテーテル検査にて評価された血行動態で，肺体血流量比1.5以上が対象となる．肺血管抵抗が15単位・m² 以上の場合には禁忌となる．奇異性塞栓例に対する再発予防目的での適応は賛意両論ある．

閉鎖は外科治療とカテーテル治療とによる．外科治療は，人工心肺使用下に開心し直視下に閉鎖するもので，欠損孔を直接縫合する場合と，パッチを用いる場合がある．近年では小切開による低侵襲手術も実績を挙げている．カテーテル治療は欠損孔が辺縁を2mm以上有している症例に行われる．

■ 入院・専門医へのコンサルテーション
- 本疾患を疑った場合は，欠損口の位置やサイズにかかわらず，循環器専門医による評価が必要である．

■ 患者説明のポイント
- 必ずしも閉鎖しなければならないとは限らない．緊急性はなく計画的に評価を進めていけばよい．

三心房心

Cor triatriatum

饗庭 了　慶應義塾大学准教授・心臓血管外科

【概念】

本疾患は，左房内の隔壁によって2つに分かれ，計3つの心房腔が形成される稀な先天性心疾患である．多くの場合，肺静脈は僧帽弁から離れた側の左房腔に流入する．

【病態】

肺静脈の流入する側の左房からの異常隔壁または心房中隔の交通口が小さい場合，乳児期早期に肺うっ血が顕在化する．

【診断のポイント】

胸部X線写真で肺うっ血像を呈する．確定診断は，心エコー四腔像で左房内の異常隔壁とそれを通る血流を検出することにより行

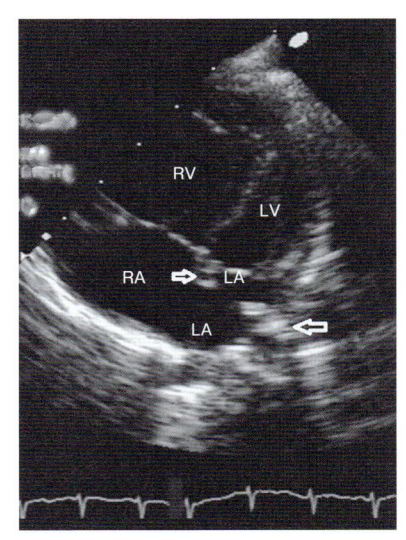

図1　心エコー四腔像における三心房心診断の一例

左房内の異常隔壁（矢印）により左房（LA）が2つの腔に分割されている．この症例では肺静脈の流入する側の腔と右房の間に十分な交通がある．LV：左室，RA：右房，RV：右室

われる(図1).
【鑑別診断】
　新生児,乳児の場合には,総肺静脈還流異常症との鑑別が重要である.また,部分肺静脈還流異常症との鑑別または本疾患との合併を診断する必要がある.学童期以降であれば僧帽弁狭窄症が主な鑑別すべき疾患である.
【治療方針】
　新生児,乳児で肺うっ血像を呈する場合には,心エコーだけで緊急手術を行う.
　それ以降の症例では,心カテーテル検査を行って肺静脈圧が高いことを直接証明した後に待機的外科手術を行う.
【治療法】
　基本的には外科手術による異常隔壁切除術を行う.人工心肺心停止下に経右房または経右側左房アプローチを取って行われる.
　経皮的バルーンカテーテルによる隔壁内交通の拡大術は試験的な段階を脱していない.

■ 入院・専門医へのコンサルテーション
・新生児,乳児で本疾患を疑った場合には,一刻を争う緊急手術が必要になる場合があるので,専門施設への緊急搬送が必須である.

■ 患者説明のポイント
・新生児,乳児で有症状の場合は,手術までの時間短縮が最重要課題であることを両親に説明する.

内臓錯位症候群(単心房)
Heterotaxy syndrome(Common atrium)

饗庭　了　慶應義塾大学准教授・心臓血管外科

【概念】
　内臓錯位症候群(heterotaxy syndrome)は,循環器領域においては無脾・多脾症候群(asplenia/polysplenia)や心房相同(atrial isomerism)と同義語である.
　概念的には体幹内臓器の左右識別異常であ

り,左右対称成分が多くなる.無脾症候群(右側相同)は両側心耳が右心耳構造を有していて,両側の肺気管支構造が右側のものになっているのに対し,多脾症候群(左側相同)は両側心耳が左心耳構造を有していて,両側の肺気管支構造が左側のものになっている.なお,実際の脾臓の形態は無脾・多脾とは一致しないことも多い.
　心内構造として最も多くみられるものは,一次および二次中隔の双方が形成されないで心房中隔成分が完全に欠如している単心房(common atrium)と,一次孔欠損の特徴を併せ持つ共通房室弁(common atrio-ventricular valve)である.その他には肺動脈狭窄または閉鎖,肺静脈還流異常,大血管転位が比較的多くみられる.総じて無脾症候群に新生児,乳児期早期に重症になる場合が多い.
【病態】
　上記の理由により血行動態は多彩であり,その組み合わせによって病態も大きく異なってくる.
【診断のポイント】
　心構造は心エコーを中心に診断する(図1).血管構造の診断にはCTやMRIの立体画像再構築技術が有用である.
【鑑別診断】
　多くの心奇形の合併例との鑑別を要する.
【治療方針】
　治療はそれぞれの血行動態に応じた対応が必要になるため,多岐にわたる.
【治療法】
　心構造に対しては多段階の手術が必要になることが圧倒的に多い.多くの場合はフォンタン型手術を最終的な修復術式として採用する.また,無脾症候群では感染免疫不全があり,特に肺炎球菌肺炎に対する予防,早期治療が重要となる.

■ 入院・専門医へのコンサルテーション
・症例間に重症度の偏差が大きく,また,非常に複雑な形態を取るため,小児循環器専門医への初期からの照会が必要である.

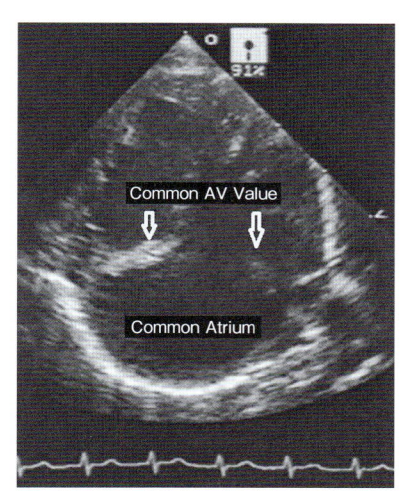

図1 心エコー四腔像による本疾患の診断
心房中隔成分が完全に欠如している単心房common atriumと，一次孔欠損の特徴を併せ持つので共通房室弁common atrio-ventricular valve(common AV valve)(矢印)が見られる．

■ 患者説明のポイント
- 症例間に重症度の偏差が大きいので，両親に対して，本疾患をもつ他の患者の情報が参考にならないことが多いことを説明する．

房室中隔欠損症（心内膜床欠損症）

Atrioventricular septal defect(AVSD)(Endocardial cushion defect ; ECD)

高橋幸宏 榊原記念病院・外科主任部長／副院長

【概念】
本疾患は胎生期の心内膜床の形成癒合不全により，房室弁の形成不全と心房間および心室間の短絡を残す疾患である．心内膜床欠損症(endocardial cushion defect；ECD)と呼ばれてきたが，最近では房室中隔欠損症(atrioventricular septal defect；AVSD)の名称が一般的である．

心室中隔が心室側に大きく落ち込むscoopingと称される特徴を有する．わが国での新生児期調査では全先天性心疾患の1.8%を占める．臨床的には，完全型，不完全型，中間型に分類される(図1)．

1. 完全型
共通前尖と後尖の結合はなく，房室弁は共通房室弁となる．共通房室弁は心室中隔頂上部に付着しないため，大きな心室中隔欠損(ventricular septal defect；VSD)を有する．前尖の形態をもとに3型に分類される(Rastelli分類)が，弁の数や形態はさまざまである．

2. 不完全型
共通前尖と後尖が結合し，左右2つの房室弁に分かれる．左側房室弁にはcleftと呼ばれる裂隙があり，3弁様となる．房室弁は心室中隔頂上部に付着しており，心房中隔欠損一次孔(atrial septal defect；ASD)のみが存在する．

3. 中間型
同様に2つの房室弁に分かれるが，その形成は不完全で，房室弁は心室中隔頂上部に部分的に付着せず小さなVSDを残す．

【病態】
1. 完全型
VSDを介する多量の左右短絡により重度の肺高血圧を呈し，汎収縮期心雑音と第2音の亢進を認める．ダウン症候群では肺血管病変の進行が早く，心雑音が聴取しづらくなる場合がある．加えて房室弁閉鎖不全が強い場合には，新生児期より体重増加不良などの高度の心不全症状を呈する．

2. 不完全型
ASDを介する左右短絡により，右室容量負荷と肺血流増加を示し，駆出性収縮期心雑音を認める．心不全症状は少ないが，左側房室弁のcleftからの弁閉鎖不全が強い場合に

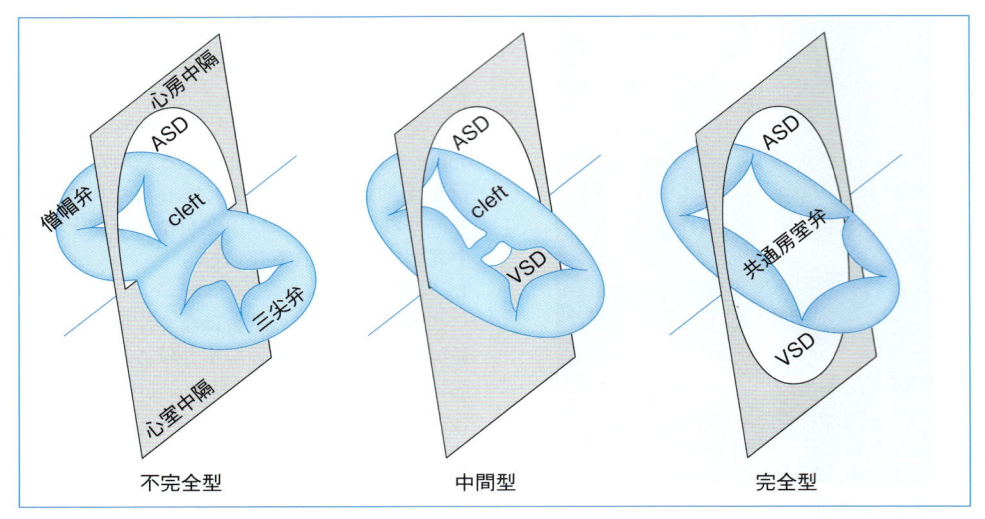

図1 房室中隔欠損症の臨床的分類

は肺うっ血を来す．

3. 中間型

基本的には不完全型と同様であるが，左右短絡，左側房室弁閉鎖不全とも高度であることが多い．

【診断のポイント】

心電図所見は診断的価値が高く，左軸偏位，PQ間隔の延長，不完全右脚ブロックを特徴とする．

心エコーは診断だけでなく，手術方針決定にも極めて有用で，以下の点に留意する．
①完全型はASDとVSDを，不完全型では左右の房室弁が心尖側に落ち込み，ASDを認める．
②完全型は共通前尖の腱索が心室中隔と結合するか(Rastelli A型：共通前尖が分かれて，心室中隔から多数の腱索で支持されている)，または，右室乳頭筋と結合するか(Rastelli C型：共通前尖が分かれず，いわゆるfree-floatingの状態となる)をみる．また，共通後尖の分葉状態も把握する．不完全型では房室弁が左右に分かれ，左房室弁は3葉に分かれる．
③房室弁閉鎖不全の程度とその位置をみる．
④左側乳頭筋間の距離が短い場合はleft mural leafletが小さく，手術の際のcleft縫合で弁口が狭小となる可能性がある．また，左室が小さい場合には乳頭筋の位置異常，重複房室弁口，左室流出路狭窄，大動脈縮窄などの合併を考慮する．

肺血管病変の進行が疑われる場合には，心臓カテーテル検査(酸素負荷や薬物負荷試験)を行い手術適応の有無を判定する．

【鑑別診断】

完全型でASDがないもしくは小さい場合は，いわゆるECDタイプのVSDや，僧帽弁cleftとVSD合併例との鑑別が必要となる．不完全型では冠静脈洞型のASDや僧帽弁cleftとの鑑別を要する．

【治療方針／治療法】

1. 手術

完全型は，高度の左右短絡や閉塞性肺血管病変の早期進行を考え，診断がついたら速やかに心内修復術を考慮する．ASDとVSDを別々のパッチで閉鎖するtwo-patch法が一般的であるが，最近では，VSDを直接閉鎖

する方法も報告されている．生後3か月以内の一期的心内修復が望ましいが，①左室流出路狭窄，不均等な左右心室，②重複僧帽弁や共通後尖と left mural leaflet の間の交連が認められない，left lateral leaflet が小さいなど，修復後の僧帽弁の狭窄や逆流の可能性が高い，③大動脈縮窄症などの合併病変を有し，術前状態が悪い，④不可逆性肺高血圧症の疑い，⑤体重2kg未満，などでは，肺動脈バンディングや肺生検を先行させ，二期的修復とする．

不完全型と中間型では，心不全や左側房室弁逆流の進行がなければ，幼児期までにASDの閉鎖と cleft の閉鎖を行う．房室弁閉鎖不全が強い場合には弁形成術や人工弁置換術が必要となることもある．

手術成績は良好で，完全型を含め手術危険率は1％未満である．しかし，完全型での手術後急性期の問題は，肺血管病変の進行に伴う pulmonary hypertensive crisis（PHクライシス）の発生である．特に生後4か月以降症例での一期的心内修復適応の決定は，心エコーや心臓カテーテル検査から厳密に行うべきであるが，境界領域と考えられる症例には積極的に肺生検を行うことも重要である．

2．薬物療法

手術後の主な問題点は，房室弁機能不全，遺残肺高血圧，不整脈，左室流出路狭窄の進行などである．

房室弁機能不全に対して

処方例

レニベース錠（2.5 mg） 0.05 mg/kg/日（開始量）分2 （0.3 mg/kg/日まで増量）

遺残肺高血圧に対して

処方例

レバチオ錠（20 mg） 1 mg/kg/日（開始量）分3 （2 mg/kg/日まで増量）

先天性僧帽弁狭窄症と閉鎖不全症

Congenital mitral stenosis and insufficiency

高橋幸宏 榊原記念病院・外科主任部長/副院長

【概念】

正常の僧帽弁は弁輪，前後の弁尖，腱索，乳頭筋からなる．これらの4成分の形態異常もしくは合併により，狭窄もしくは閉鎖不全を呈する．表1にはDavachi らがまとめた僧帽弁異常の形態分類を示すが，僧帽弁狭窄症および閉鎖不全症は，他の疾患に合併することが多く，先天性孤立性僧帽弁狭窄の頻度は先天性心疾患臨床例の0.2〜0.4％，先天性僧帽弁閉鎖不全は新生児先天性心疾患の0.3％と稀である．

【病態】

同一の形態異常であっても，狭窄または閉鎖不全，もしくは両者の合併を来す．以下，狭窄，閉鎖不全に分け病態を示す．

表1　先天性僧帽弁異常の形態分類

1．弁尖の異常
　僧帽弁裂隙
　重複僧帽弁口　　副僧帽弁口
　僧帽弁副組織
　Ebstein 奇形
2．弁交連の異常
　交連の癒合
3．腱索の異常
　短小，過長腱索
4．乳頭筋の異常
　異常僧帽弁架橋（アーケード）
　パラシュート僧帽弁
　乳頭筋の位置異常
　肥大乳頭筋による弁口閉塞（ハンモック僧帽弁を含む）
5．僧帽弁上狭窄
6．上記の2つ以上の複合

(西畠　信：僧帽弁狭窄．臨床発達心臓学 第3版，pp445-448, 2001, 中外医学社)

1. 僧帽弁狭窄症

a. 典型例
弁輪の狭小，弁尖の肥厚癒合，腱索の短縮肥厚などの弁下組織の異常を合併する．

b. パラシュート僧帽弁
前後の弁尖からの腱索が左室内の単一乳頭筋に収束し，パラシュートのひものような形態となる．腱索間の狭小化で狭窄となる．パラシュート僧帽弁に僧帽弁上狭窄輪，大動脈弁下狭窄，大動脈縮窄のうち2つ以上を合併したものを Shone complex と呼ぶ．

c. アーケード
前後の乳頭筋が直接または短い腱索で前尖と結合し，アーケードの形となる．重度の閉鎖不全となることが多いが，狭窄となる場合もある．

d. ハンモック
弁尖が癒合し，弁口から左室を見ると，多くの腱索が肥大する乳頭筋に挿入し，ハンモック状に見える．狭窄が多いが，閉鎖不全が主となることもある．

e. 僧帽弁上狭窄輪
僧帽弁と左心耳の間に線維性の膜状物が狭窄輪を形成する．

2. 僧帽弁閉鎖不全症

a. 弁尖の異常
弁輪拡大，前尖の裂隙，弁尖欠損，重複僧帽弁口がある．重複僧帽弁口の内，2つの弁口が独立した乳頭筋を有する場合には狭窄となる場合がある．

b. 弁下組織の異常
腱索無形成または短縮，過長腱索，乳頭筋の低形成または伸展などがある．腱索短縮は弁尖の肥厚や発達不良で弁尖の動きが悪くなること，また，過長腱索では弁尖の逸脱（prolapse）により，閉鎖不全を起こす．

【診断のポイント】
臨床症状の発現時期は，狭窄および閉鎖不全の程度と合併する病変によって異なる．重症の場合には，生直後から哺乳力低下や体重増加不良，多呼吸，易呼吸器感染などの呼吸器症状を認める．これは左房圧上昇による肺うっ血や低心拍出量状態にもよるが，拡大した左房による左気管支圧迫もその原因である．

狭窄，閉鎖不全とも心エコー検査は不可欠である．心断層とドプラーエコーを併用することにより，弁尖の可動性や逸脱の程度，弁輪径，腱索の長さや付着状態，乳頭筋の数や位置，また，狭窄および閉鎖不全の位置や程度など，比較的容易に診断が可能となった．これらは手術において極めて有用な情報である．

【鑑別診断】
僧帽弁狭窄では，肺静脈うっ血を来す総肺静脈還流異常症や肺静脈狭窄，三心房心，僧帽弁閉鎖不全は心室中隔欠損症との鑑別を要する．

【治療方針】
先天性僧帽弁疾患は後天性の僧帽弁狭窄と異なり，弁下組織を含めた弁自体の形態異常であるため，形成術が困難な場合が多い．しかし，人工腱索を用いた形成術は小児においてもかなり有効な手段となっており，これは心エコーによる詳細な弁形態の把握が可能となった結果と考えられ，詳細な心エコー評価が必須である．また，人工弁置換後は厳密な抗凝固療法が必要である．

【治療法】

1. 僧帽弁狭窄症
うっ血が強い場合には乳児期でも手術を考慮する．後天性の僧帽弁狭窄と異なり，弁下組織を含めた弁自体の形態異常であるため，交連切開術や形成術の効果は期待しにくく，人工弁置換術を要する場合が多い．最小17 mm の人工弁で置換術を行い，段階的にサイズをアップさせる治療戦略をとらざるをえない．

2. 僧帽弁閉鎖不全
閉鎖不全が中等度以下で心不全症状が少ない場合には，内服治療を行い，なるべく体格の成長を待って弁形成術を行いたい．

処方例

レニベース錠（2.5 mg）　0.05 mg/kg/日（開始量）　分2　（0.3 mg/kg/日まで増量）

　高度の閉鎖不全では症状が強く，早期の手術が必要となる．形成術を第1選択とする．弁尖の逸脱による閉鎖不全では，成人と同様に人工腱索を用いた形成も行われ効果を認める．しかし，弁自体の形態異常であるため修復は困難な場合が多く，術後に閉鎖不全が残存する可能性が高い，もしくは術前の血行動態が悪化している場合には，最初から人工弁置換を考慮することも稀ではない．

三尖弁閉鎖症
Tricuspid atresia

許　俊鋭　東京大学特任教授・心臓外科（東京都健康長寿医療センター副院長兼任）

【概念】
　三尖弁閉鎖症は，右側房室弁が閉鎖して右房と宇出津の交通が遮断されている先心天奇形である．全身からの静脈帰来血が右房に還流した後，心房中隔欠損孔（開存した卵円孔）を通過して左房に流入するチアノーゼ性心疾患であり，先天性心疾患の1〜3%を占める．
　左房に流入した静脈血は肺静脈血（動脈血）と混ざり左室に送り込まれ，左室から大動脈に駆出される血液と心室中隔欠損孔を通過して，右室から肺動脈に駆出される血液とに分かれる．大血管転位の合併頻度が高いため，大血管転位の有無で，Ⅰ型（正常心室-大血管位置関係），Ⅱ型（完全大血管転位：d-transposition），Ⅲ型（完全大血管転位：l-transposition）に分類される．さらに，肺動脈形態でa型（肺動脈閉鎖），b型（肺循環狭窄あり：狭小VSD，肺動脈弁狭窄，肺動脈弁下狭窄，肺動脈狭窄を含む），c型（肺循環狭窄なし）の3つのsubclassを分類する．正常大血管関係をもつⅠ型は85%がa型またはb型であり，完全大血管転位合併例では65%がc型である．肺循環に狭窄のある症例では肺血流が減少しており，狭窄のない症例では肺血流は増加している．

【病態】
　大部分の症例で新生児期にチアノーゼで気づかれて発見されるが，肺循環に狭窄がない症例ではうっ血性心不全・呼吸不全で気づかれることもある．肺動脈閉鎖を合併するa型では，新生児期に動脈管が閉鎖して急速にチアノーゼが進み呼吸循環不全に陥る．心房間交通の大きさと肺循環の狭窄の程度で重症度，チアノーゼの程度，自然予後は大きく左右される．肺循環狭窄のないc型では心不全とともに肺高血圧を呈してくる．

【診断のポイント】
　新生児期にチアノーゼや心不全・呼吸不全を呈する症例を見た場合は，心エコーを直ちに施行し三尖弁閉鎖症を鑑別する．

1．聴診所見
　Ⅰ音が単一で強い．狭小VSD，肺動脈弁狭窄，肺動脈弁下狭窄，肺動脈狭窄の程度により収縮期心雑音が生じる．

2．胸部X線写真
　肺循環に狭窄がある症例では肺血流が減少していて，心陰影は正常で肺野は明るい．狭窄のない症例では心拡大とともに肺血管陰影は増強している．しばしば右房拡大により右第二弓の右方への突出がみられる．

3．心エコー
　三尖弁が閉鎖しているため，右房-右室の交通がみられない．心尖部四腔像で75%の症例は右房と右室の連結そのものがみられないが，25%の症例は右房と右室の連結はみられるものの右側房室弁は閉鎖している．心房間交通（ASD，PFO），心室中隔欠損，肺動脈狭窄，肺動脈弁下狭窄，肺動脈弁狭窄，動脈管開存，大血管転位など合併心奇形が病型に応じて観察される．

4. 心電図

左軸偏位，高い心房性P波，左室肥大所見がみられる．

5. 心臓カテーテル検査

最終手術のFontan手術に向けて肺動脈形態，肺血管抵抗を評価する必要がある．肺血流が減少している症例では，肺体動脈側副血行路を有する症例があり，術後の心不全や喀血の原因となる．肺体動脈側副血行路の評価に大動脈造影や選択的血管造影を行う．

【鑑別疾患】

新生児期に心不全を来すチアノーゼ性心疾患を鑑別する必要がある．完全大血管転位症，左心低形成症候群，総肺静脈還流異常症，大動脈縮窄症，重症Ebstein奇形，心内膜床欠損症などを鑑別するが，ほとんどは心エコー図でほぼ問題なく鑑別診断できる．

【治療方針】

①心房間交通が小さい症例はBAS(balloon atrioseptostomy)を施行する．
②肺血流を動脈管に依存している症例はプロスタグランジンE_1を持続静注投与する．
③肺動脈血流が不十分で高度チアノーゼを呈している症例に対してはBlalock-Taussig shunt(B-T shunt)などの体-肺動脈短絡手術を施行し肺血流量を調節する．肺血流量が増加していて心不全を呈する症例に対しては肺動脈絞扼術を施行し，心不全を改善するとともに将来のFontan手術に備えて肺高血圧の進行を防止することが最も重要である．
④B-T shuntで心不全が進行する症例ではFontan手術の前段階として右肺静脈と上大静脈を吻合するGlenn shunt手術が行われる．
⑤2〜4歳でFontan手術を計画する．

【治療法】

1. Fontan手術

1971年にFontanが考案した三尖弁閉鎖症の手術は，主肺動脈を切断し心臓側は縫合閉鎖し，肺動脈側は右心房と吻合する術式であった．Fontan手術はいわゆる機能的根治手術であり，経過良好な症例でも潜在的心不全状態にあり，慎重な経過観察ならびに心不全治療を継続する必要がある．20年以上の遠隔期に高度心不全に陥り心臓移植が必要となる症例もある．

Fontan手術には様々な改良が加えられているが，良好な手術成績を得る要因として，肺血管抵抗が高くないこと，肺動脈が発育していること，心機能が保たれていることなどが重要である．ハイリスク症例に対しては，小さな心房間交通を残しておく開窓Fontan手術(Fenestrated Fontan)が施行される．

最近では，右肺静脈と上大静脈を吻合および心房・心室の負荷を最小限に留めるため，人工導管を用いた下大静脈－右肺静脈吻合を行うTCPC(total cavo-pulmonary connection)手術が行われる．

■ 入院・専門医移送の判断基準

- 胎児エコーで三尖弁閉鎖症を疑った場合は，小児循環器専門医に相談する．
- 新生児期にチアノーゼ性心疾患や鬱血性心不全を疑った場合は直ちに胸部X線写真，心エコー，心電図検査を施行し，心疾患を疑った場合は入院を前提として専門医に可及的早期に移送する．

■ 患者説明のポイント

- Fontan手術リスクは必ずしも大きくないが，あくまで機能的根治手術であり，Fontan手術に至るまでに多段階の手術が必要であることや，術後も継続的心不全治療が必要なことを十分に説明する．
①Fontan手術の出来上がりを想定して，専門施設で計画的・段階的手術が必要なこと．
②Fontan手術の経過良好な症例でも潜在的心不全状態にあり，慎重な経過観察ならびに心不全治療を継続する必要があること．
③20年以上の遠隔期に高度心不全に陥り心臓移植が必要となる症例もあること．

エプスタイン奇形

Ebstein anomaly

許　俊鋭　東京大学特任教授・心臓外科（東京都健康長寿医療センター副院長兼任）

【概念】

1886年にEbsteinにより報告された，三尖弁の付着異常に起因した高度の三尖弁流入障害・三尖弁逆流および右房拡大を伴う先天性心疾患．2万～5万の出生に1人の割合で発生し，先天性心疾患の0.1～1%を占めるとされ，性差はないが家族発生がみられる．

三尖弁は右室流出路方向に偏位して付着し，右室は心房化右室（atrialized right ventricle）と機能的右室に二分され，機能的右室は本来の右房と心房化心室を含み三尖弁流入障害・三尖弁逆流の程度に応じて拡大する．胎生期5～6週に心内膜床から房室弁が形成される時期に三尖弁の付着異常が生じるとともに，さまざまな程度に弁尖の形成不全が生じる．三尖弁の偏位は中隔尖・後尖で著明であり，偏位が大きいほど心房化心室は大きく，機能的心室は小さいため重症化する．

単純型（卵円孔開存またはASDの合併）と複雑型（ASDに加えて肺動脈狭窄・閉鎖，VSD，MS，Fallot四徴症，動脈管開存症，大血管転位症などを合併）に分類され，複雑型は重症である．また25%にWPW症候群や心房粗細動による頻脈発作が合併する．右心不全の強い症例は著しいチアノーゼを呈する．

【病態】

三尖弁逆流・三尖弁狭窄の程度，および心房化右室・機能的右室のサイズによってさまざまな血行動態を呈する．三尖弁逆流が強い症例では機能的右室が比較的大きいが，症状は比較的軽い．三尖弁狭窄が優位な症例では機能的右室が小さく，右室の拍出量低下とASDでの逆シャント（右左短絡）がみられ，チアノーゼも強く症状は重い．

【診断のポイント】

1. 聴診

I音が分裂し，特に巨大な三尖弁が遅れて閉鎖する第2成分が強い．III音，IV音が亢進し奔馬調律，四部調律を呈する．

2. 胸部X線写真

著明な右房拡大像がみられる．

3. 心エコー

心尖部四腔像で三尖弁が右室流出路方向に偏位していて（図1），著明な三尖弁逆流が観察される（図2）．また，二次孔心房中隔欠損も同時に観察されることが多く，逆シャントが観察される場合も多い．

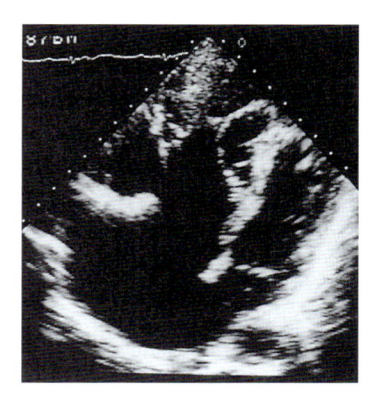

図1　三尖弁の偏位

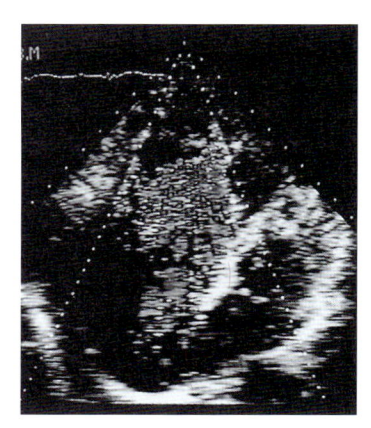

図2　三尖弁逆流

4. 心電図

25%にWPW症候群の合併がみられ，発作性上室性頻拍がみられる．

【鑑別疾患】

新生児Ebstein奇形は重篤な心不全，チアノーゼを呈し死亡率50～75%と予後不良である．このような重症例では新生児期に心不全を来すチアノーゼ性心疾患を鑑別する必要がある．完全大血管転位症，左心低形成症候群，総肺静脈還流異常症，大動脈縮窄症，三尖弁閉鎖，心内膜床欠損症などを鑑別するが，ほとんどは心エコーでほぼ問題なく鑑別診断できる．

【治療方針】

1. 軽症例

特に治療を要しないが，加齢によって心不全に陥る症例もある．

2. 内科的治療

新生児期は右心不全・肺血流減少による高度チアノーゼを来した場合はプロスタグランジンE_1を投与する．中等症例に対しては心不全治療と抗不整脈治療を行う．

3. 外科治療

中等症のEbstein奇形に対してはHardy手術，Carpentier法，Danielson法による三尖弁形成とASD閉鎖術を行う．弁の変形が高度であれば人工弁を使用する．心房細動に対してはメイズ手術を行う．

右室低形成が著明な新生児重症Ebstein奇形に対してはBlalock-Taussig(BT)シャントやセントラルシャントを用いたStarnes手術を施行する．Glenn shunt手術などを経て最終的には2～4歳でFontan型手術（TCPC＝total cavopulmonary connection など）を行う．

4. カテーテルアブレーション治療

WPW症候群合併症例に対しては，副伝導路(Kent束)切断を目的に電気的アブレーションを行う．アブレーション不整恒例に対しては外科手術時にKent束切断手術を付加する．

■ 入院・専門医移送の判断基準

- 胎児エコーでEbstein奇形を疑った場合は，小児循環器専門医に相談する．
- 新生児期にチアノーゼ性心疾患やうっ血性心不全を疑った場合は，直ちに胸部X線写真，心エコー，心電図検査を施行する．心疾患を疑った場合は入院を前提として専門医に可及的早期に移送する．
- 軽症例で内科治療でよいと考えられる症例も専門医の診断を求める．

■ 患者説明のポイント

- Ebstein奇形は，三尖弁と右室の形態で出生直後に救命手術を必要とする超重症例から，生涯ほぼ無症状で経過する軽症例まであり，重症度に応じて治療方針は大きく分かれる．
- Fontan手術リスクは必ずしも大きくないが，あくまで機能的根治手術であり，Fontan手術に至るまでに多段階の手術が必要であることや，術後も継続的心不全治療が必要なことを十分に説明する．

心室中隔欠損症

Ventricular septal defect（VSD）

原田順和 長野県立こども病院・病院長

【概念】

左右の心室を分割する壁（心室中隔）に欠損孔の存在する先天性心疾患を，心室中隔欠損症という．心室中隔欠損症は他の心奇形と合併することが多いが，ここでは主病変としての心室中隔欠損症について述べる．

単独の心室中隔欠損症は，先天性心疾患の中で最も多い疾患であり，出生1,000あたり，1.3から2.4という報告がある．

心室中隔欠損症の分類として，諸家によりさまざまなものが提唱されているが，ここでは臨床的に有用と思われる東京女子医大心研分類を中心に述べる．この分類は，外科的観

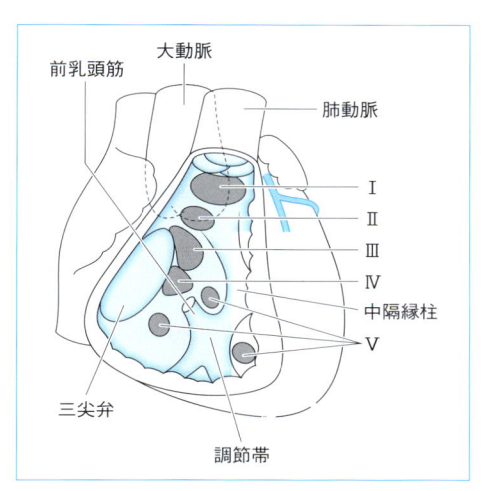

図1 心室中隔欠損症の分類（東京女子医大心研分類）

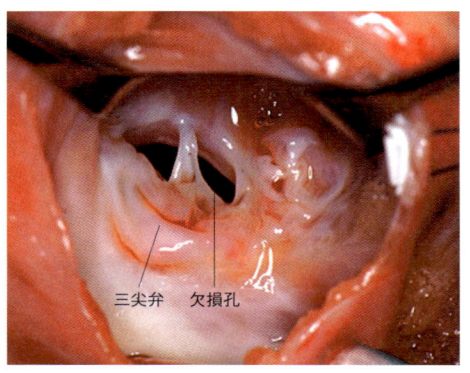

図2 東京女子医大Ⅲ型の心室中隔欠損症
三尖弁に接した欠損孔を認める．

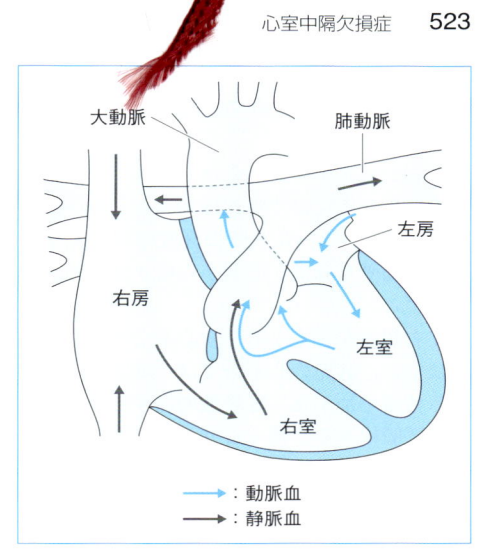

図3 心室中隔欠損症における血行動態
欠損孔を通過する血流により肺血流量が増加する．

点からなされており，欠損孔の位置によりⅠ型からⅤ型に分類され，かつ欠損孔の進展の程度により，Ⅰ＋Ⅱ型，Ⅱ＋Ⅲ型，Ⅰ＋Ⅱ＋Ⅲ型といった表現が可能で臨床的に非常に有用である（図1，2）．

【病態】
　心室中隔に欠損孔が存在することにより，この欠損孔を介する血流が生じ，心室中隔欠損症の病態が形成される（図3）．症状発現の程度は，この欠損孔を介する血流量の多寡でさまざまに変化する．出生直後は，生理的に肺血管抵抗が高値であるため，欠損孔が存在しても左心室から右心室に流入する血流（左右短絡）が制御されており，重篤な心不全にはなることは稀である．通常，乳児期早期（2〜3か月）になり肺血管抵抗が減少すると左右短絡が増加し，症状が出現する．

【診断のポイント】
1．病歴聴取
　まず初めに，20 g／日を下回るような体重増加不良の乳児を乳児検診などで診た場合，先天性心疾患の存在を念頭に置くべきである．

　心電図は通常の洞調律であり，QRS電気軸は正常のことが多いが，欠損孔の位置によっては，左軸偏位を示すことがある．左右短絡量の多い場合は，右室肥大も生じて，両室肥大が認められる．

　胸部X線所見は，左右短絡の程度により異なる．左右短絡量が少ない場合は，正常所見を示す．短絡量が多くなると，肺血流量の増加に伴い，肺動脈が太く心陰影の拡大がみられる．また肺高血圧を伴うようになると，

右房右室の拡大が加わり，肺の肺気腫様変化が認められるようになる．

2. 身体所見

左右短絡が少ない場合は，前胸部に心雑音が聴取されるだけで症状はまったくない．心雑音は通常 2/6～3/6 度の汎収縮期逆流性雑音で，胸骨左縁第3肋間から第4肋間を最強点とする．

左右短絡が多くなると，心不全を呈するようになる．乳児の心不全では，哺乳力低下による体重増加不良，呼吸数増加が特徴的である．呼吸は速く，浅くなり，心窩部や肋間が呼吸に伴い陥没する様子がみられる．チアノーゼは通常認められない．

3. 専門的な検査

上記の一般的所見に加え，心臓カテーテル検査，心エコー検査などが行われる．

【鑑別診断】

通常，単独の心室中隔欠損症で，新生児期に重篤な心不全を起こすことは稀である．新生児期，乳児期早期に重篤な心不全を起こしている場合は，他の心疾患の合併を鑑別すべきである．

鑑別すべき疾患としては，動脈管開存症，大動脈縮窄症，大動脈離断症，僧帽弁閉鎖不全症，大動脈弁弁下狭窄症，大動脈弁狭窄症，総動脈幹症などが挙げられる．

【治療方針と治療法】

1. 左右短絡量の程度による選択

a．左右短絡が少ない場合（肺体血流比1.5以下）

体重増加不良などの心不全徴候は認められず，特に経過観察だけでよい．膜様部，筋性部の欠損孔では，高率に自然閉鎖が認められる．ただし，歯科治療などに伴う感染性心内膜炎の予防措置は重要である．

b．左右短絡が中等量の場合（肺体血流比1.5から2.0）

体重増加不良などの心不全徴候は多少認められるが，多くの場合，1歳を過ぎても問題なく経過する．欠損孔の縮小や，自然閉鎖も期待できるが，左室容量負荷が継続する場合がある．心臓カテーテル検査を行ったうえで左室容積を計算し，正常値の150％を超えるようなら，手術による欠損孔閉鎖を検討する．

c．左右短絡が大量の場合（肺体血流比2.0以上）

多くの場合，肺高血圧症を伴い，体重増加不良，呼吸不全などの心不全症状を強く認める．ジギタリス製剤，利尿薬による抗心不全療法を行いながら，手術を予定し，遅くとも生後6か月以内に，外科的に欠損孔の閉鎖を行う必要がある．

2. 欠損孔の位置による選択

欠損孔の位置により，大動脈弁の変形を来し，その結果，大動脈弁閉鎖不全症を合併することがある．特に，わが国をはじめとする東アジア地域に多いとされる漏斗部中隔の心室中隔欠損症（東京女子医大分類でⅠ型ないしはⅡ型）では，大動脈弁のうち右冠尖が心室中隔欠損孔に陥入することで変形する（図4）．放置すれば，大動脈弁閉鎖不全が進行し，大動脈弁形成術や大動脈弁置換手術が必

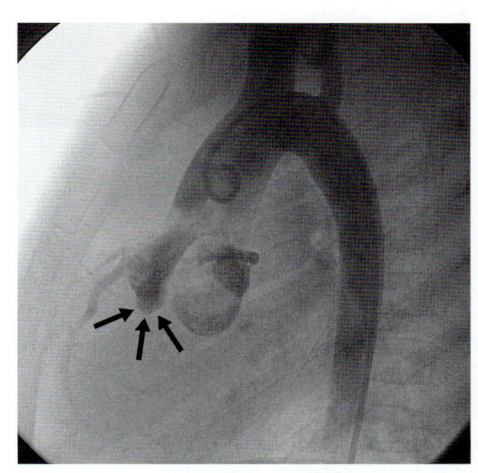

図4　東京女子医大心研分類Ⅰ型の心室中隔欠損症

大動脈造影における右冠尖の変形（矢印）を認める．

要となることもある．したがって，漏斗部中隔の心室中隔欠損症は，体肺血流比にかかわらず，心エコー検査法で大動脈弁閉鎖不全の所見が得られ次第，手術により，欠損孔を閉鎖するのが一般的である．欠損孔の閉鎖をすれば，大動脈弁の変形が押さえられ，大動脈弁閉鎖不全の進行が予防可能である．

■ 専門医へのコンサルテーション
- 循環器小児科を専門とする医師にコンサルテーション．

■ 患者説明のポイント
- 心不全症状がある場合は手術を考えた治療が必要．
- 自然経過を見る場合は，感染性心内膜炎の予防が重要．
- 漏斗部中隔欠損で右冠尖が変形して大動脈弁閉鎖不全がみられる場合は，症状がなくても手術が必要．

■ 医療スタッフへの指示
- 乳児の心不全の臨床症状をチェックできるようにすること．

単心室症

Single ventricle (Univentricular atrioventricular connection)

北堀和男 東京大学・心臓血管外科

【概念】
単心室とは，先天性で，解剖学的に両側房室弁または共通房室弁が1つの主心室に同時挿入する心房心室並列異常を指す．円錐動脈幹奇形を合併することが多い．

主心室の形態により左室型単心室もしくは右室型単心室に分類される．解剖学的には主心室のほかに痕跡的心室腔（rudimentary chamber）を伴うこともあるが，この痕跡的心室腔には房室弁は存在しないかあっても機能は乏しく，心室としての機能もほとんどない．先天性心疾患の約2%を占めるといわれ，先天性心疾患の中では比較的多い疾患である．

一方，病態は様々であっても，左右の心室が伴っているものの均衡が取れておらず，2心室修復が困難な場合は機能的単心室と呼ばれることもある．

【病態】
単心室症では，高度な肺動脈狭窄もしくは閉鎖を合併している場合，動脈管開存が肺循環の維持に不可欠なことが多い．

この疾患群では，肺血流の多寡が病態を大きく変化させる．出生直後は生理的に肺血管抵抗が高いため肺血流は少なく維持されるが，その後肺血管抵抗は徐々に低下し1～2週間ほどすると肺血流過多になることがある．

動静脈血は心房・心室レベルで混合し駆出される．しかし，大血管転位症を合併する場合などでは動静脈血混合不全となり，チアノーゼが高度となることもある．

【臨床像】
肺血流が適度な症例は，チアノーゼが軽度で，手術介入がなくとも成長が阻害されるような心不全症状を呈さず，運動能も比較的保たれる．

一方，肺血流過多な症例は，チアノーゼは軽度であるが，心不全を来しやすく，体重増加もあまり望めない．また，肺血流減少群では，チアノーゼが高度となる．いずれにせよ，肺血流過多もしくは減少しているケースは，早期手術介入が必要となることが多い．目的は，肺血流を適度な状態に調整することにある．

単心室症に特異的な臨床症状はないが，チアノーゼを診たら単心室の可能性を考慮すべきである．

【鑑別診断】
三尖弁閉鎖症，左心低形成症候群，純型肺動脈閉鎖，不均衡型房室中隔欠損症など機能的単心室症との鑑別が必要．

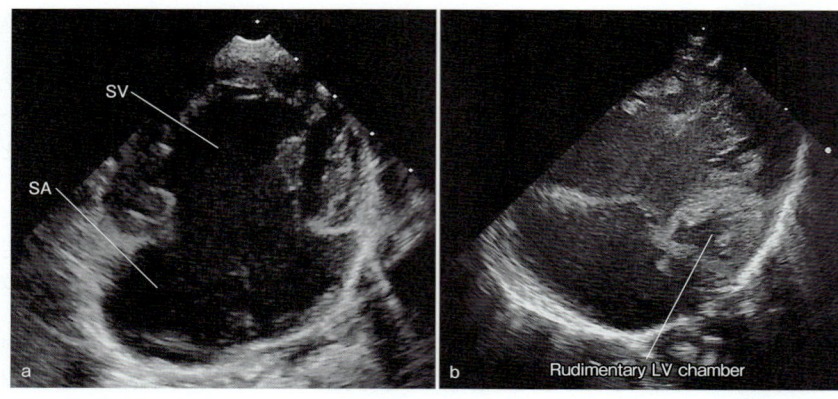

図1 単心室症の心エコー
a. 共通房室弁をもつ単心室症．SA：single atrium，SV：single ventricle
b. 痕跡的左室（Rudimentary LV chamber）をもつ右室型単心室症．
［東京大学医学部附属病院小児科，香取竜生先生提供］

【診断のポイント】

検査として最も有効な方法は，断層心エコーである（図1）．非侵襲的であり，近年機器の発達により，より鮮明な断層画像（2D）が得られるようになってきている．最近では3Dエコーも行われるようになってきており，解像度も徐々に進歩しているが，診断にはいまだ2D画像が主である．

造影剤を用いた心臓カテーテル検査による血管造影法も心室の形態や位置関係を理解するには有効である．わが国では汎用されているとは言い難いものの，MRIを用いたMRアンギオ（angiography）が欧米を中心に多用されつつある．

胸部単純X線検査や心電図も左室型単心室や右室型単心室に分けて論じれば特徴はあるものの，単心室症として一定の特徴はなく，心音，胸部X線，心電図，酸素飽和度などで異常がみられるならば，早急に心エコー検査を専門家（小児循環器医）に依頼するのが望ましい．

【初期外科的治療】

1. 肺動脈絞扼術

肺動脈に有意な狭窄がなく，肺血流過多になっている場合は，肺動脈絞扼術を行う．Truslerの基準を基にするが，最近ではこれよりもさらに小さく絞扼する施設が多い．

中等度以上の大動脈弁狭窄，狭小もしくは低形成な上行弓部大動脈合併例では，主肺動脈から動脈管を経て体循環が維持されており，主肺動脈絞扼術が不可能な例もある．このような場合，人工心肺を用いてNorwood型手術もしくはDamus-Kaye-Stansel（DKS）手術で大動脈を再建することも可能であるが，児の全身状態が不良で耐術できそうにない場合は，左右肺動脈を別々に絞扼する両側肺動脈絞扼術も行われる．

2. 体肺動脈短絡術

肺動脈狭窄が中等度以上あり，動脈管も閉鎖している場合は，肺血流が減少していることが多く，体肺動脈短絡術（BTシャント；modified Blalock-Taussig shunt）を行う．通常の目安としては体重3kg程度の児の場合，ePTFEグラフト3.5mmを選択することが多いが，体重によってグラフトサイズは調整する．

肺動脈閉鎖症などで動脈管により肺血流が維持されている場合も，出生直後はプロスタ

グランジンE_1で保存的に治療し，児の全身状態を考慮し至適時期にBTシャント術を行う．この際の動脈管の処理に関しては，側開胸で行う場合は放置することが多く，正中アプローチでは結紮することが多い．

【長期の治療方針】

近年，Fontan型手術成績および遠隔成績の向上から，心室中隔作成術(ventricular septation)による2心室修復を行うことは少なく，機能的1心室修復が主流である．ほとんどの症例で，Fontan手術に先行して，上大静脈(SVC)と肺動脈を直接吻合する両方向性Glenn手術(BCPS；bidirectional cavo-plumonary shunt)を行う(段階的Fontan手術)．両側にSVCがある場合は，両側BCPS(BBCPS；bilateral BCPS)を行う．Fontan手術としては，従来の心房・肺動脈連結法(APC法)にかわり，大静脈・肺動脈連結法(TCPC法)が主流となり，解剖学的に困難でなければ側方トンネル法より心外導管法が好まれる傾向がある．一方，手術危険因子を有する症例では，孔付き(開窓)Fontan手術を行う．

以前はFontan手術に厳しい基準があり，より低い肺血管抵抗やより良い心機能などが必要条件とされた．近年のFontan手術の適応拡大により以前なら適応から逸脱していると考えられた症例も総合的に判断しFontan手術を行うようになっている．しかし，術後に静脈圧が比較的高値で推移する症例では，肝機能障害を引き起こすことがあり，最近では肝がんへの移行も懸念されている．また静脈圧のみで肺循環を賄うため，微小肺動脈血栓の危険があり，術後は多くの施設でワーファリンを中心とした抗凝固療法を行っている．

【予後】

自然歴では，約半数が1か月以内に死亡し，約3/4は半年以内に死亡するといわれる．近年，初期診断から治療介入までが迅速化され，救命率は上昇している．しかしなが ら，総肺静脈還流異常を伴う無脾症や，大動脈流出路閉塞や高度房室弁逆流の合併例は予後が悪い．

■ 専門医へのコンサルテーション
- 小児でチアノーゼを呈する場合や心雑音を聴取する場合は，小児循環器医にコンサルトし心エコーを施行する．

■ 患者説明のポイント
- 検査，投薬，手術などを適切に行い，心機能を保ちつつ，肺血管抵抗の上昇を防ぎ，最終形としてFontan型手術を目指す．
- 現在は導管を用いたTCPC(Total Cavo-Pulmonary Connection)が主流であり，成績も向上しているが，長期生存率などの詳細は今後の調査による．
- 良好なFontan循環が成立することが条件であるが，通学や(重労働は除く)就労など通常の日常生活は営める．

■ 医療スタッフへの指示
- 房室弁逆流や肺血管抵抗の増大はFontan型手術への大きな障害となり，長期予後にも悪影響を及ぼす．
- Fontan型手術に到達するまでは，SpO_2で80〜90％程度を推移するが，70％前後かそれ以下の場合は，肺血流に問題が生じている可能性があり精査が必要．
- 房室弁逆流の増悪は，心不全を引き起こしたり，肺血管抵抗を増大させたりしうる．急激な体重増加や浮腫は，心不全症状であることがあり注意を要する．
- 心不全や低酸素状態は腎臓などの他臓器機能低下も引き起こしうるため，定期的な胸部X線，動脈血酸素飽和度測定，血液検査，心臓超音波検査などが不可欠である．

左心低形成症候群
Hypoplastic left heart syndrome（HLHS）

林　泰佑　東京大学医学部附属病院・小児科

【概念】
　左心低形成症候群では，左室・大動脈弁等の左心系が，低形成のために体循環を維持できない．治療介入なしでは生後数日で死に至る．今なお治療成績は満足できるものではなく，5年生存率は65%程度である．発生頻度は，1万出生あたり約2人で，先天性心疾患全体の約2%を占める．

【病態】（図1）
　右室から駆出された血液が動脈管を通って大動脈に送り出されることにより，体循環が維持される．また，肺静脈血は左房から右房を通って体循環に流入するため，卵円孔開存が必須である．動脈管と卵円孔の開存が維持されていれば，出生直後の全身状態は良好で，チアノーゼも目立たない．生後数日で，肺血管抵抗の低下とともに肺血流が増加し，高肺血流性ショックを来す．

【診断のポイント】
　心エコー検査で診断する．左室内腔が心尖部まで達しておらず，また，上行大動脈の血流が逆行性であることが特徴的である．僧帽弁・大動脈弁は，高度の狭窄ないし閉鎖を呈する．上行大動脈・大動脈弓の低形成の程度も症例により様々である．動脈管および卵円孔の狭小化の有無についての経時的な観察を要する．また，肺静脈還流や冠動脈の異常にも注意する．

【治療方針】
　動脈管開存の維持と肺血流量のコントロールを図りつつ，生後数日以内に，Norwood手術・体肺シャント（BTシャントもしくは右室-肺動脈導管）造設術・心房中隔欠損作成術（いわゆるstageⅠ手術：図2）を行う．その後は，段階的にGlenn手術，Fontan型手術を行い，最終的にFontan循環の確立を目

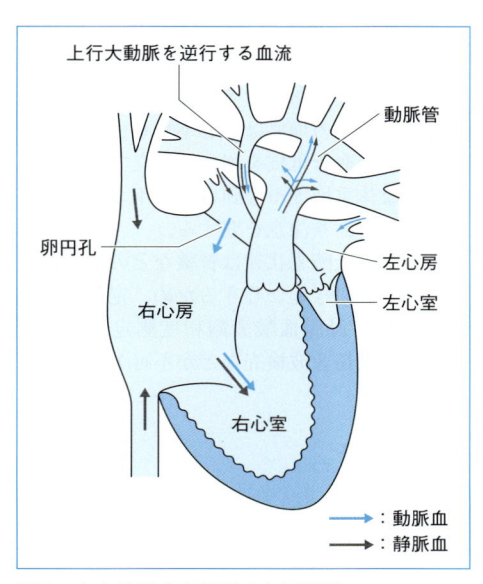

図1　左心低形成症候群の血行動態

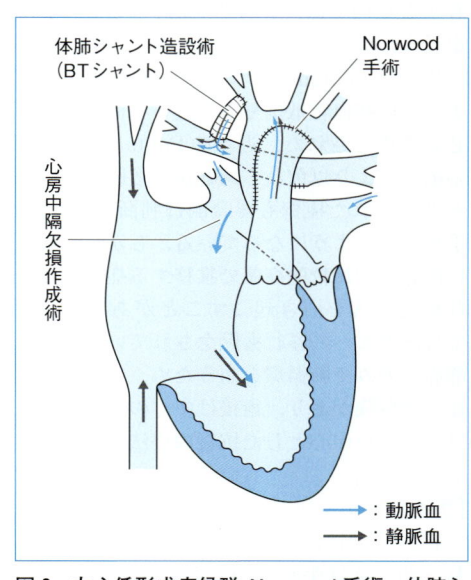

図2　左心低形成症候群　Norwood手術，体肺シャント造設術，心房中隔欠損作成術後の血行動態

指す．

【治療法】
1．薬物療法
StageⅠ手術を行うまでの間，プロスタグランジン E_1（PGE_1）製剤の持続静注により，動脈管開存の維持を図る．酸素は動脈管を閉鎖させる可能性があるので原則として投与しない．また，肺血流増加に対しては，持続陽圧呼吸や人工呼吸管理，窒素ガスを用いた低酸素療法を行う．

処方例 下記のいずれかを用いる．心エコーによる観察を経時的に行い，動脈管開存維持に必要な最低量で投与を継続する．プロスタンディンは 10 ng/kg/分でも有効な場合がある．

> 1）注射用プロスタンディン　50～100 ng/kg/分　持続静注
> 2）リプル注　5～10 ng/kg/分　持続静注

StageⅠ手術以降は，抗血小板療法の他，心機能や三尖弁逆流，肺血床の発育の程度などに応じ，血管拡張剤・β遮断薬の投薬や在宅酸素療法を行い，Fontan 循環成立を目指す．

2．手術治療
StageⅠ手術の後，生後 6 か月頃に Glenn 手術，1 歳～2 歳頃に Fontan 型手術を行う．近年は，特に低体重や上行大動脈径が極めて細いなどの高リスク症例を対象に，生後早期に両側肺動脈絞扼術と動脈管ステント留置を行い，生後 3 か月以後に Norwood 手術と Glenn 手術を同時に施行する治療戦略をとる施設もある．

■ 入院・専門医へのコンサルテーション
- 左心低形成症候群に限らず，動脈管依存性のチアノーゼ性先天性心疾患を疑った時点で，直ちに PGE1 製剤の投与を開始し，小児心臓手術が可能な施設へ搬送する．
- PGE1 製剤の投与にあたっては副作用として無呼吸に注意する．

ファロー四徴症
Tetralogy of Fallot（TOF）

犬塚　亮　東京大学医学部附属病院講師・小児科
村上　新　東京大学大学院准教授・心臓血管外科

【概念】
ファロー四徴症は，右室流出路狭窄，心室中隔欠損，大動脈騎乗，右室肥大の四徴を特徴とし，先天性心疾患の 3.5％ を占める比較的頻度の高い疾患である．右室流出路狭窄のため心室中隔欠損孔を介した右左短絡が起こり，チアノーゼを生じる（図1）．多くの場合，右室流出路狭窄は動的な狭窄であり，不安定な低酸素血症が急激に進行する病態（無酸素発作）が知られており，注意が必要である．治療方針は，右室流出路狭窄の程度により異なるが，心内修復術を適切な時期に行うことが基本であり，それにより良好な長期予後が得られている．

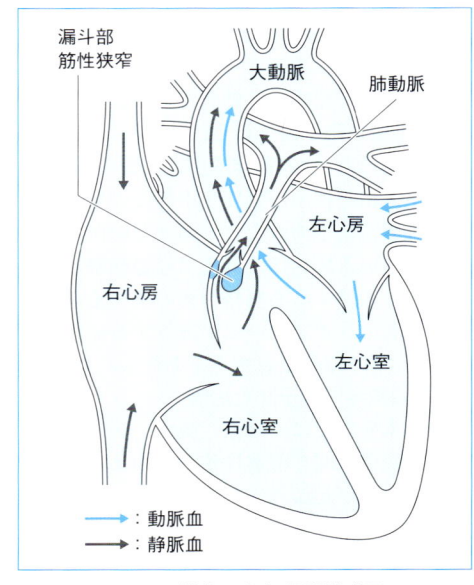

図1　ファロー四徴症の血行動態模式図

【診断のポイント】

新生児期に心雑音やチアノーゼで気付かれることが多いが、診断は主に心臓エコーによって行われる。

1. 症状、理学所見

肺動脈狭窄に由来する収縮期駆出性雑音を聴取する。肺動脈弁狭窄が重度なほど、心雑音が減弱・短縮するので注意が必要である。

2. 検査所見

a. 胸部X線

左第2弓陥凹と心尖部挙上により、木靴心と呼ばれる特徴的な心陰影を呈する。

b. 心臓エコー

大動脈騎乗、心室中隔欠損、右室流出路狭窄など形態学的な評価を行い、確定診断を行う。また、右室流出路狭窄の程度の評価、新生児の場合は動脈管への依存性などの評価が重要である。

【治療方針】

1. 新生児期、動脈管依存性循環の場合

右室流出路狭窄が高度な例、特に肺動脈閉鎖の症例では、適切なレベルの酸素飽和度（70～80%以上）の維持のために、動脈管を介した左右短絡が必要となる。そのような場合、診断がつき次第プロスタグランジン製剤の持続静注を開始し、動脈管の開存を保ち、体-肺動脈短絡手術を行う。

2. 新生児期、動脈管非依存性循環の場合

右室流出路狭窄が軽度～中等度の場合や体-肺動脈短絡手術後など、適度な肺血流量が保たれている場合は、外来で経過観察が可能である。後述する心内修復術の条件を満たさないうちに、チアノーゼが進行する症例に対しては、体-肺動脈短絡手術を行う。

3. 無酸素発作の予防と治療

無酸素発作では、啼泣、脱水、発熱、貧血などを契機に漏斗部筋性狭窄が強まることで低酸素血症が起こり、その低酸素血症が刺激となりさらに漏斗部狭窄が進行する、という悪循環が生じる。重度の発作では死に至ることがあり、予防および早期診断が重要である。

無酸素発作を起こす可能性がある症例では、このような誘因をなるべく避け、適切な時期（3～4か月）にβ遮断薬を開始する。無酸素発作の主な症状は急激なチアノーゼの進行だが、日常的に認められる啼泣時の一時的なチアノーゼの増悪との区別が難しい場合がある。鑑別のためには酸素飽和度の低下と一致して心雑音が減弱している所見を確認する必要がある。

発作が起こった場合は、胸膝位とし鎮静を図り酸素を投与する。必要に応じ、鎮静薬の投与、Volume負荷、アシドーシスの補正、β遮断薬などを考慮する。これらの治療で十分に効果が得られない場合は緊急で体肺動脈短絡手術を行う必要がある。

処方例 下記のいずれかを用いる（β遮断薬）。

1) 小児用ミケラン細粒0.2%　0.3 mg/kg/日　分2　朝夕
2) インデラル錠（10 mg）（粉砕）　1～2 mg/kg/日　分3

4. 心内修復術

手術時期については施設間で違いがあるが、1歳前後、体重が7～8 kg以上で行うことが多い。手術を考慮している症例では、心臓カテーテル検査を行い、手術適応や方法、手術時期を決定する。修復手術の条件として、①肺動脈の発育（PA index 200 mm^2/m^{2}以上）、②左室拡張末期容量が正常の70%以上、などが挙げられる。

心内修復術では、心室中隔欠損の閉鎖と右室流出路狭窄の解除を行う。肺動脈弁狭窄解除の際、自己肺動脈弁輪を温存できず、Transannular patchを用いた症例では、術後遠隔期に肺動脈弁逆流を生じ大きな問題となっているが、自己弁輪温存の基準は施設毎に異なる。弁輪径が正常の80%以上あることが弁輪温存の目安となるが、二尖弁の症例などでは、弁輪径があっても自己弁温存で狭

窄の解除が十分に行えない場合もあるので注意を要する．また，冠動脈の走行異常により弁輪切開を行うことができない症例や，肺動脈閉鎖で右室-肺動脈間に連続性がない場合は，心外導管を用い右室流出路の再建を行う．

■ 入院・専門医へのコンサルテーション

- 新生児期の動脈管依存性の判断，無酸素発作の治療などには，専門的知識を必要とするため，ファロー四徴症が疑われた時点で速やかに専門医にコンサルテーションすることが望ましい．
- 心内修復術後も，遠隔期の不整脈や肺動脈弁逆流などが問題となることがあるため，専門医による経過観察が必要である．

■ 患者説明のポイント

- 外来経過観察の際，無酸素発作の予防・及び早期診断のため，以下のような指導を行う
①鉄を十分に摂取し，鉄欠乏性貧血を避ける．
②発熱，下痢の際，脱水にならないように注意する．
③皮膚色不良，不機嫌，多呼吸など無酸素発作が疑わしいときには，胸膝位で抱いて鎮静を図り，すぐに病院を受診する．

完全大血管転位症

Complete transposition of the great arteries（complete TGA）

黒子洋介　岡山大学・心臓血管外科
佐野俊二　岡山大学教授・心臓血管外科

【概念と分類】

本症は，Fallot 四徴症に次いで2番目に多いチアノーゼ性心疾患である．形態でみると，心房-心室関係は右房-右室／左房-左室と正位（atrio-ventricular concordance；AV concordance）であるが，心室-大血管関係は錯位（ventriculo-arterial discordance；VA discordance）となり，右室より大動脈，左室より肺動脈が起始する．体静脈血が右室-大動脈へと駆出されるため，生後間もなく重篤なチアノーゼを呈する．心内合併症により，心室中隔欠損（VSD）のないⅠ型，VSD 合併のⅡ型，VSD＋肺動脈狭窄（PS）合併のⅢ型に分類される．

【診断のポイント】

Ⅰ型は，生後1週間以内に高度のチアノーゼと代謝性アシドーシスを来し，重篤化する．

Ⅱ型では，生直後から生後3～4週頃にチアノーゼが明らかとなり，肺血流増加とともに多呼吸・哺乳困難などの心不全症状が強くなる．

Ⅲ型は，PS の程度によりチアノーゼをきたしたり，心不全を来すが，往々にして3つの病型のなかでは一番安定していることが多い．

エコー検査で，右室-前方大動脈，左室-後方肺動脈の関係が明らかになれば，診断がつく．同時に両大血管の詳細な位置関係と内径比，冠状動脈，大動脈弓および心内の解剖を明らかにすることは，後の外科治療に重要である．

【治療方針】

1．初期治療

本症が疑われたら，直ちに Rashkind バルーンカテーテルによる心房中隔切開術 balloon atrial septostomy（BAS）を行い，心房間交通を増やして血中酸素分圧の上昇を図る．

Ⅰ型では動脈 switch 手術（Jatene 手術）に備え，プロスタグランジン E_1〔注射用プロスタンディン（50～100 ng/kg/分）〕投与で動脈管を開存させ，肺動脈圧を高く保つことにより左室圧が下がらないようにする．

2．外科治療

体静脈血が肺動脈へ，肺静脈血が大動脈へ流れるよう switch 手術を行う．以前は心房

レベルでのswitch手術であるSenning手術やMustard手術が行われていた．しかし，これらの術式では体循環を右心室三尖弁が担うため，遠隔期に右心室機能不全，三尖弁閉鎖不全が問題となる．このため，解剖学的根治手術である，大血管レベルでの動脈switch手術や心室-大血管レベルでのRastelli手術を第1選択とする．

a．Ⅰ型

生後1～2週で肺動脈圧の低下とともに左心室の心筋重量も減少する．したがって生後2週以内に動脈switch手術を行う．最適手術時期は生後1～2週である．

新生児期を過ぎている症例は，まず左室圧と左室壁厚を心エコー検査にて確認する．左室圧の低下に伴い左室壁厚が菲薄化している場合は，できるだけ早期に肺動脈絞扼術（pulmonary artery banding；PAB），場合によっては体-肺動脈シャント（Blalock-Taussig shunt）を行う．その後，数か月左室をトレーニングし，2期的に動脈switch手術を行う．

左室壁厚が保たれている場合は，そのまま動脈switch手術を行う．左室トレーニングに反応しない場合や幼児期に達した症例では，心房内血流転換手術（Senning手術やMustard手術）が有用であるとの報告もある．

稀に肺動脈狭窄あるいは左室流出路狭窄を伴うことがあり（Ⅳ型），肺動脈弁の異常が強い場合は心房内血流転換手術（Senning手術やMustard手術）を行う．肺動脈弁の異常がなく，狭窄は主として左室流出路狭窄の場合には，動脈switch手術を行う．

b．Ⅱ型

現在では，新生児期から生後2～3か月までに動脈switch手術とVSD閉鎖術を1期的に行う．この時期であれば，術後のいわゆるpulmonary hypertensive crisisはほとんどみられない．

c．Ⅲ型

中等度のチアノーゼはあるが，PSのため肺高血圧の進行がないので，急ぐことはないが，できれば乳幼児期までに根治術を行う．

左室からVSD経由で大動脈へ血流をre-routeし，肺動脈へは右室から弁付き心外導管でつなぐRastelli手術が一般的である．ホモグラフトを始め，どのような弁付き心外導管を使おうと，患児の成長と弁の劣化のため早期の再手術は避けられない．そのため，人工導管および内蔵する異種生体弁の遠隔期の問題を考慮し，右室-肺動脈の直接吻合と1弁付きパッチを用いた右室流出路再建術を特徴とするREV手術も行われる．

修正大血管転位症
Congenitally corrected transposition of the great arteries(CC-TGA)

藤井泰宏　岡山大学・心臓血管外科
佐野俊二　岡山大学教授・心臓血管外科

【概念・病態】

心房（Atrium；A）-心室関係（Ventricle；V）が錯位AV discordanceで，心室-大血管（Artery；A）関係VA discordanceも錯位である．そのため，内臓心房正位（situs solitus）では右房は僧帽弁を介して右側にある解剖学的左室につながり，左室からは肺動脈が起始する．一方，左房は三尖弁を介して左側にある解剖学的右室につながり，右室からは大動脈が起始する．右房に還流した体静脈血は肺動脈に，左房に還流した肺静脈血は大動脈に流れるので，他の心奇形を合併しなければ血行動態は正常である．

房室弁の病変は稀でなく，三尖弁にEbstein奇形様の変化，僧帽弁の低形成が認められることがある．右室が体循環を維持するため，右室機能不全・三尖弁逆流の頻度は加齢とともに増す．また刺激伝導系は，前方房

室結節(正常心は後方結節を有する)が発達し，房室伝導路が肺動脈弁の前方を迂回するため非常に長く，高頻度に房室ブロックが進行性に起こる．本症の約3/4が心室中隔欠損症(VSD)を合併し，その多くは肺動脈狭窄も合併している．したがってVSD有無による分類が治療上重要である．

【診断のポイント】
　症状とその発現する時期は，合併する病変の種類と程度により様々である．胸部X線写真では中心位(mesocardia)ないし，右胸心(dextrocardia)になる症例が多い．心エコー検査でAV discordance，VA discordanceを証明できれば診断がつく．まず下大静脈の右房に還流するViewを観察し，situsを決定する．situs solitusでは4-chamver viewで右側左室と左側右室と房室弁を同定する．大動脈は左前方，肺動脈は右後方に位置する．

　手術が必要な場合は心カテーテル検査も行い，左右心室の容積と機能，房室弁の内径と状態，VSDの内径と位置などを正確に診断しなければならない．特に後述のdouble switch手術のためにはVSDに関する情報が重要である．

【治療方針】
　本症は血流としては正常であるため，合併奇形に対する外科治療が従来から行われてきた．しかし，遠隔期に体心室である解剖学的右室の機能低下と三尖弁逆流が発症した場合，進行性で致命的であるため，最近では解剖学的根治術であるdouble switch手術が積極的に行われている．

【治療法】
1．対症的手術
①VSDは右房-僧帽弁経由で右側左室より閉鎖する．VSD前縁を下降する刺激伝導系の損傷を避けde Leval法に準じて左側右室側に縫合糸を掛けていく．
②肺動脈狭窄に対しては，右側左室-肺動脈間に弁付き心外導管でRastelli手術を行

う．右側僧帽弁輪と肺動脈弁輪の接点に前方房室結節が存在するので，肺動脈弁切開，弁輪拡大は通常困難である．

2．Double switch手術
①解剖学的左室が体心室になるように心房レベルでのswitch手術(SenningまたはMustard手術)と大血管レベルでの動脈switch手術(Jatene手術)もしくは心室-大血管レベルでのswitch手術(Rastelli手術)を同時に行う．
②VSDを伴うが肺動脈狭窄がない場合は，SenningまたはMustard手術，動脈switch手術(Jatene手術)，VSD閉鎖を行う．
③VSDと肺動脈狭窄を伴う場合は，SenningまたはMustard手術とRastelli手術を行う．
④VSDを伴わない症例，あるいは過去にVSD閉鎖術のみが行われた症例が，体心室である右心不全を発症した場合，肺動脈絞扼術により解剖学的左室をトレーニングした後，二期的にdouble switch手術を行う．通常左室トレーニングは10歳までに行うのが望ましい．
⑤症例によっては，double switch術後の右心負荷の減少目的に上大静脈-肺動脈吻合(Bidirectional Glenn手術)を追加することもある．

3．Fontan手術
　非常に複雑な合併心奇形を有し，double switch手術に適さないと判断された場合，肺機能と心機能が良好であれば，単心室の最終手術であるFontan手術の適応となる．

■ 入院・専門医へのコンサルテーション
・VSDを有し，未治療の修正大血管転位症は基本的にdouble switchを目指すことになる．
・Double switch手術は非常に難しい手術であるため，死亡率が高い．手術経験の多い施設への紹介が妥当である．
・VSDがない症例，もしくはVSDのみを過去に閉鎖した症例は血行動態的に正常である．

- 老年まで心不全症状が出現しない症例も存在するため，double switch 手術を行うべきなのか？　手術を行わず経過観察を行うか？　また，double switch 手術を行うならいつ行うべきなのか？　議論のあるところである．
- 10〜12 歳を過ぎると肺動脈絞扼術による解剖学的左室のトレーニングが難しくなってくるので，早い段階での専門医への相談が勧められる．

両大血管右室起始症
Double outlet right ventricle（DORV）

山岸正明　京都府立医科大学教授・小児心臓血管外科

【概念】

両大血管右室起始症（double outlet right ventricle：DORV）は，両方の大血管の 150% が右室から起始し，かつ半月弁と房室弁との間の線維性連続が絶たれている（筋束が介入する）という 2 つの条件を満たす疾患と定義される（図1）．心室中隔欠損症（VSD）を合併する．心室と大血管の関係で定義される疾患であるため，心房位，心房-心室関係は様々である．心室は両心室とも十分な大きさをもつ症例や，どちらかの心室が低形成である症例，右室性単心室の症例もある．

大血管は正常型（肺動脈が前方，大動脈が後方）と大血管転位型（大動脈が前方，肺動脈が後方）が存在する（図2）．正常大血管型では，肺動脈が前方，大動脈が後方に位置する．両大血管が並列する場合もある．大血管転位型では大動脈が前方，肺動脈が後方に位置する．それぞれの病型で漏斗部中隔の形態により VSD と大血管の位置関係が異なり，後方血管下 VSD，両大血管下 VSD，前方血管下 VSD となる．一方，両半月弁から遠く離れ，心室流入部に局在した VSD の場合もある．

正常大血管型においては，{SDN} 両大血管右室起始症では大動脈弁下 VSD，original Taussig-Bing 奇形では両大血管下 VSD，posterior TGA 型両大血管右室起始症では肺動脈弁下 VSD となる．これらの病型には移行型が存在する．

大血管転位型では false Taussig-Bing 奇形

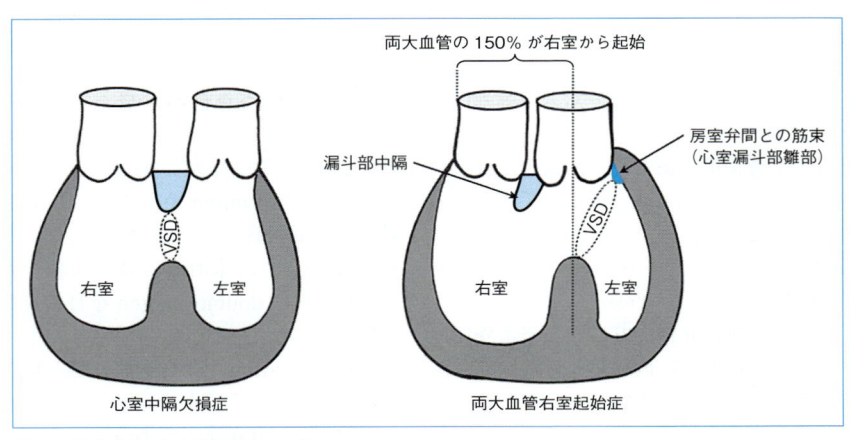

図1　両大血管右室起始症の定義
一方の大血管およびもう一方の大血管の 50% 以上が右室から起始する．また半月弁と房室弁が筋束で隔てられている．

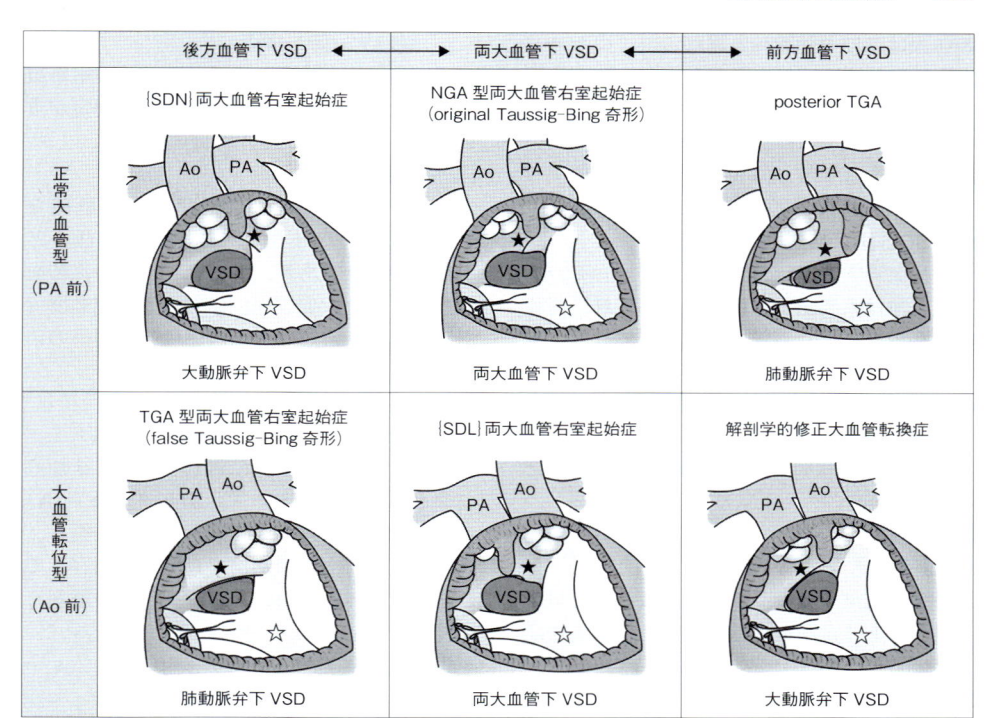

図2 両大血管右室起始症の病型

Ao：大動脈，PA：肺動脈，★：漏斗部中隔，☆：心室中隔，VSDの位置を黒領域で示す．肺動脈弁下VSD例では漏斗部中隔と心室中隔は並列する．

では大動脈弁下VSD，{SDL}両大血管右室起始症では両大血管下VSD，解剖学的修正大血管転換症では肺動脈弁下VSDとなる．

これらの病型に加えて，漏斗部中隔の偏位により肺動脈狭窄や大動脈弁下狭窄，大動脈縮窄症を合併する場合がある．

【病態】
1．正常大血管型
a．{SDN}両大血管右室起始症

大動脈弁下VSDであるため，VSDからの左-右短絡血は右室へ流入し，大動脈へ誘導される．通常のVSDと同様の血行動態を示し，高肺血流と肺高血圧症を呈する．肺動脈弁狭窄を合併した場合はファロー四徴症と同様の血行動態を示し，肺血流低下，低酸素血症（チアノーゼ）を示す．

b．original Taussig-Bing 奇形

VSDは両大血管下に存在するため，VSDからの左-右短絡血は大動脈と肺動脈へ誘導され，高肺血流を呈する．肺動脈狭窄合併例では肺血流低下，低酸素血症を示す．

c．posterior TGA 型両大血管右室起始症

VSDは肺動脈弁下に存在するため，左室からVSDを通過した血流は肺動脈へと誘導される．また右室からの血流は主に大動脈へと流れる．このため，大血管転位症と同様の血行動態となり，高肺血流ではあるが，低酸素血症を呈する．

2．大血管転位型
a．false Taussig-Bing 奇形

肺動脈弁下VSDとなるため，左室からの血流は肺動脈へと誘導される．また右室から

の血流は主に大動脈へと流れる．このため，大血管転位症と同様の血行動態となり，肺高血圧と低酸素血症を呈する．漏斗部中隔が後方偏位した場合には，大動脈弁下狭窄や大動脈縮窄を合併する．漏斗部中隔が前方偏位した場合は肺動脈狭窄を合併する．

b．{SDL} 両大血管右室起始症

両大血管下 VSD が存在し，VSD からの左-右短絡血は大動脈と肺動脈へ誘導され，高肺血流を呈する．肺動脈狭窄合併例では肺血流低下，低酸素血症を示す．

c．解剖学的修正大血管転換症

左室からの血流は VSD を通じて大動脈へと流れる．通常の VSD と同様の血行動態となる．

【診断のポイント】

1．理学所見

高肺血流型では呼吸促迫，陥没呼吸を呈する場合がある．肺血流低下型では低酸素血症を呈する．

2．聴診所見

多くの症例で VSD による全収縮期雑音を聴取する．肺動脈狭窄合併例では収縮期駆出性雑音を聴取する．

3．胸部単純 X 線撮影

高肺血流型では，心陰影の拡大，肺血管陰影の増強，うっ血肺を認める．肺血流低下型では，肺血管陰影の減少を認める．

4．心臓超音波検査

本症の初期診断に最も有用である．両心室の形態（心房-心室位の決定，心室容積），大血管関係（位置関係，前方血管，後方血管の同定），弁および弁下狭窄の有無，大動脈縮窄の有無などについて精査する．さらに，VSD 位置と大血管の関係も精査することが外科術式決定に重要である．

5．CT 検査

専門病院での検査となる．CT 検査により正確な大血管関係，大動脈奇形合併の有無を診断することが可能である．

6．心臓カテーテル検査

専門病院での検査となる．特に二心室修復の可否を診断するために心室容積の測定が重要である．

【鑑別診断】

正常大血管型で高肺血流型では単純な VSD，肺血流低下型ではファロー四徴症との鑑別が必要である．大血管転位型の高肺血流型では完全大血管転位症との鑑別が必要である．しかし，これらの疾患はほぼ同一の治療方針である．

【治療法】

1．薬物療法

高肺血流を示す症例に対しては，手術加療前に利尿薬（ラシックス，アルダクトン A）の投与により心不全のコントロールを行う．低酸素血症が著明な症例で動脈管が開存している場合には，プロスタグランディン製剤を経静脈投与する．

> **処方例** 下記のいずれかを用いる．
>
> 1) リプル注またはパルクス注　5 ng/kg/分　持続静注
> 2) プロスタンディン注　30～100 ng/kg/分　持続静注

ただし，低酸素血症であっても高肺血流型にはプロスタグランディン製剤は禁忌である．

2．手術療法

a．{SDN} 両大血管右室起始症，original Taussig-Bing 奇形，{SDL} 両大血管右室起始症

新生児期，乳児期早期に肺高圧を呈する症例では，肺動脈絞扼術を行う場合がある．根治手術は，乳児期後期に心室内血流転換術を行う．肺動脈狭窄合併例では，右室流出路拡大形成術を同時に行う．

b．posterior TGA 型両大血管右室起始症，false Taussig-Bing 奇形

乳児期前半に動脈スイッチ手術（ジャテーン手術）と VSD 閉鎖術を行う．

c．解剖学的修正大血管転換症

VSD閉鎖術を行う．手術時期は症例により様々である．

d．高度肺動脈狭窄合併例

ラステリ手術(人工血管による右室－肺動脈血流路作成術)の適応となる．false Taussig-Bing奇形に対しては，ラステリ手術とともに二階堂手術(大動脈後方転位術)やハーフターンド・トランカルスイッチ手術(大動脈-肺動脈交換術)が適応となる．

e．心室低形成，単心室合併例

二心室修復は不可能であるため，右心バイパス手術の適応となる．乳児期前半に高肺血流の症例では肺動脈絞扼術，低肺血流の症例ではブラロック・タウシッヒ短絡術を行い，乳児期後半にグレン手術(上大静脈－肺動脈吻合術)，幼児期前半にフォンタン手術(下大静脈-肺動脈血流路造設術)を行う．

■ 入院・専門医へのコンサルテーション
- 診断が決定すれば直ちに小児心臓外科チームのある専門病院にコンサルテーションを行う．
- 特に新生児期に外科治療が必要となる大血管転位型では，専門病院への早期の搬送が必要である．

■ 患者説明のポイント
- 薬物療法はあくまでも姑息的な治療であり，外科治療が必須である．
- 病型に応じて，手術術式(姑息術，根治術，合併術式)，手術時期を適切に判断しなければいけない．また，病型により手術リスク，合併症が異なる．

■ 医療スタッフへの指示
- 高肺血流型であるか，低肺血流型であるかを明確にしておく必要がある．
- 高肺血流型では，うっ血性心不全症状，呼吸促迫に留意する必要がある．
- 低肺血流型では，低酸素血症の出現(特に涕泣時や食後)に注意を要するため，高度チアノーゼ合併例では経皮酸素モニターでの監視が望ましい．

両大血管左室起始症

Double outlet left ventricle(DOLV)

山岸正明　京都府立医科大学教授・小児心臓血管外科

【概念】

両大血管左室起始症(double outlet left ventricle；DOLV)は，定義的には両方の大血管の150％が左室から起始する疾患とされるが，非常に稀な疾患で両大血管右室起始症の1％以下である．心房-心室関係の異常(心房心室錯位)，心室形態の異常(心室中隔欠損症，心室低形成)，房室弁の異常(三尖弁閉鎖，僧帽弁閉鎖)，肺動脈狭窄や大動脈縮窄を合併する．本疾患が単独で存在することはなく，他の心奇形に合併して副診断とされる．

【病態】

肺動脈狭窄の合併の有無により，肺血流増加型と肺血流低下型があるが，他の心内合併奇形に血行動態が左右される．

①肺血流増加型：通常のVSDと同様の血行動態を示し，高肺血流，肺高血圧症を呈する．
②肺血流低下型：低酸素血症(チアノーゼ)を示す．

【診断のポイント】

1．理学所見

高肺血流型では呼吸促迫，陥没呼吸を呈する場合がある．肺血流低下型では低酸素血症を呈する．

2．聴診所見

肺動脈狭窄合併例では，収縮期駆出性雑音を聴取する．

3．胸部単純X線撮影

高肺血流型では，心陰影の拡大，肺血管陰影の増強，うっ血肺を認める．肺血流低下型では，肺血管陰影の減少を認める．

4．心臓超音波検査

本症の初期診断に最も有用である．両心室の形態(心房-心室位の決定，心室容積)，三

尖弁と僧帽弁の形態，大血管関係，弁および弁下狭窄の有無，大動脈縮窄の有無などについて精査する．

5. CT検査
専門病院での検査となる．CT検査により正確な大血管関係，大動脈奇形合併の有無を診断することが可能である．

6. 心臓カテーテル検査
専門病院での検査となる．

【鑑別診断】
高肺血流型では単純なVSD，肺血流低下型ではファロー四徴症との鑑別が必要である．

【治療法】
1. 薬物療法
高肺血流を示す症例に対しては，手術加療前に利尿薬（ラシックス，アルダクトンA）の投与により心不全のコントロールを行う．低酸素血症が著明な症例で動脈管が開存している場合には，プロスタグランディン製剤を経静脈投与する．

> **処方例** 下記のいずれかを用いる．
>
> 1) リプル注またはパルクス注　5 ng/kg/分　持続静注
> 2) プロスタンディン注　30～100 ng/kg/分　持続静注

2. 手術療法
房室弁異常，心室低形成，単心室を合併している場合が多く，このような症例では二心室修復は不可能であり，右心バイパス手術の適応となる．乳児期前半に高肺血流の症例では肺動脈絞扼術，低肺血流の症例ではブラロック・タウシッヒ短絡術を行い，乳児期後半にグレン手術（上大静脈－肺動脈吻合術），幼児期前半にフォンタン手術（下大静脈－肺動脈血流路造設術）を行う．

■「入院・専門医へのコンサルテーション」「患者説明のポイント」「医療スタッフへの指示」は，前項「両大血管右室起始症」を参照．

総動脈幹遺残
Truncus arteriosus

森田紀代造　東京慈恵会医科大学教授・心臓外科学

【概念】
左右両心室から心室中隔欠損に騎乗した単一の大血管が起始し，ここから冠動脈，肺および系統循環に血流を供給する疾患．本症の発生頻度は全先天性心疾患の0.7～0.82%と少なく，極めて稀な疾患であるが，新生児に限定した統計では1～4%と高率である．罹病発症時期が極めて早期で，自然歴ではこの時期の死亡率が高い．22q11欠失DiGeorge症候群の合併が多く，また，母親に糖尿病が多いとされる．

【病型分類】
Collett and Edwards 分類（図1）が一般的である．

① Ⅰ型（48～68%）：共通肺動脈幹を有する．
② Ⅱ型（29～48%）：左右肺動脈が総動脈幹から近接して起始．
③ Ⅲ型（6～10%）：左右肺動脈が別々に分岐する．
④ Ⅳ型：肺動脈閉鎖に巨大体肺側副血管を伴う病型で，現在は肺動脈閉鎖兼心室中隔欠損として本症からは除外されている．

【心形態および合併病変】
VSDは大きな漏斗部欠損であり，総動脈幹は心室中隔に騎乗している．総動脈幹の半月弁（truncal valve）の形態は2～6弁尖からなるが，三尖弁69%／四尖弁22%／二尖弁9%が比較的多い．時に弁尖の発育が不均衡となる．合併病変としては，右側大動脈弓20～40%／大動脈弓離断11～19%，その他に三尖弁閉鎖心室逆位，無脾症などがある．

【臨床症状，検査所見】
新生児乳児期早期に重篤な心不全症状（肺血流増加に伴う多呼吸哺乳低下体重増加不良など）を発現することが多い．Truncal valve

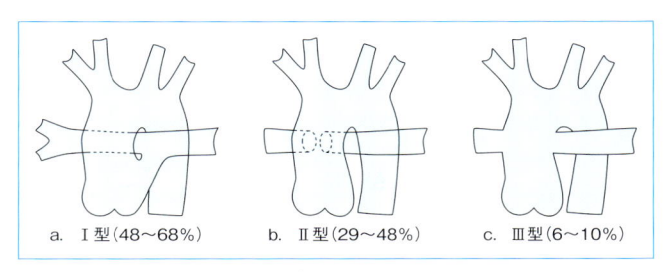

図1 Collett and Edwards 分類
a. Ⅰ型（48〜68％）　b. Ⅱ型（29〜48％）　c. Ⅲ型（6〜10％）

逆流があれば，さらに症状は重篤となる．末梢動脈に Bounding pulse を触知，収縮期雑音を聴取する．心電図上両室肥大，右軸偏位を認め，胸部Ｘ線写真では中等度高度の心拡大と肺血流増加を示す．心エコー検査長軸像で心室中隔に騎乗した太い大血管を描出するが，Fallot 四徴症との鑑別診断が必要である．

心臓カテーテル検査では，両心室造影で大動脈と肺動脈が総動脈幹を介して造影される．肺血流は著明に増加し心内圧では，高度肺高血圧を認める．肺血管抵抗値8〜10 unit 以上は危険因子となる．

【治療方針】
1．内科的治療
　Truncal valve 機能が良好でかつ肺動脈の軽度の狭窄合併などでは乳児期中期まで内科治療（強心薬，利尿薬）が可能な例もある．一般的には内科治療の効果には限界があり，1〜2か月での外科治療が原則である．

2．外科治療
　手術方針としては肺血流増加に対して左右肺動脈の絞扼術の適応とすることもあるが一期的修復術が一般的である．

a．心内修復術の術式
①Rastelli 手術：VSD パッチ閉鎖による左室大動脈血流路作成，および新鮮同種肺動脈異種生体弁付き人工血管など，心外導管による右心肺動脈流出路再建．新生児乳幼児例では，グラフトサイズが規定されるため，将来的再手術は不可避である．

②Barbero Marcial 法：Ⅰ，Ⅱ型に対する自己組織による右室流出路再建術．本法では，心外導管を使用せず，切離した肺動脈幹を右室切開上縁に直接あるいは左心耳や自己心膜を介在させて後壁の連続性を作成し，前壁をパッチ拡大する方法であり将来的成長が期待される．

③予後不良因子である Truncal valve 不全例では，乳幼児では総動脈幹弁形成術，あるいは大動脈弁置換術が必要である．

大動脈弁狭窄症
Aortic valve stenosis（AS）

森田紀代造　東京慈恵会医科大学教授・心臓外科学

【概説】
　大動脈弁狭窄，大動脈弁下狭窄，大動脈弁上狭窄の3型に分類される先天性大動脈弁狭窄病変．

Ⅰ．大動脈弁狭窄
【病型】
　先天的な大動脈弁尖の数の異常や交連部弁性癒合による開放制限であり，先天性心疾患の3〜6％に認められ4：1で男児に多い．数の異常で最も多い大動脈二尖弁は，3つの交後連のうち1つが癒合し false commissure あるいは raphe を形成する．大動脈二尖弁は，欧米では100人中1〜2人と高率である

が，わが国では比較的少なく，70% 以上は石灰化など経年的に狭窄あるいは逆流性病変を呈する．新生児重症 AS では，交連がすべて癒合し弁尖低形成を伴う一尖形態の弁を呈すことが多い．

【合併病変】
左室の圧負荷による左室求心性肥大，左室心筋障害，心内膜線維弾性症，大動脈縮窄症，動脈管開存心室中隔欠損症，僧帽弁閉鎖不全などが認められる．

【自然歴および臨床症状】
新生児乳児期発症の重症例は，高度左室圧負荷による afterload mismatch にて左室機能障害を惹起する．放置すればほとんど 1 歳以内に死亡する．その他の軽中症例でも，左室大動脈圧較差の多くは経年的に進行する．

臨床症状として，新生児期乳児期重症 AS では 2/3 は 2 か月以内で多呼吸呼吸困難皮膚蒼白など心不全低拍出症状を呈する．脈は微弱で，収縮期雑音は高度の狭窄にもかかわらず，しばしばソフトである．

小児期の中等症までの大動脈弁狭窄症は，多くは無症状で成長発育も正常である．狭窄の増悪により次第に易疲労感の訴えが出現し，重症では呼吸困難，胸痛，失神発作などを呈する．圧較差 50 mmHg 以上では，運動時突然死の危険もある．感染性心内膜炎の合併には注意が必要 (4%)．

【検査所見，重症度判定】
心電図上は左室肥大所見，ただし新生児期は右心肥大を呈する．運動負荷時の左室ストレインパターンは重要．心エコー検査にて大動脈弁形態 doming，重症度判定は pressure gradient 弁口面積などを参考にする．ただし低心拍状態では，左室大動脈圧較差は狭窄の重症度を反映しないので要注意である．

【治療方針】
1. 新生児重症 AS の手術
初回治療として，カテーテル的バルーン拡張術，あるいは直視下交連切開術を施行する．圧較差軽減には有効で，危険率も低いが再手術は不可避．また高度の AR 発症例では，以下の早期の手術介入を余儀なくされる．

2. 人工弁置換術
手術適応となる圧較差は 50 mmHg．現在市販されている機械弁の最小弁サイズは 16 mm であり，小児では弁輪サイズが狭小のため，人工弁置換術において弁輪拡大術が必要となることが多い．術式としては，大動脈弁輪を前方（心室中隔側）に拡大する今野法，あるいは後方拡大術である Nicks 法および Manouguian 法がある．生涯にわたる人工弁置換術後管理，特に抗凝固療法や成長による再人工弁置換術の可能性がある．

3. Ross 手術
成長が期待される自己肺動脈弁を大動脈弁位に移植する方法で，最近その優れた成績が報告されている．しかし，将来的に自己肺動脈拡張による大動脈弁逆流や，採取した後の右室流出路肺動脈再建の術式と遠隔成績が課題である．

II．大動脈弁下狭窄
【病型／合併病変】
先天性大動脈弁狭窄の 8〜10% に認められる．大動脈弁下左室流出路の形態的狭窄で，膜様狭窄と線維筋性狭窄に分類される．

合併病変は，大動脈縮窄，大動脈弓離断，心室中隔欠損合併例で，漏斗部中隔の後方偏位による弁下狭窄を呈することが多い．その他心内膜床欠損術後，僧帽弁異常（パラシュート，僧帽弁上輪）Shone 複合など．

【治療方針】
50 mmHg の圧較差で手術適応となる．バルーン拡張は無効である．弁下の膜様ないし線維性構造を切除する．高度の狭窄では心室中隔を切開パッチ拡大する modified Konno 手術の適応となる．

Ⅲ．大動脈弁上狭窄
【病型】

　Valsalvaより遠位の狭窄で，砂時計型(75％)，低形成型(25％)，膜様狭窄（まれ）などがある．砂時計型の大動脈弁上狭窄はSino-tubular junctionが全周性に線維性狭窄を呈しておりWilliams症候群に合併することが多い．

　Williams症候群は，常染色体優性遺伝7番染色体q11.23欠失．小妖精様顔貌異常elfin face，知能低下，陽気な性格，歯形成不全，鼠径ヘルニア，高カルシウム血症を認める．

【治療方針】

　砂時計型の大動脈弁上狭窄に対する手術は，狭窄部を超えてバルサルバから上行大動脈までをパッチ拡大する術式である．1～3 valsalva洞拡大まで種々の方法が施行されている．Doty法，Myers法などがある．

肺動脈狭窄
Pulmonary stenosis

森田紀代造　東京慈恵会医科大学教授・心臓外科学

【概説】

　右室流出路から肺動脈弁，末梢肺動脈幹に至る流出路における狭窄性病変．肺動脈弁性狭窄，漏斗部（右出流出路）狭窄および末梢性肺動脈狭窄に大別される．先天性心疾患の数％～10％と比較的多い．肺動脈弁性狭窄は単独の病変としても認められるが，右室流出路（漏斗部）狭窄および末梢性肺動脈狭窄は他の先天性心疾患との合併が多く単独では極めて稀である．また，新生児重症肺動脈弁狭窄では右室低形成を合併し，機能的膜様閉鎖を来す最重症例までの広いスペクトラムがあり，時として動脈管および心房位右左短絡（卵円孔）依存性の血行動態を認める．

Ⅰ．肺動脈弁性狭窄
（pulmonary valve stenosis）
【病型】

　肺動脈狭窄中で最も多く，孤立性の肺動脈狭窄病変としても多い．肺動脈弁尖は癒合円錐状あるいはドーム状を呈し，先端が狭い流出部となっている．通常弁輪サイズは正常である．

　肺動脈はほとんどの例で狭窄後拡張(post-stenotic dilatation)を示すが，高度の漏斗部狭窄合併例や新生児重症肺動脈弁狭窄では認められない．

　肺動脈弁異形成は，弁尖3～4で形成され粘液様の著明に肥厚した可動性のない弁尖で狭窄を呈する．Noonan症候群で多い．

【病態／臨床症状】

　狭窄による圧負荷で右室収縮期圧は増加する．さらに右室拡張や二次的三尖弁閉鎖不全の合併を認める．新生児～乳児期重症例では，卵円孔やASDを介する右左短絡チアノーゼを呈すこともある．右室収縮期圧により，軽症(50 mmHg以下)／中等症(50～以上体血圧以下)／重症(体血圧以上)に分類される．

　症状として，軽症例では一生涯を通じて無症状なことも多いが，中等症以上で労作性息切れなどが主訴となる．

　新生児期の右室低形成に伴う動脈管依存性の重症例では，純型肺動脈閉鎖と同様生後数日の動脈管閉鎖により低酸素血症が進行する．PGE_1治療による動脈管の開存維持が必須である．

【検査所見】

　胸部X線写真では，肺動脈主幹部の拡大（狭窄後拡張）による左2弓突出．心電図では，中等以上で右軸偏位，右室肥大を呈する．

　心エコー検査（断層心エコー）にて，肺動脈弁domingを認める．重症度は，肺動脈弁位の圧較差および合併する三尖弁閉鎖不全流速あるいは心室中隔の圧排から右室圧を推定し

て判断する．
　心カテーテルでは，狭窄の形態診断や重症度診断を行うが，一般的には心エコー検査で治療の適応が前提の上，経皮的カテーテル治療を目的に施行する．

【治療方針】
　軽症例では経過観察のみで生活制限は不要ある．一般的に右室肺動脈圧較差 50 mmHg 以上では治療適応とされるが，イソプロテレノール負荷試験も行われる．治療は弁性狭窄の大分が経皮的バルーン拡張術が第一選択となり，その成績は極めて良好であり，単独肺動脈弁狭窄例では外科手術の適応となることは稀である．

II．肺動脈弁下狭窄（漏斗部狭窄）
　　　（infundibular stenosis）

【病型】
　漏斗部中隔（infundibular septum）および中隔縁柱（trabecula septomarginalis）前脚と VIF を含む，全周性筋性狭窄を有する．心室中隔欠損症や Fallot 四徴症との合併が大部分であり，単独では稀である．単独で認める場合は，合併していた心室中隔欠損症の自然閉鎖の可能性が高い．また，そのほかに trabecula septomarginalis の体部を含む右室流出路近位側に狭窄輪が存在する右室二腔症があるが，本症のタイプも心室中隔欠損症との合併が多い．

【症状／病態】
　重症度は肺動脈弁狭窄と同様である．二次的変化として狭窄の重症度に応じた右室の求心性肥大を生じ，特に漏斗部の筋性狭窄を助長し内膜の線維性肥厚を伴う．重症化すると右室コンプライアンスが低下し，右房拡張三尖弁閉鎖不全などを合併する．

【治療方針】
　圧較差 50 mmHg 以上で手術適応となる．経皮的バルーン拡張の効果は期待できない．外科手術としては，肥厚した右室流出路筋切除あるいはさらに右室流出路パッチ拡大術を施行する．肺動脈弁輪低形成肺動脈高度狭窄合併例では，Transannular patch 肺動脈弁付きパッチを使用する．

III．末梢性肺動脈狭窄
　　　（peripheral pulmonary stenosis）

【病態】
　Gay 分類
　　I 型：中心肺動脈の孤立性狭窄 1 ヶ所
　　II 型：肺動脈分岐部狭窄
　　III 型：多発性末梢性肺動脈狭窄
　　IV 型：中心および末梢性狭窄 Alagille 症候群，Rubella 症候群などの合併
　軽症中等症では無症状のことが多いが合併する他の心疾患の病態に依存する．

【治療方針】
　合併疾患の心内修復術の際に合併手術を行うことがあるが，単独での手術適応は少なくバルーン拡張やステント挿入術の適用となる．

純型肺動脈閉鎖症
Pulmonary atresia with intact ventricular septum

岡　　徳彦　北里大学講師・心臓血管外科学
宮地　　鑑　北里大学主任教授・心臓血管外科学

【概念】
　純型肺動脈閉鎖症は，二心室を有する心室中隔欠損症を伴わない右室-肺動脈間の閉鎖を指す．新生児心疾患の 1〜3％ を占める．胎生期より右心室から肺動脈への血流が制限されているため，右心室，三尖弁の低形成を伴うことが多い．また，右室-冠動脈間の類洞交通を伴うことがあり，これらによって病態，治療方針は大きく変化する．

【病態】
　出生後の心房間交通，動脈管開存の維持が生存のために必要である．右房へ還流する静

脈血が心房中隔を経由して左房へ流入するため，チアノーゼを呈し，左室は拡大する．肺動脈への血流は動脈管に依存している．右室流出路が閉鎖しており，心室中隔欠損もないため，右室内は高圧となることが多い．類洞交通により右室から冠動脈に静脈血が流入する場合は，心筋虚血から心機能低下を招くことがある．さらに本来の冠動脈起始部に狭窄もしくは閉鎖があり，冠血流が右室に依存する場合がある（右室依存性冠循環）．

【治療方針】

肺動脈閉鎖形態，右室と三尖弁のサイズおよび機能，類洞交通の有無および程度によって治療方針は大きく異なる（図1）．

1．二心室修復

右室が本来の三成分（流入部，肉柱部，流出部）から成り立っており，正常の70％以上の右室容積，三尖弁輪径があり，なおかつ大きな類洞交通がない場合は二心室修復の適応となる．

2．One and one half repair

右室容積，三尖弁輪径が30〜70％で大きな類洞交通のない場合は One and one half repair（1.5心室修復）を行う．

3．フォンタン手術

二心室修復や one and one half repair の適応とならない場合はフォンタン手術（一心室修復）の方針となる場合が多い．特に右室依存性冠循環の場合，右室の減圧は心筋虚血を引き起こす可能性が高く二心室修復や one and one half repair は行わない．

【治療法】

1．初期治療

プロスタグランジン E_1 を用いて動脈管開存を維持する．酸素は用いない．心房間交通が制限されている場合は balloon atrioseptostomy（BAS）を行う．心エコーなど行い，右室，三尖弁，肺動脈閉鎖形態（膜性閉鎖か筋性閉鎖か），類洞交通の評価を行う．

2．カテーテル治療

右室からの順行性血流を確保する目的でレーザーを用いた肺動脈弁穿孔，拡大術を行うことがある．

3．外科的治療

a．二心室修復

心エコーなどの評価により，二心室修復を目指す方針となった場合は，まず肺動脈弁切開術および必要なら体肺動脈シャント術を行う．その後に右室流出路再建術，右室 overhaul 術などを行い，最終的には心房間交通を閉鎖して二心室修復を完成させる．

b．One and one half repair

右室容量，三尖弁輪径が二心室修復の適応に満たない症例では肺動脈切開術，および必要があれば体肺動脈シャント術をまず行う．さらに，右室流出路再建術，右室 overhaul 術などを行った後に，心房間交通を閉鎖する際に上大静脈-右肺動脈吻合を行う．これにより上半身の静脈血流を肺動脈に直接還流させ，右室内には下半身の静脈血流のみ流入することになる．それでも術後心房圧が高い場合は心房間交通を維持することもあるが，チアノーゼは残存する．

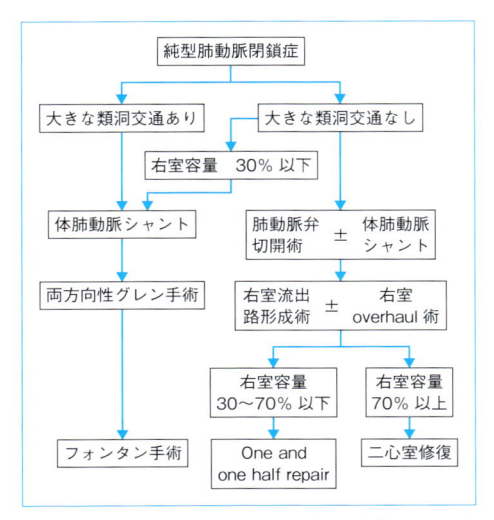

図1　純型肺動脈閉鎖症の治療方針決定までの流れ

c．フォンタン手術

フォンタン手術を目指す方針となった場合，まず体肺動脈シャント術を行い肺血流を確保する．その後，両方向性グレン手術を行い，最終的にはフォンタン手術を目指す．

アイゼンメンゲル症候群
Eisenmenger's syndrome

北堀和男　東京大学・心臓血管外科

【概念】

1897 年，Victor Eisenmenger が初めて症例報告し，Paul Wood により 1957 年 Eisenmenger syndrome と称された．

大血管，心室，心房，いずれの段階での短絡性先天性心疾患（動脈管開存症 PDA，心房中隔欠損症 ASD，心室中隔欠損症 VSD，心内膜床欠損症 AVSD など）において，左→右シャントによる肺血流増多が持続する．それにより，二次的に肺動脈の器質的閉塞性病変が進行し，次第に肺血管抵抗が上昇して最終的に高度の肺高血圧となる．そして，右心系の圧が左心系の圧を上回り，右→左シャントもしくは両シャントが出現してチアノーゼを呈する状態になったものを Eisenmenger 症候群という．

【臨床症状】

左→右シャントが存在し，無治療もしくはそれに近い状態で経過し，適切な外科治療が行われなかった場合に Eisenmenger 症候群に陥る．

①初期：肺血管抵抗が低い時期には，左右シャントにより肺血流が増加して心不全症状を呈する．
②中期：器質的な肺血管閉塞病変の進行により，肺血流は徐々に減少していき心不全症状も一時的には軽快する．チアノーゼ，呼吸困難，動悸なども運動時などでは出現するが，比較的安定している．
③後期：さらに肺血管病変が進行し肺血管抵抗も高くなる．圧が右心系＞左心系となる頃には安静時にもチアノーゼを認めるようになる．多血症を呈し，ばち指や，肺血管の破綻で喀血や血痰もみられる．時に失神することもある．肺動脈弁閉鎖不全や三尖弁閉鎖不全，さらに右心不全，また，不整脈を生じると予後不良である．

【病態】

肺高血圧症が進行し，最終的に右心系の圧は左心系を凌駕して右→左シャントを生じ始め，チアノーゼが増強する．このように Eisenmenger 症候群になることを Eisenmenger 化という．

右心系は，肺血管抵抗上昇に抗するため右室収縮力が増強し，代償性に右室肥大となる．これに，肺動脈弁閉鎖不全や三尖弁閉鎖不全を合併すると，代償機能を超える肺高血圧になり右心不全となる．

ひとたび Eisenmenger 化すると，左→右シャントは少なくなり肺血流は減少するが，肺動脈病変は不可逆になっており高度の肺高血圧症である．この段階で，原疾患の先天性心疾患を根治する手術（例えば VSD 閉鎖）を行うと，右心系流出路が肺動脈だけとなり右心系から左心系への血液の逃げ道がなくなっているため，一過性に肺血管抵抗が上昇する肺高血圧クリーゼが起こると，その肺血管抵抗に抗するだけの収縮力を発揮できない右心系が破綻し，心停止する．そのため，Eisenmenger 化した症例の短絡路の閉鎖は原則禁忌である．

【診断のポイント】

1．聴診

肺高血圧により肺動脈弁を閉鎖する力が増強するためⅡP音は亢進する．VSD に伴う Eisenmenger 症候群では単一Ⅱ音を認める．

2．胸部 X 線写真

中枢の肺動脈陰影は拡大し，末梢の肺野血管陰影は減弱している．心拡大は軽度で，右心系の拡大による．

3. 心電図
　右室肥大(ストレイン)，右軸偏位など．
4. 心エコー
　右室壁の肥厚，肺動脈起始部の拡大を認める．カラードップラーで肺動脈弁閉鎖不全・三尖弁閉鎖不全などを認めることもある．
5. 心カテーテル検査
　肺血管抵抗や肺動脈圧が上昇し，肺動脈圧と大動血圧が収縮期にはほぼ同じになる．明確な基準はないが，肺血管抵抗値が10～15 Wood 単位/m^2 以上となる．

【治療方針・予後】
　そもそもの原因は先天性心疾患であるが，肺血管閉塞病変は出生後より徐々に進行していく後天的なものである．最近では，先天性心疾患の多くが早い時期に発見され治療されているので，成人期に Eisenmenger 症候群として見つかる例は減っている．しかし，至適手術時期を逸し，肺血管抵抗が高値となった Eisenmenger 症候群では原疾患の心臓手術は原則禁忌である．心臓以外の手術が必要な場合は，術前に瀉血および補液にて多血症を改善しておくこと(Hct＜65％)が大切である．
　妊娠・出産も母体，胎児双方に50～60％の高死亡率のため原則禁忌であるが，報告例はある．死亡原因は，肺高血圧クリーゼ，肺塞栓，脳梗塞，肺動脈解離などである．
　対症療法として右心不全に対する治療(塩分制限や利尿薬など)，場合によっては在宅酸素療法も行う．Eisenmenger 症候群自体は治療抵抗性であり，予後不良で心不全などで死亡する．唯一外科治療として考えられるのは，心肺同時移植である．ただ限定的ではあるが，PDE 5 阻害薬やエンドセリン受容体拮抗薬の効果がみられる症例に，原疾患の外科治療を試みる報告もある．

■ 専門医へのコンサルテーション
・近年では，先天性心疾患が放置されたまま成長する例は，ASDなどを除けば数は少なく，成人例として発見される機会はあまりないと思われる．しかしながら，チアノーゼやばち指など低酸素症状を有する患者で，心エコー上の所見を有すれば循環器医の受診を勧める．また，診断がついている場合でも，チアノーゼの悪化，酸素飽和度の低下があれば，肺高血圧症が進行している可能性があり，専門医の受診を促す．
・ダウン症候群の小児は先天性心疾患を合併する頻度が高いため聴診を怠らず，必要あれば心エコーを依頼する．

■ 家族説明のポイント
・肺高血圧症であっても，過度な労作を伴わなければ通常の生活は送れる程度のことも多い．ただ，労作時前胸部痛や頭痛，失神発作がみられることがあるので，運動の際は注意を要するし，激しい運動や労働は難しい．

■ 医療スタッフへの指示
・酸素飽和度の低下や，心不全症状，不整脈などに注意を要する．
・抗凝固薬を服用している場合は，採血の際には投薬量の調整も必要となる．
・深い傷や歯科治療に伴う感染性心内膜発症のリスクもあるため，抗生剤を使用する．
・多血症に伴う高尿酸血症のため痛風を発症する場合もある．

肺動静脈瘻
Pulmonary arterio-venous fistula

岡　徳彦　北里大学講師・心臓血管外科学
宮地　鑑　北里大学主任教授・心臓血管外科学

【概念】
　肺動静脈瘻とは，肺動脈が毛細血管を経ずに肺静脈に接続する比較的稀な疾患である．遺伝性出血性毛細血管拡張症(Hereditary Hemorrhagic Telangiectasia，オスラー病)に合併していることが多い．瘻の形状により以下の4つの型に分類される．また流入動脈

の形態により単純型と複雑型とに分類することもある．

1. **血管腫型**：多数の血管を通じて肺動脈と肺静脈がつながる．
2. **動脈瘤型**：瘤状の血管を通じて肺動脈と肺静脈がつながる．
3. **肺動脈左房交通型**：右肺動脈の枝が直接左房につながる．
4. **びまん型**：無数の拡張した小血管が肺野にひろがる．

【病態】

肺動脈血が毛細血管を通過せず肺静脈へ流れるため，静脈血の有効な酸素化が行われず，低酸素血症となる．小児期には無症状のことが多く，チアノーゼや胸部Ｘ線にて発見されることが多い．次第に呼吸困難，全身倦怠感などの症状を生じる．静脈血内に生じた血栓や細菌が毛細血管でトラップされないため左心系に流れ込み脳梗塞を生じるため，痙攣などの神経症状，脳膿瘍で発見されることもある．

【診断のポイント】

1. 病歴聴取

息切れなど低酸素血症による症状，遺伝性出血性毛細血管拡張症の家族歴などの情報を得る．

2. 身体所見

チアノーゼが高度の場合はバチ指を伴う．聴診では収縮期もしくは連続性雑音を聴取することがある．

3. 胸部Ｘ線所見

肺野に円形もしくは楕円形の境界不明瞭な陰影を認める．

4. 血液検査所見

チアノーゼによる多血症があり，ヘマトクリット値とヘモグロビン値が上昇している．

5. 胸部CT所見

微小病変を除いて，単純胸部CTにて診断可能である．

6. 心エコー所見

コントラストエコーにより末梢静脈より注入されたコントラストが左房に出現する．これによりCTなどで診断が難しい微小肺動静脈瘻も診断可能である．

【治療方針】

症状のある症例，大きさが2cm以上の症例，流入動脈が3mm以上の症例はカテーテルによるコイル塞栓術もしくは外科的切除術の適応である．

【治療法】

1. 薬物療法

有効な薬物療法はない．

2. 非薬物療法

かつては外科的に肺動静脈瘻切除術や，部分肺切除術を行っていた．現在ではカテーテルによるコイル塞栓術が主流である．

動脈管開存症

Patent ductus arteriosus（PDA）

岡　徳彦　北里大学講師・心臓血管外科学
宮地　鑑　北里大学主任教授・心臓血管外科学

【概念】

胎児循環において動脈管は肺動脈と下行大動脈を結び，下半身に動脈血を送る主幹動脈である．出生後，動脈管は不要となり，生後1〜2日以内に収縮の後閉鎖する．閉鎖のメカニズムは中膜部分の大部分を占める血管平滑筋が収縮することによる機能的閉鎖がまず起こり，それに続く内膜の変化を経て不可逆的な器質的閉鎖が起こるといわれている．

この動脈管が出生後，何らかの理由で開存している状態を動脈管開存症という．原因については，妊娠初期の風疹感染，合併心疾患による低酸素血症などがあるとされる．また早産児では動脈管の平滑筋が未成熟であることや，動脈管拡張因子である胎盤由来のプロスタグランジンEが未熟な肺で代謝されにくいなどの理由で閉鎖しにくいといわれている．乳児期以降に発見される動脈管開存症

は，先天性心疾患の 5〜7% を占める．早産児，低出生体重児では特に頻度が高く出生体重が 1,200 g 未満の早産児の 80% に，1,750 g 未満の 45% に動脈管開存を認める．

未熟児動脈管開存症は前述のように病因が異なるため，満期出生児の動脈管開存症とは治療方針など明確に区別されるべきである．このため，この項では治療方針，治療法を通常の動脈管開存症と早産児動脈管開存症とに分けて記述することとする．また，この項で述べる動脈管開存症とは，断りのない限り，他の心奇形を合併しない単独の動脈管開存症を指すこととする．

【病態】

大動脈側から肺動脈側に連続性の血流を生じる．左-右短絡による左房，左室容量負荷を生じる．大動脈拡張期圧が低下するため，脈圧の拡大を起こす．肺血流増加による肺高血圧症を起こすことがあり，アイゼンメンジャー症候群に至ることもある．肺高血圧の程度により右－左短絡が主となると，下半身に肺動脈からの静脈血が流れ込みチアノーゼを起こす．これを differential cyanosis と呼ぶ．

未熟児動脈管開存症では左-右短絡が増加した際の体血流量維持が困難であるとされ，腎不全や壊死性腸炎などの体血流減少に伴う循環不全を来しやすい．

【診断のポイント】

1．身体所見

心不全を生じている場合は体重増加不良，呼吸回数増加などの心不全症状を呈する．拡張期圧低下による bounding pulse を触れる．聴診上は収縮期雑音，もしくは連続性雑音を胸骨左縁上部に聴取する．肺高血圧となった症例では収縮期雑音は減弱する．

2．胸部 X 線

肺血流増加による肺血管陰影の増強，左房，左室の拡大所見を認める．

3．心エコー所見

左房，左室の拡大，主肺動脈-大動脈間の血流を認める．

【治療方針】

基本的に手術もしくはカテーテルによる閉鎖術を行う．放置した場合は，短絡量が多いものでは心不全，肺高血圧を引き起こす．少ない場合でも感染性心内膜炎や，動脈管瘤の原因となることがあるため手術適応となる．

早産児動脈管開存症に関しては，まず内科的治療を行う．効果がない場合は外科的治療を行う．

【治療法】

1．経カテーテル的閉鎖法

コイル塞栓術などが行われる．

2．外科的閉鎖術

動脈管が左側にある場合は左側開胸，右側にある場合は右側開胸にて行う．胸骨正中切開によるアプローチも可能である．閉鎖は糸による結紮（PDA ligation），金属クリップによるクリッピング（PDA clipping），離断して縫合閉鎖する（PDA division）などの手法が用いられる．動脈管周囲に反回神経，横隔神経が走行しており，その麻痺による嗄声，横隔膜挙上などの合併症に注意を要する．また側開胸では気胸にも注意する．

全国的には限られた施設であるが，内視鏡下動脈管閉鎖術（Video Assisted Thoracoscopic Interruption of PDA；VATSPDA）を行い，安定した成績をあげている．

3．内科的治療（未熟児動脈管閉鎖症）

動脈管の平滑筋収縮を促進するシクロオキシゲナーゼ阻害薬（インドメタシン）を投与する．インドメタシンは出生早期，無症状時の投与がより効果的であることから症状出現前に予防的に投与する施設もある．ただし，副作用について明らかでない部分もあり，慎重に検討する必要がある．投与の際は 0.1〜0.2 mg/kg を最大 3 回まで投与する．

これと同時に心不全に対する治療を行う．水分制限，フロセミド（0.5〜1 mg/kg）など利尿薬の投与，必要があればカテコールアミンの投与を行う．過度の水分制限は体血流減少による臓器虚血を増悪させるおそれがあ

り，慎重な水分管理が必要である．
　カテーテルによる閉鎖はほとんど行わない．

4. 外科的治療（未熟児動脈管閉鎖症）
　外科的閉鎖術については前述の通りであるがPDA divisionは通常行わない．施設によっては早産児に対してもVATSPDAを行っており，安定した成績をあげている．

大動脈肺動脈窓
Aortopulmonary window

金子幸裕　国立成育医療研究センター・心臓血管外科・医長

【概念】
　大動脈肺動脈窓は，胎生期に上行大動脈と肺動脈を隔てる隔壁の一部が欠損し，出生後に上行大動脈と肺動脈の間に大きな交通孔が形成される先天性心疾患である．交通孔の位置から，バルサルバ洞と上行大動脈の接合部のすぐ遠位側に位置するⅠ型と，上行大動脈の中程と右肺動脈基部との間に位置するⅡ型に分類される．Ⅱ型のうち，交通孔が大きく右肺動脈遠位部が大動脈から起始する形態を有し，心室間交通を有さず，大動脈弓離断または大動脈縮窄を合併するものはBerry症候群と呼ばれ予後不良である．大動脈肺動脈窓の30〜60％に心室中隔欠損やファロー四徴などの先天性心疾患を合併する．

【病態】
　交通孔を介して動脈レベルでの左右シャントが生じる．そのため，高肺血流と心不全を来す．

【診断のポイント】
　患児は乳児期から頻呼吸，体重増加不良，繰り返す呼吸器感染などの症状を呈する．身体所見上，強い心尖拍動を認め，亢進したⅡ音と収縮期雑音または連続性雑音を聴取する．胸部X線写真では心拡大と肺紋理の増強を認める．心電図では左室肥大または両室肥大を認める．大きな心室中隔欠損，総動脈幹，動脈管開存との鑑別を要するが，通常は心エコー検査で鑑別が可能である．肺動脈から冠状動脈が起始することがあるので，心エコー検査で冠状動脈の起始部が描出できない場合には，必要に応じて大動脈基部での造影検査などで冠状動脈の起始を確認する．年長児に本疾患が見つかった場合には閉塞性肺血管病変が進行し肺血管抵抗が上昇していることが多いので，心臓カテーテル検査や酸素負荷試験などで肺血管病変の評価を行う．

【治療方針】
　本疾患の自然予後は不良なので，例外を除き手術の方針とする．心不全症状を呈する場合は，速やかに手術を行う．無症状の場合でも，高肺血流による閉塞性肺血管病変を防ぐために，生後3か月以内に手術を行う．Amplatzer occluderなどを用いた経カテーテル治療の報告も散見されるが，一般的ではない．年長児で高度の肺血管抵抗の上昇がある場合は，手術適応外となることがある．

【治療法】
　胸骨正中切開で人工心肺を開始し，左右肺動脈を遮断する．上行大動脈を交通孔の遠位で遮断し，大動脈基部から心停止液を注入する．交通孔の高さで上行大動脈を横切開し，交通孔をパッチ閉鎖する．Ⅰ型は交通孔が左冠状動脈に近接しているので冠状動脈を損傷しないよう注意する．冠状動脈起始異常がある場合には，冠状動脈起始異常に対する手術法を用いて，冠状動脈が大動脈から起始するように修復する．Ⅱ型は単純な交通孔の形態をとるものと，窓の辺縁が一部はっきりせず右肺動脈の近位部が一旦大動脈に開口し，その近くの大動脈から右肺動脈遠位側が起始するような形態をとるものがある．前者は単純なパッチ閉鎖で修復可能であるが後者は近位側と遠位側の肺動脈の開口部を一塊として大動脈から切り離し，肺動脈の再建と大動脈の欠損部のパッチ閉鎖を行うほうが肺動脈狭窄

を来しにくい．

そのほかにも肺動脈切開から交通孔を閉鎖する方法，大動脈と肺動脈を交通孔の部分で切り離す方法，人工心肺を用いないで血管結紮用クリップで閉鎖する方法などがある．

■ 入院・専門医へのコンサルテーション
- 新生児が心不全を呈し，心エコー検査上，動脈管と異なる位置で大血管レベルでのシャントが認められる場合，本疾患を疑う．
- 急いで手術を要する場合があるので，遅滞なく専門施設に相談する．

■ 患者説明のポイント
- 心不全の治療と閉塞性肺血管病変の予防のため，乳児期早期の手術が必要であることを，患者の両親に説明する．

■ 医療スタッフへの指示
- 新生児期には呼吸窮迫，腎不全，壊死性腸炎などを発症することがあるので，注意深い観察を指示する．

大動脈縮窄
Coarctation of the aorta

金子幸裕　国立成育医療研究センター・心臓血管外科・医長

【概念】

大動脈縮窄は，動脈管（索）近傍で大動脈内腔が狭くなる先天性心疾患である．出生数1万人につき約3人の頻度で発生する．多くは左鎖骨下動脈と動脈管起始部の間で狭くなるが，左総頸動脈と左鎖骨下動脈の間で狭くなる例もある．大動脈自体が管状に細くなることが多いが，動脈管付着部付近の大動脈壁が棚状に内腔に突出することによる狭窄の場合もある．約2割に心室中隔欠損を合併し，約1割に房室中隔欠損，完全大血管転位，単心室などの先天性心疾患を合併する．これらの疾患により胎生期に大動脈弓を通る血流が少ないことが，大動脈縮窄の誘因になると考えられている．大動脈縮窄のうち，他の心疾患を合併しないものを単純大動脈縮窄，心疾患を合併するものを大動脈縮窄複合とよぶ．本項では，主に単純大動脈縮窄について解説する．大動脈縮窄複合については，大動脈弓離断（次項）を参照されたい．

【病態】

1．新生児期，乳児期

出生後は動脈管からの血流により下半身の血行が保たれるが，動脈管が自然閉鎖すると下半身の循環不全が顕在化し，上下肢の血圧差が生じ，頻呼吸や哺乳不良などの心不全症状と，腎不全や肝機能異常などを呈する．動脈管が自然閉鎖しない場合には，出生後の肺血管抵抗の低下に伴い肺血流が増加し，頻呼吸，体重増加不良や繰り返す呼吸器感染などを生じる．古典的には下半身のみの解離性チアノーゼが生じるとされるが，肉眼的にははっきりせず経皮酸素飽和度測定で判明することが多い．

2．小児期以降

無症状で小児期に至った例が小児期に発症することは少ない．上半身は次第に高血圧になるが，血圧測定の機会が少なく見逃されることも多い．青年期に発症することも少ないが，高血圧は進行し，30歳以降になると労作性呼吸困難や易疲労感などの心不全症状と，頭痛，鼻血などの上半身の高血圧の症状とを呈するようになる．心不全，大動脈解離や感染性心内膜炎が成人患者の主な死因である．

【診断のポイント】

1．新生児期，乳児期

胸部X線写真では心拡大を認め，動脈管開存を伴う場合には肺紋理の増強を認める．心電図では右室肥大を認める．本疾患は心エコー検査で確定診断を得ることができる．

2．小児期以降

胸部X線写真では心拡大を認め，心電図で左室肥大を認める．心エコー検査で診断できることが多いが，乳児期より病変部の描出

が技術的に難しいので，確定診断のために CT や MRI を要する場合もある．

【治療方針】
本疾患の自然予後は 10 年で半数が死亡するといわれている一方，手術成績は良好なので，標準的な治療法は手術である．手術を行うまでの間，プロスタグランジン E_1 の持続静注で動脈管の開存を保ち，下半身の循環を維持する．動脈管開存により肺血流が増加し心不全を呈する場合には，機械換気や低酸素療法などで高肺血流の軽減に努める．心不全症状を呈する場合には，速やかに手術する．動脈管閉鎖により下半身の循環不全を生じた場合は，プロスタグランジン E_1 の持続静注で動脈管の再疎通を図りつつ急いで手術を行う．無症状の場合でも，長期生命予後の改善と高血圧の回避のために，生後 6 か月以内に手術する．縮窄部の大動脈が細くなく大動脈壁の内腔への突出による短い狭窄の場合には，経カテーテル的バルーン拡大も治療選択肢の 1 つである．

【治療法】
標準的な拡大端々吻合術について述べる．左第三肋間開胸で，大動脈と腕頭動脈分岐部から大動脈弓を経て下行大動脈まで授動する．腕頭動脈のすぐ下流の大動脈，左総頸動脈，左鎖骨下動脈，下行大動脈を遮断し，動脈管(索)を切離する．鎖骨下動脈の遠位から動脈管付着部のすぐ遠位まで大動脈を切除する．断端近傍の大動脈内面がざらざらしてもろい場合は動脈管組織の迷入が疑われるので，その部分を切除する．次に，大動脈弓小彎側を大動脈近位側断端から左総頸動脈起始部まで切開し，遠位側断端と端々吻合し，血管遮断を解除する．遮断時間が長いと対麻痺の危険が生じるので，操作が雑にならない範囲で遮断時間を短くするよう心がける．

■ 入院・専門医へのコンサルテーション
- 新生児が心不全を呈し，心エコー検査で本疾患が疑われたら，速やかな手術を要する場合があるので，遅滞なく専門施設に相談する．

■ 患者説明のポイント
- 症状を呈する新生児や乳児は，致命的な下半身の循環不全が起きる前に手術を行う必要がある．
- 無症状の乳児でも，本症に対する手術時期が遅れると成人期に高血圧を発症しやすくなり長期予後が悪化するので，乳児期に手術をすることが望ましい．
- 手術に際しては，左鎖骨下動脈の切離を要する鎖骨下動脈フラップ法での修復を行う場合があり，左右の手の温度の差や長さの差が生じることがあるが機能障害はほとんど起きない．
- 手術後遠隔期に，吻合部の再狭窄や大動脈弁下狭窄が起きることがある，などの点を，患者の両親に説明する．

■ 医療スタッフへの指示
- プロスタグランジン E_1 投与にもかかわらず，動脈管が狭小化し急激な下半身の循環不全を来し，下半身の血圧低下，腎不全，壊死性腸炎などを発症することがあるので，注意深い観察と発症時の速やかな報告を指示する．動脈管の開存を保っている場合には，肺血流増加により呼吸窮迫や哺乳不良が生じることがあるので，観察と発症時の報告を指示する．

大動脈弓離断
Interrupted aortic arch

金子幸裕　国立成育医療研究センター・心臓血管外科・医長

【概念】
大動脈弓離断は，大動脈弓の連続性が一部欠けている先天性心疾患である．出生数 1 万人につき約 0.4 人の頻度で発生する．欠けている部位により，

A 型：左鎖骨下動脈と動脈管付着部の間

B型：左総頸動脈と左鎖骨下動脈の間
C型：腕頭動脈と左総頸動脈の間
に分類され，C型は稀である．約8割に心室中隔欠損を合併し，約2割に総動脈管，大動脈肺動脈窓などの肺血流増加を伴う心疾患を合併し，心疾患を合併しない例は稀である．本項では，心室中隔を合併した大動脈弓離断を解説する．

【病態】

ほとんどの例が新生児期に発症する．出生後は下半身の循環は動脈管から保たれるが，動脈管が自然閉鎖すると下半身の重篤な循環不全を生じる．無尿，代謝性アシドーシスなどが起こり，数時間で急速に悪化する．動脈管が閉鎖しない場合には，生理的な肺血管抵抗の低下に伴い肺血流が増加し，頻呼吸，体重増加不良，繰り返す呼吸器感染などの症状を呈する．自然予後は不良で，75％は1か月以内に死亡する．

【診断のポイント】

胸部X線写真では，心拡大と肺紋理の増強を認める．通常は心臓超音波検査で確定診断できる．心カテーテル検査や心大血管造影は状態の悪化を招くことがあるので，治療に不可欠な場合に限って施行する．

【治療方針】

診断が確定したら速やかに手術を行う．手術を行うまでの間，プロスタグランジンE_1の持続静注で動脈管の開存を保ち，機械換気や低酸素療法などで高肺血流の軽減に努める．動脈管閉鎖による循環不全を呈する場合は，プロスタグランジンE_1の持続静注で動脈管の再疎通を図りつつ緊急手術を行う．標準的な手術法は一期的根治術であるが，合併疾患などにより人工心肺手術の危険性が高いと判断した場合には，左開胸での大動脈弓再建（大動脈縮窄の章の治療法を参照）と肺動脈絞扼を行い，後日，人工心肺下に根治術を行う二期的手術を行う．

【治療法】

C型大動脈弓離断の一期的根治術を紹介する．胸骨正中切開で人工心肺を開始し，上行大動脈から大動脈弓を経て下行大動脈まで授動する．大動脈基部灌流を行い心拍動下に，上行大動脈，腕頭動脈，左総頸動脈，左鎖骨下動脈，下行大動脈を遮断し，動脈管を下行大動脈起始部まで切除する．断端近傍の大動脈の内面がざらざらしてもろい場合は動脈管組織の迷入が疑われるので，その部分を切除する．上行大動脈から大動脈弓小彎側に掛けて長軸切開し，下行大動脈の断端と吻合する．上行大動脈以外の遮断を解除し，大動脈基部灌流を止め，心停止液を注入する．右房切開または肺動脈切開から心室中隔欠損を閉鎖する．上行大動脈遮断を解除し，心収縮が力強くなったら人工心肺を終了する．

■ 入院・専門医へのコンサルテーション

- 新生児が心不全を呈し，心臓超音波検査で本疾患が疑われたら遅滞なく専門施設に相談するとともに，プロスタグランジンE_1投与などの治療を開始する．

■ 患者説明のポイント

- 致命的な下半身の循環不全が起きないうちに，速やかに手術を行う必要がある．
- 手術に際しては左鎖骨下動脈の切離を要する大動脈形成を要する場合があり，左右の手の温度の差や長さの差が生じることがあるが，機能障害はほとんど起きない．
- 手術後遠隔期に吻合部の再狭窄や大動脈弁下狭窄が起きることがある，などの点を，患者の両親に説明する．

■ 医療スタッフへの指示

- プロスタグランジンE_1投与にもかかわらず，動脈管が狭小化し急激な下半身の循環不全を来し，下半身の血圧低下，腎不全，壊死性腸炎などを発症することがあるので，注意深い観察と発症時の速やかな報告を指示する．動脈管の開存による肺血流増加に伴い，呼吸窮迫や哺乳不良が生じることがあるので，観察と発症時の報告を指示する．

Valsalva（バルサルバ）洞動脈瘤破裂

Ruptured aneurysm of Valsalva sinus

金子幸裕　国立成育医療研究センター・心臓血管外科・医長

【概念】

　大動脈弁軸と上行大動脈基部の間の膨大した部分をバルサルバ洞と呼ぶ．バルサルバ洞動脈瘤はこの部分の壁が先天性に薄いため，次第に瘤状に膨らんだものである．バルサルバ洞動脈瘤破裂は，拡大したバルサルバ洞動脈瘤が破裂し症状を呈するもので，多くは成人期に発症する．約7割の瘤は右冠状動脈洞に発生し，右室か右房に破裂する．約3割は無冠状動脈洞に発生し，右房か左房に破裂する．左冠状動脈洞動脈瘤は稀である．また，心臓外への破裂は稀である．わが国では，人口100万人につき，年間約0.3人が本症のため手術を受けている．

【病態】

　バルサルバ洞動脈瘤は，大動脈弁閉鎖不全や右室流出路の圧迫を来して症状を呈することもあるが，ほとんどの場合は無症状なため，診断されずに経過することが多い．バルサルバ洞動脈瘤の30〜50%に心室中隔欠損を合併し，少数に大動脈縮窄や大動脈二尖弁などの先天性心疾患を合併する．これらの疾患の検査の際に，偶然にバルサルバ洞動脈瘤が見つかることもある．バルサルバ洞動脈瘤が破裂すると，大動脈から右室または右房への多量のシャントが生じる．そのため，急性の呼吸困難，胸痛，心雑音，失神，心不全などを生じ，死に至ることもある．

【診断のポイント】

　バルサルバ洞動脈瘤破裂患者の多くは，発症時に胸部または上腹部の痛みを感じる．引き続き呼吸困難や動悸を訴え，なかには心雑音を自覚する患者もいる．急性の発症なので，症状からは急性心筋梗塞との鑑別を要するが，心エコー検査でシャントが認められることと，心筋梗塞に特異的な心電図変化がないことから鑑別は容易である．治療上，心エコー検査で合併する心疾患の有無を調べる必要がある．時として発熱を伴い，活動期感染性心内膜炎の合併の有無に苦慮することがある．

【治療方針】

　本疾患は，一旦心不全が落ち着いても数日を経てから心不全が増悪し死に至ることがあるので，速やかに手術を行う．心室中隔欠損を合併している場合は，同時に閉鎖する．Amplatzer occluderなどを用いた経カテーテル治療の報告もあるが，一般的ではない．手術直後に大動脈弁閉鎖不全がなくとも，後に出現することがあるので，術後の経過観察が必要である．偶然見つかった無症状のバルサルバ洞動脈瘤については，どのようなものを予防的に手術すべきか定まっていない．

【治療法】

　手術に先だち経食道超音波検査を行い，破裂の部位や合併心疾患を再確認する．胸骨正中切開で，人工心肺を開始し，上行大動脈を遮断する．冠状静脈洞から逆行性に心停止液を注入する．破裂部から注入液が右心系に漏れる場合は破裂部を圧迫し心停止を得る．上行大動脈を横切開して，バルサルバ洞の内腔を観察し，瘤と破裂部位を確認する．所見に気になる点があれば，右房が肺動脈からも観察する．心室中隔欠損があれば閉鎖するが，通常欠損孔は小さく直接閉鎖できることもある．動脈瘤を切除し，切除縁にプレジェット付きの針糸の結節マットレス縫合を掛けて，バルサルバ洞動脈瘤をパッチ閉鎖する．バルサルバ洞の変形に起因する大動脈弁閉鎖不全を来すことがあるため，直接閉鎖は行わない．大動脈弁の逸脱があり，術後に大動脈弁閉鎖不全になると予想される場合は，逸脱する大動脈弁尖のつり上げを行うが，弁の所見によっては弁置換を行う．大動脈切開を閉鎖

し，上行大動脈遮断を解除する．心拍が再開し，心収縮が力強くなったら，人工心肺を終了する．

■ 入院・専門医へのコンサルテーション
- 本疾患は緊急または数日以内の手術を要するので，心エコー検査で本疾患が疑われたら，遅滞なく専門施設に相談するとともに，急性心不全の治療を開始する．

■ 患者説明のポイント
- バルサルバ洞動脈瘤破裂後は自然予後は不良なので心臓手術が必要であることを説明する．さらに，大動脈弁閉鎖不全の状態によっては大動脈弁置換が必要となることがあるが，機械弁で置換した場合には抗凝固薬を内服する必要があり，生体弁で置換した場合には遠隔期に弁機能が低下する，などを説明する．

■ 医療スタッフへの指示
- 心不全の進行により呼吸困難，胸痛，頻脈，乏尿が出現することがあるので，これらに注意を払うことを指示する．さらに，不整脈が出現することがあるので観察を怠らないよう指示する．

左冠状動脈肺動脈起始（Bland-White-Garland 症候群）

Anomalous origin of the left coronary artery from the pulmonary artery

原田順和　長野県立こども病院・病院長

【概念】

左冠動脈は，正常では大動脈から起始するが，本症では肺動脈から起始している．右冠動脈は，大動脈から起始している．本症は比較的稀な疾患で，先天性心疾患の 0.24％ を占め，出生 30 万に対して 1 例の頻度であるとされている．

【病態】

出生後は生理的な肺高血圧症のため，肺動

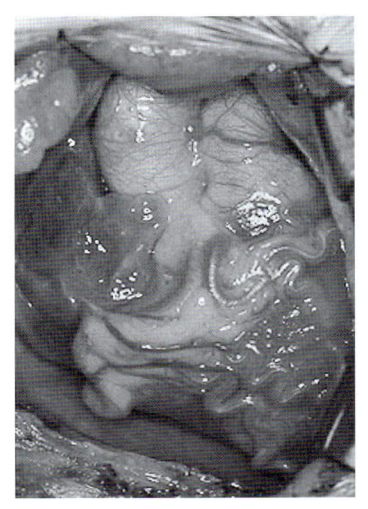

図1　左冠動脈肺動脈起始症
右冠動脈から左冠動脈への側副血行を認める．

脈から起始する左冠動脈の血流が保たれるので，症状は発現しない．生後3週以降，肺動脈圧が下降するに従い，左冠動脈の血流量が減少し，左冠動脈領域の虚血症状が出現する．左室心筋の虚血により，左室機能が低下し，また僧帽弁乳頭筋の虚血により，僧帽弁機能不全（僧帽弁逆流）が起こり，左心不全が進行する．右冠動脈からの側副血行路が発達し，左冠動脈の血流を補うことができるようになれば，慢性期に移行し，成人に到達する症例もみられる（図1）．

【診断のポイント】

1. 病歴聴取

症状が出現するのは，左冠動脈血流の減少する生後3週以降になる．左室心筋の虚血は慢性的に経過することが多く，乳児期後半に心不全や僧帽弁閉鎖不全症の発症で診断される．この時期の症状としては，呼吸促迫，頻脈，哺乳不良，体重増加不良などの一般にみられる乳児の心不全症状と同様である．

心電図は左冠動脈領域の虚血により，特徴的な所見を示す．すなわち，aV_L 誘導での異

常Q波を形成する．症例によっては，成人の虚血性疾患と同様に，V_1, V_2誘導での前壁の虚血性変化，V_5, V_6での側壁の虚血性変化が出現する．

胸部X線所見は，乳児期後半に僧帽弁閉鎖不全症を伴う心不全症状を発症すると，左房左室の拡大による心胸郭比の増大がみられる．

2. 身体所見

心不全がない限り，特徴的な症状に乏しく，乳児期後半になってから診断がつくことが多い．心不全症状が強く出る症例では，体重増加不良などの一般症状に加え，僧帽弁閉鎖不全に伴う収縮期逆流性雑音が聴取される．また，Ⅲ音が聞かれ，ギャロップリズムになることもある．チアノーゼはない．また虚血に伴う胸痛などの訴えは少ない．

3. 専門的な検査

心エコー検査や心臓カテーテル検査(図2)を行う．心筋シンチグラフィーでは，左冠動脈の灌流領域の灌流欠損像が認められる．

【鑑別診断】

乳児期に心不全を発症する疾患が鑑別の対象となる．拡張型心筋症などの心筋疾患，僧帽弁閉鎖不全症などの弁膜症などが挙げられる．

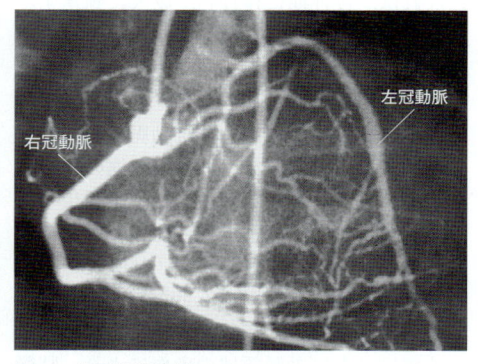

図2　右冠動脈造影
側副血行路を介して左冠動脈が造影される．

【治療方針】

早期に診断し，手術を行うことが望ましい．初期のころは，単純に左冠動脈を肺動脈流入部で結紮し，左冠動脈の血流を肺動脈にstealさせない術式が行われた．その後，体外循環を用いて，肺動脈に流入する左冠動脈を上行大動脈に移植する方法がとられるようになった．また，僧帽弁閉鎖不全症が合併する場合は，僧帽弁形成手術が行われる．

冠動静脈瘻
Coronary arteriovenous fistula

原田順和　長野県立こども病院・病院長

【概念】

右あるいは左の冠動脈が心房や心室などの心腔や，肺動脈などの大血管腔に直接開口している．その結果，血流は冠動脈から心腔や大血管腔に流入する．

【病態】

冠動静脈瘻を形成する冠動脈は右冠動脈が最も多く50～55％を占め，左冠動脈が35％，両者が冠動静脈瘻を形成するのは5％といわれている．

一方，冠動静脈瘻の流入部位は90％以上が右心系であり，そのうち最も多いのは右室で40％，次に右房で25％，肺動脈へは15～20％，残りは，冠状静脈洞，上大静脈などに還流する．右心系に流入する冠動静脈瘻では，血流は左右短絡になる．肺体血流比が2を超えるような短絡量を示すことは稀である．しかしながら，乳児期に大量の左右短絡を生じれば，肺高血圧症や心不全を生じる可能性もある．

左心系に流入する冠動静脈瘻は8％程で，多くは左心房に流入する．極めて稀に左室に流入することもある．これらの場合，冠動静脈瘻を通る血流は左右短絡ではなく，大動脈から左心房あるいは左心室に向かうため，血

行動態的には大動脈弁閉鎖不全症と同様になり，左心系への容量負荷を招く．

冠動静脈瘻が心腔に流入する部位には乱流が発生し，感染性心内膜炎の危険因子の1つになる．

【診断のポイント】
1．病歴聴取

短絡が多い場合は，肺高血圧を生じ，乳児期から体重増加不良を伴う心不全，呼吸不全が認められることがある．ただし，このような重症な症状を呈する症例はごく稀である．

多くの場合，短絡量は少なく，心雑音を聴取するのみで，乳児期，幼児期を通して症状が出現することは稀である．成人になれば，労作時の息切れや倦怠感を生じることがより多くなる．冠動脈血流のstealによる狭心症や心筋梗塞の発症は少ない．

2．身体所見

乳児期に心不全症状が出現する重症な症例以外は，多くの場合，特異的な身体所見に乏しい．

3．心電図，胸部X線写真

多くの場合短絡量が少ないので，心電図，胸部X線写真に特有の所見がみられることは少ない．短絡量が多くなれば，心電図上，左室肥大となり，肺高血圧症が加わることがあれば右室肥大が伴い，両室肥大を示す．また胸部X線写真では，心拡大や肺血管陰影の拡大がみられる．

4．専門的な検査

a．心エコー検査

拡大した冠動脈が観察され，心腔内に血流が流入する様子がみられる．

b．心臓カテーテル検査

右心系への血流の流入がある場合は，流入部位での採取血液の酸素飽和度が上昇する．左右短絡量が多くなれば，右室圧，肺動脈圧の上昇がみられる．

c．血管造影

大動脈造影や選択的冠動脈造影で，拡大した冠状動脈と，心腔への造影剤の流入がみられる（図1）．

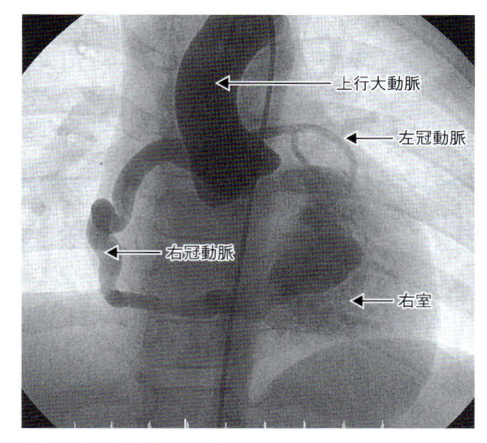

図1　右冠動脈右室瘻
上行大動脈造影．拡大した右冠動脈がみられ，造影剤が右室に流入している．

【鑑別診断】

乳児期から心不全症状を呈する症例は少なく，特徴的症状に乏しいため，幼児期以降に連続性雑音を聴取され診断されることが多い．動脈管開存症，大動脈肺動脈窓，大動脈弁閉鎖不全を伴う心室中隔欠損症などの連続性雑音を呈する疾患との鑑別が必要である．

【治療方針】

乳児期から心不全，呼吸不全を呈する症例は，手術の適応である．手術は，人工心肺使用下に，拡大した冠動脈を切開し，瘻を閉鎖する．多くの場合，症状が伴わないため，手術適応は左右短絡や心拡大の程度を勘案して，慎重に決定する．

経皮的にカテーテルを用いて瘻を閉鎖する方法もあるが，一般的ではない．

■ 専門医へのコンサルテーション
- 連続性雑音が聴取されれば，他の先天性心疾患を鑑別する必要がある．循環器小児科を専門とする医師にコンサルテーション．

■ 患者説明のポイント
- 冠動静脈瘻と診断を受けてもすぐに手術が必要というわけではない．専門医の下で定

期的に経過観察を受けることが大切.
■ 医療スタッフへの指示
- 心不全を生ずることは稀な疾患であることを理解する.

血管輪
Vascular ring

原田順和　長野県立こども病院・病院長

【概念】
　大動脈および肺動脈，あるいはまた大動脈弓とその分枝により，気管あるいは食道，またはその両者が圧迫されている疾患を血管輪と呼ぶ．解剖学的に血管輪を形成する頻度は，先天性心疾患の1％といわれている．
【病態】
　心臓大血管の発生の段階では，6対の咽頭弓動脈が存在するが，最終的に第3，4，6咽頭弓動脈が残り，心臓から起始する大動脈と肺動脈になる．正常では左側の第4咽頭弓動脈が残り，大動脈弓は左側に形成されるが，左右両側の第4咽頭弓動脈が残ると，重複大動脈弓になる(図1)．重複大動脈弓は血管輪の原型と考えられるが，これら6対の咽頭弓動脈の異常な遺残あるいは消失により，さまざまな病型が形成される．

　気管と食道が血管輪により解剖学的に圧迫を受ける程度により，症状が出現する．新生児期から症状が出現する場合は，血管輪による気管と食道への物理的な強い圧迫が存在する．
【診断のポイント】
1. 病歴聴取
　形成される血管輪が小さい場合は，新生児から症状が出現する．この場合，通常，人工呼吸管理を必要とするような呼吸不全であり，人工呼吸管理を行っても管理に難渋することがある．血管輪が大きいか，完全に血管輪が形成されていないような場合は，離乳食

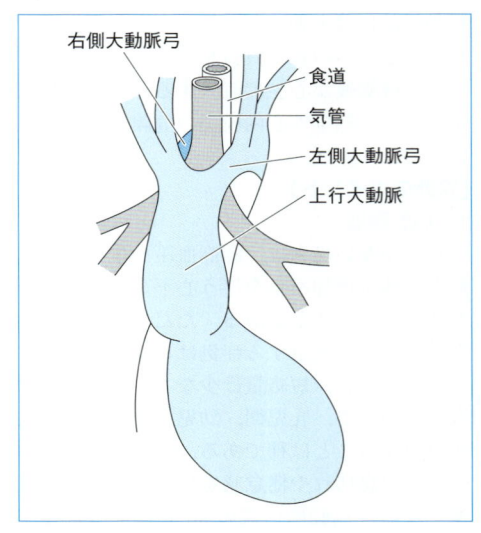

図1　重複大動脈弓
右側大動脈弓と左側大動脈弓が血管輪を形成し気管と食道を取り囲む．

を開始してから嚥下障害が出現し，慢性の呼吸器症状や喘鳴が認められる．また，発症の遅い例では，年長児になってから，嚥下障害で診断がつく症例もある．
2. 身体所見
　新生児期に症状が出現する重症な症例以外は，特異的な身体所見に乏しい．原因不明の継続する呼吸器症状や，嚥下障害を診たら，血管輪の存在を考えてみる必要がある．
3. 専門的な検査
　CT検査により，診断は容易である．特にマルチスライス法により，3次元構築を行えば，血管輪の解剖，気管や食道との関係，圧迫の部位が明らかになり，治療方針を決めるうえで有用である(図2)．また，食道造影を行えば，食道の圧迫所見が認められる．
【鑑別診断】
　気管と気道の圧迫症状を認める乳幼児を診たら，血管輪の存在を考えながら診断を進める．診断には，CTスキャン検査が有用である．食道造影が可能な年齢の患児であれば，

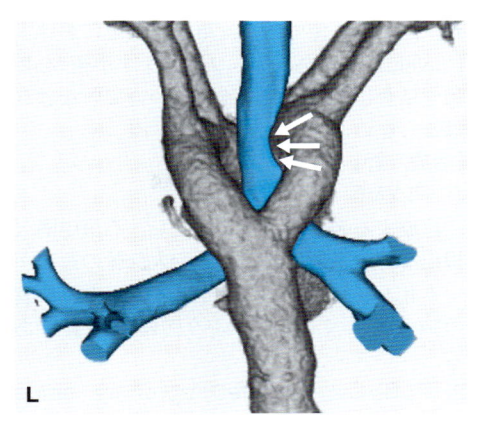

図2　3次元構築をした重複大動脈弓のCT画像
背面からみた気管と左右大動脈弓との関係を示す．矢印は右側大動脈弓により圧迫された気管．

食道造影により，食道の圧迫所見が得られる．

【治療方針】
　新生児期から人工呼吸器を用いた呼吸管理が必要な症例は，手術の絶対適応である．手術は，開胸下に，血管輪を形成している部分を切離する．症状の発現が遅く，その程度が軽い場合は，患児の発育や症状の推移を勘案して，手術適応を決定する．

体静脈還流異常症
Anomalies of the systemic venous return

加藤木利行　埼玉医科大学国際医療センター・心臓病センター長

【概念】
　体静脈血は内臓正位（situs solitus）の場合，通常は右側の上大静脈（SVC）と右側の下大静脈（IVC）の上下各1本にまとまって，右側の右心房に還流する．体静脈還流異常とは，大静脈血の一部が先天的に他の経路を介して右心房もしくは左心房に還流することである．

【病態と臨床的意義】
1. 左上大静脈遺残〔persistent left SVC（PLSVC）〕
　比較的多くみられる（人口の0.3%）．胎生早期に左右対称に存在するcardinal veinのうち通常は消失する左側が遺残したものである．左鎖骨下静脈が無名静脈を形成せずに下方に向かい，冠静脈と合流して冠静脈洞から右心房に還流する．左心房との交通をもたないことがほとんどで，その場合血行動態的に不都合は生じない．心房中隔欠損症や房室中隔欠損症の検査・手術によって診断されることが最も多い．

2. PLSVCとunroofed coronary sinusの合併
　Unroofed coronary sinusについてのKirklinらの分類によると，4つのタイプに分けられている．
　①PLSVCが冠静脈洞と接続しているが，その途中で静脈と左心房の間に交通孔を有しているもの（partially unroofed midportion of coronary sinus）と，②冠静脈洞が形成されず冠静脈は集合せずに両側心房に還流しており，PLSVCが左心房の頭側に直接還流しているもの（completely unroofed coronary sinus）の2つのタイプは左上大静脈遺残とunroofed coronary sinusとの合併である（他の2つのタイプは冠静脈洞型の心房中隔欠損に分類されるもので混乱を避けるために本稿では省く）．大静脈と左心房の間の右左シャントを有するため，動脈血の酸素飽和度の低下を認め，また大動脈系への塞栓症の原因となる．

3. 下大静脈の還流異常
　下大静脈の還流異常はPLSVCに比して稀である．フォンタン手術の普及により，単心室症に合併することが多いことがわかってきた．特に無脾症・多脾症における合併がその他の疾患に比べて多く認められる．比較的よくみられるのは下大静脈欠損症で，肝下部大静脈が奇静脈または半奇静脈と接合して上大

静脈に合流し，肝静脈は単独で還流するものである．下大静脈が左心系に還流することは，前述の無脾症・多脾症以外では非常にまれである．肝静脈が下大静脈とは独立して還流することがあるが，これも無脾症・多脾症で多くみられる．

【診断と検査のポイント】
1. PLSVC
特有の臨床所見はない．特有の心電図所見もない．

心エコーでは，長軸像で左心房の後壁に特徴的な丸い仕切りが見える．また，冠静脈洞が通常より大きい．確定診断には左上肢から注入するコントラストエコーを施行すると確実である．

心カテーテル検査はこの疾患については適応がない．他の心疾患の心カテーテル検査で本症の合併を見落とすことがないようにするには，心カテーテル検査の全例で無名静脈の造影をしておくとよい．

2. PLSVC と unroofed coronary sinus の合併
単独の疾患として診断がつくことは稀である．心房中隔欠損症もしくは房室中隔欠損症に合併して診断がつく例が多い．

動脈血ガス分析で，軽度の酸素飽和度低下を示す．

心エコーでは，PLSVCと同様に左心房内の仕切りおよび冠静脈洞の拡大を認める場合もある (partially unroofed midportion of coronary sinus)．しかし，completely unroofedの場合はこれらの特徴は認められない．本疾患の疑診があれば，ドップラーエコーやコントラストエコーを用いて欠損部での右左短絡をとらえることができる．

心血管造影では左上肢からの静脈造影で，左心房内の右左短絡を認める．

3. 下大静脈の還流異常
他の心疾患に合併していない場合は，特有の症状もなく，診断がつくことはない．超音波断層エコーで，腹部大血管を丹念に識別すれば診断が可能である．単心室疾患における Univentricular repair (フォンタン手術) を目指す場合には，術前に診断がついていなければならない．

【治療方針】
1. PLSVC
治療する必要がない．ただし，心房中隔欠損症などの手術に際して，上大静脈の還流が一本化していないので，PLSVCへの脱血管の挿入もしくはPLSVCの遮断が必要である．

2. PLSVC と unroofed coronary sinus の合併例
診断がつけば，手術適応がある．心臓外科の初期にはPLSVCの結紮により右左短絡を防ぐだけの手術が行われていたが，現在では心房内で仕切りを rerouting する．心房中隔欠損を合併することが多いので，欠損孔を利用して左心房側の視野を得て，rerouting すると同時に心房中隔欠損も閉鎖する．

3. 下大静脈の還流異常
他の心疾患がなければ，治療の対象ではない．多くの症例が，無脾症・多脾症を伴う単心室症であるため，段階的にフォンタン手術を目指すことになる．

下大静脈欠損症で奇静脈・半奇静脈結合の場合は，いわゆる両方向性グレン手術を行う際に，通常と違って上半身の静脈血だけでなく肝静脈を除く下半身の静脈血も肺動脈につながる．この状態は通常の両方向グレン手術に比べてよりフォンタン手術に近いので，最終的な姑息手術とする考え方もあったが，肝静脈血が肺循環に流れないために肺動静脈瘻が形成されやすいと言われている．単心室症で肝静脈が下大静脈と別に独立して右心房に還流している場合は，フォンタン手術に際して吻合に工夫を要する．

総肺静脈還流異常症／部分肺静脈還流異常症

Total / partial anomalous pulmonary venous connection(TAPVC/PAPVC)

加藤木利行　埼玉医科大学国際医療センター・心臓病センター長

Ⅰ．総肺静脈還流異常症（TAPVC）

【概念】

胎生期に左心房に連結すべき肺静脈が，すべて右心房もしくは大静脈系に還流している先天異常．先天性心疾患の約1%を占める．心房中隔欠損もしくは卵円孔がないと左心系への血流配分が得られず生存できない．

【病態と分類】

大静脈血も肺静脈血もすべていったん右心房に集まり，心房中隔欠損（卵円孔）を介して一部が左心系に分配される血行動態のため，右心系の拡大が著明で高肺血流・肺高血圧となる．

還流部位によって以下の4つに分類される（Darling分類）．

Ⅰ型は肺静脈が上大静脈に還流するもの（無名静脈への還流がⅠa，上大静脈への直接な還流がⅠbに細分される）である．

Ⅱ型は右心房レベルへ還流するもの（冠静脈洞への還流がⅡa，右心房へ直接還流するものがⅡb）．

Ⅲ型は横隔膜より下方に還流するもの（肝静脈，下大静脈，門脈）．

これらの2つ以上が混在するものがⅣ型である．

それぞれを上心臓型，心臓型，下心臓型，混合型という呼称も使われている．

【臨床症状】

いずれのタイプでも還流路に狭窄が存在すれば，肺静脈還流が障碍されて著明な肺うっ血を来す（pulmonary venous obstruction；PVO）．この状態に対する薬物治療は無効で，鎮静・人工呼吸管理下に緊急手術をする以外に救命できない．肺静脈狭窄のない症例でも，高肺血流量・肺高血圧の状態であるためにミルクの飲みが不良であったり多呼吸が主訴となり診断がつく．無症状であっても，呼吸器感染をきっかけに心不全症状が顕在化することで診断されることも多い．一部の症例で，軽度のチアノーゼ・多呼吸に気づかれるまで順調に発育することがある．

【診断と検査のポイント】

聴診所見に特徴的なものはない．血液ガス分析では動脈血の酸素飽和度低下を軽度から中等度認める．胸部X線写真では，PVO症例では肺うっ血を認め，うっ血高度な場合はすりガラス様陰影となる．PVOが明らかでない症例では，右心房や肺動脈の拡大と肺血流増加を認める．

心エコーの所見をタイプ別に示す．Ⅰ型では，無名静脈と上大静脈の拡大を認め，肺静脈が集合した共通幹（common chamber）から垂直静脈へつながるのが見える．ここでドップラーエコーを行うと，この垂直静脈の血流が上方（頭側）へ向かっていることがわかる．Ⅱ型では，冠静脈洞の拡大と左心房内の以上な隔壁の存在が所見である．Ⅲ型では，下方（腹部）へ向かう垂直静脈をドップラーエコーで証明できる．心カテーテル検査はリスクが高く，超音波診断の技術が進歩した昨今では行われない．Ⅳ型で還流路が複雑な場合には3DCTが有用な場合がある．

【治療方針】

手術によって肺静脈と左心房を吻合する以外に方法はない．同時に垂直静脈などの短絡を結紮し，心房中隔欠損孔を閉鎖する．PVO症例は緊急手術の適応であるが，PVOがない場合も早期に手術するべきである．

【手術方法】

Ⅰ型およびⅢ型は，左右の肺静脈が合流して共通肺静脈幹を形成している．この共通肺静脈幹と左心房の後壁を吻合する．可能な限り大きい吻合口を作ることが望ましいが，共

通肺静脈幹から切開孔を延長して左右の肺静脈まで切り込むことは、吻合部狭窄の原因になると考えられている。Ⅱ型では、冠静脈洞と左心房の間を切除して十分な交通を得てから心房中隔欠損を自己心膜などでパッチ閉鎖する。Ⅳ型はこれらの術式の組み合わせであり、各々が小さくなるので難度が高い。

【手術成績】
最近の全国統計では手術死亡率は約5%である。術前状態が不良な場合に、肺の条件が悪くなりリスクが高い。また、胎生期から左心系が小さいので、術後に左心不全を来すことがある。最近では胎児エコー検査の普及により出生前診断がつく例が多くなり、術前状態がよい症例が増えてきている。

術後遠隔期の最大の問題は、吻合部狭窄を含む肺静脈の狭窄である。必ずしも吻合部の炎症反応による狭窄だけでなく、肺静脈各分枝が進行性に狭窄・閉塞を来す例がみられる。この原因は外科的侵襲だけでは説明がつかず、血管自体の先天的素因ではないかと考えられている。肺静脈狭窄を来す症例は10〜15%といわれ、その予後は不良である。

Ⅱ. 部分肺静脈還流異常症（PAPVC）
【概念】
肺静脈の一部が左心房でなく、右心系に還流する先天性心疾患。80%の症例は、心房中隔欠損症に合併する。右の部分肺静脈還流異常は、sinus venosus型心房中隔欠損症に合併することが多い。左の部分肺静脈還流異常は垂直静脈を介して、無名静脈に還流する例がみられるが右よりも稀である。右肺静脈が下方に向かい横隔膜下で下大静脈に還流するものをシミター(scimitar)症候群という。

【臨床症状】
心房中隔欠損症に準じる。乳幼児期に症状から発見されることはほとんどない。

心房中隔欠損と本疾患との合計による左右短絡率が高ければ、労作時息切れや動悸などの症状が出る。シミター症候群では、右肺の低形成や動脈系の異常を伴うことがあり、肺炎・喀血などをきっかけに診断がつくことがある。

【診断と検査のポイント】
特有の理学的所見はない。胸部X線像では肺血流の増加を示す。シミター症候群は特徴的な三日月刀様陰影が右下肺野にみられる。sinus venosus型心房中隔欠損症に合併する右肺静脈還流異常症は、両方の心房にまたがった位置に肺静脈が還流しているので、超音波断層エコーで確定診断することは困難である。左肺静脈還流異常症で垂直静脈を合併している場合は、超音波断層エコーで診断可能である。

【治療方針】
手術適応は肺・体血流量比1.8以上または肺高血圧である。

【手術方法】
右の肺静脈還流異常症では、還流部位が右心房もしくは上大静脈との接合部であれば、パッチによる中隔の形成を行うことができる。還流部位が右心房に近い上大静脈が太いところでは、同様にパッチによる中隔形成が可能である。しかし還流部位が高位の上大静脈になると、長い距離をパッチで分割することは上大静脈・右肺静脈ともに狭窄のおそれがある。このような症例では、右肺静脈が還流している上大静脈の近位側を肺静脈の血流路として用いて心房中隔のパッチ形成を行い、切断された上大静脈の末梢側は右心耳と吻合するWilliams手術が有用である。

左の肺静脈が垂直静脈経由で無名静脈に還流している場合は、この垂直静脈を切断して左心房と吻合する。通常は人工心肺を使用し心停止下に行うが、人工心肺を用いずにこの吻合を行うことも可能である。

シミター症候群では右肺静脈は下大静脈に還流しているので、下大静脈の中でパッチで血流路を形成する方法と、シミター静脈を途中で切断して左心房に吻合する方法とがある。

【手術成績】
　手術の危険率は心房中隔欠損症の場合と同様に低い．しかし心房内に多くの縫合線を作る手術であるために，遠隔期に不整脈を生じる例があり定期的なフォローアップが必要である．

■ 患者説明のポイント
① TAPVC
- 見つけ次第，早期の手術が必要である．
- 術後の肺静脈狭窄のリスク（10〜15％）を必ず説明する．

② PAPVC
- ASDと同様でよい．落ち着いた状態であり，特に問題ない．

体静脈奇形
Systemic venous anomaly

坂本喜三郎　静岡県立こども病院・副院長兼循環器センター長

【概念】
　体静脈は非常に複雑な発生過程を経てでき上がるため，正常型からの逸脱した形態がしばしばみられる．しかし，先天性体静脈奇形そのものが治療対象となることは稀である．ただし，治療が必要な先天性心疾患を発見・診断するときに有用であること，先天性心疾患の治療を進めるときに見逃していると問題となる場合があることなどから，注意が必要である．
　主な体静脈奇形は以下の通りである．
① 上大静脈系：左上大静脈，両側（または重複）上大静脈，無名静脈低位（大動脈弓下）走行など．
② 下大静脈・肝静脈系：下大静脈欠損，両側（または重複）下大静脈，左肝静脈独立還流など．

【病態と診断】
　他の疾患を伴わなければ症状を認めることはほとんどないため，診断の対象になることが少ない．ただし，チアノーゼ，心不全，不整脈などの症状を有する患者の鑑別診断を進めるとき，体静脈奇形の存在は先天性心疾患を強く疑う根拠となる．例えば，両側上大静脈を含め左上大静脈の存在を確認したら，右側または左側相同心の鑑別を進める必要がある．特に下大静脈欠損（奇静脈-上大静脈結合を伴う）の存在は，左側相同心の確定診断に繋がる所見の1つである．

【診断のポイント】
　病歴，身体・理学所見で診断できることは少なく，胸部X線もほとんど意味がない（ただし，左上大静脈は診断可能な場合がある）．心電図も体静脈奇形に特有な所見は少ないが，左上大静脈合併例に左側洞房結節・心房性不整脈合併の頻度が高い．

1. 心・血管エコー検査
　上下大静脈の心房接合部とその手前の性状を確認する．下大静脈欠損の診断補助には，上大静脈に流入する太く，血流の多い奇静脈の存在が有力である．

2. CT・MRI検査
　最近の高画質化により，ほとんどの体静脈奇形の診断が可能で，現在の主流である．

3. 心血管カテーテル検査
　現在でも有効であるが，侵襲と効果のバランスで頻度が減っている．

【治療方針】
　体静脈奇形の存在が診断されていない場合に問題となるのは，心臓血管疾患の治療において，主に心臓外科の術中・術後である．注意が必要な主なものを記載する．

1. 人工心肺の脱血関連
　対象血管の閉塞による局所うっ血や心内修復時に無血術野が得られない原因となる（左上大静脈や独立肝静脈など）．

2. 両側上大静脈関連
　手術操作との兼ね合いで一側のみの脱血（一側を閉鎖）で手術を進める場合はできるだけ太い方で脱血を行うこと，また，必要であ

れば閉塞側の静脈圧をモニターすることを意識する．細い左上大静脈のなかに冠静脈洞閉鎖を合併している場合（上大静脈が冠静脈血の唯一の還流路）が，極めて稀ではあるが存在する．閉鎖すると致命傷（心筋保護液注入に関連しても）になるので注意が必要である．

3. 下大静脈欠損（奇静脈-上大静脈結合を伴う）関連

心房に直接還流している肝静脈血を肺循環に組み込む Fontan 循環を完結させるとき，肝静脈血の左右肺への分布によっては肺内肺動静脈瘻を引き起こすことがある．

4. 両方向性 Glenn 手術関連

上半身と下半身の静脈圧に差ができる Glenn 術後は，上大静脈系と下大静脈系を繋ぐ太い異常静脈が存在すると高度のチアノーゼの原因になる．

■ 専門医へのコンサルテーションと患者説明のポイント

- 体静脈奇形のある患者は先天性心疾患を合併する頻度が有意に高いことから，"循環器を専門にしていない医師が体静脈奇形を見つけたら"→症状はなくても"一度は先天性心疾患を専門にしている医師へコンサルト"と提言しておいたほうが安全である．

肺静脈狭窄症

Pulmonary venous stenosis

坂本喜三郎　静岡県立こども病院・副院長兼循環器センター長

【概念】

先天性心疾患領域での肺静脈狭窄症を広義に"肺から心臓へ繋がる肺静脈に閉塞症状を持つ疾患"と定義すると，真性肺静脈狭窄症（肺静脈壁そのものの肥厚により血管内腔が中心性・進行性に狭窄・閉鎖する病態をもつもの：狭義の肺静脈狭窄症で，乳幼児期に発症・診断されることの多い稀な疾患）と，それ以外に分けられる．

【病態】

真性肺静脈狭窄症は，心疾患に伴って起こる例，低出生体重児を中心とした慢性肺疾患に伴って起こる例以外に，特記すべき合併疾患のない例でも起こり，急速進行性で極めて予後不良である．対象肺静脈の中心性狭窄は，筋線維芽細胞を中心とした結合組織の異常増殖によるとの報告もあるが，原因は特定されていない．

真性以外のものとしては，肺動脈，気管支，大動脈，心房などの外因子による圧迫により，自己肺静脈の内径は保たれているが扁平化による閉塞を来している例が多い．予後良好とはいえないが，真性よりはよい．先天性心疾患領域で，治療困難な肺静脈狭窄症として報告数が多いのは，総肺静脈還流異常修復術後肺静脈狭窄であるが，このなかにも真性とそれ以外（手術による変形を含む）が混在していると考えられる．

臨床症状は合併疾患によって影響される場合が多いが，特記すべき合併疾患がない場合には呼吸促迫，易疲労性（機嫌が悪い），食欲不振，顔面蒼白・チアノーゼなど．

【診断のポイント】

1. 病歴

元気に過ごしていた乳児が，前出の臨床症状が始まると呼吸状態を中心に急速に進行し顔面蒼白・チアノーゼを伴い始める．

2. 胸部 X 線

狭窄静脈部を中心とした肺うっ血所見を確認する．

3. 心エコー検査

狭小肺静脈の確認，肺静脈開口部の血流加速・乱流所見，加えて肺高血圧の程度などを確認・評価する．

4. CT 検査

肺静脈の全体像とともに，周囲構造物との関係を確認する．真性とそれ以外の鑑別に有用である．

5．肺血流シンチ検査
　各肺静脈領域の肺血流分布を確認して，各部の狭窄程度差などを確認する．

6．心臓カテーテル検査
　血行動態と肺静脈形態の詳細評価を行う．

【治療方針】
　真性以外の外因構造物による圧迫によるものは，その因子を取り除く治療（要すれば手術）を進める．真性肺静脈狭窄症の治療成績は現在でも極めて不良で，有効な治療方針が確立されていない．
① 外科的狭窄解除術：第一選択にしている施設が多いと思われるが，成績は不良である．最近は sutureless repair を選択する施設が増えている．
② カテーテル治療：狭窄部に対するバルーン拡大やステント留置などが試みられたが，成績は不良で外科治療を適応できない症例に選択しているのが実情である．
③ 肺移植（肺静脈を含む）：わが国では一般的でないが，今後は選択肢になりうる．
④ 薬物治療：現時点では有効なものは報告されていない．
を組み合わせて治療をしているのが現状である．

■ 専門医移送の判断基準
- 前述のように，真性肺静脈狭窄症は極めて予後不良の疾患である．
- 真性肺静脈狭窄症を疑った場合には，できるだけ早急に専門医に相談し，必要なら迅速に治療を遂行できる施設へ搬送するのが最良の選択肢である．

■ 患者説明のポイント
- 真性肺静脈狭窄症はもちろんのこと，真性以外の場合でも予後不良の例が少なくないことから，治療成績や予後良の説明は慎重な配慮が必要である．

ルタンバッシェ症候群
Lutembacher syndrome

許　俊鋭　東京大学特任教授・心臓外科（東京都健康長寿医療センター副院長兼任）

【概説】
　1916年に Lutembacher が報告した心房中隔欠損症（ASD）に先天性僧帽弁狭窄（MS）の2つの先天性心疾患を合併した症例を，古典的には Lutembacher 症候群と呼ぶ．その後，Lutembacher 症候群として諸家が報告してきた症例の大部分は先天性の ASD と後天性のリウマチ性 MS の合併症例であり，最近では先天性の MS 病変の合併はむしろ稀とされてきた．
　今日，Lutembacher 症候群の概念はさらに拡大され，MS のみならず僧帽弁逆流（MR）と ASD の合併症例をも含めて検討されるようになってきた．しかし，高齢者 ASD 症例はかなりの頻度で僧帽弁逸脱が二次的に合併するため，MR 合併症例を本症候群に含めることを疑問視する研究者も多い．それゆえ本症の発生頻度に関する統計も極めてあいまいになっており，最初に Lutembacher が報告した狭義の意味での Lutembacher 症候群の発生頻度は極めて稀とされる．
　本症候群の診断には心エコーが極めて有力で，最近では ASD 症例の術前に本症候群の合併が診断されないことはまずない．しかし，心エコーがなかった時代は，僧帽弁病変の合併を知らずに ASD のみを閉鎖した場合，術後に極めて高度のうっ血性心不全および低心拍出量症候群（LOS）に陥ることがあったため，外科医にとっては注意すべき症候群とされた．

【病態】
　血行動態上は ASD と MS が合併しているため，MS による左房圧の上昇は ASD シャ

ント（左－右短絡）の増加により緩和され，また MS による左房-左室圧較差も小さくなり MS の重症度と相関しない．通常 30 歳ぐらいまでは無症状に経過し，以後 ASD シャントと MS による左房圧の上昇により肺高血圧症が進行し，心不全症状を呈する．著明な心肥大，呼吸困難，肺高血圧症が臨床症状として挙げられる．

【診断のポイント】

1．聴診

ASD による胸骨左縁第 2 肋間（肺動脈弁口近傍）を最強点とする収縮期駆出性心雑音と II 音の固定性分裂が聴取されるが，MS による左室心尖部領域の拡張期ランブルは聴取困難である．むしろ，増加した ASD シャントにより生じた相対的三尖弁狭窄による拡張期ランブルが聴取されることが多い．

2．胸部 X 線

著明な心拡大がみられ，右房・右室・左房・主肺動脈の拡大像がみられる（図 1）．

3．心エコー図

ASD および ASD シャント血流，左房拡大，右房拡大，僧帽弁狭窄がみられる（図 2）が，ドプラ計測で僧帽弁圧較差は著明ではない．

【鑑別疾患】

ASD に MS が合併している疾患で，心エコーが発達していしない時代に，僧帽弁通過血流が減少しているため，心雑音や心臓カテーテル検査で MS の診断が困難であった．しかし，近年の心エコーの診断精度の向上により診断が困難な疾患ではなくなった．心内短絡をもつ疾患（特 ASD）および肺動脈弁狭窄（PS）などが鑑別疾患に挙げられる．

【治療方針】

① 心内修復手術を行うが，僧帽弁病変の合併を知らずに ASD のみを閉鎖した場合，術後に極めて高度のうっ血性心不全および低心拍出量症候群（LOS）に陥ることがあるため，術前心エコー図診断が重要である．
② ASD はパッチ閉鎖を行い，リウマチ性

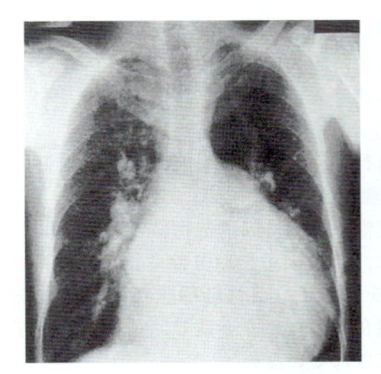

図 1　術前胸部 X 線像（CTR＝78％）

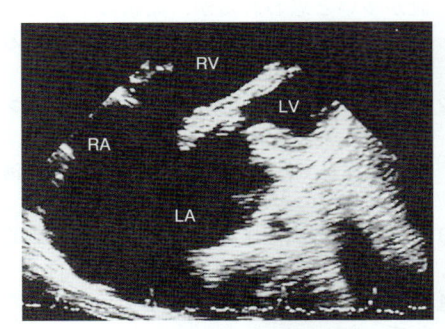

図 2　術前エコー所見（拡張期心尖部四腔像）

MS の場合は人工弁置換を行うことが多い．
③ 先天性の MS の場合は，僧帽弁弁輪が狭すぎて人工弁置換を行うことが困難な場合もある．

■ 患者説明のポイント

- 一般的に予後は良好である．
- 僧帽弁を修復せず ASD のみ閉鎖すると高度うっ血性心不全に陥る可能性が高いため，一見僧帽弁病変が軽く見えても修復する必要がある．

心臓の位置異常
Malposition of the heart

高橋幸宏　榊原記念病院・外科主任部長/副院長

【概念】

心臓が正常の位置にない状態をいう．実際に心臓の位置が異常であるものと，肺や横隔膜などの心臓以外の要因の場合がある．前者は心奇形の合併が多い．胸腔内の心臓の位置（胸部X線正面像）にて，右胸心（dextrocardia），中央心（mesocardia），左胸心（levocardia）に分かれる．

1. 右胸心

心臓が胸郭の右側にある．内臓心房位が正常の孤立性，全内臓逆位を伴う鏡像型，内臓の左右分化障害である内臓心房錯位〔両側右側（right isomerism）もしくは両側左側（left isomerism）〕の3つに分類される．孤立性と錯位では多くが重篤な心奇形を合併する．

2. 中央心

心臓が胸郭の中央にあり心尖部が前を向く．内臓心房錯位に合併することが多い．

3. 左胸心

心臓は正常の位置にあるが，腹部内臓に逆位があり，ほぼ全例に心奇系を合併する．

【病態】

臨床症状の重篤度は合併する心奇形と消化管異常，脾臓の形態異常によって作られる．

1. 心奇形

right isomerism は共通房室弁を伴う単心室，肺動脈閉鎖および狭窄，総肺静脈還流異常などが複合化して存在する．多くは，出生直後からのチアノーゼや心不全症状を示し，早期の手術が必要となることが多い．

left isomerism では複合化例もあるが，心内膜欠損症や心室中隔欠損症などが単独で存在することも少なくない．左右短絡による多呼吸や体重増加不良などを乳児期早期から呈することも多い．

2. 消化管異常

腹部臓器の左右分化障害は，腸管の回転異常や胆道閉鎖の発生にも関与する．いずれも迅速な対応が必要となる．

3. 脾臓の形態異常

脾臓は人体最大のB細胞臓器である．right isomerism と易感染性との関係は古くから注目され，化膿性髄膜炎や敗血症が多発することが知られている．

【診断のポイント】

心エコーでは，断層心エコーを用いた区分診断法を行う．まず，心房位，心室位，大血管立体的位置関係の3つの主要部分を決定し，次に心房心室および心室大血管の2つの関係とつながりを診断する5段階の方法である．また，right および left isomerism ではそれぞれに合併しやすい心奇形のパターンがあること，また，予後を左右する総肺静脈還流異常症や房室弁逆流の程度などを正確かつ迅速に診断することが重要である．

【治療方針と治療法】

1. 手術

合併心奇形に応じた手術を行う．肺動脈閉鎖または高度狭窄ではプロスタグランジン E_1 で動脈管の開存を図り，時機をみて短絡手術を行う．right isomerism の多くが機能的単心室であるため，Fontan 型手術に向けて計画的に手術を進める．

胎児診断の進歩や出生直後からの綿密な治療計画により成績は大きく改善した．特に，総肺静脈還流異常症では，従来の短絡手術に変わる右室肺動脈短絡術の応用で救命例が増加した．また，Fontan 型手術においても，手術適応基準の拡大だけでなく，房室弁逆流に対する edge-to-edge repair や total cavopulmonary connection の導入により，その成績だけでなく達成率も飛躍的に向上している．

肺血流増加型心奇形を有する left isomerism では肺血管閉塞病変の進行が早いため乳

児期早期に手術を計画することが望ましい．

2．薬物療法

前述したように，right isomerism では易感染性があり，肺炎球菌およびインフルエンザ杆菌のワクチン接種を受けることが望ましい．また，髄膜炎などが疑われた場合には，まずは耐性菌を考慮した抗生物質治療が必要であり，その後薬剤感受性に従って薬剤を選択すべきである．

先天性心疾患の生活指導
Daily care of congenital heart disease

中西敏雄 東京女子医科大学教授・循環器小児科学

【概説】

先天性心疾患の生活指導は，家庭での生活習慣，食事，学校での運動管理，成人後の就労に向けての生活指導，学童のいろいろな悩みへの相談対応などである．

【家庭での生活習慣】

先天性心疾患に特化して推奨される生活習慣は特にないが，過度の飲酒や喫煙は禁止する．慢性心不全やチアノーゼなどで運動制限がある場合は，家庭内でも無理のない範囲の生活とする．買い物や外出時の階段の昇降などは，自然と患者自身で限界がわかってくる．

食事は，肥満，糖尿病，脂質異常症にならぬよう過度のカロリー摂取は控え，バランスのよい食事メニューを推奨する．ひとり暮らしの患者では，食事が片寄らぬよう，特に注意が必要である．

【学校での生活指導】

医師が考慮すべき心疾患のある生徒や学校管理への関わりは，①学校生活管理指導表の記載をし，児童に生活上の注意を促すとき，②学校医として関わるときである．学校医は疾病の予防措置，学校保健管理，指導を行う．心臓に関しては心臓検診に関わり，事後指導を行うことがある．

学校の管理責任は，学童が「家を出てから，帰宅するまで」となっている．心疾患のある生徒を学校管理下におく目的は，①突然死の予防や減少，②心不全悪化や突然死のリスクがある児童が最大限楽しみながら学校生活を送れるようにすることである．いたずらに無用な制限を加えることではない．「安全」と「健全な学校生活」のバランスが大切である．

いかなる管理を行ったとしても，学校管理下での突然死はありうる．死亡は突然，親の見ていないところで発生する．そのため，両親の悲しみは大きく，気持ちの持って行きどころがない場合には，学校を非難する場合もあり得る．担任教師や校長，教頭のトラウマにもなり，心疾患のある児童へのさらなる無用な制限にもつながる．教師との密接な連絡が大切である．

学童児心疾患の主なものは，術前，術後の先天性心疾患，不整脈，川崎病後，心筋症，心筋炎後などである．学校管理下での児童の死亡は日本全国で年間200〜250人，そのうち半分が突然死で，突然死の70％が心臓死である．突然死は，小学生に比べ，中学生，高校生が多い．中等度以上の運動をしているときに起こることが多く，長距離，短距離，球技，水泳などの運動時，運動直後が多い．心臓突然死のリスク基礎病態は，大動脈弁狭窄，肺高血圧，ファロー四徴症術後，Rastelli 手術後，Fontan 手術後，Mustard 術後，Senning 術後など，また，肥大型心筋症，拡張型心筋症，心筋炎後（軽症でも要注意）などである．突然死の可能性がある不整脈は，心室頻拍，上室性頻拍，房室ブロック，洞機能不全症候群，QT 延長症候群などである．

学校生活管理指導表の A 区分は安静，B 区分は運動は禁止，C 区分は軽い運動は可，D 区分は中等度の運動まで可，E 区分は強い運動も可である．マラソン，短距離，リレー

はE区分，中等度までのジョギングはD区分，登下校や階段昇降はB区分である．親は運動させてやりたい，想い出作りに参加させたい，と願う親もいるし，「スポーツが命」という子供もいる．少ないながらもリスクがある児童には，「強すぎず，弱すぎず」の管理が大切である．管理指導表を記載する際には，「マイペースで行う，強制しない，疲れたら休む」，など細かな注意の記載をしておく．医師と，養護教諭，教頭，校長との面談も児童の管理上や病気の理解に有用である．

軽度の先天性心疾患や，手術後よく回復している先天性心疾患，後遺症のない川崎病などではE区分で運動部も可とすることが多い．中程度までの有意な病態が残っている術後先天性心疾患や低～中等度リスクの不整脈はD区分，中程度以上の有意な病態が残っている術後先天性心疾患や中等度以上のリスクの不整脈はC区分，といった具合である．症状からみた運動制限は，一般的に，NYHA Ⅰ度で症状が無い場合にはD，E区分，NYHA Ⅱ度で軽度の労作で症状がある場合にはC，D区分，NYHA Ⅲ度で日常生活で症状がある場合にはB，C区分，NYHA Ⅳ度で何もしなくても症状がある場合にはA，B区分である．より詳しくは，専門医に相談することが大切である．

【就労】

AからD区分で学校生活を送った患者では，肉体労働に就くことは無理である．E区分で運動部は禁となっていた場合にも，肉体労働は注意が必要である．一般的に，定職に就いて有意義な日常生活を送るように勧めるが，就労に関しては患者の人生観によるところもある．

精神発達遅延がある場合には就労は困難なこともあるが，その場合には，いわゆる作業所などで働く道もある．

【結婚，出産】

結婚，出産に関しては，①出産が可能かという質問と，②子どもに心疾患がある可能性についての質問が多い．

回答は，個々の事例によって大きく異なり，①成人先天性心疾患専門医や，②遺伝相談外来の専門医を紹介する．胎児が心配なら，胎児エコーや羊水診断などの方法もある．

「病気を診断することについて、深く考えてみるのが本書の目的である」。この書き出しで始まる本書を手に取る読者には、難解きわまる診断学論を期待する向きもあるだろう。しかし、読み進めるうちに気づくのは、「古今東西の叡智を援用しつつ、そこで著者が語るのは、臨床という名の戦場を『診断』という陥穽にはまらずに、患者とともに生き抜く戦略だ」ということである。著者初、ユニークなサバイバル診断論！

● A5 頁218 2012年
定価2,625円（本体2,500円＋税5%）
[ISBN978-4-260-01590-5]
消費税率変更の場合、上記定価は税率の差額分変更になります。

構造と診断
ゼロからの診断学
岩田健太郎

診断とは何か？
根源的に、そして真摯に、患者と向き合い、診断に近づいていこうとする
岩田健太郎，初の診断論！

構造と診断 ゼロからの診断学

「診断」という罠を知り、次の一手を考える。
——岩田健太郎「初の診断論」

［著］岩田健太郎
神戸大学大学院医学研究科教授
（微生物感染症学講座感染治療学分野）
神戸大学医学部附属病院感染症内科診療科長

CONTENTS

1. 診断することを根源的に考える
2. 診断と自我
3. 正しい診断
4. 全体から考える——その1
5. 全体から考える——その2
6. 時間から考える
7. 帰納法であることを上手に使う
8. 誤診から学ぶという話——その1
9. 誤診から学ぶという話——その2
10. 現象をつかみとる難しさ
11. 自らの検査前確率をリッチにする——その1
12. 自らの検査前確率をリッチにする——その2
13. 教科書通りの患者は来ない？
14. ゲーム理論を臨床医学に活用する
15. 感度・特異度を語る時
16. 避難所診療における「診断」を考える
17. 定型と創意——その1
18. 定型と創意——その2
19. リンパ節腫脹とデジタル
20. 構造と名前
21. ゴールド・スタンダードは存在しない
22. 診断の本質とは何か？

〈鼎談〉差異と診断——
池田清彦・名郷直樹・岩田健太郎

医学書院
〒113-8719 東京都文京区本郷1-28-23
［販売部］TEL：03-3817-5657 FAX：03-3815-7804
E-mail：sd@igaku-shoin.co.jp http://www.igaku-shoin.co.jp 振替：00170-9-96693

第10章 心膜疾患

心膜疾患診断・治療の変遷
Transition in diagnosis and treatment of pericardial disease

合田亜希子　兵庫医科大学・循環器内科
増山　理　兵庫医科大学主任教授・循環器内科

【心膜の解剖】

　心膜は心臓と心臓につながる大血管の基部とをつつみこんでおり，その構造は線維性心膜と漿膜性心膜とからなる（図1）．線維性心膜は膠原線維に富む構造で，心膜の外層をなし，上方の大血管と下方の横隔膜と結合している．

　漿膜性心膜は臓側心膜（visceral pericardium）と，壁側心膜（parietal pericardium）からなる．壁側心膜は線維性心膜の内面を覆い，大血管基部で折りかえり臓側心膜となる．

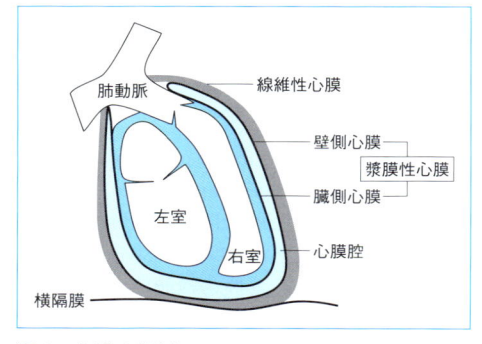

図1　心膜の解剖

　漿膜性心膜の壁側心膜と臓側心膜の間が心膜腔といわれ，正常でも少量の心膜液（15～50 mL 程度）を認め，潤滑性を保っている．

　心膜は心臓の保持，心臓の異常進展の抑制に働いており，心膜液には免疫活性物質なども含まれている．しかし，先天性心膜欠損や心膜切除後であっても無症状であることから，生命維持に直接は関与しないとされている．

【心膜疾患の概説】

　心膜疾患には急性心膜炎，収縮性心膜炎，心膜腫瘍など，そしてこれらの疾患による心膜液貯留，心タンポナーデといったものが挙げられる．

　心膜疾患の疫学については詳細に検討された文献は少なく，心膜炎は剖検例の1％にみられる，あるいは非虚血性胸痛患者の5％にみられるなどとされているものの，報告により一定していない．心膜疾患は種々の疾患に合併することが多く，心膜の異常による症状が認められずに経過することもあるため，詳細な頻度，予後を評価することは困難である．

　心膜疾患のなかで考えられる心膜炎の原因としては，原因不明の特発性のものが最多である．そのなかには診断に至らなかったウイルス性心膜炎が含まれると考えられる．過去には結核性のものが多かったが，現代では化学療法の発達により激減した．しかしHIV感染者の心膜液貯留に際しては結核性心膜炎が原因であることが多く，忘れてはならない

原因疾患の1つである．

【診断のポイント】

心膜疾患は時として致死的となるため，病歴・理学所見に合わせて，画像診断やカテーテル検査を組み合わせて迅速に診断することが大切となる．

心電図，胸部X線写真は異常の検出，経過観察のうえで重要である．心膜液を確認するには心エコー検査が有用であり，心膜穿刺においても必須の検査である．通常，心膜はエコーでは可視化できないが，5 mm以上になると観察できる．収縮性心膜炎で認められるseptal bounce，心タンポナーデで認められる僧帽弁通過血流速の吸気時の25%以上の低下，三尖弁通過血流速の吸気時の40%以上の低下など，血行動態の異常を知ることもできる．

収縮性心膜炎において，診断に苦慮する例においては，心臓カテーテル検査による「dip and plateau」の検出が重要である．治療経過や血行動態の変化を観察するには，非侵襲的検査である心エコーが非常に有用である．

昨今では，非侵襲的検査として，心エコー図検査に加えてCT/MRIによる心膜疾患の診断も確立されつつある．CT検査では，心膜は1.3～2.5 mm程度の線として観察できる．心膜自身の肥厚の他，石灰化を正確に評価できることを利用して，収縮性心膜炎で認められるfocalな石灰化の観察にも適している．心囊液の性状に関しても，CT値から情報を得ることができる．しかし，(CT検査では)放射線被曝があることと，造影剤を用いる場合の腎機能に留意が必要である．

MRI検査では，T1強調像で心膜を観察することができる．軟部組織の観察に適しており，心臓全体の解剖学的理解も容易であるため，腫瘍・囊胞疾患の観察には適している．また，CT/MRIともに，シネループとして解析することで，血行動態に関する情報も得られるようになってきており，MRIではタギング法を使用した癒着範囲の評価も試みられている．また，現時点(2011年)では保険適応外であるが，急性心膜炎においてステロイド治療の効果判定にFDG-PETが有用であるという報告もある．

心不全診断に用いられるBNPは，心筋に異常を来す疾患を合併していなければ，心膜疾患のみではその上昇は軽度である．収縮性心膜炎では心膜剥離術適応決定において拘束型心筋症との鑑別が重要であるが，BNP上昇の程度が鑑別診断の1つとして有用であるとされている．

【治療方針】

心膜疾患の治療には大きな変遷はなく，急性心膜炎の場合には非ステロイド性抗炎症薬が基本である．効果不十分の際には，コルヒチンや副腎皮質ステロイドが使用あるいは併用される．収縮性心膜炎に対しては，内科的治療で症状のコントロールが困難な場合外科的心膜剥離術が唯一の治療法となる．

症状が進行すると手術死亡率が高まることから，手術時期決定の診断が重要である．心タンポナーデに際しては心囊ドレナージを行い，繰り返し貯留し心タンポナーデを来す場合には心膜開窓術を行う．

心膜疾患診断の進め方

Process of diagnosis in pericardial disease

春木伸彦　産業医科大学・第2内科学・学内講師
尾辻　豊　産業医科大学教授・第2内科学

【概説】

心膜は臓側心膜(visceral pericardium)と，壁側心膜(parietal pericardium)から構成される．この二層の心膜の間には心囊腔と呼ばれる間隙があり，正常では15～50 mL程度の心囊液が含まれる．心膜の機能は，心臓の保持や外部炎症の心臓への波及防止といった心臓の機械的保護などである．代表的な心膜疾患

としては急性心膜炎，心タンポナーデおよび慢性収縮性心膜炎などが挙げられる．

【急性心膜炎】

急性心膜炎は，心膜の急性炎症により生ずる疾患であるが，炎症が心膜にとどまらず，心膜下の心筋に及び，心膜心筋炎の臨床像を呈することもある．原因はウイルス性や特発性が多いが，胸部外科術後や悪性腫瘍に対する放射線治療によるものも増加している．

1．診断の進め方

①特徴的な胸痛，②心膜摩擦音の聴取，③心電図変化，④新規または増加する心囊液，のうち少なくとも2つの所見があれば急性心膜炎を疑う．

2．胸痛

胸痛は，胸骨後部または前胸部の鋭く激しい痛みが特徴的で，深吸気，咳嗽，仰臥位などで増強する．痛みは一方または両側の僧帽筋方向へ放散する．呼吸による胸痛の増強により，浅い頻呼吸となり呼吸困難を訴えることがある．

3．心膜摩擦音

心膜摩擦音は炎症を起こした臓側心膜と壁側心膜の摩擦によって発生し，高調性で，「ひっかくような」とか「こすれるような」音と表現される．多くは一過性であるため注意深く繰り返し聴診することが重要である．心膜摩擦音は，①心房収縮期，②心室収縮期，③拡張早期，の3つの成分から構成されるが，3つの成分すべてが存在するのは約半数程度である．

4．心電図

心電図は経時的に変化し4期に分類される．第1期は，発病初期にaV_Rを除く全誘導で上に凹のST上昇を認める．またPRの低下は急性心膜炎に特異的であるが，その頻度は低い．第2期はST変化とPR変化が基線に戻り，第3期でT波が陰転化し，第4期には正常化する．第1期の変化は約80%の症例で確認されることから診断的価値が高い．

5．血液検査

白血球増多，血沈亢進，CRP上昇などの炎症所見を認める．心筋に炎症が及んだ場合は，トロポニンやCK-MBなどの心筋逸脱酵素の上昇も認める．

6．心エコー検査

心囊液貯留の評価に非常に有用な検査である．心囊液は心囊腔内のecho-free spaceとして観察される．また，治療効果判定や経過観察にも有用であることから，急性心膜炎を疑った場合は必須の検査である．

7．心臓CT／心臓MRI

心囊液の検出や心膜厚の測定に活用できる．心臓MRIにおけるガドリニウム遅延造影で，正常の心膜は水分含有量が少ないため黒く描出されるのに対し，炎症性心膜はガドリニウムの造影効果を認める．これは急性心膜炎における最も診断精度の高い所見である．

【心タンポナーデ】

心囊液は，緩徐に増加する場合は，心膜が徐々に伸展できるため多量の心囊液が貯留しても心囊内圧の上昇はほとんどない．しかし急速に増加すると，たとえ100 mL程度の貯留であっても，心膜が伸展していないため心囊内圧が上昇する．このように心囊内圧の上昇により，右心室と右心房が圧排され高度の拡張障害を来し，静脈還流量の著明な減少による心拍出量や血圧の低下を来すことを心タンポナーデという．

1．診断の進め方

身体所見はBeckの三徴（①血圧低下，②頸静脈怒張，③心音の微弱化）が有名である．また胸痛，呼吸困難，動悸，易疲労性など様々な症状を呈することもある．奇脈は吸気時に収縮期血圧が10 mmHg以上低下する現象で，この存在が心タンポナーデの診断において極めて重要である．

2．奇脈の病態生理

正常では，吸気時に胸腔内圧が5〜7 mmHg低下し，心囊内圧も同じように低下

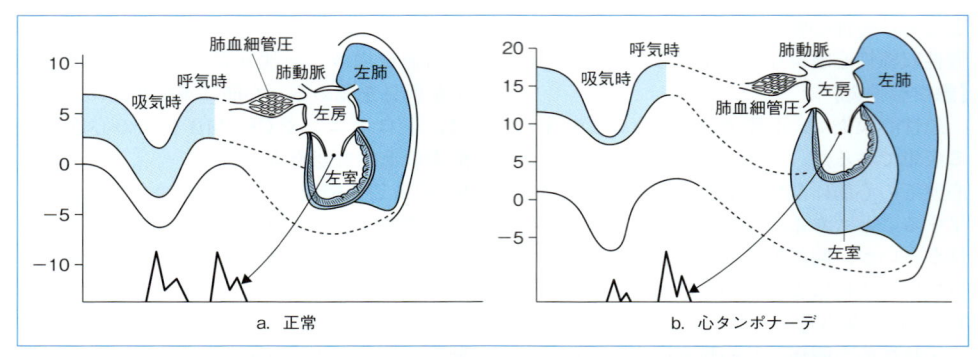

図1 正常および心タンポナーデにおける胸腔内圧，肺毛細管圧，心嚢内圧の呼吸性変動と左室流入血流速波形の関係

図の斜線部分は肺毛細管圧（PC）と左室拡張末期圧の差を示している．吸気時に胸腔内圧は5～7 mmHg低下し，正常では心空内圧も同じように低下する．心タンポナーデでは吸気時の胸腔内圧低下が心腔内に伝わりにくいため，結果としてPCとLVの圧較差は小さくなり，その結果左室流入血流量は少なくなる．呼気時には左室流入血流は回復する．

する．しかし，心タンポナーデでは心嚢内圧が左室拡張末期圧レベルまで上昇し，胸腔内圧の変化が心膜腔に伝わりにくくなる．その結果，吸気時に低下した肺毛細管圧と左室拡張末期圧の圧較差が小さくなり，肺静脈からの還流が減少し，結果として左室流入血流量が減少することで吸気時に左室一回拍出量が減少する（図1）．この現象が奇脈としてとらえられる．ただし奇脈は心タンポナーデに特異的な所見ではなく，収縮性心膜炎や右室梗塞，拘束型心筋症，COPDや気管支喘息などでもみられる．

3．心エコー検査

心嚢内圧上昇によって，①拡張末期の右房虚脱（RA collapse）と，②拡張早期の右室虚脱（RV collapse）が認められる．心周期の1/3以上持続するRV collapseは，非常に感度・特異度の高い所見である．さらに，静脈圧上昇を反映し，下大静脈拡大と呼吸性変動の消失が認められる．また，ドプラ所見では，両心室流入血流速波形の呼吸性変動が増大する．拡張早期流入血流速波形（E波）が，吸気時に右心系での増加や，左心系で15％以上の減少があれば，診断に役立つ所見とな

る．また，開心術後は凝血塊が右房壁，右室壁を圧迫し，心タンポナーデと同様の血行動態（coagula tamponade）をとることがある．

【慢性収縮性心膜炎】

収縮性心膜炎は心膜の線維性肥厚，心外膜との癒着により心臓の拡張障害を来す疾患である．原因不明（特発性）が最も多いが，開心術後，放射線治療後も主な原因となる．

1．診断の進め方

心膜の線維性肥厚，石灰化，心外膜癒着に基づく心臓の拡張障害に起因する状態を診断することが重要である．身体所見は，頸静脈怒張，肝腫大や腹水による腹部膨満感，食欲不振，下腿浮腫などの右心不全症状が主体となる．正常とは逆に吸気時に頸静脈怒張が増強するKussmaul徴候，頸静脈怒張が拡張早期に虚脱するFriedreich徴候，高調な拡張早期の過剰心音（心膜ノック音）などがしばしば認められる．

2．胸部X線，胸部CT／胸部MRI

心膜の石灰化，肥厚を検出できるが，実際には収縮性心膜炎の1/4程度と検出頻度は高くない．心膜の肥厚はびまん性に及ぶ場合もあるが，限局する場合もある．

3．心エコー図検査

心室内腔の狭小化と両心房の拡大，および右房圧上昇に伴う肝静脈の拡大，下大静脈の拡張と呼吸性変動の低下を認める．典型例では心膜肥厚や石灰化によるエコー輝度上昇を認める．また心室中隔は吸気時に左室側へ，呼気時に右側側へ偏移する Septal bounce を認める．パルスドプラ法による左室流入血流速波形は，血行動態を反映し，拡張早期急速流入波（E 波）の増高と，E 波減衰時間の短縮，心房収縮期波（A 波）の減高がみられ拘束型パターンを呈する．また E 波，A 波ともに吸気時に減高し，呼気時に増高し，この呼吸性変動が 25％ 以上あり，さらに肝静脈血流波で呼気開始時の著明な拡張末期逆流波を認めれば，血行動態的に収縮性心膜炎と診断できる．

4．心臓カテーテル検査

両心室の心内圧同時測定で，拡張期右房圧，右室圧，左房圧（肺動脈楔入圧），左室圧はいずれも上昇し，5 mmHg 以下の差でほぼ同等の圧になる．心室圧曲線では拡張早期の dip and plateau パターンがみられる．右房圧は収縮期の x 谷と深い y 谷が顕著になる．

急性心膜炎，原発性非特異性心膜炎およびウイルス性心膜炎

Acute pericarditis, Idiopathic pericarditis and Viral pericarditis

大倉宏之　川崎医科大学准教授・循環器内科

【概念】

心臓は心膜 pericardium に覆われている．その心膜に急性炎症を来す疾患が急性心膜炎 acute pericarditis である．心膜には，心臓表面を直接覆っている臓側心膜 epicardium と，さらにその外側を覆う壁側心膜 pericardium が存在する．両者は連続しており，折り返すことによってその間に腔を形成する．これが，心膜腔である．心膜腔には正常例でも，約 15～50 mL 程度の心膜液 pericardial effusion が貯留している．急性心膜炎の原因はさまざまであるが，その大多数（90％以上）は原発性（特発性）である．しかし，これらには原因ウイルスの同定されなかったウイルス性心膜炎が多数含まれていると考えられる．ここではウイルス性心膜炎を含む原発性心膜炎について述べる．

【病態】

すでに述べたごとく，心膜の炎症がその病態である．急性心膜炎は単独で起こる場合もあるが，全身疾患の一部分症状として起こる場合もある．心膜の炎症により胸痛，心電図異常，心膜液貯留などを来す．

【診断のポイント】

胸痛を来す例では急性心膜炎がその鑑別診断に含まれる．診断のポイントには，特徴的な症状と心電図所見が重要である．

1．病歴聴取

胸痛を訴える例において，その性状を以下の通り詳細に聴取する．

- ❶ **部位**：前胸部
- ❷ **誘因**：労作と無関係だが，体動時や吸気時，仰臥位に増強し，前屈位で軽快する．
- ❸ **放散痛**：肩や腕に放散痛を認める場合がある．特徴的な放散痛は両側僧帽筋の辺縁に認める．
- ❹ **先行感染の有無**：感冒などのウイルス感染に引き続いて発症する例があるので，先行する感冒症状や発熱の有無は重要な所見である．

胸痛以外の症状，例えば呼吸困難，発熱を主訴に受診する例もあるので注意が必要である．

他の原因による心膜炎では，（悪性腫瘍や自己免疫疾患などの）既往歴や放射線治療歴，職業歴などの聴取も重要である．

2. 身体所見

聴診上，心膜摩擦音（pericardial friction rub）を聴取する．心膜摩擦音は心室収縮期，拡張早期，心房収縮期3時相に聴取される．特徴的な rub は，「シュッシュッシュッ」という汽車が走行する際の音（locomotive sound）や雪の上を歩行する際の音に例えられる．初診時には聴取されなくても，経過中に聴取される場合があり，急性心膜炎を疑った場合は繰り返し聴診を行うべきである．経過中にその85％に聴取される．症状同様，前屈位で聴取されやすい．大量に心膜液が貯留すると，心膜摩擦音は聴取されなくなる．また，心タンポナーデを来すと，頸静脈怒張，低血圧，心音微弱（Beck の三徴），頻脈，奇脈（吸気時に血圧が10 mmHg 以上低下），Kussmaul 徴候（吸気時に頸静脈怒張が増強）を認める．

3. 心電図所見

心電図では以下の所見を特徴とする．

a．ST 上昇

最も感度の高い心電図所見である．aV_R と V_1 を除く広範囲の誘導で上に凹の ST 上昇を認める．限局性の心膜炎では，ST 上昇が一部の誘導に限局する場合もある．虚血性 ST 上昇との鑑別は，急性心膜炎では冠動脈の支配領域に限局せず，より広範囲の誘導で変化がみられること，レシプロカルな ST 低下を伴わないことなどで鑑別可能である．早期再分極との鑑別も，ST 上昇のみられる誘導が広範囲であることから可能である．

b．PR 低下

急性心膜炎の82％の例で認める．特異度の高い心電図所見である．心膜下心房の障害により起こる．aVR では PR 上昇を認める．身体所見上 friction rub を聴取せず，心電図上 ST 上昇を認めない急性心膜炎では PR 低下が唯一の所見である場合がある．

c．低電位，交互波

大量に心膜液貯留を来した場合は，低電位，電気的交互脈を認める．

4. 胸部 X 線所見

胸部 X 線写真には特徴的な所見はない．大量に心膜液貯留を来した場合には，心拡大を認める．合併する胸膜炎による胸水貯留を認める場合もある．肺うっ血を認めた場合は，心筋炎の存在を疑うべきである．

5. 心エコー検査所見

心エコー上は異常所見を認めない．少量の心膜液貯留を認める場合もあるが，認めなくても急性心膜炎は否定できない．大量に心膜液貯留を来せば，振り子様運動や右室のコラプスなどの心タンポナーデの所見を呈する．

6. 血液検査所見

多くの場合，中等度の炎症所見（白血球増多，CRP 上昇，赤沈亢進）を認める．約80％の例で初診時に高感度 CRP の上昇を認め，発症1週間後に高感度 CRP が陽性であった例の再発率は高い．白血球の著明な左方移動を伴う高度の炎症所見を認めた場合は，他の疾患や細菌性心膜炎を疑うべきである．心筋逸脱酵素は上昇しない．CPK や CK-MB が持続的に高値をとる場合には，急性心筋炎の合併を疑う．血中トロポニンは約35～50％の症例で陽性となる．心筋障害ではなく心外膜の炎症がその原因である．血中トロポニン陽性は1～2週間以内に正常に回復し，予後とは関連しない．ウイルス抗体値の測定は陽性率が低く，また結果によって治療方針が変わることはないため，必ずしも施行する必要がない．行うとすれば，急性期と慢性期（2週間後）のペア血清を用いて，ウイルス抗体価が4倍以上上昇した場合を陽性と判断する．

【鑑別診断】

胸痛，心電図での ST 上昇からは，急性心筋梗塞，急性心筋炎，たこつぼ型心筋障害を鑑別する必要がある．急性心筋梗塞では ST 上昇の部位に一致した局所壁運動異常が存在する．心エコーで心室壁の浮腫状肥厚を伴うびまん性壁運動異常を認める場合や，心電図で伝導障害を認める場合には，急性心筋炎を

疑う．たこつぼ型心筋障害では心尖部に限局した特徴的な局所壁運動異常を認める．急性心膜炎のうち，女性，38℃以上の発熱，亜急性の経過，トロポニンの上昇がみられない，非ステロイド性消炎鎮痛薬(NSAIDs)が無効である，などの所見があった場合には特発性やウイルス性以外の原因によるものが疑われる．

【治療方針】

特発性やウイルス性の急性心膜炎は通常は一過性のものであり，多くの場合はその予後は良好である．38℃以上の発熱，亜急性の経過，大量の心膜液貯留，心タンポナーデを合併，NSAIDが無効な場合は予後不良である．

治療の中心は，消炎鎮痛薬などによる対症療法である．投与量や投与期間については確立した指針はないが，十分な用量を炎症所見(CRP値)が陰性化するまでしっかり使用するべきである．約15～30%の例で再発する．

【治療法】

1．薬物療法

a．NSAIDs

NSAIDsを短期間(1～4日間)投与することで，通常は疼痛，炎症のコントロールが可能である．効果がなければ特発性やウイルス性以外の原因を疑うべきである．

処方例 下記のいずれかを用いる．

1) ロキソニン錠(60 mg)　3錠
   ムコスタ錠(100 mg)　3錠
   (分3)
2) バファリン配合錠A錠(330 mg)　2～3錠　分2～3
   タケプロンOD錠(15 mg) 1錠　分1 朝

b．コルヒチン

NSAIDsと併用もしくは単独で用いられる．再発例に対してNSAIDsと併用することによって，再々発率を下げる．

処方例

コルヒチン錠(0.5 mg)　1～2錠　分1～2
(体重70 kg未満では1錠が推奨)
保外　効能・効果

c．副腎皮質ステロイド

再発例，難治例，大量の心膜液貯留例では副腎皮質ステロイドが使用される．初発例では，低用量(0.2～0.5 mg/kg/日)を2週間，再発例では同量を4週間投与し，1～2週間毎に2.5～5 mgずつ漸減する．漸減する際にはアスピリンやコルヒチンを併用する．

処方例　体重60 kgの場合

プレドニン錠(5 mg)　12～30 mg/日
(低用量)

2．非薬物療法

心膜穿刺：大量の心膜液貯留，心タンポナーデ合併時には心膜穿刺を考慮する．

■ 入院・専門医へのコンサルテーション

- 治療方針に述べた予後不良を示唆する所見を認めた場合は入院治療もしくは専門医へのコンサルテーションを考慮する．

■ 患者説明のポイント

- 多くは一過性で予後良好であることを説明する．

結核性心膜炎

Tuberculous pericarditis

大倉宏之　川崎医科大学准教授・循環器内科

【概念】

結核菌Mycobacterium tuberculosisの感染による心膜炎を，結核性心膜炎と呼ぶ．先進国では急性心膜炎の約4%を占めるにすぎないが，アフリカでは約70～80%を占め，心膜炎の大多数を結核性心膜炎が占める．特にHIV感染例では90%が結核性である．

【病態】

　縦隔リンパ節の結核病巣や腹膜結核から直接心膜に感染が波及することによって発症する場合と，全身への血行性感染の一症状として発症する場合がある．結核の剖検例ではその約1％に認められ，肺結核患者の1〜2％に合併する．

　感染後の経過は以下の4段階である．
① 結核菌周囲に多形核白血球が集積し，フィブリン析出を伴う．マクロファージやリンパ球の器質化による初期段階の肉芽腫形成をきたす
② 単球やマクロファージを中心とするリンパ液からなる漿液血液状の浸出液が心膜腔に貯留する
③ 心膜液が吸収され，肉芽の器質化やフィブリン，コラーゲンによる心膜の肥厚から線維化へと至る
④ 線維化した壁側心膜，臓側心膜が瘢痕収縮し，石灰化を来す．慢性期には高率に収縮性心膜炎へと至る

【診断のポイント】

1. 病歴聴取

　慢性の咳，血痰，微熱，体重減少などの結核を疑う所見があるかどうかを聴取する．結核の既往歴や家族歴も参考になる．HIV 感染の有無についても聴取する．

2. 身体所見

　基本的には特発性，ウイルス性心膜炎と同様である．約10％の例で心タンポナーデを認める．

3. 心電図所見

　ほぼ，全例で心電図異常を呈する．非特異的 ST-T 変化が最も多い．急性心膜炎に特徴的な ST 上昇，PR 低下は10％の例にしか認めない．大量に心膜液貯留を来した場合は，低電位，電気的交互脈を認める．心房細動を4％に認める．

4. 胸部 X 線写真，CT，MRI

　結核性心膜炎の約90％の例では，心膜液貯留による心陰影の拡大を認める．また，約30％の例では活動性肺結核の陰影を，約40〜60％の例では胸水貯留を認める．胸部 CT 検査ではほぼ全例に縦隔リンパ節腫脹を診断可能である．

5. 心エコー図検査所見

　フィブリン様の析出物を含んだ心膜液貯留を認める．

6. 検査所見

　赤沈亢進やツベルクリン反応陽性などの結核を示唆する所見を認める．ただし，これらは非特異的所見であり，結核性心膜炎の診断には直接つながらない．また，全身結核感染例や胸膜炎合併例では，リンパ球の動員によりツベルクリン反応が陰転化する場合もある．HIV 感染の有無もチェックする．

7. 心膜液検査

　確定診断には，心膜液穿刺による心膜液の検査が最も有用である．穿刺液は約80％の例では血性の滲出性心膜液である．細胞分画ではリンパ球と単球有意の白血球増多を認める．抗酸球染色により直接結核菌を証明することができるが，その陽性率は0〜42％とばらつきがある．また，結核菌培養により菌を証明可能である．PCR 法により結核菌の DNA を検出する方法もある．ただし，心膜液ではその診断感度は15％と低い．Adenosine deaminase（ADA），リゾチーム値が高値となる．ADA 値 35 U/L をカットオフ値とすると，感度90％，特異度74％で，リゾチーム値 6.5 μg/dL をカットオフ値とすると，感度100％，特異度91％で，それぞれ結核性心膜炎の診断が可能である．

8. 心膜生検

　心膜液から結核感染が証明されない場合や，心膜液貯留が少量で穿刺が困難な場合には心膜生検を考慮する．ただし，診断感度は10〜64％にすぎないため，陰性であっても否定できない．PCR 法による DNA 検出の感度は80％と高いため診断的価値はある．

9. その他の部位からの結核菌検出

　喀痰検査は10〜55％の例で，抗酸菌染色

や培養により結核菌が陽性となる．心膜液や喀痰から結核菌が証明されない場合は，胃液や尿培養を考慮する．

【治療方針】

抗結核薬治療がその中心となる．かつては死亡率が80～90％と高かったが，抗結核薬治療により，死亡率は8～17％（非HIV陽性例），17～34％（HIV陽性例）へと低下した．イソニアジド（INH），エタンブトール（EB）〔またはストレプトマイシン（SM）〕，リファンピシン（RFP）の3剤にピラジナミド（PZA）を加えた4剤併用療法を2か月間継続し，以後RFP，INHを4か月間継続して合計6か月間治療を行う．PZAが使用できない場合は，INH＋EB＋RFPを2～6か月間，その後INH＋RFPを合計9か月経過するまで継続する．抗結核薬は原則として1日1回投与とする．

副腎皮質ステロイドホルモンの有用性については確立していない．抗結核薬治療を行っても，慢性期の収縮性心膜炎発症率は変わらない．

【治療法】

1．薬物療法

抗結核薬：INH：5～10 mg/kg（1日最大300 mgまで），EB：15～25 mg/kg（1日最大750 mgまで），RFP：10～20 mg/kg（通常450 mg，1日最大600 mgまで），SM：15～50 mg/kg（1日最大1,000 mgまでを週2回注射），PZA：15～30 mg/kg（1日最大1,200～1,500 mgまで）

処方例　最初の2か月間は下記を用いる．

1）イスコチン錠（100 mg）　3錠
2）エブトール錠（250 mg）　3錠
3）リファジンカプセル（150 mg）　3カプセル
4）ピラマイド原末（1,500 mg）
（分1　朝）

処方例　後半の4か月間は下記を用いる．

1）イスコチン錠（100 mg）　3錠
2）リファジンカプセル（150 mg）　3カプセル
（分1　朝）

2．非薬物療法

①心膜穿刺
②心膜生検，心膜切除（収縮性心膜炎合併時）

■ 入院・専門医へのコンサルテーション

- 結核性心膜炎を疑った場合には原則として入院治療を要する．肺結核などの可能性も考え，呼吸器内科医にもコンサルテーションが必要である．排菌の有無が確認できるまでは個室での隔離とN95マスク着用を行う．
- 感染症の予防及び感染症の患者に対する医療に関する法律第12条第1項および第14条第2項に基づく届出が必要である．

■ 患者説明のポイント

- 抗結核薬による長期間の治療が必要になること，治療を行わなければ予後不良であることを説明する必要がある．
- 治療後も収縮性心膜炎となる可能性が高いことも説明しておいたほうがよい．

尿毒症性心膜炎

Uremic pericarditis

高橋伸幸　島根大学学内講師・内科学第四
田邊一明　島根大学教授・内科学第四

【概念】

尿毒症性心外膜炎は，1970年代では慢性腎不全患者の約35％に合併すると報告されていたが，透析治療が発達した今日では減少傾向となっている．しかしながら，維持透析患者の透析困難の一因となったり，発見・対処が遅れ，心タンポナーデを生じると時に致死的である．そのため，透析導入前後の腎不

全患者や維持透析患者において，依然として注意が必要な病態である．

透析前の末期腎不全患者や透析導入前後8週間以内に発症するものを狭義の尿毒症性心膜炎（uremic pericarditis），維持透析開始8週以降に発症するものは透析関連心膜炎（dialysis-associated pericarditis）と定義されている．

【病態】

尿毒症性心膜炎の原因はいまだ明確には解明されてはいない．しかし，透析導入や維持透析の強化にて改善することが多いため，尿毒症によって蓄積された代謝物質に由来するものと推測される．しかし，心膜炎発症とBUN, Crea値には明確な相関はないともいわれている．体液過剰，免疫能低下，低栄養，自己抗体，副甲状腺機能亢進症，高尿酸血症，血小板機能の異常と線溶活性の低下，毛細血管の透過性亢進，ヘパリンなどの抗凝固薬による出血傾向の関与など複数の要因が示唆されている．

病理学的には線維素性心膜炎（fibrinous pericarditis）の像を呈し，心囊液貯留，心膜肥厚，癒着などの病態を生じる．心囊液は基本的に滲出性であるが，血性を呈することも多い．これは心膜に生じた炎症により臓側・壁側心膜に新生血管が発生し，それらが破裂することにより生じるとされ，透析時の抗凝固剤も増悪因子と考えられている．尿毒症性心膜炎で心タンポナーデを生じる症例では，約半数で心囊液が血性であるとも報告されている．

【診断のポイント】

症状としては，胸痛，発熱，呼吸苦，全身倦怠感などがあるが，尿毒症性心膜炎の場合は無症状で経過し，偶然に心エコーにて診断される無症候性心囊液貯留の症例も多い．

1. 聴診所見

心膜摩擦音が聴取されることもある．表在性でひっかくような雑音で，前胸部，特に胸骨左縁から心尖部を最強点として，前傾姿勢で最も聴取される．典型的には心室収縮早期，拡張早期，心房収縮期に一致した3相成分からなり，機関車雑音（locomotive murmur）と呼ばれる．なお，心膜摩擦音は，心囊液貯留が多量になるとむしろ聴取されなくなる．

心タンポナーデを生じると，静脈圧の上昇（頸静脈怒張，肝腫大，下腿浮腫など），血圧低下，心音微弱というBeckの三徴に加えて，吸気時に収縮期血圧が10 mmHg以上低下する奇脈を認める．

2. 心電図

尿毒症性心膜炎に特徴的な心電図変化はなく，他の心膜炎と同様に広範な誘導にてST上昇を認めることもあるが，非特異的なST-T変化の場合も少なくない．大量の心囊液貯留を生じると低電位や電気的交互脈を呈する．

3. 胸部X線写真

心囊液の貯留により巾着型の心陰影の拡大を認める．

4. 心エコー

心囊液の貯留状態や，心タンポナーデの有無の評価そして心囊ドレナージのガイドとしても有用である．なお，前述のように無症状に経過している症例が多数あるため，慢性腎不全患者や維持透析患者には定期的な心エコー検査が必要である．

5. 心膜穿刺

心タンポナーデに対するドレナージとしてのみでなく，鑑別診断としての起因菌検索，細胞診などの心囊液の性状把握などの目的にて施行する．

【鑑別診断】

尿毒症性心膜炎の診断は，心膜炎の症状，所見を伴う透析導入前後の腎不全患者において，悪性腫瘍や感染症，膠原病，甲状腺機能低下症，心筋梗塞，大動脈解離など，様々な鑑別疾患が除外されて初めて下される．透析患者は免疫機能の異常が指摘されており，透析患者の死亡原因の第2位は感染症で，その

なかでもわが国における透析患者の結核の合併率は，約5％と一般人に比べて著しく高い．したがって，細菌感染については，一般細菌だけでなく，必ず結核菌の検索が必要であり，結核菌の塗抹培養だけでなく，PCRやアデノシンデアミナーゼ（ADA）の測定も必ず行う．

【治療方針】

尿毒症に関連する代謝物質の蓄積が原因と考えられるため，保存期の腎不全患者に対しては時期を逸することなく，透析導入を行うことが肝要である．保存期腎不全患者の尿毒症性心膜炎の場合，透析導入にて80％以上の改善が報告されている．また，維持透析患者の場合は適正透析を目指すことである．透析不足解消のためには，①透析回数の増加，透析時間の延長，血流量の増加，中分子物質の除去効率のよい透析膜を選択すること，②ヘパリンなどの抗凝固剤による血性心囊液の助長の可能性を考慮して，透析時には全身ヘパリン化を避け，ナファモスタットメシル酸塩や低分子ヘパリンを使用することなどが挙げられる．また，ドライウエイトの適正化や栄養状態の改善，貧血の改善も重要である．

薬物療法としては，非ステロイド系抗炎症薬（インドメタシンなど），ステロイドの内服などが有効な場合もあるが，否定的な報告もあり，現時点では積極的には推奨されていない．他にコルヒチンが有用との報告もある．ステロイド（トリアムシノロンなど）の心膜腔内注入が，心膜液の吸収を促進して有効との報告もあるが，やはり感染の可能性を高めるという否定的見解もあり，現時点では積極的には推奨されていない．

心膜穿刺術は，心タンポナーデが出現した場合や，原因検索のための心囊液採取の際，そして透析導入，強化，薬剤治療にて改善しない場合に施行される．

心膜切開術は心膜穿刺術により排液が十分でない場合，心膜穿刺が困難な場合，心膜穿刺排液後に心膜液が再貯留する場合は心膜切開術の適応である．尿毒症性心外膜炎は約12％が収縮性心外膜炎に進展するとも報告されているため，定期的な心エコーによる経過観察が必要である．収縮性心膜炎を呈した場合は安静，塩分制限，利尿薬により軽減することがあるが，心膜切除術が唯一の根本的治療である．なお，尿毒症性心膜炎の再発は約15％と報告されており，再発を繰り返す例では，心膜切開術，心外膜切除術などの処置の検討が必要である．

■ 入院・専門医へのコンサルテーション
- 透析導入前後の腎不全患者で，胸痛・発熱・呼吸苦などの症状を訴え，心囊液貯留を認めた場合は尿毒症性心膜炎を疑い，専門医への紹介が望ましい．

■ 患者説明のポイント
- 尿毒症性心膜炎は透析導入前後の腎不全患者に生じる心膜炎であり，時に心タンポナーデを来すことから，治療することが重要である．

■ 医療スタッフへの指示
- 尿毒症性心膜炎は，悪性腫瘍や感染症（特に結核），膠原病，甲状腺機能低下症などが除外されて初めて診断が下されるので，鑑別診断が非常に重要である．なお，心タンポナーデを生じている場合は緊急心囊穿刺・排液が必要である．

化膿性心膜炎
Purulent pericarditis

高橋伸幸　島根大学学内講師・内科学第四
田邊一明　島根大学教授・内科学第四

【概念】

感染性心膜炎とは，表1にあるような種々の病原体による心膜炎の総称である．そのなかで化膿性心膜炎とは，心囊液が膿性を呈する心膜炎であり，通常は細菌感染によるものを指す．細菌感染による心膜炎は一般的には

表1 感染性心膜炎

1. 細菌性：ブドウ球菌，肺炎球菌，連鎖球菌，髄膜炎菌，結核菌など
2. ウイルス性：コクサッキーウイルス，エコーウイルス，アデノウイルスなど
3. 真菌性：ヒストプラズマ，コクシジオイデス，カンジダ，アスペルギルスなど
4. 原虫性：赤痢アメーバ，トキソプラズマなど
5. 寄生虫性：包虫（*Echinococcus*），フィラリア，住血吸虫など

膿性を呈するが，結核性心膜炎は漿液性滲出液であることが多い．そこで，結核性心膜炎は他項（⇒575頁）を参照していただき，本項では細菌性心膜炎について述べる．

細菌性心膜炎は，発症頻度は低いものの劇症型の経過をとることが多く，放置すると急速に進行し致命率が高い．今日でも，治療しなかった場合は致死率100％，治療を行っても40％といわれており，予後不良な疾患である．したがって的確かつ迅速な診断・治療開始が求められ，心囊ドレナージなどの処置を躊躇せずに施行する必要がある．

【病態】

起因菌としては，ブドウ球菌（*Staphylococcus*），肺炎球菌（*Pneumococcus*），連鎖球菌（*Streptococcus*），髄膜炎菌（*Neisseria meningitis*）などがあるが，近年はメチシリン耐性ブドウ球菌（MRSA）や嫌気性菌の増加も指摘されている．

心外膜への細菌の感染経路としては，①隣接する肺における細菌性肺炎や膿胸からの直接伝播，②胸部外科手術，胸部外傷後の術後感染巣よりの波及，③感染性心内膜炎からの波及（特に弁輪部膿瘍の心膜腔への破裂など），④横隔膜下感染巣からの波及，⑤菌血症における血行性感染などがあるが，稀に⑥歯周膿瘍や扁桃周囲膿瘍からの波及もある．

一般的に，健常人の発症は稀とされ，糖尿病や悪性腫瘍，HIV感染などによる易感染性状態が基礎にあることが多い．

【診断のポイント】

細菌性心外膜炎は非常に急速な経過をとることが多く，高熱や悪寒戦慄，胸痛，呼吸困難などの症状を呈し，ほとんどの症例が頻脈を呈する．急速な病状進行から心タンポナーデを生じると，静脈圧の上昇（頸静脈怒張，肝腫大，下腿浮腫など），血圧低下，心音微弱というBeckの三徴に加えて，吸気時に収縮期血圧が10 mmHg以上低下する奇脈を認める．

1. 聴診所見

心膜摩擦音が聴取されることもある．表在性でひっかくような雑音で，前胸部，特に胸骨左縁から心尖部を最強点として，前傾姿勢で最も聴取される．典型的には心室収縮早期，拡張早期，心房収縮期に一致した3相成分からなり，機関車雑音（locomotive murmur）と呼ばれる．なお，心膜摩擦音は心囊液貯留が多量になるとむしろ聴取されなくなる．

2. 血液検査

核左方偏位を伴う白血球増加が，ほとんどの例で認められる．CRP上昇，血沈の亢進を認める．なお，起因菌同定のための血液培養も必要である．

3. 心電図

細菌性心外膜炎に特徴的な心電図変化はなく，他の心膜炎と同様に広範な誘導にてST上昇を認めることもあるが，非特異的なST-T変化の場合も少なくない．大量の心囊液貯留を生じると低電位や電気的交互脈を呈する．

4. 胸部X線写真

心囊液の貯留により心陰影の拡大を認める．大量になると巾着型を呈する．稀にガス産生菌感染の場合は気体と心囊液との液面を認める．

5. 心エコー

心囊液の貯留状態評価や，心タンポナーデの有無を評価するのに重要である．また，心囊ドレナージのガイドとしても有用である．

6. 心膜穿刺

心囊ドレナージ，起因菌検索，心囊液の性

状把握などの目的にて施行する．心嚢液は滲出性で，白血球，特に好中球が著増する．心嚢液は糖濃度が低く，血糖との比は低値を示す．なお，一般細菌検査のみでなく，心嚢液中の嫌気性菌や結核菌，真菌も精査を行う．結核性心膜炎も疑われる場合は結核菌の塗抹培養だけでなく，PCRやアデノシンデアミナーゼ（ADA）の測定も必ず行う．ほとんどの症例では心嚢穿刺により得られた塗抹標本のグラム染色，培養により起因菌が同定できるが，10～20％の症例では起因菌の特定が困難であったとも報告されている．

【鑑別診断】

結核性心膜炎や真菌性心膜炎，ウイルス性心膜炎などの感染性疾患に加え，悪性腫瘍，尿毒症性心膜炎，膠原病随伴心膜炎などの鑑別が必要となるが，それぞれ他稿を御参照頂きたい．

【治療方針】

細菌性心膜炎が疑われたら，速やかに心嚢液ドレナージを行い，迅速に起因菌を同定し，感受性を明らかにして，適切かつ十分量の抗生物質投与が必要である．起因菌が同定できないか，培養結果を待つ間は，ブドウ球菌特にMRSAを想定して，バンコマイシンに加えて，フルオロキノロン系またはセファロスポリン系を併用する．

処方例 下記のいずれかを用いる（腎機能に応じて容量調整必要）．

1）塩酸バンコマイシン（注） 1回1g
1日2回 12時間毎
マキシピーム（注） 1回2g 1日2回
12時間毎
点滴静注
2）塩酸バンコマイシン（注） 1回1g
1日2回 12時間毎
シプロキサン（注） 1回400g 1日2回
12時間毎
点滴静注

心嚢内へのゲンタマイシンなどの抗生物質注入や心膜の癒着が強い場合はストレプトキナーゼやウロキナーゼによる心嚢内洗浄が有効なことがある．

感染性心膜炎の死亡の主な原因は，心タンポナーデ，感染のコントロール不良，収縮性心膜炎の併発があげられる．したがって，心嚢液ドレナージを早期に施行した方が，心タンポナーデや収縮性心膜炎の合併を防ぎ，予後が良いとされる．癒着の強固な場合や感染のコントロール困難，収縮性心膜炎併発時，再発を繰り返す場合などは心膜切除術も施行する．化膿性心膜炎は，今日も治療を行っても致死率40％と言われており，予後不良な疾患である．時期を逃さずに心嚢穿刺によって，心タンポナーデや収縮性心膜炎への移行を防ぎ，的確かつ迅速に起因菌を同定して，適切な抗生物質を十分量投与することが肝要である．

■ 入院・専門医へのコンサルテーション
- 化膿性心膜炎は非常に重篤な病態であり，疑われた場合はただちに専門医への紹介が必要である．

■ 患者説明のポイント
- 心外膜への細菌感染による心膜炎であり，十分な抗生物質による長期の加療が必要である．

■ 医療スタッフへの指示
- 化膿性心膜炎は非常に致死率の高い疾患であり，心嚢穿刺によるドレナージならびに起因菌同定を行い早急かつ適切な抗生物質による加療が必要である．

心膜切開後症候群

Postpericardiotomy syndrome

泉　知里　天理よろづ相談所病院・循環器内科・副部長

【概念】

開心術後に生じる心膜炎で，胸痛・発熱などウイルス性や特発性急性心膜炎と同様の症

状を開心術後に示す．広義には心筋梗塞後のDressler症候群やペースメーカ植え込み後の合併症，外傷後のものも含まれる．開心術後の5〜30％に生じるとされているが，重症度は様々で，軽症例は認識されていない可能性もあり，その正確な頻度は不明である．心膜切開による刺激が原因であるが，正確な機序は不明である．抗心臓抗体と抗ウイルス抗体の上昇が認められることが知られており，このことからウイルス感染に合併した自己免疫反応の関与が示唆されるとの報告もある．

【病態】
急性心膜炎と同様に，炎症による心膜液の貯留が認められる．開心術後1週間から数か月に生じるとされている．多くは自然寛解を示し，また抗炎症薬に対する反応もよいが，なかに心タンポナーデを起こす症例（約1％），再発例（10〜15％）もみられる．また，慢性期の収縮性心膜炎の発症に関与しているとの報告もあるが，一方で否定的な報告もある．

【診断のポイント】
開心術後に急性心膜炎を生じた状態の総称であるため，開心術後に心膜液貯留がみられ，発熱や胸痛など急性心膜炎の症状がみられ，他の原因（明らかな感染など）が明らかでなければ，臨床的に心膜切開後症候群と診断される．

1. 症状・身体所見
症状は，発熱，胸痛などウイルス性や特発性急性心膜炎と同様の症状を訴える．また心膜液貯留初期には，心膜摩擦音が聴取されることも同様である（⇒573頁，急性心膜炎の項参照）．胸膜にも炎症が起こり，胸膜摩擦音が聴取されることもある．呼吸困難や関節痛などの症状を伴うこともある．

稀に心タンポナーデを生じることがあり，その場合は心タンポナーデの症状，身体所見がみられる（⇒588頁，心タンポナーデの項参照）．

2. 検査
血液検査では，白血球の上昇，CRP上昇などの炎症所見がみられる．細菌感染症の除外のため，血液培養を施行する．心電図ではST上昇など，急性心膜炎と同様の変化を認める．胸部X線写真では，胸水貯留や，心拡大が認められる．心エコー検査で心膜液の貯留を確認することが診断において重要である．心タンポナーデや慢性期の収縮性心膜炎の診断にも，心エコー検査が有用であり，また，下記に示す鑑別診断のためにも有用である．心膜液の量が多く，治療に対する反応が悪い場合には，診断のために心膜液穿刺を施行して心膜液の性状を検査する必要がある．

【鑑別診断】
❶ **開心術後に胸痛を来す疾患**：術後の心筋梗塞・肺塞栓など
❷ **開心術後心膜液貯留を来す疾患**：細菌感染による心膜炎，出血・心嚢内血腫など
❸ **開心術後に発熱を来す疾患**：感染性心内膜炎や創部の感染など

【治療方針】
細菌感染が原因ではないため，当然抗菌薬の適応はない．基本的には自然に改善する病態であり，軽症例では安静のみで軽快する．疼痛のコントロール，炎症の抑制による心膜炎の改善を目的に非ステロイド系抗炎症薬（NSAIDs）を使用する．心膜切開後症候群では，NSAIDsに対する反応が良いことが特徴である．

さらにNSAIDsで十分な改善がみられなければ，ステロイドによる治療を行う．通常はステロイドに対する反応は良好であり，短期間で減量・中止することができる．コルヒチンは保険適応外であるが，心膜炎を繰り返す場合に考慮する．

多量の心嚢液貯留により心タンポナーデを生じた場合は，心嚢ドレナージなど心タンポナーデに準じた治療が必要になる（⇒588頁，心タンポナーデの項参照）．また，心膜液貯留を繰り返す場合は，心膜開窓術が必要になる

場合もある．

慢性期に収縮性心膜炎を起こした場合は収縮性心膜炎に準じた治療が必要となる（⇒586頁，慢性収縮性心膜炎の項参照）．

【治療法】
1．NSAIDs
処方例　下記のいずれかを用いる．

1) ブルフェン錠（100 mg）　6〜8錠/日　1日3〜4回に分けて内服
2) ロキソニン錠（60 mg）　3〜6錠/日　1日3〜4回に分けて内服

2．ステロイド
処方例

プレドニン錠（5 mg）　6〜12錠　1日1回2〜4日内服
反応が良好であれば漸減して1〜2週間程度で中止

腫瘍性心膜炎
Neoplastic pericarditis

泉　知里　天理よろづ相談所病院・循環器内科・副部長

【概念】
悪性疾患の浸潤により心膜液が貯留する．リンパ行性や直接浸潤が多い．原疾患の頻度は肺癌が最も高く，悪性リンパ腫，乳癌などがそれに続く．心膜液貯留による心タンポナーデが起こり，血行動態が悪化する場合は，心囊ドレナージが必要となってくる．悪性腫瘍の浸潤のため，心膜自体が肥厚してくる症例や腫瘤を形成する症例もみられる．

【病態】
心膜液貯留の速さは，緩徐なものから比較的急速に貯留するものまである．心膜液が少量であるにもかかわらず，血行動態の破綻を来すような急性心タンポナーデの経過をとるものは稀である．通常は心タンポナーデの状態では多量の心膜液が貯留している．緩徐に貯留する場合は，多量の心膜液が貯留していても症状が少なく，胸部X線写真などで心陰影の拡大により発見される場合もある．

繰り返す腫瘍性心膜炎に対して心膜内に薬剤を注入して心膜癒着術を施行した症例や，悪性腫瘍の浸潤のため心膜自体が肥厚してくる症例では，収縮性心膜炎の血行動態を起こす症例もある．

【診断のポイント】
悪性疾患を有する症例に，心膜液貯留や心膜肥厚がみられた場合，腫瘍性心膜炎を疑う．

1．症状・身体所見
症状は，前述のごとく心膜液の量とその貯留速度により様々であるが，多量の心囊液貯留により，心拍出量の低下，静脈圧の上昇が起こり，それに伴い血圧低下や心拍数の上昇がみられる．心タンポナーデになれば，奇脈やKussmaul徴候などの所見がみられる（⇒588頁，心タンポナーデの項参照）．

2．検査
多量の心膜液貯留例では，胸部X線写真で心拡大，心電図で低電位がみられる．胸部CTでも心膜液貯留や心膜肥厚を診断することができる．しかし，血行動態の把握を含めて最も有用な検査法は心エコー検査である．心膜液の量，性状の評価のみならず，下大静脈の拡大や右室・右房の虚脱の状態から，心タンポナーデの状態かどうかの診断が可能である．

心膜液の穿刺や心囊ドレナージを安全に行うために，エコーガイド下で施行することがすすめられている．腫瘍性心膜炎により貯留した心膜液では，細かい粒状エコーや実質様エコーがみられることがあり，それらの性状を観察することも診断に有用である．貯留している心膜液が腫瘍性のものかどうかの確定診断は心膜液を穿刺して，心膜液内に腫瘍細胞があることを確認する必要がある．しかし，検出されない場合も稀にあり，繰り返し

て検査を行ったり，心膜液の性状なども加味して臨床的に診断することもある．心膜液の性状は血性であることが多い．

【治療方針】

1. 心嚢ドレナージの目的・適応

多量の心膜液が貯留し心タンポナーデの状態になれば，心嚢ドレナージが必要となる．逆に，たとえ中等量以上の心膜液貯留が心エコー図検査で検出され，手技上穿刺が可能であっても，症状や血行動態に影響を与えていない場合は心嚢ドレナージの必要はない．

原疾患の予後，心嚢ドレナージが100%安全ではないこと，心嚢ドレナージ自体が根本治療ではないことを考えると，腫瘍性心膜炎の場合，無症状で血行動態が安定していれば，心嚢ドレナージの適応はない．ただし，心膜液が腫瘍性のものかどうかの診断が原疾患の治療方針に大きく関わる場合は，その診断の目的で心膜液の穿刺を行うことはある．

2. 心嚢内薬剤注入の適応

心嚢ドレナージを要するような心膜液貯留を繰り返す症例では，心膜液が貯留しないように心嚢内に薬剤を注入して癒着術を行うことがあるが，薬剤注入を行うか否かの明確な判断基準はない．これらの方針に関しても，通常原疾患の専門科の決定になり，循環器内科医が単独で決定することはない．最近では原疾患の予後が以前と比較して改善していることから，数か月後に収縮性心膜炎になりうる癒着術を行うことは稀である．少なくとも心膜癒着療法による予後改善を示した大規模試験は，ほとんどないのが現状である．

3. その他の病態に対する治療方針

繰り返す腫瘍性心膜炎に対して心嚢内に薬剤を注入して心膜癒着術を施行した症例や，悪性腫瘍の浸潤のため心膜自体が肥厚してくる症例で，収縮性心膜炎の血行動態を生じている場合，利尿薬などによる右心不全の治療が必要となる．

原疾患の予後を考えると，収縮性心膜炎に対する外科的な治療(⇒586頁，慢性収縮性心膜炎の項参照)の適応にはならないことが多い．腫瘍の浸潤により心膜に腫瘤を形成してくるような症例では，原疾患に準じた抗癌剤や放射線療法が行われることもある．これらの方針に関しても，原疾患の専門科の決定になる．

【治療法】

1. 心嚢ドレナージ

心嚢ドレナージは心エコーガイド下で行う(詳細に関しては，⇒588頁，心タンポナーデの項参照)．

2. 収縮性心膜炎発症例における治療

フロセミドを中心とした利尿薬による内科治療が中心となるが，過量投与は低心拍出量の原因となり，コントロールが難しい．

放射線治療後心膜炎

Radiation pericarditis

廣瀬邦章　順天堂大学・循環器内科学
大門雅夫　順天堂大学准教授・循環器内科学

【概念】

放射線治療後心膜炎は，縦隔への放射線照射後に続発する心膜炎である．かつては，リンパ腫や乳癌における放射線治療後に頻発する合併症であったが，照射技術の向上に伴いほとんど認めなくなった．

ホジキン病におけるマントル照射後には，かつて13%の頻度で心膜炎を合併していたが，適切な遮蔽により2.5%程度まで改善している．しかし，食道癌については心臓と近接しているため，部位によっては心膜炎の合併を免れない．平均照射量が26 Gy以上，または30 Gy以上の照射範囲が心膜の46%以上に及ぶと，5か月後には28%の例で発症するとされている．

【分類】

発症時期によって，急性型と慢性型とに分けられる．

1. 急性型
　放射線照射直後には，多くの例で少量の心嚢液が認められる．発熱・胸痛といった急性心膜炎症状を訴えることもあるが，ほとんどは無症候性で一過性に自然消失するため，臨床的にあまり問題とならないことが多い．

2. 慢性型
　照射後数か月～半年後に認められることが多いが，なかには20年以上経てから発症するものもある．心嚢液貯留症状として労作時息切れを認めるか，無症状にて心嚢液貯留を偶発される．進行して収縮性心膜炎を呈する例も7%程度で認める．放射線照射後4年以上経過して収縮性心膜炎へ移行するものは，遅発性収縮性心外膜炎と呼ばれることもある．

【病態】
　放射線照射により心膜内で間質浮腫が生じ，フィブリン成分に富んだ液が心嚢内に貯留する．慢性期には，膠原線維が心膜に沈着し，脂肪成分が徐々に線維成分へと置換され，線維化と肥厚が生じる．心膜は最大8 mm程度まで肥厚し，肥厚が強く伸展性が失われると収縮性心膜炎に至る．

【診断のポイント】

1. 身体所見
　典型的な急性型では，胸痛を伴う発熱に加え心膜摩擦音を聴取する．慢性型では，心嚢液貯留を反映して労作時息切れを認める．収縮性心膜炎に進展した例では，静脈圧上昇を反映して頸静脈怒張，下腿浮腫などの右心不全症状を認める．

2. 必要な検査

a．心電図
　典型的な急性型ではST上昇を認める．慢性型に特異的所見はないが，低電位・非特異的ST-T変化を認めることがある．

b．胸部X線写真
　心陰影の拡大・心膜肥厚像を認める．収縮性心膜炎へ進行しても，石灰化所見を認めることは少ない．

c．心臓超音波
　心膜肥厚と心嚢液貯留のほか，本症に特異的な所見はない．胸部前面からの照射では，右室前面の心膜が強く障害される．このため，慢性期における心膜肥厚は右室前面で顕著であり，左室側は比較的保たれている．心嚢液貯留が進行して心タンポナーデに至る例や，心膜肥厚が進行して収縮性心膜炎に至る例では，ドプラー法にて心室流入血流速波形の変化を認める．

【鑑別診断】

1. 癌性心膜炎
　最も鑑別困難である．治療後，数年以上を経て出現するものは放射線による影響を考える．癌性心膜炎における心嚢液は，その貯留スピードが速いこと，抗癌剤が有効な場合があること，などから推察する．確定診断には，心嚢穿刺液の細胞診が重要である．

2. 放射線障害による甲状腺機能低下に伴う心嚢液貯留
　採血にて甲状腺機能を測定することで，本症を疑う．

3. 拘束型心筋症
　心膜肥厚が進行し収縮性心膜炎に進展した例では，拘束型心筋症との鑑別が必要となる．詳細は収縮性心膜炎の項（⇒586頁）に譲る．

【治療方針】
　急性期に出現する急性心膜炎症状の多くは一過性で，心嚢液貯留速度も緩徐である．そのため，消炎鎮痛薬などで経過観察可能な場合が多い．慢性期の心嚢液貯留に関しては，心タンポナーデなど血行動態の破綻を伴う例には心膜穿刺によるカテーテルドレナージを行い，待機的には外科治療を行う．副腎皮質ホルモンの有効な場合もある．

【治療法】

1. 心膜剥離術
　収縮性心膜炎に進展した例に対しては，唯一の根本治療である．しかし，しばしば完全切除は困難であり，切除後も肥厚した臓側心

膜が残存することや心内膜肥厚や心筋線維化を合併しているため病態完治は望めない．

放射線治療後収縮性心膜炎の周術期死亡率は21%で，7年生存率は27%であり，特発性収縮性心膜炎と比して著しく予後不良である．放射線照射により，心膜のみならず，心筋・冠動脈・刺激伝導系など心臓全体に障害を受けることが，予後不良の一因となっている．

2．薬物療法

収縮性心膜炎に至らぬ例や至っても手術非適応例では，副腎皮質ステロイドを用いることがある．プレドニゾロン30 mgより開始し，症状に合わせて漸減する．急速に中断すると，放射線障害が増悪することもあり注意を要する．

慢性収縮性心膜炎
Chronic constrictive pericarditis

廣瀬邦章　順天堂大学・循環器内科学
大門雅夫　順天堂大学准教授・循環器内科学

【概念】

収縮性心膜炎は，心膜の線維性肥厚や石灰化のため心臓の拡張障害を来し，右心不全徴候を来す疾患である．原因不明の特発性が50%を占めるが，その多くは，無症状で経過したウイルス性急性心膜炎に引き続いて生じると推定されている．心臓手術後（11〜37%），放射線治療後（9〜31%）によるものが続いて多く，以前に多く認められていた結核性・化膿性は3〜7%に過ぎない．

【病態】

本症では，心膜の伸展性が失われ，拡張期の心室流入血流が制限される．これにより全身の静脈圧が上昇し，強い頸静脈怒張を主体とした右心不全徴候を来す．進行して強い拡張障害を来すと，冠微小循環が障害され突然死の原因となることもある．

【診断のポイント】

1．病歴聴取

収縮性心膜炎による心不全徴候の主体は，右心不全症状である．静脈圧上昇に伴い，肝腫大・消化管浮腫・腹水などによる食思不振，下腿浮腫を認める．典型的な右心不全症状を伴わなくても，消化管浮腫による蛋白漏出性胃腸症や腹水などの消化器症状のみであることもあり，詳細な病歴聴取を必要とする．咳嗽・喀痰・起座呼吸などの左心不全徴候は稀であるが，左室拡張障害による低心拍出状態により全身倦怠感・息切れなどを認めることもある．

2．身体所見

全身の静脈圧上昇を反映し，頸静脈怒張，肝脾腫，腹水，下腿浮腫を認める．特に頸静脈怒張は90%以上の症例で認められ，特徴的な呼吸性変動を認める．通常，吸気時には胸腔内圧の低下とともに頸静脈怒張は減弱する．しかし，本症では吸気により静脈還流が増加しても心腔内容積は増加しないため，むしろ吸気時に頸静脈怒張が増強する（Kussmaul徴候）．また，拡張早期の心室血流充満が急速に停止されるため，高調な拡張期過剰心音を聴取する（心膜ノック音）．これは，本症の47%に聴取するといわれている．

3．必要な検査

a．心電図

本症に特異的な所見はない．非特異的ST-T変化や頻脈傾向，低電位を呈することがある．進行例では，心房負荷により心房細動を合併する．

b．胸部X線写真

心膜石灰化を呈するのは本症の27%程度であり，特異的な所見とは言えない．全周性に心膜石灰化を認め，右心不全徴候を伴う場合は本症の可能性を疑う．

c．心臓超音波

肥厚・癒着した心膜により，呼吸に伴う胸腔内圧の変化は心腔内には伝わらない．その結果，心エコードプラー法において，拡張早

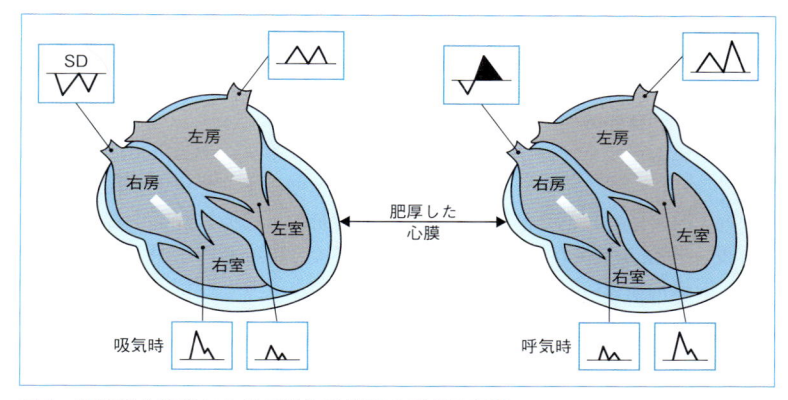

図1 収縮性心膜炎における流入速波形の呼吸性変動

期左室流入血流速度は吸気時に低下し，呼気時には増加する．また，吸気時には左室流入血流が減少するため心室中隔は左室側へ偏位し，右室流入血流を増加させる．呼気時にはその逆となるため，左右の心室流入血流速波形は相反する波形を呈する（discordant）（図1）．また，断層像では，心膜の肥厚や石灰化，心房拡大や心室狭小化を認めることがある．

d．CT・MRI
心膜の肥厚や石灰化の拡がりをとらえられる．しかし，心膜肥厚を認めない例も18％程度存在し，認めなくても本症を否定はできない．

e．頸静脈圧波形
深いx谷，y谷を呈する．特にy谷は，拡張早期の心室充満血流を反映し深い谷を呈する．

f．心臓カテーテルによる圧波形
拡張早期には，上昇した心房圧により心室へ急速に流入するが，硬い心膜により拡張制限を受け流入は急激に停止する．拡張中期は流入障害のため心腔内圧は一定となる．そのため，心室波形は dip and plateau と呼ばれる特徴的な波形を示す．また，吸気時の最大収縮期圧は，左室で低下傾向，右室で上昇傾向を認める．

g．血液検査
血清 BNP 値は心室壁の進展に伴い分泌されるため，本症では必ずしも上昇しない．心機能低下を伴う進行例では，心不全の治療効果判定マーカーとして有用である．

【鑑別診断】
1．拘束型心筋症
臨床所見や血行動態は本症と類似しているが，心エコー法が鑑別に有用である．左右の心室流入血流速度の呼吸性変動は，収縮性心膜炎では discordant であるが，拘束型心筋症では正常である．また，組織ドプラー法を用いた拡張早期僧帽弁輪速度は，収縮性心膜炎では上昇しているが（＞12 cm/秒），拘束型心筋症では低下を認める（＜8 cm/秒）．

2．心タンポナーデ
心囊液を伴う場合，心タンポナーデとの鑑別を要する．収縮性心膜炎で認められる吸気時の静脈還流低下は，心タンポナーデでは認められない．よって，dip and plateau や心膜ノック音は心タンポナーデでは認めにくい．また，奇脈は心タンポナーデにより特徴的な所見である．

【治療方針】
本症の唯一の根本的治療は心膜剝離術である．ほとんどは徐々に進行していくが，感染性，特発性の一部は一過性に経過することも

ある．よって，診断後数か月間は，利尿剤コントロールや抗生物質を含めた原疾患治療を試みてもよい．しかし，経過中に，呼吸困難の増悪，心房細動，肝機能障害，腹水などの増悪所見を認めた場合は，早期に手術を行うべきである．

手術成績は近年改善傾向にあり，周術期死亡率は 6% 程度，術後 5 年生存率は 78% とされている．放射線治療後，腎機能不全，低左心機能，肺高血圧，低 Na 血症，高齢，NYHA Ⅲ-Ⅳ などは遠隔期成績を悪化させる因子である．そのためなるべく早期（NYHA Ⅰ-Ⅱ）の段階で手術を施行することが望ましい．また，本症の病因の 11～37% を占める，開心術後の収縮性心膜炎の発症予防には，術後早期からのコルヒチンの予防投与が有用である．

心タンポナーデ
Cardiac tamponade

皆越眞一　国立病院機構 鹿児島医療センター・循環器科

【概念】

通常，心囊内には心囊液が 25～50 mL ほど貯まっているが，心タンポナーデは何らかの原因により心囊液が急性あるいは慢性に増加することによって心囊内圧が上昇し，心室充満が妨げられ心拍出量の低下が起こることによって生じる．心タンポナーデは原因を問わず，致死性であるため迅速な診断と処置が必要となる．

急性の心タンポナーデは外傷（交通事故，刺傷など），大動脈解離，真性大動脈瘤，急性心筋梗塞など心血管疾患での心囊内への出血，インターベンション（心カテ，PCI，ペースメーカーリード，ICD 植え込み，心筋生検，カテーテルアブレーションなど）や心臓手術後の合併症などでみられる．慢性の心タンポナーデは悪性腫瘍，炎症（感染，自己免疫疾患），尿毒症などで出現することが多い．

【病態】

心タンポナーデの出現は心囊液の量よりも貯留速度によって規定され，100～200 mL の貯留量でも急激に貯留すると心膜の伸展度が対応できず心囊内圧が上昇する．また，心囊液がゆっくりと貯留すると，心膜は伸展対応し，たとえ 1 L あるいは 2 L の貯留量でも心タンポナーデは起こりにくい．心囊液増加は奬液，血液の他，膿，血腫，気体などによることもある．

【診断のポイント】

1. 臨床症状・身体所見

急性の心タンポナーデの症状として，血圧低下（ショック）に伴う意識喪失，洞性頻脈，頻呼吸，四肢冷感，末梢チアノーゼ，あくびなどが，慢性では心拍出量の低下による倦怠感，ふらつき，失神，息切れなどの症状などがみられる．心タンポナーデの古典的徴候として Beck の三徴（血圧低下，心音減弱，頸静脈怒張）がある．頸静脈波を記録すると X 谷は著明であるが，Y 谷は消失する．

奇脈（paradoxical pulse）は，心タンポナーデの存在を疑う糸口になる重要な身体所見である．同所見は吸気時に収縮期圧が 10 mmHg より大きく低下する現象であるが，重症では触診上吸気時に脈が消失することで気づかれる．奇脈の機序としては，正常でみられる吸気時の右室への血液還流量の増加と肺血管の拡張による肺から左房・左室への還流量の減少に加え，心タンポナーデでは吸気による心室中隔の左室側への偏位（septal bounce）がより増強するため，左室充満がさらに制限されるためと考えられている．奇脈は心タンポナーデのほかにも，収縮性心膜炎，重度の喘息，閉塞性肺疾患，拘束型心筋症，重度の肺塞栓症，循環血液量減少性ショックにもみられる．一方，心房中隔欠損，大動脈弁逆流など左室拡張期圧の上昇する疾

患，高度右室の肥厚（肺高血圧）があると心タンポナーデがあっても奇脈はみられない．

2．検査所見

心タンポナーデでの胸部X線の心陰影は球形に拡大している．

心電図は低電位を示すが，慢性心タンポナーデにおける頻度は61％である．電気的交互脈は大量の心囊液内の心臓の振り子様運動によるもので，心タンポナーデの特異性は高いが，感度は20％と低い．

心エコー法は，心タンポナーデの診断に最も有用な診断手技である．断層あるいはMモード心エコーによる心囊液はecho free space（臓側心膜と壁側心膜の離解像）として描出される．心タンポナーデでは全周性の心囊液貯留を示すことが多いが，局所性のこともある（局所性心タンポナーデ）．心タンポナーデの断層心エコー所見として，拡張早期の右室壁虚脱と拡張末期-収縮早期右房壁虚脱の存在を確認することが重要である（図1）．心タンポナーデに対する感度は右房壁虚脱が高いが，特異度は右室壁虚脱が高い．ただし，肺高血圧があると右室壁の虚脱は認めにくい．

その他，心タンポナーデでは，下大静脈の呼吸性変動の消失（右房圧上昇），右室，左室の狭小化，さらに吸気による心室中隔の左室側偏位などがみられる．パルスドプラ法では，両心室充満血流速度波形の呼吸性変動（三尖弁流入血流速度ならびに肺動脈血流の吸気時上昇と僧帽弁流入血流速度の吸気時低下）がみられる．

心タンポナーデの診断を確定するために心臓カテーテル検査やSwan-Gantzカテーテル法が行われることがあり，右房圧と右室拡張期圧，肺動脈の上昇と均一化，心拍出量などを確認する．ただし，心タンポナーデでは仰臥位が取れない場合も多く，同検査はいつでも可能とは限らない．

血液透析中，失血，利尿薬服用中など脱水があると，わずかな心囊液貯留でも心タンポナーデが起こるが，頸静脈怒張や奇脈の頻度は低くなる（Low pressure tamponade）．心エコー所見は通常の心タンポナーデと同様であり，心囊液穿刺が有効である．

【鑑別診断】

心タンポナーデは，右心不全を来す疾患との鑑別が必要である．急性の場合，肺血栓塞栓症，右室梗塞，緊張性気胸などを，慢性の場合，収縮性心膜炎，滲出性心膜炎（effusive

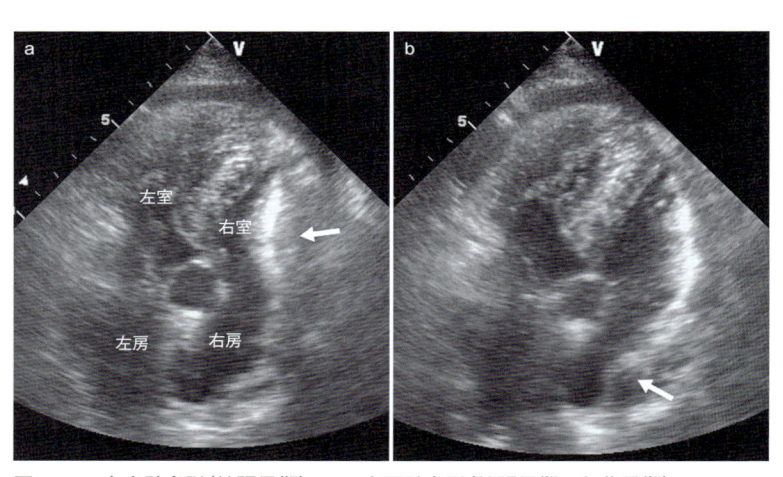

図1　a．右室壁虚脱（拡張早期）　b．右房壁虚脱（拡張早期～収集早期）

CP），拘束型心筋症，拡張型心筋症，肺性心，先天性心疾患，三尖弁疾患などと鑑別する．

【治療方針】

心タンポナーデの治療の根本は心嚢液の排除である．経皮的心膜穿刺術（pericardiocentesis），あるいは緊急開胸手術による心嚢液あるいは血腫の除去が行われる．

【治療法】

経皮的心膜穿刺術や開胸手術を行うまでの間，心室の充満圧を上昇させるため生食・プラスマネート・カッター・デキストランなどが使用されることがあるが，その有効性は不明である．心タンポナーデ治療の最も基本的な手技は経皮的心膜穿刺術である（図2）．心膜穿刺において，穿刺部位や穿刺針の方向を心エコー法ガイド下に決定することは，手技の安全性と確実性のために極めて有用である（図2a）．穿刺部位は季肋部が選択されることが多いが，心尖部あるいは胸骨右縁から行われることもある．実施にあたっては冠状動静脈，右室心筋，肺の損傷，あるいは血胸，

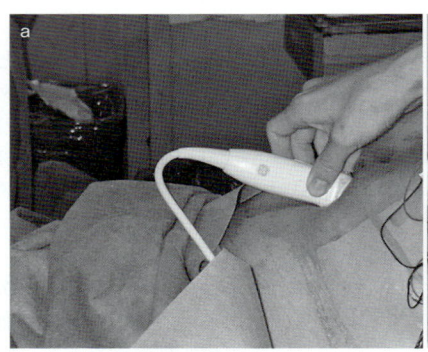

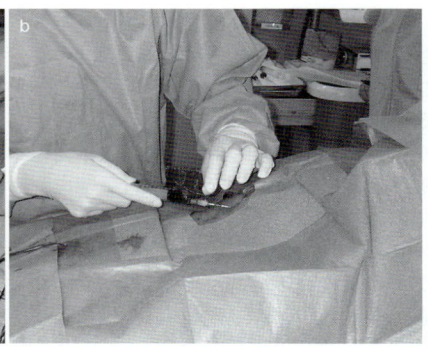

図2　心膜穿刺の実際
a．心エコー法を用いて，穿刺針の方向と深さを決める．
b．心エコー法に基づいた情報で穿刺針を進める．なお，心エコー探触子に穿刺針が設定された装置が用いられる場合もある．

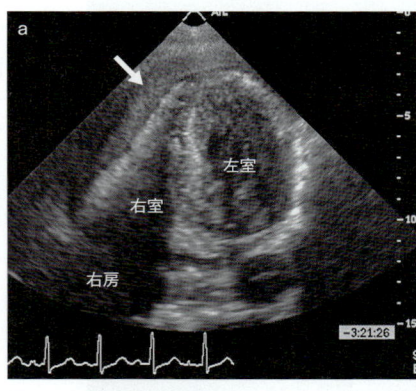

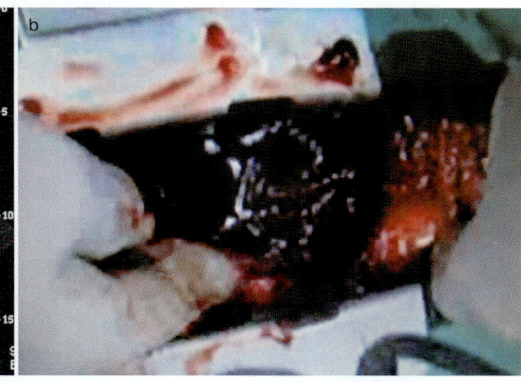

図3　心嚢血腫による心タンポナーデ
a．心エコーでは心嚢内に血腫様陰影がみられる．b．図aと同症例の開胸術時に摘出された心嚢内血腫．

気胸，心室細動などに注意する．心膜穿刺は大動脈解離では禁忌とされているが，状況によっては施行しなければならない．その際，血圧が極端に上昇しないよう排液量に十分注意する．慢性の心タンポナーデで，十分な排液ができない場合や，再貯留傾向を示す場合，胸骨剣状突起下心膜切開によるドレナージ法が施行されることがある（心膜開窓術）．

心筋梗塞での心破裂，大動脈解離や真性大動脈瘤の心嚢腔への破裂，あるいは心外傷による急性心タンポナーデは極めて重篤であり，血腫化し心膜穿刺による排液が不可能なことも多く（図3a），緊急開胸手術による血腫摘出術が施行される（図3b）．同手技は，全麻下にて心カテ室，ICU，救急外来，あるいは病室などにて行わなければならないこともある．また，心嚢血腫による心タンポナーデは弁膜疾患や冠動脈バイパス術など開胸手術後に起こることが多く，右室あるいは右房前壁の局所性心嚢血腫（局所性心タンポナーデ）も開胸手術の適応となる（図4）．経胸壁心エコー検査では見逃されることもあるので，右室壁や右房壁前の血腫を十分検索するとともに，疑わしいときは経食道心エコー法やCT検査，MRI検査で確認する．

■ 入院・専門医へのコンサルテーション
・心嚢液貯留に血圧の低下，奇脈や脈圧の狭小化を認めた場合，心タンポナーデを疑い，処置のできる施設へ搬送する．

■ 患者説明のポイント
・心タンポナーデの病態の緊急性とその処置の必要性を説明する．

■ 医療スタッフへの指示
・心嚢液貯留ならびに心タンポナーデの診断には心エコー検査が有用なこと，速やかな処置の必要なことを周知させる．心嚢液貯留だけで心タンポナーデに至っていない場合，血圧低下や，奇脈や脈圧の狭小化の出現時は主治医に連絡するように指示する．

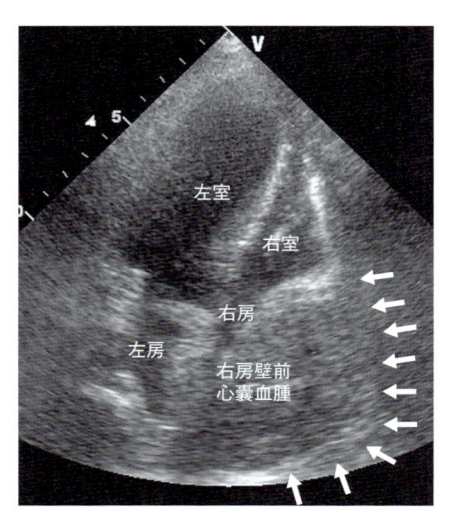

図4　右房壁前血腫による心タンポナーデ（血圧低下）
心膜手術後の血圧低下（ショック）で，心嚢液貯留を認めない場合，右房壁前心嚢血腫の有無を検索する．

心膜嚢胞
Pericardial cyst

中谷　敏　大阪大学大学院教授・機能診断科学

【概念】
　心膜嚢胞は先天性の良性疾患であり，胸部X線写真で偶然に見つかることがほとんどであるが，それほど多い疾患ではない．右肋骨横隔膜角部に認められることが多いが，左肋骨横隔膜角部，肺門部，上縦隔など心膜のどこの部分にでも認められうる．しばしば縦隔腫瘍などとの鑑別が困難である．

【病態】
　心膜嚢胞は通常単胞性，約数cm程度の大きさであり，表面はスムーズである．内部にヒアルロン酸を含んだ漏出性の液体を貯溜する．良性であるため無症状であるが，近接臓器を圧迫すると胸痛，呼吸困難，咳嗽，不整脈などを生じることもある．

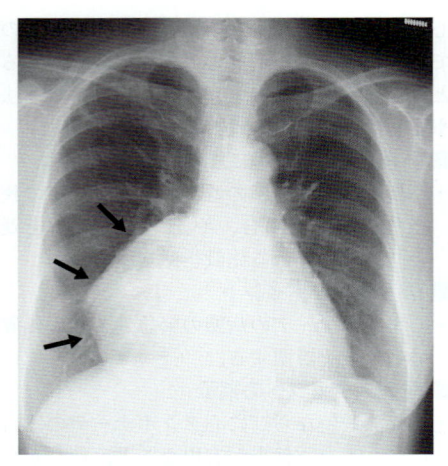

図1　心膜囊胞例の胸部X線写真
異常陰影（矢印）が明らかである．

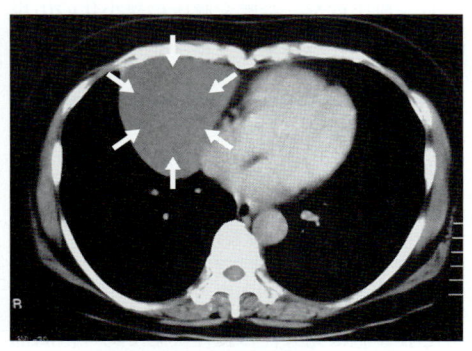

図2　心膜囊胞例の胸部CT写真
囊胞は水とほぼ同等のCT値を示す異常構造物（矢印）として認められる．

【診断のポイント】

胸部X線写真で異常陰影を指摘されて精査されることが多い（図1）．存在診断，質的診断には，胸部CT検査や胸部MRI検査が有用である（図2）．CT値はほぼ水と同等かやや高い値を示す．心エコー検査では部位的に観察しがたいものが多いが，観察できた場合には内部が液状のためエコーフリースペースとして観察される．この点，充実性の腫瘍とは異なる．

【治療方針】

一般的に無症状であれば治療の必要はない．極めて大きいもの，症状のあるもの，近接臓器の圧迫所見のあるものでは吸引術や切除術が必要となる．最近は胸腔鏡下手術（VATS）が施行されることが多い．

心膜欠損症
Pericardial defect

中谷　敏　大阪大学大学院教授・機能診断科学

【概念】

心膜は心臓全体を包み，位置の保持や周囲の構造物との摩擦を防ぐ役割をしている．心膜欠損症は，この心膜の一部または全部が先天的に欠損している疾患である．心膜のどの部分でも欠損しうるが，最も多いのは左側完全欠損であり部分欠損や右側欠損は稀である．心膜欠損症は稀な疾患であるだけでなく，無症状かつ予後も良好なので，心エコー検査や心臓手術時にたまたま見つかる以外には，おそらく診断されずに終わることが多いと思われる．

【病態】

欠損だけでは障害も起こらず，したがってほとんどの例で無症状である．しかし部分欠損症の場合，稀に心房や，心耳，心室の一部が欠損孔に嵌頓して機能障害を起こしたり，また，心膜縁で大血管や冠動脈，冠静脈を圧迫することがある．左側臥位で増強する胸痛や呼吸困難などの非特異的症状があるときは，心エコー検査で確認するとよい．

【診断のポイント】

胸部X線写真で心陰影が左側にシフトしていることから，本疾患の可能性に気づかれることもあるかもしれない．しかし，やはり診断されるきっかけはほとんどで心エコー検査であろう．

心エコー検査は左側臥位で行うが，その際

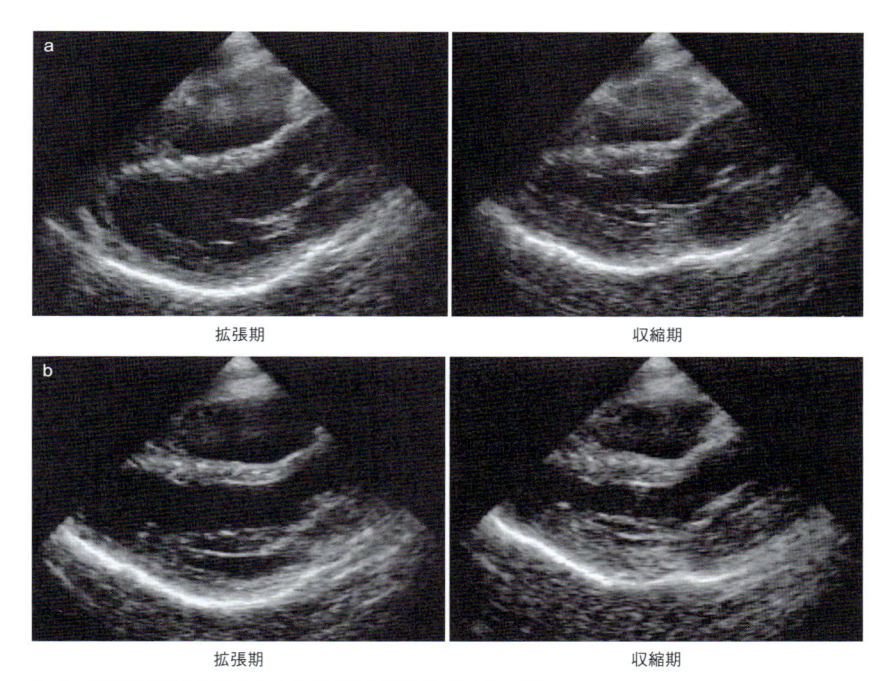

図1 先天性左側心膜欠損症の左側臥位での心エコー図
a. 左側臥位．拡張期に心尖部が背方に位置し，収縮期に前方に移動しており振り子運動を呈していることがわかる．
b. 仰臥位．収縮期と拡張期で心臓の位置があまり変化していない．振り子運動が減弱していることがわかる．

左側心膜欠損症であれば，心臓は支えを失って心尖部が左下方に垂れ下がって見える．垂れ下がった左心室は収縮期に球形に近づくとともに前方に大きく動くが，拡張期には垂れ下がる．このため左心室は振り子運動を呈するように見える（図1a）．このことに気づいて，心膜欠損症の疑いを持てば，次はMモード法で壁運動を観察するとよい．心室中隔は奇異性運動を示し，左室後壁は過剰運動を呈していることがわかる．

さらに体位を変換して心臓を観察する．仰臥位では心膜欠損の影響は小さくなり，心室の振り子運動は小さくなる（図1b）．右側臥位では左側の心膜欠損の影響を受けないため振り子運動は消失する．また，左側臥位で上大静脈血流速度をパルスドプラ法で記録すると心臓が心尖部方向に引っ張られているためか収縮期波は減少し，拡張期波は増大する．この血流速パターンも体位変換により変化する．

診断をさらに確実なものにするためには胸部CT検査やMRIが有用である．心膜の欠損部位が描出される．また，体位変換をしながら撮像することが可能であれば，仰臥位での心臓の位置が，左側臥位では左側にシフトしていることがわかる．

【治療方針】
原則的に無症状であり，治療の必要はない．心膜縁で血管が圧迫される例や嵌頓例では心膜切除術や，心膜形成術が必要となる．

現場に必要なパスの知識を具体的に解説した実務書

クリニカルパスが、わかって・作れて・使いこなせるための入門書。パスの形式から作成、使用、バリアンス分析、運用の工夫まで、現場に必要なパスの知識を精選し具体的に解説した。初心者から作成・運用の中核となる中堅層まで、実務書として手放せなくなる。目下のパスの進化をキャッチアップしながら初心者にも理解できるよう工夫されている。

- B5　頁144　2012年
- 定価3,570円（本体3,400円＋税5%）
- [ISBN978-4-260-01599-8]
- 消費税率変更の場合、上記定価は税率の差額分変更になります。

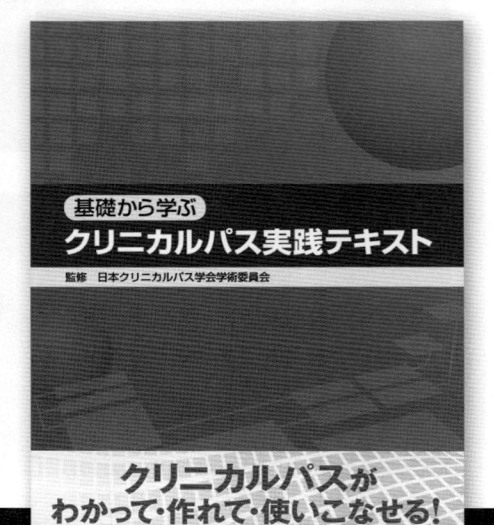

基礎から学ぶ クリニカルパス実践テキスト

監修｜日本クリニカルパス学会学術委員会

目次

- 第1章　クリニカルパスの歴史と意義
- 第2章　クリニカルパスの形式・基本構成
- 第3章　アウトカムとクリニカルパス作成
- 第4章　クリニカルパスの使用と記録
- 第5章　クリニカルパスの見直しとバリアンス分析
- 第6章　クリニカルパス運用の工夫
- 第7章　電子クリニカルパス

医学書院
〒113-8719　東京都文京区本郷1-28-23
[販売部]TEL：03-3817-5657　FAX：03-3815-7604
E-mail：sd@igaku-shoin.co.jp　http://www.igaku-shoin.co.jp　振替：00170-9-96693
携帯サイトはこちら

第11章 心筋疾患

心筋症診断・治療の変遷
Transition in diagnosis and treatment of cardiomyopathies

朝倉正紀 国立循環器病研究センター・臨床研究部・室長
北風政史 国立循環器病研究センター・臨床研究部・部長

【心筋症定義・分類の変遷】

心筋症の診断・治療は，大きな変遷を遂げてきた（図1）．その変遷は，厚生労働省難治性疾患克服研究事業特発性心筋症調査研究班による『心筋症　診断の手引きとその解説』に詳しく記載されている．

1800年代から，心筋細胞の壊死，変性，消失，線維化などの心筋症を示す病変が報告されてきた．1926年に，原因不明の求心性心肥大を呈する症例が特発性肥大症（idiopathic hypertrophy）として報告され，1957年に"心筋症（cardiomyopathy）"という単語が登場した．1961年に，Goodwinらは，"しばしば心内膜，ときに心膜に病変が及ぶが，動脈硬化に起因するものは除く原因不明の亜急性または慢性の心疾患"を心筋症の疾患概念として提唱した．わが国においても，1970年に日本循環器学会総会にて，「特発性心筋症」という名称で統一することが提唱された．1974年には，わが国における特発性心筋症の実態を調査すべく，厚生省特定疾患特発性心筋症調査研究班が発足し，その後現在に至るまで継続して活動が続いている．

1960	"心筋症"という用語が登場 "心筋症"の疾患概念の提唱
1970	日循にて"特発性心筋症"に名称統一 Goodwinらによる心筋症の定義・分類の提唱 厚生省特定疾患特発性心筋症調査研究班の発足
1980	WHO/ISFCによる心筋症の定義・分類の提唱 特発性心筋症調査研究班による「心筋症の診断の手引き」発表
1990	特発性心筋症調査研究班による「心筋症の診断の手引き」改訂 WHO/ISFCによる心筋症の定義・分類の大幅改定
2000	特発性心筋症調査研究班による「心筋症の診断の手引き」改訂 AHAによる心筋症の新たな定義・分類 ESCによる心筋症の新たな定義・分類
2010	

図1　心筋症分類における変遷

1980年に，WHO/ISFC合同委員会より，心筋症の定義・分類が初めて提唱された（図2）．心筋症の定義は，"原因不明の心筋疾患"とされた．分類は，心筋症と特定心筋疾患の2つに大きく分類された．心筋症は，現在の分類の基本となる拡張型心筋症（dilated cardiomyopathy），肥大型心筋症（hypertrophic cardiomyopathy），拘束型心筋症（restrictive cardiomyopathy）の3つに分類された．特定心筋疾患は，アミロイド，筋ジストロフィー

WHO/ISFC(1980)	WHO/ISFC0(1995)	AHA(2006)	ESC(2008)
心筋症 　拡張型心筋症 　肥大型心筋症 　拘束型心筋症 **特定心筋疾患** 　炎症性 　代謝性 　　内分泌性 　　家族性蓄積疾患 　　欠乏症 　　アミロイド 　全身性 　　結合織性 　　浸潤性 　遺伝性 　　筋ジストロフィー 　　神経筋異常 　過敏性・毒性	**心筋症** 　拡張型心筋症 　肥大型心筋症 　拘束型心筋症 　不整脈源性右室心筋変性症 　分類不能心筋症 **特定心筋症** 　虚血性心筋症 　弁膜性心筋症 　高血圧性心筋症 　炎症性心筋症 　代謝性心筋症 　全身性疾患 　筋ジストロフィー 　神経筋異常 　過敏性・毒性 　周産期心筋症	**一次性心筋症** 　遺伝性 　　肥大型心筋症 　　不整脈源性右室心筋変性症 　　左室心筋緻密化障害 　　伝導障害 　　イオンチャネル障害 　　ミトコンドリアミオパチー 　　グリコーゲン蓄積 　混合性 　　拡張型心筋症 　　拘束型心筋症 　後天性 　　炎症性 　　ストレス性(たこつぼ) 　　周産期 　　頻脈性 　　インスリン依存糖尿病の母を持つ子ども **二次性心筋症** 　浸潤性 　蓄積性 　毒性 　心内膜性 　炎症性 　内分泌性 　心臓・顔性 　神経筋性 　栄養欠乏性 　自己免疫性/膠原病性 　電解質不均衡 　抗がん治療の結果	**肥大型心筋症** 　家族性 　　サルコメア蛋白変異 　　グリコーゲン蓄積疾患など 　非家族性 　　糖尿病の母をもつ子ども 　　アミロイド心など **拡張型心筋症** 　家族性 　　サルコメア蛋白変異など 　非家族性 　　心筋炎 　　薬剤性 　　産褥性など **不整脈源性右室心筋変性症** 　家族性 　　介在板蛋白変異など 　非家族性 　　炎症? **拘束型心筋症** 　家族性 　　サルコメア蛋白変異 　　家族性アミロイドーシスなど 　非家族性 　　放射線など **分類不能型心筋症** 　家族性 　　左室緻密化障害など 　非家族性 　　たこつぼ心筋症など

図2　心筋症の分類

などの原因が示唆される疾患が列挙された．1990年代に入り，Seidmanらが家族性肥大型心筋症患者の家系解析を精力的に行い，肥大型心筋症患者にβミオシン重鎖遺伝子などの心筋を構成する蛋白をコードする遺伝子の変異を認めることを発見した．この発見により，"原因不明の"という定義が一部ふさわしくなくなってきたことから，1995年WHO/ISFC合同委員会により，心筋症の定義・分類の改訂が行われた．心筋症の定義も，"原因不明の心筋疾患"から"心機能異常を有する心筋疾患"へと改訂された．心筋症の大分類は2つのまま変更はなかったが，"特定心筋疾患"から"特定心筋症"という分類名に変更された．心筋症には，従来の拡張型心筋症，肥大型心筋症，拘束型心筋症に加えて，不整脈源性右室心筋変性症(Arrhythmogenic right ventricular cardiomyopathy；ARVC)および分類不能心筋症が新たに追加された．特定心筋症は，"特定心疾

患や全身性疾患による心筋疾患"として定義され，虚血性心筋症，弁膜性心筋症，高血圧性心筋症などの分類が登場した．本定義・分類が，現在の診療において広く一般的に使用されていると思われる．

その後，遺伝学や分子生物学などを用いた新たな研究から，心筋症の病因・病態の解明が進み，心筋症に関する新たな知見の集積が進んできた．それに呼応して，2006年，アメリカ心臓病学会(AHA)の委員会から，新たな心筋症の定義・分類が提唱された．AHA委員会による心筋症の定義は非常に長く，"心筋症は，遺伝性であることが多いさまざまな原因により不適正な心室肥大もしくは拡大を通常（必ずではないが）呈する力学的かつ／もしくは電気的機能異常を有する心筋疾患の集合体である．心筋症は，心臓疾患もしくは全身性疾患の一部であり，心血管死や進行する心不全による障害をしばしばもたらす"と幅広く定義された．AHAによる大分類も，WHO/ISFCによる大分類と同様に，"一次性心筋症(primary cardiomyopathies)"と"二次性心筋症(secondary cardiomyopathies)"の二つに大きく分類された．一次性心筋症は，さらに"遺伝性(Genetic)"，"後天性(Acquired)"，"混合性(Mixed)"の3型に分類された．従来の肥大型心筋症，不整脈源性右室心筋変性症は遺伝性心筋症に分類され，拡張型心筋症と拘束型心筋症は，混合性心筋症に分類された．AHAによる分類の特徴として，QT延長症候群，Brugada症候群などのイオンチャネル障害による疾患を一次性心筋症の遺伝性心筋症として分類されたことが強調されている．後天性心筋症には，心筋炎などに加えて，"たこつぼ心筋症"や産褥性心筋症が分類されている．一方，二次性心筋症には蓄積性，浸潤性，内分泌性，薬剤性などの数多くの原因による心筋症が列挙されている．WHO/ISFCによる定義・分類の特定心筋症として分類された弁膜性，高血圧性，虚血性などによる心筋症の概念が除外されているのも特徴である．

AHAによる分類は最新の基礎研究の成果を反映する分類となっているため，実際の臨床への応用が難しいと評価し，2008年にヨーロッパ心臓病学会(ESC)が，実際の診療に即した新たな心筋症の定義・分類を発表した．1995年に提唱されたWHO/ISFCによる定義・分類に基づいた多層的な分類になっているのが特徴である．ESC委員会による心筋症の定義は，"心筋異常をもたらすのに見合った冠動脈疾患，高血圧，弁膜症，先天性心疾患を除く，心筋に構造的かつ機能的異常を有する心筋疾患"とされた．心筋症を形態・機能により，肥大型心筋症，拡張型心筋症，不整脈源性右室心筋変性症，拘束型心筋症，分類不能型の5型に分類した．これは，WHO/ISFCによる定義・分類に基づいている．それぞれを家族性もしくは非家族性に分類し，合計10型に分類することを提案している．形態が主になった分類のため，AHAによる分類に比べると使用しやすい感はある．ただ，本診断から治療へと考えると，まだ発展途上の分類であることは否めない．そのため，1995年に発表されたWHO/ISFCによる定義・分類を使用する循環器医が多いと推察する．日本循環器学会により心筋症ガイドラインが作成されている．

今後の心筋症の分類は，診療する観点から，病因からみた分類，治療選択からみた分類，予後からみた分類などのさまざまな分類が期待される．これらの分類が単純につながることは難しく，現在は病因からみた分類が主となっているが，今後，ESCがトライしているような多層的な分類が必要になってくるであろう．

【心筋症診断の変遷】

心筋症の診断は，形態・機能の評価が主である．もちろん，問診，理学的所見などが重要であることは言うまでもないが，最も有用な診断法は，心臓超音波検査である．拡張型心筋症では，主病態である心室の拡大および

心収縮能の低下の評価が可能である．肥大型心筋症では，不均一な心室筋の肥大を評価し，肥大部位により分類が可能となる．非侵襲的である心臓超音波検査で，心筋症が疑われた場合には，上記の分類に基づいて，各種検査が進められる．詳細は別項にゆだねるが，特定心筋症もしくは二次性心筋症の除外診断が主となる．現時点では，拡張型心筋症患者においては，心筋生検を行い，心筋炎，サルコイドーシス，アミロイドーシスなどとの鑑別診断を行うことが多い．

最近では，画像診断の進歩に伴い，心臓MRI，心臓RI，PET検査などが用いられる．特に，心臓MRIでは，形態，機能の評価に加えて，遅延造影の分布が評価できることから，非侵襲的により正確に心筋症が診断できると期待されている．また肥大型心筋症においては，家系解析により，心筋βミオシン重鎖，心筋トロポニンT，心筋ミオシン結合蛋白Cの変異が多く認められることがわかっている．今後，これらの遺伝子異常の検出が，予後予測，治療反応性などの評価に応用可能となることが期待されている．

【心筋症治療の変遷】

心筋症の治療は，心不全進展や突然死予防などの予後改善と，心不全症状などの症状改善の2つを目標に行われる（図3）．その治療として，薬物療法と非薬物療法に分けられるが，詳細は各項に譲る．

心筋症の薬物療法として，心筋症に特異的な薬物療法はなく，心不全や不整脈に対する治療が主となる．代表的な薬物療法は，予後改善効果が期待できるレニン-アンジオテンシン系抑制薬（ACE阻害薬，ARB，アルドステロン拮抗薬）およびβ遮断薬が用いられる．β遮断薬は，心不全改善のみならず，重症不整脈の発生予防にも有用であり，心筋症治療の基本薬となった．

最近，薬物療法で抵抗性の場合には，両心室ペーシングによる治療法（CRTもしくはCRT-D）を用いた心不全コントロールが選択

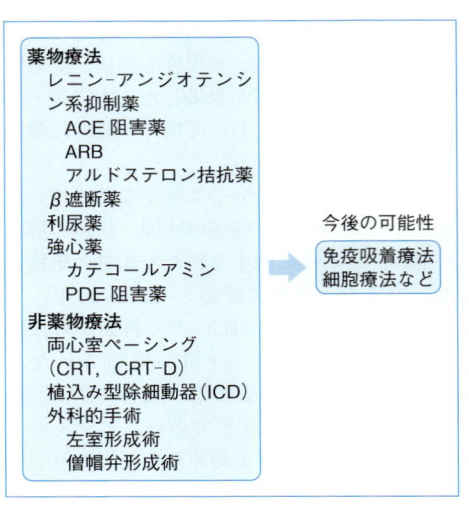

```
薬物療法
  レニン-アンジオテンシン系抑制薬
    ACE阻害薬
    ARB
    アルドステロン拮抗薬
  β遮断薬
  利尿薬
  強心薬
    カテコールアミン
    PDE阻害薬
非薬物療法
  両心室ペーシング
    （CRT，CRT-D）
  植込み型除細動器（ICD）
  外科的手術
    左室形成術
    僧帽弁形成術

今後の可能性
  免疫吸着療法
  細胞療法など
```

図3　心筋症治療

され，適用範囲が広がっている．1990年代後半に，バチスタ手術による左室形成術が登場し，脚光を浴び，その後，さまざまな左室形成術が検討されている．また，僧帽弁逆流に対する僧帽弁形成術などが選択されることもある．これらの治療法でも改善しない場合，機械的補助循環装置（LVASなど）の装着が検討され，心臓移植に向けて待機することとなる．

最近，拡張型心筋症患者に，心臓に対する自己抗体による自己免疫反応による障害の可能性がいわれており，自己抗体を吸着する免疫吸着療法の有効性が検討されている．さらには，iPS細胞などの登場とともに，拡張型心筋症などの重症心不全患者に対して，さまざまな細胞（心臓内幹細胞（c-kit細胞など），血管内皮前駆細胞，骨髄間葉系幹細胞，筋芽細胞，iPS細胞）を用いた細胞治療が検討されている．

心筋疾患診断の進め方

Process of diagnosis in cardiomyopathy

筒井裕之 北海道大学大学院医学研究科教授・循環病態内科学
絹川真太郎 北海道大学大学院医学研究科・循環病態内科学

【概説】

心筋症は，「高血圧や冠動脈疾患などの明らかな原因を有さず，心筋に病変の首座がある一連の疾患」と定義される．わが国では1970年の日本循環器学会総会で，「特発性心筋症」という名称が提唱された．1974年に厚生省特定疾患特発性心筋症調査研究班が発足し，1985年に「心筋症の診断の手引き」が作成された．1994年には一部改訂され，2005年に「心筋症，診断の手引きとその解説」が作成された．2011年には日本循環器学会において「拡張型心筋症ならびに関連する二次性心筋症の診療に関するガイドライン」が公表された．病因論，診断法の進歩は著しく，定義と分類についての見解も変化してきており，以前の定義にあった「原因不明（idiopathic）の心筋疾患」という概念はもはや使われなくなり，除外診断から病因診断の時代に入りつつある．

【拡張型心筋症および二次性心筋症とは】

2005年の特発性心筋症調査研究班の手引きでは，拡張型心筋症は，①左室のびまん性収縮障害，②左室拡大を特徴とする疾患群，と定義される．診断の確定には，基礎疾患ないし全身性の異常に続発し類似した病態を示す「特定心筋症」（WHO/ISFCの「特定心筋疾患」）を除外する必要がある．特定心筋症は，虚血性心筋疾患・弁膜性心筋疾患・高血圧性心筋疾患・炎症性心筋疾患・代謝性心筋疾患・神経筋疾患に伴う心筋疾患などがある（表1）．

わが国の厚生省特定疾患特発性心筋症調査

表1 特定心筋疾患（1995年 WHO/ISFC による）

虚血性心筋疾患
弁膜性心筋疾患
高血圧性心筋疾患
炎症性心筋疾患（心筋炎など）
代謝性心筋疾患
　内分泌性：甲状腺中毒性，甲状腺機能低下症，副腎皮質不全，褐色細胞腫，末端肥大症，糖尿病など
　蓄積性：ヘモクロマトーシス，グリコーゲン蓄積症（ハーラー病，ハンター病），レフスム病，ニーマン・ピック病，ハンド・シュラー・クリスチャン病，Fabry病，モルキオ・ウールリッヒ病など
　欠乏性：カリウム欠乏，マグネシウム欠乏，栄養失調（貧血，脚気，セレニウム欠乏），家族性地中海熱など
　全身性疾患：膠原病，サルコイドーシス，白血病，肺性心など
　筋ジストロフィー：デュシェンヌ型，ベッカー型，強直性筋萎縮症など
　神経・筋疾患：フリードライヒ失調症，ヌーナン症候群など
　過敏性，中毒性疾患：アルコール性心筋症，薬剤性，放射線性など
産褥性心筋疾患

（McKenna WJ, et al: Report of the 1995 World Health Organization/International Society and Federation of Cardiology task force on the definition and classification of cardiomyopathies. Circulation 93: 841, 1996 より改変引用）

研究班の従来の診断の手引きでは，特発性心筋症とは原因不明の心筋疾患と定義され，更に拡張型心筋症，肥大型心筋症，拘束型心筋症の3型に分類されていた．心筋症の定義はもともと原因不明（etiologically unknown）の心筋疾患ということであった．しかし，近年の分子生物学的研究の進歩により心筋症の病因が明らかにされてきて，もはや"原因不明"なものではなくなりつつある．これに対して「特定心筋症」とは，原因または全身疾患との関連が明らかな心筋疾患の総称で，WHO/ISFC分類の「特定心筋疾患」に相当する．「特定心筋症」のうち虚血性心筋症，弁膜症性心筋症，高血圧性心筋症は，心筋障害の程度がそれぞれの原疾患の程度・範囲から予想される以上に高度な場合をいい，通常の虚血性心疾患，弁膜症，高血圧性心筋疾患と

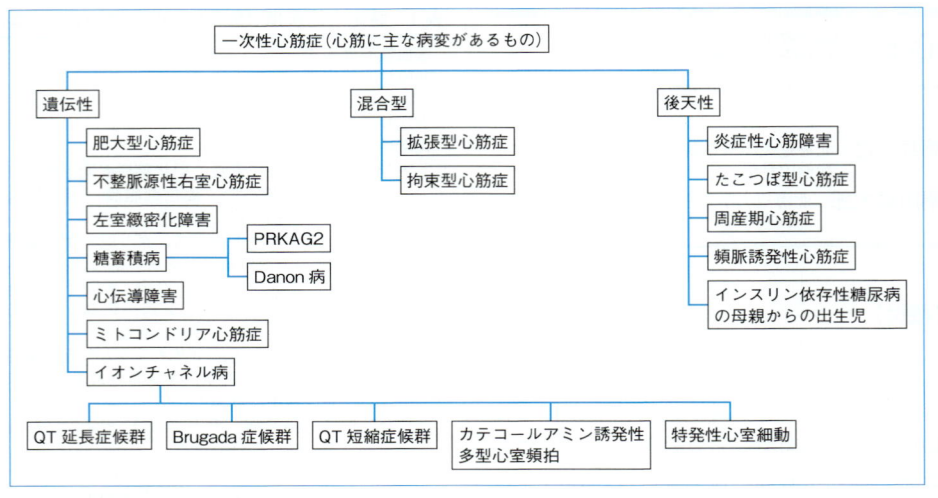

図1　2006年 AHA 心筋症分類
(Maron BJ, et al：Contemporary definitions and classification of the cardiomyopathies. Circulation 113：1807-1816, 2006 より改変引用)

は区別する．

アメリカ心臓協会(AHA)が2006年に新たな定義と分類を提唱した(図1)．AHA分類の定義は，「心筋症はしばしば(必ずではない)心室の肥大や拡張を示す機械的および・または電気生理学的機能異常を伴う一群の疾患である．通常遺伝子異常が原因である．心筋症は心臓原発性か全身疾患の部分症である．しばしば心臓死や心不全の原因となる」である．病変の首座が心臓にある心臓原発性と全身疾患の心病変である二次性心筋症に大別している．心臓原発性心筋症は，遺伝性，混合型(遺伝と後天性)，後天性の3つに分類され，QT延長症候群やBrugada症候群などのイオンチャネル異常症も遺伝性に含まれた．

2008年発表された欧州心臓病学会(ESC)の分類は，1995年のWHO/ISHF分類の延長上に位置するものである(図2)．心筋症の定義は「冠動脈疾患・高血圧・弁膜症・先天奇形によるものではない，構造的・機能的異常を伴う心筋疾患」とされた．二次性心筋症という概念が排除されている．この分類ではAHA分類と同様，遺伝性/非遺伝性という概念を導入しており，形態・機能的異常をもとにした分類である．

【鑑別診断に必要な心筋症の基本病態の理解】
1. 拡張型心筋症

拡張型心筋症は，特発性心筋症の中で，①心筋収縮不全と②左室内腔の拡張を特徴とする疾患群であり，多くの場合進行性である．このため，拡張型心筋症は心不全症状を特徴とし，急性増悪を繰り返す予後不良の疾患である．また，致死性不整脈による突然死や動脈の血栓塞栓症を生ずることがある．

2. 虚血性心筋症

慢性虚血を原因とする拡張型心筋症に類似した，左室の拡大と収縮機能の低下を特徴とする重症虚血性心疾患である．多くは陳旧性心筋梗塞を有するが，狭心症を繰り返し発症することによって惹起された重症心筋虚血，貧血や睡眠時無呼吸症候群などによる心筋の低酸素状態も原因となる．症状や身体所見からは拡張型心筋症と鑑別がつかないことが多

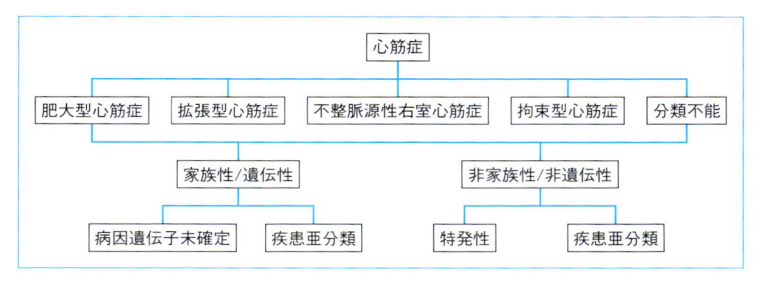

図2　2008年ESC心筋症分類
(Elliot P, et al: Classification of the cardiomyopathies: a position from the european society of cardiology working group on myocardial and pericardial diseases. Eur Heart J29: 270-276, 2008 より改変引用)

く，診断には冠動脈造影が必要である．

3．高血圧性心筋症

　高血圧性心疾患に特徴的な左室肥大および心筋細胞肥大，間質や血管周囲線維化などの組織学的異常とともに，心機能障害として収縮不全を呈した拡張型心筋症類似の病態である．左室拡大を伴う遠心性肥大が特徴である．心不全の発症には，心臓の組織学的・機能的障害に加え，血管，腎臓など高血圧による他臓器障害も寄与していることが多い．

4．肥大型心筋症拡張相（拡張相肥大型心筋症）

　肥大型心筋症の基本病態は，「左室心筋の異常な肥大に伴う左室拡張期コンプライアンスの低下」である．肥大型心筋症のなかで，長い経過のなかで肥大した心筋壁厚が次第に薄くなり，左室収縮力の低下，左室内腔の拡大を来し，拡張型心筋症に似た病態を呈するものである．

5．心サルコイドーシス

　サルコイドーシスは，原因不明の全身性肉芽腫性疾患であり，肺，肺門リンパ節，眼，皮膚に好発する．病理組織学的は，乾酪壊死を伴わない類上皮細胞肉芽腫，間質浮腫を伴ったリンパ球浸潤，線維化，微小血管病変と多彩な特徴を有する．初期には，肉芽腫性炎症や間質浮腫の存在する部位に一致した心室壁肥厚を認める．次第に炎症が消褪し病変部の線維化が進むと，心室中隔基部にはしばしば特徴的な壁の菲薄化を生ずる．病変が広範に広がれば拡張型心筋症様の病態を呈する．

6．アミロイドーシス

　全身性アミロイドーシスは，アミロイドと呼ばれる異常な線維性蛋白が心，肺，肝，腎，脾，消化管などの諸臓器に沈着する全身疾患である．心アミロイドーシスは，心臓へのアミロイド沈着に起因する心機能障害を来した病態である．主要病態は，アミロイドの沈着による心室壁の肥厚に伴った拡張不全とさらに病期が進行した際の収縮不全，および進行性かつ難治性の心不全である．また，刺激伝導系が障害され種々の不整脈が認められる．

7．心筋炎

　心筋炎の病因は，ウイルス感染症が大半を占める．ウイルス性心筋炎の原因ウイルスとしては，コクサッキーウイルスが最も頻度が高い．ウイルス性心筋炎が特定心筋症の原因となると考えられる根拠は，①臨床的に心筋炎から拡張型心筋症へ移行する例があること，②拡張型心筋症において心筋炎を示唆する炎症細胞浸潤が認められること，③拡張型心筋症において心筋炎ウイルスに対する抗体価が高いこと，④拡張型心筋症の心筋からウイルスゲノムが検出されること，などである．

8. 不整脈源性右室心筋症（Arrhythmogenic right ventricular cardiomyopathy；ARVC）

　ARVCは，右室優位の心拡大と心機能低下，右室起源の重症心室性不整脈を基本病態とする．左室は正常ないし軽度異常にとどまる．病理学的には，主に右室自由壁における脂肪浸潤と，心筋細胞の脱落ならびに線維化を認める．右室の伝導遅延により，右側前胸部誘導（V_{1-3}誘導）のε波または限局性のQRS幅延長（＞110 ms）が特徴的所見である．右室起源の左脚ブロック型の心室期外収縮の頻発や心室頻拍がみられる．

9. アルコール性心筋症

　長期かつ多量の飲酒をすることによって発生する中毒性心筋症の1つで，一般的には1日80～90 gの純エタノール換算量を5年以上にわたり摂取すると発症するとされている．初期には拡張障害，左室肥大を生じ，進行すると左室は拡大，左室壁厚は正常ないし減少し，拡張型心筋症と同様の基本病態を呈する．組織学的には，細胞内小器官の構造変化，特にミトコンドリアの大小不同・増大，心筋内の脂肪滴など特徴的所見が認められる．

10. 脚気心

　重症のチアミン欠乏により発症する高心拍出性心不全が，基本病態である．症状の発現には，3か月以上チアミン欠乏の持続が必要とされている．高カロリー輸液や成長期の偏食など，チアミン補給が不十分で欠乏を来しやすい．チアミンはTCAサイクルの補酵素で糖代謝にかかわっており，欠乏するとピルビン酸や乳酸が蓄積し，代謝性アシドーシスを惹起し，静脈還流の増大を起こす．右心不全が優位であるが両心不全を呈することが多い．劇症型は「衝心脚気」といい，低血圧，乳酸アシドーシスを伴い重症心不全を呈する．

11. 左室心筋緻密化障害

　心室壁の過剰な網目状の肉柱形成と深い間隙を基本病態とする．臨床症候には，①拡張型心筋症類似の心不全，②壁在血栓による塞栓症，③不整脈，特に致死的不整脈がある．新生児期，乳児期に重篤な心不全症状で発症し，急激な経過をとる例が多い．成人例では，心不全で発症したものが過半数を占め重症例が多く，塞栓症と心室性不整脈の頻度が高い．

12. 筋ジストロフィーに伴う心筋疾患

　筋ジストロフィーは遺伝性で進行性に筋力低下を示す疾患群であり，Duchenne型，Becker型，Emery-Dreifuss型筋，肢帯型筋ジストロフィー，顔面肩甲上腕型，ミオトニー型に分類される．筋ジストロフィーは，筋細胞骨格と細胞外マトリックスを構造的に結合するジストロフィン蛋白の遺伝子変異が原因となる．

　Duchenne型筋ジストロフィーに伴う心筋症は，心筋細胞の脂肪/線維性置換が左室後壁基部から徐々に左室自由壁に広がるのが特徴的である．病理組織学的には心筋細胞は萎縮し，細胞質の空胞化や核の変形，間質線維化が認められる．肥大性心筋症様よりも拡張型心筋症様の表現型が多いが，肥大型心筋症から拡張型心筋症へと移行する例も認められる．ほぼ全例で僧帽弁逸脱が認められるが，その正確な原因は不明である．さらに，Duchenne型ではジストロフィン蛋白はほぼ欠損しているが，心機能異常は骨格筋力低下の程度とは相関しない．

　Becker型筋ジストロフィーでは，Duchenne型で特徴的な左室後壁の線維化は通常認めらない．肥大型心筋症様または拡張型心筋症様の表現型，局所左室壁運動異常，心尖部血栓，僧帽弁閉鎖不全などが認められる．初期に右室拡大を来し，その後左室拡大と収縮不全に陥るのが典型的な経過である．

　Emery-Dreifuss型筋ジストロフィーは，X連鎖劣性遺伝形式または常染色体優性遺伝形式をとる．骨格筋症状は乏しいにもかかわらず，高頻度に完全房室ブロックや洞不全

などの刺激伝導障害を呈するのが特徴である．また右房や左房拡大も認められる．

筋緊張性ジストロフィーでは，心臓刺激伝導障害を来すことがあるが，典型的な拡張型心筋症を呈することはまれである．顔面肩甲上腕型筋ジストロフィーでは，心房性不整脈の頻度が高いが，心筋症の表現型はごく軽度にとどまる．

13. ミトコンドリア心筋

ミトコンドリア心筋症は，ミトコンドリア病の1つであり，ミトコンドリアの機能障害によって，心筋症あるいは心伝導障害などの病態を呈する．心筋症のみが前景に立つ場合と，中枢神経系症状などに合併する，いわゆるミトコンドリア脳筋症の部分症として出現する場合がある．

ミトコンドリア心筋症に関連すると考えられるミトコンドリア遺伝子の変異（点変異もしくは欠失）は，20種類以上が報告されている．変異の多くが，代表的なミトコンドリア病である MELAS(mitochondrial myopathy, encephalopathy, lactic acidosis and stroke-like episodes), MERRF(myoclonus epilepsy associated with ragged-red fibers), 慢性進行性外眼筋麻痺症候群(chronic progressive external ophthalmoplegia；CPEO)あるいは Kearns-Sayre 症候群(KSS)の原因となりえ，その部分症として心筋症を呈することも多い．また，呼吸鎖酵素などミトコンドリア内で機能する蛋白をコードしている核遺伝子の変異でも，ミトコンドリア心筋症が起こりうる．

ミトコンドリア心筋症は，肥大型心筋症の病型をとることが多いが，拡張型心筋症や拘束型心筋症の病型を呈することもある．初期には，心筋肥厚の程度に比べて収縮能が保たれていることが多いが，病期の進行に従って急激に収縮能が低下し，拡張相肥大型心筋症へ移行する場合もある．

14. 薬剤性心筋症

薬剤によって引き起こされる心筋障害により，心筋症を呈するのが薬剤性心筋症の基本病態である．ドキソルビシン心筋症には，急性毒性と慢性(遅発性)毒性が存在する．心筋障害をきたす薬剤としては，アンスラサイクリン系のドキソルビシン(アドリアマイシン)やイダルビシン(イダマイシン)，アルキル化剤のサイクロフォスファミド(エンドキサン)やイホスファミド(イホマイド)，代謝拮抗薬のクロファラミン，微小管阻害薬のドセタキセル(タキソテール)，チロシンキナーゼ阻害薬のトラスツズマブ(ハーセプチン)，チロシンキナーゼ阻害薬のスニチニブ(スーテント)などがある．

心筋に対する障害が強く，広く使用されている代表的な薬剤はドキソルビシン(アドリアマイシン)である．慢性毒性は蓄積性の心毒性であり，総投与量に比例して出現する．体表面積(m^2)あたりの総投与量が 400 mg で 3〜5%，550 mg で 7〜26%，700 mg で 18〜48% の患者が顕性心不全症状を呈する．最終投与日から10年を経過しても発症するとされているが，通常は投与後3か月を中央値とした期間内に発症することが多い．光顕では心筋細胞の変性，間質の浮腫・線維化がみられ細胞質の空胞変性，ミトコンドリアの変性が認められる．

15. 心 Fabry 病

Fabry 病は，細胞のリソソームに存在する加水分解酵素の1つである α-galactosidase A 蛋白をコードする遺伝子の異常により生じる，α-galactosidase A 酵素活性の低下に起因する．α-galactosidase A 遺伝子は X 染色体に存在するため，本症は X 染色体性の遺伝形式をとる．Fabry 病では，α-galactosidase A の基質である globotriaosylceramide, galabiosylceramide などのスフィンゴ糖脂質が進行性に全身の細胞のリソソームに蓄積し，皮膚，眼，神経，血管，腎臓，心臓など多臓器の障害が出現する．

心 Fabry 病では，心臓の細胞にスフィンゴ糖脂質が進行性に蓄積し心障害を呈する

が，心臓以外の臓器障害を欠く非典型的なFabry病である．心Fabry病では，左室肥大を主とした障害が基本病態である．左室肥大は進行性で，通常は対称性肥大を示すが，非対称性中隔肥大を呈する例もある．左室肥大が主徴である時期の病態は肥大型心筋症に類似しており，収縮機能は保たれているが拡張機能障害を認める．

16．産褥性心筋症（周産期心筋症）

心疾患の既往がなく，心不全を発症する原因がほかに見当たらない女性が，分娩前1か月から分娩後5か月以内に新たな心不全症状が出現し，拡張型心筋症様の病態を呈するものである．わが国では「産褥性心筋症」と呼ばれてきたが，妊娠後期にも発症例を認めることより，「周産期心筋症」と呼ぶことが多い．半数以上は完全治癒する．双胎妊娠や多胎妊娠に頻度が高く，その後の妊娠で再発傾向を認めることから，妊娠との関連が示唆されているが，その発症機序は不明である．

【診断の進め方のポイント】

心筋症の診断を進めるには，「特定心筋症」（WHO/ISFCの「特定心筋疾患」）を除外する必要があるが，これらの多くが全身性の異常に続発することがあるため，まずは内科疾患の基本的な診断が必要である．したがって，問診による病歴の聴取に始まる．年齢，性別を考慮したうえで，主訴，現病歴，既往歴，家族歴，生活歴を詳細に聴取する（**表2**）．さらに，12誘導心電図，胸部X線は必須である．したがって，心筋症を診断するには，常に心筋症の存在を念頭に置いて日頃から全身を診察することが必要である．鑑別す

べき特定心筋症の多くは，この時点である程度除外できる．

日常診療で心筋症を診断するきっかけになるのは12誘導心電図である．心電図異常を呈するには高血圧性心疾患や虚血性心疾患が多いが，これらが除外された残りの心電図異常の症例のなかに心筋症が含まれていることがある．さらに心筋症の診断に心エコーは必須であり，これに加えて冠動脈造影，心筋生検，心筋シンチグラフィー，心臓MRIなどを用いて総合的に診断する．

自覚症状や身体所見は，診断ばかりでなく重症度評価に必要である．心筋症の自覚症状は心不全によるものが主要なものであるが，不整脈や塞栓症によるものもある．心不全における症状は，呼吸困難や浮腫など臓器うっ血による症状と全身倦怠感，易疲労感など心拍出量低下に基づく症状がある（詳細は心不全の章を参照されたい）．不整脈としては，洞性頻脈，心室性不整脈，心房細動などが多くみられ，これらは動悸，脈拍欠滞として自覚される．心室頻拍あるいは徐脈性不整脈はめまいや失神などをもたらし，突然死も稀ではない．

【心筋症の診断のきっかけとなる心電図所見】

1．左室肥大

心電図上はさまざまな左室肥大の指標があるが，これらの指標に加えST-T変化が加わった場合に，心筋症を除外する必要がある．高血圧性心疾患と肥大型心筋症を心電図のみで鑑別するのは困難であることが多く，高血圧の病歴とともに心エコーによる心肥大の状態を評価する必要がある．ただし，心エコーをもってしても両者の鑑別が困難な場合もある．心サルコイドーシスでは，右脚ブロック・左軸偏位・房室ブロックなどを認める．これらは特異的所見ではないものの，他臓器でサルコイドーシスと診断されている場合には，診断的価値がある．また，不整脈源性右室心筋症では，右側前胸部誘導（V_{1-3}誘導）のε波または限局性のQRS幅延長（＞110

表2　心筋症の診断にあたって必要な問診の内容

①主訴および現病歴
②既往歴：冠危険因子の有無，薬剤の使用や放射線治療も含めて
③家族歴：心筋症や突然死の家族歴，遺伝性疾患も含めて
④生活歴：職業・ライフスタイル・嗜好（食事内容や飲酒量）も含めて

ms)が診断の手掛かりになることがある．

2．伝導障害

PQ時間の延長や短縮，脚ブロックやQRS幅の延長など心室内伝導障害の存在は，それ単独では非特異的所見であるが，しばしば心筋症で認められる．WPW症候群の心電図所見でも，家族歴があれば肥大型心筋症やFabry病の可能性を否定できない．

3．ST-T変化

ST-T変化のみで心筋症を診断することはできないが，虚血性心疾患の可能性の低い若年者におけるST-T変化や，高血圧の既往がないST-T変化を伴う左室肥大(ストレイン型左室肥大)では心筋症を疑う．

拡張型心筋症
Dilated cardio myopathy（DCM）

神﨑万智子　大阪大学・循環器内科
小室一成　大阪大学教授・循環器内科

【概念】

心筋症の分類は，1980年のWHO/ISFC（世界保健機関/国際心臓学会・連合）の分類以降，数多く出されている．拡張型心筋症（dilated cardiomyopathy；DCM）とは，特発性心筋症の中で，心筋の収縮低下と左室内腔の拡大を特徴とする疾患群である．わが国では心筋症に対して"特発性"という語彙が残っており，厚生労働省の特定疾患における名称でも「特発性拡張型心筋症」となっている．多くの特定心筋疾患や弁膜症，高血圧性心疾患などの末期では，同様の病態を呈することがあり，原因または関連が明らかな心疾患を除外する必要がある．

わが国の特発性心筋症調査研究班で施行した全国調査によると，有病率は人口10万対14.0人と報告されているが，病初期の拡張型心筋症は無症状の場合も多いため，実際の有病率はより高いものと考えられる．男女とも60歳代が最も多く，男女比は2.6：1と男性に多い．

病因として，遺伝子異常がいくつか同定されている．原因となる遺伝子異常は多様で，心筋細胞内構造蛋白・収縮蛋白複合体，あるいは細胞内カルシウム制御蛋白の遺伝子変異が報告されており，20〜35％が遺伝子病であろうと推定されている．その他現時点では明らかな原因が同定できないものも含まれている．

予後に関しては，エビデンスに基づいた薬物療法の進歩から，5年生存率で80％程度と，以前に比し格段に改善している．死因の多くは心不全(50％)や突然死(30〜40％)である．

【診断のポイント】

心筋症は，単一検査での確定診断は困難であり，各種検査を組み合わせ総合的に診断する必要がある．

1．病歴聴取

初期は自覚症状に乏しく，集団検診で発見されることも多い．自覚症状は，うっ血性心不全によるもの，すなわち労作時・夜間発作性呼吸困難，息切れ，胸部圧迫感，動悸，四肢のむくみ，体重増加などの左室後方障害に伴う症状が主体である．しかし，全身倦怠感，頭痛や不穏等の神経症状，食思不振・腹部膨満感・腹痛など，一見すると消化器症状を疑わせるような左室前方障害に伴う症状（低心拍出量症候群の症状）を呈する場合があるので，注意が必要である．

原因または関連が明らかな心筋症との鑑別が重要であり，臨床背景（現病歴，既往歴，他疾患に対する治療歴，生活習慣），他臓器の異常の有無などに関しても詳細に聴取する必要がある．

2．身体所見

脈拍は微弱で頻脈となり脈圧低下を認めることが多い．心臓の聴診所見としては，Ⅲ/Ⅳ音，収縮期心雑音（容量負荷や心拡大に伴う僧帽弁逆流や三尖弁逆流による収縮期逆流性

雑音)などがある．肺うっ血時には，肺野で湿性ラ音が聴取される．頸静脈は怒張し，腹部では肝腫大，四肢には浮腫やチアノーゼが出現する．

3. 必要な検査・所見の評価

a．心電図

ST-T異常，心室性不整脈などのリズム異常，QRS幅の延長，左房負荷，左室側高電位または低電位，脚ブロック，異常Q波，QRS幅の延長，心房細動など，多彩な心電図異常が認められる．本疾患に特徴的な所見はない．

b．胸部X線検査

心拡大がよくみられる所見である．心不全の程度によって，肺野のうっ血所見，胸水などが認められる．

c．血液検査

まず，基礎疾患診断のために，一般的な末梢血・血液生化学検査に加え，代謝・内分泌学的検査(甲状腺ホルモンなど)で，二次的な原因を除外する必要がある．

血中脳性ナトリウム利尿ペプチド(BNP・NT-prpBNP)値は，心不全の存在診断，重症度評価の補助的な診断法として有用である．また，血清クレアチニン値の上昇は低心拍出による末梢循環不全を反映し，血清総ビリルビン値は鬱血による右心不全の指標となる．

d．経胸壁心エコー・ドプラ法

基本病態である左室のびまん性壁運動低下や左室内腔の拡大を呈する．冠動脈の走行に一致しない不均等な左室壁運動異常を認めることもある．心筋症の診断のみならず，形態評価，心機能評価，血行動態評価を同時に非侵襲的に行うことができる有用な検査法である．

e．心臓核医学検査

心筋血流や心筋代謝，心機能の評価が可能であり，拡張型心筋症では，血流イメージにて心筋バイアビリティが低下している部分の集積低下を示す．^{123}I-MIBG心筋シンチグラフィーでは，集積低下や洗い出し率亢進が心機能不全や予後と関連している．

f．心臓カテーテル検査

虚血性心疾患との鑑別として，冠動脈検査や冠動脈CT検査において，有意狭窄所見を認めないことが必須である．

g．心筋生検

心内膜心筋生検は，二次性心筋疾患の鑑別に有用な場合があるが，診断率は必ずしも高いとはいえない．病理像は，心筋細胞の代償性肥大・萎縮・変性・脱落，心筋細胞周囲や間質の線維化，細胞内小器官の増多・異形などが認められるが，比較的多彩な組織像で特異的所見に乏しい．

h．心内圧

心内圧の測定では，病態把握や薬剤選択に有用なことがある．

【鑑別疾患】

多くの特定心筋疾患(二次性心筋症)や通常の心疾患でも末期の病態では，拡張型心筋症類似の病態を呈することがある．そのため，本症の診断にあたっては，弁膜症や虚血性心疾患，他の特定心筋症(二次性心筋症)を除外する必要がある．

【治療方針】

本症の治療の中心は慢性心不全の治療であり，他の基礎疾患による慢性心不全と同様に行う．米国心臓病協会/学会(AHA/ACC)やヨーロッパ心臓病学会(ESC)，日本循環器病学会のガイドラインに準じた治療となる．

日本におけるガイドラインは，包括的な心筋症のガイドラインとしての改訂はされておらず，「慢性心不全治療ガイドライン(2010年改訂版)」を参考に診療が行われている．治療は，運動耐容能，心不全重症度(NYHA機能分類)に基づいたものとなる(表1)．

【治療法】

1．一般的治療

食事療法は経過を通して行う．塩分制限が最も重要であり，1日食塩摂取量を7g以下

表1 心不全ステージ別にみた薬物療法

ステージA（危険因子を有するが，心機能障害がない）
　高血圧，耐糖能異常，脂質異常症，喫煙等の危険因子を有する場合には，それぞれのガイドラインにしたがって是正・治療を行う．これらの危険因子を伴う高血圧や糖尿病がある場合には，積極的にACE阻害薬を開始する．また，既に冠動脈疾患を発症している場合にはACE阻害薬はその二次予防に有用である[207]．ACE阻害薬に対する忍容性に乏しい場合には，ARBを使用する．

ステージB（無症状の左室収縮機能不全）
　まずACE阻害薬が適応となる．ACE阻害薬の投与が副作用等で使用不可能な症例では，ARBを投与する．心筋梗塞後の左室収縮機能不全であればβ遮断薬の導入も考慮する．心房細動による頻脈を伴う症例ではジギタリスを用いる．

ステージC（症候性心不全）
　NYHA Ⅱ度：ACE阻害薬に加えてβ遮断薬導入を行う．肺うっ血所見や全身浮腫等体液貯留による症状が明らかである場合には，ループ利尿薬，サイアザイド系利尿薬を用いる．洞調律で重症心室性不整脈を伴わない非虚血性心筋症には，低用量ジゴキシンの使用を考慮する．NYHA Ⅱmでは他の薬剤で症状の改善が得られない場合，不整脈増悪に注意を払いながらピモベンダンを追加してもよい．
　NYHA Ⅲ度：NYHA Ⅱ度と同様，ACE阻害薬，β遮断薬，ループ利尿薬，サイアザイド系利尿薬，ジゴキシンを用いる．スピロノラクトンを追加する．QOL改善，さらなる心血管イベントの抑制を目的としたピモベンダンの追加を行ってもよい．
　NYHA Ⅳ度：入院とする．カテコラミン，フォスフォジエステラーゼⅢ阻害薬，利尿薬，カルペリチド等の非経口投与を行い状態の安定化を図る．状態の安定化が得られたならACE阻害薬，スピロノラクトンを含む利尿薬，ジギタリス等の経口心不全治療薬への切り替えを行い，さらにβ遮断薬導入を試みる．

ステージD（治療抵抗性心不全）
　体液管理と薬物治療が適正かもう一度見直す．心臓移植の適応について検討する．積極的治療によっても予後改善が期待されない場合は，本人や家族の同意のもとで苦痛の解除を主眼とする末期医療ケアを行う．この場合，ICDの作動を解除する．

〔日本循環器学会　循環器病の診断と治療に関するガイドライン：慢性心不全治療ガイドライン（2010年改訂版），p 23-24より転載〕

に抑えるための食事指導を行う．重症心不全例では，1日3g以下の厳格な塩分制限が必要である．

　心不全症状を認める際は，身体活動の調節が必要であり，できるだけ安静にさせる．その他，心不全増悪因子である，高血圧・過労・感染などの因子を是正することが重要である．

2．薬物療法

　交感神経系，レニン-アンジオテンシン-アルドステロン系等神経内分泌系を阻害することにより左室リモデリングを抑制し，心不全の予後を改善することが治療の中心である．

a．アンジオテンシン変換酵素（ACE）阻害薬

　左室収縮能低下を伴った心不全患者の予後を改善するという大規模な臨床試験の結果がある．また，左室リモデリング抑制作用を有することから，無症状の時期から投与する．高用量でより効果が得られるとの結果もあるので，薬剤の忍容性がある限り（咳嗽の有無，血圧，血清クレアチニン値，血清カリウム値のチェック），増量を試みる．

b．アンジオテンシンⅡ受容体拮抗薬（ARB）

　左室収縮能低下に基づく慢性心不全患者において，ACE阻害薬同様の心血管イベント抑制効果を有することが証明されている．ACE阻害薬が忍容性等の点で投与できない場合には，ARBを用いる．

処方例　下記いずれかを用いる．副作用などで使用不可能な症例では2)を用いる．

1) レニベース錠（2.5 mg）　1錠　分1　朝から開始
2) ブロプレス錠（4 mg）　1錠　分1　朝

c．β遮断薬

生命予後，および心不全増悪防止効果が明らかにされている．

β遮断薬の投与に際しては，心収縮能抑制による心不全増悪の危険性もある．そのため，NYHA Ⅲ度以上の心不全患者は原則として入院とする．体液貯留傾向がなく，状態が安定していることを確認したうえで，極少量から慎重に投与し，症状や各種所見（血圧・脈拍数・体重・心胸郭比・血漿 BNP 値など）を参考にしながら時間をかけて増量する必要がある．薬剤忍容性をみながら，できるだけ増量すべきとの意見もあるが，至適容量についての明確な結論は出ていない．

> 処方例
>
> アーチスト錠（1.25 mg） 2 錠 分2
> 朝夕から開始
> 重症例では 1.25 mg/日から開始し，心不全症状の増悪に注意しながら徐々に増量

d．抗アルドステロン薬

NYHA Ⅲ度以上の重症心不全患者を対象とした大規模試験（RALES）では，全死亡率，心不全死亡率，突然死のいずれをも減少させることが明らかとなっている．

ACE 阻害薬，ARB との併用により，血清カリウム値が上昇するため，定期的なモニタリングが必要である．

> 処方例
>
> アルダクトン A 錠（25 mg） 0.5 錠 分1
> 朝から開始

e．利尿薬

うっ血に基づく呼吸困難，浮腫などの症状を軽減するために最も有効な薬剤である．ループ利尿薬で十分な利用が得られない場合はサイアザイド系利尿薬との併用を試みてもよい．ただし，これらの利尿薬は低カリウム血症，低マグネシウム血症を来しやすく，重症心室性不整脈を誘発することもあり注意を要する．予後に対する効果に関しては，エビデンスは得られていない．

> 処方例
>
> ラシックス錠（20 mg） 1 錠 分1 朝

f．ジギタリス

頻脈性心房細動合併例では，脈拍をコントロールするために用いられる．洞調律心不全患者の心不全増悪による入院を減らすことが明らかとなったが，予後改善は認められていない．

> 処方例
>
> ジゴキシン錠（0.25mg） 0.5〜1 錠 分1 朝

g．アミオダロン

二大死因の1つである重症心室性不整脈を抑え，心不全患者の突然死を予防することが期待される．使用に際しては，特異的副作用（甲状腺機能障害，間質性肺炎，肝機能異常等）の早期検出のため，定期的な各種検査が必要である．Ⅰ群の抗不整脈薬は，心収縮能抑制作用や催不整脈作用から突然死を増加させる危険性があり用いないほうがよい．

h．末梢血管拡張薬

わが国では積極的に使用されておらず，硝酸薬単独の使用では，急性期血行動態の改善は期待できるが，予後改善効果は不明である．カルシウム拮抗薬は，長期に用いると心不全を悪化させる危険性がある．長時間作用型のアムロジピン，フェロジピンについては本症の予後を悪化させないことが PRAISE Ⅱ，VHeFT Ⅲなどの大規模試験より明らかになっている．

i．経口強心薬

種々の大規模臨床試験から否定的な見方がなされている．しかし，重症例におけるQOL の改善を目的とする場合や，静注強心薬からの離脱時，またはβ遮断薬導入時に使用される場合がある．ピモベンダンは，わが国における NYHA 機能分類Ⅱ〜Ⅲ度の心不全患者を対象とした試験で，身体活動能力

は改善したという結果が得られている．

3. 非薬物療法・カテーテル治療，手術療法

薬物のみでコントロールが困難な致死的心室性不整脈に対しては，突然死予防として，植込み型除細動器の使用を考慮する．薬物療法のみで心不全のコントロールが不良で，NYHA Ⅲ～Ⅳ度，左室駆出率35％以下，心電図上 QRS 幅が120 msec 以上の心室内伝導障害を有する洞調律症例では，両室ペーシング療法（cardiac resynchronization therapy；CRT）が有用であり，生命予後の改善が証明されている．

近年では，機能性僧帽弁逆流症（functional mitral regurgitation；fMR）が予後増悪因子になっていることから，全周性の僧帽弁リングを使用した，僧帽弁輪縫縮術（mitral annuloplasty；MAP）が試みられている．比較的良好な成績が報告されるようになってきているが，予後を改善するという報告はなく，その適応に慎重な判断が必要である．

上記いずれの治療にも抵抗性の場合には，心臓移植を前提とした補助人工心臓装着が考慮される．

■ 入院・専門医へのコンサルテーション

- 症状が不顕性の場合でも，より早期に的確な診断のもと治療を開始することが，予後改善につながる．
- 胸部 X 線検査や12誘導心電図等で異常を認めた段階で，専門医へコンサルテーションを行うことが望ましい．

■ 患者説明のポイント

- 患者の自己管理が重要な役割を果たし，自己管理能力を向上させることが予後の改善につながる．
- 塩分制限や至適飲水量摂取による体重コントロール，血圧管理，活動度制限と適度な運動療法，服薬の徹底，禁煙，飲酒量制限などを患者とその家族にしっかりと指導することが重要である．
- 体重増加，浮腫，食思不振や腹部膨満感等の症状が心不全増悪の症候であることを十分理解させる必要がある．

■ 医療スタッフへの指示

- 拡張型心筋症は，難病疾患の1つに位置づけられており，慢性の経過をたどることが多い．しかし，個々の病態や症状に合わせた適切な治療介入により，予後の改善を認める症例も少なくない．特に長期化する症例や重症例では，患者が過度な不安を抱かないよう，精神的サポートを十分に行うことも重要である．
- また，患者の自己管理が重要な役割を果たすため，多職種による包括的な指導を行っていくことが望ましい．

肥大型心筋症
Hypertrophic cardiomyopathy（*HCM*）

今野哲雄 金沢大学・循環器内科
山岸正和 金沢大学教授・循環器内科

【概念】

心筋症とは，臨床的に弁膜症・高血圧などの心筋因子以外の原因がなく，心筋そのものの障害により心機能異常を来す疾患である．肥大型心筋症は，左心室ないし右心室の肥大を呈する病態と定義される（日本循環器学会による肥大型心筋症の診療に関するガイドライン2007年改訂版）．肥大型心筋症は一般人口の1/500人と罹患頻度の高い遺伝性心筋疾患である．その原因として，心筋βミオシン重鎖遺伝子をはじめとした心筋サルコメア蛋白遺伝子の変異が明らかになっている．肥大型心筋症の臨床経過は，心機能障害の程度や合併する不整脈の有無により，無症状の症例から突然死や心不全死に至る症例まで多岐にわたる．

【病態】

肥大型心筋症は，左室かつ/または右室肥大を特徴とし，通常，肥大は非対称性で心室中隔を含む（図1a）．典型的には左室容量は

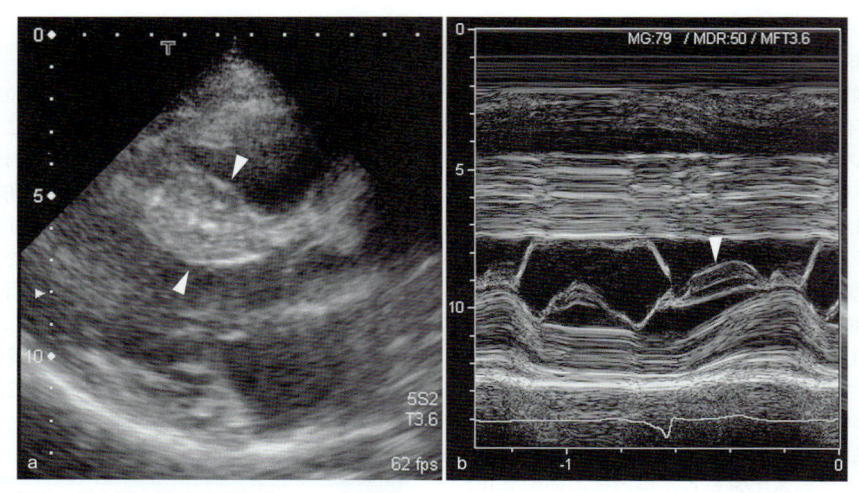

図1 肥大型心筋症患者の心エコー図所見
a. 肥大の分布は不均一であり，本例では心室中隔の肥大が認められるが左室後壁の肥厚は認められない．
b. 本例は左室流出路に狭窄を有する閉塞性肥大型心筋症であり，Mモード法では僧帽弁前尖の収縮期前方運動が認められる．

正常か減少している．組織学的特徴として，心筋細胞の肥大，心筋細胞配列の交錯（錯綜配列），心筋間質組織の線維化，心筋内の中小動脈における中膜肥厚を伴う狭窄病変が挙げられる．

血行動態は，心室肥大および間質線維成分の増加に伴い左室拡張能が障害され，左室拡張末期圧の上昇を来す．収縮期に左室内腔が閉塞して左室から大動脈への血液駆出が阻害される場合には，閉塞型肥大型心筋症と分類される．閉塞型肥大型心筋症は主に肥大の高度な症例で認められるが，肥大が軽度にとどまる症例においても呈することがある．

通常，肥大型心筋症では左室拡張能は障害されても左室収縮能は正常に保たれているが，進行性に左室収縮能が低下して左室が拡張し，拡張型心筋症に類似した拡張相肥大型心筋症に移行する症例も存在する．また，肥大型心筋症には各種心房性／心室性不整脈を高頻度に合併する．心房細動合併例では左房内血栓を形成して動脈塞栓症を発症するリスクが増大し，また，心室頻拍／心室細動は肥大型心筋症の突然死の原因となりうる．

【診断のポイント】

問診および理学検査に，各種画像検査を組み合わせて診断を進める．詳細な家族歴の聴取が重要であり，診断の一助となることがある．

1．問診・身体所見

問診では労作時息切れ・胸痛・動悸，さらには失神や前失神などの自覚症状の有無を聴取する．検診で指摘された心電図異常に対する心精査を目的に受診したような症例では，自覚症状を認めないことも多い．

常染色体優性の遺伝形式をとる家族発症例が半数以上あるため，心疾患や突然死の家族歴の聴取を十分に行う．原因不明の心筋肥大を認める患者の家系内に肥大型心筋症を認める場合には，当該患者も肥大型心筋症である可能性が高い．

身体所見では，高頻度で第Ⅳ音を聴取し，また二峰性心尖拍動を触知する．閉塞性

肥大型心筋症では駆出性収縮期雑音や収縮早期過剰心音が聴取される．

2．画像検査
1．12誘導心電図
左室側高電位，ST‐T異常，陰性T波，異常Q波などが高頻度に認められる．
2．ホルター心電図
上室性/心室性不整脈，頻脈性/徐脈性不整脈などさまざまな不整脈が認められる．
3．心エコー
断層心エコーにより，心室腔の拡大を伴わない心筋の不均等な肥大が認められる．左室収縮能は正常か過収縮を呈するが，左室収縮能が進行性に低下する症例が5〜10%で認められる．閉塞性肥大型心筋症では，僧帽弁前尖の収縮期前方運動が認められる（図1b）．
4．心臓MRI
心エコーにて観察が困難な患者において心筋肥大部位の評価に有用であり，また，シネモードにより左室機能の評価を行うことが可能である．ガドリニウム造影剤を用いた心臓MRIにおいて，遅延相でのガドリニウム増強効果は肥大型心筋症患者における心筋線維化を反映する．遅延相でのガドリニウム増強効果と，心室頻拍や突然死との関連が報告されている．
5．心臓核医学検査
リスク層別化を目的として，心筋血流シンチグラフィ，心筋脂肪酸代謝シンチグラフィ，心筋交感神経シンチグラフィが有用である．「原因または全身疾患との関連が明らかな心筋疾患」の鑑別目的に心筋ピロリン酸シンチグラフィ，ガリウムシンチグラフィが有用である．
6．心臓カテーテル検査
非侵襲的検査にて冠動脈疾患との鑑別が困難な場合に，冠動脈造影を行う．原因または全身疾患との関連が明らかな心筋疾患（特定心筋症）との鑑別のために，心内膜下心筋生検を行う．

【鑑別診断】
全身性疾患に合併し心肥大を呈するものとして，アミロイドーシス，Fabry病，糖原病，サルコイドーシスが鑑別に挙がる．スポーツ歴を有する場合には，Athletic heartが鑑別に挙がる．ミトコンドリア疾患や骨格筋疾患においても，肥大型心筋症様の心筋肥大を認めることがある．

【治療方針】
肥大型心筋症そのものに対する根本的な治療はないため，自覚症状や心機能障害の程度，合併症の有無を総合的に判断して，個々の症例に応じて薬物療法と非薬物療法を選択する（図2）．日本循環器学会による「肥大型心筋症の診療に関するガイドライン2007年改訂版」をふまえて以下に治療方針を記載する．

1．左室内圧較差に対する治療
閉塞性肥大型心筋症では，閉塞部より心尖部側の左室内圧が上昇し大動脈側の左室圧及び大動脈圧が低下し，左室内に圧較差を生じる．左室内圧較差は労作時呼吸困難や胸痛，失神を来し，高度な場合には心不全や突然死の原因となり得る．

有症状例では，β遮断薬やカルシウム拮抗薬（陰性変力作用を有するベラパミル，ジルチアゼム）がclass Iで推奨される．陰性変力作用を有さない血管拡張剤（例：ジヒドロピリジン系のカルシウム拮抗剤）は左室内圧較差を増大させるため，むしろ禁忌である．Ia群の抗不整脈薬も陰性変力作用を有しており左室内圧較差の軽減に有効である（class II）．

これらの薬物療法を行っても左室内圧較差の軽減が十分に得られない症例では，DDDペースメーカーによる心室収縮様式の変化による左室内圧較差の低下，さらに重症例では心筋切除術や経皮的中隔心筋焼灼術を考慮する．

2．突然死の予防
肥大型心筋症は若年運動競技者の突然死の最も多い原因であることが知られているが，

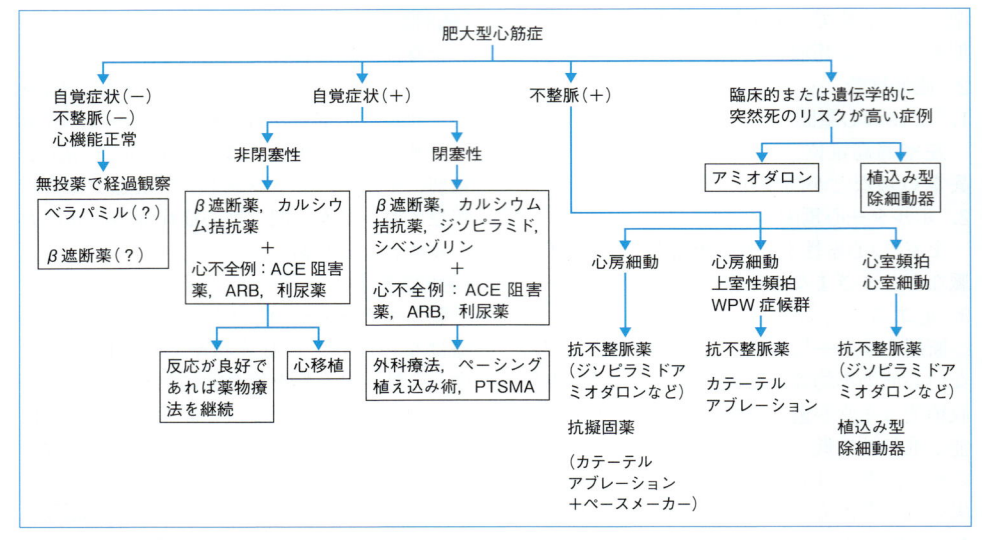

図2 肥大型心筋症治療のフローチャート
〔日本循環器学会 循環器病の診断と診療に関するガイドライン：肥大型心筋症の診療に関するガイドライン（2007年改訂版），p30，図5より転載〕

突然死は若年者だけでなくすべての年齢層において起こりうる．突然死予防の観点から，競技スポーツは一部の軽い競技を除いては原則禁止する必要がある．心室頻拍・心室細動が肥大型心筋症における突然死の主たる原因と考えられており，不整脈管理が極めて重要である．

突然死の高リスク患者(表1)に対しては積極的な治療が推奨されており，class Iで推奨される薬剤としてアミオダロンとβ遮断薬が挙げられる．植込み型除細動器(ICD)は，心肺停止蘇生例，心室細動，薬物抵抗性持続性心室頻拍を有する症例に対してclass Iで推奨される．

3. 心房細動の治療

心房細動は，肥大型心筋症において認められる最も頻度の高い持続性不整脈である．肥大型心筋症に合併した頻脈性心房細動では，早い心室応答により血行動態の破綻を来し心室細動を誘発することもある．また，心房細動時には心房収縮が消失することで心拍出量

表1 突然死に関する危険因子

特に強い因子
・心停止の既往
・持続性心室頻拍の自然発生
・非持続性心室頻拍（3連発以上，HR≧120）
・HCMによる突然死の家族歴（特に，一親等内または多数の突然死症例を有する場合）
・失神発作の既往
・運動負荷に伴う血圧低下（血圧上昇 25 mmHg未満；対象は40歳未満の症例）
・著明な左室肥大（最大壁厚≧30 mm）

その他の因子
・左室流出路圧較差が 50 mmHgを超える場合などの血行動態の高度の異常
・中等度から高度の僧帽弁逆流
・50 mmを超える左房拡大
・電気生理学的検査での持続性心室頻拍／心室細動の誘発
・発作性心房振動
・心筋灌流の異常
・危険度の高い遺伝子変異
・若年発症例

（日本循環器学会 循環器病の診断と治療に関するガイドライン：肥大型心筋症の診療に関するガイドライン(2007年改訂版)，p7，表5より転載）

が減少し，心不全症状の増悪を来しうる．さらに，心房細動を合併例では左房内に血栓を生じる頻度が高く，動脈塞栓症（特に脳塞栓）の発症リスクが上昇する．

血行動態の破綻を伴う心房細動は，緊急電気的除細動の適応である．血行動態の破綻や著しいQOLの低下，失神を伴う薬物療法抵抗性の心房細動に対する再発予防目的に，カテーテルアブレーションが考慮される．心房細動時の血行動態が安定している発作性心房細動例では，ワルファリンによる抗凝固療法，β遮断薬やカルシウム拮抗薬（ジルチアゼム，ベラパミル）による心拍数コントロール，Ia群やIc群の抗不整脈剤による洞調律維持がclass Iで推奨される．慢性心房細動例で血行動態が安定している場合には，ワルファリンによる抗凝固療法および心拍数コントロールを行う．これらの以外の薬剤として，アミオダロンは肥大型心筋症に合併した発作性心房細動および持続性心房細動に対して有効である．なお，ジギタリス製剤は非閉塞性肥大型心筋症に合併した心房細動の心拍数コントロールに用いられることがある．しかし，閉塞性肥大型心筋症においてはその陽性変力作用により左室内圧較差を増悪させる可能性があるため禁忌となる点に注意が必要である．

4．心不全に対する治療

肥大型心筋症では，心室肥大および間質線維成分の増加に伴い左室拡張能が障害されて左室拡張末期圧の上昇を来す．そのため，左室収縮能が保たれていても心不全症状を訴えることがある．また，肥大型心筋症患者のうち約10〜15％は，左室収縮能が進行性に低下して左室拡張を来し，拡張相肥大型心筋症に移行する．肥大型心筋症のおける心不全に対する治療は，一般的な心不全治療に準ずるため詳細は本書他項や「慢性心不全治療ガイドライン（2010年改訂版）」を参照されたい．

■ 入院・専門医へのコンサルテーション
- 有症状例や治療方針で記載した合併症が認められる場合には，専門医へ紹介・相談することが望ましい．

■ 患者説明のポイント
- 肥大型心筋症は，無症状で超高齢まで過ごす症例から若年で突然死する症例まで，心機能障害の程度や合併症の有無により経過は多岐に渡る．このため，個々の症例における病態に応じて説明を行う必要がある．
- 無症状例であっても，特に危険因子を有する場合には突然死を来す可能性があるため，競技性の強い運動などを行わないように指導する必要がある．

■ 医療スタッフへの指示
- 治療目的の入院が必要な肥大型心筋症は，心不全や致死性不整脈などを合併した重症例が多いため，急変時に備えるよう周知する必要がある．

拘束型心筋症
Restrictive cardiomyopathy（RCM）

寺﨑文生　大阪医科大学准教授・教育機構
石坂信和　大阪医科大学教授・循環器内科

【概念】

特発性拘束型心筋症は，コンプライアンスが低く硬い心室による拘束性拡張障害が本質である．左室壁厚がほぼ正常で左室収縮機能低下がなく，拡張期容量減少を認めるのを特徴とする．拡張型心筋症および肥大型心筋症と比較して，稀な疾患である．高齢者心，高血圧性心疾患，肥大型心筋症との鑑別は必ずしも容易ではない．拡張障害性心不全および不整脈の治療，血栓・塞栓症の予防が重要である．

心筋症は「心機能障害を伴う心筋疾患」と定義されており，①肥大型心筋症（hypertrophic cardiomyopathy；HCM），②拡張型心筋症（dilated cardiomyopathy；DCM），③拘束型心筋症（restrictive cardiomyopa-

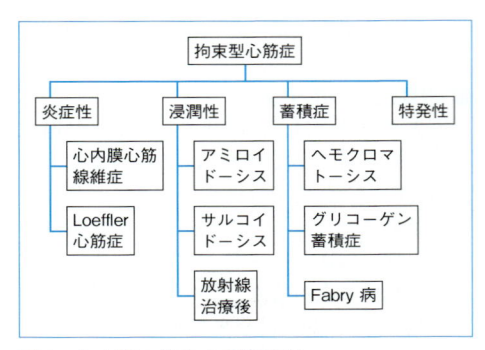

```
                    拘束型心筋症
        ┌──────────┬──────────┬──────────┐
       炎症性      浸潤性      蓄積症      特発性
        │           │           │
   ┌────┤       アミロイ      ヘモクロマ
   心内膜心筋     ドーシス      トーシス
   線維症          │           │
        │       サルコイ      グリコーゲン
   Loeffler      ドーシス      蓄積症
   心筋症          │           │
                放射線         Fabry病
                治療後
```

図1 拘束型心筋症の原因疾患

thy；RCM），④不整脈源性右室心筋症および分類不能の心筋症，に分類される．

これらのうち，RCM は左室の拘束性拡張障害を認めるが左室収縮機能低下がなく，左室壁厚がほぼ正常で拡張期容量減少を認めるのを特徴とし，コンプライアンスが低く硬い心室が疾患の本質である．通常，狭義の RCM は原因が不明の特発性拘束型心筋症を指し，その頻度は HCM や DCM に比較して低い．心筋症を先天性，混合性，後天性に分類する報告があり，その報告では DCM とともに混合性に分類されている．

一方，広義の RCM は基礎疾患との関連を有する二次性 RCM を含み，重要なものに心アミロイドーシスや心内膜心筋疾患，心サルコイドーシスなどがある(図1)．

特発性 RCM は心不全を主徴として比較的長い経過をたどり，診断には二次性 RCM のほか，HCM，収縮性心膜炎などとの鑑別が必要である．また，高齢者心，高血圧性心疾患や虚血性心疾患に伴う拡張障害との鑑別も必要なため診断は必ずしも容易ではない．二次性心筋症については他項で述べられるため，本稿では特発性 RCM について記載する．

【病態】
1. 病因・病理
　左室拡張は前期の心筋弛緩（relaxation）と後期の伸展より成り立っている．弛緩障害は心筋虚血，伸展性障害（stiffness 上昇）は左室壁肥厚，心筋間質の線維化，浮腫などの要因により惹起され，心筋細胞肥大や心筋線維の錯綜配列の関与も示唆されている．しかし，病因をこれらで説明できない症例も多く，心筋細胞におけるカルシウム動態や収縮関連蛋白の異常など病因は多様であると推測される．実際，本症は意外に家族歴を有する頻度が高く，RCM と HCM とが混在する家系がみられる．これらの家族性が疑われる本症症例の遺伝子解析において HCM 症例と類似の心筋 β ミオシン重鎖，デスミンやトロポニン I をコードする遺伝子の変異が認められている．このため，本症を心筋肥厚を伴わない HCM とする説がある．

剖検症例の肉眼所見では明らかな左室の壁肥厚や内腔拡大がないのに，両心房の著明な拡大を認めることが特徴である．心筋組織所見に特異的なものはないが心筋細胞肥大，心筋線維の錯綜配列，間質の線維化，弾性線維の増殖，心内膜肥厚などが目立つ．

2. 病態および症状・徴候
　病初期においては，無症状で左室弛緩時間の延長と左室拡張終期圧上昇のみが認められる．したがって，この病期に発見されることは少なく診断も困難である．左室拡張終期圧がさらに上昇するに伴い，左房圧および肺毛細血管圧が上昇し左心不全症状が出現する．左房負荷により左房が拡大，電気的リモデリングも進行して上室性不整脈や心房細動が出現する．心房細動の出現により，心房収縮が失われると拡張終期の能動的左室流入が消失する．さらに，心房細動による頻脈のため拡張時間が短くなり左室充満時間が短縮することから，急速に心不全症状が悪化する．この病期になると右室拡張終期圧がさらに上昇して左室のそれとほぼ等しくなり，右心不全症状が目立つようになる．末期では右室拡張が高度なため，多くの症例で相対的三尖弁閉鎖不全を伴っている．この病期における持続性

心房細動は，特に脳梗塞や腎梗塞などの体塞栓症を来しやすいため抗凝固療法が必要である．

本症における初発症状は労作性呼吸困難などの左心不全症状であるが，発症が緩徐なために異常に気づかないことがほとんどである．安静時に呼吸困難を来したり，浮腫などの右心不全症状が出現して初めて異常に気づき受診することが多い．したがって，両心不全症状のため受診した患者で，明らかな左室機能低下がない場合は本症を疑い検索を進めるべきである．その他の症状として動悸があるが，発作性上室性頻拍や心房細動による頻拍，洞性頻脈などに基づく場合が多い．

本症は，疾患経過とともに徐々にではあるが重症化することが多く，末期では呼吸困難，浮腫，胸水・腹水などの心不全徴候に加えて，低心拍出量による全身倦怠感，体重減少，心臓悪液質などがみられる．また，身体所見として右心不全に伴う頸静脈怒張，浮腫，肝腫大や黄疸および胸水・腹水などがみられる．聴診において洞調律であれば心尖部に第Ⅳ音を聴取する．これは，コンプライアンスが低く硬い左室の存在を示す所見として重要である．本症では左室収縮機能低下がないため第Ⅰ音は減弱せず，重症例では第Ⅲ音を聴取する．また，多くの重症例では三尖弁閉鎖不全を伴うため，全収縮期雑音を聴取し吸気時に増強する（Rivero-Carvallo 徴候）．これに伴い，収縮期に頸静脈怒張の増強や肝拍動を認める．なお，心房細動合併症例では体塞栓症，特に脳梗塞を来しやすいため抗凝固薬による予防が重要である．

【診断のポイント】

「特発性拘束型心筋症診断の手引き」（厚生労働省特発性心筋症調査研究班）により診断する（表1）．

①コンプライアンスが低く硬い左心室の存在，②左室収縮機能がほぼ正常であること，③左室壁肥厚や拡大がない，④原因不明であること，が診断の要点である．実際は，両心不全の病歴で受診した患者に，明らかな左室機能低下がない場合に本症を疑うことから診断が始まることが多い．鑑別診断には二次性RCM，収縮性心膜炎など類似の血行動態を示す諸種疾患や高齢者心との鑑別が必要である．

1．胸部 X 線検査，心電図

胸部 X 線検査において，左室腔の拡張がなくても病期が進んだ症例では著しい左房，右房および右室の拡大により心陰影が著明に拡大する．また，左心不全徴候として肺うっ血，右心不全徴候として胸水貯留をしばしば認める．

本症に特異的な心電図所見はないが，左房拡大に伴い幅広い P 波や二峰性 P 波，上室性期外収縮や病期が進んだ症例では心房細動がみられる．また，左室壁厚正常の症例においても，しばしば左室肥大および非特異的 ST-T 異常を認めるが，その理由は明らかでない．

2．心エコー（図2）

診断に極めて有用で心不全患者において，①左室腔拡大がなく，②左室壁厚と壁運動がほぼ正常で，③心房拡大を認めれば，本症を疑い検索を進めるべきである．

心エコーによる精査で，僧帽弁の B bump 形成，パルスドプラ法における左室流入速波形の E/A 比の増大，E 波の減速時間の短縮などにより左室拡張障害が明らかになれば診断はほぼ確定する．重症例では三尖弁閉鎖不全や高度の右室拡大，心膜液貯留が認められる．一部の症例では左心房や左心室内壁に血栓がみられることがある．パルスドプラ法における拘束型パターンは高度の左室拡張障害を示すが，本症に特異的ではなく虚血性心疾患などでもみられることがあるため注意を要する．

【治療方針】

特発性 RCM は原因が不明で根治療法がないため対症療法を行うが，①心不全に対する治療，②不整脈に対する治療，および③血

表1 特発性拘束型心筋症の診断の手引き

1．主要項目
基本病態：基本病態は左心室拡張障害であり，
1) 硬い左心室(stiff left ventricle)の存在　2) 左室拡大や肥大の欠如　3) 正常または正常に近い左室収縮機能　4) 原因(基礎心疾患)不明

の4項目が診断の必要十分条件である．

2．診断の参考事項
1) 疫学
   拡張型心筋症や肥大型心筋症に比較して稀な疾患である．
2) 家族歴
   家族内に拘束型心筋症や肥大型心筋症を認めることがある．
3) 自覚症状
   呼吸困難，浮腫，動悸，塞栓症
4) 他覚所見
   著明な第Ⅳ音(洞調律症例)
5) 心電図
   特異的な心電図所見はない．しかし，しばしばP波異常，上室性期外収縮，心房細動，軽度の左室肥大，非特異的ST-T変化を認める．
6) 胸部X線
   軽症例では心陰影が正常，進行すれば左房拡大，さらに病期が進めば左室を除く左房，右房および右室拡大および肺うっ血を認める．
7) 心エコー図
   左室拡大および壁肥厚なく，左室壁運動が正常または正常に近いにもかかわらず左室流入速波形に拘束型を認める．すなわち，パルス・ドプラ法で拡張早期波(E波)増高，E波と心房収縮期波(A波)のピーク流速比増大(E/A>2)，E波減速時間(DcT)短縮(<150 msec)，等容弛緩時間(IRT)短縮(<70 msec)などが参考になる．また，左房拡大は両心房拡大や右室拡大があり，重症例では三尖弁逆流を認める．また，左室流入速波形に呼吸性変動のないことが収縮性心膜炎との鑑別に有用である．
8) 心臓カテーテル検査
   左室拡張障害の指標として，左室のa波増高，左室拡張末期圧上昇，左室最大陰性dP/dt低下，左室圧下降時定数(τ)延長などが参考になる．また，左室圧曲線にsquare root signを認めることがある．
9) 心筋シンチグラム
   心筋血流シンチグラフィーで灌流欠損をみることがある．心プールシンチグラフィーでは最大充満速度(peak filling rate)の低下や最大充満速度到達時間(time to peak filling)の延長などが拡張障害の指標になる．
10) 心筋組織所見
    しばしば，心筋間質の線維化，心筋細胞肥大，心筋線維錯綜配列，心内膜肥厚を認める．
11) 鑑別診断
    収縮性心膜炎，心アミロイドーシスや心内膜心線維症との鑑別が必要である．また，明らかな肥大を伴わない肥大型心筋症および老人心との鑑別が困難なことがある．

3．診断時の注意点
稀な疾患であるため見逃しやすい．左室収縮機能が正常またはほぼ正常であるにもかかわらず心不全徴候を認める症例では，本症を疑って診断を進めることが重要である．

栓・塞栓症に対する予防が基本となる．したがって，臨床においては本症の病態と経過を理解し，病期に応じた治療を行うことが重要である．左室拡張障害に対する治療は，AHA/ACCの左室拡張機能不全の治療指針(**表2**)に従って行う．しかし，心不全の治療は困難で，拡張機能改善のために，カルシウム拮抗薬，ACE阻害薬，ARBなどが試用されたが効果が明らかでない．通常は，ループ利尿薬，サイアザイド系利尿薬，アルドステロン拮抗薬などの利尿薬を用いるが，急速かつ大量の利尿は低心拍出量症候群を惹起する危険がある．

不整脈，特に頻脈性不整脈は左室拡張機能をさらに悪化するため，心拍数を減少させる目的でジギタリス薬，β遮断薬，カルシウム

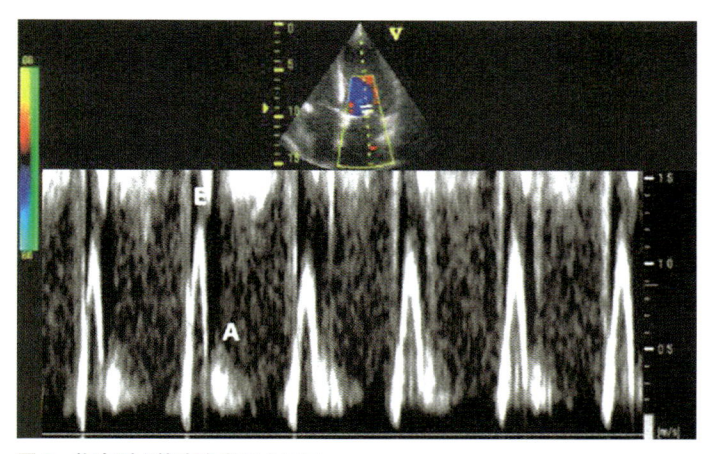

図2 拘束型心筋症患者の心エコー
左室流入血流速波形で，E/A 比の増大，E 波減速時間の短縮が特徴的で，いわゆる拘束型パターンを示す．E：拡張早期波，A：心房収縮波
(Current Opinion in Cardiology 24; 2009 より引用)

表2 拡張期心不全の薬物療法

Class I
1) 高血圧のコントロール
2) 心房細動の心拍数コントロール
3) 肺うっ血と末梢浮腫軽減の目的で利尿薬

Class IIa
拡張機能を障害している心筋虚血に対する冠動脈形成術

Class IIb
1) 心房細動合併例では洞調律への復帰を試みる
2) 心不全症状軽減目的で β 遮断薬，アンジオテンシン変換酵素阻害薬，アンジオテンシン II 受容体拮抗薬，カルシウム拮抗薬
3) 心不全症状軽減目的でジギタリス製剤

Class I：有用性に対するエビデンスがある
Class II：有用性に異論がある
　 IIa：異論があっても有用とするエビデンスのほうが多い
　 IIb：賛否相半ばする

拮抗薬などを用いる．特に，心房細動に伴う頻拍には頻拍に対する治療にとどまらず，塞栓症予防のため抗凝固療法が重要である．

【治療法】
1. 洞調律症例（軽症例）
処方例 下記を併用する．

1) ブロプレス錠（4 mg） 1 錠　分1　朝
2) アルダクトン A 錠（25 mg） 3 錠　分3
　 または
　 セララ錠（50 mg） 1 錠　分1　朝

2. 心房細動合併症例（重症例）
処方例 下記を併用する．

1) ブロプレス錠（4 mg） 1 錠　分1　朝
2) ダイアート錠（60 mg） 1 錠　分1　朝
3) ハーフジゴキシン KY 錠（0.125 mg）
　 1 錠　分1　朝
4) ワーファリン錠（1 mg）　適量（PT-INR を 2.0〜2.5）　分1　朝
　 または
　 プラザキサカプセル（110 mg） 2 カプセル　分2　朝夕

＊注：心房細動の心拍数コントロールにワソラン錠を用いる場合には，プラザキサカプセルとの相互作用に留意して，使用上の注意に

従って投与する
【予後】
　本症は，通常徐々に進行して数年以上経過してから初めて医師を訪れる症例も少なくなく，約1/3の症例で経過観察期間が10年を超える．生命予後に関して，短期予後は良好であるが4～5年後の生存率は約60％，10年では10％と長期予後は不良である．小児における予後は極めて不良で，患者の大多数が心臓移植を必要とされる．

■ 入院・専門医へのコンサルテーション
- 労作性呼吸困難や浮腫などの左心不全または両心不全症状があるにもかかわらず，心エコー検査で左室収縮能が正常である場合や，僧帽弁逆流がないにもかかわらず，左房拡大が高度である場合など，通常の心不全として釈然としない場合には本症を疑い専門医へのコンサルテーションが勧められる．

■ 患者説明のポイント
- 循環器専門医による適切な治療が必要な病気（難病，特定疾患）であることを説明して理解と協力を得る．日常生活や服薬について，医師および医療スタッフの指導のもとに正しく行うように説明する．

■ 医療スタッフへの指示
- 循環器専門医による適切な治療が必要な病気（難病，特定疾患）であることを認識・理解して患者のマネージメントを行うこと．

不整脈源性右室心筋症

Arrhythmogenic right ventricular cardiomyopathy（ARVC）

萩原誠久　東京女子医科大学主任教授・循環器内科

【概念】
　不整脈源性右室心筋症（arrhythmogenic right ventricular cardiomyopathy；ARVC）は，右室起源の心室頻拍など重症心室性不整脈や突然死を主症状とし，右室に特異的な心筋変性や脂肪・線維化を伴う心筋症の亜型として分類されている．発生頻度は約5,000人に1例，小児期は少なく，25～35歳代の男性に多い．

【病態】
　原因不明の右室拡大や収縮不全などの右室心筋障害を呈し，右室起源の心室頻拍（VT）や突然死などの重症心室性不整脈を呈する．ARVCの約30～50％で家族内発症が確認されているが，日本では孤発例も多い．
　ARVCは遺伝的に不均一であり，現在までに，①12の染色体座に連鎖する常染色体優性遺伝形式のARVC1-12と，②常染色体劣性遺伝形式のNaxos病が報告されている．これらの遺伝子変異に伴い，細胞間接着構造として重要なデスモゾームの機能不全・破綻を来す結果，心筋変性や線維化を起こすと考えられている（デスモゾーム病）．

【診断のポイント】
　ARVCの診断には，家族歴や特徴的な心電図変化，右室起源の心室性不整脈の有無，画像診断や組織学的診断が用いられる．2010年に新たな診断基準が提唱された（表1）．

1．病歴聴取
　家族内発症が30～50％は認められるため，家族歴の聴取が重要である．また，心室性不整脈や失神発作は運動時に生じやすい．

2．心電図変化
　心電図変化はARVCの約90％に認められる．再分極異常として，右側胸部誘導（V_{1-3}）におけるT波の陰転化，脱分極異常としてV_{1-3}誘導でQRS直後に右室伝導遅延を示すε波が認められる．また，不完全・完全右脚ブロックおよびQRS幅の延長を示す．加算平均心電図では，高率に遅延電位陽性所見を示す．心室性不整脈は右室起源であることから，左脚ブロック型の心室頻拍や心室性期外収縮が認められる．

3．画像検査
　心エコー検査やCT，MRIおよび右室造影

表1　ARVCの診断基準－2010年版

大基準2項目，大基準1項目と小基準2項目または小基準4項目が満たされた場合はARVCと確診．
大基準1項目と小基準1項目または小基準3項目は境界型，大基準1項目または小基準2項目の場合はARVCの可能性あり．

① 右室の広範囲または局所的な機能および構造異常
　大基準
　　a．2D心エコーで右室の局所的無収縮，収縮能低下または右室瘤と下記の所見を1つ認める．
　　　　右室流出路長軸径：≧32 mm（流出路長軸径/体表面積≧19 mm/m²）
　　　　右室流出路短軸径：≧36 mm（流出路短軸径/体表面積≧21 mm/m²）
　　　　右室短縮率≦33%
　　b．MRIで右室の局所的無収縮，収縮能低下または右室同期不全と下記の所見を1つ認める．
　　　　右室拡張末期容積/体表面積比≧110 mL/m²（男性），≧100 mL/m²（女性）
　　　　右室駆出率≦40%
　　c．右室造影で局所的無収縮，収縮能低下または右室瘤を認める．
　小基準
　　a．2D心エコーで右室の局所的無収縮，収縮能低下と下記の所見を1つ認める．
　　　　右室流出路長軸径：≧29〜＜32 mm（流出路長軸径/体表面積≧16〜＜19 mm/m²）
　　　　右室流出路短軸径：≧32〜＜36 mm（流出路短軸径/体表面積≧18〜＜21 mm/m²）
　　　　右室短縮率＞33%〜≦40%
　　b．MRIで右室の局所的無収縮，収縮能低下または右室同期不全と下記の所見を1つ認める．
　　　　右室拡張末期容積/体表面積比≧100〜＜110 mL/m²（男性），≧90〜＜100 mL/m²（女性）
　　　　右室駆出率＞40%〜≦45%

② 組織診断
　大基準
　　心内膜心筋生検で右室自由壁の1つ以上の検体から，残存心筋＜60%（または推定で＜50%）で線維化を伴う組織所見を認める．脂肪変性の有無は問わない．
　小基準
　　心内膜心筋生検で右室自由壁の1つ以上の検体から，線維化を伴う残存心筋60〜75%（または推定で50%〜60%）の線維化を伴う組織所見を認める．脂肪変性の有無は問わない．

③ 再分極異常
　大基準
　　完全右脚ブロックを伴わない14歳以上のV_{1-3}誘導における陰性T波
　小基準
　　完全右脚ブロックを伴わない12歳以上のV_{1-2}誘導における陰性T波または$V_{4,5}$またはV_6の陰性T波
　　完全右脚ブロックを伴う14歳以上のV_{1-4}誘導における陰性T波

④ 脱分極・伝導異常
　大基準
　　V_1-V_3におけるEpsilon（ε）波
　小基準
　　QRS幅110 ms未満の症例で，加算平均心電図上，遅延電位陽性所見（fQRS≧114 ms，LAS40≧38 ms，RMS40≦20 μVの1つ以上を認める）
　　完全右脚ブロックを伴わない症例におけるV_1，V_2またはV_3誘導におけるS波上行脚が55 ms以上延長

⑤ 心室性不整脈
　大基準
　　左脚ブロック型・上方軸の持続性または非持続性心室頻拍
　小基準
　　右室流出路起源の左脚ブロック型・下方軸の持続性または非持続性心室頻拍
　　Holter心電図による500回/日以上の心室性期外収縮

⑥ 家族歴
　大基準
　　新しいARVCの診断基準を満たす一親等の家族歴
　　剖検または生検により病理学的にARVCと確認された一親等の家族歴
　　ARVCの病因と考えられる遺伝子変異を有する家族歴
　小基準
　　診断基準は満たさないが，実際的にARVCと考えられる一親等の家族歴
　　ARVCに伴うと考えられる一親等の35歳未満の突然死家族歴
　　病理学的またはARVCの診断基準を満たす二親等の家族歴

で右室拡大，壁運動異常および瘤形成などが確認される．心エコー検査が最も簡便ではあるが症例によっては限界がある．CT では右室拡大のみならず，右室瘤，自由壁の波状化や右室の脂肪浸潤像などが描出される．

ARVC の好発部位は右室流出路，流入路および右室心尖部の 3 箇所であり，"ARVC の三角" として知られている（Triangle of dysplasia）．MRI も同様に線維化や脂肪浸潤などの組織学的変化を反映する遅延造影所見（delayed-enhancement）が認められる．

4．心筋生検・心臓カテーテル検査

心内膜心筋生検では，組織学的に心筋の線維化や脂肪浸潤が確認される．また CARTO システムを用いた Electro-anatomical マッピング法で，ARVC の心筋変性部位を電気的に同定するとともに，低電位部位の心筋生検により，組織診断の精度が向上する．

5．免疫組織学的検査

免疫組織学的解析法を用いて，デスモゾーム構成蛋白である Plakoglobin の蛍光染色性を検討することが可能になった．

【鑑別診断】

以下の疾患は ARVC との鑑別が必要であり，その特徴を示した．

1．Brugada 症候群
① 夜間，安静時に多く認められる失神，心室細動
② 左室・右室ともに解剖学的異常を認めない
③ 右脚ブロック型と右側胸部誘導の ST 上昇（Coved 型または Saddle-back 型）

2．特発性心室頻拍（右室流出路起源）
① 左室・右室ともに解剖学的異常を認めない
② 左脚ブロック型心室頻拍のため，心電図上の鑑別は困難．洞調律時の心電図では，T 波の陰転化，ε 波および遅延電位陽性所見を認めない

3．拡張型心筋症に伴う心室頻拍
① 左室起源の心室頻拍
② 左室の拡大および収縮力低下が主体

【治療方針】
① 激しい運動は避ける．
② 薬物療法はⅠ群（Na チャネルブロッカー），Ⅱ群（β 遮断薬）およびⅢ群薬（K チャネルブロッカー：アミオダロン，ソタロール）が有効である．
③ 血行動態が安定している単形性心室頻拍で，リエントリー部位が同定される場合はカテーテルアブレーションの適応となる．
④ 薬剤やアブレーションが無効な症例，心停止既往例や血行動態が不安定な心室頻拍症例では ICD の適応となる．

■ 入院・専門医移送の判断基準
- ARVC に伴う心室頻拍は突然死の危険性を伴うため，左脚ブロック型の非持続性または持続性心室頻拍患者で，V_{1-3} 誘導に陰性 T 波や心エコーで右室拡大を伴う場合は，専門医の判断が必要となる．

■ 患者説明のポイント
- ARVC に伴う心室頻拍は運動時に多いため，激しい運動は控える．
- 薬剤やアブレーション無効例では，ICD が適応になる可能性を説明する．

虚血性心筋症
Ischemic cardiomyopathy（ICM）

安田　聡	国立循環器病研究センター・心臓血管内科部門・部門長
下川宏明	東北大学教授・循環器内科学

【概念】

虚血性心筋症（ischemic cardiomyopathy）には明確な定義はないものの，一般的に拡張型心筋症様の形態を呈し，かつ冠動脈に閉塞ないし高度狭窄病変ないし広範囲心筋梗塞後のリモデリング・収縮能低下を伴う状態と理解されている．「特発性」（拡張型，肥大型，拘束型，不整脈源性右室）心筋症に対して，原因の特定が可能な「特定」心筋症の 1 つと

して分類される．

【病態】

冠動脈の閉塞ないし高度狭窄状態のために慢性的に低灌流の状態にあり，結果として持続的に収縮性は低下している hibernation（冬眠状態）がその主たる病態であると考えられる．Hibernating 状態にある心筋では，血行再建によりその収縮性が改善することから，繰り返し生じる虚血が関係しているものと思われる．図1に hibernating 心筋の概念を示す．

【診断のポイント】

心電図異常や胸部 X 線検査での心拡大，あるいは心不全発症（息切れ・呼吸困難などの自覚症状，湿性ラ音などの身体所見）を契機に診断されることが多い．

病歴聴取では，多くの場合は無症候性であることが実際多いが，非典型的なものを含め心筋梗塞を疑うような胸痛発作の有無を確認することも重要である．

虚血性心疾患の危険因子（高血圧・糖尿病・脂質異常症）の集簇に加え，血液学的検査では脳性利尿ペプチド（BNP）も心負荷の存在のスクリーニングとして有用である．

同様に心エコー検査による心機能評価も診断的価値が高い．

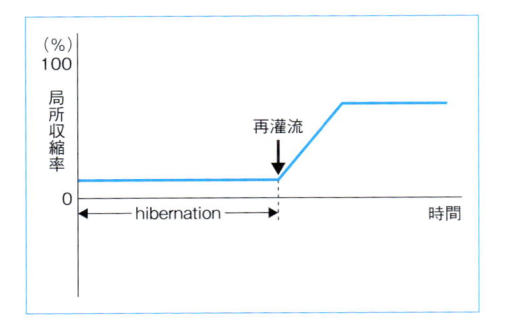

図1 Hibernating myocardium の概念（模式図）
慢性の低灌流状態のために収縮性が低下した心筋が再灌流の結果，改善を示す．この可逆性の変化を hibernation という．

【鑑別診断】

前述したように形態的には拡張型心筋症（心拡大と心機能低下）に類似している．鑑別法の1つが，冠動脈造影検査となる．冠動脈に高度狭窄・閉塞病変が（多くは複数）認められれば虚血性心筋症の可能性がより高くなる．

【治療方針】

虚血性心筋症の原因治療として，冠動脈インターベンションや冠動脈バイパス手術による血行再建術が重要であり，病態とリスクに応じて治療方法が選択される．特に心筋バイアビリティ（viability）が残存していることが，血行再建術後の心機能回復の指標となる．すなわち，虚血による hibernating myocardium であるか，梗塞心筋であるかを，核医学的検査（心筋シンチ検査），ドブタミン負荷心エコー検査，MRI 検査等を用いた判定が有用である．Viability の評価は難しく，壁が明らかに菲薄化・ないし瘤化しているような場合は除いては，検査・偽陰性の可能性を考え，手技リスクとの兼ね合いにもよるが，血行再建については検討すべきである．

以下に「慢性心不全治療ガイドライン（2010年改訂版）」（http://www.j-circ.or.jp/guideline/pdf/JCS2010_matsuzaki_h.pdf.）からの冠動脈バイパス手術に関する抜粋を示す．

①Class I：低左心機能を伴い，高度心筋虚血が証明されている重症多枝病変患者に対する冠動脈バイパス手術（エビデンスレベル B）
②Class IIa：心筋梗塞後の左室リモデリングによる低左心機能症例に対する冠状動脈バイパス術に加えて左室形成術（エビデンスレベル B）
③Class IIb：多領域にわたる心筋梗塞後の高度低左心機能症例に対する冠状動脈バイパス術および左室形成術（エビデンスレベル C）

一方，心筋梗塞後の左室リモデリングが主

体であれば，血行再建術のみではただちに左室機能は改善しない可能性が高い．このような症例には，内科的治療（アンジオテンシン変換酵素阻害薬，アンジオテンシンⅡ受容体拮抗薬とβ遮断薬）あるいは冠動脈バイパス術に加え，梗塞部を切除し左室容積を縮小する手術（左室形成術）が施行される場合がある（Class Ⅱa，エビデンスレベル B）．

左室形成術施行例では多くの場合，左室拡大に伴う僧帽弁逆流が合併しており，僧帽弁形成術ないし僧帽弁置換術の適応についても考慮しなければならない．更に，壁運動の同期性が損なわれている場合には心臓再同期療法（CRT），重症不整脈を合併する場合には心臓再同期・除細動器（CRT-D）が検討される．

■ 入院・専門医移送の判断基準
- 心不全を発症，あるいは自覚的な症状は乏しいものの心拡大・心機能低下が認められるために，その原因検索・治療を目的に専門医移送が必要である．

■ 患者説明のポイント
- 予後改善のために血行再建など侵襲的な治療法が必要となるが，無症候性であることが多いゆえ，治療の必要性・リスクについては検査結果に基づき丁寧に説明することが重要である．
- 複数の冠危険因子を有している場合，生活習慣への介入も求められる．

■ 医療スタッフへの指示
- 心機能が低下した虚血性心筋症に対して，血行再建術（冠動脈インターベンション，冠動脈バイパス術）を適応するか否かは，心筋バイアビリティ評価が重要である．場合によっては複数のモダリティによる解析をもとに，判断する必要がある．

心アミロイドーシス
Cardiac amyloidosis

木原康樹　広島大学大学院教授・循環器内科学

【概念】
アミロイドーシスとは，不溶性線維性蛋白質が臓器や組織細胞外マトリックスに沈着することを特徴とする疾患群である．

原因となるアミロイド蛋白はさまざまで，大別すると，①免疫グロブリン性，②家族性（遺伝性），③老人性（全身性），④二次性，⑤慢性透析関連のアミロイドである．心臓はそれらのいずれにおいてもアミロイド蛋白沈着の一次的あるいは二次的な標的臓器であり，拘束性心筋傷害を主体とした心不全や伝導障害を発症する．

アミロイド患者の予後は基礎病態とその治療に依存するが，一般に心アミロイドーシスと診断されると予後不良である．明確に確立された心アミロイドーシスに対する根本的治療法はない．

【治療方針】
心アミロイドーシスの予後は，基礎疾患の治療にも依存している．基礎病態とその疾患への治療効果が，結局，心アミロイドーシス患者の予後も左右する．

薬物治療法として特記されている事象に，ジギタリス中毒の発症が挙げられる．ジゴキシンのような強心配糖体は，細胞外マトリックスに沈着したアミロイド蛋白と親和性を有し結合するため，ジギタリスに対する過敏反応や中毒が生じやすいことが実証されている．カルシウムチャネル拮抗薬やβ交感神経遮断薬は，拘束障害を主体とする心アミロイドーシスにおいて，その陰性変力作用により駆出量を低下させ，心不全を悪化させる可能性が報告されている．

アンジオテンシン変換酵素阻害薬や硝酸薬あるいは利尿薬が，患者の反応性を注意深く

観察しながら，慎重に使用されているのが現状である．心房細動を合併した際には，アミオダロンが有効とされる．ワルファリンによる抗凝固は必須である．また，房室ブロックなど高度の徐脈に対しては，ペースメーカー植え込みを必要とする．

1. 免疫グロブリン(AL)アミロイドーシス

ALアミロイドーシスの予後は極めて不良である．50％生残率は13か月であり，メルファラン＋プレドニゾロン療法はそれを高々17か月に延長するにすぎず，10年生存率は5％である．心アミロイドーシスと診断されるとさらに予後は限定され，心不全発症後の平均余命は6か月と報告されている．失神発作は同時に突然死の予兆である．最近の研究によると，血清トロポニンT高値は，症状や心エコー所見よりも鋭敏な予後推定指標であると指摘されている．

これら劣悪な病状に対してボストン大学のグループは，メルファラン大量投与＋自家末梢骨髄前駆細胞移植療法を312名の患者に試み，40％が最低1年間の血液的寛解を得るとともに，50％生存率が4.6年に延長したことを報告している．そのうち心アミロイドーシスと確定診断された患者の予後は，5か月(対象)が1.6年に延長したという．

心臓移植は根治性が期待される治療法であり，実際のところ少ないながら施行されている．移植後早期の予後は他の移植患者と同等ではあるが，3年目頃より死亡例が増加し，5年生存率は高々30％にすぎない．その理由として，移植心にもアミロイド蛋白の沈着が早い場合には半年くらいから検出されることが示されている．

2. 家族性(遺伝性)アミロイドーシス

家族性アミロイド蛋白産生の首座は肝臓であるため，肝臓移植が最も有効な治療法として確立している．肝臓移植に成功するとアミロイドの再発はないとされる．

一方，肝臓移植前に心アミロイドーシス合併と診断された症例では，肝臓移植後も心不全が進行し，予後不良である．ごく少数例ではあるが，心肝同時移植が施行された場合がある．

3. 老人性(全身性)アミロイドーシス

老人性(全身性)アミロイドーシスによる心臓障害は，比較的予後が良い．心不全発症後であっても，その50％生存率は5年とされている．理由は不明であるが，一般的な心不全治療薬に対する反応性も良いことが知られている．

4. 二次性アミロイドーシス

二次性アミロイドーシスにおける心臓合併は稀とされている．しかしながら，いったん合併すると予後は不良である．リウマチ性疾患で心アミロイドーシス合併例の追跡では5年生存率が31％であったと報告されている．

糖尿病性心筋症
Diabetic cardiomyopathy

絹川真太郎 北海道大学大学院医学研究科・循環病態内科学
筒井裕之 北海道大学大学院医学研究科教授・循環病態内科学

【概念】

1972年に初めてRublerらによって，高血圧や冠動脈疾患がない心不全を有する糖尿病患者4症例の剖検データが報告された．その後，糖尿病によって直接的に心筋障害が引き起こされることが認識されるようになり，「糖尿病性心筋症」と呼ばれることがある．

糖尿病性心筋症は，「臨床的に心機能障害を有する糖尿病患者のなかで，高血圧，冠動脈疾患あるいはその他の心筋障害を引き起こす原因がない疾患」と定義される．Framingham研究によれば，糖尿病患者は心不全の頻度が高く，このことは他の危険因子を補正しても認められた．

糖尿病の存在は心不全の予後の悪化に密接にも関わっている．心筋梗塞後の患者では糖

尿病を合併すると，同程度の駆出率・冠動脈病変にもかかわらず心不全の発症頻度が高く，死亡率も高いと報告されている．さらに心筋梗塞発症後早期において新たに検出される耐糖能異常がその後の経過での心不全発症を含む長期予後と深く関わっていることが示されている．

【病態】

ヒトおよび動物モデルの観察で，左室肥大を呈し，組織レベルでは心筋細胞肥大・間質線維化・心筋細胞のアポトーシスが認められる．また，糖尿病を有する無症状の患者において，拡張機能障害は高頻度に認められている．高血圧のない良好にコントロールされた糖尿病患者の26％に弛緩障害が認められる．より詳細な拡張機能評価（バルサルバ手技を使った左室流入波形計測，組織ドプラおよび流速伝播速度解析）を行うと，おおよそ75％の患者で拡張能異常が認められた．

糖尿病における拡張機能異常が臨床的に拡張不全へ導くと考えられる．逆に，拡張不全（左室駆出率が保たれた心不全）患者の疫学的研究で，糖尿病の頻度が多いことが知られている．さらに，糖尿病心で収縮機能の異常も示されている．糖尿病患者から摘出した乳頭筋や糖尿病動物モデルにおいて収縮特性の異常が報告されている．通常の心エコーでの収縮機能の指標である駆出率では糖尿病心で異常を見つけることは難しい．しかしながら，最近の組織ドプラやストレインレート法を使った報告では，糖尿病心において長軸方向の収縮能異常が認められている．

糖尿病性心筋症の発症機序は不明な点が多いが，様々な因子が関与していると考えられている．①心筋細胞でのエネルギー代謝異常，②神経体液性因子の活性化〔レニン-アンジオテンシン-アルドステロン（RAA）系〕，③糖化蛋白である advanced glycation end-products（AGEs）による protein kinase C の活性化，④炎症性サイトカイン，成長因子，酸化ストレスの誘導，⑤心筋細胞アポトーシス，⑥筋小胞体カルシウムポンプ（SERCA）の障害，⑦微小血管障害，⑧自律神経障害などであり，これらが相互に関わっている可能性が指摘されている．

【診断のポイント】

心筋障害を来す他の疾患（高血圧，冠動脈疾患，弁膜症，心筋症）を除外することが必要である．眼底や腎の所見は糖尿病の関与を推測する上で，参考所見となる．病理学的には心筋細胞肥大，間質線維化，心筋細胞アポトーシス，微小血管における内皮細胞増殖を認めるが，特異的な所見はない．

【治療方針】

これまでに臨床的に有用性が証明されている治療法はない．糖尿病による心筋障害の発症機転の機序を考えれば，血糖コントロールの正常化やインスリン抵抗性の改善が重要であると考えられる．

合併する脂質代謝異常や高血圧のコントロールも治療対象となりうる．また，RAA系の抑制をはじめとする神経体液性因子の抑制は糖尿病性心筋症に有効であるかもしれない．心不全に対しては，拡張不全あるいは収縮不全の治療に準じて行う．

Fabry 病
Fabry's disease

竹中俊宏　鹿児島大学特任准教授・心筋症病態制御講座
鄭　忠和　和温療法研究所・所長

【概念】

Fabry 病は，細胞のリソソームに存在する加水分解酵素である α-galactosidase A をコードする遺伝子の異常により生じる α-galactosidase A の酵素活性低下により，本酵素の基質である globotriaosylceramide などのスフィンゴ糖脂質が細胞のリソソームに蓄積し発症する先天性スフィンゴ糖脂質代謝

異常症である．α-galactosidase A 遺伝子はX 染色体上に存在するため，本症は X 染色体性の遺伝形式をとる．

典型的な Fabry 病男性患者では，スフィンゴ糖脂質が全身の細胞のリソームに蓄積し，多臓器障害を来す．これに対し，左室肥大などの心障害を主徴とし心臓以外の臓器障害を欠く非典型的 Fabry 病も存在し，心Fabry 病と呼ばれている．Fabry 病は数万人に 1 人の稀な疾患と推測されているが，心Fabry 病は原因不明の左室肥大患者のなかに数％という比較的高い頻度で存在すると考えられている．

【病態】

Fabry 病では，α-galactosidase A 活性の低下によりスフィンゴ糖脂質が全身多臓器の細胞に進行性に蓄積する．幼少時より四肢末端の疼痛発作，低汗症，被角血管腫，角膜混濁などの症状が出現する．その後，経年的に腎障害，心障害，消化器障害，精神・神経障害，聴覚障害など多臓器の障害が出現し，40〜50 歳代に腎不全，心不全，脳血管障害で死に至ることが多い．心 Fabry 病では，心臓の細胞へのスフィンゴ糖脂質の蓄積による心障害を呈するが，他の臓器障害を欠く．

Fabry 病や心 Fabry 病の心臓では，進行性の左室肥大や右室肥大を認める．左心機能は，当初は肥大型心筋症様で肥大による拡張能障害が主である．その後，病期の進行とともに収縮能障害も出現し，拡張相肥大型心筋症様の病態を呈するようになり心不全を発症する．心電図では左室側高電位，異常 Q 波，ST-T 異常などの異常所見を認める．洞不全症候群，房室ブロック，心室内伝導障害などの刺激伝導障害や，心房細動，上室性期外収縮，心室性期外収縮などの多彩な不整脈が出現し，致死性不整脈により突然死を来す例もある．

【診断のポイント】

Fabry 病や心 Fabry 病の確定診断には，病歴，理学所見，一般臨床検査所見に加え，本症に特異的な代謝異常の証明が必須である．すなわち，本症の欠損酵素である α-galactosidase A の活性低値や基質であるスフィンゴ糖脂質の蓄積を確認する必要がある．α-galactosidase A 遺伝子検索を行い，病因となる遺伝子異常を検出することも診断に有用である．

心病変の診断には心内膜心筋生検が有用であり，光顕ではヘマトキシリン-エオジン染色で心筋細胞の細胞質の空胞変性様所見や間質の線維化が観察される．電顕では，層状，年輪状の封入体が心筋細胞のリソーム内に確認される．

【鑑別診断】

循環器領域においては，原因不明の左室肥大を認める場合，本症の鑑別を行う必要がある．特に，肥大型心筋症，拡張相肥大型心筋症，心肥大を来す特定心筋疾患との鑑別が重要である．

【治療方針】

Fabry 病や心 Fabry 病は先天代謝異常症であり，その治療は対症療法が主であった．しかし近年，原因療法の 1 つである酵素補充療法が開発され，わが国でも 2004 年 4 月から可能となっている．酵素補充療法の心障害に対する効果として，心筋線維化が生じる以前の早期に治療を開始することにより心肥大や心機能の改善を認めることが報告されている．このため，本症の早期診断が臨床的に極めて重要となっている．

本症の心障害に対しては，原因療法である酵素補充療法に加え，有症状例では対症療法が必要となる例が多い．

【治療法】

1. 酵素補充療法

処方例　下記のいずれかを用いる．

1) ファブラザイム注（5 または 35 mg/V）
  1 回/1 mg/kg　2 週間に 1 回　点滴静注
2) リプレガル注（3.5 mg/3.5 mL/V）　1 回
  0.2 mg/kg　2 週間に 1 回　点滴静注

2. 対症療法

肥大型心筋症様病態を呈する時期には，β遮断薬，Ca拮抗薬などが肥大型心筋症の治療に準じて用いられる．拡張相肥大型心筋症様の病態へと移行して生じた心不全には，アンジオテンシン変換酵素阻害薬，β遮断薬，利尿薬などの既存の心不全薬物治療がなされる．

徐脈性不整脈に対しては，恒久ペースメーカーの植込みが行われ，致死性不整脈に対して植込み型除細動器が必要となる例も多い．

心サルコイドーシス
Cardiac sarcoidosis

森本紳一郎　総合青山病院・院長
加藤靖周　藤田保健衛生大学講師・循環器内科

【概念】

サルコイドーシスは，肺・眼・皮膚をはじめとし，心・肝・腎・骨格筋・リンパ節・神経などさまざまな臓器に非乾酪性類上皮細胞肉芽腫を形成する原因不明の全身性疾患である．一般には，自然寛解する予後良好な疾患と考えられているが，ひとたび心臓に病変が生じると，完全房室ブロック，心室不整脈など重篤な不整脈や難治性の心不全，時に突然死を招き，予後不良となる．特にわが国では欧米に比して心病変を合併する率が高く，サルコイドーシス患者全体の死亡原因は心病変によるものが大半を占めている．

【病態】

心臓サルコイドーシスの臨床症状は，病変の存在する部位や範囲により多様である．①無症状でST異常などの心電図異常をきっかけに診断される例，②完全房室ブロック・心室頻拍など不整脈による動悸・失神発作を契機とする例，③潜行性に進展し拡張型心筋症様となって心不全で発症するものまで，非常に幅広い．

心臓サルコイドーシスの病変部位としては，心室中隔，特に心室中隔基部，左室後側壁，左室自由壁に好発する．なかでも，心室中隔基部に生じた肉芽腫性病変による完全房室ブロックの発症や限局性の菲薄化は，本症の特徴的な所見である．

【診断のポイント】

中・高年女性で，高度房室ブロックを呈する患者の約1/3は心臓サルコイドーシスであるが(Am Heart J 1997; 134: 382)，見逃されていることが多い．拡張型心筋症と診断されているなかに，本症が潜んでいる (Circ J 2007; 71: 1937)．したがって，本症の存在をまず疑うことがポイントである．ブドウ膜炎などの眼サルコイドーシス，皮膚サルコイドーシスなどで心電図異常があれば，本症の存在を強く疑わなければならない．本症の診断の手引き(表1)にある各種検査の感度は低く(図1)，たとえその時点で心臓サルコイドーシスと診断しきれなくとも，数年後に病状が進行し顕現化してくることもあるため定期的に検査を行う必要がある．

1. 病歴聴取

サルコイドーシスは全身の諸臓器に病変が及ぶことがあり，肺，眼，あるいは皮膚サルコイドーシスなどの既往について聴取する．

2. 身体所見

心臓サルコイドーシスは完全房室ブロックや心不全を示すことがしばしばあり，このような身体症状を有する例では，鑑別診断の1つに本症を挙げる必要がある．皮膚病変(皮膚サルコイドーシス)を合併している例があり，何らかの皮疹を認める場合は，皮膚科へ依頼する．膝蓋や肘頭に好発するサルコイドーシスによる皮膚病変として瘢痕浸潤があるが，痛くも痒くもないため本人は気づいていないことが多い．一般に紅褐色の丘疹，結節，あるいはそれらが融合した病変であることが多い．なお，皮膚サルコイドーシスが本症発見の糸口になることもある．

表1 サルコイドーシスの診断基準と心病変の診断の手引き

1. **サルコイドーシスの診断**
    サルコイドーシスの診断は組織診断群と臨床診断群に分け，下記の基準にしたがって診断する．
    1) 組織診断群
       一臓器に組織学的に非乾酪性類上皮細胞肉芽腫を認め，かつ下記(1)～(3)のいずれかの所見がみられる場合を組織診断群とする．
       (1) 他の臓器に非乾酪性類上皮細胞肉芽腫を認める．
       (2) 他の臓器で「サルコイドーシス病変を強く示唆する臨床所見」がある．
       (3) 下記に示す検査所見6項目中2項目以上を認める．
          全身反応を示す検査所見
          ① 両側肺門リンパ節腫脹
          ② 血清 ACE 活性高値
          ③ ツベルクリン反応陰性
          ④ Gallium-67 citrate シンチグラフィーにおける著明な集積所見
          ⑤ 気管支肺胞洗浄検査でリンパ球増加または CD4/CD8 比高値
          ⑥ 血清あるいは尿中カルシウム高値
    2) 臨床診断群
       組織学的に非乾酪性類上皮細胞肉芽腫は証明されていないが，2つ以上の臓器において「サルコイドーシス病変を強く示唆する臨床所見」があり，かつ前記に示した全身反応を示す検査所見6項目中2項目以上を認めた場合を臨床診断群とする．

2. **心臓病変を強く示唆する臨床所見**
    主徴候と副徴候に分け，以下の1)，2)のいずれかを満たす場合．
    1) 主徴候4項目中2項目以上が陽性の場合
    2) 主徴候4項目中1項目が陽性で，副徴候5項目中2項目以上が陽性の場合
       (1) 主徴候
          a) 高度房室ブロック
          b) 心室中隔基部の菲薄化
          c) Galllium-67 citrate シンチグラムでの心臓への異常集積
          d) 左室収縮不全(左室駆出率50％未満)
       (2) 副徴候
          a) 心電図異常：心室不整脈(心室頻拍，多源性あるいは頻発する心室期外収縮)，右脚ブロック，軸偏位，異常 Q 波のいずれかの所見
          b) 心エコー図：局所的な左室壁運動異常あるいは形態異常(心室瘤，心室壁肥厚)
          c) 核医学検査：心筋血流シンチグラム(thalllium-201 chloride あるいは technetium-99 m methoxy-isobutylisonitrile, technetium-99 m tetrofosmin)での灌流異常
          d) Gadolinium 造影 MRI における心筋の遅延造影所見
          e) 心内膜心筋生検：中等度以上の心筋間質の線維化や単核細胞の浸潤
    3) 除外診断：巨細胞性心筋炎を除外する．

付記：
1) 虚血性心疾患と鑑別が必要な場合は，冠動脈造影を施行する．
2) 心臓以外の臓器でサルコイドーシスと診断後，数年を経て心病変が明らかになる場合がある．そのため定期的に心電図，心エコー検査を行い経過を観察する必要がある．
3) Fluorine-18 fluorodeoxyglucose PET における心臓への異常集積は，診断上有用な所見である．
4) 完全房室ブロックのみで副徴候が認められない症例が存在する．
5) 心膜炎(心電図における ST 上昇や心嚢液貯留)で発症する症例が存在する．
6) 乾酪壊死を伴わない類上皮細胞肉芽腫が，心筋生検で観察される症例は必ずしも多くない．
(日本サルコイドーシス/肉芽腫性疾患学会，他：サルコイドーシスの診断基準と診断の手引き－2006．日サ会誌 2007；27：89)

3. 検査所見

筆者らが経験した心臓サルコイドーシス53例における臨床所見の陽性率を図1に示す．アンジオテンシン変換酵素活性の上昇は，たかだか半数強であることが分かる．本症の診断は，手引きに基づいて主徴候と副徴候とを組み合わせて行う．しかし，その主徴候である心室中隔基部の菲薄化やガリウムシ

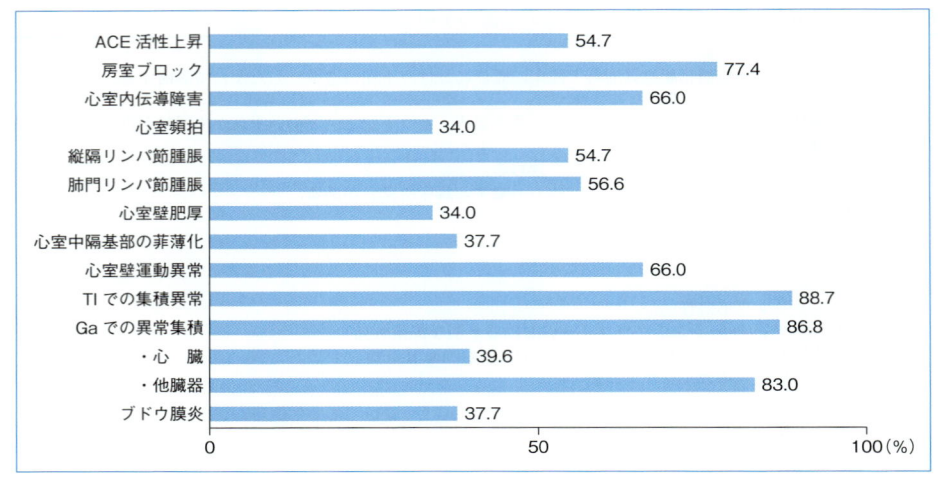

図1　心臓サルコイドーシス 53 例の臨床所見陽性率
ACE：アンジオテンシン変換酵素，Tl：タリウム心筋シンチグラム，Ga：ガリウムシンチグラム

所見	陽性率(%)
ACE 活性上昇	54.7
房室ブロック	77.4
心室内伝導障害	66.0
心室頻拍	34.0
縦隔リンパ節腫脹	54.7
肺門リンパ節腫脹	56.6
心室壁肥厚	34.0
心室中隔基部の菲薄化	37.7
心室壁運動異常	66.0
Tl での集積異常	88.7
Ga での異常集積	86.8
・心　臓	39.6
・他臓器	83.0
ブドウ膜炎	37.7

ンチでの心臓への異常集積は 40％ 弱で，特異度は高いものの感度はかなり低い．

本症は心室中隔に病変が好発し，心室中隔には刺激伝導系が存在するために，房室ブロックの頻度が 80％ 弱と極めて高い．心室の壁運動異常は約 2/3 でみられるものの，特異度は低い．心内膜心筋生検で乾酪壊死を伴わない類上皮細胞肉芽腫が観察されるのは，20％ と感度はかなり低い（Am Heart J 1999；138：299）．病変がびまん性に存在するわけではなく sampling error のためである．

【鑑別診断】

心筋生検で巨細胞を認める疾患として巨細胞心筋炎があるが，病態が異なるために鑑別は難しくない．拡張型心筋症と診断されている中に，本症が潜んでいることを常に念頭に置くべきである．

【治療方針】

日本サルコイドーシス/肉芽腫性疾患学会のサルコイドーシス治療ガイドライン策定委員会・治療ガイドライン策定専門部会（循環器部会）で作成された心臓サルコイドーシスの治療ガイドライン（表2）が参考になる．心臓サルコイドーシスと診断され，房室ブロック，重症心室不整脈，心ポンプ機能の低下を認める場合には，各症状に対する治療のほか，ステロイド治療を開始する．初回の1日投与量はプレドニゾロン（PSL）30 mg で，2～4 週ごとに 5 mg ずつ減量していく漸減投与法が一般的で，維持量は 5～10 mg とする（Sarcoidosis Vasc Diffuse Lung Dis 2005；22：210）．

心不全に対する治療は，通常の心不全治療と同様に，利尿薬・ジギタリス製剤・ACE 阻害薬/ARB・β遮断薬などの薬物治療，心臓再同期療法（CRT）などが行われる．

また免疫抑制薬であるメトトレキサートを少量持続投与することにより，PSL の投与量を減量することが可能な場合もある．しかし心病変に対する有効症例報告はあるものの，多数例の検討はなく，肝障害などの副作用の問題もあり必ずしも有効とは限らず，現段階では PSL 治療難治例に限定すべきである．

表2　心臓サルコイドーシスの治療ガイドライン

1．治療方針
　　サルコイドーシスの死因の3分の2以上は，本症の心病変(心臓サルコイドーシス)による．従って心病変の存在は，サルコイドーシスの予後を左右する要因と考えられている．一般に早期の心病変にはステロイド剤が有効である．そこで心臓サルコイドーシスの診断がなされた場合にはステロイド剤治療を行う．なお各種病態に応じて一般的治療も並行して行う必要がある．
2．ステロイド剤全身投与の適応
　　1)房室ブロック[注1]
　　2)心室頻拍などの重症心室不整脈[注2]
　　3)局所壁運動異常あるいは心ポンプ機能の低下[注3]
　　注1)：高度房室ブロックおよび完全房室ブロックでは，ステロイド剤を投与するとともに，恒久的ペースメーカの植込みを考慮する．
　　注2)：心室期外収縮，心室頻拍がステロイド剤治療により全て消失することは稀であり，抗不整脈薬の併用を試みる．これらの治療にもかかわらず，持続性心室頻拍などが認められる場合には，植込み型除細動器やカテーテルアブレーションの適応となる．
　　注3)：β遮断薬は，左室収縮機能不全に有用であるが，心不全や伝導障害を悪化させることがあるので慎重に用いる．
3．一般的な投与法
　　1)初期投与量：プレドニゾロン換算で連日30 mg/日または隔日に60 mg/日で内服投与．
　　2)初期投与期間：4週間．
　　3)減量：2～4週間毎に，プレドニゾロン換算で連日5 mg/日または隔日に10 mg/日ずつ減量．
　　4)維持量：プレドニゾロン換算で連日5～10 mg/日または隔日に10～20 mg/日投与．
　　5)維持量の投与期間：いずれ終了することが望ましいが，他臓器と異なり終了が難しい場合が多い[注4]．
　　6)再燃：初期投与量を投与する．
　　注4)：ステロイド剤の重大な副作用で継続投与が困難な場合には，メトトレキサート5～7.5 mg/週の投与も試みられている．しかし心病変に対する本剤の使用経験は少なく，その有用性も十分には明らかにされていない．
4．ステロイド剤の効能
　　1)房室ブロックでは，伝導障害が改善し正常化する例も見られる．
　　2)収縮能は改善するまでには至らないが，心収縮はそれ以上悪化しない例が多い．
　　(ステロイド治療を行わない場合には，一般的に収縮能は次第に悪化する．)
5．注意事項
　　1)ステロイド剤の一般的な副作用．
　　2)投与後，まれに心室頻拍が出現あるいは悪化する例が存在する．
　　3)投与後，まれに心室瘤を形成する例が存在する．
　　(付)：心臓サルコイドーシスのステロイド治療の有用性については，二重盲検比較試験で確認されているわけではなく，その意味ではエビデンスはない．サルコイドーシスでは，心病変の存在は予後を左右する要因と考えられているが，他臓器と同じく自然寛解する可能性も否定できない．

(日本サルコイドーシス/肉芽腫性疾患学会，他：サルコイドーシス治療に関する見解－2003．日サ会誌 2003; 23: 105)

【治療法】

処方例　骨粗鬆症を予防する目的で2)を併用する．

1) プレドニン錠(5 mg)　6錠　分3　2～4週ごとに5 mgずつ漸減し，維持量を5～10 mgとする
2) フォサマック錠(5・35 mg)またはボナロン錠(5・35 mg)　1錠　分1　起床時
5 mg錠は連日，35 mg錠は週1回

■ 入院・専門医へのコンサルテーション

- 日本サルコイドーシス/肉芽腫性疾患学会のホームページにサルコイドーシス診療を得意とする医師/医療機関が掲載されている．

■ 患者説明のポイント

- ステロイド剤を長期間にわたって内服することを患者はためらうが，内服者と非内服者では生命予後が異なることを説明すると納得する(Am J Cardiol 2001; 88: 1006, Sarcoidosis Vasc Diff Lung Dis 2003; 20: 133).

アルコール性心筋症
Alcoholic cardiomyopathy

川井　真　東京慈恵会医科大学准教授・循環器内科
吉村道博　東京慈恵会医科大学教授・循環器内科

【概念】

成人になれば法律上誰でも酒を飲むことが許可されるが，長期かつ大量の飲酒は肝などの臓器に障害を与え，心筋障害も生じさせる．大酒家に生じた心筋症で，飲酒以外に病因がないものをアルコール性心筋症と定義している．日常診療のなかで遭遇しうる病態であるが，詳細な調査は行われておらず，その発症頻度などは不明である．

【病態】

原因はエタノールに換算して1日当たり100 mL程度を，10年以上飲み続けた場合に発症する．例えば，日本酒では"1日5合以上を週5日以上"を10年間続けたときに発症リスクが高まるが，動物実験データでの再現性は乏しく病因は十分に解明されていない．

発症機序はアルコールそのものや，代謝産物であるアセトアルデヒドの毒性作用による中毒性心筋症であると考えられている．左心室内腔拡大と壁運動低下，うっ血性心不全所見など拡張型心筋症に類似した病態を呈し，他の心筋症とは異なり断酒によって速やかに改善する．組織学的には心内膜下を中心に，心筋細胞の肥大，大小不同，空洞化と，心筋細胞周囲の浮腫やびまん性線維化，脂肪滴沈着，リポフスチン沈着などの所見を認めるが，心筋錯綜配列は認めない．これらの組織障害は，断酒により修復されたという報告もある．

【診断のポイント】

1. 問診・現病歴

30～50歳代の男性が圧倒的に多く，大酒家であることが必須条件である．低拍出量性心不全であり，緩徐に体動時息切れや動悸を感じるようになるが，なかには呼吸困難や頻脈性不整脈にて急激に発病し，突然死の原因にもなりうる．

2. 身体所見

心音は，Ⅲ，Ⅳ音や左室内腔拡大に伴う僧帽弁閉鎖不全による収縮期雑音を聴取し，肺野にはうっ血による湿性ラ音を聴取する．また，頸静脈怒張や下腿浮腫を認める．

3. 検査所見（採血・心電図・胸部単純X線写真）

採血検査では，肝機能検査異常や低カリウム血症，低マグネシウム血症を認める．心電図では，頻脈で上室・心室性不整脈やST-T変化，T波異常を認める．胸部単純X腺写真は，高度心拡大と肺うっ血像や胸水貯留を認める．

4. 心エコー検査所見

左右の房室内腔は拡大し，左室壁運動はびまん性に低下する．左室内腔拡大に伴う僧帽弁逆流，右心圧上昇による三尖弁逆流，下大静脈拡張と呼吸性変動の消失を認める．これらの所見は拡張型心筋症に類似するが，むしろ肥大型心筋症や拘束型心筋症に類似し，心室壁の肥厚を認めることもある．

5. 心臓カテーテル検査

虚血性心筋症を除外するために，冠動脈の器質的病変や冠攣縮を否定し，拡張型心筋症との鑑別には心筋生検が必要なこともある．

【鑑別診断】

本疾患は特定心筋症の1つであり，その他の原因による特定心筋症と拡張型心筋症との鑑別が重要である．

1. 特定心筋症

種々の原因による心筋収縮不全を呈する疾患のなかで，原因が特定できる疾患群である．虚血性，弁膜性，高血圧性，炎症性（心

筋炎），代謝性（Fabry病など），全身性（膠原病，アミロイドーシス，サルコイドーシス），神経・筋疾患に伴う心筋疾患，産褥性の鑑別には，現病歴や既往症，採血検査と心エコー検査や心臓カテーテル検査を行う．また，アルコール多飲により栄養状態が偏り，ビタミンB_1欠乏状態による脚気心（⇒次項参照）との鑑別には食生活に関する問診も重要である．

2. 拡張型心筋症（特発性心筋症）

原因不明の心筋収縮不全と左室内腔の拡張を特徴とする疾患群で，多くの場合進行性であり，上記特定心筋症がすべて否定されることで診断される．心筋生検による病理組織診断が有効なこともあり，心臓カテーテル検査は重要である．

【治療方針】

治療に際して成功の鍵は，いかに長期にわたり，患者本人に断酒を継続させるかである．心臓にとどまらずアルコール性臓器障害という，全身疾患の一側面として治療にあたる．また，必要に応じて補助的に薬物治療を行う．

【治療法】

初期には断酒に加えて利尿薬，ACE阻害薬（ARB），カルペリチド（ハンプ），強心薬，血管拡張薬などの一般的な心不全治療を行う．

原則として点滴による治療であり，電解質補正を行いながらカルペリチド（ハンプ）0.05～0.1 μg/kg/分とヘパリン1.5万単位/日持続点滴静注と，フロセミド（ラシックス）10～20 mgを適宜静注投与する．

低左心機能状態では血栓塞栓症予防としてのヘパリン投与は推奨されるが，β遮断薬はアルコール性心筋症に対してのエビデンスはない．

心不全症状は，断酒と一般的な心不全治療にて容易に改善しうるが，左室拡大や左室駆出率低下などの低心機能は数～6か月程度断酒を継続することで改善する．しかしながら，経過中に飲酒を再開すると左室拡大や壁運動低下が改善しない．

1. 生活指導

生活指導により，退院後の断酒は必須条件である．

2. 薬物治療

処方例 入院中の心不全に対する一般的な治療に引き続き下記を用いる．

```
レニベース錠（5 mg）  1～2錠（最大4錠）
分1 朝
以下必要に応じて
（浮腫のある場合，利尿薬として）
ルプラック錠（4 mg）  1～2錠  分1 朝
（心房細動のある場合，心拍数のコントロールとして）
ハーフジゴキシン錠（0.125 mg）  1錠
分1 朝
（低左心機能で血栓塞栓症予防のため）
ワーファリン錠（1 mg）  適宜調整  分1 朝
```

■ 入院・専門医へのコンサルテーション

- 低拍出性心不全の原因疾患に関する鑑別診断の際には，原則として入院加療と専門医による精査が必要である．
- アルコール多飲による栄養失調から，低マグネシウム血症，低カリウム血症となるため頻拍性不整脈を惹起しやすい状態であり，QT時間延長や心室頻拍にも注意が必要である．
- このような不整脈は難治性であり，専門医へのコンサルテーションが望ましい．

■ 患者説明のポイント

- 治療上最も重要なことは患者本人の自覚と家族の認識であり，いかに大量の飲酒が心機能に悪影響を与えているかを，理解させることにある．
- 飲酒の再開とともに心機能低下や心不全が再発することも，十分認識させることが必要であり，患者本人の協力なしにはより良い予後はあり得ない．

■ 医療スタッフへの指示
- 診察の基本である問診によって，飲酒歴を詳細に聴取することは重要である．
- 断酒を中心とした生活指導が，心不全の再発防止に重要なポイントであり，十分に患者教育を行う．
- 病状は断酒にて改善するが飲酒の再開にて悪化するため，外来での生活指導は必須である．

脚気心
Beriberi heart

川井　真　東京慈恵会医科大学准教授・循環器内科
吉村道博　東京慈恵会医科大学教授・循環器内科

【概念】
　ビタミンB_1（チアミン）欠乏である脚気（beriberi）に併発する心不全は，急激に悪化してショックとなるため，「脚気衝心（かっけしょうしん）」と呼ばれ死に至ることもある．脚気の英語名である「ベリベリ」の語源は，17世紀にジャワ島では流行していた「羊のような歩き方になる疾患」が，ジャワ語の羊（beri）に由来して呼ばれていたことによる．

【病態】
　ビタミンB_1はリン酸化され，TCAサイクルにおける補酵素として糖代謝に必須であり，その欠乏は糖代謝障害をもたらす．この障害が末梢血管抵抗の低下を惹起して高心拍出性心不全となる．重症例では血中乳酸やピルビン酸が増加して，代謝性アシドーシスをきたすとさらに細動脈が拡張し悪化する．多発神経炎を主体とし，表在知覚神経障害からしびれ，腱反射低下などを来す，乾性脚気と，末梢血管抵抗の低下から高拍出性心不全を呈して浮腫になる，湿性脚気がある．

【診断のポイント】
1. 問診・現病歴
　年齢層に偏りはなく，現代ではインスタント食品中心の食生活や，砂糖を多く含んだ清涼飲料水の多飲により発症しうる．また，アルコールの習慣性多飲でもアルコール心筋症とならびビタミンB_1欠乏症として発症しうる．
　主訴は三大徴候である心不全，全身浮腫，多発神経炎に起因する，体動時息切れや動悸，呼吸困難，四肢チアノーゼ，浮腫と末梢神経炎による四肢のしびれや運動・感覚障害である．また，脚気衝心はショック状態であり，急性循環不全による高度の代謝性（乳酸）アシドーシスや嘔吐，腹部症状を伴うこともある．

2. 身体所見
　浮腫や高心拍出状態による拡張期血圧低下と脈圧の増加を認め，心音は右心圧上昇と三尖弁逆流によるⅡp音亢進と汎収縮期雑音を聴取，また，うっ血による湿性ラ音を聴取する．

3. 検査所見（採血・心電図・胸部単純Ⅹ線写真）
　白血球増加は認めるがCRP上昇は軽度であり，血中ビタミンB_1濃度の低下，赤血球トランスケトラーゼ活性の低下，サイアミンピロホスフェイト効果の増大を認める．胸部単純Ⅹ線写真は心拡大と肺うっ血像や胸水貯留を呈する．心電図検査では，洞性頻脈や非特異性ST-T変化，T波の異常，QT延長を認める．

4. 心エコー検査所見
　断層像では左室壁運動が過剰となり，しばしば右心系拡大と三尖弁逆流や肺高血圧症の所見を認める．

5. 心臓カテーテル検査
　右心カテーテル検査では，高心拍出状態となり，肺静脈楔入圧上昇や肺高血圧所見を呈する．

【鑑別診断】

高拍出性心不全を呈する基礎疾患には，甲状腺中毒症，貧血，シャント疾患，Paget病，医原性などがあり，末梢は温かく，肺うっ血を認める．低拍出性心不全とは，心エコー検査での鑑別が特に有用である．また，激烈な腹痛を伴うこともあり，そのため，急性腹症や消化管穿孔による敗血症性ショックと誤診され，緊急開腹手術が行われたりすることも少なくない．本症では，適切なビタミンB_1補給後に回復する．

【治療方針】

重症の脚気衝心では，急性期の対症療法のみでは救命は困難であり，カテコールアミンに反応しない心原性ショックが特徴である．ビタミンB_1欠乏を推測させる特異的な病歴および血行動態から本症を疑い，血中ビタミンB_1の測定と速やかなビタミンB_1の投与，さらに詳細な循環動態の経時的な観察が重要である．

ビタミンB_1投与により数日で軽快するが，それに伴い末梢血管抵抗が改善されるため，急速に末梢血管抵抗が増大して低拍出量性心不全へ急転することがあり，利尿薬とジギタリスの投与などの対症療法が必要となるため，注意深い観察が必要である．

【治療法】

ビタミンB_1（チアミン）は水溶性ビタミンで体内貯蔵量は少なく，食事からの吸収率は約60%，半減期は10～14日である．1日の必要量は，消費カロリー1,000 kcalあたり0.4～0.5 mgで，毎日1～1.5 mgのビタミンB_1摂取が望まれる．強度の労作や消耗性疾患の罹患時には，体内のビタミンB_1必要量がさらに増加する．

1. 生活指導

生活指導により，食生活の改善を行う．

2. 薬物治療

心不全に対する一般的な治療は効果がないことが多いので，速やかにビタミンB_1を補充する．

処方例 下記のいずれかを用いる．

1) メタボリンG注射液（20 mg/2 mL/A） 1～50 mg/日（静注）
2) アリナミンF糖衣錠（25 mg） 1～4錠 分1～3

■ 入院・専門医へのコンサルテーション

・高拍出性心不全では複雑な経過を辿ることがあるため，血行動態管理が行える専門医へのコンサルテーションが望ましい．

■ 患者説明のポイント

・食生活の改善は必須であり，原因をよく理解させ再発防止に努める．

■ 医療スタッフへの指示

・ショック状態，高拍出性心不全より低拍出性心不全への変化や，代謝性アシドーシスなどの病態の変化が著しく，血行動態が不安定であるため注意深く観察する．

神経・筋疾患による心筋症

Cardiomyopathy in neuromuscular disease

河合祥雄　順天堂大学先任准教授・循環器内科学

【概念】

筋疾患や神経筋疾患に伴う心筋機能異常を伴う心筋の病気．神経筋疾患にはヌーナン症候群と汎黒子症を含む（表1）．

【病態】

心筋病変を合併することが多く，収縮力低下を内腔拡張で代償した場合には拡張型心筋症に似た臨床所見を示す．心不全，伝導障害などの突然の発症と急激な重症化をしばしばみる．デュシェンヌ型進行性筋ジストロフィ，筋強直性ジストロフィ，およびフリードライヒ〔運動〕失調症は疾患自体の頻度，および心筋病変の頻度が高い．

【進行性筋ジストロフィ】

ジストロフィン欠損によるデュシェンヌ型，ベッカー型が知られる．X染色体劣性

表1 心筋病変のみられる神経筋疾患

筋ジストロフィ
 進行性筋ジストロフィ：特にデュシェンヌ型より，ベッカー型で見逃しやすい
 エメリー-ドライフスジストロフィ：早期拘縮と心筋病変
 肢帯型ジストロフィ：常染色体優性(LGMD1)あるいは劣性遺伝(LGMD2)
 顔面肩甲上腕型ジストロフィ：常染色体優性遺伝
 遠位型ジストロフィ
 眼筋型ジストロフィ
 筋強直(緊張)性ジストロフィ：遠位筋筋萎縮，筋硬直症状，白内障，前頭部禿げ，性腺萎縮，刺激伝導系傷害，心筋錯綜配列
神経筋疾患：潜在性であることが多い.
 フリードライヒ(運動)失調症：最多の常染色体劣性の脊髄小脳変性疾患．：脊髄後索，脊髄小脳路，皮質脊髄路，小脳障害，心電図異常(右側胸部誘導でR/S比＞1，右軸，異常Q波)高率，心肥大(求心性86/ASH 14％)(神経症状の4～5年後)
 Roussy-Lévy病
 脊髄性筋萎縮症
 クーゲルベルグ-ヴェランデル病
 シャルコー-マリー-ツース病
 ヌーナン症候群：肥大型心筋症，肺動脈弁狭窄
 汎黒子症：肥大型心筋症
ミトコンドリア脳筋症：高乳酸血症，ミトコンドリア形態異常・機能異常がある症候群
 カーンズ・セイヤー症候群：外眼筋麻痺(眼瞼下垂100％)，網膜色素変性50％，伝導障害(約1/2：平均17歳，脚・完全房室ブロック)，難聴60％，小脳症状1/4以上.
 Ragged red fiber(Gomoriトリクローム染色)，進行性外眼筋麻痺
 MELAS：(脳卒中様症状を伴うミトコンドリア筋症・脳症・乳酸アシドーシス・卒中様症候群)：心筋症；22％
 ミトコンドリア心筋症：ミトコンドリアDNA塩基配列におけるアミノ酸置換または蛋白合成系の変異の有無程度で症状異なる．心肥大(心筋症)，心伝導障害，WPW症候群，突然死，網膜色素変性，家族歴.

遺伝であるが，患者の1/3は家族歴が明かではない．デュシェンヌ型はX染色体劣性遺伝で男児の3,600～6,000人に1人の割合でみられる．男性患者の予後も必ずしも良好でない．

ベッカー型の頻度はデュシェンヌ型の20～10％であるが，患者の1/3は明らかな家族歴をもたない．女性保因者により伝達され，男子のみが発症する．多くが20歳代で発症する．筋障害の程度と心筋障害程度に関連はない．

1. 診断のポイント

心筋病変はデュシェンヌ型，ベッカー型，保因者(X染色体の不活性化不全による)の順に強く，かつ早期に出現する．病変が左心室後壁心外膜側より進行し，同部の病変が優位であり，そのために心電図では，右側胸部誘導のR波増加・低S波が生じる．症状の軽いベッカー型を見逃しさないようにする．女性保因者でも右側高R波増高，Ⅰ，aV_1誘導での異常Q波の心電図異常を呈し，壁運動異常を示すことがある．

肘関節進展障害として現れる早期拘縮と，徐脈を伴う心房細動，Ⅲ度房室ブロックで心房拡張(巨大心房)，または心房静止を呈する症例では，エメリー-ドライフス型ジストロフィを，第一に疑う．Emerinの欠損による病態で心電図変化は洞徐脈，Ⅰ度房室ブロックで始まるとされる．幼小児期の発症，頸部前屈制限，肘関節伸展制限，尖足，上肢近位筋を中心とする筋萎縮などを来す．進行は緩徐で，歩行不能はまれである．

2. 治療方針

対症療法が基本であり，副腎皮質ステロイドホルモン，ダントロレンナトリウム，ソマトスタチン，カルシウム拮抗薬などが試みられたが，長期の有効性は確認されていない．心不全に対しては，通常の拡張型心筋症の治療と同様に，カプトリルとアーチスト少量投与の併用を行う．伝導障害に対してはペース

メーカの植え込みなども検討する．

■ 専門医へのコンサルテーション
- 顔面肩甲上腕型，肢帯型に対してミオスタチンの抗体を使った薬剤の治験，デュシェンヌ型に対してエクソン・スキップを誘発する新薬の治験を行っている施設があるので，患者・家族からの依頼があった場合には，当該施設や患者団体への紹介も考慮する．

【筋強直〔緊張〕性ジストロフィ】
筋緊張，筋力低下，萎縮が主症状で，人口10万あたり5人程度と高い有病率で，男性の浸透率は100％に対し女性は64％と軽い．成人後発症では心房細動，洞房ブロックを示し，Ⅰ度房室ブロックからⅢ度房室ブロックに進行する．拡張型心筋症様病態をとるが，光顕で心筋肥大の乏しい心筋錯綜配列と線維症が特徴である．病因学的にわが国ではほとんどがタイプ1である．1～2％の症例で心エコーで拡張型心筋症様のびまん性低下をみる．呼吸障害，伝導障害，悪性腫瘍が本症の三大死因である．

1. 診断のポイント
筋緊張は筋萎縮に先行する．顔筋，舌筋，手内在筋の筋強直や，咬筋・胸鎖乳突筋，側頭筋，四肢遠位筋に筋萎縮を認める．白内障，内分泌障害（耐糖異常，性腺萎縮（無精子症），甲状腺機能低下），精神薄弱，循環器障害，呼吸器障害，消化器障害，前頭部の脱毛など多彩な症状をみる．血清クレアチンキナーゼ値の軽度上昇が先行する場合もある．

2. 治療方針
対症療法が基本が基本で，徐脈性不整脈を助長させる副作用の少ないとされるアレビアチン，メキシチールを筋緊張に対し用いる．高度房室ブロックにはペースメーカの植え込みを行う．

【フリードライヒ〔運動〕失調症】
常染色体劣性遺伝の脊髄小脳変性疾患で，脊髄後索，脊髄小脳路，皮質脊髄路，小脳の変性をきたす．思春期以前に失調性歩行が出現し，深部感覚障害，失調性言語，視力障害，下肢脊椎の変形などがみられ，歩行不能になる．ミトコンドリア内の鉄の調節を司るfrataxin蛋白の低下・欠損がフリーラジカル過剰産生を起こし，細胞障害，細胞死に至ると考えられている．

1. 診断のポイント
対称性の肥大型心筋症と関連する．長期観察例ではQ波を示す例が拡張相肥大型心筋症に移行しやすいとされる．

2. 治療方針
ラジカル消去を目的としてidebenoneなどの抗酸化剤が用いられるが，有効性は確認されていない．

【ミトコンドリア脳筋症】
ミトコンドリア脳筋症とは高乳酸血症，ミトコンドリア形態異常があり，ミトコンドリア障害（機能異常：血清・髄液乳酸値が正常の1.5倍，またはミトコンドリア関連酵素の欠損，ミトコンドリア形態異常．心筋症遺伝子変異は十分条件）がある心肥大，心伝導障害，WPW症候群，突然死，網膜色素変性を示す多因子性の症候群をいう．カーンズ-セイヤー症候群，MELAS，ミトコンドリア心筋症がある．

1. 治療方針
根本的治療未確立のため，エネルギー消費をあげる感染性時の発熱，運動，興奮を避け，空調設備により寒冷・暑熱に対処する．

■ 患者・家族への説明のポイント
- さまざまな薬物療法の試み，先進的治験，そしてリハビリテーションの有効性などで示される，医療の進歩により，従来知られていた予後が変わってきている．快適な生活を送るために，胃瘻増設術，呼吸機能低下に対する治療，心機能低下に対する治療をそれぞれ，時期を失せず，行うことが必要となる．特に，リハビリテーションは，歩行障害者，歩行不能者を補装具により起立・歩行を可能にし，生活能力，ADLの改善，生活意欲の向上，脊椎骨などの変

形，骨格筋の廃用性萎縮を防ぐことができる．呼吸筋（横隔膜，肋間筋など）の筋力が弱くなることで，呼吸機能が低下するので，早め（小学校高学年くらい）から呼吸筋のリハビリテーションを覚える（ようにする）．深呼吸は排痰の練習も重要．必要に応じて鼻マスクにより酸素吸入を行う．

- 心臓も筋肉（心筋）でできた血液を全身に送るポンプなので，その機能が低下することがある．心臓は予備力があるので，かなり低下しても自覚症状に乏しいことがある．より早期の薬物療法が有効と考えられているので，定期的に心機能を検査することが大切である．

■ 医療スタッフへの指示

- 一般的に予後不良と言われてきた難病であるが，従来に比して，予後が明らかに改善されていることを理解してほしい．また，患者とその家族には，それぞれの人生観，生き方，考え方があるので，予後の時間（年月数）のみを治療の目標とすべきでない，との考え方もあることに思いをめぐらせてほしい．

薬剤性心筋症
Drug-induced cardiomyopathy

倉林正彦 群馬大学教授・循環器内科

【概念】

心機能障害を起こす薬剤は多種類あるが，特に，アントラサイクリン系に属する抗癌剤であるアドリアマイシン（Adriamycin, Doxorubicin）が重要である．アドリアマイシンは白血病，悪性リンパ腫，肺癌など多種の悪性腫瘍に対して広く用いられるが，用量依存性に非可逆的な心筋障害を起こす．また，パクリタキセルやトラスツズマブ（ハーセプチン）も心機能障害を起こす．

心筋障害は，心筋炎，心筋虚血，拡張型心筋症，拘束型心筋症，不整脈，心ブロックなどがくみあった複雑な病態をとりうる．臨床の場で薬剤による心筋症にであう頻度は少ないが，心機能に与える副作用を十分理解して薬剤を使用することが重要となる．

【病態】

1. アドリアマイシン（ドキソルビシン）

アドリアマイシンはDNAと複合体をつくることにより，DNAポリメラーゼ，RNAポリメラーゼ反応を阻害し，DNA，RNAの双方の生合成を抑制することにより抗腫瘍効果をもたらす．心筋毒性については，これ以外に，核DNA，ミトコンドリアDNAとの結合，活性酸素および過酸化脂質の生成，膜リン脂質との結合，Ca^{2+}輸送や細胞内電解質の異常，収縮蛋白との結合，ヒスタミン，カテコールアミン，プロスタグランジンの放出，心筋特異的遺伝子の発現抑制などさまざまな機序による．現在，日本においてその投与量は500 mg/m^2以下とされ，心機能異常またはその既往歴のある患者では禁忌となっている．小児悪性腫瘍などでは，治療により長期生存が可能になっても心筋症を発症することがあり，治療による有益性と副作用を推し量るのが難しい場合が多い．

2. シクロホスファミド

シクロホスファミドはアルキル化剤で，その代謝産物が細胞傷害を起こす．毒性をもつ代謝産物は血管内皮を障害し，その結果，心筋障害や間質の出血および浮腫を引き起こす．可逆性の例もあるが，通常，非可逆性である．投与後2週間以内に心不全を発症し，重症のものでは数週間以内に死に至る．心筋毒性の程度は，基礎疾患，他の併用抗癌剤の種類，投与方法などによってかなり変わる．

3. パクリタキセル

パクリタキセルはタキサン系抗癌剤に属し，微小管網を切断する薬剤で，進行した乳癌や卵巣癌に広く使われている．心血管系の副作用としては，一過性の無症候性の徐脈が最も多い．パクリタキセル単独ではほとんど

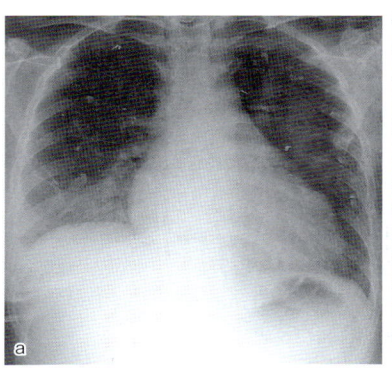

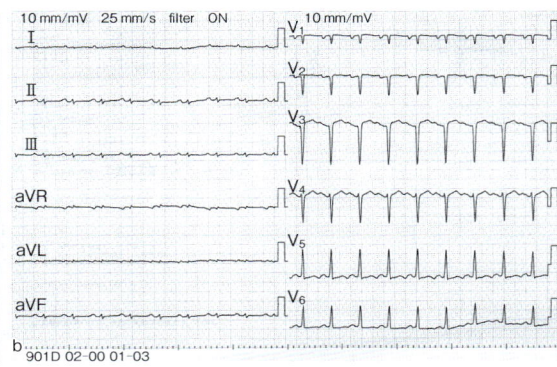

図1 35歳，女性，乳癌治療に用いたアドリアマイシンにて心筋症を発症
a. 胸部X線写真：心拡大(CTR55%)，肺野にうっ血を認める.
b. 安静時12誘導心電図：洞性頻脈(120/分)，左房負荷，V_1-V_3 がQS型，V_5，V_6 でST低下とT波の平坦化，肢誘導は低電位

心毒性はないが，アドリアマイシンと併用するとアドリアマイシンの代謝が阻害され，心毒性となるので，注意が必要である.

4. トラスツズマブ(ハーセプチン)

乳癌の15〜30%の症例ではErbB2(Her2/neu)の遺伝子の増幅がみられ，予後不良の臨床経過をとることが明らかにされ，組み替えヒト抗Her2抗体(トラスツズマブ，商品名ハーセプチン(Herceptin))が使用されている．トラスツズマブは単独では，3〜7%の頻度で心機能障害を起こす．アントラサイクリン系薬剤との併用で，その頻度は27%になるという報告もある．トラスツズマブはErbB2遺伝子発現のダウンレギュレーションを起こし，拡張型心筋症を惹起する.

【診断のポイント】

1. 病歴聴取

アドリアマイシンの心毒性は，用量依存性に起こる心筋症であるため，過去の使用量の正確な把握が重要である．総投与量が550 mg/m^2 以下では，心筋症発症頻度は0.4%であるのに対して，550 mg/m^2 以上投与の患者の35%にみられる．放射線照射，シクロホスファミド，タキサン系抗癌剤との併用療法では注意を要する.

2. 身体所見

薬剤性心筋症による心不全は他の心不全症状と同じく，呼吸困難，起座呼吸，下腿浮腫，肝腫大などがある.

3. 胸部X線写真，心電図

心拡大，肺水腫，胸水，洞性頻脈，ST/T変化，異常Q波，左房負荷などがある(図1).

4. 心エコー

非侵襲的検査で，頻回の検査が可能であり，有用である．前負荷や後負荷の変化により影響を受けることから，悪性腫瘍など全身消耗性疾患の場合，変動幅は大きいことには注意が必要である．異常値が不可逆的心筋異常を反映したものかどうかについては，連続した検査値を比較検討することが必要である.

5. 血漿ANP，血漿BNP検査

心機能評価に有効である.

6. 心筋生検

侵襲的検査であるが，アドリアマイシン心筋症の診断率が高い検査である．心エコー検査では400 mg/m^2 以上の投与量で心機能低下を認めるが，心内膜心筋生検では240 mg/m^2 以上投与の患者で投与量依存性に心筋細

表1 心不全の原因および代償されていた心不全を顕在化させる要因

代謝需要の増大
　発熱，感染，貧血，頻脈，
前負荷の増加
　Na，水分の過剰摂取，腎不全
後負荷の増加
　コントロールされていない高血圧
　肺血栓塞栓症
心筋収縮力の低下
　心筋虚血，心筋梗塞
　心筋炎，心筋症
β遮断薬の使用
極端な徐脈

胞の変性を認める．このことから，心内膜心筋生検は心機能低下にいたる以前の代償段階から心筋症を診断可能である．他の抗癌剤による心筋症では詳細は不明である．

7．心臓核医学検査

^{123}I-MIBG シンチによる心臓交感神経活性の評価や，^{123}I-BMIPP や PET を用いた脂肪酸代謝や糖代謝の評価が有用である．

【鑑別診断】

心不全の原因あるいは，心不全を増悪させる要因について検索することが重要である（表1）．

【治療法】

1．薬物療法

一般の心不全に対する治療と同様に，薬剤性心筋症の心不全には，ループ利尿薬，アンジオテンシン変換酵素（ACE）阻害薬またはアンジオテンシン受容体拮抗薬（ARB），β遮断薬，抗アルドステロン薬を用いる．心房細動例においては，心拍数をコントロールする目的でジギタリスを用いる．また，心房細動例では，ワルファリンによる抗凝固療法が必要である．中等症以下の多くの患者でジギタリス製剤や利尿薬による治療に反応するが，予後は不良である．長期生存患者ではアドリアマイシン最終投与後6〜10年後に心不全を発症する例が数多く報告されており，投与終了後も長期にわたる経過観察が必要である．

a．肺うっ血や浮腫が認められる場合

フロセミドの静注，ドパミン，ドブタミン，カルペリチドの持続静注を行う．

処方例　下記のいずれかを用いる．

1) ハンプ注（100 mg/V）　0.05 μg/kg/分　持続静注
2) イノバン注（100 mg/5mL/A）
　5 μg/kg/分　持続静注
3) ラシックス注（20 mg/A）　1回1A
　1回〜数回/日

b．肺うっ血や浮腫の消失後

利尿薬，血管拡張薬，β遮断薬の内服薬を処方する．ただし血圧の低下や電解質異常に十分に注意して，少量より開始することが望ましい．

処方例　下記のいずれかを用いる．

1) ラシックス錠（40 mg）　1錠　分1　朝
2) ミカルディス錠（40 mg）　1錠　分1　朝
3) アーチスト錠（1.25 mg）　1錠　分1　朝
4) アルダクトンA錠（25 mg）　1錠　分1　朝

2．非薬物療法

薬物療法によってもNYHAクラスⅢまたはⅣから改善しない重症心不全で，QRS幅が130 msec以上の心室内伝導障害を有し，左室駆出率35％以下の症例には心臓再同期療法（CRT；Cardiac resynchronization therapy）を考慮する．CRTを施行後，徐脈や低血圧が改善し，β遮断薬やレニン-アンジオテンシン-アルドステロン系阻害薬を増量できる場合が少なくない．

心室細動が臨床的に確認されている場合，あるいは失神の既往，左室駆出率40％以下，電気生理検査による薬剤抵抗性の心室細動や心室頻拍の誘発などがあると，植込み型除細動器（ICD；Implantable cardioverter defibrillator）を考慮する．

■ 入院・専門医へのコンサルテーション
- 抗癌剤，特にアドリアマイシンの使用に当たっては，累積用量の把握を怠らない．
- 心機能への影響を早期に見出すため，心エコー，血漿 ANP や BNP の測定を頻回に行うことが薦められる．

■ 患者説明のポイント
- 抗癌剤の使用を考える患者の原疾患は重篤である場合が多いので，心筋毒性をもつ抗癌剤を使用することのリスクとベネフィットを十分に患者や家族に説明する必要がある．

■ 医療スタッフへの指示
- 一般の心不全患者におけるのと同様にバイタルサインの把握が重要であると同時に，原疾患（悪性腫瘍）が重篤であることが多いため，メンタル面での配慮を怠ってはならないことを指示する．

頻脈誘発性心筋症
Tachycardia-induced cardiomyopathy（TIC）

佐々木真吾　弘前大学准教授・不整脈先進治療学
奥村　謙　弘前大学教授・循環呼吸腎臓内科学

【概念】
頻脈誘発性心筋症（tachycardia-induced cardiomyopathy；TIC）は，器質的心疾患に起因しない，持続する頻脈により可逆性の心機能低下をきたした病態と定義される．頻脈による心機能低下は，年齢から予想される平均的な心拍数の150％以上（120〜200/分）で，総心拍数の10〜15％以上を占める場合に生じるとされている．

TICはあらゆる年齢において認められ，その発症リスクは頻脈を来す不整脈の種類，頻拍の程度，持続時間，併存する基礎疾患による心筋障害の程度により異なる．頻脈の発生からTICの病態を呈するまでの期間は数週間から数年間までと幅広い．一方，頻脈に対する加療開始から心機能の回復までには，4〜8週間程度を要するとされる．TICはあらゆる頻脈性不整脈で生じうるが，臨床的には心房細動（atrial fibrillation；AF）が最も多く，また，AF患者における左室機能障害の25〜50％がTICによるものとされる．

【病態】
頻脈自体が左室機能障害をもたらす原因としてはさまざまなメカニズムが考えられている（図1）．動物実験モデルでは心筋障害のメカニズムとして，心筋のエネルギー枯渇が大きな原因として考えられている．クレアチニン，リン酸化クレアチニン，ATPといった心筋エネルギー蓄積の減少や，ミトコンドリア異常，細胞内Ca^{2+}ハンドリング異常などが報告されている．また，心内膜下/心外膜下血流比率の異常，冠血流予備能の低下によ

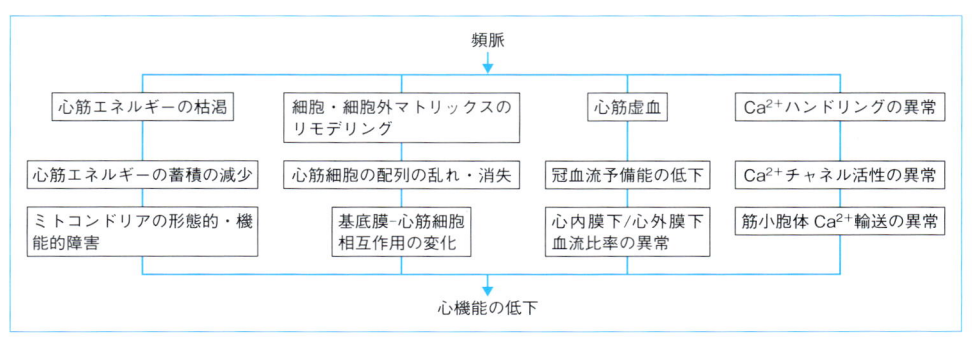

図1　頻脈による心機能低下の想定されるメカニズム

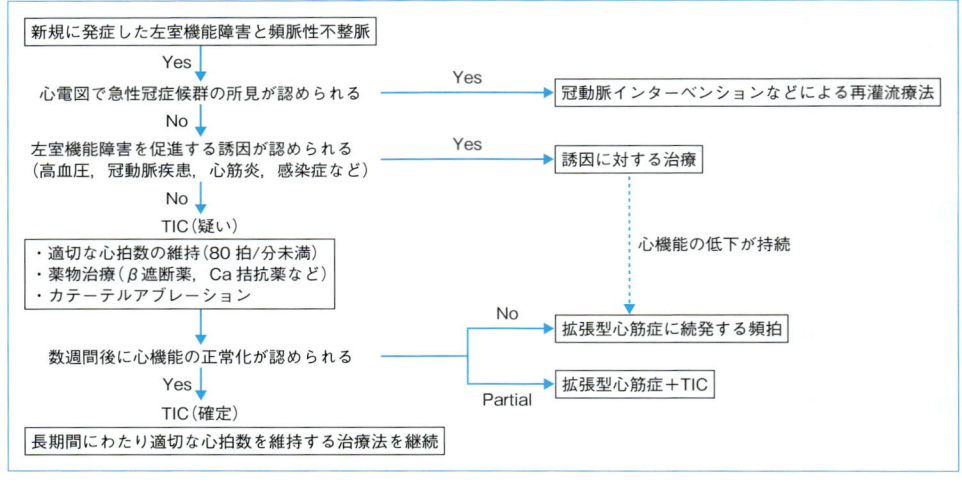

図2 TIC 診断までのフローチャート
(Lishmanov A, Chockalingam, P, Senthilkumar A, Chockalingam A. Tachycardia-induced cardiomyopathy: evaluation and therapeutic options. Congest Heart Fail. 2010；16：122-126 より引用)

る心筋虚血と心筋 stunning による可逆的な心室機能障害も原因の1つと考えられている．

実際の臨床において，心機能低下を来す頻脈性不整脈として最も多いのは AF である．AF の持続により，①心房収縮(atrial kick)の消失に伴う心室充満の減少，②僧帽弁開口中の心室収縮による僧帽弁逆流，③速い心室応答に伴う拡張期時間短縮により生じる心室充満の減少がもたらされ，さらに心室筋の持続性高頻度興奮によって生じる TIC により血行動態が不安定化する．

AF では，拡張末期の能動的心房収縮が消失し，booster pump 作用や房室弁を閉じやすくする作用(atrial contribution)が消失する．そのため，心室充満のすべてが心室筋のコンプライアンスに依存することとなり，心拍出量は 15〜20％減少する．一方，頻拍状態が長時間持続すると前述した心筋細胞レベルでの変化が生じ，心機能の低下がさらに加速される．これらの機能的障害が前述の構造的障害と相まって，TIC の病態が形成

されると考えられている．

【診断のポイント】
初診時に TIC を鑑別しうる診断基準は存在しない．そのため，頻脈を伴う心機能低下例，心不全例に遭遇した際には，常に TIC の可能性を念頭に置くことが重要である．臨床症候や検査所見は拡張型心筋症に類似し，TIC に特異的な症候は頻拍以外には認められない．それゆえ，心拍数のコントロールによって心機能の改善が得られた時点で，TIC の診断がなされることが一般的である．**図2**に TIC 診断までのフローチャートを示す．

【治療方針】
TIC の治療において最も重要なことは，リズムコントロール(頻脈を停止し洞調律への復帰を図り，さらに洞調律を維持する治療法)にせよ，レートコントロール(心室拍数をコントロールする治療法)にせよ，頻拍をコントロールし，適切な心拍数に保つことである．今日では，ほとんどの上室性不整脈が高周波カテーテルアブレーション(RFCA)により根治可能である．しかし，TIC で最多を

占めるAF，特に持続性AFに対し，RFCAは根治療法として未だ確立されておらず，アブレーション治療後も薬物療法を必要とすることが多い．

心拍数をコントロールする薬物治療では，房室結節抑制作用を有する薬物を選択する．房室結節抑制作用のある薬物としては，非ジヒドロピリジン系カルシウム拮抗薬，β遮断薬，ジギタリスが選択される．

これまで汎用されてきたジギタリスは，副交感神経活性時に効果が発揮されることから，運動時や発熱，脱水などの内因性交感神経活性亢進による心拍数上昇に関する効果は少ない．また，ジギタリスはその効果発現までに60分以上を要し，最大限の効果発現までには6時間程度を要する．そのため，早急にレートコントロールが必要な場合には，カルシウム拮抗薬やβ遮断薬が第一選択となる．ただし，これらはいずれも陰性変力作用を有しており，すでに心不全を来している場合にはカルシウム拮抗薬は避け，β遮断薬でも投与量，投与方法などの調節が必要である．

Ⅲ群抗不整脈薬であるアミオダロンは陰性変力作用がなく，低心機能例や心室コンプライアンスの低下した心肥大例での使用が可能である．筆者らは，重度の心機能低下を伴う頻脈性AFのレートコントロールにはアミオダロンを第一選択として使用している．

これらの薬物治療でも心拍数のコントロールが得られない場合には房室接合部アブレーションとペースメーカー治療を考慮する．

【治療法】

TICの急性期には循環不全を呈していることも多く，効果の発現が緩徐な経口薬では効果が現れにくいため，静脈内への薬物投与を優先する．頻拍の停止や良好なレートコントロールが得られた場合には，徐々に経口薬への移行を図る．

1．急性期治療

投与中には循環動態に十分に注意し，心電図モニター下に投与する．2），3）は高度心不全例には避ける．

処方例 下記のいずれかを病態に応じて適宜用いる．

1) ジゴキシン注（0.25 mg / 1 mL / A）
   0.125〜0.25 mg　5〜10分間かけて緩徐に静注
2) ワソラン注（5 mg/2 mL/A）　5〜10 mg
   5〜10分間かけて緩徐に静注
3) ヘルベッサー注（50 mg/A）　0.25 mg/kg　3〜5分間かけて緩徐に静注
4) オノアクト注（50 mg/V）
   半減期は4分間で，β_1選択性が高い
   高度心機能低下を認める場合には1 μg/kg/分より開始し，効果をみながら漸増
5) アンカロン注（150 mg/3 mL/A）
   (保外) 頻脈の持続により著しい心機能の低下を来している際には緊急避難的に必要となる場合がある
   125 mgを10分間かけて循環モニタリング下に静注．血圧低下に注意
   以後，0.8 mg/時で6時間持続静注後，0.4 mg/時で効果をみながら持続静注を継続，経口薬へ移行

2．慢性期治療

処方例 下記のいずれかを用いる．

1) ジゴシン錠（0.125 mg）　1〜2錠　分1
2) ワソラン錠（40 mg）　1回40〜80 mg
   1日3回
3) メインテート錠（2.5 mg）　1〜2錠　分1
4) セロケン錠（20 mg）　1回20〜40 mg
   1日3回
5) アンカロン錠（100 mg）　低心機能で他剤無効の場合，400 mg/日を1〜2週間投与
   効果や副作用の有無をみながら100〜200 mg/日へと漸減し，維持量で継続
   心機能が回復すれば1）〜4）に変更

■ 入院・専門医へのコンサルテーション
- 十分な薬物治療によってもコントロールが困難な頻拍例や TIC を来した例では，急性心不全に準じた循環管理が必要となるため，速やかに入院治療を指示する．
- 循環動態が安定すれば，頻脈性不整脈がアブレーションにより根治可能かどうか検討する目的で専門医へのコンサルテーションを行う．

■ 患者説明のポイント
- TIC は頻脈に起因する可逆的な病態であること，頻脈のコントロールが得られた後も心機能の回復までに数週間〜数か月間を要することを理解させることが大切である．
- TIC でも罹病期間が長期の場合にはリモデリングの進行により治療後にも十分な心機能の回復が得られない場合もあり，慢性心不全例に準じた治療が必要となることを説明する．

■ 医療スタッフへの指示
- 頻脈に起因する可逆性の病態であるが，心機能が高度に低下した重症例も多く，急性期には頻脈の停止に固執することなく，レートコントロールと心不全管理を最優先する．
- 心機能の回復後にも頻脈性不整脈の再発により再び心機能の低下を来す例も存在し，十分な経過観察を行う．

たこつぼ(型)心筋症/心筋障害
Takotsubo (ampulla) cardiomyopathy

土橋和文　札幌医科大学医学部・病院経営・管理学教授

【概念】
たこつぼ(型)心筋傷害ないし心筋症とは，「急性心筋梗塞に類似した胸痛と心電図変化を有しながら，それに伴う左心室心尖部を中心とした壁運動異常が1つの冠動脈の支配領域を超えて，典型例では特異な"ツボ型"を呈する．壁運動異常は短期間でほぼ正常化し冠動脈造影には有意の狭窄を認めない」と定義される．

成因の不詳の急性発症の一過性心筋障害である．わが国で急性冠症候群・急性心筋梗塞に類似した急性発症の冠動脈疾患の例外的事例として疾患概念が確立され，心筋症分類（AHA-ACC 2006年）では後天性一次性心筋症に区分される．

「たこつぼ型心筋障害」ないし「たこつぼ心筋症」；takotsubo(ampulla) cardiomyopathy と称するが，欧米では reversible myocardial infarction, stress cardiomyopathy, broken heart syndrome, apical ballooning などの複数の名称が同一病態で使用されている．

【病態】
高齢女性に好発（女性で6〜8倍），医療行為に伴う発症では男女差は相対的に軽微である．頻度は急性冠症候群の0.5〜0.75％で，地域差はなく人種差は不詳である．発症月には一定の傾向はなく，発症時刻は睡眠中・早朝直後には稀で日中活動時で身体・医療活動と関連がうかがわれる．家族内発生はないが再発例がある．

特徴的病態として，①突然の胸痛・胸部症状ないし心電図変化（ST上昇・異常Q波・T波逆転など），②トロポニンを含め心筋酵素逸脱は明確ではないか左室壁運動異常に合致しない程度に軽微，③発症早期冠動脈には有位の狭窄病変を有さない，④左室心尖は膨隆し乳頭筋付着部が開大，心基部が過収縮した特異な形態の壁運動異常を示し慢性期には改善，医療行為を含めた身体的および精神的苦痛ないし緊張を背景として発症が高頻度，である．

表1 たこつぼ心筋障害(心筋症)診断の手引き

1．定義
たこつぼ心筋障害(たこつぼ心筋症)：
takotsubo(ampulla) cardiomyopathyとは，急性発症の原因不明の左心室心尖部バルーン状拡張(無収縮)を呈する症例をさす．
本症ではあたかも「たこつぼ」様の形態をとる．心尖部の無収縮は，数週から1カ月以内に，大部分の症例において，ほぼ正常化する．
心室収縮異常は主に左心室に生じるが，右心室にも認められる例がある．心室流出路機能的狭窄(圧較差，血流速度亢進，心雑音)も観察される．
(注)他の原因，例えば，脳血管障害患者が，本疾患と同様の心室収縮異常を呈する場合には「脳血管障害に合併したたこつぼ心筋障害」として，特発性と区別して扱う．

2．除外項目
たこつぼ心筋障害(たこつぼ心筋症)の診断にあたっては，以下の病変，疾患による異常を除外しなければならない．
a) 冠状動脈の器質的有意狭窄または攣縮，特に左心室心尖部を含めて広範に灌流する左前下行枝病変による急性心筋梗塞(冠動脈造影は，急性期の造影が望ましいが，慢性期に行い有意狭窄病変がないか，心室収縮異常形態に関与する病変がないことを確認することが必要である)
b) 脳血管障害
c) 褐色細胞腫
d) ウイルス性もしくは特発性心筋炎
(注)冠状動脈病変の除外には冠状動脈造影が必須である．脳血管障害，褐色細胞腫などでたこつぼ様の心筋障害を合併することがある．

3．診断の参考事項
1) 症状：急性冠症候群に類似の胸痛，呼吸困難，症状なく発症することもある．
2) 契機：精神的ストレス，身体的侵襲，明らかな契機なしに発症することもある．
3) 高齢者ことに女性に多い傾向が知られる．
4) 左室造影または心エコー図における心尖部バルーン状拡張とその速やかな改善．
5) 心電図：発症直後はST上昇が見られることがある．その後，典型例では広範な誘導でT波が陰転し，次第に陰性部分が深くなり，QT延長を伴う．この変化は徐々に回復するが，陰性T波は数カ月続くことがある．急性期に異常Q波やQRS電位差の変化を認めることもある．
6) 検査項目：典型例においては，心筋逸脱酵素上昇は中等度以下に留まる．
7) 予後：大部分が速やかに回復するが，肺水腫や他の後遺症を呈する例，死亡例がある．

(厚生労働省特定疾患特発性心筋症調査研究班：平成15年)

【診断のポイント】(表1)

1．病歴聴取と身体所見

急性冠症候群に準じた胸痛・胸部不快感等の胸部症状，呼吸困難，血圧低下ないしショックが診断の経緯となる．強く持続する胸痛は少なく比較的軽微であることが多く，持続時間も急性心筋梗塞に比して短時間である．

疾患の増悪ないし処置による発現例では相対的に胸部症状の頻度が低く，血圧低下・呼吸困難は唯一の症候であることがある．

2．必要な検査

心筋逸脱酵素の上昇が軽微である．このうち，CK上昇は500未満と軽微であるがトロポニンTは高頻度で陽性となる．

急性期心電図ではST上昇を90%で呈し，典型例では最大変化誘導はV_3〜V_4である．その他，ST低下，冠性T波，異常Q波も高頻度で，慢性期には正常化するが残存例もある．したがって，急性心筋梗塞の診断基準に照らすと，70〜80%で確診例・疑診例となる．

壁運動異常の部位は左心尖部の膨隆ないし無収縮が典型的であるが，右室および非典型的な左室壁運動異常例(中部型，心基部，全般など)も散見される．慢性期には壁運動は正常化するので，急性期の左室造影が望まれるが，典型例では非侵襲的手段(超音波心エコー，心臓核医学，X線心臓CT，MRIな

ど）で十分に診断可能である．冠動脈造影は急性期での評価が必要であり，灌流域と壁運動異常の乖離を検証する必要がある．慢性期では冠攣縮が20％程度で誘発可能である．急性心筋梗塞でも類似病態を合併することがある．急性期の内因性交感神経指標は，発症早期では異常高値が確認される例がある．

【鑑別診断】
褐色細胞腫・くも膜下出血・脳出血では，類似の一過性心筋障害（カテコールアミン心筋障害ないしneurogenic stunning）が知られ，他の要因による心筋炎とともに鑑別が重要である．特に褐色細胞腫では，多彩かつ反復的心筋障害を呈することがあり鑑別を要する．

【治療方針】
1. 合併症と急性期治療
頻拍ならびに徐脈性不整脈，心室頻拍・心室細動などの頻脈性の不整脈合併は高頻度である．肺水腫，ポンプ失調（血圧低下・心原性ショック症状）も高頻度で，少数ながら心破裂，院外心肺停止，心腔内血栓塞栓例など急性心筋梗塞と同等の急性期合併症も知られる．

本疾患は軽症の病態ではなく，急性期合併症の適切な観察と管理が極めて重要である．急性期の心室内圧較差例では心雑音聴取，遷延性低血圧が高頻度である．かかる症例では，β遮断薬の急性効果が期待される．陽性変力作用薬使用で増悪遷延する可能性があり，最小限の使用に限定すべきである．低血圧遷延例では，大動脈内バルーンパンピングが有効である．

2. 予後
背景病態の管理により院内死亡は少なく，院内の予後は一般的には良好である．再発例は少ないが経験され，精神的背景・明確な誘因（アルコールなど）が不可避な例に多いのでケアが必要となる．長期の薬剤治療方策，必要性およびその効果は不明である．

■ 入院・専門医へのコンサルテーション
- 原因疾患の増悪・苦痛を伴う医療上の処置・手術などの身体的苦痛，天変地異を含めた精神的ストレスに際しては，急性冠症候群類似の症候の有無にかかわらず発症を疑う．
- 必要な検査手段を講じ，循環器専門医の診療を考慮する．急性期には入院加療が必要となる．

■ 患者説明のポイント
- 身体的および精神的苦痛を背景とした一過性の心筋障害であるが，発症機序の詳細はなお不明である．
- 急性期には多彩な合併症を惹起するが入院加療により比較的予後良好の疾患である．
- 将来的再発が報告され，長期の継続加療が必要である．

■ 医療スタッフへの指示
- 急性冠症候群に準じた患者観察と合併症管理が必要である．
- 背景疾患，身体的および精神的背景が隠れている可能性に留意する．

心筋炎
Myocarditis

竹内一郎　北里大学病院救命救急センター講師

【概念】
心筋炎とは，ウイルス感染などを契機として心臓に炎症が惹起され，そこに身体の過剰な免疫応答も加わった病態である．

臨床像は，風邪症状のみのものから胸痛を訴え心電図所見から急性心筋梗塞との鑑別を要するもの，致死的不整脈や心原性ショックに陥り救命には補助循環装置を必要とする劇症型心筋炎まで，さまざまである．劇症型心筋炎に対して，循環補助装置の導入が遅れれば致死的となる．劇症型心筋炎に特異的な症状や検査値が存在しないので診断の第一歩は

表1 心筋炎の原因

感染による心筋炎
1. ウイルス：コクサッキーB，エコー，単純ヘルペス，ムンプス，インフルエンザA・B，アデノ，RS など
2. 細菌：ジフテリア，溶連菌，肺炎球菌，髄膜炎菌，結核菌，百日咳，腸チフス，サルモネラ菌，破傷風菌など
3. リケッチア：ツツガムシ，発疹チフス
4. クラミジア：オウム病
5. スピロヘータ：梅毒，ワイル病，回帰熱
6. マイコプラズマ
7. 真菌：アスペルギルス，クリプトコッカス，カンジダなど
8. 原虫：アメーバ赤痢，マラリア，トキソプラズマなど
9. 寄生虫：エキノコッカス，フィラリア症など

化学物質・薬物・物理学的障害による心筋炎
1. 薬剤・毒物：サルファ剤，抗生物質（ペニシリン，クロラムフェニコール，テトラサイクリン），サリチル酸，ノルエピネフリン，アドリアマイシンなど
2. 物理的障害：電気ショック，放射線，外傷，日射病

全身疾患に合併した心筋炎
1. 膠原病：急性リウマチ熱，関節リウマチ，全身性エリテマトーデス，皮膚筋炎，全身性強皮症，多発性結節性動脈炎
2. サルコイドーシス
3. 川崎病

特発性心筋炎

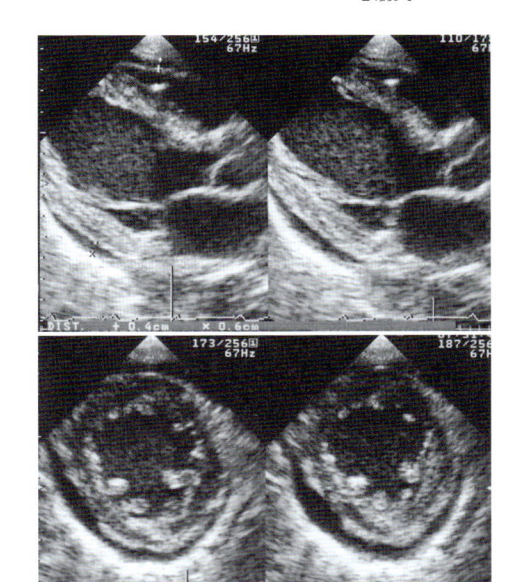

図1 心筋炎の心エコー
心室壁運動のびまん性低下の所見に加えて心筋の浮腫像，心嚢液貯留を認める．

「心筋炎を疑う」ことである．

【病態】

表1に心筋炎の原因を示す．このように心筋炎の原因は多岐にわたるものの，わが国においてはウイルス感染によるものが大部分を占めている．

【診断のポイント】

心筋炎に特異的な症状はない．アナムネ，身体所見，心電図，心エコー，採血などから心筋炎を疑えば心筋生検にて診断確定を行う．

1. 自覚所見

心筋炎の自覚症状として特異的なものはなく，まずは心筋炎を「疑う」ことが診断の一歩となる．初発症状は，発熱が最も多く，次いで胸痛，咳嗽，呼吸困難，咽頭痛，動悸，頭痛，悪心，失神，浮腫，関節痛の順に挙げられる．

2. 検査所見

a. 心電図

心筋炎に特異的な所見はなく，心電図のみで診断することはできない．所見としてはST-T変化（ST上昇や陰性T波など），房室伝導障害，脚ブロック，心室性期外収縮，低電位など多彩な変化を認めることが多い．心筋炎では心電図変化が経時的に変動するので，検査の繰り返しと所見の経時的推移を観察することが大切である．

b. 心エコー

心室壁運動のびまん性低下を示す．炎症に伴い心筋は浮腫状に肥厚し心嚢液貯留を認めることも多い（図1）．劇症型心筋炎では左室壁全体がほぼ動きを失い，もやもやエコーを認める．心電図と同じく，繰り返しエコー検査を行い壁性状や壁運動を経時的に観察して

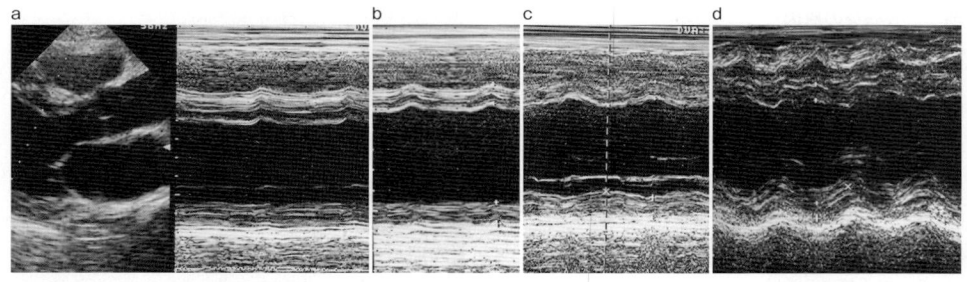

図2 劇症型心筋炎の経時的心エコー
a. 1日目, b. 3日目, c. 5日目, d. 10日目
ショックで救命センターへ搬送されてきたために緊急でPCPS IABPの補助循環装置のサポートを必要とした．その後心筋収縮能が回復しPCPSから離脱し社会復帰を果たした．このような劇症型心筋炎症例では補助循環装置を導入しなければ救命は困難である．

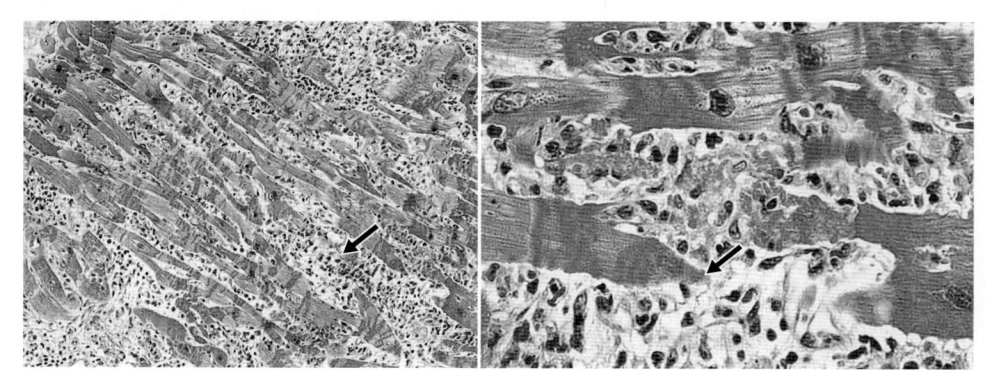

図3 心筋生検像　a|b
a. 100×, b. 400×

いく（図2）．

c．血液検査

急性期ではCRP上昇，赤沈亢進，白血球増加などの炎症所見と，心筋障害による心筋逸脱酵素（CPK，GOT，CPK，トロポニンT）などの上昇を認め，急性心筋梗塞との鑑別を要する．

d．ウイルス学的検査

急性期と2週間後のペア血清をウイルス抗体価測定する．4倍以上の上昇・下降を認めたものを病因ウイルスとする．

e．心臓カテーテル検査と心筋生検

心筋炎の確定診断には，冠動脈造影と心筋生検は必須である．冠動脈造影により急性冠症候群を除外し，心筋生検により炎症細胞浸潤とそれに近接する心筋壊死を組織学的に確認することで確定診断となる．**図3では弱拡大で著明な単核球（リンパ球主体）の細胞浸潤を，強拡大では心潤細胞の貪食像，心筋線維の融解，脱落像を認めている．**

f．心筋シンチグラフィ

^{67}Ga心筋シンチと^{99m}Tc-ピロリン酸心筋シンチが現在用いられている．前者は陽性率36％と低く，後者は陽性率は高いが特異性が低い．

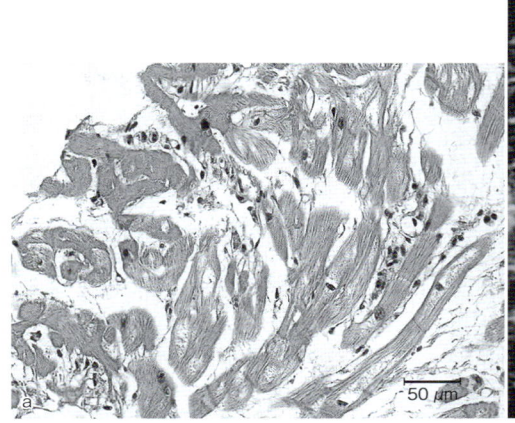

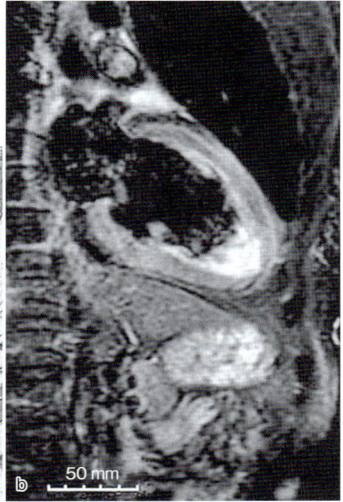

図4 心源性ショックで近医より緊急搬送された29歳男性の心筋生検像
a. 救命センター来院時CPK 2,900 IU/lでありショックのために緊急にIABPを挿入した．同時に施行した心筋生検（左室後壁から3か所採取）において炎症は軽度であった．
b. 血行動態が安定した第3病日に施行したMRI．T2Highでは心筋生検では軽度であった左室後壁に高度の炎症所見を認めている．

3. MRI

2009年，WHOは新型インフルエンザ（H1N1）によるパンデミックを宣言した．日本においてもその対応が社会問題化したのは記憶に新しいところである．日本循環器病学会による全国調査において，劇症型心筋炎が死因の多くを占めていたことが判明した．

H1N1インフルエンザの特徴として，早期より重症の呼吸障害を呈していることも多いため，心筋炎を疑っても急性期に左室造影や心筋生検の施行はハイリスクとなる．筆者らの施設の経験では，H1N1による劇症型心筋炎の診断に非侵襲的な心臓MRIが有用であることを報告した（図4）．今後もウイルスの変異が進むことで，より強毒インフルエンザ出現が懸念されている．MRIは低侵襲で繰り返し施行できることが利点である．強い炎症所見を認めたならば，後述するような循環サポートの準備をして，血行動態悪化に対応が遅れることがないようにモニターなどの監視を厳重に行う必要がある．

【治療方針】

心筋炎治療の基本は入院・安静・臥床である．

血行動態が急激に悪化の可能性があるので厳格なモニター監視を続ける．12誘導心電図記録と心エコー記録は定期的に行いQRS波幅の拡大，駆出時間の短縮，駆出率の低下，肺毛細管圧の上昇，一回拍出係数の悪化，混合静脈酸素飽和度に注意する．悪化傾向を認める際には，あらかじめ大腿動・静脈にシースを留置しておくべきである．血行動態が破綻するような致死的不整脈や低心拍出状態に陥った際の初期対応に有用である．

わが国における劇症型心筋炎調査（日本循環器病学会）においても，心機能が悪化した期間を補助循環装置を用いて乗り切ればその後の経過はむしろ良好である．よって血行動態が破たんすれば薬物療法にこだわらず，体外ペースメーカー，人工呼吸，人工透析，

PCPS(percutaneous cardiopulmonary support)，IABP(intra aortic balloon pumping)，Impellaなど循環補助装置を積極的に導入する必要がある．繰り返すが劇症型心筋炎とは既往歴が全くない若年者にも発生する致命的な疾患である．これらの補充循環装置を最大限駆使しながら「なんとしても救命する」という姿勢が不可欠な疾患である．

【治療法】
1. 循環不全に対する対応

急性心不全に対する薬物では，カテコールアミンのみでなくPDE-Ⅲ阻害薬も併用する．治療中は主要臓器の循環不全に絶えず注意しなければならない．リアルタイムに測定できる指標は，混合静脈血酸素飽和度である．急性心筋炎における過剰なカテコールアミン投与は病態を悪化させたり，不整脈を誘発するため注意しなければならない．極限まで使用量を増やさずに，血行動態サポートにはIABPを導入する．しかし，IABPは拡張期の臓器灌流圧増加を目的とした装置であり，流量補助機能がない．心ポンプ機能が低下し，低心拍出状態に陥った劇症型心筋炎で速やかにポンプ補助機能を有したPCPSやImpellaなどが必要となる．

PCPSは遠心ポンプと膜型人工肺を用いた閉鎖回路の人工心肺装置で，送血・脱血管を大腿動・静脈から挿入する心肺補助循環装置である（劇症型心筋炎のPCPS管理に関しては後述）．欠点としてPCPSは長期間の運用には耐えられない．自己心拍が改善せずより長期の補助を必要とし，かつそれにて救命が可能と判断される患者では補助人工心臓（VAS；ventricular assist device）へ移行する．当救命センターにおいては，劇症型心筋炎30数例の中で2例は自己心機能が改善せずVAS装着を必要とした．また，1例は1年半たった今も心機能改善がなく心臓移植待機中である．この症例のみがどうして心筋炎症改善後（心筋生検はカテーテル的にも直接採取でも繰り返し施行）も自己心機能の回復

がみられないのか，探究中であるものの未だ明確な回答が得られていない．

2. 不整脈に対する対応

心筋炎ではあらゆる種類の不整脈が起こりうるので，モニターによる厳重な監視が重要である．高度な房室ブロックに対しては，一時的ペースメーカーを挿入する．心筋炎の改善に伴いブロックは軽快することが多い．

血行動態が悪化する心室頻拍や心室細動に対しては，速やかに電気的除細動を行う．電気的除細動にても改善できない場合は，心肺蘇生処置を続けながら，PCPSを導入が救命に唯一の手段である．この際，前もって確保しておいた大腿動静脈シースが極めて有用となる．

3. 劇症型心筋炎に対するPCPS・Impellaを用いた治療

a．PCPS

前述のように，劇症型心筋炎による低心拍出状態や電気的除細動でも解除できない致死的不整脈に対して，PCPSを導入する．導入の際には，冠血流維持や後負荷軽減のためにIABPを併用する．また，使用していた薬物は原則全て中止し，物理的循環補助に委ねた心肺機能を保つ．

PCPSの初期流量は$3.0 \sim 3.5$ L/分/m^{2}とし，まず末梢循環不全からの脱却を目指す．しかし，PCPSは人工肺が約一週間の使用であること，PCPS血流が心臓にとって後負荷となることから，維持流量は必要最小限とする．混合静脈血酸素飽和度，心エコーでの大動脈弁駆出時間，一回拍出量係数，終末呼気炭酸ガス分圧（ETCO$_2$）から適正補助流量として設定する．ドブタミン負荷検査にて心筋応答の回復が確認できれば，末梢循環の指標を参考に，PCPS流量を漸減し，早期離脱を図らなければならない．図5は日本循環器病学会から公表されている劇症型心筋炎におけるPCPSの管理基準である．

b．Impella

Impellaは，2012年5月の時点ではまだ日

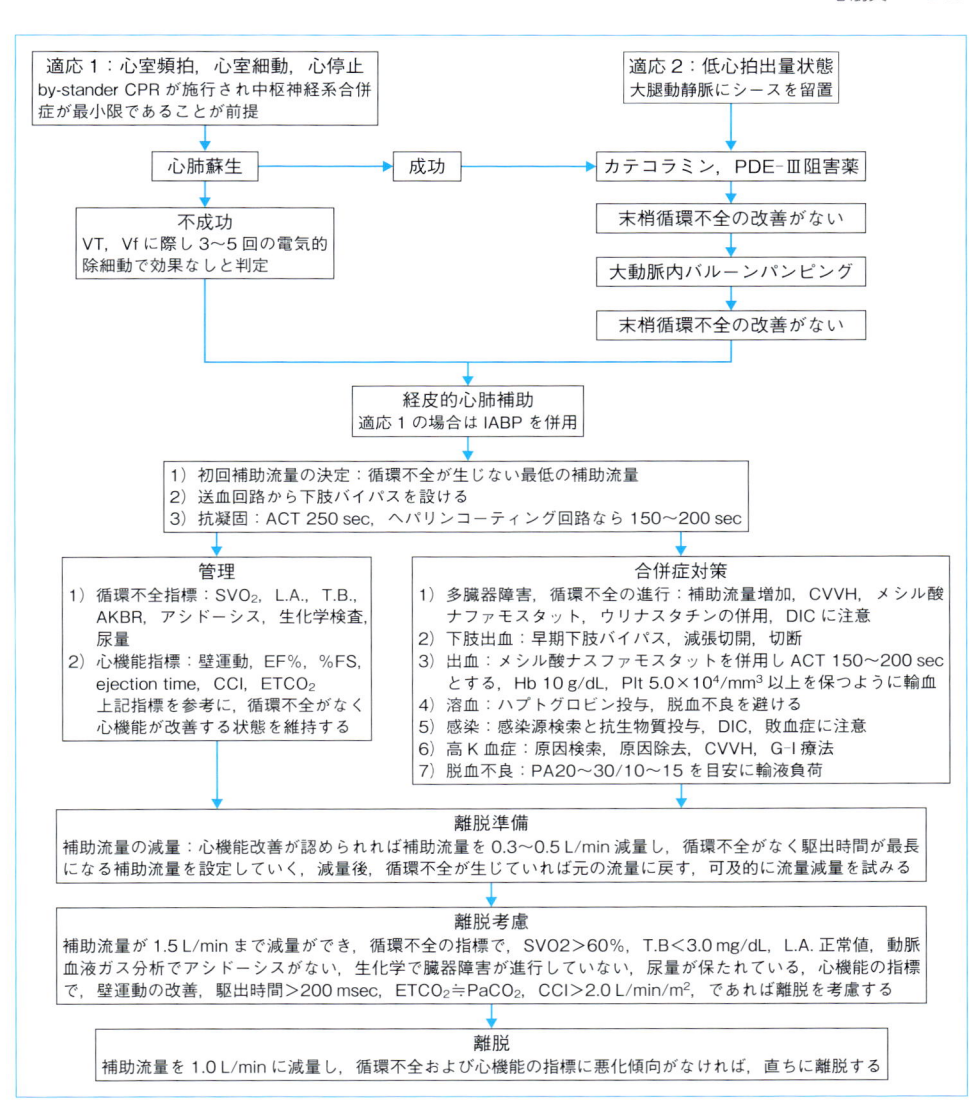

図5 劇症型心筋炎におけるPCPS管理図

適応1：心室頻拍，心室細動，心停止
by-stander CPRが施行され中枢神経系合併症が最小限であることが前提

心肺蘇生 → **成功** → **カテコラミン，PDE-Ⅲ阻害薬**

不成功
VT，Vfに際し3～5回の電気的除細動で効果なしと判定

末梢循環不全の改善がない

適応2：低心拍出量状態
大腿動静脈にシースを留置

大動脈内バルーンパンピング

末梢循環不全の改善がない

経皮的心肺補助
適応1の場合はIABPを併用

1）初回補助流量の決定：循環不全が生じない最低の補助流量
2）送血回路から下肢バイパスを設ける
3）抗凝固：ACT 250 sec，ヘパリンコーティング回路なら150～200 sec

管理
1）循環不全指標：SVO_2，L.A.，T.B.，AKBR，アシドーシス，生化学検査，尿量
2）心機能指標：壁運動，EF%，%FS，ejection time，CCI，$ETCO_2$
上記指標を参考に，循環不全がなく心機能が改善する状態を維持する

合併症対策
1）多臓器障害，循環不全の進行：補助流量増加，CVVH，メシル酸ナファモスタット，ウリナスタチンの併用，DICに注意
2）下肢出血：早期下肢バイパス，減張切開，切断
3）出血：メシル酸ナスファモスタットを併用しACT 150～200 secとする，Hb 10 g/dL，Plt $5.0×10^4/mm^3$以上を保つように輸血
4）溶血：ハプトグロビン投与，脱血不良を避ける
5）感染：感染源検索と抗生物質投与，DIC，敗血症に注意
6）高K血症：原因検索，原因除去，CVVH，G-I療法
7）脱血不良：PA20～30/10～15を目安に輸液負荷

離脱準備
補助流量の減量：心機能改善が認められれば補助流量を0.3～0.5 L/min減量し，循環不全がなく駆出時間が最長になる補助流量を設定していく，減量後，循環不全が生じていれば元の流量に戻す，可及的に流量減量を試みる

離脱考慮
補助流量が1.5 L/minまで減量ができ，循環不全の指標で，$SVO_2>60\%$，T.B<3.0 mg/dL，L.A.正常値，動脈血液ガス分析でアシドーシスがない，生化学で臓器障害が進行していない，尿量が保たれている，心機能の指標で，壁運動の改善，駆出時間>200 msec，$ETCO_2≒PaCO_2$，CCI>2.0 $L/min/m^2$，であれば離脱を考慮する

離脱
補助流量を1.0 L/minに減量し，循環不全および心機能の指標に悪化傾向がなければ，直ちに離脱する

〔日本循環器学会 循環器病の診断と治療に関するガイドライン：急性および慢性心筋炎の診断，治療に関するガイドライン（2009年改訂版），p13，図7より転載〕

本で承認されていないものの，海外では広く使用され，一刻も早く日本での承認が期待されている補助循環装置である．これはIABP，PCPS双方の利点を取り入れた新しい循環補助装置といえる．すなわちIABPのようにセルジンガー法で簡便に，かつ緊急時にも迅速に導入可能で，PCPSのようにポンプ補助機能を有している．

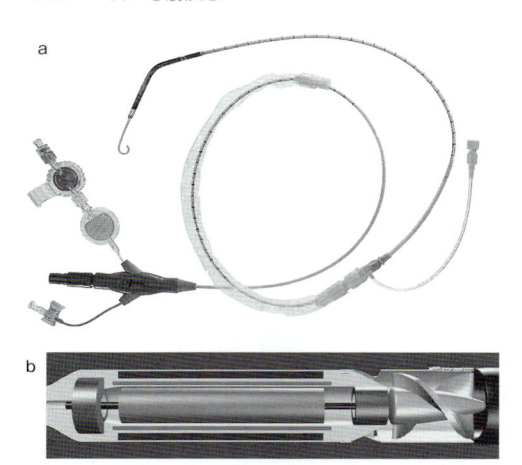

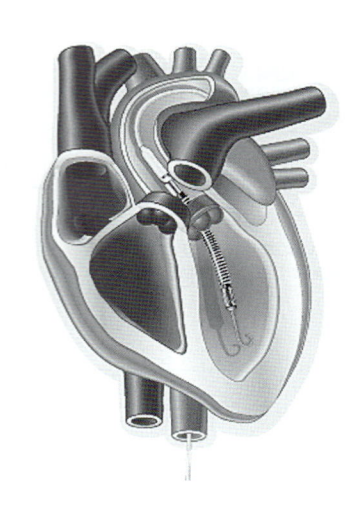

図6 Impella
a. 全体像，b. 先端部，c. 左室に留置した状態

　ImpellaLPの全体像を**図6a**に示す．カテーテル先端部に軸流ポンプ(**図6b**)を有しカテ遠位端の吸引口から血液を吸引，軸流ポンプにて加速し約15 cm近位側の流出口(大動脈弁の上方に位置する)から血液を噴出させる．**図6c**のようにImpella先端部を左室内に留置させると，大動脈弁直上から血液が送り出されることとなる．Impellaは軸流ポンプで血液を吸引することで左室容量負荷を軽減し，心筋仕事量抑制と拡張末期圧減少させる．かつ大動脈弁直上から送り出された血流は直接的に冠動脈血流を増加させる．

　IABPでは，拡張期圧上昇による冠動脈血流増加やカウンターパルスエイションによる後負荷減は可能であったものの，容量負荷軽減はできなかった．一方，PCPSは，心室細動や劇症型心筋炎など自己心拍出がない場合でも心機能を肩代わりできるものの，送血方向が下肢から頭部方向に本来の血液の走行とは「逆行」するために回復過程の自己心臓にとって後負荷を増大させるというジレンマを抱えていた．また大腿動脈に留置した送血管末梢側の下肢虚血も大きな問題であった．この有害事象は特に動脈硬化を来した高齢者において顕著であり，心機能が回復しても下肢壊死により致死的となる症例もあった．Impellaは左室から大動脈に順行性に血液を送り出すことで後負荷増大にはならずに循環補助を行うことができるという点で画期的である．

　Impellaの禁忌としては，高度な大動脈弁逆流があげられる．Impellaによって大動脈弁逆流を悪化させる懸念があるからである．しかし欧米の治験データではもともと中等度の大動脈弁逆流のある患者に対してImpellaを使用しても，逆流を増加させずに安全にPCI施行できたと報告されている．大動脈の石灰化が高度な場合や強く蛇行をきたす患者への挿入は，IABPと同様に慎重でなければならない．これらのImpellaの禁忌はIABPのそれと大差ないと考えてよい．

4. 心筋炎に対する薬物療法

a. ステロイド療法

　心筋炎に対するステロイド治療に対して定説はない．安易にステロイドを投与すべきではない．しかし自己免疫応答が関与していると考えられる症例や炎症が遷延し血行動態の改善が認められない症例に対してステロイドパルス療法が著効した報告例もあり，特に炎症が遷延する場合にはステロイド使用を考慮

する．

b．今後に期待される治療法

動物実験においてはγグロブリン療法やIL-10療法抗ウイルス療法が有効であるとの報告がみられている．しかしながら，これらの治療法は未だ確立された治療法ではなく，臨床応用へは今後も検討されるべき課題も多い．今後の研究の成果が待たれるところである．

■ 専門医へのコンサルテーション
- 心機能が悪化傾向であるとき，遅滞なく機械的サポート（IABP，PCPS）を導入することが救命のカギとなる．このような場合は早期に専門医へのコンサルトが必要である．

■ 患者説明のポイント
- 家族に対しては突然の血行動態の変化がありうること，本人に対しては安静臥床も治療の1つであること（若年で既往歴のない患者が多くなかなか病態を受け入れられない）を繰り返し説明する．

■ 医療スタッフへの指示
- 過激な血行動態悪化の可能性があることを伝える．よって集中治療室にて血圧，心電図モニターは必須であり，それに加えてSwan-Ganzカテーテルによる心拍出係数やSVO$_2$の持続モニタリングも必要となる．

心臓腫瘍

Cardiac tumor

伯野大彦	防衛医科大学校講師・循環器内科
大鈴文孝	東京都食品健康保険組合健康管理センター・所長

【概念】

心臓腫瘍は原発性と続発性（転移性），良性と悪性に分類される．成人では，原発性心臓腫瘍は剖検例の 0.001〜0.02％と稀な疾患である．3/4は良性，1/4は悪性であり，良性腫瘍の約半数は粘液腫で，乳頭状弾性線維腫，脂肪腫がそれに次ぐ．一方，原発性悪性腫瘍のほとんどは肉腫，次いでリンパ腫であり，そのなかでは血管肉腫が大部分を占める．続発性心臓腫瘍の原因としては，黒色腫，肺癌，乳癌，白血病や悪性リンパ腫，腎癌が多い．剖検例の報告によると他臓器に発生した悪性腫瘍の心臓への転移率は 7.6％であるが，黒色腫の転移率は約 50％と高率である．転移部位としては心外膜が最も多い．

原発性心臓腫瘍の予後は，腫瘍の種類，局在，大きさと発育速度，隣接臓器への浸潤度などに影響される一方，続発性腫瘍では原発巣の状態によっても変化する．粘液腫は一般に切除術によりほぼ根治し，再発は 1〜2％と稀で予後良好であるが，家族性の場合は再発率が 10〜20％と高く注意が必要である．原発性心臓肉腫の進行は速く，症状出現から数か月で浸潤・転移を起こし致命的となることが多い．続発性腫瘍は治療にもかかわらず一般的に予後不良である．

【病態】

粘液腫の 5〜10％は家族性に発症する．その中で Carney 症候群は常染色体優性遺伝を示し粘液腫のほか斑状色素沈着，内分泌系の機能亢進を伴う症候群であり，*PRKAR1α*（protein kinase A の regulatory subunit A）または *MYH8*（non-PKA phosphorylated perinatal myosin isoform）の遺伝子変異がその原因として知られている．

腫瘍の局在，浸潤度や大きさによりさまざまな所見を呈する．原発性良性腫瘍は主として左心系に，悪性腫瘍は右心系に発生するものが多い．粘液腫の 75％は左房，特に心房中隔卵円窩から発生し心腔内に進展する．このような心腔内腫瘍の場合は，僧帽弁狭窄あるいは逆流，二次性肺高血圧，右心不全，突然死を来す．心筋内腫瘍では心筋障害，房室ブロックや脚ブロックなどの刺激伝導障害を認める．心膜に進展すると収縮性心膜炎，心

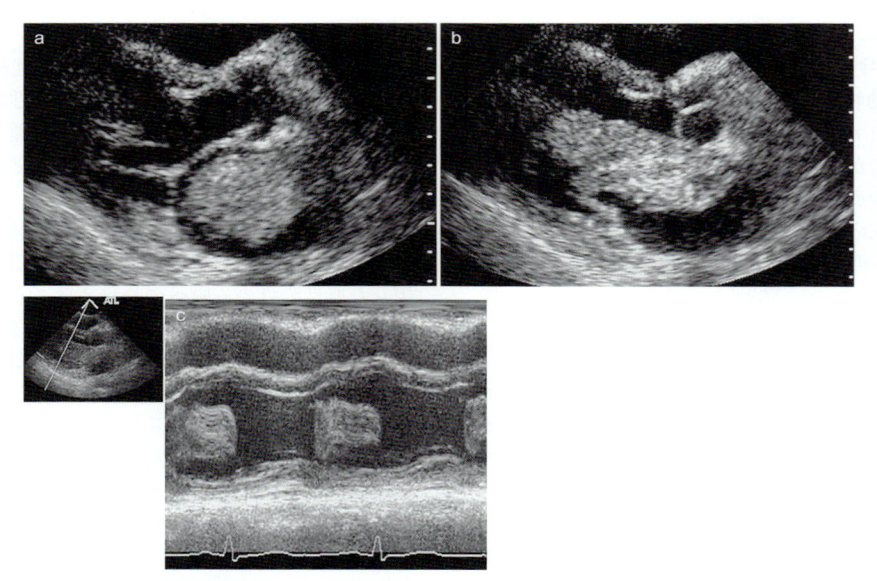

図1 左房粘液腫の経胸壁心エコー所見
腫瘍は心房中隔に付着し，収縮期(a)には左房内にとどまり，拡張期(b, c)には僧帽弁口を塞ぐような動きで左室内に突出し，僧帽弁狭窄症に類似した血行動態を示す．

嚢液貯留や心タンポナーデを来す．

【診断のポイント】

確定診断は採取検体の病理組織像によって行う．侵襲度の最も低い採取法を考慮して，心嚢液の細胞診やエコーガイド下の心膜生検などが行われるが，最終的に縦隔鏡下あるいは開胸下生検が必要となることもある．

1. 問診・検査所見

症状は無症状のものから心症状，塞栓症状，全身症状の3主徴すべてを発症するものまでさまざまである．心症状の多くは呼吸困難，胸痛，動悸，失神など心疾患に非特異的なものである．左房粘液腫では僧帽弁口や肺静脈口の閉塞により肺静脈圧が上昇し呼吸困難を呈するが，体位変換によって症状が変化することがある．左房粘液腫の40～50%に全身性塞栓症が生じ，その約半数は脳塞栓である．特に表面が不規則で乳頭状・分葉状のものが発症しやすい．そのほかに乳頭状弾性線維腫も高率に脳梗塞や心筋梗塞を合併す

る．塞栓症はしばしば脳，腎，四肢などに多発する．粘液腫では，腫瘍によるインターロイキン-6の過剰産生の結果として発熱，体重減少，全身倦怠感などの膠原病類似の全身症状を示すことがある．

聴診上左房内腫瘍ではⅠ音の亢進，多くの例で心尖部収縮期および拡張期雑音，そして"tumor plop"と呼ばれる拡張早期雑音を聴取し，これらの心雑音は体位変換により変化する．血液検査上貧血，多血症，白血球増加，血小板減少，赤沈亢進，γグロブリン増加などが生じうる．心電図上特異的所見は認めないが，左房内腫瘍では胸部X線上左房拡大，肺うっ血所見を呈することがある．

2. 画像検査

非侵襲的検査法としては，経胸壁心エコーおよび経食道心エコーが最も有用である．エコーにより，腫瘍の大きさ，形状，付着部位や可動性が評価可能である(図1)．また，造影CTやMRIは心臓腫瘍間のおおまかな鑑

表1 各心臓腫瘍の画像上の特徴

腫瘍	心エコー	CT	MRI
粘液腫	可能性あり．心房中隔に付着する茎内部は不均一エコー	付着部は狭い範囲不均一，低吸収域，ときおり石灰化	大部分はT1で等信号，T2で高信号．不均一な造影効果
乳頭状弾性線維腫	可能性あり．短い茎．"きらきら光る"縁	診断困難	診断困難
脂肪腫	心筋内の高いエコー腫瘤	均一，低吸収域（脂肪）	T1で高信号．fat suppressionで信号減衰造影されない
血管腫	高エコー	不均一，石灰化，著明な造影効果	T1で等信号，T2で高信号．著明な造影効果
線維腫	心筋内の大きな固形腫瘤．中心部は高エコー	均一，低吸収域，石灰化	T1で等信号，T2で低信号．造影効果はわずか
血管肉腫	右房内に突出．心囊液貯留	低吸収域	浸潤性，不均一，T1高信号の結節影．線状の造影効果
その他の肉腫	左房内，心房後壁に広く付着	低吸収域，石灰化±	浸潤性，不均一，T1信号はさまざま
リンパ腫	低エコー，心囊液貯留	低吸収域	浸潤性．T1で等～低信号．不均一な造影効果

(Sabatine, MS, et al.：Primary Tumors of the Heart, In：Braunwald's Heart Disease：A Textbook of Cardiovascular Medicine, 7th Edition, Zipes, DP, et al(eds), Elsevier Saunders, 2005, p1742, Table 63-1)

別診断に使われる（表1）．冠動脈造影により血管腫は腫瘍自体が濃染されるほか，粘液腫への栄養血管が認められることがある．

【治療方針・治療法】

まず腫瘍が原発性か続発性か，良性か悪性かを考慮し外科的切除の適応を判断する．切除不能の場合，化学療法や放射線療法を試みる．心タンポナーデ症状があれば経皮的心囊穿刺・排液，または心膜開窓術を検討する．

原発性良性心臓腫瘍では，原則として外科的切除術を行う．特に，粘液腫は最も塞栓症を生じやすく突然死の危険性もあるため，腫瘍の大きさや患者の症状の有無に関係なく診断後できるだけ早期に手術を行う．乳頭状弾性線維腫も塞栓症のリスクが高いため，外科的切除を考慮する．一方，脂肪腫は心膜を含む心臓のさまざまな部位に発生するが，著明な心機能障害あるいは血行動態の異常を伴わなければ，通常は外科的切除の適応とはならない．原発性悪性腫瘍の治療としては外科的切除が原則であるが，診断時にはこれらの腫瘍はしばしば広範囲に浸潤して手術困難となっている場合が多い．その際には化学療法や放射線療法が試みられるが，これらの治療に対する反応性は低いのが一般的である．ただし，心臓原発のリンパ腫は化学療法によく反応することがある．続発性悪性腫瘍では，腫瘍の細胞型や放射線感受性を参考にして化学療法，放射線療法を試みる．

■ 入院・専門医へのコンサルテーション
・手術の要否の判断や定期的な経過観察を必要とするため，可能な限り循環器専門医へ紹介することが望ましい．

■ 患者説明のポイント
・良性腫瘍でも多くは外科的切除が必要となること，悪性腫瘍では一般的に予後不良であることを念頭において治療にあたることが重要である．

■ 医療スタッフへの指示
・特に心外膜腫瘍では，疾患の進行度に留意し，収縮期圧・脈圧の低下，頻脈などの心タンポナーデ徴候の出現に注意する．

糖尿病と心臓病──
あなたの悩みに
お答えします！

糖尿病と心臓病
基礎知識と実践患者管理 Q&A51

編集 犀川哲典（大分大学教授）　吉松博信（大分大学教授）

- A5　頁312　2010年
- 定価4,725円（本体4,500円＋税5%）
- [ISBN978-4-260-01164-8]

消費税率変更の場合、上記定価は税率の差額分変更になります。

本書は、循環器内科医と糖尿病医との意見交換を通じて、患者管理における問題点を共有化し、相互理解を深めていくことをめざしている。二部構成の目次は、前半で糖尿病自体の病態、心血管系で合併する病態の基本的な知識を具体的にまとめ、後半では実践的な患者管理上の問題をQ＆A形式で解説。糖尿病と心臓病の関係が具体的かつ平易にまとめられ、日々の診療ですぐに活かせる工夫や患者指導のコツが満載。

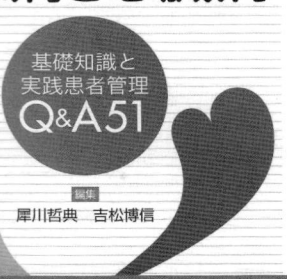

◆ 糖尿病の新しい診断基準に準拠 ◆
あなたの悩みにお答えします

循環器内科医と糖尿病医との意見交換を通じて、患者管理における問題点を共有し、相互理解を深めていくことができます。本書の前半では、糖尿病自体の病態、心血管系で合併する病態の基本的な知識を厳選にまとめ、後半では51個の患者管理上の実践的課題をQ&A形式で解説しています。糖尿病と心臓病の関係を具体的かつ平易にまとめ、日々の診療にすぐに活かすことのできる工夫や患者指導のコツが満載。

医学書院

目次

- I　糖尿病の基礎知識
- II　糖尿病に合併する循環器疾患
- III　実践・患者管理 Q&A51
  - ①血糖コントロールについて
  - ②虚血性心疾患のある患者さんの治療について
  - ③不整脈のある患者さんの治療について
  - ④高血圧のある患者さんの治療について
  - ⑤心不全のある患者さんの治療について
  - ⑥ピオグリタゾン（アクトス®）の使い方について
  - ⑦インスリン導入について
  - ⑧合併症について
  - ⑨メタボリックシンドロームの治療について
  - ⑩漢方と糖尿病について
  - ⑪症例編

医学書院
〒113-8719　東京都文京区本郷1-28-23
[販売部] TEL：03-3817-5657　FAX：03-3815-7804
E-mail：sd@igaku-shoin.co.jp　http://www.igaku-shoin.co.jp　振替：00170-9-96693

携帯サイトはこちら

第12章 血圧の疾患

高血圧診断・治療の変遷
Transition in diagnosis and treatment of hypertension

島田和幸　小山市民病院・院長

【拡張期血圧を基準にした降圧治療】

　高血圧の診断・治療の変遷を振り返るとき，国内外の臨床疫学的知見や大規模臨床試験の結果が果たした役割は極めて大きい．同時に，それは降圧薬の発展の歴史でもあった（図1）．

　1960年代末に拡張期血圧115 mmHg以上の高血圧を対象にした臨床試験（VA cooperative study）は，初めて利尿薬を用いた降圧治療が血圧を下げるだけではなく，心血管疾患の発症自体を抑制することを明らかにした．1970年代は，軽・中等症の拡張期高血圧を対象にした臨床試験（MRC studyなど）が相次いで実施された．それらの結果は，降圧による心血管疾患発症抑制効果はあるが，その絶対効果は相対的に小さかった．このことから拡張期血圧90～104 mmHgの軽症高血圧に対しては，血圧以外のリスク因子をも合併する，よりハイリスクの患者が降圧薬療法の適応とされた．

【高齢者高血圧の治療】

　1980年代になって，それまで降圧療法の効果が証明されていなかった高齢者を対象とした種々の臨床試験（EWPHE，SHEPなど）が行われた．これらの試験によって，高齢者高血圧に対する降圧療法の効果が実証され，高齢者はベースラインの疾患発症率が高いた

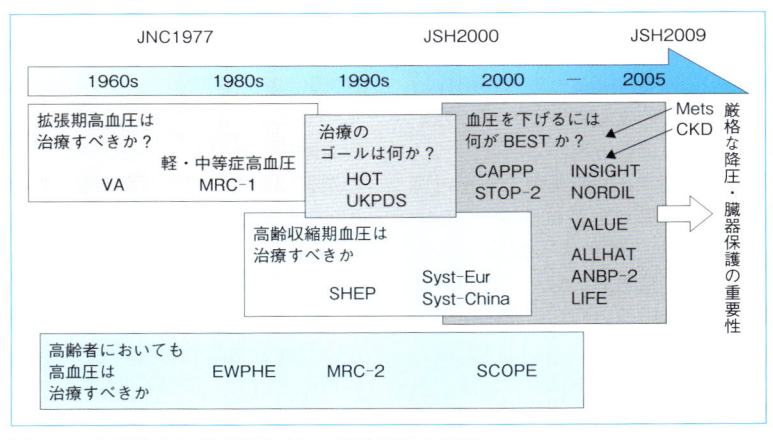

図1　高血圧診療のガイドライン，臨床試験の変遷

めに，降圧の絶対効果はむしろ若中年者よりも大きかった．用いた降圧薬は，初期は利尿薬，β遮断薬であったが，Ca拮抗薬やACE阻害薬も後に用いられるようになった．

【降圧治療の効果】

これらの臨床試験を総合すると，高血圧患者に対する降圧療法の相対的な疾患発症抑制効果は約30%と共通しており，対象患者の疾患発症リスクと絶対的なベネフィットは直線的に比例した．降圧治療によって，脳卒中は40%，心筋梗塞は20%，心不全は50%抑制される．すなわち，降圧効果は，粥状動脈硬化よりも，高血圧性脳血管障害や心肥大・心不全に対する予防効果がより顕著である．

【利尿薬の位置づけ】

初期の軽症高血圧を対象にした臨床試験では，降圧療法により脳卒中に比し心筋梗塞の発症抑制効果が明らかではなかった．その原因の1つに，利尿薬の副作用である，低K血症や糖脂質代謝の悪化が関与していることが推定されたため，利尿薬の降圧薬としての地位が低下した．相対的にβ遮断薬の降圧薬としての地位が上昇した．わが国では利尿薬の脱水作用が脳卒中に対して悪影響を及ぼすと考えられたため，ことさら利尿薬を降圧薬としてはほとんど使われなくなった．

【降圧薬の種類による差】

1980年代になるとCa拮抗薬，ACE阻害薬，α遮断薬など降圧薬の種類も豊富になった．特にCa拮抗薬は利尿薬のような副作用がなく，降圧効果も確実であったため，わが国で多用されるようになった．

欧米では，利尿薬，β遮断薬のような古典的な降圧薬と，新規のCa拮抗薬やACE阻害薬，α遮断薬を直接比較する臨床試験が様々に実施された．結論的には，一般的な高血圧に対しては，降圧薬の種類による疾患発症抑制作用に差はなかった．ALLHATは，降圧薬の種類による顕著な差はなく，むしろ予想に反して利尿薬の優位性が浮き彫りになる結果であった．冠動脈疾患に対しても利尿薬が良い結果を示したのは，それまでよりも少量の利尿薬を用いたことが理由ではないかと考えられた．高齢者高血圧の臨床試験SHEPでも，同様にクロルタリドン1/4〜1/2錠を使用した．これらの結果をもとに，欧米，特にアメリカでは医療経済的な理由もあって，降圧薬の第一選択薬を明確に利尿薬と規定した．しかし，わが国では，少量利尿薬の評価はそれほど高まらなかった．わが国も参加した脳卒中の再発予防試験PROGRESSで利尿薬の脳卒中予防効果が明らかにされて初めて，わが国でも少量利尿薬を再評価する機運が高まった．

【至適降圧目標】

降圧薬治療のもう1つのテーマは，血圧をどこまで下げるべきかという問題であった．至適降圧目標はどのレベルかを前向きに問いかけた大規模臨床試験が，HOTやUKPDSである．HOT試験は，明確な結果を示すことはできなかったが，いわゆる血圧の下げ過ぎを示唆するJカーブはみられず，至適血圧は130/80 mmHg台であることが示唆された．

多くの臨床試験の結果を統合して，治療期の血圧差と脳心疾患発症抑制率を関連づけると(meta regression analysis)，両者はゼロ点を通る直線関係にあり，降圧薬の種類よりも血圧をきちんと下げること自体の重要性を示した．

【臓器保護効果】

すでに脳，心，腎の臓器障害や糖尿病など代謝障害を合併している患者に対する降圧薬の選択にあたって大きな影響を与えたのは，ACE阻害薬を用いた臨床試験である．HOPE studyは，高血圧のみならず正常血圧も含めて冠動脈疾患や糖尿病患者を対象にプラセボと比較した．血圧レベルは変わらずに，心血管疾患発症率がACE阻害薬で著明に抑制された．これらの結果は，ACE阻害薬が血圧を下げるという効果を超えて，臓器保護効果を有することを表していると考えら

れた．わが国では，ACE 阻害薬は，空咳の副作用のため，レニン-アンジオテンシン系抑制薬としては，ARB が主に用いられたが，ACE 阻害薬と ARB が同等であることを初めて示したのは ONTARGET である．

【リスクの層別化】

高血圧診療は，血圧を下げることに一義的目標があるのではなく，疾患発症を抑制することにある．血圧以外にも疾患発症を促進する因子はあり，それらを総合して，個々の患者のリスクを判定しなければならない．高血圧の診断は，そのようなトータルな把握が最も肝心であり，わが国のガイドライン(JSH 2004 ガイドライン)でもこの点が強調された．

【JSH2009 ガイドライン】

高血圧治療ガイドライン 2009 が 5 年ぶりに改訂され，2009 年 1 月に発表された．診察室血圧に基づく高血圧のリスク層別化では，130～139/85～89 mmHg の正常高値血圧も含めて，診断チャートが作成された．高血圧以外のリスク因子に慢性腎臓病(CKD)やメタボリックシンドローム(Mets)が加わり，たとえ血圧が 140/90 mmHg 未満であっても，これらの病態が合併しているときは高血圧治療を考慮することが明記された．また，家庭血圧値や 24 時間自由行動下血圧値の診断基準のみならず，今回初めてそれらの降圧目標値も提示された．

JSH2004 と大きく異なるところは，①α 遮断薬が第一選択薬から外されたこと，②併用薬の組み合わせで α 遮断薬＋β 遮断薬，および利尿薬＋β 遮断薬が除外されたことである．後者の理由は，ASCOT-LAA や LIFE 試験の結果による．β 遮断薬には，高齢者や糖脂質代謝異常に対する不利な面があることが影響したと考えられる．

降圧薬として，ARB と低用量利尿薬あるいは Ca 拮抗薬の配合剤が数種類，保険適用となり，使用が増加している．わが国で実施された大規模臨床試験 CASE-J，JATOS，JIKEI-HEART などが発表され，降圧のゴールや降圧薬の選択に関して，具体的な成績が得られた．今後の高血圧診療ガイドラインに我々自身の経験が記述される意味は大きい．メタボリックシンドロームの治療指針については未だデータが不足している．β 遮断薬や利尿薬についての薬剤による差異は，欧米ほどわが国では問題にされていない．

本態性高血圧診断の進め方

Process of diagnosis in essential hypertension

内野和顕 横浜市立大学准教授・循環器・腎臓内科学
梅村 敏 横浜市立大学教授・循環器・腎臓内科学

【概念】

高血圧を来す原因疾患が明らかなものを二次性高血圧と呼ぶのに対し，原因疾患を特定できない高血圧を本態性高血圧と呼ぶ．本態性高血圧は一次性高血圧あるいは原発性高血圧と呼ばれることもある．わが国で約 4000 万人と推定される高血圧者のうち，約 90％ が本態性高血圧と考えられている．本態性高血圧の有病率は年齢とともに増加する．

【病態】

本態性高血圧の成因は単一ではなく，遺伝的要因，環境的要因，あるいは偏った生活習慣など多くの因子がモザイク様に相互に関連して発症してくると考えられている(Page のモザイク説)．高血圧は臓器障害を伴う重症でない限りほとんど症状を認めないので，サイレントキラーとも称される．高血圧の持続は心血管系に対する多大な負荷であり，動脈硬化や左室肥大が進行し主要臓器が障害され，脳卒中，心筋梗塞，腎硬化症，慢性心不全など重篤な疾患を併発するに至る．

【病歴聴取，身体診察のポイント】

問診では，本態性高血圧の発症に関与する因子としての偏った生活習慣がないかを聴取

する．1日あたりの推定食塩摂取量(g/日)，飲酒量(エタノール mL/日)，運動量(頻度と強度)，また，高血圧リスクである出生時低体重の有無，家族歴では家系内の高血圧の有無とその発症年齢の確認が必要である．非ステロイド性抗炎症薬，副腎皮質ステロイド，漢方薬など，二次性高血圧を招来する可能性のある薬剤服用の有無も必ず聴取する．

身体診察においては適正体重が維持されているか，クッシング症候群でみられる皮膚線条，腎血管性高血圧で聴取される腹部血管雑音など二次性高血圧を疑わせる所見の有無に注意する．

【診断のポイント】

本態性高血圧の確定診断に至るためには，①高血圧であることの確認，②高血圧が二次性高血圧でないことの確認の2つが重要である．

1. 高血圧であることの確認

日本高血圧学会による高血圧治療ガイドライン2009(JSH2009)に基づき，診察室の安静座位での血圧値が収縮期血圧140 mmHg以上，あるいは拡張期血圧90 mmHg以上の場合，高血圧と診断する．血圧測定は，少なくとも2回以上の異なる機会における診察室血圧値に基づいて行われるべきである．一機会だけの血圧測定で高血圧と診断してはならない．白衣高血圧，仮面高血圧，早朝高血圧の可能性も常に考慮する．これらが疑われる場合は患者自身による起床後1時間以内，就床前1時間以内の家庭血圧の測定，あるいは24時間自由行動下血圧計による血圧値など，診察室以外での血圧動態も考慮して高血圧の診断を行うべきである．

高血圧の診断がついた後はJSH2009に従って高血圧の程度がⅠ度高血圧，Ⅱ度高血圧，あるいはⅢ度高血圧のいずれに分類されるかを判定する(**表1**)．なお正常高値血圧とされた症例においても，心血管危険因子の状況によっては降圧治療が必要になることに留意すべきである．

表1 成人における血圧値の分類(mmHg)

分類	収縮期血圧		拡張期血圧
至適血圧	<120	かつ	<80
正常血圧	<130	かつ	<85
正常高値血圧	130〜139	または	85〜89
Ⅰ度高血圧	140〜159	または	90〜99
Ⅱ度高血圧	160〜179	または	100〜109
Ⅲ度高血圧	≧180	または	≧110
(孤立性)収縮期高血圧	≧140	かつ	<90

〔日本高血圧学会：高血圧治療ガイドライン2009(JSH 2009), p14, 表2-6より引用〕

2. 高血圧の鑑別診断(二次性高血圧でないことを確認する)

家系内に高血圧の発症が多いことや高血圧の発症年齢が中年以降であることは，本態性高血圧と診断する際の有力な傍証となる．初診時に施行する血算，血液生化学，尿沈査は二次性高血圧のスクリーニングにも役立つ．問診，身体診察，および検査所見から二次性高血圧が疑われた場合は内分泌学的検査を追加施行する．ベッド上臥位にて30分安静後，安静臥位のまま採血し，血漿レニン活性(PRA)，アルドステロン，コルチゾール，カテコールアミン3分画を測定する．なお，すでに治療を開始されているにもかかわらず治療抵抗性の高血圧である場合も二次性高血圧の可能性を考慮すべきである．

■ 入院・専門医へのコンサルテーション

- 内分泌検査で二次性高血圧の可能性がさらに強まった場合は，副腎のthin sliceによる造影CT，腎血流エコー図による腎動脈血流速度計測，腎血流シンチグラフィー，レノグラフィー，副腎シンチグラフィーなど，追加的な検査が必要となる．いずれの場合も高血圧専門医のコンサルテーションを受けることが望ましい．

表2 （診察室）血圧に基づいた脳心血管リスク層別化

	正常高値血圧	Ⅰ度高血圧	Ⅱ度高血圧	Ⅲ度高血圧
リスク第一層（危険因子がない）	付加リスクなし	低リスク	中等リスク	高リスク
リスク第二層 （糖尿病以外の1～2個の危険因子，メタボリックシンドロームがある）	中等リスク	中等リスク	高リスク	高リスク
リスク第三層 （糖尿病，CKD，臓器障害/心血管病，3個以上の危険因子のいずれかがある）	高リスク	高リスク	高リスク	高リスク

〔日本高血圧学会：高血圧治療ガイドライン2009（JSH2009），p16，表2-8より引用〕

【臓器合併症と心血管危険因子の検索】

JSH2009ガイドラインでは，本態性高血圧の治療に際して，本態性高血圧を低リスク群，中等リスク群，高リスク群に分類することが必要であるとしている（表2）．これらリスク群分類のためには，高血圧患者の血圧以外のリスク要因である心血管病の危険因子（年齢，喫煙，脂質異常症，肥満，メタボリックシンドローム，50歳未満で発症の心血管病の家族歴，糖尿病），および重要臓器（脳，心臓，腎臓，動脈，眼底）の臓器障害/心血管病の進展の有無と程度を評価し，高血圧がリスク第一層，第二層，第三層のどれにあたるか明確にする必要がある．これらの検索には，血液検査，尿検査，心電図，心エコー，血管エコー，眼底検査などが必要になる．この際，注意すべきは予後影響因子である心血管病の危険因子を有する，あるいはメタボリックシンドローム，糖尿病，慢性腎臓病（CKD）の合併があるとリスク第二層，あるいはリスク第三層になるため，正常高値血圧者であっても中等リスク群あるいは高リスク群に分類されることである．

■ 患者説明のポイント

- 患者への説明にあたっては，
① 高血圧は放置すると重篤な臓器障害を続発し確実に寿命が短縮する疾患なので，自覚症状がなくても高血圧の治療が必要であること．
② 患者自身が血圧管理に意欲と責任をもって参加することが高血圧治療成功の鍵であること．
以上2つを丁寧かつ粘り強く説明すべきである．
- 患者自身が朝と就寝前の家庭血圧を測定し，毎回の診察時にその記録ノートを持参するようになれば最善である．
- 本態性高血圧の発症と進展には生活習慣の偏りが関与しているので，高血圧の基礎治療として「生活習慣の修正」が必要なことを，患者に十分に説明する．
- 「生活習慣の修正」とは食塩の摂取制限（6g/日未満），有酸素運動（30分/日以上），標準体重の維持，エチルアルコールの摂取制限（男性；20mL/日以下，女性；10mL/日以下）であり，これらの目標が複合的に達成されると血圧が有意に降圧することを，患者の理解が得られるまで説明する．
- 降圧薬を患者の自己判断で中止すると，リバウンド現象のため血圧が急上昇し動脈硬化が加速するので，決して自己判断で服薬を中止すべきでないことも説明する．

二次性高血圧診断の進め方

Process of diagnosis in secondary hypertension

伊藤貞嘉　東北大学大学院教授・腎・高血圧・内分泌学

【概念】

二次性高血圧症は高血圧患者の10〜20%にすぎない(表1).しかし,根治できるものがあるので,見逃さないことが重要である.

【診断のポイント】

問診,身体所見,一般検査所見からこれを疑い,必要に応じて確定診断のための特殊検査を行う.二次性高血圧は特徴的な症状,身体所見や一般検査所見の異常を示すことが多い.しかし,全く特徴的な所見を呈さない場合も少なくない.特徴的な所見がなくても,二次性高血圧を疑う場合を表2に示す.

本態性高血圧では家族歴が濃厚であり,血圧は30代,40代となってだんだんと高くなってくる.したがって,若年発症の高血圧や50歳を過ぎてからの初発は,本態性高血圧ではない可能性が高い.急性に高血圧が発症してくるケースは特に重要であり,必ず重大な原因がある.外来血圧のわりに臓器障害が強い場合にも二次性高血圧,特に日内変動の異常を考える.夜間血圧が低下しないと,心血管系に対する総合的負荷が大きくなり,臓器障害が強くなる.日内リズムの異常を見つけるためには家庭血圧を用いるのが簡便であり,かつ,有用である.

【鑑別診断】

主な二次性高血圧を示唆する所見と鑑別に必要な検査を表3に示した.

1. 腎血管性高血圧

スクリーニングは造影CTや腎血流超音波で行う.原因は動脈硬化(高齢者),線維筋性異形成(若年者),大動脈症候群がある.鑑別診断としては,尿路異常,腎梗塞,腎静脈血栓症,腎動静脈奇形,腎動脈瘤,レニン産生腫瘍,ナットクラッカー症候群などである.

2. 原発性アルドステロン症

低カリウム血症は50%未満で,特徴的な所見のないケースが多い.スクリーニングは随時採血でよく,服薬の中止も必要ない(アルドステロン阻害薬,レニン阻害薬は中止).PAC(ng/dL)/PRA(ng/dL)>20で疑う.血清[Na−K]が40以上では代謝性アルカローシスの存在が疑われ,本症を疑う.

3. クッシング症候群

特徴的なクッシング徴候のないものも少なくない(サブクリニカルクッシング症候群).浮腫を伴うことが多い.糖脂質代謝異常,骨

表1　二次性高血圧の主な原因

1. 腎実質性高血圧
   慢性糸球体腎炎,糖尿病性腎症,慢性腎盂腎炎,多発性嚢胞腎,高血圧性腎硬化症,急性糸球体腎炎,SLEなど
2. 腎血管性高血圧
   線維筋性異形成,動脈硬化性,大動脈炎症候群
3. 内分泌性高血圧
   原発性アルドステロン症(アルドステロン産生腺腫,特発性アルドステロン症)
   褐色細胞腫(副腎,副腎外)
   Cushing症候群(脳下垂体,副腎)
   先天性副腎皮質過形成
   甲状腺機能亢進症・低下症
   副甲状腺機能亢進症
4. 薬剤誘発性高血圧
   NSAID,グルココルチコイド,グリチルリチン製剤,甘草(健胃薬にも含まれる),エリスロポエチンなど
5. その他
   尿路異常,腎梗塞,腎動静脈奇形,腎動脈瘤,ナットクラッカー症候群,レニン産生腫瘍など

表2　二次性高血圧症を疑うとき

1. 若年(40歳未満)発症の高血圧
2. 治療抵抗性高血圧
3. 急性発症の高血圧
4. それまで良好だった血圧の管理が難しくなった
5. 50歳を超えてから発症した高血圧,特に拡張期高血圧
6. 悪性高血圧,重症高血圧
7. 血圧値に比較し臓器障害が強い場合
8. レニン・アンジオテンシン阻害薬の著効

表3 主な二次性高血圧：示唆する所見と鑑別に必要な検査

原因疾患	示唆する所見	鑑別に必要な検査等
腎実質性高血圧	蛋白尿，血尿，腎機能低下，腎疾患既往	血清免疫学的検査，腎超音波，CT，腎生検
腎血管性高血圧	急な血圧上昇，腹部血管雑音，低K血症，原因不明の腎機能障害，繰り返す心不全	腎血流超音波，造影CT，MRI，PRA，PAC，レノグラム，血管造影
原発性アルドステロン症	50%で特徴的所見なし，四肢脱力，夜間多尿，低K血症，血清[Na-Cl]>40	PRA，PAC，副腎CT，負荷試験，副腎静脈採血
クッシング症候群	中心性肥満，満月様顔貌，赤ら顔，挫創，皮膚線条，多毛，高血糖，生理異常，浮腫(pitting)，骨粗鬆症，好中球分画増多	血液コルチゾール・ACTH，尿中コルチゾール，日内変動，負荷試験，腹部CT，頭部MRI
褐色細胞腫	発作性・動揺性高血圧，動悸，頭痛，発汗，高血糖(肥満は少ない)，起立性低血圧(立ちくらみ)，狭心痛，急性心不全，神経線維腫	血液・尿カテコールアミンおよびカテコールアミン代謝産物，腹部超音波・CT，MIBGシンチ
甲状腺機能低下症	徐脈，浮腫(non-pitting)，活動性減少，脂質異常，脱毛，心拡大，心電図低電位，CPK，LDH高値	甲状腺ホルモン・自己抗体，TSH，甲状腺超音波
甲状腺機能亢進症	頻脈，発汗，体重減少，コレステロール低値	甲状腺ホルモン・自己抗体，TSH，甲状腺超音波
副甲状腺機能亢進症	夜間多尿，高Ca血症，尿路結石	副甲状腺ホルモン
大動脈縮窄症	血圧上下肢差，血管雑音	胸(腹)部CT，MRI・MRA，血管造影
脳幹部血管圧迫	治療抵抗性高血圧，顔面けいれん，三叉神経痛	頭部(延髄)MRI，MRA
睡眠時無呼吸症候群	いびき，昼間の眠気，肥満	夜間睡眠モニター
薬剤誘発性高血圧	薬物使用歴，治療抵抗性高血圧，低K血症	薬物使用歴の確認

密度の低下，尿路結石などを合併する．検査所見では，白血球好中球分画の増加と好酸球の低下が参考となる．早朝コルチゾールレベルが正常範囲内でも，日内変動が消失していれば本症が強く疑われる．デキサメサゾン抑制試験などの負荷試験が鑑別に用いられる．

4. 褐色細胞腫

特徴的な症状の他に，悪心，嘔吐，腹痛や便秘などの消化器症状も高頻度(10〜40%)にみられる．悪心・嘔吐・眩暈が主症状のときは脳疾患や耳鼻科疾患と間違えられ，メトクロプラミド(プリンペラン)のような鎮吐薬を安易に使用すると，カテコールアミンの遊出が刺激されてクリーゼが誘発されるので注意が必要である．

本態性高血圧の治療方針

Treatment of essential hypertension

大石　充　大阪大学講師・老年・腎臓内科学
楽木宏実　大阪大学教授・老年・腎臓内科学

【基本方針】

治療の目的は，高血圧による心血管病の発症，進展，再発を抑制して死亡を減少させ，高血圧患者が充実した日常生活を送れるように支援することである．日本高血圧学会高血圧治療ガイドライン2009年度版(JSH2009)に示された，初診時の高血圧管理計画のアウトラインを図1に示す．

降圧治療は，生活習慣の修正(第1段階)と

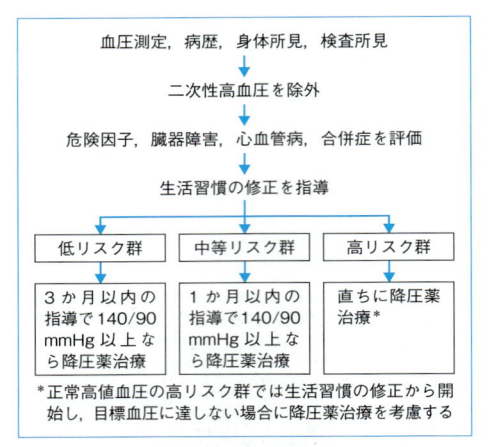

図1 初診時の高血圧管理計画
〔日本高血圧学会　高血圧治療ガイドライン2009（JSH 2009），p25，図3-1より転載〕

降圧薬治療（第2段階）により行われる．血圧測定で140/90 mmHg以上の高血圧を確認し，二次性高血圧を除外するとともに危険因子・臓器障害・心血管病・合併症を評価する．リスクの層別化を実施して低リスク群であれば，3か月以内の生活習慣の修正を指導しても140/90 mmHg以上あれば降圧薬を開始する．中程度リスクであれば，生活習慣の修正を指導する期間を1か月以内とする．高リスク群であれば，直ちに降圧薬を開始するとともに生活習慣の修正を指導する．リスク評価は降圧薬開始時期の決定に重要で，降圧目標は合併症の種類で決定されると理解すると良い．

【リスクの層別化】

治療方針決定の大きな柱の1つがリスクの層別化である．JSH2009で示された，高血圧管理計画のためのリスク層別化に用いる予後影響因子を表1にまとめた．Aの心血管病の危険因子が全くない患者が，リスク第一層となる．糖尿病とメタボリックシンドロームは独立した危険因子と考えられており，糖尿病以外の2個以内の危険因子があるかメタボリックシンドロームがあればリスク第二層

表1　高血圧管理計画のためのリスク層別化に用いる予後影響因子

A．心血管病の危険因子
高齢（65歳以上）
喫煙
収縮期血圧，拡張期血圧レベル
脂質異常症
　低HDLコレステロール血症（＜40 mg/dL）
　高LDLコレステロール血症（≧140 mg/dL）
　高トリグリセライド血症（≧150 mg/dL）
肥満（BMI≧25）（特に腹部肥満）
メタボリックシンドローム[*1]
若年（50歳未満）発症の心血管病の家族歴
糖尿病
　空腹時血糖≧126 mg/dL　あるいは
　負荷後血糖　2時間値≧200 mg/dL
B．臓器障害/心血管病
脳
　脳出血・脳梗塞／無症候性脳血管障害／一過性脳虚血発作
心臓
　左室肥大（心電図，心エコー）／狭心症・心筋梗塞・冠動脈再建／心不全
腎臓
　蛋白尿（尿微量アルブミン排泄を含む）／低いeGFR[*2]（＜60 mL/分/1.73 m²）／慢性腎臓病（CKD）・確立された腎疾患／（糖尿病性腎症・腎不全など）
血管
　動脈硬化性プラーク／頸動脈内膜・中膜壁厚＞1.0 mm／大血管疾患／閉塞性動脈疾患（低い足関節上腕血圧比：ABI＜0.9）
眼底
　高血圧性網膜症

[*1]メタボリックシンドローム：予防的観点から以下のように定義する．正常高値以上の血圧レベルと腹部肥満（男性85 cm以上，女性90 cm以上）に加え，血糖値異常（空腹時血糖110〜125 mg/dL，かつ/または糖尿病に至らない耐糖能異常），あるいは脂質代謝異常のどちらかを有するもの

[*2]eGFR（推算糸球体濾過量）は日本人のための推算式，eGFR＝194×Cr$^{-1.094}$×年齢$^{-0.287}$（女性は×0.739）より得る

〔日本高血圧学会：高血圧治療ガイドライン2009（JSH 2009），p15，表2-7より転載〕

となる．糖尿病と慢性腎臓病（CKD）は非常に強い危険因子と考えられている．Bに示す臓器障害や心血管病と同等の危険性で，Aの心血管病の危険因子3つ以上とともに，これらがあればリスク第三層と定義される．このリスク層に血圧分類を加えたものが脳心血管リスク層別化（⇒659頁，表2）である．

血圧は至適血圧(収縮期血圧120 mmHg 未満かつ拡張期血圧 80 mmHg 未満), 正常血圧(130 mmHg 未満かつ 85 mmHg 未満), 正常高値血圧(130～139 mmHg または 85～89 mmHg), Ⅰ度高血圧(140～159 mmHg または 90～99 mmHg), Ⅱ度高血圧(160～179 mmHg または 100～109 mmHg), Ⅲ度高血圧(180 mmHg または 110 mmHg 以上)に分けられる. 危険因子がなく, かつ 160/100 mmHg 未満の本態性高血圧のみが低リスクとなる. 正常高値血圧であっても, リスク第二層であれば中等リスクとなり, リスク第三層であれば高リスクとなることからも危険因子や合併症の検索が非常に重要であることが示されている. また, リスクのないⅡ度高血圧およびリスク第二層のⅠ度高血圧は中等リスクであるが, それ以外は高リスクに層別化されており, 直ちに降圧薬で降圧療法を行うことが推奨されている.

【降圧目標】

JSH2009 で示された降圧目標を**表2**に示した. JSH2009 では家庭血圧の重要性が強調されており, 24時間自由行動下血圧 (ABPM)が保険適応になったことから, これらの高血圧の基準も設定された.

治療の対象はすべての高血圧患者(血圧 140/90 mmHg 以上)であり, 糖尿病や CKD, 心筋梗塞後患者では正常高値血圧の 130/80 mmHg 以上が治療の対象となる. 降圧目標は若年者・中年者では 130/85 mmHg 未満, 糖尿病や慢性腎臓病(CKD)および心筋梗塞後患者では 130/80 mmHg 未満, 脳血管障害患者および高齢者では 140/90 mmHg 未満となり厳格な降圧が求められている.

家庭血圧の降圧目標は, 診察室血圧より収縮期・拡張期で各々 5 mmHg 低い値に設定されている. 家庭血圧の測定は白衣高血圧や仮面高血圧の診断のみならず, 患者のコンコーダンス(アドヒアランス)を良好に保つうえでも重要である.

降圧薬の使用上の原則は1日1回投与の薬物で低用量から開始し, 増量時には1日2回の投与法も考慮することが望ましいとされている. このガイドラインでは, 副作用の発現を抑え降圧効果を増強するために適切な降圧薬の組み合わせ(併用療法)の推奨が強調されており, Ⅱ度以上の高血圧では初期から併用療法を考慮するとしている.

高血圧の非薬物療法と生活指導

Non-drug therapy and daily life management of hypertension

大蔵隆文　愛媛大学大学院特任教授・病態情報内科学

【治療方針】

高血圧は遺伝素因と環境因子が関与して発症する生活習慣病の1つであり, 生活習慣の修正によって高血圧の発症を予防し, かつ血圧の降下作用が期待できる. さらに, 生活習慣の修正は, 高血圧以外の生活習慣病, 特にメタボリックシンドロームの改善に繋がる可能性があり, 原則としてすべての高血圧患者に対して教育・指導を行う必要がある. 高血圧治療ガイドライン2009 では, 6つの生活習慣の修正項目を挙げている.

【食事療法】

❶ 食塩制限

食塩制限による降圧効果は緩徐であり, 十

表2　降圧目標

	診察室血圧	家庭血圧
若年者・中年者	130/85 未満	125/80 未満
高齢者	140/90 未満	135/85 未満
糖尿病患者 CKD 患者 心筋梗塞後患者	130/80 未満	125/75 未満
脳血管障害患者	140/90 未満	135/85 未満

〔日本高血圧学会:高血圧治療ガイドライン2009(JSH2009), p11, 表2-5 より転載〕

分な降圧効果を期待するには3g/日未満の減塩が必要であり，また，6g/日まで食塩摂取量を落とさなければ有意な降圧は期待できない．現在，日本人は平均11～12g/日の食塩を摂取しており，3g/日未満の減塩は非現実的である．このため高血圧治療ガイドライン2009では食塩の摂取を実現可能で降圧効果が期待できる6g/日未満を推奨している．

しかし，減塩によって降圧効果が得られやすい塩分感受性高血圧および降圧が得られにくい塩分非感受性の高血圧患者が存在するため，減塩の降圧効果はまちまちである．しかし塩分摂取過剰は，血圧値と関係なく，心血管病の発症に関連していることが報告されており，高血圧患者全般に減塩指導を行うべきである．

現在，臓器保護効果の観点からACE阻害薬やアンジオテンシンⅡ受容体拮抗薬（ARB）が汎用されている．これらのレニン-アンジオテンシン系阻害薬は腎臓に作用して，塩分感受性を高める．したがって減塩は，これらの降圧薬の効果を増強，あるいは降圧薬の使用量を減らし，副作用の発現を少なくする意義もある．

❷ **野菜・果物の積極的摂取，コレステロールや飽和脂肪酸の摂取を控える，魚（魚油）の積極的摂取**

Dietary Approaches to Stop Hypertension（DASH）-Sodium研究によって，穀物を中心とし（炭水化物が豊富），コレステロール・飽和脂肪酸を低く抑え，野菜・果物・ナッツなどの摂取でカリウム・カルシウム・マグネシウム・食物繊維を増やし，さらに減塩を行うなどの複合的な食事の改善が，効果的に血圧を低下させることが示されている．日本食は平均的なアメリカ食と比べDASH食に近いが，食塩およびコレステロール摂取量の多いことが問題である．厚生労働省による日本人の食事摂取基準（2010年版）では，30歳以上の成人に関しては，脂肪エネルギー比率を25％未満にするよう勧告している．本邦においては，脂質の質として，不飽和脂肪酸の摂取が少なく，コレステロールの摂取率が極めて高くなっている．不飽和脂肪酸は一価不飽和脂肪酸と多価不飽和脂肪酸の2種類に分けられ，コレステロールを低下させる働きが大きいのは，多価不飽和脂肪酸である．多価不飽和脂肪酸のうちn-6系多価不飽和脂肪は紅花油，コーン油などの植物油に多く含まれている．しかしn-6系多価不飽和脂肪酸を摂りすぎるとLDLコレステロールだけでなくHDLコレステロールまで低下させる．それに対して一価不飽和脂肪酸の代表であるオレイン酸はオリーブ油やアボカドに多く含まれ，HDLを減らすことなくLDLを減少させる．青魚に多く含まれているエイコサペンタエン酸（EPA）およびドコサヘキサエン酸（DHA）はn-3系多価不飽和脂肪酸に分類される．これらはVLDLの合成低下を介して中性脂肪を減らす働きがあり，コレステロール低下作用は強くないが，冠動脈疾患，脳梗塞に対して予防効果を示す．このため18歳以上では1g/日以上のEPAおよびDHA摂取量が望まれる．

❸ **適正体重の維持**

摂取カロリーが多くなると，当然肥満が認められるようになる．特に心血管病の発症と関連するのは内臓肥満であり，メタボリックシンドロームを引き起こす．内臓肥満により増加および肥大化した脂肪細胞は，様々なアディポサイトカインを産生，分泌して血圧上昇，耐糖能異常，脂質代謝異常を引き起こす．食事療法としては，1,200～1,800 kcal/日（25 kcal×標準体重kg程度）の穏やかな総摂取カロリーを設定する．まず現体重の5％減量を目標とし，減量目標に達する期間も3～6か月とし，急速な減量の必要はない．

【運動療法】

日常の生活で身体活動量の少ない人は，多い人に比べて高血圧の発症率が高く，日ごろの運動が血圧を上昇させない重要な因子である．また，すでに発症している高血圧患者に

おいても運動が血圧を下げることは周知の事実である．特にウォーキングなどの有酸素運動が優れ，これにストレッチ運動などを補助的に組み合わせることで効果は増強する．運動は1日30分以上を目標に行う．しかしこれを実行することは現実には難しいことが多い．このため健康づくりのための運動指針エクササイズガイド2006では，身体活動を運動と生活活動に分け，生活活動を増やすことで日常生活のなかで身体活動をできるだけ増加させることを推奨している．

【節酒】

過剰なアルコールは肝臓でVLDLの合成を促進し，高VLDL血症，高トリグリセリド血症を生じる．また，長期にわたる飲酒は血圧を上昇させ，節酒により血圧が低下する．少量の飲酒が心血管保護効果をもつかどうかに関しては，様々な報告があり一定していない．したがって肝機能障害を有している場合は別として，禁酒の必要はないと考えるが，エタノール換算で男性20〜30 mL/日，女性は10〜20 mL/日以下に制限すべきである．

【禁煙】

喫煙の血圧への慢性的な影響は確立されていない．しかし，肺がんなどの悪性疾患のみならず，虚血性心疾患や脳卒中の独立した危険因子であり，高血圧治療の目的を考えれば，禁煙を高血圧患者はもとより健常者にも推奨すべきである．

【まとめ】

高血圧治療ガイドライン2009で推奨されている生活習慣の修正は，それぞれの項目を複合的に実施することで，より有効な降圧を得ることができ，さらに心血管病の発症を予防できると思われる．しかし，慢性腎臓病患者では，野菜や果物を過剰に摂取した場合，高カリウム血症を引き起こし，危険な不整脈を誘発する可能性がある．また，糖尿病患者では，果物の摂り過ぎは，余分な糖分となる．また，虚血性心疾患，心不全を有する高血圧患者では，運動療法がすべての患者に有益な訳ではない．

このように，個々の患者の状態に合わせたテーラーメイドな生活習慣の修正が大切である．

高血圧の薬物療法

Drug therapy of hypertension

島本和明 札幌医科大学学長

【主な降圧薬の概念と選択】

高血圧治療の目的は，高血圧性合併症予防にあり，そのために血圧を厳格に管理する必要がある．わが国の降圧療法については，日本高血圧学会の高血圧治療ガイドラインのJSH2009で標準的な治療法が提示されている．第一選択薬の降圧薬として，JSH2009では表1に示すように，降圧による合併症予防のエビデンスの示されているCa拮抗薬，ARB/ACE阻害薬，利尿薬，β遮断薬の5つのクラスの薬剤を推奨している．

各薬剤の降圧機序としては，まずわが国で最も多く用いられているCa拮抗薬は，細胞外Caイオンの流入に関わる膜電位依存性L型Caチャネルを阻害することにより，血管平滑筋を弛緩し，末梢血管抵抗を減じて降圧作用を発揮する．ジヒドロピリジン（DHP）系とベンゾチアゼピン（BTZ）系が降圧薬として用いられている．

ARBは，アンジオテンシンⅡ（AⅡ）タイプ1受容体に特異的に結合し，AⅡを介する強力な血管収縮，体液貯留，交感神経活性亢進作用を抑制することによって降圧作用を発揮する．したがって，その降圧度は患者ごとのレニン活性レベルとある程度相関する．一方，組織レベルにおいても，アンジオテンシンⅠ変換酵素（ACE）を介さないAⅡ産生（キマーゼ系）に対して，AⅡ作用を受容体レベルで強力に阻害する．ACE阻害薬は，強力

表1 主要降圧薬の積極的適応

	Ca拮抗薬	ARB/ACE阻害薬	利尿薬	β遮断薬
左室肥大	●	●		
心不全		●*1		●*1
心房細動（予防）		●		
頻脈	●*2			●
狭心症	●			●*3
心筋梗塞後		●		●
蛋白尿		●		
腎不全			●*4	
脳血管障害慢性期	●	●	●	
糖尿病/MetS*5		●		
高齢者	●*6	●	●	

*1 少量から開始し，注意深く漸増する．
*2 非ジヒドロピリジン系Ca拮抗薬．
*3 冠攣縮性狭心症には注意．
*4 ループ利尿薬．
*5 メタボリックシンドローム．
*6 ジヒドロピリジン系Ca拮抗薬
（日本高血圧学会：高血圧治療ガイドライン2009, p39, 表5-1より転載）

な昇圧系である血中および組織中のレニン-アンジオテンシン（RA）系をACE活性の抑制作用によって抑え，加えて降圧系のカリクレイン-キニン-プロスタグランジン系の増強作用が降圧機序となる．

降圧利尿薬としては，サイアザイド系利尿薬が主に用いられる．遠位尿細管でのNa再吸収を抑制することにより，短期的には循環血液量を減少させるが長期的には末梢血管抵抗を低下させることにより降圧する．

β遮断薬（含αβ遮断薬）は，心拍出量の低下，レニン産生の抑制，中枢での交感神経活性抑制作用などによって降圧する．初期には末梢血管抵抗は上昇するが，長期的には元に戻る．

これらの降圧薬の実際的な選択は，まずJSH2009に示される積極的適応に示される合併症，病態には，示唆される個々の降圧薬を用いることが推奨される．一方で，降圧薬の副作用と禁忌，慎重投与に相当する病態がないかどうかも十分に確認して薬剤を選択する．見落とすことにより，医療事故にも連なりかねないので十分に留意すべきである．副作用発症時には，些細な副作用でも降圧療法では長期にわたり使用されることが多いため，他剤に変更あるいは減量する．

処方例 下記のいずれかを用いる．

1）ノルバスク錠（5 mg）　1錠　分1　朝
2）ディオバン錠（80 mg）　1錠　分1　朝

【併用療法とその具体的方法】

初回に用いる降圧薬単独療法で降圧効果が不十分な場合には，併用療法ないしは，降圧薬の変更が行われる．

併用は2つの作用機序の異なる薬剤を使うことで，①降圧効果が増強され，高血圧に伴う合併症のコントロールを容易にし，②併用することで，低用量の使用が可能であり副作用の発現を抑えることができる．

高血圧の病態には，体液量とレニンの2つの大きな因子がある．そして，降圧療法では，病態を考慮して薬剤を用いることになるが，この2つの因子をいずれか，あるいは両者を抑制することになる．そして，体液量増加による血圧上昇に有用な薬剤として，利尿薬，Ca拮抗薬，レニンを抑制する薬剤として，ACE阻害薬，ARB，β遮断薬がある．併用すべき薬剤の組み合わせとして，両グループのなかからそれぞれ1剤を選択し，併用することが推奨されている．JSH2009では，併用として，①Ca拮抗薬とARB・ACE阻害薬・利尿薬・β遮断薬を，②ARBあるいはACE阻害薬とは，③Ca拮抗薬・利尿薬，利尿薬とはCa拮抗薬・ARB・ACE阻害薬を勧めている．血管拡張作用を有するCa拮抗薬とARBの併用は，現在最も多く使用されている組み合わせである．

ACE阻害薬あるいはARBと利尿薬の併

用は，利尿薬の使用による体液量減少のためレニン-アンジオテンシン系の活性化が起こるが，これを RA 系阻害薬は抑制する．さらに利尿薬では低カリウム血症，RA 系阻害薬では高カリウム血症の副作用がみられるが，この副作用が ACE 阻害薬や ARB との併用により相殺されるため，作用機序的には合理的な併用といえる．併用療法は，特に糖尿病や腎障害，心筋梗塞を合併した高血圧で，降圧目標が 130/80 mmHg と低い場合には，更に意義が大きくなり，多くの場合に必須となる．

合剤は基本的には併用療法と同じであるが，合剤の使用により服薬錠数を少なく，処方を単純化することは，アドヒアランス改善に有用である．欧米では利尿薬とその他の降圧薬の合剤を中心に，多種類の合剤が使用されている．わが国では現在，ARB と利尿薬の合剤と，ARB と Ca 拮抗薬の合剤が使用可能であり，降圧効果，安い薬価，アドヒアランス向上の面で期待される．

> **処方例**　下記のいずれかを用いる．
>
> 1) ディオバン錠（80 mg）　1 錠 + フルイトラン錠（1 mg）　1 錠　分 1　朝
> 2) ディオバン錠（80 mg）　1 錠 + ノルバスク錠（5 mg）　1 錠　分 1　朝
>
> 上記の併用薬剤は，合剤であるコディオ配合錠 EX 1 錠〔1〕に対応〕，エックスフォージ配合錠 1 錠〔2〕に対応〕としてもよい

【降圧薬の変更】

降圧薬の変更については，まず降圧効果がない場合，あるいはあまり効いていない場合に，降圧機序の異なる薬剤に切り替える．一般的には ARB，ACE 阻害薬の RAS 抑制薬と，Ca 拮抗薬，利尿薬が作用機序の異なるものとして代表的である．例えば，ARB 標準量で十分な降圧がみられない場合で，軽症，中等症（Ⅰ度，Ⅱ度）の高血圧で緊急な降圧を必要としない場合には，Ca 拮抗薬への切り替えも考慮する．

> **処方例**　下記を用いる．
>
> 1) ディオバン錠（80 mg）　1 錠　分 1　朝から
> 2) ノルバスク錠（5 mg）　1 錠　分 1　朝へ切り替える

降圧薬で副作用が出た場合にも，他種降圧薬に切り替える．当初なかった合併症が途中から加わった場合，腎障害，蛋白尿陽性者における ARB や ACE 阻害薬のように合併症に有用な降圧薬が用いられていない場合には，そのような降圧薬に切り替える．

【降圧薬の減量・中止】

降圧薬治療は長期に継続するのが原則であるが，重症例でも年余にわたってコントロールされた場合には薬剤の減量が可能である．初め用量を減らし，それでもよくコントロールされていれば 3 剤は 2 剤に，2 剤は 1 剤に減らすことを試みる．軽症で臓器障害がない高血圧症例では，降圧薬を中止しても約 25％ の患者で正常血圧に留まる．休薬や降圧薬減量には生活習慣改善の継続が条件となる．

β遮断薬などの降圧薬を急に中止するとき，高血圧の反跳や頻脈，狭心症発作など中断症候群が現れることがあるので，中断症候群を起こしやすい状態に注意しつつ，徐々に減量してから中止する．中止に成功しても，定期的な血圧測定を怠ってはならず，血圧が上昇すれば治療を再開する．

■ 専門医へのコンサルテーション

高血圧治療ガイドライン（JSH 2009）においては，専門医への相談は以下のように勧めている．

二次性高血圧が疑われる症例，治療抵抗性高血圧，妊娠高血圧，高血圧緊急症・切迫症においては，いずれも重症あるいは重症化しやすい高血圧で専門医の判断・対策が必要と思われる．また，ACE 阻害薬や ARB で腎機能が悪化した症例や，腎障害，心不全，脳卒中合併高血圧における治療方針の確認で

も，専門医と相談することが望ましい．

降圧薬の副作用が疑われる場合には，薬剤を中止するとともに専門医への紹介が勧められる．

血圧の変動の大きい症例，白衣高血圧や仮面高血圧の判断に迷う症例も専門医の意見が参考となる．

■ 患者説明のポイント

- 高血圧はサイレントキラーで，症状はなくても将来の心血管病発病に密接に関与する．心血管病・腎臓病の予防には高血圧の管理が非常に重要であることを伝える．
- 高血圧管理で，家庭血圧測定をすすめる．血圧の下がりすぎや，効果不十分の目安として重用であることを説明する．
- 降圧薬の変更は，自分で判断しないで，主治医に相談して決めることを強調する．
- 生活習慣改善も重要で，特に減塩と肥満対策，運動療法を患者に合わせて具体的に説明する．

■ 医療スタッフへの指示

- 減塩を中心とした生活習慣改善を，医師と共にチーム医療するためにも，十分に内容を理解したうえで患者に説明．
- 家庭血圧測定の重要性を説明し，測定法についても理解する．
- 薬の飲み忘れを確認する－医師へは話しにくいことも看護師や薬剤師なら話しやすい．

高血圧性心疾患
Hypertensive heart disease

市堀泰裕 大阪大学・循環器内科
小室一成 大阪大学教授・循環器内科

【概念】

高血圧症は，30歳以上の日本人男性の47.5%，女性の43.8%に認めるとされ，最も罹患患者の多い疾患の1つである．日常診療において診察を行う機会が多く，循環器疾患罹患および死亡の主要リスク因子として広く認識され，主に降圧薬による治療が行われている．心臓は鋭敏に高血圧の影響を受ける臓器の1つであり，高血圧による心周期を通じての圧負荷の増大は，心筋に構造的変化を引き起こす．また，並存する糖尿病や脂質異常症など，他の危険因子とともに冠動脈にも障害をきたす．その結果として，心肥大や心収縮能，拡張能の低下を認めるようになり，さらには心房細動などの不整脈や心不全を生じるようになる．このような，高血圧によって心臓に引き起こされる病態を総じて，高血圧性心疾患という．

【高血圧性心疾患と心不全】

Framingham研究において，対象5,142人を14年間観察した結果392人の心不全が新規に発症し，そのなかの91%に高血圧の病歴を認めたとされている．高血圧により肥大した心臓は，左室駆出率（EF）が保持された心不全：HFpEF（図1②），左室駆出率の低下した心不全：HFrEF（図1⑤）のどちらも発症しうる．HFpEFは，心肥大や間質の線維化といった構造的変化による左室拡張機能障害の関与が大きいとされている．HFrEFは，合併する心筋梗塞などの心筋虚血の影響

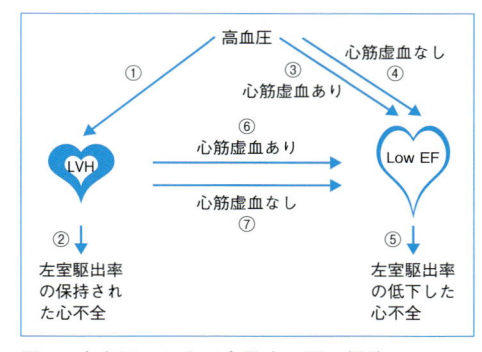

図1 高血圧から心不全発症に至る経路
(Razner MH：The transition from hypertrophy to failure：how certain are we？ Circulation. 2005；112：936-938 より引用改変)

(図1③,⑥)が考えられるが,高血圧のみにより直接EFの低下した遠心性の肥大を生じることもある(図1④⑦).しかしながら,それぞれの経過に至る細かいメカニズムは不明な点が多く,今後さらなる解明が期待されている.

【診断のポイント】

高血圧性心疾患の診断の手順は,高血圧の病歴や臨床症状に加え,心肥大の有無,拡張障害や収縮障害の有無を判断していくことになる.心肥大の診断は,心電図のみならず心エコーも用いて行うのが望ましいとされ,心室の壁厚や左室重量を計測し,正常値に照らし合わせて判断する(図2).最近になり,MRIによる計測も頻用されている.また,左室は左室重量と相対的左室壁厚により,図3の3つの形態,すなわち求心性肥大,遠心性肥大,求心性リモデリングに分類される.高血圧の患者にはどのタイプも起こりうるが,左室重量の増大のない求心性リモデリングの患者においても,正常群に比べて予後が増悪することが示されており,注意が必要である.拡張障害や収縮障害に関しては,本書第6章心不全の項を参照いただきたい.

診断の際に,心肥大や心機能障害を来す他の疾患を除外する必要がある.高血圧がなくとも心肥大を来す疾患として糖尿病,肥大型心筋症,アミロイドーシスやサルコイドーシスなどの蓄積疾患,稀ではあるが,Fabry病やミトコンドリア脳筋症などの先天的異常が挙げられる.これらの疾患が除外されて初めて,高血圧性心疾患と診断される.

【治療方針】

高血圧性心疾患の治療は,何よりも血圧のコントロールが肝要である.二次性高血圧の除外を行った後,降圧薬の内服,減量,塩分摂取制限などにより,持続的かつ十分な降圧を図る.高血圧治療により心肥大が退縮した患者群では,退縮を認めなかった患者群よりも心血管イベントが減少するといわれている.

心肥大の退縮効果は,多数の臨床試験のメタ解析では,レニン-アンジオテンシン-アルドステロン(RAA)系阻害薬や長時間作用型のカルシウム拮抗薬の効果が大きいとされているが,どの降圧薬であれ適切な血圧コントロールを行うことで心肥大の退縮が期待できる.降圧目標は,原則として140/90 mmHg以下(心筋梗塞や糖尿病の合併がある場合は130/80 mmHg以下)であるが,家庭血圧や24時間自由行動下血圧も参考にしつつ,十分な降圧を行う.

心エコー	正常値(日本人)	
	(男性)	(女性)
左室壁厚		
中隔壁厚(cm)	0.9±0.1	0.8±0.1
後壁厚(cm)	0.9±0.1	0.8±0.1
左室重量		
左室重量(g)	133±28	105±22
左室重量係数(g/m²)	76±16	70±14

図2　心エコーにおける左室壁厚と左室重量の正常値

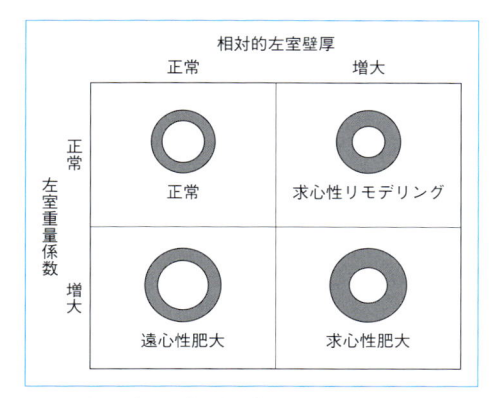

図3　左室重量と相対的左室壁厚に基づく左室形態

(Sehgal S: Left ventricular geometry: does shape matter? Am Heart J. 2007; 153: 153-155 より引用改変)

【治療法】
1. 一般的な降圧療法

> **処方例** 下記のいずれかを用いる．降圧が不十分な場合は併用する．
>
> 1) ノルバスク錠 (5 mg)　1錠　分1　朝
> 2) ブロプレス錠 (8 mg)　1錠　分1　朝

2. 心不全を認める場合
a．急性心不全

高血圧性心疾患に伴う心不全においても通常の心不全治療となんら変わりなく，まずは病態を把握することから始まる．現在広く臨床の現場で用いられている，Stevenson-Nohriaの分類やクリニカルシナリオ (CS) により分類し，その結果に基づき心不全の治療を行う．高血圧性心疾患による心不全は，これらの分類では warm and wet，CS1 のいわゆるアフターロード・ミスマッチを呈することが多く，安静，酸素投与，血管拡張薬，場合によっては利尿薬による治療が基本となる．

b．慢性心不全

慢性期には拡張不全，左室充満圧上昇による心不全症状を呈する場合が多い．現在のところ拡張不全に対して有効とされている薬物はない．高血圧のコントロールを基本とし，症状に応じて利尿薬の投与を行う．収縮不全を認める場合には，予後改善にエビデンスのある RAA 系阻害薬や β 遮断薬を中心とした治療を行う．

> **処方例** 可能な限り下記を併用し，漸増していく．
>
> レニベース錠 (2.5 mg)　1錠
> アーチスト錠 (2.5 mg)　1錠
> （分2　朝夕）

■ 専門医へのコンサルテーション

- 心不全を認める場合や，心エコーにて収縮不全を認めるような場合は，専門医と連携して治療を行うことが望ましい．

■ 患者説明のポイント

- 禁煙，減量，塩分摂取制限などの生活習慣の改善と内服薬を基礎とした血圧コントロールが重要であることを十分に説明する．

虚血性心疾患を伴う高血圧

Hypertension associated with ischemic heart disease

石光俊彦　獨協医科大学教授・循環器内科
石村公彦　獨協医科大学講師・循環器内科

【概念】

従来，わが国における心血管疾患の特徴として，欧米に比べ脳血管障害の頻度が多かったが，降圧薬治療の進歩により脳卒中の発症は減少している．その反面，生活様式の欧米化に伴い，虚血性心疾患の発生頻度が増加している．一方，冠動脈病変に対するカテーテルインターベンションや外科的バイパス手術の進歩により，狭心症および心筋梗塞患者の予後は向上している．

このような状況において高齢化が進行しつつあるわが国においては，今後，高血圧患者における虚血性心疾患の一次予防とともに，狭心症や心筋梗塞などすでに虚血性心疾患を合併した高血圧患者に対し二次予防，その他の心血管疾患リスクの抑制などによる予後の改善を目標として，適切な血圧管理を行うことが重要な問題になると考えられる．

【病態】

高血圧の診断は 140/90 mmHg 以上であるが，これは恣意的な基準であり，広い範囲にわたり血圧が高ければ高いほど心血管疾患の発生率は増加する．疫学的な調査によれば，いずれの年齢層においても血圧と虚血性心疾患のリスクの間には直線的な関係が認められる．この比例関係は 140/90 mmHg 未満，すなわち正常血圧の範囲においても延長され，115/75 mmHg までは血圧が低値であるほど

リスクが減少し，"The lower, the better"の考え方が支持される．虚血性心疾患を合併する高血圧の治療においても，その二次予防や他の循環器系合併症のリスクを最大限に抑制するためには，140/90 mmHg にとどまらず，より低い血圧レベルを治療目標とした血圧コントロールが望まれる．

心拍動の周期のなかで冠動脈血流の大部分は拡張期に依存することから，拡張期血圧が過度に低下すると心筋虚血が起こりやすくなるという J カーブ現象の存在が懸念される．しかし，冠動脈疾患患者を対象とした大規模臨床試験の成績では，125/75 mmHg 程度まで降圧された場合においても，心血管イベントの発生は抑制されることが示されている．後ろ向きの解析においても，降圧薬治療により虚血性心疾患の増加が観察されるのは，拡張期血圧 70 mmHg 未満のレベルである．

【診断のポイント】

冠動脈病変が進行している場合には，同様の病変が脳血管や末梢動脈など全身の血管系に存在する可能性があり，検査・診断を進めるにあたっては他臓器の病変・障害にも配慮が必要である．

冠動脈病変の評価には血管造影が行われることが多いが，心筋梗塞患者の 1/3 は慢性腎臓病（CKD）に該当し，腎機能が低下した症例においては造影剤による腎障害の増悪に十分な注意が必要である．等張性非イオン性の造影剤が多く使用されるようになり造影剤腎症のリスクは軽減されている．しかし，高齢化とともに CKD，冠動脈疾患の頻度が増加することを考えると，重要な問題であることに変わりはない．造影剤腎症の予防，対策としては，検査前後に十分な補液を行うことが有効であると認められている．

具体的には，生理的食塩水に準ずる輸液を検査 4～12 時間前から検査 12～24 時間後まで 1 mL/kg/時の速度で行う．他に，ドパミンやプロスタグランジン E_1 による腎血管拡張，アセチルシステインによる活性酸素除去，心房性 Na 利尿ペプチドの投与などが試みられているが有効性は確立されていない．検査後の血液透析による造影剤除去の有効性も明らかではない．

高速，高解像度の CT や MRI による冠動脈や心筋の画像診断も行われるが，CT にはヨード造影剤が使用される．MRI に用いられるガドリニウム含有造影剤も，腎障害者においては皮膚硬化を主体とする多臓器線維化性疾患（nephrogenic systemic fibrosis）を惹起する危険性が指摘されている．

治療手技としてカテーテルインターベンションを選択せざるを得ない症例も多いが，心エコーによる心機能評価，血管内超音波（IVUS）による冠動脈病変評価，二方向同時撮影などにより極力造影剤の使用量を減じるべきである．

【鑑別診断】

わが国においては，虚血性心疾患の中で冠攣縮性狭心症の割合が多いのが特徴であり，その診断は適切な治療を確定するうえで必要である．ホルター心電図により発作時の ST 変化が捉えられ，器質的な冠動脈病変がなければ診断されるが，病態を正確に評価するために誘発試験が行われる．

非侵襲的な過換気や寒冷昇圧による心電図変化は必ずしも感度が高くなく，心臓カテーテル検査を行い，アセチルコリン（右冠動脈 20～50 μg，左冠動脈 20～100 μg を 20 秒で注入）やエルゴノビン（左右冠動脈とも 20～60 μg を 2～5 分で注入）を冠動脈内投与し，90％以上の狭窄が起こった場合に陽性とする．

【治療方針】

虚血性心疾患を合併する高血圧患者に対しては，140/90 mmHg 未満を降圧目標とする．しかし，再発や心血管疾患のリスクが高い心筋梗塞後の症例では，慎重に 130/80 mmHg 未満まで降圧する．虚血性心疾患の成因には，高血圧のみならず，糖・脂質代謝異常や喫煙などの危険因子も関与するので，

糖尿病，脂質異常症に対する治療や禁煙，減量，運動，減塩などの生活習慣の修正を併行して行うことが必要である．

【治療法】

表1に，高血圧治療ガイドライン2009による虚血性心疾患を合併する高血圧の治療指針を示す．降圧薬のなかでβ遮断薬とCa拮抗薬は狭心症治療薬としても用いられ，狭心症を合併する高血圧患者に対し積極的に選択される薬剤である．

β遮断薬は，陰性の変時変力作用により心仕事量を抑制し心筋の酸素需要量が減少するため，冠動脈に器質的な狭窄を有する労作性狭心症においてよい適応となる．一方，Ca拮抗薬は血管拡張作用により冠動脈血流を増加させる．わが国では冠攣縮性狭心症の頻度が高く，β遮断薬は冠攣縮を誘発する危険性があるため，心筋虚血のメカニズムに冠攣縮が関与すると考えられる場合にはCa拮抗薬の使用を優先し，降圧が不十分な場合に併用薬として利尿薬は糖・脂質代謝への副作用が懸念されるためRA系阻害薬が用いやすい．

心筋梗塞における心筋組織のリモデリングの進行には，高血圧とともにレニン-アンジオテンシン-アルドステロン（RAA）系やカテコールアミンなどの神経内分泌因子が関係すると考えられる．そのため，降圧薬としてはレニン-アンジオテンシン（RA）系阻害薬やβ遮断薬が推奨される．短時間作用のCa拮抗薬は急激な降圧や反射性の交感神経活動の亢進により心筋梗塞のリスクを増加させることが懸念される．しかし，冠攣縮による心筋虚血の頻度が比較的高いわが国においては，心筋梗塞患者に対してもβ遮断薬やRA系抑制薬とともに長時間作用型のCa拮抗薬が用いられる症例も多い．左室駆出率40％以下など低心機能の症例では，利尿薬，抗アルドステロン薬を追加投与する．

処方例　下記の1），2）いずれか，あるいは両者を併用する．降圧が不十分な場合，3），4），5）の順に追加する．

1) メインテート錠（5 mg）　1錠　分1　朝
2) ノルバスク錠（5 mg）　1錠　分1　朝
3) レニベース錠（5 mg）　1錠　分1　朝
4) ダイアート錠（60 mg）　1錠　分1　朝
5) セララ錠（50 mg）　1錠　分1　朝

■ 入院・専門医へのコンサルテーション

- 3剤を併用しても血圧のコントロールが不良である場合．
- 冠動脈の近位部に75％以上の器質的な狭窄病変が存在する場合．
- 心室性不整脈，房室ブロックなどの不整脈や肺うっ血などの心不全症状が続く症例．
- 腎不全，呼吸不全などの臓器不全が合併する症例．
- 急性冠症候群や不安定狭心症を呈する症例．

■ 患者説明のポイント

- 虚血性心疾患は高血圧，糖尿病，高コレステロール血症，喫煙などを原因として起こること．
- 進行や再発を防ぐためには，血圧コントロールとともに総合的な生活習慣病の治療が必要であること．

■ 医療スタッフへの指示

- 家族ぐるみで減塩，肥満改善，動物性脂肪摂取抑制，禁煙など生活習慣の改善に取り

表1　虚血性心疾患を合併する高血圧の治療

狭心症	・器質的冠動脈狭窄＊：β遮断薬，長時間作用型Ca拮抗薬 ・冠攣縮：長時間作用型Ca拮抗薬 ・降圧が不十分な場合：RA系阻害薬の追加
心筋梗塞後	・慎重に130/80 mmHg未満に降圧を図る ・RA系阻害薬，β遮断薬が第一選択薬 ・降圧が不十分な場合：長時間作用型Ca拮抗薬，利尿薬の追加 ・低心機能症例：アルドステロン拮抗薬の追加

＊適応例では冠インターベンションを行う．
（日本高血圧学会：高血圧治療ガイドライン2009：p51，表6-2より抜粋）

- 投与薬の作用・副作用の理解を指導・確認し，服薬アドヒアランスを高め，安静，ニトログリセリン舌下，医療機関への連絡など胸痛発作時の対処を指導する．

腎障害を伴う高血圧
Hypertension with renal dysfunction

伊藤彰典　名古屋市立大学病院講師・心臓・腎高血圧内科学
木村玄次郎　旭労災病院・病院長

I. 急性腎障害を伴う高血圧
【概念】
高血圧自体が，直接急性糸球体障害を引き起こすことは悪性高血圧を除いて稀である．糸球体疾患，血管障害により高血圧を呈するが，高血圧が存在することにより糸球体，血管の障害を急性にあるいは慢性に進行させ悪循環を形成するのである．

2004年集中治療専門医と腎臓内科医がADQI(Acute Dialysis Quality Initiative)を立ち上げ，s-Cr(血清クレアチニン)の変化と尿量を基準にしたRIFLE(Risk of renal dysfunction, Injury to the kidney, Failure or Loss of kidney dysfunction, End-stage kidney disease)分類(表1)を公表した．2005年AKIN(Acute Kidney Injury Network)が形成され，AKIN分類(表2)が確立された．ただいくつか問題点があり急性腎障害(Acute Kidney Injury；AKI)の定義は今後もブラッシュアップされる必要がある．

【病態】
AKIは従前の急性腎不全の狭い概念から，

表1　RIFLE分類

	糸球体濾過量(GFR)	尿量
Risk	血清Crが1.5倍以上に増加もしくはGFR低下>25%	尿量<0.5 mL/kg/時間　6時間以上
Injury	血清Crが2倍以上に増加もしくはGFR低下>50%	尿量<0.5 mL/kg/時間　12時間以上
Failure	血清Crが3倍以上に増加もしくはGFR低下>75%もしくはScr≧4 mg/dLでScr上昇≧0.5 mg/dLを伴う	尿量<0.3 mL/kg/時間　24時間以上もしくは無尿が12時間以上
Loss	RRTが必要な急性腎不全が4週以上持続	
ESKD	透析が3か月以上必要な末期腎不全	

(Bellomo R, Ronco C, Kellum JA, et al: Acute Dialysis Quality Initiative workgroup. Acute renal failure-definition, outcome measures, animal models, fluids therapy and information technology needs: the Second International Consensus Conference of the Acute Dialysis Quality Initiative(ADQI)Group. Crit Care 2004; 8: R204-212.)

表2　AKIN分類

ステージ	血清Cr濃度	尿量
1	血清Cr上昇≧0.3 mg/dLまたは血清Cr上昇150〜200%(基礎値の1.5〜2倍)	6時間以上にわたって0.5 mL/kg/時間以下
2	血清Cr上昇>200%〜300%(基礎値の2〜3倍)	12時間以上にわたって0.5 mL/kg/時間以下
3	血清Cr上昇>300%(基礎値の>3倍)または血清Cr上昇0.5 mg.dLを伴って血清Cr≧4 mg/dL	24時間以上にわたって0.3 mL/kg/時間以下または12時間以上にわたって無尿

(Metha RL, Kellum JA, Shah SV, et al: Acute Kidney Injury Network. Acute Injury Network: report of an initiative to improve outcomes in acute kidney injury. Crit Care 2007; 11: R31)

より広く包含する概念である．

①腎灌流圧低下もしくは腎血流量減少により腎機能低下を呈した状況であり，腎自体に障害はない腎前性急性腎不全

②輸入細動脈の障害，糸球体疾患，急性間質性腎炎，急性尿細管壊死による腎性急性腎不全

③悪性腫瘍の後腹膜への浸潤，後腹膜線維症などによる両側尿管閉塞，前立腺肥大による尿道閉塞が引き起こす腎後性急性腎不全，

に分類されるのが普通である．

AKIでは高血圧を呈しない場合も多いが，腎性急性腎不全の場合は高血圧となることがある．血管性障害の場合は高血圧となることが多い．

【診断のポイント】

1．検尿

簡易ではあるが，侵襲の少ない最も重要な検査である．色調，尿比重，尿pH，尿WBC，尿蛋白，尿糖，ウロビリノーゲン，尿潜血を測定する．尿沈渣も重要な所見である．重症度や原疾患によりAKIでは尿量が減少する．

2．腎機能評価

腎機能は臨床的に糸球体濾過と尿細管機能に分けられるが，全体の障害評価には通常GFR（glomerular filtration rate）を用いることが多い．

3．画像評価

CKD（chronic kidney disease；慢性腎臓病）の定義からもあるように，画像評価は重要である．超音波検査は造影剤が不要かつ非侵襲であり，第一選択として勧められる．形態や血流評価を行うことが可能で，尿路の閉塞性障害の除外にも有用である．

最近のMDCT（multidetector-row CT）やMRIはより高精細な病変を評価できるようになった．さらに造影剤を用いることにより，CT angiographyや造影MR angiographyなどの腎血管病変の評価ができるようになっている．ただし，腎機能低下例に対するヨード造影剤使用による造影剤腎症，ガドリニウム造影剤による腎性全身性線維症には注意が必要である．

4．核医学検査

RI（radio isotope）トレーサーを用いた核医学検査は，分腎機能を生理的状態で簡便に評価することができる．MAG3（Tc-99 m mercaptoacetyl glycylglycylglycine），DTPA（Tc-99 m diethylene-triamine pentaacetic acid）を用いた糸球体濾過トレーサー，OIH（ortho-iodo-hippurate）を用いた尿細管分泌トレーサー，DMSA（Tc-99 m-meso-2, 3-dimercaptosuccinic acid）を用いた腎静態シンチグラフィなどがある．もちろん被曝線量は問題にならない．

5．腎生検

AKIの原因がはっきりしない場合に適応となる．

6．バイオマーカー

AKIの早期診断に有用なcystatin C，尿中および血中Ngal（Neutrophil gelatinase-associated lipocalin），L-FABP（Liver-type fatty acid binding protein），NAG（N-acetyl-glucosaminidase），確定診断に有用なcystatine C，KIM-1（kidney injury molcule-1）などの有用性が示されている．

【治療方針】

AKIで高血圧を認める場合は高血圧緊急症に相当することが多い．腎血管性高血圧（⇒694頁）や内分泌疾患の項目（⇒696頁）も参照のこと．

AKIでは高血圧ではなく血圧低下を認めることが多く，腎内血行動態の適正化が最も重要である．すなわち腎血流・灌流量，有効糸球体血圧を維持する必要がある．

【治療法】

血圧・血行動態管理を目標とする．

原則として平均動脈圧を65 mmHg以上にするが，患者により調整が必要な場合がある．輸液療法を行っても血圧コントロールが十分ではない場合ノルアドレナリン，バソプ

レッシン，ANP（human atrial natriuretic peptide），BNP（B-type natriuretic peptide）などが利用される．

呼吸管理として，人工呼吸器による呼吸管理が必要となることも多い．

急性血液浄化療法として，①体液過剰，乏尿，②薬剤抵抗性高カリウム血症，③代謝性アシドーシス，④尿毒症症状により，血液浄化を行うこととなっている．症状により腎機能が維持されていたとしても浄化療法を行う場合もある．

■ 入院・専門医へのコンサルテーション
・AKIの場合，救急あるいは集中治療専門医と協力して治療にあたることが重要である．

II．慢性腎障害を伴う高血圧
【概念】
　米国腎臓財団は1997年DOQI（Dialysis outcome Quality initiative）を発表した．5年後の2002年K/DOQI（Kidney Disease Outcome Quality Initiative）を発表しCKDとして提唱された．CKDの定義は表3の通りである．

　CKDの重要性が認識されたのは，
①CKDが末期腎不全の高危険群であるのみならず，心血管群の高危険群であること，
②頻度の高い病態であること，
の2点による．2003年には米国心臓病協会により腎機能低下，蛋白尿，アルブミン尿がCVD（Cardio-Vascular Disease）のリスクファクターであると報告されたことにより，心腎連関という概念が認識されるようになった．JSH2009においては，リスク第三層の高リスク群に相当し，より厳密な血圧コントロールが求められている．

【病態】
　CKDでは，腎機能が障害されると約80～85％に高血圧を伴う．血圧が上昇してくる原因としては体液量増加，食塩感受性，RA（レニン-アンジオテンシン）系，交感神経系，副甲状腺ホルモン，エリスロポエチンそして腎炎に伴うステロイド剤の使用など様々な要因が挙げられる．

　CKDの食塩感受性高血圧では糸球体濾過量が減少し，non-dipper型の血圧日内リズムを呈する．

　RA系の亢進や交感神経系の亢進はNa再吸収を促進し，貯留したNaは細胞外体液量を増加させ血圧上昇を来す．

　CKD患者の場合，動脈硬化が進展していることも多く，末梢血管抵抗増加も血圧上昇の一因である．末梢血管抵抗増加の原因としてはエンドセリンの関与，NO産生低下，インスリン抵抗性増大，フリーラジカルの活性化がある．

　エリスロポエチン製剤自体の血圧上昇作用やステロイドの塩分貯留作用なども血圧上昇の要因となるのである．

【診断のポイント】
　日本腎臓学会は血清Cr，年齢，性別の3つのデータからGFRを推測できるようにしている．わが国では2007年の「CKD診療ガイド2007」，2009年の「エビデンスに基づくCKD診療ガイドライン2009」から「CKD診療ガイド2013」に向けて2012年「CKD診療ガイド2012」が改訂発表された（表3）．

$$\text{eGFR} = (\text{ml}/\text{分}/1.73\,\text{m}^2) = 194 \times \text{Cr}^{-1.094} \times \text{Age}^{-0.287}（女性はこれに\times 0.739）$$

①前述の検尿，腎機能評価，画像評価，核医学検査はCKDにおける診断に必要な検査項目としても重要である．
②腎生検：腎生検組織により，腎疾患の診断のみならず治療方針決定や予後予測を行う上で有益な情報を有している．2005年日本腎臓学会は「腎生検病理診断標準化への指針」を刊行し日本全国での標準化を目指している．

【治療方針】
　CKD進行抑制やCVD発症リスク，死亡リスクの低減を目指す．

表3 CKDの定義，診断，重症度分類

- CKDの定義は以下の通りである．
  ① 尿異常，画像診断，血液，病理で腎障害の存在が明らか，特に蛋白尿の存在が重要．
  ② 糸球体濾過量（glomerular filtration rate：GFR）＜60 mL/分 1.73 m²
  ①，②のいずれか，または両方が3ヶ月以上持続する．
- CKDの重症度は原因（Cause：C），腎機能（GFR：G），蛋白尿（アルブミン尿：A）によるCGA分類で重症度を評価する．
- CKDは現疾患（C）と，その腎機能障害の区分（G1～G5）と尿蛋白区分（A1～A3）を組み合わせたステージの重症度に応じ，適切な治療を行うべきである．

現疾患		尿蛋白区分		A1	A2	A3
糖尿病		尿アルブミン定量 (mg/日) 尿アルブミン/Cr比 (mg/gCr)		正常	微量アルブミン尿	顕性アルブミン尿
				30未満	30～299	300以上
高血圧 腎炎 多発性嚢胞腎 移植腎 不明 その他		尿蛋白定量 (g/日) 尿蛋白/Cr比 (g/gCr)		正常	軽度蛋白尿	高度蛋白尿
				0.15未満	0.15～0.49	0.5以上
GFR (mL/分/1.73 m²)	G1	正常または高値	≧90			
	G2	軽度低下	60～89			
	G3a	軽度～中等度低下	45～59			
	G3b	中等度～高度低下	30～44			
	G4	高度低下	15～29			
	G5	腎不全	＜15			

重症度のステージはGFR区分と尿蛋白区分を合わせて評価する．
重症度は現疾患・GFR区分・尿蛋白区分を合わせたステージにより評価する．CKDの重症度は死亡，末期腎不全，心血管死亡のリスクを緑■のステージを基準に，黄■，オレンジ■，赤■の順にステージが上昇するほどリスクは上昇する．

（日本腎臓学会編：CKD診療ガイド 2012，p3，表2より転載）

【治療法】

血圧・血行動態管理を目標とする．

降圧目標は診察室血圧130/80 mmHg以下とする．高度蛋白尿（尿蛋白量0.5/gCr以上）を呈することが多い腎炎の若年・中年の患者では，必ずしも収縮期血圧110 mmHg未満を避ける必要はない．ただし，急速な過度の降圧（収縮期血圧110 mmHg未満）は腎機能を悪化させる場合がある．特に65歳以上の高齢者CKDでは過剰降圧（診察室収縮期血圧110 mmHg未満）を回避する．

1. 生活習慣の是正

非常に有効である．CKD患者では食塩摂取量は3 g/日以上6 g/日未満が推奨される．降圧コントロールが不十分な症例や，浮腫が強い場合は減塩を強化する必要が出てくる場合もある．

2. 薬物療法

CKD患者での降圧の第一選択薬は，RA系阻害薬である．RA系阻害薬は，特に糖尿

病性腎症において，蛋白尿減少効果やCKD進行抑制効果があることが証明されている．RA系阻害薬の投与について，投与開始3か月後までの時点でeGFRの前値から30％未満の減少については，薬理効果としてそのまま投与可能である．高カリウム血症については注意が必要で，カリウム制限や，アシドーシス補正が重要である．

eGFRが30％以上減少を示す場合，血清Kが5.5 mEq/L以上に上昇する場合は該当の降圧薬を減量あるいは中止して腎臓・高血圧専門医へのコンサルトが望まれる．

CKD患者は降圧薬1剤では血圧コントロール不十分な例が多く，多剤投与が必要になることも多い．日本腎臓学会編「CKD診療ガイドライン2012」によると，利尿薬はCKDに伴う高血圧の治療ではRA系阻害薬について第2選択薬の1つとなっている（表4，図1）．CKD進行（CKDステージG4，G5）時のRA系阻害薬に併用する利尿薬として，長時間作用型ループ利尿薬を投与することが推奨されている．

利尿薬はサイアザイド系利尿薬，ループ利尿薬，抗アルドステロン薬が主なものとしてあげられるが，それぞれ作用機序，作用部位が異なっている．それぞれの特徴に応じた使用方法が望まれる．

Ca拮抗薬は第2選択薬の1つであり，肝排泄性薬剤が多く利用しやすい．ただし，蛋白尿が多く，糸球体血圧が高いと想定される症例では注意を要する．輸出細動脈拡張作用を兼ね備えた長時間作用型Ca拮抗薬が推奨される．

蛋白尿を伴わない症例に対するRA系阻害薬の腎保護作用は確立していないため，Ca拮抗薬も降圧薬の第1選択薬となり得る．

処方例 慢性腎障害に伴う高血圧

①単独で用いる場合
下記薬剤一覧のうちA，A′及びA″グループから1剤を使用する．

②2剤を併用する場合
下記薬剤一覧のうちA，A′，A″グループの1剤に加えてBグループのうち1剤を併用する．あるいはA，A′，A″グループの1剤に加えてCグループのうち1剤を併用する．

③何剤かを組み合わせて用いる場合
降圧効果が不十分な場合，A，A′，A″グループから1剤，Bグループから1剤，Cグループから1剤を加えて使用する．またA，A′，A″，B，B′，C各グループから1

表4　CKDと高血圧・心血管合併症

- CKDにおける降圧の意義は，CKD進行の抑制，およびCVD発症や死亡のリスクの軽減にある．
- 降圧目標は診察室血圧 130/80 mmHg以下とする．
- 特に65歳以上の高齢者CKDでは，病態に応じて過剰降圧を回避しテーラーメードの降圧療法を行う．
- 降圧療法では，まず生活習慣の改善，特に減塩（3 g/日以上6 g/日未満）が重要である．
- 糖尿病合併CKD患者，および軽度以上の蛋白尿（尿蛋白量0.15 g/gCr以上）を呈する糖尿病非合併CKD患者では，降圧薬はRAS阻害薬〔ARB，ACE阻害薬，直接的レニン阻害薬（DRI）〕を第1選択薬とする．
- 正常蛋白尿（尿蛋白量0.15 g/gCr未満）の糖尿病非合併CKD患者では，降圧薬の種類を問わないので，患者の病態に合わせて降圧薬を選択する．
- RAS阻害薬，利尿薬の投与開始時はeGFR，血清Kをモニターする．その際eGFRについては，投与開始3ヶ月後までの時点で前値の30％未満の減少は，薬理効果としてそのまま投与を継続してよい．
- 一方，eGFRの30％以上の減少がみられる場合，血清Kが5.5 mEq/L以上に上昇する場合には該当の降圧薬を減量あるいは中止して腎臓・高血圧専門医にコンサルトする．また，特に高齢者では原則として収縮期血圧110 mmHg未満への過剰降圧がみられる場合には，該当の降圧薬を減量あるいは中止して経過を観察する．
- 降圧薬を服用中の患者で，食事摂取ができない，嘔吐している，下痢をしている，あるいは発熱など脱水になる危険があるときには，急性腎障害（AKI）予防の観点から，これらの降圧薬を中止して速やかに受診するように患者に指導する．

（日本腎臓学会編：CKD診療ガイド 2012，p61，ステートメントより引用）

```
┌─────────────────────────────────────────────────────────────────────────┐
│                    糖尿病合併CKD,              正常蛋白尿の糖尿病非合併CKD │
│              軽度以上の蛋白尿を呈する糖尿病非合併CKD                        │
│                           ↓                            ↓                 │
│ 第一選択薬   RAS阻害薬(ARB, ACE阻害薬)         降圧薬の種類を問わないので, │
│           ・すべてのCKDステージにおいて投与可能    患者の病態に合わせて降圧薬を選択 │
│           ・ただし, CKDステージG4, G5, 高齢者CKDで  RAS阻害薬(ARB, ACE阻害薬) │
│             は, まれに投与開始時に急速に腎機能が悪化したり, ・すべてのCKDステージにおいて投与可能 │
│             高K血症に陥る危険性があるので, 初期量は少量  ・ただし, CKDステージG4, G5, 高齢者CKD │
│             から開始する.                        ではまれに投与開始時に急速に腎機能が悪化 │
│           ・降圧が認められ, 副作用がない限り使い続ける. したり, 高K血症に陥る危険性があるので, 初 │
│                                                 期量は少量から開始する. │
│            ↓              ↓                    長時間作用型Ca拮抗薬 │
│       CVDハイリスク,    体液過剰               ・すべてのCKDステージにおいて投与可能 │
│       Ⅲ度高血圧       (食塩感受性)             ・CVDハイリスク, Ⅲ度高血圧症例に考慮 │
│                                                    利尿薬 │
│ 第二選択薬                                     ・体液過剰(浮腫)症例に考慮 │
│       長時間作用型Ca拮抗薬  サイアザイド系利尿薬  サイアザイド系利尿薬 │
│       ・すべてのCKDステー  ・原則CKDステージG1  ・原則CKDステージG1〜G3 │
│        ジにおいて投与可能   〜G3(CKDステージ    (CKDステージG4〜G5ではループ利尿薬と │
│       ・尿蛋白減少効果のある G4〜G5ではループ利   の併用可) │
│        Ca拮抗薬を考慮      尿薬との併用可)      長時間作用型ループ利尿薬 │
│                         長時間作用型ループ利尿薬 ・CKDステージG4〜G5 │
│                         ・CKDステージG4〜G5        そのほかの降圧薬 │
│            ↓              ↓                  ・β遮断薬, α遮断薬, 中枢性交感神経遮断薬など │
│ 第三選択薬   利尿薬        長期作用型Ca拮抗薬   ・降圧薬の単独療法あるいは3剤までの併用療 │
│                                                法にて降圧が認められ, 副作用がない限り使い │
│                                                続ける. │
│              これまでのステップで, 降圧目標が達成できなければ専門医へ紹介 │
└─────────────────────────────────────────────────────────────────────────┘
```

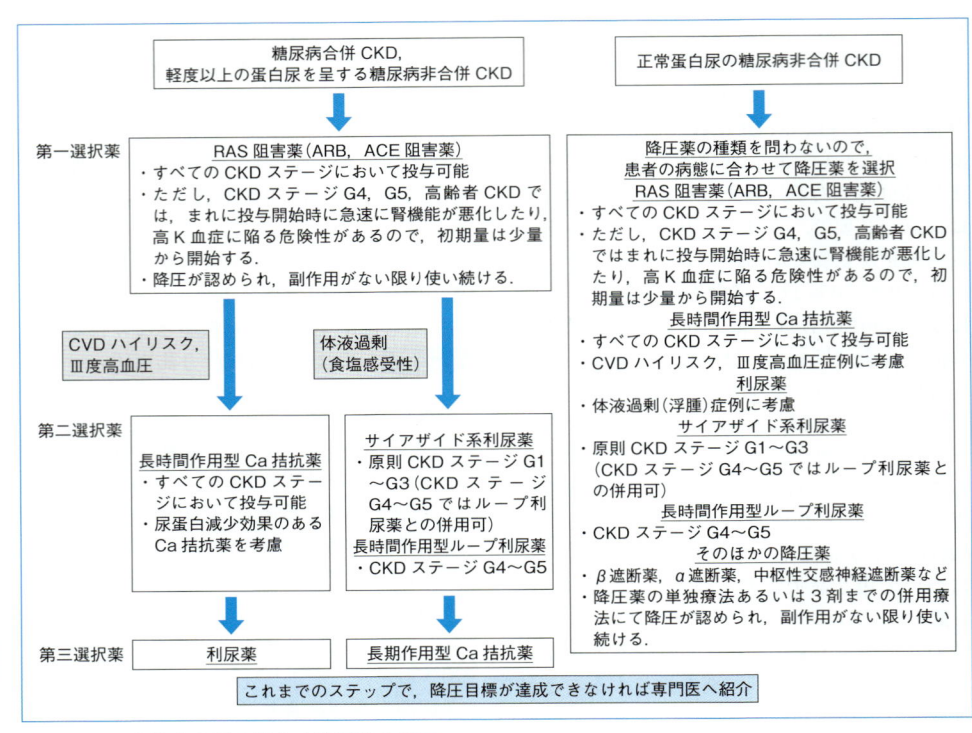

図1　CKD合併高血圧に対する降圧薬の選択
(日本腎臓学会編：CKD診療ガイド 2012, p 67, 図34より転載)

剤ずつ併用する方法もある.

Aグループ内の薬剤とBグループ内の薬剤, あるいはAグループ内の薬剤とCグループ内の薬剤を組み合わせた合剤(Dグループ)も発売されている.

※特にAグループ, A′グループの使用に際しては, 投与前クレアチニン値から30％増し以上にならないように注意が必要である.

※CKD stage G4, G5の治療をA, A′, A″グループから開始する場合, 少量から慎重に投与すべきである.

※糖尿病患者の場合A, A′グループとA″グループの併用は避けるべきである.

※単独処方あるいは組み合わせ処方いずれにおいても過度の降圧(収縮期血圧110 mmHg未満)は避けるべきである.

＊Aグループ(アンジオテンシンⅡ受容体拮抗薬)
　・ニューロタン錠(25〜100 mg)　分1〜2
　・オルメテック錠(5〜40 mg)　分1〜2
　・イルベタン錠(50〜200 mg)　分1〜2
　・ミカルディス錠(20〜80 mg)　分1〜2
　・ディオバン錠(20〜160 mg)　分1〜2
　・ブロプレス錠(2〜12 mg)　分1〜2
　・アジルバ錠(20〜40 mg)　分1〜2

＊A′グループ(アンジオテンシン変換酵素

阻害薬)
- プレラン錠(0.5〜2 mg)　分 1〜2
- タナトリル錠(2.5〜10 mg)　分 1〜2
- エースコール錠(2〜4 mg)　分 1〜2
- レニベース錠(2.5〜10 mg)　分 1〜2

＊A″グループ(直接的レニン阻害薬)
- ラジレス錠(150〜300 mg)　分 1〜2

＊Bグループ(サイアザイド系利尿薬)
- フルイトラン錠(1〜2 mg)　分 1
- ニュートライド錠(12.5〜25 mg)　分 1

＊B′グループ(ループ利尿薬)
- ラシックス錠(40〜80 mg)　分 1
- ルプラック錠(4〜8 mg)　分 1
- ダイアート錠(30〜60 mg)　分 1

＊Cグループ(カルシウム拮抗薬)
- アムロジン錠(2.5〜10 mg)　分 1〜2
- アダラートCR錠(10〜40 mg)　分 1〜2
- カルブロック錠(8〜16 mg)　分 1〜2
- アテレック錠(5〜20 mg)　分 1〜2
- コニール錠(2〜8 mg)　分 1〜2
- ランデル錠(20〜40 mg)　分 1〜2

＊Dグループ(アンジオテンシンⅡ受容体拮抗薬と各種降圧薬との組み合わせ)
- プレミネント配合錠：ロサルタンとヒドロクロロサイアザイドの組み合わせ
- レザルタス配合薬 LD，レザルタス配合薬 HD：オルメサルタンとアゼルニジピンの組み合わせ
- ミコンビ配合薬 AP，ミコンビ配合薬 BP：テルミサルタンとヒドロクロロサイアザイドの組み合わせ
- ミカムロ配合薬 AP：テルミサルタンとアムロジピンの組み合わせ
- コディオ配合薬 MD，コディオ配合薬 EX：バルサルタンとヒドロクロロサイアザイドの組み合わせ
- エックスフォージ配合薬：バルサルタンとアムロジピンの組み合わせ
- エカード配合薬 LD，エカード配合薬 HD：カンデサルタンとヒドロクロロサイアザイドの組み合わせ
- ユニシア配合薬 LD，ユニシア配合薬 HD：カンデサルタンとアムロジピンの組み合わせ

■ 入院・専門医へのコンサルテーション
- 日本腎臓学会専門医がCKD診療に対応しており，CKDの定義に当てはまる場合，早期の診断評価を受けておくことを推奨する．

■ 患者説明のポイント
- まずは生活習慣(食塩を3 g/日以上6 g/日未満にすること，適度な運動，禁煙，肥満改善)の改善が最も重要であること．
- 腎機能低下は心血管疾患のリスクファクターであること．

■ 医療スタッフへの指示
- 腎機能低下は心血管疾患のリスクファクターであること．
- 早期に生活習慣も含めた介入が重要である(管理栄養士など)こと．

脳血管障害後の高血圧

Antihypertensive treatment in poststroke patients

棚橋紀夫　埼玉医科大学国際医療センター教授・神経内科

【概念】
　脳血管障害発症1〜2週間以内の急性期には，脳出血，脳梗塞などの臨床病型にかかわらず血圧は高値を示す．この血圧上昇は，ストレス，尿閉，頭痛，脳組織の虚血，浮腫や血腫による頭蓋内圧亢進などの生体防御反応

表1 脳血管障害を合併する高血圧の治療

		降圧治療対象	降圧目標	降圧薬
超急性期 (発症3時間以内)		血栓溶解療法予定患者 SBP>185 mmHg または、 DBP>110 mmHg	血栓溶解療法予定患者 ≦185/110 mmHg 血栓溶解療法開始後 (少なくとも24時間) <180/105 mmHg	ニカルジピン，ジルチアゼム，ニトログリセリンやニトロプルシドの微量点滴静注
急性期 (発症1〜2週間以内)	脳梗塞	SBP>220 mmHg または， DBP>120 mmHg	前値の85〜90%	ニカルジピン，ジルチアゼム，ニトログリセリンやニトロプルシドの微量点滴静注[*1][*2]
	脳出血	SBP>180 mmHg または， MBP>130 mmHg	前値の80%	
慢性期 (発症1ヶ月以降)[*3]			<140/90 mmHg (治療開始1〜3ヶ月)[*4]	Ca拮抗薬，ACE阻害薬，ARB，利尿剤など[*5]

[*1]頭蓋内圧を上昇させる危険に注意．
[*2]ニフェジピンの舌下投与は急激な血圧低下を引き起こす危険があるので用いない．
[*3]急性期治療が終了する1〜2週後から開始することもある．
[*4]両側頸動脈高度狭窄，脳主幹動脈閉塞の場合は特に下げすぎに注意．ラクナ梗塞や脳出血では，140/90 mmHg よりさらに低い降圧目標とする．
[*5]糖尿病や心房細動合併患者ではARB，ACE阻害薬を用いる．
(日本高血圧学会：高血圧治療ガイドライン2009, p47, 表6-1より転載)

によると考えられる．多くの例では，安静，導尿，痛みのコントロール，脳浮腫の治療によって，降圧薬の投与なしに数日以内に降圧する．

脳血管障害を伴う高血圧の治療は，超急性期，急性期，慢性期に大別される．また，脳血管障害は，脳出血，くも膜下出血，脳梗塞という病型も考慮したうえで高血圧治療を行う．

【治療方針／治療法】

1. 脳梗塞超急性期で血栓溶解療法を施行する場合

発症後3時間以内の超急性期に，組織プラスミノーゲン活性化因子(t-PA)の静注による血栓溶解療法の実施が予定される患者では，収縮期血圧185 mmHg以上または拡張期血圧110 mmHg以上の場合，t-PA静脈投与は禁忌である．t-PA施行時および施行後24時間までは，収縮期180 mmHg未満かつ拡張期105 mmHg未満にコントロールする必要がある(表1)．

使用薬物は速効性で投与量の調節が容易であるものが望ましい(表2)．Ca拮抗薬であるニカルジピン，ジルチアゼム，あるいは従来から用いられているニトログリセリンやニトロプルシドの微量点滴静注を行う．ただし，頭蓋内圧を上昇させる危険性があることに注意する．ニフェジピンカプセルの舌下投与は，急激な血圧降下を引き起こす危険があるので用いない．

処方例 下記のいずれかを用いる．

1) ヘルベッサー注(10 mg/A)　持続静注　5〜15 μg/kg/分
2) ペルジピン注(10 mg/10 mL/A)　急速：10〜30 μgを静注，持続静注　0.5〜6 μg/kg/分

2. 脳血管障害急性期

脳血管障害急性期，特に主幹動脈閉塞の場合には，脳循環自動調節自体が消失し，わずかな血圧の下降によっても脳血流は低下する場合がある．そのため脳梗塞急性期には，過度な降圧は慎む必要がある．

a. 脳梗塞

脳梗塞では，収縮期血圧>220 mmHgまたは拡張期血圧>120 mmHgいずれかを満

表2　高血圧緊急症に用いられる注射薬

薬剤	用法・用量	効果発現	作用持続	副作用・禁忌
ニトロプルシド ナトリウム	持続静注(要遮光) 0.25～2(4) μg/kg/分	瞬時	1～2分	悪心，嘔吐，頻脈 高濃度・長時間投与でシアン中毒
ニトログリセリン	持続静注(要遮光) 5～100 μg/分	2～5分	5～10分	頭痛，嘔吐，頻脈 メトヘモグロビン血症
ヒドララジン	静注　10～20 mg	10～20分	3～8時間	頻脈，頭痛，狭心症の増悪
ニカルジピン	持続静注 0.5～6 μg/kg/分	5～10分	60分	頻脈，頭痛，局所の静脈炎 止血が完成していない頭蓋内出血・頭蓋内圧亢進の脳卒中急性期では禁忌
ジルチアゼム	持続静注 5～15 μg/kg/分	5分以内	30分	徐脈，房室ブロックなど

〔日本脳卒中学会医療向上・社会保険委員会・rt-PA(アルテプラーゼ)静注両方適正治療指針部会：rt-PA(アルテプラーゼ)静注療法適正治療指針，2005より引用〕

たす場合に，降圧治療を行う．降圧目標は脳梗塞では前値の85～90％を目安とする．出血性梗塞の出現，急性心筋梗塞，心不全，大動脈解離の合併を認める場合は，より積極的な降圧が必要である．主幹動脈病変のない場合は，発症後比較的早期から140/90 mmHgくらいまで降圧する場合が多い．

b．脳出血

脳出血に関しては十分なエビデンスはないが，米国脳卒中協会のガイドラインに準じて，収縮期血圧180 mmHgまたは平均血圧130 mmHg以上のいずれかの状態が続いたら降圧治療を開始する．

発症6時間以内の超急性期の脳出血患者を対象にしたINTERACT試験では，収縮期血圧目標140 mmHg群と180 mmHg群を比較した結果，72時間後までの血腫の拡大が140 mmHg群で有意に減少し，血腫周囲の浮腫も少ない傾向がみられた．しかし予後の差は明らかでない．脳出血では前値の80％を目安に降圧する．

c．くも膜下出血

急性期には，再出血を予防することが重要であり，降圧，鎮静，鎮痛を十分に行うことが望ましい．降圧治療を開始する血圧レベル，降圧目標についてのエビデンスはない．

使用薬物は超急性期と同様である．なお，注射による降圧治療は可能な限り短期間とし，経口治療に変える．

3．慢性期

脳血管障害慢性期の高血圧に対する降圧薬治療は，あらゆるタイプの脳卒中の再発，非致死性脳梗塞の再発，心筋梗塞および全血管イベントの発生を有意に抑制する．

a．降圧目標値

降圧薬治療は，急性期治療と併行して発作後1～2週間以内から開始する場合が多い．降圧目標は，年齢などを考慮しながら，治療開始後1～3か月かけて徐々に降圧することが重要である．最終目標は，両側内頸動脈高度狭窄例や主幹動脈閉塞例を除き，140/90 mmHg未満とするのが妥当と考えられる(表1)．なお，脳出血やラクナ梗塞では140/90 mmHg未満よりさらに低い降圧目標が推奨される．

治療中に，めまい，ふらつき，だるさ，頭重感，しびれ，脱力，気力低下，神経症候の増悪などを訴えた場合は，降圧による脳循環不全症状の可能性があり，降圧薬の減量や変更が必要である．抗血栓薬服用患者では，脳出血の発症が増加するため，130/80 mmHg未満を目標とする．

b．推奨される降圧薬の種類

Ca拮抗薬，ARB，ACE阻害薬，利尿薬などが推奨される．特に，糖尿病や心房細動合併患者では，糖尿病新規発症抑制作用，イ

ンスリン抵抗性改善作用，心房細動発症抑制作用も有しているARB，ACE阻害薬が推奨される．

近年，ARBと利尿薬，ARBとCa拮抗薬の合剤が多く発売されている．単剤と比べ降圧効果が顕著であるが，脳血管障害患者への使用は，まず単剤で使用し，十分な降圧が得られなかった場合に選択されることを銘記すべきである．

処方例 下記を適宜組み合わせて用いる．

1) ブロプレス錠（8 mg） 1錠 分1 朝
2) オルメテック錠（20 mg） 1錠 分1 朝
3) ノルバスク錠（5 mg） 1錠 分1 朝
4) プレミネント配合錠（ロサルタン 50 mg ＋ヒドロクロロチアジド 12.5 mg） 1錠 分1 朝
5) ユニシア配合錠HD（カンデサルタン 8 mg＋アムロジピン 5 mg） 1錠 分1 朝

■ 患者説明のポイント
・脳血管障害慢性期では再発予防のためには血圧管理が最も重要であり厳格な降圧が求められる．しかし，血圧の下がりすぎによる脳循環不全症状（めまい，ふらつきなど）にも注意し，医師に相談する必要があることを説明する必要がある．

糖尿病を伴う高血圧
Hypertension with diabetes

宮下和季　慶應義塾大学特任講師・腎臓内分泌代謝内科
伊藤　裕　慶應義塾大学教授・腎臓内分泌代謝内科

【概念】

糖尿病患者は非糖尿病患者に比して，高血圧を合併する頻度が高い．糖尿病患者における高血圧の合併は，心血管イベント発症率を数倍増加させるのみならず，糖尿病合併症そのものも悪化させる．大規模臨床スタディーであるUKPDS39やHOTでは，積極的な降圧が心血管イベント抑制に加え，糖尿病性網膜症や糖尿病性腎症の予防にも有効であることが示されている．したがって，糖尿病合併高血圧では，耐糖能を悪化させない降圧薬の選択と，血圧を130/80 mmHg未満まで下げる厳格な降圧が世界的に推奨されている．その一方で，糖尿病神経症を有する患者では，起立性低血圧に対する配慮も必要である．

【病態】

糖尿病患者においては，肥満に伴う交感神経活性の亢進，高インスリン血症に伴う腎臓Na再吸収の増加，高血糖そのものに伴う血漿浸透圧と循環血漿量の増加が認められ，これらの要因が高血圧症発症に関与している．さらには非糖尿病患者と比較して動脈硬化症が進展することより，血管内皮障害に伴う血管拡張不全や血管抵抗上昇を示し，夜間血圧低下を認めないnon-dipper型の高血圧を呈することが一般的である．

糖尿病患者では循環血漿量増加を反映して，低レニン-低アルドステロン型の高血圧症となることが多いが，高血糖に伴う組織局所（血管，腎臓，心臓）でのレニン-アンジオテンシン系（RAS）亢進が示されており，RASを抑制する降圧剤は糖尿病患者においても良い適応となる．

【診断のポイント】

1. 病歴聴取

生活習慣ならびに食事療法と運動療法への取り組みに関して聴取する．過食の糖尿病患者においては，減量，運動，減塩による降圧効果がいっそう期待できる．

2. 身体所見

全身の動脈硬化精査として，頸動脈雑音の聴取，足背動脈，後脛骨動脈の触知を行う．座位ないしは臥位のみならず，立位の血圧測定も行い，起立性低血圧を評価する．

3. 必要な検査・所見の評価

高血圧に関連した内分泌学的評価として，レニン活性，アルドステロン濃度を安静採血して全身でのRAS活性を評価するとともに，ANPないしはBNPの測定で体液量ならびに心臓負荷を評価する．マクロアンジオパシー評価目的で，心エコー，血管エコーおよび下肢血圧の測定が有用である．

【治療方針】

糖尿病患者における降圧療法の進め方ならびに降圧目標を表に記す（図1，2）．糖尿病患者への降圧薬の選択では，肥満やインスリン抵抗を助長しない配慮が重要である．RAS抑制剤（アンジオテンシンⅡ受容体拮抗薬（ARB）ないしはアンジオテンシン変換酵素阻害薬（ACEI））は，糖尿病新規発症抑制のエビデンスがありインスリン抵抗性の改善が期待できる．日本高血圧学会高血圧治療ガイドライン2009（JSH2009）では，糖尿病合併高血圧の第一選択薬としてARBないしはACEIの使用が推奨されている．

長時間作用型カルシウム拮抗薬（Ca拮抗薬）にも，糖尿病発症抑制のエビデンスがある．利尿薬は尿酸値上昇と耐糖能悪化が負の側面となるが，確実な降圧を得られることから併用薬として頻用される．特にRAS抑制薬と利尿薬の併用には相乗効果があり，強力な降圧効果が期待できる．

β遮断薬は心保護作用を有し血圧管理に有用だが，インスリン感受性を低下させる上に，低血糖の自覚症状を鈍化させるため，特にインスリン投与中の患者では使いづらい．

α遮断薬は糖脂質代謝改善の報告もあるが，起立性低血圧を助長することに注意が必要である．

JSH2009では高血圧患者を心血管病の発症リスクにより，低，中等，高リスクの3群に層別化している．糖尿病合併はそれだけで心血管病発症の高リスクとなることより早期からの降圧薬使用が推奨され，厳格な降圧目標が設定されている．その一方で，糖尿病患者では肥満や過食を伴うことが多いので，減量，運動，減塩による生活習慣修正を強力に行うことが重要である．糖尿病合併高血圧患者の実地医療においては，糖尿病に至る患者の社会的生活的側面に対する十分な指導・コミュニケーションと，発症早期から降圧薬を十分に増量・併用することによる降圧目標の達成が，長期にわたる心血管予後・生命予後の改善に重要であると考えられる．

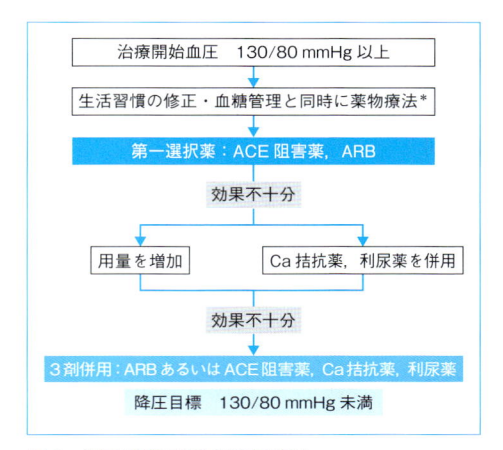

図1 糖尿病患者での降圧療法
（JSH 2009 より改変引用）

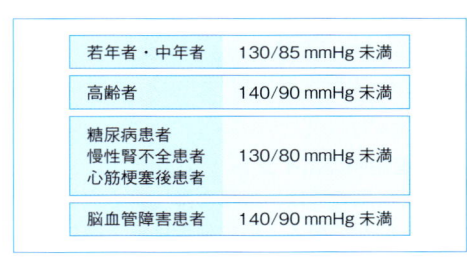

図2 糖尿病患者での降圧目標
（JSH 2009 より改変引用）
※1g／日以上の蛋白尿を呈する糖尿病性腎症では125/75 mmHg以下を降圧目標とする．

【治療法】

1. 第一選択薬

ARBである下記のいずれかを用いる．用量増加を考慮する．

> **処方例** 下記のいずれかを用いる．

1) ブロプレス錠（4 mg） 1錠 分1 朝
2) ミカルディス錠（20 mg） 1錠 分1 朝

2. 効果不十分例

作用機序の異なる複数の薬剤を併用し，降圧目標達成を目指す．ARB 利尿薬合剤である下記のいずれかが有用である．ないしは長時間作用型 Ca 拮抗薬のいずれかを併用する．

> **処方例** 下記 1)〜3)のいずれかを用いる．必要に応じて，4)または 5)を併用する．

1) エカード HD 錠 1錠 分1 朝
2) ミコンビ BP 錠 1錠 分1 朝
3) プレミネント錠 1錠 分1 朝
4) カルブロック錠（8 mg） 1錠 分1 朝
5) アムロジン OD 錠（5 mg） 1錠 分1 朝

■ 患者説明のポイント

- 糖尿病患者では，厳格な降圧が心血管イベント抑制に加え，糖尿病合併症予防にも有用であることを説明する．
- 高血圧発症早期からの積極的な降圧と，複数の降圧薬を用いた厳格な降圧の有用性を説明し，患者の理解を得る．

白衣高血圧・仮面高血圧

White coat hypertension and masked hypertension

河野雄平　国立循環器病研究センター・高血圧・腎臓科部長

I．白衣高血圧

【概念】

　白衣高血圧（White coat hypertension）は，家庭血圧や自由行動下血圧は正常で，診察室などの医療環境では高血圧を呈する状態である（図1）.

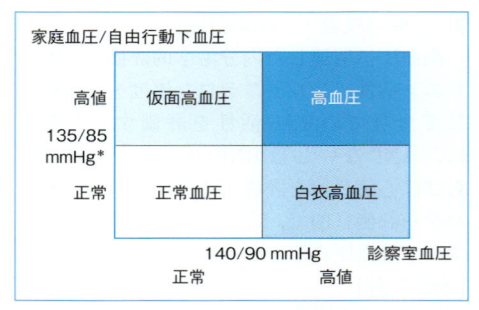

図1　診察室血圧（随時血圧）と家庭血圧／自由行動下血圧による血圧分類

＊135/85 mmHg は家庭血圧および自由行動下昼間血圧の基準値で，高血圧基準は 24 時間血圧では 130/80 mmHg，夜間血圧では 120/70 mmHg となる．

【病態】

　医療環境下の血圧上昇（白衣効果）は高頻度に認められる．白衣現象の機序については，医師や血圧測定への条件づけ警鐘反応が重要と考えられる．白衣高血圧は無害とはいえないが，臓器障害や予後は真の高血圧よりはるかによい．しかし，白衣高血圧者は臓器障害を伴うことがあり，真の高血圧に進展することが少なくない．

【診断のポイント】

　白衣高血圧の診断には，家庭血圧あるいは自由行動下血圧の測定が必須である．白衣高血圧の特徴は受診時の血圧上昇が継続することで，受診回数とともに血圧が低下する馴れの現象と区別する必要がある．外来血圧がかなり高いのに臓器障害がない場合は，白衣高血圧が疑われる．待合室での自動血圧計による測定値と診察室での医師による血圧値の比較は，白衣効果の判定に有用である．

【治療方針】

　白衣高血圧は経過観察を要するが，薬物療法は要しないことが多い．むしろ，外来血圧に基づいた降圧薬の過剰投与に注意を要する．臓器障害がなければ，生活習慣改善と家庭血圧測定を指導し，経過を観察すればよ

い，臓器障害を伴う場合や，持続性高血圧に進展した場合は，降圧薬治療の適応となる．

　白衣効果は交感神経によることからα，β遮断薬の有用性が考えられるが，降圧薬で白衣効果を減弱させることは難しい．また，白衣高血圧に対する薬物療法の心血管予後に関するエビデンスは得られていない．

■ 専門医へのコンサルテーション
- 通常は不用である．自由行動下24時間血圧測定（ABPM）が望まれるが自施設ではできない場合には，高血圧専門医あるいは専門施設に紹介されたい．

■ 患者説明のポイント
- 白衣高血圧者に対しては，高血圧による心血管障害は外来血圧より家庭血圧との関係が強いので，家庭血圧が十分低ければ外来血圧が高くてもあまり心配ないこと，しかし，本当の高血圧に進んだり，心血管の障害が起こったりすることがあるため，家庭血圧を測定し，定期的に受診する必要があることを説明する．
- 生活習慣の修正は臓器障害や持続性高血圧への進行を防ぐことが期待できるので，食塩制限や減量，野菜，果物の摂取，運動，節酒，禁煙は守るほうがよいことを説明する．

■ 医療スタッフへの指示
- 白衣高血圧は外来血圧が高くても家庭血圧が十分低ければあまり心配ないことを指導する．また，血圧は医師と看護師や自動血圧計の測定でかなり異なることが多いので，診察前に自動血圧計あるいは医療スタッフによる血圧測定を指示されたい．仮面高血圧の項で述べたが，家庭血圧計の操作と精度の確認を要する．

II．仮面高血圧

【概念】
　仮面高血圧（masked hypertension）とは，健診や外来での随時血圧は正常であるが，自由行動下血圧や家庭血圧は高値を呈する状態である（図1）．本来は未治療の状態での用語であるが，降圧治療中の場合にもしばしば用いられる．

【病態】
　仮面高血圧の機序としては，精神身体活動，飲酒，喫煙などの生活習慣や，降圧薬などの関与が考えられる．早朝高血圧，昼間高血圧，夜間高血圧などのタイプがあり，降圧治療中の患者では，前日の降圧薬の作用減弱により早朝高血圧を呈することが多い．仮面高血圧は臓器障害を伴うことが多く，心血管予後は正常血圧者より不良で，持続性高血圧に近い．

【診断のポイント】
　仮面高血圧の診断にも，家庭血圧あるいは自由行動下血圧の測定が必須である．家庭血圧が高値で外来血圧が正常であれば仮面高血圧と診断できるが，高血圧を呈する時間帯は症例により異なるので，可能であれば24時間血圧測定による評価が望ましい．また，職場での血圧測定も有用である．臨床的特徴は明らかではないが，受診時の血圧は低いのに高血圧性の臓器障害を有する場合には，仮面高血圧の可能性が高い．

【治療方針】
　仮面高血圧は治療を要する．生活習慣では，ストレスや飲酒，喫煙に注意する．薬物治療では，長時間作用性の降圧薬が基本となり，作用時間が短い薬剤を用いていた場合には変更する．早朝高血圧を呈する場合には，降圧薬を夜に，あるいは朝と夜に投与することも勧められる．また，モーニング・サージ型の早朝高血圧にはα遮断薬，ストレスが関与する昼間高血圧には（α）β遮断薬がよい適応となる．夜間高血圧やnon-dipperの場合には，食塩制限や利尿薬が効果的であろう．ただし，仮面高血圧に対する降圧治療が予後を改善することは期待できるが，無作為臨床試験によるエビデンスは得られていない．

■ 専門医へのコンサルテーション

- 自由行動下24時間血圧測定（ABPM）が望まれるが自施設ではできない場合や，降圧薬の種類や投与法を変えても家庭血圧あるいは24時間血圧がコントロールできない場合には，高血圧専門医あるいは専門施設に紹介されたい．

■ 患者説明のポイント

- 仮面高血圧者に対しては，高血圧による心血管系の障害は外来血圧より家庭血圧との関係が強いので，外来血圧が正常であっても家庭血圧や24時間血圧をコントロールする必要があることを説明する．
- 降圧薬については，指示通りの服薬を指導し，夜の服薬は危険性は小さく，朝の血圧への効果が大きいことを説明する．
- 生活習慣では，ストレスや飲酒，喫煙は朝から昼間の血圧上昇をもたらし，肥満者の睡眠時無呼吸や食塩の過剰摂取は夜間血圧を上昇させることを注意する．

■ 医療スタッフへの指示

- 仮面高血圧は受診時に血圧が低くても注意すべき病態であることを指導する．また，仮面高血圧や白衣高血圧の要因の1つに家庭血圧計の誤差や不正確な測定法がある．医師が行ってもよいが，家庭血圧計を持参させ，患者の操作と血圧計の精度の確認を指示されたい．

重症高血圧
Severe hypertension

土橋卓也　国立病院機構九州医療センター・高血圧内科・科長

【概念】

2000年および2004年に発刊された日本高血圧学会による高血圧治療ガイドラインでは，重症高血圧を収縮期血圧180 mmHg以上または拡張期血圧110 mmHg以上と定義していた．しかし，高血圧患者における重症度は必ずしも血圧レベルのみと関連しているわけではなく，合併症や臓器障害の有無を加味して，心血管リスクを評価する必要がある．そのことから2009年に改訂されたガイドライン（JSH2009）では，180/110 mmHg以上の高血圧をⅢ度高血圧と表現している．したがって，現在「重症高血圧」という名称に関する正式な定義はなく，高血圧緊急症を含むⅢ度高血圧や，通常の降圧治療に対して有効な降圧が得られないコントロール不良あるいは治療抵抗性高血圧を含んで用いられることが多い．

【病態】

血圧の高度の上昇に加えて脳・心・腎・大血管に急性の障害が生じており，緊急な対応が必要となる高血圧緊急症については，次項を参照されたい．Ⅲ度の高血圧は本態性高血圧でも見られ，特に肥満，食塩の過剰摂取，多量飲酒など生活習慣に問題がある場合に持続的高値となる場合が多い．また，糖尿病や慢性腎臓病の合併，腎血管性高血圧や原発性アルドステロン症など二次性高血圧が存在する場合にも，Ⅱ度やⅢ度の高血圧を呈し，通常の降圧療法では有効な降圧が得られないことがしばしば認められる．

【診断のポイント】

まず血圧が正しく測定されていることを確認する必要がある．精度検定された血圧計を用いること，適切なサイズのカフを用いること，静かで適当な室温の環境で会話を交わさず測定すること，厚手のシャツや上着の上からカフを巻かないことなどに配慮し，複数回の測定により安定した値を示した2回の平均値を採用する．一過性血圧上昇の場合，安静により降圧することもしばしばみられる．緊急症の病態を伴わないⅢ度高血圧の場合，しばらく安静をとらせた後，改めて評価し，持続的血圧上昇かどうかを見極めることも必要である．

表1 高血圧治療におけるコントロール不良と治療抵抗性の要因と対策

要因	対策
血圧測定上の問題	
小さすぎるカフ(ゴム嚢)の使用	カフ幅は上腕周囲の40%，かつ，長さは少なくとも上腕周囲を80%取り囲むものを使用
偽性高血圧	高度な動脈硬化に注意
白衣高血圧，白衣現象	家庭血圧，自由行動下血圧測定
アドヒアランス不良	十分な説明により長期服用薬に対する不安を取り除く，副作用がでていれば，他剤に変更 繰り返す薬物不適応には精神的要因も考慮，経済的問題も考慮 患者の生活に合わせた服薬スケジュールを考える，医師の熱意を高める
生活習慣の問題	
肥満の進行	カロリー制限や運動について繰り返し指導
過度の飲酒	エタノール換算で男性20～30 mL/日以下，女性10～20 mL/日以下にとどめるよう指導
睡眠時無呼吸症候群	CPAPなど
体液量過多	
食塩摂取の過剰	減塩の意義と必要性を説明，栄養士と協力して繰り返し指導
利尿薬の使い方が適切でない	3種以上の併用療法では，1薬を利尿薬にする，血清クレアチニン2 mg/dL以上の腎機能低下例ではループ利尿薬を選択．利尿薬の作用持続を図る
腎障害の進行	減塩の指導と，上に述べた方針に従い，利尿薬を用いる
降圧薬と拮抗する，あるいはそれ自体で血圧を上昇させうる薬物の併用や栄養補助食品の使用	経口避妊薬，副腎皮質ステロイド，非ステロイド性抗炎症薬(選択的COX-2阻害薬を含む)，カンゾウを含む漢方薬，シクロスポリン，エリスロポエチン，抗うつ薬などを併用していれば，その処方医と相談し，可能なかぎり中止あるいは減量する 各薬物による昇圧機序あるいは相互作用に応じた降圧薬を選択
作用機序の類似した降圧薬を併用	異なる作用機序をもち，かつ，相互に代償反応を打ち消し合うような降圧薬を組み合わせる
二次性高血圧	特徴的な症状・所見の有無，スクリーニング検査

〔日本高血圧学会：高血圧治療ガイドライン2009(JSH2009), p44, 表5-3より転載〕

【鑑別疾患】

初診でⅢ度高血圧を診た場合，脳・心・腎・大血管に急性障害があるか否かを手際よく評価し，後述の高血圧緊急症を鑑別する必要がある．また，若年あるいは高齢になってからの発症，血圧の左右差，腹部血管雑音，低K血症の存在など二次性高血圧を示唆する所見の有無を評価し，内分泌学的検査や画像診断により，二次性高血圧の鑑別を行う(⇒660頁，二次性高血圧診断の進め方の項を参照)．

2～3剤の降圧薬を服用中にもかかわらず管理不良なコントロール不良高血圧，さらに利尿薬を含む3剤以上の適切な用量の降圧薬を服用していても目標血圧まで下がらない治療抵抗性高血圧では，表1に挙げる要因について検討する必要がある．このうち，家庭血圧は正常で診察室血圧が高い「白衣現象」の対応については別項を参照されたい(⇒684頁)．患者自身が指示通り服薬をしていないアドヒアランス不良，合併疾患に対して副腎皮質ステロイド，非ステロイド系抗炎症薬，カンゾウを含む漢方薬，抗うつ薬など降圧薬と拮抗する，あるいはそれ自身が血圧を上昇させうる薬剤が投与されていないか，注意深く問診を行う．

【治療方針】

白衣現象が否定できれば早急に経口薬によ

る降圧治療を開始する．開始薬としてはガイドラインが第一選択薬として推奨するCa拮抗薬，ARB，ACE阻害薬，β遮断薬，利尿薬のいずれも使用可能であるが，両側腎動脈狭窄に対するARB，ACE阻害薬の投与や気管支喘息に対するβ遮断薬の投与など禁忌となる病態の存在に注意が必要である．ジヒドロピリジン系Ca拮抗薬は禁忌となる病態がなく，確実な降圧が得られるので，使用しやすい．

単剤で降圧不十分な場合，Ca拮抗薬，ARB/ACE阻害薬，利尿薬の組み合わせによる併用療法が有効である．特に肥満合併例や食塩過剰摂取例ではARB/ACE阻害薬に少量の利尿薬を併用することにより有効な降圧が得られる場合が多い．最近ARBと1/4錠あるいは1/2錠のサイアザイド系利尿薬の配合剤が登場したため，服薬アドヒアランスと利尿薬の用量に配慮した使用が可能となった．適切な種類と用量の降圧薬の併用でも管理不良の場合，α遮断薬，アルドステロン拮抗薬，直接的レニン阻害薬，中枢性降圧薬などの追加投与を検討する．

降圧療法と並行して生活習慣の修正も指導する．特に減塩，肥満の是正，飲酒制限などが重要である．また，前述の降圧治療に抵抗する薬剤や栄養補助食品の使用例においては，可能な限り減量あるいは中止を行う．

処方例　［3剤併用療法の場合］　1），2）を併用する．

1) プレミネント錠（ロサルタン50 mg，ヒドロクロロチアジド12.5 mg）　1錠
2) ノルバスク錠（5 mg）　1錠
 　（分1　朝）

■ 入院・専門医へのコンサルテーション

- 二次性高血圧が疑われる例は，専門医にコンサルトを行う．
- 内分泌学的検査が予定される例で降圧治療が必要な場合は，レニン活性やアルドステロン濃度への影響が比較的少ないCa拮抗薬あるいはα遮断薬の使用が望ましい．
- 治療抵抗性高血圧の場合，睡眠時無呼吸症候群のスクリーニングや24時間血圧の評価，服薬アドヒアランスの確認，減塩指導などを目的とした入院も有用である．

■ 患者説明のポイント

- 血圧が上昇していても無症状であることが多い．高血圧の病態と治療の意義について十分説明することにより，検査や投薬に対する理解を得る必要がある．
- 無用な不安は血圧をさらに上昇させる可能性があるので，適切な治療により，管理可能な疾患であることを説明し，不安を取り除く努力も必要である．

■ 医療スタッフへの指示

- 高血圧緊急症でなければ，慌てて降圧を図る必要はなく，頻回の血圧測定も無用である．
- 患者の不安を取り除き，経口薬を用いた，降圧治療の必要性を説明する．

高血圧緊急症および切迫症

Hypertensive emergencies

土橋卓也　国立病院機構九州医療センター・高血圧内科・科長

【概念】

血圧が通常180/120 mmHg以上と高度に上昇し，高血圧性脳症や急性左心不全，腎不全，大動脈解離など標的臓器に急性の障害が生じている病態を高血圧緊急症と定義し，迅速な診断による病態の把握と経静脈的薬剤を用いた降圧治療を必要とする．急性の臓器障害の進行を認めない著明な高血圧は緊急降圧の対象ではなく，切迫症として降圧薬の内服で対応可能である．

【病態】

血圧の高度の上昇により脳・心・腎・大血管に急性の障害が生じ，その結果交感神経系

表1 高血圧緊急症を疑った場合の病態把握のために必要なチェック項目

病歴,症状
　　高血圧の診断・治療歴,交感神経作動薬ほかの服薬
　　頭痛,視力障害,神経系症状,悪心・嘔吐,胸・背部痛,心・呼吸器症状,乏尿,体重の変化など
身体所見
　　血圧:測定を繰り返す(拡張期血圧は120 mmHg以上のことが多い),左右差
　　脈拍,呼吸,体温
　　体液量の評価:頻脈,脱水,浮腫,立位血圧測定など
　　中枢神経系:意識障害,けいれん,片麻痺など
　　眼底:線状-火炎状出血,軟性白斑,網膜浮腫,乳頭浮腫など
　　頸部:頸静脈怒張,血管雑音など
　　胸部:心拡大,心雑音,心不全所見など
　　腹部:肝腫大,血管雑音,(拍動性)腫瘤など
　　四肢:浮腫,動脈拍動など
緊急検査
　　尿,血球検査(スメアを含む)
　　血液生化学(尿素窒素,クレアチニン,電解質,糖,LDH,CPKなど)
　　心電図,胸部X線,必要に応じ動脈血ガス分析
　　必要に応じ,心・腹部エコー図,頭部CTスキャン,MRI,胸部・腹部CTスキャン
　　必要に応じ,血漿レニン活性,アルドステロン,カテコールアミン*,BNP濃度測定

*褐色細胞腫の疑いがあれば少量のフェントラミン静注
〔日本高血圧学会:高血圧治療ガイドライン2009(JSH 2009),p92,表11-3より転載〕

やレニン-アンジオテンシン系が亢進し,さらに血圧が上昇して悪循環を形成する加速型―悪性高血圧を生じやすい.昔は致命的になりうる病態であったが,診断技術と治療薬の進歩により,病態は軽症化し予後も改善している.

【診断のポイント】

180/120 mmHg以上の高血圧をみた場合,緊急症か切迫症か,あるいは不安やパニック発作などに伴う一過性血圧上昇なのかを判断する必要がある.表1に病態把握のために必要なチェック項目を示す.急性臓器障害の存在を示唆する病歴,症状,身体所見,画像診断を含む検査所見の有無を評価して緊急症であるか否かを迅速に診断する必要がある.

【鑑別疾患】

著明な高血圧を来たした原因とその結果生じた臓器障害の所見を,明確に把握する必要がある.本態性高血圧でも重症化しうるが,褐色細胞腫クリーゼ,腎血管性高血圧など二次性高血圧の可能性も考える.二次性高血圧の鑑別については「二次性高血圧診断の進め方」の項(⇒660頁)を参照されたい.また,子癇や交感神経作動薬の使用,降圧薬の中断による反跳性高血圧も緊急症となり得る.本人や家族から聴取した病歴,身体所見,迅速検査の結果をまとめ,治療に直結する疾患の鑑別を早急に行うことが要求される.

【治療方針】

緊急症の場合,直ちに経静脈的薬剤投与により降圧を図る.初期の降圧は1時間以内に平均血圧で25%程度までにとどめ,次の2～6時間で160/100～110 mmHgを目標とする.大動脈解離,急性冠症候群,高血圧性脳症などでは,より低い降圧目標を目指す.

薬剤としてはCa拮抗薬のニカルジピンやジルチアゼム,血管拡張薬のニトログリセリンなどが用いられる.ニカルジピン,ニトログリセリンの急性冠症候群や頭蓋内圧亢進での使用は注意が必要である.初期目標に到達した後,あるいは切迫症では内服薬で降圧を図ることも可能である.この場合も通常,Ca拮抗薬を中心とした併用療法が行われる.ARB,ACE阻害薬,β遮断薬には禁忌となる病態が存在するので注意が必要である.不安発作やパニック発作などによる一過性血圧上昇と考えられる場合は,向精神薬の投与も含め精神的アプローチが必要である.

処方例　(体重50 kgの場合)

ペルジピン注(10 mg/10 mL)　1時間あたり6 mL(2 μg/kg/分)で持続静注
血圧値をモニターしながら増減する

■ 入院・専門医へのコンサルテーション
・高血圧緊急症では入院治療が原則である.
・緊急症や切迫症の病態把握に必要な検査を

施行することが十分できない施設では，早急に専門医へ紹介すべきである．
- 精神的要因の関与が疑われればメンタルヘルスケアの専門医に紹介する．

■ 患者説明のポイント
- 緊急症の場合，早急な治療を行わなければ生命にかかわる事態となる可能性を説明し，入院の了解を得る．
- 著明な高血圧の場合，患者自身の不安が強いことが多いが，緊急症でない場合や一過性血圧上昇の場合は，経口薬による治療で対応可能であることを説明し，不安を助長することのないよう配慮する．

■ 医療スタッフへの指示
- 高血圧緊急症では，進行性の臓器障害があるため，頻回に血圧値のモニターを行う．
- 患者の不安，膀胱の充満など血圧上昇の要因を取り除く．

高齢者の高血圧
Hypertension in the elderly

小原克彦　愛媛大学特任教授・老年・神経内科

【高齢者高血圧の特徴】
1. 血行動態学的高血圧
　収縮期血圧は，加齢とともに直線的に上昇し，年齢とともに高血圧，特に収縮期高血圧の頻度が増加する．これは，加齢に伴う血管硬化（スティフネス）の増大が最大の要因である．平均（拡張期）血圧は，心拍出量と末梢血管抵抗の積として算出されるが，脈圧（収縮期血圧）は，心筋収縮力（CO）とともに大動脈のスティフネスと血圧反射波が大きな規定要因である．末梢血管抵抗の増大，心拍出量の低下傾向とともにスティフネス増大を主体とした血行力学的高血圧が高齢者高血圧の特徴である．

2. 無症候性臓器障害の潜在
　このような病態を背景として，高齢者高血圧患者では高率に臓器障害を合併している．無症候であっても心肥大や微小血管病である無症候性脳血管障害やCKDの合併が多い．いずれも降圧薬の選択には影響を与える病態であり，無症候性臓器障害の検索が望ましい．それが困難な場合は，これらの病態が潜在していると考えて（特に収縮期高血圧の場合），降圧薬の選択を行う．

3. 血圧変動性の上昇
　動脈スティフネスの増大，圧受容器反射の障害や神経系・内分泌系の調圧系の異常から，短期血圧変動や血圧日内変動が大きくなる．早朝高血圧や白衣性高血圧などの血圧上昇を来す異常だけではなく，起立性血圧低下や食後性の低血圧など，血圧低下症候群の合併も増加する．脳をはじめとする主要臓器の自動調節障害が存在するため，血圧低下により，虚血症状を来す．血圧低下症候群は，軽度でもふらつきや転倒リスクとなるため，一度は立位や食後の血圧測定を行っておく．家庭血圧の測定が有用である．

【服薬管理】
　高齢者では，他合併症のために，降圧薬以外にも多数の投薬を受けていることが多い．服薬管理の面から，単剤の1日1回投与が望ましい．多剤服用患者では，アドヒアランスが低下するのみではなく，必要な降圧薬の投与が差し控えられる場合も多いとする報告がある．処方数や処方内容を整理してアドヒアランスの改善に努める．合剤の使用は有用である．

【ガイドラインにおける降圧目標】
　JSH 2009による高齢者高血圧の降圧目標は，75歳以上で収縮期血圧160 mmHg以上の場合は，150/90 mmHg未満を中間目標とする慎重な降圧を勧めている（図1）．2009年に改訂されたヨーロッパガイドラインでは，79歳以下は（エビデンスには基づいていないが）忍容性がある場合は140/90 mmHg未満，80歳以上で収縮期血圧160 mmHg以上の場合は，150 mmHg未満を目標とするが個人

```
                          生活習慣の修正
                              ↓
第1ステップ              ┌────────┬────────┐
(降圧不十分や忍容性に     Ca拮抗薬  または ARB/ACE阻害薬  または 少量の利尿薬
問題がある場合には変更も可)  └────────┴────────┘
                              ↓
第2ステップ         Ca拮抗薬        Ca拮抗薬         ARB/ACE阻害薬
2剤併用              +               +                +
                  ARB/ACE阻害薬    少量の利尿薬      少量の利尿薬
                              ↓
第3ステップ
3剤併用(症例によりβ遮断薬, α遮断薬も使用可)  Ca拮抗薬+ARB/ACE阻害薬+少量の利尿薬
```

降圧薬の初期量は常用量の1/2量から開始し, 4週間から3か月の間隔で増量する. 最終降圧目標は, 140/90 mmHg 未満.
ただし75歳以降で収縮期血圧160 mmHg 以上の場合は, 150/90 mmHg 未満を中間目標として慎重に降圧する.

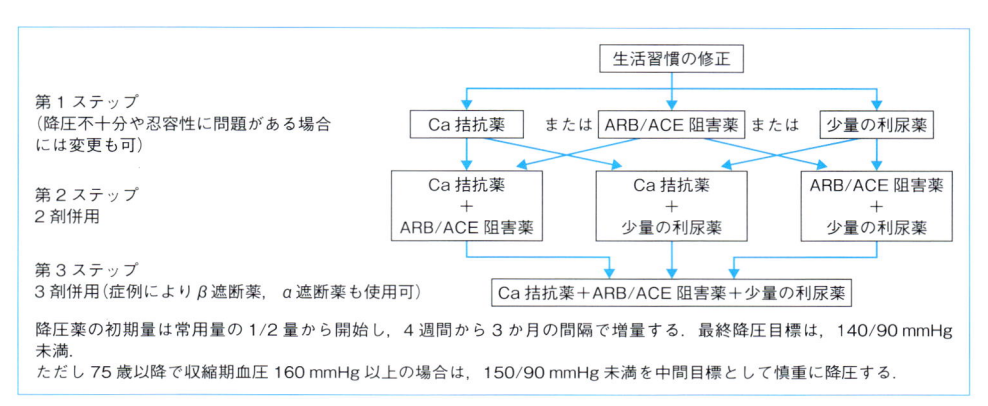

図1 高齢者高血圧の治療計画(JSH2009)

ごとに判断するとしている. 2011年に発表された米国ACC/AHAエキスパート・コンセンサスドキュメントでは, 79歳以下では(エビデンスは少ないが)140 mmHg未満, 80歳以上は忍容性がよければ140〜145 mmHgは降圧目標として許容できるとしている. 一般的には, 後期以上の高齢者では, 忍容性に注意しながら, よりマイルドな降圧が望ましいと考えられる.

【様々な病態に対する対応】

1. 合併症を認めない高血圧

高齢者収縮期高血圧の病態である動脈スティフネスの上昇は, 脳・腎の微小血管病のリスクであることから, 動脈スティフネスを改善し, これらの臓器障害にも有効なCa拮抗薬やレニン-アンジオテンシン系抑制薬から選択する(図1). 潜在性の臓器障害も疑う(3. へ進む).

処方例 下記のいずれかを用いる.

1) アムロジン錠(2.5 mg) 1錠 分1 朝
2) ミカルディス錠(5 mg) 1錠 分1 朝

2. 合併症を伴う高血圧

合併症に応じて最適な降圧薬を選択する(表1).

3. 無症候性を含む臓器障害を伴う高血圧

臓器障害の進展予防と心血管事故の一次予防が重要になる. 高血圧以外のリスク因子の評価とともにリスク管理を行う. 脳心腎の主要臓器血流の調節障害が存在するため, 降圧薬の投与量, 降圧スピードに留意する(図1).

4. 脳卒中, 心筋梗塞など心血管病の既往のある高血圧

二次予防が重要になる. 降圧薬治療は, リスク管理の1つにすぎないという認識が重要である. 単剤での降圧が不十分な場合は, 可能な限り服薬数の減少を目指して合剤を用いる.

処方例 下記のいずれかを用いる.

1) プレミネント錠 1錠 分1 朝
2) コディオMD錠 1錠 分1 朝
3) エックスフォージ錠 1錠 分1 朝
4) カデュエット錠 1錠 分1 朝

5. 起立性低血圧合併高血圧

コントロールの悪い例に多いと報告されている. 起立性血圧低下が軽度の場合も, ふらつきなど症状を有する場合は, 対応が必要である. 急激な体位変化への注意や過度の減塩に対する指導などで改善する場合もあるが, 降圧度が大きい場合(収縮期血圧20 mmHg以上の低下)は降圧薬の減量が必要になる場合もある. 糖尿病性神経症など重症の場合も

表1 合併症を有する高齢者高血圧に対する降圧薬の選択（JSH2009）

合併症	Ca拮抗薬（ジヒドロピリジン）	ARB/ACE阻害薬	利尿薬	β遮断薬
脳血管障害慢性期	○	○	○*1	
虚血性心疾患	○	○		○*2
心不全		○*3	○	△*3
腎障害	○*4	○*5	○*4,6	
糖尿病	○*4	○	△	△
脂質異常症		○	△	△
高尿酸血症		○*7	△	
喘息/慢性閉塞性肺疾患				×
誤嚥性肺炎*8		ACE阻害薬		×
末梢動脈疾患	○	○	△	△
骨粗鬆症			○*9	

○：積極的適応，空欄：適応可，△：使用に際して注意が必要，×：禁忌
*1 脱水に注意 *2 冠攣縮性狭心症では増悪する可能性があるため，Ca拮抗薬を併用するなど慎重投与
*3 少量から開始し臨床経過を観察しながら慎重に使用 *4 ARB/ACE阻害薬で降圧不十分なときに積極的併用
*5 クレアチニン2.0mg/dL以上は慎重投与 *6 クレアチニン2.0mg/dL以上はループ利尿薬
*7 ロサルタンは尿酸値を低下させる *8 不顕性を含め誤嚥性肺炎を繰り返す患者 *9 サイアザイド系利尿薬

含めて，夜間臥位での血圧上昇（non-dipperやraiser）が潜在する場合，夜間に圧利尿を来し，朝起床時の起立性血圧低下に悪影響を及ぼす危険性が指摘されている．

6. コントロール悪化や治療抵抗性高齢者高血圧

以下の病態を考える．
①不確実な服薬：認知機能の評価も行う．
②白衣性高血圧
③二次性高血圧
　薬剤性高血圧
　腎性，腎血管性，内分泌性高血圧など

7. I度の高血圧

140～159/90～99mmHgの高齢者高血圧に対する降圧薬投与の有効性は証明されていない．したがって，新規のI度高血圧に関しては，生活習慣の修正がまず行うべきアプローチである．降圧薬の投与は，他のリスクや（潜在性）臓器障害の程度を踏まえて行う（1.合併症を認めない高血圧を参照）．

■ 専門医へのコンサルテーション

・血圧の変動が著しく低血圧エピソードが強い場合，治療抵抗性高血圧で降圧薬によりコントロールが困難な場合，腎性や内分泌性などの二次性高血圧が疑われる場合は，専門医へコンサルトする．

■ 患者説明のポイント

・高齢者であっても降圧薬治療により予後が改善することを説明し，治療の必要性を理解していただく．家庭血圧の利用を勧める．残薬の有無を確認する．

■ 医療スタッフへの指示

・血圧測定は，可能であれば立位でも行う．残薬数などアドヒアランスの確認とともに，認知機能障害の存在にも注意する（家族からの情報も）．

小児の高血圧

Hypertension in childhood

内山　聖　新潟大学医歯学総合病院・院長

【概念と病態】

　小児の本態性高血圧は，小学校高学年から高校生にかけて1%前後にみられるが，血圧上昇の程度は軽い．年齢が低いほど，また，血圧が高いほど二次性高血圧の可能性が高く，なかでも腎臓に関連した高血圧が60～80%を占める．従来，小児本態性高血圧に

合併症は稀とされていたが，最近の報告では，左室肥大，頸動脈壁肥厚，微小アルブミン尿，認知機能障害などを合併する．さらに，小児本態性高血圧は高率に成人本態性高血圧に進展する．

【診断のポイント】

本態性高血圧は基本的に無症状である．器質的疾患による重症高血圧で最も多い症状は頭痛であるが，約1/3にみられるにすぎない．ほかも，嘔気・嘔吐，視力障害，多飲・多尿など非特異的な症状が多く，症状から血圧上昇を推測するのは難しい．二次性高血圧の診断は成人に準ずるので割愛する．

本態性高血圧の診断は，①思春期，②軽度の血圧上昇，③肥満，④家族歴，⑤二次性高血圧を疑わせる症状の欠如，などが参考になる．

【鑑別診断】

小学校低学年以下や血圧上昇が著しい場合は，二次性高血圧を考える．身体所見や一般検査所見から原因疾患を推定できないときは，まず腎臓に関連した原因を念頭に置き検査を進める．高血圧治療ガイドライン2009では，健診用と管理用の2つの高血圧基準値を提案した．健診用基準は，

小学校低学年 130/80 mmHg，

小学校高学年および中学校女子 135/80 mmHg，

中学校男子 140/85 mmHg 以上で，

収縮期あるいは拡張期血圧のいずれかがこの基準を超えた場合を高血圧とする．健診用基準は管理用基準や米国の基準より約10 mmHg 高いが，二次性高血圧のほとんどはこの基準以上の血圧上昇を示す．

【本態性高血圧の管理】

薬物療法の適応は，①症候性高血圧，②二次性高血圧，③標的臓器障害の合併，④糖尿病や慢性腎疾患の存在，⑤約3か月の非薬物療法後も持続する高血圧，などである．

1．非薬物療法

高血圧有病率は肥満度が増すにつれ高くなり，高度肥満では健常小児の10倍前後の頻度になる．小児期の高血圧と肥満は，それぞれ高率に成人移行するので，小児期のうちに改善したほうがよい．

減塩による降圧効果について，小児の成績は乏しいが，減塩のほか，カリウムやカルシウム摂取を奨励する．

本態性高血圧には動的運動（等張性運動）が効果的で，学校で行うほとんどの運動が該当する．運動の強度よりもトータルの身体活動量が大切である．特に肥満がある場合は，スポーツ障害の発生に注意する．

2．薬物療法

第一選択薬は，アンジオテンシン変換酵素（ACE）阻害薬，アンジオテンシンⅡ受容体拮抗薬（ARB）およびカルシウム拮抗薬が望ましい．いずれも少量から始め，4〜8週間かけて徐々に増量にする．小児では利尿薬に関するエビデンスは極めて少ない．

糖尿病や慢性腎疾患がある場合は，腎保護作用を期待できる ACE 阻害薬か ARB を用いる．

処方例　（小学校高学年〜）下記のいずれかを用いる．

1）ロンゲス錠（5 mg）　1錠　分1　朝
2）ノルバスク錠（2.5 mg）　1錠　分1　朝

■ 専門医へのコンサルテーション

- 小学校低学年以下の高血圧，あるいは健診用基準を超える高血圧が続く場合は二次性高血圧の可能性が極めて高い．
- 二次性高血圧は臓器障害や高血圧性緊急症を来すおそれがあるため，早めに小児腎臓病か小児循環器疾患の専門医がいる総合病院に紹介する．

■ 家族への説明のポイント

- 家庭血圧測定が望ましい．9歳以上は成人と同じ測定機器でよい．本態性高血圧は，食塩摂取を制限し，カリウム摂取（野菜，果物，豆類，海藻など）を心掛ける．運動習慣も大切で，動的運動（野球，サッカー

など大半のスポーツ）が効果的である．肥満があれば，まず減量が必要で，総カロリーと脂肪摂取を制限する．運動も肥満と降圧の両方に効果があるが，スポーツ障害の発生に注意する．

腎血管性高血圧症
Renovascular hypertension

河野雅和 香川大学教授・循環器・腎臓・脳卒中内科

【概念】

腎血管性高血圧は，腎動脈の狭窄あるいは閉塞による腎灌流圧の低下によってレニン-アンジオテンシン系が賦活化され発症する高血圧であり，高血圧患者の約1％に認められる．

【病態】

腎動脈狭窄の原因としては，高齢者で粥状動脈硬化が最も多い．実際，60歳以上で心筋梗塞や脳卒中で死亡した剖検例では，12〜15％に腎動脈狭窄が認められる．30歳以下の若年者では線維筋性異形成が最多であるが，若年女性では大動脈炎症候群による腎動脈狭窄も認められる．さらに解離性動脈瘤，腎外からの腎動脈圧迫や血栓・塞栓なども認められる．粥状動脈硬化症は腎動脈起始部に，線維筋性異形成は中遠位部に好発する．

腎血管性高血圧はⅢ度高血圧を呈する場合が多く，悪性高血圧の原因になることもある．両側性腎動脈狭窄があれば腎不全を誘発しやすく，虚血性腎症と呼ばれ，末期腎不全の基礎疾患の10％以上を占める．

【診断のポイント】

1. 症候

腎動脈狭窄・腎血管性高血圧を疑わす臨床徴候を**表1**に示す．特に，ACE阻害薬やアンジオテンシンⅡ受容体拮抗薬投与後に急激に腎機能悪化を認める場合，両側性腎動脈狭

表1 腎血管性高血圧の診断のポイント

・30歳以下または50歳以上で発症の高血圧
・高血圧の病歴が短い，あるいは最近増悪
・Ⅲ度高血圧，治療抵抗性高血圧
・他の部位に血管疾患の症状または所見
・ACE阻害薬またはARB開始後の血清クレアチニン値の上昇（特に両側性）
・腹部の血管雑音
・腎サイズの左右差（10 mm以上）
・低K血症（二次性アルドステロン症による）
・説明しがたい腎不全，うっ血性心不全，肺水腫

〔日本高血圧学会高血圧治療ガイドライン作成委員会：高血圧治療ガイドライン（2009年版），p101／表12-3 より転載〕

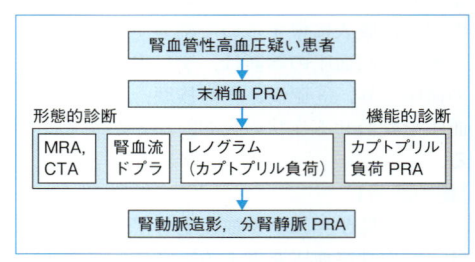

図1 腎血管性高血圧の確定診断のための検査

〔日本高血圧学会高血圧治療ガイドライン作成委員会：高血圧治療ガイドライン（2009年版），p101，図12-1 より転載〕

窄を強く疑う必要がある．

2. 身体所見

腹部血管雑音は腎血管性高血圧の40％程度に聴取され，典型的な腎動脈狭窄に伴う血管雑音は収縮期から拡張期に及ぶ高調性連続性雑音である．また，大動脈炎症候群による腎血管性高血圧の場合には，頸部や鎖骨下の血管雑音を聴取する必要がある．

3. 検査所見

腎血管性高血圧の診断には**図1**のように形態学的診断として腎動脈に狭窄があること，機能的診断として狭窄によりレニン-アンジオテンシン系が亢進していること，を確認することが重要である．

機能的診断としては，まず血漿レニン活性（PRA）を測定する．腎血管性高血圧では，PRA上昇，アンジオテンシンⅡ産生亢進に

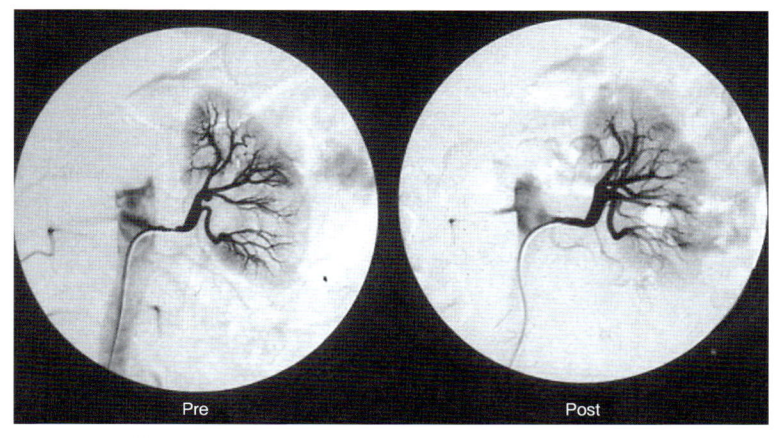

図2　腎血管性高血圧症に対するPTRAによる治療

伴い，二次性アルドステロン過剰状態となる．PRAは片側性腎血管性高血圧では上昇することが多いが，両側性の場合，腎機能低下による体液貯留を反映して低下することがあるので注意が必要である．

また，PRAは降圧薬にも影響を受ける．β遮断薬はPRAを低下させ，ACE阻害薬，ARB，レニン阻害薬，利尿薬は増加させる．

分腎機能，腎血流の左右差の評価には，腎シンチ・スキャン（レノグラム）が有用である．カプトプリルを負荷すれば，狭窄側と非狭窄側との差がより明確になる．カプトプリル投与前後でのPRA測定も有用で，腎血管性高血圧では負荷後PRAが過剰に上昇する．

形態的かつ機能的診断のスクリーニングとして有用性が高いのは，非侵襲的な超音波腎血流ドプラ検査である．腎動脈起始部ならびに腎内の区域動脈，葉間動脈の血流を検出し，腎動脈狭窄の評価を行う．

造影CT血管撮影（CTA）や磁気共鳴血管造影（MRA）は，有用性が高いことが示されている．形態的診断の最終確定診断には，選択的腎動脈造影や分腎静脈採血によるPRA測定がある．狭窄側のPRAが健側より1.5倍以上あれば腎動脈狭窄による高血圧と考えられる．

【治療法】

1．血行再建術

腎血管性高血圧に対しては，腎動脈形成術（percutaneous transluminal renal angioplasty；PTRA）が多く施術されている（図2）．PTRAは線維筋性異形成に対しては初期成功率が高く，第一選択となると考えられる．一方，粥状動脈硬化性の腎動脈狭窄はバルーンのみのPTRAでは初期有効率はやや低く，再狭窄率も高く，治療成績は必ずしも良くなかったが，ステントの使用により治療成績は向上しつつある．

PTRAでの血行再建が困難な場合はバイパス術や自家腎移植などの外科的再建もある．また，狭窄側の腎機能が廃絶してレニン分泌のみ亢進している場合には狭窄腎摘出が行われることもある．

2．薬物治療

血行再建が不可能もしくは行わない場合には降圧薬による治療を行う．レニン分泌を抑制するβ遮断薬，ARBやACE阻害薬が効果的であるが，両側腎動脈狭窄例では，ARB，ACE阻害薬は原則禁忌となる．ARB

やACE阻害薬を使用する場合は少量より慎重に投与を開始すべきである．Ca拮抗薬もよい適応である．

処方例 下記のいずれかを用いる．

1) ノルバスク錠(5 mg)　1錠　分1　朝
2) アムロジン錠(5 mg)　1錠　分1　朝
3) アダラートCR錠(20 mg)　1錠　分1　朝

■ 入院・専門医へのコンサルテーション
- 30歳以下の若年の高レニン性の重症高血圧もしくは高齢者で比較的短期に増悪した高レニン性の治療抵抗性高血圧症例
- 腹部に血管雑音を聴取できる高血圧症例
- ACE阻害薬やARBで腎機能が急性増悪した高血圧症例
- カプトプリル投与後(カプトリル試験)にPRAが著増した高血圧症例

■ 患者説明のポイント
- 腎血管性高血圧は腎動脈の狭窄や閉塞により起こる高血圧であり，高血圧の大部分を占める本態性高血圧とは異なり，減塩，減量，運動療法では改善しない．
- 両側性の腎動脈狭窄や閉塞では進行性の腎不全を来すので注意が必要である．
- 腎血管性高血圧の治療では，カテーテルを使用し狭窄した腎動脈を拡げる治療を行うが，腎動脈狭窄の原因などにより成功率は異なり，適応について精査が必要である．
- 腎血管性高血圧の重症度，合併症によっては，降圧薬による保存的治療や外科的治療が選択されうる．

■ 医療スタッフへの指示
- 腎血管性高血圧は本態性高血圧と誤診されて降圧薬による治療が漫然と長期に行われていることもあり注意が必要である．本症は医療スタッフが疑うことが診断の第一歩となる．

内分泌性高血圧症
Endocrine hypertension

成瀬光栄　国立病院機構 京都医療センター・内分泌代謝高血圧研究部・部長
立木美香　国立病院機構 京都医療センター・内分泌代謝内科

【概念】
内分泌性高血圧(図1)は，内分泌臓器の腫瘍あるいは過形成などによりホルモン過剰を生じ，高血圧を呈する疾患群で，高血圧の約10〜15％を占める．

①原因疾患の治療により治癒可能，②通常の降圧薬では治療抵抗性，③耐糖能障害・糖尿病，脂質異常症，高尿酸血症，肥満などの合併，④標的臓器障害の進展，⑤一部に悪性腫瘍，などの特徴から早期診断・治療が必須である．高血圧治療ガイドライン2009でもその除外診断を重要なステップとして位置づけている．特に原発性アルドステロン症，クッシング症候群，褐色細胞腫などの副腎疾患が代表的である．

【体表的な疾患】
1. 原発性アルドステロン症(PA)

高血圧の約3〜10％程度を占める．アルドステロンの過剰による高血圧と低K血症を呈し，脳心血管系合併症も少なくないことから早期診断，治療が重要である．多くは一側性副腎腺腫によるが，両側副腎過形成による特発性アルドステロン症もある．

a. 診断のポイント

近年，正常カリウム血症の例も多数報告されているので，すべての高血圧で疑う必要がある．特に本疾患の有病率が高い高血圧，すなわち①低K血症(利尿薬誘発例も含めて)合併例，②Ⅱ度以上の高血圧，③治療抵抗性，④副腎偶発腫瘍の合併，⑤40歳以下で脳血管障害などの臓器障害合併例，などでは積極的にスクリーニングする．スクリーニングには，血漿アルドステロン濃度(PAC)(pg/

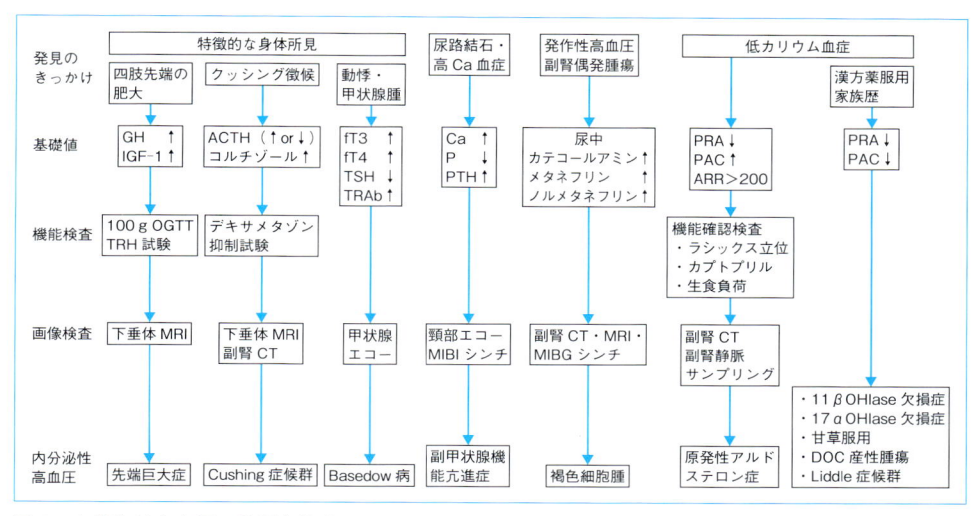

図1 内分泌性高血圧の診断と治療

発見のきっかけ	特徴的な身体所見			尿路結石・高Ca血症	発作性高血圧副腎偶発腫瘍	低カリウム血症		漢方薬服用家族歴
	四肢先端の肥大	クッシング徴候	動悸・甲状腺腫					
基礎値	GH↑ IGF-1↑	ACTH(↑or↓) コルチゾール↑	fT3↑ fT4↑ TSH↓ TRAb↑	Ca↑ P↓ PTH↑	尿中カテコールアミン↑ メタネフリン↑ ノルメタネフリン↑	PRA↓ PAC↑ ARR>200		PRA↓ PAC↓
機能検査	100g OGTT TRH試験	デキサメタゾン抑制試験				機能確認検査 ・ラシックス立位 ・カプトプリル ・生食負荷		
画像検査	下垂体MRI	下垂体MRI 副腎CT	甲状腺エコー	頸部エコー MIBIシンチ	副腎CT・MRI・MIBGシンチ	副腎CT 副腎静脈サンプリング		
内分泌性高血圧	先端巨大症	Cushing症候群	Basedow病	副甲状腺機能亢進症	褐色細胞腫	原発性アルドステロン症		・11β OHlase欠損症 ・17α OHlase欠損症 ・甘草服用 ・DOC産性腫瘍 ・Liddle症候群

mL)と血漿レニン活性(PRA)(ng/mL/h)との比率(PAC/PRA，ARR)>200を用いる．ARRは低レニンの影響を大きく受けるため，PACの絶対値も考慮し，特にPAC>150pg/mLの場合に精査を進める．検査中も血圧管理には十分に注意する必要があるが，β遮断薬(偽陽性を呈する)，抗アルドステロン薬，利尿薬は測定値への影響が大きいため，影響の少ないCa拮抗薬，α遮断薬，ヒドララジンに変更後に検査する．

次いで，アルドステロンの自律性分泌を確認する目的で，機能確認検査(カプトプリル試験，フロセミド立位試験，生理的食塩水負荷試験)を実施する．日本高血圧学会では少なくとも1つ，日本内分泌学会では少なくとも2つが陽性であることを要件としている．日常診療ではまず外来でカプトプリル試験を実施，陽性の場合に入院して追加の機能検査を実施する．心・腎機能低下例での実施には注意する．

局在診断にはまず副腎CT(3mmスライス，造影)を実施する．一側に明確な腫瘍を認めれば，アルドステロン産生腺腫(APA)を疑うが，時にそれが非機能性腺腫で対側に微小腺腫を認めることもあるので注意する．また，約50%の例では副腎CTで明確な腫瘍を認めない．明確な腫瘍の機能性の確認あるいは腫瘍を認めない場合の局在診断には，選択的副腎静脈サンプリング(AVS)を実施する．AVSはゴールドスタンダードと考えられているが，技術の施設間差，実施方法や判定基準が標準化されていない点を考慮して，境界域の症例での診断には注意を要する．必要に応じてデキサメタゾン抑制副腎シンチグラフィも併用する．

b．治療法

一側APAでは腹腔鏡下副腎摘出術を行う．術後，血清K，血圧は速やかに正常化するが，高血圧歴が5年以上，腎障害合併では術後の血圧低下が緩徐である．両側例などの手術適応がない例では，アルドステロン拮抗薬とCa拮抗薬などの併用で治療する．エプレレノンはスピロノラクトンと比較して，女性化乳房の副作用は少ないが，降圧効果が弱く，カリウム製剤との併用が禁忌である点に注意する．腎機能低下例では術後に腎機能

が増悪（CKD の顕在化）する例があり，慎重な体液量，電解質管理を要する．

処方例 術前および非手術例では 1），2）のいずれかを用いる．降圧不十分な場合に 3），4）のいずれかあるいは両者を併用する．

> 1) アルダクトン A 錠（25 mg） 1〜4 錠 分 1〜2 朝（夕）
> 2) セララ錠（50 mg） 1〜2 錠 分 1〜2 朝（夕）
> 3) ノルバスク錠（5 mg） 1〜2 錠 分 1〜2 朝（夕）
> 4) ミカルディス錠（40 mg） 1〜2 錠 分 1〜2 朝（夕）

2. クッシング症候群

コルチゾールの自律性，過剰分泌によりクッシング徴候，高血圧，糖尿病などを呈する．ACTH 非依存性と ACTH 依存性に大別され，前者には副腎腺腫による狭義のクッシング症候群，ACTH 非依存性大結節性副腎過形成（AIMAH）など，後者には下垂体 ACTH 産生腫瘍によるクッシング病，異所性 ACTH 産生腫瘍がある．サブクリニカルクッシング症候群はコルチゾールの自律分泌を認めるが，クッシング徴候を欠如する病態である．メタボリックシンドロームとの関連が指摘されており，診断基準に準拠して診断する．

a. 診断のポイント

中心性肥満，満月様顔貌，野牛様脂肪沈着，赤色皮膚線条，皮膚の菲薄化，多毛，痤瘡などのクッシング徴候に着目する．非特異的所見として，高血圧，糖尿病，脂質異常症，骨粗鬆症，尿路結石，爪白癬などがある．心不全などの心血管系合併症が多く予後に影響する．一般検査では好酸球減少，低 K 血症に注意する．副腎偶発腫瘍の 7.5％がクッシング症候群とも報告されており，慎重に鑑別診断する．

コルチゾールの過剰分泌は，血中コルチゾール，尿中遊離コルチゾールの増加，デキサメタゾン抑制試験（1 mg）でのコルチゾール抑制欠如，コルチゾールの日内変動消失にて確認する．血中 ACTH と CRH 試験から ACTH 依存性，非依存性を鑑別する．ACTH 非依存性では副腎 CT，ACTH 依存性では下垂体 MRI あるいは全身検索により病変の局在を検索する．

b. 治療法

副腎腺腫では腹腔鏡下副腎摘出術，クッシング病では経蝶形骨洞下垂体腺腫摘出術，異所性 ACTH 産生腫瘍では原因病巣の外科的摘出が第一選択治療である．術前や手術不能例では積極的な降圧治療が必要であるが，一般に治療抵抗性である．Ca 拮抗薬，RA 系阻害薬，アルドステロン拮抗薬を含む利尿薬などを併用して治療する．

処方例 術前の降圧治療には下記のいずれかを単独あるいは併用で用いる．

> 1) アムロジン錠（5 mg） 1〜2 錠 分 1〜2 朝（夕）
> 2) ブロプレス錠（12 mg） 1 錠 分 1 朝
> 3) アルダクトン A 錠（25 mg） 1〜2 錠 分 1 朝
> 4) カルデナリン錠（2 mg） 1〜2 錠 分 1〜2 朝（夕）

3. 褐色細胞腫

副腎髄質ないし傍神経節から発生するカテコールアミン産生腫瘍で，高血圧や耐糖能異常を合併する．あらゆる年齢で経験され，最近は高齢者での報告も少なくない．悪性，副腎外性，両側性，多発性がそれぞれ約 10％を占める（'10％病'）．多発性内分泌腫瘍症の一病変として認めることもあり，家族歴に注意する．最大の課題は悪性例で，初回手術時の鑑別診断が困難で，遠隔転移により初めて悪性が判明する．近年，コハク酸脱水素酵素サブユニット B（SDHB）などの遺伝子変異との関連が示唆されている．

a. 診断のポイント

頭痛，動悸，発汗，顔面蒼白，体重減少，

発作性高血圧，比較的大きな副腎偶発腫瘍から疑う．高血圧発作は運動，ストレス，排便，飲酒などで誘発される．

血中，尿中(24時間)カテコールアミンとその代謝産物(メタネフリン，ノルメタネフリン)の増加を確認する．誘発試験(グルカゴン，メトクロプラミド)やフェントラミン(レギチーン)試験(血圧降下を指標)は特異性，安全性に問題があり推奨されない．副腎CTやMRにより腫瘍を確認する．ただし，わが国ではCTの造影剤がクリーゼ誘発の可能性があるため原則禁忌とされ，やむをえず実施する際には必ずフェントラミン，プロプラノロールを準備する．MRIではT1強調像で低信号，T2強調像で高信号が特徴である．局在不明，副腎外性，悪性例での転移巣検出には ^{123}I-MIBG シンチグラフィ，全身MRI，CTを施行する．^{123}I-MIBG は ^{131}I-MIBG シンチより解像度に優れている．

b．治療法

腹腔鏡下副腎摘出術が一般的であるが，巨大腫瘍では開腹手術も行われる．術前の血圧管理，循環血漿量補正，術中のクリーゼ防止のためα遮断薬を十分に投与する．β遮断薬は頻脈，不整脈治療目的で併用するが，単独投与はα作用が増強されるため禁忌である．病理組織で良悪性の鑑別が困難なため，術後長期の経過観察が必要である．

処方例 術前，非手術例，術中クリーゼ予防に1)を用いる．

1) カルデナリン錠(2 mg) 1〜8錠 分1〜3 1錠から2,3週間かけて漸増する

頻脈，不整脈合併時には1)の開始3日以降に2)，3)のいずれかを併用する．

2) インデラル錠(10 mg) 3〜6錠 分3
3) テノーミン錠(25 mg) 1〜2錠 分1〜2 朝(夕)

高血圧クリーゼの場合は下記の4)に続いて5)を用いる．

4) レギチーン注(10 mg/1 mL/A) 2〜5 mg 静注
5) レギチーン注100 mg を5％ブドウ糖液90 mL に溶解し，2 mL(2 mg)/時で点滴静注

4．その他の内分泌性高血圧

a．低K血症を伴う高血圧

副腎酵素欠損による先天性副腎過形成(11β水酸化酵素欠損，17α水酸化酵素欠損)，甘草含有漢方薬による偽アルドステロン症，DOC産生腫瘍，Liddle症候群などは，アルドステロン以外のミネラルコルチコイドの増加などにより，低K血症を伴う高血圧を呈する．投薬歴，PRA，PACの測定などから鑑別診断する．

b．先端巨大症

GH産生下垂体腺腫による．約40％に高血圧を認める．四肢先端の肥大，特徴的顔貌で疑う．①血中GH，IGF-1高値，②75 g OGTTにおけるGHの抑制欠如，TRH試験でのGHの奇異反応，③下垂体MRによる下垂体腫瘍の確認，から診断する．治療の原則は経蝶形骨洞下垂体腺腫摘出術である．高血圧はCa拮抗薬，RA系阻害薬などで治療する．

c．甲状腺機能亢進症

バセドウ病などの甲状腺機能亢進症では，収縮期高血圧と脈圧の増大を認める．動悸，振戦，食欲亢進，体重減少，甲状腺腫，眼球突出などから疑う．①血中fT3，fT4の高値，TSH低値，甲状腺自己抗体(TSAb，TRAb)増加，②甲状腺エコー，③甲状腺ヨード摂取率増加などで診断する．バセドウ病では抗甲状腺薬を投与する．

d．甲状腺機能低下症

橋本病が主な原因である．高血圧を合併することが知られるが，診断のきっかけになることは稀である．倦怠感などの非特異的な症状，甲状腺腫，高コレステロール血症などの存在に注意する．治療はレボチロキシンナト

リウムの補充療法である．高血圧はCa拮抗薬，RA系阻害薬などで治療する．

e．原発性副甲状腺機能亢進症

腺腫あるいは過形成による．約20%に高血圧を認めるが，高血圧から診断されることは稀で，高カルシウム血症，尿路結石などで発見される．①血中iPTH高値，②頸部エコー，③MIBI副甲状腺シンチで診断する．治療は病的副甲状腺の摘除である．

■ 専門医へのコンサルテーション

- 特徴的な身体所見，発作性高血圧，治療抵抗性高血圧，高血圧と低カリウム血症の合併，アルドステロン・レニン活性比（ARR）高値，副腎偶発腫瘍の合併の場合には，積極的に専門医（内分泌学会，高血圧学会）にコンサルテーションする．

■ 患者説明のポイント

- 高血圧のなかには遺伝的体質や生活習慣が原因ではなく，ホルモンの過剰が原因の'内分泌性高血圧'という疾患群がある．この場合，単に降圧薬の服用だけでは効果は不十分である．一方，原因となる疾患を適切に診断することにより，合理的な治療が可能となり，手術などにより原因を除去すると治癒も期待できることから，専門医による診断・治療が重要である．

■ 医療スタッフへの指示

- 高血圧の約10～20%は特定の原因による二次性高血圧で，特にホルモンの異常による内分泌性高血圧の診断は極めて重要である．身体所見，高血圧の特徴，血清カリウム，レニン活性，血漿アルドステロン濃度などに注目し，原因疾患の鑑別診断に取組必要がある．患者にとっては内分泌性高血圧は馴染みが少ないため，十分な説明が必要であるとともに，疑いのある疾患の診断に必要な検査を適切に実施することが，最終的な診断と治療方針の決定に重要であることを認識する．

心臓性・血管性高血圧
Cardiovascular hypertension

長谷部直幸　旭川医科大学教授・循環・呼吸・神経病態内科学

【概念】

二次性高血圧のなかで，高心拍出量状態に伴う高血圧を心臓性高血圧といい，血管疾患，特に大動脈疾患による高血圧を血管性高血圧と呼ぶ．主な心臓性・血管性高血圧を**表1**に列挙した．

【病態】

心臓性高血圧は，大動脈弁閉鎖不全症（AR）や動脈管開存症（PDA）など左室の1回心拍出量の増加を主因として，特に収縮期血圧が上昇する病態である．血管性高血圧は，血管壁の硬化・狭窄による抵抗増大や，windkessel機構の破綻など機械的要因を主体に高血圧を呈する病態である．大動脈炎症候群では，腎血管性，大動脈狭窄性，大動脈硬化性，AR性など複数の高血圧要因が関与し得る．

【診断のポイント】

高血圧の診断・治療に際し，まず除外すべき二次性高血圧の病態の1つであり，合併する心血管の基礎疾患を検出することが前提である．

表1　主な心臓性・血管性高血圧

Ⅰ．心臓性高血圧
 1．大動脈弁閉鎖不全症
 2．動脈管開存症
 3．動静脈瘻
Ⅱ．血管性高血圧
 1．大動脈疾患
  ①大動脈縮窄症
  ②大動脈炎症候群
 2．中小筋型血管炎
  ①結節性多発性動脈炎
  ②全身性強皮症

1. 心臓性高血圧
a．問診・理学所見
　息切れ，動悸などの心不全症状を逃さないことが重要である．高心拍出に伴い，脈圧増大を特徴とする収縮期高血圧が認められる．ARでは，速脈とともに拡張期漸減性灌水様雑音，PDAでは連続性雑音を聴取する．

b．検査・所見
　胸部X線・心電図で心拡大や高電位を認める．心エコーは必須の検査であり，ARでは弁尖・弁輪の性状，逆流の程度，左室拡大と心機能評価，PDAでは径・性状，シャント血流と肺高血圧の程度，心機能の評価を行う．心臓カテーテル検査では，大動脈造影でAR逆流の重症度と心機能評価，PDAのシャント，肺循環動態と心機能を評価する．

2. 血管性高血圧
a．問診・理学所見
　大動脈縮窄症では，狭窄部より近位側の上肢の高血圧，遠位側の下肢の低血圧が特徴的である．成人では他の心奇形を合併せず，動脈管接合部より末梢に病変のある管後型が主で，狭窄部より末梢の血流は側副血行路で維持されている．

　大動脈炎症候群では，罹患血管の部位と程度により脈拍触知不良を認めたり血管雑音を聴取するが，臨床所見は多彩である．高血圧も，腎血管性，大動脈狭窄性（異型大動脈縮窄症），大動脈硬化性，AR性など様々な要因がある．

b．検査・所見
　従来大動脈造影やDSAなど観血的血管造影法が主体であったが，MDCT，MRIアンギオグラフィー，心血管エコー検査など非侵襲的な画像診断が広く用いられている．

【治療方針】
　心臓性・血管性高血圧は，合併する基礎疾患が診断された場合，原疾患の治療を行うことにより，高血圧の安定化を図るのが基本である．

【治療法】
1．原疾患に対する治療
　ARに対する外科治療として，弁形成術と弁置換術が行われる．PDAはEisenmenger化していない限り閉鎖適応があり，開胸あるいは胸腔鏡下の離断・結紮手術，Amplatzer閉塞栓やコイルを用いたカテーテル閉鎖術が行われる．大動脈縮窄症は外科的あるいはバルーンカテーテルにより狭窄を解除する．

　大動脈炎症候群は適応例にステロイド治療を行うが，腎血管性高血圧には経皮的腎動脈形成術，異型大動脈縮窄症やARには適宜外科治療が選択される．

2．薬物治療
　機械的要因が主体でも，長期間持続した大動脈縮窄症などでは，術後も高血圧が残存する例が多く，降圧療法が必要である．心不全合併例では高血圧と合わせて治療が必要となる．

処方例　適宜，下記薬剤を組み合わせ併用する．〔分1は朝，分1〜2は朝（夕）〕

Ca拮抗薬：機械的要因に対して
1) アダラートCR錠(20 mg)　1〜2錠　分1〜2
2) ノルバスク錠またはアムロジン錠(5 mg)　1〜2錠　分1〜2
3) アテレック錠(10 mg)　1〜2錠　分1〜2
4) コニール錠(4 or 8 mg)　1〜2錠　分1〜2
5) ランデル錠(20 mg)　1〜2錠　分1〜2
6) カルブロック錠(16 mg)　1錠　分1

利尿薬：容量負荷に対して
1) アルダクトンA錠(25 mg)　1錠　分1
2) フルイトラン錠(2 mg)　1/2錠　分1（GFR 30 mL/分/1.73 m^2 以上のとき）
3) ラシックス錠(20 mg)　1〜4錠　分1〜2（GFR 30 mL/分/1.73 m^2 未満のとき）

RA系抑制薬：心腎機能低下合併に対して（ARB）
1) ニューロタン錠(50 mg) 1〜2錠 分1
2) ブロプレス錠(4 mg) 1〜2錠 分1
3) デイオバン錠(80 mg) 1〜2錠 分1
4) ミカルディス錠(40 mg) 1〜2錠 分1
5) オルメテック錠(20 mg) 1〜2錠 分1
6) アバプロ錠またはイルベタン錠(100 mg) 1〜2錠 分1

（ACE阻害薬）
1) レニベース錠(5 mg) 1〜2錠 分1
2) プレラン錠またはオドリック錠(0.5 mg) 1〜2錠 分1
3) エースコール錠(1 mg) 1〜4錠 分1
4) タナトリル錠(5 mg) 1〜2錠 分1

■ 専門医へのコンサルテーション
- 3剤以上の降圧薬使用でも十分な降圧が得られない場合（難治性高血圧）で，特に心雑音・血管雑音を聴取する場合には，本症を疑い専門医への紹介を考慮する．

■ 患者説明のポイント
- 原因が明らかな二次性高血圧であり，侵襲的な処置の適否を検討すべきことを理解してもらう．処置後に残存する高血圧に対しては，薬剤治療の継続が必要となる可能性を説明しておく．

■ 医療スタッフへの指示
- 上下左右の四肢に血圧差がある場合は血圧測定する部位を特定し，スタッフ間で統一的に評価することを指示する．

本態性低血圧症
Essential hypotension

大屋祐輔 琉球大学大学院教授・循環器・腎臓・神経内科学

【概念】
低血圧とは全身の動脈圧が低い状態であり，一般には収縮期血圧が100 mmHg未満とされている．慢性に低血圧状態があり，明かな原因を有しないものを本態性低血圧とする．低血圧には，この他，原因や疾患によって低血圧を示す症候性(二次性)低血圧，起立によって血圧が低下する起立性低血圧がある．本態性低血圧で，臨床上問題となるのは，血圧値そのものより，血圧が低いことと関連して様々な症状を有する場合である．

【病態】
本態性低血圧の原因は明らかでない．多因子遺伝要因，生活習慣，食事習慣，運動習慣などが関与するとされる．欧米では体質性低血圧とも呼ばれている．症状は多彩であり（表1），臓器の低灌流による機能不全とそれに対する代償性の過剰反応によって生じる．症状の出現は必ずしも血圧レベルによっているわけではなく，また，不定愁訴的であることも多いため，精神・心理面の関与も一部にあると考えられている．

表1 低血圧によると考えられる症候

脳の灌流低下：立ちくらみ，めまい感，失神，けいれん，耳鳴り，頭痛，認知機能低下
心臓の灌流低下：胸痛，前胸部圧迫感，息切れ
腎臓の灌流低下：乏尿
筋の灌流低下：肩こり，頸部痛，腰痛
非特異的症状：脱力感，易疲労感，不眠・眠気，意欲低下，食思不振
代償性の過剰反応：動悸，四肢の冷感，悪心・嘔吐

〔家田俊明：低血圧の症候．長谷川康博ほか（編）：食事性低血圧－新たな血圧異常の臨床，pp31-33，南山堂，2004より〕

【診断のポイント】

収縮期血圧で 100 mmHg を目安として診断する．拡張期血圧は通常は問題とされない．症候性（二次性）低血圧を除外することが重要である（表2）．さらに，治療の必要性などを検討するために，自覚症状を丁寧に聴取する．家庭血圧と自覚症状の記録を参考にすることもあるが，血圧値が低いことを本人が過度に気にすることがあるので注意が必要である．

【鑑別診断】

表2に示す．

【治療方針】

血圧レベルに加えて，自覚症状，特に生活の質に問題がないかどうかが，治療を行うかどうかの判断の参考となる．治療によって，血圧が上昇しても，必ずしも症状が改善するわけではない．

【治療法】

1．薬物療法

生命予後は良好であるので，薬物治療を行うことはほとんどない．必要な場合は，症候性（二次性）低血圧や起立性低血圧に準じて薬物を使用する（⇒704頁，起立性低血圧の項参照）．

2．非薬物療法

十分な病態の説明を行い，予後が良好であること，様々な症状の軽減のために患者と医療者とで共同で前向きに取り組むことを理解してもらう．生活習慣の修正では，自律神経系の鍛錬，運動，塩分を多めに摂取する（15 g/日以上），規則正しい生活をする，急に立ち上がらないなどに注意する．

■ 専門医へのコンサルテーション

- 症候性（二次性）低血圧を疑った際には，それぞれに関連する専門医（循環器内科，神経内科，内分泌内科，高血圧内科など）にコンサルトする．また，精神，心理面の関与が大きい場合には，必要に応じて精神神経科や心療内科と相談する．

■ 患者への説明のポイント

- 予後が良好であることを理解してもらい，過度に心配しないようにアドバイスする．また，生活習慣の修正が重要であることを説明する．

■ 医療スタッフへの指示

- 医師だけで，精神・心理面の関与を把握することは難しいため，医療スタッフの関与が必要である．また，患者自身のこの疾患に対するメンタルおよび生活習慣への取り組みを医療スタッフ全体でサポートする．

表2　症候性（二次性）低血圧の原因

自律神経障害
　一次性
　　Bradbury - Eggleston 症候群（primary autonomic failure）/Say - Drager 症候群（multiple system atrophy）/パーキンソン症候群/オリーブ橋小脳萎縮症/ドーパミンβハイドロキシラーゼ欠損症/モノアミンオキシダーゼ欠損症　など
　二次性
　　糖尿病（神経症）/アミロイドーシス/ポルフィリア　など
圧受容体機能障害
発作性自律神経性失神
　　舌咽神経失神/排尿失神/頸動脈洞症候群/嚥下失神/Bezold-Jarisch 反射　など
内分泌性疾患
　　アジソン病/低アルドステロン症/褐色細胞腫/腎血管性高血圧　など
血管性疾患
　　静脈瘤/静脈弁欠損症/動静脈奇形/高ブラジキニン血症/カルチノイド症候群　など
循環血漿量の減少
　　出血や血清の喪失/過剰利尿/過剰透析（除水）/特発性循環血漿量減少
その他
　　薬物（降圧薬，抗精神病薬，抗うつ薬，抗不安薬，抗パーキンソン病薬，節遮断薬，亜硝酸薬など）/温熱/アルコール/低運動，無重力，寝たきり　など

起立性低血圧
Orthostatic hypotension

大屋祐輔　琉球大学大学院教授・循環器・腎臓・神経内科学

【概念】

臥位あるいは座位から立位に体位変換すると，重力により血液が下半身にプールされて心臓への血液還流量が減少するため，心拍出量が低下して血圧が低下する方向となる．これに対して，神経調節系である圧受容体反射や内分泌系と液性の調節系が働き血圧低下が防がれている．この調節系のどこかに異常があると立位により血圧が低下する．この血圧低下のために脳血流が低下して，めまい，立ちくらみ，ふらつき，失神などを生じる．

【病態】

原因は，主に神経原性起立性低血圧と非神経性低血圧に分けられる．

神経原性の病態には，①神経変性疾患による自律神経不全(多系統萎縮症，Parkinson病など)，②様々な中枢性疾患(脳血管障害，脳腫瘍，脳炎など)，③脊髄疾患(脊髄血管障害，脊髄腫瘍，脊髄炎など)，④末梢神経障害(糖尿病性神経障害，急性炎症性脱髄性多発神経炎，慢性炎症性脱髄性多発神経炎，アミロイドーシスなど)，などがある．

非神経性の病態は，①循環血漿量の減少(脱水，出血，貧血，低蛋白血症など)，②心疾患(心不全，徐脈性不整脈，頻脈性不整脈など)，③血管性(大動脈縮窄症，下肢静脈瘤，妊娠後期静脈還流不全など)，④内分泌性(褐色細胞腫，尿崩症，副腎不全など)，⑤薬物性(利尿薬，降圧薬，亜硝酸薬，向精神薬，降圧薬，ドパミン作動薬，鎮痛薬など)などがある．

また，長期臥床，うつ病，加齢，激しい運動なども，起立性低血圧に関連することがある．

【診断のポイント】

臥位または坐位から起立3分以内に収縮期血圧の低下が20 mmHg以上，あるいは拡張期血圧の低下が10 mmHg以上を起立性低血圧と診断する．一般には，能動的起立(Schellong test)の際の血圧変化を調べるが，定量評価が必要な場合はTiltテーブルを用いた受動起立試験も行われ．また，起立性低血圧の原因・病態を把握することが治療のためにも重要である．

【鑑別診断】

起立などの体位変換による循環調節障害として，起立性低血圧以外に，起立性頻脈症候群(postural tachycardia syndrome)がある．この場合，血圧低下の生じる刺激に対して頻脈が生じ，血圧低下は軽度か変化がないことが多く，むしろ上昇の場合もある．

【治療方針】

基本方針としては，循環血漿量を増加させることと，下肢への血液貯留や静脈還流障害の状態を防ぐことである．二次性の起立低血圧であれば，原因疾患の治療を行い．誘因が明らかな場合はそれを除く．

【治療法】

1. 薬物療法

下記のa，またはbのいずれか，またはその併用を行う．

a．循環血漿量の増加

処方例

> フロリネフ錠(0.1 mg)　0.02～0.1 mg
> 分2～3　朝(昼)夕

b．血管収縮薬

処方例　下記のいずれかを用いる．いずれも，少量より開始し，徐々に増量し維持量を決める．

> 1) メトリジンD錠(2 mg)　2～4錠　分2　朝夕
> 2) ドプスカプセル(100 mg)3～6C　分3　パーキンソン病の合併がある場合によく

用いられる
3）リズミック錠（10 mg）　2 錠　分 2
　朝夕　透析時の低血圧の適応もある

c．その他の薬物

　上記の a，b の効果が不十分な場合，抗コリン薬のメスチノン錠，非ステロイド性鎮痛薬（通常は，フルドロコルチジンとの併用），エリスロポエチン製剤を試用することがあるが，いずれも，保険適応症に起立性低血圧は含まれない．

2．臥位高血圧

　起立性低血圧を有する患者では，たびたび臥位の高血圧がみられる．臥位高血圧のために夜間尿量が多くなり，起床時の起立性低血圧の悪化につながるため，適切な対応が必要である．通常の降圧薬（特に長時間作動性のもの）で臥位高血圧をコントロールしようとすると，起立時の低血圧を悪化させることになるので調節が難しい．就寝時は，臥位ではなく半座位を取ってもらうことが有効である．また，ニトロ系薬物のテープ剤など，就寝時に皮膚に貼り，起床前に外すことで就寝中の高血圧のコントロールを図ることもある．

3．非薬物療法

　体位変換はゆっくり行う，塩分摂取（1 日 15 g 以上）や水分摂取は多めに取るなどの生活指導を行う．そのほか，大量発汗，入浴，アルコール摂取，食事後などで起立性低血圧は悪化するので，注意するように指導する．もし，食後低血圧が明らかな場合は，1 回で大量に食べない，糖分を控えるなどの指導を行う．弾性ストッキングの着用も起立時の血圧低下を減少させるので有用である．また，脚を交差した状態で起立すると血圧低下が小さいと報告されている．

■ 専門医へのコンサルテーション

- 神経原性の場合は進行性であり，症状が重くなることが多いため，神経内科や循環器内科との連携が必要である．そのほかの原因の場合も，それぞれに関連する専門医と相談しながら治療にあたる．

■ 患者への説明のポイント

- 原因がある場合は，その疾患への治療が重要であることを理解してもらう．また，薬物のみで起立性低血圧をコントロールすることは難しく，体位変換をゆっくり，塩分や水分を多めに取る，弾性ストッキング着用などの非薬物療法に取り組むように指導する．

■ 医療スタッフへの指示

- 進行性の疾患である場合，患者の不安などへ対応など医療スタッフの役割が重要である．また，非薬物療法においては，医療スタッフによるわかりやすい具体的な指導が必要である．本疾患を有する場合は，転倒リスクが高いため，特にその予防策を患者や患者家族に理解してもらい実行する必要がある．

|ガイドライン解説|処方例|薬剤情報|を **1冊に凝縮！**

今日のcommon disease診療ガイドライン
エスタブリッシュ医薬品による標準治療

監修　小川　聡（国際医療福祉大学三田病院・院長）
　　　武藤正樹（国際医療福祉大学大学院・教授）

[疾患解説]と[薬剤情報]が相互に参照できるユニークなクイックリファレンスブック

■ **疾患解説**（59項目）
重要事項が把握しやすく、見やすいレイアウト
　▶ 各項目冒頭に[Point]・[診療チャート]を掲載
　▶ 随所に見出しとなるアイコンを配置

わかりやすい「処方例」
　▶ 商品名、剤形、用量・用法等を具体的に記載
　▶ 単剤使用/他剤併用もできる限り明示
　▶ 登場薬剤に[薬剤一覧]での掲載ページを表示
　▶ 「処方のコツ」も適宜紹介

■ **薬剤一覧**（約350成分）
「処方例」薬剤の基本情報をその場で確認可能
　▶ 一般名・代表的な商品名・禁忌・重大な副作用等のほか、薬価幅（最低～最高）も収載（2012年度新薬価基準に準拠）
　▶ [薬剤一覧]の各薬剤に「処方例」掲載ページを表示

■『エスタブリッシュ医薬品』について
エビデンスに基づく診療ガイドラインに収載されるような標準的治療薬で、しかも費用対効果の優れた医薬品を「エスタブリッシュ医薬品」と位置づけ、本書ではそれらの薬剤を中心にとりあげています。

診療でよく遭遇する疾患の『ガイドライン解説』・『処方例』・『薬剤情報』を1冊に凝縮！

● B6　頁480　2012年　定価4,725円
　（本体4,500円+税5%）[ISBN：978-4-260-01525-7] 消費税率変更の場合、上記定価は税率の差額分変更になります。

医学書院
〒113-8719　東京都文京区本郷1-28-23
[販売部] TEL：03-3817-5657　FAX：03-3815-7804
E-mail：sd@igaku-shoin.co.jp　http://www.igaku-shoin.co.jp　振替：00170-9-96693

携帯サイトはこちら

第13章 動脈疾患

動脈疾患診断・治療の変遷
Transition in diagnosis and treatment of arterial diseases

宮入　剛　三井記念病院・心臓血管外科部長
髙本眞一　三井記念病院・院長

【概説】

　高齢社会の到来，食生活の欧米化などにより動脈疾患患者は増加している．動脈疾患の診断・治療では低侵襲医療が大きな潮流であり，診断分野では超音波診断やCT・MRIなどによる非侵襲的血管造影法の進歩が目覚ましく，治療法では大動脈瘤手術におけるステントグラフト治療や末梢動脈疾患に対する血管内治療などが広く普及しつつある．重症虚血肢に対する治療では，積極的な血行再建の追求に加え遺伝子治療などの再生医療も導入されようとしている．

【診断法の変遷】

　動脈疾患の診断法としては，問診，視診・触診・聴診などの理学的検査，血液検査などが行われてきたが，画像検査の登場によってその診断精度は格段に向上した．1895年，レントゲンがX線を発見したが，血管造影が臨床的に行われ始めたのは，1929年にdos Santosが腹部大動脈直接穿刺による経腰的大動脈造影を開発してからである．1953年にスウェーデンのSeldingerが大腿動脈アプローチで安全に動脈内にガイドワイヤーとカテーテルを導入できる穿刺法を確立し，血管造影法の有用性は飛躍的に向上した．1964年，Dotterらが血管閉塞に対してSeldinger法にて再開通に成功し，Interventional Radiology（IVR）時代の幕が開けた．1977年，Gruentzigがヒトの冠動脈に対する経皮的経管的冠動脈形成術（PTCA）を報告した．

　1939年，Robbらは静脈性の造影剤注入によって動脈を描出する方法を初めて報告した．広く臨床に用いられるようになったのは，1980年代に入り，X線情報をデジタル情報として取り込み，subtraction画像を構成させる血管造影法（digital subtraction angiography；DSA）が開発されてからである．現在では，DSAの種々の利点は動注の血管造影（IADSA）に応用されている．

　1967年，HousnsfieldらはX線CTの概念を確立し，画像解剖学に一大転機をもたらした．1989年頃からhelical CTが開発され，短時間でVolume Dataを得ることができるようになり，CT血管造影の臨床応用が急速に広がってきた．今やCTは第5世代とも言われるmultidetector row CT（MDCT）の時代に入り，優れた高い時間分解能と空間分解能により，多断面からのアプローチによる画像診断学が普及しつつある．

　磁気共鳴検査（MRI）は，1930年代から核スピン運動の研究が進められ，1946年PurcellとBlochによるNMR現象に関する論文が発表された．実際にNMRが初めて画像化されたのは1971年のことであり，1980年にはプロトタイプのMR装置による人体MR画像の撮像に成功している．1980年代MRI

は，その高い濃度分解能や任意断面の画像が得られること，X線被曝がないことなどの利点のために，急速に臨床に応用されるようになった．1992年頃から造影剤を用いるMR血管撮影が臨床応用され，大きな撮像野での撮像，小さい血管の描出能などが向上した．

超音波検査は1940年代後半に生体への適用が始まり，1950年代に世界的に超音波診断学の研究が広まった．1970年代になり電子高速リニア走査装置が開発された．1980年代初旬にはカラードプラ法の発明，経食道エコー法の開発などがあり，血流情報がリアルタイムで評価できる利点から心大血管領域に普及した．さらに1990年代にはパワードプラ法の開発が続いた．1990年代半ばに開発された3Dエコーも徐々に性能が向上し，心臓大血管領域での応用が期待されている．

今後，低侵襲，低被曝，高画質の要件を満たす検査法が主に用いられると考えられ，CT血管撮影，MR血管撮影，血管超音波検査が重要な役割を果たしていくと考えられる．

治療法の変遷

2世紀のギリシャの外科医Antyllusは四肢の動脈瘤の血栓摘除術を行っている．16世紀のフランスの外科医Ambrose Pareは，動脈瘤の切開は危険であるとして，中枢動脈の結紮にとどめるべきだと主張した．その後，数多くの外科医によって末梢動脈瘤や腹部大動脈瘤に対する中枢動脈の結紮術が試みられたが，結果は惨憺たるものであった．19世紀後半から20世紀前半にかけて，動脈瘤の血栓化やラッピングが試みられたが，効果は確実でなかった．1888年Metasは外傷性上腕動脈瘤の患者に初めてendoaneurysmorrhaphyを行ったが，この術式は今日でも人工血管置換術と組み合わせて用いられている．

血管の縫合に関しては，1887年Nikokai Eckは絹糸を用いてイヌの門脈・下大静脈吻合を行った．1899年，Kummellはヒトの動脈の端々吻合に初めて成功した．Alexis Carrel (1873-1944)は第一次世界大戦以前の血管外科の研究に特筆すべき業績を残し，"血管外科の父"と呼ばれている．彼の業績は今日行われている血管縫合法の基礎を確立し，また，保存同種あるいは異種グラフトによる血管の置換術やバイパス術，さらに臓器移植に至る広範な実験を行い，1912年ノーベル賞を受けた．

1952年，Dubostは保存同種大動脈グラフトを用いて，腹部大動脈瘤切除術に初めて成功した．同時期にわが国の木本もアルコール保存同種大動脈グラフトを用いた腹部大動脈瘤の置換手術に成功している．その後，1950年代に人工血管の開発が急速に進んだ．1952年，Voorheers，JaretzkiおよびBlakemoreはポリビニール繊維（Vinyon-N）製の人工血管がイヌの大動脈で開存していることを報告した．1955年，Edwardsがナイロンの人工血管を用いて屈曲を避けるために人工血管に襞をつけるcrimpingの技術を開発した．その後，すぐにテフロンとダクロンが開発された．1955年，CooleyとDeBakeyは，胸部大動脈瘤に対する人工血管を用いた瘤切除・グラフト置換術を報告した．こうして大動脈瘤に対する瘤切除・人工血管置換術が標準術式となった．

その後の血管外科手術の発展は，前述の診断学の進歩，輸血学の進歩，ヘパリンの臨床応用，同種血管の保存手技や人工血管の進歩，術中の臓器保護法の改善などに支えられた．特に胸部大動脈瘤手術では，脳保護法が重要で，DeBakeyらによる順行性脳灌流法（1957年），Grippeらによる超低体温循環停止法（1975年），上田ら，高本らによる逆行性脳灌流法（1990年代）などにより，その手術成績は著しく向上した．

大動脈瘤に対してグラフトを内挿する血管内治療は，すでに1912年にAlexis Carrelによって提唱されていたが，長らく動物実験

の段階にとどまった．1990年，Parodiが70歳男性の腹部大動脈瘤患者に対してステントグラフト治療を成功させ，EVAR(Endovascular Aneurysm Repair)の幕が開けた．現在，ステントグラフトの症例数は目覚ましい勢いで増加しており，2008年のデータでは胸部下行大動脈瘤の約半数，腹部大動脈瘤の約1/4がステントグラフトで治療されている．症例数の増加に伴い，実施施設数も急増しており，2009年末にはわが国で181施設が登録されている．しかし最近，海外のランダム化試験において，腹部大動脈瘤に対するEVARは開腹手術に比べて，30日死亡率は低いものの，その後徐々に差が消失し，約6年の時点での累積生存率は同等であると報告された．しかも再介入率はEVARで有意に高いと報告されており，今後，厳密な検証が必要であるとともに，わが国におけるエビデンスの構築が待たれる．

動脈疾患診断の進め方

Process of diagnosis in arterial diseases

平田恭信　東京大学特任准教授・先端臨床医学開発講座・循環器内科

動脈疾患は多岐にわたるうえに病態も様々であるが，共通して注意すべき点も少なくない．

【主訴からのアプローチ】

大別して，①狭窄／閉塞性病変，②拡張性病変，③炎症性，に分けると考えやすい．表1に代表的動脈疾患を示す．

1. 狭窄／閉塞性病変

閉塞性動脈硬化症に代表されるように，狭窄部以遠の虚血症状が主訴となる．頻度的に下肢に多くみられるが，倦怠感，脱力感，冷感がさらに進むと間欠性跛行や自発痛が現れる．上腕では脱力，筋力の低下，冷感が，頸部ではめまい，立ちくらみ，神経症状の悪化

表1　動脈疾患の種類

大動脈瘤
大動脈解離
高安動脈炎
慢性動脈閉塞症
閉塞性動脈硬化症(ASO)
閉塞性血栓血管炎(TAO)
急性動脈閉塞症
Leriche症候群
Raynaud病
鎖骨下動脈盗流症候群
胸郭出口症候群
先端紅痛症
線維筋性異形成
Marfan症候群

が，内臓の場合は症状が明瞭でないことが多いが，腹痛，高血圧などが生じる．

2. 拡張性病変

腹部大動脈瘤に代表される病態で，初期には多くは無症状である．しばしば破裂するまで気づかれていない場合がある．自覚症としては，拍動性腫瘤を感じる場合とその圧迫症状である．稀であるが周辺神経の圧迫，食道・腸管への穿孔なども報告されている．破裂すると激烈な痛みとともにショック症状を示すが，後腹膜腔に破れると出血量は多くないが，痛みを訴える．

大動脈解離は解離の発生部位，進行部位によって痛みが移動するのが特徴である．典型例として，上行大動脈から解離が始まった場合はまず強い胸痛が生じる．それが弓部，下行大動脈にまで進展するにつれて，痛みも胸から背部，腰部，下肢に移動する．解離の結果，多彩な合併症が生じるのも本症の特徴である．分枝動脈の狭窄や閉塞に伴う症状も多く，診断に有用である．椎骨動脈など脳へ行く動脈の解離では，それに応じた神経症状を示す．

3. 炎症性

代表的なのは大動脈炎症候群であるが，最近はわが国で新規に発症することは少なくなった．他の膠原病に伴う動脈病変と同様に比較的若年女性に多く，初期には血管病変に伴

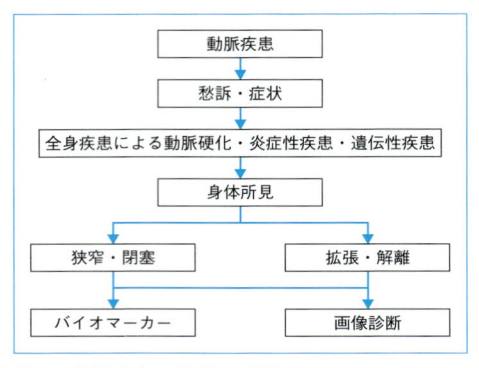

```
┌─────────────────────────────────────┐
│         動脈疾患                     │
│           ↓                         │
│         愁訴・症状                   │
│           ↓                         │
│  全身疾患による動脈硬化・炎症性疾患・遺伝性疾患 │
│           ↓                         │
│         身体所見                     │
│         ↙     ↘                     │
│     狭窄・閉塞    拡張・解離          │
│       ↓           ↓                 │
│    バイオマーカー   画像診断          │
└─────────────────────────────────────┘
```

図1　動脈疾患の診断の手順

う症状よりも発熱，皮膚症状などが前面に出やすい．しかし不定愁訴と思われがちな症状の原因として，動脈病変に基づくものが隠れていることが多いので要注意である．進行すると動脈狭窄による症状が顕在化してくる．

【動脈疾患の身体所見の取り方】

先述の病態のいずれであっても，動脈病変を念頭に置いた身体所見を系統的にとり，重要な所見を見逃さないようにする（図1）．まず非常に有用なのは血管雑音（bruit）の聴取である．心臓の聴診に続いて両側の頸動脈，鎖骨下動脈に聴診器を当てる．腹部大動脈に沿って臍下部まで聴診し，次いで両側腎動脈部や鼠径部を聴診する．背部にも大動脈からの雑音が放散するので忘れずに聞く．駆出性の収縮期雑音を聴取したら狭窄部の存在を疑い，診断の手がかりとなる．腎動脈の狭窄では連続性雑音のことがある．しかし，より末梢部では狭窄があっても雑音の聴取は困難である．

次いで動脈の触診に移る．動脈瘤が触れるのはほぼ臍部に限られるが，拍動性腫瘤として触知される．もちろん，強く圧迫してはいけない．圧痛の存在は破裂の予兆である場合がある．上下肢の動脈の触診により動脈硬化の有無，近位部から末梢まで脈拍を触れることにより狭窄部があればその部位を推測できる．特に四肢動脈の狭窄を疑う場合には，皮膚温（冷感），筋肉の把握痛，皮膚所見，左右差などに留意する．

四肢の血圧測定において，局所的な血圧低下部位があれば同部近位部の狭窄を疑う．最近は脈波伝播速度測定時に同時に四肢血圧測定をする機器が普及しており，足関節上腕血圧比（ABI）を測定してくれる．一方，高血圧の存在も重要な情報であり，最近，発症したものか，以前より一層高くなったものか，などの情報により，腎動脈狭窄などを疑うきっかけになる．

【血液所見】

こうした病変の存在や程度を血液検査で検出できればよいが，現在のところはほとんど無力である．それでも動脈硬化の危険因子である脂質異常（LDLコレステロール，HDLコレステロール）や血糖（BS，HbA1c），微量アルブミン尿などは知っておく必要がある．腎動脈狭窄ではクレアチニンの増加や血漿レニン活性（PRA）の高値，大動脈解離ではDダイマーの増加が診断に有用である．また糸球体濾過値の低下も慢性腎臓病（CKD）を介して動脈硬化を一層，促進する危険因子であることがわかっている．血管炎症の検出には，高感度CRPよりPTX-3のほうが感度が高い．動脈硬化の危険因子をほとんど有さないにもかかわらず，大動脈瘤を有する患者では遺伝性病因を考え，マルファン症候群，エーラス-ダンロス症候群，ロイス-ディーツ症候群などの原因遺伝子の検索も考える．

【画像診断】

上述の方法で動脈疾患が疑われたら，病変を明らかにするために画像診断に移る．一方，上記の愁訴がない，あるいは身体所見に乏しいにもかかわらず，健康診断や高血圧や糖尿病などの基礎疾患の合併症の検索時の画像検査で偶然，動脈疾患が見つかることも少なくない．

近年の画像診断技術の進歩により，比較的非侵襲的に病変の性状と部位が明らかにできるようになった．血管エコーにより頸部，四

肢，腹部において拡張病変や狭窄病変の検出が可能である．ドプラ法の併用により，狭窄病変の検出が高感度になり定量化も可能である．多くの動脈疾患の最終診断のゴールデンスタンダードは血管造影検査であるが，最近は造影CTによる3次元再構築法がそれに取って代わりつつある．

しかし，造影剤による腎障害や放射線被曝の問題もあり，安易に多用してはならない．MRアンギオグラフィー検査は放射線被曝もなく，造影剤も必要とせず頸動脈，腎動脈，大腿動脈等の血流を鋭敏に検出し，明瞭な血管像を描出するので有用である．その他，皮膚温を検知するサーモグラフィー，血管炎症も同定できるCT-PET（保険未収載），腎臓の虚血の程度を示す腎シンチグラフィーなども有用である．

胸部大動脈瘤
Thoracic aortic aneurysm

| 大島英揮 | 名古屋大学講師・心臓外科学 |
| 上田裕一 | 天理よろづ相談所病院・院長 |

【概念】
胸部大動脈瘤の発生頻度は人口10万人あたり年間10.4人と報告されており，部位別では上行弓部瘤40%，胸部下行瘤31%，上行弓部〜下行の広範囲瘤29%となっている．

【病態】
胸部大動脈瘤は病理組織学的には，真性瘤，解離性瘤，仮性瘤の3種に分類される．真性瘤は動脈壁の三層構造が保たれたまま拡大したもので，形態的には紡錘型と嚢状型に分類される．病因の大半が動脈硬化による変性であるが，その一方で遺伝的素因の関与も大きい．解離性瘤，仮性瘤については大動脈解離（715頁）と大動脈の外傷（726頁）を参照されたい．

【診断のポイント】
1．臨床症状
胸部大動脈瘤の多くは無症状に経過するが，瘤の拡大に伴い大動脈周囲臓器への圧迫症状が出現することもある．左反回神経麻痺による嗄声，左主気管支の狭窄や閉塞に伴う呼吸苦や咳嗽，食道圧迫による食物の通過障害も認められる．さらには瘤の気道内穿破（潜在的破裂）による血痰・喀血，食道穿破による吐血を生じることもある．破裂や切迫破裂の時には激しい胸背部痛を伴い，重篤な場合には意識消失やショック症状を呈する．

2．画像検査
a．胸部単純X線写真
典型的な胸部大動脈瘤では，右第一弓（上行大動脈）や左第一弓（弓部大動脈）の突出を認める．下行大動脈瘤では心陰影の背後に拡大・蛇行した大動脈陰影を認める．また，瘤の圧迫による気管の偏位を認める症例もある．

b．CT
確定診断のために必須で，multi-detector-row CT（MDCT）により大動脈瘤の形態的・解剖学的診断能力は飛躍的に向上した．3D-angio CTにより瘤壁の性状や壁在血栓の量，瘤と周囲臓器との関係など治療方針を決定するための詳細な情報を得ることができる（図1）．CTで瘤径を評価するときには，3次元的"最大短径"を測定することが原則である．

【治療方針】
薬物療法の目的は，降圧により動脈瘤の拡大・進展・破裂を予防することにある．動脈瘤の破裂の危険性が高い場合，あるいは破裂例は外科的治療の対象となる．

1．内科的治療
a．降圧療法
大動脈瘤の拡大・破裂を予防には厳重に血圧管理することが肝要である．2009年高血圧治療ガイドラインでは，収縮期血圧を105〜120 mmHgに維持することを目標として

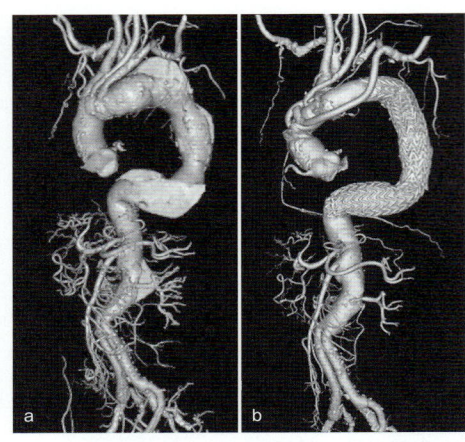

図1 弓部置換術後にステントグラフトを施行した症例

いる．降圧薬の選択については，β遮断薬が第一選択である．ACE阻害薬もしくはアンジオテンシンⅡ受容体拮抗薬（ARB）が，大動脈解離発症や瘤径拡大の抑制に有効であったとの報告がなされており，第二選択薬として推奨される．

> 処方例　下記のいずれか，もしくは降圧不十分の際には両方を用いる．
>
> 1) メインテート錠（5 mg）　1錠　分1
> 2) オルメテック錠（20 mg）　1錠　分1

b．抗炎症・抗動脈硬化

胸部大動脈瘤の病理組織学的所見では，慢性炎症を伴うアテローム性動脈硬化が多くの症例で認められ，脂質代謝異常は是正されなくてはならない．ACC/AHAガイドラインでは，LDL<70 mg/dLを目標としてスタチンの内服を推奨している．

2．外科的治療

a．手術適応

上行大動脈も下行大動脈も5.5 cm以上の拡大を認める際には手術治療を考慮する．マルファン症候群では，小さくても破裂や解離の危険性があるため，4.5〜5.0 cmを適応としている．瘤径だけでなく，0.5 cm/年以上の拡大速度を示す症例では手術治療を考慮する．嚢状瘤の場合には，瘤径が3 cm程度でも破裂の危険性があるため，その形態や拡大速度，症状などを総合的に判断して手術適応を決める．

b．手術法

❶ Open surgery

胸部大動脈の人工血管置換術には大動脈の血流を遮断する必要があるため，通常は体外循環を用いた術式が選択される．大動脈遮断が可能な場合には常温分離体外循環下に大動脈瘤切除・人工血管置換術は可能であるが，遮断不能例や弓部大動脈瘤の場合には超低体温循環停止法（20〜25℃）が用いられる．この際，脳保護に弓部三分枝にカニューレを挿入し脳血流のみ維持する選択的脳灌流法を用いるのが標準的である．

❷ ステントグラフト法（TEVAR；Thoracic Endovascular Aortic Repair）

ステント付人工血管を用いた血管内治療は，低侵襲治療として開発された．わが国では2008年3月に胸部大動脈瘤ステントグラフトが薬事承認され，良好な成績を収めている．長期成績に関しては追跡・検討が必要であるため，現時点では主として高齢者や開胸手術のリスクが高い症例に施行されている．

■ 生活指導

- 喫煙によって瘤の拡大や破裂のリスクが増大することが判明しており，禁煙を勧める必要がある．

■ 入院・専門医へのコンサルテーション

- TEVARについては，日本ステントグラフト実施基準管理委員会（http://stentgraft.jp）による認定施設でのみ実施されているので，ホームページで確認し，専門医に相談する．

■ 医療スタッフへの指示

- 胸部大動脈瘤を有する症例では，瞬間的に血圧が上昇するような状況下で破裂することが多いため，怒責は回避すべきであり，重いものを持つような労作は控えさせる．

また，便秘を生じさせないような排便管理も重要である．
- 早朝血圧は高いことが多く，特に季節の変わり目や寒暖の差が激しい時期には，起床後すぐの運動・労作は控えさせる．また，冬期においては体温の急激な変動が起きないように，防寒対策についても指導を行う．
- 胸背部痛は見逃してはならないサインであり，常に破裂の可能性を念頭に置く．また，冠動脈疾患を合併していることも少なくないので，狭心痛の鑑別のために心電図を記録することも忘れてはならない．
- 嗄声，嚥下障害については，必ず確認をする．もし，反回神経麻痺があると判断される場合には，誤嚥などが生じないように嚥下訓練の必要性について検討する．また，瘤の圧迫による食物の通過障害や嘔吐などの症状がある場合もあるので，詳細に問診をとる．

腹部大動脈瘤
Abdominal aortic aneurysm

宮田哲郎　東京大学病院教授・血管外科

【概念】

腹部大動脈の正常径は約 20 mm である．大動脈が正常径の 1.5 倍（30 mm）を超えて拡張した場合，または，壁の一部が局所的に突出した病態を腹部大動脈瘤という．大動脈瘤はその形態により紡錘状瘤，嚢状瘤に，壁構造により真性瘤，仮性瘤，解離性動脈瘤に分類される．わが国の解離および非解離性大動脈瘤の 10 万人あたりの発生頻度は，年間おおよそ 3 人前後と推定されるが，報告が少なく不詳である．

【病態】

大動脈壁が脆弱化し拡張する原因の大部分は動脈硬化性疾患であるが，それ以外に高安動脈炎，ベーチェット病，巨細胞性動脈炎などの炎症性疾患，マルファン症候群やエーラス-ダンロス症候群などの先天性結合組織異常，感染，外傷がある．瘤と閉塞性動脈硬化症との関連は乏しく，瘤の発生が動脈硬化のみでは説明できない点があり，遺伝的要因や高血圧の関与が考えられている．瘤径が拡大すると Laplace の法則により瘤径に比例して壁張力も増加し拡大速度が増加する．

【診断のポイント】

1．問診・理学的所見

多くは破裂あるいは切迫破裂となるまで無症状であり，検診や他の疾患の精査中に偶然発見される．稀に動脈壁在の血栓が末梢動脈に塞栓症を生じ，腹痛，腎不全や趾の色調変化（blue toe 症候群）を生じる．また，血液凝固異常を生じ DIC を発症する場合がある．特殊型の炎症性動脈瘤ではしばしば破裂とは関連なく腹痛を訴え，体重減少も認める場合がある．

破裂すると激しい腹痛や腰部痛を来しショックとなる．80％ 以上は後腹膜へ破裂し一時的に止血されるが，腹腔内への破裂では病院到着以前に心停止となることが多い．稀に破裂により消化管，下大静脈や腸骨静脈などと瘻孔を形成すると，吐下血，下肢腫脹，心不全などの症状が出現する．

2．画像検査

a．単純 X 線写真

時に壁の石灰化で瘤の存在を指摘できることがある．瘤が慢性的に椎体を圧迫破壊する場合があり，間接的な所見となる．

b．CT，MRI

CT では瘤の存在診断のほか，大きさと進展範囲，壁の石灰化や炎症，壁在血栓の量や状態，周辺臓器や主要大動脈分枝との位置関係などを知ることができる（図1）．腹痛の精査目的の CT 検査で後腹膜の血腫を認め，破裂と診断されることもある．瘤径は手術適応を決める重要な因子である．

MRI も CT と同様の情報が得られるが，

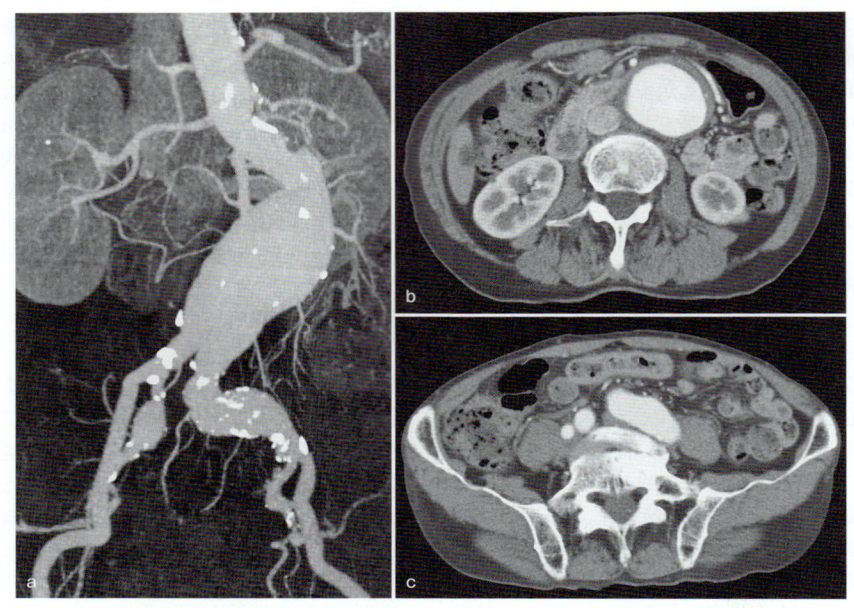

図1　CT による腹部大動脈瘤の診断

利点として X 線被曝を伴わない，非造影検査が可能，高度の石灰化病変においても内腔の評価が可能などが挙げられる．一方，欠点として空間分解能に劣る，動脈壁の石灰化情報が得られない，検査時間が長く救急対応が困難などがある．

c．超音波検査

スクリーニング，瘤径の経過観察手段として体表からの超音波検査が利用される．瘤破裂を疑う場合は救急外来で瘤と後腹膜血腫の確認に有用である．

【鑑別診断】

画像診断の進歩により，腹部大動脈瘤と他の腫瘍性疾患の鑑別に困ることはなくなった．

【治療方針／治療法】

大動脈瘤は破裂予防が治療目的である．また，一部の瘤では末梢塞栓予防，DIC 治療が手術目的となる場合がある．手術適応にならない瘤は経過観察を行うが，瘤拡大予防に有効な薬剤はない．降圧治療，スタチン治療に加え，禁煙指導が行われる．

1．手術適応

①初回 CT で最大短径 50～55 mm 以上，②最大短径が 50 mm 未満でも径増大スピード 5 mm／半年以上，③囊状大動脈瘤，のどれかを満たす場合治療を検討する．破裂のリスク因子である女性，高血圧症，喫煙，慢性閉塞性肺疾患，大動脈瘤の家族歴がある場合はそれを加味して考慮する．

2．直達手術

標準的手術は瘤切除＋人工血管置換術である．腹部大動脈瘤手術では下腸間膜動脈や内腸骨動脈の血流が障害され，S 状結腸・直腸虚血，臀筋跛行，性機能障害，脊髄虚血の問題が生じる場合がある．その発生は複数の因子に影響されるため，各分枝再建に関しては議論がある．

3．EVAR

ステントグラフト内挿術（EVAR；endovascular aneurysm repair）は早期手術成績が良好であり，デバイスの改良と供に積極的に施行されてきた．原則として，①腎動脈分岐部から瘤までの長さが 15 mm 以上で屈曲が小さい（60 度以下）かつ径が 28 mm 以下（Zenith は Flex となってから 32 mm 以下），②アクセスルートとして腸骨動脈が 6～7 mm 以上，極端な屈曲蛇行，石灰化がない，③瘤末端から内外腸骨動脈分岐部までの長さが 10 mm 以上，という条件を満たす症例に施行されている．EVAR の治療適応は従来の外科手術と同じである．

4．破裂性腹部大動脈瘤

救急室で一時的に血行動態が安定していても，再出血の可能性があり一刻も早く大動脈遮断し出血をコントロールすることが救命につながる．原則として診断が確定したら CT 検査は行わずに手術室に搬送する．

■ 入院・専門医へのコンサルテーション

- 初診時に腹部大動脈瘤の診断がついた場合は，血管外科医あるいは心臓血管外科専門医にコンサルトし，治療適応を決めてもらう．

■ 患者説明のポイント

- 腹部大動脈瘤は破裂するまで全く症状がなく，他の疾患の検査で偶然に発見されることが多い．
- ひとたび破裂すると救命率が極めて低くなるが，破裂前の予防的治療成績は良好であるので，診断されたならば専門医の診察を受けることを勧める．

■ 医療スタッフへの指示

- 高齢者に多い疾患であるが，ステントグラフト内挿術など低侵襲治療が行える可能性もあるので積極的に評価する．

大動脈解離
Aortic dissection

竹谷　剛　東京大学特任講師・心臓外科
小野　稔　東京大学教授・心臓外科

【概念】

大動脈解離とは，「大動脈壁が中膜のレベルで二層に剥離し，動脈走行に沿ってある長さをもち二腔になった状態」をいう．大部分は内膜に生じた亀裂（tear）から血流が大動脈壁内に侵入することにより生じる．一部病理学的にも tear の存在を証明できず，血管壁内の血管（vasa vasorum）の破綻により，大動脈壁剥離・壁内血腫が生じたと考えうる病態（大動脈壁内血腫；IMH と称する）が存在するとされる．

欧米ではこの IMH という診断が臨床の現場で広く用いられているが，臨床的・画像診断的には"tear が存在しないこと"を証明するのは不可能である．そのため，「大動脈瘤・大動脈解離診療ガイドライン」（2011 年改訂版）では，IMH という用語を臨床において使用しないよう推奨している．

予後ならびに治療方針を決定する因子として，①上行大動脈の解離の有無；Stanford A/B 型，②偽腔の血流状態；偽腔開存型/ULP（ulcer-like projection）型/偽腔閉塞型，③発症時期；急性（＜2 W）・慢性（≧2 W），④分枝灌流障害の有無，が特に重要である．

【病態】

1．疼痛

突然の激しい胸痛・腰背部痛・腹痛で発症することが多いが，稀に発症時期不明で慢性期に初めて発見されることもある．疼痛は数日から 1 週以内に緩和することが多いが，持続する疼痛は破裂の前駆症状である可能性があり，特に厳重な観察ないし手術を要する．

2．心タンポナーデ

心囊内上行大動脈に解離が及ぶと，血液な

いし血漿成分の滲出により心タンポナーデを来すことがある．頸動脈灌流障害がなくとも，これにより意識障害を来すことがある．

3. 分枝灌流障害

解離に伴い，いくつかの機序により大動脈分枝に狭窄・閉塞が起きることがある．特に重要なのは心筋虚血，脳虚血，腸管虚血，脊髄虚血，下肢虚血であり，これらの病態が合併すると死亡率は極めて高くなる．

4. 大動脈弁閉鎖不全

解離が大動脈基部に及んだ場合，心筋虚血とともに危惧されるのが大動脈弁閉鎖不全である．解離に伴うバルサルバ洞拡大や，解離が弁輪に及び弁が逸脱することにより発生する．重度の場合，急性心不全を呈する．

5. 破裂

急性期には，大動脈径の顕著な拡大傾向や持続する疼痛が破裂の予測因子である．破裂した場合，たとえICU管理中であっても心囊内であれば心タンポナーデ，胸腔内であれば循環虚脱により救命は困難である．縦隔内への破裂であれば当初循環が維持されていることも多く，緊急外科治療を考慮する．慢性期には真性瘤に準じ最大短径60 mm（ないし55 mm）に拡大した時点で破裂予防目的手術を考慮する．

【診断のポイント】

Stanford A型急性大動脈解離は，適切な治療なしには，急性期死亡率が1〜2%/時，2日以内に20〜40%程度，1か月で50〜70%が死亡するとされ，迅速な診断と治療開始が重要である．診断においては，胸痛・背部痛という症状から，急性大動脈解離を念頭に置くことが何より重要である．

理学所見としては，血圧の左右差が見られることが多い．単純X線（縦隔影拡大）や心電図（何らかの変化が認められることが多い）などの所見は重要ではあるが，非特異的である．

次に行うべきは非侵襲的検査である経胸壁心エコー検査である．上行大動脈にフラップが認められる場合，Stanford A型大動脈解離と診断されるが，経胸壁エコーでは上行大動脈近位部しか観察できないことが多い．また，解離がなくとも上行大動脈にフラップ様のアーチファクトがみられることもある．

一方，感度/特異度ともに高く，診断のgold standardであるのがCTである．単純CTでも解離の診断は可能であるが，造影することにより詳細な解離の範囲，tearの部位，偽腔血流の状態，分枝血流の状態が評価できる．腎障害がみられる症例も多いが，可能な限り造影CTを撮影する．

図1は典型的なStanford A型急性大動脈解離のCT画像である．aは偽腔開存型，bはULP型（矢印：ULP），cは偽腔閉塞型である．偽腔開存型はaのごとく①偽腔内に血流を認めるものや，②偽腔のほとんどが血栓化しているが偽腔の一部に大動脈長軸方向に広がる血流を認めるもの，ULP型はtear近傍の偽腔に一部造影剤の流入が認められるもの，偽腔閉塞型は偽腔内に血液の流入を全く認めないもの，と定義される．造影CTが困難であれば，血圧の変化に留意しつつ経食道エコーを行うことで，心機能の評価とともに大動脈についても同等以上の情報を得ることも可能である．

【治療方針】

1. 急性期の治療

a. 降圧療法

いかなるタイプの急性大動脈解離であっても，まず100〜120 mmHgの血圧管理と，血圧管理のための疼痛管理を開始する．

> **処方例** 下記を十分な降圧・鎮痛が得られるまで併用する．
>
> ペルジピン注（10 mg/10 mL/A） 持続点滴静注
> インデラル注（2 mg/2 mL/A） 静注あるいは持続点滴静注
> 塩酸モルヒネ注（10 mg/1 mL/A） 1回10 mg 皮下注または呼吸監視下に静注

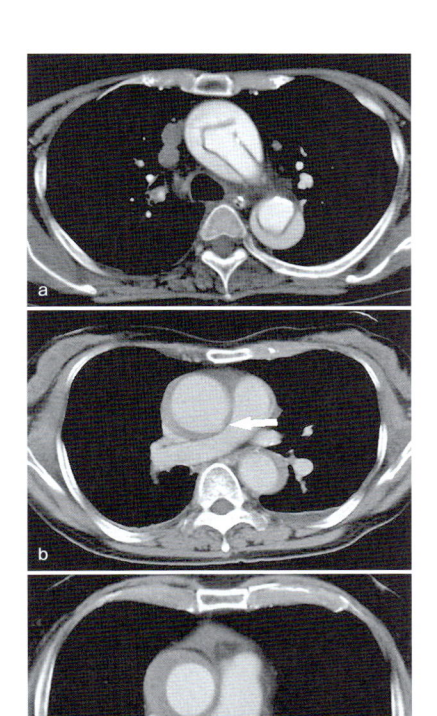

図1 Stanford A 型急性大動脈解離の CT 画像

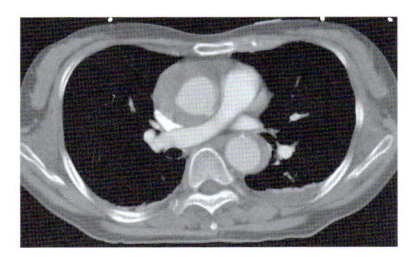

図2 図1b 症例の入院翌日の CT 画像

b．急性期手術療法
❶ Stanford A 型

Stanford A 型急性大動脈解離は，偽腔開存型はもちろん ULP 型も原則緊急手術の適応である．

図2は図1b 症例の入院翌日の CT 画像であるが，このように ULP 型は高率に偽腔再拡大や偽腔開存型への移行を認めるため，偽腔開存型に準じて手術を考慮する必要がある．偽腔閉塞型の場合，特に上行大動脈径 50 mm 未満で偽腔厚 10 mm 未満であれば，手術治療なしに偽腔が吸収され消失する症例も散見される．そのためまず内科治療を開始することも可能であるがこの場合にはとりわけ厳重な経過観察が必要である．もし数日後に手術が必要になったとしても，超急性期手術に比べ解離に伴う血液凝固障害が改善されるため，待機するメリットはある．

手術は上行大動脈置換術が基本であるが，entry 切除が原則であるため，tear が弓部大動脈に及ぶ場合には弓部置換，大動脈基部に及ぶ場合には基部置換が必要となる．単なる意識障害ではない重篤な脳障害が明らかな場合は，手術非適応となる．

❷ Stanford B 型

Stanford B 型急性大動脈解離は，内科治療が原則である．ただし，破裂や分枝灌流障害などの解離合併症のある場合や拡大傾向が持続する場合，疼痛が持続する場合は緊急手術の適応となる．この病態に対する開胸手術の成績は今日でも不良である．

わが国では企業製ステントグラフトが大動脈解離に対して適応とされていないが，ステントグラフトによるエントリー閉鎖により，合併症例においても良好な治療成績が一部の施設から報告されている．また分枝灌流障害に対しては，開腹下開窓術：大動脈切開下フラップ切除，経カテーテル的開窓術：バルーンによるフラップの裂開や，分枝へのステント留置術も行われる．

2．慢性期の治療

収縮期血圧 130 mmHg 未満を目標として経口薬で降圧療法を行う．

> **処方例**　降圧の程度により，下記を適宜用いる．
>
> 1）メインテート錠（5 mg）　1錠　分1　朝
> 2）アムロジン錠（5 mg）　1錠　分1　朝
> 3）ディオバン錠（40 mg）　1錠　分1　朝

定期的にCTなどの画像検査を行い，大動脈径の拡大についてフォローアップを行う．Stanford A型，B型ともに，瘤径（55 mmないし60 mm）や急速拡大（≧5 mm/6か月）をもって手術適応とする．マルファン症候群患者においては，やや小さいサイズを手術適応とすべきとする考えもある．

■ 専門医移送の判断基準
- 急性大動脈解離においては，初診時手術適応の有無にかかわらず手術治療の可能な病院への移送が望ましい．
- 慢性大動脈解離においては，前述の如く瘤径が胸部で55 mmないし60 mm，腹部で50 mmが一般的な手術適応である．その径に到達する前に余裕をもって心臓血管外科のある施設に紹介する．

大動脈炎症候群（高安動脈炎）
Aortitis syndrome（*Takayasu arteritis*）

安藤太三　藤田保健衛生大学教授・心臓血管外科

【概念】
大動脈炎症候群は，大動脈およびその基幹動脈，冠動脈，肺動脈に生じる大血管炎である．欧米では報告者の名前から高安動脈炎と称される場合が多い．本症は厚生労働省の特定疾患に指定されており，日本をはじめとするアジア地域に多く，20〜50歳代の女性に好発する．

【病因，病態】
1．病因
本症の病因は遺伝素因も指摘されているが，依然として不明のままである．従来より細胞性免疫の関与による血管障害が指摘されてきた．免疫学的異常を来す最初の引き金として，何らかのウイルス感染などのストレスがあり，炎症の進展に伴いT細胞が主体となった血管組織の破壊が生じると推定されている．

2．病態
本症は弾性動脈に限られた中膜・外膜の病変を主体とする．病変は中膜外側よりに始まり，内膜，外膜へと進展し，内膜肥厚，中膜弾性線維の破壊，外膜肥厚を来す．病理学的には血管浮腫と炎症性細胞浸潤をみる急性期と，線維性内膜増殖・中膜破壊線維化，外膜肥厚瘢痕からなる慢性期に分けられる．

3．病型分類
病変の存在部位により4型に分類される．
　Ⅰ型：弓部分枝の狭窄性病変（古典的脈なし病）
　Ⅱ型：胸部腹部大動脈の狭窄（異型大動脈狭窄型），
　Ⅲ型：弓部分枝と胸腹部大動脈およびその主要分枝の広範囲型
　Ⅳ型：拡張病変型

血管造影による分類法もあり，5型に分けてさらに冠動脈，肺動脈の病変を加味している．

【診断のポイント】
本症の診断は臨床症状・身体所見と血液生化学検査所見を加味して，画像診断（DSA，CT，MRA）によって行う．大動脈の病理組織所見から確定診断されることもある．

1．主要症状
頭部虚血症状（めまい，失神発作），上肢虚血症状（脈拍欠損，上肢易疲労感），心症状（息切れ，狭心症状），呼吸器症状（呼吸困難，血痰），高血圧，眼症状（視力障害，失明），下肢症状（間欠跛行，脱力，下肢易疲労感），全身症状（発熱，全身倦怠感）など．

2．身体所見
上肢の脈拍ならびに血圧異常（橈骨動脈の脈拍減弱，消失，著明な血圧左右差），下肢

の脈拍ならびに血圧異常（大腿動脈の拍動減弱，上下肢血圧差），頸部・腹部での血管雑音，心雑音，若年者の高血圧，眼底変化（低血圧眼底，視力低下），炎症所見（微熱，頸部痛，全身倦怠感）など．

3．検査所見

炎症反応（赤沈亢進，CRP 促進，白血球増加，γグロブリン増加），貧血，免疫異常（免疫グロブリン増加，補体増加），凝固亢進（線溶異常），HLA-B52，B39 が有意に頻度が高い．

4．画像診断

大動脈石灰化，胸部大動脈壁肥厚，弓部分枝の動脈閉塞・狭窄，下行・腹部大動脈のびまん性狭窄，拡張性病変（上行大動脈，大動脈弁閉鎖不全の合併，腕頭動脈，下行大動脈），肺動脈病変，冠動脈病変など．

【鑑別疾患】

動脈硬化症，炎症性腹部大動脈瘤，血管性ベーチェット病，梅毒性中膜炎，側頭動脈炎（巨細胞性動脈炎）などがある．

【治療法】

1．内科的治療

a．活動期

ステロイド療法がゴールデンスタンダードであり，ステロイド治療の反応性は良好である．

初期投与量：プレドニゾロン 20～30 mg/日，年齢・体格などを考慮して増減．

初期治療開始後 2 週間以上の臨床症状および検査所見の改善を確認できれば，5 mg/2 週程度の割合でステロイドを漸減する．

維持量：プレドニゾロン 5～10 mg/日．可能であれば離脱を試みる．

ただし，HLA-B52 陽性患者はステロイド抵抗性を示し，高用量を必要とすることが多い．ステロイド抵抗例，あるいは副作用により減量を余儀なくされる症例では，免疫抑制薬を投与する．

b．慢性期

炎症の消退期では高血圧と狭窄性病変への対策が必要となる．高血圧は本症の予後に影響するので，降圧療法を行う．狭窄性病変では血栓予防のため抗血小板薬や抗凝固薬を投与することもある．

2．外科的治療

本症に対する手術は，原則的に炎症の非活動期でステロイド非使用時に行う．

症状により急ぐ必要のある場合には，ステロイドで炎症を血沈 30 mm/時以下，CRP 1.0 mg/dL 以下に抑えてから行う．

術後も炎症反応を認める症例では，縫合不全の予防のためにステロイド投与を行い，炎症の鎮静化と再燃防止を図る．再建部位と残存大動脈は年 1 回の体部 CT を行って経過観察していく．

a．心臓と拡張性病変の外科的治療

① 心臓の病変

大動脈弁逆流は大動脈弁尖が肥厚，短縮して生じる．弁逆流が 3/4 以上の症例で弁置換術を考慮する．通常機械弁を用いるが，高齢者や妊娠を希望する若い女性には生体弁を用いる．炎症がコントロールできない場合には，基部拡大がなくても弁付き人工血管置換（Bentall 法）を行う．

狭心痛を伴い冠動脈に有意狭窄を有すれば，冠血行再建術を行う．冠動脈バイパス術を施行する場合には，グラフトの選択と中枢側吻合部位を慎重に選択する．本症の冠動脈病変は入口部に多いのが特徴的であり，入口部内膜摘除や入口部パッチ拡大術が有効な症例もある．肺動脈狭窄が生じて肺高血圧を呈すれば，心膜を用いたパッチ拡大術か人工血管置換を施行する．

② 大動脈の拡張性病変

胸部大動脈瘤の手術の適応は，体部 CT 検査にて最大短径が 50 mm 以上，拡大傾向が著しい瘤，破裂および症状を有する大動脈瘤である．大動脈が全周性に石灰化している症例では手術適応を慎重に行う．

大動脈基部拡大は弁付き人工血管置換（Bentall 法）を行うが，本症では自己弁温存

術式は施行しないほうがよい．上行弓部は紡錘状に拡大することが多く，上行部分弓部置換術か上行弓部全置換術を胸骨正中切開にて行う．下行大動脈にも拡張性病変を認める症例では，elephant trunk 法を用いて二期的手術に備える．遠位弓部大動脈から腹部大動脈に連なる広範な大動脈瘤では，2回または3回に分けた staged operation を考慮する．高安動脈炎に大動脈解離が合併するのは稀である．

b．狭窄性病変の外科的治療

外科的治療としてバイパスが標準術式であるが，吻合部動脈瘤が高率であるとされ，長期経過観察が重要である．血管内治療では，分枝血管病変では再狭窄が多く，ステント併用による成績改善は認めない．限局性病変や high risk 例が主な適応と考えられる．

❶弓部分枝病変

症候性脳虚血または三分枝すべての有意狭窄が適応で，負荷 SPECT や PET による脳虚血の証明が有用である．上行大動脈からの人工血管によるバイパスが，開存弓部分枝からのものより遠隔開存率がよい．特有な術後合併症に hyperperfusion syndrome がある．

❷異型大動脈縮窄症

自然予後不良であり，手術適応となる．大動脈-大動脈バイパスが侵襲と効果の兼ね合いから推奨される．腹部分枝同時再建が必要な場合も多く，術後血圧が正常化しない症例の予後が不良である．

❸腎動脈病変

心不全，不安定狭心症，腎血管性高血圧，腎機能低下などが適応となる．バイパス，ステント留置術と異所性自家腎移植が行われており，腎移植は複数の分枝に病変が及ぶ場合に用いられている．

【予後】

高安動脈炎は MRA や CT による検査の普及により早期発見・早期治療が可能となり，予後が著しく改善している．予後を決定する重要な病変は，腎動脈狭窄，大動脈縮窄，大動脈弁閉鎖不全，動脈瘤などで，それらを有する症例では早期からの適切な内科治療，および適応例では外科治療により，長期予後の改善を図るべきである．

■ 専門医へのコンサルテーション

- 本症は大動脈とその主要分枝および肺動脈，冠動脈に狭窄，閉塞または拡張病変をきたす原因不明の非特異性炎症性疾患であり，血管狭窄・閉塞による血流障害と拡張による動脈瘤が問題となるため，専門医の診療を要する．血管造影(DSA)や 3D-CT によって血管の狭窄および拡張病変の有無の検索を施行することにより，早期発見・早期治療が可能となり，予後が著しく改善した．

■ 患者説明のポイント

- 無症状で経過する例から早期に種々の症状を合併する症例まで多彩である．厚生労働省の特定疾患に指定されている．男女比は約1：9で女性に多く，その初発年齢は20歳前後にピークがあるが，現在の年齢分布は50歳代が多い．ステロイド療法がゴールデンスタンダードであり，手術前後のステロイド投与の重要性と，再建部位と残存大動脈の経過観察の必要性を理解してもらう．ステロイド抵抗例，あるいは副作用により減量を余儀なくされる症例では免疫抑制薬を投与するが，使用にあたっては十分なインフォームド・コンセントと，有害事象の発生に対する十分な注意が必要である．

■ 医療スタッフへの指示

- 病変の生じた血管領域により臨床症状が異なるため多彩な臨床症状を呈する．本症に特異的な血液，生化学検査はない．CRP や血沈，白血球数，γグロブリン，貧血の有無から高安動脈炎の活動性の評価を行う．確定診断は画像診断(DSA，CT，MRA)によって行う．若年者で血管造影によって大動脈とその第一次分枝に閉塞性あるいは拡張性病変を多発性に認めた場合

は，炎症反応が陰性でも高安動脈炎を第1に疑う．これに炎症反応が陽性ならば，高安動脈炎と判断する．

感染性大動脈炎，その他の大動脈炎

Infective aortitis and Aortitis in systemic diseases

安藤太三　藤田保健衛生大学教授・心臓血管外科

I．感染性大動脈炎

【概念】

感染性大動脈炎（大動脈瘤）は狭義には，感染性因子により大動脈に炎症をきたし，瘤が形成されたものである．広義にはこれに加え大動脈瘤があるところに感染を来したものを含む．感染性因子には梅毒や結核などの特異性炎症によるものと，その他の細菌や真菌による大動脈炎がある．

【梅毒性大動脈炎】

1．病態

本症は晩期梅毒病変の1つで，罹患10〜30年後に発症するが，ペニシリン療法の導入によって激減した．年齢では40〜60歳代に多い．梅毒による大動脈病変には，①無症候性大動脈炎，②梅毒性大動脈瘤，③梅毒性大動脈弁閉鎖不全，④梅毒性冠動脈口狭窄がある．大動脈瘤は本症の最も多い合併症で，40％の頻度でみられる．病変部位では上行大動脈に多く，次いで弓部大動脈，下行大動脈にあり，腹部大動脈や弓部分枝動脈にもみられる．動脈瘤の形状は囊状を呈することが多く，破裂例が多い．

2．診断

胸部X線写真，CT，MRI，大動脈造影などの画像検査で大動脈の拡張を認め，血清梅毒反応が陽性であれば梅毒性大動脈瘤が疑われ，確定診断は病理組織診断で行われる．

3．治療法

早期にはペニシリン治療を行うが，早期に適切な治療が行われれば予後は良好である．

大動脈瘤の最大短径が50 mm以上であれば，梅毒に対する化学療法を行いつつ，通常の動脈硬化性大動脈瘤に準じて動脈瘤切除と人工血管置換を行う．

【結核性大動脈炎】

1．病態

結核性大動脈炎はストレプトマイシンなどの抗結核薬の出現によって，肺結核やその他の臓器結核の減少とともに極めて稀なものとなった．本症は隣接する結核病巣から大動脈外膜を経て中膜まで波及したものがほとんどであり，破裂あるいは仮性動脈瘤の形態をとり，予後不良のことが多い．

結核による大動脈瘤の好発部位は胸部と腹部で，胸部は肺結核，脊椎カリエスが主病巣となり，腹部では脊椎カリエス，冷膿瘍から大動脈へ波及する場合が多い．

2．診断

画像検査で大動脈の拡大を認め，肺結核や脊椎カリエスを基礎にもつことでなされる．大部分の症例で活動性の結核病巣が，肺やその他の臓器に存在している．血管壁に中膜弾性線維の断裂，類上皮細胞を伴った肉芽組織，乾酪壊死巣などの組織所見があることで確定診断される．

3．治療法

結核性大動脈瘤は診断がつきしだい可及的早期に外科治療を行う．手術方法は人工血管置換が通常施行されるが，局所の感染のコントロールが困難な場合には extraanatomical bypass（上行大動脈‐腹部大動脈バイパス，腋窩動脈‐大腿動脈バイパスなど）も行われる．外科治療と並行して抗結核薬を投与し，結核に対する治療を行うことも重要である．

【感染性大動脈瘤】

1．病態

感染性動脈瘤は次のように分類される．①感染性動脈塞栓による動脈瘤（いわゆる mycotic aneurysm），②細菌性動脈炎からの動脈瘤，③既存の動脈瘤への感染，④外傷性感染性仮性動脈瘤．また，病原菌は頻度順からサルモネラ菌，ブドウ球菌，連鎖球菌，その他に分けられる．大動脈領域に発生した感染性大動脈瘤の発生頻度は比較的まれで，大動脈瘤全体の 0.7〜3% とされている．

2. 診断ポイント

感染性大動脈瘤の症状としては，大動脈瘤による症状は認めないことが多く，発熱や血液検査で感染所見を呈することが多い．瘤が大きいと胸痛，背部痛や腹痛など破裂あるいは切迫破裂を示唆する症状を訴える．

胸部 X 線や体部 CT で胸部大動脈瘤や腹部大動脈瘤を有する患者で，発熱を認め，血液検査で白血球増多，赤沈値の亢進や CRP 陽性などの炎症所見があれば感染性大動脈瘤を疑う．抗生物質が投与されている場合には，血液培養が陰性のことがある．

手術中の動脈壁細菌培養で細菌が証明されれば診断が確定できる．

画像診断では大動脈内腔から突出する囊状動脈瘤や仮性瘤を示すことが多い．

特殊な病態として大動脈-腸管瘻を形成することがある．

3. 治療法

手術時期は抗生物質で感染が鎮静化してからが望ましいが，本疾患は瘤壁が脆弱で急速に拡大して破裂を来しやすいため，画像診断で大動脈瘤の存在が確認されたら早期手術とする．

感染性胸部大動脈瘤のうち，上行・弓部大動脈瘤では動脈瘤壁まで可及的に切除して感染巣を除去した後に人工血管置換を行うが，予後は不良なことが多い．最近では homograft やリファンピシン浸漬グラフトが使用可能となっているので，成績の向上が期待される．

下行大動脈瘤や腹部大動脈瘤では感染巣を除去した後に in situ reconstruction を原則とする．この場合，大網や筋肉などで手術部位を被覆することが望ましい．

感染が十分に除去できなかったり，すでに感染が周囲の組織まで及んでいる症例では，通常の解剖学的血行再建は行わず，動脈断端は直接閉鎖して extra-anatomic bypass を施行して救命できることもある．

本疾患に対するステントグラフト挿入術の有効性は不明で，感染がコントロールされていない時期の破裂例に対する一時的な処置と考えるのがよい．

術後は起因菌に感受性のある抗生物質を長期間投与することが重要であり，吻合部動脈瘤合併に注意して厳重に患者管理を行う．

II．その他の大動脈炎

【概念】

表1に厚労省「難治性血管炎に関する研究班」による血管炎の分類を示した．ここでは続発性血管炎のベーチェット病の血管病変と膠原病関連大動脈炎について述べる．

【血管ベーチェット病】

1. 病態

ベーチェット病はわが国をはじめ東洋に多くみられ，西欧諸国では極めて稀とされている．ベーチェット病は慢性遷延性経過をたどる全身性炎症性疾患であり，口腔粘膜の再発性アフタ性潰瘍，外陰部潰瘍，眼病変および皮膚病変などを主症状とするが，このほか関節，血管系，腸管，中枢神経など全身の広範

表1 厚労省「難治性血管炎に関する研究班」による血管炎の分類

1. 原発性血管炎
   大型動脈炎：高安動脈炎，側頭動脈炎
   中型動脈炎：結節性多発動脈炎，川崎病
   小型動脈炎：ウェゲナー肉芽腫症，アレルギー性肉芽腫性血管炎など
2. 血管炎類縁疾患
   バージャー病，炎症性腹部大動脈瘤，抗リン脂質抗体症候群など
3. 続発性血管炎
   ベーチェット病の血管病変，膠原病関連血管炎，感染性大動脈炎など

な部位に病変を生じる．血管病変を有するものを血管ベーチェット病と呼ぶが，閉塞性病変(静脈血栓症，動脈閉塞)と拡張性病変(動脈瘤，大動脈弁膜症)を伴う．病理像は大型動脈では動脈中膜炎，静脈系は血栓性静脈炎が主体である．

2. 診断のポイント

本症の診断では，血管病変とともにベーチェット病そのものの診断を行う必要がある．厚生労働省研究班のベーチェット病診断の手引きの臨床診断基準に則って行う．血管ベーチェット病は，全ベーチェット病患者の5〜10％にみられ，好発年齢は30歳代で男性に約4〜7倍多く，病変型では不全型に発症することが多い．

3. 治療方針

本症の治療では，血管の炎症病変に対する治療と，障害血管の支配領域の諸臓器への対策を考慮する．全身の炎症所見や血清 CRP 値によって，コルヒチンや非ステロイド抗炎症薬の投与を行う．これにより炎症が抑制されない場合は副腎皮質ステロイドや免疫抑制薬の投与を行う．本症では合併症を考えると，可能であれば外科的処置は控えることが重要である．

4. 治療法

静脈閉塞は保存療法を行う．急性期にはヘパリン，ウロキナーゼ投与を行い，再発防止のため発症から3か月間はワルファリンを投与する．

動脈閉塞は急性期には血栓摘除，慢性期で症状が高度であれば血行再建を行う．

動脈瘤は動脈硬化性と異なり，急激に発症して圧迫症状や疼痛などの症候性動脈瘤を呈し，仮性瘤を形成する場合が多い．発生部位は四肢末梢動脈，頸動脈，腕頭動脈，鎖骨下動脈，胸部大動脈や腹部大動脈など全身の動脈に発生する．動脈瘤を診断したら瘤径が小さくても手術適応とする．本症の血管壁は脆弱なため術後縫合不全を合併しやすいので，補強吻合などの工夫が必要である．

大動脈弁閉鎖不全の合併は稀であり，上行大動脈の拡大を伴うことが多い．大動脈弁置換術の成績は不良であり，弁付き人工血管にて大動脈基部再建を行ったほうが，valve detachment の防止となる．

5. 予後

血管ベーチェット病の予後については，はっきりとした統計はない．ベーチェット病の死因の約20％が血管病変によるとされる．静脈閉塞や末梢動脈閉塞の予後は比較的良好である．動脈瘤の予後は特に不良で，他の原因による動脈瘤よりも破裂しやすい．また，術後は吻合部仮性瘤の危険性が大きい．弁置換後も valve detachment を合併しやすいので，手術後はステロイド療法をはじめとする厳重な炎症のコントロールが必要である．

【膠原病関連大動脈炎】

1. 病態

膠原病と関連する大動脈炎は臨床的に特異的な所見に乏しく，それほど多くは経験されない．

膠原病と関連する大動脈炎は原疾患として強直性脊椎炎，リウマチ熱，関節リウマチ，全身性エリテマトーデスなどの膠原病，および膠原病関連疾患に合併した大動脈炎である．

一般に強直性脊椎炎は進行性両側仙腰性関節炎症状(胸痛，腰痛，運動制限など)，関節リウマチは多発性関節症状を示し，大動脈弁閉鎖不全，大動脈瘤，冠動脈狭窄による諸症状をきたす．リウマチ熱では発熱，関節炎症状などの症状の出現に加えて，心膜炎や弁膜症の症状をみる．

これらの疾患での心血管系の特徴は，強直性脊椎炎では大動脈弁輪の拡張，線維性肥厚，局所的炎症による大動脈弁閉鎖不全，Valsalva 洞壁の炎症が多くみられる．リウマチ熱による大動脈炎は内膜炎か，中・外膜も冒され，大動脈壁の肥厚，特に拡張，瘤を生じ，そのほとんどで典型的な僧帽弁，大動脈弁のリウマチ性病変が共存する．関節リウ

マチの大動脈炎は3層の大動脈壁に炎症性細胞浸潤を伴った汎動脈炎の形態をとる．

2. 診断のポイント

膠原病と関連する大動脈炎の診断は，原疾患の診断を正確に行えばそれほど難しくはない．原疾患の診断や鑑別に関しては，おのおのの疾患の診断基準を参考にして進めていく．

大動脈炎による弁尖の異常，大動脈弁閉鎖不全の程度，大動脈基部の形態異常や冠動脈病変の有無は，心エコー，CT，MRI，心血管造影法などで診断する．

3. 治療

リウマチ熱，関節リウマチに伴う大動脈炎には対応した治療(薬剤，手術)を行う．強直性脊椎炎の治療の基本は非ステロイド性抗炎症薬の投与と理学療法であるが，時に大動脈弁置換を要することもある．

4. 予後

リウマチ熱では弁膜症の進展により予後が決まる．関節リウマチでの大動脈炎の頻度は少ない．強直性脊椎炎の心血管病変はわが国ではまれである．

■ 専門医へのコンサルテーション

- 感染性大動脈炎やその他の大動脈炎はそれほど多くは経験されない．よって，本症の可能性を診断されたら専門医を受診する．CT，MRIによる早期診断と確定診断が重要となる．また，血管ベーチェット病や膠原病では専門的内科治療を要することが多い．

■ 患者説明のポイント

- 早期に適切な治療が行われれば予後は良好である．大動脈瘤は破裂すると手術成績が非常に不良となる．本疾患による大動脈瘤は瘤壁が脆弱で急速に拡大して破裂を来しやすいため，画像診断で大動脈瘤の存在が確認されたら早期手術とする．感染性大動脈瘤の術後は起因菌に感受性のある抗生物質を長期間投与することが重要である．血管ベーチェット病の術後は縫合不全による吻合部仮性瘤の危険性が大きいため，手術後はステロイド療法をはじめとする厳重な炎症のコントロールが必要である．

■ 医療スタッフへの指示

- 感染性大動脈瘤は比較的稀な疾患で，大動脈瘤による症状は認めないことが多い．続発性血管炎のベーチェット病の血管病変と膠原病関連大動脈炎は非常に稀な疾患であり，膠原病と関連する大動脈炎は臨床的に特異的な所見に乏しい．本症では確定診断の困難さがあることを理解する．原疾患の診断や鑑別に関しては，おのおのの疾患の診断基準を参考にして進めていく．

大動脈の腫瘍
Tumor of the aorta

安達秀雄　自治医科大学教授・さいたま医療センター・心臓血管外科

【概念】

大動脈由来の原発性腫瘍は極めて稀である．一方，呼吸器や縦隔から発生した悪性腫瘍が大動脈に浸潤することは時々みられる．臨床的には，後者の症例に遭遇する機会が多い．大動脈の原発性腫瘍と，悪性腫瘍(特に肺癌)の大動脈浸潤に大別して，その病理，診断，治療と予後について述べる．

Ⅰ. 大動脈の原発性腫瘍

【頻度と病理】

大動脈原発の悪性腫瘍は極めて稀で，大動脈肉腫が約100例，肉腫を除く大動脈原発腫瘍が約100例報告されているにすぎない．年齢は3か月〜75歳まで幅広く発生し，平均年齢は約60歳である．胸部大動脈と腹部大動脈にほぼ均等に発生している．大動脈肉腫は，病理学的には血管肉腫，線維肉腫，平滑筋肉腫，粘液肉腫などであるが，分類不明の肉腫とされている例もある．診断の確定は死

亡後の病理解剖でなされている例が多い．生存中に診断された例では塞栓症を来して，塞栓物の病理診断が行われ，手術標本あるいは死亡後の剖検で病理が確認されている．

【部位と診断】

　大動脈の原発性腫瘍は大動脈内膜に発生するタイプが多く（70％），腫瘍性の塞栓症を主症状としている．塞栓症を来した例では塞栓除去により塞栓物の病理診断を行い，腫瘍性塞栓である場合は，原因疾患を検索する．塞栓症はしばしば下肢動脈や腹部主要分枝に反復して発生する．ほかに悪性腫瘍の可能性がなく，CT検査や大動脈造影検査で大動脈内に不整な腫瘍性陰影が認められた場合には大動脈の腫瘍を疑う．

　一方，中膜あるいは外膜に発生するタイプ（30％）では，局所の腫瘍による圧迫を主症状とする．発育は浸潤性であり，完全な除去は難しいことが多い．

【治療と予後】

　塞栓症が発生した場合には，Fogartyカテーテルなどを用いて塞栓除去を行う．除去された塞栓物は病理診断を行う．大動脈の腫瘍の範囲が確認された例に対しては，腫瘍浸潤を来した大動脈を切除し，人工血管置換術を行っている例がある．しかし，治療成績は一般に不良で，多くは1年以内に死亡している．文献上5年以上の生存例の報告はほとんどない．化学療法や放射線療法もほとんど無効とされ，有力な治療手段に乏しく，予後は一般に不良である．

Ⅱ．大動脈への悪性腫瘍の浸潤

【頻度と病理】

　肺癌（T4）や縦隔の悪性腫瘍が進行し，大動脈に浸潤することがある．これらを完全に切除しようとすると，大動脈の合併切除が必要となる．しかし，肺癌手術のなかで大動脈を同時に切除した症例は少なく，わが国で積極的に合併切除を行っている施設でも，数例〜十数例の症例数をもっているにすぎない．組織型では腺癌，扁平上皮癌のいずれの症例も報告されている．大動脈浸潤例では，浸潤範囲の確定が難しいこと，広範囲の大動脈切除には循環補助手段を必要とし，侵襲が過大となること，大動脈を切除しても必ずしも予後が良好ではないことなどのため，症例数が増加しないものと思われる．

【部位と診断】

　大動脈に浸潤した進行肺癌での大動脈切除部位は，遠位弓部から下行大動脈にかけてが多い．こうした症例での腫瘍の浸潤方向は，弓部内側〜左側壁方向，あるいは遠位弓部前面〜左鎖骨下動脈にかけてが多く，弓部内側，あるいは遠位弓部のパッチ修復術がなされている．半周以上にわたる切除が必要な場合は人工血管置換術が行われている．診断では，造影CT，MRI，大動脈造影，静脈造影などを行って，腫瘍と大動脈および周囲組織との関係をできるだけ詳細に検討する．最終的には術中の判断によるとしても，術前に画像診断を駆使して腫瘍の浸潤範囲を診断し，あらかじめ十分な検討と準備をする必要がある．

【補助手段と予後】

　部分遮断鉗子を大動脈に使用して切除できる範囲はごく限られている．大動脈切除には通常何らかの補助手段を必要とする．一時バイパスを用いて大動脈遮断を行うことも可能であるが，流量のコントロールができない欠点をもつ．また，切除部位の中枢・末梢の双方に人工血管を縫着しなければならず，煩雑である．大動脈の合併切除では，下行大動脈置換術の際に使われる部分体外循環を補助手段に用いていることが多い．ただし，切除後の予後は必ずしも良好ではなく，2年以上の生存は20〜30％とされる．しかし，5年以上の長期生存例の報告もあり，手術の適応，術式については今後も検討を要する．

■ 専門医へのコンサルテーション

・大動脈の切除にあたっては，心臓血管外科医との共同作業となることが多いので，術

前によく打ち合わせ，補助手段などについて準備しておく必要がある．

大動脈の外傷
Trauma of the aorta

安達秀雄 自治医科大学教授・さいたま医療センター・心臓血管外科

【概念・病態】
1. 大動脈損傷の分類

大動脈の外傷は交通事故や労働災害，あるいは転落などの事故による鈍的な外傷（非穿通性外傷）と，銃や刃物による鋭的な外傷（穿通性外傷）に分けられる．わが国では銃や刀剣類の所持が厳しく制限されているので，鋭的な外傷の頻度は少ない．臨床の現場で遭遇する頻度が多いのは，交通事故による鈍的な外傷である．

刺創や射創による穿通性大動脈損傷で動脈壁の全層が破綻した場合には，急激に大量出血から心停止に至ることが多い．しかし，ショック状態でも手術室に移送可能であった例では，手術により約半数が救命されたとの報告がある．穿通性の大動脈損傷の場合には，手術室に直行して止血に成功するかどうかが生死を分けることになる．

損傷部位からすると，胸部大動脈損傷と腹部大動脈損傷とに大別される．いずれの場合も多発外傷を伴っている場合が多いので，診断は必ずしも容易ではない．多発外傷の場合には，常に大動脈損傷の可能性を考えて診療にあたる必要がある．

2. 大動脈損傷の頻度と予後

わが国では胸部外傷のうち胸部大動脈破裂の頻度は2％とされる．こうした鈍的胸部大動脈破裂の原因の80％は交通事故で，他は転落，圧迫などである．自然予後は極めて不良で，70～80％は破裂と同時に死亡する．即死を免れた場合でも，その30％は6時間以内に，40％は24時間以内に死亡する．ただし，大動脈の内膜や中膜が断裂しても，外膜が保持されていれば大出血に至らない場合がある．こうした例は緊急手術により救命される可能性がある．なかには受傷後慢性期に移行し，仮性動脈瘤となって外科治療を受ける例がある．

外傷時の力学的因子により，胸部大動脈には破裂好発部位が認められる．胸腔内圧の上昇，大動脈の伸展，胸部の激しい振動により，大動脈固定部位に損傷が起きやすい．下行大動脈狭部（60％：動脈管索による固定），腕頭動脈起始部（20％：大動脈分枝による固定）に破裂が発生しやすい．鈍的損傷では同時に肋骨骨折や，血胸，気胸，肺挫傷などを合併することがある．また，心房や心室，あるいは上行大動脈を損傷して心タンポナーデを来すこともある．

腹部大動脈の鈍的損傷も交通事故によるものが最も多く，腹部損傷では下大静脈損傷を30％に，腎動脈損傷を20％に合併している．鈍的腹部大動脈損傷例で病院に到着し，手術に至った場合の死亡率は30％とされる．鈍的損傷でも，損傷部位より早期に大出血を来した場合には救命できない．

一方，腹部大動脈の鋭的損傷による大出血例の救命はより困難とされ，10mm以上の銃弾創では助からない．病院到着時の血圧により予後が左右され，手術治療に至った例の死亡率は50％である．腹部大動脈の鋭的損傷（主に銃弾）では小腸（70％），大静脈（30％），肝臓（25％），胃（25％）などの同時損傷が認められている．

【診断】

大動脈損傷は多発外傷を伴っている場合が多く，確定診断が遅れることがある．診断の遅れは時に致命的となる．

1. 胸部X線

胸部X線で血胸，気胸，肋骨骨折，縦隔陰影の拡大，気管の偏位などがあれば胸部損傷の証拠であるので，大動脈損傷の可能性を

考慮する必要がある．特に血胸や縦隔陰影の拡大，気管の偏位などは大動脈損傷を疑う所見であり，至急CT検査を行うべきである．

2. 造影CT検査

　大動脈損傷を疑った場合には，CT検査は最も重要かつ有用な検査方法であり，迅速に実施する．大動脈損傷の有無，大動脈と周囲組織との関係などを知ることが重要なので，多少の腎機能低下があっても，至急造影CT検査を行って必要な情報を得るようにする．大動脈損傷を見逃せば救命できないからである．CT検査で大動脈周囲の血腫，縦隔内血腫，気管の変位などが認められた場合は大動脈損傷を強く疑う．これらの所見があれば，大動脈破裂による大出血から急激な循環虚脱に陥るかもしれないことを考慮して，迅速に確定診断から治療へのプロセスを進める必要がある．大動脈の異常な変形，拡大，内膜の剝離（外傷性解離），大動脈からの血液の漏出などは大動脈損傷の確定診断となる．こうした所見の場合は致死的な大出血に至る前に，緊急手術（血管内治療を含む）を行って損傷部位を修復しないと救命できない．

3. 大動脈造影

　大動脈造影検査も確定診断に有用である．前述したように，大動脈の変形，拡大，解離，血管外への血液漏出などは大動脈損傷の所見であり，なるべく早く緊急手術を行う．大出血を来してからでは救命できない．CTで十分な情報が得られれば，血管造影検査は行わずに緊急手術は可能である．CTで大動脈損傷が疑われ，血胸などで循環動態が不安定な場合には，血管造影を行うことはかえって破裂，心停止の危険を増大させる．こうした場合は至急手術室に移送して，出血部位の修復を急いだほうがよい．

4. エコー検査

　エコー検査も有力な検査方法である．エコー検査の最大の利点は，患者のベッドサイドで直ちに検査が可能なことである．特に腹部損傷の場合は，肝損傷や脾損傷，また腎損傷などを合併することが多いので，腹部エコー検査によりそれらの検索と同時に腹部大動脈を検査する．腹部大動脈の拡大，変形，周囲の血腫の存在は腹部大動脈損傷の所見である．

　心エコー検査は胸部損傷の場合に必須であり，心タンポナーデや大動脈解離の有無，心機能の評価，心室・心房や各弁膜の異常の有無を検索することができる．ベッドサイドで直ちに検査できるので，すぐに行うようにする．弓部〜下行大動脈は体表からは描出できない．もし，食道損傷の恐れがない場合は，経食道エコー法により弓部〜下行大動脈の詳細な検索も可能である．術中エコー検査は，開胸，開腹時には極めて有用で，修復部位の決定，術式の確定に必要な情報が得られる．大動脈損傷が疑われる場合は，開胸あるいは開腹して術中エコーにより確定診断が得られる．

5. MRI検査

　MRIは空間分解能が向上し，検査スピードも格段に早くなり，血管系の検索には有力な検査方法となっている．従来の血管造影検査に取って代わる可能性がある．ただし，現在のところ検査には強力な磁場を必要とするので，外傷の緊急症例には使いにくい．

【治療方針・治療法】

1. 下行大動脈損傷

　外傷性大動脈損傷の基本的治療手段は外科手術である．近年はステントグラフト治療によって良好な成績が報告されている．

　胸部大動脈損傷では，近位下行大動脈（狭部）の損傷が最も多いので，オープン手術の場合は左開胸でアプローチする．修復は人工血管置換術を基本とするが，損傷部位が狭い範囲に限局しているときは直接に端々吻合が可能な場合もある．単純遮断で修復できる場合もあるが，多くは補助手段を使用する．補助手段には遠心ポンプを使用した左房脱血-下行大動脈送血による左心バイパス，あるいは大腿静脈脱血-大腿動脈送血による部分体

外循環のいずれかを選択する．いずれの場合でもヘパリン投与は50～100 IU/kg程度として，出血傾向を抑える（部分体外循環では抗血栓性回路を使用する）．狭部損傷の場合は，中枢側遮断鉗子を左総頸動脈と左鎖骨下動脈との間にかけることが多い．末梢側は健常な下行大動脈の部位とする．人工血管はシールドグラフトを使う．中枢側の遮断が難しい場合には，低体温循環停止下に中枢側開放吻合（open proximal anastomosis）を行うこともできる．他臓器損傷による活動性の出血がない例には，有力な方法である．

近年ステントグラフトを用いて，血管内より損傷部位を修復する試みがなされ，良好な成績が報告されている．左開胸による侵襲や出血傾向を回避できる優れた方法と考えられ，普及しつつある．緊急例に対応できるデバイスの改良，普及が望まれる．重度の多発外傷や外傷性出血を伴う場合は，ステントグラフト治療が第一選択となるであろう．

2. 弓部大動脈損傷

腕頭動脈起始部の損傷の場合には，弓部大動脈の修復が必要なので，通常は人工心肺を使用して全身を冷却し，循環停止下に損傷部を修復している．筆者らの経験でも，手術前の血行動態が安定していれば，良好な結果が得られている．ただし，ヘパリン投与が必要であり，多発外傷の場合は，出血傾向を助長する危険性がある．しかし，弓部損傷では，修復に成功しない限り救命することはできないので，積極的なアプローチが必要である．

3. 腹部大動脈損傷

腹部大動脈損傷では，なるべく早く損傷部位の中枢の大動脈を遮断して出血をコントロールすることが重要である．小腸などの腹部臓器を合併損傷している可能性が高いので，腹部正中切開でアプローチする．必ずしも人工血管置換術が必要なわけではなく，損傷部位を直接に縫合修復できることも多い．ステントグラフトによる治療も有力な選択肢となっている．

■ 医療スタッフへの指示
- 急激に循環動態が悪化して，出血性ショックから心停止に至ることが稀ではないので，救命のためには診断，治療を迅速に行う必要がある．
- 医療スタッフは人手を集め，患者家族への説明，緊急手術の準備，輸血の手配などを手わけして迅速に行い，心停止に陥る前に手術治療（ステントグラフト治療を含む）を開始できるようにしたい．

マルファン症候群
Marfan syndrome

師田哲郎　東京大学講師・心臓外科

【概念】

マルファン症候群（MFS）は，1896年Antoine Marfanにより報告された骨格異常小児症例〔Un cas de deformation congénital des quatre membres plus prononcée aux extremités caracterisée par l'allongement des os avec un certain degré d'amincissement. Bull Mem ou Mens Soc Méd Hôp (Paris) 13: 220-226〕を端緒とし，20世紀になりその他の身体的特徴が次々と発表され，症候群として確立された．特徴的な心血管病変ゆえに自然予後は不良であり，その診断意義は高い．現在では，Ghent診断基準により決定され，後述される類縁疾患との鑑別も遺伝子解析の進歩に伴い明確となった．

【診断のポイント】

❶病態

高身長・長四肢/指趾・漏斗胸・側彎といった骨格異常，大動脈拡張や僧帽弁逸脱などの心血管病変，水晶体脱臼などの眼症状を主徴とする結合織疾患である．常染色体優性遺伝で，約5,000～20,000人に1人の発症率とされるが，20～30％の症例では遺伝関係が明らかでない．

表1　Ghent 診断基準（2010 年改訂版）

家族歴がない場合
1．Ao（Z≧2）AND EL＝MFS
2．Ao（Z≧2）AND FBN 1＝MFS
3．Ao（Z≧2）AND Syst（≧7 pts）＝MFS*
4．EL AND FBN1 with known Ao＝MFS

家族歴がある場合
5．EL AND FH of MFS（as defined above）＝MFS
6．Syst（≧7 pts）AND FH of MFS（as defined above）＝MFS*
7．Ao（Z≧2 above 20 yrs old，≧3 below 20 yrs）＋FH of MFS（as defined above）＝MFS*

Ao：バルサルバ洞の拡大または大動脈基部の解離
Z：Z-score，Z≧2 とは正規分布集団のうち高値 2.3％ 程度に相当，なお人種・性・体格・年齢を網羅した具体的数値は得られていない
EL：水晶体脱臼
FBN1：*FBN1* 変異
Syst：身体兆候スコア（表1付）

*著者訳注：類縁疾患である SGS，LDS または vEDS を除外すること，もしこれらの特徴を示す場合には，TGFBR1/2，コラーゲン生化学，COL3A1 検査を施行すること

表1付　身体徴候スコアシート（著者訳，加筆）

兆候	点	入力
手首サインかつ親指サイン	3	
手首サインまたは親指サイン	1	
鳩胸	2	
漏斗胸または胸郭の非対称性	1	
下肢の変形	2	
扁平足	1	
気胸	2	
硬膜嚢状拡張	2	
寛骨臼突出	2	
上半身長/下半身長比低下かつ上肢長/身長比上昇	1	
側彎症または胸腰椎後彎症	1	
肘関節伸展障害	1	
特徴的顔貌5項目中3項目（長頭症，眼球陥入，眼瞼下垂，頬骨低形成，下顎後退症）	1	
皮膚線条	1	
近視	1	
僧帽弁逸脱	1	
合計		

結合織異常の本体は fibrillin という microfibril の構成蛋白質異常で，1991 年に染色体 15q21.1 に局在する責任遺伝子 *FBN1* が発見された．しかし，同一の遺伝子（genotype）異常であってもその表現型（phenotype）は様々である．かつては身体的特徴のみでは確定診断できない症例を不全型（forme fruste）と称していたが，現在の基準では遺伝子異常があっても大動脈病変が基準に満たない場合には潜在的（potential）MFS と称するようになった．

❷ **Ghent 診断基準**（2010 年改訂版，表1，下記にて閲覧可能）

http://www.marfan.org/marfan/4265/2010-Revised-Ghent-Nosology

Ghent 診断基準 2010 年改訂版は，家族歴・バルサルバ洞拡大・水晶体脱臼，および *FBN1* 変異に重点が置かれたことが主たる改訂点である．例えば，家族歴があればバルサルバ洞拡大のみで診断は確定するし，家族歴がなくともバルサルバ洞拡大に *FBN1* 変異を伴えば確定である．骨格異常などの身体兆候はスコア化され，7点以上の場合にのみ有意とされた．なお，小児（20歳未満）においてはより厳格な基準として安易な診断を回避すべく配慮されている．

【マルファン症候群の心血管病変】

❶ **大動脈弁輪拡張症，大動脈弁閉鎖不全症**（図1a）

a．概念

大動脈弁輪拡張症（AAE）は 1961 年に Ellis らにより命名された，バルサルバ洞を中心とした上行大動脈の拡張病変である．古典的には"洋梨状"の形態とされるが，MFS においてはバルサルバ洞の限局した拡大であることが多い．大動脈弁閉鎖不全症（AR）を来す原因は，ST-junction での弁交連部の開排による弁口中心部の接合不全が大半で，通常弁尖自体は菲薄化以外の変性は認めない．拡張病変自体は無症状であっても，解離や心不全を来す危険性を有する．

b．診断

診断はエコーが最適である．径観察のみであれば CT でも可能であるが，若年者では長

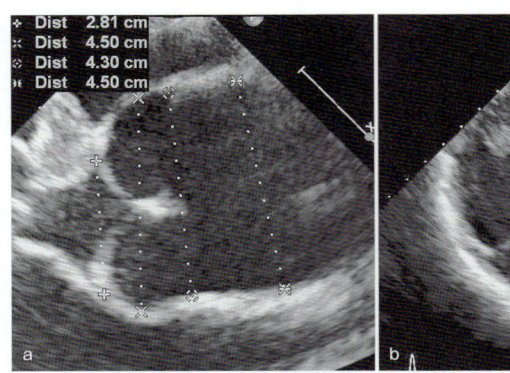

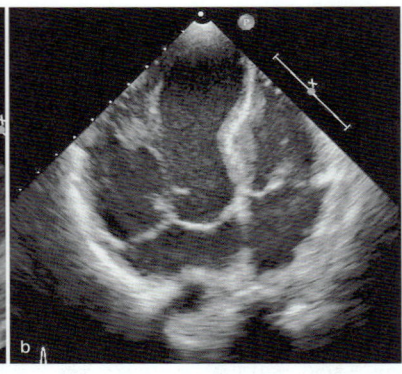

図1　14歳男児の経胸壁心エコー所見
a．バルサルバ洞から上行大動脈にかけて拡張を認める．
b．僧帽弁は弁尖が余剰となり大きく逸脱している．

期反復撮影の被曝を考慮しなくてはならない．正常症例では年1回，拡大傾向を認める症例では6か月毎に経過観察を行う．聴診における to-and-fro murmur は重要であり，拡張期雑音の大きさは AR 重症度とよく相関する．

c．治療方針

軽症例の治療は，β遮断薬あるいは ARB を用いるが，その優劣は今後の研究が待たれる．進行例では基本的に外科的修復が必要である．

手術適応は大動脈径と AR 重症度との双方で決定され，重症 AR では径も適応径に達していることが大半である．通常の AAE では径5〜5.5 cm を手術適応とするが，MFS に伴う AAE では径4.5〜5 cm をもって適応とし，解離/破裂の家族歴を有する症例ではさらに早期の手術も考慮すべきである．この適応拡大の理由は，近年急速に普及しつつある自己弁温存大動脈基部置換術（David 手術）が良好な中期遠隔成績を出していることにある．AR に関しても，通常の手術適応より早期の手術により自己弁の変形が進行する前に弁温存手術を施行できるという利点がある．

❷ 僧帽弁逸脱症，僧帽弁閉鎖不全症（図1b）

a．概念

MFS において僧帽弁逸脱症（MVP）は高頻度に認められるが，外科治療を要する症例はそれほど多くない．原因は膠原線維の断裂や粘液変性で，腱索断裂あるいは弁尖の余剰が逸脱を生ずる．症状としては胸痛や動悸などを伴い，重症逆流例では心不全に至る．

b．診断

診断はエコーが最適であり，通常は年1回，生理的範囲を超えた逆流を認める症例では6か月毎に経過観察を行う．

c．治療

治療は，閉鎖不全症がなければ原則として不要であり，胸痛や動悸に対してはβ遮断薬が有効なことがある．心不全徴候の出現，左室駆出率の低下，左室径拡大（収縮末期径40 mm）を認めた時点で外科的修復を考慮する．僧帽弁形成術が多くの症例で可能であり，小児例も含め術後遠隔期成績は良好である．

❸ その他

a．大動脈解離

詳細は別項に譲る．MFS では発症時の疼痛の既往が明らかでない症例もあり，問診時に注意を要する．

b．肺動脈瘤

　肺動脈瘤は稀な疾患である．エコーの際に肺動脈もチェックしておくとよい．

c．不整脈

　MFSに致死的不整脈を合併することはいまだ認知度が低い．しかし，MFSの約20％が心室性不整脈を呈し，4％が不整脈死（おそらく心室頻拍-心室細動）を遂げている．左室径の拡大した症例に突然死が多いとされており，高リスク群をいかに識別するかが今後の課題である．

d．漏斗胸

　かつては漏斗胸により心臓が圧迫され障害を受けると考えられていたが，現在では心臓の偏移はあっても機能異常は軽度であることが判明し，呼吸器症状と美容上の観点から外科的治療の適応が決定されている．ただし心病変に対して開胸手術を施行するにはこの限りではなく，同時に矯正が必要となることがある．

【類縁疾患】

　従来はMFSと混同されていた大動脈瘤をきたしやすい遺伝性症候群で，いくつかが独立した疾患として扱われるようになったので，代表的なものを挙げておく．

①ロイス-ディーツ症候群（Loeys-Dietz syndrome；LDS）：*TGFBR1/2* 異常，眼間開離，頭蓋骨早期癒合，脳動脈瘤などの身体兆候を有する．

②シュプリンツェン-ゴールドバーグ症候群（Shprintzen-Goldberg syndrome；SGS）：責任遺伝子未確認，頭蓋骨早期癒合，特徴的顔貌，精神発達遅滞など．

③血管型エーラス-ダンロス症候群（Vascular Ehlers-Danlos syndrome；vEDS）：*COL3A1* 異常，関節過伸展，皮膚菲薄，組織脆弱性など．

■ 専門医へのコンサルテーション

・マルファン症候群が疑われる症例は，原則として一度は専門医へのコンサルテーションが望ましい．表現型は各科にまたがることが多いが，まずは生命予後への関与の高い循環器科，あるいは小児であれば小児科・小児循環器科を窓口とすればよいであろう．なお，東京大学医学部附属病院ではマルファン外来という名称の受け口を設けている．

■ 患者説明のポイント

・確定診断に至るまでは，断定的表現は回避すべきであろう．特に遺伝形式の知識がある患者・患者家族に対しては孤発例の存在も伝えなくてはならない．生命予後に関しては，心血管病変に対して適切な時期に適切な介入を行えば長寿が期待できると説明し，不安の払拭に努めるとよい．

急性動脈閉塞症

Acute extremity arterial occlusion

古森公浩　名古屋大学教授・血管外科

【概念】

　急性動脈閉塞症とは，突然四肢の血流が減少することで，その末梢側の虚血症状を呈する状態である．迅速，的確な診断と適切な治療を行わなければ肢壊死となり，肢切断が必要になることがある．また虚血再灌流障害（myonephropathic metabolic syndrome；MNMS）を併発し，腎不全，呼吸不全，循環不全等の多臓器障害により死に至る可能性のある重篤な疾患である．

【病態】

　閉塞機序から塞栓症と血栓症に分類される．塞栓症の塞栓源は90％前後が心原性で，最も多い疾患は心房細動である．血栓症は閉塞性動脈硬化症やBuerger病など慢性動脈閉塞症の動脈壁が血栓性閉塞を来す．

　動脈が急に閉塞すると筋肉，組織は急性虚血に陥る．虚血部位から無酸素代謝産物として，乳酸，ピルビン酸が産生され，次第に細胞破壊によってカリウム，ミオグロビン，

表1 急性下肢虚血の臨床的分類（TASC II 分類）

区分	説明/予後	所見		Doppler 信号	
		知覚消失	筋力低下	動脈	静脈
I．Viable （下肢循環が維持されている状態）	ただちに下肢生命が脅かされることはない	なし		聞こえる	聞こえる
II．Threatened viability （下肢生命が脅かされる状態）					
a．Marginally（境界型）	早急な治療により救肢が可能	軽度（足趾）またはなし	なし	（しばしば）聞き取れない	聞き取れる
b．Immediately（緊急型）	ただちに血行再建することにより救肢が可能	足趾以外にも，安静時痛を伴う	軽度〜中等度	聞き取れない	聞き取れる
III．Irreversible（不可逆的な状態）	組織大量喪失または，恒久的な神経障害が避けられない	重度，知覚消失	重度，麻痺（筋硬直）	聞き取れない	聞き取れない

CPK，GOT，GPT，LDH が血流中に流出する．腹部大動脈下端の分岐部にかかる Saddle embolism（鞍状または騎乗塞栓症）のように両下肢に及ぶ広範囲の虚血や長時間虚血では，単なる局所障害の問題だけではなくなる．ミオグロビンによる腎尿細管の障害，さらに代謝性アシドーシス，活性酸素，サイトカインやアポトーシスの関与などで全身的代謝障害となり，MNMS へと進行し腎不全，呼吸不全などの重篤な多臓器障害を引き起こしやすい．

臨床的には通常，虚血肢の神経は4〜6時間，筋肉は6〜8時間，皮膚は8〜12時間で不可逆的変化を生ずるといわれており，塞栓症や外傷は6〜8時間が救肢の目安である．

【診断のポイント】

1．病歴聴取

急性に発症する．塞栓症は突然に発症するのに比べ，血栓症は側副血行が存在する場合が多く，やや緩慢に発症する．

2．身体所見

いわゆる5Pといわれる，①動脈拍動消失（pulselessness），②疼痛（pain），③皮膚蒼白（paleness），④知覚鈍麻（paresthesia），⑤運動麻痺（paresis），が典型的症状である．

皮膚は蒼白となり地図状にチアノーゼを示すことが多い．患肢の皮膚温は著明に低下し，閉塞部位より末梢の動脈拍動は触知不能となる．虚血による神経障害は知覚鈍麻や運動麻痺を起こす．重症化すれば関節は拘縮するが，こうなると血流を再開しても運動機能の回復は望めない．重症度は動脈閉塞の部位，二次血栓の形成，進展の程度，時間経過により左右される．TASC II の重症度の分類を**表1**に示す．

3．必要な検査

急性下肢虚血が疑われる患者はすべて，症状発現後速やかに末梢の脈拍を Doppler で評価すべきである．急性動脈閉塞で救肢が可能な患者には，閉塞の解剖学的なレベルを決定し，早急な血管内または外科的血行再建術に導く評価を行う．

CPK，その他の血液生化学検査，プロトロンビン時間，部分トロンボプラスチン時間，凝固異常が疑われれば，抗カルジオリピン抗体などといった凝固系検査を行う．また，心電図，胸部X線写真，血液ガス分析などを行い，全身状態を把握することが必要である．

画像検査では，血管造影，MDCT，MRA

などが，病因，部位の判断に有用である．

【鑑別診断】
閉塞性動脈硬化症，Burger病の急性増悪，blue toe syndromeなどがある．

【治療方針】
早期に診断し，血行再建を行うのが原則である．

閉塞原因，部位，虚血範囲，重症度などを直ちに評価し，併存疾患を含め全身状態の検索を併せて行う．急性閉塞では原則的に外科的治療による血流再開を第一選択とすべきであり，線溶療法などの保存的治療にいたずらに時間を費やしてはならない．できるだけ早く血管外科専門医を受診させるべきである．

【治療法】

1．薬物治療
診断が確定した時点で，二次血栓予防目的のため，ヘパリン5,000Uを静注投与する．TASC II 区分 I，II aは比較的時間の余裕があるとされ，経カテーテル的血栓溶解療法（catheter directed thrombolysis；CDT）などの血行再建術も可能な場合もある．カテーテルを動脈血栓内に留置し，最初の4時間でウロキナーゼ4,000単位/分を動注，その後2,000単位/分を追加し，同時にヘパリンをAPTTでコントロールの1.5～2.0倍において経静脈的に投与する方法がある．塞栓症の再発予防としては，心房細動症例ではヘパリン管理下にwarfarinの服用を開始するのが一般的である．

Px 処方例 下記のいずれか，あるいは適宜併用する．

1) ヘパリンナトリウム注（1,000単位/mL）　まずone shotで5,000単位を静注し，その後10,000～15,000単位/日を持続点滴静注　ACT（活性化凝固時間）を200秒前後に保つ
2) ウロキナーゼ注　12万～24万単位/日　点滴静注（カテーテル血栓溶解療法）
3) プロスタグランジン製剤　静注　パルクス注（10μg/2mL/A），あるいはリプル注（10μg/2mL/A）　1回10μg　1日1回　点滴静注
プロスタンディン注（20μg/A）　1回60μg　1日2回　点滴静注
4) ワーファリン錠（1mg）　PT-INRを2.0前後に調節
5) プレタール錠（100mg）　2錠　分2　朝夕
6) パナルジン錠（100mg）　3錠　分3
7) バイアスピリン錠（100mg）　1錠　分1　朝

2．外科治療
TASC II 区分 II bでは，Fogartyカテーテルによる血栓塞栓除去術などの外科的血行再建の適応となる．区分IIIは不可逆性であり，壊死部の切断となる．発症6時間以内のいわゆるgolden time以内であれば高率に救肢可能であり，血栓塞栓除去術の良い適応である．血栓症では閉塞性病変が基盤にあるため，血栓塞栓除去術だけでは不十分な場合も少なくなく，この場合は外科的血行再建術を追加する．また，血行再建術後下腿筋の緊満がみられ，再び組織が虚血に陥るコンパートメント症候群が起こることがある．特に下腿前面の前脛骨筋領域に起こりやすく，筋膜に切開を置き減圧する．

■ 入院・専門医へのコンサルテーション
・急性動脈閉塞症の診断がついたら，直ちに血管専門医にコンサルトして血行再建術を行うのが原則である．

■ 患者説明のポイント
・早急に血流を再開しないと切断の可能性がある．
・虚血の範囲が広範囲あるいは発症後時間が長く経過している場合，血流再開により生命予後が不良になることがある．
・閉塞の背景疾患の検索と，それに対する治療が必要であることを説明する．

■ 医療スタッフへの指示
- 虚血肢を愛護的に扱う．血流再開前には患肢の加熱を避け，保温に配慮する．
- バイタルサイン（血圧，尿量，呼吸状態），電解質特にカリウムに注意する．

急性上腸間膜動脈閉塞症
Acute mesenteric ischemia

古森公浩　名古屋大学教授・血管外科

【概念】

急性上腸間膜動脈閉塞症は，時間の経過とともに腸管が壊死に陥ると，極めて予後不良な疾患である．しかしながら，急性腹症として鑑別すべき疾患が多いことや，特異的な臨床所見，検査所見に乏しいことから早期診断が困難であり，見逃されて重症化することも少なくない．特に急性上腸間膜動脈閉塞症は支配領域が広く，早期に適切な治療を行わなければ広範囲腸管壊死に至り，致命率も高い疾患である．急性腹症の，特に高齢者では，鑑別診断の1つに上腸間膜動脈血栓症を常に念頭に置き，早期診断，早期治療を行うことが救命率を高める鍵である．発生頻度は，欧米で10万人あたり8.6人である．

【病態】

原因は塞栓症や動脈血栓症，動脈硬化による慢性狭窄病変，易血栓形成状態や急性動脈解離などである．原因にかかわらず，理学所見発現前にまず激しい腹痛を訴える．これは，腹膜の炎症が遅れて起こるためであり，腹部膨満，硬直，筋性防御や全身症状を発現するのは数日後であり，これは穿孔に関連する症状でもある．

【診断のポイント】

1. 病歴の聴取

高齢の男性に多く，多くの患者は心血管疾患の既往がある．腹部理学所見がなくても，心血管疾患の既往のある患者の急性腹痛では急性腸管虚血を疑うべきである．また，血管内治療で内臓血管周囲のカテーテル操作，中枢血管の治療を行った症例，心房細動などの不整脈がある症例，心筋梗塞直後の症例での急性腹痛では急性腸管虚血の存在を疑わねばならない．

2. 身体所見

腹痛はほとんどで認め，一般には前面，臍周囲，すぐに治療を要すると思わせるような激しい痛みである．初めは腹膜刺激所見がないため，「理学所見のない腹痛」といわれている．

3. 必要な検査

病状の進行とともに様々な異常を示す．早期には白血球の増加がみられ，虚血腸管への水分漏出のためヘマトクリット値が上昇する．腸管の壊死が進行するとともに，CPK，血清カリウム，血清クレアチニン，BUNが上昇する．血液ガス分析においても代謝性アシドーシスの進行がみられるようになる．しかしながら，急性腸管虚血に特異的な検査結果やX線所見はない．

超音波検査は，上腸間膜動脈の描出と詳細な評価に高い技術を要するためあまり有用ではない．単純CTでは塞栓症の確定診断を得るのは困難であり，腸管虚血を疑う症例では可能な限り造影CTを行うべきである．腸管虚血を示す所見としては，腸管血管の動脈硬化所見，動脈内血栓，小腸拡張，腸管壁肥厚，腹水貯留，などである．他に腸管気腫，門脈ガス像があり，どちらも発症後期での所見である．主幹部での閉塞であれば，3DCTによりその診断は容易である．またmulti-detector row computed tomography（MDCT）の登場で，冠状断や矢状断などのmultiplanar reformation（MPR）像の作成が可能となり，有用な診断法となってきた．特に造影剤注入直後の相と遅い相でスキャンする二相性MDCTの有用性が報告されている．MDCTによる3D画像を得ることで腸間膜動静脈と小腸の評価が可能であり，血管造影検査と同

等な上腸間膜動脈閉塞の診断が得られる.

血管造影は急性腸管虚血を疑った際に最も有用な検査であるが，緊急時に行うには時間を要するため，議論の余地がある．確定診断が可能であり引き続き直接カテーテルから血管内治療を行うこともできる．外科的治療を要する場合には，病変の範囲と性状を知る手助けとなる.

【鑑別診断】
1. 非閉塞性腸間膜虚血（non-occlusive mesenteric ischemia；NOMI）

動脈あるいは静脈の攣縮により生じる腹部内臓の急性血行不全である．いったん動脈の攣縮が発生すると，ショックが改善された後も引き続き攣縮が持続し，不可逆的な臓器障害をもたらす．

2. 上腸間膜静脈（superior mesenteric vein；SMV）血栓症

要因は，腹部外傷，手術などの侵襲，膵炎，炎症性腸疾患，腹膜炎，腹腔内膿瘍などの炎症，門脈圧亢進症や心不全による血液うっ滞，先天性凝固亢進症（antithrombin Ⅲ低下，protein C・S低下），抗リン脂質抗体症候群，癌，経口避妊薬使用などの凝固能亢進があげられる．

【治療方針】
外科治療としては，開腹血栓除去術やバイパス術による血行再建術，血行再建後の腸管虚血の評価，壊死腸管の切除などが含まれる．腸管の虚血は明らかに壊死が疑われる場合や明らかに軽度の場合もあるが，判断のつかない場合もある．また，血管内治療による血栓溶解療法が有効な症例もある．

【治療方法】
1. 血行再建術

発症後12時間以内の早期であれば血栓摘出術の適応となる．直接上腸間膜動脈閉塞を切開してFogarty balloonカテーテルを挿入して血栓を摘出する．動脈硬化性狭窄に血栓症を起こした症例では，単純な血栓摘出術では血行再建として不十分なことが多く，自家静脈や人工血管を用いたバイパス術を考慮すべきである．

腸管虚血の評価は，どんな術中検査よりも経験のある外科医による判断が正確である．判断に迷う場合は予定手術として，初回手術後12～48時間後にsecond look operationを行うことで温存可能な腸管の切除を減少させ，切除必要な腸管切除を見逃さないことに寄与する．

2. 血管内治療

上腸間膜動脈の急性閉塞に対して薬物療法はまず無効であるが，早期診断が確定した場合ウロキナーゼ動注の血栓溶解療法，バルーン血管拡張術，ステント留置術などの血管内治療が効果的であるとの報告もある．しかしながら，血管内治療についてはいまだ確立されてないのが現状であり，外科的治療が主流である．急性腸管虚血患者は症状発現時点である程度の虚血腸管がある．そのため，血管内治療による血流再開に成功しても，腸管のバイアビリティに関しては把握が困難であり，そのほとんどは開腹による腸管の状態の確認が必要である．有効例の報告はあるものの，急性腸管虚血での血管内治療の適応はより詳しい検討が必要と思われる．

■ 専門医へのコンサルテーション
・治療が遅れると致死的になりうるため診断がつき次第，早急に血管専門医にコンサルトが必要である．

■ 患者説明のポイント
・急性上腸間膜動脈閉塞症は，時間の経過とともに腸管が壊死に陥ると，極めて予後不良な疾患である．

■ 医療スタッフへの指示
・腹部症状が発現しにくい場合があるので全身バイタルサインのチェックが重要である．

コレステロール塞栓症
Cholesterol embolism

古森公浩 名古屋大学教授・血管外科

【概念】

コレステロール塞栓症は大血管にあるアテローム片が脳，皮膚，腎臓，消化管などの各臓器の小動脈にコレステロール結晶の塞栓を生じる疾患である．自然発症頻度は1.9％で，血管造影や血管内治療手技により4％の報告がある．何の誘因もなく発症する「特発性」とカテーテル検査後やバイパス術後などの心血管手術後，抗血栓療法後に発症する「続発性」があり，多くは続発性である．

発症時期に関しては，数日〜1週間で発症する急性型，2〜6週で発症する亜急性型，発症時期が明確でない慢性型があり，亜急性型が過半数を占めると報告されている．腎不全をはじめとする臓器障害を伴う場合の予後は極めて不良とされている．カテーテル操作，高齢，男性，喫煙，高血圧，糖尿病などが危険因子として挙げられる．

【病態】

コレステロール塞栓症は動脈硬化症に合併し，大動脈などの大血管壁にある粥腫から微小コレステリン結晶が遊離し，末梢塞栓を来す疾患である．組織学的には，コレステロール塞栓を取り巻く線維組織の増生と炎症細胞の浸潤を認める．単なる機械的血管閉塞を起こすのではなく，病変血管での免疫応答によりサイトカインなどの化学伝達物質が放出され，炎症反応や臨床症状を呈すると考えられている．

【診断のポイント】

血管内治療や抗凝固療法などに続発し，末梢動脈の触知が可能であるが，下肢痛，網状皮疹，進行性の腎不全をみたときには本症を疑って精査していく必要がある．

1. 病歴聴取

① カテーテル検査，血管内治療など血管内操作の既往の有無について．
② 生活歴，既往歴の聴取．喫煙，高血圧，糖尿病が本症の危険因子として挙げられている．また，腹部大動脈瘤，虚血性心疾患や脳血管障害を有する患者では，特に発症頻度が高いとされている．

2. 身体所見

① 発熱．
② 皮膚症状：足趾の疼痛，変色，冷感（blue toe syndrome）と下腿皮膚の網状皮疹が典型的な症状である．皮膚症状は35〜50％に認められる．進行すると，皮膚潰瘍・壊疽となり，下肢切断に至ることもある．下肢血流（足背動脈，後脛骨動脈）の血流が良好であることが末梢動脈疾患との鑑別となり，本疾患の特徴である．
③ 腎機能障害：腎機能障害の発症頻度は，50〜80％と高率で，その程度は予後を左右する．突発的な急性腎不全で発症する症例から，数か月かけて慢性腎不全に至る症例まで多彩な腎機能障害を誘発する．
④ 消化器症状：塞栓に伴い様々な症状が出現しうる．腹痛，嘔吐，下痢，下血から腸管壊死，穿孔まで症状は多彩である．その他，脾梗塞や急性壊死性膵炎などが起こることもある．
⑤ その他：心臓（狭心症・心筋梗塞），脳（一過性脳虚血発作，脳梗塞），骨格筋（筋肉痛，把握痛，跛行症状）など全身に生じる．

3. 必要な検査

a. 血液検査

血液検査で好酸球増多，CRP上昇，血沈亢進が高頻度に認められる．その他，血液尿素窒素（BUN），クレアチニンの上昇や血小板減少，補体低値が認められることもある．

b. ABI検査

本症では下肢動脈の拍動は良好であり，ABIの低下がないことが特徴的である．た

だし，末梢動脈疾患を合併している場合はこの限りではない．

c．生検

確定診断には，組織学的にコレステロール塞栓を証明する必要がある．皮膚や腎臓，その他，筋生検，胃・大腸の粘膜生検など対象臓器の生検を行う．細小動脈（100〜300 μm）の塞栓像とその内部に紡錘状，もしくは針状の裂隙として観察されるコレステリン結晶を確認すれば確定診断となる．

【鑑別診断】

①末梢動脈疾患：本症では下肢血流が保たれていることが末梢動脈疾患との鑑別になる．
②造影剤腎症：カテーテル操作に伴う腎機能悪化が認められた場合，時に本症との鑑別が困難な症例もある．血液検査，皮膚症状・消化器症状などその他の臨床症状が認められないか総合的に判断する必要がある．
③心原性塞栓症：不整脈の既往，また心原性塞栓症の場合，比較的太い動脈にみられる点が本症との鑑別となる．

【治療方針】

コレステロール塞栓症は，除去不能のコレステリン結晶により誘発される局所の炎症，微小循環障害が病態の根本であり，確立された根治治療はない．副腎皮質ステロイド，プロスタグランジン，スタチンの投与，血漿交換，LDLアフェレーシスなどの保存的治療が中心となる．本症は塞栓症ではあるが，抗凝固療法・血栓溶解療法は本症の誘発因子であり，禁忌であるので特に注意が必要である．これは，抗凝固療法がフィブリンや血小板によるプラークの安定化過程を阻害し，粥腫物質がはがれて末梢に飛びやすくなるためである．

【治療法】

1．原因の除去

あらゆる抗凝固療法の中止，カテーテル操作や血管手術の中止．

2．薬物療法

①副腎皮質ステロイド：免疫学的機序を介した局所の炎症を抑制する目的で行われる．
②スタチン投与，LDLアフェレーシス：血中LDLを低下させることで，大動脈内プラークを安定化させる目的で行われる
③血管拡張薬の投与：微小循環の改善目的で行われる．

処方例　上記の目的で下記を適宜用いる．

> プレゾニゾロン錠（5 mg）　0.3〜0.5 mg/kg/日
> リバロ錠（1 mg）　1〜2錠/日
> パルクス注（5 μg/A）　5〜10 μg/日

3．手術治療

本症に対する根本的治療は塞栓源の遮断にあり，薬物療法の無効な症例，再発を繰り返す症例が外科的治療の適応となる．大動脈の粥状硬化が限局性であれば人工血管置換術，広範であれば，腋窩-両大腿動脈バイパス術および外腸骨動脈結紮術が適応となる．

■ 患者説明のポイント

・腎不全をはじめとする，臓器不全を呈する場合は予後不良の疾患である．

閉塞性動脈硬化症

Arteriosclerosis obliterans（ASO）

宮田哲郎　東京大学病院教授・血管外科

【概念】

閉塞性動脈硬化症（arteriosclerosis obliterans；ASO）は慢性下肢動脈閉塞の代表的な疾患であり，末梢動脈疾患（peripheral arterial disease；PAD）とも称される．側副血行路の発達具合により間歇性跛行や安静時疼痛，潰瘍・壊死といった症状が出現する一方，無症状患者も有症状患者の2〜3倍存在する．有病率は人種や地域で差はあるが70歳以上で15〜20%との報告がある．国際的

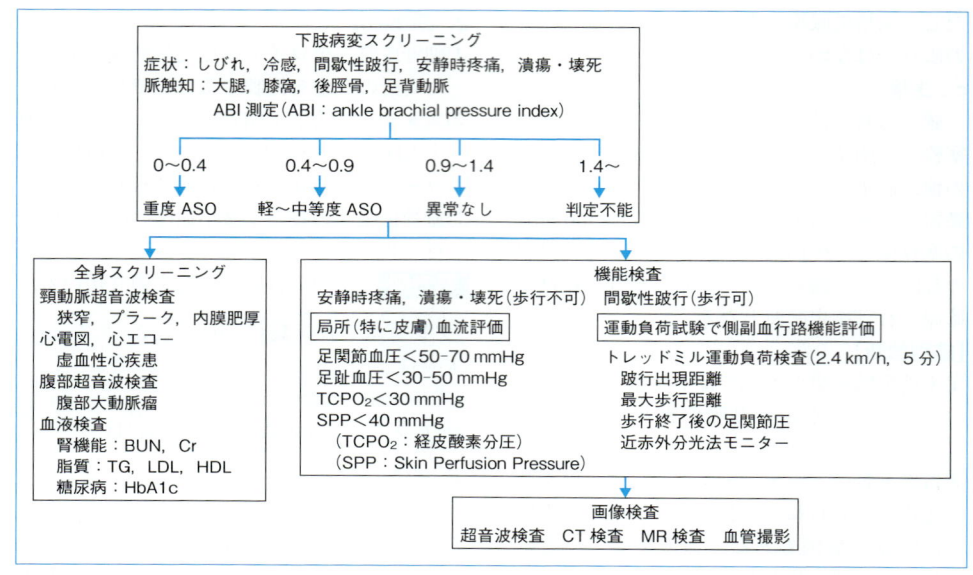

```
┌─────────────────────────────────────────────────────────────────┐
│                    下肢病変スクリーニング                          │
│        症状：しびれ，冷感，間歇性跛行，安静時疼痛，潰瘍・壊死      │
│        脈触知：大腿，膝窩，後脛骨，足背動脈                        │
│              ABI 測定(ABI：ankle brachial pressure index)        │
│                                                                   │
│      0～0.4        0.4～0.9      0.9～1.4         1.4～           │
│      重度 ASO    軽～中等度 ASO   異常なし         判定不能        │
└─────────────────────────────────────────────────────────────────┘
```

図1　ASO の検査

（※上図は ASO スクリーニングのフローチャート：全身スクリーニング、機能検査、画像検査を含む）

- 全身スクリーニング
  - 頸動脈超音波検査（狭窄，プラーク，内膜肥厚）
  - 心電図，心エコー（虚血性心疾患）
  - 腹部超音波検査（腹部大動脈瘤）
  - 血液検査
    - 腎機能：BUN，Cr
    - 脂質：TG，LDL，HDL
    - 糖尿病：HbA1c

- 機能検査
  - 安静時疼痛，潰瘍・壊死（歩行不可）：局所（特に皮膚）血流評価
    - 足関節血圧＜50-70 mmHg
    - 足趾血圧＜30-50 mmHg
    - $TCPO_2$＜30 mmHg
    - SPP＜40 mmHg
    - （$TCPO_2$：経皮酸素分圧）
    - （SPP：Skin Perfusion Pressure）
  - 間歇性跛行（歩行可）：運動負荷試験で側副血行路機能評価
    - トレッドミル運動負荷検査(2.4 km/h，5 分)
    - 跛行出現距離
    - 最大歩行距離
    - 歩行終了後の足関節圧
    - 近赤外分光法モニター

- 画像検査
  - 超音波検査　CT 検査　MR 検査　血管撮影

診断治療ガイドラインとして，2000 年に TASC(Trans-Atlantic Inter-Society Consensus)，2007 年に改訂版の TASCII が発表された．

【病態】

ASO は全身のアテローム動脈硬化症の一表現型であり，虚血性心疾患，脳血管障害の合併を念頭におき全身の動脈硬化のスクリーニングを行う．

【診断のポイント】（図1）

問診・理学的所見で ASO を推定し検査で確定する．検査には重症度診断のための機能検査と部位診断のための画像検査がある．

❶問診・理学的所見

高齢者，糖尿病，喫煙者，腎機能障害患者などに ASO が多い．しびれ，冷感，間歇性跛行，安静時疼痛，潰瘍・壊死などの下肢症状を確認する．

下肢動脈の触診で動脈閉塞のレベルを判断する．慢性虚血肢では筋肉の萎縮を認める．重症下肢虚血患者は疼痛が軽快するため患肢を常に下垂しており肢は浮腫となる．また，灌流圧が低く毛細血管前後血管が慢性的に拡張しているため，足部は挙上で蒼白となり (pallor on elevation)，下垂で暗赤色に染まる(rubor on pendency)．

❷機能検査

・ABI：足関節血圧の上腕血圧に対する比を ankle brachial pressure index(ABI)で表し，動脈閉塞のスクリーニングに用いる．糖尿病や血液透析例で動脈石灰化が著しいと動脈が圧迫できず高値となる(⇒766 頁，脈波検査の項を参照)．

・トレッドミル運動負荷検査：間歇性跛行の評価法．跛行出現距離，最大歩行距離，歩行後の足関節圧の低下，近赤外分光法によるモニターで虚血程度を評価する．

・皮膚灌流圧測定：重症下肢虚血の評価法．レーザードップラーを用いて皮膚灌流圧(skin perfusion pressure；SPP)を測定し循環障害を評価する．SPP が 30 mmHg 以上で潰瘍自然治癒率は 85％ である．

- 経皮酸素分圧測定（**TCPO$_2$**）：30 mmHg 以下を重症下肢虚血とするが，環境因子の影響を受けやすく再現性に難点がある．

❸ 画像検査
- **超音波検査**：全体像が得られない欠点はあるが，B モード法（断層法），pulse wave ドプラ，カラーフローマッピングなどにより低侵襲に形態評価と血流評価ができる．
- **CT 検査**：MDCT（multidetector-row CT）は低侵襲かつ IADSA 検査に匹敵する詳細な画像が得られ，血管壁性状も知ることができ，従来の血管造影検査を凌駕する検査法となっている．
- **MR 検査**：放射線被曝がなく安全で石灰化の影響を受けないため，透析患者や糖尿病患者のような動脈石灰化の強い患者の検査に適する．
- **血管撮影**：重症下肢虚血に対して distal bypass を行う場合は従来の IADSA は必須である．

【鑑別診断】
❶ 腰部脊柱管狭窄症
間歇性跛行の鑑別疾患である．臥位や立位を取るだけで出現する疼痛や，姿勢による症状軽快は腰部脊柱管狭窄症を疑う．ASO と併存している場合もある．

❷ バージャー病
発症が 50 歳以下，開存動脈に病変がない，時に遊遙性静脈炎を合併することなどで鑑別する．糖尿病の増加により末梢型の動脈閉塞はバージャー病特有の所見ではなくなった．

❸ 膝窩動脈外膜囊腫，膝窩動脈捕捉症候群
外膜囊腫の確認，CT，MRI での異常筋束の確認で確定診断する．捕捉症候群は若年の運動選手にみられることが多い．

❹ 膠原病，血液凝固異常症
膠原病の合併を確認する．凝固因子異常ではプロテイン C，プロテイン S，アンチトロンビン III の低下，抗カルジオリピン抗体の出現などを認める．

❺ 血行障害のない糖尿病性足病変
血行障害がないか軽度で末梢神経障害を合併する糖尿病患者に足部潰瘍・壊死を認める場合は，血行再建は不要である．

❻ 静脈性潰瘍
足趾に多い虚血性潰瘍と異なり，静脈性潰瘍は足関節の中枢側下腿に発生することが多い．

【治療方針】
ASO の治療目的は患者の生命予後と QOL 向上である．禁煙を徹底させ，血圧，糖尿病，脂質代謝異常などの動脈硬化危険因子を管理し，虚血性心疾患，脳血管障害，末梢血管疾患の増悪を抑えつつ下肢機能改善・救肢のための治療を行う．

【治療法】
間歇性跛行治療の第一選択は運動療法であり，患者が不満足の場合に血管内治療やバイパス手術を考慮する．間歇性跛行肢の自然予後は比較的良好であり，肢切断予防は治療目的とはならない．重症下肢虚血治療は疼痛の軽減，潰瘍の治癒，救肢を目的とし，第一選択は血行再建である．手術リスクが高く，生命予後も制限されている場合は薬物療法や一次切断も検討する．

❶ 薬物療法
心血管合併症発生率および死亡率のリスクを減少させるため抗血小板薬を長期処方する．さらに，間歇性跛行に対しては次の薬物治療を行う．

> **処方例** 下記のいずれかを用いる．
> 1) プレタール錠（100 mg）　2 錠　分 2　朝夕
> 2) アンプラーグ錠（100 mg）　3 錠　分 3
> 3) ドルナー錠（20 μg）　6 錠　分 3

重症下肢虚血の薬物治療は，疼痛管理，感染コントロール，微小循環の改善を目的とする．アセトアミノフェン，非ステロイド性抗炎症薬で疼痛管理が困難な場合は麻薬を使用する．足部の感染に対しては外科的ドレナー

ジとともに抗生物質を使用する．

❷カテーテル治療
腸骨動脈領域は長期成績も安定している．大腿膝窩動脈領域では初期成功率は高いが再狭窄率も高く，主な適応は長さ10 cm以下の単独病変である．TASCIIでは動脈閉塞を分類しカテーテル治療基準を明示している．

❸手術療法
大動脈腸骨動脈病変に対する大動脈大腿動脈バイパスなどの解剖学的バイパス術の長期成績は良好である．手術リスクが高い患者に対しては大腿大腿動脈交差バイパスや腋窩大腿動脈バイパスといった非解剖学的バイパスを選択する．

鼠径靱帯以下病変に対しては大腿膝窩動脈バイパス，distal bypassを行い，5年開存率は80％以上と良好である．バイパス材料は膝上部膝窩動脈までは人工血管，それより末梢は自家静脈を用いる．

■入院・専門医へのコンサルテーション
- 脈管学会認定脈管専門医制度が発足し専門的立場からASO診療に対応している．

■患者説明のポイント
- ASOは全身のアテローム動脈硬化症の一部であり，虚血性心疾患，脳血管障害の合併が生存率に影響している．下肢機能のみならず，生命予後改善の観点から治療することが重要である．

■医療スタッフへの指示
- 潰瘍・壊死を伴う重症下肢虚血は感染が増悪すると救肢できないことがあり，準救急扱いでの入院加療が必要である．

閉塞性血栓血管炎（バージャー病）
Thromboangiitis obliterans(*TAO*)
(*Buerger disease*)

宮田哲郎　東京大学病院教授・血管外科

【概念】
閉塞性血栓性血管炎（thromboangiitis obliterans；TAO）は，閉塞性内膜炎により四肢主幹動脈が閉塞する疾患である．間歇性跛行，安静時疼痛，潰瘍・壊死といった症状が出現するほか，しばしば表在静脈にも炎症が生じる．TAOの新規患者数は減少しており，わが国における推定患者数は10,000〜12,000人で，発症年齢は30〜40代が最も多い．男女比は9：1と男性が圧倒的に多く，ほとんどが喫煙者である．本疾患の発生にはアジア，中近東，地中海といった地域性がある．

【病因・病態】
従来から血管炎を惹起する因子として，喫煙，抗好中球細胞質抗体（ANCA）や抗内皮細胞抗体（AECA）などの自己抗体，内皮細胞上の細胞接着因子，HLA，歯周病菌などの関与が挙げられてきたが，いまだ十分には解明されていない．閉塞性動脈硬化症（ASO）と同様に慢性動脈閉塞症がその病態の本質であるが，閉塞は一部の症例で大動脈や腸骨動脈にも認められるものの，四肢末端が主体であり，ASOと異なり生命予後は良好である．

【診断のポイント】
厚生労働省難治性血管炎に関する調査研究班により診断基準が示されている（表1）．診断方法手順はASOに準ずる．

1. 問診・理学的所見
四肢のしびれ，冷感，レイノー症状，間歇性跛行，安静時疼痛，潰瘍・壊死などの症状を確認する．特に歩行時足底部の『つれ』は足底筋群の跛行であり，足部動脈病変を反映

表1　Buerger 病診断基準

1．自覚症状
　(1) 四肢の冷感，しびれ感，レイノー現象
　(2) 間欠性跛行
　(3) 指趾の安静時疼痛
　(4) 指趾の潰瘍，壊死(特発性脱疽)
　(5) 遊走性静脈炎(皮下静脈の発赤，硬結，疼痛など)
2．理学所見
　(1) 四肢，指趾の皮膚温低下(サーモグラフィーによる皮膚温測定，近赤外線分光計による皮膚・組織酸素代謝の測定)
　(2) 末梢動脈拍動の減弱，消失
　(3) 足関節動脈圧の低下(ドプラ血流計にて測定)
3．血液生化学検査所見
　Buerger 病に特徴的な検査所見はない．
4．画像所見(血管造影)
　(1) 四肢末梢主幹動脈の多発性分節的閉塞
　(2) 二次血栓の延長により慢性閉塞の像を示す
　(3) 虫喰い像，石灰沈着などの動脈硬化性変化は認めない
　(4) 閉塞は途絶状，先細り状閉塞となる
　(5) 側副血行路としてブリッジ状あるいはコイル状側副血行路がみられる
5．鑑別除外診断
　(1) 閉塞性動脈硬化症
　(2) 外傷性動脈血栓症
　(3) 膝窩動脈捕捉症候群
　(4) 膝窩動脈外膜嚢腫
　(5) 全身性エリテマトーデスの閉塞性血管病変
　(6) 強皮症の閉塞性血管病変
　(7) 血管ベーチェット病
［診断の判定］
　(1) 喫煙歴を有し，上記の自覚症状・理学所見・画像所見を認める．
　(2) 動脈硬化症や糖尿病の合併は原則として認めない．
　(3) 女性例，非喫煙者，50歳代以上の症例では，鑑別診断をより厳密に行う．
　(4) 上記の鑑別診断で該当疾患を否定する．
　以上の項目を満たす場合，Buerger 病と判断する．確定診断には血管造影所見が重要である．

(厚生労働省難治性血管炎に関する調査研究班)

した所見で TAO に認めることが多い．重症下肢虚血患者は疼痛が軽快するため患肢を常に下垂しており肢は浮腫となること，また，灌流圧が低く毛細血管前後血管が慢性的に拡張しているため，足部は挙上で蒼白となり(palor on elevation)，下垂で暗赤色に染まる(rubor on pendency)所見は ASO と同様である．静脈の走行に一致した色素沈着は表在静脈炎の既往を示す TAO に特徴的な所見である(遊走性静脈炎)．

2．機能検査

a．ABI

足関節血圧の上腕血圧に対する比を ankle brachial pressure index(ABI)で表し動脈閉塞のスクリーニングに用いる．足部を中心とした末梢病変の場合，ABI は低下せず，血行障害を反映しない場合がある．

b．トレッドミル運動負荷検査

間欠性跛行の評価法．跛行出現距離，最大歩行距離，歩行後の足関節圧の低下，近赤外分光法によるモニターで虚血程度を評価する．

c．皮膚灌流圧測定

重症下肢虚血の評価法．レーザードプラを用いて皮膚灌流圧(skin perfusion pressure；SPP)を測定し循環障害を評価する．SPP が 30 mmHg 以上で潰瘍自然治癒率は85％である．

d．経皮酸素分圧測定(TCPO$_2$)

30 mmHg 以下を重症下肢虚血とするが，環境因子の影響を受けやすく，再現性に難点がある．

3．画像検査

a．超音波検査

全体像が得られない欠点はあるが，B-モード法(断層法)，pulse wave ドプラ，カラーフローマッピングなどにより低侵襲に形態評価と血流評価ができる．

b．CT 検査

MDCT(multidetector-row CT)は低侵襲かつ IADSA 検査に匹敵する詳細な画像が得られる．血管壁性状も知ることができ，従来の血管造影検査を凌駕する検査法となっているが，足部や手掌部の末梢病変の評価は困難である．

c．MR 検査

放射線被曝がなく安全で石灰化の影響を受けない．

d．血管撮影
足部や手掌部の末梢病変の評価には IAD-SA が必要である．

【鑑別診断】
1．閉塞性動脈硬化症（ASO）
高齢，糖尿病，脂質異常症，高血圧などの動脈硬化症の背景因子をもち，血管撮影で開存動脈にも不整なアテローム病変を認める．TAO 症例が高齢化して ASO を合併する場合もあり，発症年齢などの病歴が参考となる．

2．膝窩動脈外膜嚢腫，膝窩動脈捕捉症候群，胸郭出口症候群
外膜嚢腫の確認，CT，MRI での異常筋束の確認で確定診断する．胸郭出口症候群は頸肋を伴っていることが多い．膝窩動脈捕捉症候群や胸郭出口症候群では末梢の塞栓症を生じ重症虚血となる場合が少なくない．

3．膠原病，血液凝固異常症
膠原病の合併を確認する．凝固因子異常ではプロテイン C，プロテイン S，アンチトロンビンⅢの低下，抗カルジオリピン抗体の出現などを認める．

4．血行障害のない糖尿病性足病変
糖尿病の有無，血行障害の有無，末梢神経障害の有無を評価する．

【治療方針】
能動的および受動的喫煙の厳禁が治療の大原則である．喫煙を継続した場合は，すべての治療成績が不良となることが報告されている．禁煙を行ったうえで下肢機能改善・救肢のための治療方針を検討する．

【治療法】
1．薬物療法
慢性動脈閉塞症に対する薬剤を使用する．

> **処方例**　下記のいずれかを用いる．
>
> 1) プレタール錠（100 mg）　2 錠　分 2　朝夕
> 2) アンプラーグ錠（100 mg）　3 錠　分 3
> 3) ドルナー錠（20 μg）　6 錠　分 3
> 4) オパルモン錠（5 μg）　6 錠　分 3

重症下肢虚血の薬物治療は，疼痛管理，感染コントロール，微小循環の改善を目的とする．アセトアミノフェン，非ステロイド性抗炎症薬で疼痛管理が困難な場合は麻薬を使用する．足部の感染に対しては外科的ドレナージとともに抗生物質を使用する．

2．カテーテル治療
末梢動脈閉塞であり，カテーテル治療の対象となる患者は極めて少ない．

3．手術療法
大部分を占める鼠径靱帯以下病変に対しては大腿膝窩動脈バイパス，distal bypass を行い，5 年開存率は 60～80％である．バイパス材料は自家静脈が望ましい．血行再建術の適応がない指，趾の潰瘍・壊死に対しては，胸部交感神経切除あるいは腰部交感神経切除が行われる．

4．血管新生治療
血管内皮特異的増殖因子（VEGF）や肝細胞増殖因子（HGF）などの遺伝子治療や，自己骨髄細胞移植，末梢血幹細胞移植などによる血管新生療法が研究されている．臨床症状の改善が認められ，血管新生が確認できたとの報告もされている．

■ 入院・専門医へのコンサルテーション
- 脈管学会認定脈管専門医制度が発足し専門的立場から TAO 診療に対応している．

■ 患者説明のポイント
- 禁煙を強く指示する．

■ 医療スタッフへの指示
- 禁煙により臨床症状が改善する症例が多い．保存的治療でコントロールできない場合は積極的に血行再建を検討する．

側頭動脈炎(巨細胞動脈炎)
Temporal arteritis

宮田哲郎　東京大学病院教授・血管外科

【概念】

側頭動脈炎(temporal arteritis)は巨細胞性動脈炎(giant cell arteritis)とも呼ばれ,50歳以上の高齢者に発生する大動脈とその分枝の中〜大型動脈の動脈炎である.頭蓋外の動脈,特に浅側頭動脈が好発部位であり,失明の危険がある.リウマチ性多発筋痛症とは臨床の表現型が異なるものの,同一範疇の疾患として考えられている.欧米白人に多いがわが国では少なく,遺伝的素因,地理的偏り(北欧に多い)がみられる.わが国の調査では1997年の1年間の全国病院受療患者数は690名で,男女比は1:1.7(欧米では1:2.5〜3)とやや女性に多く,発症平均年齢は71.5±10.8歳(欧米では72歳)であった.

【病因・病態】

病理所見は肉芽腫性巨細胞性動脈炎であり,炎症細胞の浸潤と内膜の肥厚に伴う内腔の閉塞である.成因は不明.

【診断のポイント】

1990年のアメリカリウマチ学会の分類基準を参考として診断する(表1).臨床所見や検査所見は非特異的であるため,側頭動脈の生検結果が確定診断に重要である.失明を防ぐためには,生検による確定診断なしに緊急治療を行わなければならない場合がある.

1. 問診・身体所見

発熱,体重減少,倦怠感などの全身症状に加え,重要な自覚症状は間欠性下顎痛(jaw claudication)と複視である.重要な他覚所見は,側頭部に痛みを伴って肥厚した側頭動脈を触れることである.頭痛は拍動性で片側性のことが多い.視力障害は約40%以上に認められ,約10〜20%が失明する.約30%にリウマチ性多発筋痛症の症状を伴い,頸・肩,腰の硬直感や疼痛を示す.

2. 検査所見

赤沈値亢進,CRP陽性を70%以上の症例に認める.側頭動脈生検により巨細胞性動脈炎を認めるが,病変は必ずしも連続していないために所見が認められない場合でも本疾患は否定できない.生検の偽陰性率は15%である.生検はステロイド投与前に行い,材料は2cm以上あることが望ましく,片側のみの生検でよい.

画像診断はFDG-PET(fluorodeoxyglucose-positron emission tomography)が有用であり,83%の症例で鎖骨下動脈,大動脈,大腿動脈にも病変を認める.側頭動脈の超音波検査では,約40%に外膜の浮腫によって生じる動脈周囲の"halo effect"を認めるが,発症初期には認められない.悪性腫瘍が合併する場合があることも念頭に置き,検査を進める.

【鑑別診断】

高齢者の不明熱を来す疾患を鑑別する.特に悪性腫瘍,高安動脈炎,顕微鏡的多発血管炎,ウェゲナー肉芽腫症などの血管炎,眼科疾患,脳血管障害など高齢者に起こる一般的な疾患との鑑別が重要である.腎病変はまれ

表1　アメリカリウマチ学会による側頭動脈炎の分類基準(1990年)

項目	定義
1. 発症年齢が50歳以上	臨床症状や検査所見の発現が50歳以上
2. 新たに起こった頭痛	新たに出現した,または,新たな様相の頭部に限局した頭痛
3. 側頭動脈の異常	側頭動脈の拍動性圧痛,または,動脈硬化に起因しない頸動脈の拍動の低下
4. 赤沈の亢進	赤沈が50mm/時間以上(Westergren法による)
5. 動脈生検組織の異常	単核球優位の浸潤,または,多核巨細胞を有する顆粒球による炎症所見

分類目的には,5項目中少なくとも3項目を満たす必要がある(個々の患者の診断は臨床医が行う).

で，高血圧もない点が，高安動脈炎，結節性多発動脈炎，その他の動脈炎との鑑別点である．

【治療方針／治療法】

ステロイド投与によく反応し，著効を示す．早期投与であれば少量で臨床症状は消失し，炎症反応も収まる．プレドニゾロン(PSL)換算で30～40 mg／日から開始し，臨床症状と赤沈値を指標に漸減し，維持量は10 mg／日以下とする．生命予後は良好であり，失明予防に留意する．失明のおそれがある場合はステロイドの大量投与を行う(PSL 1 mg/kg／日)．臨床的に本疾患が疑われ，眼症状を認める場合は，生検結果を待たずに，あるいは生検結果が陰性であってもステロイドを投与する．

当初2年以内に治療を終了できる疾患と考えられていたが，リウマチ性多発筋痛症とともに再燃を繰り返す疾患であることが明らかになった．スウェーデンの報告では，ステロイド治療期間は平均5.8年（0～12.8年）で，治療後5年に43％，9年に25％の症例がステロイド治療を継続していた．

■ 入院・専門医へのコンサルテーション
- アレルギー内科専門医にコンサルトすることが望ましい．

■ 患者説明のポイント
- 治療の有効性と疾患の良好な予後を十分に説明し，治療を継続する．

■ 医療スタッフへの指示
- 本疾患を念頭に早期診断し，ステロイド治療を行う．

内臓，頸部，四肢などの末梢動脈瘤
Peripheral and splanchnic arterial aneurysms

重松　宏　国際医療福祉大学教授・臨床医学研究センター

【概念】

末梢動脈は，広義には心臓から出た後の，冠状動脈と頭蓋内動脈を除く全ての動脈と定義され，胸部や腹部大動脈なども含まれている．しかし，末梢動脈瘤は，大動脈瘤を除いて，大動脈から分枝する動脈に発生した瘤と定義される．瘤の定義は，該当する動脈での拡張のない部位の動脈径よりも50％以上の拡張があるときに「瘤」としている．

頸動脈や腹部内臓動脈瘤の発生はまれで，四肢の動脈瘤がほとんどを占め，わが国では大腿動脈瘤が最も多く，5～10％の例では大動脈瘤に併存している．腹部内臓動脈瘤の中では60％が脾動脈に，20％が肝動脈に，上腸間膜動脈や腹腔動脈などにそれぞれ5％前後みられる．頸動脈瘤は稀で，動脈瘤手術のなかで0.5％以下である．

【病態】

形態学的には紡錘状と囊状に分類され，瘤壁構造からは動脈壁の3層構造を有する真性動脈瘤と動脈組織を有さない仮性動脈瘤に分類される．加齢による変性を含め，動脈硬化性病変の増加により末梢動脈瘤が増加している．四肢の動脈瘤では，外傷や動脈硬化に起因するものが最も多く70～80％を占め，次いで血管炎や細菌感染によるものが多い．両側性であることも少なくない．一般に四肢末梢動脈瘤は男性に多く，女性の6～7倍であるのに対して，腹部内臓動脈瘤のなかでも脾動脈瘤は特殊で，女性が男性の4倍の頻度で多くみられる．

腹部内臓動脈瘤の成因は，発生する動脈部位により異なる．肝動脈や腹腔動脈では動

硬化性のものが多くを占めるが，上腸間膜動脈では感染や解離によるものが多い．その他，線維形成異常症（fibrodysplasia）や中膜形成異常（medial dysplasia），Ehlers-Danlos症候群やBehçet病などに伴うもの，感染性心内膜炎や高安動脈炎など，原因となる病態は多彩である．四肢末梢動脈瘤よりも，若年者に多い傾向にある．頸動脈瘤の多くは動脈硬化性で，上記成因のほか外傷，Marfan症候群や解離などによるものがみられる．

最も重篤な病態は動脈瘤破裂であるが，四肢末梢動脈瘤では瘤の発見が容易であるため，その頻度は低く5％程度と考えられる．それに対して，脾動脈瘤を除く腹部内臓動脈瘤の破裂頻度は高く，肝動脈瘤で20％，胃十二指腸動脈や膵動脈，胃大網動脈などでは50％以上に及び，死亡率も高い．

末梢動脈瘤では，瘤の血栓性閉塞や瘤内血栓の末梢側への塞栓に注意を必要とする．急性動脈閉塞症やBlue toe症候群として来院したり，脳血栓の原因であったりする．したがって，四肢や脳の虚血症状で来院した場合にも本症の存在の有無に注意を払う必要がある．

【診断のポイント】

四肢の動脈瘤の多くは無症状であるが，瘤の拡大による隣接神経や静脈への圧迫によるしびれ感や疼痛，浮腫などの症状がみられることもある．四肢末梢動脈瘤の慢性的な血栓性閉塞では，間欠性跛行や安静時疼痛などの虚血症状を呈する．

一定の大きさを有する四肢の動脈瘤や頸動脈瘤では，拍動性腫瘤の存在から診断は容易である．膝窩部では，軟部組織腫瘍や外膜嚢腫，Baker嚢腫などとの鑑別が必要である．超音波検査やCT，MRI検査などにより，瘤径や壁在血栓を含めた瘤の性状，破裂の有無などが明らかになる．血管撮影は，瘤の存在診断よりも瘤の成因診断や動脈壁の性状，血行再建を行う場合の末梢側run-off評価などを知るうえで重要である．

併存する頻度の高い胸部あるいは腹部大動脈瘤の検索，ドプラ血流計を用いた末梢閉塞性動脈病変の評価も併せて行っておく．

腹部内臓動脈瘤では，破裂例を除いてはかなり大きいものでない限り症状を呈することは少なく，稀に背部に放散する上腹部痛や腹痛がみられることもある．他の疾患の精査や人間ドックによる健診時に，超音波検査やCT検査，血管撮影などで偶然に発見される例が多い．稀に膵管や膵仮性囊胞内，脾静脈や門脈，胃や十二指腸，胆管内などへの破裂による消化管出血や門脈圧亢進症を呈することもある．単純X線写真で瘤壁の石灰化陰影が描出されることもあるが，CTやMRI，超音波検査，血管撮影が診断に有用である．

【治療方針】

四肢末梢動脈瘤や頸動脈瘤では，破裂例や瘤内血栓が末梢側への塞栓源となっている例，周囲臓器への圧迫症状を呈している例が，絶対的手術適応となる．慢性の血栓性閉塞を来したものでは，末梢側の虚血の程度と患者の治療目標により血行再建の適応は異なる．無症状例における瘤径からみた手術適応に確定したものはないが，本来の動脈径の3倍以上に拡張したものは手術を考慮する．

腹部内臓動脈瘤では，破裂例は絶対的手術適応となる．瘤の形態からは囊状瘤が易破裂性とされているが，無症状例での瘤径からみた手術適応は明らかではなく，本来の動脈径の3倍程度から治療を検討する．脾動脈瘤では，2cm径程度から治療対象とすることが多い．瘤壁の石灰化が高度な例では，拡大速度を観察することも可能である．

【治療法】

動脈瘤に対する有効な薬物治療はないため，外科的血行再建やカテーテル塞栓術などが選択される．

四肢の動脈瘤や頸動脈瘤では，代用血管を用いた瘤切除置換術が行われる．代用血管には，膝上部膝窩動脈領域までは人工血管が用いられるが，膝関節を越える再建を必要とす

る場合や頸動脈では，主に大伏在静脈を用いる．

　腹部内臓動脈瘤に対する治療法は，瘤の存在部位や側副血行路の良否，感染の有無，膵炎の有無など，症例により異なる．カテーテルを用いた塞栓術も広く行われているが，塞栓による臓器虚血の回避が重要である．代用血管による瘤切除再建を行う場合には，自家静脈を第一選択とする．

■ 患者管理のポイント

- 四肢末梢動脈瘤の多くは動脈硬化性で，高血圧や脂質異常症，糖尿病などを併存していることも多いため，これらを十分に管理する．
- 炎症性や感染性のものでは，背景となる疾患について十分に検索し，それらの治療や管理を行う．
- 経過を観察する例では，少なくとも6か月から1年ごとに瘤径の拡大速度を観察する．

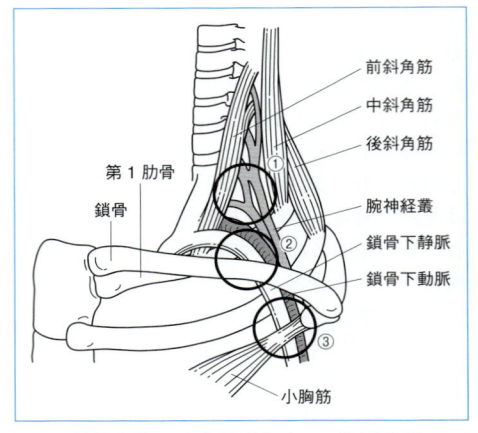

図1　神経血管圧迫症候群を生じる好発部位
①斜角筋間三角部　②肋骨鎖骨間隙　③小胸筋背側

神経血管圧迫症候群
Neurovascular compression syndrome

重松　宏　国際医療福祉大学教授・臨床医学研究センター

【概念】

　上肢への神経血管束が，胸郭出口部分で何らかの原因により圧迫を受け，神経圧迫症状や静脈閉塞，動脈閉塞や瘤形成などを呈する一群の症候群である．胸郭出口症候群と，ほぼ同義語として用いられている．

【病態】

　上肢への神経血管束は，肋骨と前斜角筋（斜角筋間三角），肋骨と鎖骨（肋骨鎖骨間隙），小胸筋と胸壁の間を走行するときに圧迫を受け種々の症状を呈する（図1）．圧迫障害を受ける主体により，神経性，静脈性，動脈性に分類されるが，神経性が97%を占め，静脈

性は2%，動脈性は1%とされている．しかしながら，無症状の健常者でも，肢位により神経血管束の圧迫が認められる例は多く，上半身の筋肉の発達した運動選手や肉体労働者によくみられる．

　圧迫の発生には解剖学的条件の他，先天的な頸肋や線維性索状物，筋肉の走行異常，鎖骨や第1肋骨の骨形成異常，前斜角筋や小胸筋の発達，外傷や頸椎捻挫など様々な因子が関与している．

　動脈への圧迫による慢性的な反復外傷により壁肥厚や内皮細胞障害を生じ，壁在血栓を形成して動脈内塞栓源となって手指動脈への塞栓症の原因となったり，狭窄後拡張による動脈瘤を形成する例もみられる．

　鎖骨下静脈への圧迫は，時にeffort thrombosis（Paget-Schroetter症候群）の原因となって深部静脈血栓症を生じる例もある．

【診断のポイント】

　本症のほとんどに神経症状がみられ，手の痺れや脱力，疼痛，知覚鈍麻などの症状を呈する．肋骨鎖骨間隙部での圧迫により鎖骨下静脈の狭窄や閉塞を生じ，うっ血のために患側上肢の腫脹や浮腫，チアノーゼなどを呈する．動脈に対する圧迫や閉塞の症状として

は，手指や手の冷感，Raynaud症状，指尖のチアノーゼや蒼白，前腕の跛行症状などがみられる．

これらの症状を呈する例では，本症の可能性を考える必要がある．多くの例で鎖骨上の前斜角筋部の圧痛が認められる．過外転位（Wright's maneuver）や頸部を伸展させ深呼吸とともに顎を患側に向けさせるAdsonのテストなどにより，症状の発現を観察する．前腕動脈拍動の減弱，鎖骨下動脈血管雑音の聴取も併せて行う．

画像診断としては，頸椎や胸部の単純X線検査は必須で，頸肋や第1肋骨形成異常，鎖骨や肋骨の化骨形成の有無を観察する．動脈撮影では，鎖骨下動脈の圧迫部位や壁変化，壁在血栓の有無，動脈内塞栓による動脈閉塞部位，側副路様式などが明らかとなる．静脈撮影では，鎖骨下静脈の圧迫や閉塞部位，側副路の発達の程度などが明らかになる．

血管病変が明らかな例では診断は容易であるが，神経症状のみの例では本症の診断には慎重を要し，整形外科医との連携が重要である．

【治療方針】

神経症状が軽微な例では，ストレッチ体操や理学療法，消炎鎮痛薬や筋緊張緩和薬投与，神経症状を呈する肢位の回避などの保存療法を行う．

神経症状が強く筋脱力がみられるものや血管への圧迫が著明な例では，第1肋骨切除や前斜角筋を含めた線維性索状物の切離を行う．

動脈閉塞や瘤形成しているものでは，代用血管によるバイパス再建や置換術を行う．静脈閉塞例では，多くの場合上肢の腫脹に対する圧迫療法や抗凝固療法が行われる．

膝窩動脈捕捉症候群
Popliteal artery entrapment syndrome

善甫宣哉　山口県立総合医療センター・外科診療部長

【概念】

膝窩動脈の慢性閉塞を来す疾患の1つとして，捕捉症候群がある．膝窩動脈が先天性異常により腓腹筋内側頭の内後方を超えて走行し，内側頭に捕捉され大腿骨との間で圧迫されることにより閉塞する．稀に，膝窩動脈の走行は正常で，異常な筋束，線維束により圧迫されることもある．非常に稀な疾患である．

【病型分類】

Delaney分類では以下の4型に分類される．

Ⅰ型：膝窩動脈が腓腹筋内側頭の内後方を越えて走行し捕捉される．腓腹筋内側頭の大腿骨付着部位は正常である．

Ⅱ型：膝窩動脈の走行，捕捉の状態はⅠ型と同様で，腓腹筋内側頭の大腿骨付着部位が正常より外側，上方に偏位する．

Ⅲ型：腓腹筋内側頭が2頭に分裂し，その間を膝窩動脈が走行することにより捕捉される．

Ⅳ型：膝窩筋などの異常筋束，線維束により膝窩動脈が捕捉される．

しかし，この分類に該当しない症例もある．

【臨床症状】

多くの症例では慢性閉塞症状である腓腹筋の間歇性跛行を呈する．また，閉塞に陥っていない症例では，歩行時は無症状でスポーツなどの激しい運動時のみ跛行症状を訴えることもある．

【診断のポイント】

1．病歴聴取

若年者で腓腹筋の間歇性跛行を訴える場合は，本症を念頭に置く．特に喫煙歴のない場

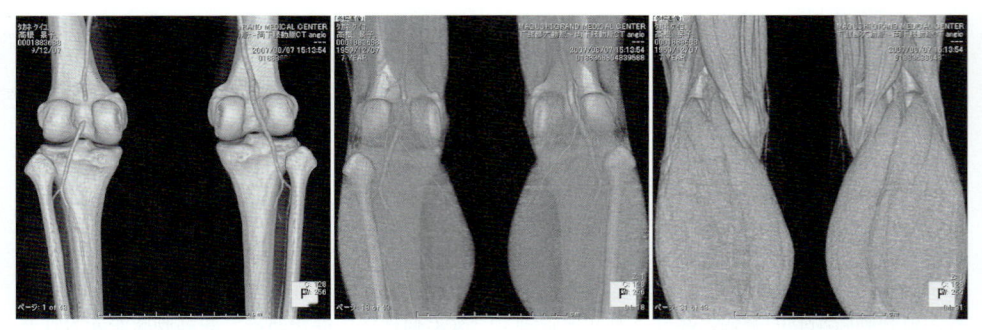

図1 Delaney Ⅲ型
腓腹筋内側頭が2頭に分裂し，その間を膝窩動脈が走行することにより捕捉される．

合には強く疑う．

2. 身体所見

閉塞に陥っていない症例では，膝関節を強く伸展させると足背または後脛骨動脈の拍動が消失または微弱となる．膝窩動脈以下の拍動を触知せず，足背/上腕動脈血圧比 ankle/brachial pressure ratio（ABI）は 0.75 以下を示すことが多い．

3. 必要な検査

Duplex 超音波検査やカラードプラ法で，容易に膝窩動脈の閉塞部位が同定される．次に，MRI 検査を行う．冠状断像は特に有用であり，腓腹筋内側頭の大腿骨付着異常や膝窩動脈の走行異常が描出される．最近では，血管造影CT 検査で，膝窩動脈に限局した5〜8 cm の長さの閉塞がみられ，さらに腓腹筋内側頭の大腿骨付着異常や膝窩動脈の走行異常が MPR 像や VR 像で詳細に描出されるようになった（図1）．動脈造影検査である IA-DSA を行うことはほとんどなくなった．

【鑑別診断】

閉塞性動脈硬化症，閉塞性血栓血管炎，膝窩動脈外膜嚢腫などが挙げられる．

【治療方針】

膝窩動脈の分節的閉塞のみで，大腿深動脈や下行膝動脈よりの側副血行路が発達していれば間欠性跛行が軽度で日常生活に支障がないこともある．しかし，若年者でスポーツなどの激しい運動時に跛行症状を訴える場合や，中枢側への血栓伸展ならびに末梢側への塞栓などによる急性増悪例では外科的治療が必要となる．

【治療法】

膝窩動脈の分節的閉塞例では，自家静脈を用いた血行再建術を行う．仰臥位で大伏在静脈を採取後腹臥位とし，膝窩部にS状の皮膚切開を加え，膝窩動脈を露出する．腓腹筋内側頭の内後方を越えて膝窩動脈が走行していれば診断は確実である．膝窩動脈の走行が正常な場合は異常筋束や線維束を検索する．全身へパリン化の後，自家静脈を間置する．通常，吻合は端々吻合で行う．閉塞範囲が長い場合には端側吻合によるバイパス術を行うこともある．腹臥位による後方アプローチでは，外側を走行する総腓骨神経の筋鉤による圧迫に十分注意する．

閉塞に陥っていない症例では，腓腹筋内側頭を大腿骨内顆付着部付近でいったん切離し，膝窩動脈の走行を正常な位置に戻してから，縫着する．異常筋束や線維束による圧迫では，筋束や線維束の切断を行う．

最近では，血管内治療により径6 mm，長さ5 cm の covered stent を，捕捉された血栓閉塞部に留置して6か月まで良好な結果が得られたという報告がある．しかし，遠隔成績は不明である．

【予後】

吻合部狭窄がなく良好な開存が得られれば，予後は良好である．特に若年者では閉塞部以外の動脈は動脈硬化がなく正常であり，長期の開存が得られる．

膝窩動脈外膜嚢腫
Cystic adventitial disease of the popliteal artery

善甫宣哉　山口県立総合医療センター・外科診療部長

【概念】

膝窩動脈外膜嚢腫は，膝窩動脈の外膜に生じたガングリオン様の物質を内容とする嚢腫による動脈内腔，狭窄のため，下肢の血流障害を来す稀な疾患である．原因についてはいまだ結論が出ていない．

【発生頻度】

わが国では1997年に53例が集計されているにすぎない．

【臨床症状】

ほぼ全例で腓腹筋の間歇性跛行を訴える．

【診断のポイント】

動脈硬化の危険因子が少ない20代から50代の比較的若い男性で，腓腹筋の間歇性跛行を訴える場合，本症を疑う．

Duplex超音波断層法や造影CT検査で，膝窩動脈の狭窄または閉塞像に一致して嚢腫がみられれば診断は確実である．

動脈造影検査または血管造影CT検査により，①片側からのなだらかな圧迫による半月刀様狭窄像(scimitar sigh)，②両側からの圧迫による砂時計様狭窄(hourglass appearance)，③完全閉塞像，の3つの病型に分けられる．また，病変の中枢側または末梢側の動脈壁は正常で，偏位もほとんどみられない．

鑑別診断は閉塞性血栓血管炎，膝窩動脈捕捉症候群などが挙げられるが，鑑別は困難でない．

【治療方針】

比較的若い男性の跛行症例が多く，外科的治療が選択されることが多い．しかし，筆者らは3週間という比較的短時間に自然退縮した膝窩動脈外膜嚢腫を経験している．

【治療法】

狭窄症例では，嚢腫切除または開放術が選択される．閉塞例では，自家静脈による血行再建術が選択される．最近では，CTまたは超音波ガイド下の嚢腫穿刺吸引法が低侵襲でよい治療法である．

【予後】

閉塞例に対する血行再建術の成績は良好である．しかし，不十分な嚢腫の切除術や開放術では，再発がみられることもある．超音波ガイド下穿刺吸引法により，11年間再発がみられなかったという報告がある．

腹腔動脈起始部圧迫症候群
Celiac axis compression syndrome

善甫宣哉　山口県立総合医療センター・外科診療部長

【概念】

線維化した腹腔神経節や横隔膜内側弓状靱帯が，腹腔動脈起始部を圧迫することによる外因性狭窄が本症の病因である．腹腔動脈の起始部が正常より頭側に位置する場合や，横隔膜内側弓状靱帯が通常より尾側に位置する場合に，腹腔動脈起始部の圧迫が生じる．この圧迫狭窄は，呼気時に増強され，吸気時に減弱する性質を有している．軽度のものを含めれば解剖学的な腹腔動脈の圧迫変形は全人口の40%に存在するともいわれているが，実際は上腸間膜動脈からの側副血行路の発達により臓器虚血症状を認めない場合が多い．したがって腹腔動脈の圧迫による血行障害と

【病態】

腹腔動脈と上腸間膜動脈は，胃十二指腸動脈，前後および上下の膵十二指腸動脈で交通している．腹腔動脈起始部の狭窄により，上腸間膜動脈の血流が腹腔動脈へ盗血し，腹部アンギーナに類似した上腹部痛を来すと考えられている．しかし，腹腔動脈のみの狭窄で腹痛が発現するかどうかは，異論のあるところである．腹腔動脈のみならず上腸間膜動脈根部にも高度狭窄または閉塞病変が存在すると，下腸間膜動脈より左結腸動脈，arc of Riolan，arc of Drummondなどの"meandering artery"（太くて蛇行した動脈）を介して，中結腸動脈，上腸間膜動脈，腹腔動脈へ側副血行が発達する．

【臨床症状】

心窩部の疝痛が唯一の症状である．30代から40代の比較的若年者に多く，男性よりも女性に多い．腹部アンギーナに類似した食後の疼痛は1/3にみられる．また，2/3の症例で体重減少，嘔気，嘔吐，下痢，便秘などの症状を呈する．

【診断のポイント】

比較的若年者で，上腹部疝痛，体重減少を訴える場合には腹部アンギーナとともに本症を疑う．上腹部正中の血管雑音の聴取以外に特徴的な身体所見はない．Duplex超音波断層法，造影CT検査，MRアンジオグラフィーで腹腔動脈起始部の狭窄像を認める．血管造影CT検査によるaxial，VR，MIP，MPR像で腹腔動脈起始部および上腸間膜動脈根部付近の狭窄の有無を確認する．最近，胃粘膜運動負荷ガス分圧測定法（gastric exercise tonometry）により，運動負荷後の胃-動脈二酸化炭素分圧較差>0.8 kPa，運動負荷後の胃粘膜二酸化炭素分圧上昇，動脈乳酸値<8 mmol/Lの3条件を満たせば異常であると報告されている．

【治療方針】

本症では保存的治療は効果なく，外科的治療や血管内治療が選択される．

【治療法】

治療は，①圧迫解除のみ，②血管拡張術を追加，③血行再建術を追加の3つの方法がある．圧迫解除術は，横隔膜内側弓状靱帯および腹腔神経節周囲の線維性組織を切開し，腹腔動脈起始部の外因性狭窄を解除する．圧迫解除後でも狭窄が残存する場合には，脾動脈または大腿動脈よりバルーン血管拡張術を行う．血管拡張後でも狭窄が残存する場合には，ステント留置術を行う．狭窄部を切除し代用血管による間置術またはバイパス手術が行われることは，少なくなってきた．最近では，腹腔鏡下の内側弓状靱帯切離や腹腔神経叢の切除が行われるようになってきた．

【予後】

圧迫解除術を単独に行うよりも，血管拡張術を追加したほうが症状の寛解率が高い．

レイノー病，レイノー現象
Raynaud's disease and Raynaud's phenomenon

佐藤　紀　埼玉医科大学総合医療センター教授・血管外科

【概念】

レイノー現象（Raynaud's phenomenon；RP）は，寒冷や感情的ストレスなどに接することにより，時折手指の動脈が攣縮する状態である．発作は手指の蒼白化に始まり，次第にチアノーゼを呈し，温まるにつれ反応性充血により赤くなって終わる．様々な程度の知覚障害，疼痛を伴うことが多い．症状は手指に出現することがほとんどであるが，足趾にもみられることがある．RPは女性に多くみられ，寒冷な地方に多いとされているが，わが国の一般人口における有病率は不明である．米国の統計では北東部における有病率は女性9％，男性6％，南部では女性4％，男

表1　2次性レイノー現象の原因疾患

自己免疫疾患
　強皮症／SLE／混合結合組織病／皮膚筋炎／関節リウマチ／シェーグレン症候群／血管炎
血管閉塞
　バージャー病／閉塞性動脈硬化症／血栓塞栓症
薬物性
　アンフェタミン／βブロッカー／ブレオマイシン／シスプラチン／シクロスポリン／麦角製剤／インターフェロンアルファ／ビンブラスチン
血液疾患
　多血症／血漿タンパク異常症（Waldenströmマクログロブリン血症など）／寒冷グロブリン血症／寒冷フィブリノーゲン血症／寒冷凝集素症／プロテインC, S, アンチトロンビンⅢ欠乏症
環境要因
　振動工具／凍傷
解剖学的異常
　前斜角筋症候群／頸肋
感染
　B型・C型肝炎（寒冷グロブリン血症）／マイコプラズマ（寒冷凝集素症）／パポーバウイルスB19

(Bakst R, et al: Raynaud's phenomenon: Pathogenesis and management. J Am Acad Dermatol 2008, 59: 633-653 より引用)

表2　1次性，2次性レイノー現象の鑑別

	1次性RP	2次性RP
初発年齢	30歳以下	30歳以上
疼痛	ないか軽度	多くは存在
症状の分布	対称性	非対称性
指の壊死・爪甲剝離	稀	しばしば

性3％と推定されている．

　RPは特発性である1次性RP（レイノー病）と，他の疾患に続発する2次性RPとに分けられる．2次性RPの原因として最も多いのは強皮症であり，しばしば初発症状となる．強皮症以外にRPを来す疾患としてその他の膠原病，血管閉塞，薬物，血液疾患，非ホジキンリンパ腫（Waldenströmマクログロブリン血症など），振動，感染などが挙げられている（表1）．

【病態】

　Maurice Raynaudは1862年に初例を報告したとき，血管攣縮は交感神経の過剰な活動によるものと考えた．しかし，交感神経活動の測定や交感神経反射の研究，さらに交感神経節切除後にもRPが出現することなどから，交感神経系の異常でRPのすべてを説明することはできないと考えられている．現在でもRPのメカニズムには不明な部分が多い．

【診断のポイント】

　来院時にはRPの典型的な症状はすでに消失していることがほとんどであるので，診断は病歴の聴取による．寒冷曝露時の白→青→赤の色調変化と冷感，種々の程度の疼痛と張り感があれば診断できる．ただ，色調変化は3段階のいずれかを欠く場合もある．冷水に指をつけさせ，症状を誘発させることが可能なこともある．最近は，患者自身が自分の指をデジタルカメラで撮影して持ってくることも多い．

　1次性と2次性のRPの鑑別は簡単ではないこともあるが，一般に2次性のRPのほうが強い症状を示すことが多い（表2）．爪郭部毛細血管の顕微鏡検査で毛細血管の蛇行，拡張，脱落などの所見が得られれば初期の強皮症である可能性が高いとされている．また初診時に抗核抗体などの自己抗体が陽性であれば，2次性である可能性が高い．橈骨動脈拍動の減弱があれば中枢部の動脈閉塞を疑う．

【治療方針・治療法】

　原因疾患のある場合にはまず原病の治療が必要である．

1. 生活上の注意
・寒冷を避ける（指だけではなく全身，特に額）－手袋，スカーフなどの着用や湯での加温
・気温の急変を避ける
・振動工具の使用を避ける
・血管攣縮を助長する薬物（覚醒剤，βブロッカー，カフェインなど）を避ける
・禁煙
・発作時に腕を前後に振り，遠心力で指尖に

血液を送る

2. 薬物療法

効果の確実な治療薬はないが，以下のような薬剤が使用される．

・ジヒドロピリジン系カルシウム拮抗薬

処方例
アダラートCR錠（40 mg）　1錠　分1　朝
(保外) 効能・効果

・プロスタグランジン誘導体

処方例
ドルナー錠（20 μg）　6錠　分3　(保外) 効能・効果

・アンジオテンシンⅡ受容体拮抗薬

処方例
ニューロタン錠（50 mg）　1錠　分1　朝
(保外) 効能・効果

・αブロッカー

処方例
ミニプレス（0.5 mg）　3錠　分3
(保外) 効能・効果

・血圧が低い患者

処方例　下記のいずれかを用いる．

1）アルギU　6 g　分3　(保外) 効能・効果
2）ユベラ錠（50 mg）　3錠　分3
　　(保外) 効能・効果
3）ペルサンチン錠（100 mg）　3錠　分3
　　(保外) 効能・効果
4）バイアスピリン錠（100 mg）　1錠　分1
　　朝　(保外) 効能・効果

・肺動脈高血圧症・勃起不全の治療薬であるシルデナフィルは最近レイノー現象の治療に有効性が発表されたが，適応外使用であり，硝酸塩剤の併用で死亡例が報告されている．なおシルデナフィルと同じくホスホジエステラーゼ阻害薬であるシロスタゾールには効果が証明されていない．

処方例
バイアグラ錠（50 mg）　2錠　分2　朝夕
(保外) 効能・効果

3. 手術療法

中枢部に動脈閉塞のある患者では血行再建術の適応となる．それ以外の患者に対する手術療法として内視鏡的胸部交感神経節切除術が行われることがあるが，効果は確実ではない．

■ 専門医移送の判断基準
・膠原病の合併が疑われる場合には，専門医の判断を仰ぎ，原病の治療を行う．

■ 患者説明のポイント
・膠原病などの基礎疾患のない1次性レイノー現象の予後は比較的良好で手指の切断に至る例は少ないこと，治療の基本は保温と急激な温度変化を避けることであることを説明する．基礎疾患のある患者の場合には基礎疾患の治療が第一であることを説明する．

■ 医療スタッフへの指示
・保温は単に手指だけではなく，頭部なども必要であり，手袋の着用にとどめず可能ならば環境の気温を保つことが必要であることを指導するように依頼する．

動静脈瘻
Arteriovenous fistula（AVF）

佐藤　紀　埼玉医科大学総合医療センター教授・血管外科

【概念】

動静脈瘻（AVF）とは，動脈と静脈の間の異常な交通である．先天性のものと，外傷性のものとに大別され，両者の臨床像は大きく異なる．そのほかに，AVFの成因として動脈瘤の静脈内破裂によるもの，動静脈瘻間に形成された膿瘍に起因するもの，腫瘍血管によ

る動静脈間の瘻形成（腎癌など）があるが稀である．AVF は形成された部位により，症状や治療，予後が異なる．心室中隔欠損症や動脈管開存症なども AVF であるが，本項では末梢性のもののみを取り上げる．

先天性動静脈瘻（arteriovenous malformation）は体のどの部位にも生じうるが，四肢末梢に見ることが多い．先天性ではあるが，症状は思春期以後に明らかとなることが多い．小外傷をきっかけに症状が発現してくる症例が多くみられ，動静脈間には小さな交通路が多数多数存在することが多い．

外傷性動静脈瘻は刺創，銃創，あるいは手術により動静脈が同時に損傷され，その間に交通が生じるものである．動静脈を一塊として結紮すると，稀にその部位に AVF が形成されることがある．18 世紀には，瀉血を原因とする上腕動脈と尺側皮静脈との間の AVF が多かったが，現代では経皮的冠動脈形成術（PCI）などの血管内治療の際の穿刺部に生じるものが大半である．

【病態】
局所的影響として，瘻よりも中枢の動静脈の拡張，患肢の浮腫・肥大をみる．発症が骨端線閉鎖前だと，患肢が延長する．AVF が大きいと全身的な影響が出現する．心拍出量の増加，循環血液量の増大から，進行すると心肥大，心不全に至る．

AVF を用手的に圧迫すると徐脈になる現象は，Nicoladoni-Branham 徴候として知られている．一般的には前腕，下腿の AVF で全身的な影響が出ることはないとされており，また先天性の AVF では，肢の肥大が著しくても，全身的な影響が出現することは少ない．

【臨床症状・診断】
1．先天性動静脈瘻
四肢の静脈拡張，患肢の肥大，延長などで初発し，やがて潰瘍・壊死を伴う．若年者の静脈瘤をみた場合には，AVF の否定が必要である．AVF が体内に生じた場合には，消化管近傍では消化管出血，その他の部位では mass effect など，場所に応じ多様な症状を示す．血管撮影では拡張した流入動脈と流出静脈，静脈の早期造影，血管腫様の塊がみられるが，瘻孔そのものが造影されることは少ない．

2．外傷性動静脈瘻
刺創，銃創などに続発する．直後に出血が見られたが，圧迫で止血したというケースが多い．最近では医原性，特に PCI 後に穿刺部に発生するものが多く，下腿動脈の PTA の際に脛骨・腓骨動脈が損傷され，静脈との間に AVF を形成したものも散見する．瘻孔は 1 か所のことがほとんどで，仮性動脈瘤を介して AVF の形成がみられることも多い．四肢では患肢の腫脹，静脈の拡張，血管雑音の聴取などの古典的な症状がみられるが，体幹内に形成された場合には部位により症状は様々である．心臓に近い部位に生じた AVF ほど心不全に陥ることが多いが，先天性のものとは異なり，AVF よりも遠位部の阻血による潰瘍，壊死を形成することは稀である．

【診断のポイント】
上記臨床症状から診断が可能であるが，疑いのある場合には血管撮影，CT などを行う．

【治療方針】
1．先天性 AVF
体幹部の筋間に位置する限局型の AVF では切除が可能なことがある．しかし，四肢に発生した微慢性の AVF は切除を試みても再発を来しやすく，まず圧迫を中心とした保存療法を試みるべきである．流入動脈の結紮は治療に役に立たないのみでなく，末梢の壊死を来しやすくするので，行ってはならない．うかつに外科治療を行うと悪化を招き，場合によっては四肢切断に至ることもある．AVF の塞栓術は時により効果的であるが，塞栓術後の壊死組織をデブリドマンして植皮などを行う必要を生じることもある．

2. 外傷性 AVF

自然閉鎖が起こることもあるが，稀である．ある程度太いところでは静脈を開けて瘻孔を閉鎖することが可能なことがある．部位が末梢であり，犠牲にしてもよい動脈である場合には，古典的な quadruple ligation，仮性動脈瘤を介しているときは経皮的に塞栓術を行うことが多い．この場合も流入動脈の結紮のみの手術は治療効果がないだけでなく，将来の塞栓術の可能性をなくしてしまうので禁忌である．

■ 専門医移送の判断基準
- 本疾患に関しては基本的に専門医の判断を仰ぐべきである．

■ 患者説明のポイント
- 先天性の AVF では完治に向けた治療の困難さと，通常は腫大変形はあるものの生命・肢の予後が良好であること，思春期以後増大することが多いが中年になると増大が停止することが多いこと，基本的には保存療法を選択すべきであることなどを説明する．
- 外傷性の AVF では，心負荷の増大が見込まれる場合には，閉鎖術が必要なことを説明する．
- いずれの場合にも，専門医の判断を求める．

■ 医療スタッフへの指示
- 特に先天性動静脈瘻の女性患者では，醜形による精神的な苦痛が強いので，精神的なサポートが必要である．

ステントグラフト内挿術
Endovascular stent grafting

加藤雅明　森之宮病院・心臓血管外科部長

【手技の概要】

ステントグラフト内挿術は，動脈瘤を治療するため，ステント付き人工血管(＝ステン

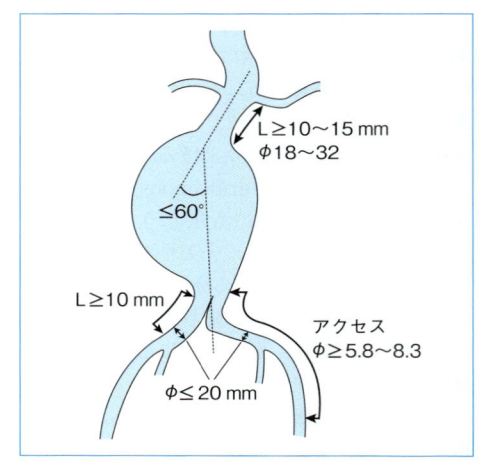

図1a　EVAR の解剖学的適応
①アクセス：18〜22 Fr（外径5.8〜8.3 mm）シースが通るアクセスが確保されていること．
②Landing：腎動脈下腹部大動脈にϕ18〜32 mm・Length≧10〜15 mm の接合部が確保されること．腸骨動脈にϕ≦20 mm・Length≧10 mm の接合部が確保されること．
③瘤の屈曲が強すぎないこと．Neck-瘤中心線≦60°

トグラフト）を極太カテーテルシースを通し動脈内に挿入・移植するもの．腹部ステントグラフト内挿術を EVAR；Endovascular Aneurysm Repair，胸部ステントグラフト内挿術を TEVAR；Thoracic Endovascular Aneurysm Repair と呼ぶ．動脈瘤の治療方法としては，低侵襲であることゆえ，近年急速に普及した．

しかしながら本治療は，いまだ発展途上にある．デバイスとその挿入システムの改良が，本医療の成績の向上と更なる普及の key となる．

【適応と禁忌】

動脈瘤に対するステントグラフト内挿術の治療適応は，現在のところ外科手術と同様で，腹部5 cm 以上，胸部5.5〜6 cm 以上である．さらに，ステントグラフト内挿術にはそのデバイス毎に解剖学的適応が存在する．

腹部大動脈瘤に対する EVAR の解剖学的適応は，図1aの通りである．解剖学的適応

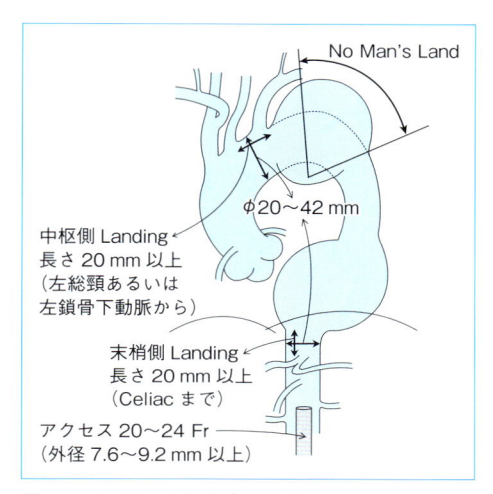

図 1b　TEVAR の解剖学的適応
① アクセス：20～24 Fr（外径 7.6～9.2 mm）シースが通るアクセスが確保されること．
② Landing：瘤の中枢，末梢にステントグラフトが接合する 20 mm 以上の接合長が確保されること．かつ，この接合部分の φ が 20～42 mm の範囲であること．
③ 屈曲：グラフトの中枢端（末梢端）が遠位弓部の屈曲部分（No man's Land）にかからないこと．

を満たす（IFU 内）腹部大動脈瘤症例は，手術適応症例全体の約 50% 程度である．ただし，IFU 外の症例においても，いくらかの工夫を施すことにより治療が完遂可能であることから（off-label use），全体の約 90% は EVAR が可能と考えられる．

　胸部大動脈瘤に対する TEVAR の解剖学的適応は図 1b の通りで，下行大動脈瘤に対する適応が中心となるが，上行大動脈瘤を除く，すべての範囲で，適応が可能である．弓部大動脈瘤や胸腹部大動脈瘤においても，主要分枝に対するバイパス手術を併用してステントグラフトを挿入する，いわゆるハイブリッド手術が外科手術ハイリスク症例を中心に行われている．また近年，TEVAR は外傷性大動脈損傷ならびに B 型大動脈解離の complicated case（腹部下半身の灌流障害，破裂，偽腔急速拡大例）によい適応があるとされている．

【手技の実際】
1. EVAR

　腹部ステントグラフト内挿術は，両側大腿動脈より極太カテーテルシース（16 Fr あるいは 20 Fr = 外径 5.8～7.5 mm）を stiff wire をガイドに挿入し，このカテーテルシースを通してステントグラフトを腹部大動脈−両側腸骨動脈に移植するものである．

　この治療にとって最も重要なのは動脈瘤の中枢，末梢においてステントグラフトが接合する「Landing zone」と呼ばれる正常径動脈部分がしっかりと確保されることである．この部分の長さ・性状が治療の良否を大きく左右する．瘤中枢側は腎動脈直下の正常大動脈部分，瘤末梢側は通常両側の総腸骨動脈に Landing zone を得ることになるが，総腸骨動脈も拡張，瘤化している場合は病側の内腸骨動脈をコイル塞栓し，外腸骨動脈までステントグラフトを延長することも多々ある．現在使用されているステントグラフトは bifurcated type（二股に分かれたタイプ）が一般的で，図 2 のように，2 つあるいは 3 つの component を患者の血管の中で継ぎ足して治療を完成させる．

2. TEVAR

　ステントグラフト本体を治療部位（胸部大動脈）まで運搬するためには，外径 20～27 Fr のカテーテルシースが通過する到達経路（アクセスルート）が必要で，通常は大腿動脈からの挿入であるが，それが不可能な場合は総腸骨動脈あるいは腹部大動脈から挿入する（約 15% 程度）．

　下行大動脈瘤の治療はシンプルで，目的部位にストレート型のステントグラフトを挿入移植するのみである．Stiff wire をガイドに，ステントグラフトを挿入する．

　遠位弓部大動脈瘤の場合は，動脈瘤の起始部から中枢側に向かって 2 cm の Landing zone が必要となるが，この部分に弓部分枝が存在することになる．cover が予定される

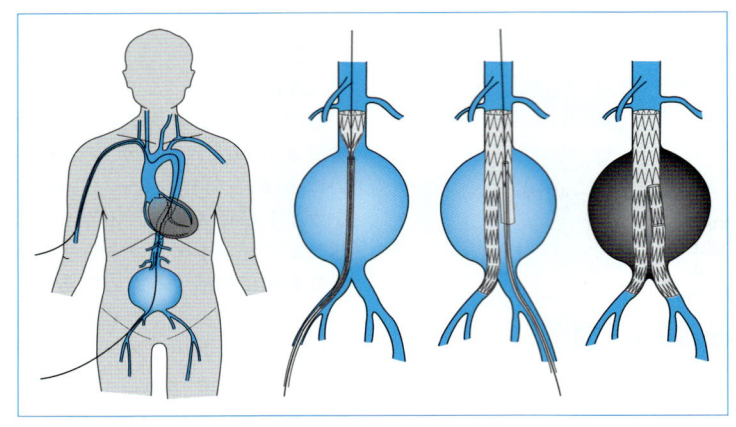

図2 腹部大動脈瘤に対するステントグラフト内挿術

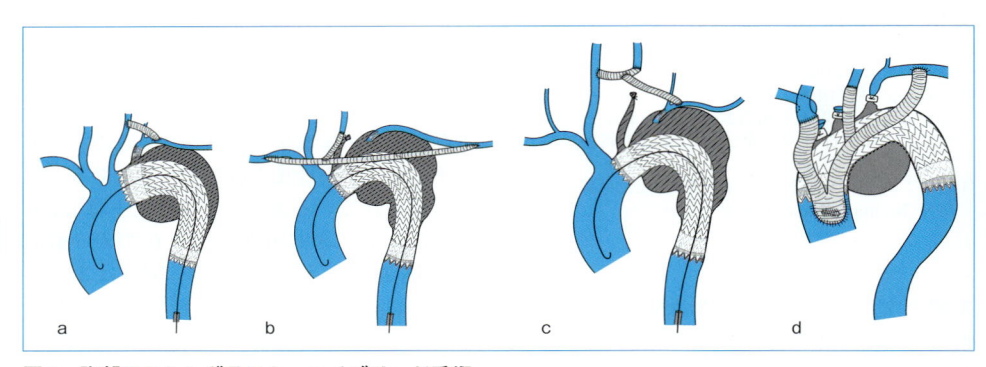

図3 胸部ステントグラフト・ハイブリッド手術
a．左総頸-左鎖骨下動脈バイパス＋TEVAR（1 debranch＋TEVAR）
b．右腋窩-左総頸-左腋窩動脈バイパス＋TEVAR（2 debranch＋TEVAR）大腿動脈ならびに右腋窩動脈，左鎖骨下動脈，左総頸動脈より送血を施行し，弓部大動脈を腕頭動脈と左総頸動脈との間で open
c．左総頸-左総頸-左鎖骨下動脈バイパス＋TEVAR（2 debranch＋TEVAR）
d．上行大動脈-腕頭-左総頸-左腋窩動脈バイパス＋TEVAR（3 debranch＋TEVAR）

弓部分枝には予めバイパス（"Debranching"）を施行し，この後，ステントグラフトを挿入するハイブリッド手術（Debranching＋TEVAR）が多く行われている．バイパスのつけ方は**図3**のように，多種多様の方法が存在する．弓部大動脈へのデバイスの留置の際には，ステントグラフト小彎側が浮き，エンドリークの原因となりやすい．デバイスを大彎側にたわませた状態で留置すると，位置がずれたり短縮したりしにくい．解離例において，中枢側と末梢側の Landing 部真腔径に大きな差が存在する場合は，taper graft を用いるか，あるいは末梢側に小さなサイズの graft を挿入し，この後，中枢側に積み上げる形で大きなサイズの graft を挿入する．

【合併症・偶発症とその対処】
　EVAR，TEVAR は手術治療に比し，患者の受ける侵襲が小さく，死亡率もそれぞれ1％，4％前後と外科手術治療に比し有意に低いのが特徴である．また重篤な有害事象

（合併症）の発生率もそれぞれ5％，20％前後で手術治療に比し，有意に低いことが報告されている．一方，上記 Landing 部分にエンドリーク（type I〜IV）と呼ばれる血液漏れが発生すると，動脈瘤壁にかかる圧が減らず，動脈瘤拡大，破裂のリスクがなくならない．また数年経った慢性期に上記エンドリークが発生することもあるので経年的なフォローアップが必要であり，もしエンドリークが発生すれば再治療も必要となる．再治療（カテーテル治療）を含めた慢性期の有害事象（5年で10〜30％）は手術に比し，高いとされている．

EVAR の重篤な合併症は，アクセストラブル，急性腎不全（造影剤使用に伴う薬剤性とコレステロールクリスタルエンボリズム）と多発性塞栓症に伴う虚血性腸炎および腸壊死である．TEVAR の重篤な合併症としては，脳梗塞，脊髄神経麻痺，グラフト移動（Migration），大動脈解離が多く報告されている．それぞれの合併症に対する診療手順ならびにその対処を決めておけば，これらの合併症に戸惑う必要はない．

■ 専門医へのコンサルテーション

- 専門医へのコンサルテーションのタイミングは，サイズとして腹部（最大短径）40 mm 以上（腸骨動脈 25 mm 以上），胸部 50 mm 以上（あるいは囊状瘤の場合）と考えられる．ただし，これは治療の適応（腹部 50 mm 以上，胸部 55〜60 mm 以上）ではなく，あくまで専門医紹介のタイミングである．フォローアップ時のポイント，注意点を専門医に確かめるのが目的である．また，上記瘤径以外に有症状の場合（腰痛，背部痛，嗄声など）は，さらに速やかに紹介の必要がある．

■ 患者説明のポイント

- 患者説明においては「動脈瘤という病気」について十分な理解を得てもらう必要がある．「いつ破裂してもおかしくない」などとむやみに患者を脅す必要は全くない．

- 薬物治療を受けている大動脈瘤の自然破裂率は意外なほど低く（φ4 cm で 1％/年以下，φ5 cm で 6〜8％/年，φ6 cm で 10〜20％/年程度），治療のリスクが高い患者の場合は専門医でも薬物治療を行う症例もある．
- 「EVAR，TEVAR といったカテーテル治療だから安全である」といった誤った説明は一切行っていない．疾患自体がもつリスク，カテーテル治療ゆえのリスクを十分に説明し，外科手術治療との違いに関しても言及する．
- 「積極的な治療をしない」という選択肢についても説明する．
- ただし，カテーテルか外科手術か？ の選択関しては，患者サイドにその選択権を委ねると，どうしてもカテーテル治療を選択したくなる人情ゆえ，医師側から最適と思われる治療方法を強く勧めているのが現状である．

■ 医療スタッフへの指示

- 当院の医療スタッフにはステントグラフト内挿術の良否の 80％ が術前計画に委ねられていることを強調している．それゆえ，治療の適応，デバイス選択，Landing zone の設定（どこからどこまでを治療範囲とするか），治療手順，想定されるトラブルに対する準備などは術前に徹底的に検討するべきである．
- 動脈瘤治療が予防治療（破裂予防）で，1 回の治療機会で必ずしも 100％ の完成を得る必要がないこと，追加処置などのリスクとバランスをとりながら深追いするかどうかを決定するべきことを教育している．

末梢動脈形成術
Percutaneous transluminal angioplasty (PTA)

加藤雅明　森之宮病院・心臓血管外科部長

【手技の概要】

末梢動脈形成術（PTA）は，その動脈硬化性疾患の増加と近年のカテーテル治療の発達とともに，その適応頻度が高くなっている治療である．手技の詳細は，その清書に譲るが，基本は guide wire による血管疎通，PTA バルーンによる血管拡張，ステントによる内腔保持ということになる．

手技上の問題点は，
- 完全閉塞例をどう再疎通するか？
- 石灰化病変，Vulnerable plaque をどう取り扱うか？
- 分枝，collateral，屈曲部分などの non-stenting zone をどう PTA するか？

などである．

【適応と禁忌】

PTA の適応は，Fontaine II$_b$-IV（血行障害による重症間欠性跛行，安静時疼痛，潰瘍，壊疽）の臨床症状がある症例である．

Fontaine I（冷感，しびれ）に対する適応はない．

Fontaine II に関しても II$_a$（100 m 以上の歩行で疼痛出現），II$_b$（100 m 以下の歩行で疼痛出現）に分類して，その適応を考慮するべきである．

Fontaine II$_a$（軽症間欠性跛行）に対しては，その解剖学的状況により適応を考慮する．

Fontaine II$_b$-IV においても，あくまで機能肢が適応である．非機能肢（寝たきりなど）の慢性閉塞・狭窄病変に対する下肢血行再建の適応はない．

Fontaine II$_a$（軽度間欠性跛行）に関しては，運動療法，薬物治療が功を奏する場合も多くあり，これらの治療に個々の身体活動性を考慮しながら治療方針を考える必要がある．

上記，間欠性跛行や下肢痛に関し，血行障害性であるか否かをまず判別する．臨床症状の詳しい問診に加え，身体所見（脈拍の触知，血管雑音の聴取など），ABI の測定にて容易に血行障害があるか否かを診断できるが，血行障害を疑った症例には画像診断でこれを確認する．近年，動脈造影，ivDSA などの従来型の画像診断に変わり，CT-Angio，血管エコー，MRA などのモダリティーが発達・普及してきたため，血管の狭窄，閉塞病変の発見率が高まる傾向にある．しかし，下肢血行再建の適応はこの解剖学的状況（75% 以上の狭窄等）のみではありえないことを強調しておく．あくまで臨床症状（Fontaine II-IV）のあることが基本で，解剖状況の把握は血行再建の方法などの計画を立てるためのものである．

PTA とバイパス手術とのすみ分けは，解剖学的状況により，なされることが多い．現在のところ，**表1**のとおりである．

禁忌に関しては，下記の通りである．
- 瘤合併
- Out flow 領域の TASC C，D 以上の血管病変（ただしこの項目は New Device の出現にて変更される可能性が大である）
- 外科バックアップのないカテーテルインタ

表1　動脈狭窄・閉塞の部位と血行再建の方法

	inflow			outflow			
	大動脈	総腸骨	外腸骨	CFA	SFA	POP	膝下三分枝
PTA	△	◎	◎	×	○	△	
バイパス	○	△	△	◎	○	○	△

◎：推奨　　○：よい適応　　△：他に方法がない場合適応　　×：禁忌

ーベンション

PTAはそのデバイスの改良，新規開発，その使用方法の工夫により，今後もその適応範囲を増やすことは間違いない．しかし，あくまで機能肢，重症下肢症状に対してのみPTAの適応が存在し，また，PTAとさほど変わらない低侵襲外科手術治療も存在することより，症例毎の多面的な適応検討が必要な治療法である．

【手技の進め方・実際】

アプローチは，大腿動脈を用いる場合が多い．時に，左上腕動脈を用いる．

橈骨動脈は，現在のシステム（ステントを含め，6Fが中心）を考えるとデメリットが多い．両側inflow，片側outflow diseaseまでは，片側outflow病変対側の大腿動脈を中枢側に穿刺して，outflow病変肢にはカテーテルシースをcross-overさせてPTAを行う．ただし，病変部が複雑になれば片側アプローチでは決着がつかず，両側大腿動脈の穿刺あるいは上腕動脈穿刺となる．シースは，必要なシステム径（多くは6F）のものを病変部近くまで挿入するためflexibleで追従性の高いコイル付きハイドロフィリックコーティングされたシースを用いる．

完全閉塞病変に対するワイヤー再疎通は，できるだけ真腔内を再疎通するが，場合により意図的に内膜下にもぐった形で，病変部を再疎通する（subintimal angioplasty）こともある．このsubintimal angioplastyの場合，注意しなければならないのは，内膜下にもぐった部分と真腔内に戻った部分の範囲に側副血行となっていた分枝が含まれていた場合，この側副血行路を潰すことになってしまい，ターゲットとなった病変が再狭窄，閉塞となった場合に，下肢症状が重症化する．このような難病変には，閉塞した両側からwireを挿入し，挟みうちの形（bidirectional approach）で再疎通すると比較的スムーズに仕事ができるうえ，側副血行の障害が少ない．

完全閉塞例には，多くの場合，fibrous capなる再疎通を妨げる硬い病変部が存在するが，この部分を再疎通するために用いるワイヤーカテーテルを，状況に合わせ，うまく選択する必要がある．また，この硬い病変部に対しては，cuttingバルーンなどを用いて血管拡張を行うが，特に強い石灰化病変には現在用いるデバイスが見当たらない．

Vulnerable plaqueは，その診断，対処にさほどのエビデンスがないが，局所的にはCT，エコー（IVUSを含む），MRIで診断が可能で，スタチンなどによる術前処置，ステントの選択（closed-cell stentあるいはcovered stent）など，その対処方法にも一定のコンセンサスが得られつつある．

分枝，collateral，屈曲部分へのPTAには注意を要する．特に，日本人は，正座，あぐらなどの姿勢をとることが多く，膝，股関節を高度屈曲して長時間同姿勢をとる生活習慣がある．それゆえ，膝窩部（膝窩動脈），股関節部（総大腿動脈）はnon-stenting zoneと呼ばれ，このような病変部には，バルーンangioplasty（cuttingバルーンを含む）以外の方法としてアテレクトミーデバイスやレーザーangioplasty，ロータブレーターなどのデバルキングデバイスを用いて，血管形成術を行うしかない．それゆえ，このような部位（特に大腿動脈）には，外科的な内膜摘除術（endarterectomy）や深大腿動脈形成術（profundoplasty）を積極的に併用して低侵襲の血行再建を目指すべきである．

【合併症・偶発症とその対処】

手技に伴う局所的合併症としては，①穿孔，②カテーテル抜去困難，③塞栓症，④穿刺部のトラブル，などである．①穿孔に対しては，covered stentの挿入にて解決できるものもあるが，①〜④の合併症には内科的治療，カテーテル治療のみでは解決できないものも多く，外科的処置がバックアップとして必要となる．全身的な合併症としては，迷走神経反射（と，これに伴う脳梗塞，心筋梗塞など），腎機能障害（造影剤腎症を含む）など

が挙げられる．

■ 専門医へのコンサルテーション
- 基礎疾患，既往歴（高血圧，脂質異常症，糖尿，喫煙歴）のある患者の間欠性跛行は血管専門医にコンサルトするべきである．もちろん，大腿，下肢動脈の拍動の減弱，消失，ABI の低下が確認できれば診断率は高くなる．重症の糖尿病患者は末梢神経障害を伴い，下肢潰瘍，壊疽を起こしていても強い痛みを伴わないこともあり，注意を要する．

■ 患者説明のポイント
- 患者が「なぜ下肢動脈狭窄，閉塞を起こしたのか？」を説明する．この動脈閉塞が下肢のみならず，冠動脈，頸動脈，脳動脈において狭窄・閉塞する可能性が高いこと，それゆえ，基礎疾患のコントロール，禁煙が今回の下肢動脈閉塞治療以上に重要であることを強調している．

■ 医療スタッフへの指示
- 下肢動脈閉塞に対する PTA は，現在のところ決して完璧な医療ではなく，ある一定の割合で再狭窄・再閉塞を来す治療方法である．それゆえ，再発を十分に考慮して治療を行うべきことを education している．また，使用するデバイス，カテーテル，ワイヤーなどの仕様を十分に理解し，適切な場面で適切な医療器具を使用することも指導している．

第14章 動脈硬化

動脈硬化診断・治療の変遷
Transition in diagnosis and treatment of arteriosclerosis

杢野浩司 順天堂大学講師・循環器内科学
代田浩之 順天堂大学教授・循環器内科学

【概説】

　動脈硬化の診断と治療については，基礎研究の成果を基に臨床分野でも目覚ましく進展している．疾患の病態も血管内腔の物理的狭窄による血流障害から，血管壁における炎症反応が主体となって不安定な病変（プラーク）が破裂し，突然の内腔閉塞から血管イベントが生じる機序が2000年前後から明らかにされている．

　これに伴い，①炎症と不安定プラークに関連する危険因子の検出，②血管内腔の狭窄という量的変化から不安定でイベントを生じやすいプラークの質的変化を検出する画像診断，③プラークの量と質の両者の改善による血管イベント抑制を最終目標とする治療法の確立など，動脈硬化の診断と治療はより実践的に変革されている．本項では，この10年間の流れを概説する．

【新しい危険因子としての炎症】

　以前から，動脈硬化病変で持続する炎症の原因として，細菌・ウイルスなどの慢性感染が注目されている．特にクラミジア感染では，抗体価と心筋梗塞の関連が1990年頃から示され，抗生物質による冠動脈イベント抑制効果も検討された．しかし，2005年に報告されたメタ解析では，その有用性は認められていない．

　炎症マーカーであるC-reactive protein（CRP）の測定感度を高めた，高感度CRPの値が冠動脈イベントの危険予測因子であることが，2000年以後多くの臨床試験で示されている．さらに海外の試験（JUPITER）では，高感度CRPをターゲットとし冠動脈イベントに対するスタチンの一次予防効果が2008年に示され，機序としてスタチンのLDLコレステロール低下作用と多面的作用としての抗炎症作用が考えられている．

　このほかインターロイキン，TNFなどの炎症性サイトカインの関与も示されている．しかし，こうした炎症反応が炎症惹起の原因病態を反映しているのか，それとも血管壁の炎症の結果を反映しているのかについては検討が必要である．

【危険因子と酸化ストレス】

　確立された動脈硬化の危険因子である，脂質異常症・高血圧・糖尿病に共通している病態として，酸化ストレスが注目されている．つまり，①酸化により生じる酸化LDLの血管壁構築細胞への様々な作用，②レニン-アンジオテンシン-アルドステロン系における酸化ストレスの亢進作用，③糖毒性やNADPHオキシダーゼの活性化による糖尿病での酸化ストレス亢進など，が考えられる．その結果として生じる酸化物質が，血管皮内機能を障害することが血管壁における炎症の始まりでもある．

　2000年代になって注目されているメタボリックシンドロームでは，内臓脂肪蓄積によ

りインスリン抵抗性の代謝異常が生じて，動脈硬化を形成し血管イベントを発症すると考えられている．その病態として，①インスリン抵抗性によるNADPHオキシダーゼの活性化，②抗酸化酵素の低下から体内の酸化ストレスが亢進，③活性化した内臓脂肪細胞からの酸化ストレス因子，④アディポサイトカインの分泌亢進などが，2005年前後から報告されている．つまりメタボリックシンドロームでは，酸化ストレスや炎症反応と糖・脂質の代謝異常が密接に絡み合い，血管壁に作用して動脈硬化をより不安定化させると考えられている．

【血管内皮機能検査】

こうした炎症や酸化ストレスにより，健常血管でも血管内皮細胞の可逆的な障害が生じ，内皮細胞での一酸化窒素(NO)の生成が障害されて，内皮依存性血管拡張反応が低下する．この変化を動脈硬化の起点ととらえ，内皮機能検査が積極的に行われている．

以前から，冠動脈内への薬物注入に対する血管内皮反応は，冠動脈造影やフローワイヤーによる血流測定で評価されていたが，その手技はカテーテルを用い侵襲的で煩雑であった．これに対し，非侵襲的な内皮機能検査では，①前腕動脈での反応性充血に対する血管拡張反応を血流変化の測定によるプレチスモグラフ法，②血管超音波で血管径変化を測定するflow mediated dilatation(FMD)法，により評価している．その結果，2000年代には，内皮機能を障害する病態が心血管イベントの規定因子やサロゲートマーカーであること，スタチン，ACE阻害薬，ARBなどの薬物治療により内皮機能が改善することが示されている．

さらに，内皮障害時に発現する接着因子や血栓止血因子，内因性NO合成阻害物質などの血管内皮関連物質を血液・尿で測定することで内皮機能を示すいくつかのバイオマーカーが提唱されている．しかし，その特異性は低く，臨床での一般応用には至っていない．また最近は，血中に存在する内皮前駆細胞の動脈硬化形成での機能が注目されているが，不明な点も多く今後の解明が必要である．

【動脈硬化の画像診断】

動脈硬化性疾患の診断には病変(プラーク)に対する画像診断は必須であり，近年の検査機器の発達は著しい．1990年後半から行われていたデジタル化や解析能・撮影法の改善によって画像はより鮮明となり，動脈硬化病変の詳細で正確な量的評価が可能であり，2000年代には広く臨床応用されている．さらに一部の検査では，量的評価に加えて動脈硬化病変の脂質，線維，石灰化などの構成成分の評価や，マクロファージ集積部位や炎症の活動性なども評価できる．こうした病変の質的評価に基づき，治療や対処法の選択まで可能となってきている．また，被検者にとって侵襲の少ない検査法で動脈硬化の画像診断が可能となれば，一次予防のスクリーニング検査として発症前の早期診断と，二次予防として治療後の経過観察が容易になり，その意義は非常に大きい．

1. 非侵襲的画像診断法

a．超音波(エコー)検査

高周波プローベにより，体表面に近い動脈壁の鮮明画像が得られるようになっている．検査部位は頸動脈が最も一般的で，下肢動脈では大腿・膝窩・足背の各動脈が検出可能であり，前述した血管内皮機能検査のFMD法でも用いられている．

頸動脈の観察項目は，動脈径，内膜中膜複合体厚(intima media thickness；IMT)，プラーク，狭窄の有無など形態的な指標が主体である．動脈硬化危険因子との関連や心臓・脳の血管イベントのサロゲートマーカーとしての予測因子となることが示されている．さらに，動脈硬度の検出による機能評価や，新しい画像処理によるプラーク成分の質の評価も行われている．

胸腹部の大動脈は体表面エコーにより，ま

た，少し侵襲的になるが経食道エコーにより胸部大動脈が鮮明に観察可能であり，動脈壁の粥状硬化病変や動脈瘤のスクリーニングには有用である．

b．CT検査

CTは空間分解能が高く，造影剤を用いて血管壁と血管内腔の両者が識別可能である．血管内腔の狭窄度や動脈硬化病変の厚さ（サイズ），血管構築リモデリングについて観察可能であったが，末梢血管や心拍動により動く冠動脈などの描出は良好ではなかった．しかし，検出器を多列化したmultidetector-row CT（MDCT）の開発により撮影時間が飛躍的に短縮したため，造影剤注入後のタイミングを合わせて末梢動脈の鮮明画像が得られ，また，心電図同期撮影で冠動脈も鮮明に描出可能となった．さらに，三次元画像の構築により，動脈硬化病変の診断だけでなく，外科的治療にも応用され臨床の場で急速に普及している．

冠動脈の石灰化病変はCTにより高感度に検出されるが，強い石灰化は血管内腔の描出の妨げになることもある．石灰化病変は動脈硬化形成との関連が示されており，CT値からカルシウム量をスコア化し病変の診断に用いる場合もある．

c．MRI検査

磁気共鳴信号によるMRIには放射線被曝はなく，また，非造影でも血流信号の画像化により血管腔が描出され，腎機能障害例では有用な検査である．しかし，CTに比べ空間分解能は劣り撮影時間も長いため，冠動脈に対してはMDCT造影検査が主体となっている．ただし，MRIは組織分解能が高いのでプラークの組織性状評価が可能であり，大動脈や頸動脈に対しては臨床応用されている．また，造影剤を用いた負荷心筋パーフュージョンMRIでは，薬物負荷による心筋虚血領域を造影欠損か遅延として描出され，アイソトープによる心筋SPECTと比較検討されている．

2．侵襲的画像診断法（冠動脈カテーテル検査）

a．冠動脈造影
　（coronary angiography；CAG）

冠動脈硬化病変による血管内腔の狭窄を，検出する標準的検査法である．カテーテルから造影剤を冠動脈に直接注入するため鮮明な血管内腔像が得られるが，病変量や血管リモデリングの評価は困難である．現在は，診断とともに血管形成術（カテーテルインターベンション）治療を行う手技として，必須となっている．

b．血管内超音波
　（intravascular ultrasound；IVUS）

血管内プローベから冠動脈の断面を描出する超音波断層検査である．基本画像のグレースケールでは，血管径，内腔径，壁厚（プラークサイズ）の定量評価や血管構築リモデリングの評価，また，断面の連続解析により病変の容積評価も可能である．ストロングスタチンを用いた多くの臨床試験で，これらの指標の改善効果が示されている．さらに，冠動脈イベントに関連するプラークの質的評価として，プラークの破綻像，低エコー輝度，血栓像，偏心性病変，散在性小石灰沈着などが不安定プラークの指標と考えられ臨床応用されている．

後方散乱波の振幅強度によるIB-IVUSや，反射波の信号情報の組み合わせによるVH-IVUSなど，高周波信号の情報を用いた新しい画像処理技術によって，プラークの組織性状を他覚的，定量的，視覚的に描出可能となっている．

超音波に代わり近赤外線の用いた光干渉断層法（optical coherence tomography；OCT）では，画像分解能が非常に高く血管内腔表面の詳細な観察が可能である．

c．血管内視鏡（intracoronary angioscopy）

わが国で開発され，内膜やプラークの色調，血栓の有無や性状を直視できる血管内イメージである．正常血管内膜は白色平滑であ

るが，プラークは性状により異なる．線維性被膜は白色を呈するが，脂質コアが大きく線維性被膜が薄くなるほど黄色調を呈しプラークの不安定性が高いことを示している．さらに表面が不整で内膜剝離や潰瘍，血栓付着などを呈する複雑病変は，急性冠症候群における不安定プラークの破綻を示すと考えられている．また，スタチン治療によるプラーク性状の変化を血管内視鏡で観察し，スタチンのプラーク安定化の効果が直接確かめられている．

動脈硬化診断の進め方

Process of diagnosis in arteriosclerosis

倉林正彦　群馬大学教授・循環器内科

【医療面接】

　動脈硬化のリスク因子の把握が重要である．動脈硬化の主要なリスク因子である高血圧，糖尿病，脂質異常症は無症状であることから，健診，他疾患での受診などによって発見されることが多い．診断された施設から，必要であればデータ送付を依頼する．

　食習慣，摂取量（総摂取カロリー），嗜好品（卵類，動物性脂肪など）を聴取する．職業，外食状況，運動習慣などは生活習慣を知るうえで重要な情報である．喫煙歴や飲酒歴を聴取する．常用薬品は動脈硬化の危険因子を把握するうえで重要である．体重の変化（過去の最大体重）は生活習慣の変化を知るうえで最も簡便で重要な情報である．

　また，動脈硬化性疾患の既往歴は動脈硬化のリスクの評価に最も重要である．

　家族歴の聴取にあたっては以下のことが重要である．

- 高血圧，糖尿病，脂質異常症の有無と種類
- 冠動脈疾患の有無，発症年齢
- 脳血管障害の有無と種類（脳卒中），発症年齢

【身体所見】

　動脈硬化は基本的には無症状であり，身体所見に乏しい疾患である．眼瞼黄色腫，腱黄色腫は高コレステロール血症に特有の所見である．また，角膜輪や肝腫大にも注意する．家族性高コレステロール血症ではアキレス腱肥厚が起こる．高カイロミクロン血症では発疹性黄色腫がみられる．糖尿病患者では，眼底所見，腱反射の低下や深部知覚の低下などの神経学的所見が重要である．

【血液検査】

① 生化学検査として以下の検査項目をチェックする．
- 空腹時血糖，ヘモグロビン A1c（HbA1c）
- 75 g 経口ブドウ糖負荷試験（75 g OGTT）
- 血清脂質：総コレステロール（TC），トリグリセライド（TG），HDL コレステロール（HDL-C）
- 肝機能：AST，ALT，コリンエステラーゼ，LDH，γ-GTP，AL-P
- クレアチンキナーゼ，BUN，クレアチニン，尿酸，血糖，HbA1c
- 甲状腺ホルモン，下垂体ホルモン

② LDL コレステロール値は直接測定法を用いるか Friedewald の式で計算
〔LDL-C＝TC－HDL-C－TG/5（TG 値が 400 mg/dL 未満の場合）〕

③ TG 値が 400 mg/dL 以上の場合は，直接測定法にて LDL コレステロール値を測定する．

④ TC の測定は non HDL-コレステロール（＝TC－HDL-C）を計算する上で重要であることから，保険診療で認められる脂質 3 項目としては，総コレステロール（TC），トリグリセライド（TG），HDL-C の 3 項目がよい．non HDL-C はメタボリックシンドロームの脂質管理において重要である．non-HDL-C にはレムナントや small dense LDL などいわゆる TG-rich リポ蛋白が含まれ，目標値としては LDL-C 値＋30（mg/dL）を目安にするのがよい．

⑤LDLコレステロール/HDLコレステロール比は脂質管理に有用な指標である．
⑥著明な低HDL血症や高トリグリセライド血症の場合，アポ蛋白（AI，AII，B，CII，CIII，E），レムナント様リポ蛋白コレステロール（RPLコレステロール）の測定を行う．
⑦III型高脂血症に場合，アポEの測定は必須（保険では3項目まで算定可）である．
⑧著明な高トリグリセライド血症を示す場合，リポ蛋白リパーゼ（LPL）の測定を行う．ヘパリン10～20単位/kgを静注して10分後の採血で測定する．
⑨アガロース電気泳動：ブロードバンドの判定に優れ，III型III型高脂血症の判定に必須である．

【冠動脈の検査】

1．安静時心電図と運動負荷心電図

冠動脈の動脈硬化を見出すための最初のステップは心電図である．安静時心電図にて，異常Q波，ST/T変化，および陰性U波の有無などを確認する．Master試験，トレッドミル負荷試験，あるいはエルゴメーター負荷試験などの運動負荷心電図にてST/Tの変化を検出する．糖尿病患者では，無痛性心筋虚血を起こしている場合が多いので，運動負荷心電図検査前に心エコー検査を行う．

2．冠動脈造影

冠動脈造影検査によって冠動脈の狭窄度を評価する．狭窄度が75％以上であれば多くは心筋虚血を生じるので，有意狭窄と判定する．また，3本の主要冠動脈のうち何本に有意狭窄病変があるのかも，重症度評価に重要である．また，アデノシンによる冠動脈の拡張能を評価することによって，冠血流予備能を知ることができる．さらに，冠動脈内に圧センサーを付けたガイドワイヤーを挿入し，狭窄部位の前後で圧較差を生じるかどうかを測定することもできる．血管内超音波検査によって内膜内の脂肪プール，壊死性コア，線維性プラーク，石灰化病変などを識別することができる．

高度のびまん性狭窄病変ではカテーテルが挿入できないことも少なくない．特に高齢者，糖尿病患者，透析患者では，びまん性病変，石灰化病変，多枝病変が多く，経皮的冠血管形成術（PCI）が困難であることも少なくない．

3．心筋シンチグラム

^{201}Tlや^{99m}Tcによる心筋灌流シンチグラム，^{123}I-BMIPPによる心筋脂肪酸代謝での虚血の評価，^{123}I-MIBGを用いた交感神経分布や機能の評価を行う．

4．心臓MDCT（multidetector-row computed tomography）

心臓MDCTにて冠動脈狭窄症の診断を非侵襲的に行うことが可能になってきた．特に64列になって，撮像時間が短縮し，検査を受ける患者の負担が減ったことやワークステーションの発達による画像再構築の時間の短縮，ガントリー回転速度の向上による時間分解能の改善によって，画質が一段と改善した．冠動脈狭窄の検出精度は，感度，特異度はそれぞれ99％，95％とする報告がある．

MDCTの特長として，狭窄がないことを正しく診断する陰性適中率が非常に高いことが挙げられる．したがって，非典型的胸痛を呈する患者で，トレッドミル負荷心電図や運動負荷あるいは薬物負荷心筋シンチグラフィーでボーダーラインの所見を認める場合，MDCTによる造影CTを行い，狭窄を除外できれば冠動脈造影を行わなくてもよい．また，狭窄を認めた場合，患者への説明や同意を得られやすい．ただし，MDCTの解像度は冠動脈造影検査には劣る．特に，石灰化病変は内腔の狭窄度評価は困難となる．一方，MDCTを用いて冠動脈石灰化を定量化した石灰化スコアによる評価法がある．そして，石灰化スコアが高度な場合は，冠動脈造影を施行する．

急性冠症候群の発症は，内腔狭窄度よりもプラークの破裂によることが多いことは広く

認められている．プラークの性状は冠動脈造影で評価することは不可能であるが，MDCTではプラークの性状もある程度，評価可能である．不安定プラークは脂質に富んでいるため，MDCTでは，低いCT値で表現される．また，不安定プラークは，偏心性の病変であること，血管径が拡張していること，一部に小さな石灰化があるがプラーク全体に及ばないこと，などの特徴がある．この観点から，MDCTは，冠動脈リスクの層別化に有用であり，早期の積極的な治療介入が必要な患者を分別する有用なツールとなる．

5．MRI(magnetic resonance imaging)

放射線被曝はないが，MDCTに比較して，冠動脈の解像度は劣る．一方，頸動脈や大動脈などの大きな動脈の評価は可能である．また，心筋壁運動，心筋梗塞部位，心筋虚血，冠動脈形態の評価が可能である．

【頸動脈の検査】

糖尿病，メタボリックシンドローム，脂質異常症など動脈硬化のリスクファクターを有する患者には，頸動脈エコー法にて総頸動脈，内頸動脈，外頸動脈，および椎骨動脈を観察する．

表在頸動脈専用のプローブ(Bモード7.5 Hz前後)を用い，IMT(Intimal media thickness；内中膜複合体厚)，プラーク，狭窄率，血流速度，血管径などを測定する．IMTの測定は遠位壁(far wall)で測定する．1.1 mm以上を異常肥厚と診断する．エコー輝度からプラーク性状を表1のように分類する．低輝度であれば脳梗塞発症の危険性が高く，早期から脂質低下療法によるプラーク安定化を図ることが必要であろう．また，狭窄度は内膜剝離術の適応を考えるうえで重要である．

脈波検査
Pulse wave examination

高沢謙二　東京医科大学八王子医療センター教授・循環器内科

【検査の概要】

動脈硬化における脈波検査の意義は2つある．1つは器質的な動脈硬化の診断であり，もう1つは機能的な動脈硬化の診断である．器質的動脈硬化とは血管が硬い，壁が厚い，内腔が狭いといった形態ならびに組織性状そのものを反映した硬さである．これに対して機能的動脈硬化とは，素材そのものは硬くなくても，血管内圧の上昇や血管の収縮により血管が一時的に硬くなった状態である．実は脈波に現れてくるのは2つの状態が合わさった硬さである．このarterial stiffnessの亢進した状態こそ心血管系事故の発生しやすい状態である．

【動脈硬化と脈波速度(PWV；pulse wave velocity)】

PWVは，管腔を伝わる波動の速度が管腔の硬さに比例して増すことを利用して動脈の硬さを表す．記録された脈波の当該2点間の距離(ΔLm)と脈波の立ち上がりの時間差(ΔT sec)により，算出する($PWV = \Delta L / \Delta T$)．世界的には頸動脈-大腿動脈間のPWVが一般的である．わが国では上腕動脈-下腿動脈間のbaPWV(brachial ankle pulse wave velocity)も用いられている．特に収縮期血圧の上肢に対する下肢の比であるankle-brachial index(ABI)も同時に測定できる．そのため，PWVの問題点の1つである，動脈硬化が進行しすぎたときの低下(狭窄が強くなりすぎ

表1　プラークの超音波輝度と病理組織の対比

超音波輝度	表記	病理組織所見
低輝度	echolucent low-echoic hypoechoic	プラーク内出血，血腫，脂質，壊死組織 炎症細胞浸潤
等輝度	echogenic Iso-echoic	線維性組織，内膜過形成
高輝度	echogenic high-echoic	
石灰化	calcified	石灰化病変

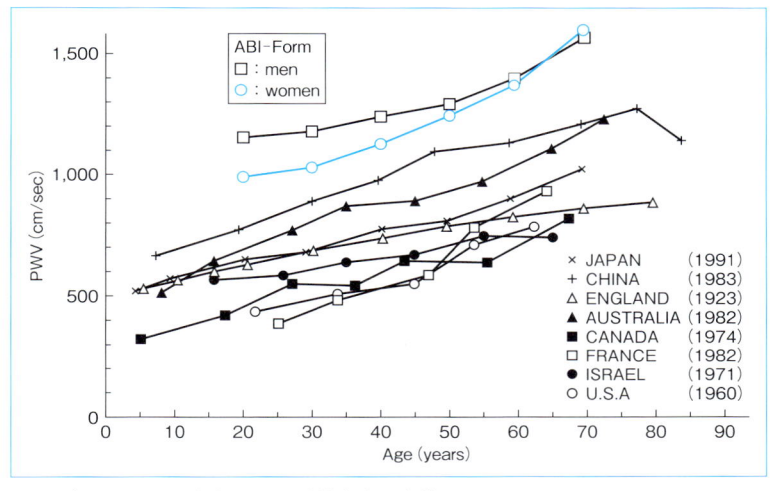

図1　各国における加齢による脈波速度の変化
いずれの国においても加齢が進むにつれて PWV が上昇している．値の違いは血管の違いというよりは手法の違いによるものである．それぞれの手法における正常値との比較が必要である．図上部にわが国の baPWV の健常な男女の平均値を示す．

ると狭窄末梢の血圧低下による PWV の低下，あるいは閉塞による迂回路を介しての伝搬の遅延）といった問題が解決される．

PWV に影響する因子で，最も大きいのは加齢である．図1に世界各国における加齢と PWV の関係を示す．いずれの国でも加齢とともに PWV は上昇している．baPWV は頸動脈・股動脈間の平均値に 4 m/秒を加えた位の値である．血圧も大きな関与因子であり，単に血圧低下だけで起こっている現象を血管の器質的改善が得られたと解釈しないことが必要である．

【脈波の波形解析による動脈硬化の評価】

この代表例は，中心動脈圧（central aortic pressure；CAP）あるいは増幅係数（augmentation index；AI）である．大動脈起始部血圧（中心血圧）は左室からの血液の駆出によって生ずる駆出圧波と，この駆出圧波が末梢の血管から反射して戻ってくる反射圧波の合成波である．AI は駆出圧波に対する反射圧波の比率を表す．反射圧波は血管が硬いほど大きくなる．したがって通常 AI が高いほど血管は硬い状態である．

AI の計測は圧波ばかりでなく，指尖容積脈波（photoplethysmogram；PTG）でも可能である．また，PTG の二次微分波である加速度脈波（SDPTG；second derivative of PTG）の収縮初期陽性波（a 波）に対する収縮後期陰性波（d 波）の比率 d/a が低下するほど AI が上昇する．加齢に伴う SDPTG の変化（b-c-d-e/a）から導き出されたのが血管年齢（VA；vascular age）である．反射波の比率が高いことは血管が硬い状態であるとともに，心臓に対する過剰な負荷がかかっていることを意味する．したがって，種々の反射波指標は動脈硬化の指標としてのみならず心血管系事故の予測因子として極めて重要である．

脂質異常症
Dyslipidemia

山下静也　大阪大学医学部附属病院・病院教授・循環器内科

【概念】

動脈硬化性疾患の主要な危険因子として，従来から疫学レベルで確立したものには，①脂質異常症〔高LDL-コレステロール(LDL-C)血症，低HDL-コレステロール(HDL-C)血症，高トリグリセライド(TG)血症〕，②加齢・性別(男性)，③糖尿病，④高血圧，⑤喫煙，⑥早発性冠動脈疾患の家族歴，⑦冠動脈疾患の既往，⑧慢性腎臓病(CKD)，⑨非心原性脳梗塞・末梢動脈疾患の既往などがある．血清中のコレステロールやトリグリセリド(TG)はアポ蛋白とともに，リポ蛋白という粒子の中に組み込まれて全身に運ばれる．血清リポ蛋白は比重によって，カイロミクロン，VLDL，IDL，LDL，HDL2，HDL3などに分類される．

「動脈硬化性疾患予防ガイドライン2012年版(日本動脈硬化学会編)」では，高脂血症という名称に低HDLコレステロール(HDL-C)血症が含まれているのは問題があるため，「高脂血症」は「脂質異常症」という名称に改められた．コレステロールについては，わが国ではHDLコレステロールが増加して総コレステロール値が上昇する場合があるので，総コレステロールではなくLDLコレステロール(LDL-C)値で判断すべきとなっている．動脈硬化の危険因子として認識する際に，動脈硬化の予防・治療の必要性のある対象をスクリーニングするための脂質異常症の診断基準として，高LDLコレステロール(LDL-C)血症，高TG血症，低HDLコレステロール(HDL-C)血症の基準がそれぞれ設定されている(表1)．高LDLコレステロール(LDL-C)血症に関しては，「動脈硬化性疾患予防ガイドライン2007年版」とは異なり，LDL-C≧140 mg/dLを高LDL-C血症，LDL-C 120〜139 mg/dLを境界域高LDL-C血症として，他の危険因子の重複の影響を慎重に判断すべき境界域として設定し，注意を喚起している．

【病態】

従来からのWHOの高脂血症の表現型分類では，増加するリポ蛋白の種類によって，Ⅰ型(カイロミクロンの増加)，Ⅱa型(LDLの増加)，Ⅱb型(LDL＋VLDLの増加)，Ⅲ型(カイロミクロンレムナント，IDLなどのレムナントリポ蛋白の増加)，Ⅳ型(VLDL

表1　脂質異常症：スクリーニングのための診断基準(空腹時採血*)

LDLコレステロール	140 mg/dL以上	高LDLコレステロール血症
	120〜139 mg/dL	境界域高LDLコレステロール血症**
HDLコレステロール	40 mg/dL未満	低HDLコレステロール血症
トリグリセライド	150 mg/dL以上	高トリグリセライド血症

・LDLコレステロールはFriedewald(TC−HDL-C−TG/5)の式で計算する(TGが400 mg/dL未満の場合)．
・TGが400 mg/dL以上や食後採血の場合にはnon HDL-C(TC−HDL-C)を使用し，その基準はLDL-C＋30 mg/dLとする．
*10〜12時間以上の絶食を「空腹時」とする．ただし，水やお茶などカロリーのない水分の摂取は可とする．
**スクリーニングで境界域高LDLコレステロール血症を示した場合は，高リスク病態がないか検討し，治療の必要性を考慮する．
(日本動脈硬化学会：動脈硬化性疾患予防ガイドライン2012年版，p13，表1より転載)

の増加），V型（カイロミクロン＋VLDL の増加）に分類（WHO 分類）される．脂質異常症の表現型の診断にはリポ蛋白電気泳動を行い，どのようなリポ蛋白が増加しているのかを明らかにする必要がある．

高脂血症（脂質異常症）の成因には遺伝性脂質異常症である原発性高脂血症（**表2**）と，各種疾患や薬剤投与に起因する続発性（二次性）高脂血症（**表3**）がある．高 LDL-C 血症患者を診た場合には，遺伝性の高 LDL-C 血症（原発性高 LDL-C 血症）かどうかを早期に診断し，治療を開始する必要があり，高 LDL-C 血症の家族歴の有無や，若い時から発見されているのかについても調査する．

原発性高コレステロール血症の中でも，家族性高コレステロール血症（Familial hypercholesterolemia；FH）は LDL 受容体遺伝子の異常に起因する常染色体優性遺伝疾患で，アキレス腱肥厚などの腱黄色腫，高 LDL-C 血症の家族歴などにより診断する．冠動脈疾患などの早発性動脈硬化症を合併しやすく，ヘテロ接合体は 500 人に 1 人と頻度も多く，最も重視すべき疾患である．上述の「動脈硬化性疾患予防ガイドライン 2012 年版」では成人 FH および小児 FH の診断基準と治療法が改訂され，記載されている．

家族性複合型高脂血症（Familial combined hyperlipidemia；FCHL）はⅡb 型を基本にⅡa あるいはⅣ型の高脂血症表現型をとり，近親者にⅡb，Ⅱa，Ⅳ型のいずれかの高脂血症患者が存在する遺伝性高脂血症である．その診断には家系調査が必要であったが，平成 12 年度の厚生労働省特定疾患原発性高脂血症調査研究班の診断基準では，アポ蛋白 B/LDL-C 比＞1.0 または small dense LDL（LDL 粒子径＜25.5 nm）の存在を証明すれば簡易診断することが可能となっている．FCHL では FH と異なり，アキレス腱肥厚は認めない．

アポ蛋白 E 異常（アポ E アイソフォーム E2/2 またはアポ E 欠損）による家族性Ⅲ型高脂血症では，総コレステロールと TG の両者が増加し，IDL コレステロールなどのレムナントリポ蛋白が増加するが，LDL-C はむしろ低下する．閉塞性動脈硬化症などの合併も多く，リポ蛋白電気泳動による broad β パターン，アポ E アイソフォーム E2/2 またはアポ E 欠損により診断する．

一方，疾患や薬物使用に起因する二次性高脂血症を除外診断することも重要である．特に，糖尿病，甲状腺機能低下症，肥満症，ネフローゼ症候群，副腎皮質ホルモン使用などは脂質異常症の原因として比較的高頻度に遭遇するが，原疾患の治療や薬物中止によって脂質異常症が改善する場合が多い．

表 2　原発性高脂血症の分類

1．原発性高カイロミクロン血症
　　①家族性リポ蛋白リパーゼ（LPL）血症
　　②アポリポ蛋白 C Ⅱ欠損症
　　③原発性Ⅴ型高脂血症
　　④その他の原因不明の高カイロミクロン血症
2．原発性高コレステロール血症
　　①家族性高コレステロール血症
　　②家族性複合型高脂血症
3．内因性高トリグリセリド血症
　　①家族性Ⅳ型高脂血症
　　②特発性高トリグリセリド血症
4．家族性Ⅲ型高脂血症
5．原発性 HDL コレステロール血症

（厚生省特定疾患原発性高脂血症調査研究班）

表 3　続発性（二次性）高脂血症の分類

A．高コレステロール血症	B．高トリグリセライド血症
甲状腺機能低下症	飲酒
ネフローゼ症候群	肥満
原発性胆汁性肝硬変	糖尿病
閉塞性黄疸	クッシング症候群
糖尿病	尿毒症
クッシング症候群	SLE
薬剤（利尿薬・β遮断薬・コルチコステロイド・経口避妊薬・サイクロスポリンなど）	血清蛋白異常症
	薬剤（利尿薬・非選択性β遮断薬・コルチコステロイド・エストロゲン・レチノイドなど）

【診断のポイント】

1. 病歴聴取

脂質異常症(高脂血症)の患者を診たら，まず家族歴の調査を行い，家系内に高脂血症の患者が存在するのか，すなわち遺伝性の有無を詳細に聞き取る．また，何歳頃から脂質異常症が認められたのか，あるいは糖尿病，甲状腺機能低下症，腎疾患，内分泌疾患，肥満などを合併していないかを聴取する．さらに，飲酒習慣，副腎皮質ホルモンその他のホルモン剤，降圧薬などを服用していないかどうかを確認することにより，原発性高脂血症か続発性(二次性)高脂血症か，あるいはその成因を推察する．家族性リポ蛋白リパーゼ(LPL)欠損症では肝腫大，急性・慢性膵炎による腹痛，脂肪便，下痢などの症状の有無にも注意する．動脈硬化性疾患の合併による症状(労作時前胸部圧迫感，間欠性跛行など)にも留意する．

2. 身体所見

脂質異常症ではしばしば黄色腫を合併する．黄色腫はコレステロールエステルを多量に含む泡沫細胞が集積したものである．黄色腫には腱黄色腫(アキレス腱，手指伸側，膝伸側など)，皮膚の扁平黄色腫，結節性黄色腫，発疹性黄色腫，手掌線状黄色腫，眼瞼黄色腫などがある．家族性高コレステロール血症ではアキレス腱などの腱黄色腫(ホモ接合体およびヘテロ接合体)，手背や臀部などの結節性黄色腫(ホモ接合体のみ)の存在が特徴的である．また，脂質蓄積を示す角膜輪が認められる場合も多い．一方，家族性LPL欠損症では背部などに発疹性黄色腫が出現し，家族性Ⅲ型高脂血症では手掌線状黄色腫がみられる．

3. 必要な検査・所見の評価

家族歴がはっきりしない場合には家族の採血を行うとともに，アキレス腱肥厚の有無，その他の黄色腫・角膜輪の有無についても診察して確認する．原発性高脂血症が疑われる場合には，その成因の診断のための特殊検査を施行する．続発性高脂血症の除外診断のため，肝機能，甲状腺機能，腎機能なども検査する．

【鑑別診断】

脂質異常症の鑑別診断の最も重要な点は原発性高脂血症，続発性高脂血症を鑑別することであり，脂質異常症の成因について各種検査を施行して解析する．生化学的検査としては，どのようなリポ蛋白が増加しているのかを簡単に調べる方法として，①電気泳動法(アガロースゲル，ポリアクリルアミドゲル)による定性的分析，さらに定量的方法としては，②アポ蛋白定量のための免疫比濁法(A-Ⅰ，A-Ⅱ，B，C-Ⅱ，C-Ⅲ，E)，③レムナントリポ蛋白定量のための免疫吸着法，④HDL-C測定のための沈殿法，⑤LDL-C・HDL-C・レムナントリポ蛋白測定のための直接測定法(LDL-C，HDL-C，⑥レムナントリポ蛋白コレステロール(RemL-C))またはレムナント様リポ蛋白コレステロール(RLP-C)，⑦超遠心法，⑧液体クロマトグラフィー(HPLC)，などがある．他にもSmall dense LDL(sdLDL)，Lp(a)，リポ蛋白リパーゼ(LPL)，肝性リパーゼ(HL)，レシチンコレステロールアシルトランスフェラーゼ(LCAT)，MDA-LDL，アポ蛋白EのIsoform分析のための等電点電気泳動，ウエスタンブロットなどがある．必要に応じてLDL受容体活性なども測定し，鑑別診断を行う．

【治療方針】

脂質異常症(高脂血症)自体は自覚症状を伴わないが，それに起因する冠動脈疾患(狭心症，心筋梗塞)，閉塞性動脈硬化症などの動脈硬化性疾患と黄色腫，膵炎などの合併症の予防と治療を目的として治療が行われる．

【治療法】

1. 非薬物療法(食事療法，運動療法，生活療法)

a. 食事療法

食事療法は伝統的な日本食が推奨される

が，日本食では主に飽和脂肪酸を肉類（獣鳥），一価不飽和脂肪酸を肉類，魚類と植物油，n-6系多価不飽和脂肪酸を植物油と大豆製品，n-3系多価不飽和脂肪酸を海産物と植物から摂取している．コレステロールは肉類，卵類と魚介類から摂取している．動脈硬化性疾患予防のための食事療法の基本は，標準体重を目標に身体活動量に適した摂取エネルギー量と栄養素バランスを維持することである．そのため，エネルギー摂取量と身体活動量を考慮して標準体重〔(身長：m)^2×22〕を維持し，脂肪エネルギー比を20～25％，飽和脂肪酸を4.5％以上7％未満，コレステロール摂取量を200 mg/日未満に抑え，またn-3系多価不飽和脂肪酸の摂取を増やす．また，炭水化物エネルギー比を50～60％とし，食物繊維の摂取を増やす．食塩の摂取は6 g/日未満を目標にするとともにアルコールの摂取を抑える．

b．運動療法

運動療法には有酸素持久運動と筋力型レジスタンス運動があるが，脂質代謝の改善には有酸素運動が有効である．身体活動を増加させるための運動療法としては，最大酸素摂取量の約50％程度の運動強度とし，1日30分以上(できれば毎日)，週180分以上とする．速歩，スロージョギング，社交ダンス，水泳，サイクリングなどの有酸素運動が推奨される．筋肉量が減少している高齢者の場合は，軽度のレジスタンス(筋力)運動を併用することが有用で，室内でできるベンチステップ運動も勧められる．

c．生活習慣の改善

動脈硬化性疾患は遺伝素因に過食，身体活動不足をはじめとする環境因子が加わって発症する．喫煙は動脈硬化をさらに進展させるので，必ず禁煙させる．肥満，特に内臓脂肪の増加は心血管疾患の危険因子であり，脂質異常症，耐糖能障害，高血圧などの危険因子の複数の集積，アディポサイトカインの分泌異常を介してメタボリックシンドロームと呼ばれる状態となり，動脈硬化を進行させる．したがって，適正体重の維持を図るが，BMIが正常でも内臓脂肪が増加している場合があり，臍部周囲径ないし体重の5％減を3～6か月の目標として食事指導，運動療法を行う．

2．薬物療法

脂質異常症自体はsilent killerとも呼ばれるように無症状であり，治療が長期間にわたることを念頭におき，治療効果，患者のコンプライアンス，安全性も考慮して決定する．長期間の大規模試験で有効性と安全性が確認されている薬剤は，スタチン(HMG-CoA還元酵素阻害薬)，フィブラート系薬，陰イオン交換樹脂(レジン，胆汁酸吸着薬)，ニコチン酸誘導体，イコサペント酸エチル(EPA)，小腸コレステロールトランスポーター阻害薬(エゼチミブ)である．どのようなリポ蛋白が増加しているのかを示す高脂血症表現型分類に従って，投与する薬物を選択する．

a．高LDL-C血症

スタチン，陰イオン交換樹脂，小腸コレステロールトランスポーター阻害薬(エゼチミブ)，プロブコール，ニコチン酸誘導体，第2世代のフィブラート系薬(フェノフィブラート，ベザフィブラート)などを適宜投与．

b．高TG血症

フィブラート系薬，ニコチン酸誘導体，EPAが主として用いられる．スタチン，小腸コレステロールトランスポーター阻害薬にも若干のTG低下作用がある．

c．高LDL-C血症かつ高TG血症

LDL-CとTGの両者を低下させる薬として，スタチン，フィブラート系薬剤，ニコチン酸誘導体のいずれかが選択薬となる．LDL-C値が極めて高値でLDL-Cの低下を優先する場合には，主にスタチンを使い，高LDL-C血症が軽度で高TG血症がより重症である場合はフィブラート系薬剤，ニコチン酸誘導体を使う．アトルバスタチン，ピタバスタチン，ロスバスタチンなどのストロング

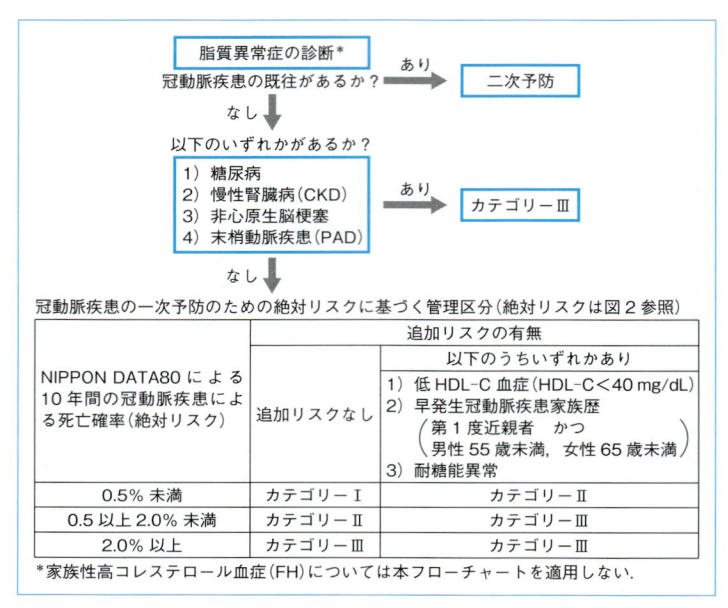

図1 LDLコレステロール管理目標設定のためのフローチャート
(日本動脈硬化学会:動脈硬化性疾患予防ガイドライン2012年版, p14, 図1より転載)

スタチンはTG低下効果も強い.

治療抵抗性を示す場合はスタチンとフィブラート系薬またはニコチン酸誘導体とを併用するが,スタチンとフィブラート系の併用時には横紋筋融解症などの副作用に注意する.ただし,クレアチニンの上昇など腎機能低下時には併用禁忌である.小腸コレステロールトランスポーター阻害薬とフィブラート系の併用は海外で行われているが,日本では未だ認められていない.なお,脂質異常症(高脂血症)の表現型と薬物の選択については第4章治療薬総論の脂質異常症用薬(⇒178頁)を参考にされたい.

【脂質管理目標値】

上述の動脈硬化性疾患予防ガイドライン2012年版では,動脈硬化性疾患予防のための包括的リスク管理チャート(図1)が示された.患者に対して問診,身体所見,検査所見からFHなどの原発性高脂血症の鑑別診断を行い,危険因子として,冠動脈疾患の既往,糖尿病,CKD,非心原性脳梗塞・末梢動脈疾患の既往,年齢・性別,脂質異常症,高血圧,早発性冠動脈疾患家族歴などを評価する.さらに,NIPPON DATA80の絶対リスクチャートに基づいてリスクの層別化を行い,リスクに応じた治療指針を決定する.脂質異常症に関しては図1に示したLDL-C管理目標設定のためのフローチャートに従い,冠動脈疾患の既往があれば二次予防,冠動脈疾患の既往がなければ一次予防とする.一次予防の場合は①糖尿病(耐糖能異常は含まない),②慢性腎臓病(CKD),③非心原性脳梗塞,④末梢動脈疾患(PAD)のいずれかがあれば,表4のカテゴリーⅢに分類される.これらのいずれもない場合には,図1のチャートをもとに,冠動脈疾患の一次予防のための絶対リスクに基づく管理区分に従って,カテゴリーが決定される.①低HDL-C血症(HDL-C＜40 mg/dL),②早発性冠動脈疾患家族歴(第1度近親者かつ男性55歳未満,女

表4 リスク区分別脂質管理目標値

治療方針の原則	管理区分	脂質管理目標(mg/dL)			
		LDL-C	HDL-C	TG	non HDL-C
一次予防 まず生活習慣の改善を行った後，薬物療法の適用を考慮する	カテゴリーⅠ	＜160	≧40	＜150	＜190
	カテゴリーⅡ	＜140			＜170
	カテゴリーⅢ	＜120			＜150
二次予防 生活習慣の是正とともに薬物治療を考慮する	冠動脈疾患の既往	＜100			＜130

・家族性高コレステロール血症については9章を参照のこと．
・高齢者(75歳以上)については15章を参照のこと．
・若年者などで絶対リスクが低い場合は相対リスクチャート(参考資料・付録図1：p.133)を活用し，生活習慣の改善の動機づけを行うと同時に絶対リスクの推移を注意深く観察する．
・これらの値はあくまでも到達努力目標値である．
・LDL-Cは20～30％の低下を目標とすることも考慮する．
・non HDL-Cの管理目標は，高TG血症の場合にLDL-Cの管理目標を達成したのちの二次目標である．TGが400 mg/dL以上および食後採血の場合は，non HDL-Cを用いる．
・いずれのカテゴリーにおいても管理目標達成の基本はあくまでも生活習慣の改善である．
・カテゴリーⅠにおける薬物療法の適用を考慮するLDL-Cの基準は180 mg/dL以上とする．

(日本動脈硬化学会：動脈硬化性疾患予防ガイドライン2012年版，p17，表2より転載)

性65歳未満)，③耐糖能異常のうちのいずれかを有する場合は，NIPPON DATA80による10年間の冠動脈疾患による死亡確率(絶対リスク)が0.5％未満はカテゴリーⅡ，0.5以上2.0％未満・2.0％以上はカテゴリーⅢとなる．また，①～③の追加リスクが全くない場合は，10年間の冠動脈疾患による死亡確率(絶対リスク)が0.5％未満はカテゴリーⅠ，0.5以上2.0％未満はカテゴリーⅡ，2.0％以上はカテゴリーⅢ扱いとなる．

さらに，リスク区分別脂質管理目標値(表4)では，患者を冠動脈疾患の有無によって一次予防と二次予防に分類し，一次予防の場合はカテゴリーⅠ～Ⅲの管理区分に従って，LDL-C，HDL-C，TGなどの管理目標値が決められている．二次予防の場合はLDL-C＜100 mg/dLを目標とするが，二次予防においてより厳格な管理が必要な患者病態として，急性冠症候群，喫煙，糖尿病，CKD，非心原性脳梗塞・PAD，メタボリックシンドローム，主要危険因子の重複などが挙げられており，より厳重に脂質を管理する．

また，LDL-Cは
LDL-C＝(血清総コレステロール)－(HDLコレステロール)－(TG÷5)
の計算式で求める(ただしTG＜400 mg/dL)が，TGがTG＞400 mg/dLの高値の場合や空腹時採血が困難である場合は，LDL-Cの代わりにnon HDL-Cを管理目標の指標とする．non HDL-Cの管理目標は表4に示した通りで，LDL-Cの管理目標値に30 mg/dLを加えた値となる．脂質異常症以外の危険因子については，それぞれの学会基準に応じてリスクの軽減を図る．

動脈硬化のリスクが極めて高いFHの治療はまた別の観点から専門家による治療が求められており，その他の原発性高脂血症である家族性Ⅲ型高脂血症や家族性複合型高脂血症(FCHL)では，冠動脈疾患発症予防の観点から，動脈硬化の有無の定期的検索と強力な治療が重要である．Ⅰ型やⅤ型高脂血症患者は厳重な脂肪制限により膵炎の防止を目指す．

■ 入院・専門医へのコンサルテーション
- FH ホモ接合体やヘテロ接合体は冠動脈疾患を合併しやすく，それらの評価ができる施設と連携するとともに，脂質異常症の専門医に一度はコンサルテーションする．
- FH ホモ接合体では LDL アフェレーシスが必要であり，専門施設との連携を行う．
- 難治性の脂質異常症の症例や小児，妊娠可能時期の女性の治療に関しては専門医に相談する．

■ 患者説明のポイント
- 脂質異常症自体は無症状であるが，未治療であれば冠動脈疾患，脳梗塞，閉塞性動脈硬化症などの動脈硬化性疾患のリスクが増えるので，動脈硬化性疾患の合併の予防を主な目的として治療を行う．
- 黄色腫や膵炎（著明な高 TG 血症の場合）の合併が起こりうることなども説明する．
- 脂質異常症治療の基本は食事療法・運動療法，禁煙であり，適正体重の維持，内臓脂肪の減少が重要であり，たとえ薬物療法が開始されても継続すること，また薬剤は中止すると元の脂質レベルまで 1 か月以内に戻ることなども説明する．
- 長期にわたる治療の継続が必要で，脂質異常症が改善しても，服薬を中止すれば血清脂質値はまた元に戻ることを理解させる．
- 極めて稀であるが，横紋筋融解症などの予想される副作用が起こりうることと，その症状（筋痛，赤褐色尿）についても十分に説明しておく．
- 高 LDL-C 血症，高 TG 血症の改善により，冠動脈疾患の一次予防・二次予防効果，死亡率の低下が数多くの大規模試験により確認されていることを説明する．

■ 医療スタッフへの指示
- 肝機能障害，横紋筋融解症などの副作用に注意し，自覚症状の有無を問診し，投与開始後は副作用のチェックのため，1 か月以内に肝機能，腎機能を検査し，その後は 2〜3 か月毎に検査する．
- 運動による筋肉痛，CPK 上昇と脂質異常症治療薬による横紋筋融解症を混同しないように留意させる．

脳梗塞
Brain infarction

細見直永 広島大学病院講師・脳神経内科
松本昌泰 広島大学大学院教授・脳神経内科学

【概念】
　脳血管障害はわが国での死因の第 3 位，要介護の第 1 位であり，その超急性期における治療とそこから始まる再発予防とリハビリテーションが大きく生命予後と ADL に影響する．脳梗塞は虚血性脳血管障害の代表的な疾患であり，心原性脳塞栓症，アテローム血栓性脳梗塞，ラクナ梗塞，その他に大別される．わが国では「脳卒中治療ガイドライン」が作成され，2009 年に改訂された．

【病態】
　頭蓋内・外動脈の狭窄・閉塞に伴う脳実質の虚血により，代表的な症状として顔面麻痺，片麻痺，言語障害（構音障害や失語を含む）などを呈する病気である．

　心原性脳塞栓症の原因には心房細動，心筋梗塞（急性期・慢性期ともに），リウマチ性弁膜症，心筋症などが挙げられ，さらに卵円孔開存などに伴う奇異性塞栓症も含まれる．アテローム血栓性脳梗塞の原因は頭蓋内・外の主幹動脈の動脈硬化性狭窄・閉塞であり，内頸動脈狭窄部からの微小血栓の末梢への塞栓症や，動脈の高度狭窄に脱水や一過性血圧低下が合併した際の血行力学的な機序によるものも含まれる．ラクナ梗塞は頭蓋内主幹動脈から分岐した穿通枝動脈の動脈硬化やリポヒアリン変性により，血管閉塞が起こる長径 15 mm 以下の小梗塞である．

【診断のポイント】
1. 病歴聴取
a. 発症時間
　脳梗塞の超急性期治療には，発症後の経過時間によりその適応が規定されるものがある．その典型例は急性期rt-PA静注血栓溶解療法であり，その適応は発症後3時間以内と規定され，これを遵守することが治療成績に大きく影響する．したがって，発症時間を確認することが重要であるが，睡眠中発症や独居老人などでは発症時間を確認することが困難であり，このため最終健常確認時間を発症時間とみなす．つまり，発見時間が発症時間ではないことに十分注意したうえで現病歴を聴取することが重要である．

b. 症状
　脳梗塞の神経学的症状は，突発完成するものから，緩徐に進行するものまで多彩である．したがって，どのような神経学的症状がいつから出現し，現在までの症状の増強・減弱に関して聴取する必要がある．さらに脳梗塞発症前には一過性脳虚血発作(TIA；transient ischemic attack)が先行していることがあり，TIAの把握も必要である．

c. 合併症
　脳梗塞発症に対する危険因子である高血圧・糖尿病・脂質異常症・不整脈(心房細動)・心疾患(心筋梗塞・リウマチ性弁膜症・心筋症・弁置換術後など)などは，超急性期からの全身管理にも影響を及ぼすため，正確な把握が要求される．

2. 身体所見
　脳梗塞の診断には，神経学的診察に基づく身体所見の検出が必要である．脳梗塞は片麻痺・感覚障害・運動失調・顔面麻痺・眼球運動障害・視野障害・嚥下障害・失語・構音障害など多彩な症状を示す．脳卒中の早期検出にむけて，"Act FAST"というキャンペーンが行われている．これは脳卒中の主要症状が前述の顔面麻痺，片麻痺，言語障害(構音障害や失語を含む)であり，これらのうちの1つでもその症状が確認できた場合には脳卒中である可能性が72％あり，シンシナティ病院前脳卒中スケール(CPSS)として脳卒中病院前救護に活用されている．

　脳梗塞の重症度はNational Institutes of Health Stroke Scale(NIHSS)スコア(表1)やJapan Stroke Scale(JSS)スコアによって評価される．NIHSSスコアは神経学的診察の簡易版とも考えられ，コメディカルによるスコアも専門医によるものと強い相関が得られることが示されている．したがって，非専門医には是非とも習得されることを推奨したい．NIHSSは各地で開催されているImmediate Stroke Life Support(ISLS)コースでも実地練習を行っており，さらに詳しくはAmerican Stroke Associationのサイトにてe-learningで学ぶことができる．

3. 必要な検査
　以下の検査の結果をふまえて，脳梗塞の病型分類を行い，各病型に応じた急性期治療と再発予防治療を行う必要がある(図1)．

a. CT
　脳梗塞急性期の来院時には，脳出血との鑑別目的にて撮像される．脳梗塞超急性期に明らかな低吸収域として病巣が検出されることは少なく，明らかな低吸収域が検出されるまでには12時間以上かかることも多い．また，脳梗塞の超急性期に認められる微細なCT上の変化(早期虚血性変化；early CT sign)として，皮髄境界消失，レンズ核の不明瞭化，脳溝の消失などが知られている．早期虚血性変化の診断には熟達が必要であるが，"Early CT signs判読トレーニング"サイトにて，e-learningで画像診断訓練を行うことができる．

b. MRI
　脳梗塞超急性期には，T1・T2強調画像などのMRIシーケンスでは検出が困難である．しかしながら，拡散強調画像により，早期から病巣を高信号域として確認することが可能である．MRAにより頭蓋内の狭窄・閉塞血

表1　NIH Stroke Scale（NIHSS）1994年版

NIHSS	患者名　　　　　　　評価日時　　　　　　　評価者
1a. 意識水準	□0：完全覚醒　　　　□1：簡単な刺激で覚醒 □2：繰り返し刺激，強い刺激で覚醒　□3：完全に無反応
1b. 意識障害―質問 （今月の月名及び年齢）	□0：両方正解　　□1：片方正解　　□2：両方不正解
1c. 意識障害―従命 （開閉眼，「手を握る・開く」）	□0：両方正解　　□1：片方正解　　□2：両方不可能
2. 最良の注視	□0：正常　　□1：部分的注視視野　　□2：完全注視麻痺
3. 視野	□0：視野欠損なし　　　□1：部分的半盲 □2：完全半盲　　　　　□3：両側性半盲
4. 顔面麻痺	□0：正常　　　　　　　□1：軽度の麻痺 □2：部分的麻痺　　　　□3：完全麻痺
5. 上肢の運動（右） *仰臥位のときは45度右上肢 □9：切断，関節癒合	□0：90度*を10秒保持可能（下垂なし） □1：90度*を保持できるが，10秒以内に下垂 □2：90度*の挙上または保持ができない． □3：重力に抗して動かない □4：全く動きがみられない
上肢の運動（左） *仰臥位のときは45度左上肢 □9：切断，関節癒合	□0：90度*を10秒間保持可能（下垂なし） □1：90度*を保持できるが，10秒以内に下垂 □2：90度*の挙上または保持ができない □3：重力に抗して動かない □4：全く動きがみられない
6. 下肢の運動（右） □9：切断，関節癒合	□0：30度を5秒間保持できる（下垂なし） □1：30度を保持できるが，5秒以内に下垂 □2：重力に抗して動きがみられる □3：重力に抗して動かない □4：全く動きがみられない
下肢の運動（左） □9：切断，関節癒合	□0：30度を5秒間保持できる（下垂なし） □1：30度を保持できるが，5秒以内に下垂 □2：重力に抗して動きがみられる □3：重力に抗して動かない □4：全く動きがみられない
7. 運動失調 □9：切断，関節癒合	□0：なし　　□1：1肢　　□2：2肢
8. 感覚	□0：障害なし　　□1：軽度から中等度　　□2：重度から完全
9. 最良の言語	□0：失語なし　　　　　□1：軽度から中等度 □2：重度の失語　　　　□3：無言，全失語
10. 構音障害 □9：挿管または身体的障壁	□0：正常　　□1：軽度から中等度　　□2：重度
11. 消去現象と注意障害	□0：異常なし □1：視覚，触覚，聴覚，視空間，または自己身体に対する不注意， 　　あるいは1つの感覚様式で2点同時刺激に対する消去現象 □2：重度の半側不注意あるいは2つ以上の感覚様式に対する半側不注意

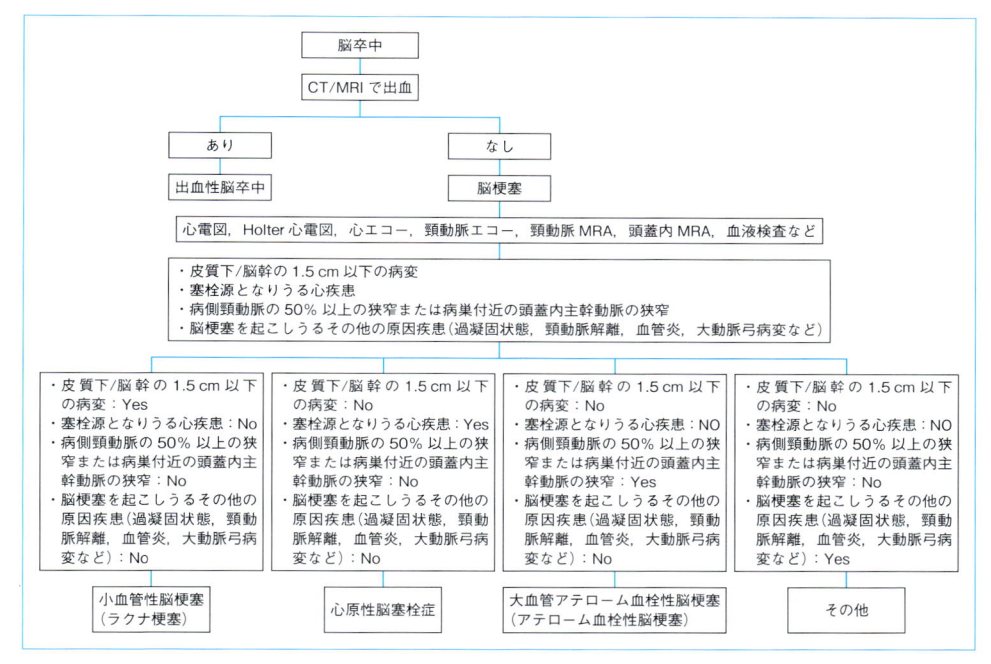

図1 脳梗塞病型診断フローチャート（TOAST分類）
フローチャートに従い，各種検査の結果をふまえ，脳梗塞病型を分類する．この分類のいずれにも当てはまらない場合あるいは複数に当てはまる場合は，分類不能とする．

管を把握することは治療方針決定のためにも必要である．

c. 頸動脈エコー

頭蓋外血管，特に頸動脈分岐部の動脈硬化病変や内頸動脈や椎骨動脈などの動脈解離が脳梗塞の原因となりえる．頸動脈エコーは頸部血管の状態の把握が簡便であり，非侵襲検査であることから必須の検査である．

d. 心電図

心原性脳塞栓症の原因となる，心筋梗塞・心筋症などの検出のために必要な検査である．また，動脈硬化性脳梗塞であるアテローム血栓性脳梗塞やラクナ梗塞には，冠動脈疾患が合併する可能性があり，この評価としても必要である．

e. 心エコー

心原性脳塞栓症の原因となる心疾患を検出する．心腔内に血栓が検出されることもあるが，心原性脳塞栓症の原因心疾患の同定には血栓自体の検出は必須ではない．また，心腔内のモヤモヤエコーが高度であれば，塞栓症リスクが高度となることが知られている．

【鑑別診断】

- 慢性硬膜下血腫：頭痛や片麻痺にて発症する．「発症の日がはっきりしない」，「片麻痺の進行が7日以上に及ぶ」，「上下肢の運動麻痺の程度に比べて意識障害が強い」，「精神症状が麻痺に先行している」，「頭痛が強い」ときには要注意である．
- 脳腫瘍：片麻痺で発症することがあり，腫瘍内出血から脳出血をきたしていることもある．
- 片頭痛：発作に伴い，眼筋麻痺・片麻痺などを引き起こすことがある．

- 低血糖発作：眼球偏位・片麻痺を起こすことがあり，症状による脳卒中との鑑別は困難である．したがって，脳卒中様症状にて来院した患者では血糖値のチェックは必須である．
- ヒステリー性片麻痺：腱反射に左右差はみられず，Babinski 反射も麻痺側にみられることはない．顔面の片麻痺がみられる患者で，両側の共同運動（話をしたり，口笛を吹いたり）をする際に片麻痺側の筋が正常に働いたりする．
- てんかん：発作に伴い片麻痺が出現することがある．脳波検査によりてんかん性異常脳波の確認が必要である．

【治療方針・治療法】

1．薬物療法

a．rt-PA 静注血栓溶解療法

発症 3 時間以内に治療開始できる場合に考慮する（グレード A）．わが国では海外での使用量よりも少ないアルテプラーゼ（0.6 mg/kg）で適応が通っており，その 1/10 量を 1～2 分かけて投与した後，残りを 1 時間かけて投与する．ただし，頭蓋内出血既往・血糖値異常（50 mg/dL 未満または 400 mg/dL 以上）・血小板数低値（10 万/mm³ 以下）・PT-INR＞1.7・CT で広汎な早期虚血性変化を認めた場合などが主な禁忌項目であり，年齢 75 歳以上・NIHSS スコア 23 以上・JCS100 以上など慎重投与項目も 2 つ以上が認められた場合には転帰が不良であることが報告されており注意を要する．

b．抗血栓療法

脳梗塞急性期における抗血栓療法の目的は急性期再発の予防のみでなく，微小循環改善による脳梗塞巣拡大の軽減効果が期待される．脳梗塞急性期における抗血栓療法は，脳梗塞の発症原因つまり病型により変える必要がある（図 1）．

心原性脳塞栓症の発症 48 時間以内ではヘパリンを使用することを考慮してもよいが，エビデンスは低い（グレード C1）．推奨用量は 10,000 単位/日である．その後は内服薬の投与が可能となった時点でワルファリンを開始し，PT-INR が 1.6 を超えた時点で，ヘパリンを中止しワルファリンのみでのコントロールとする．ダビガトランほか，新たな抗凝固薬が心房細動による心原性脳塞栓症の予防に対してその効果が確立されてきている．しかしながら心原性脳塞栓症は出血性脳梗塞への移行が多く，ダビガトランはこの出血性脳梗塞発症後 6 か月間は禁忌となっている点に注意が必要である．

アテローム血栓性脳梗塞の発症 48 時間以内では，選択的トロンビン阻害薬であるアルガトロバンやアスピリン（160～300 mg/日）が推奨される（各々グレード B と A）．オザグレルナトリウム（160 mg/日）の投与は，発症後 5 日以内の患者で推奨される（グレード B）．

ラクナ梗塞では，オザグレルナトリウム（160 mg/日）の投与は，発症後 5 日以内の患者で推奨される（グレード B）．オザグレルナトリウムは，特にラクナ梗塞において効果的であるとの報告がある．発症 48 時間以内ではアスピリン（160～300 mg/日）投与が推奨される（グレード A）．

c．脳保護療法

日本で承認されている唯一の脳保護薬であるエダラボン（60 mg/日）はフリーラジカル捕捉薬で，臨床第Ⅲ相試験では対象を穿通枝領域梗塞に絞った検討で効果を認めた（グレード B）．エダラボンと rt-PA の併用で，出血性梗塞への移行を軽減する可能性が示されている．ただし感染症の合併，高度な意識障害（JCS100 以上）の存在，脱水状態では腎機能障害を引き起こす可能性があり注意が必要である．さらに，クレアチニン 1.5 mg/dL 以上を示す腎機能障害を有している患者には禁忌となっている．ただし血液透析中の患者においては，半量投与による安全性も報告されている．

A (age)	60歳以上	1 point
B (blood pressure)	SBP≧140 and/or DBP≧90 mmHg	1 point
C (clinical features)	片側脱力 脱力を伴わない発語障害 その他	2 points 1 point 0 point
D (duration)	60分以上 10～59分 10分未満	2 points 1 point 0 point
D (diabetes)	糖尿病	1 point
I (images)	脳梗塞病巣	3 points

TIA後7日以内の脳梗塞発症率
0～2 point(s)：0%
3～5 points：2%以下
6～7 points：約4%
8～10 points：12～15%

図2　一過性脳虚血発作後の脳卒中発症リスク（ABCD2Iスコア）
一過性脳虚血発作後の脳卒中発症率をリスクにて層別.

2. 非薬物療法

a. 脳卒中リハビリテーション

急性期のリハビリテーションはより早期からの開始が効果的であるとされている．したがって全身状態が安定し，症状の進行がない場合，可能な限り早期（当日からでも）からリハビリテーションを開始する．早期離床により，深部静脈血栓症・褥瘡・関節拘縮・嚥下性肺炎など長期臥床による合併症を予防することが可能である．

■ 入院・専門医へのコンサルテーション

- 急性期脳梗塞は症状の進展のみならず転帰に影響するような合併症が多く，すべて入院による治療が必要である．
- 一過性脳虚血発作（TIA）後の脳卒中発症リスク評価基準としてABCD2Iスコアが提唱されている（図2）．TIAと判断した場合には，CTやMRI（拡散強調画像）による画像診断を行った上で，ABCD2Iスコア3ポイント以上は原則的に緊急入院にて対応し，TIA発症直後からその後の脳梗塞発症予防につなげた治療を行うべきである．
- コンサルテーション：前述の"Act FAST"に従い，脳卒中の可能性を考えた場合には血糖値を含めた緊急血液検査，緊急頭部CT（可能であれば頭部MRI）を依頼のうえ，直ちに専門医へのコンサルテーションを行うべきである．

■ 患者・家族への説明のポイント

- 脳梗塞は，発症後1週間以内に脳浮腫，出血性梗塞，脳梗塞再発の合併が起こる可能性が高く，発症時の症状が最も軽いといっても過言ではない．
- さらに，嚥下障害に伴い，嚥下性肺炎を合併する可能性も高く，脳梗塞自体だけでなく，これらの合併症がそれぞれ生命予後および転帰を悪化させる要因である．
- 急性期rt-PA静注血栓溶解療法を施行する場合には，有効性が上回るが，出血の合併率が高いことも説明の必要がある．

■ 医療スタッフへの指示

- 前述の通り，脳梗塞は脳浮腫の増大，脳梗塞の再発，出血性梗塞への移行などにより発症後にも症状の悪化を示すことがあり，意識障害の出現・増悪，脳幹の障害が出現した場合には瞳孔不同を引き起こすことがある．
- これらは生命予後の悪化を示す症状でもあり注意が必要である．このような頭蓋内環境の急激な変化には血圧や脈拍の変化を伴うことが多く，意識レベルや瞳孔チェックとともに注意をはらう必要がある．
- 下垂体に障害が及んだ際には中枢性尿崩症を発症することがあり，尿量の変化にも注

- 意が必要である．
- 視床下部に障害が及んだ際には中枢性発熱を起こすことがあり，熱計の急激な変化にも注意が必要である．

脳出血，くも膜下出血
Cerebral hemorrhage, Subarachnoid hemorrhage (SAH)

長尾毅彦　東京女子医科大学臨床准教授・神経内科
内山真一郎　東京女子医科大学主任教授・神経内科

【概念】
頭蓋内の血管に起因する循環障害を脳卒中と総称するが，このうち血管の破綻による出血性脳卒中に脳出血とくも膜下出血がある．

脳実質内への出血を脳出血，脳表層・脳槽のくも膜下腔への血液流入をくも膜下出血と定義する．両者の相違は破綻する原因とその血管の局在に起因するものである．

1960年代にわが国の脳卒中死亡率は世界最高となったが，これは脳出血による死亡率が高かったことに起因する．その後，塩分過多で動物性脂肪摂取の少ない旧来の食習慣から欧米型への変化が起こり，これに降圧薬の普及，減塩の奨励などにより高血圧治療が普及したことも相まって，脳出血発症率が激減した．最近の統計では，脳卒中のうち，脳出血が18％，くも膜下出血が7％を占めている．現在でもなお脳出血の最大の原因は高血圧で全体の7割以上を占めるが，近年は抗血栓薬の繁用に伴い，抗血栓薬関連の脳出血が問題視されている．また，人口の高齢化により，アミロイドアンギオパチーによる皮質下出血に遭遇する機会も多くなっており，多彩な基礎疾患を考慮する必要がある．

他方，くも膜下出血の原因の約8割は嚢状脳動脈瘤の破裂であり，次いで脳動静脈奇形でこれは若年者に多い．脳動脈瘤は東洋人で頻度が高く，女性に多い傾向があり，家族歴が認められることがある．

Ⅰ．脳出血
【病態】
脳出血は長期の高血圧罹患による細小動脈硬化が原因で，脳深部の穿通枝が破綻することにより起こることが多い．好発部位としては，被殻，視床が全体の2/3前後を占め，その他橋，小脳にも起こりやすい．MR診断の進歩により，これらの部位には無症候性の微小出血（microbleed）も頻発していることが明らかとなった．抗血栓薬に伴う脳出血は視床，小脳などの後方循環系に多いことが知られている．

アルツハイマー型認知症との異同が議論されているアミロイドアンギオパチーでは，高齢者が皮質下に大出血を来す場合が多い．好発部位は後頭葉と頭頂葉である．血管壁へのアミロイドの沈着による血管壊死や小動脈瘤形成が引き金になると考えられており，皮質下に多発微小出血を合併する症例もある．

【診断のポイント】
1．病歴聴取
日中活動期に多くは片麻痺で発症し，症状は急速に進行する場合が多い．合併症として，高血圧，肝障害，認知症の有無は重要であり，抗血栓薬の内服についても必ず確認する．

2．身体所見
脳出血に特徴的な症状はない．症状は麻痺，言語障害などの病巣部位の局所脳神経症状であり，虚血性脳卒中との鑑別は基本的に困難であるが，全汎性の頭痛，吐気，嘔吐を伴うことが比較的多い．視床出血の際の半身の高度の感覚鈍麻は比較的特徴的な症状といえる．

血圧上昇はほぼ必発であるが，脳梗塞を除外するまでは安易な降圧療法は行ってはならない．逆に血圧正常の脳出血症例は，特殊な原因を想定する必要がある．

3. 必要な検査・所見の評価

　頭部 CT 検査は脳出血診断に最も有用な反面，急性期脳梗塞の診断能は MR 検査より著しく劣る．神経症状から脳梗塞と脳出血の鑑別は困難であるので，脳出血診断に関しては MR 検査でも遜色がないことを考慮すると，緊急 MR 検査が実施可能な施設では最初から MR 検査を実施すべきである．MR 検査では，拡散強調画像と磁化率強調画像（T2* もしくは SWI）を必ず実施する．脳室穿破している場合には急性の水頭症誘発の危険性が高い．

　血液検査では，INR を含めた血液凝固能，肝機能，腎機能を必ず確認し，可能であれば脂質検査を含める．

　一般に血腫の増大は発症後 12 時間以内に起こることが多いとされており，必ず経時的に画像診断を繰り返し，血腫増大の有無を確認する．

【鑑別診断】

　超急性期脳梗塞に対する血栓溶解療法が認可されたため，発症 3 時間以内の脳卒中症例の緊急の鑑別診断が非常に重要となった．脳出血は発症が明瞭で，脳梗塞の疑い，血栓溶解療法適応の可能性ありとして救急搬送されることが多いため，正確な画像診断技術が必要となる．

　脳実質内への出血であっても，動脈瘤や動静脈奇形由来の場合もあるため，少しでも非典型的と感じた症例には，MRA，CTA による血管の評価も必要である．

【治療方針】

　従来わが国では，開頭血腫除去が頻繁に行われてきたが，最新のガイドラインでは，外科的治療法は限定的な扱いとなっている．

　原則的には，意識障害がないか軽度の場合には血圧管理と全身管理による保存的治療を行い，血腫が大きい場合，急速に増大する場合には外科的治療を考慮する．

　抗血栓薬を内服している症例では，一時休薬し，可能なら中和療法を試みる．ワルファリン内服中の症例ではビタミン K 製剤による中和が知られているが，急速中和は困難である．同様に新鮮凍結血漿でも，急速中和は難しい．第Ⅸ因子複合体，第Ⅶ因子製剤による中和（保険未承認）は非常に有効であるが，効果持続が短いため，上記ビタミン K 製剤との併用が望ましい．いずれの中和方法でも，逆に血栓症リスクが急激に増大することを忘れてはならない．

　ダビガトランやその他の新規抗凝固薬，シロスタゾールは効果が可逆的なため，休薬により急激に失活するが，特定の中和方法はない．新規抗凝固薬では，ワルファリンと同様に第Ⅸ因子複合体が有効とされている．アスピリン，クロピドグレル，チクロピジンは不可逆的効果であるため，長時間効果が残存するうえに有効な中和方法は知られていない．一部で血小板輸血が有効であるとの報告がある．

【治療法】

1．保存的治療

　軽度頭部挙上肢位をとり，厳格な血圧管理と全身管理が必要である．ストレス性潰瘍，呼吸器合併症に対する予防療法も考慮する．抗脳浮腫薬としてはグリセロールが推奨されるが，マニトールの有効性は確立していない．習慣的に投与されることの多い止血剤の使用についても，明らかなエビデンスはない．

　緊急の血圧コントロールに用いる降圧薬の推奨はないが，ニカルジピン静注が即効性で効果も強いため臨床現場では繁用されている．わが国では止血が確認されない間の使用は禁忌とされているが，米国のガイドラインではむしろ推奨薬剤として記載されている．目標血圧は収縮期 180 mmHg 未満または平均血圧 130 mmHg 未満とし，手術適応例はより積極的な降圧を勧めている．

　脳出血急性期には症候性てんかんの頻度も高いため，1 か月をめどに抗てんかん薬の投与を検討する．

慢性期にはリハビリテーションと厳格な血圧管理が基本となるが，高血圧は脳出血とともに脳梗塞の危険因子でもあるため，脳出血の既往だけで予防的な抗血栓療法が禁忌となることはない．また脳出血既往例では，スタチンによる治療は慎重に行うべきとの意見がある．

2. 外科的治療

被殻出血で血腫量が30 mL以上の場合，テント下の直径3 cm以上脳出血の場合には外科的血腫吸引術や除去術が適応となることがあるので，速やかに脳神経外科に相談する必要がある．逆に昏睡状態などの最重症では，手術適応外となる．皮質下出血の場合，血腫が脳表から1 cm以内の場合には手術を考慮する．

■ 入院・専門医移送の判断基準

- 脳出血と診断した場合には，症状の軽重を問わず直ちに脳卒中専門医の常駐する脳卒中センターへの搬送を検討するべきである．
- 脳出血と診断確定した場合には降圧療法を転送前に開始するが，脳梗塞の可能性が否定できない場合には，専門施設搬送前の降圧療法は自重すべきである．

■ 患者説明のポイント

- 「脳溢血」と理解している場合もあるが，脳出血は比較的認知度の高い疾患であり，詳細な説明は不要と考える．
- 手術の可能性に言及しつつ，専門施設への紹介，搬送を勧める．

■ 医療スタッフへの指示

- 降圧療法は脳出血診断確定前には行わず，確定後は積極的に血圧管理を行うよう指導する．
- 意識障害，神経症状の変動が大きいので，詳細な病状観察を指示する．
- 瞳孔不同は脳ヘルニアの徴候であるので，特に重要である．
- 発熱，高血糖も，脳障害をさらに悪化させるので管理の重要性を説明する．

II．くも膜下出血

【病態】

くも膜下出血は主として脳動脈瘤の破裂により，脳表のくも膜下腔に広範な出血を来す．重症くも膜下出血は突然死の重要な原因でもあるが，本疾患治療の難しさは，出血に引き続き遅発性に発症する脳血管攣縮による二次性脳虚血の管理が極めて困難なことに由来する．脳血管攣縮の原因はまだ明らかにはなっていないが，出血により飛散した血液成分が誘因であると考えられている．

脳動脈瘤の成因としては家族歴を含めて先天的な要素が大きいとされているが，高血圧，喫煙，アルコール多飲などが危険因子とされる．動脈瘤の好発部位は，内頸動脈-後交通動脈分岐部（いわゆるIC-PC）と前交通動脈である．

【診断のポイント】

1. 病歴聴取

突然の今まで経験したことのない頭痛が主症状である．頭を抱え込むほど痛みは強く，吐気，嘔吐を伴いやすい．頭痛発症後に意識障害が出現するが，多くは一過性である．血圧が上昇している場合が多く，若年から中年女性に多い．家族内発症歴も重要である．局所脳神経症状は少ない．

半数前後の症例で数日から数週間前に軽度の頭痛などの前兆を認めるとされるが，遡及的に確認はできるものの，その段階で診断をつけるのは困難である．習慣性頭痛でも強い頭痛発作を来すことはあるので，既往を確認することは重要であるが，過信するのは危険である．

2. 身体所見

多くの場合血圧上昇を伴う．少なからぬ意識障害を合併し，急速に症状は進行するが，一部ごく軽症の場合には歩いて外来を受診する場合もある．髄膜刺激症状は，発症早期には陰性であることが多いので注意する．

3. 必要な検査・所見の評価

激しい頭痛の場合には，脳梗塞の可能性は

低いので，直ちに頭部CT検査を実施する．たいていは明瞭なくも膜下腔の高信号域として描出されるが，出血量が少なかったり，発症から時間が経過している場合には不明瞭な場合がある．そのため，少しでも疑いがある場合には頭部MR検査（FLAIR画像および磁化率強調画像が必須）もしくは腰椎穿刺を検討すべきである．くも膜下出血が確認できた場合には，MRA，CTAを追加し動脈瘤の存在を確認する．

2割の症例は多発性とされるので，責任血管以外の部位も詳細に検討すること．最終的には脳血管撮影を行い動脈瘤を確定する．動脈瘤検索として造影剤を大量に使用することが想定されるので，内科医として腎機能も予め評価しておくことが望ましい．

【鑑別診断】
特徴的な臨床症状，画像所見を呈するため診断は容易であるが，頭痛は極めて頻度の多い愁訴であるため，軽症例を見落とす危険性も高い．少しでも習慣性頭痛としての診断に違和感がある場合には，画像診断に進むべきである．

【治療方針】
くも膜下出血が確認されれば，直ちに降圧療法を行う．頭痛が強い場合には，鎮静が必要である．麻薬系鎮痛薬を使用してもよい．動脈瘤破裂の場合には，24時間以内の再破裂の危険性が高く，血圧管理と鎮静は極めて重要である．頭痛，不穏，嘔吐などが続けば血圧管理もさらに難しくなり，再破裂を誘発しかねない．再破裂は病状を一気に悪化させるために細心の注意が必要である．全身状態が思わしくない場合には，気管挿管などの処置を行うべきであるが，挿管操作が患者の血圧に悪影響を与えないように留意する．

未破裂脳動脈瘤はMR検査の普及とともに偶発的に発見されることが増えているが，直径5mm以内のものは血圧管理を前提とすれば破裂率は低く，周術期のリスクと大きな差がない．手術を安易に勧めず，部位，大き

さなどを慎重に検討して治療の必要性を判断すべきである．

【治療法】
1．保存的治療
内科的には血圧管理，疼痛管理，全身管理などの基本的な治療が限界であり，可及的速やかに脳神経外科，血管内治療科に受け渡すことが望ましい．

2．外科的治療
軽症から中等症では，急性期（72時間以内）の外科的治療の可否を検討する．夜間であれば1時間を慌てる必要はなく翌朝の手術で対応可能である．

開頭手術による，動脈瘤のクリッピング，ラッピング，場合によっては近位部血管の結紮などが行われる．同時に脳槽ドレナージを行う場合が多い．血管内治療としては，動脈瘤内充填術，近位部血管の塞栓などを行う．遅発性血管攣縮対策を含めて，詳細は他書を参照されたい．

重症例は予後不良の場合が多く，外科的侵襲度を十分に考慮して治療方針を決定すべきである．

■ 入院・専門医移送の判断基準
- くも膜下出血と診断した場合には，外科的または血管内治療により動脈瘤の処置が必要となる可能性が高い．直ちに専門施設への搬送を打診する．
- 発症直後は再破裂などの病状の急変が起こりやすいので，転送の際には医師の同伴が必要である．

■ 患者説明のポイント
- 認知度の高い病名であるが，その本態を理解していることは少ない．
- 動脈瘤という「血管のコブ」が破裂して脳の表面に血液が回っている状態を簡明に説明し，専門科，専門施設での加療が必要であることを強調する．

■ 医療スタッフへの指示
- 血圧管理と意識レベル，疼痛管理などを指示し，照明を落とし絶対安静とする．

- いきみ，咳，嘔吐など血圧上昇を引き起こす行動を極力緩和しつつ，専門施設への搬送の準備を開始する．
- 急性期には交感神経優位から不整脈などの心電図異常がみられる場合も多く，症例によっては，たこつぼ心筋症などによる急性肺水腫を来す場合もあるので，各種モニタリングは不可欠である．

腎不全と動脈硬化
Arteriosclerosis in chronic renal failure

柏原直樹　川崎医科大学教授・腎臓・高血圧内科

【概念】

腎不全では動脈硬化と動脈硬化に起因する虚血性心疾患，脳卒中を高率に発症する．腎不全に伴う動脈硬化は高度の石灰化，特に中膜石灰化（メンケベルグ型）を特徴としており，末梢動脈にまで及ぶことも多く難治性である．腎障害の早期の段階から予防と進展阻止を行う必要がある．

軽度腎機能低下やアルブミン尿等の検尿異常を呈した段階から心血管病を高率に合併し，生命予後に影響する．腎障害を早期に発見するために，慢性腎臓病（chronic kidney disease；CKD）という概念が提唱された．CKD は①検尿異常，腎の形態変化などの何らかの腎障害指標の存在，あるいは②糸球体濾過率（GFR）60 mL/分/1.73 m^2 未満の腎機能障害の存在によって定義づけられる．CKD については「CKD 診療ガイド」，「CKD 診療ガイドライン」が刊行されている．

腎不全の進行とともに動脈硬化は加速度的に進行する．透析導入時点ですでに，心肥大，心不全，血管中膜・心臓弁輪の石灰化，心房細動を高率に合併する．冠動脈の有意狭窄合併例は糖尿病では 60％ に，非糖尿病例でも 40％ にも及ぶ．CKD の早い段階から動脈硬化進展阻止を念頭に置いた治療が重要である．

【病態】

腎不全は動脈硬化の高リスク状態である．腎障害と動脈硬化は病因レベルにおいて，高血圧，糖尿病，脂質異常症，喫煙，加齢などの共通基盤（古典的危険因子）を共有している（表 1）．

腎機能低下の進行とともに貧血，Ca/リン代謝異常，細胞外液量増加，尿毒素蓄積，酸化ストレス・NO 低下，ADMA 蓄積，炎症などの特有の危険因子（非古典的危険因子）が重積する．さらに腎障害に起因するレニン-アンジオテンシン系活性化，交感神経系活性化，インスリン抵抗性亢進が動脈硬化形成を促進する．

腎障害の進行とともに血清 Ca は低下し，血清リンと副甲状腺ホルモン（PTH）が上昇する（二次性副甲状腺機能亢進症）．CKD では骨（腎性骨異栄養症）だけではなく，血管石灰化を含む生命予後に影響を及ぼす全身疾患をきたし，CKD-骨ミネラル代謝異常（CKD-Mineral and Bone Disorder；CKD-MBD）と

表 1　CDK における心血管病危険因子：古典的/非古典的危険因子

古典的危険因子	非古典的危険因子
高齢	アルブミン尿
男性	ホモシステイン
高血圧症	リポ蛋白およびアポリポ蛋白アイソフォーム
高 LDL コレステロール	リポ蛋白レムナント
低 HDL コレステロール	貧血
糖尿病	カルシウム/リン代謝異常
喫煙	細胞外液量の増大
運動不足	電解質異常
閉経	酸化ストレス
心血管病家族歴	炎症（CRP）
左室肥大	低栄養
	凝固系亢進
	睡眠障害
	一酸化窒素/エンドセリン不均衡

呼称される病態を形成する．

【診断のポイント】
　動脈硬化の診断については，764頁，動脈硬化診断の進め方の項を参照されたい．ここでは腎不全，CKD診断のポイントを記述する．

1．病歴聴取，身体所見
　腎臓病は無症状で発症，進展することが多い．浮腫や夜間の多尿傾向（尿濃縮力低下を示唆する）を自覚することもある．腹部の聴診上 bruit を聴取すれば腎動脈硬化症を疑う．

2．必要な検査
a．尿検査
❶蛋白尿とアルブミン尿
　試験紙法で陽性の場合は，尿中アルブミン・蛋白定量と尿中 Cr 濃度の同時測定を行い，両者の比を算出し，各々 mg/g Cr または g/g Cr で表す．より正確な定量的評価を必要とする場合は，24時間蓄尿を行う．30 mg/g Cr～299 mg/g Cr を微量アルブミン尿と定義する．

❷尿沈渣検査法
　尿沈渣検査で検出される細胞成分，円柱所見から情報量は多い．

b．腎機能の評価
　糸球体濾過量（GFR）を評価する最も簡便な検査は血清クレアチニン（Cr）値の測定であるが，血清 Cr 値と GFR は双曲線関係を示す．GFR 測定のゴールドスタンダードはイヌリンクリアランス法であるが，煩雑であるため，スクリーニングには適さない．血清 Cr 値から GFR を推定し推算 GFR（eGFR）を算出する推算式が作成されている．eGFR （mL/分/1.73 m^2）＝194×Cr$^{-1.094}$×年齢$^{-0.287}$．女性はこれに×0.739 をかける．

c．超音波検査
　最も低侵襲であり簡便に行える．スクリーニング検査法として必須のものとなっている．慢性腎不全では腎臓は萎縮する．内部エコーレベルは上昇し皮質と髄質の境界は不明瞭となる．急性腎不全の場合には腎臓は腫大するため鑑別が可能である．動脈硬化を合併するような場合は腎表面の凹凸不整を認める．カラードップラー法は腎血管狭窄，動脈瘤などの腎血管病変，移植腎の血流評価などに有用である．

d．CT検査，MRI検査，血管造影
　造影 CT との組み合わせにより病変の血流変化（CT angiography）や質的診断にも有効である．MRI では造影剤を用いずに血流信号を高信号として描出可能である（MR angiography）．両検査の普及により腎血管造影の実施頻度は減少しつつある．

【鑑別診断】
　腎不全は動脈硬化の原因となるが，動脈硬化自体によっても腎障害（動脈硬化性腎硬化症）を来す．軽度の蛋白尿を来すこともあるが，通常進行性の腎機能低下の原因とはならない．腎血管性高血圧を来すこともある（⇒694頁，腎血管性高血圧の項参照）．粥腫が崩壊するとコレステロール結晶を含む塞栓が末梢に閉塞し，急激な腎機能低下を来すことがある（⇒736頁，コレステロール塞栓症の項参照）．カテーテルによる血管内操作や抗凝固療法中に発症することが多い．また，高血圧症が年余にわたり持続すると腎内の細小動脈病変が原因となり細動脈硬化性腎硬化症を呈することもある．

【治療方針／治療法】
　CKDの早期から動脈硬化予防，進展阻止のための包括的治療を行う必要がある．

1．血圧管理
　日本高血圧学会による高血圧治療ガイドライン2009（JSH2009）では，CKDにおける降圧療法の3原則を①降圧目標の達成，②レニン-アンジオテンシン系の抑制，③尿アルブミン・尿蛋白の減少・正常化としている．降圧目標は 130/80 mmHg 未満であるが，尿蛋白1 g/日以上の場合はさらに 125/75 mmHg 未満を推奨している（詳細は⇒673頁，腎障害を伴う高血圧の項参照）．

2. 貧血管理

腎不全ではエリスロポエチン産生不足により腎性貧血を来す．腎機能障害の進展に貧血が関与しており，貧血治療によって腎障害の進展速度が遅延する．腎性貧血は心不全の増悪因子であり，貧血治療によって生命予後が改善する．治療には erythropoiesis stimulating agent(ESA)を使用する．

日本腎臓学会「CKD 診療ガイド 2012」では，「CKD 患者では，原則的に Hb 濃度 10 g/dL を目安として ESA の投与開始を考慮する．治療目標 Hb 値を 10〜12 g/dL として，12 g/dL を超えないよう配慮することを推奨する．Hb 濃度を意図的に 13 g/dL 以上にしてはならない」と指針が示されている．長時間作用型の ESA 製剤としてダルベポチンアルファ(ネスプ)，エポエチンベータペゴル(ミルセラ)が開発されており，外来治療では利便性が高い．

処方例 下記のいずれかを用いる．いずれも非透析例の投与量を示す．

> エスポー注またはエポジン注
> 1 回 6,000 単位(皮下注)，週 1 回投与から開始し，目標の貧血改善効果が得られた場合，1 回 6,000〜12,000 単位，2 週に 1 回投与

長時間作用型 ESA 製剤を使用する場合，1)，2)のいずれかを選択する．

> 1) ネスプ静注用シリンジ 2 週に 1 回 30 μg を皮下または静脈内投与する．有効であれば 2 週に 1 回 30〜120 μg を投与する．2 週に 1 回投与で維持可能な場合には，1 回の投与量の 2 倍量を開始用量として 4 週に 1 回 60〜180 μg を投与することも可能．最高投与量は 1 回 180 μg
> 2) ミルセラ 2 週に 1 回 25 μg を皮下または静脈内投与する．効果が得られたら，4 週に 1 回 25〜250 μg を投与する．最高投与量は 1 回 250 μg

3. Ca/リン代謝異常

血管石灰化が腎不全時の動脈硬化の特徴であり，血清 Ca，リン，intact PTH(iPTH)値などの骨代謝マーカーを指標として管理する必要がある．血清 P 濃度が高い場合には低蛋白質食や炭酸 Ca などのリン吸着薬を投与する．さらにリンのコントロールが達成され，Ca 低値あるいは iPTH 高値を認めれば，活性型ビタミン D 製剤が投与される．多くの場合，高 P 血症を合併しているため，石灰化や腎機能低下リスクがあるため，専門医への紹介が望ましい．

4. 脂質管理

LDL コレステロールを 120 mg/dL 未満(可能であれば 100 mg/dL 未満)に管理する．動脈硬化の発症・進展阻止のみならず，アルブミン尿・蛋白尿の減少と腎機能低下抑制も期待しうる．

5. 吸着療法

尿毒素の吸着薬を使用することで，腎障害の進展抑制を期待しうる．

処方例

> クレメジン細粒　6g　分3
> 服薬コンプライアンスに応じて適宜減量

■ 入院・専門医へのコンサルテーション

- 動脈硬化患者の診療過程で以下の 3 項目のいずれかに合致する場合は，腎臓専門医へのコンサルテーションを考慮する．

1) 0.5 g/g クレアチニン以上または 2+ 以上の蛋白尿
2) eGFR 50 mL/分/1.73 m^2 未満(40 歳未満の若年者では eGFR 60 mL/分/1.73 m^2 未満，腎機能の安定した 70 歳以上では eGFR 40 mL/分/1.73 m^2 未満)
3) 蛋白尿と血尿がともに陽性(1+ 以上)

■ 患者説明のポイント

- 生活習慣の適正化が基本である．体重適正化，禁煙，減塩食(6 g/日未満)を指導する．
- 水分の過剰摂取だけでなく，過剰な制限も

危険である．特に夏季には脱水によって急激な腎機能低下，低Na血症を来すこともあり，適切な水分補給についての注意喚起が必要である．

■ **医療スタッフへの指示**
- 腎機能低下時には減量を要する薬剤が多く，投与量については常時，注意を要する．

糖尿病と動脈硬化
Diabetes mellitus and Atherosclerosis

山岸昌一　久留米大学教授・糖尿病性血管合併症病態・治療学

【概念】

糖尿病では，動脈硬化症の進展が早く心血管イベント発症のリスクが高くなり，健康で若々しく余生を過ごせる寿命「健康寿命」が男女とも約15年短いことが報告されている．したがって，糖尿病においては，動脈硬化症の進展を防ぎ，心血管イベントの発症を未然に防いでいくことが重要である．

【病態】

糖尿病の動脈硬化のプロセスには，記憶のメカニズムが存在する．つまり，糖尿病患者では，ある程度の期間高血糖に曝露されてしまうと生体がそれを「高血糖のつけ・借金」として記憶してしまい，その後，血糖コントロールを行っても必ずしも動脈硬化の進展を十分には抑えることができない．これらの事実は，高血糖により一度生体内で形成されるとなかなか代謝されず，組織に長く留まる血管障害性の強い物質の存在を示唆している．終末糖化産物（advanced glycation end products；AGEs）は，血糖コントロールの程度とその持続期間により不可逆的に生体内で生成，蓄積される糖化蛋白の総称である．一度形成されると極めてゆっくりにしか代謝されないため，糖尿病患者における動脈硬化の発症・進展に関わることが想定されている．

AGEsは，血管や血球細胞上に存在する受容体RAGEによって認識された後，NADPHオキシダーゼを活性化させ細胞内に酸化ストレスの産生を促し，NF-KBの活性化などを介して様々なサイトカインや増殖因子の分泌，接着因子の発現亢進を誘導する．また，AGE-RAGEによってもたらされる酸化ストレスの産生亢進は一酸化窒素（NO）を不活性化させ，炎症反応や血栓傾向をさらに増悪させて動脈硬化症の進展に関わるものと考えられる．さらに，AGEsによりRAGE自身の発現も亢進することから，AGE-RAGE系の持続的な活性化が長期にわたる記憶のメカニズムを形作っていることが予想される．

また，高血糖下では，細胞内でのジアシルグリセロールのde novo合成が亢進し，プロテインキナーゼC（PKC）の活性化が引き起こされる一方，ポリオール経路が亢進し細胞内にソルビトールやフルクトースが蓄積する．PKCの活性化は，NADPHオキシダーゼ由来の酸化ストレスの産生を亢進させ，血管透過性の亢進，血流異常，内皮機能障害を惹起する．加えてソルビトールからフルクトースへの変換に伴うNADH/NAD比の上昇を介した細胞内のレドックスの変化が，偽性低酸素状態（hyperglycemic pseudohypoxia）を引き起こし，動脈硬化症を進展させることも報告されている．①AGE-RAGE系がPKCを活性化させること，②フルクトースはグルコースに比べ10倍以上強くAGEs化反応を促進させることから，これらの経路とAGE-RAGE系とのクロストークの関与も考えられる．

【診断のポイント】

糖尿病患者では動脈硬化症が進展しやすいことに留意し，診察，検査を行うべきである．

1. 病歴聴取

労作時の胸痛や間欠性跛行，TIA症状の

有無など虚血性心疾患，末梢動脈疾患（PAD），脳血管障害を疑わせる異常がないか問診を行う．糖尿病患者では自覚症状に乏しく，典型的な狭心症状や間欠性跛行を訴えない場合も多く，注意が必要である．

2. 身体所見

頸動脈や腹部大腿動脈部位の血管雑音の聴取，膝窩，足背動脈の拍動の減弱や下肢の筋萎縮，皮膚の菲薄化，足趾の潰瘍の有無，また，肺ラ音の存在などにより，動脈硬化症に基づく，臓器障害の程度を推測する．

3. 必要な検査

頸動脈の内膜中膜複合体肥厚度（IMT）や脈波伝播速度（PWV），ABI（ankle brachial index）などを計測することにより，動脈硬化症の程度を把握する．また，安静時や運動負荷心電図でのST変化や心臓超音波検査による壁運動異常，心筋シンチグラフィなどにより心筋虚血の有無について判定する．さらに，multi-detector-row CT（MDCT）や心臓カテーテル検査，血管内超音波（IVUS）などを用い，冠動脈狭窄の程度や質的診断を行う．

【治療方針／治療法】

糖尿病患者においては，早期から厳格に動脈硬化症の危険因子を是正していく必要がある．糖尿病治療の基本は，食事療法や運動療法などの生活習慣の是正にある．1日に三度規則正しく，バランスのとれた食事を適正に摂取すること，標準体重を維持するように心がける．週に3回以上は20分以上続く有酸素運動を行い，禁煙を指導することは，糖尿病患者に限らず万人に推奨される健康療法ともいえる．加えて，血糖，血圧，脂質に対する集学的なリスク管理を徹底させる．

欧米での報告ではあるが，肥満インスリン抵抗性の糖尿病患者にビグアナイドを投与することで，心血管イベントの発生を抑えられることが見いだされてきている．また，ストロングスタチンを用い積極的にLDLコレステロールの管理を行うこと，レニン-アンジオテンシン系の阻害薬を中心として厳格に血圧を管理することの有用性も報告されている．さらには，男性50歳以上，女性60歳以上で糖尿病以外に冠危険因子を1つ以上もつ患者に対しては，抗血小板療法を行うことも推奨されている．

発症24時間以内のST上昇型急性冠症候群（ACS）やショックを伴う非ST上昇型ACSに対しては，速やかに再灌流療法を施行する．また，慢性の虚血性心疾患を合併した糖尿病患者を対象に行われたBARI2D研究では，積極的な薬物療法群と早期血行再建群とで死亡や主要心血管複合エンドポイント（MACE）で差が認められないこと，ただ，重症冠動脈病変をもつ患者においては，CABG群でMACEのリスクが有意に抑えられることなどが報告されている．

処方例 下記のいずれかを用いる．病態に応じて適宜組み合わせる．

1）リピトール錠（10 mg）　1錠　分1　朝
2）ミカルディス錠（40 mg）　1錠　分1　朝
3）アダラートCR錠（20 mg）　1錠　分1　朝
4）バイアスピリン錠（100 mg）　1錠　分1　朝
5）メトグルコン錠（250 mg）　3錠　分3

■ 患者説明のポイント

- 糖尿病は無症状ながら動脈硬化を押し進め，将来の心血管イベントのリスクを高める危険な病気であること．
- 動脈硬化の進展を抑えていくためには，日頃から生活習慣の是正に努め，長期にわたってリスクファクターの管理に努めていかなければならないことを理解させる．

動脈硬化の食事療法

Dietary treatment of arteriosclerosis

石川俊次　神奈川工科大学教授・応用バイオ科学部
野口律奈　(医)慈泉会ひもろぎ心のクリニック(管理栄養士)

【概念】

　動脈硬化の食事療法の基本は，動脈硬化のリスクである肥満，高脂血症，高血圧，糖尿病などを栄養学的に予防，改善を試みることである．近年，これらリスクを複数保有するメタボリック症候群が増加しており，食事療法の重要性が増している．

【治療方針】

1. エネルギー制限，肥満是正

　Body Mass Index(BMI)が22に該当する標準体重(kg)(身長[m]×身長[m]×22で求められる)を求め，標準体重1kgあたり，個人の運動量などを考慮し，通常25～30kcal/日の範囲で1日の総エネルギー摂取量を設定する．肥満がある場合は，まずは現在体重の5%程度の減量を行わせる．体重減少は1か月1～2kgのペースで十分である．除脂肪体重(筋肉など)の減少をできるだけ抑え，またエネルギー消費を増加させるために，身体活動量を増加させる．

2. 栄養素の配分

　総エネルギー摂取量が決まったら，次は脂肪，炭水化物(糖質)，蛋白質の3大栄養素の配分を考える．蛋白質は通常，総エネルギーの15～20%である．脂肪摂取は総エネルギーの20～25%がよい．脂肪摂取が少なすぎる場合，脂溶性ビタミンなどの欠乏を招きやすく，炭水化物摂取過剰も起こりやすい．残りの約60%のエネルギーは，炭水化物から摂取する．

3. 脂肪の質

　食事摂取脂肪の大部分は中性脂肪で，その構成分はほとんど脂肪酸である．脂肪酸の種類が血清脂質へ大きく影響する．脂肪酸は①飽和脂肪酸(SFA)，②一価不飽和脂肪酸(MUFA)，③多価不飽和脂肪酸(PUFA)に分類される．

　SFAは鳥獣の肉，乳脂肪などの動物性脂肪やココナツ油など一部の植物油脂に多く含まれる．MUFAはオレイン酸が主要でオリーブ油，ハイオレイックサフラワー油，アボカドなどの植物性食品のほか，獣肉などの動物性食品に広く含まれる．PUFAにはn-6系とn-3系がある．n-6系PUFAはリノール酸が代表でサフラワー油，米ぬか油など植物油に多く含まれる．n-3系PUFAのEPA，DHAは魚介類に多く含まれ，αリノレン酸は植物種子に含まれる．

　同エネルギーの炭水化物を置き換えた場合，SFAはLDLコレステロールを増加させ，PUFAとMUFAはLDLコレステロールを減少させる．総コレステロール/HDLコレステロール比はSFAで変化せず，PUFAやMUFAでは減少する．獣肉やバターなどの動物性食品を摂り過ぎず，植物性食品や魚介類などを上手に摂取することが必要である．しかし発酵させた乳製品(チーズ，ヨーグルト)が動脈硬化を進展させるという報告はない．

　SFA：MUFA：PUFAを3：4：3程度にするとよい．n-3系PUFAは肝で超低比重リポ蛋白の合成を抑制し，抗炎症作用などを介し，抗動脈硬化性に働くことが知られる．日本人の現在の食事におけるn-6系PUFAとn-3PUFAの比率4：1を維持することも重要である．また，植物油を水素添加して安定化する際，合成されるトランス型不飽和脂肪酸は動脈硬化を促進させるので，それを多く含むハードマーガリンやショートニングの摂取制限が必要である．

4. 食事コレステロール

　コレステロール負荷で，LDLコレステロール/HDLコレステロール比は変化せず，卵黄摂取の増加が動脈硬化性疾患を増加させる

と明確に示した報告もない．コレステロールを摂取したあとの血清コレステロールの増加は個人差が大きいが，高脂血症がある場合には，食事コレステロール摂取制限が必要と考えられ，動脈硬化学会のガイドラインでは一日の摂取量を 300 mg 未満（卵黄一個に約 250 mg 含有）としている．しかし，コレステロール摂取を恐れすぎ，良質蛋白，各種ビタミンなど栄養素を豊富に含む鶏卵を一切控えるのは好ましくない．

5. 炭水化物（糖質）の種類

肥満やエネルギー過剰摂取がある場合，炭水化物の過剰で血糖上昇，インスリン分泌促進，高トリグリセリド血症，低 HDL コレステロール血症，小型高密度 LDL の増加が生じる．特にグリセミックインデックスの大きい食品ではかかる問題が起こりやすい．ブドウ糖，果糖，砂糖などの単純糖質，複合糖質でも白パンなどは制限し，繊維を含んだ複合糖質を主体とするとよい．

6. 食物繊維

満腹感を味わいながら，総エネルギー摂取を抑える効果，グリセミックインデックスを低下させる．食後高血糖の改善に有効である．特にペクチン，ガム類，ムチンなど水溶性繊維は胆汁酸排泄を増加させ，血中 LDL コレステロールを低下させる．少なくとも一日 25 g 以上摂取する．

7. 蛋白質

動物性蛋白を植物性蛋白に置き換えると，LDL コレステロールが低下する．食物繊維，PUFA を豊富に含む，大豆製品摂取を積極的に勧める．

8. ミネラル

高血圧に対し，減塩が有効で，腎機能に問題なければカリウムを多く含む野菜，果物を積極的に勧めるとよい．

9. ビタミンと抗酸化物摂取，アルコール

ビタミン E，ビタミン C，ポリフェノールには抗酸化作用があり，これらを含む食品摂取が動脈硬化に予防的に働くことが考えられる．

アルコール摂取は適量ならその HDL コレステロール増加作用などを介して動脈硬化に予防的に働く．しかし，過剰摂取は種々の健康障害を生じるおそれがあり，飲酒習慣のない人に飲酒を勧めてはならない．

■ 患者説明のポイント

- 食事療法が正しく行われると，脂質異常症をはじめ，他の動脈硬化症のリスクを同時に改善することが多く，動脈硬化予防にたいへん有用な方法であることを患者によく説明する．
- 指導する食事内容が，患者が現に摂取している食事と大きくかけ離れていると，患者が戸惑い，守れなくなってしまいやすい．無理のない食事内容にして長期間続けさせるほうが効果的である．
- 長年続いている食習慣を 1 回の食事指導で変えることは不可能で，繰り返し指導することが必要である．食習慣の是正を困難にさせている生活背景を聞き出して，少しでも問題点を解決することが望ましい．

第15章 静脈・リンパ管の疾患

静脈・リンパ管疾患の診断・治療の変遷
Transition in diagnosis and treatment of venous and lymphatic disease

市来正隆　JR仙台病院・院長

　古くから人類を苦しめてきた静脈疾患は，急速な高齢化と一般社会の認知度の高まりとともに増加傾向にある．ここでは頻度の高い下肢静脈瘤と深部静脈血栓症，リンパ浮腫について取り上げる．

【下肢静脈瘤】

　下肢静脈瘤は体表面からも判るためか，すでに紀元前15世紀のエジプトのパピルスに記載があり，また，アテネの神殿から出土した静脈瘤のレリーフは紀元前4世紀のものという．そのような大昔から先人達は被覆，圧迫，切開，脱血，結紮などの医療行為をしていたようである．1600年前後に静脈弁の存在が明らかになり，また，1628年にはHarveyにより血液循環論が発表されてからは，下肢静脈瘤の病態が科学的に理解されるようになった．

　1846年Brodieは伏在大腿静脈接合部（SFJ；saphenofemoral junction）付近からの静脈逆流が原因と指摘し，19世紀末にはTrendelenburg（図1）やPerthesは静脈弁不全のテスト法を紹介し，近代静脈学への道を拓いた．これらは今や古典的な検査法として知られる．しかしながら，現在でも伏在静脈や不全交通枝の弁不全や深部静脈開存の有無

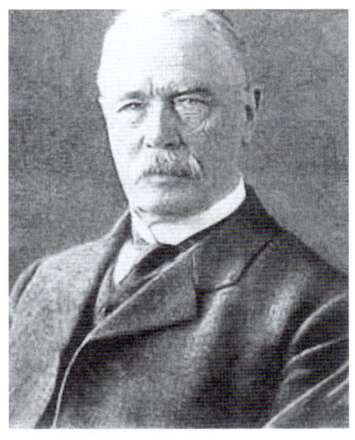

図1　Friedrich Trendelenburg（1844〜1925）
静脈外科の開祖であり，トレンデレンブルグ試験，トレンデレンブルグ手術，トレンデレンブルグ体位なども考案し，近代的診療法に尽力した．

など，静脈瘤の病態を簡便に理解できる方法として患者説明や医療教育用として利用価値は決して落ちてはいない．またTrendelenburgは重篤な肺塞栓症の外科に挑戦した静脈外科の開祖でもある．

　1949年Bauerが静脈造影を臨床応用し，深部静脈の観察が可能となった．最近まで，静脈瘤手術前の深部静脈開存の確認や下肢静脈血逆流の評価を目的に行われた．超音波機器が登場してからは，その進歩は目覚ましく，今日においては静脈造影に代わって静脈疾患検査の主役となっている．

　治療面においては，19世紀までは結紮術や1840年に始まったとされる硬化療法が行

われていた．1900年初頭になるとストリッピング手術，1938年にはLintonの筋膜下穿通枝結紮術が考案され，1966年のポリドカノールの出現をもって静脈瘤治療の黎明期を迎えたといえよう．その後，硬化療法にもさまざまな改良が加えられ，1997年のCabreraの報告以来，フォーム硬化療法が盛んに行われるようになった．

21世紀になると，その他の静脈瘤の治療にも低侵襲化の影響は及ぶようになった．ストリッピングは部分的ストリッピングへ，麻酔はLA（tumescent local anesthesia）麻酔へ，そしてSEPS（subfacial endoscopic perforator surgery）開発へと進み，そして最近ではレーザ治療や高周波治療などの新しい治療法が出現し，その長期成績が注目されている．

【深部静脈血栓症】

すでに17世紀中頃には下大静脈閉塞や下腿筋ポンプ作用についての記述がある．18世紀末には静脈うっ血症状として浮腫や血栓が生じるという報告が出ている．今日では深部静脈血栓症（DVT；Deep vein thrombosis）と肺塞栓症を静脈血栓塞栓症（VTE；Venous thromboembolism）と呼称される．そのマイルストーンとなるのが，19世紀中頃にVirchowがDVTと肺塞栓の関係を明らかにし，また，有名なVirchow triasとして，①血流速度の遅延，②血液性状の変化，③血管壁の変化がVTEの原因になると発表したことであろう．

検査面では，静脈瘤と同様に静脈造影，そしてDVTの特異な検査法として1960年代頃から脈波法やラジオアイソトープを利用したfibrinogen uptake test（FUT）を使っての報告がなされた．今日では超音波検査が主流である．また，静脈血栓と肺塞栓も広範囲に簡便に同時に検出できる，高精度CTやMRIなども活用されている．

治療面では1937年にCrafoordがヒトに初めてヘパリンを投与し，2年後にはDVTの治療に用いている．1950年代には血栓溶解療法の研究が盛んに行われ，現在の保存的療法の基礎となった．今日ではヘパリンとワルファリンによる抗凝固療法と，ウロキナーゼ，組織プラスミノーゲンアクチベータによる血栓溶解療法が主体である．最近ではXa阻害薬が抗凝固療法のスタンダードとなってくることが期待される．また，カテーテルを使用して直接血栓内に薬剤を投与する，カテーテル血栓溶解療法も導入され有用性が報告されている．

外科治療でも1939年にLericheが静脈血栓摘出術を報告している．しかし，現在も遠隔期においての外科治療の優位性が明らかになっていないため，DVT急性期にいずれの治療法を選択するかではcontroversialな問題となっている．

今日ではVTEの診断や治療ばかりではなく予防にも力点が置かれ，術後や災害時の対策が注目されている．

【リンパ管疾患】

リンパ管疾患の代表的なものはリンパ浮腫であり，そのほとんどは卵巣がん，子宮がんや乳がんなどの術後や骨盤内の放射線療法後に発生するものである．リンパ管の存在が明らかに認識されたのが，1652年のこととされる．そして数年後にはリンパ管にも弁があり，その機能についても理解され，1782年にはリンパ浮腫の報告はある．しかしながら，リンパ浮腫に対する認識が一般医家でも高くなったのはつい最近のことである．

診断は感染や炎症を伴わない場合，手術や放射線照射の既往歴と色調に変化がないか，あるいはやや白色調の無痛性の腫脹などの身体的所見の観察から容易である．客観的評価としては周径測定が基本であるが，1980年代に登場したラジオアイソトープ（RI）リンパ管造影で一次性，二次性の鑑別をすることがある．現在では超音波やCT検査で評価することもあるが，診断的価値は静脈疾患ほど高くはない．

リンパ浮腫の治療は1892年のリンパドレナージの報告に始まり，1970年代に複合的理学療法としてまとめられ，1995年の国際リンパ学会でコンセンサスが得られ今日に至っている．用手的リンパドレナージ，弾性包帯およびストッキングによる患肢周径の維持，運動療法，スキンケアの4つを合わせて治療するのが複合的理学療法である．因みに静脈疾患でも汎用される弾性ストッキングは，1839年Goodyearのゴムの研究以後，1840年代に考案された．綿や絹を混ぜての現在に近いストッキングは，1851年には作製されており，弾性包帯の最初の記載も1878年である．いずれも現在では良質な製品が使用されているが，さらに適正な使用法を啓蒙する弾性ストッキングコンダクター養成委員会(日本静脈学会)による講習会も各地で盛んに開催されている．

静脈・リンパ管疾患の診断の進め方

Process of diagnosis in venous and lymphatic diseases

細井　温　杏林大学准教授・心臓血管外科

【概説】

静脈・リンパ管の代表的な疾患としては，下肢静脈瘤，深部静脈血栓症，リンパ浮腫などが挙げられる．静脈系あるいはリンパ系が障害されると還流障害を生じ，多くの場合四肢のむくみとして症状を呈する．静脈・リンパ管疾患以外にもむくみを来す疾患は数多く存在するが，鑑別すべき疾患を複数念頭に置きながら詳細に病歴を聴取し，理学的所見や検査結果も併せて的確に診断することが求められる．ここでは，静脈・リンパ管疾患に対する臨床的診断法，検査法を中心に，具体的な診断手順について概説する．

【臨床的診断】

1. 病歴の聴取

問診では，症状の発症時期と部位(両側性か片側性か，中枢か末梢か)，発症の契機となるエピソードの有無，発症様式(急性か慢性か，進行性か否か)などを聴取する．一般に，浮腫の分布が眼瞼や顔面も含めて両側性・対称性であれば心疾患や腎疾患などの全身性疾患の可能性が高く，片側性の場合には静脈，リンパ管疾患や整形外科的疾患あるいは局所の感染性疾患であることが多い．

静脈血栓形成の誘因となる因子の検索は，深部静脈血栓症の可能性を評価するうえで極めて重要であり，詳細に聴取する．危険因子としては，長期臥床や長時間坐位(飛行機旅行など)，最近の手術歴，骨折・外傷，悪性腫瘍，妊娠・出産，静脈血栓塞栓症の既往などが挙げられる．さらに，癌に対するリンパ節郭清を含めた根治手術，放射線照射歴，海外渡航歴(フィラリア症)などは続発性リンパ浮腫の原因となるため，これらの既往も確認する．また，下肢腫脹を先行症状として潜在的な悪性腫瘍が存在することも少なくないことから，便通異常やしこりの有無，不正性器出血の有無など消化器系や泌尿・生殖器系の腫瘍に関連する症状も聴取しておく必要がある．

2. 理学的所見

視診では，皮膚の色調変化，下肢の腫脹や浮腫，肢周囲径の左右差，静脈怒張や潰瘍の有無，発赤や出血斑の有無などを立位と臥位における相違も含めて観察する．深部静脈血栓症では，立位で増強する赤紫色の色調変化を認め，発赤や出血斑などを伴う．一方，リンパ浮腫では初期には色調は正常なことが多いが，病状が進行してくると皮膚は厚く褐色調を呈し，象皮様となる．長期経過例では角質の増殖や疣贅様変化に加え小水疱の集簇を形成し，水疱が破綻してリンパ漏を合併することもある．

触診では，表在静脈の走行と索状硬結の有

無，圧痛の有無と部位，下腿把握痛の有無，皮膚の熱感や硬化の有無などを確認する．皮膚の弾力性や伸展性，指圧による圧痕の有無は，リンパ浮腫の臨床病期の決定に用いられる．皮膚硬化のために趾背部がつまめない所見を Stemmer sign という．拡張した表在静脈内に索状の硬結を触知する場合には血栓性静脈炎が疑われる．

疼痛は，深部静脈血栓症では激痛ではなく鈍痛や鈍重感，動きにくさとして表現されることが多く，立位や歩行により増悪し患肢を挙上することにより軽減する．リンパ浮腫では疼痛を認めることは稀である．深部静脈血栓症の理学的所見として Homans 徴候（足部の背屈により腓腹部に疼痛を生じる所見）が有名であるが，他の疾患でもみられることも多く特異的なものではない．

【鑑別すべき疾患と検査の進め方】

下肢のむくみを呈する疾患は多種多様であるが，大きく分けて心疾患などの全身性疾患の一症状として出現する場合と，静脈やリンパ管などの局所的な障害により生じる場合とがある．その鑑別において留意すべきことは，全身的な要因のほうが局所的要因よりも頻度が高く，また，局所的要因のなかでは下肢静脈瘤や静脈血栓後遺症などの慢性静脈不全の割合がリンパ浮腫よりもはるかに多いということである．また，高齢者では不動下垂に伴う重力による浮腫が一般的であり，若年発症の場合には先天性血管奇形や骨軟部腫瘍の可能性を考慮する必要がある．

まず，臨床経過や理学的所見，一般的な血液・尿検査，心電図・胸部X線などで心，腎，肝疾患などの全身性疾患を除外する．全身的要因が除外されたら，疑われる疾患に応じて必要な検査を施行していく．下肢静脈瘤およびリンパ浮腫の診断は，臨床所見と病歴聴取により比較的容易であり，大部分の症例では臨床診断のみでその重症度，病期まで確定することができる．

深部静脈血栓症では，下肢腫脹や疼痛などの臨床症状による診断率は低いとされており，確定診断のためには画像検査が必要となる．二次線溶のマーカーであるDダイマーは，深部静脈血栓症のスクリーニングテストとして有用であり，本症が疑われる場合にはまずこれを測定する．Dダイマーが陽性であれば次のステップとして超音波検査やCT検査などの画像検査を行う．超音波検査は，簡便で無侵襲に施行できるため，下肢腫脹の診断に極めて有用である．

静脈疾患が疑われる場合には，超音波検査にて弁不全による逆流や血栓による閉塞などの静脈性病変を確認するとともに，皮下の液体貯留の有無も観察してリンパ浮腫の可能性についても評価する．また，疼痛部位に一致して，皮下あるいは筋膜下の血腫がエコーで確認され，腫脹の原因となる疾患の確定が可能となることも少なくない．最近のCT検査では，MDCTの普及により短時間で広範囲の撮像が可能となり，深部静脈血栓症やリンパ浮腫の診断に用いられている．特に，肺塞栓症の合併が疑われる症例では，1回の検査で肺動脈と下大静脈を含めた下肢静脈全体を描出しうるMDCTの有用性は高い．また，CTにて悪性腫瘍などの腹腔内占拠性病変の有無を同時に検索することも重要である．リンパ浮腫では，皮下組織のhoneycomb像といった間接所見がCTで得られるが，確定診断が必要な場合にはリンパ管シンチグラフィを行う．MRIは，先天性血管奇形や四肢軟部腫瘍の診断に有用であり，除外診断として役立つ．

静脈血行障害の検査法
Examinations of the venous disease

細井　温　　杏林大学准教授・心臓血管外科

【概説】

静脈の還流障害には，弁不全に伴う逆流と

血栓による閉塞の2つの病態が関与している．検査法として，古くは静脈造影や静脈圧測定が盛んに行われ，静脈疾患の病態解明に大きく貢献したが，その侵襲性から現在ではほとんど施行されなくなった．かわって超音波検査などの無侵襲的検査法が診断，評価の主役をなしている．静脈疾患に対する検査法は，形態学的検査法と機能的検査法，局所的検査法と総括的検査法などに分類される．各々の検査の特性を理解し，数種の検査を組み合わせて，総合的に上述の2つの病態（逆流と閉塞）を評価することが重要である．ここでは，超音波検査法と空気脈波法に絞って，その特性，具体的な検査手技などについて述べる．

【超音波検査法】
1．検査の概要と特性
　Duplex法（カラードプラ法）は，断層法による形態学的評価とともにパルスドプラの血流検出による機能的評価を同時に施行しうる検査法である．その最大の特徴は，特定の静脈をそれぞれ別個に評価可能な点，すなわち深部静脈，表在静脈，穿通枝のどの部分にどの程度の病変があるのかを診断できる点にある．しかし，1本1本の静脈の病態は詳細に把握できるものの，下肢全体としての機能障害の程度を評価することはできない．また，歩行運動などの動的状態下では画像を得にくいため，筋ポンプ能も含めた総括的な評価はできない．下肢全体の総括的な機能評価を行う場合には，後述する空気脈波法などが有用である．

2．検査手技と検査所見の評価
　⇒798頁，深部静脈血栓症の項参照．

【空気脈波法】
1．検査の概要と特性
　空気脈波法（air plethysmography；APG）は，四肢の容積変化を測定する脈波法の一種である．足関節上から膝下までをセンシングカフで被覆するため，下腿全体の容積変化を定量的に評価できる点が特徴である．患者を

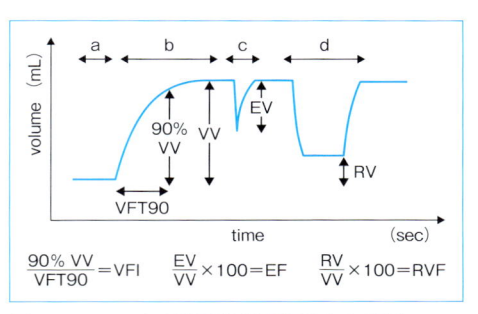

図1　APGによる静脈機能評価法と各指標

仰臥位とし，膝を軽度屈曲した状態で15 cm高の枕に乗せ，カフを装着して6 mmHgまで加圧する．次にキャリブレーション用のシリンジから100 mLの空気をゆっくり注入し，較正・換算に利用する．以後は対象となる疾患に応じて下腿容積の変化を誘導しながら測定を行う．

2．検査手技と検査所見の評価
　ここでは，慢性静脈不全に対するプロトコールを紹介する（図1）．キャリブレーション後，患肢を45°に挙上し静脈内を空虚にして機能的ゼロ点を規定する（図1a）．次いで，非検側肢に体重をかけるようにして立位をとらせる．このとき支持フレームを両手で支えて平衡を保つようにする．この状態で臥位から立位への体位変換に伴う容積の変化（functional venous volume；VV）を測定する（図1b）．

　その後，両足荷重として1回のつま先立ち運動を行い，片足荷重に戻す．これにより駆出した血液量（ejection volume；EV）を測定し，VVとの比から駆出率（ejection fraction；EF）をEF＝（EV/VV）×100で算出する（図1c）．最後に10回連続のつま先立ち運動を行い残存容積（residual volume；RV）と残存容積率（residual volume fraction；RVF）を算出する（図1d）．VVより得られるvenous filling index（VFI）は逆流程度の指標であり，EFは下腿筋の駆出能を，RVFは運動時の筋ポンプ能も含めた静脈還流機能を反

下肢静脈瘤
Varicose veins of the lower limbs

八巻 隆　東京女子医科大学臨床教授・形成外科

【概念】

下肢静脈瘤は，その病因により，一次性と二次性に大別される．一次性静脈瘤は，主に表在静脈の拡張や弁不全が原因で，静脈が屈曲蛇行した病態をいう．一方，二次性静脈瘤は，深部静脈の還流障害から発生する病態であり，深部静脈血栓後遺症，骨盤内腫瘍，妊娠などが原因となる．

【病態】

静脈の弁不全による逆流，静脈内の血栓や腫瘍による圧迫により生ずる閉塞，あるいはその両者が混在した状態が共通する病態生理である．その結果，静水圧の上昇をきたし，軽症の毛細血管や網状血管の拡張，瘤形成，腫脹，浮腫，そして重症の皮膚炎，色素沈着，脂肪皮膚硬化および潰瘍まで多岐にわたる症状を呈する（CEAP分類⇒次項，慢性静脈不全症を参照）．

【診断のポイント】

下肢静脈瘤の症状としては，外見上の問題が最も多いとされるが，下肢鈍重感，腓返り，瘙痒感のような自覚症状から，前述のごとく肉眼的な瘤形成，浮腫，皮膚炎，色素沈着および潰瘍などの他覚的所見まで多彩な症状を呈することに留意する．

1. 病歴聴取

遺伝の関与は明らかではないが，家族性に発生することが多いため，家族発生例の有無を聴取する．また，長時間の立位作業や，女性では妊娠の有無も聴取する．慢性の肺疾患が静脈瘤の危険因子の1つといわれているため，肺疾患の有無も確認する．また二次性静

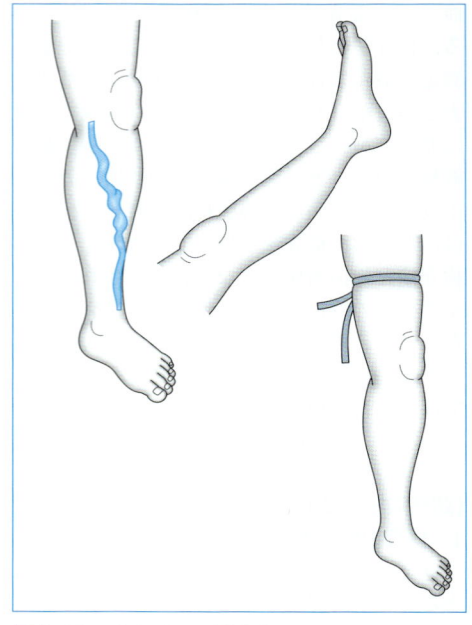

図1　Trendelenburgテスト
患者を仰臥位で下肢を挙上し，大伏在静脈の血液を虚脱させた後，大腿上部を駆血帯で縛り起立させる．駆血帯を外した直後に静脈瘤が拡張すれば表在静脈の不全である．起立直後から拡張すれば，穿通枝の不全であり，駆血帯を外した直後さらに拡張する場合は，表在静脈・穿通枝ともに不全である．

脈瘤の可能性を確認するため，深部静脈血栓症の既往を聴取することは重要である．

2. 身体的所見

瘤形成がある場合，一次性静脈瘤は立位で静脈瘤が顕著となり，下肢挙上で目立たなくなる．色素沈着や潰瘍を認める場合は，内踝上方がその好発部位となる．二次性静脈瘤では，肉眼的な静脈瘤は目立たず，むしろ色素沈着や潰瘍が主体となることが多い．

3. 理学検査

a. Trendelenburgテスト

表在静脈の代表である，大・小伏在静脈の弁不全および深部静脈と表在静脈を交通する，穿通枝不全の有無を評価する（図1）．

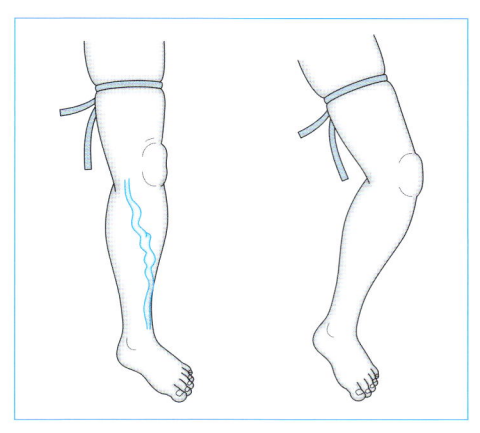

図2 Perthes テスト
患者を立位で大腿上部を駆血帯で縛り，20回程度の足踏み運動をさせる．静脈瘤が消失すれば深部静脈は開存し，穿通枝不全はない．運動前より拡張すれば深部静脈の閉塞であり，不変の場合は穿通枝の弁不全である．

b．Perthes テスト
　深部静脈の開存と穿通枝の弁機能を評価する（図2）．

4．画像検査
a．超音波検査
　全体像を把握できない欠点を有するが，無侵襲な検査法であり，下肢静脈瘤検査の第一選択である．患者を立位で伏在－大腿静脈接合部や伏在－膝窩静脈接合部にプローベを当て，下腿筋のミルキング法や下腿カフ法で逆流を誘発し，逆流の有無を確認する．同様に大・小伏在静脈および深部静脈に沿って逆流の有無を確認していく．穿通枝は，患者を座位で下腿筋をミルキングして逆流を誘発する．逆流時間 0.5 秒以上で逆流ありと診断する．

b．静脈造影
　上行性静脈造影と下行性静脈造影の2種類があり，前者は深部静脈の閉塞や穿通枝不全，後者は深部静脈不全を描出する．超音波検査で描出可能の部分が多いため，行われることは少ない．

c．MR venography
　放射線被曝のない検査法で，特に骨盤部での静脈閉塞および圧迫の診断に役立つ．
d．三次元 CT
　表在静脈の描出に役立つ．

5．機能検査
a．空気容積脈波
　無侵襲に下肢静脈機能を定量的に測定が可能．Venous filling index＜2 mL/秒，ejection fraction＞45％ および residual volume fraction＞35％ が正常値である．

【鑑別疾患】
①Klippel-Trenaunay 症候群：血管奇形の1つで，母斑や患肢の肥大を伴った静脈奇形である．
②Venous aneurysm（静脈性血管瘤）：限局的な静脈拡張病変．系統的な静脈圧の高値を示さない．

【治療方針】
　すべての下肢静脈瘤に共通することは，患者に弾性ストッキングあるいは弾性包帯を着用させ，進行を予防することである．一次性静脈瘤では静脈逆流の部位を診断し，二次性静脈瘤では静脈逆流の部位診断に加え静脈閉塞の有無を診断し，治療方針を決定する．

【治療法】
1．硬化療法
　ポリドカノール（ポリドカスクレロール®）を用い，毛細血管の拡張病変や，網目状血管，伏在静脈の分枝静脈瘤病変がよい適応である．最近は硬化剤と空気を混ぜ，フォーム状とした，フォーム硬化療法がさかんに行われ，伏在型静脈瘤に対しても超音波ガイド下に硬化慮法が行われている．

2．手術療法
　伏在静脈のストリッピング手術が代表である．逆流の部分のみの選択的ストリッピングと伏在静脈全長にわたるストリッピングの2種類がある．二次性静脈瘤は基本的にストリッピング手術の適応外となるが，深部静脈が開存し表在静脈の逆流が主な病態の場合，適

応となることがある．脂肪皮膚硬化および潰瘍病変に存在する不全穿通枝を治療する方法として，内視鏡的筋膜下穿通枝結紮術がある．

3．血管内治療

伏在静脈内にファイバーを挿入し，レーザーあるいは高周波を用い焼灼する新しい治療法である．欧米での報告では，ストリッピング手術と同様の成績が報告されている．

■ 入院・専門医へのコンサルテーション
- 脈管学会認定脈管専門医制度が発足し，脈管専門医にコンサルトする．

■ 患者説明のポイント
- 治療の有無にかかわらず，弾性ストッキングあるいは弾性包帯を着用および歩行励行の日常生活が必要である．
- 下肢静脈瘤はいずれの治療法を選択しても再発が起こる可能性がある．

慢性静脈不全症
Chronic venous insufficiency

八巻　隆　東京女子医科大学臨床教授・形成外科

【概念】

下肢静脈の閉塞・逆流あるいはその両者が混在した病態により，軽症の毛細血管や網状血管の拡張，瘤形成，腫脹，浮腫，そして重症の皮膚炎，色素沈着，脂肪皮膚硬化および潰瘍まで多岐にわたる症状を呈する疾患．

【病態】

CEAP分類（**表1**）により，臨床分類，病因分類，解剖学的分類および病態生理学的分類に分け，病態を記載する（例：$C_{2,S}$, E_p, $A_{s,d}$, P_r）．

【診断のポイント】

CEAP分類では，診断のモダリティとして，Level Ⅰ から Level Ⅲ まで規定されている（**表2**）．各診断法，鑑別疾患，治療方針，治療法，入院・専門医へのコンサルテーション，患者説明のポイントについては，前項，下肢静脈瘤を参照．

表1　CEAP分類

臨床分類
- C_0：視診または触診で静脈病変を認めず
- C_1：毛細血管拡張症（直径1mm以下の皮内静脈）または網目状静脈（直径1〜3mmの皮下静脈）
- C_2：静脈瘤（直径3mm以上）
- C_3：浮腫
- C_{4a}：色素沈着または湿疹
- C_{4b}：脂肪皮膚硬化症または白色萎縮
- C_5：治癒潰瘍
- C_6：活動性潰瘍

病因分類
- Ec：先天性（congenital）
- Ep：一次性（primary）
- Es：二次性（secondary），静脈血栓後遺症
- En：病因不明

解剖学的分類
- As：表在静脈
- Ap：穿通枝
- Ad：深部静脈
- An：部位不明

病態生理学的分類
- Pr：逆流
- Po：閉塞
- Pr,o：逆流および閉塞
- Pn：病態生理不明

表2　静脈検査分類

分類	検査法
Level Ⅰ	病歴聴取，連続波ドプラ血流計による評価
Level Ⅱ	デュプレックス・スキャン，容積脈波
Level Ⅲ	上・下行性静脈撮影，静脈圧測定，CT，MRI

深部静脈血栓症
Deep vein thrombosis

出口順夫　埼玉医科大学総合医療センター准教授・血管外科

【概念と頻度】

深在性の静脈，特に骨盤や下肢の静脈（腸

骨静脈から下腿静脈）の血栓症（deep vein thrombosis；DVT）．血栓が中枢に流れ肺塞栓症（pulmonary embolism；PE）を引き起こすため，PEとDVTを併せて静脈血栓塞栓症（venous thromboembolism；VTE）と総称する．

VTEは急速に増加しており，PEによる死亡者数は年間1,749人（1.37人/10万人，厚生省人口動態統計2001年）で過去10年間に3倍に増加した．2002年の周術期における有症状PEは，837,540手術症例中369例（0.044％，日本麻酔学会）．DVTはその100倍以上と予想される．

【病態】

Virchowの3徴（血管内膜の異常，血液，血流）が関与する．素因として先天性血栓性素因〔Antithrombin（AT）Ⅲ，Protein C，Protein S〕，抗リン脂質抗体症候群，悪性腫瘍，高齢（75歳以上），肥満，経口避妊薬，妊娠中または出産直後，下肢静脈瘤．誘因として，下肢の手術，けがなどがある．ただ，原因不明も少なくない．

【診断のポイント】

1．病歴聴取，身体所見

急に発症する下腿の腫脹，疼痛，発赤，熱感，Homans徴候が5徴．しかし，片側，末梢まで起こる発赤を伴う腫脹，腫脹が高度でなければ表在静脈の怒張やpitting edemaがみられる，などがポイントである．有痛性青股腫は，静脈圧が動脈圧を超え足趾に虚血が生じたものである．しかし，DVTに特異的な症状・徴候はなく，疑って超音波検査をしても30％以下しかDVTを指摘できない．また，50％のDVT患者は無症状である．しかし，DVTが診断されずに放置された場合，3％のPE関連死がある．

2．主要な検査

a．静脈造影

最も信頼されてきた検査であるが，腸骨静脈レベルが不十分である．

b．超音波検査

簡便さ，低侵襲のため第一選択である．DVTを疑った場合は，まずは超音波検査を施行する．しかし，新鮮血栓は血液と質的に区別できず，軽く静脈を圧迫して潰れるか，カラードプラで血流が認めないなど状況証拠で確認する．このとき，不用意に強い加圧はPEの原因となるので慎むべきである．

c．Dダイマー検査

血栓が形成されると第XIII因子によって架橋したフィブリンが形成される．FDPはフィブリンやフィブリノゲン，架橋したフィブリン全体の分解産物であるが，Dダイマーは架橋したフィブリン，つまり形成された血栓の分解物であり，血栓の有無をみるのには，より優れた検査となる．

【治療方針】

①肺血栓塞栓症・深部静脈血栓症予防ガイドライン（日本血栓止血学会2004年），②肺血栓塞栓症および深部静脈血栓症の診断，治療，予防ガイドライン（日本循環器学会2009年），③Antithrombotic therapy and prevention of thrombosis：American College of Chest Physicians（ACCP）Evidence-based Clinical practice guidelines（9th edition, 2012），などのガイドラインがあるので，参考にしてほしい．

【治療法】

1．抗凝固療法

アスピリンは，VTE予防では有効でない．

a．低用量未分画ヘパリン（low dose unfractionated heparin；LDUH）

処方例

> ノボヘパリン注（1,000単位/mL）3,000〜5,000単位を静注後，1日総量が10,000単位の持続静注から開始して，aPTTを正常上限から1.5倍まで延長させる．
>
> 経口が可能ならワーファリンへ移行する．

b．低分子ヘパリン（Low Molecular Weight Heparin；LMWH）

わが国では，整形外科手術時以外の VTE に対する予防的使用は保険適応されていない．LDUH と比較して，DVT と PE に同程度の予防効果を認めるが，出血のリスクは減る．コストは 2〜10 倍であるが，1 日 1 回の投与でよい．

処方例

フラグミン注（5,000 単位/5 mL/V）5,000 単位 24 時間持続点滴

c．ワルファリン

プロトロンビン時間の国際標準化比（PT-INR）で 1.6〜2.5 を目安にする．

2．血栓溶解療法

2% に脳内出血を起こすため，慎重に投与する．一方，PE に対して生存率を上げるかは不明で，生命の危機が及んでいる症例に限定する．

3．IVC フィルター

適正な使用基準はない．抗凝固療法がまずは行われるべきで，それが何らかの理由で適正にできない，または無効な場合に検討する．

具体的には，抗凝固療法が不能な PE 症例，適切な抗凝固療法下で PE を起こしている症例に使用する．

4．弾性ストッキング

安価で，高リスク患者にも有効である．足の症状の改善と DVT 進展予防になる．

5．治療期間

リスク要因が明確な初回 VTE 症例なら抗凝固治療は 6 か月，リスク要因が不明確な初回 VTE 症例なら 6 か月以上，リスク要因が除去されていない症例，再発 VTE 症例に対して 12 か月以上続ける．

■ 専門医へのコンサルテーション

- 現在，急性期 DVT の管理や PE を起こしやすいか否かの判断について明確な基準がなく，急速に足が腫脹したなど，当疾患が疑われれば早めにコンサルトしたほうがよい．

静脈血栓後遺症
（血栓症後症候群）
Post-thrombotic syndrome

出口順夫　埼玉医科大学総合医療センター准教授・血管外科

【概念】

深部静脈血栓症（DVT）後に下肢静脈高血圧が起こり，肢腫脹，疼痛，痙攣，皮膚潰瘍などが出現する．急性 DVT 後 2 年以内の発症が半数以上を占め，抗凝固療法のみで治療しても 30% で発症する．DVT 再発例，腸骨静脈血栓症，血栓が長い例，完全血栓閉塞例などに続発する傾向がある．

【病態】

静脈血栓閉塞と血栓による炎症反応に起因する静脈弁破壊によって逆流が起き，下肢静脈高血圧となる．

【診断のポイント】

1．症状，所見

Villalta scale（表 1）が汎用される．下肢の色素沈着，硬化など皮膚や皮下組織の変化は

表 1　Villalta scale

Symptoms
Heaviness（重さ）
Pain（疼痛）
Cramps（痙攣）
Pruritus（掻痒感）
Paresthesia（知覚異常）
Signs
Pretibial edema（下腿前面の浮腫）
Induration（硬結）
Hyperpigmentation（色素沈着）
Venous ectasia（静脈拡張）
Redness（発赤）
Pain of compression（圧迫痛）

各項目に 0 から 3 点．　Mild：5〜9 点　Moderate：10〜14 点　Severe：15 点以上
ただし，皮膚潰瘍があれば 15 点

ほぼ必須条件である．立位で症状が増悪し，歩行により間欠性跛行が出現することもある．ただ，重症例は皮膚潰瘍であり治療に難渋する．

2. 主要な検査
a．静脈造影
深部静脈閉塞または壁不整がみられる．再疎通している場合でも造影が薄く，側副血行の発達より鑑別できる．

b．超音波検査
深部静脈の閉塞や器質化血栓などがみられる．全体として周囲とのコントラストが不明瞭となっている．

【治療方針】
急性DVTのときから治療をすることにより，PTSの発症を抑え，重症化を防ぐことができるため，PTSの予防が最も重要である．予防の基本は，弾性ストッキングなどの圧迫療法と早期から十分長い期間の抗凝固療法である．

【治療法】
1. 生活指導
長時間の立位を避け，腓腹筋を使って歩行することを勧める．夜間を含め随時，下肢挙上（心臓より高い位置）することを徹底する．

2. 圧迫療法
中圧以上の弾性ストッキングを日中使用する．潰瘍症例では，ジッパー付きの弾性ストッキングや弾性包帯を使用する．

3. 抗凝固療法
繰り返す静脈血栓症を予防する．ワルファリンにより，プロトロンビン時間の国際標準化比（PT-INR）で，1.6〜2.5にコントロールする．

2011年トロンビン阻害剤であるダビガトラン（プラザキサ，pradaxa）の薬価が決まったが，2011年4月の時点では，心房細動による塞栓予防による使用であり，深部静脈血栓症やその後遺症には使用できない．ただ，将来的には使用可能になるものと思われる．

4. 潰瘍症例に対する治療
これが，DVT後遺症の最も重症型である．潰瘍は難治性であり，数年からそれ以上の経過をたどる．一般的に筋膜下の組織は一見正常であるため，植皮が施行されることが少なくないが，植皮が生着するのは一時的である．今後，組織移植などの方法も検討されるべきであろうが，現時点で最も有効な方法は下肢挙上と安静である．ガーゼを当てて圧迫が可能であれば積極的に行う．また同時に局所処置によるデブリードマン，アクトシンやオルセノン軟膏の塗布を行う．

■ 専門医へのコンサルテーション
- 疾患が認知されずに放置してあることが多く，まずは当疾患を念頭に置き，急ぐ必要はないが必ずコンサルトすること．

■ 患者説明のポイント
- 治癒するというより病状を軽くするまたは悪化させないことが治療の主眼である．
- 一生つきあうことになるので辛抱強く対応する．

■ 医療スタッフへの指示
- 長期の不調のため肉体的，精神的にQOLが低下していることが少なくなく，足だけでなくトータルなケアが必要という認識をもつことが大切．

表在性静脈炎
Superficial thrombophlebitis

重松邦広 東京大学講師・血管外科

【概念】
表在静脈の炎症であり，多くの場合は血栓に伴う炎症である．深部静脈血栓症（deep vein thrombosis；DVT）を合併することもあるが，解剖学的に表在静脈と同定される静脈の炎症である．

【病態】
DVTとは異なり，視覚的に診断可能な表

在の静脈に発赤や硬結を認め，多くの場合視覚的に診断可能である．原因はDVTと同様に，外傷などによる内皮傷害・静脈うっ滞・凝固能亢進に代表されるVirchowの三徴により分類可能であり，深部静脈血栓症との合併認められることもある．血管内皮傷害として，外傷に加えて，カテーテル（留置針）留置，点滴（抗がん剤など）など，静脈うっ滞としては一般に下肢静脈瘤がその原因としてあげられる．凝固能亢進としてprotein C，protein S，アンチトロンビンⅢ，プラスミノーゲンなどの先天的な凝固能異常や抗リン脂質抗体症候群，悪性疾患などが挙げられる．

【診断のポイント】
1．病歴聴取
外傷や点滴などが原因の場合には，発症時期を正しく聴取することで原因の推察が可能となる．また，悪性疾患や膠原病などの既往についても問診を必ず行うべきである．

2．身体所見
急性期の表在静脈炎は，表在静脈の走行部位に沿って，罹患部位に一致して発赤・硬結・疼痛を生じる．DVTを伴わない限り患肢全体にわたる腫脹を認めることはない．前胸壁に静脈に沿って炎症硬結を認める場合はモンドール病と称する（次項参照）．

3．必要な検査
表在静脈炎の診断自体は比較的容易であり，超音波検査で表在静脈内の血栓を確認することで確定診断できる．また，DVTの合併の有無を確認する必要があり，その点においても超音波検査は有用である．

前述の原因疾患となりうる凝固能異常については，治療方針にも関係することから確定診断時には検索を行うべきであり，protein C，protein S，アンチトロンビンⅢ，プラスミノーゲン，抗カルジオリピン抗体，ループスアンチコアグラントなどは必ず検索する．さらに，原因がはっきりしない静脈瘤を認めない静脈に起こった表在性静脈炎は悪性疾患に伴う場合も多く，トルソー症候群とも称される．このため，原因不明の場合には悪性疾患の検索も行うべきである．

【鑑別疾患】
局所的な発赤・硬結・疼痛から皮下の蜂窩織炎やinsect biteなどが鑑別診断となる．静脈走行に沿って索状に痛みがあり，血管内に硬結を触知することから，容易に鑑別可能である．また，下肢静脈瘤に広範に合併する場合には疼痛腫脹を認め，DVTも鑑別する必要がある．ベーチェット病やバージャー病においては遊走性静脈炎を合併することが知られており，下肢の虚血症状やDVTを認められる場合には鑑別する必要がある．

【治療方針】
表在性静脈炎は，下肢静脈瘤に合併するもの以外は多くの場合，局所所見は自然軽快する．このため疼痛が高度である場合には鎮痛薬を処方するが，それ以外は経過をみることが多い．

下肢静脈瘤に合併する場合には，弾性ストッキングによる圧迫療法を行う．圧迫療法が正しく行われると，炎症の鎮静に伴い，疼痛も軽減する．ただし圧迫療法を中断すると炎症の再燃を観ることが多く，手術が考慮される．いずれの場合も炎症消失後，硬結が消失するまで2～3か月を要することが多い．

ベーチェット病やバージャー病の症例においては，原病の治療を行う．Saphenofemoral junction近傍まで表在静脈血栓が進展している場合には，同部位における結紮も推奨されている．また，深部静脈への血栓の進展が認められる場合や先天性の凝固能異常を伴う場合には，抗凝固療法も考慮する．

■ 入院・専門医へのコンサルテーション
- 表在性静脈炎自体が，深部静脈へ血栓の進展を認めなければ必ずしも入院治療の必要性はない．
- 外来レベルで上記の検査などを行い，異常を認めた際には，その後の治療について専門医のコンサルトを考慮する．

■ 患者説明のポイント
- 深部静脈に血栓の進展をみない場合には、致死的な合併症を呈することはほとんどない．
- ただし、その背景疾患には悪性疾患の関与もあり、精査を行う必要がある．

■ 医療スタッフへの指示
- 表在静脈炎は、深部静脈血栓症や悪性疾患を合併していることも多く、医師の診察を勧めるよう指示する．

モンドール病
Maladie de Mondor

重松邦広　東京大学講師・血管外科

【概念】
　モンドール病は、腹壁から前胸壁の表在性静脈炎を呈する病態を指し、表在性静脈炎に含まれる．陰茎（主として背側）に認める場合も、モンドール病と称する．

【病態】
　前項の表在性静脈炎の病態と同様である．前胸壁や腹壁の表在静脈に、数cm腸の索状の発赤や硬結を認める．原因は、深部静脈血栓症と同様に、外傷などによる内皮傷害・静脈うっ滞・凝固能亢進に代表されるVirchowの三徴による凝固能亢進状態によると考えられているが、はっきり同定されてはいない．

【診断のポイント】
1. 病歴聴取
　中高年の女性において、運動や外傷の後に発症することもあり、問診で確認することは有用である．また女性の患者の場合、乳がんを心配して受診することも多く、乳がんの既往やその他の悪性疾患の既往も問診で取り上げるべきである．

2. 身体所見
　前胸壁もしくは腹壁に静脈に沿って索状の硬結を認める以外に、所見を認めない．陰茎に認められる場合には、下肢深部静脈血栓症に合併することや鼠径ヘルニアの術後に発症することもある．

3. 必要な検査
　モンドール病の診断自体は罹患部位により容易であり、超音波検査で表在静脈内の血栓を確認することで確定診断できる．表在性静脈炎（前項）同様、凝固能異常については検索しておくことが望ましい．さらに、悪性疾患に関しては乳がん合併の報告もされていることから、検索するべきである．

【鑑別疾患】
　前胸部の乳房に硬結を認める場合には、まず乳がんとの鑑別診断を行うべきである．多くの場合、超音波検査で鑑別可能であるが、硬結部位のみならず、他の乳腺領域についても検索するべきである．

【治療方針】
　表在静脈炎同様、保存的治療で軽快する．しかし体の捻転やベルトの圧迫で痛みを訴える場合には、NSAIDsなどの鎮痛薬を考慮する．

■ 入院・専門医へのコンサルテーション
- 表在性静脈炎に含まれる病態であり、表在性静脈炎同様、DVTの合併や凝固能異常を認める際には、その後の治療について専門医のコンサルトを考慮する．

■ 患者説明のポイント
- 本疾患は原因不明のことが多く、大多数の症例で自然軽快する．
- ただし、悪性疾患の合併も報告されており、精査を行うことが望ましい．

■ 医療スタッフへの指示
- 乳がんを心配する患者も多いため、多くは表在静脈の問題であることを説明したうえで医師を受診するようにすすめる．

上大静脈閉塞症，下大静脈閉塞症

Superior vena cava obstruction and Inferior vena cava obstruction

高木 靖　藤田保健衛生大学准教授・心臓血管外科

I. 上大静脈閉塞症

【概念】

上大静脈閉塞症は，血栓あるいは腫瘍などにより，上大静脈の狭窄もしくは閉塞を来した状態である(**表1**)．良性，悪性の疾患で分類すると，肺癌などの悪性疾患が圧倒的に多く90％を占める．肺癌のうち40％は小細胞癌であり，残りが扁平上皮癌などの非小細胞癌といわれている．悪性腫瘍の場合，症状出現後の平均生存期間は6～7か月であるとされている．良性疾患のなかで最も多いのは，結核などによる縦隔炎によるものである．

【病態】

上大静脈の狭窄もしくは閉塞により，上半身の静脈圧が上昇し，側副血行路が形成される．このなかでも奇静脈の役割は重要で，上大静脈の閉塞部位が奇静脈の合流部より右心房側にあれば定型的な上大静脈症候群を呈する．また，閉塞がゆっくり進めば症状も軽微で済むが，悪性腫瘍の上大静脈への急速な進展や上大静脈血栓症などでは，側副血行路の発達が十分でなく，重篤な症状を呈する．

【診断のポイント】

上大静脈閉塞症の診断は，典型的な症状や兆候によって比較的容易である．しかし，原因疾患を確定し治療方針を決定するためには，基礎疾患と上大静脈との関係を評価するとともに，腫瘍では組織診断と病期の判定も必要である．本症の大部分が悪性腫瘍に起因することから，症状が重篤な場合は対症療法を先行させるか，確定診断優先するかは議論のあるところである．組織診断は治療上必須であり，両者を同時に行うこともある．

1. 臨床症状

上大静脈閉塞症の症状のうち定型的なものとしては，顔面・頸部および上肢の腫脹，眼瞼周囲の浮腫，息切れ，咳，顔面紅潮などがある．通常これらの症状は，前屈位や臥位にて増強するため，夜間も座位にて睡眠をとるようになる．身体所見としては，上半身の静脈の怒張，顔面の浮腫とチアノーゼ，眼球突出，喉頭浮腫，知的活動の低下，脳脊髄圧亢進，痙攣，乳糜様胸水貯留などである．気道閉塞の所見は，重要な予後決定因子なので，早急な確定診断と治療を必要とすることがある．

2. 検査

a. 胸部単純X線写真

胸部単純X線写真は本症の初期診断には極めて有用であり，右肺門部の異常陰影は肺癌を強く示唆し，前縦隔の異常陰影は胸腺腫やリンパ腫などが疑われる．

b. 胸部CT

縦隔の内部構造が明確に描出され，肺癌，縦隔腫瘍，血管疾患の鑑別診断が可能である．胸部単純X線写真では不明瞭であった縦隔内の腫瘍，転移リンパ節も読影でき，しかも造影CTでは，上大静脈内への腫瘍浸潤や血栓，皮下や縦隔内の側副血行路も描出さ

表1 上大静脈閉塞症の原因疾患

悪性疾患
・肺癌 　小細胞癌，扁平上皮癌，腺癌，大細胞癌など ・悪性リンパ腫 ・転移性悪性腫瘍 ・悪性胸腺腫 ・Kaposi肉腫

良性疾患
・縦隔炎 　結核，梅毒，サルコイドーシスなど ・血管疾患 　胸部大動脈瘤，血管炎，血栓性疾患など ・良性縦隔腫瘍 ・心疾患 　心房粘液腫，心膜炎，ペースメーカーリードなど

れる．
c．組織診断
　腫瘍を疑う場合においては必須の検査である．肺癌の場合には気管支鏡による生検，擦過細胞診をまず行う．経皮肺生検，縦隔鏡，表在リンパ節生検を行っても診断がつかないときは開胸生検も考慮する．縦隔腫瘍では，エコー下針生検を行う．
d．上大静脈造影
　静脈閉塞の部位，程度，側副血行路に診断には不可欠な検査である．主にDSV(digital subtraction venography)が行われ，通常両側の肘静脈から造影剤を注入して行う．拡張静脈が腹部臍部に及ぶ場合には，下大静脈への側副血行路を示し，上大静脈の閉塞部位が奇静脈よりも右心房側にあることが推測される．

【鑑別疾患】
　上大静脈閉塞症の診断は，その症状の特異性から比較的容易である．上大静脈症候群は，多くの場合，悪性腫瘍の経過治療中に出現するため，これを引き起こした基礎疾患を速やかに同定することが大切である．

【治療方針】
　治療の原則は原因疾患に対する治療法を選択することであるが，その多くは悪性腫瘍に起因することから，発症時すでに切除不能例が多い．しかし，放射線治療や化学療法を先行させることにより完全切除可能な症例もあり，症例に応じた治療法が選択されるべきである．

1．内科的治療
　上半身挙上位でベッド上安静を保つ．利尿薬の投与や減塩食は浮腫軽減の効果があり，ステロイド投与は脳浮腫に有用である．血栓溶解療法はカテーテルなどによる上大静脈血栓症に有用であり，悪性腫瘍による上大静脈症候群でも症状の改善に有効なことがある．また，二次血栓の伸展防止のためにヘパリンの投与も行う．抗癌剤による化学療法は，小細胞癌，悪性リンパ腫，杯細胞腫のnon-seminomaに対して感受性が高く単独でも有効なことも多い．一般に化学療法のよい適応は，腫瘍が上大静脈を圧迫する不完全閉塞例とされている．

2．放射線治療
　放射線療法は大部分の悪性腫瘍に起因する上大静脈症候群の症状改善に有効であり，治療の第一選択とされる．特に放射線治療に対する感受性の高い腫瘍は，小細胞癌，扁平上皮癌，杯細胞腫のseminomaや上皮細胞優位の胸腺腫などである．しかしながら，その単独療法では根治的とはなりえず，外科療法や化学療法と併用されることが多い．

3．侵襲的治療
　外科治療としては，腫瘍摘出など原因疾患の治療と上大静脈の血行再建が必要である．通常は，悪性胸腺腫，悪性リンパ腫，肺癌などの悪性疾患に対して行われるが，通常放射線治療と化学療法の併用のもとに施行される．縦隔炎，血栓性静脈炎，医原性血栓症などでは血栓除去や血栓内膜除去を行って，パッチ再建，置換術，バイパス手術が行われる．

　置換術やバイパス手術などの血行再建術では，代用血管として自家静脈やe-PTFE人工血管が多く用いられる．しかしながら，悪性腫瘍にて上大静脈症候群を呈する多くの症例で対症療法の適応となり，無理のない治療法を選択することが妥当である．最近では狭窄の段階でステントを留置する方法が広く普及している．

Ⅱ．下大静脈閉塞症（Budd-Chiari症候群）
【概念】
　下大静脈閉塞症は，様々な原因により下大静脈の狭窄もしくは閉塞を来した状態である（表2）．また，特に肝静脈主幹あるいは肝部下大静脈の閉塞や狭窄によって門脈圧亢進症に至ったものは，Budd-Chiari症候群と定義されている．

表2 下大静脈閉塞症の原因疾患

悪性疾患
・静脈内腫瘍血栓 　肝細胞癌，腎癌など ・悪性腫瘍の静脈壁浸潤

良性疾患
・狭義の Budd-Chiari 症候群 ・血管疾患 　血栓性疾患，大動脈瘤など ・良性腫瘍 ・後腹膜線維症 ・外傷性疾患 　直達的外傷，医原性など

【病態】

肝静脈流出障害からうっ血肝を来し門脈圧亢進症の病態を呈する．原因の明らかでない一次性と原因の明らかな二次性に大別され，欧米では二次性が多く，日本では一次性で肝部下大静脈が閉塞する例が多い．

一次性において肝部下大静脈の閉塞および狭窄が生じる例では，膜様閉鎖や水かき（web）と呼ばれる構造物が認められる．一次性の原因は解明されていない点もあるが，血栓性静脈炎の関与の可能性が示唆されている．二次性の原因としては，真性多血症やプロテインS欠損症などの血液凝固疾患のほか，経口避妊薬服用による肝静脈内や下大静脈の血栓形成，腎癌や肝細胞癌腫瘍塞栓などが挙げられる．

【診断のポイント】

診断は，肝静脈ないし下大静脈の閉塞を証明することである．臨床症状に加え，腹部エコー検査，MRI，CT，血管造影を組み合わせて診断していく．

1. 臨床症状

臨床症状は発熱，腹痛，腹水などを主症状に急激に発症する場合と，症状発現の時期が不明で慢性的に経過する場合がある．日本を含めたアジアでは，慢性の経過を示すものが多く，欧米では急性閉塞によるものが多い．

門脈圧亢進症による症状としては，食道・胃静脈瘤や異所性静脈瘤，門脈圧亢進症性胃症，腹水，肝性脳症，出血傾向，脾腫，貧血などを発症する．下大静脈閉塞による症状としては，下肢静脈瘤，下腿浮腫，色素沈着，胸腹壁の皮下静脈怒張などを呈する．

2. 検査

a．血液検査および肝機能検査

血液検査では1つ以上の有形成分の減少を示し，骨髄像では幼若細胞の相対的増加を伴うことが多い．肝機能は軽度以上にとどまることが多いが，重症になると肝不全の所見となる．

b．内視鏡検査

しばしば上部消化管の静脈瘤を認める．門脈圧亢進性胃症や，十二指腸，胆管周囲，下部消化管にいわゆる異所性静脈瘤を認めることがある．

c．胸部単純X線写真

側副血行路が azygos vein として上大静脈に注ぐため，右第1弓が局所的に突出する像として認められることがある．

d．腹部超音波検査

肝部下大静脈閉塞型では，膜様閉塞部が高エコーとして認められることがある．肝静脈閉塞型では正常肝静脈が描出されず，多数の細い脈管構造（spider web）が認められる．下方の肝部下大静脈が狭窄している場合，高速血流をみる．また，肝静脈の血流欠損，肝静脈や下大静脈の逆流や門脈の遅い遠肝性血流を示す．

e．MRI

下大静脈や肝静脈は狭窄もしくは描出されず，尾状葉の腫大を認めることが多い．dynamic MRI では肝実質が斑状に描出されることが特徴である．

f．腹部CT

①急性期

単純CTでは，肝全体が腫大し低濃度となる．血栓を反映し下大静脈，肝静脈は高吸収域として描出され，腹水をみる．造影CTでは，早期相で肝実質が斑状に造影され肝辺縁

が造影不良であるが，後期相では肝辺縁部の造影効果が上昇する．肝静脈や下大静脈は低吸収で，壁は高吸収を示す．

②慢性期

単純CTではびまん性に低吸収域を示すか，辺縁部が低濃度をきたし尾状葉などが相対的に高濃度を示すことがある．造影CTでは，下大静脈や肝静脈の閉塞を示し，肝静脈系の側副血行路や奇静脈系，腹壁静脈の拡張をみることがある．

g．血管造影

肝動脈末梢は狭小化し，辺縁優位に灌流不良であり，全体として不均一な実質を呈する．静脈造影では肝静脈主幹あるいは肝部下大静脈の閉塞を認めるが，閉塞の形態は膜様閉塞から広範な閉塞まで様々である．中心側副路，特に奇静脈，半奇静脈系の発達・拡張像は spider web パターンとして特徴的である．肝部下大静脈圧は上昇し，肝静脈圧や閉塞肝静脈圧も上昇する．

【鑑別疾患】

画像診断上の鑑別診疾患としては，原発性胆汁性肝硬変を含む肝硬変である．肝静脈主幹あるいは肝部下大静脈の閉塞の有無の評価で鑑別可能であり，さらにうっ血肝や慢性期での線維化による画像所見の変化や，側副血行路の発達などの随伴所見も参考になる．

【治療方針】

肝静脈主幹あるいは肝部下大静脈の，閉塞もしくは狭窄に対する治療によって症状が改善することが望ましい．門脈圧亢進症の症状が主体の場合は，食道・胃静脈瘤に対する治療を行う．

1．内科的治療

下大静脈もしくは肝静脈の急性閉塞に対しては，血栓溶解療法および抗凝固療法を行いつつ速やかに肝静脈の再開通を行い，門脈圧亢進症の進行を防ぐのが原則である．最近ではバルーンによる血管拡張術が行われることもあり，拡張が十分でない場合はステントが留置されることもある．

肝静脈閉塞型では，経静脈的肝内門脈静脈短絡術（transjugular intrahepatic portasystemic shunt；TIPS）が施行されることがある．食道・胃静脈瘤に対しては一般的な治療と同様に，出血例ではバルーンタンポナーデで管理し，硬化療法や静脈結紮などの内視鏡治療を行う．

2．外科的治療

シャント造設術が行われることがあるが，肝静脈の再開通が行われないため肝うっ血に対する効果が直接的でなく，低圧系での人工血管の開存率が問題となる．症例によっては，体外循環を用いて直視下に閉塞した下大静脈・肝静脈を再開通させる手術が行われ，より根治性が高いとされる．肝不全例，Budd-Chiari症候群には，肝移植が考慮される．脾腫や脾機能亢進症に対しては，脾摘などが行われることもある．Budd-Chiari症候群は，肝癌を合併することも多く，肝切除も行われる．

肝静脈閉塞症

Hepatic venous outflow obstruction（Budd-Chiari syndrome）

國吉幸男　琉球大学大学院教授・胸部心臓血管外科学

【概念】

肝臓からの血液流出路である肝静脈が閉塞し，肝うっ血により肝機能障害が進行し，肝不全まで至る病態．その閉塞の緩急，および閉塞する静脈の数により重傷度が決まる．3本の肝静脈が急性閉塞を来すと，急性肝不全に陥り極めて予後不良である．原因が凝固系の異常で肝静脈から肝中心静脈まで及ぶ病態もあり，肝中心静脈閉塞症（Veno-occlusive disease；VOD）と呼ばれる．一方，慢性の経過で，1本の肝静脈が閉塞してもほぼ症状もなく，たまたま検診で見つかる程度のものも

ある．

【病態】

肝臓の生理的血液循環は，門脈（75％），肝動脈（25％）→（肝臓実質）肝静脈洞→肝静脈→下大静脈→右心房の流れである．種々の原因ないし基礎疾患により，肝静脈が閉塞するが，その部位は肝細静脈～右心房レベルまでを含む．同時に門脈圧亢進症により食道静脈瘤も発症する．基礎疾患としては，骨髄造血疾患，多血症，白血病，Protein-C 欠損症，AT-Ⅲ欠損症，Lupus anticoagulant，経口避妊薬，肝癌などが挙げられるが，その原因が不明な特発性のものが多い．また，肝細胞癌の合併率も高く，20～30％ に合併する．

【診断のポイント】

症状は，腹水による腹部膨満，下肢腫脹，食道静脈瘤破裂による吐血，発熱を来す．診断は肝静脈の閉塞を示すことであり，腹部エコー，CT，MRI，下大静脈・右心房同時造影検査（図1）が有用である．下大静脈閉塞を合併する例において，側副血行路が発達し奇静脈，半奇静脈，上行腰静脈が発達している例では，本症を疑う．

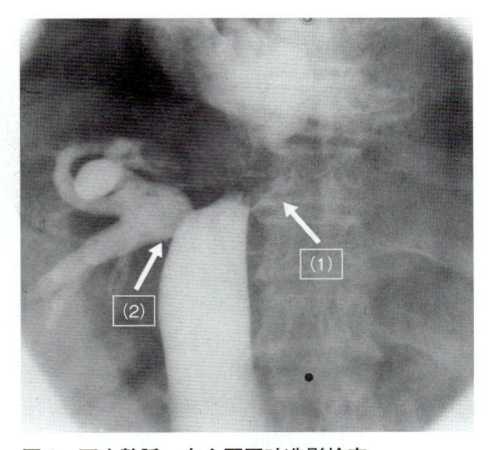

図1　下大静脈・右心房同時造影検査
(1)閉塞した下大静脈，(2)右肝静脈のみが開存している．

【鑑別診断】

肝硬変，下肢静脈瘤，うっ血性心不全，特発性門脈圧亢進症，ほか

【治療指針】

治療のポイントは，肝静脈閉塞を解除して肝機能障害の進行を止めることである．そのため，外科手術，カテーテル・インターベンション，薬物（血栓溶解療法）などにより可及的速やかに肝静脈を再開通させる．肝静脈閉塞解除不能例ないし肝機能高度障害例では肝移植も考慮すべきである．

■ 入院・専門移送の判断基準
- 急性閉塞例では緊急入院とし，肝静脈再開通の処置を行う．
- 慢性閉塞例では，症状が顕著でなければ専門施設へ紹介状にて外来紹介する．

■ 患者説明のポイント
- 肝静脈という血管の閉塞であるが，肝機能の温存が重要であることを理解させる．
- 肝うっ血が続けば，経過とともに肝線維症，肝硬変，肝不全まで不可逆性に進行することを理解させる．閉塞解除によりその進行を止めることができることを説明する．
- 門脈圧亢進症が出現すれば，食道静脈瘤が形成され破裂により出血性ショック（死亡）の可能性があることを理解させる．
- 肝癌の合併率（20～30％）が高いことを説明する．

腸間膜静脈血栓症
Mesenteric vein thrombosis（MVT）

布川雅雄　杏林大学教授・心臓血管外科

【概念】

腸間膜静脈血栓症（MVT）は稀な疾患で，以前考えられていたよりも予後はよいとされるが，腸管壊死から致命的な経過をとることもある．発症は潜行性で発見の遅れから重症

化することもあり，的確な診断と早期の抗凝固療法の開始が重要である．

MVTは急性腸管虚血の原因の約1割である．以前は死亡率が約半数とされたが，最近では致死的になりにくいとされ，また，CTの普及により臨床症状のないMVTもみられる．血栓症の既往歴や家族歴のある患者が腹部症状を訴えたときはMVTも疑うべきで，深部静脈血栓症の同時発症もみられる．原因はprotein C・S欠損症，多血症，AT-Ⅲ欠損症，抗リン脂質抗体症候群等の凝固能亢進状態や，悪性腫瘍や外傷，腹部手術（特に脾摘），肝不全，膵炎，経口避妊薬などがある．

【病態】

静脈血栓による腸管の虚血は，動脈閉塞の場合に比して正常から虚血への移行は緩徐である．腸管と腸間膜の腫脹や赤色調の変色，動脈拍動を触知する局所的な小腸の虚血で，浮腫，出血さらには局所的な粘膜の脱落が生じる．血栓の進行は，腹腔内疾患が原因ならば中枢から末梢に向かうが，凝固能亢進が原因なら微細な静脈から血栓形成が始まる．

【診断のポイント】

1. 身体所見

症状出現から4週間以内を急性MVTとし，それ以上で症状が乏しいが偶然発見されたものを慢性のMVTとする．急性の臨床症状は，血栓性閉塞の程度と範囲・側副血行路の発達具合による．臨床症状は潜在性に始まり，数日から数週間続く腹痛，腹部膨満，下痢，嘔気・嘔吐，下血，便秘などがみられる．理学所見に比して強い腹痛が特徴で貫壁性の腸管虚血に進行した場合に筋性防御や反跳痛など腹膜刺激症状が現れる．

2. 検査所見

検査所見では，軽微な白血球増多とLDH値の上昇，血液濃縮が示されるが非特異的で血清電解質やアミラーゼ値も正常のことが多い．X写真では，拡張し滲出液で満たされた腸管のループがみられ，腸閉塞に類似したパターンを示す．

3. MDCT

診断の最も有力な手段は，動脈相に門脈相も加えたMDCTである．腸間膜静脈内腔の血栓部分は造影が欠損し，周囲に境界明瞭で拡張・肥厚した内腔や静脈壁がみられる．造影剤が滞留した肥厚腸管壁と腹腔内の液体貯留がみられ，慢性的な症例では海綿状を呈する内臓静脈と発達した側副血行路がみられる．門脈ガス像と腸管壁内気腫では，貫壁性の腸管梗塞が強く疑われる．腹膜炎が疑われる際には，小腸の壊死の判定のため必要に応じ試験開腹や腹腔鏡を行う．

【治療方針・治療法】

治療はまず腸管の安静を図りヘパリンによる抗凝固療法を始め，脱水やアシドーシスを補正し抗菌薬を使用する．消化管の機能が回復したら，終生にわたるワーファリンによる抗凝固療法を行い血栓の伸展・症状の再発を抑える．

血栓の進展が早く臨床症状が重篤な場合や抗凝固療法では効果が少ない場合には，症例によっては血管内治療で血栓吸引や血栓破砕，ステント，局所的血栓溶解療法を行う．その経路は，経頸静脈的肝内門脈大循環短絡術（percutaneous transjugular intrahepatic portosystemic shunting；TIPS）や経皮経肝的，SMA経由，手術的なSMVカテ留置などがあり，早期の血栓除去や溶解が得られる．しかし，穿刺部や腹腔，胸腔への出血の合併頻度が高く，消化管出血や敗血症を併発した死亡例もある．

外科的治療の適応は腹膜炎や重症の消化管出血，小腸穿孔，消化管の狭窄である．動脈閉塞による腸管壊死とは異なり，MVTによる腸切除は小区間で済むことが多く，一次的腸管吻合が可能なことも多い．Second look手術は必須で1日後に行う．初回より虚血部分が回復することや壊死部分との境界がより明瞭になることもあり，初回手術の腸管吻合部を確認し場合により追加切除を行う．

腎静脈血栓症
Renal vein thrombosis（RVT）

布川雅雄　杏林大学教授・心臓血管外科

【概念】

　腎静脈血栓症（RVT）は，症状が急速に増悪するものから，症状が乏しいまま経過し肺塞栓症などの合併症や腎機能の悪化で気づくもの，検査の過程で偶然発見されるものまで臨床症状にばらつきが大きい．閉塞が急性でなければ側副血行路の発達や血栓の再疎通，溶解が生じて，腎静脈の流出路が用意され目立った臨床症状や腎機能障害が生じないことになる．

【病態】

　新生児や幼児では高度の脱水状態の後に消化器症状や腰痛，血尿，著明な腎腫大を呈して発症する．成人ではネフローゼ症候群や抗リン脂質抗体症候群（APS），腎静脈カテーテルによる損傷後，外傷，腎移植後，腎静脈周囲の手術操作で発症する．

　腎静脈閉塞でも，深部静脈血栓症に関連するVirchowの三徴と呼ばれる内皮の障害，血流うっ滞，凝固能亢進が誘因となる．重症のネフローゼ症候群では，膠質浸透圧の低下から凝固因子の産生亢進と血小板数の上昇，AT-Ⅲとprotein-Sの低下を来し凝固能亢進状態となり発症する．おそらく抗リン脂質抗体症候群（APS）は，原因が不明瞭なRVTの最大の誘因で，時には急速に多臓器の動静脈血栓症を生じることもあり，APSを基礎疾患にもつ場合は注意が必要である．悪性腫瘍に付随するRVTのうち，腎細胞癌によるものでは腫瘍が直接腎静脈内に進展し，他の悪性腫瘍では腎静脈への浸潤か圧排で閉塞を生じる．

【診断のポイント】

　腎静脈血栓症の診断に特異的な検査法はない．しかし，凝固能，特に抗リン脂質抗体の評価はすべきである．画像所見も症例によりばらつきが大きいが急速に進展し完全閉塞を来した場合は，罹患腎は腫大し1週間以内に最大となる．その後数週間かけ徐々に縮小し，いずれ萎縮腎となる．

　画像診断法としては，広く普及し比較的侵襲が小さく同時に腎腫瘍や他の腎疾患も評価できる点から，CT，特にCT angiography（CTA）が最も有用である．MRAはCTの代替手段で，放射線被曝がなく腎毒性のある造影剤を使わないメリットもある．静脈内の陰影欠損に関しては静脈造影検査で詳細な情報が得られるが，選択的腎静脈造影は静脈損傷により新たな血栓形成を来すリスクをはらんでいる．カラードプラーエコーは，腎動静脈の血流を検出するのに有用で，特に腎移植後の評価に頻用される．

【治療方針・治療法】

　腎静脈血栓症では深部静脈血栓症と同様に，できるだけ早期にヘパリンによる抗凝固療法を開始し血栓の進展と塞栓症の続発を防止し，漸次経口抗凝固療法に移行する．抗凝固療法により，腎機能は改善し血栓の再疎通や完全溶解と血栓塞栓症の再発予防につながる．継続期間は基礎疾患が軽快しない限り長期にわたり継続すべきである．

　RVTが両側性の場合や腎移植後，多量の血栓などの場合には，全身的あるいは局所的な血栓溶解療法を考慮する．発症早期では血栓溶解療法により腎機能の急速な改善と続発症の予防が期待でき，カテーテルを用いた局所投与は全身投与に比して副作用が少ない．ネフローゼ症候群で一側性のRVTの場合には特異的な治療は不要の場合がある．塩分や蛋白の摂取制限や利尿薬，スタチンの投与により蛋白尿が低減でき，凝固能亢進状態の改善が期待できる．

　RVTでは外科的血栓除去術は現在では適応外とされる．試みられた時期もあったが，腎静脈主幹の血栓が全身的な凝固能亢進に続発する細静脈の血栓から始まるため，除去し

ても再血栓を生じた．

　腎摘除は，腎破裂と出血を伴う出血性腎梗塞を生じた症例にのみ適応となる．カテーテルを用いた血栓吸引療法は血栓溶解療法と組み合わせて行われ，より完全で早期の血栓除去が行われる．RVT から肺塞栓症の合併を予防する必要がある場合は，下大静脈フィルターを留置する．

リンパ管炎
Lymphangitis

松尾　汎　松尾クリニック・理事長

【概念】
　リンパ管とその周囲組織の炎症である．主に溶血連鎖球菌やブドウ球菌の感染であり，菌の侵入部（傷，潰瘍，白癬，全身疾患など）にも配慮が必要である．基礎疾患により，時に増悪し蜂窩織炎（蜂巣炎），稀に敗血症へと増悪することがある．

【診断のポイント】
　体表面に，リンパ管に沿った線状の発赤を確認できる．軽い圧痛があり，所属リンパ節も腫大し圧痛を伴う．白血球増多や CRP 陽性などの感染所見を認める．

【鑑別診断】
　急性炎症の表在性静脈炎，蜂巣炎，丹毒などと鑑別する．静脈炎は「静脈」に沿う発赤が特徴であり，丹毒や蜂巣炎は斑状・面状（早期は発疹状）の発赤を呈し，熱感や疼痛を伴う広汎な皮下組織の感染炎症である．

【治療方針】
　患部の安静，冷却を行うが，症状の重篤化がある場合にはペニシリン系やセフェム系の広域抗生物質を早期から用いる．通常は，抗生物質で急速に治癒する．

■ 患者説明のポイント
- 急性炎症は早期治療で対応できるが，繰り返しを避けるために原因を究明し細菌進入

路を絶つことが重要である．

リンパ浮腫
Lymphedema

松尾　汎　松尾クリニック・理事長

【概念】
　リンパ浮腫（Lymphedema）とは，先天的なリンパ管系の発育異常や後天的なリンパ管系の損傷によりリンパの輸送障害が生じ，その結果として組織間隙に過剰な水分（浮腫液）が貯留した状態である．

【病態】
　「むくみ」（浮腫）とは，組織間隙の液量が異常に増加した状態で，肉眼的に見て「腫れている状態（＝腫脹）」を言い，「腫脹」とは腫れている状態の総称であり，その原因には，浮腫の他に炎症，血腫，筋組織肥厚，腫瘍などが含まれる．

1．発症原因による分類
　①原発性（一次性）リンパ浮腫（primary lymphedema, idiopathic lymphedema）と，②続発性（二次性）リンパ浮腫（secondary lymphedema）に分類される．

2．進行度による病期
　リンパ浮腫は進行することにより，徐々に線維組織や脂肪組織が増加して表皮から皮下組織の状態が変化する．その進行度は 4 期（0 期〜Ⅲ期）に分ける．

3．重症度による分類
　肢部体積の増大度合いによって，軽度（＜20％増大），中等度（20〜40％増大），重度（＞40％増大）に評価される．しかし，日常診療での体積測定は困難であることから，最大部位の周囲径差を評価指標にしている．また片側性のリンパ浮腫では，各病期において健常側との比較により浮腫の程度を評価できる．

【診断のポイント】

1. 病歴

リンパ浮腫発症に関連する病歴がある．上肢の浮腫は乳癌，下肢の浮腫は婦人科癌，直腸癌，前立腺癌などの手術・放射線治療・化学療法，または外傷などが原因・誘因となる．その他に，心，肝，腎，甲状腺機能障害の有無，四肢麻痺の有無，さらに，薬剤歴（カルシウム拮抗薬，副腎皮質ホルモン，消炎鎮痛薬など）を聞く．

2. 身体所見

容積では10％以上の増加，周径では1cm以上の増加で，「腫脹」と判定ができるので，片側性の場合は周径差が少なくとも1cm以上あることで確認する．周径測定部位は各施設で任意に決めてもよいが，同時間帯に，左右の同部位で計測し，両側性も含めて経過観察，治療効果の判定にも参考にする．

浮腫では表在静脈が見えにくくなり，皮膚をつまみあげることにより患肢の皮膚がつまみ挙げ難いことで浮腫を確認する．また，皮膚を指で10秒程度圧迫することによる「圧迫痕」でも確認する．ただし，早期は圧迫痕が残るpitting edemaの状態であるが，進行すると圧迫痕が残らないnon-pitting edemaとなる点に注意する．

一般に，浮腫では皮膚の色調には変化はないが，皮膚の乾燥や硬化は慢性期リンパ浮腫の特徴であり，浮腫の強い状態が長期間持続し象皮症となる例もある．

3. 画像診断

皮下に貯留する液は無侵襲の超音波検査でfluid collectionとして確実に評価できる（経過観察にも適する）が，リンパ流のうっ滞・貯留（リンパ浮腫）の診断にはリンパの流れを直接評価できる画像診断が必要である．特に原発性では，アイソトープを用いた「リンパシンチグラフィ」が有用で，その他に蛍光リンパ管造影法でも評価が可能である．

【鑑別疾患】

最も重要なことは，浮腫を来す他の疾患，すなわち深部静脈血栓症や全身性疾患（心不全，腎不全，肝不全，低蛋白血症，甲状腺機能低下，薬剤性浮腫など），廃用性などの鑑別を行うことである．静脈瘤，血栓後症候群，血管形成不全などでも浮腫を生じる．

【治療方針】

リンパ浮腫は，完治は困難だが，内科的保存療法で良好なQuality of life（QOL）を維持することが可能である．手術療法も試行されているが，最も基本的なことは，日常生活の中で浮腫を誘発・増悪させることを避けることである．皮膚の傷を避け，スキンケア（皮膚の保湿や清潔に保つなど）に努め，患肢の負担や体重増加を避ける．患肢の挙上も腫脹の軽減に寄与し，その効果を圧迫で維持するよう努める．

【治療法】

1. 内科的治療（複合的理学療法）

日常的ケアに加えて，①スキンケア，②圧迫療法，③圧迫下の運動療法，および④用手的リンパドレナージ（manual lymph drainage；MLD，セラピストにより行うが，補助的に自らも行う：詳細は関連書を参照）などを併せて継続的に行うことにより，うっ滞した浮腫液を排除する療法である．軽症例では維持治療，重症例では集中治療を行うことで，QOLの向上が期待できる．

a．集中治療

重症例では，入院などでバンデージによる圧迫療法を中心に，「集中的」に複合的理学療法を実施して，効率よく浮腫の軽減を図る．

b．維持治療

集中治療で得られた効果の維持，もしくは比較的軽症例での浮腫軽減を目的として行う複合療法では，主に弾性着衣（下肢は弾性ストッキング，上肢は弾性スリーブ）を用い，補助的にバンデージを追加することもある．さらにMLDをセルフケアも併用し，継続的に行うことが必要である．

2. 外科的治療

より低侵襲で，より高い効果が得られる術式へと変遷しているが，適応は慎重に検討する．なお，手術治療後も，内科的治療の継続は必要である．

■ 入院・専門医へのコンサルテーション

- 入院での集中治療ができる体制づくり，さらに継続して指導や治療ができる体制づくり(主治医・脈管専門医・セラピストの連携)が必要である．

■ 患者説明のポイント

- 蜂窩織炎(蜂巣炎)対策が重要である．原因は細菌感染がほとんどで，症状は患肢の発赤，疼痛，熱感および感染所見(白血球増多，CRP 高値など)で，全身の悪寒戦慄，高熱，稀に敗血症も生じる．治療には抗生物質が有効だが，日常的なスキンケアでの予防が重要である．

■ 医療スタッフへの指示

- 「完治することはないが，継続的な内科的治療で良好な QOL を維持できる疾患である」ことを説明し，日常的な注意事項の理解や処置の指導，および精神的支援を継続して行うことが有用である．

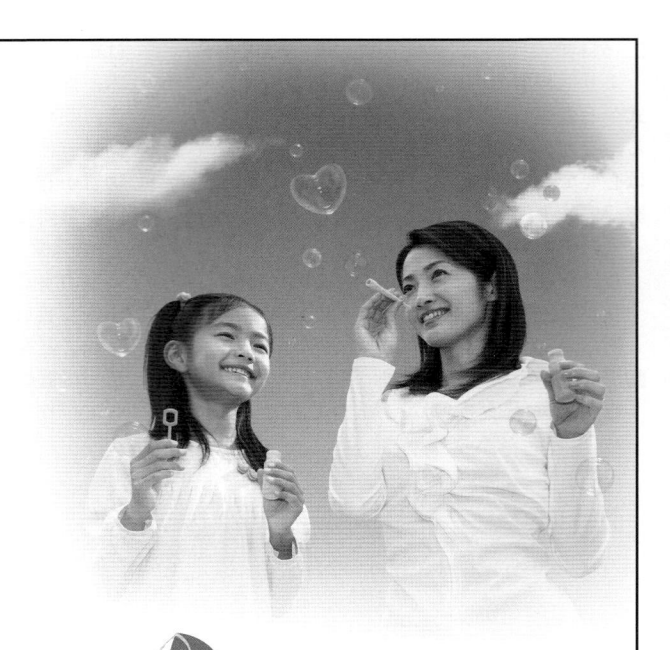

ホスホジエステラーゼ5阻害剤

薬価基準収載

アドシルカ®錠20mg
adcirca® Tablets 20mg
タダラフィル錠

処方せん医薬品（注意—医師等の処方せんにより使用すること）

効能・効果、用法・用量、警告および禁忌を含む使用上の注意等は添付文書をご覧ください。

発売元（資料請求先：学術部）
日本新薬株式会社
〒601-8550 京都市南区吉祥院西ノ庄門口町14

製造販売元
Lilly **日本イーライリリー株式会社**
〒651-0086 神戸市中央区磯上通7丁目1番5号

アドシルカ®およびAdcirca®は、米国イーライリリー・アンド・カンパニーの登録商標です。

2012年6月作成 B5変形

第16章 肺循環

肺循環関連疾患の診断・治療の変遷

Transition in diagnosis and treatment of pulmonary circulation disease

中西宣文　国立循環器病研究センター・肺高血圧先端医療学研究部長

【概説】

　循環器系は大循環（体循環）と小循環（肺循環）で構成される閉じられた系である．大循環は体細胞への酸素や栄養分の補給と二酸化炭素や老廃物の回収を，小循環は肺におけるガス交換を担当し，両者が一体となって機能し初めて生命活動の維持が可能となる．しかし，これまでの循環器病学では，心臓と動脈系が主な研究・治療対象で，肺循環系の諸問題が取り上げられることは多くはなかった．これは肺循環が主として呼吸器科の担当領域と見なされていたことや，肺循環系の病態を正確に評価する方法が右心カテーテル検査以外になく，肺循環を首座とする疾患例も少ないことがその要因である．しかし近年，心エコー・ドプラ法やmultidetector-row CT（MDCT）などの発達により，非侵襲的に肺循環・右心系の機能的/形態的評価が可能となった．また，これより種々の他臓器疾患に伴う肺循環・右心系の異常が予想以上に多いことが判明し，さらに肺高血圧症については，これに特化した新規治療薬の開発や肺移植など種々の治療法も進歩してきた．そこで最近では循環器科医も本症治療に積極的に参加しつつある．

　肺循環疾患に関しては，個々の特異な病態については古くより研究が行われてきたが，体系的な整理は十分ではない．肺循環疾患は，肺高血圧症を主徴とする疾患，肺血管の先天異常，肺循環の救急疾患など種々の観点から問題提起が可能であるが，本項では特に肺循環系の代表的疾患である急性肺血栓塞栓症と，肺高血圧症について疾患概念や治療法の変遷を解説する．

【急性肺血栓塞栓症（acute pulmonary thromboembolism；A-PTE）】

　肺循環系における救急疾患の代表として，A-PTEを挙げることができる．本症は急性心筋梗塞，大動脈瘤/大動脈解離とともに，三大致死的循環器救急疾患とされている．

1. 病態

　A-PTEは，深部静脈に形成された血栓（deep vein thrombosis；DVT）が遊離し肺動脈を閉塞することによって発症する．A-PTEとDVTは同じ静脈系に生じた血栓症の異なった表現形であり，近年では両者を併せて静脈血栓塞栓症（venous thromboembolism；VTE）として理解されるようになってきた．

2. 疫学

　従来A-PTEはわが国では少ない疾患であると考えられてきたが，厚労省の調査では2006年の本症発症者数は約8,000名弱と推定され，決して稀な疾患ではない．

3. 診断

　旧来，A-PTEは病歴・自覚症状や胸部X線写真，心電図変化からその存在を疑い，肺

換気-血流シンチグラムで本症の可能性が高い場合，肺動脈造影にて確定診断を行ってきた．しかし，診断の方向性を決定する肺換気-血流シンチグラムを実施することが可能な施設は少なく，診断基準も複雑で，しかも本法のみでは確定診断は困難であった．

最新の診断・治療ガイドラインでは，A-PTEに対する診断手順に大幅な改訂が加えられ，まずDダイマーによる血液凝固学的異常の検出，心エコーによる右室負荷所見や下肢静脈エコーによるDVTのスクリーニング検査の後，必要な場合にMDCTを用いて確定診断を行うことが推奨されている．

4. 治療

A-PTEの治療の基本は抗凝固療法であり，従来は急性期に未分化ヘパリン，慢性期にワルファリンが用いられてきた．最近の変化としては，わが国では承認されていなかった低分子ヘパリン(エノキサパリン)と選択的Xa阻害剤(フォンダパリヌクス)の正式承認を挙げることができる．また，以前は血栓溶解療法で正式に用いることができる薬剤はなかったが，現在では遺伝子組換えt-PAのモンテプラーゼが承認されていることは大きな変化といえる．

5. 予防

A-PTEは自然発症例も存在するが，手術やカテーテル検査時にも発症し，これらの場合には予防がある程度は可能である．そこで近年，外科系の学会や研究会を中心にA-PTE予防ガイドラインが作成され，2004年には健康保険法でも肺血栓塞栓症予防管理料加算が制定されるなど，本症発症を予防する取り組みが本格化してきた．

【肺高血圧症を主徴とする疾患】

肺循環系の主要な治療対象疾患として，各種の肺高血圧症が注目されてきた．近年では5年毎に本症に関するワールドシンポジウムが開催され，病理・病態や治療法に関する検討に加え，新しい診療ガイドラインも提案されている．直近のワールドシンポジウムは2008年に米国Dana Pointで開催された第4回肺高血圧症ワールドシンポジウムで，現在は本会で提案された肺高血圧症臨床分類や肺高血圧症治療ガイドラインなどを基本として，本症に対する研究・治療が進められてきている．

1. 病態

Dana Pointの改訂版肺高血圧症臨床分類では，本症を成因・病態の類似性よりグループ化し，①肺動脈性肺高血圧症(pulmonary arterial hypertension；PAH)，②左心系疾患による肺高血圧症，③肺疾患および/または低酸素血症による肺高血圧症，④慢性血栓塞栓性肺高血圧症(chronic thromboembolic pulmonary hypertension；CTEPH)，⑤その他，の5群の肺高血圧に分類した．従来の原発性肺高血圧症(primary pulmonary hypertension；PPH)は特発性PAHに病名が変更され，本例中にBMPR2などの遺伝子変異例が発見されたことから遺伝性PAHという分類が加えられた．CTEPHなる疾患概念が確立したことも，大きな変化といえる．

2. 疫学

わが国では1998年に，PAH，CTEPHが特定疾患治療研究事業対象疾患(難病)に指定され，公的な疫学調査が進行中であり，両疾患とも日本全国で約1,000人強の症例が現存していることが判明している．欧米各国でも大規模な症例登録作業が進行中である．

3. 診断

従来は臨床症状や心電図，胸部X線写真，その他の補助的手段のみで肺高血圧症の診断が許されていた．しかしDana Pointのワールドシンポジウムでは，本症の診断は右心カテーテルを用いて肺動脈圧を実測し，肺動脈平均圧が25 mmHg以上の条件を満足することが必要条件とされた．ただし，肺高血圧の存在を推定する場合や，その鑑別診断・病態解明を行うには，心エコー・ドプラ法，肺換気-血流シンチグラム，MDCT，MRIなどの検査法は有用である．BNPなどの血液生化

学検査や6分間歩行検査などによる重症度評価法も新たに頻用されており，PAHにおける遺伝子変異の検出も可能となってきた．

4．治療

約10年前まで肺高血圧症は，診断は可能でも治療法は存在しない疾患であった．しかし現在では，PAHに対してはプロスタサイクリン経路，エンドセリン経路，一酸化窒素経路の3系統の治療薬が使用可能となり，一定の予後改善効果が得られている．またDana Pointのワールドシンポジウムでは，これらの薬剤の使い分けを整理した治療ガイドラインが提案されている．CTEPHに対しては，その中枢型に対して肺動脈血栓内膜摘除術が行われ，末梢型に対してはカテーテル治療が開始され，その治療成績も改善してきている．肺高血圧症で上記の治療法の適応とならない例，治療効果が不十分な例に対する肺移植も，ようやくわが国で症例数が増加してきた．ただし，心疾患や呼吸器疾患に合併する肺高血圧症に対しては有効な治療法はなく，今後解決すべき課題も多い．

肺循環関連疾患の診断の進め方

Process of diagnosis in pulmonary circulation disease

小川愛子　国立病院機構 岡山医療センター・臨床研究部
松原広己　国立病院機構 岡山医療センター・臨床研究部

【概説】

肺循環関連疾患の診断を進めるうえで，まず肺高血圧症の存在診断が重要である．次に，病因ごとに5つに大別されたDana Point分類（表1）のどの群に合致するかを判断する．その鑑別を進めるプロセスを概説する．

表1　肺高血圧症の臨床分類（Dana Point分類）

1. 肺動脈性肺高血圧症（PAH）
   特発性，遺伝性，薬剤性，
   Associated PAH（膠原病，先天性心疾患等）など
1′. 肺静脈閉塞症／肺毛細血管腫症
2. 左心疾患に伴う肺高血圧症
3. 呼吸器疾患・低酸素血症に伴う肺高血圧症
4. 慢性血栓塞栓性肺高血圧症
5. その他の疾患に伴う肺高血圧症

【肺高血圧症の診断の手順】

肺高血圧症の確定診断には，心臓カテーテル検査が必須であるが，全例に施行することは難しい．臨床症状や各種検査所見から肺高血圧症を疑うことは可能であり，強く疑われた場合には心エコー検査を施行し，肺高血圧症の有無，重症度の推測を行い，最終的にカテーテル検査を行う．

【臨床所見】

1．症状

初発症状は労作時息切れ，呼吸困難が多い．胸痛，失神，浮腫などもあるが，特異的な症状に乏しいため，感冒，気管支喘息などと間違われることも多い．

2．身体所見

聴診ではⅡ音の亢進，三尖弁閉鎖不全による収縮期雑音などがある．右心不全例ではⅢ，Ⅳ音を聴取する．高度の肺高血圧症があればheaveと呼ばれる収縮期拍動を触れる場合もある．右心不全を合併するとそれに伴う頸動脈怒張，肝腫大，浮腫などを認める．軽症例ではこれらの所見は目立たない．4群で区域枝などに狭窄病変がある場合にはその部位に一致して肺野でbruitを聴取する．1′，3，4群では低酸素血症のため，ばち指が認められる場合もある．

【検査所見】

1．血液検査など

右心負荷の程度を反映してBNPが上昇する例が多く，診断とフォローに有用である．肝疾患や膠原病の診断のため，各種抗体等の検査も初診時には重要となる．血液ガス検査

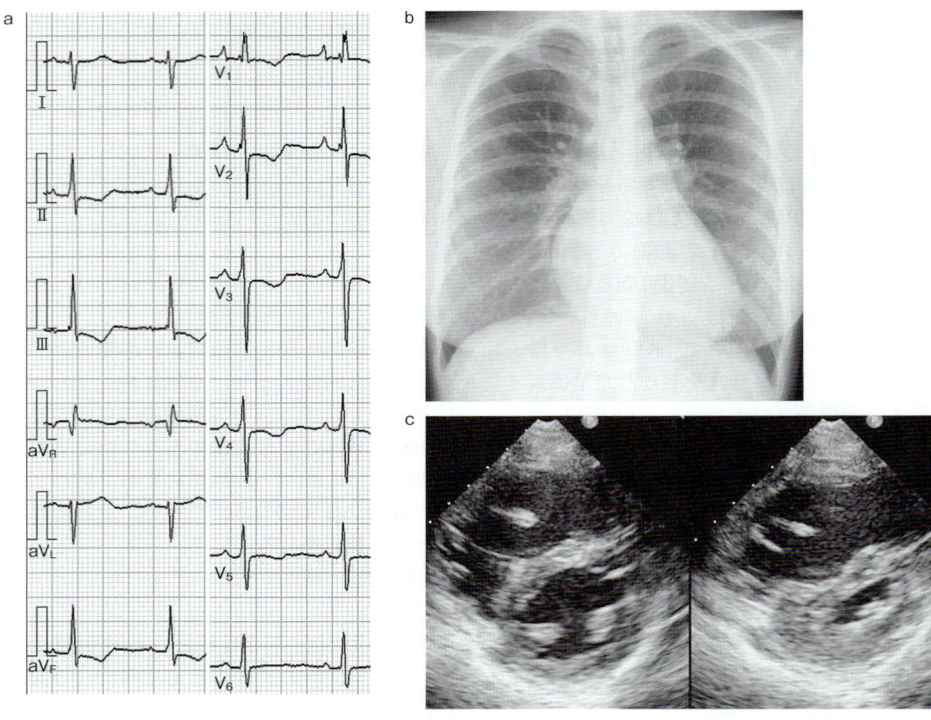

図1 特発性肺動脈性肺高血圧症の初診時検査所見の一例
a．心電図．右軸偏位，右室肥大の所見を認める．
b．胸部X線．心拡大，肺動脈の拡大，左第2弓の突出を認める．
c．心エコー図．胸骨左縁短軸像で右室拡大と肥大，左室の圧排を認める．

で高度の低酸素血症を認める例は1'，3，4群が疑われる．また，6分間歩行や日常の軽労作で著明な酸素飽和度の低下を認める．

2. 心電図・心エコー（図1）

心電図上は，右軸偏位，右室肥大などが肺高血圧症で共通の所見であるが，軽症例では明らかでない場合もある．心エコー検査では右室拡大，右室肥大，右房拡大を呈する．三尖弁閉鎖不全の逆流速度から推定肺動脈収縮期圧が計算可能である．拡大した右室による左室の圧排の程度からも，肺高血圧の程度が推測できる．右心不全の著明な症例では，下大静脈の拡大や心囊水貯留を認める．1群のうち先天性心疾患に起因するものと2群では，基礎心疾患の評価が重要である．

3. 呼吸機能検査など

1群では軽度の拘束性障害や閉塞性障害を呈することもあるが多くは正常値をとる．1'，4群では拡散能（DLco）の低下が著しいことが多く，異常のある場合には強く疑う根拠となる．しかし，正常の場合でも除外できず，他の所見と総合して判断を行う．3群では肺疾患の重症度により各種の呼吸機能障害を呈する．また，睡眠呼吸障害の診断のため，終夜睡眠ポリグラフ検査も行う．

4. 画像所見

a．胸部X線

肺動脈の拡大により左第2弓の突出が目立つ．1'群では胸部単純X線では間質影が目立ち，Kerley B line がみられることもある．

2群では肺うっ血の所見，3群では肺実質の異常を認めることが多い．右心不全の著明な例では心拡大，胸水貯留を認める．

b．胸部CT

胸部単純CT（High-resolution CT；HRCT）が肺実質の評価に非常に役立つ．1群では肺動脈の拡大以外に明らかな異常を呈さないが，1'群では粒状影や小葉中心性のground glass-opacity，胸膜直下の隔壁肥厚，反応性の縦隔リンパ節腫大が認められる．4群では血流の良い部分と悪い部分で濃度の濃淡が斑状に存在するmosaic patternを呈する．肺胞出血を起こすと浸潤影が出現する．その他，低酸素血症や呼吸障害を説明しうる他の疾患，すなわち肺気腫や間質性肺炎等の存在を確認することが3群の診断につながる．

c．肺血流シンチグラフィ

1群ではmottled patternと呼ばれるごく小さな領域の血流欠損を認めることがある．それ以外は正常例が多い．4群では区域性の大きな血流欠損を呈する．1'群でも亜区域〜区域性の血流欠損を認めることが多い．このような場合には欠損部分を選択的に肺動脈造影を行って4群との鑑別を行う．

5．心臓カテーテル検査

肺高血圧症の診断は，心臓カテーテル検査において，安静時平均肺動脈圧が25 mmHg以上，かつ肺動脈楔入圧が15 mmHg以下であることを確認することによってのみ確定できる．場合によっては，肺動脈の形態を知るために選択的肺動脈造影を行う．1群では枯れ枝状の肺動脈が造影されるが明らかな狭窄，閉塞は認めない．4群では器質化血栓による完全閉塞像やweb，bandなどが描出される．1'群でも肺血流シンチグラフィ上は血流欠損像が認められるが，肺動脈造影では明らかな途絶像はなく鑑別できる．

【治療方針】

肺高血圧症のなかでも1群は薬物治療の対象となるが，1'群については有効性があまり期待できない．また2群・3群ではそれぞれ原因疾患の治療が主となるのに対し，4群は外科的治療により根治の可能性もある．このように一口に肺高血圧症といっても，その原因疾患に応じて各々治療方針が異なるため，個々の鑑別診断が極めて重要である．

肺血栓塞栓症

Pulmonary thromboembolism

巽　浩一郎　千葉大学教授・呼吸器内科

【概念】

肺動脈が何らかの塞栓子により閉塞する疾患が肺塞栓症であるが，その塞栓子が血栓である場合に「肺血栓塞栓症」という（肺血栓塞栓症/深部静脈血栓症予防ガイドライン作成委員会，2004）．肺血栓塞栓症は，遠隔の血栓塞栓子が肺動脈に流入し閉塞することにより生じる「急性肺血栓塞栓症」と，肺動脈内の器質化血栓により生じる「慢性肺血栓塞栓症」に大別される．

【病態】

肺血栓塞栓症の一部では，深部静脈血栓症の合併がある．肺血栓塞栓症の原因の1つとして深部静脈血栓症が考慮され，それらは1つの連続した病態との考えから，「静脈血栓塞栓症」と呼ばれている．手術・血管カテーテル検査後の安静解除時にみられる突然の呼吸困難・急性循環不全では，深部静脈血栓症からの肺血栓塞栓症を疑うべきである．

臨床で診断される肺血栓塞栓症は，肺区域への1本の肺動脈のみが閉塞するのではなく，比較的広範囲に肺血栓塞栓が生じたときに診断されることが多いはずである．急性肺血栓塞栓症の肺血流シンチグラムでは，多くの肺区域に欠損ないしは血流低下が生じているのが通常である．あるいは，左右どちらかの主肺動脈，太い葉動脈が閉塞する場合に，臨床で診断されると推定される．

肺血栓塞栓症で低酸素血症が生じる機序と

して，肺血管の機械的閉塞に伴う換気血流比が低い領域の出現（血流が病変部以外の部位にシフトして相対的に血流が増加するが，換気は増加しないユニット）が想定される．また，血栓の存在が血小板・血管内皮細胞からのセロトニン・トロンボキサン A_2 などの神経液性因子の放出を起こし，肺動脈の収縮を引き起こし右室後負荷の増大を引き起こしていると推定される．機械的閉塞および神経液性因子による肺動脈収縮に右室が代償できない場合には，右心不全・心拍出量の低下によりショックを起こしうる．

肺血栓塞栓症では低 CO_2 血症を呈することが多い．これは，肺内に分布する迷走神経がサイトカインなどにより刺激され，呼吸の神経性調節が賦活され，肺胞換気量の増大が生じる結果と考えられる．結果としては，低 CO_2 血症を伴う低酸素血症を呈することになる．

【診断のポイント】

肺血栓塞栓症は，全く無症状なものから突然死を来す重篤なものまで様々とされている．何らかの慢性循環器疾患・呼吸器疾患などの基礎疾患の有無により，症状の程度・重症度は影響を受ける．

呼吸困難・胸痛が最も頻度の高い自覚症状である．失神・チアノーゼの出現は，広汎な肺血栓塞栓症の徴候であると推定される．胸痛・血痰を認める場合には，肺梗塞を合併している可能性もある．深部静脈血栓症の診断も含めて一般の検査を施行し，肺血流シンチグラムおよび胸部造影 CT にてほぼ診断可能である．

【鑑別診断】

呼吸困難・胸痛を呈する循環器・呼吸器疾患は広範囲であるが，それらを鑑別する．

【治療方針】

肺血栓塞栓は自然溶解もありうる．急性期には血栓溶解療法の適用を判断し，その適用がなければ即座に抗凝固療法を開始する．

【治療法】

1．薬物療法

a．ヘパリン注

肺血栓塞栓症疑いの時点で，禁忌のない限りヘパリン 5,000 単位をゆっくり静注，診断確定後は維持療法として 10,000〜20,000 単位/日を，点滴静注にて 7 日間続ける．活性化部分トロンボプラスチン時間がコントロール値の 1.5〜2.5 倍になるように投与量を調節，ヘパリン投与開始後 24 時間後からワルファリン投与を併用する．

b．ワルファリン

2 日間連続でプロトロンビン時間国際標準化比が 2〜3 に達した段階でヘパリンを中止して，ワルファリン 5 mg から投与開始とする．最終的には PT-INR が 1.5〜2.5 になるように投与量を調節する．ワルファリンの投与期間は，手術・外傷などによる初発例では最低 6 か月を目安とする．再発例・血栓塞栓素因を有する場合は永続的投与が必要となる．

2．急性肺血栓塞栓症に対する血栓溶解療法

心肺停止など重篤な急性循環不全はないが血圧が低下している例，および血圧低下には陥っていないが心エコー検査・造影 CT 検査にて右心機能の低下が推定される場合に考慮する．血栓溶解療法により，深部静脈血栓症からの血栓遊離を新たに起こす可能性があるので，可能な限り一時的下大静脈フィルターを留置してから治療することが望ましい．高齢者などで出血性リスクのある場合は適応ではない．血栓溶解療法施行 6 時間後から抗凝固療法を開始する．

> **処方例**
>
> クリアクター注（80 万単位/V）　27,500 単位/kg を約 2 分間で静注，80,000 単位/mL となるように生理食塩水で溶解し，1 分間に約 10 mL の速度で静注

3．非薬物療法

急性循環不全を呈する重症例では，経皮的

心肺補助装置下でのカテーテル的血栓破砕・除去術，外科的血栓摘除術を考慮する．

■ **専門医へのコンサルテーション**
- 慢性肺血栓塞栓症が疑われる場合には，専門医への紹介が必要である．
- 慢性血栓塞栓性肺高血圧症は，厚生労働省の指定する難治性疾患であり，特定疾患治療給付対象になっている．
- 専門施設での右心カテーテル検査などの結果，認定基準に合致すれば医療費の公費負担が受けられる．

■ **患者説明のポイント**
- 何らかの血栓塞栓素因がある場合，あるいは肺血栓塞栓症を繰り返す場合には生涯治療が必要である．
- 治療の中断は突然死にもつながりうる．
- 服薬をきちんとすることが肝要である．

■ **医療スタッフへの指示**
- 急性期を適切に制御できるかどうかが予後に直結する．
- しかし突然死は肺血栓塞栓症の1～2割と非常に高率である．
- 予後改善のためには，発症予防である．

慢性肺性心
Chronic cor pulmonale

山田典一　三重大学講師・循環器・腎臓内科学
伊藤正明　三重大学教授・循環器・腎臓内科学

【概念】
　慢性肺性心（chronic cor pulmonale）とは，慢性の経過にて肺実質，肺血管あるいは肺内ガス交換を一次性に障害することによって生じた肺高血圧が原因で，右室の肥大や拡張を来した状態と定義される．脊柱彎曲や胸郭変形などの肺外病変や睡眠時無呼吸といった換気障害に伴うものは含まれるが（表1），左心系の異常や先天性心疾患が原因で生じたものは含まない．欧米では慢性肺性心の基礎疾患として慢性閉塞性肺疾患が最も多いのに対し，わが国では以前は肺結核とその後遺症によるものが多かった．しかし，最近では，慢性閉塞性肺疾患や肺線維症によるものが増加してきている．

【病態】
　慢性肺性心は，表1に示した様々な基礎疾患に伴い生じる．一般には，気道および肺胞の空気通過を障害する慢性肺疾患による肺性心に比べると，肺血管を一次性に障害することによる肺性心のほうが肺高血圧を来しやすく，その程度も重篤となりやすい．

　慢性肺疾患を基礎疾患とする肺性心の発生機序としては，肺胞低酸素による低酸素性肺血管攣縮や二次性多血症による血液粘稠度亢進といった機能的因子の関与がある．また，基礎疾患による肺血管の破壊，肺血管リモデリング（肺小動脈における血管平滑筋の増殖・肥大や内膜肥厚），血栓による閉塞といった構造的因子の関与により，肺血管抵抗が増し，右室の構造的変化を来すこととなる．

【診断のポイント】
1. 病歴聴取
　呼吸困難（初期には労作時のみであるが進行すれば安静時にも出現する），易疲労感，動悸，胸痛，失神，咳嗽などの症状がみられる．右心不全が進行すれば，肝うっ血に伴い，食思不振，右上腹部不快感がみられる．

2. 身体所見
　低酸素血症に伴うチアノーゼ，頸静脈怒張，肝腫大，下腿浮腫，腹水，右室肥大に伴う傍胸骨拍動がみられる．また，三尖弁閉鎖不全症に伴う第IV肋間胸骨左縁での汎収縮期雑音，肺動脈弁閉鎖不全症に伴う第II肋間胸骨左縁での拡張早期雑音（Graham Steell雑音），II音肺動脈成分の亢進，III音，IV音を聴取することがある．ただし，重症肺気腫患者では心音の聴診や心臓の触診が困難になる．

表1　慢性肺性心を来す原因別の分類

1. 気道および肺胞の空気通過を一次性に障害する疾患
    1) 慢性気管支炎
    2) 気管支喘息
    3) 肺気腫
    4) 肺線維症
        a) 肺結核
        b) 塵肺症
        c) 気管支拡張症
        d) その他の肺感染症
        e) 放射線照射
        f) mucoviscidosis
    5) 肺肉芽腫および浸潤
        a) サルコイドーシス
        b) 慢性汎発性間質線維症
        c) ベリリウム肺
        d) 好酸球性肉芽腫あるいは組織球症
        e) 悪性腫瘍浸潤
        f) 強皮症
        g) 全身性エリテマトーデス
        h) 皮膚筋炎
        i) 肺胞微石症
    6) 肺切除
    7) 肺の先天性嚢胞性疾患
    8) 高所低酸素症
2. 胸郭の運動を一次性に障害する疾患
    1) 胸郭後側彎症および他の胸郭変形
    2) 胸郭形成術
    3) 胸膜線維症
    4) 慢性の筋肉-神経萎縮（例：急性脊髄前角炎）
    5) 肺胞低換気を伴う肥満症
    6) 特発性肺胞低換気症
3. 肺血管を一次性に障害する疾患
    1) 動脈壁の一次性障害
        a) 特発性および家族性肺動脈性肺高血圧症
        b) 結節性多発性動脈炎
        c) その他の動脈炎
    2) 血栓性疾患
        a) 一次性肺血栓症
        b) 鎌状赤血球貧血
    3) 塞栓症
        a) 慢性肺血栓塞栓症
        b) 住血吸虫症（ビルハルツ住血吸虫症）
        c) 腫瘍塞栓
        d) その他の塞栓症
    4) 縦隔腫瘍，動脈瘤，肉芽腫あるいは線維症による主肺動脈・静脈の圧迫

3. 必要な検査・所見の評価

a. 血液検査

慢性的な低酸素血症に伴う多血症や，右室右房負荷を反映し脳性ナトリウム利尿ペプチド（BNP）や心房性ナトリウム利尿ペプチド（ANP）が上昇する．また，右心不全を来せばうっ血肝による肝機能異常が認められる．

b. 胸部X線

基礎疾患による異常所見に加えて，両側主肺動脈，右肺動脈下行枝，心陰影の右第2弓，左第2弓，第4弓，上大静脈の拡大がみられる．側面像では右室拡大による後胸骨腔の狭小化がみられることがある．しかし，肺気腫では肺の過膨張により心陰影の拡大が目立たないことも多い．

c. 心電図

右室肥大や右房負荷に伴う所見がみられ，簡便かつ非侵襲的ではあるものの，軽症例における感度は必ずしも高くないことより，慢性肺性心の早期検出には適さない．

d. 心臓超音波検査

非観血的な肺高血圧の評価に有用である．Bモード断層法で右室や右房の拡張と，高度肺高血圧では心室中隔の左室側への偏位が認められる．また，ドプラ法にて三尖弁逆流速度を計測し，肺動脈収縮期圧が推定できる．右心不全例では，さらに肝静脈，下大静脈の拡張，呼吸性変動の減弱を認める．

e. 胸部CT

肺実質の変化だけでなく，造影剤を使用することで慢性肺血栓塞栓症の肺動脈内器質化血栓も観察可能である．

f. MRI

右室の肥大や拡張，右房の拡張，肺動脈の拡張といった形態変化だけでなく，右室容積や右室自由壁心筋重量を算出可能である．さらに，シネMRIにより右室壁運動も観察でき右室機能評価にも有用である．

g. 右心カテーテル検査

Swan-Ganzカテーテルを用いて肺動脈圧，

肺動脈楔入圧，右室圧，右房圧，心拍出量を測定する．侵襲的検査ではあるが，正確な血行動態の評価には不可欠である．

【鑑別診断】

僧帽弁狭窄症や拡張型心筋症といった左心系に由来する心疾患に伴う肺高血圧，および先天性短絡性心疾患に伴う肺高血圧との鑑別が大切である．

【治療方針】

慢性肺性心では，表1に示した基礎疾患に対する治療が優先される．各基礎疾患に対する治療の詳細は関連項に譲る．急性増悪期には，気道感染，気道閉塞，低酸素血症などの増悪の原因を，可能な限り速やかに改善を図る．

【治療法】

1. 薬物療法

気道感染には適切な抗生物質や去痰薬を，気道狭窄にはキサンチン薬やβ刺激薬といった気管支拡張薬を，気道浮腫には必要に応じてステロイド薬などを用いて対処する．

利尿薬は慢性肺性心による右心不全の改善目的で用いられる．しかし，利尿薬による右室前負荷の過度の低下は心拍出量を減少させ，低血圧や全身倦怠感の増悪につながることより避けなければならない．また，換気抑制を来す代謝性アルカローシスの出現にも注意が必要である．

ジギタリスは右室心筋の収縮力を増強させるが，同時に肺血管に対しては収縮作用をもつ．左心機能が正常に保たれている慢性肺性心に対しては，安静時や運動時の右心拍出量や運動耐容能を改善しない．そのことから，左心不全や不整脈，頻脈合併例を除き，慢性肺性心に対するジギタリスの使用を推奨するだけのデータは示されていない．

血管拡張薬は主に肺動脈性肺高血圧症に対して使用され（詳細は別項に譲る），慢性肺疾患に伴う肺高血圧に対し短期効果は認められるが長期効果については不明であり，有効性については確立されていない．

a. 右心不全に対する治療

処方例 下記の，1），2）または1），2），3）または1），2），4）を組み合わせて用いる．

1）ラシックス錠　20～80 mg/日　分1～2　朝（昼）
2）アルダクトンA錠（25 mg）　1～2錠　分1～2　朝（昼）
3）ジゴシン錠（0.125 mg）　1～2錠　分1
4）ドブトレックス注（100 mg/5 mL/A）　1～5 μg/kg/分　持続静注

b. 基礎疾患に対する治療

処方例 以下の薬剤を適宜組み合わせて用いる．

気管支拡張薬として
スピリーバ吸入カプセル（18 μg）　1カプセル　分1　朝
去痰薬として
クリアナール錠（200 mg）　6錠　分3
抗生物質として
クラリス錠（200 mg）　2錠　分2　朝夕

2. 非薬物療法

酸素療法としてCO_2ナルコーシスに注意しながら0.5～1.0 L/分といった低流量から開始する．

長期酸素療法は，低酸素血症を示す慢性閉塞性肺疾患の肺動脈圧を低下し予後を改善することが示されている．ただし，慢性閉塞性肺疾患では酸素投与によりCO_2ナルコーシスが生じることがあるため，低流量から開始し十分な注意が必要である．高炭酸ガス血症を伴う低酸素血症の場合には非侵襲的陽圧換気（NIPPV）など換気補助療法を考慮する．

■ 専門医へのコンサルテーション

- 慢性肺性心を来した原因疾患により治療法が異なるため，判断に迷う場合には専門医へコンサルテーションが必要．

■ 患者説明のポイント

- いかなる基礎疾患による肺性心に対しても禁煙を徹底する．

- 右心不全への進展を防ぐためには水分や塩分の過剰摂取や呼吸器感染を避ける．

肺動脈性肺高血圧症
Primary arterial hypertension（PAH）

瀧原圭子　大阪大学教授・保健センター/循環器内科学

【概念】
かつて原因不明の肺高血圧症として，原発性肺高血圧症（primary pulmonary hypertension；PPH）と呼ばれていたが，現在広く使用されている肺高血圧症分類（Dana Point 分類；2008年）では，肺動脈性肺高血圧症（primary arterial hypertension；PAH）として包括され，保険病名としても PAH が使用されている．

【病態】
Dana Point 分類に基づく PAH には，1.1. 特発性肺動脈性肺高血圧症（Idiopathic PAH；IPAH），1.2. 遺伝性肺動脈性肺高血圧症（Heritable PAH；HPAH），1.3. 薬物および毒物誘発性，1.4. 他の疾患に関連するものとして，結合組織病や HIV 感染症，門脈圧亢進症，先天性心疾患などが挙げられ，1.5. 新生児遷延性肺高血圧症，がある．PAH の中心となるのは IPAH や HPAH であり，遺伝子変異を伴うものが含まれている．発症に関与する遺伝子異常として，セロトニントランスポーター遺伝子多型や bone morphogenetic protein type 2 receptor（BMPR2）遺伝子変異が報告されているが，これら遺伝子異常の疾患浸透率は低く，発症には低酸素や炎症など Multiple Hits が必要であると考えられている．

【診断のポイント】
PAH では労作時呼吸困難，易疲労感，胸痛，動悸などを認めるが，特異的な症状はなく，いわゆる心不全の症状と区別することはできない．また，発症初期は一般的に無症状であり，症状が出現した時にはかなり進行していることが多いため，家族歴があるようなハイリスク患者においては，心エコー検査などにより定期的なスクリーニングを実施することが望ましい．右心カテーテル検査による安静時平均肺動脈圧 25 mmHg 以上，かつ肺動脈楔入圧 15 mmHg 以下が PAH の診断基準である．

【鑑別診断】
IPAH や HPAH の確定診断のためには，二次的に PAH を来す先天性心疾患や膠原病，門脈圧亢進症，薬剤性などさまざまな疾患の鑑別診断が重要である．その他，Dana Point 分類の他のカテゴリーに属する心疾患，肺疾患あるいは低酸素に由来する肺高血圧症，慢性血栓塞栓性肺高血圧症などを除外することが重要である．これらの除外診断には一般血液検査に加えて各種抗体検査，肝機能検査，血液ガスなど，さらには胸部 X 線，心エコー検査，肺血流シンチグラフィーの実施，最終的には右心カテーテル検査が必要である．

【治療方針】
かつて肺高血圧症の5年生存率は35％前後であり，極めて予後不良の疾患といわれていたが，治療薬の著しい進歩に伴い，早期に適切な治療を開始することにより生命予後の改善が期待され，内科的治療でコントロール可能な疾患として近年変貌を遂げている．プロスタノイド，エンドセリン受容体拮抗薬および PDE-5 阻害薬に分類される薬剤が治療の中心となっている．単剤治療で臨床反応が不十分な場合に，作用機序の異なる治療薬を組み合わせた併用療法が提唱されている．

治療の詳細は Dana Point あるいは ACC，ESC から治療ガイドラインが発表されているので，それらを参照されたい．

【治療法】
1. 薬物療法

処方例 WHO Ⅰ-Ⅲに対して下記の1)～3)の薬剤を適宜組み合わせて用いる.

1) ケアロードLA錠またはベラサスLA錠
 (60 μg) 2～6錠 分2 朝夕
2) トラクリア錠(62.5 mg) 2～4錠 分2 朝夕
 ヴォリブリス錠(2.5 mg) 2～4錠
 分1 朝
3) レバチオ錠(20 mg) 3錠 分3
 アドシルカ錠(20 mg) 2錠 分1 朝

WHO Ⅳの重症例では

4) フローラン注(1.5 mg/V) 0.5～20 ng/kg/分 適宜増減 持続点滴静注

フローランと上記2), 3)の経口薬との併用療法も効果が報告されている

 予後改善効果の十分なエビデンスは乏しいが, PAHの病態に微小血栓の関与が示唆されているためワーファリンの使用や, また, 右心不全に対してジギタリスや利尿薬が使用されることもある.

2. 酸素療法

 PAHでは動脈血酸素分圧は正常であることが多いが, 低酸素性肺血管攣縮に伴う肺高血圧の軽減や, 運動耐容能改善目的に酸素吸入療法が導入される.

3. 外科療法

 肺移植は, あらゆる内科的治療に反応しない, 極めて進行の早いWHO Ⅲ-Ⅳの症例に適応される.

■ 患者説明のポイント

- 喫煙, 妊娠・出産は肺高血圧を悪化させるので禁止する. また, 一部の治療薬については催奇形性が報告されているため, 妊娠可能年齢の患者に対して投与する際には必ず避妊を指導する.
- 厚生労働省の指定する特定疾患治療研究事業対象疾患であり, 申請することにより医療費の補助が受けられる. エビデンスを伴う新しい治療薬はいずれも高値であるため, 患者負担を軽減するためにも申請することが望ましい.

■ 医療スタッフへの指示

- 肺高血圧症は心エコーにて診断できるが, 確定診断のためには右心カテーテル検査を実施する必要がある.
- PAHは進行性の予後不良な疾患であるが, 早期に診断し治療介入することにより生命予後が改善されることが明らかにされている. したがって, 疾患の早期発見のため肺高血圧症を念頭に置いて, 診察・検査を実施することが重要である.

IGAKU-SHOIN's MEDICAL TERMINOLOGY

軽快にして圧巻の見出し語数。
グローバル時代の全医療者に贈る用語辞典の決定版！

医学書院 医学用語辞典
英和・略語・和英

監修

伊藤正男
理化学研究所脳科学総合研究センター特別顧問

井村裕夫
京都大学名誉教授

高久史麿
日本医学会会長

あまねく **網羅** して
すこぶる **軽！快！**

『医学書院 医学大辞典 第2版』から生まれた、頼りになる用語辞典。

医学書院

学会準拠の日本語・欧文表記、略語をすばやく調べられるよう、高い信頼性で定評のある『医学書院 医学大辞典 第2版』収載の用語に最新医学用語を加え、ポケットサイズにまとめた英和・和英辞典。総見出し語数は圧巻の14万語。どこにでも軽快に持ち運べ、論文執筆・閲覧に、WEB検索などに、機動的に使える。

● B6 頁992 2012年 定価4,410円(本体4,200円+税5%) [ISBN978-4-260-00364-3]
消費税率変更の場合、上記定価は税率の差額分変更になります。

医学書院
〒113-8719 東京都文京区本郷1-28-23
[販売部] TEL：03-3817-5657　FAX：03-3815-7804
E-mail：sd@igaku-shoin.co.jp　http://www.igaku-shoin.co.jp　振替：00170-9-96693

携帯サイトはこちら

第17章 妊娠と循環器疾患

心疾患患者の妊娠
Pregnancy in patients with cardiac disease

丹羽公一郎　聖路加国際病院・循環器内科部長
川副泰隆　千葉県循環器病センター・小児科部長

【概説】

　心疾患は，妊娠・出産の経過中に循環動態の変化の影響を受け，病態が大きくかわることがある．このため，心疾患のなかには，妊娠出産がハイリスクと考えられる疾患がある．母体，胎児ともに死亡率が高い場合や重大な合併症が予想される場合は，避妊，妊娠の中断あるいは疾患を治療後に妊娠することが安全と考えられる．妊娠出産を安全に管理するには，産科だけでなく，関連各科の緊密な協力が必要である．

【妊娠中の血行動態】

　妊娠時には，循環動態，血液学的，呼吸機能，内分泌学的，さらに，自律神経学的な変化が生じ，心拍出量，心拍数，不整脈増加，凝固能亢進，大動脈中膜弾性線維の断裂と大動脈拡張が生じる．

　循環血漿量は妊娠4週から増加し，32週に最大となり，その後ほぼ一定か緩やかに増加し，循環血漿量は妊娠前の40〜50%増加する．心拍数は妊娠32週前後でピークに達し，妊娠前の約20%程度の増加を示す．心拍出量も妊娠20〜24週に妊娠前の30〜50%まで増加し，その後は一定値を保つ．大動脈圧と全身血管抵抗は低下する．陣痛に伴う子宮収縮によって，循環血液量が300〜500 mL増加し，心拍出量は15〜25%増加し，心拍数や血圧は上昇する．妊娠前期から中期にかけてヘモグロビンやヘマトクリット，血清アルブミン値が低下し，相対的貧血状態となる．

　妊娠中は，血栓・塞栓症のリスクが高くなる．妊娠中は血管壁の脆弱性が増すため上行大動脈拡大を伴うMarfan症候群などでは，大動脈解離を起こす危険性が高まる．心疾患の妊娠時の管理を適切に行うには，これらの変化(表1)を十分に把握しておく必要がある．

【妊娠の可否の判断】

　心疾患の多くは，妊娠出産が可能であるが，母体に合併症を認め，治療を必要とする病態もあり，流産や低出生体重児の生まれる頻度も高い．ハイリスク疾患あるいは妊娠を避けることが勧められる疾患は，妊娠出産時の血行動態から類推することが可能である．

表1　妊娠出産時の循環生理とその他の変化

1. 血行動態的変化
   全血液量増加：正常時の140〜150%
   心拍出量増加：正常時の140〜150%
   末梢血管拡張，静脈圧上昇
   陣痛：500 mL/回の血管内容量負荷，出産時出血：500〜900 mL
2. 血液学的変化(凝固能亢進，貧血)
3. 呼吸機能の変化(分時換気量増加)
4. 内分泌学的変化(コルチゾール，エストロゲンの増加)
5. 自律神経学的変化(心拍数増加)
6. 大動脈壁変化(弾性線維断裂，大動脈拡張)

表2 妊娠中に厳重な注意を要する，妊娠前の修復手術が必要，あるいは，妊娠を避けることが望ましい心疾患

1. 肺高血圧(特発性肺高血圧，Eisenmenger症候群)
2. 左室流入路流出路狭窄(僧帽弁，大動脈弁高度狭窄，閉塞性肥大型心筋症)
3. 心不全(NYHA心機能分類Ⅲ度以上，左室駆出率：＜35〜40％)，拡張型心筋症
4. Marfan症候群，大動脈拡張疾患(Marfan症候群では大動脈拡張期径：＞40 mm)
5. 機械弁置換術後
6. チアノーゼ型心疾患(特に，酸素飽和度：＜85％)
7. Fontan術後
8. 修復術後の高度遺残，続発病変
9. 虚血性心疾患，川崎病冠動脈瘤/狭窄/心筋梗塞後
10. 頻拍型不整脈の既往
11. 周産期心筋症の既往

表3 心疾患の妊娠出産で起こりうる母体，胎児合併症と注意点

母体
1. 心不全
2. 不整脈(上室性頻拍，心室頻拍)
3. 血栓，塞栓，出血(機械弁，奇異性血栓，肺血栓)
4. 高血圧
5. 大動脈瘤(Marfan症候群，大動脈縮窄，大動脈二尖弁)
6. チアノーゼ増悪
7. 感染性心内膜炎

胎児
1. 流早産，死産，低出生体重児(低酸素，低心拍出量に起因)
2. 薬物の催奇形性と副作用
3. 心疾患の再発

これらの疾患には，
①肺血管抵抗が非可逆性なため，出産時の血行動態変化に対応できないことが多い肺高血圧疾患，
②血管壁の脆弱性が増し解離の危険が高まる大動脈瘤，拡張を伴う疾患，
③低酸素血症のため胎児の発育が阻害されるチアノーゼ残存疾患，
④心拍出量の増加に対応できない高度左室流出路狭窄，
⑤容量負荷，血行動態変化に対応できない心不全，
⑥不整脈，血栓を生じやすいFontan術後，
⑦凝固能亢進とワルファリン管理の難しい機械弁置換術後，
⑧修復術後の高度遺残，続発病変，
⑨心筋梗塞の発症の予防が必要な川崎病冠動脈狭窄病変，
⑩妊娠中の再発が予想される頻拍型不整脈の既往，

などがある(**表2**)．ハイリスク疾患では，母体だけではなく胎児もハイリスクである．

【妊娠中の管理】

心疾患女性は，妊娠中に合併症を併発して，治療を必要とすることがある．心疾患女性の妊娠出産時に認められる主要母体合併症は，心疾患，病態により異なるが，心不全，不整脈，血栓塞栓，出血，高血圧，大動脈解離，チアノーゼ増強，感染性心内膜炎などである(**表3**)．

多くの疾患では，妊娠出産の適応があるが，これらの合併症の予防，早期治療が必要である．しかしながら，心疾患は多彩であり，それぞれの心疾患に特有の病態変化を伴い，妊娠出産中の合併症，注意点が異なることも少なくない．このため，疾患別の対応を理解しておくことも必要である．

治療薬剤投与は，母体だけではなく胎児への影響を考慮する必要がある．胎児に対しての安全性が確立していない薬剤が多く，妊娠6〜13週は，催奇形性を考慮して可能な限り薬剤投与は避けることが望ましい．流産，低出生体重児，死産も，胎児の大きな合併症である．低用量アスピリンは，14週以降，胎児に安全とする報告が多いが，高用量アスピリンは，動脈管閉塞を生じる可能性があり，投与を避けるべきである．中等度リスク以上の疾患で妊娠出産を安全に進めるには，産科医，循環器科医，循環器小児科医，麻酔科医，新生児科医，看護師などの専門チームの緊密な協力と妊娠前カウンセリングが推奨される．

心不全，不整脈などの合併症のため母体の病態が悪化した場合には，妊娠中断（中絶ないし早期娩出）を考慮することがある．30週以降であれば，児の正常な発育の可能性が高く，出産を考慮する．一方，1,000g未満（超低出生体重児）もしくは妊娠28週未満の超早産児の予後は，周産期医療の発達した現在でも良好ではない．ハイリスク疾患で，心臓手術での修復が可能な場合は，妊娠前の手術が勧められる．手術後6か月以上経てば，心機能は回復して，妊娠・出産のリスクは低下する．

心疾患は妊娠中に，自律神経機能の低下，有意な不整脈を認め，不整脈治療を要することがある．徐脈型不整脈に対するペースメーカ装着後の妊娠は安全である．頻拍型不整脈は，流死産を誘発するため，緊急治療を要する．多くの抗不整脈薬は，胎児への安全性が確立していないが，妊娠中の電気的除細動は，安全とされている．

妊娠中の容量負荷や頻脈は心不全増悪因子である．特に，NYHA心機能分類Ⅲ度以上，心機能低下例（体心室駆出率40%以下）は，心不全や不整脈を起こしやすく，早期産および胎児発育遅延の頻度が高い．ACE阻害薬/ARBは，胎児奇形/合併症を生じるため妊娠中の投与を避けることが望ましい．利尿薬は胎盤血流障害を来すため慎重に投与する．

妊娠高血圧症候群（妊娠中毒症）

Gestational hypertension（*Gestosis*）

片山富博　よつばウィメンズクリニック・院長

【概念】

妊娠高血圧症候群（pregnancy induced hypertension；PIH）（表1）の発症頻度は全妊婦の3～4%を占め，産科領域における代表的疾患の1つである．本症は，高血圧を主体とし蛋白尿を来す疾患であるが，病因には不明な点も多い．重症化により，肝機能障害，凝固線溶系の異常，呼吸循環障害および中枢神経系の異常を含め，致死的な多臓器障害も惹起される．そのため母児双方の予後改善のためには，本症の病態と適切な対処法について理解することは重要である．

【成因および病態】

妊娠高血圧症候群は，妊娠負荷に対する恒常性の維持機構が破綻し，適応不全を起こした状態であると考えられている．その成因については多方面から検討されており，血管内皮障害，血管攣縮，凝固異常，血小板・好中球の活性化などによる末梢循環不全であるという考え方が主流である．しかしながら，これらの因子は，単独ではなく互いに影響しながら病態を悪化・進展させ最終的に妊娠高血圧症候群の病態を完成すると考えられている．

【疫学】

妊娠高血圧症候群発症危険因子として，初産婦，妊娠高血圧症候群や子癇の家族歴を有する妊婦，高齢妊婦，若年妊婦，肥満妊婦，多胎妊娠，および糖尿病，本態性高血圧，慢性腎炎合併妊娠などが報告されている．

【診断】

1．血圧測定

座位安静数分後，前腕を第4肋間の高さに保持し，拡張期血圧はコロトコフⅤ音を記録する．仰臥位での測定は，妊娠子宮の下大静脈への圧迫により低血圧となったり，逆に腹部大動脈への圧迫により高血圧となることがある．初診時には両腕での血圧を測定する．自動血圧計を使用する場合には，当面はスクリーニングとして使用し，異常値を示す場合には水銀血圧計で再度測定を行うことが望ましい．

2．蛋白尿

24時間蓄尿法にて300mg/dL以上の蛋白尿を認めるものと定義する．なお，試験紙法

表1 妊娠高血圧症候群の定義・分類

1. 名称
   従来"妊娠中毒症"と称した病態は妊娠高血圧症候群(pregnancy induced hypertension；PIH)との名称に改める．
2. 定義
   妊娠20週以降，分娩後12週までに高血圧がみられる場合，または高血圧に蛋白尿を伴う場合のいずれかで，かつこれらの症状が単なる妊娠の偶発合併症によるものではないものをいう．
3-1. 病型分類
   ・妊娠高血圧腎症(preeclampsia)
     妊娠20週以降に初めて高血圧が発症し，かつ蛋白尿をと伴うもので分娩後12週までに正常に復する場合をいう．
   ・妊娠高血圧(gestational hypertension)
     妊娠20週以降に初めて高血圧が発症し，分娩後12週までに正常に復する場合をいう．
   ・加重型妊娠高血圧症候群(superimposed preeclampsia)
     (1) 高血圧症(chronic hypertension)が妊娠前あるいは妊娠20週までに存在し妊娠20週以降蛋白尿を伴う場合．
     (2) 高血圧と蛋白尿が妊娠前あるいは妊娠20週までに存在し，妊娠20週以降，何れか，または両症状が増悪する場合．
     (3) 蛋白尿のみを呈する腎疾患が妊娠前あるいは妊娠20週までに存在し，妊娠20週以降に高血圧が発症する場合をいう．
   ・子癇(eclampsia)
     妊娠20週以降に初めて痙攣発作を起こし，てんかんや二次性痙攣が否定されるもの．
     痙攣発症の起こった時期により，妊娠子癇・分娩子癇・産褥子癇と称する．
3-2. 症候による亜分類：
   ・重症，軽症の病型を高血圧，蛋白尿の程度によって分類する．
     軽症：血圧：次のいずれかに該当する場合．
             収縮期血圧　140 mmHg 以上，160 mmHg 未満の場合．
             拡張期血圧　90 mmHg 以上，110 mmHg 未満の場合．
         蛋白尿：≧300 mg/日，＜2 g/日
     重症：血圧：次のいずれかに該当する場合．
             収納期血圧　160 mmHg 以上の場合．
             拡張期血圧　110 mmHg 以上の場合．
         蛋白尿：蛋白尿が2 g/日以上のときは蛋白尿重症とする．
             なお，随時尿を用いた試験紙法による尿中蛋白の半定量は24時間蓄尿検体用いた定量法との相関性が悪いため，蛋白尿の重症度の判定は24時間尿を用いた定量によることを原則とする．随時尿を用いた試験紙法による成績しか得られない場合は，複数回の新鮮尿検体で，連続して3+以上(300 mg/dL 以上)の陽性と判定される時に蛋白尿重症とみなす．
   ・発症時期による病型分類
     妊娠32週未満に発症するものを早発型(EO；early onset type)，妊娠32週以降に発症するものを遅発型(LO；late onset type)とする．
[付記]
  1) 妊娠蛋白尿(gestational proteinuria)：妊娠20週以降に初めて蛋白尿が指摘され，分娩後12週までに消失した場合をいうが，病型分類には含めない．
  2) 高血圧症(chronic hypertension)：高血圧症は，病型分類には含めないが，妊娠高血圧腎症(preeclampsia)を併発しやすく，妊娠高血圧症候群(pregnancy induced hypertension)と同様の厳重な管理が求められる．
  3) 下記の疾患は必ずしも"妊娠中毒症"に起因するものではないが，かなり深い因果関係があり，また重篤な疾患であるので注意を喚起する意味で[付記]として取り上げることにした．しかし，"妊娠中毒症"の病型分類には含めない．肺水腫・脳出血・常位胎盤早期剥離およびHELLP症候群．
  4) 症状の記載は従来通り高血圧 h，H，蛋白尿 p，P，子癇 C(軽症は小文字，重症は大文字)などの略語を用い，さらに加重型は S(superimposed type)，早発型：EO(early onset)，遅発型：LO(late onset)を記入する．

(日本産科婦人科学会，2005)

によるスクリーニング検査しかできない場合には，尿路感染症のないことを確認し，腟分泌物の混入がないように採取した複数回の新鮮尿検体で，連続して1+以上（30 mg/dL 以上）の陽性と判定されるときに蛋白尿陽性とみなす．

【妊娠管理】
1．外来管理
　初診時に，家族歴，既往歴，妊娠分娩歴，生活習慣などを問診後，肥満度，血圧測定，尿蛋白検査を行い，ハイリスク群のスクリーニングを行う．ハイリスク群や軽症例に対しては，発症予防や症状の悪化を防止するための生活指導を行う．また，超音波断層法により胎児発育を検討し，超音波パルスドプラー法，NSTにより胎児状態を把握する．外来での妊娠高血圧症候群妊婦の管理は，母体および胎児の症状悪化を早期に発見することが中心となる．そのため，発症例では検診の間隔を狭め，重症例や子宮内胎児発育遅延（IUGR）を合併した場合には，ただちに入院管理，早発型では軽症例でも入院管理を考慮する．

2．入院管理
a．母体管理
　血圧・脈拍，尿蛋白定量，一般検血，生化学検査，および凝固線溶系検査などの経時的測定を行い母体の全身状態を精査する．血液一般検査では，血液濃縮のため平均赤血球容積が低下するにもかかわらず，Hb，Htが上昇し，血小板数は重症化に伴い低下する．生化学検査では，血中総蛋白，アルブミン値が，尿中排泄や血管外漏出のため低下し，尿酸値も重症化に伴い上昇する．慢性DICを合併するため，APTT，PT，フィブリノゲン，FDP，Dダイマー，TAT，ATⅢなどの検査を行う．また，肺水腫，胸水貯留，心不全の有無検索のため，心電図や胸部縁撮影，高血圧持続期間の把握のため眼底検査を行う．

b．胎児管理
　胎盤機能低下によるIUGR，羊水過少症，および胎児仮死を合併するため胎児状態の把握を行う．児頭大横径（BPD），頭部周囲長（HO），躯幹径（APTD，TTD），前部横断面積（FTA），腹部周囲長（AO），大腿骨長（FL）などを用い胎児発育を評価する．
　各パラメーターを経時的に観察し，その傾きを標準発育曲線と比較する．妊娠高血圧症候群に合併するIUGRの多くは，妊娠中期以降のhypertrophic cell growth の時期に障害を受ける．そのため，臨床的には，身長，頭部の発育は正常範囲であるが，躯幹の発育は遅延し痩せた体型を示すことが多い（asymmetrical IUGR）．しかしながら，早発型では妊娠早期からの障害が起こりsymmetrical IUGR となることもある．
　超音波パルスドプラー法による血流計測では，IUGR児では慢性的な低酸素血症，アシデミアなどのストレスにより，脳，心臓などの重要臓器の血管抵抗を減少させ血流供給の配分を変化させている（brain sparing effect）．低酸素症が形成される初期段階では，臍帯血 PO_2 と胎児中大脳動脈（MCA）PI値は正の相関を示す．しかし，アシデミアが進行すると脳浮腫により脳圧は亢進し拡張期血流が低下するため MCA-PI 値は逆に上昇する．
　臍帯動脈（UA）PI値は，主に胎盤血管床の血管抵抗を反映しにIUGR児では上昇することが多い．児の状態が悪化するとUAの拡張末期血流の途絶，逆流を認めることがある．母体子宮動脈（UTA）血流波形は子宮胎盤循環の血管抵抗を反映しており，UTA-PI値の上昇，収縮期から拡張期への移行時に notch を認めることがある．

【治療法】
　妊娠高血圧症候群の根治的治療はターミネーションであるが，早発型，特に28週未満に発症した症例では，妊娠期間の延長により児の予後改善が期待できるため待機的治療を行う．

1. 安静

 安静により，交感神経の緊張緩和，妊娠子宮による下行大動脈の圧迫解除が起こり，子宮・腎血流量は増加し，血圧は低下する．

2. 食事療法

 妊娠高血圧症候群発症予防，重症化予防のためには適切な体重管理が必要である．塩分摂取に関しては，妊娠高血圧症候群発症には地域差があり，塩分摂取が多い地域ほど発症率が高いことより，塩分制限が食事療法の基本と考えられてきた．しかしながら，最近の報告では，妊娠高血圧症候群に対する塩分制限の効果は否定的なものが多い．循環血漿量が減少している妊娠高血圧症候群妊婦では，塩分制限によりさらに循環血漿量を減少させてしまう可能性も指摘されている．

 1981年の日本産科婦人科学会栄養代謝問題委員会では，軽症妊娠高血圧症候群では7g以下，重症では3g未満に塩分制限すべきとしている．1998年の改訂により，妊娠高血圧症候群の予防には10g/日以下，発症後は重症度にかかわらず7～8g/日程度へと変更された．水分摂取については，妊娠高血圧症候群妊婦では循環血漿量の減少を認めるため，極端な制限は行わない．

3. 薬物療法

a. 降圧薬

 重症例では安静および食事療法は無効なことが多く，降圧薬投与を必要とすることが多い．拡張期血圧が100 mmHg以上になれば降圧薬の投与を考慮し，110 mmHg以上の場合には積極的に降圧を図る．降圧の目標は，収縮期血圧140～150 mmHg，拡張期血圧90～100 mmHgとし，平均動脈圧の低下は20％以内にとどめ，急激な血圧の低下を避ける．

 降圧薬初回投与時や薬剤増量時には，血圧の変動により胎児仮死を惹起させる可能性があるためNSTにより胎児状態を把握する．また，降圧薬の多くは妊婦への投薬は避けることが明記されているため，投与の際には十分な説明を行い同意を得る．

① ヒドララジン

 細動脈平滑筋を弛緩させることにより血管抵抗を減少させる．副作用に動悸，頭痛，顆粒球減少，血小板減少などや，200 mg/日以上を長期に使用した場合にリウマチ様症状やSLE様症状をみることがある．

② メチルドパ

 中枢性に交感神経を抑制することにより末梢血管抵抗の減弱を来す．副作用として傾眠，抑うつ，肝障害が報告され，また，長期投与によりIUGRの報告例もみられる．ヒドララジンとともに妊娠中の高血圧症に対する第一選択薬である．

③ α, β遮断薬

 α, β遮断薬は，心拍出量にほとんど影響を与えず末梢血管抵抗を減弱させ血圧を低下させる．α遮断による反射性頻脈や，血漿レニン活性の低下はβ遮断により抑制され，逆にβ遮断による糖代謝，脂質代謝への影響はα遮断により抑制されるため，副作用は比較的少ない．

④ Ca拮抗薬

 本剤は細胞内へのCaの流入を阻止することにより血管平滑筋の収縮性を減弱させる．強力な降圧作用を有するため少量投与から開始する．

b. 硫酸マグネシウム（MgSO$_4$）

 子癇の治療とともに重症例の子癇発作の予防に用いる．マグネシウムは，中枢神経系を抑制するとともに，神経筋接合部におけるアセチルコリンの放出を抑制することにより，終板電位の発生を減少させ平滑筋を弛緩させる．マグネシウムの血中治療域は4～8 mEq/Lであり，血中マグネシウム濃度をモニターしながら投与することが望ましい．副作用には，顔面紅潮，口渇感，倦怠感，目のかすみ，悪心・嘔吐などがあり，投与中の中毒症状早期発見のため，膝蓋腱反射，呼吸抑制の有無に留意する．

c．アンチトロンビン（ATⅢ）

　妊娠高血圧症候群は血液凝固亢進状態であり，微小血栓形成の抑制と血小板凝集抑制を目的にATⅢを投与することがある．

妊娠と循環器治療薬
Cardiovascular drug and pregnancy

村﨑かがり　東京女子医科大学講師・循環器内科

【妊娠中の循環器治療薬基本戦略】

　妊娠中に薬物治療を要する場合，母体への影響だけでなく胎児への影響について十分注意が必要である．

　薬物の胎児への有害作用は受精前から妊娠27日までは無影響期と考えられる．妊娠28〜50日（絶対過敏期）は，催奇形性の危険が最も高い時期である．妊娠51〜112日（相対過敏期，比較過敏期）は，胎児の重要な臓器の形成は一部を残してほぼ終了しているが，なお催奇形性のある薬物の投与はなお慎重であったほうがよい時期である．妊娠113日から分娩まで（潜在過敏期）は，器官形成が終了しているため，催奇形性の危険はほぼなくなる．しかし，母体に投与した薬物が胎盤を通過することにより胎児の機能的発育への影響，発育の抑制，胎児循環不全などの有害作用が起こる可能性がある．

　実際に，薬物治療を行う際，まず参考にするのは添付文書である．しかし，実際に人での胎児へのリスクや催奇形性が明らかになっている薬はむしろ少数で，「安全性が確立されていない」というものも多数ある．多くの薬剤の効果を確認する試験では妊娠中，あるいは妊娠の可能性のある婦人は除外されており，安全性を確立するほどのdataがないためである．

　現時点では，添付文書の記載を参考にせざるを得ないが，添付文書では安全とされているもののほうがむしろ少ない．このため本項で

表1　米国 Food and Drug Administration（FDA）による薬剤の催奇形性カテゴリー

A	適切な対照との比較研究によって，妊娠中のいかなる時期にも胎児に対する危険性を証明できなかった．
B	動物実験では胎児に対するリスクがないことが判明しているが，ヒト妊婦の適切な対照との比較研究によって確認されていない．あるいは，動物ではリスクがあることが判明していても，ヒトでは適切な対照との比較研究によって否定されている．
C	動物実験では胎児に対するリスクがあることが判明しているが，ヒト妊婦の適切な対照との比較研究によって確認されていない．または動物の検討もなく，ヒト妊婦では適切な対照との比較研究によって確認されていない．
D	妊婦の適切な対照との比較研究，または観察研究によって胎児にリスクがあることが確認されている．しかし，治療上の有益性が不利益に勝る，例えば生命を脅かすような状況や深刻な疾病を回避するための，安全な代替薬が使用できない，あるいは効果を示さない場合は使用が受け入れられる．
X	動物，またはヒト妊婦の適切で，対照との比較研究，または観察研究によって胎児に異常やリスクがあることが確認されている．妊娠中あるいは妊娠を希望する女性に対する投与は禁忌である．

は，米国FDA（表1）によるカテゴリーも参考に記載する．FDA薬剤胎児危険度分類基準は，アメリカのFDAによる胎児に対する薬の危険度を示す評価基準です．A，B，C，D，Xの5段階のカテゴリーからなり，Aのほぼ安全からXの絶対禁忌まで危険度に準じた分類がされている．

　実際にヒトでの催奇形性が確認されている医薬品は少ない．にもかかわらず，薬物療法によるリスクを過剰に心配することは，医療者側ではでは必要な薬物治療を控え，患者側では自己判断により服薬を中止し母体の健康状態が悪化し，そのため胎児に悪影響を及ぼすことも考えられる．さらに慢性疾患があり投薬治療を必要とするために，妊娠を諦めてしまう可能性もある．このため，わが国では現在厚生労働省事業として「妊娠と薬情報セ

表2　心不全　降圧治療に必要な薬剤

薬品（商品名）	日本	FDA
強心薬 　ジゴキシン	治療上の有益性が危険性を上回ると判断される場合にのみ投与	C
利尿剤 　サイアザイド 　　トリクロルメチアジド（フルイトラン） 　　ヒドロクロロチアジド（ダイクロトライド） 　ループ 　　フロセミド（ラシックス） 　その他 　　スピロノラクトン（アルダクトンA）	すべて治療上の有益性が危険性を上回ると判断される場合にのみ投与	D D D C D（妊娠高血圧症候群に使用する際）
血管拡張薬 　硝酸薬 　　ニトログリセリン（ミリスロール） 　　硝酸イソソルビド（ニトロール） 　　ヒドララジン（アプレゾリン）	すべて 治療上の有益性が危険性を上回ると判断される場合にのみ投与	 B C C
β遮断薬 　カルベジロール（アーチスト） 　メトプロロール（セロケン） 　プロプラノロール（インデラル） 　アテノロール（テノーミン）	 妊婦又は妊娠している可能性のある婦人には投与しないこと． 妊婦又は妊娠している可能性のある婦人には，緊急やむを得ない場合以外は投与しないことが望ましい． 妊婦又は妊娠している可能性のある婦人には，治療上の有益性が危険性を上回ると判断される場合にのみ投与	 C C C D
ACE阻害薬 　カプトプリル（カプトリル） 　エナラプリル（レニベース） 　トランドラプリル（オドリック） ARB 　ロサルタン（ニューロタン） 　カンデサルタン（ブロプレス） 　バルサルタン（ディオバン） 　テルミサルタン（ミカルディス） 　オルメサルタン（オルメテック）	すべて 妊婦又は妊娠している可能性のある婦人には投与しないこと	すべて C（第一三半期） D（第二，三　三半期） 妊娠が判明した時点での中止を推奨
カルシウム拮抗薬 　ジルチアゼム（ヘルベッサー） 　ニフェジピン（アダラート） 　ベラパミル（ワソラン） 　アムロジピン（ノルバスク）	すべて 妊婦又は妊娠している可能性のある婦人には投与しないこと．	すべて C
α遮断薬 　プラゾシン（ミニプレス） 　ドキサゾシン（カルデナリン） 　ブナゾシン（デタントール）	すべて 治療上の有益性が危険性を上まわると判断される場合にのみ投与	 C C

ンター」http://www.ncchd.go.jp/kusuri/index.html が設置され，個別の相談・調査業務を実施している．

本項では紙面の都合上，抗不整脈薬と心不全，降圧治療に必要な薬剤について記載する．抗凝固薬については次項に記載する．

【抗不整脈薬】

妊娠中に安全性が確認されている抗不整脈薬は少なく，抗不整脈薬の投与は慎重に行われなければならない．大多数の抗不整脈薬は，わが国の添付文書上は治療上の有益性が危険を上回ると判断される場合にのみ投与とされており，FDAのカテゴリーではCが多い．

I群薬のなかではリドカイン，プロカインアミド，キニジンがカテゴリーCである．β遮断剤は比較的安全（カテゴリーB，C）と考えられているが，アテノロールは妊娠早期の投与で早産，あるいは発達遅延に関連するとされFDAカテゴリーDである．III群薬では，アミオダロンもFDAカテゴリーDであるが，ソタロールはBである．IV群薬であるカルシウム拮抗薬であるベラパミル，ジルチアゼムはカテゴリーCである．

非薬物治療として，妊娠中の直流除細動（DC）は安全とされている．

【心不全，降圧治療に必要な薬剤】

妊娠10週頃から循環血漿量は増加し，32週で最大となる．通常，妊娠前の40～50％増加するとされており，容量負荷の状態となる．このため利尿薬の投与を要する場合が多いが，母胎にとっての良好な循環血漿量が，胎児にとっては良好ではなく，むしろ胎盤循環を低下させてしまうことに留意する必要がある．

表2に主な薬剤の日本での添付文書の記載とFDAのカテゴリーを記載した．

強心薬については表3に記載した．

■ 専門医へのコンサルテーション

- 元々循環器疾患を持っているため投薬を受けている場合が多いと考えられ，できるだけ早期にコンサルトを開始する．

■ 患者説明のポイント

- 循環器疾患があり投薬治療を必要としている方は，妊娠を諦めてしまう前にまずは主治医に相談していただく．
- 薬物療法を継続する必要がある場合，薬物療法によるリスクを過剰に心配したあまり，自己判断により服薬を中止することは母子ともに望ましくない結果につながる可能性があることをよく説明し，理解していただく．

■ 医療スタッフへの指示

- 必要な治療がきちんと継続されているかを確認する．
- 不安に感じている点を抽出する．

表3 強心薬

薬品（商品名）	日本	FDA
PDE III 阻害薬 ミルリノン（ミルリーラ）	治療上の有益性が危険性を上回ると判断される場合にのみ投与すること［妊娠中の投与に関する安全性は確立していない］	C
ドパミン	治療上の有益性が危険性を上回ると判断される場合にのみ投与すること［妊娠中の投与に関する安全性は確立していない］	C
ドブタミン	治療上の有益性が危険性を上回ると判断される場合にのみ投与すること［妊娠中の投与に関する安全性は確立していない］	B
カルペリチド（ハンプ）	治療上の有益性が危険性を上回ると判断される場合にのみ投与すること［妊娠中の投与に関する安全性は確立していない］	

妊娠と抗凝固療法
Anticoagulant therapy and pregnancy

村崎かがり　東京女子医科大学講師・循環器内科

【妊娠中の抗凝固療法による基本戦略】

抗凝固療法を必要とする妊婦は，人工弁置換後，静脈血栓症，その他の3つに分類される．人工弁置換後など生涯にわたって抗凝固療法を必要とする患者にとっては，たとえ合併心疾患がコントロールされている場合でも妊娠はリスクが高いといわざるを得ない．

現時点では，最適な抗血栓療法について明確な勧告を行うには，十分な根拠となるエビデンスが不足している．そのため，妊娠中の適切な抗血栓薬の管理方法は確立していないことを医療者側，妊婦側ともに理解する必要がある．妊娠中の抗凝固療法継続には，母体側，胎児側ともに出血，血栓塞栓症，また，ワルファリン内服による胎児の催奇形性，頭蓋内出血などのリスクが存在する．本邦で妊娠中の血栓塞栓症に対し使用される抗血栓薬は，主としてヘパリン（ヘパリン類似化合物を含む）とワルファリンである．その他の抗凝固薬については妊娠中の使用についての安全性はまだ確立していない．しかし，ヘパリン起因性血小板減少症（HIT）などヘパリンを用いることができない場合など，治療上の有益性がリスクを上回ると判断されている場合は使用を検討する．

【妊娠中の各薬剤への曝露の影響】

1. ワルファリン
a. 催奇形性

ワルファリンは妊娠中，分娩時の母体出血のほか，胎盤を通過することから胎児の先天異常，流早産と胎児の出血を引き起こす可能性をもつとされている．このためわが国では，妊婦または妊娠している可能性のある婦人には禁忌とされている．一方，米国FDAの妊娠時における薬剤使用のカテゴリー（⇒前項，表1参照）では禁忌ではなく，Dとすなわちpositive evidence of riskであるが，潜在的な利益が胎児への危険性より大きい場合にのみ使用することが容認されるとされている．また，催奇形性には用量依存性があり，1日量5mg以下では全体のリスクは低いとされている．

胎児が，子宮内でワルファリンに曝露された際の催奇形性として，軟骨形成不全と中枢神経系の異常が知られている．軟骨形成不全は，骨代謝に関わるビタミンK依存性タンパクであるオステオカルシンがワルファリンにより欠乏することにより起こると考えられており，鼻形成不全，異常顔貌，単頸，低身長などの報告がある．また，中枢神経系の異常は胎児期の出血で起こる二次性のものと考えられており，Dandy-Walker症候群，催奇形の頻度は報告により異なる．欧州で行われた調査では最終月経第1日目から8週間以内のワルファリンの使用では，胎児の異常は報告されていない．

b. 胎児凝固能の低下

ワルファリンは胎盤を通過するため，母体内服中には胎児においても抗凝固作用を示す．さらに，胎児は酵素系とビタミンK依存性凝固因子が未発達のため，母親よりもワルファリンの影響が容易に出現する．特に分娩時には，児の分娩時に受ける外傷による出血が問題となる．

c. 母乳栄養児への影響

わが国では，新生児はビタミンK欠乏状態にあり母乳中のワルファリン濃度が低くとも，新生児の低プロトロンビン血症の誘因になる可能性があるとされている．米国のガイドラインでは，ワルファリン継続はGrade IAの根拠で推奨されている．わが国では，ビタミンKシロップの投与が行われていれば問題ないと考えられる．

2. ヘパリン

ヘパリン/低分子ヘパリンは胎盤を通過しない．このため胎児に対して安全であると考

えられ妊娠中に広く用いられている．ただし，妊娠時においてはヘパリンの用量が非妊娠時に比べて多く必要である．これは，妊娠時におけるヘパリン結合蛋白の増加，循環血漿量の増加，凝固因子の増加，腎臓のクリアランスの問題などによると考えられている．また，ヘパリン/低分子ヘパリンは乳汁中に分泌されないため，授乳は可能である．

a．人工弁置換後における抗凝固効果

人工弁置換患者ではヘパリンによる抗凝固療法を行った場合と，妊娠中を通してワルファリンによる経口抗凝固療法を行った場合の比較による報告では，ヘパリン群で有意に血栓症が多く，かつ出血性合併症が多く，母体死亡も多い．

b．長期ヘパリン使用による問題点

妊娠中の使用は長期間になることが予想されるが，長期ヘパリン療法（1か月以上）により骨粗鬆症が引き起こされることが知られている．また，HITについての注意も必要である．HITを発症した妊婦では，胎盤通過性がなく，未分画ヘパリンとの交差反応が低いダナパロイドナトリウムあるいは，フォンダパリヌクスが選択可能であるが，現時点では少数例の報告のみである．

【治療戦略各論・選び方・使い方】

ヨーロッパでは，人工弁置換後患者ではワルファリンと比し，ヘパリンによる抗凝固療法維持では母体の転帰が不良であること，ワルファリンなどクマリン誘導体による胎芽病のリスクが過大評価されているとの見解から，妊娠期間を通してワルファリン投与が行われることが多い．わが国では以下に示す3つの戦略が考えられる．

① 妊娠期間すべてを通してのワルファリン投与
② 期間によるワルファリンとヘパリンの使い分け
③ 妊娠期間すべてを通してのヘパリンの投与

①は，実際的には分娩時の出血コントロールの観点からも選択することは推奨されない．このため，現実的には②あるいは③を選択することとなる．②，③いずれを選択しても妊娠が判明したときからの対応が必要である．

c．妊娠前からの準備

母体と胎児に対するリスクを知ったうえで妊娠を計画している場合，頻回の妊娠検査を実施し，妊娠した時点でワルファリンをヘパリン（または低分子ヘパリン）に切り替えることを検討する．なるべく早く妊娠を確認できるよう準備することが必要である．妊娠が判明してから妊娠13週ごろまではヘパリンでの抗凝固療法を継続することが推奨される．

d．妊娠14週以降

妊娠第1三半期にはワルファリンを避けヘパリンを用いて抗凝固療法を継続していた場合も，その後の妊娠第2三半期以降，ヘパリンを継続するか，ワルファリンで抗凝固を行うかを選択する．

e．分娩前（33週以降）

分娩時には母子ともに大出血の発生頻度は増加する．このため，妊娠33週以降はワルファリンからヘパリンによる抗凝固療法に切り替える．分娩後，止血が確認されれば，ワルファリンによる長期抗凝固療法を再開する．授乳の際のリスクは，前述の通りである．

■ 専門医へのコンサルテーション

- 元々循環器疾患をもっているため抗凝固療法を受けている場合が多いと考えられる．できるだけ早期にコンサルトを開始する．

■ 患者説明のポイント

- 現時点では，最適な抗血栓療法について明確な勧告を行うには，十分な根拠となるエビデンスが不足しており，妊娠中の適切な抗血栓薬の管理方法は確立していない．これを理解したうえで，主治医と時期を決めた，計画的な妊娠が望ましい．
- 最終月経第1日目から8週間以内のワルファリンの使用では，胎児の異常は報告されていないことを説明し，妊娠がわかった場合，可及的速やかに主治医に報告するよう

指導する.
- 薬物療法によるリスクを過剰に心配したあまり，自己判断により服薬を中止することは母子ともに望ましくない結果につながる可能性があることをよく説明し，理解していただく．

■ 医療スタッフへの指示
- 必要な治療がきちんと継続されているかを確認する．
- 不安に感じている点を抽出する．

心疾患患者の分娩・産褥期の管理

Management of delivery and postpartum in women with heart disease

牧野康男　東京女子医科大学准教授・産婦人科
松田義雄　東京女子医科大学教授・母子総合医療センター

【妊娠・分娩・産褥期における循環動態】

心疾患患者の妊娠・分娩・産褥期の管理を考えるうえで，通常の妊娠・分娩・産褥期における循環動態を理解することが重要である．妊娠中，母体循環血液量は妊娠10週頃より増加し，妊娠30～32週前後で最大となり，非妊娠時に比べ約40～50%増加する．心拍出量は妊娠20～24週に最大30～45%増加する．

陣痛が開始すると，子宮収縮による静脈還流が増加するため，心拍出量は15～20%増加する．産褥期には分娩後2週間で心拍出量は33%減少し，非妊娠時の状態に戻る．

【合併症】

心疾患患者の妊娠に伴う合併症として，特に母体がチアノーゼ性心疾患の場合には，母体側では，肺高血圧，心不全，細菌性心内膜炎ならびに出血・脱水などがある．胎児側では，流産，死産，早産や胎児発育遅延などの頻度が上昇する．

【管理指針】

1. 妊娠に関する相談

日常生活の制限に基づく New York Heart Association (NYHA) 機能分類と，心疾患別の母体死亡率に基づく米国産科婦人科学会の分類(表1)により，妊娠に関する相談を行う．NYHA 機能分類 class II 以下では通常妊娠が許可される．後者の group 3 では，母体死亡率が高いため，妊娠は避ける．

2. 妊娠前の評価

大動脈狭窄症や NYHA class I でも左室駆出率が低下している場合は心機能予備能が低下していると考え，運動負荷試験を行う．Marfan 症候群では大動脈拡張径が 44 mm を超える場合には，妊娠を避ける．

表1　New York Heart Association (NYHA) の心機能分類

	心疾患	母体死亡率
Group 1	心房中隔欠損症 心室中隔欠損症 動脈管開存症 肺・三尖弁疾患 Fallot 四徴症(修復後) 生体弁置換 僧帽弁狭窄症；NYHA class I と class II	0～1%
Group 2		
2A	僧帽弁狭窄症；NYHA class III と class IV 大動脈弁狭窄症 弁病変を伴わない大動脈縮窄症 Fallot 四徴症(未修復) 心筋梗塞の既往 大動脈病変を伴わない Marfan 症候群	5～15%
2B	心房細動を伴う僧帽弁狭窄症 人工弁置換	
Group 3	肺高血圧症 弁病変を伴う大動脈縮窄症 大動脈病変を伴う Marfan 症候群	

(Cunningham FG, et al: Cardiovascular disease. Williams Obstetrics. McCraw Hill, 2005)

3．妊娠中の管理

　合併症をもたない妊婦の定期健診スケジュールは，おおよそ妊娠16週までは2～3週おき，26週までは3～4週おき，35週までは2週おき，それ以降は1週おきとする．原則として，病態の変化をとらえたら，程度により1～2週に一度の健診とする．心不全症状やEisenmenger症候群が出現したときは入院とする．感染や妊娠高血圧症候群は心不全の誘因となるので注意する．人工弁置換術後の妊婦では，妊娠前期にはワルファリンによる胎児奇形のおそれがあるため，ヘパリンまたは低分子ヘパリンに変更する．

4．分娩時の対応

　一般に分娩様式は経腟分娩を行う．大動脈径の拡大を伴うMarfan症候群や有意な大動脈縮窄症，高度肺動脈狭窄並びにFontan術後などは帝王切開の適応となる．分娩時の体位は心拍出量の増加を減少させるため，左側臥位とする．分娩中，心拍数が100回以上，呼吸数が24回以上で呼吸困難を伴う場合，心不全を考える．母体負荷を軽減するために分娩第2期を短縮する目的で，吸引や鉗子分娩を行う場合がある．

　経腟分娩時の硬膜外麻酔は，心拍出量を減少する意味で有用である．本法の適応は，頻脈性不整脈や逆流性弁疾患，僧帽弁狭窄症などである．帝王切開では，通常，硬膜外麻酔か全身麻酔が選択される．

5．産褥期の管理

　貧血や感染性心内膜炎は，産後に心不全を誘発する場合がある．感染性心内膜炎を起こす可能性が高い心疾患は，人工弁置換術後，チアノーゼ性先天性心疾患や閉塞性肥大型心筋症などである．上記の心疾患にはアンピシリンとゲンタマイシン，その他の心疾患にはアモキシシリンを投与する．

周産期（産褥性）心筋症
Peripartum cardiomyopathy

甲斐久史　久留米大学准教授・心臓・血管内科
今泉　勉　久留米大学主任教授・心臓・血管内科

【概念】

　従来，わが国では産褥性心筋症と称されていたが，妊娠後期にも発症することがあるため最近では周産期心筋症と呼ぶことが多い．周産期心筋症は，心疾患の既往のない元来健康な女性が，妊娠後期から産褥期にかけて突然発症する原因不明の心不全であり，拡張型心筋症と類似した収縮不全の病態を示す．一般に治療により速やかに改善するが，一部の症例では心機能障害が遷延し死亡するものもいるため，注意深い経過観察が必要である．重篤な血栓塞栓症（肺塞栓，脳塞栓，腎・脾梗塞など）を合併することが多いことに注意する．再妊娠で再発することが多いため避妊を勧めるべきである．

【原因】

　現時点では不明である．従来より病因として，ウイルス感染，異常免疫反応，内分泌異常，栄養障害，妊娠高血圧症候群との関係などが挙げられているが，いずれも明らかな因果関係は示されていない．双胎妊娠や多胎妊娠で発症頻度が高く，その後の妊娠での再発率の高いことから妊娠となんらかの関連があることは間違いない．一方，妊娠後期の循環血液量や心拍出量増大，末梢血管抵抗低下により，潜在する心筋症などの心疾患が悪化し顕在化するという説は否定されている．

【病態】

　心疾患の既往のない元来健康な女性が，妊娠後期から産褥期にかけて突然，原因不明の心不全（収縮不全）を発症する疾患である．拡張型心筋症と類似した病態を示すが，約50％の症例は半年以内に正常心機能に戻る．わが国における頻度は明らかではないが，米国で

は分娩3,000～4,000例に1例とされる.

病理組織所見は,拡張型心筋症に類似した退行変性が主で,炎症細胞浸潤は軽度であることが多い.しかし,一部には心筋炎所見を認める例も報告されている.しばしば心腔内に壁在血栓がみられる.

【臨床症状】

広く用いられている周産期心筋症の診断基準は以下の通りである.

①分娩前1か月から分娩後5か月以内に新たな心不全症状が出現
②心不全を発症する原因が他に見当たらない
③分娩前1か月までに心疾患の既往がない
④左室収縮能低下(左室駆出率＜45％,左室短縮率＜30％)

80％は分娩後3か月以内(多くは1か月以内)に発症し,10％はそれ以降に発症する.妊娠後期3か月で発症する症例も10％みられる.およそ50～60％の症例では,数週間から6か月以内に心拡大や心機能障害が改善し予後は良好である.しかし,6か月以上心機能障害が遷延した場合は,拡張型心筋症と同様の臨床経過をたどるものが多く,予後不良である.

【診断・検査のポイント】

症状や心電図・心エコー・胸部X線所見で特異的なものはないため,拡張型心筋症類似の症状・所見が周産期に初めてみられることに注意する.心電図では心室内伝導障害(QRS幅拡大,左脚ブロック),左室肥大,非特異的ST-T変化,PQ延長,上室性および心室性期外収縮,上室性頻拍症,心房細動などの不整脈がみられるが,本症に特徴的な変化ではない.

肺塞栓症や脳・腎・脾など全身の動脈塞栓症が予後を規定する合併症として重要であるため,心エコーで心内血栓,特に壁在血栓の有無に十分気をつける.

【鑑別診断】

拡張型心筋症,二次性心筋症,急性心筋炎,弁膜症,虚血性心疾患など心不全を来しうるあらゆる心疾患の鑑別診断が必要である.妊娠後期から産褥期に発症する妊娠高血圧症候群,深部静脈血栓症や羊水肺塞栓症などの鑑別にも留意する.

【治療方針・治療法】

1.急性期

初発の心不全症状は通常の治療で速やかに軽快するものが多い.しかしながら,以前の報告によれば急性期死亡率が20～60％というものもある.主な死因は心不全の急激な進行や不整脈死,脳梗塞である.したがって,的確な早期診断と重症度判定,合併症発症リスク評価が重要となる.

(1) **安静・酸素投与**

(2) **肺水腫に対して**:肺水腫に対しては静注薬で治療する.母子ともに副作用の少ない利尿薬と血管拡張薬から開始する.

処方例

1) 利尿薬:ラシックス注(20 mg/1A)
   1回20～40 mg 1日2～4回 単回静注
   ※妊婦では子宮循環低下,胎児利尿による脱水・電解質異常に注意
2) 血管拡張薬:下記のいずれかを用いる
   ミリスロール注(25 mg/V) 0.05～0.5 μg/kg/分 持続静注
   ハンプ注(1,000 μg/V) 0.025～0.1 μg/kg/分 持続静注
※授乳は禁止

(3) **低心拍出状態に対して**:低心拍出状態に対してはカテコールアミンやPDEⅢ阻害薬の点滴静注を併用する.ショック例やカテコールアミン抵抗例など重篤な場合には躊躇することなく大動脈内バルーンパンピング(IABP)や経皮的心肺補助装置(PCPS)などの補助循環,人工呼吸を導入し血行動態の回復を図る.

処方例 下記のいずれかを用いる.

1) カテコールアミン:ドブトレックス注
   (100 mg/A) 1.5～8.0 μg/kg/分 持

続静注
2) PDEⅢ阻害薬：ミルリーラ注（10 mg/A）　0.25〜0.75 μg/kg/分　持続静注
※オルプリノンは妊婦には禁忌

2．慢性期

血行動態安定後は収縮不全による慢性心不全の標準的治療を行う．血圧低下，低心拍出，徐脈（β遮断薬）に気をつけながら少量より徐々に増量する．心機能が回復するまで継続する．

①レニン-アンジオテンシン系阻害薬

処方例　下記のいずれかを用いる．

1) レニベース錠（5 mg）　1回 0.5錠から開始　可能な限り2錠まで増量　分1　朝
2) ブロプレス錠（4 mg，8 mg，12 mg）　1回 4 mgから開始　可能な限り 12 mgまで増量　分1　朝
※妊婦には禁忌

②β遮断薬

処方例　下記のいずれかを用いる．

1) アーチスト錠（1.25 mg，10 mg）　1回 1.25 mgから開始　可能な限り 20 mgまで増量　分1〜2　朝夕
2) メインテート錠（0.625 mg，2.5 mg）　1回 0.625 mgから開始　可能な限り5 mgまで増量　分1　朝

③利尿薬

処方例　1)で効果不十分の場合，2)を併用する．

1) ラシックス錠（20 mg，40 mg）　1回 10〜40 mg　分1〜2　朝または朝昼
2) アルダクトンA錠（25 mg）　1日 25 mg　分1〜2　朝または朝昼

④強心薬

処方例

ジゴキシン錠（0.25 mg）　1日 0.125〜0.5 mg　分1　朝
※妊婦にも比較的安全であるが血中濃度モニタリングは必ず行う

3．抗凝固療法

高頻度に合併し，また生命予後，機能的予後に大きく影響するため，急性期からヘパリンにて十分な抗凝固療法を行う．その後，ワルファリンに切り替える．

処方例　1)を行った後，2)に切り替える．

1) ノボ・ヘパリン注（5,000単位/5・10 mL/v）　1日 5,000〜10,000単位　持続静注
※出産前後では母体の凝固能が亢進しているため APTT による細やかなモニタリングが必要となる
2) ワーファリン錠（1 mg）　PT-INR を 2.0〜3.0 に調節
※ワルファリンは妊娠 6〜9 週間に催奇形性があり禁忌となる．出産前後は分娩時の母体の出血および胎児の脳内出血がありうるため妊娠 34 週以降はヘパリンに切り替える．

4．避妊

再妊娠によって再発することが多いため，避妊を勧める．

自信をもって医療を提供するために、
最低限必要な法知識をまとめた医療者必読書

医療法学入門

大磯義一郎　浜松医科大学医学部教授／加治・木村法律事務所
加治　一毅　加治・木村法律事務所
山田奈美恵　東京大学医学部附属病院総合研修センター・特任助教

医療現場がわからない法律家、何が「適法」で何が「違法」かがわからない医療者。本書は、すれ違う両者に医療の現場に即した「医療法学」を提案し、相互理解を促す。「なぜ医療法学なのか」から説き起こし、「刑事責任」、「行政責任」、「民事医療訴訟」は医師と弁護士両方の資格をもつ著者らが解説する。訴訟に萎縮することなく医療を提供し続けるために、全医療者が知っておくべき法知識をまとめた入門書。

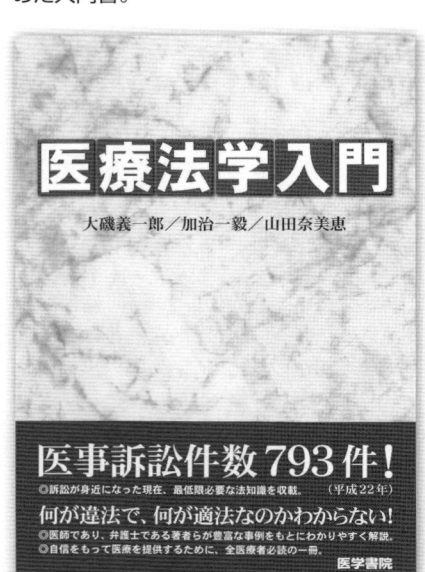

医事訴訟件数 793件！
● 訴訟が身近になった現在、最低限必要な法知識を収載。（平成22年）
何が違法で、何が適法なのかわからない！
● 医師であり、弁護士である著者らが豊富な事例をもとにわかりやすく解説。
● 自信をもって医療を提供するために、全医療者必読の一冊。
医学書院

● A5　頁260　2012年
定価3,990円（本体3,800円＋税5％）
[ISBN978-4-260-01567-7]
消費税率変更の場合、上記定価は税率の差額分変更になります。

目次

第1章　なぜ医療法学なのか
日本と他国の医療制度／医師という職業の特殊性／法律上の責任／医療事故で問われる法的責任／司法以外の新しい紛争解決制度／まとめ

第2章　医師法, コメディカル法
総論／医師免許の取得／臨床研修／医師法上の業務／コメディカルの法律

第3章　医療法
医療法とは／組織法としての医療法／行政庁の監督／その他の事項

第4章　公衆衛生に関する法規
届出感染症／麻薬取り扱い／予防接種／母子保健／学校保健／精神保健／脳死／臓器移植／労働保健

第5章　刑事責任, 行政責任
A　刑事責任
　医師を対象とした刑罰法規／業務上過失致死傷罪
B　行政責任
　行政処分／行政処分に至る手続き／法改正後の行政処分の特徴

第6章　民事医療訴訟
A　民事医療訴訟総論
　医療訴訟の意義／損害賠償／医療訴訟・医療紛争の動向／医療訴訟における専門家の関与／周辺制度／今後の医療訴訟
B　民事医療訴訟の実際
　診断における紛争類型／治療行為における紛争類型／説明義務に関する紛争類型／コメディカルにおける紛争類型

第7章　保険診療
医療保険／まとめ

第8章　薬事法と医療
はじめに／薬事法の概説

第9章　生命倫理と法
臨床研究・治験と診療行為／インフォームド・コンセント／終末期医療

医学書院
〒113-8719　東京都文京区本郷1-28-23
[販売部] TEL：03-3817-5657　FAX：03-3815-7804
E-mail：sd@igaku-shoin.co.jp　http://www.igaku-shoin.co.jp　振替：00170-9-96693
携帯サイトはこちら

第18章 リハビリテーションと患者指導・管理

心臓手術後のリハビリテーション
Rehabilitation after cardiac surgery

後藤葉一　国立循環器病研究センター・心臓血管内科/循環器病リハビリテーション部・部長

【心臓手術後の心臓リハビリテーションの有効性】

　心臓手術後患者に運動療法を主体とした心臓リハビリテーション(心臓リハビリ)を行うことにより，運動耐容能改善・生活の質(QOL)向上・早期社会復帰が得られる．運動耐容能改善については，弁膜症術後，冠動脈バイパス術(CABG)術後を問わず認められている．

　さらに，CABG後の患者では基礎疾患が動脈硬化性であることから，冠危険因子の改善・動脈硬化進行抑制・長期予後改善が期待できる．長期予後に関しては，CABG後患者のみを対象とした前向き無作為割付試験はないものの，CABG後を含む冠動脈疾患患者を対象とした前向き無作為割付試験のメタ解析で，心臓リハビリ実施群は非実施群に比べて総死亡率が20％，心死亡率が26％減少することが明らかにされている．CABG後患者のみを対象とした研究では，CABG後10年間にわたる観察研究において，心血管事故が心リハ非施行群34.7％に比べ心臓リハビリ施行群では18.4％と低いことが示されている．

　また，CABGを受けた透析患者6,215名を対象とした追跡研究において，CABG後の心臓リハビリ実施群は非実施群に比べ総死亡率が35％減少し，心死亡率が36％減少したと報告されている．費用効果分析の結果，心臓リハビリの費用効果(cost per year of life saved；YLS)は$13,887/YLSで，「極めて費用効果が高い(highly cost-effective)」と結論されている．ただしここで留意すべきことは，動脈硬化進行抑制・長期予後改善効果は入院中のみの短期心リハでは得られないので，退院後も長期にわたり心リハ・運動療法および冠危険因子管理を継続する必要があるということである．

【保険適応】

　現在わが国では，「心大血管疾患リハビリテーション」の保険適応疾患として，急性心筋梗塞，狭心症，慢性心不全，開心術後，大血管疾患，末梢動脈閉塞性疾患が認められている．したがって，CABG，弁膜症，先天性心疾患術後，および大血管疾患術後は保険適応となるが，ペースメーカ植え込み術後は開心術ではないため適応とならない．

【リハビリの時期と医学的適応】

　術後心臓リハビリの医学的適応は，時期(急性期・回復期)により異なる．術後3〜7日までの急性期心リハでは，病棟内でセルフケア(食事・着替え・トイレなど)や50〜100m廊下歩行を安全に実施できることが目標である．この時期のリハビリは，負荷レベルとしては軽く，また，身体デコンディショニ

ングや関節拘縮を防止することは極めて重要である．全身状態（血圧・心拍数・発熱・疼痛など）が許容範囲内であれば，可能な限り遅滞なく進めるべきである．

一方，術後5～7日以降の回復期心臓リハビリでは，運動耐容能の改善を目指して心臓リハビリ室において積極的な運動療法を行う．この時期の運動トレーニングは血行動態へのある程度の負荷を伴うので，開始に際して医学的適応や安全性を確認する必要がある．すなわち回復期心臓リハビリ開始前に，①発熱（≧38℃），②炎症所見（白血球≧15,000/mm^{3}以上・CRP≧10 mg/dL），③創部感染・胸水貯留・高度貧血（Hb＜8 g/dL），④不整脈（頻脈性発作性心房細動）などの有無をチェックする．場合によってはこれらが改善するまで心リハ室での運動療法の開始を遅らせる．

【心臓手術後のリハビリテーションの実際】
1. 術後患者の特性を考慮した心臓リハビリの進め方

心臓術後患者は急性心筋梗塞患者に比べ以下の特性を有するので，それを踏まえて心臓リハビリを進める．

心臓術後患者では，長期安静生活による身体デコンディショニング（運動耐容能低下・筋力低下・起立性低血圧などの身体調節障害）と，開胸手術による創部痛・呼吸機能低下・貧血などの影響で，運動耐容能は高度に低下している．したがって，低強度運動から開始し，徐々に運動強度を増加させる．

しかし，虚血や心負荷などの要因は取り除かれているので，運動強度および運動時間を段階的に増加させることにより，運動耐容能（最高酸素摂取量[peak VO$_2$]）の大きな改善が期待できる．したがって，初期の低レベルのトレーニングを漫然と継続するのではなく，経過中に運動処方を見直し，適宜運動強度・時間を増加させる．

胸骨正中切開創の離解防止のため，術後2か月以内は胸郭ストレッチ運動や上半身のねじり運動は避ける．自動車・自転車運転で

表1　自覚的運動強度（Borg 指数）

指数	自覚症状
20	（もうだめ）
19	非常にきつい
18	
17	かなりきつい
16	
15	きつい
14	
13	ややきつい
12	
11	楽である
10	
9	かなり楽である
8	
7	非常に楽である
6	（安静時）

〔ACSM（アメリカスポーツ医学会）（編），日本体力医学会体力科学編集委員会（監訳）：運動処方の指針．運動負荷試験と運動プログラム　第7版，p76，南江堂，2006〕

も，2か月間は後ろを振り返る動作は禁止する．特に強い力のかかる胸郭運動は，術後3か月間は避けることが望ましい．

2. 運動処方

回復期心臓リハビリにおける運動処方として，運動の種類・運動強度・運動持続時間・運動の頻度を指示する．運動の種類は歩行・自転車こぎなどの下半身主体の運動とする．運動強度は，心臓リハビリ開始初期の術後2週間以内は最大運動負荷試験を実施することが困難である．そのため，自覚的運動強度（rating of perceived exertion；RPEまたはBorg指数）（**表1**）の11（楽である）～13（ややきつい）を目安とする．簡便法として，安静時心拍数＋30/分（β遮断薬服用患者では安静時心拍数＋20/分）を目安とする方法もある．

術後約2週間後の時点で最大運動負荷試験（心肺運動負荷試験CPX）を実施し，運動強

度の目安としてトレーニング心拍数を決定する．トレーニング心拍数は，心拍数予備能（Karvonen の式：[最大心拍数－安静時心拍数]×k＋安静時心拍数；$k=0.4～0.6$）もしくは最高酸素摂取量の 40～60％，または嫌気性代謝閾値（AT）レベルとする．心臓術後患者では心拍数増加反応が低下しているため，Karvonen の式における最大心拍数は予測最大心拍数（220－年齢）ではなく，最大運動負荷試験における実測心拍数を用いるべきである．心房細動例では Borg 指数により運動強度を決定する．運動時間は 20～60 分，頻度は 3～7 回/週とする．

3．病態別の注意点

罹病期間の長い弁膜症術後例では，身体デコンディショニングが高度である場合が多いため，低強度・短時間運動の繰り返しから開始することが望ましい．陳旧性心筋梗塞を有する CABG 例や心不全歴を有する弁膜症術後例では，左室リモデリングや心不全悪化を避けるため，運動強度を低め（$k=0.4～0.5$）に設定することが望ましい．CABG 不完全血行再建例で虚血が残存している例では，狭心症に対する運動処方と同様，虚血出現閾値（胸痛または ST 低下 1 mm の心拍数）より 10 拍/分低い心拍数をトレーニング心拍数とする．

僧帽弁形成術後症例では，運動療法による僧帽弁逆流再発を危惧して心リハを推奨しない施設があるが，過去の報告では術後心リハにおける悪化はみられていない．ただし運動療法中の血圧上昇を避けたり，運動療法開始時期を遅らせるなどの心臓外科医との連携や工夫が望ましい．

術後の心房細動は多くは一過性であるが，放置すると固定化する場合があるので注意を要する．新規心房細動が認められた場合，安静時心拍数が 100～110/分以上，運動中心拍数が 140～150 以上なら運動療法は中止し，心臓外科医と連携し薬物治療または電気的除細動を考慮する．心拍数がコントロールされ抗凝固療法が実施されていれば，心房細動であっても低～中強度で運動療法を実施することは問題ない．

4．低強度レジスタンストレーニング

身体デコンディショニング・筋力低下を示す術後症例では，通常の歩行や自転車こぎなどの持久運動に低強度レジスタンス運動を併用することが，筋力強化および運動耐容能向上に有効である．通常，週 2～3 回，最大負荷量の 30～50％ を 10～15 回，または Borg 11～13 のレベルで 8～12 回繰り返す．ただし開胸手術例では，レジスタンストレーニングは下半身を主体とし，ハーフスクワット，椅子からの立ち上がり，膝の屈伸，つま先立ち，階段昇降などを行う．

5．疾病管理と患者教育

心臓術後患者の心臓リハビリでは，再発・再入院防止も大きな目標である．CABG 症例では，基礎疾患が動脈硬化でしかも通常は多枝病変例で複数の冠危険因子を有するので，冠危険因子是正と生活習慣改善・自己管理に向けての強力な患者教育と動機付けが必要である．自己管理に関しては，二次予防の達成目標を患者に理解させることが重要である．

また，心不全歴や低心機能を有する術後症例では，慢性心不全に対する疾病管理が重要である．入院中の心臓リハビリから退院後外来心臓リハビリに移行し，心臓リハビリ来院時に自覚症状・身体所見・服薬状況・体重などを確認する．異常があればただちに担当医に連絡し必要な対処を行うことにより，心不全の悪化による再入院防止が期待できる．また，安全で効果的な運動療法の継続と同時に，塩分摂取制限・適正体重維持などの心不全管理に関する患者および家族への教育も重要である．弁膜症術後症例では，ワルファリン服用や感染性心内膜炎予防に関する教育・指導を行う．

心疾患のリハビリテーション
Cardiac Rehabilitation for Heart Diseases

後藤葉一　国立循環器病研究センター・心臓血管内科/循環器病リハビリテーション部・部長

【心臓リハビリテーションの定義】

心臓リハビリテーション(心臓リハビリ)とは，「心疾患患者の最適な身体的・心理的・社会的状態を回復および維持し，基礎にある動脈硬化の進行を抑制し，さらに罹病率と死亡率を低下させることを目指す多面的介入」と定義される．

心臓リハビリの目標は，①運動耐容能改善，②QOL向上，③長期予後改善の3つであり，これらを達成するために，①患者の病態・重症度に関する医学的評価，②医学的評価に基づく運動処方と運動トレーニング，③冠危険因子の軽減と二次予防を目指す患者教育，④心理社会的因子および復職就労に関するカウンセリング，の4つが行われる．しばしば心臓リハビリと混同される「心疾患に対する運動療法」は心臓リハビリのなかに包含されるものであって，決して「運動療法＝心臓リハビリ」ではない．わが国では平成18年4月から急性心筋梗塞(AMI)，狭心症，開心術後，大血管疾患，慢性心不全，末梢動脈閉塞性疾患に対する心臓リハビリが，「心大血管疾患リハビリテーション」と名称変更され，継続期間は開始日から150日間とされている(延長可能)．

心臓リハビリはその実施時期から「急性期(第Ⅰ期 phase Ⅰ)」，「回復期(第Ⅱ期 phase Ⅱ)」，「維持期(第Ⅲ期 phase Ⅲ)」の3つの時期に分類され，回復期はさらに「回復期早期」と「回復期後期」に分類される(図1)．

【心臓リハビリテーションの概念の変遷】

欧米では1960年代にAMI患者に対する入院中の心臓リハビリが行われるようになった．当時の心臓リハビリの目的は，長期安静臥床により生じたAMI患者の身体デコンディショニングを是正し，運動耐容能を向上させ退院・社会復帰を早めることであった．1980年代以降，退院後に外来で実施される包括的心臓リハビリ(comprehensive cardiac rehabilitation)が冠危険因子，生活の質(QOL)，長期予後を改善する効果を有することが明らかにされた．それに伴い，心臓リハビリの概念が「早期離床と社会復帰を目指す機能回復訓練」から，「長期予後とQOLの改善を目指す二次予防プログラム」へと大

時期区分	急性期 (Phase Ⅰ)	回復期(Phase Ⅱ)		維持期 (Phase Ⅲ)
		回復期早期 (Early Phase Ⅱ)	回復期後期 (Late Phase Ⅱ)	
リハビリの形態	入院監視下(CCUまたは病棟)	入院監視下(リハビリ室)〜外来監視下	外来監視下〜在宅非監視下	地域施設監視下〜在宅非監視下
リハビリの内容	・急性期合併症の監視・治療 ・段階的身体動作負荷 ・心理サポート ・動機づけ	・予後リスク評価 ・運動耐容能評価 ・運動療法 ・教育・生活指導 ・カウンセリング	・運動療法 ・二次予防	・運動療法 ・二次予防
リハビリの目標	身の回りの活動	退院・家庭復帰	社会復帰・復職	生涯にわたる快適な生活の維持
期間	発症後4〜7日以内	5日〜4週間	2〜6か月	6か月以降

図1　心臓リハビリテーションの時期的区分

きく変化した．

現在では日・米・欧の診療ガイドラインにおいて，最近発症の急性冠症候群（AMI・不安定狭心症），冠血行再建〔冠動脈バイパス術（CABG）・冠動脈インターベンション〕施行後，安定狭心症，慢性心不全，末梢動脈閉塞性疾患の患者は，外来心臓リハビリプログラムに参加することが強く推奨されている．

【心臓リハビリテーションの有効性】

運動療法を主体とする心臓リハビリは，虚血性心疾患患者の運動耐容能（最高酸素摂取量 peak VO_2）を15～30％増加させ，血圧・脂質プロフィール・耐糖能などの冠危険因子を改善し，QOLを向上させ，心死亡率を26％低下，総死亡率を20％低下させる．また，安定狭心症，冠動脈インターベンション（PCI）後，CABG後，慢性心不全患者において，心臓リハビリは運動耐容能・自覚症状・QOL・長期予後（心事故回避率，生存率）を改善する．

これらの有効性の機序として，冠危険因子改善，抗動脈硬化作用，抗虚血作用，抗炎症作用，血管内皮機能改善効果，骨格筋代謝改善効果，自律神経機能改善効果などが挙げられている．

【急性期心臓リハビリテーション】

AMI症例の急性期心臓リハビリでは，安静度拡大の各段階で，自覚症状，心拍数，血圧，心電図変化を観察し，次の段階へ進む．第4病日に病棟での200 m歩行試験に合格すると，運動療法の禁忌がない限り回復期心臓リハビリプログラムに移行する（図2）．AMIや心臓術後症例では，クリティカルパスを採用することにより，診療内容の標準化，入院期間の効率的短縮，二次予防教育，回復期心臓リハビリへのスムーズな移行が可能となる．入院中に左室駆出率測定，運動負荷試験，および冠危険因子の評価を行い，症例ごとの予後リスクに基づいて投薬（スタチンなど）や生活指導を最適化する．

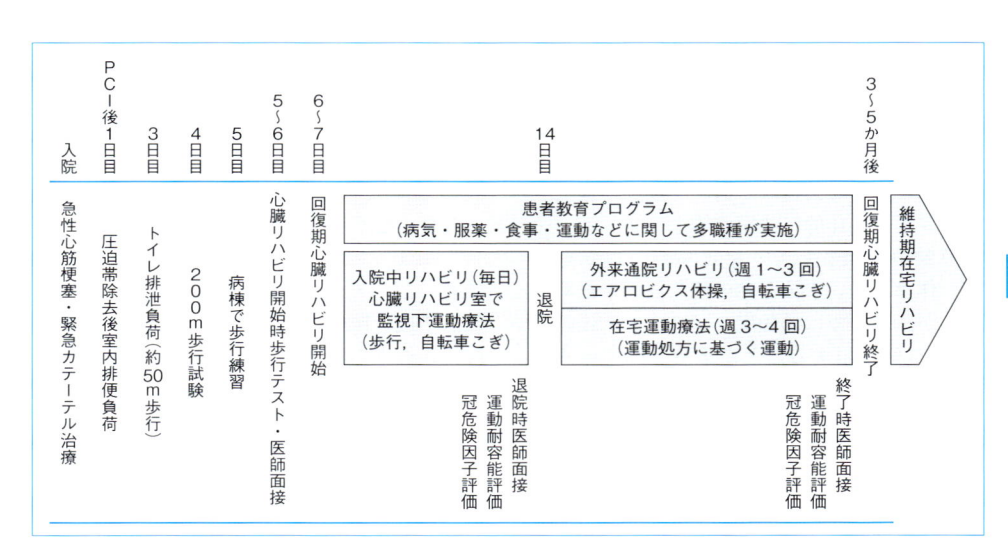

図2 急性心筋梗塞急性期および回復期心臓リハビリテーションプログラム
急性期再灌流療法が成功し，Killip I型で合併症がなく，CK最高値≧1,500 U/Lの急性心筋梗塞症例には14日間クリニカルパスを，CK最高値<1,500 U/Lの症例に対しては，10日間パスを適用する．病棟で200 m歩行負荷試験を実施し，合格なら心臓リハビリテーション室での回復期心臓リハビリテーションプログラムに参加する．退院後は外来通院型監視下運動療法と在宅運動療法を併用する．

【回復期心臓リハビリテーション】
1. 目的と内容
　回復期心臓リハビリの目的は，身体活動範囲を拡大し，良好な身体的・精神的状態をもって職場や社会に復帰すること，および再発を防止し長期予後を改善することである．そのために，①運動負荷試験による予後リスク評価，②運動処方に基づく積極的な運動療法，③生活習慣改善を含む二次予防教育，④復職・心理カウンセリングなどを実施する．入院中に回復期プログラムへのエントリーを済ませ，退院後は引き続き外来通院心臓リハビリを継続するよう指導する．

2. 運動負荷試験と運動処方
　開始時エントリーテストとして，心臓リハビリ室で亜最大トレッドミル運動負荷試験（運動終点は予測最大心拍数の70～75％またはボルグ指数15点まで）による回復期心臓リハビリエントリーテストを実施する(図1)．運動耐容能とともに臨床所見（残存虚血，心機能，冠危険因子など）も考慮して，症例ごとに心臓リハビリ実施計画書を作成する．心臓リハビリ開始約1週間後に，呼気ガス分析を用いた症候限界性心肺運動負荷試験(cardiopulmonary exercise test；CPX)を実施し，「運動処方」として，①運動の種類，②運動強度，③運動持続時間，④運動の頻度，の4要素を具体的に決定する．

　運動の種類として，早足歩行，自転車こぎ，体操，軽い水泳などの持久運動が推奨されるが，最近では低強度レジスタンス運動を週2～3回併用することが推奨されている．運動強度として中等度の好気的運動が推奨され，peak VO_2 または心拍数予備能（Karvonenの式）の40～60％，嫌気性代謝閾値(anaerobic threshold；AT)レベルの心拍数，自覚的運動強度(ratings of perceived exertion；RPEまたはBorg指数)の「12～13(ややきついと感じる強さ)」を目やすとする．運動の持続時間は1日30～60分(15分×2回に分割してもよい)，頻度は2004年ガイドラインでは「週3～4回以上」であったが2011年ガイドラインでは「週5回以上(できれば毎日)」に改訂された．

3. 患者教育
　運動療法だけでなく，講義や教育パンフレットを活用して，冠危険因子・運動療法・食事療法・服薬指導などの患者教育を積極的に実施する．生活指導においては，各患者のデータに基づいて具体的な達成目標を設定することにより自己管理への動機付けを図り，キーパーソンを巻き込んで生活習慣改善行動が長期継続できることを目指す．退院時およびその後も定期的(1～3か月ごと)に医師・看護師による個人面談を持ち，退院後の生活，運動許容範囲，自己検脈，在宅運動療法における運動処方について評価と指導を行うことが重要である．

【わが国の心臓リハビリの実態】
　心臓リハビリの有効性の豊富なエビデンスおよびガイドラインにおける強力な推奨にもかかわらず，わが国における心臓リハビリの普及は欧米に比べて大幅に遅れている．特に退院後の外来通院型心臓リハビリの普及が遅れており，循環器専門医研修施設を対象とした2009年の全国実態調査では，外来心臓リハビリ実施施設の割合は21％でPCI実施施設96％に比べて著しく低かった．

　今後，心不全・腎不全・糖尿病などを有し再入院リスクが高い「慢性疾患複数保有高齢患者」と，メタボリック症候群などの「冠危険因子複数保有若年患者」が増加し，早期退院後の外来心臓リハビリの需要はますます高まると予想され，外来心臓リハビリ施設の広範な普及が喫緊の課題である．

心筋梗塞急性期の
リハビリテーション

Cardiac rehabilitation in acute phase of myocardial infarction

大宮一人　聖マリアンナ医科大学准教授・循環器内科

【最近の心大血管リハビリテーションの考え方】

　かつて急性心筋梗塞（AMI）リハビリテーション（リハビリ）は，入院期の phase 1（急性期），退院後の phase 2（回復期），phase 3（維持期）の 3 つの phase に分けて考えられていた．最近の phase に対する考え方では，①発症から離床までの急性期（phase 1，発症後約 4～7 日），②離床後社会復帰までの回復期（phase 2，約 3～6 か月程度まで），③その後生涯にわたって続く維持期（phase 3）の 3 期に分けて考えるようになっている．なかでも phase 2 の回復期は，離床から退院までの回復期早期（early phase 2）と退院後社会復帰までの回復期後期（late phase 2）に分けられている．

　最近では急性期のステント留置を中心とした再灌流療法が確立し，以前のように責任冠動脈の再閉塞や再狭窄による心筋障害や左室リモデリングの進行などがなく，心機能も良好な例が多い．すなわち脱調節（deconditioning）も少ないことから，早期に二次予防に向けたリハビリを開始すべきであるというのが基本となった考え方である．

　本稿では他稿との関係上，混乱を避けるため，急性期心臓リハビリを入院期心臓リハビリと置き換えて，前述の phase 1 と early phase 2 について概説することをお断りする．

【AMI 急性期リハビリ（phase 1）】
1．急性期リハビリの注意点

　心不全や不整脈，狭心症の残存などがない場合，AMI 発症直後の絶対安静・臥床状態は約 1～2 日程度で終了し，徐々に活動範囲を広げていく．1993 年に齋藤宗靖班長のもと作成されたガイドラインでは通常の AMI は 3 週，合併症のない例では 2 週プログラムが推奨された．しかし，最近では AMI の入院期間は短縮し，通常の AMI であれば 2 週間以内で退院するようになってきている．国立循環器病研究センターでは再灌流療法に成功した Killip I 型で合併症がなく，血中クレアチンキナーゼ（CK）最高値が 1,500 IU/L 以上では 14 日間のクリニカルパスを，なかでも CK1,500 IU/L 以下の場合は 10 日間プログラムを採用している．

　1993 年以降公的なプログラムの報告はなく，最近の入院期プログラムについては，各施設の独自のプログラムが多いと思われる．**図 1** に当院における入院期心臓リハビリプログラムを示す．当院では，わかりやすいように AMI も開心術後も同一のプログラムを使用しているため，術前の項目や呼吸体操・胸郭ストレッチなどの開心術後に重点を置いた項目も記載されている．

2．患者教育と退院後リハビリへの導入

　急性期リハビリに並行して，患者教育を行うことも重要である．患者本人が自分の病態について理解することは，その後の生活指導や再発予防のための冠危険因子の管理に役立つばかりでなく，リハビリへの意欲をもたせることにもつながる．具体的には，栄養管理，禁煙指導，冠危険因子の管理，職場復帰への注意点などのいくつかのテーマについて医師や看護師，栄養士，臨床心理士，理学療法士などがそれぞれ行う．また，栄養指導や服薬指導，救急時の蘇生法の講習などは，実際に関係する家族の参加が必須である．家族の理解と協力が得られるか否かは，その後のリハビリ成功の鍵となる．AMI 入院リハビリとしては以前よりは期間が短いが，患者に対するその後のリハビリの動機づけのために，非常に重要な時期である．

術前	病棟	嚥下スクリーニング・離床の説明・創の保護・排痰指導など			/ ： PT
ステージ	場所	PTと一緒に行うリハビリ	病棟での行動様式	洗面 歯みがき	トイレ	日付 時刻 サイン

ステージ	場所	PTと一緒に行うリハビリ	病棟での行動様式	洗面 歯みがき	トイレ	日付時刻サイン
Ⅰ	リカバリー	ベッドの横に足を下ろす（5分間）呼吸体操	ギャッヂ坐位（30分/3回/日以上）	洗面 歯みがき 髭剃り ベッド上自立	ベッド上	/ ： Dr PT
Ⅱ	病棟	立って椅子に座る（5分間）呼吸体操	椅子坐位 A：30分以内/食事 B：60分以上/食事 検査は車椅子移動	↓	車椅子 病棟トイレ 排尿・排便	/ ： Dr PT
Ⅲ	↓	歩行 2分間（約100 m） 胸郭ストレッチ	室内自由	室内の洗面所で 洗面 歯みがき（2分以内）	歩いて 病棟トイレ 排便のみ	/ ： Dr PT
Ⅳ	↓	歩行 2分間を3回 胸郭ストレッチ	病棟内・4階エレベーターホール内自由 病棟の電話ボックス・ラウンジ 下膳自立 病棟内洗面所		歩いて 病棟トイレ 排尿・排便	/ ： Dr PT
Ⅴ	↓	歩行 6分間（約300 m） 胸郭ストレッチ	本館4階売店まで歩行許可			/ ： Dr PT
Ⅵ	心臓リハビリテーション室	ストレッチ 体操 筋力トレーニング	初回は車椅子で心臓リハビリテーション室へ行きます。 歩きやすい靴と動きやすい服装（Tシャツなど）の準備をお願いします。 許可が出たら歩いてリハビリや検査に移動します。			/ ： Dr PT
Ⅶ		歩行距離延長	院内自由 病院の敷地内（銀行・レストランなど）は歩いて移動できます。 階段の利用は心臓に対する負荷が強いので、許可が出るまで控えてください。			/ ： Dr PT

聖マリアンナ医科大学病院　リハビリテーション部

図1　聖マリアンナ医科大学病院急性期心臓リハビリテーションプログラム

【AMI回復期早期心臓リハビリ（early phase 2）】

離床から退院までを回復期早期と考えるようになってきているが，基本的には入院中はphase 1からの連続プログラムである．

1. 退院時の生活指導

院内リハビリが終了する頃には，退院に向けてのチェックが行われる．AMIにて入院，退院を許可された場合，患者の最大の関心事は職業への復帰を含めた社会生活への復帰であろう．AMIの重症度や職種の違い，日常の活動度は患者個々で異なり，その指導はケース・バイ・ケースで変えなければならない．

特に問題となるのが肉体労働や職業的ドライバーであり，これに関しても詳細を規定した適切なガイドラインがないため苦慮することが多い．日本循環器学会による運動許容条

件に関するガイドラインには，心疾患患者における労働・運動許容条件が運動耐容能ごとに示されている．運動・作業強度を最大運動能力の約60％で行うとした場合，5 Mets 未満の運動耐容能の患者は3 Mets 未満の軽い運動，5～10 Mets は3～6 Mets の中等度，10 Mets 以上は6 Mets 以上の強い運動が許可される．心疾患のリスクが高度の場合は，中等度以上の運動は許可されない．また，退院後1か月くらいの間はできるだけ動的な運動を勧め，静的（等尺的）要素の強い動作は避けるように指導する．入院中，もしくは退院時に運動負荷試験を施行すれば，さらに詳細な退院後の指導が可能となる．中でも心肺運動負荷試験（cardiopulmonary exercise testing；CPX）を行うことで詳細な生活指導が可能となる．嫌気性代謝閾値（AT）や最高酸素摂取量の値を Mets に換算して，それぞれ楽にできる運動レベルと最大運動レベルとして示すことで，一般の患者にとっても理解がしやすくなるため有効である．

　喫煙者の場合は入院中に禁煙指導を行い，禁煙させる．喫煙と動脈硬化，冠動脈疾患との関連は明らかであり，受動喫煙を含めた完全禁煙により再梗塞のリスクが低下するということが証明されている．糖尿病や脂質異常症，高尿酸血症などの食事・栄養によるものは家族とともに栄養指導を行い，理解を深めることが重要である．また心筋梗塞という重篤な病気に対する不安が強い場合が多く，精神科医や心理士によるカウンセリングも有効である．

【退院後リハビリへの参加率を向上させるために】

　以前より問題となっていたが，わが国の退院後の心臓リハビリの継続率はあまり高くないのが現状である．2004年に行ったアンケートをもとに後藤らが報告した結果では，外来リハビリプログラムを行っている病院は日本循環器学会専門医研修病院であってもわずか9％であった．最近の診療報酬改定，施設基準の緩和により，リハビリ施行施設は増加傾向にあると思われるが，いまだに満足すべきレベルの施設数には程遠いのが現状である．今後はさらなる施設基準の緩和やCPXの保険点数の引き上げなどが必要となる．さらに，退院後の外来心臓リハビリ地域連携パスの構築など，クリアすべき課題は多く残されている．

急性心筋梗塞退院後（後期回復期から維持期）のリハビリテーション

Cardiac rehabilitation for out patients with stable post-myocardial infarction

長山雅俊　榊原記念病院・循環器内科部長

【概説】

　急性心筋梗塞退院後から社会復帰までの後期回復期リハビリテーションの目的は，積極的な運動能力の獲得に向けての準備と知識の整理，および各々の患者における冠危険因子についての管理方法について学ぶ最も重要な時期である．また，社会復帰以降生涯にわたっては維持期リハビリテーションと呼ばれ，回復期リハビリテーションによって獲得された運動能力の維持と自己管理を継続する時期である．回復期リハビリテーションでは，運動療法，栄養指導，患者教育，精神・心理的介入，復職指導，禁煙指導などの包括的な介入が重要である．

　運動療法については，⇒408頁，虚血性心疾患の運動療法，⇒855頁，運動療法の基本の項を参照のこと．

【生活指導・栄養指導】

1. 高血圧症

　日本高血圧学会「高血圧治療ガイドライン2009年版」では，食事療法の中心はあくまでも厳密な減塩を守ることであるが，下記の

ような生活習慣の複合的な修正はより効果的であるとしている．
① 減塩6g/日未満
② 食塩以外の栄養素
　a) 野菜・果物の積極的摂取（重篤な腎障害を伴う患者では高K血症を来すリスクがあるので，野菜・果物の積極的摂取は推奨しない．糖分の多い果物の過剰な摂取は，特に肥満者や糖尿病などのカロリー制限が必要な患者では勧められない）．
　b) コレステロールや飽和脂肪酸の摂取を控える．
　c) 魚（魚油）の積極的摂取．
③ 減量BMIを25未満とする．
④ 運動：心血管病のない高血圧患者が対象で，中等度の強度の有酸素運動を中心に定期的に（毎日30分以上を目標に）行う．
⑤ 節酒：エタノールで男性は20～30 mL/日以下，女性は10～20 mL/日以下．
⑥ 禁煙．

2. 脂質異常症

生活習慣の改善と薬物療法が基本となる．生活習慣の改善は，単に血中脂質を下げるだけでなく，動脈硬化の進行を防ぐのが目的である．脂質異常症ばかりでなく，その他の危険因子も含めて管理する必要がある旨をよく説明しておく必要がある．

食事指導は日本動脈硬化学会『動脈硬化性疾患予防ガイドライン2007年版』では，第1段階「適正な食事にすること」，第2段階「脂質異常症のタイプによっての制限の強化」の2段階構成となっており，第1段階を行っても脂質が目標値に達しない場合に，第2段階へと移ることとしている．

① 第1段階（総摂取エネルギー，栄養素配分およびコレステロール摂取量の適正化）
　a) 総摂取エネルギーの適正化
　　適正エネルギー摂取量＝標準体重※×25～30（kcal）
　　※標準体重＝［身長(m)］×［身長(m)］×22
　b) 栄養素配分の適正化
　・炭水化物：60%
　・蛋白質：15～20%（獣鳥肉より魚肉・大豆蛋白を多くする）
　・脂肪：20～25%（獣鳥性脂肪を少なくし，植物性・魚肉性脂肪を多くする）
　・コレステロール：1日300 mg以下
　・食物繊維：25 g以上
　・アルコール：25 g以下
　・その他：ビタミン（C，E，B_6，B_{12}，葉酸など）やポリフェノールの含量が多い野菜・果物などの食品を多くとる（果物は単糖類の含量も多いので摂取量は1日80～100 kcal以内）．

② 第2段階（病型別食事療法と適正な脂肪酸摂取）
　a) 高LDL-C血症（高コレステロール血症）が持続する場合
　・脂質制限の強化：脂肪由来エネルギーを総摂取エネルギーの20%以下
　・コレステロール摂取量の制限：1日200 mg以下
　・飽和脂肪酸：一価不飽和脂肪酸：多価不飽和脂肪酸の摂取比率＝3：4：3程度
　b) 高トリグリセライド血症が持続する場合
　・アルコール：禁酒
　・炭水化物の制限：炭水化物由来エネルギーを総摂取エネルギーの50%以下
　・単糖類※：可能な限り制限，できれば1日80～100 kcal以内の果物を除き調味料のみでの使用とする．
　　※単糖類：果糖，ブドウ糖，ガラクトースなど
　c) 高コレステロール血症と高トリグリセライド血症がともに持続する場合
　・1) と2) で示した食事療法を併用する．
　d) 高カイロミクロン血症の場合
　・脂肪の制限：15%以下

3. 糖尿病

① 適正なエネルギー摂取量：性，年齢，肥満

度，身体活動量，血糖値，合併症の有無などを考慮し，エネルギー摂取量を決定する．
エネルギー摂取量＝標準体重×身体活動量
※身体活動量の目安
軽労作（デスクワークが主な人，主婦など）
　　　　　　　　　　25〜30 kcal/kg 標準体重
普通の労作（立ち仕事が多い職業）
　　　　　　　　　　30〜35 kcal/kg 標準体重
重い労作（力仕事が多い職業）
　　　　　　　　　　35〜　 kcal/kg 標準体重
②バランスのとれた食品構成：炭水化物，蛋白質，脂質のバランスは，指示エネルギーの55〜60％を炭水化物から摂取し，蛋白質は標準体重1 kg 当たり成人の場合1.0〜1.2 g（1日約50〜80 g）として，残りを脂質でとるとしている．
③合併症の予防対策
　・アルコールの摂取は，1日25 g 程度までに留める．
　・高中性脂肪血症の場合には，飽和脂肪酸，蔗糖・果糖の摂取量を可能な限り少なくする．
　・高コレステロール血症の場合，コレステロールは1日300 mg 以下に控える．
　・高血圧合併患者の食塩摂取量は1日6 g 未満が推奨される．
　・腎症合併患者の食塩摂取量は，病期により糖尿病腎症生活指導基準に則り，第3期が7〜8 g，第4期が5〜7 g，第5期は7〜8 g（血液透析），8〜10 g（持続式携帯型腹膜透析）とする．
　・尿中アルブミン排泄量（UAE）が300 mg/g クレアチニン以上が持続し，腎機能が低下し始めたら（顕性腎症：第3期 A〜B），蛋白摂取量を0.8〜1.0 g/kg 標準体重に制限する．
④食事指導のポイント
　・腹八分目とする．
　・食品の種類はできるだけ多くする．
　・脂肪は控えめに．
　・食物繊維を多く含む食品（野菜，海藻，きのこなど）をとる．
　・朝食，昼食，夕食を規則正しく．
　・ゆっくりよくかんで食べる．

【禁煙指導】
　禁煙治療に対する保険適用が2006年度より開始されるにあたり，日本循環器学会をはじめ，日本肺癌学会，日本癌学会の3学会から2006年3月に「禁煙治療のための標準手順書第1版」が公表された．2010年4月には新たに日本呼吸器学会が加わり，第4版が公表されている〔http://www.j-circ.or.jp/kinen/anti_smoke_std/anti_smoke_std_rev4.pdf〕．
　禁煙指導は本手順書を参考に行うことが望ましいが，その概要を以下にまとめた．
①禁煙治療の有用性を医師が理解すること．
a）喫煙は疾病や死亡の原因のなかで防ぐことのできる単一で最大のものであり，禁煙は最も確実にかつ短期的に大量の重篤な疾病や死亡を劇的に減らすことができる方法である．
b）喫煙習慣の本質はニコチン依存症であり，本人の意思の力だけで長期間の禁煙が出来る喫煙者はごくわずかである．
c）ニコチン依存症は，再発しやすいが，繰り返し治療することにより，完治しうる慢性疾患ととらえ，多くの喫煙者が禁煙治療を受けることができるように社会環境の整備が必要である．
d）禁煙治療に対する保険適用は2006年度より開始されている．
②「ニコチン依存症管理料」の算定には，下記の施設基準を満たしたうえで，地方厚生（支）局長に事前に届け出を行う必要がある．
　施設基準
　・禁煙治療を行っている旨を医療機関内の見やすい場所に掲示していること．
　・禁煙治療の経験を有する医師が1名以上勤務していること．なお，当該医師の診

療科は問わないものであること．
- 禁煙治療に係る専任の看護師または准看護師を1名以上配置していること．
- 禁煙治療を行うための呼気一酸化炭素濃度測定器を備えていること．
- 保険医療機関の敷地内が禁煙であること．なお，保険医療機関が建造物の一部分を用いて開設されている場合は，当該保険医療機関の保有または借用している部分が禁煙であること．
- ニコチン依存症管理料を算定した患者のうち，喫煙を止めたものの割合などを，地方厚生(支)局長に報告していること．

③禁煙治療の流れを理解すること．
「ニコチン依存症管理料」の対象は外来患者であり，以下の条件を満たす「ニコチン依存症」の患者．
- 直ちに禁煙しようと考えていること
- ニコチン依存症のスクリーニングテスト(Tobacco Dependence Screener；TDS)が5点以上であること
- ブリンクマン指数(1日喫煙本数×喫煙年数)が200以上であること
- 禁煙治療を受けることを文書により同意していること

の4つの条件にすべて該当した患者．
禁煙治療は，初回診察に加えて，初回診察から2週間後，4週間後，8週間後，12週間後の計4回の再診で構成されている．禁煙治療の薬剤としては，ニコチンパッチまたはバレニクリンがニコチン依存症管理料の算定に伴い処方された場合に限り，保険が適用される．

④外来診療などで短時間にできる禁煙治療の手順－5Aアプローチ：臨床医が一般の患者と対面して3分以内の禁煙アドバイスをするだけでも，禁煙率が1.3倍に有意に高まることがわかっている．また，簡易な禁煙治療(禁煙支援)は如何なる場面においても，医療者はすべての患者に毎回行うべきであるとされる．

その骨子は，①Ask(診察のたびに，すべての喫煙者を系統的に同定する)，②Advise(すべての喫煙者に止めるようにはっきりと，強く，個別的に忠告する)，③Assess(禁煙への関心度を評価する)，④Assist(患者の禁煙を支援する)，⑤Arrange(フォローアップの診察の予定を決める)からなる．禁煙の支援には，禁煙の計画，問題解決のスキルトレーニング，ソーシャルサポートの提供，薬物療法についての情報提供，補助教材の提供，などがある．

【患者教育・支援における注意点】
ステントなどによる冠動脈血行再建療法の発展により，重症例が減り入院期間も短くなったことから，患者も医療者も急性心筋梗塞が命に関わる病気であるという認識が薄くなっている．しかし，冠動脈内視鏡などによる観察では，急性冠症候群では責任冠動脈病変以外にも不安定プラークが散在していることが確認されており，新規病変による再発のリスクは高い．

回復期リハビリテーションの目的は，この残された不安定プラークに対しての積極的な治療としての包括的介入であることを忘れてはならない．そのためには，薬物療法，運動療法，食事療法の三本柱の重要性を十分に認識させ，自己管理についての行動変容へと導かなくてはならない．退院後の患者指導で重要なことは，患者の病態を十分把握したうえで，その患者の生活状況やサポート状況および精神心理的な評価を含めて，全人的な介入を心掛けること．目の前にいる患者の行動変容のステージを意識し，目標設定やセルフモニタリングなど，行動変容技法を十分意識した指導が重要である．

運動療法の基本
General principles of exercise therapy

上野敦子　東京女子医科大学准講師・循環器内科
伊東春樹　榊原記念病院・副院長

【概説】

心血管疾患リハビリテーションは，長期安静臥床を強いられていた急性心筋梗塞の急性期管理から始まった．近年では，運動療法を中心とした種々の心血管疾患の早期離床，回復，予防を目的とした多職種が介入する包括的リハビリテーションとして行われている．なかでも運動療法は，心血管疾患リハビリテーションの重要な部分として位置している．

運動療法は，心身機能ならびに生活機能の向上と，生命予後改善のために用いられる．すなわち，持久力トレーニングや筋力トレーニングのみならず，急性心筋梗塞後の安静度拡大や，長期臥床および術後の日常生活労作訓練をも含む．

【運動療法の効果】

運動療法は**表1**に示すような効果が報告されている．すなわち心臓・冠動脈・骨格筋に対する効果，中心循環・末梢循環・呼吸に対する効果，炎症性指標・血液(凝固系)に対する効果などを通じ，生活の質(QOL)の改善に加え生命予後改善が期待されている．

【運動療法の対象疾患】

運動療法によるさまざまな身体効果から，どのような心血管疾患においても安定した状態であれば運動療法が行われるべきと考えられる．特に急性心筋梗塞や狭心症などの虚血性心疾患患者や，冠危険因子である生活習慣病に対しては，治療手段として運動療法の適用が推奨(エビデンスレベルA)されている．また診療報酬の観点からは，認定施設において心臓リハビリテーションとして保険診療の適応となる疾患が定められている．<u>急性心筋梗塞</u>，<u>狭心症</u>，<u>開心術後</u>，<u>大血管疾患</u>(大動脈解離，解離性大動脈瘤，大血管術後)，<u>慢性心不全</u>(左室駆出率40％以下，最高酸素摂取量が基準値の80％以下，またはBNP80 pg/mL以上)，<u>末梢動脈閉塞性疾患</u>(間歇性跛行を呈する状態)である．

【運動療法の一般的原則】

運動療法を行うためのおおまかな流れとしては，患者が前述した心血管疾患あるいは術後状態であれば，まず運動療法の禁忌(表2)の有無を確認する．禁忌がなければリスク評価を行い，運動処方を作成し，運動療法を開始する．

表1　運動療法の身体効果に対するエビデンス

エビデンスレベルA
- 運動耐容能増加が期待できる
- 日常生活同一労作における症状の軽減による生活の質(Quality of life；QOL)の改善が期待できる
- 左室収縮機能およびリモデリングを増悪しない
- 冠動脈事故発生率の減少が期待できる
- 虚血性心不全における心不全増悪による入院の減少が期待できる
- 冠動脈疾患および虚血性心不全における生命予後の改善が期待できる
- 収縮期血圧の低下が期待できる
- HDLコレステロールの上昇，中性脂肪の低下が期待できる

エビデンスレベルB
- 同一労作における心拍数と換気量の減少が期待できる
- 左室拡張機能の改善が期待できる
- 交感神経緊張低下が期待できる
- 冠動脈病変の進行抑制が期待できる
- CRP，炎症性サイトカインの減少など炎症性指標の改善が期待できる
- 血小板凝集能，血液凝固能低下が期待できる
- 圧受容体反射の改善が期待できる

エビデンスレベルC
- 安静時，運動時の総末梢血管抵抗減少が期待できる
- 最大動静脈酸素較差の増大が期待できる
- 心筋灌流の改善が期待できる
- 冠動脈，末梢動脈血管内皮機能の改善が期待できる
- 骨格筋ミトコンドリア密度と酸化酵素の増加，Ⅱ型からⅠ型への筋線維の再変換が期待できる

〔日本循環器学会　循環器の診断と治療に関するガイドライン：心血管疾患におけるリハビリテーションに関するガイドライン(2006年度合同研究班報告)，p8より引用〕

表2 運動負荷試験の禁忌

絶対的禁忌
1. 2日以内の急性心筋梗塞
2. 内科治療により安定していない不安定狭心症
3. 自覚症状または血行動態異常の原因となるコントロール不良の不整脈
4. 症候性の高度大動脈弁狭窄症
5. コントロール不良の症候性心不全
6. 急性の肺塞栓または肺梗塞
7. 急性の心筋炎または心膜炎
8. 急性大動脈解離

相対的禁忌
1. 左主幹部の狭窄
2. 中等度の狭窄性弁膜症
3. 電解質異常
4. 重症高血圧＊
5. 頻脈性不整脈または徐脈性不整脈
6. 肥大型心筋症またはその他の流出路狭窄
7. 運動負荷が十分行えないような精神的または身体的障害
8. 高度房室ブロック

＊：原則として収縮期血圧＞200 mmHg，または拡張期血圧＞110 mmHg，あるいはその両方とすることが推奨されている
〔日本循環器学会　循環器の診断と治療に関するガイドライン：心血管疾患におけるリハビリテーションに関するガイドライン（2007年改訂版），p22，表7より転載〕

運動療法を安全かつ効果的に実施するためには，病歴や身体所見および医学的検査から得られたデータに基づいて適切な患者選択を行う．それとともに，心血管疾患の重症度や心血管疾患以外の合併症を評価することによってリスクの層別化を行い，適正な運動処方を作成することが重要である．基本的診療情報として，自覚症状，生活習慣病の有無，既往歴，家族歴，生活習慣，安静心電図での異常所見の有無などを確認する．心肺疾患を示唆する症状・徴候を有する場合，あるいは心血管・肺・代謝性疾患に罹患している場合は，高リスク患者として運動負荷試験の実施が推奨される．また，運動療法，運動負荷試験を実施する際は，禁忌や中止基準をよく把握しておくことが必要である．

【運動療法の実際】

運動療法を行う際は，個々に応じた運動処方の作成が望ましい．運動処方の構成要素として，①運動の種類，②運動強度，③運動の継続時間，④運動の頻度，⑤身体活動度の増加に伴う再処方が挙げられる．この運動処方内容は，疾患やその重症度によっても異なるが，運動療法の開始時期が疾患の急性期・回復期・維持期のどの段階か，監視型か非監視型か，なども考慮する．

運動の内容はウォームアップ，持久性運動，クールダウンを中心とし，レジスタンストレーニングやレクリエーション運動を加えることも有効である．持久力運動は週3〜5回，レジスタンストレーニングは週2〜3回補足的に行うことが推奨されている．持久力運動は，嫌気性代謝閾値（AT）レベルのウォーキング，サイクリングなど大きな筋群を使う動的な運動がこれにあたる．心肺系運動能力を向上させるには，このような持続的あるいは間欠的な有酸素運動を，運動能に応じて20〜60分行う．

心血管疾患患者に推奨される中等度の運動強度は，最大酸素摂取量の40〜60%，最大心拍数の55〜69%，心拍予備能で40〜60%（Karvonen法のk=0.4〜0.6）である．本邦では，心肺運動負荷試験によって得られるATによる運動処方が推奨されることが多い．また，自覚的運動強度から行う運動処方は，Borg指数で13（ややつらい：ATレベルに相当）以下の処方が推奨されている．レジスタンストレーニングは，低体力者や女性，高齢者などでは必須の運動構成要因とすべきであり，発症急性期を除いて安全に遂行できる．レクリエーション運動は競技性のない娯楽レベルの運動強度であることが前提である．

運動時の一般的注意として，①気分がよいときにのみ運動する，②食後すぐは避ける，③天候に合わせて運動する，④適切な服装と靴の着用，⑤自分の限界を把握する，⑥適切な運動を選択する，⑦自覚症状に注意するなどである．

設備・機器としては，①運動機能評価，②

生体反応モニタリング，③運動療法の実施，④心事故への対応などに用いるものが必要である．すなわち，12誘導心電図，血圧計，呼気ガス代謝測定装置，トレッドミルや自転車エルゴメータ，筋力評価・強化用のダンベルやトレーニング機器，心電図モニタや体外除細動器などである．心大血管疾患患者に対する運動療法は，患者の心機能や身体機能特性により，あるいは通院型か在宅型など運動療法を行う場所によって，必要とされる機器・設備が異なる．より安全かつ効果的に運動療法を行うために，システム作りから多岐にわたり適切な準備が必要である．

抗凝固療法の管理・指導

Care and Management in anticoagulant therapy

是恒之宏 国立病院機構 大阪医療センター・臨床研究センター長

【治療方針】

経口抗凝固療法は種々の血栓塞栓症を予防する目的で使用される．主な疾患としては，深部静脈血栓症，肺塞栓症の既往，人工弁置換術後，リウマチ性弁膜症，ハイリスク非弁膜症性心房細動，血栓を伴う心室瘤などが挙げられる．

この中で最も多い対象疾患は非弁膜症性心房細動であり，そのリスク評価はCHADS2〔C：心不全，H：高血圧，A：75歳以上，D：糖尿病，S：脳梗塞，一過性脳虚血発作の既往（Sのみ2点，他は1点）〕スコアを用いて行う．日本循環器学会ガイドライン2008では，CHADS2スコア2点以上でワルファリンを推奨，1点で考慮することができる，となっている．ワルファリンのコントロールは70歳以上でPT-INR1.6～2.6，70歳未満であれば2.0～3.0の範囲に調整する．

2011年3月よりダビガトランが発売されているが，ワルファリンのように個人差は少なく150 mgあるいは110 mを1日2回服用する．ただし，現時点ではダビガトランは非弁膜症性心房細動に限り保険適応がある．

【食事療法】

ワルファリンでは，納豆，クロレラ，青汁，抹茶などは摂取しないよう指導する．緑黄色野菜は食べ過ぎないようにバランス良い食事を，また過度の飲酒は避けるように心がける．ダビガトランでは食事の影響はほとんどなく特に制限を必要とする食物はない．

高齢者の脱水にも注意が必要である．もともと体内水分量は高齢になるほど少なく，また口渇中枢が鈍感になっているため意識して水分摂取をすることが大事である．特に夏場は要注意で，汗をかいていなくても不汗蒸泄により脱水になることを意識づける．夜間トイレに行くのを避けるために寝る前の水分補給を嫌がる場合は，昼間に多めに水分摂取をしてもよい．食事に汁ものや水分を多く含む副菜を用意するのも一法である．

【他の薬剤との相互作用】

ワルファリンの導入に際しては，導入して1～3か月以内の重篤な出血合併症が多いことが報告されている．そのことなどから，他の薬剤との相互作用や食事の影響など十分な患者教育が必要である．当院では患者に具体的な注意点を記したワルファリン手帳を渡し，他の医院や薬局で薬をもらう際には必ず提示するように指導している．また，近年院外処方が主流となっていることから，院外薬局は1か所に決めて，服用する薬剤の内容を一括管理してもらうように勧めている．相互作用のある薬剤はかなり多いのですべてを覚えることは困難であるが，逆に影響の少ない薬剤を種別に把握しておくことは有用である（表1）．

ダビガトランにおいては，消化管での排泄に関連するP糖蛋白阻害作用を有する薬剤に注意する必要がある．抗真菌薬のイトラコナゾールは併用禁忌，ベラパミルやアミオダ

表1　ワルファリンへの影響が少ない薬剤

催眠抗不安薬	ジアゼパム（セルシン），ニトラゼパム（ベンザリン）
解熱鎮痛消炎	ジクロフェナクナトリウム（ボルタレン） アセトアミノフェン（カロナール）
抗うつ薬	マプロチリン塩酸塩（ルジオミール）
抗不整脈薬	β遮断薬，プロカインアミド塩酸塩（アミサリン）
利尿薬	フロセミド（ラシックス）
血管拡張薬	ジルチアゼム（ヘルベッサー）
消化性潰瘍	ファモチジン（ガスター），ラベプラゾール（パリエット）
抗生物質	ペニシリン，アミノグリコシド，セフボドキシム（バナン）
脂質異常症	アトルバスタチン（リピトール），プラバスタチン（メバロチン）
高尿酸血症	プロベネシド（ベネシッド）
骨粗鬆症	リセドロネート（アクトネル）

表2　ダビガトラン相互作用注意薬

併用禁忌：イトラコナゾール
併用注意薬（110 mg/1日2回を考慮） ①抗不整脈薬：ベラパミル，アミオダロン，キニジン ②免疫抑制薬：シクロスポリン，プログラフ ③抗HIV薬：リトナビル，ネルフィナビル，サキナビル

ロンを併用する場合には110 mg/1日2回を考慮する（表2）．逆にP糖蛋白誘導作用のあるリファンピシンでは血中濃度が低下することが報告されている．ダビガトランは肝臓で代謝を受けず，血中で加水分解により活性体になることから相互作用のある薬剤はワルファリンに比し少ない．

【アドヒアランスについて】

ワルファリンの場合，何mg服用であっても1日1回で服用する．服用し忘れた場合には，速やかにその時点で服用するように，決して前日忘れた服用を翌日倍量でのまないことを指導する．

ダビガトランの場合は1日2回忘れずに服用することは大事である．効果発現が速やかでワルファリンに比べて効果消退も早い（半減期は12時間）．150 mg/1日2回の場合，75 mgカプセルを1回2カプセル，1日2回すなわち1日で4カプセル服用する．110 mgの場合は1回1カプセル，1日2回である．服用し忘れた場合はワルファリンと同様にその時点で服用するが，次の服用までの時間を6時間以上空けることとなっている．この場合も1回服用し忘れた場合，次回に倍量服用することはないように指導する．

【出血を合併した場合】

1. 頭蓋内出血

緊急手術が必要な場合があるが，ワルファリンではビタミンKおよび第IX因子複合体の注射により10分で抗凝固作用を中和することができる．ダビガトランでは，antidoteはないが新鮮凍結血漿やノボセブンの静脈内投与，場合によっては透析による除去により効果を減弱することが可能と考えられる．

2. その他の大出血

入院のうえ，輸血や止血処置が必要になることが多い．患者には黒色便や暗赤色便，肉眼的血尿，打撲による内出血などにいつも注意して観察するように指導する．

3. 小出血

歯肉出血，鼻出血，皮下小出血，眼球結膜出血などは多くの場合圧迫あるいは自然に止血が可能である．一番大事なことは自己判断で服薬を中止しないことである．圧迫などでも止血が難しい場合は随時連絡をするように指導する．

【抜歯や小手術，白内障の手術，内視鏡の場合】

循環器学会ガイドライン2008では，これらの場合ワルファリンは継続のまま行うことが示されている．

当院では，抜歯に際して歯科医よりコンサルトがあった場合，ワルファリン継続のままお願いする．近医で対応できない場合には抜歯のみ当院歯科が行い，その後の処置はまた近医にお願いしている．

内視鏡の場合には，消化器内視鏡学会ガイドラインでは検査前3～4日のワルファリン中止が勧められている．脳梗塞ハイリスク患

者では，①まずワルファリン継続のまま，バイオプシーなしの観察のみ行う，あるいは②入院の上大手術の場合に準じてワルファリン中止，ヘパリンへ置換のうえ，内視鏡前後の抗凝固療法を補完する．近々ガイドライン改定が行われる予定でありその情報にも留意したい．

ダビガトランに関してはまだ新薬でありガイドラインに記載はないが，抜歯や小手術，白内障に関してはワルファリンに準じて継続のまま施行することが可能と考えられる．それ以外の手術に関しても，手術前24時間以上服薬がなければ手術は通常可能（腎機能が中等度悪い場合には2日）である．また，手術後も服薬によりその日から効果は速やかに現れるため，原則としてヘパリンによる補完は不要である．

心疾患と麻酔管理

Cardiac disease and anesthetic management

稲田英一　順天堂大学教授・麻酔科学

【概説】

全身麻酔であれ，脊髄くも膜下麻酔（脊麻）や硬膜外麻酔などの区域麻酔であれ，麻酔は循環系に対して大きな影響を与える．麻酔は手術という強い侵襲によって起こる交感神経系活性亢進や，アンジオテンシン，カテコールアミン，バソプレシン，コルチゾールなどのストレスホルモンの分泌増加も抑制する．侵襲的刺激に対する過剰な防御反応の抑制により，血行動態の安定をもたらす．その一方で，麻酔薬がもつ循環抑制作用により，血圧低下や心拍数減少などの血行動態変化が起こる．脊麻や硬膜外麻酔といった区域麻酔でも，交感神経系遮断により，血圧低下や心拍数減少などの血行動態変化を起こす．硬膜外麻酔は心筋虚血を改善することが報告されている．揮発性麻酔薬は，虚血プレコンディショニングに似た作用をもつことが報告されている．

循環器疾患治療薬が麻酔に与える影響もある．ワルファリンなどの抗凝固薬や，抗血小板薬投与などによる出血傾向は脊麻や硬膜外麻酔の禁忌となる．アンジオテンシン変換酵素阻害薬や，アンジオテンシンⅡ受容体拮抗薬は，全身麻酔導入時に高度の低血圧を起こすことが報告されている．β遮断薬の突然の中止により，反跳性高血圧が起こることや，心筋虚血が起こる．循環系治療薬の中止や，継続，開始などについて，麻酔科医が判断しなければいけない事項も多い．

麻酔・手術中の低体温により，血管手術患者では術後心筋虚血の発生頻度が増加することが示されている．麻酔・手術により低体温はしばしば起こる．心筋虚血がある患者では，貧血による心筋虚血や，人工心肺手術における中枢神経系合併症の頻度を上昇させる．麻酔中を含む周術期の全身管理は心疾患患者の予後を良好にするうえでも重要である．

本章では，麻酔や麻酔薬が心血管系に与える影響と，心疾患患者の麻酔上の注意点について述べる．

【心疾患患者における硬膜外麻酔・脊麻の応用】

硬膜外麻酔や脊麻は，交感神経系遮断により静脈および細動脈拡張を起こす．静脈拡張により血液のプールが起これば，静脈還流量減少，前負荷減少のため，心拍出量は減少し，血圧が低下する．細動脈の拡張により体血管抵抗が減少するため，血圧低下が起こる．脊麻による血圧低下の程度は，交感神経系遮断の範囲が広くなるほど大きくなり，血圧低下の程度も大きくなる．T_2〜T_4の心臓交感神経遮断が起こると，心拍数減少や心収縮性低下が起こるため，血圧低下は高度になることが多い．

脊麻や硬膜外麻酔による血圧低下により冠

灌流圧が減少すると，心筋虚血を起こす可能性がある．血圧低下の治療のために投与された昇圧薬により心筋虚血が起こりうる．

一方，硬膜外麻酔は前負荷や後負荷の減少，心拍数減少により心筋酸素需給バランスを改善することや，薬物治療抵抗性の心筋虚血治療に有用であることが示されている．周術期心筋虚血の頻度低下なども報告されている．

【区域麻酔と抗凝固，抗血小板療法】

脊麻や硬膜外麻酔は出血傾向がある場合，硬膜外血腫とそれによる対麻痺を起こすリスクがあり，その施行は禁忌となる．脊麻や硬膜外麻酔を予定している場合は，ワルファリンや抗血小板薬を術前に中止する必要があるが，血栓形成のリスクとのバランスを考えなければならない．

【揮発性麻酔薬の虚血プレコンディショニング効果】

セボフルランやイソフルラン，デスフルランなどの揮発性麻酔薬は虚血プレコンディショニング作用をもつ．高リスクの高齢患者におけるCABGでも，セボフルランやデスフルランはプロポフォールによる静脈麻酔に比べ，術後の心筋障害を起こしにくく，術後心機能が維持されることが示されている．心臓手術患者において揮発性麻酔薬を用いた場合は，合併症発生率や死亡率が低いことがメタ分析で示されている．心筋虚血を起こす可能性がある心疾患患者において，揮発性麻酔薬は優れた麻酔薬と考えられる．

【周術期におけるβ遮断薬の投与の有用性に関する議論】

冠動脈疾患やその疑いがある患者が非心臓手術を受ける場合，周術期のβ遮断薬投与により，周術期心筋虚血や心筋梗塞の頻度が低下するだけでなく，長期的な予後も改善することが示唆されてきたが，明確な結論は出ていない．

Lindenauerらは，非心臓手術を受けた782,969名の患者の後ろ向きコホート研究において，Revised Cardiac Risk Index (RCRI) が高い（3以上）患者では，周術期にβ遮断薬を投与することで，入院時死亡のリスクが減少する．一方，RCRIが0や1である低リスク患者ではむしろ入院時死亡のリスクが上昇することを報告した．多施設無作為化対照研究であるPerioperative Ischemic Evaluation (POISE) 研究において，冠動脈疾患患者やその疑いのある患者に，非心臓手術の周術期にβ遮断薬であるメトプロロールを投与すると，非致死的心筋梗塞の頻度は低下したが，脳卒中発生率や総死亡率は上昇し，徐脈や低血圧の頻度が上昇することが示された．Dutch Echocardiographic Cardiac Risk Evaluation Applying Stress Echocardiography (DECREASE) IV研究では，中等度リスク患者にビソプロロールを投与することにより，周術期の心筋梗塞や心臓死の頻度が低下することが示された．WallaceらはThe Perioperative Cardiac Risk Reduction Therapy (PCRRT) Protocolを用い，比較的少量のβ遮断薬を用いたり，β遮断薬投与後，安静時収縮期血圧が100 mmHg未満の場合や，心拍数が55回/分未満の場合にはβ遮断薬を追加投与しないことで，術後死亡率が低下すると報告している．また，急性貧血を起こした手術患者では，β遮断薬により心合併症が起きやすいことが報告されており，術中の貧血の治療の重要性が示唆されている．

最近のACC/AHAの周術期β遮断薬投与に関するガイドラインでは，術前からβ遮断薬を投与されている患者や，心筋虚血が術前検査で明らかになった患者にはβ遮断薬を投与することが推奨されている．冠動脈疾患患者や複数の臨床的リスク因子をもつ患者が血管手術を受ける場合や，冠動脈疾患があったり，複数の臨床的リスク因子をもつ患者が，中等度から高度のリスクをもつ手術を受ける場合にはβ遮断薬を投与するのがよいであろうとしている．β遮断薬はできれば手術の30日前，少なくとも1週間前に開始す

ることや，安静時心拍数が65回/分未満を指標に投与することも推奨している．使用するβ遮断薬による差も報告されている．

心臓手術後の管理
Patient care after cardiac operation

河野裕治　名古屋大学大学院医学系研究科・リハビリテーション療法学
上田裕一　天理よろづ相談所病院・院長

【心臓外科術後のリハビリテーション管理】

近年，心臓外科手術は技術の進歩や新しい機器の開発で低侵襲化が進み，術後早期からのリハビリテーションが可能となってきている．その一方で，重症例への適応拡大や高齢化に伴い，合併症なども多様化している．

心臓外科術後のリハビリテーションの目的は，早期離床による術後合併症の予防および軽減，生命予後の延長，QOLの改善であり，その効果を挙げるために術直後から積極的にサポートすることにある．急性期の段階から患者の退院後の生活を見据えて適切な指導や教育を行うことも重要となる．したがって，リハビリテーションの構成要素は運動療法のみにとどまらず，薬物療法や栄養療法，カウンセリングなどを含めた包括的な患者管理が重要となる．そのため，医師，看護師，理学療法士，薬剤師，臨床検査技師，管理栄養士，臨床心理士など多職種が密接に関わるチーム医療が必要とされている．

【術前評価】

術前評価の目的は，患者の状態を十分に理解し，術後の離床プログラムの進行度に反映することにある．①離床がプログラム通り順調に進行するもの，②術後早期には遅延するがその後順調に進むもの，③重度の心機能低下例や身体機能低下例など離床プログラムの適応とならず個別対応が必要なもの，に分けられる．

離床プログラムの進行を阻害する要因を術前に評価することで，その適応を判断して，より早期から適切な介入が可能となる．阻害要因には，高齢，低栄養，低ADL，低身体機能，術前の心不全，心室性不整脈，腎機能低下，肝機能低下，貧血，呼吸機能低下，脳血管疾患，術式（特に胸部大動脈手術）などが挙げられる．これらの因子の保有数に応じて術後のプログラム進行度を想定し，最終的には術後の回復状態に合わせてプログラム内容を決定している．また，術前に，創部の状態など術後環境で離床や咳の仕方などを予め説明しておくことも，合併症予防の観点からは重要である．

【急性期離床プログラム】

心臓外科術後の急性期のリハビリテーションは，速やかに離床を促し合併症を予防することが重要である．術後合併症には循環障害，呼吸器合併症，感染，出血，腎機能障害，脳障害，神経障害，廃用性症候群およびICU症候群にみられる精神障害などが挙げられる．なかでも，呼吸器合併症は死亡率や在院日数に悪影響を及ぼす予後不良因子である．

言うまでもないが，不必要な臥床は臓器機能を低下させ，廃用性症候群を引き起こし離床の阻害要因にもなるため，機能低下を予防する必要がある．術後の離床は術翌日の端座位から開始し，徐々に歩行へとつなげていく．プログラムは術後日数が基準となるものも多いが，筆者らは進行基準を術後日数ではなく段階に分けて設定しており，進行度に応じて病棟ADLや看護ケア，栄養指導や薬剤指導なども組み込んで多職種が共有できる内容となっている（図1）．この利点は患者ごとの個別プログラムの設定が可能となり，特に順調例に対する離床遅延を予防できる効果が大きい．

【回復期のリハビリテーション】

心臓外科術後の回復期のリハビリテーションの構成要素は，有酸素運動やレジスタンスト

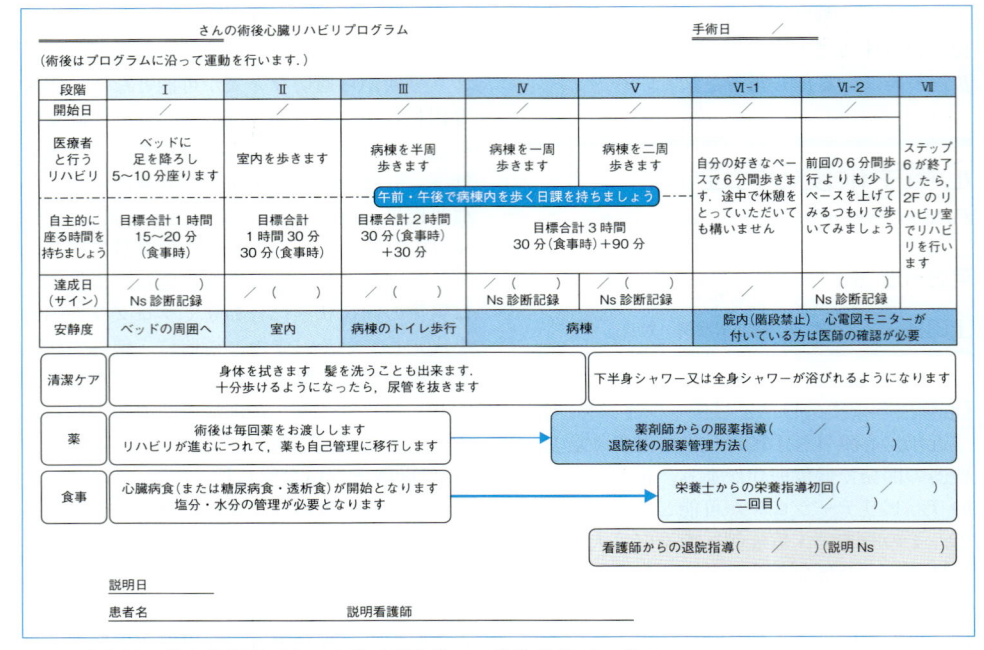

図1 名古屋大学医学部附属病院心臓外科病棟での術後離床プログラム

レーニングなどの運動療法に加えて，服薬・栄養指導，心理カウンセリングなどが重要となる．

運動療法は30～40分継続するウォーキングやサイクリングなどの有酸素運動を週5回以上実施することが推奨されている．最近では，レジスタンストレーニングによる筋力増強の重要性も強調されている．特に術後は術創の影響から，上肢のレジスタンストレーニングは，術後4～6週間後を目安に積極的に取り入れることがポイントとなる．また，回復期では多様な患者背景のなかで一度や二度の指導ではなく，継続した退院後の指導やフォローが重要となる．特に心不全が遷延している患者では，服薬・栄養管理が不十分な状態での運動療法は，かえって心不全の増悪を招くことから，運動療法の効果を得るためにも十分な管理が必要となる．

【薬剤・栄養指導】

薬剤指導や栄養指導は，退院後のライフスタイル管理のなかで重要となる．特に服薬は複雑化する病態のなかで多剤を併用している患者も多く，服薬コンプライアンスは生命予後にも影響するため，退院後治療の根幹となる．

さらに栄養管理も重要であり，特に心不全を合併する患者に対しては栄養状態が生命予後の規定因子としても確立している．AHAガイドラインでは管理項目に糖質，脂質，トランス脂肪酸，塩分摂取を挙げており，これらの管理の重要性が強調されている．そのほか脂質代謝異常，耐糖能異常，腎機能低下例などでは栄養を含めた食事管理が重要となり，実際には管理栄養士による継続した管理指導が必要である．

心疾患患者の一般外科手術

Perioperative management of cardiac patients undergoing non-cardiac surgery

稲田英一　順天堂大学教授・麻酔科学

【概説】

　心疾患患者の非心臓手術においては，一貫した周術期管理が必須である．術前評価・管理においては心疾患の存在，その重症度の評価，行うべき術前治療，患者リスクの層別化とそれに即したインフォームドコンセントが重要である．周術期理目標（血行動態，呼吸管理，代謝・体液管理など）を定めた治療戦略を立てることが大切である．

【心疾患患者が非心臓手術を受ける場合のリスク評価と層別化】

1．患者側の要因

　心疾患患者が非心臓手術を受ける場合のリスク評価には，Revised Cardiac Risk Index（RCRI）がしばしば用いられる（表1）．危険因子の数が増加するに連れ，周術期心臓合併症発生率が増加する．

　American College of Cardiology（ACC）と，米国心臓病協会（AHA）とが合同で作成した「非心臓手術患者の周術期心血管系評価とケアのガイドライン2007年版」が，心疾患患者が非心臓手術を受ける場合の術前管理に関する基本的考え方となっている．

　高度周術期心血管リスクであるのは，
① 急性冠症候群
② 非代償性心不全
③ 重症不整脈（高度房室ブロック，器質的心疾患がある症候性心室性不整脈，心拍数コントロールができていない上質性不整脈など）
④ 重症大動脈弁狭窄症（圧較差＞40 mmHg，大動脈弁口面積＜1.0 cm^2 あるいは有症状），症状のある僧帽弁狭窄症（運動時呼吸困難の悪化，運動時の前失神状態，あるい

表1　Revised Cardiac Risk Index（RCRI）

1．高リスク手術
　　腹腔内手術，胸腔内手術，鼠径部より近位の血管手術
2．虚血性心疾患の既往
　　心筋梗塞の既往，運動負荷試験陽性，心筋虚血によると考えられる胸痛，硝酸薬服用，心電図上の異常Q波
3．心不全の既往
　　心不全の既往，肺水腫，夜間呼吸困難発作両側ラ音，S3ギャロップ，胸部X線写真上の肺血管再分布
4．脳血管疾患の既往
　　一過性脳虚血発作（TIA）や脳卒中の既往
5．インスリン治療中の糖尿病
6．腎機能低下
　　血清クレアチニン＞2 mg/dL

（Lee TH, Marcantonio ER, Mangione CM, et al: Derivation and prospective validation of a simple index for prediction of cardiac risk of major noncardiac surgery. Circulation 1999; 100: 1043-9）

は心不全）などの重症弁膜症である．

　中等度周術期心血管リスクであるのは，
① 軽症狭心症
② 病歴や心電図上のQ波の存在などから示唆される心筋梗塞の既往
③ 代償性心不全あるいは心不全の既往
④ 糖尿病（特にインスリン治療中）
⑤ 腎機能不全（血清クレアチニン＞2 mg/dL）である．

　軽度周術期心血管リスクであるのは，
① 高齢
② 心電図異常（左室肥大，左脚ブロック，ST-T異常）
③ 洞調律以外の調律（心房細動など）
④ 活動性低下
⑤ 脳卒中の既往
⑥ コントロールされていない高血圧
などである．

　患者の運動耐性の評価も重要である．4 METs（早歩きや階段や丘登りなど）の運動が可能であるかにより層別化される．

　患者リスクと，運動耐性，予定されている手術の心血管系リスク発生率により患者の層

運動耐性		<4 METs	>4 METs	<4 METs	>4 METs
	患者リスク				
手術リスク	重症（急性冠症候群,心不全, 重症弁膜症など）	中等症（軽度狭心症, 心筋梗塞の既往,心不全既往, 糖尿病など）		軽症（高齢, 左室肥大, 左脚ブロック,心房細動, 脳卒中の既往, 高血圧など）	
高リスク（血管手術, 侵襲の大きな手術など）	精査				
中等度				手術	
低リスク					

図1 手術リスク，患者リスク，運動耐性による層別化

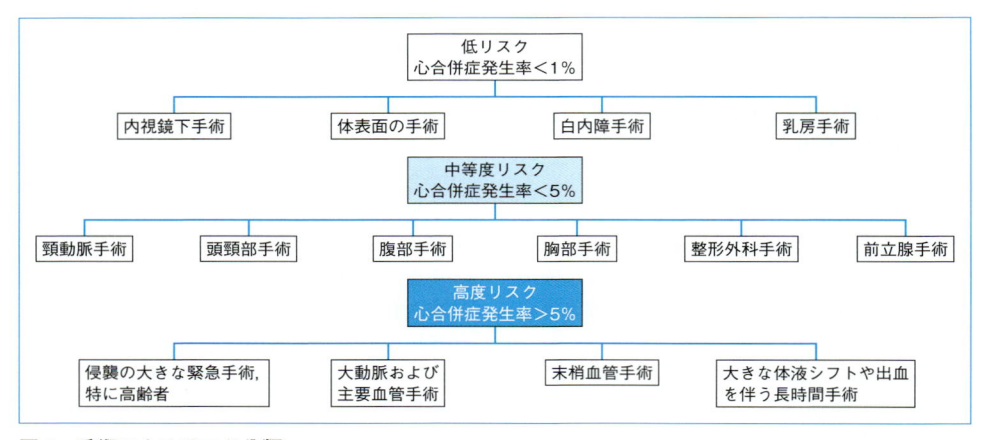

図2 手術によるリスク分類

（低リスク 心合併症発生率<1%：内視鏡下手術，体表面の手術，白内障手術，乳房手術）
（中等度リスク 心合併症発生率<5%：頸動脈手術，頭頸部手術，腹部手術，胸部手術，整形外科手術，前立腺手術）
（高度リスク 心合併症発生率>5%：侵襲の大きな緊急手術，特に高齢者，大動脈および主要血管手術，末梢血管手術，大きな体液シフトや出血を伴う長時間手術）

別化を行い，手術を実施するか，精査するかの判断する(図1)．

術前に冠血行再建術が要因として，
①左主幹動脈病変，
②三枝病変があり左室機能が低下，
③三枝病変があり左前下行枝近位狭窄，
④最大限の内科治療にも無反応，
などが含まれる．冠血行再建術を施行した場合も，非心臓手術との間隔を適切にあける必要がある．

冠動脈インターベンション(PCI)により手術リスクは低下する．ベアメタルステント(BMS)の場合，4～6週間以上の間隔をあけて非心臓手術を行う．DES挿入から非心臓手術までの間隔と心臓合併症発生頻度の間には有意な関係がなく，挿入後長期間経っていても心合併症を起こす危険がある．

1. 手術側の要因

予定術式によりリスクの層別化が行われる(図2)．

内視鏡手術や体表の手術，白内障や乳腺手術などはリスクが低い(心合併症発生率<1%)ため，侵襲的なモニタリングは必要ない．一方，中等度や高度のリスクがある患者

では侵襲的なモニタリングが必要となることが多い．

非心臓手術の中でも，大血管手術は心臓合併症の高リスク（心合併症発生率＞5％）である．鼠径部より近位の血管手術や，高齢者における侵襲の大きな緊急手術や，出血量や体液シフトが大きい長時間手術も高リスクである．

頸動脈手術や，頭頸部手術，腹腔内や胸腔内手術，整形外科手術や，前立腺手術は中等度リスク（心合併症発生率1〜5％）である．

【冠動脈疾患患者の周術期物管理】
1．心血管作動薬

$β$遮断薬や，硝酸薬，カルシウム拮抗薬，ニコランジルは，原則として手術当日まで継続する．

ニトログリセリンが周術期心筋虚血発作を予防するという確証はない．投与量を増加させても心筋虚血発作の頻度は減少せず，低血圧の頻度が上昇する．

カルシウム拮抗薬，特にジルチアゼムは，心筋虚血，上室性頻脈，心筋梗塞などの頻度を減少させるというメタ分析がある．一方，カルシウム拮抗薬は心筋虚血の予防には有効ではないとする解析もある．

ニコランジルは硝酸薬や$β$遮断薬，カルシウム拮抗薬に対して抵抗性の慢性狭心症をもつ高齢者において，ニコランジルは非致死的心筋梗塞や全死亡率を低下させる．腹部手術において，ニコランジルは心筋虚血の高リスク患者の術中心筋虚血の頻度を用量依存性に低下させる．

アンジオテンシン変換酵素（ACE）阻害薬は，原則として手術当日朝まで継続する．しかし，ACE阻害薬服用患者は，麻酔導入時に低血圧となりやすい．アンジオテンシンⅡ受容体拮抗薬（ARB）服用患者は，麻酔導入時に低血圧となりやすく，その治療は比較的困難であるため，ARBは手術当日は中止するほうがよい．

クロニジンやデクスメデトミジンは中枢性の交感神経系緊張を低下させる．吸入麻酔薬や麻薬の必要量が減少する．クロニジンやデクスメデトミジンは，血管手術の周術期の心筋虚血や心筋梗塞を減少させ，死亡率を低下させることがメタ分析により示されている．

2．抗凝固薬および抗血小板薬

冠動脈にステントを挿入された患者，心房細動がある患者などは，抗凝固薬や抗血小板薬の投与を受けている患者も多い．

ワルファリンは手術の4日前に中止し，必要に応じてヘパリン持続静注に切り替える．アスピリンは術前7〜10日前に中止することが多いが，適応によっては手術直前まで継続する．チクロピジンは手術10〜14日前，シロスタゾールは手術3日前，イコサペント酸エチルは手術5日前，ジピリダモールは手術2日前に中止する．

周術期の心合併症を減少させるのにスタチンが有効かもしれない．

【術中モニタリングと麻酔管理】

冠動脈疾患患者では，第Ⅱ誘導と胸部誘導を複数モニターする．胸部誘導としては，$V_4・V_5$誘導を用いる．患者の重症度（冠動脈狭窄，心機能，弁異常など）や合併症，予定術式の侵襲度に応じて，動脈カテーテルや，中心静脈カテーテル，肺動脈カテーテルを用いる．肺動脈カテーテルは，高リスク患者が大動脈や血管手術を受ける場合には有用である可能性がある．経食道心エコー法（TEE）により，局所壁運動異常や，僧帽弁逆流の評価，心拍出量や肺動脈圧の推定，左室前負荷の推定などが可能となる．

冠動脈疾患患者において，どの麻酔法が最も安全かについては確立していない．

術中の血圧上昇や頻脈などの血行動態変化により心筋虚血が起こりうる．大きな血行動態変化なしに心筋虚血を起こす例が，1/2〜2/3も存在することに注意する．

揮発性麻酔薬は虚血プレコンディショニング作用のほか，ポストコンディショニング作用や遅発性心筋保護作用ももつ．

胸部硬膜外麻酔や術後硬膜外鎮痛は心筋酸素需給バランスは改善するが，硬膜外麻酔により高度の低血圧や，低血圧の治療に用いられる昇圧薬により心筋虚血が起こりうる．

ヘマトクリット値が28%未満，ヘモグロビン値が10 g/dL未満では，周術期心筋虚血や合併症の頻度が上昇する．ヘマトクリット値を27%以上とする．心拍数が多い場合には，その原因治療を行う．短時間作用性選択性β遮断薬であるエスモロールやランジオロールなども有用である．血管手術患者においては，低体温により高血圧や心筋虚血を起こしやすいため，体温保持が重要である．

【術後管理】

術後の心筋虚血・心筋梗塞のほとんどは無症候性であり，心電図上も非Q波梗塞であったり，非特異的なST-T部分の変化だけのことがある．術後心筋梗塞発生のピークは，術直後および術後1日目にある．また，心筋虚血は1週間してもまだ起こる．術後は心拍数が増加しやすいため，β遮断薬による頻脈のコントロールも重要である．

術前から服用している心血管作動薬は，術後できるだけ早期に再開する．経口摂取が出来ない場合には，非経口的に投与する．

高血圧と手術

Management of hypertensive patients undergoing surgery

石光俊彦　獨協医科大学教授・循環器内科
八木　博　獨協医科大学准教授・循環器内科

【概念】

様々な外科的手術は身体的および精神的なストレスとなり，患者の血圧に影響を与える．安全に手術の目的を達するためには，術中のみならず手術前後においても血圧の恒常性が維持されることが必要である．特に患者が高血圧や心血管疾患を有する場合には，手術のストレスに対する血圧の管理が，合併症の発生を抑制し予後成績を向上させるうえで重要な問題となる．

手術中の血圧管理は，麻酔薬の使用や経静脈的な輸液，降圧薬の投与など，主として麻酔科医の手に委ねられる．このような手術中の血圧管理が安全な手術の施行に必須であることは言うまでもないが，手術前後の血圧管理も手術成績を左右しうる因子である．

【手術前の血圧管理】

高血圧患者に手術を行う場合，高血圧よりもむしろ低血圧に注意を要する．急激な血圧の低下や低血圧の持続は臓器血流を減少させ，術後に臓器障害を来す可能性がある．極端な場合，ショック状態となって，組織の低酸素から嫌気性代謝により乳酸アシドーシスが起こると転帰は不良である．特に，脳や心臓などの主要臓器に障害が及んだ場合は重症となり，腎障害の発症も患者の予後に影響が大きい．

多くの麻酔薬は循環器系に対し抑制的に作用するため，手術時の麻酔に際し血圧は低下しやすい．脊椎麻酔や硬膜外麻酔などの局所麻酔においても，麻酔領域の血管の拡張により血液の再分配が起こり，血圧低下が起こりうる．これに対し，血圧が高いことに関しては，降圧治療下においてもⅢ度(180/110 mmHg以上)の高血圧が持続したり，脳出血や動脈瘤などの危険が切迫しているような場合を除いては，短期的な，Ⅰ，Ⅱ度の高血圧が手術成績や患者の長期的な予後に影響を与える可能性は低い．

手術前の高血圧患者においては，血圧値そのものよりも，それまでの高血圧の持続により生じた臓器障害のほうが重要な問題となる．したがって，手術前には血圧のコントロールとともに，高血圧の標的臓器である脳，心臓，腎臓および全身の動脈を評価するために，一般の胸部X線写真，心電図，血液・尿検査，呼吸機能に加え，必要に応じ心エコー，運動負荷心電図，頭部CTなどの検査を

表1 わが国において経静脈的に用いられる降圧薬の一覧

分類	一般名(商品名)	投与量	副作用	禁忌・注意事項
α遮断薬	フェントラミン（レギチーン）	1〜5 mg 静注	頻脈，頭痛	冠動脈疾患（褐色細胞腫に適応）
β遮断薬	プロプラノロール（インデラル）	1〜10 mg 静注	徐脈，房室ブロック，心不全	気管支喘息，末梢循環障害，代謝性アシドーシス
硝酸薬	ニトログリセリン（ミリスロール）	0.5〜5 μg/kg/分 持続静注	頻脈，頭痛，脳浮腫，メトヘモグロビン血症	緑内障，脳内出血（冠動脈疾患に適応）
血管拡張薬	ニトロプルシド（ニトプロ）	0.5〜2.5 μg/kg/分 持続静注	低酸素血症，頻脈，肝障害，代謝性アシドーシス	高度脳循環障害，重篤な肝・腎障害
	ヒドララジン（アプレゾリン）	10〜20 mg 持続静注	頻脈，頭痛，心不全，麻痺性イレウス	冠動脈疾患，心不全，解離性大動脈瘤
Ca拮抗薬	ジルチアゼム（ヘルベッサー）	10 mg 静注 5〜15 μg/kg/分 持続静注	徐脈，心伝導障害	高度房室ブロック，洞房ブロック，心不全
	ニカルジピン（ペルジピン）	10 μg/kg 静注 2〜10 μg/kg/分 持続静注	低酸素血症，頭痛	脳内出血急性期

施行する．

【手術中の血圧コントロール】

麻酔下手術中の高血圧患者においては血圧低下幅が大きく，血圧が正常域となることが多い．高血圧が長期間持続すると，心肥大や動脈硬化のため心血管系のコンプライアンスが低下し，体液量，心拍出量や自律神経活動の変化に対し血圧の変動幅が増大する．したがって，手術に伴う様々なストレスによって血圧の変化が起こりやすく，臓器血流を維持するうえからは不利である．

各種の臓器には，一定の血圧の範囲において血流量を維持する自動調節能がある．高血圧患者ではその調節範囲が高い血圧値にシフトしているが，この偏位は適切な降圧治療を続けることにより正常化する．手術前に著明な高血圧を急激に降圧し自動調節能の適応が不十分な状態で手術が施行されると，術中術後の血圧の変動によって臓器の虚血が起こりやすい．したがって，手術前の血圧コントロールには十分な時間をかけて行うべきであり，緊急手術の場合にはむしろ高めの血圧に維持するほうが術中術後のリスクが少ない．

降圧薬治療により血圧コントロールが良好であれば，手術直前まで，できれば手術当日も降圧薬の内服を継続する．術中術後に降圧薬を服用できない場合には，経静脈的に降圧薬を持続投与して血圧をコントロールする．この場合，多少の血圧高値が長期的な予後に及ぼす影響は少なく，むしろ過度の降圧に注意を要する．表1はわが国において使用される経静脈降圧薬の一覧である．速効性の降圧手段としてニフェジピンカプセル内容液の舌下投与は，薬効を調節することが難しく，脳卒中，心筋梗塞などの重篤な合併症を起こす場合があることが警告されている．

手術前に利尿薬を服用していた症例においては，低カリウム血症に注意が必要であり，低血圧が起こった場合には十分な補液を行う．特に術中の人工呼吸や術後の精神的不安により過換気となり呼吸性アルカローシスとなった場合には，カリウムが細胞内に移行して低カリウム血症が助長され不整脈やイレウスなどを起こしやすい．β遮断薬は心機能低下，閉塞性肺疾患，心伝導障害などの症例には使用し難いが，狭心症や心室性不整脈の治

療薬でもある．また，疼痛，不安や気管挿管による血圧，心拍数の変動を軽減する．

クロニジンなどの中枢性交感神経抑制薬は一般の高血圧診療では使用されることが少なくなったが，手術患者においては幾つかの点で有用性が認められる．まず，様々な刺激に対する交感神経活動の変動が抑制されるため，比較的安定した血行動態を維持しやすい．また，クロニジンは肝臓における麻薬の代謝を阻害するとともにオピオイド受容体にも相互作用して麻薬の鎮痛作用を高める．しかし，呼吸中枢の抑制は増強されないため，クロニジン投与下においては麻酔薬や鎮痛薬の必要量が減じられる．手術によりクロニジンの服用が中断された場合には，離脱症候群による反跳性の血圧上昇が起こるおそれがある．

Ca拮抗薬やレニン-アンジオテンシン系抑制薬が手術の施行に支障となることは少ないが，Ca拮抗薬は末梢血管を拡張させるため，術中の出血量の増加に注意するべきである．ベラパミルやジルチアゼムは，房室ブロックなどの伝導障害に注意を要する．また，ACE阻害薬やARBを長期服用している場合には体液量の減少に対する昇圧反応が減弱しているため，十分な補液により対処することが必要とされる．

【手術後の降圧治療】

手術後において，精神的なストレスとともに，肺換気不足による低酸素血症や高炭酸ガス血症，過剰な輸液による体液量の増加，疼痛などが血圧を上昇させる原因となる．また，疼痛や炎症に対し非ステロイド系消炎鎮痛薬（NSAID）が用いられている場合には，降圧薬の効果が減じられる．術後に血圧コントロールが不良になった場合には，これらのことを考慮して問診対話を行い，患者にとってストレスとなっている要因を明らかにして対策を講じるべきである．

高血圧治療の目標は単に血圧を正常化することだけではなく，心肥大や腎障害などの臓器障害の進展や循環器疾患の発症を抑制し，患者の長期的な予後を改善することであり，これは手術後においても変わらない．したがって，重症高血圧が持続するのでなければ，多少の血圧上昇に対し直ちに降圧薬を増量することは必要ではない．しかし，術後数か月を経ても血圧のコントロール状態が悪い場合には，長期的な視野から降圧薬の増量あるいは追加併用を行うべきである．

術後に疼痛が持続し，長期的に鎮痛薬が必要とされる場合には，NSAIDは降圧薬の効果を減じるだけでなく消化性潰瘍や腎障害などの原因にもなりうるため，非麻薬性の鎮静薬に変更あるいは併用して投与量，投与回数を減じることが望ましい．

手術後の身体的，精神的ストレスによる血圧上昇には，主に交感神経系が昇圧機序に関与するので，βあるいはα遮断薬などの交感神経抑制薬が病態に即した降圧薬である．β遮断薬は合併症として糖尿病，呼吸器疾患や末梢循環障害などが存在する症例には使用し難い．そのような場合には，ベンゾジアゼピン系などの抗不安薬の投与により，精神的ストレスを和らげ交感神経活動を減じることを試みる．

心疾患患者の食事療法
Dietary treatment of cardiac patients

大島一太　東京医科大学八王子医療センター・循環器内科
山科　章　東京医科大学教授・循環器内科

【虚血性心疾患】

1．概説

虚血性心疾患は，冠危険因子である脂質異常症，糖尿病，高血圧，肥満やメタボリックシンドロームが深く関係している．食事療法によってこれらの危険因子を軽減または除去することが重要である．

表1　患者カテゴリー別管理目標値

治療方針の原則	カテゴリー		脂質管理目標値(mg/dL)			
		LDL-C以外の主要危険因子*	LDL-C	HDL-C	TG
一次予防 まず生活習慣の改善を行った後，薬物治療の適応を考慮する	Ⅰ (低リスク群)	0	<160	≧40	<150
	Ⅱ (中リスク群)	1〜2	<140		
	Ⅲ (高リスク群)	3以上	<120		
二次予防 生活習慣の改善とともに薬物治療を考慮する	冠動脈疾患の既往		<100		

脂質管理と同時に他の危険因子(喫煙，高血圧や糖尿病の治療など)を是正する必要がある．
*LDL-C値以外の主要危険因子
　加齢(男性≧45歳，女性≧55歳)，高血圧，糖尿病(耐糖能異常を含む)，喫煙，冠動脈疾患の家族歴，低HDL-C血症(<40 mg/dL)
[・糖尿病，脳梗塞，閉塞性動脈硬化症の合併はカテゴリーⅢとする．]
[・家族性高コレステロール血症についてはChapter6を参照のこと．]
(日本動脈硬化学会　動脈硬化性疾患予防のための脂質異常症治療ガイド2008年版，p29，表7-1より転載)

2. 高LDLコレステロール血症

1980年代の世界におけるMONICA projectで，日本は虚血性心疾患の発生頻度が最も少ない国の集団として世界に紹介された．しかし，わが国の疫学調査研究であるNIPPON-DATA80や臨床介入研究のMEGA，JELISなどから，欧米諸国と同様，血清総コレステロール値，なかでもLDL-コレステロール(LDL-C)値が高いほど虚血性心疾患の発生率が高く，高LDL-C血症が改善すると虚血性心疾患は予防できることが示された．

栄養は糖質，蛋白質，脂肪に分類される．一般的な食事の栄養バランスは糖質50%，脂肪20〜25%，蛋白質10〜15%の割合が理想とされているが，近年のわが国では，生活習慣の欧米化によって，特に脂肪の摂取量が増加している．

日本動脈硬化学会が示した動脈硬化性疾患の危険度に従ったリスク別管理目標値(表1)では，冠動脈疾患の二次予防において，LDL-C値の管理目標がより低く設定されている．高LDL-C血症に対する食事療法は，まず鶏卵，魚卵，レバーなど，コレステロールを多く含む食品を控え，コレステロール摂取量300 mg/日以下とするのが基本である．

脂肪の主な構成成分は脂肪酸であるが，各脂肪酸の摂り方も重要である．ステアリン酸を除く飽和脂肪酸(S)はコレステロール値を増加させる．しかし，不飽和脂肪酸のうち1価(M)のオレイン酸や多価(P)のn-6系脂肪酸であるリノール酸，アラキドン酸，青魚に多く含まれるn-3系脂肪酸のエイコサペンタエン酸(EPA)，ドコサヘキサエン酸(DHA)などはコレステロールを低下させる．S：M：Pの比率は3：4：3，n-6：n-3の比率は4：1を目安とする．n-6系脂肪酸の過剰摂取は，HDL-Cを低下させてしまうため，抗動脈硬化作用があるn-3系脂肪酸の摂取量を増やすのがよく，魚中心の和食が最も適している．

野菜，穀類，豆類などに多く含まれる食物繊維の摂取は，満腹感が得られエネルギーにならず，カロリー制限にも有用である．なかでもペクチンやβ-グルカンといった水溶性

食物繊維は，胆汁酸へと代謝されたコレステロールの体外への排泄を促進し，LDL-C を低下する作用もある．一般的に 1,000 kcal のエネルギーに対し，食物繊維 10 g の摂取が適当である．

ビタミン E やビタミン C，ポリフェノール，β カロテンなどのカロテノイド，セレンといった抗酸化物質の摂取が虚血性心疾患の予防に効果があり，摂取量と虚血性心疾患発症率に逆相関が報告されている．

3. 低 HDL コレステロール血症

低 HDL-コレステロール（HDL-C）血症では，ω-3 系の多価不飽和脂肪酸を多く含む魚介類や豆類の摂取を増やす．肥満がある場合は摂取エネルギーを制限し，body mass index（BMI：kg/m^2）が 22 程度まで低下できると，減量による LDL-C 低下と HDL-C 上昇の効果が得られやすい．

4. 高トリグリセリド血症

高トリグリセリド血症は，以前から冠危険因子とされているが，コレステロールと比べると一次予防，二次予防ともに虚血性心疾患との明確な関連性を示す報告は少ない．しかし，虚血性心疾患の二次予防として，血清トリグリセリド値が 100 mg/dL 以上になるとリスクが上昇することも複数示されており，臨床的に危険因子として扱う意義は明らかである．高トリグリセリド血症に対する食事療法は，摂取エネルギーを標準体重に対して 25～30 kcal/kg とし，炭水化物は全体の 50% 以下，砂糖，ショ糖などの二糖類や，グルコースなどの単糖類をできるだけ少なくし，果物は 80～100 kcal/日以内とする．アルコールは，約 1：5 の割合でコレステロールとトリグリセリドを含む VLDL の産生を促進するため，高トリグリセリド血症では原則禁酒とする．

5. 糖尿病

2 型糖尿病では，食事療法や運動療法を開始し，十分なコントロールが得られない場合は，経口薬やインスリン療法を行う．一方，1 型糖尿病では，ただちにインスリン治療を開始し，食事療法，運動療法も併用する．

糖尿病の食事療法は，過剰なエネルギー摂取を控え，HbA1c 6.5% 未満を目標とする．適切なエネルギー摂取量の 50% を炭水化物，蛋白質を標準体重に対し 1～1.2 g/kg（50～80 g/日），残りは脂質で摂り，朝，昼，夕にほぼ等しいエネルギーを摂取するとよい．また食品のエネルギー 80 kcal を 1 単位と定めた食品交換表は，同一表内の食品を同一単位で交換摂取できるように作られており，適切な食事療法を行ううえで有用である．

【本態性高血圧】

高血圧による臓器障害を予防するために血圧を良好にコントロールすることが重要であり，その基本は食事療法である．

本態性高血圧の成因として食塩（NaCl）の過剰摂取が大きく関与している．食塩過剰によって体液が貯留し，また，交感神経活性を亢進させ，長期的に動脈硬化を進行させて血圧が高くなる．われわれが 1 日に必要な食塩摂取量は約 1 g である．アラスカのイヌイットやブラジルのヤノマモインディアンの食塩摂取量は 1 g/日程度とされており，彼らに高血圧は認めない．一方，欧米人では 7～8 g/日，日本人では 12～13 g/日と，必要量の 10 倍以上に及ぶ食塩過剰となっており，この極端な塩分摂取が高血圧を引き起こす主要因である．

高血圧に対する食事療法の原則は，①減塩，②肥満に対するエネルギー制限，③脂質制限である．

減塩療法は，疫学調査や減塩介入試験などから，6 g/日以下が推奨されている．減塩の評価には，24 時間蓄尿の尿中塩分（NaCl）排泄量の測定が有効である．尿中ナトリウム濃度（mEq/L）×尿量（L）÷17＝1 日の食塩摂取量（g）であり，その日に摂取した食塩量に近似する．

肥満に対しては，標準体重に対して摂取エネルギーを 20～25 kcal/kg に制限する．脂

肪制限は，特にコレステロールを含む食品を減らし，食事の飽和脂肪酸を，多価不飽和脂肪酸との比1：1以下に減少させると血圧は低下する．適量の飲酒はむしろ降圧効果があり心血管系疾患のリスクを低下させるが，アルコール30 g/日までが望ましく，摂取量が多いと血圧は高くなる．

摂取に注意が必要なものに，グレープフルーツや甘草がある．グレープフルーツは，苦味成分であるナリンジンが肝薬物代謝系酵素であるP450CYP3A4の活性を阻害し，カルシウム拮抗薬の作用を増強させる．また，慢性肝炎に対する漢方薬や咳止め，薬膳料理などに広く使われている甘草は，グリチルリチン酸が含まれており，アルドステロンと類似作用を有する．このため低カリウム血症とナトリウム貯留による血圧上昇を引き起こすことがあり，偽性アルドステロン症という．

減塩の工夫は，漬物，佃煮，ハム，ソーセージなどの加工食品を控え，麺類の汁は残し，醤油や食塩を多用する和風だけでなく，香辛料や香味野菜，酸味などで味付けした洋風や中華風の献立も取り入れるよう指導するとよい．

【うっ血性心不全】

全細胞外液量は体内ナトリウム量によって規定されるため，食塩過剰は循環血液量を増加し，前負荷となって心不全を悪化させる．心不全が悪化すると，レニン-アンジオテンシン-アルドステロン系が賦活され，ナトリウムと水の貯留を来す．抗利尿ホルモンの分泌によって希釈性低ナトリウム血症を生じ，心不全はさらに悪化して悪循環となる．従って，うっ血性心不全に対する食事療法では，ナトリウム制限が最も重要である．重症心不全に対し，わが国では3 g/日以下の塩分制限を目標としているが，米国のガイドラインでは1～2 g/日以下と，さらに厳格なナトリウム制限が勧められている．

右心不全があると食欲不振や肝機能障害を生じ，低蛋白血症を来すことがある．このような場合は良質の蛋白質を多めに摂取する．また消化管のうっ血が強いときは，低脂肪食とする．重症心不全や浮腫を伴う希釈性低ナトリウム血症などがある場合は，800～1,000 mL/日以下の水分制限も行う．心不全が軽度の場合は，自由水の排泄が損なわれていないため水分制限は不要で，7 g/日以下の減塩食とし，エネルギーは標準体重維持を目標とする．

ループ利尿薬を使用している場合は，カリウムが低下しやすく，野菜や果物を十分に摂取する．ワルファリンを使用している場合は，納豆やモロヘイヤ，ほうれん草などの緑黄色野菜，青汁，クロレラなどの栄養補助食品など，ビタミンKが多く含まれる食材の摂取がワルファリンの作用を減弱するため，控えるように指導する．

心疾患患者とスポーツ

Eligibility in patients with cardiac disease for participant to sports activity

武者春樹 聖マリアンナ医科大学横浜市西部病院教授・循環器内科

鈴木規雄 聖マリアンナ医科大学横浜市西部病院・循環器内科

【概説】

スポーツとは，元来その語源に楽しみと競争を含んでおり，他者との競い合いだけではなく，自己の限界に挑むという内因的競争も存在している．よって，心疾患患者における運動療法から始まる身体運動の延長線上にあるスポーツは，大会という競技会に限らず，スポーツは外的，内的競争を包含していることになる．そのような競技性のあるスポーツに参加する心疾患患者について，スポーツ参加の許容条件を示す．

【スポーツ参加の許容条件の設定】

心疾患を有する者のスポーツ許可条件に関して，日本循環器学会からの「心疾患患者の

学校，職域，スポーツにおける運動許容条件に関するガイドライン」(2008年)および米国Bethesdaカンファレンス(2005年)を基本とした日本臨床スポーツ医学会からの勧告「スポーツの参加・禁止の基準：循環器」(2006年：2012年一部改訂)に示されている．これらのガイドラインでは，競技についての可否をすべて示してはおらず，個々の症例での判断は担当医師に委ねられている競技種目もある．競技スポーツへの参加許可のためには，病態の把握を十分に行うことが必要であり，実際に行うスポーツの状況を反映した評価を併用することが望まれる．スポーツへの参加を目的とした基本的な検査としては，心エコーによる心機能および器質的病態の重症度評価，運動負荷試験による運動耐容能評価，および不整脈の評価を行う長時間心電図記録である．また，基礎疾患に関しての検査としての心臓カテーテル検査や冠動脈造影，電気生理検査，心筋生検などが行われ，確定診断が得られていることが基本である．

スポーツを許容する条件の基本は，基礎疾患が軽症であり，十分な治療の後6か月以上問題なく経過している管理が十分に行われている場合であり，スポーツ参加のための評価を行った者に限られる．一般のスポーツ参加者に対しては，運動負荷試験はリスクファクターなどを考慮して適応するが，心疾患を有する者では必須であり，スポーツを前提とすることから，症候限界運動負荷試験を行う．また，合併する不整脈の評価は，運動負荷試験だけでは運動様式が実際のスポーツとは異なることから十分な評価とはなりえず，長時間心電図記録器を装着して，実際のスポーツを行い評価することが望ましい．

【先天性心疾患・弁膜症・他の許容条件】

心筋症に関しては，肥大型，拡張型共に診断がついた時点で競技スポーツの参加は禁止となる．軽症の心尖部肥大型心筋症では趣味の範囲の軽いスポーツを行うことは可能であるが，競技への参加は禁止する．両疾患とも

に運動療法の範囲内が許容限度と考えるべきである．僧帽弁逸脱は，突然死の因子が除外され，高度の僧帽弁逆流および塞栓のリスクがない場合に競技スポーツの参加が可能である．心筋炎は，若年者におけるスポーツにおける突然死のリスクであることから，十分な観察の後に可否判断を必要とする．発症後6か月以上経過した後に，心エコー，運動負荷試験，長時間心電図記録を用いて評価をする必要がある．表1の条件は発症後のスポーツ活動復帰の目安であり，復帰後も定期的観察が必要である．

先天性心疾患は，肺高血圧を呈している例や心機能低下を来している例は，競技スポーツは禁止である．また，左室肥大合併も禁止となることから，胸部X線および心電図，さらに心エコーでの定期的観察が必要である．小児では，過度のスポーツ禁止は健全な心身発育の阻害因子になることから，日本循環器学会ガイドライン2008に示されている学校における心臓病管理区分に準拠して判断を行うことが望ましい．

後天性弁膜症では，僧帽弁狭窄は，軽症例は競技可能であるが，重症狭窄（弁口面積$1.0 cm^2$未満）に限らず，運動時最高肺動脈収縮期圧50 mmHg以上をすべての競技スポーツ禁止としていることから，運動時の肺動脈収縮期血圧の評価が必要となる．また，心房細動合併例が多く，抗凝固療法を行っている者では身体衝突の危険のないスポーツのみが許可され，スポーツによる出血の危険性がある種目は避ける．僧帽弁閉鎖不全は，突然死のリスクは低いが，左心機能低下例，左室拡大を呈している例では競技スポーツ禁止である．大動脈弁狭窄は，重症例では突然死のリスクがあり，十分な観察が必要となる．軽症例と判断され，競技スポーツを許可した者でも年1回の経過観察が必要である．中高年のスポーツ愛好者においては，時に大動脈弁逆流を認めることがある．加齢に伴う動脈硬化によるものであり，病的意義は乏しいが，

表1 主な器質的心疾患におけるスポーツ参加許容条件

僧帽弁逸脱症	下記のいずれの所見も認めない場合 ①失神既往歴，②持続または反復型・非持続型上室頻拍，頻発または多型性心室頻拍，③高度僧帽弁逆流，④左室収縮不全(駆出分画50%未満)，⑤塞栓既往歴，⑥突然死家族歴
心筋炎	発症後6ヶ月以上経過し，下記の条件を満たした場合 ①左室機能，壁運動，心臓の大きさが安静時および運動時に正常である，②長時間心電図記録および運動負荷試験で頻発性および多型性連発型の上室および心室期外収縮を認めない，③炎症反応および心不全が改善している，④12誘導心電図が正常化している．
先天性心疾患	
心房中隔欠損	欠損が小さく，右心の大きさが正常であり，肺高血圧がない場合
心室中隔欠損	肺動脈圧が正常の場合． 手術または侵襲的治療後3〜6か月後，下記の所見がない場合． ①肺高血圧，②症状のある上室または心室性不整脈，Ⅱ〜Ⅲ度房室ブロック，③心機能不全
動脈管開存	開存が小さく，左心室の大きさが正常の場合
肺動脈狭窄	狭窄部圧較差40 mmHg未満，右室機能正常，無症状の場合
大動脈弁狭窄	心電図正常，運動耐容能正常，運動誘発胸痛，失神，症状を伴う上室・心室頻脈性不整脈がない軽症の場合
大動脈縮窄	大きな側副血管がなく，大動脈根部拡大がない，運動負荷試験正常，上下肢血圧較差20 mmHg以下，運動時最高血圧230 mmHg以下の場合
弁膜症	
僧帽弁狭窄	軽症狭窄(弁口面積1.5 cm²以上，運動時肺動脈楔入圧20 mmHg以下および安静時肺動脈収縮期圧35 mmHg未満)，洞調律，運動時最高肺動脈収縮期圧50 mmHg未満の場合(心房細動の既往がある場合は，抗凝固療法を行い，身体衝突の危険のあるスポーツは避ける)
僧帽弁閉鎖不全	軽度または中等度逆流，洞調律，左室の大きさおよび機能正常，肺動脈圧正常の場合
大動脈弁狭窄	軽症(大動脈弁口面積1.5 cm²以上)の場合
大動脈弁閉鎖不全	軽症および中等症で左室拡張終期圧正常，またはスポーツ心臓にみられる程度の軽度上昇の場合
冠動脈疾患	
動脈硬化性冠動脈疾患	①狭心症がない，②運動による虚血が生じない，③虚血に伴う不整脈がない，④ステント治療後4週以上経過，⑤バイパス術を施行した場合は切開創が激しい活動に耐えられる場合
冠動脈スパズム	①動脈硬化性冠動脈疾患に準じる，②低強度のスポーツのみ許容する

持久的スポーツにより左室内腔の拡大が逆流を増大させる可能性がある．軽症例では競技スポーツの禁止には至らないが，加齢性変化とトレーニング効果を考慮しつつ，定期的な経過観察を行う．

【冠動脈疾患】
　冠動脈疾患のスポーツ参加許容条件は，各種検査によるリスクレベルにより判断する．しかし，基礎に明確な動脈硬化性冠動脈疾患を有する場合には，すべての競技スポーツを許可することはできない．現在までに冠動脈疾患の治療でどの程度の運動強度のスポーツ競技に参加が可能かの判断を明確に示す報告はなく，担当医師が経験に基づいて判断しているのが現状である．最近では，動脈硬化性冠動脈疾患に対するインターベンション治療が普及し，治療早期より日常生活活動は安全に行える．しかし，様々な外的環境や脱水など内的環境が大きく変動する競技スポーツへの参加を判定する明確な指針は現在ない．

　冠動脈スパズムに関しては，カルシウム拮抗薬を中心とした薬物療法により発作のコントロールが可能であるが，自律神経が大きく変動する競技スポーツの可否基準はない．冠

表2 主な不整脈におけるスポーツ参加許容条件

洞機能障害	房室結節性補充収縮および補充調律は洞機能障害に準ずる． 運動時，心拍数が適度に増加する場合，および治療により2〜3か月無症状となった場合 （ペースメーカ挿入の患者は，衝突の危険の少ないスポーツのみ許可）
上室期外収縮	制限なし
WPW症候群のない心房粗動	1) 器質的心疾患がなく，活動レベルに応じて心拍数が上昇する場合 2) アブレーション（電気的焼灼術）後4〜6週間再発がない場合
上室頻拍	1) 器質的心疾患がなく，無症状で再現性のある上室頻拍が治療で予防できる場合 2) 運動誘発性でなく，適切な治療がなされた場合 3) 5〜15秒持続する上室頻拍であっても無症状，かつ運動で増加しない場合 4) 器質的心疾患がなく，アブレーションが成功し，電気生理検査で誘発できなければ数日後から 5) 電気生理検査が行われない場合には，症状のある再発が2〜4週間ない場合
WPW症候群	1) 器質的心疾患がなく，動悸や頻拍の既往歴がない場合（特に20〜25歳以上） 2) 器質的心疾患がなく，アブレーションが成功した後，電気生理検査で誘発できなければその数日後より 3) 電気生理検査が行われない場合，症状のある再発が2〜4週間ない場合
心室期外収縮	器質的心疾患がなく，安静時と運動中に心室期外収縮のみ生じる場合
心室頻拍	1) 正常心における単形性非持続性または持続性心室頻拍のアブレーション術後2〜4週間後，電気生理検査で誘発できなくなった場合 2) 正常心における単形性非持続性または持続性心室頻拍が薬物治療により2〜3か月間再発がなく，運動負荷や電気生理検査で誘発されない場合 3) 器質的心疾患がなく，無症候性の非持続性（8〜10発未満）単形性頻拍で心拍数150/分未満で運動負荷やスポーツ中の携帯心電図で心室頻拍悪化が認められない場合
第II度房室ブロック	無症状で器質的心疾患がなく，運動負荷でブロックが悪化しない場合
Type I (Wenckebach) 第II度房室ブロック	無症状で器質的心疾患がなく，運動でブロックが悪化しない場合
Type II (Mobitz) 第II度房室ブロック	ペースメーカ挿入後，身体衝突の危険がない場合
先天性完全房室ブロック	1) ペースメーカ挿入後，身体衝突の危険がない場合 （ペースメーカリズムがスポーツ活動レベルに応じて増加することを運動負荷で確認する） 2) 器質的心疾患がなく，心機能正常，失神や失神前兆の既往がなく，QRS間隔が狭い，心拍数40〜50以上で運動により適度に増加し，運動中に心室期外収縮がないか稀に出現，かつ心室頻拍がない場合
完全右脚ブロック	心室不整脈がなく，運動により房室ブロックが生じず，無症状の場合
完全左脚ブロック	1) ペースメーカ挿入後，身体衝突の危険がない場合 後天性完全左脚ブロックでは 1) 心室不整脈がなく，運動により房室ブロックが生じず，無症状の場合 2) HV間隔が正常，ペーシングによる房室伝導反応が正常の場合

動脈スパズムは，心臓突然死の要因であり，スポーツによる心筋障害の因子であることから，十分な観察の下に判断を下すべきであり，許容条件としては動脈硬化性冠動脈疾患に準じた制限である．

【不整脈】（表2）

徐脈性または頻脈性に限らず不整脈を有する患者において，失神の既往のある者，失神前兆を有する者，または疑われる者はすべて，治療が完全に行われ，一定期間の経過観

察で治療効果が確認されるまでは，競技スポーツに限らず，運動全般を禁止する．

スポーツ現場における突然死の大半は基礎疾患の有無とは関係なく不整脈に起因しており，心室性頻脈性不整脈が直接死因の80％以上を占めている．スポーツに関連する失神の原因としては，迷走神経反射，低血糖，熱中症など他の様々な要因もあるが，突然死へ結びつく頻脈性不整脈のスポーツでの出現の有無の確認が最も重要である．

最近では，頻脈性不整脈に対するアブレーション（電気的焼灼術）治療が成果を上げているが，変性疾患などでは別のフォーカスから，新たな致死的不整脈を起こすことも稀ではないことから，基礎疾患の確定診断が重要である．

植込み型除細動器（ICD）を適応された者では，ICD植え込み後6か月間除細動が必要な心室粗動や心室細動が生じていない場合であっても競技スポーツは禁止であり，趣味の範囲の静的要素および動的要素が最低強度のゴルフやボーリング，ビリヤードなどが許容範囲である．近年報告の多いBrugada症候群においては体温上昇が不整脈誘発につながることから，スポーツは禁忌である．たとえICDを装着した後であっても体温上昇を来す高強度スポーツは許容されず，最低強度のスポーツを趣味で楽しむ範囲に限られる．

小児期からのメタボリックシンドローム予防

Prevention of metabolic syndrome in childhood

長嶋正實　愛知県済生会リハビリテーション病院・院長

【概説】

メタボリックシンドローム（MS）は，生活習慣などが要因となって肥満，高血圧，脂質代謝異常，耐糖能異常などが起きる病態である．食習慣や運動習慣などの生活習慣は小児期に形成されるものが多く，生活習慣と深い関係をもつ成人のMSは小児期にそのルーツがあるといっても過言ではない．したがって，成人のMSの代表的な循環器疾患である虚血性心疾患や脳血管障害なども小児期からの生活習慣が大きく影響しており，循環器病予防も小児期から始めなければならない．

肥満に代表される，いわゆる「小児期MS」は完成された疾病というよりも，その生活習慣が長期間続くことにより，成人期の生活習慣病をより早期に完成する危険性が高いという意味で，できるだけ早期に予防を開始することが大切である．もちろん肥満は食習慣や運動習慣などの生活習慣に大きく関与するが，遺伝的な要因や外部環境要因などにも関与している．

【小児期メタボリックシンドローム】

MSは内臓脂肪の蓄積に伴って循環器系や代謝系に異常がみられる．小児期のMSの代表的なものは肥満であるが，肥満に伴い，高血圧，脂質異常，耐糖能異常などを合併しやすく，結果として動脈硬化や心血管病変の大きな危険因子となる．すでに小児期から動脈硬化の存在がBogalusa studyで明らかにされている．

小児期MSの厚生労働省研究班の診断基準は表1のようである．

【小児期の肥満】

わが国では小児期の肥満が年々増加している．文部科学省学校保健統計調査報告書によれば，肥満度20％以上の肥満児の頻度は最近30年間で3倍に増加しており，学童期男子では11歳をピークに10歳から14歳までが10％を超えている．しかし，幸いにして最近は増加傾向が頭打ちになっている．

小児でも肥満による合併症は多く，表2に示すようなものが挙げられ，種々の生活習慣がその原因になっている．いずれにせよ肥満度30％を超すと，約60％には何らかの合併

表1 小児期メタボリックシンドロームの診断基準(6〜15歳)

(1)があり(2)〜(4)のうち2項目を有する場合にメタボリックシンドロームと診断する		
(1)腹囲		80 cm 以上*
(2)血清脂質	中性脂肪 かつ/または HDL-C	120 mg/dL 以上 40 mg/dL 未満
(3)血圧	収縮期血圧 かつ/または 拡張期血圧	125 mmHg 以上 70 mmHg 以上
(4)空腹時血糖		100 mg/dL 以上

*腹囲/身長が0.5以上あれば項目(1)に該当するとする
小学生では腹囲75 cm 以上で項目(1)に該当するとする

(厚生労働省研究班 2007年度最終案)

表2 小児の肥満症にみられる異常

A. 肥満治療がとくに必要となる医学的問題
　(1) 高血圧*
　(2) 睡眠時無呼吸などの肺換気障害(Pickwick症候群)
　(3) 2型糖尿病,耐糖能障害*
　　（空腹時血糖 126 mg/dL, 食後血糖値 200 mg/dL)
　(4) 腹囲増加(80 cm)または臍部CTで内臓脂肪蓄積*

B. 肥満と関連の深い代謝異常
　(1) 肝機能障害(ALT　30 IU/L)
　(2) 高インスリン血症(空腹時IRI　15 μU/mL)
　(3) 高コレステロール血症(220 mg/dL)
　(4) 高中性脂肪血症(120 mg/dL)*
　(5) 低HDL-C血症(40 mg/dL)*
　(6) 黒色表皮症

C. 参考項目:身体・生活面の問題
　(1) 皮膚線条,股ずれなどの皮膚所見
　(2) 肥満に起因する骨折や関節障害
　(3) 月経異常(続発性無月経が1年半以上持続)
　(4) 著しい走行,跳躍能力の低下
　(5) 肥満に起因する不登校,いじめなど

*メタボリックシンドロームと関連する項目
　( )内は正常値の上限

(大関武彦:メタボリックシンドロームと肥満症.大関武彦編:小児メタボリックシンドローム,p.124,2009,中山書店より転載)

症がみられるという報告もある.今後,高度肥満の頻度が増加しないように注意する必要があろう.

最近の学校健診では,児童生徒の高血圧有所見者や2型糖尿病が増加していることが明らかにされているが,肥満がその頻度を押し上げていると考えられている.

【肥満の長期予後】

思春期の肥満の長期予後が徐々に明らかにされてきている.思春期の肥満はMustらの55年間にわたる縦断的研究によると,思春期の肥満は健康への危険因子となること示したばかりでなく,成人期の強力なメタボリックシンドロームの予測因子になることを示している.この研究は,思春期にoverweightであった小児の数十年後の健康状態に関するものであるが,虚血性心疾患,脳血管障害,結腸直腸癌による死亡や罹患の危険度が高いことを報告している.

また,乳児期の肥満を除いて,小児の肥満は年齢による明らかなトラッキング現象がみられ,小児期の肥満は何らかの介入が無いと成人肥満につながることが多く,幼児期から肥満を予防する努力が必要である.

【MSの原因】

MSは肥満との関与が大きい.最近,肥満の原因に関する遺伝子が多く発見され,肥満は遺伝的な要因が少なくないことも知られつつある.一方,それらに加えて食生活の変化,運動不足などの生活習慣や心理的な問題なども大きな要因になっている.

1. 食生活の問題点

わが国ではいつでも,どこでも,何でも簡単に食べ物を手に入れ,食べることができる環境にあり,コンビニなどがいたるところにあり,24時間の営業が行われている.また,ファーストフードなどカロリーの高い食べ物が家庭内でもごく普通に食べられるようになり,結果的に摂取カロリーが増加している.しかも栄養素別摂取構成率から見ると脂質が多くなり,全体の30%を超すようになっている.このような状況では全体として肥満だ

けでなく，高脂血症などの原因にもなり得る可能性が高い．

また，乳幼児期の食事は初めて口に入れるものが多く，その後の食生活や好き嫌いに大きな影響を与える．薄味や食物の偏りを少なくすることが，その後の食習慣によい影響を与えることも考えられる．

2．運動不足

最近の小児は体を動かす機会が明らかに減少している．テレビ，テレビゲーム，パソコンなどが普及し，外で遊ぶ環境や施設が減り，屋外では遊ばず，屋内で遊ぶ機会が多くなっており，消費カロリーも減少している．また，車社会など，生活がすべて便利となり，体を動かす必要性も減っている．

小児期の運動不足は，運動能力の発達の遅れを招来する．特に乳幼児期の運動不足は運動に対する巧みさ，運動の持続力，力強さ，スピードなどの基本的な運動能力や体力の発達を遅らせる可能性がある．運動能力が身につかないため，積極的には運動をしないこと，運動を好まないこと，生涯スポーツへの不参加など，運動不足がもたらす影響は決して小さくなく，運動不足→運動への不参加などの悪循環をもたらす．運動不足により摂取カロリーが消費カロリーを上回れば，肥満，高血圧，脂質異常症などの原因になりうる．

最近の小児の体力・運動能力を経年的に見ると，明らかな低下がみられていることからも，日常の運動不足が示唆されている．

3．心理的要因

親子関係や家庭の問題があったり，心理的なストレス，葛藤などが原因で過食になったり，食欲が抑制できなくなり，それが肥満の原因になることがある．治療も食事制限や運動を奨めることだけでは解決しないこともあり，心理的な治療が必要なこともある．

4．胎内環境

胎内環境とMSについても種々の報告がなされている．例えば低出生体重児は将来，高血圧，2型糖尿病などのMSになる確率が高く，出生前からも将来のMSと深い関連をもつ可能性を示唆している．

5．MSに関する遺伝子

最近，MSや肥満に関する責任遺伝子が多く発見されている．レプチン欠損症，レプチン受容体異常症などのほかに多くの遺伝子異常が発見されているが，単一の遺伝子で肥満を惹起されるよりも多くの遺伝子が関与する多因子遺伝が考えられている．

【小児期MSの予防】

筆者らの経験からも思春期になると肥満の解消はなかなか容易ではない．何らかの方法で一度は肥満度が低下してもリバウンドが起き，以前の状態に戻ったり，それ以上に悪化したりしてしまうことも少なくない．繰り返すとますます難しくなり，結局肥満予防の行動からドロップアウトしてしまうことになりかねない．

MSを予防するためには前述したように小児期，しかもなるべく早期から予防を始めることが重要である．個々に対して食生活の指導，運動不足の解消，心理的アプローチなどが必要である．また，生活習慣の重要性や生活習慣によって起こる種々の問題について，社会に認知される必要がある．また，健康教育の一環としてMSやその予防について，小児期から子どもへの教育，保護者への教育が大切である．学校教育のなかだけでなく，あらゆる機会をとらえて教育をすることが可能である．出生前教育として将来の親への教育，出生後には乳児健診で母乳栄養の推進，低出生体重児の観察，1歳6か月・3歳児検診では体重，身長のスクリーニング，栄養・運動指導，学童健診でも同様にスクリーニングや栄養・運動指導をする．

社会全体としてMSを予防する環境作りも重要であり，適切な食行動への環境作り，運動不足に対しては子どもに遊ぶ場所や方法の提供，テレビやテレビゲームとの付き合い方を考えることなども重要である．

高齢の心疾患患者の生活指導
Life style modification in elderly patients with cardiovascular diseases

佐藤正岳　聖隷横浜病院・循環器内科主任医長
田邊一明　島根大学教授・内科学第四

【高齢心疾患患者について】

2010年，日本の総人口は1億2,805万人で，65歳以上の高齢者人口は約2,900万人である．男性は5人に1人，女性は4人に1人が高齢者である．この高齢者の中で約5人に1人が高血圧で，男性1,000人対66人，女性では48人程度が狭心症・心筋梗塞で通院しているとされている．

高齢者の心疾患の二次予防において，動脈硬化危険因子の是正，心理的因子の改善や，身体活動性の低下防止が重要である．

【高齢者の特徴】

1. 余命を考慮

2009年時点で日本人の平均寿命は女性86歳，男性79歳である．生活指導を行ううえで，余命を考慮して生活の質を低下させない工夫が必要である．

2. 有病率の増加，複数疾患を有する

糖尿病，高血圧，脂質異常症は年齢の上昇とともに増加する．また，複数疾患を有する割合も増える．認知症や老年期うつといった精神的要因も問題となり中年者と異なり，厳密な指導は困難であるといった問題がある．

3. 人間的・経済的背景の多様性

同居か，独居かといった人間関係への配慮が必要である．経済状態や仕事の有無といった経済・社会背景も考慮する必要がある．

【生活習慣改善項目】

1. 食生活

高齢期では身体栄養状態の低下が老化を加速させ，病気の発症を促す点に注意して食事指導を行う必要がある．

a. 塩分

高齢者の食事指導では，塩分制限が最も重要である．日本における平均食塩摂取量が10 g/日であることから，高齢者では摂取量がさらに多いことが推定される．減塩は心血管病の長期的リスクを減らすことが報告されている．鍋物，漬物における塩分制限をはじめとして，十分に味がついている食物に追加で醤油，塩を使わないよう注意することで，1日の塩分摂取量を6 g未満にする．数字だけを高齢者に指導しても効果は期待できず，長年の嗜好はなかなか変えることが難しい．自分で薄味と思っていても，実際には塩分濃度が高い場合もある．"みそ汁を薄めて飲めばよい"といった理解不足もある．このため，自己流に任せるのではなく，個別指導や集団指導を通して栄養に詳しい栄養士など専門家から具体的な指導を繰り返し受けることが重要である．

b. 食塩以外の栄養素

心疾患を有する高齢者は野菜・果物を積極的に摂取し，コレステロールや飽和脂肪酸の摂取を控えてもらう．また，魚の積極的な摂取を心がけるように指導する．ただし，中年者と異なり牛乳や油脂類を高頻度で摂取する高齢者ほど生存率が高いことが示されている．そのため，過度のエネルギー制限や偏食は避け，動物性蛋白質や油脂類も適度に摂取し，過度の肥満，体重減少にならないよう体重コントロールを行い，栄養状態を良好な水準に維持する必要がある．

2. 生活活動

高齢者にとって移動や入浴といった生活活動の低下が問題になる．移動能力障害が心臓病死亡の危険率増加に関与しているとの報告があることから，日常生活において買い物，散歩，畑仕事を続けるなど運動量を維持する努力が重要である．自立歩行が困難であれば，歩行補助具を利用する．天候不順で外出が困難であれば，家の中においてできる限り動くようにする，などの努力が必要である．

1人だけでは努力にも限界があることから，通所・訪問リハビリテーションを積極的に利用する．

3. 体重コントロール

高齢者においては，若年・中年期で知られているような肥満による総死亡リスク上昇がみられなかったとの報告がある．そのことから厳密な体重コントロールは，むしろ死亡率を高める危険性がある．若年・中年期とは異なり体格指数〔BMI＝体重(kg)÷身長(m)^2〕で20～30を目指す．痩せの程度が強くなるほど総死亡リスクが上昇することにも注意する．具体的には，肥満患者では食前の定期的な運動や，1回あたりの食事量を減らすなどの工夫を行い，低体重患者では偏食によるビタミン，ミネラル不足に注意する．

4. 禁煙

70歳以上の喫煙率は男性19％，女性3％である．喫煙は虚血性心疾患や脳卒中などすべての動脈硬化性疾患に対する強力な危険因子であり，心血管死ならびに総死亡のリスクを有意に増加させる．一方，禁煙は冠動脈疾患の既往の有無にかかわらず，死亡や心血管リスクの低下をもたらし，その効果は年齢や性別を問わない．また，禁煙の効果はその開始とともに速やかに現れ，禁煙期間が長くなるほどリスクはさらに低下することが知られている．したがって，高齢者に対しても繰り返し禁煙指導を行う，禁煙外来を受診してもらうなどして，禁煙を推進すべきである．

5. 節酒

多量飲酒は高血圧，脳卒中，アルコール心筋症といった循環器疾患の危険因子である．また，高齢者では転倒のリスクにもなる．高齢になるほど，アルコールの代謝能力が低下することから若い時の調子で飲まないようにする必要がある．一般的にはエタノール換算で男性20～30 mL（日本酒1合，ビール中瓶1本，焼酎半合弱，ウイスキー・ブランデーダブル1杯，ワイン2杯弱に相当）/日以下，女性10～20 mL/日以下が勧められているが，65歳以上の高齢者では，さらに少量の飲酒が適当である．

内服薬が多い高齢者ではアルコールと薬物との相互作用にも注意が必要である．降圧薬服用患者では，アルコールによる血管拡張作用と薬の作用により血圧降下作用が増強されるため，これによる，立ち眩みや，起立性低血圧などに注意が必要である．

【住環境の修正】

1. 室内温度

心血管病による冬季の死亡率増加は，暖房や防寒の不十分な場合ほど高くなるため，冬季には暖房に配慮すべきである．トイレや浴室，脱衣所などの暖房が見落とされやすいので注意が必要である．

2. 入浴

入浴に関しては熱すぎない風呂がよい．38～42℃くらいの湯温で5～10分くらいの入浴が目安である．お湯の高さは鎖骨下になるように心がける．冷水浴やサウナは避けるべきである．

3. 排泄

便秘に伴う排便時のいきみは血圧を約50 mmHg上昇させるため，特に高血圧患者では要注意である．和式トイレであれば腹圧が少なくてすむ洋式トイレへのリフォームの考慮や，食物繊維が多く含まれる食品の摂取，脱水を避けるなどの食事指導，運動などの便秘予防の指導，場合によっては緩下薬の投与を行う．

排便のいきみ動作に加え，排尿時にも血圧の変動が起こる．排尿を我慢していると，急激な迷走神経活動亢進，交感神経活動低下，心臓の前負荷減少により，徐脈・心停止もしくは血圧低下を来し失神することがある．尿意は無理に我慢せずにトイレに行くように心がける．排尿失神が起こりやすいのは，特に夜中なので，就寝前は水分の大量摂取を控える．また，就寝中に体が冷えると，尿意が起こりやすいので，体を冷やさないようにすることも重要である．

帰しては いけない 外来患者

編集
前野哲博
筑波大学医学医療系地域医療教育学教授

松村真司
松村医院院長

あの患者を帰さなくてよかった！
胸騒ぎを決断に導くgeneral ruleが満載！

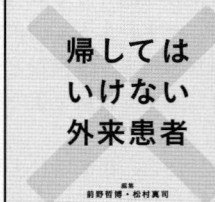

歩いて入ってきたあの患者、痛いと言わなかったあの患者、ただの風邪だと思ったあの患者…、外来で何となく胸騒ぎを覚えた時に見逃してはいけないポイントはどこにあるのか。決断の手助けとなるgeneral ruleをまとめた。外来診療で必要とされる臨床決断のプロセスや、症候ごとの診察の視点が、わかりやすくまとめられている。症例も数多く掲載され、実践的な対応を学ぶことができる。

目次

第1章 外来で使えるgeneral rule
外来診療に求められる臨床決断／臨床決断のプロセス／外来における臨床決断の進め方／帰してはいけないgeneral rule

第2章 症候別general rule
全身倦怠感／体重減少／食欲不振／咽頭痛／リンパ節腫脹／浮腫／発疹／発熱／頭痛／めまい／失神／意識障害／視力障害・視野狭窄・眼の充血／胸痛／動悸／呼吸困難／咳・痰／吐血・下血／嘔気・嘔吐／腹痛・胸やけ／便秘・下痢／腰背部痛／歩行障害／四肢のしびれ／肉眼的血尿／排尿困難・尿失禁／不安・うつなどの精神症状

第3章 ケースブック
［15歳男性，歩行障害＋尿閉］これって本当に熱中症？
［15歳女性，胸痛＋発熱］乙女の胸痛，それは恋？
［25歳女性，失神］女性をみたら…
［28歳男性，頭痛］あるものが見えない？
［47歳男性，腹痛＋血尿］追っ払いたい酔っ払い
［66歳男性，嘔吐］だってみんなと一緒だし
［69歳女性，頭部外傷］ちょっと一服，世間話でも
［82歳女性，嚥下困難］よく噛んで味わおう　他

● A5　頁228　2012年　定価3,990円（本体3,800円＋税5%）[ISBN978-4-260-01494-6]
消費税率変更の場合、上記定価は税率の差額分変更になります。

医学書院
〒113-8719 東京都文京区本郷1-28-23
[販売部] TEL：03-3817-5657　FAX：03-3815-7804
E-mail：sd@igaku-shoin.co.jp　http://www.igaku-shoin.co.jp　振替：00170-9-96693

携帯サイトはこちら

第19章 全身性疾患に伴う循環器疾患

甲状腺疾患
Thyroid disease

大黒正志　金沢医科大学講師・高齢医学
森本茂人　金沢医科大学教授・高齢医学

Ⅰ．甲状腺機能亢進症（hyperthyroidism）

日常診療における甲状腺機能亢進症の大部分は，バセドウ（Basedow）病である．ここでは，バセドウ病を中心に述べる．

【概念】

Basedow病は，甲状腺刺激ホルモン（thyroid stimulating hormone；TSH）受容体に対する自己抗体（TSH受容体抗体；TRAb）により，TSH受容体が持続的に刺激されるため，甲状腺の肥大と機能亢進を来す自己免疫疾患である．Graves病とも呼ばれる．

【病態】

バセドウ病の典型的症状は，びまん性甲状腺腫，頻脈などの甲状腺中毒症状および眼球突出などの眼症を三徴とし，Merseburgの三徴といわれている．バセドウ病は，甲状腺機能亢進症の代表的な自己免疫疾患である．TSH受容体に対するTRAbが甲状腺濾胞細胞のTSH受容体に結合刺激し，甲状腺ホルモン産生・分泌を促し，甲状腺濾胞細胞の増殖を来す．

血中甲状腺ホルモンが増加すると各臓器・組織に影響を及ぼし種々の症状が出る．全身症状としては，体重減少・倦怠感・発汗過多・微熱がみられる．精神症状としては，いらいらして興奮しやすく，神経質・情緒不安・不眠が認められる．心血管系は，甲状腺ホルモンに感受性が高いために他の臓器より影響を受けやすい．循環器系の障害として，息切れ・心悸亢進・高血圧・不整脈・頻脈が認められ，2～20％に心房細動を来す．時には心不全がみられる．消化器系としては，軟便・下痢がみられる．神経・筋症状としては，手指振戦・腱反射速度亢進・筋力低下・周期性四肢麻痺・ミオパチーがみられる．皮膚は発汗過多により，湿潤になる．骨は脱灰し，骨粗鬆症になり，病的骨折を起こしやすい．また，女性特有症状では，月経異常，性欲減退，不妊などが起こる．

【診断のポイント】

表1に日本甲状腺学会のバセドウ病の診断ガイドラインを示す．3つの臨床所見のうち1つ以上を有し，①遊離（F）T_4，遊離（F）T_3のいずれか一方または両方高値，②TSH低値，③抗TSH受容体抗体（TRAb，TBII）または刺激抗体（TSAb）のどちらかが陽性であること．それに加えバセドウ病の診断には，④放射性ヨード甲状腺摂取率；RAIUまたは$^{99m}TcO_4$甲状腺摂取率高値（シンチグラフィ上びまん性）であることとされている．バセドウ病は，20～30歳代に多く，男女比は女性は男性の3～5倍と多く，特に中年女性に多く発症する．

【鑑別疾患】

バセドウ病の鑑別診断を下記に示す．

1．無痛性甲状腺炎

わが国における無痛性甲状腺炎による甲状

表1　バセドウ病の診断ガイドライン

a) 臨床所見
　1. 頻脈, 体重減少, 手指振戦, 発汗増加などの甲状腺中毒症所見
　2. びまん性甲状腺腫大
　3. 眼球突出または特有の眼症状
b) 検査所見
　1. 遊離T_4, 遊離T_3のいずれか一方または両方高値
　2. TSH低値 (0.1 μU/mL以下)
　3. 抗TSH受容体抗体 (TRAb, TBⅡ) 陽性, または刺激抗体 (TSAb) 陽性
　4. 放射性ヨード (またはテクネシウム) 甲状腺摂取率高値, シンチグラフィでびまん性

1) バセドウ病
　a)の1つ以上に加えて, b)の4つを有するもの
2) 確からしいバセドウ病
　a)の1つ以上に加えて, b)の1, 2, 3を有するもの
3) バセドウ病の疑い
　a)の1つ以上に加えて, b)の1と2を有し, 遊離T_4, と遊離T_3高値が3か月以上続くもの

付記
1. コレステロール低値, アルカリフォスターゼ高値を示すことが多い.
2. 遊離T_4正常で遊離T_3のみが高値の場合が稀にある.
3. 眼症状があり TRAb または TSAb 陽性であるが, 遊離T_4 および TSH が正常の例は euthyroid Graves' disease または euthyroid ophthalmopathy といわれる.
4. 高齢者の場合, 臨床症状が乏しく, 甲状腺腫が明らかでないことが多いので注意をする.
5. 小児では学力低下, 身長促進, 落ち着きのなさなどを認める.
6. 遊離T_3 (pg/mL) / 遊離T_4 (ng/dL) 比は無痛性甲状腺炎の除外に参考となる.

(日本甲状腺学会 HP より)

腺中毒症の頻度は, バセドウ病に次いで多い. 血中FT_4, FT_3が高値, TSHは低値を示す. TRAbは陰性である. バセドウ病と異なり甲状腺中毒症は一過性で, 多くは3か月ほどで軽快する.

2. 亜急性甲状腺炎

急性非化膿性甲状腺炎ともいわれる. ウイルスの感染により起こる甲状腺の炎症である. 血中FT_4, FT_3が高値で, TSHは低値を示す. CRPまたは赤沈が高値になる. 甲状腺本来のホルモン合成機能が低下するため, 急性期は放射性ヨード甲状腺摂取率の低下を認める.

3. 甲状腺ホルモン不応症

甲状腺ホルモン受容体の遺伝子異常が原因で, 甲状腺ホルモンに対する組織の反応性低下による. 血中 TSH, FT_4, FT_3が高値となる. TSH による刺激でびまん性甲状腺腫を認めることが多い. 甲状腺ホルモン高値にかかわらず, TSH が抑制されない状態 (不適合 TSH 分泌症候群; SITSH) が起こる.

4. 下垂体 TSH 産生腫瘍

下垂体の TSH 産生腫瘍により過剰の TSH が産生され, それにより甲状腺機能亢進を来す疾患である. 血中 TSH, FT_4, FT_3が高値となる. CT・MRI で下垂体腫瘍を認める.

5. 正甲状腺グレービス病 (euthyroid Graves' disease)

甲状腺機能は正常で, バセドウ病特有の眼症が現れている病態である. 眼窩 MRI・CT で外眼筋の肥大が認められ, TSAb が陽性となる.

6. 妊娠甲状腺中毒症

妊娠初期8〜13週に胎盤から出る絨毛性性腺刺激ホルモン (hCG) の増加による. 血中 FT_4, FT_3 高値, TSH 低値を示し, TRAb, TSAb は陰性で, 甲状腺特異蛋白サイログロブリン (Tg) は基準値を示す. 妊娠を契機にバセドウ病を発症することもある.

【治療方針】

バセドウ病の治療法には, 薬物療法, アイソトープ治療 (放射性ヨード治療), 手術療法がある. まず抗甲状腺薬投与を開始する. 薬の効果がない場合や, 副作用などのために継続が困難な場合には, アイソトープ治療を行う. バセドウ病に甲状腺腫瘍などを合併している場合には, 外科手術を行うことがある.

【治療法】

1. 薬物療法

抗甲状腺薬療法では, 甲状腺機能は可逆性

で，適切な投与量で機能を調整できる．抗甲状腺薬には①チアマゾール；MMI（メルカゾール），②プロピルチオウラシル；PTU（チウラジール，プロパジール）の2種類がある．甲状腺内でのヨードの酸化・有機化の抑制などによって，甲状腺ホルモンの生合成を抑制する．

抗甲状腺薬療法では，効力・副作用の点から第一選択薬はMMIとされている．MMIの初期投与量はFT$_4$値が5 ng/dL以下では15 mg，1回で5 ng/dLを超える場合では30 mg，分2である．MMIが副作用で使用できないときや妊娠第1三半期は，PTUを使用する．PTUの初期投与量は300 mg，分3である．血中FT$_4$，FT$_3$，TSH値をみながら，漸減する．ホルモンの正常化は普通3～4か月を要する．治療開始時に動悸・頻脈などの症状が認められるときは，β遮断薬を併用する．MMIの維持量は5～10 mg/日で，PTUの維持量は50～100 mg/日である．長期の服用を要し，定期的な通院での血液検査の必要がある．

処方例 下記のいずれかを用いる．

1) FT$_4$値が5 ng/dL以下の場合
   メルカゾール（5 mg）　3錠　分1　朝
2) FT$_4$値が5 ng/dLを超える場合
   メルカゾール（5 mg）　6錠　分2　朝夕

頻脈の場合，1）あるいは2）に下記を併用する．

インデラル錠（10 mg）　3錠　分3

2．アイソトープ

治療期間は比較的短く，甲状腺腫の消失が期待できるが，治療後，機能低下症に移行し，終生甲状腺ホルモン剤の補充治療を要する．施行には放射線管理施設が必要である．

3．手術療法

アイソトープも含めて，内科的に治療し難い症例のみが手術の適応となる．治療期間は短く，甲状腺腫の縮小が期待できる．60％に機能の正常化がみられるが，熟練した術者による施行が必要である．手術痕が残り，嗄声，術後副甲状腺機能低下症などが起こることがある．

4．PEIT

甲状腺機能を見ながら施行でき，追加施行が可能である．施行には熟練を要し，施行時には疼痛の緩和が必要である．

■ 入院・専門医へのコンサルテーション

- 甲状腺中毒症状が激しい場合には，β遮断薬やマイナー・トランキライザーを併用する．心房細動，心不全，脱水が激しい場合や食欲不振の場合には入院治療が必要である．
- 抗甲状腺薬療法の副作用には，薬疹，肝機能障害，無顆粒球症などがある．
- 副作用がみられたり，TRAbが陰性化しない例や，低下後，再上昇する難治例の治療は甲状腺専門医に紹介する．

■ 患者説明のポイント

- 抗甲状腺ホルモン薬の重大な副作用に無顆粒球症がある．初期症状として発熱・咽頭痛・倦怠感などがあり，症状出現時には必ず病院を受診するよう指導する．
- MMIの効果発現まで2～4週間を要する．また，自覚症状が軽快しても内服を継続するよう指導する．
- PTUの副作用には，MPO-ANCA関連血管炎症候群がある．初期症状として，関節痛・血尿・紫斑などがあり，症状出現時には必ず受診するよう指導する．

■ 医療スタッフへの指示

- 激しい甲状腺中毒症状，心房細動，心不全，激しい脱水症状や食欲不振では入院を勧める．
- 高齢者では，甲状腺中毒症状がはっきりせず，体重減少や心不全，不整脈を主訴として受診することが多いことに注意する．
- 喫煙は，バセドウ病に悪影響を及ぼす．寛解率の低下，再発の危険性の増大，特にバセドウ病眼症の悪化が証明されている．バ

セドウ病患者には禁煙を強く勧める．

II．甲状腺機能低下症（hypothyroidism）
【概念】
　甲状腺ホルモン作用が低下することによって，種々の症状が生じた状態が甲状腺機能低下症である．甲状腺機能が低下する原因にはいくつかあり，「原発性（甲状腺性）」，「中枢性（二次性：下垂体性），（三次性：視床下部性）」，「末梢性」および「医原性」などに分類される．最も一般的なものは，慢性甲状腺炎（橋本病）であり，自己免疫疾患の1つである．

【病態】
　「原発性甲状腺機能低下症」とは，視床下部，下垂体から分泌される甲状腺刺激ホルモン（TSH）が不足したため，甲状腺が刺激されなくなったために起こる．甲状腺自体の原因により，ホルモン合成能が低下している状態である．また，「中枢性甲状腺機能低下症」は，下垂体そのものの障害によるTSH分泌の低下（二次性）と，視床下部からのTRH（TSH放出ホルモン）の合成・分泌障害によるもの（三次性）とがある．末梢組織の甲状腺ホルモン受容体の異常により，組織に甲状腺ホルモンが作用しない「甲状腺ホルモン不応症」は，極めて稀である．また，バセドウ病（甲状腺機能亢進症）や甲状腺癌の治療の後，使用したアイソトープ（放射性ヨード）や，甲状腺外科的除去のために甲状腺ホルモンが十分に産出されなくなった場合にも起こる．発展途上国では，ヨード欠乏による低下症もあるが，日本ではほぼみられない．甲状腺機能低下症は，加齢とともにみられ，特に女性に多い．

【診断のポイント】
　表2に日本甲状腺学会の甲状腺機能低下症の診断ガイドラインを示す．臨床症状から甲状腺機能低下症と疑えばあとは容易で，採血して甲状腺ホルモン（遊離サイロキシン；FT_4，遊離トリヨードチロニン；FT_3）とTSHを測定する．抗甲状腺自己抗体（抗サイログロブリン抗体；抗Tg抗体，抗マイクロゾーム抗体；抗TPO抗体）の測定も有用である．甲状腺機能低下症は，一般検査の異常から疑われ，見つかることも少なくない．例えば，コレステロール高値，中性脂肪上昇，CPK上昇，血沈亢進，γ-グロブリン上昇などの血液検査の異常，胸部X線で心拡大，心電図での徐脈，低電位，T波平低，T波陰性化など．特に，高齢者の場合では症状が乏しいことが多いため，少しでも疑いがあれば，TSH検査を行う．

表2　甲状腺機能低下の診断ガイドライン

【原発性甲状腺機能低下症】a）およびb）を有するもの
　a）臨床所見
　　無気力，易疲労感，眼瞼浮腫，寒がり，体重増加，動作緩慢，嗜眠，記憶力低下，便秘，嗄声などいずれかの症状
　b）検査所見
　　遊離T_4低値およびTSH高値
【付記】
　1．慢性甲状腺炎（橋本病）が原因の場合，抗マイクロゾーム（またはTPO）抗体または抗サイログロブリン抗体陽性となる．
　2．阻害型抗TSH受容体抗体により本症が発生することがある．
　3．コレステロール高値，クレアチンフォスフォキナーゼ高値を示すことが多い．
　4．出産後やヨード摂取過多などの場合は一過性甲状腺機能低下症の可能性が高い．
【中枢性甲状腺機能低下症】a）およびb）を有するもの
　a）臨床所見
　　無気力，易疲労感，眼瞼浮腫，寒がり，体重増加，動作緩慢，嗜眠，記憶力低下，便秘，嗄声などいずれかの症状
　b）検査所見
　　遊離T_4低値でTSHが低値～正常
除外規定
甲状腺中毒症の回復期，重症疾患合併例，TSHを低下させる薬剤の服用例を除く．
【付記】
　1．視床下部性甲状腺機能低下症の一部ではTSH値が10μU/mL位まで逆に高値を示すことがある．
　2．中枢性甲状腺機能低下症の診断では下垂体ホルモン分泌刺激試験が必要なので，専門医への紹介が望ましい．

（日本甲状腺学会HPより）

【鑑別疾患】

単純性甲状腺腫，亜急性甲状腺炎，結節性甲状腺腫，Basedow 病，甲状腺悪性リンパ腫の鑑別が必要である．

【治療方針】

基本は，甲状腺ホルモンの補充療法である．合成 T_4 製剤（チラーヂン S）などを経口投与する．T_4 の維持量は $1.5～2.5\ \mu g/kg/$日である．T_4 投与方法は，患者により異なる．機能低下症の症状，病期，年齢，心電図変化により初期投与量，増量の速度を変える．通常，少量から開始し，観察を十分に行い漸次増量して維持量にもっていく方法が一般的である．維持量は，中枢性甲状腺機能低下症を除けば，血中 TSH の正常化である．甲状腺ホルモンが正常となっても，TSH が安定するまでに 8～12 週間かかるので，十分に経過をみる．適正維持量の決定は，症状の改善，血中 FT_4・FT_3，TSH の正常化，心機能を指標とする．

高齢者や冠動脈性心疾患合併者，重症機能低下症患者においては，急激な T_4 補充が循環器系の障害である心不全や狭心症，心筋梗塞を誘発するおそれがあるため，ごく少量（$12.5\ \mu g/$日）から始め，心電図で経過を確認しながらゆっくりと増量する．下垂体性甲状腺機能低下症や Schmidt 症候群で副腎皮質機能不全がみられた場合，T_4 投与前に副腎皮質ホルモン（ヒドロコルチゾン）を 1～2 週間投与し，その後，T_4 を投与する．妊娠中は甲状腺ホルモンの必要量が増加する．それを考慮し，TSH の正常化を図るように T_4 量を決めていく．機能低下症の治療を放置すると妊娠中，および出産時のトラブルの頻度が高くなり，児の認知能力が障害される可能性がある．T_3 製剤（リオチロニン Na）は，作用が速効性で，半減期が短く血中濃度の変動が大きい．T_3 の使用は粘液水腫性昏睡（myxedema coma）のような緊急の場合に限られる．

【治療法】

1．原発性甲状腺機能低下症

処方例

（初回量）チラーヂン S 錠（$25\ \mu g$）
0.5～1 錠　分 1　朝
以後 2 週間ごとに 0.5～1 錠増量
（維持量）チラーヂン S 錠（$50\ \mu g$）
1.5～2 錠　分 1　朝

2．中枢性甲状腺機能低下症

処方例　合併する副腎皮質機能不全があれば，上述を参照に 1)の前に 2)を投与する．

1) チラーヂン S 錠（$25\ \mu g$）　0.5～1 錠
　分 1　朝
2) コートリル錠（10 mg）　2 錠　分 1　朝

■ 入院・専門医へのコンサルテーション

- 中枢性甲状腺機能低下症の診断では下垂体ホルモン分泌刺激試験が必要なので，専門医への紹介が望ましい．
- 甲状腺機能低下症が悪化し，粘液水腫昏睡を起こした場合は，内分泌専門医のコンサルテーションを行う．

■ 患者説明のポイント

- 甲状腺ホルモン補充量が過量になると，狭心症，うっ血性心不全を起こす場合があることを説明し，気づいたら受診することを指導する．
- 薬を数か月間にわたって服用するだけで正常になる例もあるが，通常は一生涯この薬を飲み続けなければならないことを説明する．
- 用法・用量を間違わなければ，副作用はほとんどないことを説明する．

■ 医療スタッフへの指示

- 甲状腺ホルモン製剤の相互作用として，ワルファリンによる出血傾向，ジギタリス中毒，血糖降下薬による低血糖などに注意する必要がある．

副腎疾患
Adrenal disease

大黒正志 金沢医科大学講師・高齢医学
森本茂人 金沢医科大学教授・高齢医学

【概念】

副腎疾患には，主に副腎皮質における，副腎皮質ホルモン過剰による Cushing 症候群や原発性アルドステロン症，また，副腎皮質ホルモン欠乏による Addison 病がある．副腎髄質においては，褐色細胞腫などが挙げられる．Cushing 症候群・原発性アルドステロン症・褐色細胞腫は高血圧を伴い，Addison 病は低血圧を伴う代表的な疾患である．

Ⅰ．クッシング（Cushing）症候群

【病態】

副腎皮質ステロイドホルモンであるコルチゾールが過剰に分泌され，特徴的な身体所見を示す疾患群をいう．病因により，下垂体からの ACTH（adrenocorticotropic hormone）過剰分泌によるクッシング病，異所性 CRH（corticotrophin releasing hormone）および ACTH 産生腫瘍などの ACTH 依存性の場合，ACTH 非依存性の場合，コルチゾール産生副腎腫瘍，原発性副腎結節性過形成に分類される．

【診断のポイント】

特徴的な身体所見（満月様顔貌，水牛様肩，中心性肥満，皮膚線条，紫斑，多毛など）があり，高血圧，糖尿病，筋力低下，低カリウム血症など，コルチゾールの過剰分泌による様々な症状がみられる．内分泌検査では，早朝血中コルチゾール濃度の上昇（$>20\,\mu g/dL$），尿中遊離コルチゾール排泄量の増加（$>120\,\mu g/$日），コルチゾール分泌の自律性は，日内変動の消失と，オーバーナイト法デキサメタゾン抑制試験（夜間に 0.5 mg を 2 錠服用）における翌朝の血中コルチゾールの抑制欠如（$>5\,\mu g/dL$）から確認できる．血中 ACTH は低値．画像検査（超音波，CT，MRI，^{131}I-アドステロール副腎シンチグラフィ）では，副腎腫瘍が認められる．

【鑑別疾患】

クッシング病，異所性 ACTH 産生腫瘍，副腎腫瘍，ACTH 非依存性大結節性副腎過形成（AIMAH），医原生クッシング症候群，サブクリニカルクッシング症候群などの鑑別が必要である．

【治療方針】

いずれの原因においても，手術可能であれば根治療法としての腫瘍摘出が第一選択である．手術不能症例，不完全摘出例，再発例，副腎癌の転移例などが薬物療法の対象となる．

【治療法】

腹腔鏡下副腎腫瘍摘出手術が第一選択である．反対側副腎の萎縮のため，術後は副腎皮質ステロイドの補充が必須である．薬物療法では，副腎皮質ステロイド合成阻害薬を使用し，副腎癌では化学療法を併用する．

> **処方例** （手術不能な症例に対して）以下を併用する．
>
> 1) オペプリム Cap（500 mg） 3〜12 カプセル 分 3〜4
> 2) メトピロン Cap（250 mg） 3〜12 カプセル 分 3〜4 （保外）効能・効果
> 3) デソパン錠（60 mg） 2〜8 錠 分 2〜4

■ 入院・専門医へのコンサルテーション

- 高血圧，糖尿病があり，前述の特徴的な身体所見が認められた場合は，内分泌・代謝を専門とする病院を受診する．

■ 患者説明のポイント

- 両側副腎摘出術の後は，副腎皮質ステロイドの補充療法が一生涯必要であることを説明する．

■ 医療スタッフへの指示

- 糖尿病，高血圧，骨粗鬆症などを合併し，感染や転倒にも注意を要する．

Ⅱ．原発性アルドステロン症

【病態】
副腎皮質球状層からのアルドステロンが過剰産生になるために起こる疾患である．病因としてアルドステロン産生腺腫（APA），特発性アルドステロン症（IHA），糖質コルチコイド奏効性アルドステロン症（GRA）がある．

【診断のポイント】
アルドステロンが過剰になるために，ナトリウムの蓄積とカリウムの喪失が原因となり，高血圧・四肢脱力・高血糖や，腎濃縮力障害による多飲多尿などがみられる．高血圧以外は，身体異常を伴わないことが多いため，すべての初診高血圧患者で本症を疑う．低カリウム血症を有する患者では，夜間多尿，下肢筋肉低下を認め，四肢麻痺を発症することもある．診断には，血漿レニン活性（PRA）と血漿アルドステロン（PA）を測定し，PA（ng/dL）/PRA（ng/mL/時）比が20以上であれば本症を疑い，確認検査や画像診断を行う．診断確認検査は，カプトプリル負荷試験，フロセミド立位負荷試験，ACTH負荷試験，生理食塩水負荷試験などがある．続いて，CT，副腎静脈サンプリング（AVS）を行い，CTとAVSで局在が一致すれば診断が確定する．

【鑑別疾患】
Liddle症候群，偽性アルドステロン症，糖質コルチコイド奏効性アルドステロン症などの鑑別が必要である．

【治療法】
原因となるAPAでは，第一選択は，腹腔鏡下内視鏡による腫瘍摘出術である．両側性副腎過形成によるIHAや，GRA，および手術不能症例は，薬物療法が原則で抗アルドステロン薬を投与する．

処方例　下記1）単独あるいは，2）と併用する．

1）アルダクトンA錠（25 mg）　2～6錠　分2～3
2）ノルバスク錠（5 mg）　1～2錠　分1

■ 入院・専門医へのコンサルテーション
・原因となるAPAでは，第一選択は，腹腔鏡下内視鏡による腫瘍摘出術であり，専門医へのコンサルテーションを行う．

■ 患者説明のポイント
・第一選択は，患側の副腎摘除術を施行する旨，また，手術しても血圧の正常化がみられない場合もあることを説明する．

■ 医療スタッフへの指示
・初診の高血圧患者でPRAとPAを測定する．低カリウム血症のみでスクリーニングすると見逃してしまう可能性が大きい．

Ⅲ．アジソン（Addison）病

【病態】
鉱質コルチコイドであるアルドステロン，糖質コルチコイドであるコルチゾール，副腎アンドロゲンであるデヒドロエピアンドロステロン（DHEA）とその硫酸塩であるデヒドロエピアンドロステロンサルフェート（DHEA-S）の分泌が生体の必要量以下に慢性的に低下した状態をアジソン病（慢性副腎皮質機能低下症）という．副腎皮質自体の病変によるもの（原発性）と，下垂体のACTH分泌不全によるもの（続発性）に大別される．原発性の原因として感染症があり，結核性が代表的であるが，真菌性や後天性免疫不全症候群（AIDS）に合併するものも増えてきている．特発性アジソン病は，自己免疫性副腎皮質炎による副腎皮質低下症であるが，しばしば他の自己免疫性内分泌異常を合併し，多腺性自己免疫症候群と呼ばれている．アジソン病に特発性副甲状腺機能低下症，皮膚カンジダ症を合併するⅠ型（HAM症候群）と，アジソン病に橋本病を合併するⅡ型（Schmidt症候群）がある．

【診断のポイント】
ACTHの増加（色素沈着は皮膚，肘や膝な

どの関節部，爪床，口腔内などほぼ全身)，コルチゾールの分泌低下(易疲労感，全身倦怠感，脱力感，筋力低下，体重減少，低血糖など)，アルドステロン欠乏(低血圧，低 Na 血症，高 K 血症)，アンドロゲンの分泌低下(月経異常，二次性徴の低下)など多彩な症状がみられる．ほかにも，血中 DHEA-S の低値，アルドステロンは低値〜正常，尿中遊離コルチゾールの低下，17-OHCS・17-KS も低値となる．ACTH 刺激試験ではコルチゾールの反応が無反応となる．

【鑑別疾患】
　ヘモクロマトーシス，Wilson 病，二次性副腎不全などの鑑別が必要である．

【治療法】
　生涯にわたり，副腎皮質ホルモンを補充する．通常，コルチゾールとして 20 mg/日を朝に経口投与する．ストレス時には適応して増量する．低 Na 血症，高 K 血症が改善せず，低血圧を伴う例では，フルドロコルチゾンを少量併用投与する．

【処方例】

> コートリル(10 mg)1.5〜2 錠　分 1　朝

　低血圧，低 Na 血症，高 K 血症がある場合には下記を追加する．

> フロリネフ(0.1 mg)　0.5〜1 錠　分 1　朝

■ 入院・専門医へのコンサルテーション
- アルドステロン欠乏(低血圧，低 Na 血症，高 K 血症)が認められたら，ショック症状を引き起こす危険があるため入院する必要がある．

■ 患者説明のポイント
- コルチゾール服用の一生涯の必要性，ストレス下ではヒドロコルチゾンの服用を増大することを説明する．
- 不慮の事故に備え，コルチゾール補充療法を受けている内容を示すカードなどの保持を勧める．

■ 医療スタッフへの指示
- 不定愁訴のため，他の疾患と疑診されやすいので，本症が疑われる場合はコルチゾールを測定する．

IV．褐色細胞腫

【病態】
　副腎髄質や交感神経節細胞などに存在するクロム親和性細胞(chromaffin cell)より発生する腫瘍で，カテコールアミン産生腫瘍である．腫瘍の特徴として，副腎外発生・両側発生・悪性・小児例・家族内発生が，それぞれ 1 割程度であることから，10% 病として知られている．副甲状腺腺腫や甲状腺髄様癌を合併することがある．

【診断のポイント】
　高血圧(Hypertension)・高血糖(Hyperglycemia)・頭痛(Headache)・甲状腺機能亢進症を伴わない代謝亢進(Hypermetabolism without hyperthyroidism)・多汗(Hyperhidrosis)が挙げられ，頭文字をとって 5H と言われている．検査所見として，血中アドレナリン濃度，血中ノルアドレナリン濃度が正常値の 2 倍以上になる．また，尿中総メタネフリン排泄量は 1.0 mg/日以上となる．CT や MRI にて副腎部に腫瘍が認められる．^{131}I-metaiodobenzyl guanidine(MIBG)シンチグラフィでは腫瘍に一致した高度集積がみられる．

【鑑別疾患】
　甲状腺髄様癌，腸管膵内分泌腫瘍，急性心筋梗塞，不安神経症，パニック障害などの鑑別が必要である．

【治療法】
　第一選択は腫瘍摘出である．一般に，腹腔鏡下切除術で行われるが，副腎外や悪性が疑われる場合は開腹下にて行う．術前術中の血圧管理が重要であり，術前には α_1 遮断薬を中心とした薬物で血圧を十分コントロールしておく．悪性褐色細胞腫では腫瘍切除，化学療法，^{131}I-MIBG 内照射，外照射などがある．

処方例　術前血圧コントロールとして下記1），2）のいずれかを用いる．

1）カルデナリン錠（2 mg）　1～8錠
　分1～3
2）デタントールR錠（3 mg）　1～3錠
　分1～3

（頻脈・不整脈がみられる場合，上記1），2）のいずれかで治療開始後に下記を併用する．）

インデラル錠（10 mg）　3～6錠　分3

■ 入院・専門医へのコンサルテーション
- 褐色細胞腫と診断されたら，約10％が悪性腫瘍であるため，できるだけ早く専門医を紹介する．

■ 患者説明のポイント
- 転移・再発が起こりうるので，手術後も生涯にわたり定期的な経過観察が必要であることを説明する．また，長期の経過後に悪性と判明する場合もある．

■ 医療スタッフへの指示
- 体位変換，腹部圧迫などで高血圧発作を生じることがある．
- 高血圧発作は心血管イベントや脳卒中の原因となるので注意が必要である．

副甲状腺疾患
Parathyroid disease

小出優史　長崎大学講師・循環器内科
前村浩二　長崎大学教授・循環器内科

Ⅰ．原発性副甲状腺機能亢進症に伴う循環器疾患

【概念・病態】
　PTH過剰による高Ca血症に由来する．

【診断のポイント】

1．身体所見・症状
　軽度では無症状，高度では高血圧・徐脈・QT時間短縮がみられ，ジギタリス中毒を起こしやすくなる．

2．必要な検査・所見の評価
　心電図でQT時間を計測する．

【治療方針】
　血清Caが11 mg/dL以上が高Ca血症であるが，12 mg/dL以下で無症状なら緊急治療は不要，14 mg/dL以上の場合に行う．症状がある場合には病的副甲状腺の摘出が根本治療である．米国NIHのガイドラインによれば，血清Ca濃度が基準値上限より1.0 mg/dL未満の上昇，腎結石や骨折の既往がない，クレアチニンクリアランスが年齢性別補正基準値の30％以上ある，24時間尿中カルシウム排泄が400 mg以下，骨粗鬆症がない場合で，無症状であれば手術適応はない，となっている．

【治療法】

1．薬物療法

a．高Ca血症の緊急治療

処方例　下記を症状に応じて適宜用いる．

1）生理食塩水を500 mL～1 L/時で輸液
2）ラシックス注を1回20～80 mg　2～6時間毎に単回静注，または40 mg/時以下での持続静注
　ラシックス注の併用時は，脱水・低Na血症・低K血症に注意する．Ca排泄が低下するサイアザイドは用いない
3）エルシトニン注40単位を1回1アンプル　1日2回筋注
　即効性だが効果は弱く短期的
4）悪性腫瘍：ゾメタ点滴静注用4 mgを生理食塩水または5％ブドウ糖液100 mLに希釈し，15分以上で点滴静注
5）ビタミンD中毒：サクシゾン注射用100 mg添付の溶解液で溶解し，1日1回2～3バイアル3日間静注

b．長期的な対応
　経口ビスホスホネート，カルシトニンを使用する．

2. 非薬物療法

腎不全や心不全時で大量輸液ができない場合，血液透析や腹膜透析が著効する．

II．副甲状腺機能低下症による循環器疾患

【概念・病態】

PTH の分泌不全や作用不全による低 Ca 血症に由来する．

【診断のポイント】

1. 身体所見・症状

QT 時間延長・伝導障害・心拍出量減少による低血圧や心不全を起こす．

2. 必要な検査・所見の評価

心電図での QT 時間を計測する．

【治療方針】

血清 Ca が 8.0 mg/dL 以下，正確にはイオン化 Ca が 2.0 mEq/L（4.0 mg/dL）以下が低 Ca 血症である．Ca の点滴静注は，重要臓器の血管収縮と虚血を起こす可能性や，細胞内 Ca の上昇で致命的細胞障害を起こす可能性などから慎重にすべきで，症状のある低 Ca 血症とイオン化 Ca が 1.3 mEq/L（2.6 mg/dL）以下で行う．

【治療法】

<u>処方例</u>　下記のいずれかを用いる．

1) 低 Ca 血症の緊急治療：
   カルチコール注射液 8.5％（10 mL/アンプル）2A を 5％ ブドウ糖液または生理食塩水 100 mL に混注し 10 分で点滴静注
   その後 Ca を 0.3〜2 mg/kg/時で 6 時間以上点滴静注
   体重 50 kg ではカルチコール 50 mL を 5％ ブドウ糖または生理食塩水 500 mL に混注して 6 時間で点滴すると 1.3 mg/kg/時である

2) ロカルトロールカプセル（0.5 μg）1日1回食後 1〜2 カプセル，
   またはワンアルファ錠（1.0 μg）1日1回食後 1〜2 錠

3) カルチコール末　1〜5 g　分3

■ 専門医へのコンサルテーション

- 血清 Ca 濃度の異常は，症状がある場合には致命的になることもあるので，入院監視下で正常化を図る．多くは輸液や薬物投与で対応可能である．
- 症状のある副甲状腺機能亢進症は，副甲状腺摘除術の適応であるので，安定したら経験のある内分泌外科へ紹介する．

■ 患者説明のポイント

- 急性腎不全，昏睡，致死的不整脈の出現などにより致命的となることがある．

■ 医療スタッフへの指示

- 患者の症状の変化を注意深く観察する．昏睡や致死的不整脈の出現の可能性がある．

下垂体疾患

Pituitary disease

小出優史　長崎大学講師・循環器内科
前村浩二　長崎大学教授・循環器内科

I．下垂体前葉機能低下症に伴う循環器疾患

【概念・病態】

下垂体前葉からの ACTH，TSH，LH，FSH，PRL，GH の分泌が単独もしくは複数で障害される．循環器疾患を伴うのは，ACTH，TSH の障害時である．

【診断のポイント】

1. 身体所見・症状

不足する下垂体ホルモンの種類と不足量により異なる（表1）．

【治療方針】

ホルモン補充療法と原因療法を行う．ACTH 分泌不全による副腎不全は致命的となるので注意する．ホルモン補充療法が適切に行われていれば予後は良好である．

表1 各下垂体ホルモンの欠乏による症状・症候

下垂体ホルモン	欠乏による症状・症候
ACTH	全身倦怠感・易疲労性・食欲低下・低血圧・意識障害・低血糖
TSH	耐寒性低下・うつ気分・徐脈・貧血・傾眠傾向・昏睡・脱毛
LH，FSH	二次性徴欠如・無月経・体毛脱落・性器萎縮・性欲低下・不妊
PRL	産褥期の乳汁分泌低下
GH	成長障害・低血糖・内臓脂肪増加・筋力低下・易疲労感

【治療法】
1．ACTH 分泌不全
処方例

コートリル錠(10 mg)　1日 1.5〜2錠
朝 1〜1.5 錠　夕 0.5 錠　分 2　食後
ストレス時には 2〜5 倍へ増量
手術時など：ソル・コーテフ注(100 mg)
2〜3 バイアル　手術日朝

2．TSH 分泌不全
処方例

チラーヂン S 錠(25μg)　1日 0.5錠　朝 1回から開始

　副腎皮質機能低下症を合併している場合は副腎クリーゼ予防のために先にコルチゾールの補充を行う．

II．先端巨大症に伴う循環器疾患
【概念・病態】
　過剰分泌の GH による心臓での心筋肥大，体内へ水分貯留を起こす．
【診断のポイント】
1．身体所見・症状
　高血圧・心室肥大・過剰拍動心・伝導障害・心室性期外収縮・弁膜症・拡張性心不全を起こす．

【治療方針】
　禁忌がない限り外科的摘出術が原則である．腫瘍の場合は，外科的治療により腫瘍の除去や縮退および周辺正常組織への圧迫軽減がえられる．分泌障害に陥った下垂体ホルモンに対してホルモン補充療法を行う．多くはその後の放射線療法や薬物療法の併用が必要である．
【治療法】
1．薬物療法
処方例　下記のいずれかを用いる．

1) サンドスタチン皮下注用(100 μg/A)
   1回 1〜1.5 アンプル　皮下注から開始
   1日最大 3アンプル/分 3　皮下注まで増量可能
   注入ポンプでの持続皮下投与でもよい
   2週間経過後　徐放性製剤サンドスタチン LAR 筋注用(20 mg/V)　1回 1バイアル　4週間毎に 3か月間臀部筋肉内に注射　以後投与量を増減
2) ソマバート皮下注用(10 mg/バイアル)
   1回 1〜3 バイアルを 1日 1回　皮下注
3) パーロデル錠(2.5 mg)　1日 1〜6錠　分 3

2．手術療法
　経蝶形骨洞下垂体腺腫摘出術

3．放射線療法
　ガンマナイフ，サイバーナイフなど

III．クッシング病に伴う循環器疾患
【概念】
　下垂体 ACTH 分泌過剰による慢性的高コルチゾール血症による変化がみられる．
【診断のポイント】
1．病歴聴取
　治療抵抗性の高血圧や耐糖能異常から見つかることが多い．
2．身体所見
　満月様顔貌，中心性肥満，水牛様脂肪沈着，皮膚の進展性赤紫色皮膚線条，皮膚の菲

薄化および皮下溢血，近位筋萎縮による筋力低下が特異的症候である．

非特異的症候として，高血圧，耐糖能異常，骨粗鬆症，痤瘡，多毛，浮腫など．

【治療方針】

第一選択は経蝶形骨洞下垂体腺腫摘出術である．効果が出るまではステロイド合成酵素阻害薬を用いる．

【治療法】

1．薬物療法

処方例

デソパン錠(60 mg)
初期投与量　1日4錠　分3〜4
維持量　1日4〜8錠　分3〜4

2．非薬物療法

カテーテル治療，手術療法．

経蝶形骨洞下垂体腺腫摘出術ができない場合，もしくはうまくいかなかった場合にはガンマナイフなどの下垂体照射療法を行う．

■ 専門医へのコンサルテーション

- 疾患を疑ってホルモン測定を行った結果，検査値に異常があれば内分泌内科医へ紹介する．

■ 患者説明のポイント

- 種々のホルモンの過不足で起こる症状や所見をわかりやすく説明する．急変の可能性があることを伝える．

■ 医療スタッフへの指示

- 特徴的症状がないか注意深く観察する．副腎不全に注意する．

慢性腎臓病・透析患者

Chronic kidney disease (CKD) and dialysis patients

山内淳司　聖マリアンナ医科大学・腎臓・高血圧内科

木村健二郎　聖マリアンナ医科大学教授・腎臓・高血圧内科

【概念】

日本透析医学会の集計によると，2009年末現在わが国には29万人の透析患者が存在する．2009年の新規導入患者数は3万7千人，死亡者数は2万7千人で，透析患者数は毎年約1万人ずつ増加している．透析患者の心血管疾患による死亡リスクは一般住民の10-30倍であり，心不全，脳血管障害，心筋梗塞で死亡原因の約50％を占める(表1)．

透析を必要としないレベルの慢性腎臓病(chronic kidney disease；CKD)患者においても，糸球体濾過量(glomerular filtration rate；GFR)の低下に比例して心血管疾患が増加する．微量アルブミン尿(30〜299 mg/日)も心血管疾患発症の独立した危険因子とされているが，30 mg/日未満のアルブミン尿であっても，その増加が心血管疾患の増加と相関することが指摘されている．

以上のように，CKD患者にとって心血管疾患は最も重大な問題である．心血管疾患発症時の症候，検査・診断・治療方法は非CKD症例とほぼ同様であるので他項に譲り，本項ではCKD，特に透析患者での特徴，注意事項を提示する．

【病態とその対応】

CKDでは，古典的危険因子以外に様々な因子が心血管疾患発症に関与している．臨床的に管理が特に重要な，体液過剰，貧血，血管石灰化および動静脈シャントに絞って述べる．

表1　透析患者の主な死亡原因

1.	心不全	23.9%
2.	感染症	20.8%
3.	脳血管障害	8.4%
4.	悪性腫瘍	9.4%
5.	心筋梗塞	4.1%

1. 体液過剰

CKD患者は腎臓による体液コントロールが障害されているため，体液量と血圧は食塩摂取量に依存している（食塩感受性の亢進）．そのため，減塩指導（6 g/日未満）が必須である．

透析患者の腎臓は体液量をコントロールすることが全くできないため，dry weight（DW）を設定する．DWとは体液量に過不足がなく適切と思われる体重のことである．しかし，DWとは体液量不足による症状（血圧低下，倦怠感，下肢のつりなど），および体液過剰所見（浮腫，胸水，心拡大，肺うっ血など）がないという曖昧かつ幅のある数値である．摂食状況，全身状態（感染症，手術など）によっても変化するため適宜評価が必要である．すなわち，摂食不良状態や消耗状態では正味の体重が減少するため，DWを適宜減量しないと体液過剰になり心不全などを発症する．一方，栄養状態改善時にDWを増加しないと除水過剰となり低血圧を起こす．血圧，胸部X線，身体所見（浮腫，頸静脈怒張）を参考にDWを決定する．超音波検査による下大静脈径評価も有用である．

2. 貧血

CKDでは，エリスロポイエチン産生低下や尿毒症性物質などによる造血障害や赤血球寿命の短縮により貧血を呈する．貧血は心拍出量増加や心筋への酸素供給低下により，心不全や虚血性心疾患のリスクとなる．Hb値10～12 g/dLを目標にエリスロポイエチン製剤を使用する．

a．非血液透析患者

処方例　下記のいずれかを用いる．

1) エポジン注（6,000単位/アンプル）　1回1アンプル　皮下注　月2回より開始し適宜増減
2) ネスプ注（20 μg/アンプル）　1回1アンプル　皮下注　月2回より開始し適宜増減

b．血液透析患者

処方例　下記のいずれかを用いる．

1) エポジン注（1,500単位/アンプル）　1回1アンプル　静注　週3回より開始し適宜増減
2) ネスプ注（40 μg/アンプル）　1回1アンプル　静注　週1回より開始し適宜増減

3. 血管石灰化

透析患者では高度の動脈石灰化を認めるが，透析開始前に既に石灰化は進行している．メンケベルグ型と呼ばれる動脈中膜石灰化が特徴的で，血管コンプライアンスを低下させ，脈圧開大，心肥大，心筋虚血の原因となる．石灰化はびまん性の動脈狭窄を引き起こし治療を困難にする．また，大動脈弁，僧帽弁にも高度の石灰化を起こし心臓弁膜症の原因となる．

石灰化抑制のために現在介入可能な因子は，リン（P）とカルシウム（Ca）である．血清P濃度3.5～6.0 mg/dL，血清補正Ca濃度8.4～10.0 mg/dLに管理する．透析のみではP管理は困難であることが多く，経口P吸着薬が用いられる．

処方例　下記のいずれかを用いる．効果が不十分の場合はいずれかを組み合わせる．

1) 沈降炭酸カルシウム錠（500 mg）
　　3～6錠　分3　食直後
2) レナジェル錠（250 mg）　12～36錠
　　分3　食直前

3）ホスレノール錠（250 mg）　3～6錠　分3
　食直後

血清 Ca 濃度が低値～目標値の場合は1)を使用．血清 Ca 濃度が目標値～高値の場合は2)，3)を使用．2)，3)は透析患者のみに使用可能．

4．動静脈シャント

血液透析を行うためには何らかのバスキュラーアクセスが必要である．しかし，動静脈シャントの存在は心負荷となる（**表2**）．したがって，シャント作製前には心臓超音波検査などによる心機能評価が必要で，EF 40%未満ではシャント作成による心不全誘発に注意が必要である．1,000 mL/分もしくは心拍出量の20%以上の血流を有する大血流シャントは，場合により縮小や閉鎖が必要となる．特にEF 30%未満の症例では，心負荷のない動脈表在化や中心静脈への長期留置型カテーテルもしくは腹膜透析を選択したほうが安全である．

【診断のポイントと治療方針】
1．うっ血性心不全

非透析患者では通常の急性心不全に対する治療を行う．ドパミンなどの循環作動薬，フロセミド，カルペリチドなどの利尿薬はCKDでも通常通り使用可能である．十分な利尿が得られない場合には，血液透析や限外濾過法（ECUM；extracorporeal ultrafiltration method）を行う．透析患者では緊急透析による除水が必要となる．軽度の体重増加にもかかわらずうっ血性心不全を発症した場合は，DWの設定が不適切でなければ，虚血性心疾患や弁膜症，感染性心内膜炎などを疑って積極的に精査すべきである．

表2 バスキュラーアクセスの種類

	心負荷
自己血管内シャント	＋
人工血管内シャント	＋＋
動脈表在化	−
中心静脈カテーテル	−

2．虚血性心疾患

硝酸薬，ニコランジル，アスピリン・ヘパリンなどの抗血小板薬・抗凝固薬はCKDでも通常通り使用可能である．CKD，特に透析患者ではADLが低下していることが多く，典型的な狭心症症状を認めないことがしばしばある．呼吸苦，うっ血性心不全，透析中の血圧低下として発症することが多いため注意が必要である．

3．感染性心内膜炎

血液透析患者は頻回の血管穿刺やカテーテル留置により，血流感染を起こしやすい．起炎菌としては黄色ブドウ球菌が重要で，感染性心内膜炎の頻度も一般人より高い．フランスのHoenらは一般人の50～60倍（血液透析患者1,000人当たり1.7～2.0人/年），アメリカのAbbottらは一般人の17.9倍と報告している．急性発症の心不全のみならず血液透析患者の不明熱の原因としても重要で，経食道心臓超音波検査も積極的に考慮する．

4．心房細動

透析患者では心房細動をしばしば認め，その頻度は5～25%と報告されている．レートコントロールに用いられるカルシウム拮抗薬や脂溶性のβ遮断薬は通常通り使用できるが，ジギタリスは減量と血中濃度測定が必要である．

処方例　下記のいずれかを用いる．効果不十分の場合は適宜組み合わせる．

1）ワソラン錠（40 mg）　3～6錠　分3
2）アーチスト錠（10 mg）　1～2錠
　分1～2　朝（夕）
3）ハーフジゴキシン錠（0.125 mg）　1錠
　分1　朝　週3回

Vaughan Williams 分類 Ia，Ic 群抗不整脈薬の多くは腎排泄性であるため，CKD患者への使用は注意が必要である．添付文書通りの使用でも血中濃度の上昇による重篤な副作用の報告があり，使用する場合には厳重な血中濃度管理と心電図フォローが必要である．

アプリンジンは減量の必要がなく使用しやすい．

処方例

アスペノンカプセル（10 mg）　4〜6 カプセル　分 2〜3　朝(昼)夕

透析患者へのワルファリン使用は出血性合併症が多く，むしろ脳卒中の頻度が増加する可能性が指摘されている．ワルファリンは症例ごとに脳梗塞のリスクと出血のリスクを考慮して使用するよう提案されている．

■ 専門医へのコンサルテーション

- 体液量過剰で説明できない心不全では，虚血性心疾患の可能性を考慮し，循環器科医にコンサルトすることが望ましい．感染性心内膜炎は緊急手術を要する場合もあり，循環器科医および心臓血管外科医との連携が必要である．

■ 患者説明のポイント

- 体液量過剰は心不全の発症や生命予後に直結するため，塩分・水分摂取制限の重要性に関して十分に説明する．また，P および Ca の管理不良は，骨や副甲状腺の異常のみならず，血管の石灰化などを介して，生命予後に大きな影響を与えることから，その管理の重要性を十分に説明する．

膠原病
Collagen diseases

池田聡司　長崎大学講師・循環器内科
前村浩二　長崎大学教授・循環器内科

【概念】

Klemperer らは病理学的所見が共通した関節リウマチ（RA），全身性エリテマトーデス（SLE），全身性硬化症（SSc），多発筋炎/皮膚筋炎（PM/DM），結節性多発動脈炎（PN），リウマチ熱の疾患をまとめて膠原病という疾患概念を提唱した．これらの疾患の病因はいまだ不明であるが，自己免疫による機序が有力な説として考えられている．この自己免疫異常は全身的に組織・臓器を障害し，様々な疾患や病態を併発する．心臓においては心臓弁膜症，心膜・心筋炎，冠動脈疾患や不整脈を，肺では肺高血圧症などを併発する．これらの循環器疾患の発症は膠原病患者の予後を左右する重要な因子であるため，これらの発症を早期に発見し，治療に結びつけることは臨床的に重要である．

【肺高血圧症】

1. 概念

肺高血圧症の合併は膠原病患者の予後の規定因子となり，特発性肺動脈性肺高血圧症よりも予後不良と言われている．米国の Dana Point で行われた国際会議（2008 年）で提唱された肺高血圧症の臨床分類では，膠原病に伴う肺高血圧症は肺動脈性肺高血圧症（PAH）のなかの「他の疾患に伴うもの」に分類されている．しかし，膠原病に伴う肺高血圧症は，単に肺動脈自体による変化のみならず，間質性肺炎などの肺疾患，慢性血栓塞栓症による肺高血圧や左心系の障害による病態が混在していることも少なくない．

2. 診断のポイント

わが国における膠原病性肺高血圧症の頻度は，心エコーを用いた検討では，混合性結合組織病（MCTD）16％，全身性硬化症（強皮症；SSc）11.4％，全身性エリテマトーデス（SLE）9.3％，多発性筋炎/皮膚筋炎（PM/DM）1.5％の順になっている．これらの疾患では，特に肺高血圧症の早期発見・早期治療が重要である．

早期発見のためには，自覚症状や身体所見に注意することは言うまでもなく，非侵襲的な検査としては，心エコーが有用である．心エコーでは，三尖弁逆流の血流速度より求めた右心房と右心室の圧較差や下大静脈径より肺動脈圧の推定ができるため，肺高血圧症を合併していない膠原病患者において，少なくとも年に 1 回の心エコーによるスクリーニン

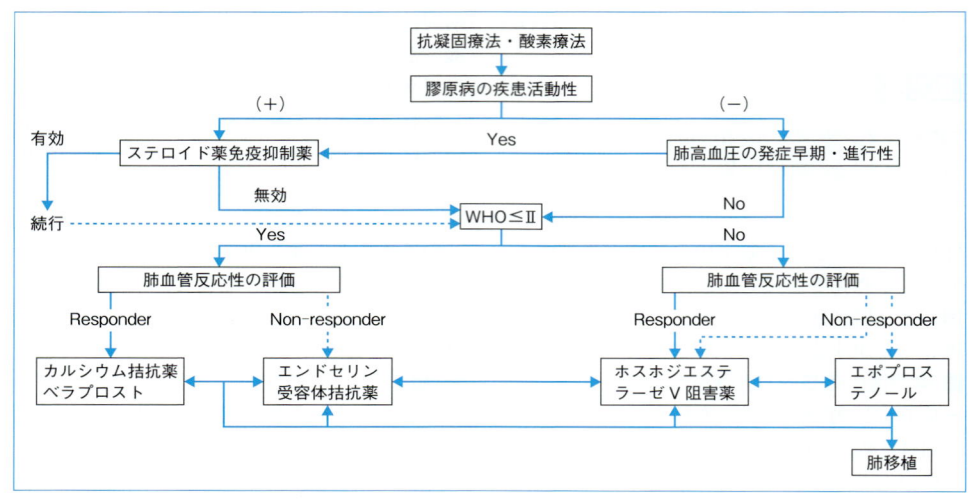

図1 膠原病性肺高血圧症の治療方針

グを施行することが推奨されている．

その他の検査としては，呼吸機能検査では拡散能（DLco），血液検査では心負荷の指標としての脳性ナトリウム利尿ペプチド（BNPもしくはNT-proBNP），間質性肺炎の指標としてのKL-6，血栓症の指標としてのDダイマーなどがある．

3. 治療

近年，わが国でもPAH治療薬として，エンドセリン受容体拮抗薬，ホスホジエステラーゼⅤ阻害薬やプロスタサイクリンが使用できるようになり，その選択肢が広がってきている．図1にわが国の肺高血圧症治療ガイドライン（2006年改訂版）を基にした膠原病性肺高血圧症の治療のフローを示す．

4. PAH治療薬

・**カルシウム拮抗薬**：長時間作用型のCa拮抗薬（アムロジピン，ジルチアゼム，ニフェジピン）を処方することも考慮するが，肺高血圧症患者は体血圧が低い患者も多く，肺動脈への選択性の点や日本人ではカルシウム拮抗薬に反応性がある患者が少ないため，下記の薬剤をまず処方することが多い．

・**プロスタサイクリン**

ベラプロスト

処方例 下記のいずれかを用いる．

1) ドルナー錠（20 μg） 3錠 分3より開始し，1日量は9錠まで増量可能（1日量が9錠は原発性肺高血圧症の適応症）
2) ケアロードLA錠／ベラサスLA錠（60 μg） 2錠 分2より開始し，1日量は6錠まで増量可能）

エポプロステノール

処方例

フローラン注（0.5 mg，1.5 mg） 2 ng/kg/分より開始し，副作用などを見ながら，可能な限り増量する

・**エンドセリン受容体拮抗薬**

処方例 下記のいずれかを用いる．

1) トラクリア錠（62.5 mg） 2錠 分2より開始し，5週目より4錠 分2に増量
2) ヴォリブリス錠（2.5 mg） 2錠 分1 4錠まで増量可能

・ホスホジエステラーゼⅤ阻害薬

処方例　下記のいずれかを用いる．

1）レバチオ錠（20 mg）　　3 錠　　分 3
2）アドシルカ錠（20 mg）　2 錠　　分 1

　ベラプロストは長期的な効果がやや弱いことなどより，推奨度が低くなってきており，エンドセリン受容体拮抗薬，ホスホジエステラーゼⅤ阻害薬を使用することが多くなってきている．しかし，どの薬剤を第一選択にするかはまだ明らかでなく，かつ，これらの薬剤の併用による効果も期待できるが，その組み合わせや投与順などは決まっていない．
　WHO 機能分類で classⅣ 症例や経口薬にて病態が進行する場合では，エポプロステノールの持続静注が適応となる．

【心筋・心膜病変】
1．概念
　膠原病は非感染性の炎症性疾患であり，膠原病に伴う心筋炎では非感染性のフィブリノイド変性，膠原病性変性，心筋壊死や炎症性細胞浸潤などの病理学的所見を呈する．この炎症は心膜や心内膜に波及する．
　診断には，心電図，心エコー（Tissue Doppler を含む），心筋シンチや Gd-DTPA-MRI が画像診断として用いられる．心嚢水中の抗核抗体，補体価の減少や免疫複合体価の上昇は診断の一助となるが，膠原病性心筋炎の診断のために心筋生検は通常，行われない．

2．関節リウマチ（RA）
　心膜疾患は最もみられる心疾患であり，検査方法にても異なるが，30～50％ 合併しているとされている．そのほとんどが臨床症状を示さないが，重篤な RA 患者の 10％ 未満に心外膜炎の臨床的な症状を示す．収縮性心膜炎や急速に進行する滲出性の場合は予後不良である．
　心筋炎は間質性炎症または肉芽腫性炎症の形をとり，リウマトイド心炎とも呼ばれる．臨床症状を伴うことは少ないが，時にうっ血性心不全を来し予後不良となる．この心筋炎に続発して心筋症を生じることがあり，特に RA に続発するアミロイドーシスは拘束性心筋症の原因として重要で，予後不良に関わる．無症候性のアミロイドーシスは RA 患者の 29％ にみられるとされている．

3．全身性エリテマトーデス（SLE）
　心膜炎は心病変のなかでは頻度が多く，心嚢水が貯留し，SLE の初発症状としてみられることもある．この心膜炎は，線維性心膜炎が多く，組織学的には心外膜の炎症性細胞浸潤を伴うフィブリノイド壊死が主で，ヘマトキシリン体を伴う肉芽組織がみられることもある．治療としては，一般的な心膜炎に準ずるが，重症例では副腎皮質ステロイドの投与が必要となる．
　SLE に特異的な心病変として，Libman-Sacks 心内膜炎がある．剖検例では，13～50％ の症例に認められるが，大部分は無症候性に経過し臨床的に診断されるのは 10％ 程度である．病変は無菌性の疣腫が弁の弁輪部や交連部，または腱索や乳頭筋に複数個発生するが，感染性心内膜炎と異なり弁の閉鎖縁上に並ぶことは少ない．発生しやすい弁は，左心系の弁で，特に僧帽弁後尖に多くみられる．症状は上記のように，大部分は無症候性であるが，心エコーで軽度の弁逆流にて偶然見つかることもある．しかし，一部の症例では，この弁機能不全が進行し，心不全を発症し，外科的な弁置換が必要となることもある．近年，Libman-Sacks 心内膜炎が抗リン脂質抗体症候群と関連があることが示唆されている．そのため，本心内膜炎の治療としては，従来，副腎皮質ステロイドが使用されているが，血栓性イベントの予防や治療のために抗凝固療法も使用されてきている．
　心筋炎の合併は心膜炎より頻度が少ないが，診断が困難な場合が多い．臨床症状として，他の頻脈となる要因がない SLE 症例での頻脈には本疾患を疑うことが必要である．診断には，通常の心筋炎と同様に心電図，心

エコーや血中の筋原性酵素の上昇などを用いるが，抗RNP抗体との関連も言われており，この抗体価の高値も診断の一助となる可能性がある．治療は副腎皮質ステロイドの大量投与や場合によっては免疫抑制薬の追加投与を要する．

4. 全身性硬化症(SSc)

心病変は徴候や症状が明らかでないため，過小評価されている可能性はあるが，20〜25%に認められる．また，抗トポイソメラーゼI抗体陽性患者や皮膚硬化が急速に進行する症例は心合併症を発症しやすいとされている．

SScでは両心室に斑状に分布する心筋の線維化があり，心機能の障害を来す．左室の拡張能障害は心エコーでの僧帽弁の血流パターンによる評価では17%程度に，左室駆出率による評価にて収縮能障害は1.4〜5.4%に認められるとされている．この障害の機序には，SScに伴う微小血管障害による局所的な虚血が心筋の線維化に関連している．そのため，SScの重症度と微小循環障害(指尖潰瘍など)が左室駆出率の低下に関連していることが示唆され，冠動脈の微小循環を改善するカルシウム拮抗薬が左心機能低下の予防に有効であるとされている．心膜疾患は症候性のものは5〜16%にみられ，皮膚の硬化が明らかになる前に，心囊水貯留を来すこともある．免疫抑制薬や利尿薬が治療として効果がある．

5. 多発筋炎／皮膚筋炎(PM/DM)

心筋炎は他の膠原病に比較して，高頻度で生じ，左室機能障害や拘束性心筋症を来す．それが主因となり，3〜45%の患者にうっ血性心不全が認められる．この心筋炎は後述するPM/DMで臨床的に問題となる伝導障害にも関連する．また，心膜炎は10%未満の患者にみられる．

【冠動脈病変】
1. 概念

結節性多発動脈炎(PN)では冠動脈病変を合併しやすいことが知られている．その病変は肉芽腫性組織および線維組織の形成や内膜増殖による冠動脈内腔の狭小化が生じる．心筋梗塞を生じた際には，心筋壊死の範囲が動脈硬化性のものよりも大きくなるとされている．

SScにおける冠動脈病変は小血管に生じ，微小循環を障害する．また冠動脈の攣縮も生じやすい．SLEでも大きい冠動脈の血管炎による虚血は生じにくく，PM/DMにおいても微小血管の平滑筋細胞の過形成によって血管内腔が狭小化することにより生じることが多いとされている．RAでは冠動脈病変は疾患の活動性も関与しているが，抗リウマチ薬も血管の内皮障害を来し，動脈硬化を促進する．一方で，抗TNF-α剤はリウマチの活動性を抑制するとともに，内皮障害も改善する．

2. 治療方針

このように膠原病では，その疾患自体の慢性炎症などに伴う冠動脈病変が認められる．しかしながら，膠原病の活動性を抑制するために用いられる副腎皮質ステロイドは，その長期投与により高血圧，脂質異常症や糖尿病といった動脈硬化を促進する危険因子を惹起する．その結果，動脈硬化性の冠動脈疾患も発症する．そのため，副腎皮質ステロイドの維持量を少なくし，動脈硬化の危険因子に対する治療やアスピリンなどの抗血小板薬も加えていく必要がある．

【弁膜疾患】
1. 概念

リウマチ熱はA群β溶連菌感染症の続発症として生じる全身性炎症性疾患で，その後遺症として弁膜症さらには心不全を発症することはよく知られている．しかし，近年，本疾患の頻度が減少し，これに基づく弁膜症も減少してきている．詳細については他項(⇒467頁，急性リウマチ熱およびリウマチ性心炎)に譲る．RAでは弁膜疾患は39%にみられ，弁，弁輪部や弁下組織の結節病変や線維化に

より，主に僧帽弁や大動脈弁の逆流を生じる．しかし臨床的症状を示すのは10%程度にすぎない．SScでは，弁膜疾患は比較的，頻度が少なく，小さな変化が多い．僧帽弁や大動脈弁の結節性肥厚により逆流がみられる．

【伝導障害（心電図異常）】
1. 概念
PM/DMの心病変として，比較的多くみられるものが心電図異常である．心房・心室性不整脈，房室ブロック，脚ブロック，異常Q波や非特異的ST-T変化など様々みられ，頻度は32%程度に認められる．

原因として，リンパ球の浸潤や洞結節の線維化などによるとされている．その他の膠原病でも，房室ブロックなどの伝導障害，心筋炎・冠動脈疾患などに伴うST-T変化や心室性不整脈などが認められる．また，肺高血圧症を合併した場合には，右心負荷所見も認められる．

【治療方針】
これらの心病変に応じた治療は，基本的にその病態においての治療に準じる．例えば左心機能低下や心不全では，レニン-アンジオテンシン系の阻害作用を有するACE阻害薬やARB，利尿薬，亜硝酸薬などの投与，不整脈に対しては，抗不整脈薬などの治療を行う．詳細は本誌の他稿に譲る．

【膠原病の活動性抑制の治療】
合併症に対する治療も必要であるが，やはり，まず膠原病自体の活動性を低下させることが，合併症の軽減のためにも有用である．

治療薬としては副腎皮質ステロイド（プレドニゾロン）がよく用いられ，初回に大量投与をして漸減することが多い．しかし，初回投与量は疾患の種類や病態などによっても異なるため，最小有効量を用いる必要がある．

重症例や難治例においては，ステロイドパルス療法が用いられる．すなわち，メチルプレドニゾロン1gを約1時間かけて点滴静注を3日間行う方法である．

その他の治療薬として免疫抑制薬があり，代表的なものとしては，シクロホスファミド（エンドキサン），アザチオプリン（イムラン），メトトレキサート（メトレート，リウマトレックス），シクロスポリン（ネオーラル），タクロリムス（プログラフ）やミゾリビン（ブレディニン）などがある．

これらの薬剤は各疾患や病態・合併症により，適応や投与量なども考慮しなければならないため，詳細は膠原病の専門書を参照されたい．

■ 専門医へのコンサルテーション
- 息切れは左心不全（弁膜症，虚血性心疾患や心筋疾患などに基づく）の症状でもあるが，肺高血圧症の初期症状としても多い症状である．心電図，胸部X線（もしくは心エコー）などを，定期的にもしくは有症状時に行い，以前と変化がある場合には専門医に相談する．
- 肺高血圧症の早期に拡散能の低下を認めることがあるため，可能であれば，呼吸機能検査も行い低下を認めれば，心エコーを行ったり，専門医に相談する．
- 血液検査にて，BNP（もしくはNT-proBNP）の経過にて上昇を認める場合には，心電図，胸部X線（もしくは心エコー）などを行い，専門医に相談する．
- 虚血性心疾患が疑われる症状，心電図異常や心エコーにて心機能異常，心嚢液貯留や高度の弁膜症がある場合なども専門医に相談する．

■ 患者説明のポイント
- 息切れ，胸痛，意識が遠のくなどの症状が出現した場合には主治医に連絡する．
特に息切れに関しては，「同世代の人と同様に歩けない」，「今まで登れていた坂道を途中で休まないといけなくなった」などの症状に注意する．
- 膠原病には本項で述べたような循環器疾患の合併がある可能性について説明しておく．

- 膠原病自体の病勢を抑えることも重要であるが，合併した各病態に対する治療薬も症状や予後改善のためにも服用する必要があることを説明する．

■ 医療スタッフへの指示
- 膠原病自体に基づく関節や皮膚症状のみならず，胸部症状や意識消失などにも留意する．
- 胸部症状や意識消失などの症状が出現した際には，すぐに心電図をとり，主治医へ連絡する．
- 肺高血圧症にてエポプロステノール（フローラン）の持続静注を行っている患者では，その薬液の調整・保存・切り替えやカテーテル感染/破損には十分注意する．

睡眠時無呼吸症候群
Sleep apnea syndrome（SAS）

百村伸一　自治医科大学さいたま医療センター教授・循環器科

【定義および概念】
　睡眠時無呼吸は，睡眠中の10秒以上の呼吸の停止と定義される．睡眠時無呼吸には閉塞性（OSA）と中枢性（CSA）の2つのタイプがあり，前者が圧倒的に多い．OSAは睡眠時の舌根部沈下などによる気道の閉塞により起こるもので，肥満などの生活習慣病と密接に関連しており，呼吸の停止時には呼吸努力を伴う．一方，CSAは中枢からの呼吸ドライブの消失によるもので，呼吸努力を伴わない．

　循環器領域においては，心不全の結果起きる病態と考えられ心不全以外に合併することは稀で，覚醒時にもみられるチェーン-ストークス呼吸（CSR；Cheyne-Stokes respiration）と同じ機序で起きるためCSR-CSAと呼ばれることが多い．睡眠時無呼吸によって睡眠が分断され睡眠の質が低下すると，昼間

表1　OSAを合併する頻度が高い心血管疾患
1. 高血圧（特に治療抵抗性高血圧）
2. 心不全
3. 冠動脈疾患
4. 不整脈（特に心房細動）
5. 大動脈解離
6. 肺高血圧

の過度の眠気，起床時の爽快感の低下，集中力の低下，インポテンツなど様々な症状が出現する．このような状態を睡眠時無呼吸症候群（SAS；sleep apnea syndrome）と呼ぶ．睡眠時無呼吸症候群を呈するのは一般的にOSAである．一方，OSA，CSAも含めた広い範囲での睡眠中の呼吸の障害を睡眠呼吸障害（SDB；sleep disturbed breathing）と呼ぶ．睡眠呼吸障害は従来，呼吸器科などで扱われることが多かったが，最近，特にOSAは高血圧から心不全まで様々な循環器疾患に高頻度に合併すること（表1），さらにこれらの心血管疾患の危険因子となることなどが明らかになり，循環器医による対応が必要となることが多い．

【診断のポイント】
　夜間の異常に大きないびきと呼吸の停止をベッドパートナーから指摘され，それをきっかけとして受診することが多い．ただし心血管疾患，特に治療抵抗性高血圧や心不全患者では高率に睡眠時無呼吸を合併するために，睡眠時無呼吸が存在することを前提として診療にあたる必要がある．

1. 病歴聴取
　昼間の過度の眠気，睡眠時無呼吸症候群のスクリーニングとしては，エプワース眠気尺度がよく用いられる．質問に対する回答を4段階で選択することにより症状をスコア化するもので，11点以上が異常な眠気あり，16点以上で重症と判定する．しかしながら循環器領域における睡眠呼吸障害患者では，このような自覚症状のないことが多い．特にCSR-CSA患者では，いびきすらない場合が多い．

2. 身体所見

OSA患者では肥満者が多いが，アジア人のOSA患者のBMIは26程度で肥満を伴わない患者も多い．特に非肥満者では上気道の構造上の問題に起因することがあるので，耳鼻科・口腔外科的アプローチも考える必要がある．CSR-CSAは心不全に合併するので患者は心不全の徴候を有する．

3. 検査所見

睡眠時無呼吸を疑った場合，まず簡易モニターによるスクリーニングを行う．簡易モニターには，指先の酸素飽和度モニターのみの1チャンネルのものから，7チャンネル以上の本格的なものまであるが，スクリーニングにはできるだけ簡単なもので十分である．しかしながら，確定診断や治療効果の判定には，終夜睡眠ポリグラフ（PSG；polysomnography）がガイドラインでは推奨されている．呼吸，胸腹の動きのみならず，脳波，オトガイ筋電図，眼球運動，心電図など多くの指標を記録することができる．

【鑑別疾患】

様々な睡眠障害あるいは睡眠呼吸障害が鑑別の対象となるが，PSGを行えば睡眠時無呼吸とそれ以外の睡眠障害の区別はさほど困難ではない．OSAとCSR-CSAの鑑別は，胸や腹のセンサーの付いた簡易モニターである程度可能であるが，やはり原則としてPSGを行う必要がある．

【治療方針】

2010年12月に循環器診療に携わる者を対象とした"循環器領域における睡眠呼吸障害の診断・治療ガイドライン"が日本循環器学会が中心となり作成された．

循環器疾患に合併する睡眠呼吸障害をなるべく広くスクリーニングし，重要度に応じた治療の適応を推奨している．まず肥満患者対する減量，喫煙患者の禁煙などの生活習慣改善のアプローチが最も重要である．中等症～重症のOSAに対してはCPAP（持続気道陽圧）療法が行われる．CPAPはOSAに基づく睡眠時無呼吸症候群の自覚症状を改善するのみならず，CPAPによってOSAを抑制することが，心血管事故の一次予防，二次予防が可能につながることが臨床試験により明らかとなっている．

わが国のガイドラインでは無呼吸低呼吸指数（AHI）30以上の重症OSAに対し心血管事故の一次予防を目的として，AHI 15以上の中等症以上のOSAで循環器疾患を有する患者に対して二次予防を目的として，AHI≧15で自覚症状を有する場合，自覚症状改善目的としてのCPAPはクラス1の推奨を受けている．ただし，わが国の保険制度では，CPAPは①症状などがあり，PSGでAHI≧20の場合，あるいは②簡易無呼吸検査でAHI≧40の場合に認められており，ガイドラインとの乖離がある．CPAPに忍容性がない場合や，CPAPの適応のない軽症患者に対しては，口腔内装具（OA；Oral Appliance）の適応がある．口腔内装置は，自覚症状があればAHI≧5から保険適応がある．医科でOSASと確定診断され，医科から歯科へ紹介の上，歯科がOAを作製する．

心不全に合併するCSR-CSAのに対しては，まずガイドラインにのっとった心不全自体の治療を行いつつ睡眠呼吸障害のスクリーニングを行い，OSAがあれば上記の指針に従った治療を行う（表2）．一方，CSR-CSAが疑われる場合には，PSGを行いAHI 15以上のCSR-CSAがあれば治療の対象となる．まずCPAPを行い有効かつ継続可能であればCPAPを継続し，CPAPの効果が得られない，あるいはコンプライアンスが不良の場合はNPPV（non-invasive positive pressure ventilation），特にASV（adaptive servo-

表2　CSR-CSAの治療

1） 心不全に合併する場合心不全自体の治療
2） AHI15以上のCSR-CSAの場合まずCPAP
3） CPAPが無効または忍容性が低い場合ASV
4） ASVに忍容性がない場合HOT

ventilation），あるいは夜間酸素吸入（HOT）を考慮するが，HOT よりも ASV のほうがはるかに CSR-CSA 治療効果は大きい．

■ 入院・専門医移送の判断基準
- PSG は睡眠時無呼吸の確定診断や治療効果の判定のために必要であるが，この検査を行うためには入院が必要となる．
- 自施設で PSG が施行できない場合は，睡眠呼吸障害診療が可能な地域の他施設に紹介する必要がある．
- CPAP などの陽圧機器の治療効果の評価の判定にも PSG が望ましく，CPAP や ASV の導入においても設備の整った施設での施行が望ましい．

■ 患者説明のポイント
- 重症の睡眠時無呼吸，特に閉塞性睡眠時無呼吸患者に対しては，睡眠時無呼吸が心血管疾患の危険因子であることを理解させる必要がある．
- さらに治療においては，減量などの生活習慣の改善の重要性も説明する．
- CPAP などの陽圧治療においては，継続性が最も重要である．
- 自覚症状の強い症候群の患者では，CPAP 装着によって症状が改善することが多く，治療継続のモチベーションが保たれやすいが，循環器領域では自覚症状に乏しい患者も多いので，陽圧治療の必要性について十分理解する必要がある．

■ 医療スタッフへの指示
- CPAP などの睡眠時無呼吸に対する陽圧治療の決め手となるのは，患者のコンプライアンス，あるいは継続性である．患者が治療の必要性をよく理解できるように説明し，また，マスクフィットなどのテクニカルな問題にきめ細かく対応することが望まれる．

パニック障害（心臓神経症，神経循環無力症）
Panic disorder〔Cardiac neurosis, Neurocirculatory asthenia（NCA）〕

坪井康次　東邦大学教授・心療内科
蘇原瑞恵　東邦大学・心療内科

【概念】
突然，発作性の動悸，胸痛，息苦しさ，めまい，嘔気，振戦，冷感などが出現する．このままでは死んでしまいそうな恐怖におそわれ，救急外来を訪れることも多い．身体的精査を行っても異常は認められない．電車や乗り物に乗れないなどの空間恐怖，重症例では外出恐怖を来したり，うつ病などとも関係が深く，深刻な状況に陥ることもある．ほぼ 75 人に 1 人が罹患する common mental disorder である．

こうした病態は，南北戦争の時に Da Costa（1871）が irritable heart として報告したのが始まりである．内科領域では心臓神経症や神経循環無力症と呼ばれていた．精神科領域では，不安神経症と呼ばれていたものである．現在では，国際疾病分類 ICD-10 や米国精神科学会疾患分類 DSM-Ⅳ-TR などによりパニック障害（恐慌性障害）に統一されている．

【病態】
心臓，呼吸器など身体的な障害が認められないにもかかわらず，発作性の交感神経興奮による身体症状が出現する．脳内のノルアドレナリン，セロトニンなどの神経伝達物質が関係していると考えられている．

Gorman らは，神経解剖学的な観点から，内臓感覚が，視床→扁桃体→視床下部・青斑核からなる神経回路の異常興奮が負のスパイラルを形成し，種々の症状を来すものと考えている．

【診断のポイント】
パニック障害の診断基準は**表 1，2** のよう

表1 パニック発作（panic attack）

強い恐怖または不快で，突然に発現し，10分以内に頂点に達する．4つ以上（3つ以下：症状限定発作）．
1) 動悸，心悸亢進
2) 発汗
3) 身震い，震え
4) 息切れ，息苦しさ
5) 窒息感
6) 胸痛，胸部不快感
7) 嘔気，腹部不快感
8) めまい感，ふらつき，頭の軽くなる感じ，気の遠くなる感じ
9) 現実感消失，離人症状
10) コントロールを失う（気の狂う）ことへの恐怖
11) 死の恐怖
12) 異常感覚（感覚麻痺，うずき感）
13) 冷感または熱感（ICD-10：口渇）

表2 パニック障害のDSM-Ⅳの診断基準

A．(1)(2)の両方を満たす
(1) 予期しないパニック発作が繰り返し起こる
(2) 少なくとも1回の発作の後1か月間，以下のうち1つが続いていたこと
　(a) 予期不安
　(b) 発作のもつ意味についての心配
　(c) 発作と関連した行動の大きな変化
B．広場恐怖
C．物質あるいは身体疾患によるものではない
D．多の精神疾患ではうまく説明されない

表3 パニック発作様症状を呈する疾患

A．心血管系
　①不整脈，②狭心症，③多動性心症候群，④僧帽弁逸脱
B．呼吸器系
　①喘息，②慢性肺疾患（増悪），③過換気症候群，④肺塞栓
C．内分泌系
　①甲状腺機能亢進症，②甲状腺機能低下症，③低血糖症，④副甲状腺機能亢進症，⑤副甲状腺機能低下症，⑥クッシング症候群，⑦アジソン病，⑧褐色細胞腫，⑨月経前症候群・更年期症候群
D．薬物性
　①中毒（中枢神経系刺激薬乱用）
　　a．アンフェタミン，b．コカイン，c．食欲抑制薬，d．カフェイン
　②離脱
　　a．アルコール，b．麻酔薬，c．鎮静睡眠薬
E．神経系
　①側頭葉てんかん（複雑部分発作），②眩暈（メニエール病）

である．DSM-Ⅳ-TRでは，表の13項目の症状のうち4項目以上を認めるものをパニック発作と呼んでいる．

治療の必要な患者のうち4人に1人しか治療を受けていないともいわれている．積極的な診断が必要である．

発作の多くは1時間くらいで消失するが，何度も繰り返し起こる．また起こったらどうしようなどという予期不安や，電車，飛行機，人混みへの外出など人目にさらされる状況への回避行動が特徴である．コントロールを失うのではないか，死んでしまうのではないかという恐怖に注意が必要である．二次性の抑うつがみられることも多い．

【鑑別診断】

パニック障害と鑑別を要する疾患を**表3**に示す．特に，WPW症候群など頻拍性の不整脈疾患や甲状腺機能亢進症，副甲状腺機能亢進症などの内分泌疾患を鑑別する必要がある．また，中枢神経系刺激剤の乱用，統合失調症の妄想状態などの精神疾患にも注意が必要である．

【治療方針】

まず始めに，パニック障害について理解してもらうことが治療を始めるにあたって重要である．

治療は，薬物療法あるいは心理社会的アプローチを，パニック発作の頻度，重症度，予期不安の程度，広場恐怖などによる生活上の支障状況などを考慮して選択する．

薬物についても単一治療を原則とする．

身体症状に対する不安や精神的な不安の程度ばかりでなく，様々な社会生活上の障害の程度，あるいは，合併する精神障害や薬物の服用状況などから決められる．

外来通院のために必要な時間的，経済的負担，家族の理解や支援などについても考慮する．

【治療法】

パニック障害の治療には，大きく分けて認知行動療法などの心理社会的アプローチと，SSRIなどによる薬物療法がある．

① 比較的有効率が高く，副作用などの点で安全であることから，一般にSSRIやSNRIが初期治療薬として用いられる．諸外国では多くのSSRIやSNRIがパニック障害治療薬しての適応をもっているが，現在わが国でパニック障害に適応のあるのは，フルボサミン，パロキセチン，セルトラリンのみである．少量より始め，治療量まで1～2週間おきに漸増する．効果出現までに2～3週間かかることを説明しておく．

② 三環系抗うつ薬(TCA)もパニック障害に有効である．ただし，口渇，便秘，眠気，ふらつきなどの副作用や過量服薬による致死的な心毒性などの危険性がある．

③ ベンゾジアゼピン系抗不安薬は即効性で，有効であるが，低用量でも依存性形成の可能性のあることから，短期間の使用や頓服での使用にとどめるのが一般的である．

④ 十分なエビデンス・レベルにあるものと認められている心理社会的アプローチに認知行動療法がある．10～15週にわたって週1回程度のセッションを行う．

■ 入院・専門医へのコンサルテーション

- 通常は，外来での治療が原則となるが，身体的・精神的合併症の状態によっては，入院治療が必要になることもある．
- SSRIやSNRIを変更しても治療効果が十分でない場合，精神疾患の合併が考えられる場合，自殺念慮がみられる場合などは，専門医のコンサルテーションを受ける．

■ 患者説明のポイント

- 患者の不安の大きな部分は，様々な身体症状が原因不明のままに放置されてしまっていること，対応策がわからないことにある．
- 患者には，パニック障害という病気であると告げること，脳内のセロトニンやノルアドレナリンの不調によると考えられること，また，死んでしまうような病気ではないこと，正しく治療を行えばよくなる病気であることなどを説明し，保証することが重要である．
- 軽症のパニック障害では，正しく診断され，病気に対する正しい知識を与えられただけで症状は軽快し，軽度のパニック発作であれば冷静に対応できるものも少なくない．

■ 医療スタッフへの指示

- パニック障害は，原因不明の身体症状，例えば動悸，呼吸困難感，めまい，嘔気などのために不安であるという訴え方をされることが多い．そのため，医療スタッフも，「心配でしたら身体面の検査を行ってもらうほうがいいですよ」などと不安の原因を検索するように勧めてしまいがちであるが，そうすると患者は，異常が見つかるまで検査を希望することになるので，注意が必要である．原因なく，動悸，呼吸困難，めまいなどが現れる「パニック障害」という病気があることを伝えてあげると，患者も納得しやすく治療的でもある．

メタボリック症候群
Metabolic syndrome

沼倉舞子　帝京大学・内科学
寺本民生　帝京大学教授・内科学

【概念】

動脈硬化性疾患の危険因子として，高LDLコレステロール(LDL-C)血症は単独で強力な確立された因子である．高LDL-C血症に対してスタチンが開発され，LDL-C低下療法による動脈硬化予防が可能となってきた．とはいえ，LDL-C低下療法の動脈硬化性疾患抑制効果は，30%程度であり十分とはいえない．そこで，LDL-Cとは独立した

病態，LDL-Cに次ぐハイリスク群を認識することが重要となった．

動脈硬化性疾患は高LDL-C血症だけが要因になるわけではなく，肥満，高血圧，耐糖能異常，脂質代謝異常が同一個体に重積するような病態としてメタボリック症候群(MetS)がハイリスク病態として注目されるようになった．1980年代よりSyndrome X，死の四重奏，インスリン抵抗性症候群，内臓肥満症候群，マルチプルリスクファクター症候群などの名称で呼ばれてきたが，1999年WHOによりメタボリック症候群として統一された．

わが国では生活習慣の欧米化により，虚血性心疾患や脳梗塞などの動脈硬化性疾患が増加している．飽食と運動不足の時代を背景に，MetSは動脈硬化のハイリスク病態であるとの認識が広まり，現在，国の施策に従い特定検診・特定保健指導が主体となってMetS対策が行われている．

【病態】

MetSの病態の中心は，内臓脂肪の蓄積と考えられている．内臓脂肪からの血流が直接門脈を介して肝臓に運ばれるため，糖・脂質代謝に大きく影響を与えること，内臓脂肪から分泌される種々のアディポサイトカインの異常が危険因子の悪化や動脈硬化発症，進展，イベント発症に関与すると考えられている．MetSは内臓脂肪の蓄積によりインスリン抵抗性が起こり，高血圧，耐糖能異常，脂質異常症を発症し，動脈硬化性疾患が引き起こされる病態である．

【診断のポイント】

2005年4月に日本内科学会を中心とする関連8学会により，内臓脂肪の過剰蓄積を必須項目に，高血糖・高血圧・脂質異常のうち，2個以上あればMetSとする日本の診断基準が策定された(表1)．

1. 病歴聴取

体重の変化(腹囲の変化)を聴取することが最重要である．また，冠動脈疾患(CAD)や脳梗塞など，動脈硬化性疾患の家族歴・既往歴を聴取する．治療・患者指導にあたり，食事・運動・喫煙等の生活習慣を詳細に聴取しておくことも大切である．

2. 身体所見

身長・体重に加え，必須項目であるウエスト周囲径を測定する．正しいウエスト周囲径は，立位・軽度呼気時に臍レベルで測定，脂肪蓄積が著明で臍が下方に偏位している場合は肋骨下縁と前上腸骨棘の中点の高さで測定する．

3. 必要な検査・所見の評価

a．**ウエスト周囲径**

男性で85 cm，女性で90 cm以上であると，CTでの腹腔内脂肪面積100 cm^{2}に相当するとされ，内臓型肥満と診断される．

b．**血清脂質**

空腹時の検査で，高トリグリセライド

表1 わが国のメタボリックシンドロームの診断基準

腹腔内脂肪蓄積	
ウエスト周囲径　男性≧85 cm	
女性≧90 cm	
(内臓脂肪面積　男女とも≧100 cm^{2}に相当)	
上記に加え以下のうち2項目以上	
高トリグリセライド血症	≧150 mg/dL
かつ／または	
低HDLコレステロール血症	<40 mg/dL
	男女とも
収縮期血圧　≧130 mmHg	
かつ／または	
拡張期血圧　≧85 mmHg	
空腹時高血糖　≧110 mg/dL	

＊CTスキャンなどで内臓脂肪量測定を行うことが望ましい．
＊ウエスト径は立位，軽呼気時，臍レベルで測定する．脂肪蓄積が著明で臍が下方に偏位している場合は肋骨下縁と前上腸骨棘の中点の高さで測定する．
＊メタボリックシンドロームと診断された場合，糖負荷試験が薦められるが診断には必須ではない．
＊高TG血症，低HDL-C血症，高血圧，糖尿病に対する薬剤治療を受けている場合は，それぞれの項目に含める．
(メタボリックシンドローム診断規準検討委員会：日内学誌94：797頁，表1, 2005より転載)

（TG）血症：TG≧150 mg/dL，低HDLコレステロール（HDL-C）血症：HDL-C＜40 mg/dLが基準となる．TGが高いほど，HDL-Cが低いほどCADの発症率は高くなる．また，背景に動脈硬化惹起性の高いリポ蛋白異常があると考えられている．

c．血圧

危険因子が複数認められる場合は，より低い血圧値でCAD発症率が上昇することから，収縮期血圧≧130 mmHg，拡張期血圧≧85 mmHgが診断基準とされる．

d．血糖値

空腹時血糖≧110 mg/dLが診断基準であるが，食後高血糖，耐糖能異常も考慮し診療すべきである．空腹時血糖が正常であっても，医師の判断でブドウ糖負荷試験を行い耐糖能異常の有無を判定することが勧められる．

e．腹部CT

可能であれば腹部CT検査にて，内臓脂肪量を測定することが望ましい．現在，CT以外の方法で脂肪を計測する測定機器の開発が，実用化に向けて進んでいる．

【鑑別診断】

肥満は基礎疾患が無く原因不明の原発（単純）性肥満と，中枢性・内分泌性・遺伝性・薬剤性など症候（二次）性肥満とに分類される．MetSのように肥満症に高血圧・糖代謝異常・脂質代謝異常を有することは多いが，Cushing症候群，甲状腺機能低下症など二次性肥満がないか鑑別する．二次性の場合は原疾患の治療を優先する．

【治療方針】

MetSは内臓肥満が病態の基盤であるため，治療の基本は内臓脂肪を減量するための生活習慣の改善である．日本人は，欧米と比べて高度の肥満が少ないため，内臓脂肪を減らすことによりリスク管理が容易になると考えられる．MetSと診断されなくとも内臓脂肪の蓄積が明らかな場合は，積極的な治療が推奨される．また，薬物使用の有無にかかわらず，生活習慣の改善を指導することが肝要である．

1．生活習慣の改善

生活習慣改善の基本は適正体重の維持・内臓脂肪の減少，そのための食事療法・運動療法，そして禁煙である．

食事療法では，①食生活での問題行動と，改善の可能性の高い行動を明らかにする食行動アセスメント，②食生活改善の具体的な目標設定の支援，③セルフモニタリングの支援，④行動変容および身体状況の変化の評価・次の目標設定という流れ，が基本である．具体的には摂取エネルギー，内容，食事時間，間食，アルコール摂取などを聴取し問題点を指摘，食事療法が治療の根本であることを理解してもらう．基礎となる必要エネルギー摂取量＝標準体重（[身長(m)]^2×22）×25～30 kcal/日で算出する．

炭水化物・蛋白質・脂肪のバランスも重要であり，目安の摂取量は，それぞれ総エネルギー量の60％，15～20％，20～25％である．脂質は動物性脂肪より植物性脂肪がよい．また，ビタミン・ミネラル・食物繊維の摂取を含む野菜を多く摂取することが望ましい．

運動療法は，有酸素運動を基本に1日30分以上を連日，または1時間を週3日以上が望ましいが，10分程の運動を繰り返すことでも成果があがることが知られている．

これら生活習慣改善については，現在の体重の5％減を3～6か月で達成することを目標に継続することが最も重要となる．

2．薬物療法

脂質異常症，糖尿病，高血圧など既知の冠危険因子が存在する場合には，それぞれの治療ガイドラインに沿って薬物治療を行う．生活習慣の改善を行っても効果がみられない場合は，患者のリスクによって薬物療法を検討する．この場合，インスリン抵抗性を改善させる薬剤を念頭に置く必要がある．

a．脂質異常症

MetSでは，高TG血症・低HDL-C血症

が主体で，フィブラートなどが用いられる．高LDL-C血症を認める場合には，スタチンが選択される．

b．糖尿病

インスリン抵抗性が強く関わるため，抵抗性を改善するチアゾリジン，ビグアナイドが適する．食後高血糖に対するグルコシダーゼ阻害薬も，間接的にインスリン抵抗性を改善する．DPP-4阻害薬も食欲抑制・体重減少効果などから有用と考えられる．

c．高血圧

第一選択薬はARB，ACE阻害薬であり，降圧不十分ならばCa阻害薬，利尿薬の追加を行う．ARB，ACE阻害薬，長時間作用型Ca拮抗薬，α阻害薬はインスリン抵抗性を改善するが，利尿薬やβ遮断薬は悪化させることを考慮する．

■ 入院・専門医へのコンサルテーション

- 診断項目にある疾患が重症であり，精密検査や薬物治療が必要と考えられる場合，合併症や動脈硬化の進行が疑われる場合，数か月の生活療法を行っても改善がみられない場合，動脈硬化性疾患のリスクが高い場合，専門医への受診をすすめる．

■ 患者説明のポイント

- 患者の多くは自覚症状に乏しいため，生活習慣などを修正することは難しい．動脈硬化性疾患のハイリスクであること，治療には生活習慣の改善が基本かつ重要であることが分かるよう十分な情報の提供，結果説明を行う．
- 食行動・ライフスタイルの問題点の抽出，問題行動の修正，結果を評価し新たな目標の設定といった繰り返しと継続が重要であることを説明する．その際に体重と腹囲への意識をもたせることが行動変容を容易にする．

■ 医療スタッフへの指示

- MetS予防の第一歩は問題点の認識であり，対象者自身が正しい理解，関心を得られるようわかりやすく丁寧な結果説明，情報の提供を心がける．
- 問題となる不適切な生活習慣を改善する必要性の理解，実行に結び付ける動機づけ，改善するための無理のない具体的な行動計画を立て，実行・継続していくように指導，支援する．
- 数か月ごとに結果を評価し，問題点・改善点の指導や新たな目標の設定など生活改善を継続するモチベーションを維持できるようにする．

タバコと心血管疾患
Smoking and cardiovascular disease

三浦伸一郎　福岡大学病院診療教授・循環器内科
朔　啓二郎　福岡大学主任教授・心臓・血管内科学

【概念】

喫煙は，喫煙者だけでなく，周囲の非喫煙者にも様々な疾患を引き起こす．禁煙は，心血管疾患予防・治療の第一歩である．喫煙は，喫煙者だけでなく，周囲の非喫煙者にも心臓病を引き起こす．日本における成人喫煙率は，年々減少してきたが，まだ，約2,600万人が喫煙者である．以前は「喫煙は嗜好」ととらえられていたが，最近では，ニコチン依存症という確立された疾患として「喫煙は病気」という考え方に変わった．すなわち，喫煙とは，ニコチン依存をもとに心理的依存を生じた結果，強固な習慣となり禁煙が困難となり，様々な疾患の発症に繋がるものである．しかし，最近は，禁煙治療が保険適応となったことで多くの病院が「禁煙外来」を取り入れ始めている．喫煙の心血管疾患に対する影響は多大であり，医療機関における指導の重要性が増加している．

【病態】

タバコ煙に含まれる成分のうち，明らかな有害物質は200種類，なかでも健康への有害性が大きいのがタール，ニコチンと一酸化炭

素，各種刺激物質である．ニコチンは，副腎皮質を刺激してカテコールアミンを遊離し，交感神経系を刺激して末梢血管の収縮と血圧上昇と心拍増加を来す．そして，強力な血管収縮および気管支収縮作用を有するトロンボキサン A_2 の遊離作用も有している．また，タバコ主流煙には，一酸化炭素が4％程度含まれ慢性の酸素欠乏状態をもたらす．さらに，コレステロールの変性を促進し，血管内皮を障害しHDLコレステロールを減少させ，動脈硬化を促進する．したがって，一酸化炭素による酸素欠乏や異常な血管収縮も相まって心臓病リスクを増大させる．

【診断のポイント】

喫煙している心血管疾患疑いの患者を診療した場合には，疾患の診断のために循環器専門医へコンサルテーションするとともに，以下の点に留意する．

①フラミンガム研究では，喫煙1箱あたりの心血管疾患に対する相対危険度は2〜3倍，NIPPON DATAにおいても，男性で1日20本以内の喫煙者での心疾患死亡率の相対危険度は4.2倍，20本を超える場合には7.4倍である．したがって，病歴聴取により，特に1日20本以上の喫煙者で，胸部症状を有する患者では，他のリスクの把握とともに積極的な心疾患の有無を検査する．

②非喫煙者においても，受動喫煙の有害性が広く認識されており，非喫煙者にも冠動脈疾患や脳卒中の発症リスクがあることを念頭に置く．

③未成年者や若い女性の喫煙は，将来の心臓病の罹患とその予後に重大な結果を招き，特に，経口避妊薬の常用と喫煙は相乗的に心疾患のリスクを高めるため注意を要する．

④禁煙の効果は比較的早期より現れ，冠動脈疾患罹患率は，禁煙1年後において大幅に低下する．また，急性心筋梗塞後の再発死亡率も，禁煙により心筋梗塞再発率や死亡率は低下することを患者に周知徹底する．

【治療方針】

2006年の診療報酬改訂により「ニコチン依存管理料」が新設され，禁煙外来が保険適応となり効果をあげている．未成年者への禁煙教育はもちろんのこと，喫煙しているものに対する禁煙指導も重要である．また，禁煙推進は，一次・二次予防の観点から高騰を続ける医療費対策としても，費用対効果の優れた方法である．

1. 禁煙外来

禁煙治療のための標準手順書を参考に，①ニコチン依存症に関わるスクリーニングテスト（TDS）でニコチン依存症と診断された者であること，②ブリンクマン指数（＝1日の喫煙本数×喫煙年数）が200以上であること，③直ちに禁煙することを希望し，禁煙プログラムへの参加について文書により同意している者であることが必須条件である．外来スケジュールは，12週の間に計5回（初診，初診から2週後，4週後，8週後，1週後）である（図1）．

2. 禁煙補助薬

ニコチン製剤としてニコチンパッチとニコチンガム，経口薬としてバレニクリンがある（図1）．

a．ニコチンパッチ

ニコチンを皮膚から吸収させる貼り薬で，禁煙開始日から使用し，8週間の使用期間を目安に貼り薬のサイズが大きいものから小さいものに切り替える．

b．ニコチンガム

ニコチンを口の中の粘膜から吸収させるガム製剤である．

c．バレニクリン

健康保険適応薬である．バレニクリンは，脳内 $\alpha_4\beta_2$ ニコチン受容体へ結合し，ニコチンの結合を遮断するとともに（拮抗作用），少量のドパミンが放出され（作働薬作用），禁煙に伴う離脱症状を緩和するといわれている．

■ 患者説明のポイント

医師のみで患者指導をすることには限界が

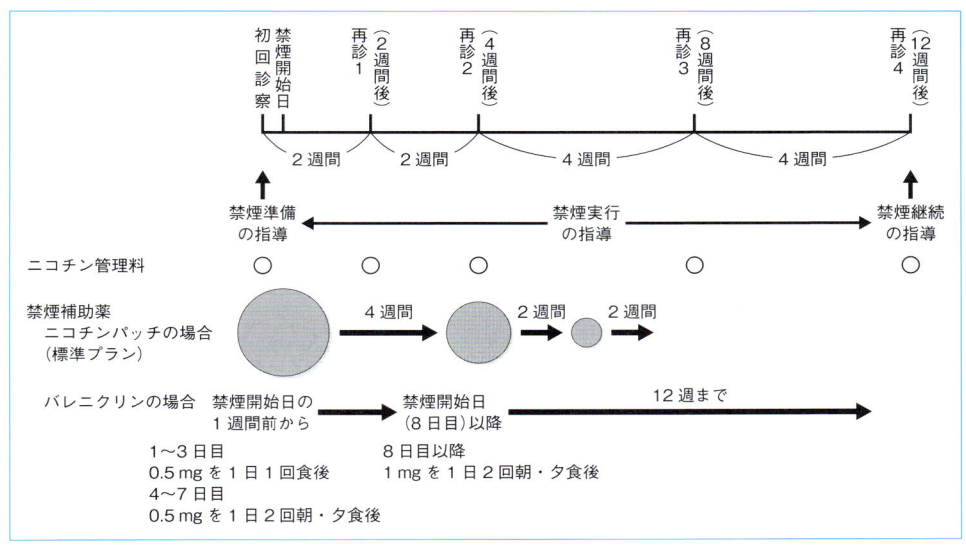

図1 禁煙外来スケジュール

あり，以下の点を医療スタッフとともに共有し指導を実施する．
- 患者に継続して外来受診をしてもらうためには，喫煙による心血管疾患リスクの増大と禁煙によるその減少を動機づけすることである．
- さらに，離脱症状の把握と適切なアドバイスが必要である．
- 離脱症状としては，①タバコが吸いたい，②イライラ，落ち着かない，③頭痛，④体がだるい，眠いなどである．
- 対処法として，①に対して水を飲む，深呼吸，糖分のないガムや干し昆布をかむ，軽い運度などが挙げられる．また，②には，深呼吸，リラクゼーション法を実施すること，③には，足を高くしあお向けに寝ること，④には，十分睡眠をとること，軽い運動などを適切にアドバイスする．

血清K濃度異常

Abnormal concentration of serum potassium

平田恭信　東京大学特任准教授・先端臨床医学開発講座・循環器内科

【概説】
　日常的によく遭遇する病態であり，カリウム(K)濃度上昇，低下のいずれの異常でも進行すると骨格筋，心筋の両者の収縮異常を起こして生命に関わる．

I．高K血症
【概念】
　概略を図1に示した．血清K濃度が5.5 mEq/Lを超える場合をいう．
【病態】
　Kの摂取が増加した場合，あるいはKの排泄が減少した場合を考えるとわかりやすい．前者の場合，食物以外に輸液中のKの

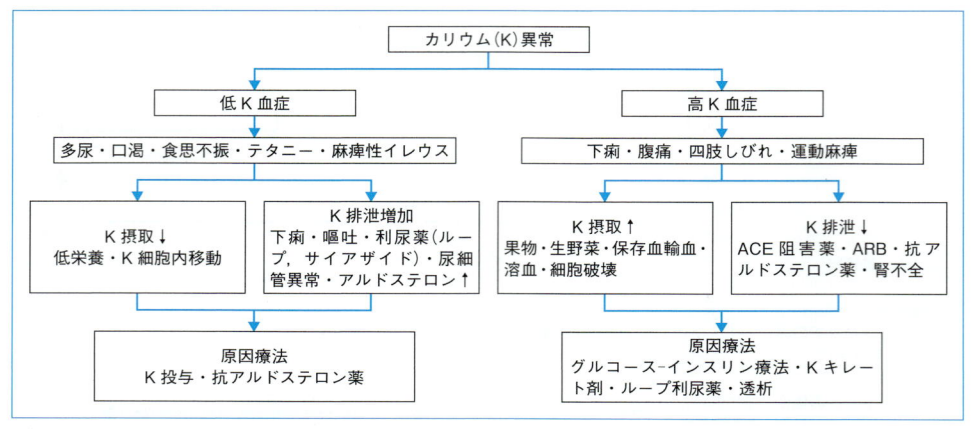

```
                          カリウム(K)異常
                    ┌──────────┴──────────┐
                   低K血症                 高K血症
        多尿・口渇・食思不振・テタニー・麻痺性イレウス   下痢・腹痛・四肢しびれ・運動麻痺
        ┌──────┴──────┐                    ┌──────┴──────┐
                        K排泄増加                            K排泄↓
         K摂取↓     下痢・嘔吐・利尿薬(ルー      K摂取↑       ACE阻害薬・ARB・抗ア
      低栄養・K細胞内移動  プ,サイアザイド)・尿細    果物・生野菜・保存血輸血・   ルドステロン薬・腎不全
                    管異常・アルドステロン↑    溶血・細胞破壊
                   原因療法                           原因療法
              K投与・抗アルドステロン薬           グルコース-インスリン療法・Kキレー
                                            ト剤・ループ利尿薬・透析
```

図1 血清カリウム(K)異常の診断と治療

増加や保存血の大量輸血,消化管出血あるいは流血中の溶血なども該当する.しかし正常な腎臓は過剰なKを排泄するので,通常は腎臓からの排泄障害に起因することが多い.また摂取とは異なるが,Kは細胞外より細胞内にはるかに多く存在するので,Kが細胞内から細胞外に移行する状態として細胞破壊(癌の化学療法など),インスリンの作用不足,代謝性アシドーシスなどがある.

Kの排泄低下の原因としては,尿細管流量の減少を来す腎不全やアルドステロンの減少などが考えられる.低アルドステロンの原因のなかには,ACE阻害薬,ARBあるいは抗アルドステロン薬などの循環器領域で頻用する薬剤の影響がある.これらの薬剤によってKが増加する背景として,腎機能低下が存在することが多い.

【診断のポイント】

1. 身体所見

高K血症による症状は図1のとおりである.通常は心臓への影響が最初に現れる.

2. 必要な検査・所見の評価

血清K濃度が6 mEq/Lを超えると,心電図異常を呈し始め,伝導遅延を経てKの濃度依存的に心室細動を生じる確率が高くなるので要注意である.高K血症の早期から QT時間の短縮,T波の幅が狭くなり,増高,先鋭化していわゆるテント状T波を形成する.6.5 mEq/Lを超えると脱分極速度が遅くなり,QRS幅が広がる.7 mEq/Lを超えると,P波の幅が広くなり減高し,心室性頻拍症が生じやすくなる.

【鑑別診断】

高K血症の鑑別には尿中K排泄量を測定する.1日排泄量が20 mEq以下だと,排泄低下による高K血症と考えられる.

これ以外に偽性高K血症も日常的に経験する.これは採血後に試験管内で溶血した場合,血小板や白血球増多時に細胞内Kの漏出による見かけ上の高K血症を呈するもので,ヘパリン採血などで一部は是正される.すなわち血清K濃度は高くても,血漿K濃度は高くない.

【治療方針】

高K血症をみたら,病態の如何にかかわらずK濃度の是正に努める.基本は原因治療であるが,時間的に余裕がある場合はループ利尿薬やカリウムキレート剤を使用する.急ぐ場合にはCa製剤,グルコース-インスリン療法を考慮する.これらはいずれもKを細胞内に移行するだけなので,時間が経てばまた元に戻ってくることに留意する必要が

ある．それでも不十分な場合は血液透析を施行する．

【治療法】

処方例　下記のいずれかを用いる．

1) カルチコール注（8.5％）　10 mL/5 分静注
2) 10％グルコース 500 mL＋インスリン 10 単位/1～2 時間
3) サルタノールインヘラー　10～20 mg/15 分
4) メイロン注（7％）　20～60 mL/10～30 分
5) ラシックス注（20 mg/A）　1 回 20～40 mg　静注
6) アーガメイトゼリー（20％ 25 g）　3～6 個　分 3
7) カリメート散（5 g/包）　30 g/100 mL 注腸

■ 患者説明のポイント

・果物，生野菜を控える．これらをゆでこぼすと K はスープのほうに移行するので，スープは飲まないように指導する．

II．低 K 血症

【概念】

血清 K 濃度が 3.5 mEq/L 以下をいう．

【病態】

K 摂取の減少あるいは K 排泄の増加による．前者としては，摂取量の不足で栄養不足による．後者はアルドステロン症，腎血管性高血圧，周期性四肢麻痺などのアルドステロン増加状態，あるいは副腎ステロイドの産生が亢進するクッシング症候群をはじめ副腎の腫瘍や過形成を来す疾患による．また，ループ利尿薬，サイアザイドなどの K 喪失性利尿薬の過剰投与によることも多い．

インスリン，β_2 アゴニストは K の細胞内移行を促進する．低 K 血症はステロイド剤や甘草に含まれるグリチルリチン製剤の長期服用にもしばしば合併する．また，腎排泄以外に下痢や嘔吐による体液の喪失でも血清 K 濃度は低下する．また，稀ではあるがバーター症候群，ジッテルマン症候群，リドル症候群などのイオンチャネルの遺伝子異常による K 喪失も，高度の低 K の場合は考慮に入れる．

【診断のポイント】

1. 病歴聴取

体重調整などのために，隠れてループ利尿薬や緩下剤などを服用していることがある．K 異常との因果関係を認識していない場合も少なくない．

2. 症状・身体所見

血清 K 濃度が低下すると多飲・多尿を来し，骨格筋の痙攣やテタニーが現れ，進行すると四肢麻痺，呼吸筋麻痺や麻痺性イレウスを誘発する．

3. 検査所見

心電図上でも U 波が出現し，QRS 幅が広くなり，ST 低下，T 波の平低化，QT 延長を来し，torsade de pointes を特徴とする心室細動に至るので要注意である．これは特に III 群薬との併用で生じやすい．

【鑑別診断】

尿中 K 排泄量が 20 mEq/日以下だと腎臓が K を最大限貯留しようとしていることを示している．低 K 血症があるにもかかわらず尿中に K を 20 mEq/日以上排泄している場合は，腎臓からの排泄増加を意味している．

【治療方針】

原因是正に努めたうえで，さらなる補正が必要なときは K 製剤を経口あるいは経静脈的に補給する．通常，血清 K 濃度を 1 mEq/L 上昇させるためには，K は主として細胞内に分布するため，200 mEq の K の補給が必要である．

経口的に K を補給する場合は，消化管刺激作用を有するので 25～50 mEq/回以下で投与する．末梢静脈からの投与時には，40 mEq/L 以下の濃度で投与速度は 10 mEq/時以下に制限する．しばしば Mg の補給も必

要になる．ブドウ糖は含まない輸液とする．K保持性利尿薬の投与，場合によってはACE阻害薬やARBの投与も考慮する．

【治療法】

処方例　下記のいずれか，あるいは併用する．

1) スローケー錠（600 mg）　4錠　分2
   朝夕
2) アルダクトンA錠（25 mg）　1〜2錠
   分2　朝夕

■ 専門医へのコンサルテーション
- 血清K異常がホルモンに由来すると考えられる場合は内分泌専門医に，腎不全あるいは尿細管障害に由来すると考えられる場合は腎臓専門医に相談する．治療薬として大量インスリンを投与する場合も糖尿病専門医への相談が望ましい．

■ 患者説明のポイント
- 血清K濃度は食事の影響を受けやすいことをよく説明する．特に高カリウム血症のおそれがある場合は，果物，生野菜の摂取法を具体的に指導する必要がある．

■ 医療スタッフへの指示
- 特に心疾患患者では，わずかの血清K濃度の変化で不整脈が誘発される可能性があることを認識してもらう．K製剤（心窩部痛）やイオン交換樹脂製剤（便秘，味覚）などの服薬しづらい薬剤については，副作用の予防法や服用を容易にする工夫などについてよく説明する．

血清Na濃度異常

Abnormal concentration of serum sodium

平田恭信　東京大学特任准教授・先端臨床医学開発講座・循環器内科

【概説】
食欲，意欲などの症状が顕著で循環動態への影響も大きい．特に高齢者では死亡率が50％に至る．ナトリウム（Na）濃度上昇，低下のいずれの場合も進行すると，意識障害などの中枢神経症状が現れるので注意が必要である．その病態把握には，細胞外液量の評価が不可欠である．中心静脈圧がそれを反映するが直接測定できないときには，細胞外液量が減少すると皮膚ツルゴールは低下，粘膜は乾燥し，血圧は低下し，下大静脈径は減少することを参照する．

I．高Na血症

【概念】
血清Na濃度が150 mEq/Lを超える場合をいう．

【病態】
細胞外液量が減少している場合は高張性脱水症であり，主に水分が失われていて，浸透圧利尿（高血糖など），下痢，嘔吐，発汗や利尿薬などによる．細胞外液量が正常例では，横紋筋融解，飲水不能などがある．尿崩症もこの範疇に入ることが多い．細胞外液量増加例としてNaの過剰摂取による．最近では医原性の高張液投与のことが多い．

【診断のポイント】
高Na血症が生じると口渇がまず起きる．進行すると脱力，意識障害，痙攣に至る（図1）．

【鑑別診断】
こうした状況にあっても，腎臓が正常に反応すればNa排泄を促進しようとするはずである．そこで，FENaを測定して1％以下であれば，腎外性の水分喪失と推測することができる．

【治療方針】
原因治療に加えて，5％ブドウ糖液あるいは0.45％食塩水の輸液で調節する．この際に重要なことは，急激な血清Na濃度の低下は脳浮腫などをはじめとする細胞内への水分の移行を伴うので，緩徐な補正を心がける．具体的には1〜2 mEq/L/時以下とする．

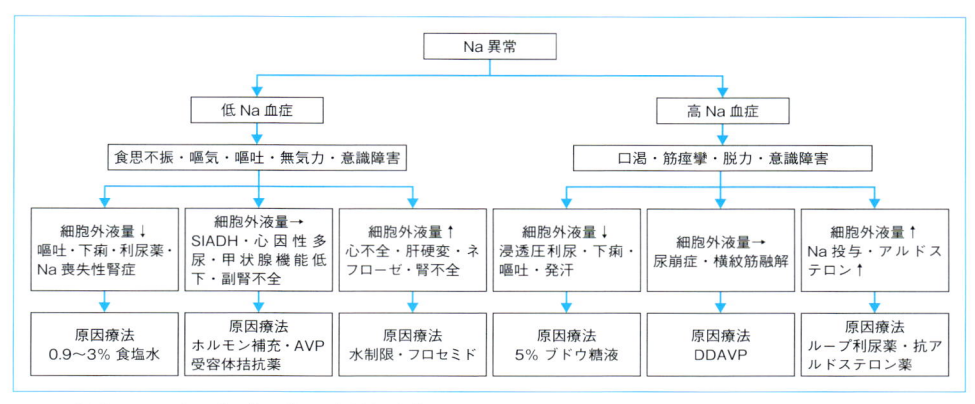

図1 血清ナトリウム (Na) 異常の診断と治療

```
                        Na 異常
                ┌──────────┴──────────┐
              低 Na 血症              高 Na 血症
    食思不振・嘔気・嘔吐・無気力・意識障害   口渇・筋痙攣・脱力・意識障害
    ┌────────┼────────┐      ┌────────┼────────┐
  細胞外液量↓  細胞外液量→  細胞外液量↑  細胞外液量↓  細胞外液量→  細胞外液量↑
  嘔吐・下痢・  SIADH・心因性多  心不全・肝硬変・ネ  浸透圧利尿・下痢・  尿崩症・横紋筋融解  Na投与・アルドス
  利尿薬・    尿・甲状腺機能低  フローゼ・腎不全   嘔吐・発汗                テロン↑
  Na喪失性腎症  下・副腎不全
  原因療法    原因療法       原因療法       原因療法       原因療法       原因療法
  0.9~3% 食塩水  ホルモン補充・AVP  水制限・フロセミド  5% ブドウ糖液   DDAVP       ループ利尿薬・抗ア
           受容体拮抗薬                                         ルドステロン薬
```

水分の補給量は細胞外液量が体重の60%と考えられるので，体重(kg)×0.6×〔(血清Na濃度/140)−1〕Lの水分が必要である．自由水クリアランスばかり増加する場合はフロセミドを併用する場合がある．中枢性尿崩症にはAVPアナログであるDDAVPの点鼻投与を行う．

【治療法】
処方例 下記を適宜組み合わせて用いる．

5% グルコース点滴：投与量・速度は本文を参照
デスモプレシン・スプレー10（10μg/1噴霧） 1回1噴霧 1日2回経鼻

II. 低 Na 血症

【概念】
血清Na濃度が130 mEq/L以下をいう．

【病態】
細胞外液減少性低Na血症として下痢，嘔吐，ループ利尿薬，Na喪失性腎症などがある．SIADH，副腎不全，甲状腺機能低下などでは細胞外液量は正常範囲にある．いわゆる浮腫性疾患である心不全，肝硬変，ネフローゼ症候群や慢性腎不全などに細胞外液量増加性低Na血症がみられる．

【診断のポイント】
食思不振，嘔吐，倦怠感，痙攣，意識障害などを呈する（図1）．

【鑑別診断】
高血糖，高度の高脂血症や高蛋白血症では，浸透圧上昇により偽性低Na血症を示す．

低Na血症にもかかわらず尿中Na排泄が20 mEq/日以上であれば，ミネラルコルチコイドの減少や腎臓からの塩類喪失を考える．そのとき，血清K濃度が高ければ副腎不全を疑う．

【治療方針】
細胞外液量の減少の場合は，脱水に対して生理的食塩水~3%高張食塩水を輸液する．細胞外液量増加の場合は，ループ利尿薬によって自由水の排泄を増加させる．水分の制限も必要である．

心不全では，ACE阻害薬とループ利尿薬を併用する．細胞外液量の正常な低Na血症では，原因療法が特に重要である．最終的には血液濾過が必要になる場合もある．SIADHでは水制限が基本であるが，最近はモザバプタンなど，バソプレシン2型受容体（AV2）拮抗薬が利用できる．

いずれの場合も，過度のNa補正により細胞内水分が失われ橋中心脱髄症候群（CPM）

を起こすことがある．0.5〜1 mEq/L/時の緩徐な補正が必要である．特に初日では 10 mEq/L/日以上，上昇させない．血清 Na 濃度の補正法は細胞外液量が体重の 60％ と考えられるので，体重(kg)×0.6×(目標 Na 濃度－現在の Na 濃度)mEq の Na のプラスバランスが必要である．通常はこれを 3 日間で補給するようにする．

【薬物療法】

処方例　下記のいずれかを原因に応じて用いる．

1) 副腎不全　コートリル錠(10 mg)　2 錠
　　分 1　朝
2) 浮腫性疾患　ラシックス錠(20 mg)
　　1〜2 錠　分 1　朝
3) 浮腫性疾患　ダイアート錠(30 mg)
　　1〜2 錠　分 1　朝
4) SIADH　フィズリン錠(30 mg)　1 錠
　　分 1　朝
5) 甲状腺機能低下症　チラーヂン S(25 μg)
　　1 錠　分 1　朝
6) 塩類喪失　フロリネフ錠(0.1 mg)　2 錠
　　分 2　朝夕

貧血

Anemia

城宝秀司　富山大学・第 2 内科

【概念】

貧血とは，循環赤血球量ないし血色素量が減少した状態を指す．最も遭遇することの多い全身性疾患の 1 つであり，各種循環器疾患にも高率に合併する．WHO の貧血の定義によれば成人男性はヘモグロビン 13.0 g/dL 未満，成人女性は 12.0 g/dL 未満と判定されるが，実際はさらに低値において臨床症状を呈する．

本項では，循環器疾患に貧血を合併した場合の病態や診断と治療をまとめる．

【病態】

貧血ではヘモグロビン濃度の低下のため，単位血液量あたりの組織への酸素供給力が低下する．末梢組織は一定の酸素供給を維持するように，血管拡張による末梢血管抵抗低下と頻脈を呈し，左室壁運動が亢進し高心拍出状態となって代償される．しかし，重度の貧血になると，酸素不足による倦怠感・易疲労感，さらに心予備能を最大限に動員しても酸素供給が十分にできない状態では，高心拍出性心不全を呈する．

【診断のポイント】

1. 病歴聴取

a．心疾患による症状悪化の確認

労作狭心症では貧血により発作の閾値低下を来し，胸部症状が頻回に観察されるようになる．また，心機能低下例では息切れ，労作時呼吸困難が出現・増悪し，心不全症状を呈する．ただし高齢者は症状の悪化が不明瞭なことが多い．

b．貧血の原因の推定

貧血を来す疾患の合併を念頭に置き，消化器症状，痔疾の有無，便の色調の変化などを尋ねる．胃切除，悪性腫瘍，手術，化学療法の既往や偏食・食事制限の有無，女性の場合は不正性器出血の有無を確認する．消炎鎮痛薬や抗血小板薬など薬剤の使用歴にも注意を払う．

2. 身体所見

顔色不良，蒼白，結膜の貧血の有無を観察するとともに，高心拍出状態による駆出性収縮期雑音，大腿動脈におけるピストル発射音，毛細管拍動，頸部の静脈コマ音がないか観察する．

3. 血液検査

末梢血液検査で赤血球数，Hb，Ht と MCV，MCHC より貧血のタイプを絞りこみ，血清鉄，総鉄結合能，フェリチン，間接ビリルビン，LDH，ビタミン B_{12}，葉酸，ハプトグロビンなどを追加で行い原因を確定する．

【治療方針】

　日常診療で注意すべき貧血は，鉄欠乏性貧血，巨赤芽球性貧血を呈する貧血，慢性疾患に伴う貧血，腎性貧血である．貧血が心疾患の病態を修飾すると評価される場合，貧血の治療開始水準を標準より高めに設定する．また輸血療法についても触れる．

【治療法】

1. 鉄欠乏性貧血

　最も多くみられる．検査値では血清鉄の低下，総鉄結合能の上昇，フェリチン値の低下をとる．貧血をきたす原因が確定したら，それに対する治療を行う．原因に対する治療による貧血の改善を待てない場合には，鉄の不足量を推定した後，鉄剤の経口投与を行う．

> **処方例**　下記のいずれかを用いる．
>
> 1) フェロ・グラデュメット錠(105 mg)
>   1錠　分1　夕
> 2) フェロミア錠(50 mg)　2錠　分2
>   朝夕
> 3) スローフィー錠(50 mg)　2錠　分2
>   朝夕

　ただし経口投与で副作用が強く服薬できない場合や貧血の改善が乏しい場合，出血などのため鉄喪失が多く経口投与では間に合わない場合には静脈内投与の適応となる．

> **処方例**
>
> フェジン注(40 mg/A)　1回 40 mg
> 1日1回　5％ブドウ糖 20 mL に希釈し，2分以上かけて静注

2. 慢性疾患に伴う貧血(anemia of chronic disorders；ACD)

　遷延した炎症性疾患，悪性腫瘍，自己免疫疾患，慢性感染症などを合併する場合にみられる．鉄代謝，エリスロポエチン産生，内因性エリスロポエチンに対する反応性の低下，赤血球産生に対する阻害因子(例：TNF-α)などが原因として関係している．正球性正色素性貧血をとることが多く，フェリチン値は通常正常範囲から上昇しており，本病態の診断に特異的検査はない．治療は基礎疾患に対する治療が優先される．栄養障害，骨髄抑制性に働く薬物などの増悪要因を除去する．

3. 巨赤芽球性貧血

　DNA 合成障害のため骨髄細胞の形態変化を来す貧血である．ほとんどは葉酸，ビタミン B_{12} の欠乏症に起因するが，甲状腺機能低下症にも注意が必要である．ビタミン B_{12} 欠乏性貧血の代表的疾患として悪性貧血と胃切除後ビタミン B_{12} 欠乏性貧血がある．葉酸欠乏による巨赤芽球性貧血には，アルコール依存症，肝硬変に伴う食事性の摂取不足，妊娠による需要の増大がある．血液検査で大球性正色素性貧血，好中球に過分葉，LDH の上昇，間接ビリルビンの軽度増加がみられたら，ビタミン B_{12}，葉酸を測定する．

a. ビタミン B_{12} 欠乏性貧血

> **処方例**　下記のいずれかを用いる．
>
> 1) メチコバール注(0.5 mg/A)
>   1回 0.5 mg　1日1回筋注
> 2) フレスミンS注(1 mg/A)　1回 1 mg
>   1日1回筋注
>
> 1か月頻回注射を行い，その後は1〜3か月に1回の割合で維持療法を継続する

b. 葉酸欠乏性貧血

> **処方例**
>
> フォリアミン錠(5 mg)　3錠　分3
> 貧血が回復するまで継続する．なおビタミン B_{12} 欠乏性貧血に葉酸を投与すると神経症状が悪化するので投薬には十分注意する

4. 腎性貧血

　腎機能低下(クレアチニンクリアランス 30 mL/分未満)による内因性エリスロポエチン産生低下が原因であり，正球性正色素性貧血のパターンをとる．貧血にもかかわらずエリスロポエチン濃度の上昇がみられないことを確認する．維持透析導入前の治療例を以下に記す．

> **処方例** 下記のいずれかを用いる．
>
> 1) エポジン注(6,000 IU/0.5 mL/A)　1回 6,000〜12,000 IU　2週に1回皮下注
> 2) エスポー注皮下注用(6,000 IU/0.5 mL/A)　1回 6,000〜12,000 IU　2週に1回皮下注

5．輸血療法

輸血を考慮すべき状態として，①重篤な貧血の場合，②貧血の改善に時間がかかり，心不全が遷延している場合，③貧血に有効な治療法がない場合，が挙げられる．

> **処方例**
>
> 赤血球濃厚液-LR「日赤」　2単位
>
> 　成人の場合，最初の10〜15分間は1mL/分程度の速度で行い，その後は5mL/分程度で行う．また心疾患患者においては，個々の体液量，全身状態を考慮して適正な速度に調節する

■ 専門医へのコンサルテーション

1．循環器以外の専門医へのコンサルト

- 検査により貧血の原因が絞られたら，早期に専門医にコンサルトする（例えば消化管出血ならば消化器専門医，不正性器出血は産婦人科専門医など）．

2．循環器専門医へのコンサルト

- 心不全や狭心症症状の増悪に貧血の進行を伴う場合は循環器専門医にコンサルトしておいたほうがよい．

■ 医療スタッフへの指示

- 患者と血液製剤の照合手順を厳格に遵守する．
- 輸血開始後5〜10分間は患者の観察を行い，その後も定期的に副作用を監視する．

■ 患者説明のポイント

- 鉄欠乏性貧血の薬物療法では，内服により便が黒くなることがあるが，異常ではないこと，悪心・嘔吐など消化器症状が起こる可能性があることを説明する．
- 静注の際には，稀ではあるがショックなどの重大な副作用が報告されているので，症状の変化に注意を払いながら慎重に行うこと．

和文索引

・電話帳式配列とし，各項目は片仮名，平仮名，漢字の順とした．
・項目の主要掲載頁は太字で示した．

1：1房室伝導　212
2：1房室伝導　212
2型糖尿病，食事療法　87
2対1ブロック　235
3枝病変　449
3次元QCA　381
3次元マッピング　256
3-3-2の法則　70
12誘導心電図　31
24時間自由行動下血圧測定
　　　　　　　　29, 128
25W漸増法　121
^{99m}Tc-赤血球　141
320列CT　112
Ⅰ音　22
Ⅰ度高血圧　663
Ⅱ音　22
Ⅱ度高血圧　663
Ⅲ音　23
Ⅲ度高血圧　663, 686
Ⅳ音　23
αグルコシダーゼ阻害薬　183
α受容体遮断薬　155
α, β遮断薬　832
α-メチルドパ　159
β遮断薬　**156**, 393, 442, 665
──，狭心症　312, 316
──，心不全　395
βミオシン重鎖
βミオシン重鎖遺伝子
　　　　　　　　609, 614
$β_1$アドレナリン受容体　349
Δ波　208

あ

アイゼンメンゲル症候群　544
アカルボース　183
アジソン病　887
アスピリン　172, 442, 447
アゼルニジピン　160, 161
アゾール系抗真菌薬　188
アテローム血栓性脳梗塞　774
アディポサイトカイン
　　　　　664, 762, 771, **905**
アデノシン　10
アトルバスタチン　191
アドリアマイシン　603
──，心筋症　636
アドレナリン　147
アプリンジン　199
アポ蛋白E異常　769
アミオダロン　**177**, 189, 199
──，妊娠　835
アミロイドーシス　601
アミロイドアンギオパチー
　　　　　　　　　780
アムロジピン　160
アルガトロバン　171
アルコール，心不全　308
アルコール性心筋症　602, 630
アルテプラーゼ　174, 431
アルドステロン　166
アルドステロン拮抗薬　151
──，心不全　317
アルドステロン産生腺腫　697
アルドステロン遮断薬　311
アルドステロン症　696, 886
アロプリノール　189
アンジオテンシンⅡ受容体拮抗
　薬　**165**, 310, 315, 665
──，手術後　865
──，心筋梗塞　443
アンジオテンシン変換酵素
　（ACE）阻害薬
　　　　　165, 309, 315, 665
──，手術後　865
──，心筋梗塞　443
アンチトロンビン，妊娠　833
アンブリセンタン　169
悪性高血圧　673
圧較差　111
圧較差半減時間　487
圧受容体反射感受性　138, 198
圧迫痕　812
圧負荷群　331
圧容積曲線　291
安静時心電図　103
安定狭心症　398

い

イノウエバルーンカテーテル
　　　　　　　　461, 498
イノダイレーター　149
イベントレコーダー　107
イムソーバ　349
インスリン製剤　183
インスリン抵抗性　762
インスリン抵抗性改善薬　183
医療用BLSアルゴリズム　53
胃粘膜運動負荷ガス分圧測定法
　　　　　　　　　750
異所性ACTH産生腫瘍　698
異所性興奮　193
異常Q波　34
異常死の届出の判断基準　57
異常心音　22
維持期リハビリテーション，急
　性心筋梗塞　851
遺伝性出血性毛細血管拡張症
　　　　　　　　　545
遺伝性肺動脈性肺高血圧症
　　　　　　　　　824
息切れ　12
一価不飽和脂肪酸　789
一次救命処置　51, 65
一次性高血圧　657
一硝酸イソソルビド　164
一過性ST低下　391
一過性脳虚血発作　775
一酸化窒素　162
一般外科手術，心疾患患者の
　　　　　　　　　863
院外心停止　195

院外心肺停止　56
陰イオン交換樹脂　180
陰性 T 波　34

う

ウィルキンススコア　472
ウイルス性心筋炎　601
ウイルス性心膜炎　573
ウラピジル　155
ウロキナーゼ　174
うっ血性心不全　18, 871, 894
　――, CKD　894
　――, 食事療法　871
右脚ブロック　238
右胸心　565
右室型単心室　525
右室虚脱　572
右室高頻拍ペーシング　500
右室梗塞　434
　――, 心筋梗塞　420
右室の拡大　37
右室肥大　33
右房圧　82
右房虚脱　572
右房の拡大　37
植込み型除細動器
　　　　　　80, 249, 283, 875
植込み型ペースメーカー　203
植込み型補助人工心臓　283
植込み型ループレコーダー
　　　　　　　　　　108
運動, 心不全　308
運動開始時酸素摂取量時定数
　　　　　　　　　　127
運動負荷試験　104, 194, 196
運動負荷心エコー　108, 370
運動負荷心電図　120, 363
運動療法　855
　――, 狭心症　406
　――, 虚血性心疾患　408
　――, 心筋梗塞　408, 445
　――, 動脈硬化　771

え

エーラス-ダンロス症候群　713
エイコサペンタエン酸　182
エゼチミブ　180
エドキサバン　171
エプワース眠気尺度　900
エホニジピン　161
エポプロステノール　168
エリスロポエチン, 心不全
　　　　　　　　　　314
エンドセリン受容体拮抗薬
　　　　　　　　　　169
延髄吻側腹外側領域　159

お

オーバーセンシング, ペースメ
　ーカ　248
オスラー病　545
オピオイド受容体　184
オメプラゾール　191
オルプリノン　150
黄色腫　770
黄疸　9
横紋筋融解症　774

か

カイロミクロン　768
カテーテルアブレーション
　　　　　　207, 228, 234, **255**
　――, WPW 症候群　211
　――, 小児の　264
　――, 心室期外収縮　220
　――, 心室頻拍　221
　――, 心房細動　218
　――, 心房粗動　214
　――, 先天性心疾患　522
カテコールアミン　145, 149
カテコールアミン誘発性多形性
　心室頻拍　266
カプトプリル　189
カラードプラ断層法　462
カラードプラ法　109
カルシウムチャネル拮抗薬
　　　　　　　　　　316
カルチノイド症候群　9, 481
カルディオバージョン　79
カルベジロール　158
カルペリチド　153
カンデサルタン　282
ガイディングカテーテル　450
ガイドワイヤー　450

ガントリー　112
ガンマグロブリン超大量静注療
　法　447
下行大動脈損傷　727
下降傾斜型 ST　122
下肢静脈瘤　796
下垂体疾患　890
下垂体前葉機能低下症　890
下垂体ホルモン　890
下大静脈欠損症　557, 562
下大静脈閉塞症　805
化膿性心膜炎　579
加算平均心電図計　132
加速血流　110
加速度脈波　767
仮性動脈瘤　744
仮面高血圧　30, 128, **685**
家族性（遺伝性）アミロイドーシ
　ス　623
家族性高コレステロール血症
　　　　　　　　　46, 769
家族性心房細動　215
家族性複合型高脂血症　769
家族性リポ蛋白リパーゼ（LPL）
　欠損症　770
家庭血圧　127
家庭血圧測定　29
過換気症候群　14
過敏性頸動脈洞症候群　242
臥位高血圧　705
回復期酸素摂取量時定数　127
回復期心臓リハビリテーショ
　ン, 急性心筋梗塞　844, 848
回復期早期心臓リハビリテーシ
　ョン　850
開胸式心マッサージ　66
解剖学的修正大血管転換症
　　　　　　　　　　535
外傷性動静脈瘻　753
拡張型心筋症
　　　　　　34, 355, 600, **605**
　――, 免疫吸着療法　349
拡張期血圧　655, 658
拡張期雑音　23, 465
拡張期心不全の薬物療法　314
拡張期ランブル　465, 475
拡張終末期圧　291
拡張終末期容積　291
拡張相肥大型心筋症　355, 601

和文索引　919

拡張不全　282
核医学検査　104
脚気心　602, 632
喀血　9
褐色細胞腫　661, 698, 888
褐色細胞腫クリーゼ　689
学校生活管理指導表　566
空咳　166
川崎病　446
甘草　871
完全右脚ブロック　238
完全左脚ブロック　238
完全大血管転位症　531
完全置換型人工心臓　350
完全房室解離　235
完全房室ブロック　33, 235
　──, 心サルコイドーシス　626
肝硬変　18
肝静脈閉塞症　807
肝中心静脈閉塞症　807
肝動脈瘤　745
冠灌流圧　370
冠危険因子　405
冠血流予備能　370
冠血流予備量比　400
冠穿孔　452
冠動静脈瘻　554
冠動脈 CT　112
冠動脈 MR アンギオグラフィー　117
冠動脈インターベンション, 狭心症に対する　398
冠動脈形成術　432
冠動脈疾患, スポーツ参加　873
冠動脈スパズム, スポーツ参加　873
冠動脈石灰化スコア　114
冠動脈造影検査　104
冠動脈バイパス術　401, 458
冠破裂　452
冠攣縮性狭心症　365, 388
　──, 救急処置　88
冠攣縮薬物誘発負荷試験　389
貫壁性梗塞　34
貫壁性心筋虚血　395
間欠性下顎痛　743
間欠性跛行　41, 737, 745, 758, 788
間質浮腫　585

感染症, 心不全　324
感染性心内膜炎　474, 488
　──, CKD　894
　──, 術後　498
感染性心膜炎　579
感染性大動脈炎　721
感染性大動脈瘤　721
感知不全, ペースメーカ　248
関節リウマチ　897
関連痛　10
監察医務院　56
還元ヘモグロビン　21
還流型高周波アブレーション　255
癌性心膜炎　585
顔貌　44, 46
顔面潮紅　9

き

キニジン　189
ギャロップ調律　15
気管挿管　71
気性代謝閾値　845
気道確保　70
気道確保のアルゴリズム　71
奇異性分裂　478
奇脈　588
起座呼吸　13
起立性血圧低下　690
起立性高血圧　128
起立性低血圧　20, 29, 682, 691, 704
起立性頻脈症候群　704
起立調節訓練法　239
揮発性麻酔薬　860
機械的 dyssynchrony　333
機械的補助循環装置, 心筋梗塞　418
機能性僧帽弁逆流症　345, 465, 495, 496, 609
機能的レイノー現象　21
騎乗塞栓症　732
偽性アルドステロン症　871
偽性高 K 血症　910
偽性心室頻拍　208
偽性低酸素状態　787
喫煙　405
　──, 心不全　308

脚枝ブロック　238
脚ブロック　238
逆分裂　23
逆流ジェット　462
逆行性アプローチによる PTAV　500
弓部大動脈損傷　728
急性右心不全　302
急性下肢虚血　732
急性下壁心筋梗塞　434
急性冠症候群　34, 43, 63, 395
急性期心臓リハビリテーション　847
急性呼吸促迫症候群　84, 98
急性左心不全　688
　──, 心筋梗塞　421
急性上腸間膜動脈閉塞症　734
急性心筋炎　648
急性心筋梗塞　410
　──, ショック　93
　── の救急処置　90
　── のリハビリテーション　849
急性心筋梗塞退院後（後期回復期から維持期）のリハビリテーション　851
急性心原性肺水腫　302
急性心不全　284, 298
　──, 高血圧　670
急性心膜炎　571, 573
急性腎障害　673
急性大動脈解離　42, 716
急性動脈閉塞症　41, 731
急性肺血栓塞栓症　815, 819
急性肺水腫　84, 301
急性肺損傷　84
急性非代償性心不全　302
急性リウマチ熱　467
救急救命士　49
救急蘇生ガイドライン　50
救命の連鎖　51
巨細胞動脈炎　713, 743
巨赤芽球性貧血　915
巨大陰性 T 波　34
虚血再灌流障害　731
虚血性心筋疾患　355
虚血性心筋症　429, 600, 620
　──, 外科治療　345

虚血性心疾患　868
　──, CKD　894
　──と心エコー　367
　──の運動療法　408
　──を伴う高血圧　670
虚血性腎症　694
虚血性僧帽弁閉鎖不全，心筋梗塞　429
虚血プレコンディショニング効果　860
共通房室弁　514
狭窄後拡張　478
狭心症　449
　──, 救急処置　88
　──に対する冠動脈インターベンション　398
　──の生活指導　406
恐慌性障害　902
胸郭出口症候群　746
　──, バージャー病　742
胸骨圧迫　66
胸骨圧迫心マッサージ　81
胸水貯留　39
胸痛　10
胸部X線写真　34, 103
胸部圧迫感　10
胸部陰影　35
胸部ステントグラフト内挿術　754
胸部大動脈損傷　726
胸部大動脈の人工血管置換術　712
胸部大動脈瘤　711
胸部大動脈瘤ステントグラフト　712
強心配糖体　147
強心薬　149,
　──, 心不全　313
　──, 妊娠　835
曲面再構成法　114
局所性浮腫　18
局所壁運動異常　369
筋緊張性ジストロフィー　46
筋ジストロフィ　602
　──, 心筋症　633
筋小胞体カルシウムポンプ　624
筋膜下穿通枝結紮術　792
禁煙外来　908

禁煙補助薬　186, 908
　──, 狭心症　394
緊急心臓ペーシング　75

く

クスマール徴候　435
クッシング症候群　660, 698
クッシング病　886, 891
　──, 内分泌性高血圧症　698
クリーゼ　661, 699
クレアチンキナーゼ　412
クレアチンキナーゼMB（CKMB）　412
クロニジン　159
クロピドグレル　173, 191
グアナベンズ　159
グリニド系薬剤　183
グルカゴン様ペプチド-1　184
グレープフルーツジュース　189, 871
くも状指　44
くも膜下出血　782
　──, 高血圧　681
くも膜下麻酔　859
駆出性雑音　23
空気脈波法　795

け

外科的弁置換術　500
経カテーテル的血栓溶解療法　733
経カテーテル的人工弁置換術　500
経胸壁心エコー　108
経胸壁心エコードプラ法　370
経頸静脈的肝内門脈大循環短絡術　809
経静脈的肝内門脈静脈短絡術　807
経静脈的冠動脈血栓溶解療法　430
経静脈ペーシング　76
経食道心エコー　111, 462
経皮経静脈的僧帽弁交連裂開術　471, 495, **498**
経皮酸素分圧測定
　──, ASO　739

──, バージャー病　741
経皮的冠動脈インターベンション　**449**, 458
経皮的心肺補助　91, **348**
　──, 急性心不全　301
経皮的心膜穿刺術　590
経皮的ペーシング　76
携帯型心電計　196
頸静脈波　24
頸動脈洞症候群　241
頸動脈洞マッサージ　241
　──, WPW症候群　210
　──, 発作性上室頻拍　207
頸動脈瘤　744
劇症型心筋炎　644
　──, ショック　95
血圧異常　28
血圧低下症候群　690
血液ガス分析　68
血液生化学的マーカー　130
血液直接冷却法　100
血液透析　301
血流再分布　38
血管炎症候群　446
血管拡張薬　167
血管確保　77
血管型エーラス-ダンロス症候群　731
血管雑音　710
血管新生療法　283
血管性高血圧　700
血管造影　707
血管内視鏡　377, 763
血管内超音波法　372
血管内皮機能検査　762
血管ベーチェット病　722
血管輪　556
血行動態モニター　65
血漿レニン活性　694
血清K濃度異常　909
血清Na濃度異常　912
血清脂質　905
血栓吸引療法　432
　──, 心筋梗塞の　416
血栓症後症候群　800
血栓性血小板減少性紫斑病　172
血栓性静脈炎　18
血栓溶解薬　174

血栓溶解療法　430, 448
　──，急性冠症候群　396
　──，心筋梗塞の　415
結核性心膜炎　575
結核性大動脈炎　721
結節性多発動脈炎　898
検査前確率　123
嫌気性代謝閾値　848
腱黄色腫　770
限外濾過療法　301, 894
原発性アルドステロン症
　　　　　660, 686, 696, 887
原発性（一次性）リンパ浮腫
　　　　　　　　　　811
原発性甲状腺機能低下症　884
原発性高血圧　657
原発性高脂血症　769
原発性心臓腫瘍　651
原発性肺高血圧症　38, 816, 824
原発性非特異性心膜炎　573
原発性副甲状腺機能亢進症，高血圧　700
減衰伝導特性　210

こ

コクサッキーウイルス　601
コレステロール塞栓症
　　　　　　　　9, 736, 785
コントラスト分解能　117
コンベンショナルマッピング
　　　　　　　　　　256
呼気ガス分析器　124
呼気終末陽圧呼吸　301
呼吸管理　74
呼吸器疾患，心不全　324
呼吸困難　12, 83
呼吸性アシドーシス　70, 74
呼吸性アルカローシス　70
呼吸性分裂　23
呼吸理学療法　74
固定性分裂　23
固定陽圧換気モード　74
孤立性心房細動　215
口腔内装具　901
甲状腺機能亢進症　881
　──，高血圧　699
　──，心房細動　215
甲状腺機能低下症　884

──，高血圧　699
甲状腺刺激ホルモン　881
甲状腺ホルモン不応症　884
交感神経α受容体　155
交感神経イメージング　139
交感神経作動薬　689
交感神経抑制薬　159
好気的運動　409
行動修正療法，心筋梗塞　445
抗 Xa 薬　170
抗癌剤，心筋症　636
抗凝固薬，手術後　865
抗凝固療法
　　　　169, 218, 448, 836, 857, 865
抗血小板薬　171, 393
　──，狭心症　395
　──，手術後　865
抗血栓療法　778
抗サイトカイン薬　314
抗トロンビン薬　170
抗頻拍ペーシング　251
抗不整脈薬　175, 198
　──，妊娠
抗リン脂質抗体症候群（APS）
　　　　　　　　　　810
抗利尿ホルモン　154
拘束型心筋症　355, 613
後期回復期リハビリテーション，急性心筋梗塞　851
後天性（二次性）LQTS　228
降圧目標値
　──，高齢者高血圧の　690
　──，糖尿病　683
　──，脳卒中　681
降圧薬　665
降圧薬単独療法　666
降圧薬併用療法　666
降圧利尿薬　666
高 K 血症　166, 909
高 LDL コレステロール血症
　　　　　　　　771, 904
　──，食事療法　869
高 Na 血症　912
高 TG 血症　771
高感度 CRP　761
高感度トロポニン測定系　413
高血圧　28, 405
　──，血管性　700
　──，高齢者　690

──，心臓性　700
──，腎血管性　694
──，腎障害を判う　673
──，脳血管障害を判う　679
──，と手術　866
──，の薬物療法　665
高血圧緊急症　29, 686, 688
──，小児　693
高血圧クリーゼ　699
高血圧性急性心不全　302
高血圧性心筋症　601
高血圧性心疾患　668
高血圧性心不全　29
高血圧性臓器障害　29
高血圧性脳症　688
高血圧治療ガイドライン　658
高コルチゾール血症　891
高脂血症→脂質異常症
高周波アブレーション　255
高周波パルス系列　117
高トリグリセリド（TG）血症
　　　　　　　　870, 905
── 食事療法　870
高度房室ブロック　235
高二酸化炭素血症　74
高拍出性心不全　302
高齢者
　──の食事指導　878
　──の心筋梗塞　438
　──の心不全　325
　──の不整脈　268
高齢者高血圧の降圧目標　690
高齢心疾患患者　878
硬膜外麻酔　859
膠原病　895
膠原病関連大動脈炎　723
膠原病性肺高血圧症　895
骨髄輸液路　78
痕跡的心室腔　525

さ

サーカディアンリズム　129
サーモグラフィー　41
サイアザイド系利尿薬
　　　　　　　　150, 666
サイクルエルゴメータ　124
サブクリニカルクッシング症候群　660

和文索引

サルコイドーシス　601, 626
サルコメア蛋白遺伝子　609
サルポグレラート　173
左脚後枝ブロック　238
左脚前枝ブロック　238
左脚ブロック　33, 238
左胸心　565
左室一回拍出量　572
左室拡張期末期容積　456
左室拡張終期圧　83
左室拡張能　110
左室型単心室　525
左室駆出率　110, 286, 314
左室形成術　344
左室自由壁破裂　419, 427
　──，心筋梗塞　436
左室収縮機能不全　305
左室収縮能　110
左室収縮末期容積　456
左室心筋緻密化障害　602
左室中隔起源特発性 VT　226
左室内圧較差　611
左室の拡大　37
左室肥大　33
左室補助装置　283
左室流出路面積　111
左室流入血流速波形　110
左室瘤，外科治療　345
左心耳内血栓　111
左心室瘤，心筋梗塞　428
左心低形成症候群
　　　　　　503, 508, 528
左房性 P　478
左房粘液腫　652
左房の拡大　36
再灌流傷害　417
再灌流療法，急性冠症候群
　　　　　　　　　396
細菌性心膜炎　580
最高酸素摂取量　124
最早期興奮部位　210
最大運動負荷試験　844
最大値投影法　114
最適内科治療　393
催奇形性，薬剤　828, 833
催不整脈性右室心筋症　226
三枝病変　449
三枝ブロック　238
三次元 QCA　381

三次元心エコー　462
三次元マッピング　256
三心房心　513
三尖弁逆流　481
三尖弁逆流圧較差　325
三尖弁狭窄　481
三尖弁閉鎖症　519
三尖弁閉鎖不全症　481
産褥性心筋症　604, 839
酸化ストレス　762
酸素分圧　68
酸素マスク　69
酸素療法　68, 84

し

シース　449
シクロオキシゲナーゼ　172
シクロホスファミド，心筋症
　　　　　　　　　636
シネ MRI　117, 360
シベンゾリン　177, 199
シミター (simitar) 症候群　560
シメチジン　189
シャント血流の雑音　23
シュプリンツェン-ゴールドバ
　ーグ症候群　731
シルエットサイン　36
シルデナフィル　169
　──，心不全　318
シルニジピン　161
シロスタゾール　173
　──，手術時　865
シンバスタチン　191
ジギタリス　147
　──，心不全　313
ジゴキシン　189, 200
ジソピラミド　177, 189, 199
ジヒドロピリジン系　160
ジャテーン手術　536
ジルチアゼム　160, 178, 189
　──，手術時　865
　──，妊娠　835
子癇　689
　──，妊娠　832
子宮内胎児発育遅延　831
市民による除細動　60
四肢疼痛　40
四肢冷感　40

死戦期呼吸　53, 65
糸球体濾過値　150
糸球体濾過量　892
至適血圧　663
至適降圧目標　656
指尖容積脈波　767
脂質異常症　405, 768, 906
脂質異常症用薬　178
脂肪酸代謝イメージング　139
脂肪腫　651
自覚的運動強度　341, 844, 848
自己弁温存大動脈基部再建術
　　　　　　　　　494
自己弁温存大動脈基部置換術，
　マルファン症候群　730
自転車エルゴメータ　121
自動体外式除細動器
　　　　　　　51, 80, 227
自由壁破裂　397
自律神経機能検査　136
自律神経結節　257
持続気道陽圧療法　901
持続性血液濾過透析　301
持続性静脈静脈血液濾過　301
持続性心房細動　216
　──，急性冠症候群　398
持続性陽圧呼吸　301
失神　19, 76, 86, 202, 238
　──，小児の　267
　──，スポーツ　875
失神回避法　239
湿性ラ音　15
膝窩動脈外膜嚢腫　742, 749
　──，ASO　739
　──，バージャー病　741
膝窩動脈捕捉症候群　739, 747
　──，ASO　739
　──，バージャー病　741
手術後の降圧治療　868
手術中の血圧管理　866
手動式除細動器　80
腫瘍性心膜炎　583
収縮期クリック　475
収縮期血圧　658
収縮期雑音　23, 465
収縮期心不全の薬物治療　309
収縮終末期圧　291
収縮終末期容積　291
収縮性心膜炎　586

収縮末期圧容積関係　292
周産期(産褥性)心筋症
　　　　　　　　　604, 839
周術期のβ遮断薬　860
修正 QT 時間　228
修正大血管転位症　532
終末糖化産物　787
終夜睡眠ポリグラフ　901
重症高血圧　686
重症低酸素血症　74
重複大動脈弓　556
縦隔陰影　35
出血性心膜炎　436
出生前診断　503
瞬間死　58
純型肺動脈閉鎖症　542
循環器系薬物の相互作用　187
順行性アプローチによる
　　　PTAV　501
順応性自動制御換気モード　74
順方向性 AVRT　205
徐脈性心房細動　216
　──, ペースメーカ　242
徐脈性不整脈　76
　──, 緊急処置　86
　──, 心筋梗塞　426
徐脈頻脈症候群　201, 268
除細動　79, 227
小児
　──の高血圧　692
　──の心不全　329
　──の本態性高血圧　692
小児期不整脈の問題点　264
小児急性熱性皮膚粘膜リンパ節
　　症候群　446
小児用 VAD　351
小葉間裂　39
症候限界性心肺運動負荷試験
　　　　　　　　　　　848
症候性重症大動脈弁狭窄症
　　　　　　　　　　　500
症候性(二次性)低血圧　29, 703
硝酸イソソルビド　164
硝酸薬　162
　──, 心不全　316
漿液性心膜　569
衝心脚気　602
上行傾斜型 ST　122
上室性頻拍の変行伝導　222

上室性不整脈　253
　──, 緊急処置　87
上室頻拍　33, 213
　──, 外科治療　253
　──, 小児の　265
　──, スポーツ参加　873
上大静脈閉塞症　804
上腸間膜静脈　735
上腸間膜動脈閉塞症　42
静脈血栓後遺症　800
静脈血栓塞栓症　792, 799, 815
静脈波　24
静脈路確保　77
食塩感受性高血圧　675
食後低血圧　705
食事指導
　──, 高齢者の　878
　──, 心筋梗塞　444
　──, 心不全　307
食事療法　868
　──, 動脈硬化の　770, 789
心 Fabry 病　603, 625
心アミロイドーシス　601
心陰影異常　34
心エコー　104, 108
心拡大　103
心奇形　565
心悸亢進　15
心胸郭比　36, 103
心筋逸脱酵素　414
心筋炎　601, 644
心筋血流 gated SPECT　141
心筋梗塞　34, 451
　──の生活指導　444
心筋梗塞急性期のリハビリテー
　　ション　849
心筋梗塞後症候群　437
心筋症　429, 595
　──, アルコール性　630
　──, スポーツ参加　872
心筋傷害マーカー　131
心筋セグメント　141
心筋生存性　139
心筋遅延造影法　360
心筋トロポニン　412
心筋トロポニン T　130
心筋トロポニン T 全血迅速診
　　断法　131
心筋内腫瘍　651

心筋バイアビリティ
　　　　117, 288, 365, 621
心筋パーフュージョン MRI
　　　　　　　　　　117
心筋マーカー　412
心腔内腫瘍　651
心血管 MRI　115
心血管 X 線 CT スキャン　112
心血管陰影　36
心血管バイオマーカー　130
心原性ショック　92, 301
　──, 心筋梗塞　418
心原性塞栓症　212
心原性脳塞栓症　774
　──, 心房細動　219
心原性肺水腫　71
心サルコイドーシス　601, 626
心雑音　22
心事故への対応　857
心室期外収縮　32, 197, 219, 272
心室細動　33, 55, 200, 226, 271
　──, ICD　249
　──, 急性冠症候群　395
　──, 緊急処置　86
　──, 手術後　262
　──, 心筋梗塞　420, 425
　──, 心不全　320
　──, スポーツ参加　873
　──, マルファン症候群　731
心室性不整脈　319
心室遅延電位　107, 198
心室中隔欠損症　331, 522, 534
心室中隔穿孔　419
　──, 心筋梗塞　427
心室中隔破裂　397
心室内伝導障害　237
心室頻拍　33, 55, 200, 219, 221,
　　259, 271, 618
　──, ICD　249
　──, 緊急処置　87
　──, 外科治療　253
　──, 手術後　262
　──, 心筋梗塞　420, 425
　──, 心不全　320
　──, マルファン症候群　731
心疾患患者
　──とスポーツ　871
　──の一般外科手術　863
　──の食事療法　868

心疾患患者の非心臓手術　863
心疾患と麻酔管理　859
心周期　291
心腎連関　322
心静止　55
心臓 MRI　360
心臓悪液質　277
心臓移植　283, 354
心臓拡大　36
心臓核医学検査　139, 366
心臓型脂肪酸結合蛋白　130
心臓再同期療法　283, 332
心臓刺激因子　293
心臓手術後のリハビリテーション　843
心臓腫瘍　651
心臓神経症　902
心臓震盪　226
心臓性高血圧　700
心臓性チアノーゼ　21
心臓喘息　14
心臓電気生理検査　194
心臓突然死　58
──, 小児　566
心臓ペーシング　75, 203
心臓リハビリテーション
　　　　　408, 444, 843
心タンポナーデ
　　　　　96, 571, 572, 588
心大血管疾患リハビリテーション　843
心電図　193
心電図異常　31
心電図同期 MRI　106
心電図モニター　64
心内膜床欠損症　512, 515
心嚢液ドレナージ　581
心嚢血腫　591
心嚢穿刺, 心タンポナーデ　96
心嚢内圧　572
心破裂　419
心肺運動負荷試験
　　　　　124, 297, 844, 851
心肺蘇生法　51, 65
心拍数調節療法, 心房細動
　　　　　218
心拍数予備能　341
心拍変動指標　136
心拍ゆらぎ解析　107

心不全　421
──, 小児の　329
──, 心筋梗塞　421
──, 性差　327
──の一般的な管理　307
──の外科治療　344
──の和温療法　341
心ヘモクロマトーシス　45
心保護因子　293
心房　32
心房期外収縮　202, 203
心房細動　33, 199, 215, 271
──, CKD　894
──, HCM　612
──, 緊急処置　87
──, 筋ジストロフィー　634
──, 外科治療　253
──, 抗凝固療法　857
──, 拘束型心筋症　617
──, 手術後　262
──, 小児の　266
──, 心筋梗塞　420, 426
──, 心筋症　639
──, スポーツ参加　872
心房性 Na 利尿ペプチド　152
心房粗動　87, 206, 212, 426
──, 急性冠症候群　398
──, 心筋梗塞　420, 426
──, 心不全　319
心房相同　514
心房中隔欠損症　512
心房波　216
心房頻拍　206, 213
──, 小児の　266
心マッサージ　66
心膜　569
心膜液　569
心膜炎, 心筋梗塞　436
心膜開窓術　591
──, 心タンポナーデ　97
心膜腔　569
心膜欠損症　592
心膜切開後症候群　581
心膜穿刺術　590
心膜嚢胞　591
心膜剝離術　587
心膜摩擦音　23, 571
心抑制性心筋自己抗体　349
侵襲的冠動脈造影　112

神経血管圧迫症候群　746
神経原性起立性低血圧　704
神経循環無力症　902
神経体液性因子　277
神経調節性失神　19, 202, 242
神経反射性失神　238
浸透圧利尿薬　151
真性肺静脈狭窄症　562
深部静脈血栓症　41, 792, 798
進行性残存心筋虚血, 心筋梗塞
　　　　　429
診察室血圧　29, 128
新型インフルエンザ, 心筋炎
　　　　　647
人工呼吸管理　73, 74
人工呼吸器関連肺損傷　85
人工呼吸療法　84
人工弁　496
腎機能障害, 心不全　322
腎血管性高血圧
　　　　166, 660, 686, 689, 694
腎梗塞　43
腎障害を伴う高血圧　673
腎静脈血栓症　810
腎性全身性線維症　118
腎性貧血　915
──, 心不全　323
腎動脈狭窄症例　166
腎動脈形成術　695
腎不全　18

す

スタチン　180, 191
──, 心不全　314, 317, 318
──, 心筋梗塞　443
スタンバイペーシング　76
ステロイド療法　448
ステント　451
ステントグラフト内挿術　754
ストリッピング手術　792, 797
ストレインパターン　478
ストレプトキナーゼ　430
スフィンゴ糖脂質　624
スペクトロフォトメトリー法
　　　　　65
スポーツ, 心疾患患者と　871
スルフォニルウレア系薬剤
　　　　　183

スローフロー現象　433
スワン-ガンツカテーテル　422
睡眠時無呼吸症候群　900

せ

セント・ジョーンズ・ワート
　　　　　　　　　　　189
正常高値血圧　663
生活指導，狭心症患者の　406
生活習慣改善，心筋梗塞　445
成人先天性心疾患　503
声門上器具　73
性差　327
性生活，心不全　309
性的機能不全，心不全　309
脊柱管狭窄症　41
先端巨大症　699, 891
　——, 高血圧　323
先天性 QT 延長症候群
　　　　　　　　228, 267
先天性心疾患　355, **503**
　——, 心臓移植　329
　——, 心不全　329
　——, スポーツ参加　872
先天性スフィンゴ糖脂質代謝異
　　常症　624
先天性大動脈弁狭窄病変　539
先天性動静脈瘻　753
穿通枝不全　796
穿通性大動脈損傷　726
潜在性 WPW 症候群　209
潜在性心筋傷害　131
線維筋性異形成　694
線維性心膜　569
線維素性心膜炎　578
線状陰影　38
線溶活性化酵素　174
選択的冠動脈造影　359
選択的肺動脈造影　819
全血迅速ラピッドテスト　131
全収縮期雑音　23
全身所見　44
全身性エリテマトーデス
　　　　　　　　　46, 897
全身性炎症反応症候群　98
全身性硬化症　898
全身麻酔　859

そ

ソタロール　177, 835
粗動波　212
組織プラスミノゲン・アクチベータ　174
早期虚血性変化　775
早期再分極　233
早産児動脈管開存症　547
早朝高血圧　128, 685
相互作用, 循環器系薬物の
　　　　　　　　　　　187
僧帽弁逸脱症　44, 730
僧帽弁逸脱症候群　474
僧帽弁開放音　471
僧帽弁顔貌　46
僧帽弁逆流　464
僧帽弁逆流雑音　23
僧帽弁狭窄症　464, **470**
　——, 先天性心疾患　518
僧帽弁形成術　346, 495
僧帽弁置換術　346, 472
僧帽弁乳頭筋断裂，心筋梗塞
　　　　　　　　　　　428
僧帽弁閉鎖不全症　**474**
　——, 心筋梗塞　429
　——, 先天性心疾患　518, 553
　——, マルファン症候群　730
僧帽弁輪運動速波形　110
僧帽弁輪部運動速度　110
僧帽弁輪部拡張早期波　110
僧帽弁輪縫縮術　609
総コレステロール　764
総動脈幹遺残　538
総肺静脈還流異常症　508, 559
造影 CT 画像　114
造影剤腎症　105, 113, 365
増幅係数　767
臓側心膜　569, 570
促進性(頻拍性)心室固有調律
　　　　　　　　　　　425
側頭動脈炎　743
側副血行路　737
続発性心臓腫瘍　651
続発性(二次性)高脂血症　769
続発性(二次性)リンパ浮腫
　　　　　　　　　　　811

た

タダラフィル　169
ダウン症候群　515
　——, 先天性心疾患　545
ダビガトラン　170, 857
たこつぼ(型)心筋症　642
多価不飽和脂肪酸　789
多関節炎，リウマチ熱　468
多形心室頻拍　221, 258
　——, 緊急処置　86
多形性非持続性心室頻拍　221
多血症 Eisenmenger 症候群
　　　　　　　　　　　545
多臓器線維化性疾患　671
多臓器不全　98
多段階漸増運動負荷　121
多断面再構成法　114
多発筋炎　898
多発性内分泌腫瘍症　698
多列 CT　112
代謝性アシドーシス　74
代謝性アルカローシス　70
体静脈還流異常症　557
体静脈奇形　561
体性痛　10
体肺動脈短絡術　526
体表面加算心電図　194
体表面冷却法　100
大腿動脈瘤　744
　——, 妊娠　827
　——, マルファン症候群　730
大動脈
　—— の原発性腫瘍　724
　—— の腫瘍　724
大動脈陰影　36
大動脈炎症候群　694, 701, **718**
大動脈解離　11, **715**, 730, 827
大動脈起始部血圧　767
大動脈基部拡大　494
大動脈弓離断　550
大動脈縮窄症　549, 701
大動脈損傷　726
大動脈内バルーンパンピング
　　　　　　　91, 301, 348
大動脈肉腫　724
大動脈肺動脈窓　548
大動脈壁内血腫　715

大動脈弁インターベンション 500
大動脈弁下狭窄，先天性 540
大動脈弁狭窄症 331, 464, 478, **540**
大動脈弁狭窄症雑音 23
大動脈弁口面積 111
大動脈弁上狭窄 541
大動脈弁人工弁置換術 492
大動脈弁置換術 479
大動脈弁閉鎖不全症 480, 729
大動脈弁輪拡張symbol 729
大動脈弁輪拡大術 493
第1度房室ブロック 235
第2度房室ブロック 235
第3度房室ブロック 235
高安動脈炎 713, 718
単形性持続性心室頻拍 221
単形性心室頻拍 221
単心室症 525
単心房 514
炭酸脱水酵素阻害薬 151
段階的Fontan手術 527
断層心エコー 461
断層法 109
弾性ストッキング 793, 800, 812

ち

チアノーゼ 21, 41
チアノーゼ性心疾患 531
チアミン欠乏 602
チェーン-ストークス呼吸 74, 900
チカグレロール 173
チクロピジン 173, 865
治療抵抗性高血圧 31, 686, 696
遅延造影MRI 117
遅延電位 132
中央心 565
中心動脈圧 767
中枢静脈路確保 78
中枢性甲状腺機能低下症 884
中枢性交感神経抑制薬 159
中枢性睡眠時無呼吸，心不全 324
中枢性チアノーゼ 21
中毒性心筋症 602

腸間膜静脈血栓症 808
腸骨動脈瘤 42
直視下僧帽弁交連切開術 472, 495
直接的レニン阻害薬 165
直線的漸増負荷試験 124

つ・て

通電至適部位 256
ティルト検査 138
テオフィリン 191
テラゾシン 155
デスモゾーム病 618
デノパミン 147
低HDLコレステロール血症 870
低K血症 911
──を伴う高血圧 699
低Na血症 913
低強度レジスタンストレーニング 845
低血圧 29, 702
──，心筋梗塞 418
低酸素血症 14, 68
──，ファロー四徴症 530
低酸素症 68
低心拍出，心筋梗塞 418
低心拍出状態 840
低心拍出量症候群 435
低体温療法 55, 100
定量的冠動脈造影 379
鉄欠乏性貧血 915
鉄剤，心不全 314
伝導障害 259
伝導遅延 132, 194
電気生理学的検査 196, 206
電気的dyssynchrony 334
電気的除細動 49, 227

と

トラスツズマブ，心筋症 637
トリアムテレン 151
トリグリセライド 764, 768
トリプルエアウェイマヌーバー 71
トルソー症候群 802
トルバプタン 153, 281

トレッドミル運動負荷検査 121, 738, 741
トレッドミルエルゴメータ 124
トレッドミルスコア 123
トロップテスト 89
トロポニンC 130
トロポニンⅠ 130
トロポニンT 130
トロポニン複合体 130
トロンボキサン 172
ドアブタミン負荷心エコー 366
ドカルパミン 147
ドキサゾシン 155
ドキソルビシン 636
──，心筋症 603
ドパミン 146, 150
ドブタミン 146, 150
ドブタミン負荷心エコー 370
ドプラ法 109
ドレスラー症候群 437
冬眠心筋 365, 383, 456
東京女子医大心研分類 522
凍結凝固治療，心筋梗塞 428
透析患者 892
透析関連心膜炎 578
糖尿病 405, 787, 870
──を伴う高血圧 682
糖尿病合併高血圧 682
糖尿病性心筋症 623
糖尿病性腎症 682
糖尿病性網膜症 682
糖尿病治療薬，狭心症 394
洞機能不全 242
洞機能不全症候群 33
洞性徐脈 **201**, 275, 426
──，心筋梗塞 426
洞調律維持療法，心房細動 216
洞停止 201
洞動脈瘤破裂 552
洞頻脈 213
洞不全症候群 **201**, 268
──，緊急処置 86
洞房結節ブロック 259
洞房ブロック 201
動悸 15
動静脈瘻 752

動脈管依存性心疾患群　331
動脈管開存症　22, **547**, 700
動脈血液ガス分析　70
動脈硬化　787
　——の食事療法　770, 789
　——の診断　761
動脈静脈ろう　450
動脈スイッチ手術，先天性心疾患　507
動脈スティフネス　690
動脈穿刺　449
動脈波　24
動脈瘤破裂　745
特定心筋症　596, 599, 604
特発性アルドステロン症　696
特発性拡張型心筋症　605
特発性拘束型心筋症　613
特発性心筋症　595, 599
特発性肺動脈性肺高血圧症　824
特発性肥大症　595
特発性浮腫　18
突然死　**58**, 731, 875
　——, 小児の　267
　——, スポーツ　875
　——, マルファン症候群　731
鈍的胸部大動脈破裂　726
鈍的腹部大動脈損傷　726

な

ナトリウム利尿ペプチド　290
ナビゲーターエコー法　117
ナロキソン塩酸塩　185
内因性交感神経刺激作用　156
内因性心肺停止　56
内径狭窄　380
内視鏡　858
内視鏡下動脈管閉鎖術　547
内臓型肥満　905
内臓錯位症候群　514
内臓脂肪　761
　——, メタボリック症候群　905
内臓脂肪細胞　762
内臓心房錯位　565
内臓痛　10
内臓肥満　664
内皮細胞由来弛緩因子　162

内分泌性高血圧症　696
内膜中膜複合体肥厚度　762, 788

に

ニコチン依存症　186, 907
ニコチンガム　908
ニコチン酸誘導体　182
ニコチン代替療法　186
ニコチンパッチ　908
ニコランジル　167, 865
ニトログリセリン　163, 865
ニトロプルシド　164
ニフェカラント　177, 200
二階堂手術　537
二枝ブロック　238
二次救命処置　53
二次性アミロイドーシス　623
二次性高血圧　29, **660**, 686, 689, 693
二次性心筋症　355
二重輪郭　36
二相性陽圧換気　74, 301
日常活動指導，心筋梗塞　445
日常生活動作　309
入浴　309
乳頭筋接合術　345
乳頭筋断裂　398, 419
乳頭状弾性線維腫　651
尿毒症性心膜炎　577
妊娠高血圧症候群　159, 829
妊娠中毒症　829

ぬ・ね

ヌーナン症候群　633
ネフローゼ症候群　18
粘液腫　651
粘液水腫　18
粘液水腫性昏睡　885
粘液水腫様顔貌　46

の

ノーリフロー　433
ノルアドレナリン　146
脳血管障害　774
　——を伴う高血圧　680

脳血管障害後の高血圧　679
脳梗塞　452, 680, 774
脳出血　681
脳性ナトリウム利尿ペプチド　422
脳動脈瘤　782
脳保護治療　100
脳保護療法　778

は

ハーセプチン，薬剤性心筋症　637
ハーフターンド・トランカルスイッチ手術　537
バージャー病　41, 740
バイアビリティ　139
バスキュラーアクセス　894
バセドウ病　881
　——, 高血圧　699
バソプレッシン受容体拮抗薬，心不全　318
バルーンカテーテル　451
バルサルバ洞動脈瘤破裂　552
バレニクリン　186, 908
パーフュージョンバルーン　452
パクリタキセル，薬剤性心筋症　636
パニック障害　902
パニック発作　903
パラシュート僧帽弁　518
ばち指　46
ばち状指　22
破裂性腹部大動脈瘤　715
播種性血管内凝固症候群　99
肺うっ血　38
肺血管陰影　37
肺血栓塞栓症　819
肺高血圧症　69, 485, 816, **824**
　——, 膠原病　895
　——, スポーツ参加　872
　——, 先天性心疾患　553
肺静脈環状隔離法　218
肺静脈狭窄症　562
肺水腫　70, 840
肺性チアノーゼ　21
肺塞栓症　792, 799
肺動静脈瘻　545
肺動脈圧　82

肺動脈陰影　36
肺動脈拡張期圧　83
肺動脈狭窄　541
肺動脈絞扼術　526, 532
肺動脈性肺高血圧症
　　　　　　168, 816, **824**
肺動脈楔入圧　82
肺動脈弁下狭窄　542
肺動脈弁逆流　484
肺動脈弁狭窄症　331, **484**
――, 先天性　541
肺動脈弁閉鎖不全　484
肺動脈瘤, マルファン症候群　731
肺胞性肺水腫　9
肺葉間裂線　510
配合降圧薬　143
梅毒性大動脈炎　721
白衣効果　684
白衣高血圧　30, 128, **684**
白内障　858
拍動性腫瘤　710
橋本病　699
抜歯　858
鳩胸　44
反跳性高血圧　689
半月弁　538
汎黒子症　633

ひ

ヒドララジン　832
ビソプロロール　158
ビタミンB_1欠乏症　632
ビタミンB_{12}欠乏性貧血　915
ピルジカイニド　177, 199, 259
びまん性無収縮　429
皮膚灌流圧測定　738
――, ASO　741
皮膚筋炎　898
肥大型心筋症　34, 609
肥大型心筋症拡張相　601
肥満　405, 875
非 ST 上昇型心筋梗塞　385
非貫壁性梗塞　34
非持続性心室頻拍　33
非侵襲的換気　73
非侵襲的人工呼吸器　74
非侵襲的陽圧換気　301
非通常型房室結節リエントリー

性頻拍　206
非特異的心室内伝導障害　238
非閉塞性腸間膜虚血　735
非保護 LMT　454
非麻薬性鎮痛薬　184
脾梗塞　43
脾動脈瘤　745
光干渉断層法　374, 763
左冠状動脈肺動脈起始　553
左冠動脈主幹部 (LMT)
　　　　　　399, 402, 449, **454**
左上大静脈遺残　557
表在性静脈炎　801
病歴聴取　7
貧血　914
――, 心不全　323
頻拍停止法　207, 210
頻拍誘発性心筋症　207
頻拍予防法　207
頻脈性心房細動　216
頻脈性不整脈, 緊急処置　86
頻脈誘発性心筋症　212, 639

ふ

ファロー四徴症　509, 529
フィブラート系薬　182
フィラリア症　793
フェニトイン　191
フェニルアルキルアミン系
　　　　　　　　　　　160
フェンタニルクエン酸塩　185
フォーム硬化療法　792
フォンダパリヌクス　171
フリードライヒ〔運動〕失調症
　　　　　　　　　　　635
フルバスタチン　191
フレカイニド　189, 199
ブナゾシン　155
ブプレノルフィン　185
ブラジキニン　10, 166
ブラロック・タウシッヒ短絡術
　　　　　　　　　　　537
ブルース法　121
ブロッケンブロー法　462, 499
プラスグレル　173
プラスミノゲン・アクチベータ
　　　　　　　　　174, 431
プラゾシン　155

プラバスタチン　191
プレチスモグラフ法　762
プレドニゾロン　899
プレホスピタルケア　49
プロスタサイクリン　168
プロパフェノン　199
プロプラノロール　189
不安定狭心症　385
――, 救急処置　88
不完全右脚ブロック　238
不整脈　731
――, CCU における　271
――, 高齢者の　268
――, 小児の　264
――, 心筋梗塞　420
――, 心不全　319
不整脈源性右室心筋症
　　　　　　596, 602, **618**
不飽和脂肪酸　664
不眠　9
負荷心エコー　368
負荷心筋血流シンチ　363
負荷心筋パーフュージョン
　　　MRI　360
負荷プロトコール　124
浮腫　17
部分肺静脈還流異常症　560
舞踏病, リウマチ熱　468
伏在大腿静脈接合部　791
副甲状腺機能亢進症　889
副甲状腺機能低下症　890
副甲状腺疾患　889
副腎疾患　886
副腎皮質ステロイド, 合併症
　　　　　　　　　　　899
腹腔動脈起始部圧迫症候群
　　　　　　　　　　　749
腹腔内脂肪面積　905
腹痛　42
腹部ステントグラフト内挿術
　　　　　　　　　　　754
腹部大動脈損傷　726
腹部大動脈瘤　42, 713
腹部内臓動脈瘤　42, 744
分類不能心筋症　596

へ

ヘパリン, 妊娠　836

ヘパリン起因性血小板減少症　417, 836
ヘパリン類似薬　171
ヘモクロマトーシス　9
ヘモグロビン A1c　764
ヘリカル CT　104
ベーチェット病　713
ベニジピン　161
ベプリジル　161, 178, 199, 258
ベラパミル　160, 178, 189
──, 妊娠　835
ベラプロスト　168
ベルヌーイの簡易式　478
ベンゾチアゼピン系　160
ペーシング　76
ペーシング治療　194
ペーシング不全, ペースメーカ　248
ペースメーカ　236, 241, 247
──, 高齢者の　268
──, 小児の　265
ペチジン塩酸塩　185
ペリンドプリル　282
ペンタゾシン　185
平衡時心プールシンチグラフィ　141
閉胸式心マッサージ　65
閉塞型睡眠時無呼吸症候群　74, 324
──, 心不全　324
閉塞性血栓血管炎　740
閉塞性動脈硬化症　40, 737
閉塞性肥大型心筋症　611
壁運動評価　106
壁側心膜　569, 570
弁逆流　110
弁口面積　111
弁膜症　872
弁膜症手術　492

ほ

ホスホジエステラーゼ　169
ホルター心電図　106, 194, 196
ボセンタン　169
ポリドカノール　792
ポンプ失調　291
──, 心筋梗塞　418
補助人工心臓　301, 350

包括的心臓リハビリテーション　846
放散痛　10
放射性医薬品　140
放射線治療後心膜炎　584
飽和脂肪酸　771, 789
房室回帰頻拍, 小児の　265
房室解離　223
房室結節リエントリー性頻拍　205, 208
──, 小児の　265
房室中隔欠損症　515
房室ブロック　33, 76, 206, 235, 634
──, 緊急処置　86
──, 筋ジストロフィー　634
──, 高齢者の　268
──, サルコイドーシス　626
──, 小児の　265, 692
──, 心筋梗塞　420, 426
──, スポーツ参加　875
──, ペースメーカ　242
傍 His 束ペーシング　210
発作性上室性頻拍　87, 205, 208, 213
──, 心筋梗塞　426
発作性心房細動　216
発作性夜間呼吸困難　13
本態性高血圧　657, 661, 870
本態性低血圧　29, 702
奔馬調律　23

ま

マイクロボルト TWA　134
マクロライド系抗菌薬　188
マクロリエントリー回路　212
マスター2階段試験　121
マッピング　256
マランパチ分類　71
マルチスライスヘリカル CT　104
マルファン症候群　718, 728
──, 動脈瘤　712, 713
──, 妊娠　827, 838
麻酔　859
麻薬拮抗薬　184
膜安定化作用　156
末梢静脈路確保　77

末梢性チアノーゼ　21
末梢性肺動脈狭窄, 先天性　542
末梢動脈形成術　758
末梢動脈疾患　737
末梢動脈瘤　744
末梢保護デバイス　432
未端肥大症 (先端巨大症)　46
満月様顔貌　46
慢性完全閉塞　400, 452, 454
慢性血栓塞栓性肺高血圧症　816
慢性疾患に伴う貧血　915
慢性収縮性心膜炎　572, 586
慢性静脈不全症　798
慢性心不全　284, 304, 670
──の一般的な管理　307
──の運動療法　337
──の急性増悪　303
慢性腎臓病　671, 674, 784, 892
──, 心不全　322
慢性肺血栓塞栓症　819
慢性肺性心　821
慢性副腎皮質機能低下症　887

み

ミオグロビン　130
ミトコンドリア ATP　167
ミトコンドリア心筋　603
ミトコンドリア脳筋症　635
ミルリノン　150
未熟児動脈管開存症　547
未破裂脳動脈瘤　783
脈圧　690
脈なし電気活動　55
脈波検査　766
脈波速度　766
脈波伝播速度　788

む

むくみ　18
無害性心雑音　23
無菌性血栓性心内膜炎　488
無酸素発作　530
無症候性心筋虚血　365, 391
無症候性心嚢液貯留　578
無症候性不整脈　195

無脾症・多脾症　557
無脾・多脾症候群　514

め

メイズ手術　254
メキシレチン　177, 189, 201
メタボリック症候群
　　　　　361, 761, 771, **904**
　——, 小児期　875
メチルドパ, 妊娠　832
メトプロロール　158, 189
メナテトレノン　191
めまい　19
迷走神経刺激手技　207, 210
免疫吸着療法, 心不全に対する
　　　　　349
免疫抑制薬, 合併症　899
免疫抑制療法　357

も

モーニングサージ　129, 685
モザイク血流　110
モニター心電図　196
モルヒネ塩酸塩　184
モンテプラーゼ　431
モンドール病　803
門脈圧亢進症　805

や

夜間高血圧　128, 685
薬剤性心筋症　603, 636
薬剤負荷心エコー　108, 370
薬剤誘発性 QT 延長症候群
　　　　　229
薬剤誘発不整脈　257
薬剤溶出性ステント　362, 451
薬物代謝酵素　188
薬物負荷心エコー　370
薬物療法, 動脈硬化　771

ゆ・よ

有効弁口面積指数　493
ヨード造影剤の副作用　113

容量負荷群　331
葉酸欠乏性貧血　915
腰痛　42
腰部脊柱管狭窄症　40
　——, ASO　739

ら

ラ音　23
ラクナ梗塞　774
ラステリ手術　537
ラリンゲルチューブ　73
ラリンジアルマスク　73

り

リウマチ性心炎　469
リウマチ性心疾患　486
リウマチ性僧帽弁変性　474
リウマチ性多発筋痛症　743
リウマチ性弁膜症　481
リウマチ熱
　　　　　464, **467**, 489, 498, 898
リエントリー性頻拍　208
リズム異常　32
リドカイン　177, 189
リハビリテーション, 急性心筋
　　梗塞　843
リファンピシン　189
リンパ管炎　811
リンパドレナージ　812
リンパ浮腫　811
利尿薬　150, 665, 835
　——, 心不全　313, 316
流出路起源特発性 VT　226
硫酸マグネシウム, 妊娠　832
旅行, 心不全　308
両室ペーシング療法　609
両側性腎動脈狭窄　694
両大血管右室起始症　534
両大血管左室起始症　537
両方向性 Glenn 手術　527

る

ループ心電計　194
ループ利尿薬　151, 258

　——, 食事療法　871
ループレコーダー　107
ルタンバッシェ症候群　563
るいそう　45

れ

レイノー現象　21, 750
レイノー病　750
レジスタンス運動　409, 845
レニン-アンジオテンシン-アル
　　ドステロン(RAA)系　277
レニン-アンジオテンシン系阻
　　害薬　165, 394
レニン受容体遮断薬　311
レニン阻害薬, 心不全　317
レバロルファン酒石酸塩　186
連合弁膜症　486
連続性雑音　23
連発型心室期外収縮　219

ろ

ロータブレータ　452
ロイス-ディーツ症候群　731
ロサルタン　189
老人性(全身性)アミロイドーシ
　　ス　623
労作時呼吸困難　13
労作性狭心症　382
　——, 救急処置　88
漏斗胸　44, 510
　——, マルファン症候群　731
漏斗部狭窄, 先天性　542
漏斗部中隔　535
肋骨横隔膜角　39
肋骨切痕　35

わ

ワクチン接種, 心不全　308
ワルファリン
　　　　　170, 191, 836, 857, 865
　——, 手術時　865
　——, 透析　895
　——, 妊娠　836

欧文索引

75 g OGTT　764
α-galactosidase A　624
τoff　127
τon　127
$\Delta\dot{V}O_2/\Delta WR$　127
％AT　126
％ diameter stenosis（％DS）　380
％peak $\dot{V}O_2$　125

A

A-aDO$_2$；alveolar-arterial oxygen gradient　70
A 群 β 溶血性連鎖球菌　467
AAE；annulo-aortic ectasia　494
ABCD2I スコア，脳卒中　779
ABI；ankle brachial index　741, 766, 788
ABPI；ankle brachial pressure index　738
ABPM；ambulatory blood pressure monitoring　128
ACD；anemia of chronic disorders　915
ACEI；angiotensin converting enzyme inhibitor　165, 309, 315, 665
ACHD；adult congenital heart disease　503
ACS；acute coronary syndrome　360
ACTH 非依存性大結節性副腎過形成　698
acute pericarditis　573
Adams-Stokes 症候群　235
───，緊急処置　86
Addison 病　886
AED；automated external defibrillator　50, 51, 80, 227
AGEs；advanced glycation end products　624, 787
AI；augmentation index　767
Ai；autopsy imaging　57
AIVR；accelerated idioventricular rhythm　425
AKI；acute kidney injury　673
AMI 回復期早期心臓リハビリテーション　850
AMI 急性期リハビリテーション　849
ANP　153, 290
antegrade PTAV　501
aortic knob　36
APACHE（acute physiology and chronic health evaluation）II スコア　93
APG；air plethysmography　795
A-PTE；acute pulmonary thromboembolism　815
arachnodactyly　44
ARB；angiotensin II receptor blocker　165, 310, 315, 443, 665, 865
ARDS；acute respiratory distress syndrome　98
ARF；acute rheumatic fever　467
arm span　44
arteriovenous malformation　753
ARVC；arrhythmogenic right ventricular cardiomyopathy　618
───の三角　620
AS；aortic valve stenosis　500
ASO；arterial switch operation　507
asplenia/polysplenia　514
ASV；adaptive pressure support servo-ventilation　74, 901
AT；anaerobic threshold　125, 848
AT1R；angiotensin II type 1 receptor　165
atopaxar　173
ATP；adenosine triphosphate　206
ATP 感受性 K チャネル　167
atrial isomerism　514
atrial tachycardia　213
Austin Flint 雑音　480
AV concordance；atrioventricular concordance　531
AV fistula　450
AVNRT；atrioventricular nodal reentrant tachycardia　205
AVR；aortic valve replacement　492
AVRT；atrioventricular reciprocating tacycardia　265

B

balanced SSFP　117
baPWV；brachial ankle pulse wave velocity　766
BAS；balloon atrial septostomy　520, 531
Basedow 病　46, 881
bat wing sign　39
Batista 手術　347, 429
Bazett 式　228
BCPS；bidirectional cavo-pulmonary shunt　527
Beck の三徴　571, 588
Bentall 手術　494, 719

Bernoulli 式　111
Berry 症候群　548
Bezold-Jarisch 反射　43
bi-level PAP　74
bicaval anastomosis　356
bilevel-PAP；Bilevel Positive Airway Pressure　73, 301
biplane disk method　110
Björk-Shiley 弁　461
black blood 像　117
black-blood パルス　117
Bland-White-Garland 症候群　553
blocked PAC　202, 203
BLS　65
BLS アルゴリズム　51
blue toe syndrome　9, 713, 733, 736
blue toe 症候群
Blush grade　433
BMS；bare-metal stent　362, 451
BNP；brain natriuretic peptide　131, 290, 570
Borg 指数　341, 844
Borg の自覚的運動強度　121
breath by breath 法　124
bron-chial cuffing sign　471
BRS；baroreceptor Ⅲ. reflex sensitivity　138
Brugada 症候群　197, 232
——, ICD　250
——, スポーツ　875
bruit　710
BTR；bridge to recovery　350
B-T shunt；Blalock-Taussig shunt　520
BTT；bridge to transplantation　350
Budd-Chiari 症候群　805
butterfly shadow　39

C

Ca 拮抗薬　160, 393, 665
——, 狭心症　395
——, 妊娠　832
CABG；coronary artery bypass grafting　401
CADILLAC score　444
CAG；coronary angiography　359, 763
calcium sign　36
CAP；central aortic pressure　767
cardiac cachexia　45, 277
cardiac intensive care unit　60
cardiac waist　36
cardio-renal syndrome　322
cardiomyopathy　595
Carey-Coombs 雑音　475
Carney 症候群　651
Carpentier らの分類　463
CARTO　256
CCU；cardiac care unit　60
——における不整脈　271
CCU ネットワーク　49
CDT；catheter directed thrombolysis　733
CE-IR MRI；contrast-enhancement inversion-recovery MRI　117
CEAP 分類　798
cephalization　38
CFAE；complex fractionated atrial electrogram　218
CFR；coronary flow reserve　370
CHADS2 スコア　216
——, 抗凝固療法　857
CHDF；continuous hemodiafiltration　301
Cheyne-Stokes 呼吸　13
circumferential PV isolation　218
CK　130
CKD；chronic kidney disease　671, 674, 784, 892
CKD-MBD；CKD-Mineral and Bone Disorder　784
CKD-骨ミネラル代謝異常　784
CKMB　130
CO_2 ナルコーシス　84
coagula tamponade　572
Cobas　131
Cohn Ⅱ型　391
Collett and Edwards 分類　538
commissural view　112
common atrio-ventricular valve　514
comprehensive cardiac rehabilitation　846
CoreValve　501
Corrigan 脈　480
cost-phrenic angle　39
coved 型 ST 上昇　233
COX；cyclo oxygenase　172
CPAP；continuous positive airway pressure　73, 74, 301, 901
CPPV；continuous positive pressure ventilation　85
CPR；cardiopulmonary resuscitation　51, 65
CPR；curved planar reconstruction　114
CPVT；cate-cholaminergic polymorphic ventricular tachycardia　266
CPX；cardiopulmonary exercise test　848, 851
CRT；cardiac resynchronization therapy　332, 609
CRT-D　228
——, 小児の　267
cryo-ablation　428
CRP；C-reactive protein　761
CSR；Cheyne-Stokes respiration　900
CT　112
CTA-SPECT の融合画像　142
CTEPH；chronic thromboembolic pulmonary hypertension　816
CTFC；corrected TIMI frame count　433
CTO；chronic total occlusion　400, 454
CTR；cardio-thoracic ratio　36, 103
cuffing sign　39
Cushing 症候群　45, 886
Cushing 病　886
CV angle　43

CVCI；Cannot Ventilate
　Cannot Intubate　71
CVVH；continuous veno-
　venous hemofiltration　301
CYP1A2　189
CYP2C8　189
CYP2C9　189
CYP2D6　189
CYP3A4　188, 189

D

Dダイマー　132, 794
Daggett法　428
Dana Point 分類　817
Dandy-Walker 症候群　836
DAPT；dual antiplatelet
　therapy　362, 455
Darling 分類　559
David 手術　730
DC；deceleration capacity
　　　138
DCA；directional coronary
　atherectomy　362
DcT　110
de Musset 徴候　480
Debranching　756
Delaney 分類　747
DES；drug-eluting stent
　　　362, 451
dextrocardia　565
DHF；diastolic heart failure
　　　291
dialysis-associated pericarditis
　　　578
diastolic augmentation　348
diastolic heart failure　282
diastolic rumble　24
DIC；disseminated intravascu-
　lar coagulation　99
differential cutting　452
differential cyanosis　22, 46
diffuse akinesis　429
DiGeorge 症候群　538
dip and plateau　570
dipper　129
Dor 手術　428
DORV；double outlet right
　ventricle　534

double shadow　466
double switch 手術　533
Down 症候群　46
DPP4　183
DRI；direct renin inhibitor
　　　165
dronedarone　175
DSA；digital subtraction
　angiography　707
DT；destination therapy　350
dual chamber ICD　250
Duchenne 型筋ジストロフィー
　　　46
Duke score　123, 363
DuraHeart　351
Duran らの分類　463
DVT；deep vein thrombosis
　　　792, 815
dyssynchrony　288, 333

E

early CT sign　775
Ebstein 奇形　208, 481
──，小児の　265
echo free space　589
ECUM；extracorporeal ultra-
　filtration method　301, 894
EDP；end diastolic pressure
　　　291
EDRF；endothelium-derived
　relaxing factor　162
EDV；end diastolic volume
　　　291
effort thrombosis　746
Ehlers-Danlos 症候群　45
Eisenmenger 症候群　544
ejection fraction　110
electrical storm　254, 272
elephant trunk　720
Ensite　256
EOAI；effective orifice area
　index　493
EPA　182
equalization　38
ESA；erythropoiesis stimulat-
　ing agent　786
ESP；end systolic pressure
　　　291

ESPVR；end systolic pressure
　volume relationship　292
ESV；end systolic volume
　　　291
EVAHEART　351
EVAR；endovascular
　aneurysm repair　709, 754
EVCPP；endo-ventricular
　circular patch plasty　428

F

F波　212
Fabry 病　603, 624
facilitated PCI　416, 432
Fallot 四徴症　267
false Taussig-Bing 奇形　534
FCHL；familial combined
　hyperlipidemia　769
FD-OCT；fourier-domain
　OCT　377
FDA 薬剤胎児危険度分類基準
　　　833
FDG-PET　140
FFR；fractional flow reserve
　　　399, 449
FH；familial hypercholes-
　terolemia　769
fibrinous pericarditis　578
flail leaflet　465
flow mediated dilatation
　(FMD)法　762
FMR；functional mitral
　regurgitation　496, 609
Fogarty カテーテル　733
FontaineⅡ　758
Fontan 手術　509, 528
Forrester 分類　284, 294
f-QRS；filtered QRS duration
　　　133
Frank-Starling の法則　291
FUT；fibrinogen uptake test
　　　792

G

Gallavardin 現象　465
gallop　23

gastric exercise tonometry 750
GEB；Gum Elastic Bougie 73
GFR；glomerular filtration rate 674, 892
Ghent 診断基準 729
giant cell arteritis 743
Glenn shunt 520
Glenn 手術 528
GLP-1 184
gradient echo(GRE)法 117
Graham Steell 雑音 465, 485
Graves 病 881

H

H1N1 インフルエンザ 647
HANP 152
hANP 153
HD；hemodialysis 301
HDL コレステロール 764, 768
HDL-C 増加薬 182
head-up tilt(HUT)検査 138, 239
heart rate reserve 341
heart rate turbulence 198
HeartMate Ⅱ 351
HeartMate XVE 351
HeartWare 351
hereditary hemorrhagic telangiectasia 545
H-FABP 全血迅速診断法 131
H-FABP；heart-type fatty acid-binding protein 130
HFPEF；heart failure with preserved ejection fraction 282, 286, 291, 315, 327
HFrEF；heart failure with reduced ejection fraction 286
hibernating myocardium 456, 621
hibernation 383, 621
Hill 徴候 480
His 束上 235
HMG-CoA 還元酵素阻害薬, 狭心症 394
Holt-Oram 症候群 46
Homans 徴候 794, 799
HPAH；heritable PAH 824

HR-ST ループ 123
HRT；heart rate turbulence 137
HRV；heart rate variability 136
hyperacute T 411
hyperglycemic pseudohypoxia 787
hyperthyroidism 881
hypothyroidism 884
hypoxemia 68
hypoxia 68

I

IABP；intra-aortic balloon pumping 91, 227, 301, 348, 418
IADSA 707
IB-IVUS 763
ICD；implantable cardioverter defibrillator 80, 228, 231, 249, 267, 271, 283
ICT；intracoronary thrombolysis 430
idiopathic hypertrophy 595
IE；infective endocarditis 488
If チャネル阻害薬 314
Impella 648
IMT；intima media thickness 762, 788
infarct exclusion 法 428
infundibular stenosis 542
inversion-recovery preparation パルス 117
IPAH；idiopathic PAH 824
ISA 156
ischemic cascade 369
IVIG 療法 447
IVR；interventional radiology 707
IVUS；intravascular ultrasound 372, 763

J

J 波症候群 226
Janeway 斑 46

Japan Stroke Scale(JSS)スコア 775
Jarvik 2000 351
Jatene 手術，先天性心疾患 507
jaw claudication 743
Jones の診断基準 468

K

K 保持性利尿薬 151
Karvonen の式 845
KBT；kissing Balloon technique 457
Kent 束 208
Kerley B line 286, 471
Kerley's line 38
Killip 分類 294
Kirklin らの分類 557
Kussmaul 徴候 586

L

LA；tumescent local anesthesia 792
LAS$_{40}$ 133
lateral scallop 463
LDL-C 764, 768
LDL-C 低下薬 180
LDS；Loeys-Dietz syndrome 731
left isomerism 565
LEMON の法則 70
Levine Ⅱ 度 465
Levine Ⅳ 度 464
levocardia 565
Libman-Sacks 心内膜炎 897
LMT；left main trunk 399, 402, 454
locomotive sound 574
longRP′頻拍 206
Low pressure tamponade 589
Lower-Shumway 法 356
Lown の重症度分類 64, 272
Lutembacher 症候群 563
LVAD；left ventricular assist device 283
LVAD HeartWare 351
LVEDVI 456

LVEF；left ventricular ejection fraction　314

M

M モード心エコー　109, 461
mammalian target of rapamycin　357
Manouguian 法　493
MAP；mitral annuloplasty　609
Marfan 症候群　44, 510, **728**, 827, 838
masked hypertension　685
Mason-Liker 法　121
MCLS；mucocutaneous lymph node syndrome　446
MDCT；multi-detector-row CT　**112**, 360, 763
medial scallop　463
Medtronic CoreValve　502
Merseburg の三徴　881
mesocardia　565
MgSO$_4$　832
MIBG　139, 140
MIDCAB；minimally invasive direct coronary artery bypass grafting　362
Minor fissure　39
MIP；maximum intensity projection　114
mitral tethering　496
MLD；manual lymph drainage　812
MNMS；myonephropathic metabolic syndrome　731
Mobitz Ⅰ型ブロック　235
Mobitz Ⅱ型ブロック　235
moderate-severe AR　501
modified Blalock-Taussig shunt　526
Modified Duke Criteria　489
modified moving average (MMA)法　134
MODS；Multiple Organ Dysfunction Syndrome　98
MONA　396
Morris Index　465
MPR；multi planar reconstruction　114
MRA　117
MRI　105, 112, 367
MSA　156
mTOR　357
M-TWA　134
Müller sign　480
MVP；mitral valve plasty　495
MVR；mitral valve replacement　472
mycotic aneurysm　721
myxedema coma　885

N

NADPH オキシダーゼ　762
narrow QRS 頻拍　205, 209
National Institutes of Health Stroke Scale（NIHSS）スコア　775
Naxos 病　618
NBTE；non-bacterial thrombotic endocarditis　488
nephrogenic systemic fibrosis　671
NEP（neutral endopeptidase）阻害薬，心不全　318
Nicks 法　493
Nicoladoni-Branham 徴候　753
NIHSS スコア　775
NIV；non-invasive ventilation　73
no reflow 現象　370
Nohria-Stevenson の分類　285, 295
NOMI；non-occlusive mesenteric ischemia　735
non-dipper　129, 685
non-pitting edama　812
Noncoronary cardiac CT　115
Noonan 症候群　541
Norwood 手術　528
──，先天性心疾患　508
Novacor　351
NPPV；non-invasive positive pressure ventilation　74, 84, **301**, 901
NSAID，血圧相互作用　868
NSF；nephrogenic systemic fibrosis　118
NT-proBNP　131
NYHA 心機能分類　296

O

OA；oral appliance　901
OCT；optical coherence tomography　360, 374, 763
OLVP；overlapping ventriculoplasty　345
OMC；open mitral commissurotomy　472, 495
OMD；ongoing myocardial damage　131
OMT；optimal medical therapy　393
one and one half repair　543
OPCAB；off-pump CABG　362
original Taussig-Bing 奇形　534
OS；mitral opening snap　471
Osler 結節　46
overdrive suppression test　202

P

PA 圧　82
PA 像　35
PAB；pulmonary artery banding　532
PAD；peripheral arterial disease　737
PAD；public access defibrillation　60
Paget-Schroetter 症候群　746
PAH；pulmonary arterial hypertension　816
pallor on elevation　738
PaO$_2$；arterial partial pressure of oxygen　68
para-Hisian pacing　210
paradoxical pulse　588
paradoxical splitting　478
paravalvular AR　501

parietal pericardium 569
PAPVC；partial anomalous pulmonary venous connection 559
PAR；protease activated receptor 173
PCI 415, 432
── ，急性冠症候群 397
── ，心筋梗塞 415
── の禁忌 449
PCPS；percutaneous cardiopulmonary support 91, 227, 301, 348
── ，心筋梗塞 418
PCW圧 82
PDE5阻害薬 169, 318
PE；pulmonary embolism 799
peak $\dot{V}O_2$ 124
PEEP；positive end-expiratory pressure 84, 301
pericardiocentesis 590
peripheral pulmonary stenosis 542
Perthesテスト 797
PET検査 139, 366
PGI_2誘導体 168
PHT；pressure half-time 487
physical counterpressure maneuvers 239
PIH；pregnancy induced hypertension 829
pill-in-the pocket 199
pitting edema 812
PJRT；permanent form of junctional reciprocating tachycardia 206
PLSVC；persistent left SVC 557
PMA；papillary muscle approximation 345
posterior TGA型両大血管右室起始症 534
postischemic diastolic stunning 370
poststenotic dilatation 478
postural tachycardia syndrome 704

PPH；primary pulmonary hypertension 816, 824
PPM；patient-prosthesis mismatch 493
PR；pulmonary regurgitation 484
Prichard分類 156
Primary MODS 98
primary PCI 397, 415, 432
PS；pulmonary stenosis 484
PSG；polysomnography 901
PSVT；paroxysmal supraventricular tachycardia 213
PTAV；percutaneous transcatheter aortic valvuloplasty 500
PTG；photoplethysmogram 767
PTMC；percutaneous transluminal mitral commissurotomy 471, 495
PTRA；percutaneous transluminal renal angioplasty 695
pulmonary hypertensive crisis 517
pulmonary redistribution 37
pulmonary valve stenosis 541
Purkinje線維 237
PVO；pulmonary venous obstruction 559
PWV；pulse wave velocity 766, 788

Q

Q波 34
QRS波異常 33
QT延長症候群 76, 197, 201, 228
QT短縮症候群 228, 231
Quincke徴候 480
Quinckeの拍動 46

R

R on T型心室期外収縮 219, 226
RA collapse 572

RA圧 82
RAA（renin-angiotensin-aldosterone）系遮断薬 309
ramp法 124
rapid and shallow breathing pattern 126
Rashkindバルーンカテーテル 531
Rastelli分類 515
RCRI；revised cardiac risk index 863
reimplantation technique 494
remodeling technique 494
Rescue PCI 432
resection-suture法 496
reset現象 209
retrograde PTAV 500
rib notching 35
right isomerism 565
riser 129
Rivero-Carvallo徴候 482, 615
RMS_{40} 133
Romano-Ward症候群 229
ROTA；rotational atherectomy 362
Roth斑 46
RPE；rating of perceived exertion 844, 848
rt-PA静注血栓溶解療法 431, 778
Rubenstein分類 268
rubor on pendency 738
rudimentary chamber 525
RV collapse 572
RVBP；right ventricular burst pacing 500
RVF；residual volume fraction 795
RVLM；rostral ventro-lateral medullar 159

S

saddle embolism 732
saddleback型ST上昇 233
SAPIEN Valve 501
SAS；sleep apnea syndrome 900
SAVE手術 429

SAVR；surgical aortic valve replacement　500
Schwartz の診断基準　229
SDL；両大血管右室起始症　535
SDN；両大血管右室起始症　534
SDPTG；second derivative of PTG　767
Secondary MODS　98
Seldinger　707
Sellers 分類　476
SEPS；subfacial endoscopic perforator surgery　792
septal anterior ventricular exclusion　429
septal bounce　570
SFJ；saphenofemoral junction　791
SGS；Shprintzen-Goldberg syndrome　731
SHF；systolic heart failure　327
Shone complex　518
Sicilian Gambit　176, 199
single chamber ICD　250
SIRS；systemic inflammatory response syndrome　98
SLE；systemic lupus erythematosus　46
slow-fast 型 AVNRT　205
SMI；silent myocardial ischemia　391
SMV；superior mesenteric vein　735
SOFA score；Sequential Organ Failure Assessment score　98
Sokolow-Lyon の基準　33
specific activity scale　296
SPECT 検査　104, **139**, 140, 366
splinter hemorrhage　46
SPP；skin perfusion pressure　738
ST 上昇型下壁梗塞　436
ST 上昇型急性冠症候群　395
ST 上昇型急性心筋梗塞　63, 90, **413**, 449

Stanford A 型急性大動脈解離　716
Stanford B 型急性大動脈解離　717
steady state free precession（SSFP）法　117
STEMI；ST-segment elevated myocardial infarction　90, 413, 449
Stemmer sign　794
Stevens-Johnson 症候群　189
ST/HR スロープ　123
ST-T 異常　34
straight back syndrome　45
surgeon's view　463
Swan-Ganz カテーテル法　65, **82**, 294
Syndrome X　361
Syntax Score　400
sysytolic unloading　348

T

T1 強調像　117
T2 強調像　117
T 波交互現象　132, 134, 194
T 波交互脈　198
T 波変動解析　107
TAH；total artificial heart　350
TAPVC；total anomalous pulmonary venous connection　559
TASC II の重症度の分類　732, 738
TAVI；transcatheter aortic valve implantation　493, 500
TCFA；thin-capped fibroatheroma　375
TCPC；total cavo-pulmonary connection　527
TCP；transcutaneous pacing　76
TD-OCT；time-domain OCT　377
TD-TWA　134
TdP；torsades de pointes　76, 221, **228**, 267

TEVAR；thoracic endovascular aortic repair　712, 754
TF；trans-femoral　502
TG 低下薬　182
thumb sign　44
TIA；transient ischemic attack　775
Tilt Training　239
TIMI 分類　432
TIPS；transjugular intrahepatic portasystemic shunt　807, 809
TO；turbulence onset　137
to and fro murmur　24, 480
transvenous pacing　76
t-PA；tissue plasminogen activator　174, 430, 431
TR；tricuspid regurgitation　481
Traube の徴候　480
Trendelenburg テスト　791, 796
triangle of dysplasia　620
triple rule out　112
TRPG；tricuspid valve regurgitation pressure gradient　325
truncal valve　538
TS；tricuspid stenosis　481
TS；turbulence slope　137
TSH；thyroid stimulating hormone　881
TTP；thrombotic thrombocytepenic purpura　172
tumor plop　652
Turbo spin echo（TSE）法　117
Turner 症候群　44
TWA；T wave alternans　134, 194
Tx；thromboxane　172

U

U 波陰転　122
UAP；unstable angina pectoris　430
ULMT；unprotected LMT　454

ULP；ulcer-like projection 114
unroofed coronary sinus 557

V

V_2 受容体拮抗薬 154
V-slope 法 125
VA；vascular age 767
VA discordance；ventriculo-arterial discordance 531
VAD；ventricular assist device 301
VALI；ventilator-associated lung injury 85
vanishing tumor 39
VATER 連合 510
VATSPDA；video assisted thoracoscopic interruption of PDA 547

Vaughan Williams 分類 176
$\dot{V}E$ vs $\dot{V}CO_2$ slope 126
vEDS；vascular Ehlers-Danlos syndrome 731
vernakalant 175
VH-IVUS 763
VILI；ventilator-induced lung injury 85
Villalta scale 800
Virchow の三徴 799, 810
visceral pericardium 569
VOD；veno-occlusive disease 807
volume rendering(VR)法 114
vorapaxar 173
VTE；venous thromboembolism 792, 799, 815
VV；functional venous volume 795

W・X

WBCL；Wenckebach cycle length 209
Wenckebach 型 235
white coat hypertension 684
whole heart coronary MRA 118
Wide QRS tachycardia 222
Williams 症候群 541
WPW 症候群 33, 197, **208**, 253
——, 小児の 265
——, スポーツ参加 873
——, 先天性心疾患 522
wrist sign 44
X-ray CT scanning of cardiovascular systems 112

新臨床栄養学
第2版

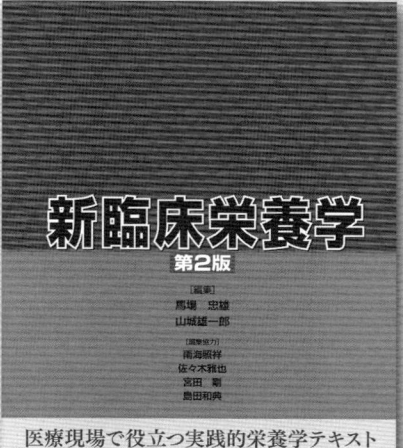

医療現場で役立つ実践的栄養学テキスト。
最新の情報を満載して大改訂!!

新たな陣容で全面書き下ろした最新・最強の医家向け臨床栄養学テキストの決定版。
病態に根ざした栄養の基礎から実践的栄養治療のノウハウまで、
精緻な記載で多方面の読者に広くアピールする内容がさらに充実。

編集
馬場忠雄
滋賀医科大学学長
山城雄一郎
順天堂大学大学院特任教授・プロバイオティクス研究講座

編集協力
雨海照祥
武庫川女子大学教授・生活環境学部食物栄養学科
佐々木雅也
滋賀医科大学附属病院栄養治療部・病院教授
宮田 剛
東北大学大学院医学系研究科講師
外科病態学講座 先進外科学分野
島田和典
順天堂大学医学部准教授 循環器内科

目次
I 総論
II 基礎編
　A. 病態生化学
　B. 病態生理学
　C. 日本人の食事摂取基準(2010年版)
III 臨床編
　A. 栄養アセスメント
　B. 栄養法
　C. 疾患と栄養
　D. トピックス

● B5 頁792 2012年 定価12,600円
（本体12,000円＋税5%）[ISBN978-4-260-01615-5]
消費税率変更の場合、上記定価は税率の差額分変更になります。

医学書院
〒113-8719 東京都文京区本郷1-28-23
[販売部] TEL：03-3817-5657　FAX：03-3815-7804
E-mail：sd@igaku-shoin.co.jp　http://www.igaku-shoin.co.jp　振替：00170-9-96693

携帯サイトはこちら

血算をみて瞬間的に反応できる反射神経を養おう！

誰も教えてくれなかった
血算の読み方・考え方

岡田　定　聖路加国際病院・内科統括部長・血液内科部長

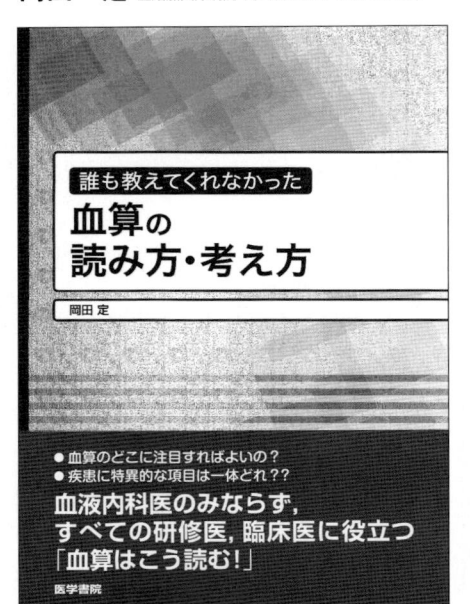

目次
総論
各論
- Ⅰ 赤血球減少症（貧血）
- Ⅱ 赤血球増加症
- Ⅲ 白血球増加症
- Ⅳ 白血球分画異常
- Ⅴ 白血球減少症
- Ⅵ 血小板減少症
- Ⅶ 血小板増加症
- Ⅷ 汎血球減少症
  （赤血球↓ 白血球↓ 血小板↓）
- Ⅸ 汎血球増加症
  （赤血球↑ 白血球↑ 血小板↑）
- Ⅹ 治療に伴う血算の変化

- 血算のどこに注目すればよいの？
- 疾患に特異的な項目は一体どれ？？

血液内科医のみならず，すべての研修医，臨床医に役立つ「血算はこう読む！」

医学書院

● B5　頁200　2011年
定価4,200円（本体4,000円＋税5%）
[ISBN978-4-260-01325-3]
消費税率変更の場合，上記定価は税率の差額分変更になります。

すべての臨床検査の中で，血算は最も基本的で頻用される検査である。臨床現場では簡単な病歴と血算を中心とした情報だけで診断を推定しなければならない状況は多く，また，実際かなりの疾患の推定ができる。本書は，最低限の病歴と血算から，可能性の高い疾患を一発診断する力を身につけることをめざし構成されている。「総論」と「各論」冒頭で血算の読み方・考え方のスーパールールを学んだ後は，69の症例で日常のカンファレンスさながらの解説へ。診断に必要な知識をまとめた「ワンポイントレッスン」で，さらに現場で使える知識が強化できる。研修医はもちろん，臨床医，検査技師にも役立つ，妥当で有用な実践書。

医学書院
〒113-8719　東京都文京区本郷1-28-23
[販売部] TEL：03-3817-5657　FAX：03-3815-7804
E-mail：sd@igaku-shoin.co.jp　http://www.igaku-shoin.co.jp　振替：00170-9-96693

携帯サイトはこちら

それって本当に風邪ですか？
―重篤な疾患は風邪にまぎれてやってくる！

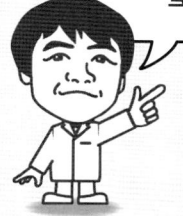

プライマリ・ケア現場には、多くの患者が「風邪」を主訴にやってくる。しかし「風邪症状」といっても多彩であり、そこに重篤な疾患が隠れていることは稀ではない。本書では、「風邪」の基本的な診かたから、患者が「風邪症状」を主訴として受診するさまざまな疾患（感染性疾患から非感染性疾患まで）の診かたのコツや当面の治療までを、わかりやすく解説する。
新進気鋭の感染症医による「目からうろこ」のスーパーレクチャー。

誰も教えてくれなかった「風邪」の診かた
重篤な疾患を見極める！

岸田直樹 手稲渓仁会病院総合内科／感染症科

●A5 頁192 2012年 定価3,360円（本体3,200円＋税5％）
[ISBN978-4-260-01717-6] 消費税率変更の場合、上記定価は税率の差額分変更になります。

CONTENTS

風邪様症状への2つの基本アプローチ
あなたの患者はどの症状ですか？
第1章 風邪を風邪と診断するノウハウ
 1．典型的風邪型（咳≒鼻汁≒咽頭痛）
 2．鼻症状メイン型（鼻汁＞咳、咽頭痛）
 3．喉症状メイン型（咽頭痛＞咳、鼻汁）
 4．咳症状メイン型（咳＞鼻汁、咽頭痛）
第2章 風邪に紛れた風邪以外を診断するノウハウ
 5．A．局所臓器症状不明瞭・高熱のみ型（熱＋α、α≒0?）（前編）
   B．局所臓器症状不明瞭・高熱のみ型（熱＋α、α≒0?）（後編）
 6．微熱＋倦怠感型
 7．発熱＋頭痛型
 8．発熱＋消化器症状型
 9．発熱＋関節痛型
 10．発熱＋皮疹型
 11．発熱＋頸部痛型
第3章 外来診療での処方と高齢者診療のノウハウ
 12．外来経口抗菌薬
 13．インフルエンザへの診療をどうするか？
   ―タミフル®を出す以外の選択肢は？
 14．漢方薬の使い方
 15．高齢者の発熱?診療
 16．高齢者の最もよくある肺炎
   ―誤嚥性肺炎の考え方・抗菌薬の使い方

医学書院
〒113-8719 東京都文京区本郷1-28-23
[販売部] TEL：03-3817-5657　FAX：03-3815-7804
E-mail：sd@igaku-shoin.co.jp　http://www.igaku-shoin.co.jp　振替：00170-9-96693

広告索引

(本書掲載順)

掲載社名	製品名	掲載箇所
ザイオソフト(株)	ziostation 2	前付トップ
ノバルティス ファーマ(株)	ディオバン/エックスフォージ	目次前
持田製薬(株)	エパデール	目次後
持田製薬(株)	アテレック	序章対向
エーザイ(株)	製剤ラインナップ	5章項目対向
トーアエイヨー(株)	循環器用製剤ラインナップ	6章項目対向
アリーア メディカル(株)	トリアージテスト メーター	6章本文後
日本新薬(株)	アドシルカ	16章項目対向
武田薬品工業(株)	アジルバ/ブロプレス	しおり
(株)医学書院	書籍広告	各所

本書広告取扱社　福田商店広告部　TEL(06)6231-2773